TÉCNICA CIRÚRGICA

Bases Anatômicas, Fisiopatológicas
e Técnicas da Cirurgia

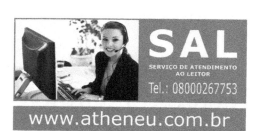

TÉCNICA CIRÚRGICA

Bases Anatômicas, Fisiopatológicas e Técnicas da Cirurgia

4ª edição

Fábio Schmidt Goffi
Auto-Coordenador
Professor Emérito da Faculdade de Medicina da Universidade de São Paulo.
Diretor da Divisão de Ensino e Pesquisa do Hospital do Servidor
Público Estadual – FMO – São Paulo.

Auto-Colaboradores
Erasmo Magalhães de Castro Tolosa
Jorge Salles Guimarães
Nelson Fontana Margarido
Pedro Carlos Piantino Lemos

Ilustradores
José Gonçalves Júnior
Edgard Lopes Benassi
Ester L. R. Buenno

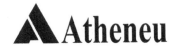

EDITORA ATHENEU

São Paulo —	Rua Jesuíno Pascoal, 30
	Tel.: (11) 2858-8750
	Fax: (11) 2858-8766
	E-mail: atheneu@atheneu.com.br
Rio de Janeiro —	Rua Bambina, 74
	Tel.: (21) 3094-1295
	Fax.: (21) 3094-1284
	E-mail: atheneu@atheneu.com.br
Belo Horizonte —	Rua Domingos Vieira, 319 – conj. 1.104

PLANEJAMENTO GRÁFICO/CAPA: *Equipe Atheneu*

Dados Internacionais de Catalogação na Publicação (CIP)
(Câmara Brasileira do Livro, SP, Brasil)

Técnica cirúrgica: bases anatômicas, fisiopatológicas e técnicas da cirurgia / Fábio Schmidt Goffi coordenador... [et AL.]; ilustrações José Gonçalves Júnior, Edgard Lopes Benassi, Ester L. R. Buenno. – 4. ed. – São Paulo: Editora Atheneu, 2004.

Vários colaboradores.

1. Cirurgia I. Goffi, Fábio Schmidt, 1922-

96-4508

CDD-617
NLM-WO 100

Índices para catálogo sistemático:

1. Cirurgia: Ciências médicas   617

GOFFI F. S..
Técnica Cirúrgica – 4ª edição

© *Direitos reservados à Editora Atheneu* — *São Paulo, Rio de Janeiro, Belo Horizonte, 2015.*

Colaboradores

ALBERTO ROSSETTI FERRAZ
Professor Titular de Cirurgia de Cabeça e Pescoço da Faculdade de Medicina da Universidade de São Paulo.
Chefe do Departamento de Cirurgia da Faculdade de Medicina da Universidade de São Paulo.

ALBINO AUGUSTO SORBELLO
Médico do Serviço de Gastroenterologia Cirúrgica do Hospital do Servidor Público Estadual- FMO São Paulo.

ALCINO LÁZARO DA SILVA
Professor Titular do Departamento de Cirurgia da Faculdade de Medicina da Universidade Federal de Minas Gerais.

ALEXANDRE BAKONYI NETO
Doutor em Técnica Operatória e Cirurgia Experimental da Escola Paulista de Medicina da Universidade Federal de São Paulo.

ALEXANDRE IWAO SAKANO
Residente de Cirurgia da Faculdade de Medicina da Universidade de São Paulo.

ÁLVARO ANTÔNIO BANDEIRA FERRAZ
Mestre em Cirurgia. Cirurgião do Hospital das Clínicas da Universidade Federal de Pernambuco.

ÁLVARO DINO DE ALMEIRA (in memoriam)
Professor Pleno da Faculdade de Ciências Médicas da Santa Casa de São Paulo, Disciplina de Técnica Cirúrgica e Cirurgia Experimental.

AMADOR VARELLA LORENZO
Membro do Instituto de Anestesiologia de São Paulo.

AMÉRICO NASSER (in memoriam)
Professor Associado da Faculdade de Medicina da Universidade de São Paulo.

ANGELITA HABR GAMA
Professora Associada do Departamento de Gastroenterologia da Faculdade de Medicina da Universidade de São Paulo

ANÍSIO COSTA TOLEDO
Professor Emérito da Faculdade de Medicina da Universidade de São Paulo.

ANÓI CASTRO CORDEIRO
Professor Associado do Departamento de Cirurgia da Faculdade de Medicina da Universidade de São Paulo, Disciplina de Cirurgia de Cabeça e Pescoço.

ANTONIO GERALDO FREITAS NETO
Professor Assistente Doutor da Disciplina de Técnica Cirúrgica do Departamento de Cirurgia da Faculdade de Medicina da Universidade de São Paulo.

APARECIDA AFIF ELOS SAIS
Médica Estagiária em Cirurgia Cardíaca Pediátrica do Instituto do Coração do Hospital das Clínicas da Faculdade de Medicina da Universidade de São Paulo.

ARNALDO V. ZUMIOTTI
Médico Assistente Doutor, Chefe do Grupo de Microcirurgia Reconstrutiva do Instituto de Ortopedia e Traumatologia do Hospital das Clínicas da Faculdade de Medicina da Universidade de São Paulo.

ARRIGO ANTÔNIO RAIA
Professor Emérito da Faculdade de Medicina da Universidade de São Paulo.

ARTUR LOURENÇÃO JÚNIOR
Cirurgião Assistente do Instituto do Coração da Faculdade de Medicina da Universidade de São Paulo.

CARLOS ALBERTO MALHEIROS
Professor Assistente do Departamento de Cirurgia da Faculdade de Ciências Médicas da Santa Casa de São Paulo.

CARLOS EDUARDO SANDOLI BAÍA
Médico Assistente do Serviço de Cirurgia Experimental do Hospital das Clínicas da Faculdade de Medicina da Universidade de São Paulo. Pós-graduando no Departamento de Cirurgia da Faculdade de Medicina da Universidade de São Paulo.

CHIBLY MICHEL HADDAD
Professor Titular do Departamento de Cirurgia da Escola Paulista de Medicina, Disciplina de Gastroenterologia Cirúrgica.

COSTABILE GALLUCCI (in memoriam)
Professor Titular do Departamento de Cirurgia da Escola Paulista de Medicina, Disciplina de Cirurgia Torácica.

DAHER ELIAS CUTAIT (in memoriam)
Professor Associado do Departamento de Cirurgia da Faculdade de Medicina da Universidade de São Paulo.

DINO A. O. ALTMANN
Assistente Doutor da Divisão de Cirurgia do Hospital Universitário da Universidade de São Paulo.

EDMUNDO MACHADO FERRAZ
Professor Titular de Técnica Cirúrgica e Cirurgia do Aparelho Digestivo da Universidade Federal de Pernambuco.

EDUARDO CARLOS GRECCO
Cirurgião Endoscopista do Hospital Santa Catarina – São Paulo.

EDUARDO CREMA
Professor Titular do Departamento de Cirurgia da Faculdade de Medicina da Universidade Federal do Triângulo Mineiro.

EDUARDO POMPEU
Chefe Técnico de Serviço. Serviço Técnico de Biotério da Diretoria Técnica de Apoio ao Ensino e à Pesquisa da Faculdade de Medicina da Universidade de São Paulo.

ELIANA I. MIYAKE QUEIROZ
Assistente de Cirurgia Plástica da Faculdade de Medicina da Fundação Universitária do ABC, Departamento de Clínica Cirúrgica.

EMIL BURIHAN
Professor Titular-Chefe da Disciplina de Cirurgia Vascular. Chefe do Departamento de Cirurgia da Escola Paulista de Medicina.

ERASMO MAGALHÃES CASTRO DE TOLOSA
Professor Titular do Departamento de Cirurgia, Disciplina de Técnica Cirúrgica da Faculdade de Medicina da Universidade de São Paulo.

ERNESTO LIMA GONÇALVES
Professor Emérito da Faculdade de Medicina da Universidade de São Paulo. Ex-chefe do Grupo de Metabologia Cirúrgica da Disciplina de Técnica Cirúrgica.

EUGÊNIO AMÉRICO BUENO FERREIRA
Professor Titular de Técnica Cirúrgica da Faculdade de Medicina de Jundiaí. Professor Associado do Departamento de Cirurgia da Faculdade de Medicina da Universidade de São Paulo.

EURYCLIDES J. ZERBINI (in memoriam)
Professor Emérito da Faculdade de Medicina da Universidade de São Paulo.

FÁBIO SCHMIDT GOFFI
Professor Emérito da Faculdade de Medicina da Universidade de São Paulo. Diretor da Divisão de Ensino e Pesquisa do Hospital do Servidor Público Estadual – FMO – São Paulo.

FARES RAHAL
Professor Titular e Livre-docente do Departamento de Cirurgia e Diretor do Departamento de Cirurgia da Faculdade de Ciências Médicas da Santa Casa de São Paulo.

FAUSTO FIGUEIRA DE MELO JÚNIOR
Instrutor da Disciplina de Bases da Técnica Cirúrgica e da Anestesiologia da Faculdade de Ciências Médicas de Santos.

FERNANDO ALFIERI JÚNIOR
Médico Assistente do Serviço de Cirurgia Experimental do Hospital das Clínicas da Faculdade de Medicina da Universidade de São Paulo.

FERNANDO HINTZ GRECA
Professor Adjunto do Departamento de Cirurgia da Universidade Federal do Paraná. Coordenador da Disciplina de Técnica Cirúrgica e Cirurgia Experimental da Universidade Federal do Paraná. Doutor em Técnica Operatória e Cirurgia Experimental pela Escola Paulista de Medicina da Universidade Federal de São Paulo.

FRANCISCO CÉSAR MARTINS RODRIGUES
Professor Instrutor do Departamento de Cirurgia da Faculdade de Ciências Médicas da Santa Casa de São Paulo.

FREDERICO AUN
Professor Assistente Doutor da Faculdade de Medicina da Universidade de São Paulo.

GERSON VILHENA PEREIRA FILHO
Professor Titular de Cirurgia Plástica da Faculdade de Medicina da Fundação Universitária do ABC.

GILBERTO MENEZES DE GÓES (*in memoriam*)
Professor de Urologia do Departamento de Cirurgia da Faculdade de Medicina da Universidade de São Paulo.

IKUROU FUJIMURA
Professor Titular de Morfologia Funcional Aplicada da Faculdade de Medicina de Jundiaí. Professor Livre-docente do Departamento de Cirurgia da Faculdade de Medicina da Universidade de São Paulo.

IVAN H. J. KOH
Doutor em Técnica Operatória e Cirurgia Experimental da Escola Paulista de Medicina da Universidade Federal de São Paulo.

JACQUES WAISBERG
Doutor em Técnica Operatória e Cirurgia Experimental da Escola Paulista de Medicina da Universidade Federal de São Paulo. Professor Assistente de Gastroenterologia Cirúrgica da Faculdade de Medicina da Fundação Universitária do ABC.

JESSE TEIXEIRA (*in memoriam*)
Professor Titular da Pontifícia Universidade Católica do Rio de Janeiro.

JOÃO GILBERTO MAKSOUD
Professor Titular do Departamento de Pediatria da Faculdade de Medicina da Universidade de São Paulo.

JOAQUIM JOSÉ GAMA RODRIGUES
Professor Associado do Departamento de Gastroenterologia da Faculdade de Medicina da Universidade de São Paulo.

JORGE HENRIQUE REINA NETO
Médico do Serviço de Gastroenterologia Cirúrgica do Hospital do Servidor Público Estadual – FMO – São Paulo.

JORGE SALLES GUIMARÃES
Professor Associado do Departamento de Cirurgia da Faculdade de Medicina da Universidade de São Paulo.

JOSÉ CARNEVALE
Doutor em Cirurgia. Médico do Serviço de Cirurgia Pediátrica do Hospital do Servidor Público Estadual – FMO – São Paulo.

JOSÉ EDUARDO GONÇALVES
Doutor em Técnica Operatória e Cirurgia Experimental da Escola Paulista de Medicina da Universidade Federal de São Paulo. Professor Adjunto do Departamento de Cirurgia da Faculdade de Ciências Médicas de Santos.

JOSÉ EDUARDO MONTEIRO DA CUNHA
Professor Associado da Disciplina de Cirurgia do Aparelho Digestivo do Departamento de Gastroenterologia da Faculdade de Medicina da Universidade de São Paulo. Diretor do Serviço de Terapia Intensiva do Hospital A. C. Camargo da Fundação Antonio Prudente.

JOSÉ HYPPÓLITO DA SILVA
Médico Assistente Doutor do Hospital das Clínicas da Faculdade de Medicina da Universidade de São Paulo, Disciplina de Cirurgia do Aparelho Digestivo.

JULIO CÉSAR SAUCEDO MARINO
Médico Assistente Doutor em Clínica Cirúrgica do Hospital das Clínicas da Faculdade de Medicina da Universidade de São Paulo.

JULIO CEZAR UILI COELHO
Professor Titular e Coordenador da Disciplina de Cirurgia do Aparelho Digestivo da Universidade Federal do Paraná.

JUNKO TAKANO OSAKA
Diretora Técnica de Serviço. Diretoria Técnica de Apoio ao Ensino e à Pesquisa da Faculdade de Medicina da Universidade de São Paulo.

KIYOSHI HASHIBA
Professor Associado do Departamento de Cirurgia da Faculdade de Medicina da Universidade de São Paulo.

LÚCIO GALVÃO (*in memoriam*)
Professor Titular de Clínica Cirúrgica da Escola de Medicina e Cirurgia do Rio de Janeiro.

LUIZ ALBERTO OLIVEIRA DALLAN
Doutor em Cirurgia pela Faculdade de Medicina da Universidade de São Paulo. Médico Assistente da Divisão de Cirurgia do Instituto do Coração do Hospital das Clínicas da Faculdade de Medicina da Universidade de São Paulo.

LUIZ ALBERTO SOARES
Assistente Doutor do Departamento de Cirurgia da Faculdade de Medicina da Universidade de São Paulo, Disciplina de Técnica Cirúrgica.

LUIZ FELIPE P. MOREIRA
Assistente Doutor do Departamento de Cirurgia Cardiopulmonar da Faculdade de Medicina da Universidade de São Paulo.

LUIZ KAMAKURA
Médico do Serviço de Cirurgia Plástica do Hospital do Servidor Público Estadual – FMO – São Paulo.

LUIZ TAVARES DA SILVA (*in memoriam*)
Professor Titular do Departamento de Cirurgia da Faculdade de Medicina da Universidade Federal de Pernambuco.

MARCEL CERQUEIRA CESAR MACHADO
Professor Associado da Disciplina de Cirurgia do Aparelho Digestivo da Faculdade de Medicina da Universidade de São Paulo. Chefe do Serviço de Cirurgia de Vias Biliares e Pâncreas do Hospital das Clínicas da Faculdade de Medicina da Universidade de São Paulo.

MARCELO AVERBACH
Doutor em Cirurgia pela Faculdade de Medicina da Universidade de São Paulo.

MARCUS CASTRO FERREIRA
Professor Titular do Departamento de Cirurgia da Faculdade de Medicina da Universidade de São Paulo, Disciplina de Cirurgia Plástica.

MÁRIO CINELLI JÚNIOR
Diretor do Serviço de Cirurgia Vascular do Hospital do Servidor Público Estadual – FMO – São Paulo.

MARIZA D'AGOSTINO REIS DIAS
Médica Supervisara da Unidade de Terapia Intensiva do Pronto-Socorro, Disciplina da Cirurgia do Trauma do Hospital das Clínicas da Faculdade de Medicina da Universidade de São Paulo.

MAURO FIGUEIREDO CARVALHO DE ANDRADE
Médico Assistente do Instituto do Coração do Hospital das Clínicas da Faculdade de Medicina da Universidade de São Paulo.

MARMO LUCON
Professor Associado do Departamento de Cirurgia da Faculdade de Medicina da Universidade de São Paulo, Disciplina de Urologia.

MIGUEL BARBERO-MARCIAL
Professor Associado do Departamento de Cardiopneumologia da Faculdade de Medicina da Universidade de São Paulo, Disciplina de Cirurgia Cardiovascular.

MIGUEL LUIS MODOLIN
Médico Assistente do Hospital das Clínicas da Faculdade de Medicina da Universidade de São Paulo, Disciplina de Cirurgia Plástica.

MILTON JACOB BECHARA
Professor Assistente Doutor do Departamento de Cirurgia da Faculdade de Medicina da Universidade de São Paulo, Disciplina de Cirurgia Vascular.

NAGAMASSA YAMAGUCHI
Professor Assistente Doutor do Departamento de Cirurgia da Faculdade de Medicina da Universidade de São Paulo, Disciplina de Técnica Cirúrgica. Membro do Serviço de Gastroenterologia Cirúrgica do Hospital do Servidor Público Estadual – FMO – São Paulo.

NELSON FONTANA MARGARIDO
Professor Associado do Departamento de Cirurgia da Faculdade de Medicina da Universidade de São Paulo, Disciplina de Técnica Cirúrgica.

NELSON DE LUCCIA
Professor Assistente Doutor do Departamento de Cirurgia da Faculdade de Medicina da Universidade de São Paulo, Disciplina de Cirurgia Vascular.

NOEDIR ANTONIO GROPPO STOLF
Professor Associado da Disciplina de Cirurgia Torácica e Cardiovascular do Departamento de Cardiopneumologia da Faculdade de Medicina da Universidade de São Paulo. Diretor da Divisão de Cirurgia do Instituto do Coração do Hospital das Clínicas da Faculdade de Medicina da Universidade de São Paulo.

ORLANDO MARQUES VIEIRA
Professor Titular do Departamento de Cirurgia da Faculdade de Medicina da Universidade Federal do Rio de Janeiro.

PABLO M. A. POMERANTZEFF
Professor Doutor da Disciplina de Cirurgia Torácica e Cardiovascular do Departamento de Cardiopneumologia da Faculdade de Medicina da Universidade de São Paulo. Responsável pelo Grupo de Cardiopatias Valvares do Instituto do Coração do Hospital das Clínicas da Faculdade de Medicina da Universidade de São Paulo.

PAULO CÉSAR RIBEIRO
Mestre em Cirurgia pela Faculdade de Ciências Médicas da Santa Casa de São Paulo.

PAULO ROBERTO BUENO PEREIRA
Professor Associado do Departamento de Cirurgia da Faculdade de Medicina da Universidade de São Paulo, Disciplina de Técnica Cirúrgica.

PAULO SCHMIDT GOFFI JUNIOR
Professor Assistente Doutor do Departamento de Cirurgia da Faculdade de Medicina da Universidade de São Paulo, Disciplina de Técnica Cirúrgica.

PEDRO CARLOS PIANTINO LEMOS
Professor Associado do Departamento de Cirurgia da Faculdade de Medicina da Universidade de São Paulo, Disciplina de Técnica Cirúrgica.

PEDRO PUECH LEÃO
Professor Titular do Departamento de Cirurgia da Faculdade de Medicina da Universidade de São Paulo, Disciplina de Cirurgia Vascular.

PLÍNIO BOVE (in memoriam)
Professor Associado do Departamento de Cirurgia da Faculdade de Medicina da Universidade de São Paulo.

RAMES MATTAR JÚNIOR
Chefe do Grupo de Mão – IOT do Hospital das Clínicas da Faculdade de Medicina da Universidade de São Paulo.

RAUL CUTAIT
Professor Associado do Departamento de Cirurgia da Faculdade de Medicina da Universidade de São Paulo.

ROBERTO A. B. MILLAN
Professor Titular de Cirurgia Plástica da Faculdade de Medicina do ABC.

ROBERTO COSTA
Assistente Doutor do Departamento de Cirurgia Cardiopulmonar da Faculdade de Medicina da Universidade de São Paulo.

ROBERTO SAAD JÚNIOR
Chefe da Disciplina de Cirurgia Torácica da Faculdade de Ciências Médicas da Santa Casa de São Paulo. Doutor em Cirurgia. Membro Titular do Colégio Brasileiro de Cirurgiões. Vice-mestre do Capítulo de São Paulo do Colégio Brasileiro de Cirurgiões.

ROBERTO SOUZA CAMARGO
Professor Associado do Departamento de Cirurgia da Faculdade de Medicina da Universidade de São Paulo. Responsável pela Cirurgia de Cabeça e Pescoço do Hospital Universitário da Universidade de São Paulo.

RODOLPHO PACIORNIK
Cirurgião em Curitiba. Membro do Colégio Internacional de Cirurgiões.

RONALDO J. AZZE
Professor Titular do Departamento de Ortopedia e Traumatologia da Faculdade de Medicina da Universidade de São Paulo.

RUY GERALDO BEVILACQUA
Professor Associado do Departamento de Cirurgia da Faculdade de Medicina da Universidade de São Paulo. Diretor do Departamento de Cirurgia Abdominal do Hospital A. C. Camargo.

SANSOM HENRIQUE BROMBERG
Doutor em Técnica Operatória e Cirurgia Experimental pela Escola Paulista de Medicina. Cirurgião do Serviço de Gastroenterologia Cirúrgica do Hospital do Servidor Público Estadual – FMO – São Paulo.

SAUL GOLDENBERG
Professor Titular e Coordenador do Curso de Pós-Graduação em Técnica Operatória e Cirurgia Experimental da Escola Paulista de Medicina.

SÉRGIO ALMEIDA DE OLIVEIRA
Professor Associado do Departamento de Cardiopneumologia da Faculdade de Medicina da Universidade de São Paulo, Disciplina de Cirurgia Cardiovascular.

SERGIO MIES
Professor Associado do Departamento de Cirurgia da Faculdade de Medicina da Universidade de São Paulo.

TELESPHORO BACCHELLA
Professor Associado do Departamento de Gastroenterologia da Faculdade de Medicina da Universidade de São Paulo.

VICENTE FORTE
Professor Adjunto da Disciplina de Cirurgia Torácica da Escola Paulista de Medicina da Universidade Federal de São Paulo.

VICTOR PEREIRA
Professor Titular do Departamento de Cirurgia da Faculdade de Ciências Médicas da Santa Casa de São Paulo.

VICTOR SPINA (in memoriam)
Professor Associado do Departamento de Cirurgia da Faculdade de Medicina da Universidade de São Paulo, Disciplina de Cirurgia Plástica.

ZACHARIAS ALVES DE SOUZA FILHO
Professor Titular de Clínica Cirúrgica da Universidade Federal do Paraná. Professor de Técnica Cirúrgica e Cirurgia Experimental da Universidade Federal do Paraná. Diretor do Instituto de Pesquisa em Cirurgia Dr. Egas Penteado Izique da Universidade Federal do Paraná.

Prefácio da Quarta Edição

três edições e várias reimpressões já esgotadas justifica, por si só, a elaboração [...]. Mas outros fatores também pesaram. O progresso vertiginoso da tecnologia, O fato de [...] dez anos, com aplicações importantes e diretas na cirurgia, acrescentou a esta de uma [...]icos. As operações ditas fundamentais se beneficiaram com outras formas de realizar ocorrid[...]stasia e a síntese cirúrgicas. Em várias áreas, como as cirurgias cardíaca, pulmonar e novos [...]m procedimentos técnicos para o tratamento de afecções que anteriormente estavam à a d[...]ssibilidades cirúrgicas. A indústria de equipamentos óticos e eletrônicos se esmerou ao [...]nica cirúrgica meios para o acesso e a realização de intervenções intracavitárias sem a de recorrer a amplas incisões.

[...]razão maior que legitima nosso empenho em coordenar uma nova edição desta obra está na [...]hida que receberam as anteriores, advinda de professores, cirurgiões em geral, residentes e [...]e graduação. Muitos têm lamentado a inexistência de exemplares nas livrarias especializadas. A [...]eles, portanto, o nosso redobrado agradecimento.

[...]emos nossa gratidão aos autores dos vários capítulos, consagrados especialistas, cujas [...]uições enriqueceram o conteúdo deste livro.

[...]nto, o bom êxito da empreitada se deve, grandemente, à atuação do Dr. Paulo da Costa Rzezinsk[...] [...]Médico da Editora Atheneu, que tanto tem se esforçado para o engrandecimento da literat[...] [...]acional.

São Paulo, inverno de [...]

Fábio Schm[...]

81 Cirurgia Anorretal, *640*
Angelita Habr Gama

82 Cirurgia Anorretal, *651*
Angelita Habr Gama

83 Cirurgia do Fígado, *662*
Marcel Cerqueira Cesar Machado

84 Cirurgia do Fígado, *671*
Marcel Cerqueira Cesar Machado

85 Cirurgia das Vias Biliares, *677*
Jorge Salles Guimarães

86 Cirurgia das Vias Biliares, *687*
Plínio Bove

87 Cirurgia das Vias Biliares, *691*
Fábio Schmidt Goffi
Paulo Schmidt Goffi Junior
Albino Augusto Sorbello

88 Cirurgia das Vias Biliares, *699*
Sansom Henrique Bromberg
Fábio Schmidt Goffi

89 Cirurgia das Vias Biliares, *704*
Fábio Schmidt Goffi
Jaeques Waisberg

90 Cirurgia das Vias Biliares, *711*
Fábio Schmidt Goffi
Paulo Schmidt Goffi Junior

91 Cirurgia do Pâncreas, *716*
Marcel Cerqueira Cesar Machado

92 Cirurgia do Pâncreas, *726*
Fábio Schmidt Goffi
Paulo Schmidt Goffi Junior

93 Cirurgia do Baço, *740*
Jorge Henrique Reina Neto
José Eduardo Gonçalves
Fábio Schmidt Goffi

94 Cirurgia da Hipertensão Portal, *751*
Fábio Schmidt Goffi

95 Cirurgia da Hipertensão Portal, *760*
Fábio Schmidt Goffi
Chibbly Michel Haddad

96 Desconexões Azigoportais, *771*
Chibbly Michel Haddad

97 Cirurgia Urológica, *777*
Marmo Lucon
Gilberto Menezes de Góes

98 Aspectos Éticos do Exercício da Cirurgia, *787*
Fábio Schmidt Goffi
Alcino Lázaro da Silva

99 Nomenclatura em Técnica Cirúrgica, *791*
Rodolpho Paciornik

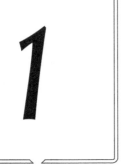

Técnica Cirúrgica e Cirurgia Experimental: Conceito Atual e Extensão

Fábio Schmidt Goffi

A Técnica Cirúrgica, em seu conceito mais restrito e tradicional, significa a codificação de regras que presidem a realização das intervenções cirúrgicas. Como em todos os setores da atividade humana, onde o trabalho manual ou intelectual é constantemente repetido, há necessidade de sistematização para que dele se obtenha maior eficiência.

Na Cirurgia, em que se conjugam o artesanato, o raciocínio lógico baseado em noções consolidadas e, às vezes, a criação inventiva, deve haver rigoroso método nas manobras fundamentais a fim de eliminar-se, na medida do possível, a improvisação. Nas intervenções rotineiras não há lugar para o desalinho, e o inusitado não justifica a desordem.

O ato cirúrgico que obedece a normas de sequência planejada, sobre ser benéfico ao doente, adquire solenidade e satisfaz espiritualmente aos que o realizam. Por isso, o desempenho do cirurgião na sala operatória contém muito de técnico e algo de artístico. O ritual assim concebido consiste em uma série de gestos elementares que se sucedem, se alternam e se repetem, almejando-se o máximo de rendimento com o mínimo de esforço. Para que isto seja alcançado faz-se necessário o entendimento harmônico entre os componentes da equipe cirúrgica, na qual cada um tem seu papel bem definido, sem omissões ou exorbitâncias.

Os movimentos devem ser precisos e resolutos, nunca bruscos e grosseiros. O tempo não pode ser desperdiçado, conquanto a pressa não se ajuste às operações eletivas. Fazem parte agora do anedotário médico as competições em que sobressaia o que mais rapidamente perpetrava a ablação de um órgão doente. Estas façanhas só tinham justificativas numa época em que a Anestesiologia engatinhava e a perícia do cirurgião consistia em reduzir a duração da dor.

A delicadeza na manipulação das estruturas concede brilho à cirurgia e diminui a intensidade da inevitável agressão mecânica às células. A solução de continuidade criada nos tecidos do operando abre portas à infecção, favorece perdas sero-hemáticas, interrompe as circulações sanguínea e linfática setorial, altera a composição hidroeletrolítica comparti- mental e lesa elementos vivos que devem; por isso, ser biologicamente removidos e substituídos.

Os organismos vivos possuem mecanismos de defesa contra as variações de seu meio interno, os quais permitem oscilações das constantes biológicas dentro de limites relativamente estreitos. Tais variações e adaptações são regidas por mediadores químicos, hormonais e nervosos tanto mais complexos quanto mais desenvolvido for o ser dentro da escala zoológica. As agressões externas, como é o caso do ato cirúrgico, podem romper esse equilíbrio, causando reação orgânica quase sempre proporcional à intensidade do estímulo.

AVANÇOS DA TÉCNICA CIRÚRGICA

Os avanços da Anestesiologia e da Hemoterapia deram margem à elaboração de novos e complexos procedimentos cirúrgicos. O controle do pneumotórax aberto pela intubação traqueal e respiração assistida, ensaiado experimentalmente no início do século XX e aperfeiçoado durante o segundo conflito mundial dos anos 40, possibilitou notáveis progressos no setor das cirurgias pulmonar, cardíaca e do esôfago torácico.

A criação da circulação extracorpórea, também baseada em alentados estudos experimentais, tornou mais complexo o trabalho do conjunto cirúrgico incluindo o anestesista. Este deixou de ser o simples prático, que administrava intuitivamente algumas substâncias voláteis através de máscaras grosseiras, para transformar-se em médico altamente especializado que deve dominar com precisão a Farmacologia, a Metabologia, a Hemodinâmica e a Fisiologia cardiorrespiratória.

Realizando-se a oxigenação sanguínea fora dos pulmões e acionando-se a circulação por meio de bomba externa, pode-se manter o coração temporariamente em repouso, abrir amplamente suas câmaras e aí operar sob visão direta.

O uso da circulação propelida externamente, no entanto, implica o aparecimento de alterações bioquímicas do meio interno e perturbações da viscosidade e do fluxo sanguíneo, as quais devem ser bem conhecidas para que sejam evitadas ou eficientemente corrigidas.

O rápido aperfeiçoamento do instrumental ótico e eletrônico, ocorrido a partir de 1980, possibilitou a utilização de equipamento endoscópico guiado pela televisão para explorar e intervir em órgãos intracavitários, sem necessidade do emprego de amplas vias de acesso.

As primeiras intervenções curativas videolaparoscópicas, praticadas na França em 1987 (Dubois e col.[2]) e nos Estados Unidos em 1988 (Reddick e col.[8]), abriram espaço para a realização de vários métodos diagnósticos e terapêuticos, já agora introduzidos na rotina. Tais procedimentos obedecem às mesmas bases técnicas e princípios terapêuticos de cirurgia convencional, ao lado da qual se constituem em valioso recurso a mais à disposição dos cirurgiões.

A profilaxia da infecção operatória tem preocupado constantemente os cirurgiões. A supuração das feridas traumáticas, recebida com júbilo no passado por acreditar-se ser inevitável e benéfica à cicatrização, passou depois a ser combatida e prevenida de várias maneiras. Estabeleceram-se normas de antissepsia e de trabalho em ambiente não contaminado. Deixou-se de operar os doentes a domicílio para transferi-los a hospitais equipados, com salas cirúrgicas adequadas.

Os fraques usados pelos grandes cirurgiões de antanho foram substituídos por aventais estéreis, gorros e máscaras. Conta Sauerbruch[10] que Jules Pean, renomado médico e cirurgião da segunda metade do século XIX, tinha o costume de operar de fraque, em seu *Hospital International de Paris*. "Desejava realçar, com a veste solene, a grandiosidade do momento? Antes da intervenção atava um lenço sobre a camisa. Afirmava-se que não havia sequer um salpico de sangue sobre o fraque, qualquer que fosse a operação realizada. Com efeito, ele executava à risca uma hemostasia perfeita." A lavagem meticulosa das mãos para despojá-las de germes patogênicos, o uso de luvas, o preparo conveniente da região a ser operada passaram a ser medidas rotineiras. Houve época em que os cuidados foram levados a tal extremo que se pretendeu trabalhar em ambiente de "assepsia integral". A sala cirúrgica teria seu ar e revestimento – paredes, teto e piso – inteiramente desprovidos de microrganismos de modo que um instrumento cirúrgico poderia eventualmente cair ao solo e ser novamente aproveitado sem riscos de contaminação. Maurício Gudin (1883-1959), renomado cirurgião brasileiro, tendo estagiado no Instituto Pasteur de Paris, onde estudou Microbiologia, dispensou particular interesse à "assepsia cirúrgica integral". Em 1929, praticou a primeira intervenção nessas condições, fazendo construir várias salas cirúrgicas totalmente esterilizáveis (Lacaz[4]).

O aparecimento nestas últimas três décadas de drogas eficazes no combate à infecção bacteriana – sulfamidas e antibióticos – fez com que arrefecessem os temores da contaminação cirúrgica. Nada justifica que cuidados comezinhos, mas valiosos, sejam desprezados e as normas convencionais de antissepsia cedam lugar à administração profilática desregrada de antibióticos no período pós-operatório. Esta conduta tem contribuído para a criação de resistências bacterianas e para o aumento dos índices de infecção hospitalar. A questão assume, por vezes, aspectos tão alarmantes que obrigam a interdição temporária de alas hospitalares inteiras e o adiamento das intervenções cirúrgicas por julgar-se menos arriscada para os pacientes sua doença do que a infecção iatrogênica.

METABOLOGIA CIRÚRGICA

A infecção hospitalar grave, acima das cifras consideradas aceitáveis, tem raízes em várias causas, mas entre estas a técnica cirúrgica descurada sobressai com destaque. No campo da cirurgia, a infecção tem múltiplas facetas: produz e agrava os distúrbios hidroeletrolíticos, proteicos e hemodinâmicos, prejudica a cicatrização e altera os mecanismos imunitários de defesa.

O conhecimento das perturbações orgânicas gerais e locais, resultantes diretamente do traumatismo cirúrgico, proporcionou novas e maiores dimensões à Técnica Cirúrgica.

Se ao cirurgião compete executar com maestria o ato operatório, dele se exige também a capacidade de prever e de minorar as alterações bioquímicas e fisiopatológicas consequentes à intervenção. Caso contrário, ele correria o risco de transformar-se em aprendiz de feiticeiro...

A moderna conceituação da Técnica Cirúrgica acrescenta ao seu caráter de dissecção anatômica, que pode acompanhar-se da mutilação de tecidos e de órgãos, um cunho predominantemente fisiológico, em que se busca preservar o quanto possível a função e mesmo aperfeiçoá-la. A volúpia de extirpar cede passo ao desejo de restaurar e de substituir. Procura-se trocar o irrecuperável por tecidos e órgãos sadios e até por material protético. Estudam-se os fenômenos de rejeição celular em todas as suas minúcias, da Ultramicroscopia à Citoquímica, da Imunologia à Enzimologia, da Hematologia à Genética.

CIRURGIA EXPERIMENTAL

Esses conhecimentos sobre Bioquímica e Fisiopatologia são supridos à Técnica Cirúrgica pela Cirurgia Experimental que possui, por isso, um caráter dinâmico e polêmico. A primeira é doutrinária e a última indagativa, porém ambas se completam como peças de uma engrenagem. Cada dia que passa surgem fatos novos, extraídos da investigação em animais de laboratório, os quais propiciam dados para o melhor julgamento dos métodos de terapêutica cruenta.

É incomensurável a quantidade de conhecimentos de Fisiologia e Fisiopatologia promanados da investigação em animais e que, depois, foram transferidos para a clínica e por ela referendados.

Os progressos da Terapêutica Cirúrgica se deveram, em parte, à audácia, perícia e competência de cirurgiões que realizaram *in anima nobile* intervenções pioneiras curativas. Estas, entretanto, contaram sempre com o respaldo da observação prévia longa e metódica efetuada nos laboratórios de experimentação. Os procedimentos que não seguiram este roteiro ficaram à margem do caminho.

Sendo atividade indagativa, a Cirurgia Experimental se fundamenta, como toda a pesquisa científica, em proposição de objetivos, planejamento de trabalho, sistematização na colheita de dados, análise crítica de resultados e judiciosa cautela na extrapolação de conclusões.

O pesquisador nesse campo não se forma subitamente. Ele necessita inteirar-se do trato e manuseio dos animais de experiência, levando em conta seu pequeno porte, as características de sua espécie e os problemas ligados ao confinamento, máxime quando o período de observação for prolongado. A aferição dos resultados, efetuada de maneira metódica e uniforme, deve ser procedida diretamente pelos integrantes da equipe de estudo. Resulta que a carga horária destinada ao trabalho experimental tem de ser ponderável para não acarretar descontinuidade.

Outra finalidade da Cirurgia Experimental está ligada ao adestramento manual para formação cirúrgica. Este tipo de exercício leva vantagens sobre a prática em cadáver porque se desenvolve em tecidos vivos, mas, em contrapartida, se ressente da falta da dissecção de estruturas de anatomia humana. Ambos são fundamentais, preparando e complementando a prática cirúrgica em pacientes humanos.

Qualquer que seja o escopo da utilização de animais de laboratório, ela requer parcimônia, critério, bondade e mesmo compaixão. A vivissecção é inteiramente justificável desde que seus objetivos sejam elevados.

ENSINO DA TÉCNICA CIRÚRGICA

No Brasil, o ensino da Técnica Cirúrgica tem se modificado com o passar do tempo. Seguindo o exemplo das universidades europeias, ele teve sua origem nos antigos "institutos anatômicos", tomando os nomes de "Anatomia Médico-Cirúrgica e Operações" (Rio de Janeiro), "Medicina Operatória" (Bahia) ou "Anatomia Topográfica, Operações e Aparelhos" (São Paulo).

Os chefes de escola de então eram notáveis cirurgiões que haviam feito sua formação básica nos laboratórios de Anatomia, sendo os mais destacados: Benjamim Batista (1869-1934) na Faculdade Nacional de Medicina, Antonio Ignácio de Menezes (1878-1961) na Faculdade de Medicina da Bahia e Sergio Meira Filho (1888-1940) na Faculdade de Medicina de São Paulo. Os programas de ensino visavam expor os fundamentos anatômicos da Cirurgia em face da aplicação de profundos e exaustivos estudos de Anatomia Topográfica à análise crítica das vias de acesso e ao aperfeiçoamento e criação de novas técnicas.

A partir de 1930, a influência da escola norte-americana se fez sentir mais fortemente e a disciplina se dinamizou, incorporando como material de ensino e de pesquisa os animais de laboratório. Passou a denominar-se "Técnica Cirúrgica e Cirurgia Experimental", ampliando seu caráter exclusivamente estático, oriundo da prática em cadáveres, para preocupar-se com os aspectos fisiológicos e fisiopatológicos das operações (Goffi[3]).

São expoentes dessa época o próprio Benjamim Batista e depois seu discípulo Alfredo Monteiro, no Rio de Janeiro, Dante Romano, no Paraná, Benedito Montenegro, Edmundo Vasconcellos e Eurico da Silva Bastos, em São Paulo, João B. Resende Alves, em Belo Horizonte, Rodrigo Argolo, na Bahia e Eduardo Wanderley Filho, em Pernambuco.

Alfredo Monteiro[6] criou uma escola cirúrgica que plasmou grande número de mestres e cirurgiões, hoje pontificando em todo o País. Planejou e executou a partir de 1934 o programa de ensino da Técnica Cirúrgica fundamentado na Anatomia normal e patológica, na Fisiopatologia e Biologia aplicada, compreendendo três setores: a) cirurgia em cadáveres; b) cirurgia em animais; c) cirurgia em doentes humanos. Para aquele eminente professor não se pode limitar o ensino apenas a uma dessas partes, o que seria prejuízo para o conjunto.

Ao tomar posse do cargo de professor de Técnica Cirúrgica e Cirurgia Experimental da Faculdade de Medicina da Universidade de São Paulo, em 1945, dizia Eurico Bastos[1] que somente o exercício no cadáver e nos animais vivos no laboratório permite o adestramento manual indispensável para a iniciação cirúrgica *in anima nobile*. Como um dos maiores propugnadores da Cirurgia Experimental em nosso meio, anteviu, já naquela época, os grandes adiantamentos da cirurgia afirmando: "Não está longe o dia em que a Técnica Cirúrgica será capaz de substituir órgãos doentes por órgãos sãos. Constitui mesmo um dos meus planos fazer ensaios experimentais neste sentido no laboratório de Cirurgia Experimental da nossa Faculdade." Na verdade, foi imenso o contingente de trabalhos experimentais realizados naquele laboratório, e depois publicados, sobre vários temas de Cirurgia Experimental e particularmente no que concerne aos transplantes de órgãos.

No Recife, Eduardo Wanderley Fº, discípulo de Eurico Bastos e ex-interno de Álvaro Ozorio de Almeida, insigne pesquisador, incentivou acentuadamente a Cirurgia Experimental, conseguindo construir e equipar, durante o tempo que ocupou a cátedra (1947-1963), o Instituto Álvaro O. de Almeida, onde se instalaram as disciplinas de Histologia, Fisiologia, Técnica Cirúrgica e Cirurgia Experimental (Montezuma[7]).

Resende Alves, em seu excelente livro *Cirurgia Geral e Especializada*, escreveu em 1973: "A cadeira de Técnica, que antes deveria chamar-se Terapêutica Cirúrgica, abrange o estudo dos métodos, procedimentos e técnica propriamente dita, alarga sua influência aos domínios da terapêutica, fazendo indicações cirúrgicas, estudando os resultados dos atos cirúrgicos, experimentando ou confirmando experiências em animais. Estuda a Etiopatogenia e Fisiopatologia dos diversos processos mórbidos para que se possa praticar com segurança o ato cirúrgico, visando não somente à vida do paciente, mas também aos resultados funcionais e estéticos da operação."

A Reforma Universitária incluiu a Técnica Cirúrgica no currículo mínimo do ensino médico de graduação, designando-a "Bases Técnicas da Cirurgia". Sendo disciplina ministrada na fase inicial do ciclo clínico e dispondo de escassa carga horária, ela se ocupa apenas da parte geral. O ensino da parte especial fica, assim, reservado para os estágios de internato, residência e pós-graduação (Tolosa e col.[12]).

A transferência das disciplinas básicas para outros institutos universitários teve resultados positivos, porque as reuniu em núcleos que se ocupam de assuntos equivalentes. No entanto, essas disciplinas perderam parte da motivação para o ensino e a pesquisa aplicados, pois se distanciaram da clínica. A estreita convivência e o constante intercâmbio de ideias entre integrantes de disciplinas básicas e clínicas favorecem a todos pelo esclarecimento de dúvidas e estabelecimento de incógnitas que servirão de temas de investigação aplicada (Skandalakis e col.[11]).

No que se refere à Cirurgia, a Técnica Cirúrgica e a Cirurgia Experimental se credenciam para preencher esta lacuna, como elo entre o ensino básico e a Clínica Cirúrgica (Lima-Gonçalves e col.[5]).

No currículo de graduação, a Técnica Cirúrgica e a Cirurgia Experimental contribuem para a formação do médico prático geral, ensinando-lhe as manobras cirúrgicas fundamentais, os princípios gerais de assepsia e tratamento das feridas traumáticas. Estes conhecimentos são importantes para todos os médicos, em especial para aqueles que se fixarem em pequenos núcleos urbanos. Servem, também, como preparo para os que optarem por especialidades cirúrgicas, os quais, já então em regime de estágio hospitalar rotatório, a par do convívio direto com o paciente cirúrgico nas enfermarias e nas salas operatórias, deverão completar sua formação técnica nos laboratórios de prática anatomocirúrgica e de experimentação animal. Para isso devem contar com pessoal docente diferenciado, afeito a esse tipo de trabalho e a ele constantemente dedicado.

BIBLIOGRAFIA

1. Bastos ES. Discurso de posse na Cátedra de Técnica Cirúrgica e Cirurgia Experimental da Faculdade de Medicina da Universidade de São Paulo. São Paulo, 1945.
2. Dubois F, Icard P, Berthelot G, Levard H. Coelioscopic cholecystectomy. Curre Probl Surg 28:585-655, 1991.
3. Goffi FS. A Técnica Cirúrgica da FMUSP ao longo do tempo. Rev Med São Paulo 70:33-7, 1991.
4. Lacaz CS. Vultos da Medicina Brasileira. Pfizer do Brasil ed., São Paulo, 1971.
5. Lima-Gonçalves E, Bevilacqua RG & Goffi FS. Uma experiência de ensino em Técnica Cirúrgica na Faculdade de Medicina da Universidade de São Paulo, Rev. Hosp. Clin. Fac. Med., S. Paulo, 38:200-205, 1983.
6. Monteiro A. Técnica Cirúrgica - Parte Geral. Rio de Janeiro. Liv. Francisco Alves, 1936.
7. Montezuma C. Discurso de posse: Prof. Eduardo Wanderley Fº. Anais da Academia Pernambucana de Medicina. Ano l, vol. I, p. 255, Recife, Cia. Edit. Pernambuco, 1974.
8. Reddick EJ, Olsen DO. Laparoscopic laser cholecystectomy, prelirrninary report of 36 cases. Ann Surg 211:60-2, 1989.
9. Resende Alves JB. Cirurgia Geral e Especializada 1º Volume. Belo Horizonte, Ed. Vega, 1973.
10. Sauerbruch F. Das war mein Leben. Tradução italiana. Milão, Aldo Martelo ed., 1954.
11. Skandalakis JE & Gray SW. Anatomy: A Prometheus bound. Editorial. Am J Surg 146:291-292, 1983.
12. Tolosa EMC, Goffi FS & Margarido NF. O ensino de Técnica Cirúrgica no Curso de Graduação e na Residência de Cirurgia. Rev Col Bras Cir 4:257-264,1977.

2

Bases Gerais da Investigação em Cirurgia Experimental

Erasmo Magalhães Castro de Tolosa
Junko Takano Osaka
Eduardo Pompeu
Fábio Schmidt Goffi

CONCEITO DE EXPERIMENTAÇÃO

Os princípios e os métodos que devem presidir a pesquisa, tanto em Biologia como em Cirurgia Experimental, comportam dois meios principais de investigação: a observação e a experimentação.

Claude Bernard, em sua introdução ao estudo da Medicina Experimental, precisou em suas minúcias os limites da *observação,* constatação de um fenômeno natural e os da *experimentação,* investigação de um fenômeno induzido. O observador aplica os procedimentos da investigação ao estudo do fenômeno que ele não faz variar e dele recolhe informações como a natureza lhe oferece. O experimentador emprega métodos de investigação para produzir variações ou modificar, com um objetivo preestabelecido, os fenômenos naturais, para fazê-los aparecer em circunstâncias nas quais a natureza não as apresenta. Podem-se resumir todos estes conceitos na expressão de Cuvier: "A observação escuta a natureza, a experimentação a interroga e a obriga a se revelar."

Uma pesquisa experimental tem, como ponto de partida, a observação de um fenômeno que gera por antecipação uma hipótese sobre sua provável causa. A ideia preconcebida provoca um raciocínio que condiciona a metodologia própria, destinada a verificá-la.

A ideia consubstanciada em um projeto definido surge em primeiro lugar e o laboratório deve ser usado para confirmar, modificar ou refutar o plano elaborado. O planejamento experimental implica a limitação de objetivos para que se possa, perdendo em extensão, ganhar em profundidade, evitando o desvio da ideia original para outras "mais atraentes". A dispersão de objetivos prejudica ou mesmo anula a experimentação proposta.

IMPORTÂNCIA DA CIRURGIA EXPERIMENTAL CARACTERÍSTICA DO PESQUISADOR. CRIATIVIDADE

Moore, em editorial (1960), refere que o exame minucioso da literatura médica demonstra que poucos cirurgiões desempenharam importante papel na descoberta de novos fatos em biologia, diagnóstico e terapêutica não-cirúrgica. Segundo ele, esta assertiva não foi salientada para depreciar a importância da pesquisa em cirurgia; esta se desenvolve e utiliza cada vez mais os conhecimentos da ciência básica. Apesar da pesquisa ser incentivada desde os primeiros anos do curso de graduação médica, o longo e complexo currículo escolar, o internato e a residência fazem com que o hábito de estimular a criatividade do cirurgião seja colocado em um plano secundário. O interesse do estudante ou do jovem cirurgião está inteiramente voltado a sua formação profissional e particularmente à cirúrgica. O condicionamento dos jovens ao treino cirúrgico limita a sua criatividade em decorrência dos princípios rígidos da técnica a que devem obedecer. A rotina no período de residência compromete seriamente as condições de pesquisa para o jovem cirurgião. Médicos, fisiologistas e psicólogos demonstram que existe uma evidente correlação entre a idade e a criatividade. Lehman (1953) afirma que a produtividade no campo da Medicina atinge o máximo entre 35 e 39 anos de idade. Aqui, portanto, o pico da criatividade é mais tardio do que nas ciências básicas. A criatividade máxima dos químicos ocorre entre 28 e 32 anos, dos físicos e matemáticos antes dos 30 anos e nas artes mais cedo ainda. Apesar da concepção comum de que o cientista capacitado é um indivíduo idoso, as mais importantes contribuições à ciência foram obtidas por pesquisadores antes dos 25 anos. Friend e Zubeck (1958) dizem que a capacidade de análise crítica desenvolve-se rapidamente até 20 anos, alcança o máximo na década dos 30 e declina gradualmente após os 40. Portanto, a criatividade deve ser estimulada o mais cedo possível.

A cirurgia experimental, como toda pesquisa biológica, pode ser mais bem definida como pesquisa aplicada; constitui um tipo de Fisiologia aplicada. Biólogos e químicos participam das atividades da Cirurgia Experimental e não são cirurgiões. A Cirurgia Experimental utiliza conhecimentos de Bioquímica, Biofísica, Matemática e Eletrônica. Francis D. Moore tem reagido contra a afirmação de que a Cirurgia Experimental tem a tendência de se tornar básica e a descreve como "The very urgent and elegant work of applied science."

Para Ballinger (1964), a Cirurgia Experimental representa uma disciplina definida porque:

a) constitui um período de adestramento que capacita o pesquisador dentro da estrutura de sua especialidade;

b) auxilia o pesquisador a pensar claramente e aumenta o seu senso crítico;

c) estimula sua curiosidade e capacidade de pesquisa;

d) tem metodologia e permite a formulação clara de planos de pesquisa;

e) proporciona ampliação de conhecimentos e soluções para problemas da clínica cirúrgica.

PLANO DE PESQUISA

Deve obrigatoriamente conter as seguintes etapas:

A. Análise cuidadosa do problema e registro das possíveis soluções.

B. Revisão cuidadosa da literatura.

C. Metodologia aplicável.

D. Coleta e análise dos dados suficientes para apresentação dos resultados.

E. Confronto dos resultados com QS obtidos por outros autores.

F. Conclusões e inferências.

G. Fonte geradora de novas ideias.

Um pesquisador experimentado testa sua ideia para reconhecer eventuais erros e falhas na execução da experimentação. Numerosas perguntas devem ser por ele respondidas:

1) A ideia merece consideração? A contribuição será válida e de interesse?

2) O problema é complexo e deve ser abordado por etapas? Quais são as etapas prioritárias?

3) Há condições técnicas para atingir o objetivo da pesquisa?

4) A metodologia é adequada e exequível em seu laboratório? Caso contrário, conta-se com recursos e assistência de outros centros de pesquisa?

5) Quais os fatores que influenciarão os resultados?

6) O que constitui amostra estatisticamente satisfatória no projeto de pesquisa?

Muitas vezes é difícil obter resposta a todas estas questões no estádio inicial, mas considerações sobre elas evitam perda de tempo e dinheiro ao se abandonar o projeto em meio a execução.

A consulta bibliográfica cuidadosa deve preceder a execução do plano. A chave do sucesso da execução da pesquisa é a verificação prévia de maior número possível de pormenores. Devem ser elaborados planos com descrição lógica da sequência dos métodos e a revisão da literatura deve conter referências pertinentes. Tal como a planta de um edifício, deve incluir todos os aspectos de execução.

Seguramente cada plano de pesquisa apresenta suas particularidades, mas certas normas merecem ser observadas em todos os planos. É essencial limitar a observação a um período de tempo específico, durante o qual seja possível testar uma ou mais hipóteses. Nestas circunstâncias é evidente que em condições semelhantes os resultados também deverão ser semelhantes.

Modificações no plano-piloto ou durante a experimentação podem, às vezes, ser necessárias e o experimentador deve surpreender as falhas no esquema proposto e programar a melhor solução para corrigi-las. Entretanto, a coleta dos dados baseados em modificações sucessivas compromete os resultados.

RECURSOS E LIBERDADE DE PESQUISA

Se o planejamento científico é importante, a previsão dos recursos humanos e materiais também o é. Grande perda de tempo e de recursos ocorre se o cálculo da viabilidade econômica não for realizado convenientemente. Raramente o pesquisador se preocupa com o aspecto econômico. Como regra básica, nenhuma experimentação deve ser iniciada sem a garantia da existência de recursos econômicos adequados.

Exemplos de dispersão de recursos em nosso meio é a realização de projetos isolados de pesquisa, quase sempre com auxílio de entidades oficiais fornecedoras do suporte financeiro. Atingidos os objetivos (quase sempre a obtenção de grau acadêmico), encerram-se os trabalhos, desperdiçando-se material, a experiência adquirida pelo pesquisador e a possibilidade de novas formulações. Devem ser estimuladas dentro dos laboratórios as linhas de pesquisa que possibilitam a continuidade de projetos, concentração de recursos humanos e materiais, com redução do custo. As entidades fornecedoras de recursos adotam papel de fiscalizadoras da experimentação, mas isto, embora imprescindível, pode gerar uma queda do valor da pesquisa e o estímulo à publicação de maior número de trabalhos, conforme salientou a revista *Science* em editorial (1963).

Ao lado do plano de pesquisa bem detalhado deve figurar a demonstração a mais aproximada possível da previsão de custos dos recursos humanos e materiais a serem utilizados na realização do plano.

METODOLOGIA E EQUIPAMENTO EM CIRURGIA EXPERIMENTAL

A Cirurgia Experimental, como ciência aplicada, necessita, dada a sua complexidade, de instalações adequadas. Executando operações e modelos experimentais complexos, requer acomodação para o pré- e pós-operatório dos animais em experimentação, salas de operações e laboratório clínicoanatomopatológico.

O laboratório de Cirurgia Experimental, entendido como uma unidade, pode ser estruturado de forma que disponha de instalações comuns e de laboratórios próprios para cada grupo de pesquisa:

Instalações comuns:

Laboratório Central – Serve a todos os grupos e destina-se a fornecer os exames clínicos (bioquímicos, hematológicos, parasitológicos, microbiológicos) e anatomopatológicos comuns e de rotina, com um mínimo de equipamento, capaz de determinar um quadro geral clínico do animal em experimentação.

Equipamento básico:
- refrigerador
- freezer
- balança analítica

- balança comum (10kg)
- centrifugador
- espectofotômetro
- fotômetro de chama
- medidor de pH
- refretômetro de mão
- aparelho para gasometria
- banho-maria
- criostato
- microscópio

Centro Cirúrgico – Dotado de unidade de esterilização, armazenamento, manipulação de material e de instrumental
Biotério para observação temporária e recuperação dos animais operados
Almoxarifado Geral
Setor Administrativo
Setor de raios X, de laboratório fotográfico e de documentação científica.
Instalações de uso particular:
Sala de escritório para pesquisador.
Laboratório próprio destinado a cada linha de investigação.

Animais de Experimentação

A) A pesquisa científica, tanto a básica como a aplicada, teve uma expansão explosiva nos últimos 100 anos. O desenvolvimento da pesquisa médica e veterinária e da indústria farmacêutica acarreta uma crescente utilização de animais de experimentação.

O homem, a busca do descobrimento e do conhecimento de si próprio e a sua relação com o meio ambiente, fez da experimentação animal a sua parceira ideal, num papel de extrema importância.

Na medicina babilônica encontram-se as primeiras notícias históricas da utilização de animais pelos médicos, ao praticarem a Aruspicina, que é a arte de fazer presságios (diagnósticos? prognósticos), com base na observação dos órgãos internos dos animais sacrificados especialmente com essa finalidade (Código de Hammurabi 2250 a.C.).

A Medicina egípcia, com o Papiro de Kahun 1990 a.C., o Papiro de Ebers e a Escola Médica de Alexandria, baseadas nas teorias hipocráticas dos humores, muito contribuíram para a evolução da Medicina; porém, a realização das primeiras dissecações anatômicas foi acompanhada de fortes críticas já que, segundo o testemunho de historiadores latinos como Tertuliano e Celso, os experimentadores de Alexandria chegavam a sacrificar homens vivos a fim de melhor estudar os segredos da vida.

Nos períodos romano e bizantino, com as sanções religiosas e legais, que impediam a utilização de cadáveres humanos, a medicina atinge um nível de sofisticação com Virgílio, Aristóteles, Hipócrates e seguidores, estudando anatomia em animais.

Galeno, tido como fundador da Medicina científica, estudou exaustivamente a anatomia e fisiologia de macacos, pela similaridade ao homem.

No período de Vedic 1800 a 1200 a.C., os hindus já tinham uma medicina avançada, onde utilizavam-se formigas gigantes para fechamento da ferida cirúrgica. Aproximados os lábios da ferida, estes eram mantidos pelas presas das formigas cujo corpo era amputado e as garras permaneciam bem toleradas pelo organismo como se fossem agrafes. Aliás, os índios do Peru pré-colombiano também utilizavam esse mesmo processo de síntese.

Na Idade Média a medicina deteriora, ressurgindo na Renascença; século XIV – Mondino; século XVI – Leonardo da Vinci, como anatomista comparativo; séculos XVII e XVIII – John Hunter, Marcello Malpighi, Stephen Halis, Robert Hooke, Edward Jenner, Louis Pasteur e Robert Koch: cuja maioria dos estudos foi feita em animais, com vantagens significativas e resultados diretos de observações animais, limitando os experimentos em humanos.

O uso de animais no laboratório conduz a descobertas científicas que não são possíveis por outros meios e de grande valor para o bem-estar humano. Entretanto, deve-se ter em conta que cada etapa da manipulação desses animais precisa ser conduzida sob rigorosas condições científicas e em padrões humanos.

Se se considera que os progressos da Medicina e da Veterinária atuais são o resultado de passadas investigações em animais, e, ainda, que semelhantes investigações atuais serão de igual modo benéficas para todas as formas de vida no futuro, justifica-se a necessidade da experimentação em animais.

O Biotério desenvolveu-se paralelamente à evolução da Anatomia, Fisiologia, Microbiologia, Medicina e Cirurgia.

B) A utilização de animais de laboratório provoca numerosos conflitos entre pesquisadores e leigos. No século XIX, gerou grandes polêmicas consubstanciadas no *Cruelty to Animals Act,* de 1876, que define crueldade por torturar, enfurecer ou amedrontar um animal, ou causando sofrimento desnecessário por omissão ou falha na nutrição e/ou hidratação do animal, ou executando operação sem cuidado e humanidade, por administração de drogas ou substâncias tóxicas ou nocivas ao animal.

Gradualmente a pendência foi se atenuando, reconhecendo-se hoje que pode-se utilizar a vivissecção em laboratório, desde que cada aspecto dessa atividade seja conduzido de maneira a evitar-se dor e sofrimento ao animal.

C) A segurança nos modelos animais ainda é uma verdadeira incógnita à ciência.

A necessidade cada vez maior de animais de laboratório na pesquisa médica ocasionou grande desenvolvimento de criação de várias espécies como camundongos, ratos, cobaias, coelhos e principalmente cães.

O camundongo como modelo experimental foi reconhecido em 1889, quando foi possível padronizar o transplante sucessivo de tumores malignos na espécie.

Tem-se procurado apuro genético e padronização de raça. Representa objeto de maior atenção a criação de animais livres de determinados microrganismos ou parasitas (animais SPF-*Specifie Pathogen-Free*) ou totalmente livres de germens (animais *germ-free*), pois a técnica gnotobiológica é o modelo ideal para estudos imunológicos, reduz riscos genéticos e evita experiências com comprometimento infeccioso agudo e subclínico.

Com o avanço tecnológico das pesquisas biomédicas, o desafio de assumir o suprimento de animais de laboratório hígidos, bem definidos e caracterizados, torna-se muito complexo, exigindo recursos materiais e humanos altamente especializados.

O Biotério, na pesquisa médica, é extremamente importante; segundo a sua finalidade, pode ser de produção de animais (Central), de manutenção (Departamental), ou misto: produção e manutenção, embora este último tipo não seja recomendado. Tem por função:

a) Cuidar dos animais. Deve contar com supervisão veterinária e pessoal treinado. Tem por função, entre outras, manter colônias de animais; abrigar os animais em experimentação, estabelecendo rotinas e cuidados especializados; manter em boas condições as instalações em uso e estabelecer o controle sanitário dos animais.

b) Dar assistência veterinária aos animais em experimentação. Auxiliar os pesquisadores, orientando quanto à escolha do animal e seu seguimento. Colaborar como membro integrante da equipe de pesquisa.

c) Ensinar os cuidados gerais e as noções de criação dos animais de experimentação. Adestrar profissionais no tratamento adequado dos animais. Propiciar conhecimentos e programa de treinamento a estudantes de veterinária e a todos que utilizam animais de experimentação.

D) Na utilização de animais, o pesquisador deve ter sua atenção voltada para:

a) Escolha do animal de experimentação:

O pesquisador deve se certificar da possibilidade de um método alternativo que não use animais vivos, antes de definir sua escolha, que deverá levar em conta, os fatores:
1) espécie
2) idade e peso
3) qualidade (higidez e genética definidas)

Em nosso meio o animal mais utilizado em cirurgia experimental é o cão. Em menor escala, o rato, cobaia, coelho e porco. Com a utilização crescente da microcirurgia e de material de síntese mais delicado têm-se usado animais de pequeno porte como o rato, inclusive para transplante de órgãos. A utilização de animais de pequeno porte tem numerosas vantagens, como a possibilidade de aumentar a amostra, menor gasto de material e maior facilidade de observação.

b) Número de animais a serem empregados na experimentação:

O pesquisador deve escolher a metodologia apropriada e um número mínimo de animais a serem utilizados, suficientes para a consecução dos objetivos, respeitando a individualidade dos animais.

A análise estatística constitui um auxílio útil para esta aferição e para a subsequente interpretação dos dados coletados. Entretanto, o pesquisador deve compreender que a aplicação de métodos estatísticos aos resultados de uma experimentação mal planejada não a transforma em um bom projeto de pesquisa.

Os métodos estatísticos consistem em:

a) métodos de estimativa de dados de mensuração: peso, tempo, comprimento, concentração de solutos...

b) métodos de estimativa de características individuais (atributos): cor, sexo, raça, biotipo...

O pesquisador deve reconhecer que a avaliação da probabilidade refere-se somente a um número que resulta de um cálculo aritmético. A análise estatística pode estar correta, levando, no entanto, a conclusões falsas se os dados forem oriundos de amostras heterogêneas. Em outras palavras, testes de significância medem somente a probabilidade de uma diferença, qualquer que seja a causa.

A comparação de grupos de animais de experimentação é mais corretamente assegurada que a de grupos de pacientes. É possível obterem-se amostras mais homogêneas nos animais de laboratório.

O uso de pequenas amostras tem inerente risco maior de variação do que as grandes amostras. Quantos animais devem ser utilizados na amostra? Não é uma questão para ser respondida com facilidade. Do ponto de vista estatístico, quanto maior a amostra, maior a possibilidade de que a avaliação de um parâmetro de população seja correta.

Uma experimentação contendo poucas observações pode encobrir uma diferença importante entre os dados dos grupos comparados. Entretanto, é difícil manter por tempo prolongado um número grande de animais pois isto acarreta perda de tempo e de recursos materiais. Portanto, o pesquisador deve saber algo sobre a magnitude do desvio esperado e decidir sobre o grau de certeza estatística que ele deseja atingir.

c) Os fatores ambientais que influem na pesquisa com animais:
1) temperatura da sala
2) umidade da sala
3) ventilação da sala
4) barulho
5) método de criação
6) manejo e socialização de animal
7) tráfico de pessoal
8) tamanho da gaiola
9) densidade por gaiola
10) condições microbiológicas
11) condições genéticas
12) iluminação da sala

d) As responsabilidades legais e éticas na utilização de animais nas pesquisas devem ser consideradas, explorando todas as alternativas possíveis, pois alguns testes só levam a resultados limitados em detrimento do sofrimento do animal.

Todo pesquisador deve assumir um compromisso ético com a sociedade e todas as instituições de pesquisa devem obedecer as normas legais por respeito e amor à vida animal.

E) Pré-operatório: Os animais precisam ser mantidos em enfermarias adequadas, dotadas de gaiolas com espaço suficiente para que os mesmos possam se movimentar (Tabela 2.1). As enfermarias têm ainda que apresentar condições de temperatura constante (22°C± 2°C), grau de umidade adequado (60% ± 10+U.R.) e, sempre que possível, exaustor que proporcione uma substituição total da atmosfera da sala-enfermaria em número mínimo de 15 vezes por hora; deverá dispor, também, de iluminação, se possível natural, e de boas facilidades para a limpeza. Toda alimentação necessita ser padronizada e adequada a cada espécie animal. Para que

Tabela 2.1
Bictério de Manutenção

	Camundongo	Cão	Cobaia	Coelho	Gato	Hamster	Rato
Área da gaiola (cm^2)/animal	39-97	7.400-22.300	277-652	1.400-3.700	2.800-3.700	64,5-103,2	110-258
Altura (cm) da gaiola	12,7	altura do cão + 15,2	17,8	35,6	61	15,2	17,8
Nº de animais/m^2 da sala	60-70		15-45	1,5-6,0		48	30-48
Período de quarentena (d-dias/s-semana)	2s	30d	3s	14d	10d-3s	2s	2s
Variação da temperatura da sala (OC)	21-24	18-21	18-24	18-24	21-24	18-24	21-26
Variação da umidade da sala (%)	45-60	40-60	45-60	45-55	50	50-60	45-60

Ao lado do plano de pesquisa bem detalhado deve figurar a demonstração a mais aproximada possível da previsão de custos dos recursos humanos e materiais a serem utilizados na realização do plano.

Tabela 2.2
Dados Fisiológicos

	Camundongo	Cão	Cobaia	Coelho	Gato	Hamster	Rato
Ciclo estral (dias)	4	7-13	12-18	contínuo	9-10	4	4-5
Período de gestação (dias)	21	63	59-75	31	52-69	16	21
Desmame (d-dias/s-semanas)	16-21 d	6s	10d	6s	6s	21d	21d
Peso média adulto fêmea	20-40g	15-17kg	850g	4kg	2,5-4kg	125g	250-300g
Peso média adulto macho	20-40g	15-20kg	1kg	4kg	3-5kg	110g	300-400g
Alimentação sólida (d-dias/s-semanas)	12-14d	4s	1-5d	21d	4-6s	7-9d	10-12d
Consumo diário de ração (g)	4	300-500	35	150	100-200	8-15	12-15
Necessidade nutricional especial	nenhuma	nenhuma	20mg/dia VitC	13% dieta colina	nenhuma	nenhuma	nenhuma
Frequência respiratória (/min)	84-230	11-38	69-104	38-60	25	33-127	75-115
Pressão sanguínea	106-147	100/143	81-90	110/180	100/155	90-100	90-116
Batimento cardíaco (/min)	328-780	100-130	260-400	123-134	110-140	300-400	261-600
Temperatura corpórea (De)	36,50	38-39	38,60	38,20	38,60	38,00	38,20
Leucócitos (1 03/$_{mm}$3) Total	8	9-15	10	9	5-15	7-9	14
Neutrófilos	2	6-10	4,2	4,1	3-9	2,3	3,1
eosinófilos	0,15	0,5-0,75	0,4	0,18	0,25-0,75	0,06	0,3
basófilos	0,05	>0,1	0,07	0,45	>0,1	0,05	o,;
linfócitos	5,5	2,25-3,75	4,9	3,5	1,5-4,5	5,4	10,2
monócitos	0,30	0,5-7,5	0,43	0,7	0,2-0,6	0,19	0,3
Eritrócitos (1 06/$_{mm}$3)	7,7-12,5	4,5-8,0	4,5-7	4,5-7	6,5-9,5	7,5 ± 0,5	7,2-9,8
Hematócritos (%)	41,5	45	42	41,5	40	49	46
Hemoglobina (g%)	14,8	16	12,35	13,6	9,5	17,6± 1,0	15,6

se obtenham resultados uniformes em uma experimentação é aconselhável manter os animais, pelo menos, 10 dias em adaptação nas gaiolas e canis de experimentação, alimentados com a mesma dieta padrão (Tabela 2.2).

O cão é o animal mais utilizado em nosso meio e em geral proveniente dos Serviços Municipais de apreensão de animais; por conseguinte, mal alimentado e desnutrido, e intensamente parasitado. Torna-se necessário, antes da utilização, que se mantenha o animal em quarentena (no mínimo 10 dias) para a profilaxia da raiva cuidando-se, também, da ativa correção do déficit nutricional e do tratamento das verminoses. Atualmente, com a utilização dos anti-helmínticos injetáveis do grupo Thiabendazol, a infestação destes animais é de fácil tratamento.

É aconselhável o jejum pré-operatório de 12 horas, evitando-se assim acidentes durante a anestesia e a operação. Após a anestesia, o animal deve ser colocado em posição operatória, fazendo-se a seguir tricotomia ampla do local a ser operado, e, em sequência, antissepsia do local com água, sabão e álcool-iodado.

F) Pós-operatório: Após a operação, o animal é colocado em lugar que disponha de recursos necessários à sua recuperação pós-anestésica, devendo ser permanentemente vigiado e controlado.

Nas operações de grande porte, durante e após o ato cirúrgico, deve-se repor toda perda sanguínea e hidroeletrolítica; para tanto, é aconselhável a cateterização de uma veia.

A transfusão de sangue no cão não apresenta incompatibilidade semelhante à do homem, porque se baseia na existência de apenas dois grupos sanguíneos principais (A positivo-receptor universal com 60%-80% e A negativo-doador universal com 20%-40%) e na escassez de isoaglutininas naturais antiantígeno A. Portanto, para a primeira transfusão, a prova de compatibilidade sanguínea pode ser dispensada. Para um cão de tamanho grande (15 quilos ou mais se transfundem até 500ml, sendo aconselhável fazer, como já salientamos, a cateterização de uma veia.

Após a recuperação inicial proceder-se-á à gradual realimentação e manutenção das condições gerais, de acordo com tipo de operação realizada. Neste período, caso a experimentação demande mais tempo de seguimento, o animal deve ser mantido em gaiolas individuais, porém suficientemente espaçosas, para permitir movimentação e boa insolação.

G) Sedação: Utilizada tanto no pré-, como no pós-operatório, ajuda a manipular humanitariamente os animais. A sedação diminui a agressividade pré-operatória, reduz a quantidade de anestésico no ato operatório e diminui a agitação no período pós-anestésico (Tabela 2.3).

H) Recomendações finais:

a) É aconselhável a correta identificação do animal operado, principalmente quando mantido em grupo para observação prolongada; tal é o exemplo do cão alojado em canil coletivo. Deve-se fazer identificação no animal através de coleiras numeradas ou codificadas, por meio de marcas com tintas indeléveis, com tatuagem ou por picotagem. Do animal deve-se fazer um registro escrito, no qual constarão: raça, sexo, número da coleira, idade (real ou calculada), peso, cor,

Tabela 2.3
Drogas Utilizadas para Sedação, Imobilização e Anestesia

Droga	Camundongo	Rato	Hamster	Cobaia	Coelho	Cão	Gato
AlfaxalonaJ/ Alfadolona	10 - 15mg/kg i/v ***	10 - 12mg/kg i/v ***	150 mg/kg i/p **/***	40 mg/kg **	6 - 9 mg/kg i/v ***		9 - 12 mg/kg i/v ***
Acepromazina					5 mg/kg i/m *	0,1 a 0,25 mg/kg i/m *	0,1 a 0,25 mg/kg i/m *
Fentanil + Fluanisona (Hypnorm)	0,01 ml/30g i/p */**	0,4 ml/kg i/m ou i/p **	1 ml/kg i/m ou i/p **	1 ml/kg i/m'	0,5 ml/kg i/m *	0,1 a 0,2 ml/kg i/m **	
Hypnorm + Diazepam	0,01 ml/30g i/p 5 mg/kg i/p ***	0,3 ml/kg i/m 2,5 mg/kg i/p ***	1 ml/kg i/m 5 mg/Kg i/p ***	1 ml/kg i/m 2,5 mg/kg i/p	0,3 ml/kg i/m 2 mg/kg i/p ou i/v ***		
Quetamina	200 mg/kg i/m **	100 mg/kg i/m **	200 mg/kg i/p **	100 - 200 mg/kg i/m **	50 mg/kg i/m **		20 mg/kg i/m **
Quetamlna + Acepromazina	100 mg/kg i/m 2,5 mg/kg i/m **/***	75 mg/kg i/m 2,5 mg/kg i/m **/***	150 mg/kg i/m 5 mg/kg i/m	125 mg/kg i/m 5 mg/kg i/m	75 mg/kg i/m 5 mg/kg i/m ***		30 mg/kg i/m 0,1 mg/kg i/m **
Ouetamina + Xilazina	200 mg/kg 10 mg/kg i/p **/***	90 mg/kg i/m 10 mg/kg i/m **/***	200 mg/kg i/p 10 mg/kg i/p **/***	40 mg/kg i/m 5 mg/kg s/c **/***	35 mg/kg i/m 5 mg/kg i/m ***	5 mg/kg i/v 1 - 2 mg/kg i/v, i/m ***	15 mg/kg i/m 1 mg/kg s/c, i/m
Pentobarbital	40 mg/kg i/p **/***	40 mg/kg i/p **/***	50 - 90 mg/kg il/p "r"	37 mg/kg i/p **/***	45 mg/kg i/v **/***	20 - 30 mg/kg i/v ***	25 mg/kg i/v ***
Tiopental	30 - 40 mg/kg i/v ***	30 mg/kg i/v ***			30 mg/kg i/v ***	10 - 20 mg/kg i/v ***	10 - 15 mg/kg i/v ***
Anestésicos voláteis	Ponto de ebulição (°C)	% – Concentração indução	% – Concentração manutenção	% – Concentração alveolar mínima	Vias	Observação	
Éter	37	10-20	4-5	3,2	IH	Cobaia com risco	
Halotano	50	3-4	0,5-2	0,95	IH	Cão e gato-intubação	
Óxido nitroso	-88,5	–	–	150	IH		
Metoxifluorano	105	4	0,4-1	0,22	IH	Cão e gato-intubação	

i/v – Intravenoso p/o – Oral i/p – Intraperitoneal
s/c – Subcutâneo i/m – Intramuscular IH – Inalação
* – Sedação ** – Imobilização *** – Anestesia

pelagem (longa ou curta), manchas e qualquer outra característica que sirva para identificá-lo no futuro. A fotografia do animal constitui ótimo meio de identificação.

b) O animal operado deve receber tratamento pós-operatório semelhante ao dado a um paciente humano operado em idênticas condições. O animal está servindo de modelo experimental para futura aplicação eventual na espécie humana.

c) Considerando-se que a raiva canina apresenta, entre nós, incidência bastante significativa, é recomendável proceder-se à vacinação antirrábica nos cães que se pretende manter em observação por tempo superior a 21 dias; este é o período negativo da vacina. Quando aparecem sinais de raiva em cães, mesmo entre os vacinados, deve-se proceder o isolamento de acordo com as normas especializadas.

d) Na utilização de cães jovens recomenda-se a aplicação, a tempo, de vacinas contra doenças específicas como cinomose, parvovirose, leptospirose, coronavírus, hepatite infecciosa e parainfluenza.

e) A manipulação imprópria pode levar a injúria ao animal e ao pesquisador; o não conhecimento de contenção e dominação do animal poderá aumentar os riscos de mordeduras ou arranhaduras, pois os animais sentem medo e tornam-se agressivos. A contenção deve ser firme e não rija; utilizando-se de luvas e, para pequenos animais de laboratório, de pinças grandes.

BIBLIOGRAFIA

1. Anello C. Considerations of significance – Clinical and statistical. In Me Mahon, FG ed. - Importance of experimental design and biostatistics. New York, Futura Publishing, v. 4, pp. 5-14, 1974.
2. Animal Welfare Institute. Cuidado básico de los animales experimentales. 4ª ed. New York, 1969.
3. Ballinger W F. Research method in surgery. Boston Little Brown, 1964.
4. Catcott E J. Animal health technology, American Veterinary Publications, Inc. 1977.
5. Cotchin E & Roe FJC. Pathology of laboratory rats and mice. Oxford, Blackwell, 1967.
6. Editorial. More paper work, less research. Science, 139:725, 1963.
7. Ettinger SJ & Luter PF. Canine cardiology. Filadélfia, Saunders, 1970.
8. Farris EJ & Griffith J QJr. The rat in laboratory investigation. 2ª ed. New York, Hafner Pub. Comp., 1962.
9. Felson B. Roentgen techniques in laboratory animales. Filadélfia, Saunders, 1968.
10. Flecknell PA. Laboratory Animal Anaesthesia, Academic Press, 1992.
11. Freis ED. Multiclinic studies. In: McMahon FG. ed. Importance of experimental design and biostatistics. New York, Futura Publishing. v. 4, pp.65-76, 1974.
12. Gibbon JH Jr. The education of a surgeon. Ann. Surg., 142:321-328, 1955.
13. Hagans JA. The role of the biostatistican in protocol writing. In: McMahon IG. ed. Importance of experimental design and biostatistics. New York, Futura Publishing, 1974, v. 4, pp. 1-4.
14. Hall IW. Anestesia y analgesia veterinaria. Trad. espanhola, 6ª ed., zaragoza, Acribia, 1972.
15. Hinz W. Arte de aplicar vendagens aios animales domésticos pequenos. Barcelona - Revista Veterinária de Espana, 1924.
16. Hoyt HJ. Elements in a protocol for determining efficacy. In: McMahon F.G. ed. Importance of experimental design and biostatistics. New York, Futura Publishing, v. 4, pp. 45-53, 1974.
17. Hume CW. The UFAW handbook on the care and management of laboratory Animais - 4ª ed. Edinburgh, Churchill Livingstone, 1972.
18. Landon J & Sanders P. The role of the clinical chemist in clinical pharmacology. In: McMahon FG. ed. - Importance of experimental design and biostatistics. New York, Futura Publishing, v. 4, pp. 37-44, 1974.
19. Lee JG. Non-parametric statistics. In: McMahon FG. ed. - Importance of experimental design and biostatistics. New York, Futura Publishing, v. 4, pp. 15-18, 1974.
20. Leighton Cc. Design and use of clinical casereport forms. In: McMahon FG. ed. Importance of experimental design and biostatistics. New York, Futura Publishing, v. 4, pp. 55-63, 1974.
21. Markowitz J, Archibald J & Downie HG. Experimental surgery. 5ª ed., Baltimore, Williams & Wilkins, 1964.
22. Miller ME. Anatomy of the dog. Filadélfia. Saunders, 1964.
23. Mitruka B.M, Rawnsley HM. Clinical biomedical and hematological reference values in normal experimental animais - Masson Publishing USA, Inc. 1977.
24. Moore GE. Surgeons: age, training, and creativity. Surg. Gynec. Obstet. 110:105-107,1960.
25. Poole TB. The UFA W handbook on the care and management of laboratory animais, 6ª ed; i 987.
26. Ravdin IS. & AllenJG. Required student research. Surgery, 46:635-637, 1959.
27. Rodda BE. Sequential analysis in phase I and phase II clinical trials. In: McMahon, F. G. ed. Importance of experimental design and biostatistics. New York, Futura Publishing, v. 4, pp. 19-27, 1974.
28. Roat WS. The case for animal experimentation. Tr. New York Acad. Se., Sec ll, 195:204-213, 1957.
29. Russell WMS & Burch R.C. The principies of humane experimental technique. London. Methuen. 1959.
30. Schor S. Relevant considerations to the statistical analysis of clinical data. In: McMahon, F.G. ed. Importance of experimental design and biostatistics. New York, Futura Publishing, v. 4, pp. 29-35, 1974.
31. Sos J & Szelenyi I. Diets for animal experiments. Budapest, Akademioi Kiado, 1974.
32. Spiegel A, Erichsen S e Solleveld HA. Animal quality in biomedical research - Gustav Fischer Verlag - Stuttgart - New York, 1980.

3
Ambiente Cirúrgico – Sala Cirúrgica

Nelson Fontana Margarido

INTRODUÇÃO

Ambiente Cirúrgico: é a unidade hospitalar onde se realizam as intervenções cirúrgicas.

Sala Cirúrgica: é um dos componentes do ambiente cirúrgico e onde efetivamente se consuma o ato operatório.

O ambiente cirúrgico é constituído de uma área onde estão concentrados recursos representados por equipamentos e materiais que possam ser utilizados com eficiência e segurança pela equipe cirúrgica, bem como pelo pessoal responsável pelos serviços auxiliares, em benefício do paciente que está sendo operado. Entende-se por serviços auxiliares o preparo pré-operatório do paciente, a administração da anestesia, o controle monitorizado de variáveis fisiológicas, o desempenho da enfermagem especializada em centro cirúrgico, a colaboração do laboratório clínico e banco de sangue, e finalmente a recuperação pós-operatória imediata do paciente (Laufman, 1971).

Este é o conceito moderno de ambiente cirúrgico, uma vez que não inclui o centro de material esterilizado, que é definido como uma unidade hospitalar autônoma. Atualmente existem autores que, na conceituação de ambiente cirúrgico, ainda incluem o centro de material esterilizado (Jacobs, 1969; Canellas e col., 1988). O centro de material é a unidade hospitalar incumbida do preparo, esterilização e distribuição de todo o material esterilizado, bem como dos aparelhos destinados a tratamentos nas salas cirúrgicas, nas unidades de internação, nos ambulatórios, no pronto-socorro e demais serviços paramédicos (Sanches, 1965). Portanto, o sentido estrito de ambiente cirúrgico não deve englobar o centro de material.

O centro cirúrgico é um elemento nobre do hospital. Lamentavelmente, poucos são os hospitais que tiveram os seus centros operatórios planejados, edificados e administrados dentro das normas técnicas e conceitos mais avançados e corretos. Em geral, o planejamento e construção dos centros cirúrgicos são relegados a segundo plano, e isso leva, muitas vezes, a graves inconvenientes ligados à assistência médico-hospitalar (Borba, 1961).

Várias instituições vêm se interessando pelos problemas ligados aos hospitais. No que diz respeito ao ambiente cirúrgico, a instituição que vem cuidando do assunto em toda a sua profundidade e extensão é o Colégio Americano de Cirurgiões. Este colégio, desde a sua fundação, em 1913, vem estudando a questão e estabelecendo os padrões mínimos para os hospitais, tanto que mantém permanentemente um grupo de estudo denominado Committee on Operating Room Environment of the American College of Surgeons.

O Governo do Estado de São Paulo também vem se preocupando com as instalações hospitalares com base no Decreto-lei nº 52.497, de 21 julho de 1970, que estabelece os padrões das construções hospitalares. Uma prova de que o tema possui um caráter altamente dinâmico é que em março de 1975, na Assembleia Legislativa de São Paulo, um novo decreto-lei foi elaborado para atualizar as normas e padrões mínimos das construções hospitalares, que não estão definidas com clareza e correção no decreto de 1970.

PLANEJAMENTO FÍSICO

No planejamento da assistência médico-hospitalar, a filosofia predominante é uma só: "SERVIR O PACIENTE". A primeira ideia que se deve assimilar dentro da moderna arquitetura hospitalar é que, nos dias de hoje, o planejamento de qualquer unidade nunca pode ser considerado como definitivo e completo. O planejamento e desenvolvimento do ambiente cirúrgico devem ser fruto de trabalho de equipe, formada por arquitetos, engenheiros, médicos, enfermeiros e administradores hospitalares. É de importância capital que os médicos e enfermeiros desta equipe tenham real vivência de ambiente cirúrgico e que sejam capazes de impedir erros grosseiros, que *a posteriori* somente possam ser parcialmente contornados e se transformem em defeitos permanentes. Entre os engenheiros é importante que pelo menos um elemento seja especializado em bioengenharia. Deve-se sempre ter o espírito preparado para revisões do plano-base, visando à possibilidade de expansão com modificações para ganho de maior flexibilidade e incorporação de tecnologia mais avançada, dispondo-se de alternativas que permitam uma projeção em direção ao futuro (Gowin 1969; McCreadie, 1988; Laufman, 1990; Rea e Walker, 1990; Fogg, 1991 e Gundermann, 1992).

Com base na ideia de possíveis modificações e expansões, todo o conjunto hospitalar deve ser projetado dentro de conceituação de módulos, ou seja, uma medida arbitrária, que serve de base para regular as proporções que devem guardar entre si as diversas partes de qualquer área ou dependência do hospital. O projeto desenvolvido dentro do conceito de módulos facilita sobremaneira futuras reformas, bem como ampliações, evitando cálculos estruturais e profundas investigações que retardam e encarecem o projeto.

Na atualidade uma outra ideia que deve nortear o planejamento, o desenvolvimento e a administração dos hospitais é a centralização dos serviços. Com isso obtêm-se maior eficiência, segurança e economia. Maior eficiência é conseguida pela seleção, padronização, uniformização e utilização das melhores técnicas. A segurança resulta da supervisão adequada, constante controle e reparo mais rápido de possíveis falhas existentes no sistema empregado. A economia é obtida pela concentração de equipamentos e pessoal habilitado, evitando a duplicação, e com isso maximiza-se a utilização e minimizam-se os custos (Barredo e col., 1994).

Assim, no conceito de ambiente cirúrgico, cumpre também acrescentar a ideia de centralização, ou seja, o centro cirúrgico deve ser único e ter capacidade para atender aos diversos setores hospitalares: unidade de internação, pronto-socorro e ambulatório.

Em resumo, partindo-se da ideia de que o importante é servir o paciente, de que o planejamento é um trabalho de equipe: de que o plano inicial deve permanecer sempre em aberto para incorporar novos ideais e tecnologias avançadas sem criar problemas, de que a edificação deve obedecer ao critério de módulos e de que o centro operatório deve ser investido do critério de centralização, pode-se começar a desenvolver o ambiente cirúrgico.

Nos hospitais modernos, entre as várias unidades especializadas, o ambiente cirúrgico é a área que demanda a maior prioridade nas considerações de planejamento (Brodie, 1969: Rea e Walker, 1990).

Dimensionamento

O primeiro aspecto a ser considerado no planejamento do centro cirúrgico é seu dimensionamento. Critérios prévios e fixos podem ser adotados para estabelecer a dimensão do ambiente cirúrgico, a saber: 5% da área total do hospital ou três metros quadrados/leito hospitalar. No entanto, inúmeros fatores devem ser computados e analisados para um adequado e correto dimensionamento do centro cirúrgico:

a) número de leitos cirúrgicos do hospital;
b) especialidades médicas que funcionam;
c) número de cirurgias por dia;
d) horário de utilização e funcionamento do centro cirúrgico;
e) número de equipes cirúrgicas que atuam no hospital;
f) duração média das cirurgias;
g) quantidade de material e instrumental disponível;
h) desempenho do pessoal auxiliar;
i) hospital-escola;

j) índice de ocupação hospitalar;
l) tempo médio de permanência no âmbito cirúrgico; e
m) rigor na observação dos horários das cirurgias. Todos estes aspectos devem ser avaliados em conjunto para que não sejam cometidos erros grosseiros. Em geral, o número de salas de cirurgia corresponde a 5% do total de leitos cirúrgicos do hospital (Laufman, 1970).

Outra relação é a de uma sala cirúrgica para cada 50 leitos de um hospital geral (Martin, 1974). Existem outros autores que relacionam uma sala de cirurgia para até 200 leitos de um hospital geral (Borba, 1961). Um outro fator que pode ser considerado é que todas as salas de cirurgia devam ocupar em média um terço da área total do ambiente cirúrgico (Laufman, 1970).

O tamanho da sala de cirurgia depende da especialidade a que a mesma se destina. Em geral, se recomenda que a área deva ter perto de 35 metros quadrados (Richter, 1972). Para oftalmologia e otorrinolaringologia, as salas poderão ter de 20 a 25 metros quadrados. As salas destinadas a cirurgia geral deverão possuir área entre 30 e 35 metros quadrados. As salas de cirurgia para ortopedia, cirurgia cardíaca e neurocirurgia deverão ser dotadas de 35 a 45 metros quadrados, em função dos equipamentos e aparelhos que necessitam abrigar. Independentemente da área ocupada, a sala de cirurgia deve ter a largura mínima de quatro metros.

Localização

Até alguns anos atrás, a localização do centro cirúrgico era a primeira decisão a ser tomada. Fato que se apoiava na necessidade de iluminação e ventilação natural. Atualmente, a introdução e ratificação da importância da iluminação artificial, bem como da ventilação e ar-condicionado no ambiente cirúrgico mudaram os critérios cronológicos das decisões prioritárias.

O ambiente cirúrgico deverá se localizar próximo às unidades que recebam casos cirúrgicos, preferencialmente nos andares elevados, ao abrigo da poluição aérea e sonora e fora da interferência do tráfego hospitalar (Borba, 1961; Maselli e col., 1986).

As salas de operações devem estar protegidas de tal forma que recebam luminosidade sem insolação direta ou internação, seja pela orientação adequada, seja pela proteção por meios artificiais.

Componentes do Ambiente Cirúrgico

Agora nos fixaremos na descrição pura e simples das várias áreas componentes do ambiente cirúrgico. No item seguinte – Projeto Piloto, no qual apresentaremos uma sugestão para o desenvolvimento de um centro cirúrgico – nos preocuparemos em definir as relações entre seus diversos compartimentos, bem como entre o centro operatório e as demais unidades hospitalares.

Genericamente, na planta de um centro cirúrgico, poderemos individualizar três áreas distintas: "zona de proteção", "zona limpa" e "zona asséptica" ou "estéril" (Ayliffe e cal., 1969).

A "zona de proteção" é representada pelos vestiários masculino e feminino, onde todos os integrantes das equipes de cirurgia, anestesia, enfermagem, técnicos e demais elementos que trabalham no centro cirúrgico, trocam suas roupas por uniforme próprio, bem como colocam gorros, máscaras e pró-pés de uso exclusivo no interior do ambiente cirúrgico.

A "zona asséptica" ou "estéril" é constituída pelas salas de operação e salas de subesterilização.

Finalmente, a "zona limpa" é composta por todos os demais componentes do agrupamento cirúrgico, que não os vestiários, salas de operações e salas de subesterilização, e fica interposta entre as zonas de proteção e estéril.

A "zona de proteção" é a área de relacionamento entre todo o sistema hospitalar e a "zona limpa" para todos elementos das equipes que atuam no centro cirúrgico. De acordo com esse critério, não existe uma "área de proteção" para a entrada dos pacientes no ambiente cirúrgico. Assim, foram idealizadas as chamadas "áreas de transferência" de pacientes (Ayliffe e col., 1969). As áreas de transferência são aquelas em que os pacientes são passados das macas das suas respectivas unidades de internação para macas que só trafegam no ambiente cirúrgico. A criação destas áreas visa impedir a contaminação do ambiente cirúrgico através das rodas das macas das unidades de internação. Quando analisarmos o controle de infecção no ambiente cirúrgico, voltaremos a este tema.

Passaremos agora a descrever todos os componentes do ambiente cirúrgico.

Vestiários

Evidentemente deverão existir dois vestiários, masculino e feminino, não se justificando outra divisão segundo a categoria dos elementos: médicos, enfermeiros, técnicos. Os vestiários deverão conter armários para a colocação de toda a roupa de cada elemento que irá trafegar no ambiente cirúrgico. Armários devem ser individuais e dotados de chave.

Cada vestiário deverá ser dotado de dois sanitários completos, incluindo local para banho de chuveiro. No vestiário deverá estar à disposição uniforme próprio do ambiente cirúrgico, de cor diferente dos usados nas demais áreas do hospital. Qualquer elemento que entrar no centro operatório deverá colocar o uniforme adequado, bem como gorro e máscara (Berger e col., 1993). Posteriormente deverá sentar-se em banco colocado adequadamente para calçar os pró-pés e, em seguida, pisar em tapete embebido em solução desinfetante. Agora, completamente vestido, acionará uma campainha chamando o elemento responsável pela porta do vestiário; este, através de um visar, verificará se o elemento está corretamente vestido e somente após esta inspeção a porta será aberta. Este procedimento é válido para qualquer elemento que irá trafegar no ambiente cirúrgico, inclusive para os mais graduados, uma vez que o exemplo de conduta deve ser ditado pelos escalões mais elevados.

Sala de Recepção dos Pacientes

A sala de recepção dos pacientes é aquela na qual os que serão operados são recebidos e permanecem na mesma até o momento em que serão conduzidos para a sala de operação.

Na sala de recepção os pacientes poderão ser reavaliados clinicamente antes da cirurgia; ou ainda receber a medicação pré-anestésica caso não tenha sido aplicada na sua respectiva unidade de internação. A sala de recepção dos pacientes poderá ser protegida por uma antessala, a qual deve ser uma área de transferência. Assim, a antessala se comunicará com a sala de recepção dos pacientes, por uma abertura na parede comum, através da qual os pacientes mudam de maca (Fig. 3.1).

A sala de recepção dos pacientes deverá ser a mais tranquila possível, a fim de se diminuir o estresse do período pré-operatório.

Os pacientes permanecerão em divisões apropriadas e sob controle direto da enfermagem, aguardando a ocasião oportuna para serem transferidos para as salas de operação.

Corredores

Os corredores de um ambiente cirúrgico constituem um local de grande disseminação de infecção.

Com o objetivo de reduzir a incidência de infecção da ferida cirúrgica e obter maior economia, várias modificações foram introduzidas no desenho dos centros cirúrgicos. O aspecto de maior relevância nesse sentido foi a introdução do conceito de corredor periférico ou corredor contaminado. Assim, na área central do centro cirúrgico existe um corredor considerado "limpo", através do qual as equipes de trabalho, o paciente e os instrumentos, campos, aventais e aparelhos estéreis ganham a sala de operação. Precipuamente o centro cirúrgico dispõe de um corredor periférico ou contaminado, através do qual saem todos os elementos que entraram na sala de operação, o paciente e todos os instrumentos, campos, aventais, e aparelhos utilizados na operação.

Com isso evita-se o cruzamento do fluxo de pessoas e instrumentos, teoricamente não contaminados, com pessoal

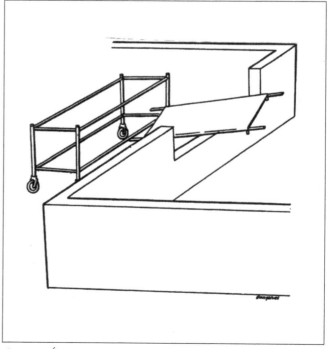

Fig. 3.1 – *Área de transferência. Passagem da maca através de janela.*

e material potencialmente contaminados. Essa conduta determinou redução nítida da incidência de infecção da ferida cirúrgica (Jacobs, 1969).

Convém lembrar que os corredores dos centros operatórios devem ter um mínimo de 2,5 metros de largura.

Lavabo

Os lavabos são pias onde os integrantes da equipe cirúrgica escovam as mãos e antebraços antes de entrar na sala de operação para vestir os aventais cirúrgicos, as luvas e eventualmente a roupa, para posterior montagem da mesa de instrumentos e demais requisitos para a realização do ato operatório.

Os lavabos devem situar-se fora da sala de operação e anexos à mesma, em uma situação que seja facilitado o fluxo destes para a sala de operação e, nesta, da bacia de assepsia, aventais, luvas, campos estéreis e finalmente mesa de instrumentos.

Os lavabos devem dispor de duas torneiras, em geral com braços longos para facilitar o fechamento das mesmas como auxílio de pequenos movimentos com o cotovelo. Lavabos mais modernos são dotados de sistema de abrir e fechar torneiras, que são controlados com os pés ou com os joelhos, evitando assim qualquer participação dos membros superiores e possível contaminação das mãos ou antebraços. O fluxo de água pelas torneiras dos lavabos deve ser de água quente e de água fria à temperatura ambiente, de tal sorte que o elemento que estiver se escovando possa previamente escolher a temperatura da água que flui pela torneira da qual ele está se utilizando.

Sala de Operação

A sala de operação é um dos componentes da chamada zona "estéril" ou "asséptica". Suas dimensões já foram comentadas. Deve-se também lembrar que um centro cirúrgico precisa estar sempre pronto para se adaptar aos avanços da Medicina. Na atualidade, a microcirurgia e a videocirurgia são realidades; portanto, a eventual utilização destes avanços tecnológicos merece ser considerada.

A sala de operação deve dispor de mesa de operação, com comando de movimentos centralizados na cabeceira. Mesas de instrumental: no mínimo duas unidades; o ideal é existirem duas mesas para o instrumentador e uma mesa para o primeiro auxiliar. Mesa para o anestesista colocar todo o seu equipamento, bem como drogas anestésicas. Aparelhos de anestesia e respiração, conectados à rede de oxigênio e anestésicos. Prateleiras para serem colocados fios e outros materiais que possam ser utilizados durante a operação. Foco principal de luz para a cirurgia, mesa auxiliar para a enfermeira circulante colocar pacotes com campos estéreis ou complemento de instrumental.

A sala de operação necessita de espaço para todos estes móveis e acessórios, bem como para abrigar aparelhos que eventualmente estejam sendo utilizados, como bisturi elétrico, foco auxiliar, eletrocardiógrafo, máquina de circulação extracorpórea, trépano elétrico etc. A colocação e distribuição de tais aparelhos na sala de operação têm de ser o mais funcional possível, para não bloquear a circulação e evitar movimentos parasitas.

Os pormenores de acabamento, bem como as características específicas quanto a iluminação, ventilação, temperatura, umidade etc., serão comentados em separado.

Sala de Subesterilização

É o outro componente da "zona estéril" ou "asséptica". É um recinto anexo à sala de operação. A característica fundamental é que a sala de subesterilização é dotada de uma autoclave de alta pressão e alta velocidade, destinada a rápida e segura esterilização de instrumentos metálicos que acidentalmente se contaminam durante a cirurgia e cuja utilização seja imprescindível. Serve também como local de acondicionamento temporário de roupa estéril e complementos para as mesas de instrumentos. Em geral uma única sala de subesterilização serve a duas salas de cirurgia, uma vez que a sua utilização é rápida e eventual. A sala de subesterilização deverá ter uma saída para o chamado corredor periférico.

Sala Auxiliar

A existência desta sala não é obrigatória. É uma sala anexa à sala de operação e não apresenta característica especial ou definida. No entanto, algumas especialidades cirúrgicas utilizam-se com frequência da mesma. A sala auxiliar é empregada, em geral, para montagem de um aparelho ou equipamento, como uma máquina de circulação extracorpórea, um trépano elétrico ou ainda utilizada para a indução da anestesia.

Sala de Equipamentos

É um dos integrantes da "zona limpa", e é o local onde todos os aparelhos como bisturi elétrico, eletrocardiógrafo, desfibriladores, trépanos elétricos, microscópio cirúrgico, respiradores, focos auxiliares etc., ficam guardados quando estiverem limpos, testados e estéreis, ou seja, prontos para serem utilizados. Na sala de equipamento somente ficam os aparelhos que estiverem em condições para utilização imediata.

Depósito de Material

É uma área componente da "zona limpa", na qual fica armazenado todo o material esterilizado proveniente do centro de materiais esterilizados, tais como aventais, pacotes de campos, tambores de gases, caixa como o instrumental cirúrgico, todos esterilizados e prontos para a utilização nas cirurgias. Ficam também, na área do depósito de material, os fios de sutura, soros para hidratação etc. É uma área na qual todo o material armazenado tem alta rotatividade devido à grande utilização.

Um pacote de roupa estéril ou uma caixa de instrumental cirúrgico que não for utilizada até oito dias após sua esterilização deve retornar ao centro de material para nova esterilização, uma vez que, após este prazo, a margem de segurança de esterilização fica bastante comprometida.

Sala de Recuperação Pós-Anestésica

A maioria dos pacientes operados recupera a consciência e os reflexos ainda na própria sala de operação. Independentemente deste aspecto, todo paciente cirúrgico, no período pós-operatório imediato, é mantido sob vigilância constante e rigorosa. Portanto, nesse período, o paciente permanece na sala de recuperação pós-anestésica, independente da sala de recepção dos pacientes, uma vez que são doentes em condições totalmente distintas. Por outro lado, o paciente no pré-operatório não deve ser testemunha ocular de pacientes no período pós-operatório imediato, a fim de não terem seu estado emocional sobrecarregado.

A sala de recuperação pós-anestésica dispõe de uma área de isolamento físico destinada a pacientes que foram submetidos a cirurgia contaminada, para que não constituam foco de disseminação de infecção para todo o ambiente cirúrgico.

Os pacientes são liberados das salas de recuperação pós-anestésica quando o anestesista responsável julgar conveniente. Por ocasião da sua saída do ambiente cirúrgico, o paciente ganhará o restante do sistema hospitalar através de outra área de transferência semelhante à da sala de recepção de pacientes do centro cirúrgico.

Salas de Conforto

Todo centro cirúrgico deve dispor de salas de conforto ou descanso para as equipes que atuam no interior do mesmo. Assim, enquanto uma equipe de médicos, técnicos ou enfermeiras aguardam a ocasião para entrar em ação na sala de operação, permanece em ambiente adequado e próprio. Este local é representado pelas salas de conforto. Os especialistas em ambiente cirúrgico (Karman, 1956: Jacobs, 1969; Wilford, 1969) recomendam que as equipes médicas fiquem agrupadas em local diferente da sala reservada para enfermagem e técnicos.

A sala de conforto dispõe de poltronas, sofás e eventualmente de divã para um descanso maior de seus ocupantes.

Serviços Auxiliares

Todo ambiente cirúrgico necessita de área para a instalação, em separado, de três serviços auxiliares, a saber: radiologia, anatomia patológica e laboratório clínico.

O serviço de radiologia deve contar com aparelho de raios X portátil, com potência suficiente para radiografias durante atos cirúrgicos. Conjuntamente carece de câmara escura para revelação das chapas realizadas.

O Serviço de Anatomia Patológica requer todo o aparelhamento para realização de cortes de congelação no próprio centro cirúrgico para fornecer resposta pronta e segura aos casos duvidosos. Com a aquisição de novos conhecimentos e técnicas, a cirurgia progrediu muito nas últimas três décadas. Atualmente é de conhecimento geral que durante as cirurgias de grande porte, ou de longa duração, alterações metabólicas se instalam com grande frequência e facilidade. Baseados neste aspecto, atualmente, todo o centro cirúrgico inclui área destinada a laboratório clínico para realização de dosagens de gases no sangue e outras determinações laboratoriais que possam fornecer dados importantes para a conduta no tratamento dos operandos.

Administração

O setor administrativo do centro cirúrgico dispõe de área própria. Assim, o chefe do centro cirúrgico, a supervisora do serviço de enfermagem do centro cirúrgico e o serviço de anestesia têm salas de administração separadas, além de um local para a Secretaria Geral do centro cirúrgico.

Central de Gasoterapia

É um dos integrantes da zona limpa do ambiente cirúrgico. Nada mais é do que uma área onde se situam os registros e manômetros de entrada das tubulações destinadas a oxigênio, gases anestésicos e ar comprimido que alimentam todas as salas de cirurgia, bem como sala de recuperação pós-anestésica.

É importante que estes registros e principalmente os manômetros de pressão de gases fiquem sob controle direto e constante de pessoal habilitado, principalmente nos períodos em que está ocorrendo a maior utilização do centro operatório.

Projeto Piloto

Para o desenvolvimento do nosso projeto piloto de um ambiente cirúrgico, imaginamos um Hospital Geral de 800 leitos, que atenda a todas as especialidades médicas, sendo que metade de seus leitos seja destinada a especialidades cirúrgicas.

Com base nesses dados devemos projetar um centro operatório dotado de oito salas cirúrgicas: uma sala/50 leitos.

A área total ocupada pelo nosso ambiente cirúrgico será de aproximadamente 2.600 metros quadrados. Esta área ultrapassa a média de 3m²/leito e a área ocupada pelas salas cirúrgicas deve ser bem menor do que o índice de 1/3 da área do centro operatório. Estes fatos são devidos a dois aspectos fundamentais: existência de duplo corredor central ("zona limpa"), e do corredor periférico, que envolve todo o ambiente. A adoção destes dois critérios aumenta a área total do ambiente cirúrgico, porém, diminui acentuadamente a possibilidade de cruzamento de fluxos de pessoal e material esterilizado, com pessoal e material potencialmente contaminados.

O nosso ambiente cirúrgico contará com vestiários individuais masculino e feminino, dotados de sanitários completos, inclusive com chuveiros. Cada vestiário deve ter em anexo uma antessala, interposta entre o mesmo e o restante do ambiente cirúrgico. O vestiário será separado da respectiva antessala por um banco no qual o elemento sentar-se-á, calçará o pró-pés e em seguida pisará em um tapete embebido em solução desinfetante. Depois dirigir-se-á para a porta de entrada do centro cirúrgico e acionará uma campainha. Esta campainha convoca um funcionário do interior do ambiente cirúrgico, que através de um visor inspecionará o elemento e somente abrirá a porta de entrada caso ele esteja adequadamente vestido com roupa própria para o centro cirúrgico.

No nosso projeto piloto, o duplo corredor central envolverá as seguintes dependências: sala do chefe do centro cirúrgico, sala da supervisora da enfermagem do centro cirúrgico; sala do serviço de anestesia, que terá como anexo a central de gasoterapia. Mais ao fundo teremos ainda uma sala auxiliar, a sala de equipamentos, os armários de depósito de material e finalmente o depósito de medicamentos e a recepção de material esterilizado, proveniente do centro de material esterilizado. Esta última sala disporá de um moma-cargas, que transportará todo o material (Fig. 3.2).

A sala de recepção dos pacientes terá uma área de transferência e será uma área isolada.

O nosso centro operatório disporá de oito salas de cirurgia: seis com dimensões em torno de 36 m^2 e duas salas maiores com área de 48m^2. Estas salas serão dispostas em seqüência ao longo de ambos os ramos do duplo corredor central. Teremos quatro lavabos e quatro salas de subesterilização, de tal sorte que cada instalação sirva ao mesmo tempo a duas salas de operações.

No fim de cada ala lateral do centro cirúrgico teremos uma sala de expurgo, que deverá ser dotada de pressão negativa, de um monta-cargas que irá conduzir o material contaminado (instrumentais e campos) para o centro de materiais e lavanderia respectivamente. Cada sala de expurgo contará com sanitário completo e chuveiro e troca de roupa, para que o funcionário que atue no interior do mesmo possa banhar-se e mudar de roupa antes de ganhar o corredor periférico, e finalmente o vestiário geral e a saída do centro cirúrgico.

No início da ala lateral do centro cirúrgico, junto à sala de admissão de pacientes, teremos três ambientes destinados aos serviços auxiliares: laboratório clínico, radiologia com câmara escura e setor de anatomia patológica.

No início da outra ala lateral temos as salas de conforto dos médicos, da enfermagem e ainda uma sala com acomodações para feitura dos relatórios pós-operatórios imediatos, que deverão acompanhar os prontuários dos pacientes.

Consta do nosso projeto piloto uma sala de recuperação pós-anestésica que se localizará em anexo. Esta terá um compartimento para pacientes que necessitam permanecer isolados, e uma outra área de transferência.

Conta ainda o nosso ambiente cirúrgico com uma sala de secretaria geral e dois depósitos de macas: um junto à sala de admissão dos pacientes e outro próximo à sala de recuperação pós-anestésica.

Finalmente, incluímos no nosso projeto piloto uma última dependência denominada sala de comunicações. Esta situa-se dentro do ambiente cirúrgico, porém relacionando-se com o restante do complexo hospitalar, através de um guincho. Destina-se a receber os "avisos de operações" e encaminhá-los à secretaria geral do centro cirúrgico, impedindo que ocorra tráfego de pessoas estranhas no interior do mesmo. Por outro lado, nesta sala concentram-se meios de comunicações que interligam as diversas dependências do ambiente cirúrgico e possam fornecer informações sobre pessoas e acontecimentos que se relacionam com as atividades do centro cirúrgico.

Quando ao relacionamento dos diversos componentes do ambiente cirúrgico, devemos ressaltar o seguinte aspecto: serviço de anestesia, supervisora de oito salas auxiliares, sala de equipamentos e depósito de material e drogas situados na porção central, eqüidistantes das oito salas de cirurgia. Cada ala de salas de cirurgia dispõe de uma sala de expurgo própria, encurtando o trajeto do material potencialmente contaminado.

Cada lavabo e sala de subesterilização serve a duas salas de cirurgia.

Finalmente, dispusemos as salas de conforto dos médicos e da enfermagem próximas à sala de recuperação pós-anestésica, para facilitar o socorro e uma eventual emergência. Para finalizar o nosso projeto piloto devemos fazer menção ao planejamento dos equipamentos do ambiente cirúrgico. Este deverá ser dirigido para três classes: material fixo (classe 1); material móvel sobre rodas (classe 2) e material portátil e instrumentos (classe 3) (Laufman, 1971).

Na Fig. 3.3 indicamos ainda o sentido dos fluxos de pessoal e material esterilizado, bem como o fluxo de pessoal e material potencialmente contaminado, sempre tendo o cuidado de evitar o cruzamento entre ambos.

O AMBIENTE CIRÚRGICO E A BIOENGENHARIA

O progresso da engenharia, e em especial da engenharia eletrônica, é um fato real e sua influência é sentida em todos os campos das atividades humanas. No setor da medicina, a influência é de tal monta que se criou uma especialidade denominada bioengenharia.

A bioengenharia é a parte da engenharia que aplica os seus conhecimentos no campo da medicina e em especial da biologia. Assim, é indiscutível que muito do progresso que assistimos nos dias de hoje, dentro da medicina, se deve à engenharia.

Dentro do tópico referente a ambiente cirúrgico e bioengenharia, iremos focalizar os seguintes aspectos: iluminação, ventilação, temperatura e umidade, sistemas de monitorização e sistemas de comunicação.

ILUMINAÇÃO

A iluminação de uma sala de operação é o problema mais difícil e provavelmente o mais importante do sistema de iluminação de um hospital.

Boa e adequada iluminação não significa exclusivamente abundância de luz. A iluminação de uma sala de cirurgia representa a complexa disputa entre o muito pouco e o excesso na vista da equipe cirúrgica (Beck e Heimburger, 1973).

A iluminação pode ser artificial e natural. A luz natural perdeu a maior parte do seu significado a partir da ocasião em que ficou definitivamente estabelecida a necessidade imperiosa de uma fonte própria e permanente de energia elétrica para o centro cirúrgico. De acordo com este conceito, a localização do ambiente cirúrgico não é mais função da iluminação natural.

Na atualidade, a luz artificial com todos os seus recursos é a única que estabelece os padrões necessários para a iluminação do centro cirúrgico.

O objetivo da adequada iluminação em salas de cirurgia é minimizar a tarefa visual da equipe e ao mesmo tempo ofere-

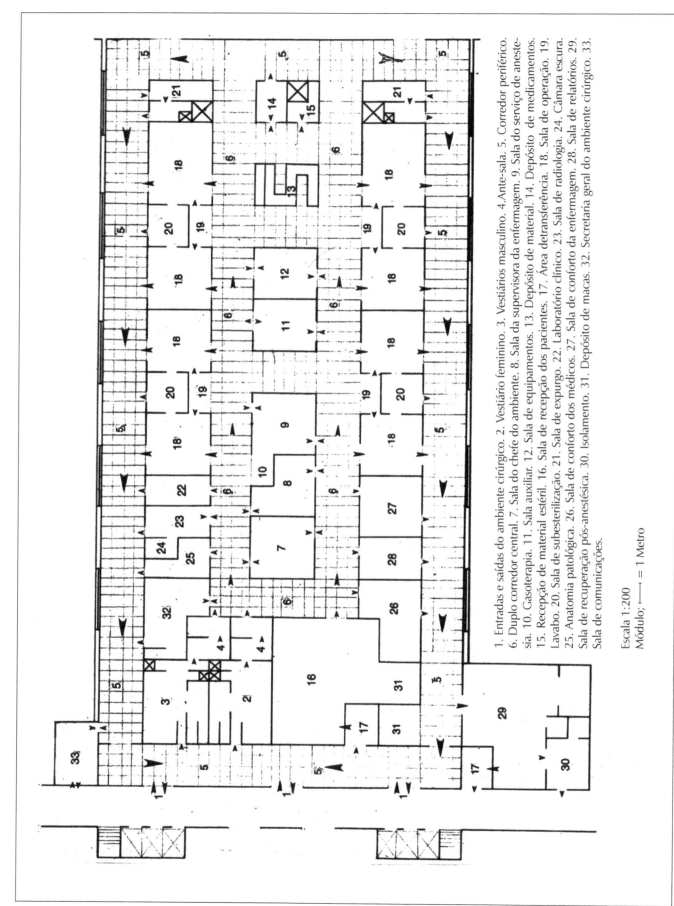

1. Entradas e saídas do ambiente cirúrgico. 2. Vestiário feminino. 3. Vestiários masculino. 4. Ante-sala. 5. Corredor periférico. 6. Duplo corredor central. 7. Sala do chefe do ambiente. 8. Sala da supervisora da enfermagem. 9. Sala do serviço de anestesia. 10. Gasoterapia. 11. Sala auxiliar. 12. Sala de equipamentos. 13. Depósito de material. 14. Depósito de medicamentos. 15. Recepção de material estéril. 16. Sala de recepção dos pacientes. 17. Área detransferência. 18. Sala de operação. 19. Lavabo. 20. Sala de subesterilização. 21. Sala de expurgo. 22. Laboratório clínico. 23. Sala de radiologia. 24. Câmara escura. 25. Anatomia patológica. 26. Sala de conforto dos médicos. 27. Sala de conforto da enfermagem. 28. Sala de relatórios. 29. Sala de recuperação pós-anestésica. 30. Isolamento. 31. Depósito de macas. 32. Secretaria geral do ambiente cirúrgico. 33. Sala de comunicações.

Escala 1:200
Módulo; ——— = 1 Metro

Fig. 3.2 – Ambiente cirúrgico.

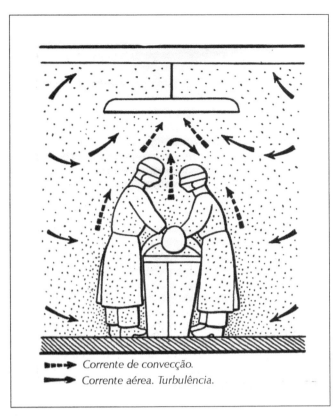

Fig. 3.3
▶▶▶ *Corrente de convecção.*
▶ *Corrente aérea. Turbulência.*

cer condições para que a operação se processe com precisão, rapidez e segurança.

Ao se planejar a iluminação de uma sala de operação, deve-se considerar os seguintes aspectos: iluminação adequada no campo operatório; eliminação de sombras, redução dos reflexos; eliminação do excesso de calor no campo operatório; suficiente iluminação geral na sala e proteção contra ocasional interrupção motivada por falta de energia elétrica.

A relação entre a luz geral da sala e a do campo operatório assume grande importância na prevenção de fadiga visual e na eliminação de alguns pontos de reflexo.

O campo operatório é iluminado através de um foco multidirecional a fim de eliminar a presença de sombras. O cirurgião não é o único elemento que necessita ver o campo operatório, mas também os seus auxiliares e eventualmente o instrumentador. Por outro lado, o anestesista, no controle do paciente, quer através de monitores, quer através da coloração da pele e mucosas, precisa de luz para desempenhar a sua função; e também a enfermeira circulante precisa de luz para efetuar o seu serviço. Deve-se ainda salientar que um homem de 60 anos necessita de sete vezes mais luz do que um jovem de 20 anos (Beck, 1971). Assim, este problema poderá existir com frequência quando uma cirurgia estiver sendo efetuada por um velho cirurgião e que o mesmo esteja sendo ajudado por um jovem residente.

A modulação da intensidade luminosa irá depender também dos reflexos dos tecidos orgânicos, dos instrumentos, dos campos e compressas cirúrgicas.

Geralmente os tecidos orgânicos refletem apenas 8% a 10% da luz que incide sobre os mesmos, porém as compressas brancas refletem de 75% a 80% e os instrumentos e afastadores polidos podem refletir até 90% da luz que incide no= mesmos (Beck e Heimburger, 1973).

Considerando todos estes aspectos, o foco de luz do campo operatório deve fornecer uma intensidade luminosa de cerca de 25.000 lux, gerando um campo iluminado de centímetros de diâmetro. Por outro lado, a luz geral da sala de operação deve ter uma intensidade luminosa de 1.000 lux. a fim de reduzir o contraste entre o campo operatório e o restante do ambiente. Este fato é de fundamental importância uma vez que está comprovado que a fadiga visual é primordialmente consequência do excessivo contraste entre intensidades de luz.

O foco de luz deverá, no início da operação, incidir perpendicularmente na ferida operatória a uma distância de aproximadamente 120 centímetros e, de acordo com o desenrolar da cirurgia, ser mudado de posição conforme a área a ser iluminada.

A utilização de foco auxiliar de luz, foco frontal e foco suplementar manual de fibras de vidro é de grande valia na iluminação complementar do campo operatório. O foco suplementar de fibras de vidro, no entanto, é de difícil manuseio, pode lesar tecidos devido à liberação de grande quantidade de calor, e seu uso indevido pode propiciar o aparecimento de infecção da ferida cirúrgica.

O excesso de calor no campo operatório, proveniente de radiação do foco de luz, pode ser diminuído através do emprego de filtros de vidro que, além de reduzir o calor radiante, podem prover correção do calor da luz. Foco de luz de ambiente cirúrgico com manutenção inadequada pode provocar queimaduras de pele de acordo com o tempo de exposição (Destro e col., 1992).

Outro aspecto que deve ainda ser encontrado é o da cor da luz. A luz fria deve ser contra-indicada na sala de operação e nas salas de recuperação anestésica, uma vez que a mesma impede a constatação precoce da cianose de mucosa e extremidades.

VENTILAÇÃO

O sistema de ventilação de um ambiente cirúrgico é certamente o aspecto que encerra a maior polêmica nos últimos anos, dentro dos conceitos modernos de arquitetura hospitalar.

Em cirurgia geral, a incidência de infecção da ferida operatória ocorre entre 1% e 50% dos pacientes. A contaminação aérea da ferida operatória é um fato comprovado e desempenha um papel importante na fisiopatologia de tal infecção (Shaw e col., 1973; Kruppa e Ruden, 1993).

O sistema de ventilação de um ambiente cirúrgico tem atraído a atenção de todos, em virtude dos múltiplos aspectos: fornecimento de ar em condições adequadas, remoção do acúmulo de gases anestésicos, controle de temperatura e umidade do ambiente, e principalmente a prevenção da contaminação aérea da ferida operatória (Borm e col., 1990; Trevisan e Gor, 1990; Eichhorn, 1993; Schpera e Tran e col., 1994).

O sistema de ventilação de um centro cirúrgico deve abranger três aspectos fundamentais: 1) prover o ambiente de aeração com condições adequadas; 2) remover as partículas potencialmente contaminantes liberadas no interior das salas de operações; 3) impedir a entrada no ambiente cirúrgico de partículas potencialmente contaminantes, oriundas de áreas adjacentes ao centro cirúrgico (Scott, 1970 e Whyte e Shaw, 1974).

Uma sala de operação convenientemente ventilada contém cerca de 700.000 a 7.000.000 de partículas de 0,3 a 10 micra de diâmetro, dispersas em um volume de um metro cúbico de ar. Deste total de partículas, apenas 0,1%, ou seja, 7.000 são representadas por organismos vivos (Goodrich e col., 1973).

Por outro lado, 30.000 a 60.000 organismos vivos podem ser oriundos da ferida operatória, no intervalo de tempo de uma hora (Walter, 1969). De acordo com estes dados estatísticos, a primeira informação que tiramos é que quanto menor for a turbulência da corrente aérea em um ambiente cirúrgico, menor será a possibilidade de contaminação aérea da ferida operatória (White e Shaw, 1974).

Em qualquer ambiente, e em especial numa sala de operação, existem correntes de ar. Em uma sala cirúrgica, o calor fornecido através de radiação pelo foco de luz, bem como a energia em forma de calor libertada pelo corpo de uma pessoa paramentada para intervir no campo operatório determinam o aparecimento de correntes de convecção de ar. Um cirurgião correntemente paramentado fornece 100 unidades (B.T.U.) por hora (Scott, 1970) e, portanto, determinando novas correntes de convecção de ar e possibilitando maior turbulência de partículas potencialmente contaminantes sobre a ferida operatória (Fig. 3.3).

A diferença de temperatura entre uma sala de operação e um corredor ("zona estéril" e "zona limpa") pode desencadear uma corrente de ar e, portanto, disseminar grande quantidade de partículas potencialmente contaminantes. Uma segunda ideia que já se pode guardar para o planejamento do sistema de ventilação de um ambiente cirúrgico é que, nas salas de operações, a pressão do meio ambiente seja mais elevada que nos demais compartimentos, e que nas áreas de maior sujidade a pressão ambiente seja a menor de todo o conjunto do centro operatório. Com a diferença de pressão entre os diversos compartimentos, diminuímos a contaminação aérea das salas de operações.

De acordo com as idéias até aqui apresentadas quanto ao sistema de ventilação de uma sala de operação, verificamos que é indispensável a existência de uma entrada e uma saída de ar e, conseqüentemente, teremos uma corrente aérea dentro da sala, cujo sentido irá depender apenas da disposição da entrada e saída de ar. Visando a uma menor turbulência, foi introduzido o conceito de fluxo laminar linear de ar, para ventilação do ambiente cirúrgico McQuarrie e col., 1990). Assim, poderemos ter um fluxo laminar linear no sentido vertical de cima para baixo – teto-piso – ou um fluxo laminar linear no sentido horizontal, de uma parede para outra (Fig. 3.4).

De acordo com as três funções principais do sistema de ventilação de um ambiente cirúrgico, a primeira função diz respeito ao fornecimento, para a sala de operação, de ar em condições adequadas de higiene e saúde. Assim, o fornecimento de ar deverá ser isento de partículas dispersas, potencialmente contaminantes. O ar passa inicialmente por um pré-filtro que irá reter as partículas de maior diâmetro. Posteriormente deverá sofrer uma nova filtração, agora, porém, muito mais rigorosa. Existem filtros de eficiência de 99,9% na retenção de partículas de até cinco micra de diâmetro, e sua eficiência permanece entre 90% a 95% para partículas de 0,5 a cinco micra de diâmetro. Portanto, estes filtros praticamente deixam de reter apenas os vírus (Whyte e Shaw, 1974).

O sistema de ventilação de uma sala de operação deve ainda remover as partículas potencialmente contaminantes que são liberadas no seu interior, sem acarretar turbulência aérea. Com respeito a esse problema, as condições ideais são as de 15 a 20 renovações completas do ar da sala de operação no espaço de uma hora. Este aspecto implicará uma velocidade média da corrente aérea que não cause turbulência, desconforto para o paciente e elementos das equipes que estejam trabalhando dentro da sala de operação. Para uma sala com dimensões clássicas, a corrente aérea deve ter uma velocidade média de 0,3 a 0,4m por segundo. A renovação completa de ar das salas de operações tem ainda grande importância na remoção de gases anestésicos que se libertam dos aparelhos de anestesia, constituindo perigo pela possibilidade de explosão. Por outro lado, é importante lembrar que a eficiência do sistema de ventilação laminar linear, na remoção de partículas contaminantes, é função direta da velocidade da corrente aérea, que deve permanecer entre 0,3 a 0,5m por segundo, e do sentido do fluxo de ar. O sistema vertical do teto para o piso é 60 vezes mais eficiente do que a ventilação convencional e o sistema horizontal é 12 vezes mais eficiente. Chama-se ventilação convencional o sistema estabelecido por simples aparelhos condicionadores de ar. É importante que fique registrado que tal sistema é totalmente contra-indicado, uma vez que introduz na sala de operação ar contaminado e determina uma corrente aérea dotada de grande turbulência, possibilitando maior infecção da ferida operatória devido à contaminação aérea. Pode-se aumentar a eficiência do sistema de ventilação laminar vertical, diminuindo o espaço da sala de operação, com a colocação de cortinas de plástico, que delimitam uma pequena cabina onde ficam a mesa de cirurgia, o paciente e a equipe de operação, denominada "cabina ultra-estéril" (Whyte e Shaw, 1974).

Ao sistema de ventilação podem-se acoplar sistemas que regulam a temperatura e umidade da sala de operação. Outro componente a ser acoplado ao sistema de ventilação é representado pelos raios ultravioleta para a esterilização da corrente aérea (Brodie, 1969; Berg e col., 1991 e Berg-Perrier e col., 1992) (Fig. 3.5). O emprego de raios ultravioleta tem suas limitações e riscos devido a lesões cutâneas que podem causar aos cirurgiões e demais elementos que permanecem no ambiente cirúrgico (Parrish e col., 1971). O sistema de ventilação com fluxo laminar linear para ser instituído necessita de instalações que ocupam grande área física, quase igual à de uma sala de operação; a maquinaria é dispendiosa, de difícil manutenção e o seu resultado pode não trazer benefícios gratificantes (Goodrich e col., 1973). Os autores lembram que é mais importante uma rigorosa assepsia e procedimentos corretos de técnica cirúrgica para uma menor

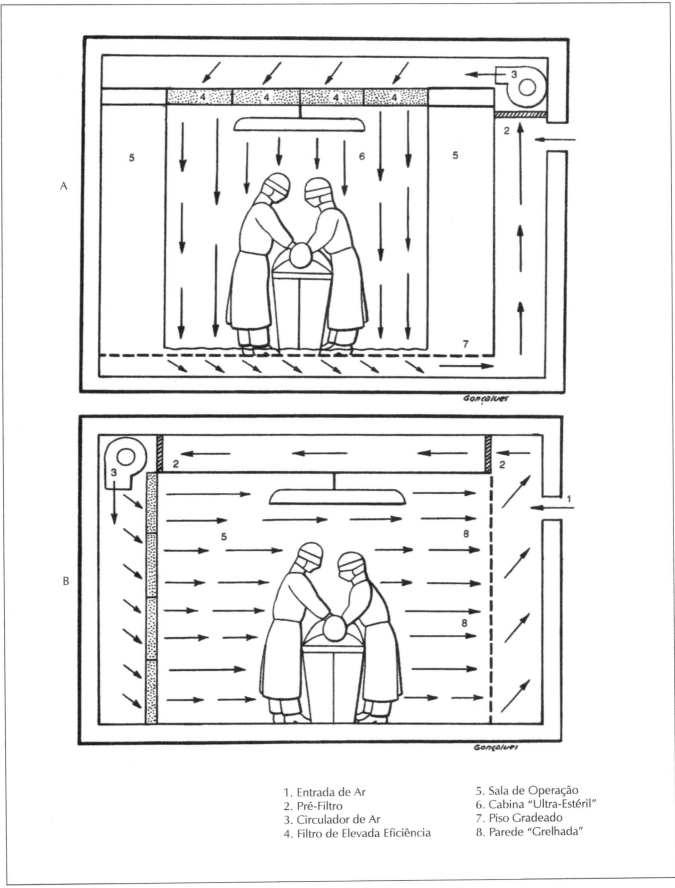

Fig. 3.4 – A – fluxo laminar vertical; B – fluxo laminar horizontal.

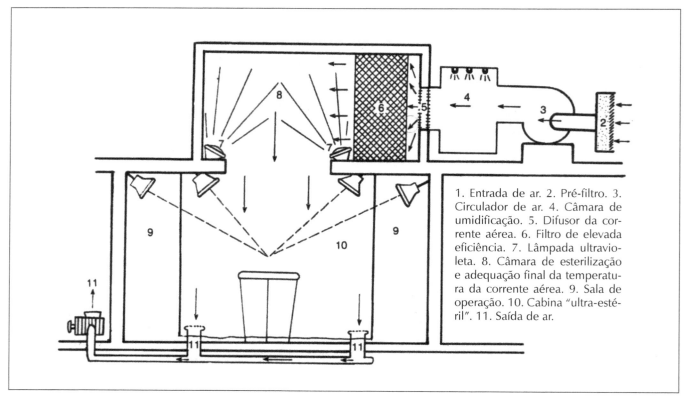

Fig. 3.5 – *Esterilização da corrente aérea com raios ultravioleta.*

incidência de infecção da ferida operatória, inclusive disseminada por via aérea.

Temperatura e Umidade

A temperatura e umidade da sala de operação são aspectos importantes que devem ser controlados com o auxílio da bioengenharia (Goldberg e col., 1992; Schechter, 1992).

Para a equipe cirúrgica, a temperatura da sala de cirurgia mais confortável para o desempenho de sua atividade é de 19 a 21°C. No entanto, devemos lembrar que em primeiro lugar está o paciente. Demonstrou-se que, em cirurgias realizadas em salas com temperatura abaixo de 21°C, todos os pacientes, no final das mesmas, se encontravam hipotérmicos.

Quando a temperatura ambiental permanecia entre 21 e 24°C, 70% dos pacientes ficavam normotérmicos e 30% hipotérmicos; e, finalmente, quando a temperatura ficava entre 24 e 26°C, todos os pacientes terminavam a operação normotérmicos (Morris, 1971). Este autor verificou ainda a correlação direta entre a temperatura da sala de cirurgia e a temperatura esofágica dos pacientes.

Outro aspecto que deve ser considerado é que o emprego de drogas anestésicas que causem vasodilatação periférica, como éter, protóxido de nitrogênio, halotano e narcóticos em geral, impede a adequada conservação da temperatura corpórea por parte dos pacientes que estão sendo operados (Morris, 1971).

Quanto à umidade relativa do ambiente cirúrgico, alguns aspectos devem ser considerados. Um ambiente com baixo teor de umidade relativa favorece a propagação de faíscas elétricas e perda excessiva de água por parte do paciente, devido à evaporação através de grandes incisões, ou durante cirurgias de longa duração. Por outro lado, umidade relativa de ar acima de 70% constitui ambiente propício para o desenvolvimento de bactérias. Umidade acima de 60% pode influir negativamente no funcionamento de determinados aparelhos eletrônicos (Kelly e col., 1988), bem como impedir a ação de raios ultravioleta para esterilização da corrente de ar dos sistemas de ventilação.

Assim, a umidade relativa de um ambiente cirúrgico deve situar-se entre 45% e 55% (Editorial, 1971).

Finalmente, os sistemas de ventilação, temperatura e umidade do ambiente cirúrgico poderão ser conjugados, conforme a representação esquemática na Fig. 3.5.

Sistemas de Monitorização

A bioengenharia, transpondo os avanços da tecnologia contemporânea, tem provido os médicos de valiosos instrumentos de trabalho para a observação e estudo de pacientes criticamente doentes (Maloney Jr., 1968).

Eletromanômetros, osciloscópio e computadores podem controlar através de monitorização, diversas variáveis biológicas dos pacientes durante a cirurgia, bem como na sala de recuperação pós-anestésica e unidade de terapia intensiva.

Assim, nos pacientes de alto risco, bem como durante as longas intervenções cirúrgicas, podemos controlar diversas variáveis biológicas através do sistema de monitores. Podemos controlar: temperatura esofágica, temperatura retal, pressão arterial média periférica, traçado eletrocardiográfico, traçado eletrencefalográfico, pressão aórtica, pressão de átrio esquerdo, pressão de átrio direito etc. Estas variáveis medidas continuamente podem fornecer informações para um computador que, dispondo de programa adequado, pode, por exemplo, calcular e controlar o volume de infusão de sangue para um paciente em um determinado intervalo de tempo (Sheppard, 1968). Este controle monitorizado permite que o médico adote uma decisão quando os fatos ainda não estão completamente esclarecidos. Assim, o controle do paciente, por parte de sistemas monitorizados, permite um acompanhamento e tratamento mais próximo da normalidade, durante cirurgias de grande porte ou de pacientes criticamente doentes.

Sistemas de Comunicação

Na atualidade, em todas as atividades humanas, as comunicações desempenham papel importante. No ambiente cirúrgico, um sistema adequado de comunicações possibilita adoção de condutas precisas e imediatas, muitas vezes fundamentais para a manutenção da segurança e rigidez dos pacientes que estão sendo operados.

Os sistemas de comunicação de um ambiente cirúrgico poderão ir desde sinais luminosos, campainhas, telefones, interfones controlados numa central, galerias para visualização das salas de operações até circuito interno de televisão.

Não é preciso salientar a importância dos sistemas de comunicação dentro de um centro cirúrgico: evita o tráfego desnecessário de pessoas e materiais, o que possibilitaria maior incidência de infecção da ferida operatória; leva as informações corretas, de maneira mais rápida e segura aos devidos destinos.

Eletricidade

A eletricidade é a energia que alimenta a maioria dos aparelhos e instrumentos essenciais que auxiliam as atividades dos cirurgiões.

É fundamental para o bom funcionamento de um ambiente cirúrgico que o mesmo disponha de uma fonte geradora própria, permanente e independente de energia elétrica.

A eletricidade irá alimentar os sistemas de iluminação, ventilação, controle de temperatura e umidade, monitores e aparelhos de comunicação como também bisturis elétricos, microscópios, trépanos elétricos, capinógrafos etc.

Cabe à engenharia criar sistemas interligados e automáticos, para acionarem geradores de reservas de imediato na eventualidade de uma interrupção do fornecimento de força para o conjunto hospitalar.

É também de competência da engenharia a interposição de sistemas que impeçam variações de voltagem, que seriam danosas para o bom funcionamento dos diversos aparelhos, bem como perigosas para a segurança dos pacientes. No capítulo destinado a segurança do ambiente cirúrgico, iremos comentar vários sistemas de segurança ligados à utilização de aparelhos elétricos.

Acabamento

O acabamento de um centro cirúrgico é o somatório de detalhes e pormenores que conjuntamente irão influir na eficiência e segurança das atividades desenvolvidas no interior do mesmo. Assim, as cores do ambiente cirúrgico, os tipos de materiais empregados, as disposições das salas, de aparelhos ou mesmo de simples pontos de luz formam um todo que influirão na boa ou má utilização do centro operatório.

Piso

O piso deve ser de material resistente, não poroso, de fácil visualização de sujeiras, de fácil limpeza, livre de ralos e frestas, pouco sonoro e fundamentalmente bom condutor de eletricidade estática para evitar faíscas.

O piso do centro cirúrgico deve ser aplicado sobre uma grade de cobre ligada a um "fio de terra". O melhor material para a confecção de um piso é o granilite, ao qual devemos acrescentar uma mistura de negro de acetileno e oxicloreto de magnésio, na proporção de 1%, para melhorarmos a condutibilidade de eletricidade estática do granilite.

Paredes

As paredes devem ser de superfície lisa, uniforme, com cantos arredondados para facilitar a limpeza e evitar o acúmulo de poeira. Devem contribuir para a diminuição da poluição sonora, facilitar o controle da temperatura ambiente, aumentar a capacidade de iluminação, sem criar áreas de reflexos.

Os pontos de luz, energia elétrica, de oxigênio e ar comprimidos deverão distar 150 centímetros acima do piso para evitar que faíscas eventuais inflamem gases anestésicos depositados junto ao piso. As tomadas elétricas devem ser todas dotadas de dispositivos contra faíscas.

Os materiais mais recomendados para as paredes dos centros cirúrgicos são: azulejo fosco não facetado, cobertura de epóxi e mais recentemente placas de fórmica.

Convém assinalar que a junção entre as paredes e o piso deve ser dotada de rodapés arredondados para facilitar a limpeza e impedir o acúmulo de poeira.

Forro

O forro do centro cirúrgico dever ser de material não poroso para impedir a retenção de bactérias (Agnew, 1969). Deve ser de fácil limpeza e dotado de pequena condutibilidade. Caso o centro operatório situe-se no último pavimento do conjunto hospitalar, a laje do forro deverá dispor de isolante térmico para proteção contra o calor proveniente da radiação solar. Devemos lembrar que é pelo forro que circulam todas as tubulações de oxigênio, gases, ar comprimido, fios elétricos e tubulações dos sistemas de ventilação. Quando a laje do forro de um centro cirúrgico for dimensionada, deveremos ter em mente a possibilidade de instalação de novos e modernos equipamentos. A laje deverá ainda ser dimensionada para suportar o peso de focos de luz, microscópio, e outros aparelhos fixados na mesma. Em qualquer unidade hospitalar e principalmente no centro cirúrgico, deveremos conservar um espaço útil de no mínimo 80cm de altura livre, entre a laje do forro e o piso do pavimento imediatamente superior. Este espaço possibilita instalações de novos equipamentos e a entrada de pessoal do serviço de manutenção hospitalar para revisões periódicas e reparação de eventuais problemas com os equipamentos que passam acima do forro da respectiva unidade.

Janelas

As janelas do ambiente cirúrgico deverão ser de vidro duplo e dotadas de um eixo, em torno do qual possam "bascular" e permitir a limpeza de ambas as faces vitrificadas. Entre os dois vidros deverão existir vácuo, para reter os raios infravermelhos e permitir uma melhor ação bactericida de eventuais raios solares. Todas as janelas deverão ser dotadas de telas, para impedir a entrada de insetos no interior do ambiente cirúrgico por ocasião da limpeza dos vidros das janelas.

Portas

As portas do ambiente cirúrgico deverão ser todas de correr.

Contra-indicamos as portas apoiadas sobre dobradiças, e principalmente as portas de vaivém, uma vez que estas possibilitam grande turbulência da corrente aérea do centro operatório.

As portas de correr deverão realizar os seus movimentos apoiadas em um trilho superior e contra uma face livre de uma parede, e nunca serem embutidas entre duas paredes, pois tal condição dificulta a limpeza das duas faces da porta e possibilita um local altamente propício a acúmulo de poeira e organismos vivos: bactérias, fungos e vírus.

As portas das salas de operação constituem um problema para os padrões de fluxos de ar nas salas cirúrgicas (Beck e Franck, 1973). Diferença de temperatura entre dois ambientes separados por uma porta possibilita o aparecimento de uma corrente aérea entre os mesmos, quando a citada porta for aberta. Uma porta de 2m de altura por 1,4m de largura, quando aberta entre dois ambientes com a mesma temperatura, provoca uma corrente de ar entre os mesmos com um volume de ar de 0,19m³/seg (White e Shaw, 1974).

As portas de uma sala de operação são abertas um número significativo de vezes durante as atividades em uma sala cirúrgica. Para diminuir a turbulência das correntes de ar, recomenda-se um sistema de pressão positiva no interior das salas de operação (Beck e Frank, 1973).

Finalmente, as portas deverão ser dotadas de visores de vidro para facilitar a visão entre os dois ambientes e diminuir o número de aberturas desnecessárias das portas.

Cor do Ambiente Cirúrgico

O centro cirúrgico deve ser pintado com uma cor que combate a fadiga visual, que diminua os reflexos luminosos, e que reduza a excitação nervosa e conseqüentemente o cansaço físico.

O ambiente cirúrgico deverá encerrar um clima de tranqüilidade e descontração.

Fluxos

O fluxo do tráfego de pessoas, materiais e equipamentos no interior do ambiente cirúrgico é um dos sistemas de maior importância para as atividades que se desenrolam no centro operatório.

O fluxo do centro cirúrgico deverá ser criteriosamente planejado, desenvolvido, implantado e rigidamente obedecido.

Um fluxo corretamente estabelecido e observado por todos os elementos que atuam no ambiente cirúrgico pode ser um fator essencial para a diminuição da incidência de infecção da ferida operatória.

Em um centro cirúrgico podemos considerar quatro tipos de fluxos: de pacientes, pessoal profissional, de materiais e de equipamentos. Entende-se por pessoal profissional os integrantes das equipes cirúrgicas, os anestesistas, o corpo de enfermagem especializado em centro cirúrgico, os médicos responsáveis pelos serviços auxiliares (banco de sangue, anatomia, patologia e laboratório clínico) e todos os demais técnicos que atuam no ambiente cirúrgico.

Como vemos, a obediência às normas do tráfego de um centro cirúrgico depende única e exclusivamente da conscientização do seu pessoal profissional.

A implantação das linhas de tráfego dependem, inicialmente, do planejamento físico do centro cirúrgico. Assim, devemos observar a presença ou não de corredor central, duplo corredor central, corredor periférico e do restante do agrupamento cirúrgico. Não poderemos tentar estabelecer uma orientação do tráfego, caso o centro operatório disponha de um único corredor. Caso isso seja uma realidade, somos obrigados a considerar o tráfego de pacientes, pessoal profissional não contaminado, material e equipamentos esterilizados, cruzando no mesmo corredor com equipes teoricamente contaminadas e todo o material e equipamentos recém-utilizados em uma cirurgia.

O objetivo fundamental da política de fluxos no interior de um ambiente cirúrgico é impedir o cruzamento de elementos ou instrumentos prontos para serem empregados em uma sala de operação com elementos ou instrumentos potencialmente contaminados.

Quando uma cirurgia for declarada contaminada, todos os instrumentos, aparelhos e campos cirúrgicos utilizados na mesma deverão ser acondicionados em recipientes especiais *(containers)* que serão levados, para posterior retirada da sala, pelo corredor periférico em direção ao centro de material esterilizado, para adequada desinfecção, evitando-se assim disseminação de infecção por todo o corredor periférico do centro cirúrgico.

Como vemos, é essencial o conceito do tráfego unidirecional sempre da "zona limpa", para as zonas potencialmente contaminadas. A simples observação desta regra possibilita a acentuada redução da incidência de infecção da ferida operatória. Portanto, a ideia de tráfego unidirecional dever ser conscientizada por todo o pessoal profissional.

Outro fato que deve estar sempre presente na mente de todos os elementos que atuam no ambiente cirúrgico é a restrição de sua circulação ao estritamente necessário. É fundamental evitarmos circulações desnecessárias ou "parasitas". Um elemento de grande valia para evitar o tráfego "parasita" e diminuir a circulação é a utilização correta dos meios de comunicação entre as diversas instalações do centro cirúrgico.

Todos devem obedecer às orientações do fluxo de pessoas e instrumentos no ambiente cirúrgico, pois um único elemento que infrinja tal dispositivo coloca em risco a segurança dos pacientes quanto à possibilidade de infecção, além de destruir os esquemas preventivos que foram estudados, calculados e dispendiosamente implantados.

SISTEMAS DE SEGURANÇA

O ambiente cirúrgico, sendo uma unidade hospitalar onde são executadas tarefas de grande importância para a assistência médico-hospitalar, envolve um conjunto de problemas relativos à segurança dos pacientes, bem como de todo o elenco profissional que trabalha no interior do mesmo (Schreiber e Schreiber, 1989; Bruin, 1992; Loeb e col. 1992 e Gutierrez e col., 1993).

Todo centro operatório deve possuir uma comissão permanente de profissionais com real experiência e vivência em ambiente cirúrgico que estabeleça e controle sistemas de segurança próprios para esta unidade hospitalar.

Assim, no ambiente cirúrgico, poderemos destacar os seguintes problemas ligados à segurança: infecção, eletricidade, incêndio, explosão, falta de energia e manutenção geral.

Infecção

A existência de infecção da ferida operatória é uma realidade. Em cirurgia geral a sua incidência pode atingir até 50% dos casos.

Encontrar meios que contribuam para a diminuição da incidência da infecção da ferida operatória é a meta da comissão de segurança do ambiente cirúrgico.

Inúmeras são as tentativas adotadas nesse sentido: sistemas de ventilação, implantação de tráfego unidirecional, controles periódicos da eficácia dos processos de esterilização, métodos especiais de assepsia etc.

O combate à infecção encerra, muitas vezes, uma série enorme de detalhes e pormenores que devem ser exaustivamente pesquisados para impedir índices elevados de infecção cirúrgica.

O controle da infecção da ferida cirúrgica é um ponto de vital importância para a segurança e eficiência das cirurgias praticadas em qualquer hospital.

Está demonstrado que o insucesso no bloqueio e na prevenção de infecção nas salas de operação não é devido à falta de sofisticados equipamentos, mas principalmente à falta de disciplina e técnica cirúrgica, conseqüente à irresponsabilidade e incompetência da equipe cirúrgica (Dineen, 1973).

Eletricidade

Na última década, o uso extraordinariamente crescente de inúmeros instrumentos e aparelhos elétricos conectados a pacientes nas salas de operações tem aumentado a morbidade e a mortalidade. Os riscos mais evidentes para os pacientes e pessoal profissional do centro cirúrgico são: eletricidade estática, fogo, queimaduras, explosões e, mais recentemente, a eletrocução por micro- e macrochoques (Silver, 1974).

Os máximos valores de potencial elétrico e intensidade de corrente aplicáveis sem perigo ao ser humano são, respectivamente, 24 volts e 0,5mA. considerando-se a pele íntegra e longe do coração (Steglich, 1974). No entanto, potenciais elétricos de 10m V e intensidades de correntes até 10mA, quando aplicada diretamente sobre o coração, podem desencadear processos de fibrilação cardíaca por microchoques e causar a morte do paciente, por parada cardíaca.

Baseados nestes fatos, a utilização de aparelhos elétricos na sala de operação, e em especial em cirurgia cardíaca, deverá ser revestida de uma série de medidas de segurança (Dornette, 1973).

As medidas mais importantes neste sentido são: "fio de terra", estabilizadores de voltagem e condutor de proteção (Steglich, 1974). Em linhas gerais, devemos conectar todo e qualquer aparelho elétrico a um sistema que estabeleça em todo o ambiente um potencial uniforme e que impeça diferenças de potenciais superiores a 10m V. Outro cuidado que deverá ser adotado é impedir que cheguem ao paciente intensidade de corrente diretamente derivados da rede geral de energia elétrica. Esta situação é conseguida pela interposição de "fio de terra" e condutor automático de proteção.

Uma outra medida de segurança diz respeito à utilização de aparelhos elétricos: devemos sempre orientar o pessoal especializado no controle e manipulação dos aparelhos através de instruções, as quais devem ser repetidas periodicamente. Testar sempre cada aparelho após a sua instalação, modificação ou reparo, antes de conectá-lo ao paciente é de fundamental importância. Concomitantemente devemos instruir e treinar o pessoal profissional em medidas a serem adotadas por ocasião de qualquer defeito de um aparelho elétrico (Steglich, 1974).

Os acidentes com aparelhos elétricos continuarão a aumentar a menos que pessoal competente e responsável realize inspeções periódicas. Ao mesmo tempo deveremos desenvolver educação programada para a utilização de instrumentos elétricos para médicos, enfermeiras e técnicos em geral.

Incêndio

No ambiente cirúrgico, a possibilidade de incêndios é relativamente grande devido a um elevado número de materiais de fácil combustão (Vidor e col., 1989; Norris, 1992; Stouffer, 1992; Axelrod e col., 1993; Stouffer, 1993 e McCranie, 1994). Éter, álcool, benzina, gases anestésicos etc. podem contribuir para o aparecimento de fogo.

Assim, todo centro operatório, como qualquer unidade hospitalar, deverá dispor de um esquema e instalações para combate a incêndios. Deve existir uma rede de extintores de incêndio e mangueiras conectadas a hidrantes, estrategicamente dispostos para combater incêndio em qualquer dependência do centro cirúrgico. Ao lado destes recursos, o pessoal profissional deverá receber instrução periódica para o combate ao fogo, utilizando corretamente os extintores e mangueiras.

Explosões

Devido à presença de oxigênio, ar comprimido, ciclopropano e outros gases anestésicos, a possibilidade de ocorrer explosões no centro cirúrgico é um fato.

Esta possibilidade aumenta consideravelmente se as salas de cirurgia não tiverem renovação periódica do ar circulante, bem como se o teor de umidade relativa cair para níveis críticos.

O sistema de ventilação é fundamental na prevenção da poluição da sala cirúrgica por gases anestésicos (Scott, 1972). O acúmulo de gases favorece a possibilidade de explosões.

Assim, todo o sistema de tubulações que veiculam gases anestésicos, oxigênio e ar comprimido deverá dispor de válvulas na central de gasoterapia do centro cirúrgico bem como de válvulas secundárias distribuídas ao longo de toda a rede, possibilitando a interrupção do fornecimento de gases para uma determinada área, em situações de emergência.

Falta de Energia

Uma eventualidade, relativamente freqüente, que pode ocorrer em um hospital é a interrupção temporária do fornecimento de energia elétrica.

Existem determinadas unidades hospitalares que têm necessidade vital de receber continuadamente suprimento de eletricidade. O centro cirúrgico inclui-se entre estas unidades (Litt e Ehrenwerth, 1994).

Todo hospital deverá dispor de um gerador próprio de energia elétrica, dotado de partida automática, conectada à rede geral. Assim, caso caia a intensidade da corrente elétrica da rede geral ou ocorra completa interrupção no fornecimento de força, o gerador é acionado caso não haja solução de continuidade na corrente elétrica de áreas prioritárias do hospital. É evidente que deverão existir sistemas que impeçam variações perigosas do potencial elétrico que, como já vimos, podem causar problemas graves para a higidez dos pacientes que estão sendo submetidos a operações.

Manutenção Geral

Em qualquer empresa industrial, comercial e sobretudo hospitalar, o serviço de manutenção influi de maneira decisiva, no aumento da vida média de instalações e equipamentos, além de garantir o pronto funcionamento de aparelhos no momento exato. Com isso estamos aumentando a segurança no atendimento aos pacientes.

O serviço de manutenção não deve ser destinado a reparar defeitos após a verificação dos mesmos, mas fundamentalmente desenvolver testes periódicos e rotineiros de todas as instalações e equipamentos do ambiente cirúrgico. O serviço de manutenção só em condições excepcionais deve se ocupar em reparar defeitos já instalados, pois os testes rotineiros não só verificam o bom funcionamento dos aparelhos e instalações, como permitem prever futuros problemas, que serão corrigidos antes que causem paralisações e diminuam a eficiência e segurança no atendimento aos pacientes.

Finalmente, queremos reafirmar o porquê do nome AMBIENTE CIRURGICO.

Pelos aspectos até aqui expostos, constatamos que o conceito de ambiente cirúrgico envolve não só uma área dotada de instalações e equipamentos especiais destinados à consecução das operações, mas engloba também um estado de espírito, que deve estar sempre presente na mente de todo o pessoal profissional que atua no interior do mesmo. Todos devem desenvolver sua atividades conscientizados de que o importante é "SERVIR AO PACIENTE". Qualquer que seja a atividade executada, por mais simples que seja, deve ser feita da melhor maneira possível, respeitando rigorosamente as normas e rotinas estabelecidas, para garantir a melhor e maior segurança ao paciente que está sendo operado.

Portanto, as instalações, os equipamentos, o pessoal e, principalmente, a vontade do mesmo em servir o paciente da melhor possível é que definem a qualidade do AMBIENTE CIRÚRGICO.

BIBLIOGRAFIA

1. Agnew GH. Special considerations in design of the operating area. Anesthesiology, 31:116-121, 1969.
2. American College of Surgeons. Commitee on Operating Room Environment. A bibliography of operating room, construction, and maintenance. Bull. Amer. Coll. Surg., 59:23-33, 1974.
3. Ayliffe GAJ, Babb JR, Collins BJ & Lowbury EJL. Transfer areas and clean zones in operating suites. J. Hyg. (Lond.), 67:417-425,1969.
4. Axelrod EH, Kvsntez AB & Rosenberg MK. Operating room fires initiated by hot wire cautery. Anesthesiology, 79: 1123-1126, 1993.
5. Barredo C, Covaro JA, Leiro F, Tourres J & Aguirre D. El riesgo y los costos de la participación activa de médicos residentes en intervenciones quirúrgicas. Rev. Argent. Cir., 66:107-110,1994.
6. Beck WC & Frank F. The open door in the operating room. Amer. J Surg., 125:592-595, 1973.
7. Beck WC. Lighting the operating room - criteria and choice. Ass. Operat. Room Nurse 1. (AORNJ), 14:46-49, 1971.
8. Beck WC & Heimburger RF. Illumination hazard in the operating room. Arch. Surg., 107:560-562, 1973.
9. Berg M, Bergman BR & Horborn J. Ultraviolet radiation compared to an ultraclean air enclosure. Comparison of air bacteria counts in operationg rooms. J. Bone Joint Surg. Br., 73:811-815, 1991.
10. Berger SA, Kramer M, Nagar H, Finkelstein A, Frimmerrnan A & Miller HI. Effect of surgical mash position on bacterial contamination of the operative field. J. Hosp. Infect, 23:51-54, 1993.
11. Berger-Perier M, Cederblad A & Persson U. Ultraviolet radiation and ultraclean air enclosures in operating rooms. UV-protection, economy, and comfort. J. Arthroplasty, 7:457-463, 1992.
12. Borba JG. Padrões mínimos para o centro cirúrgico. Rev. Paul. Hosp., 9:12-23,1961.
13. Borm PJ, Kant I, Houben G, Van Rijssen-Moll M & Henderson PT. Monitoring of nitrous oxide in operating rooms: identification of sources and estimation of occupational exposure. 1. Occup. Med. 32: 11121116, 1990.
14. Brodie FE. Surgical operating suites of the future. Ass. Operat. Room Nurse 1. (AORNJ), 9:33-41, 1969.
15. Bruin G. Theatre enviromental control. Nurs. RSA, 7:20-23,1992.
16. Canellas ME, Shiraichi MF, Esther PN & Sousa LP. Inter-relacionamento entre centro cirúrgico e centro de material na montagem da sala cirúrgica. In: Anais do Primeiro Ciclo de Debates sobre Assistência de Enfermagem, pp. 352-6, 1988.

17. Destro MWB, Speranzini M, Oliveira SF & Speranzini MM. Queimaduras acidentais provocadas por foco de luz do centro cirúrgico. Rev. Bras. Cir. 82:121-124,1992.
18. Dincen P. Personnel, discipline and infection. Arch.Surg., 107:603-604, 1973.
19. Dornette WHL. An electrically safe surgical environment. Arch. Surg., 107; 567-573,1973.
20. Editorial. Climate in the theatre. Brit. Med. J. 4:196, 1971 (Editorial).
21. Eichhorn JH. Effect of monitoring standards on anesthesia outcome. Int. Anesthesiol. Clin., 31:181-196,1993.
22. Fogg D. Operating room construction requirements; disinfecting floors; floating nurses. Ass. Operat. Room Nurse J (AORNJ), 53:496-8,1991.
23. Goldberg ME, Epstein R, Rosemblum F, Larijani GE, Marr A, Lessin J, Torjman M & Seltzer J. Do heated humidifiers and heat and moisture exchangers prevent temperature drop during lower abdominal surgey? J. Clin. Anesth., 4:16-20,1992.
24. Goodrich EO, Whitfield WW, Blake-More WS & Beck WC. Laminar clear air flow in operating rooms. Buli Amer. Coll. Surg., 58:9-14, 1973.
25. Gowin 1. The nurse's view of operating room design and function. Anesthesiology, 31:181-185, 1969.
26. Gundermann KO. Function construction aspects of surgical units. Gesundheitswesen, 54:378-382, 1992.
27. Gutierrez VP, Arozamena CJ, Novo Guell J & Vidal RE. Estudio prospectivo de un afio sobre seguridad en el quirafano. Rev. Argent. Cir., 64:100-103,1993.
28. Jacobs Jr RH. The surgical suite prototype design reflect innovations in or planning Hospitais, 43:124-130, 1969.
29. Karman J. Contribuição para planejamento de Centro Cirúrgico e Obstétrico. Hosp. de Hoje, 3:11-12,1956.
30. Kelly PJ, Goerss SJ & Kall BA. Evolution of contempory instrumentation for computer-assisted sterotactic surgery. Surg. Neurol., 30-204-215.
31. Kruppa B & Ruden H. The effect of the ventilation rate on air particle and air microbe concentration in operating rooms with conventional. I. Measurement without surgi cal activity. Zentralbl. Hyg. Umweltmed., 194-236-26, 1993.
32. Laufman H. The surgical environment. Hosp. Topics, 48:63-65, 1970.
33. Laufman H. What's happened to aseptic discipline in the Or. Todays OR Nurse, 12:15-19, 1990.
34. Laufman J. What's wrong with our operating rooms? Amer. J. Surg., 122:332-343, 1971.
35. Litt L & Ehrenweth J. Electrical safety in the operating room: important old wine, disguised new bottles (editoral). Anesth. Analg., 78:587-589, 1994.
36. Loeb RG, Jones BR, Leonard RA & Beherman K. Recognition accuracy of current operating rooms. Anesth. Analg., 75:499-505, 1992.
37. Malohey JR N. The trouble with patient monitoring. Am. Surg., 168:695-619, 1968.
38. Martin JT. Modem architectural design in the operating room. Hosp. Topics, 52:41-42, 1974.
39. Maselli EVS & Souza ACB. Nível de ruído e poluição sonora no centro cirúrgico do Hospital Universitário Antônio Pedro. Arq. Bras. Med., 60:409-410, 1986.
40. McCranie J. Fire safety in the operating room. Todays OR Nurse, 16:33-37,1994.
41. McCreadie DW. Advances in hospital design. Health Buli (Edinb.), 46:114-121,1988.
42. McQuarrie DG, Glover JL & Olson MM. Laminar airflow systems. Issues surrounding their effectiveness. Ass. Operat. Room Nurse J (AORNJ), 51: 1035-1048, 1990.
43. Morris RH. Operating room temperature and the anesthezide paralysed patient. Arch. Surg., 102:95-97, 1971.
44. Norris J. Fire safety in the operating room. Todays OR Nurse, 14:8-10, 1992.
45. Parrish JH, Pathak MA & Fitzpatrick TE. Protection of skin from germicidal ultra-violet radiation in the operating room by topical chemicals. New. Engl. 1. Med. 284:1257-1258,1971.
46. Rea CM & Walkerg GL. Design a tate-of-the-art operating room complex. Todays OR Nurse, 12:28-32, 1990.
47. Richter HB. Planejamento da Construção Hospitalar. Vida Hospitlar, 6:1972.
48. Sanches S. Centro de material esterilizado. Rev. Paul Hosp. 9:39-45, 1965.
49. Schapera A. An anesthesia mask gas-scavenging system. J. Occup. Med., 35:1138-1141, 1993.
50. Schechter RJ. Appropriate temperature control is essencial in the operating room environment (Ietter). Retina, 12:74-75, 1992.
51. Schreiber PJ & Schreiber J. Structured alarm system for the operating room. J. Clin. Monit., 5:201-204,1989.
52. Scott Cc. Laminar linear flow system of ventilation - Its application to Medicine and Surgery. Lancet (Lond.), 1:989-992, 1970.
53. Scott Cc. Pollution in the operating theatre. Brit. Med. J. 2:347, 1972.
54. Shaw D, Doig CM & Douglas D. Is airborne infection in operating theatre an important cause of wound infection in general surgery' Lancet(Lond.); 1:17-20, 1973.
55. Sheppard LD, Kouchoukos NT, Kurtts MA & Kirdlin JW. Automated treatment of critically ill patients following operation. Ann. Surg., 168:596-604,1968.
56. Silver JM. Electrical environrnent in the operating room. Bull. Soc. Int. Chir., 1:23-34, 1974.
57. Spigel P. Segurança e anestesia. Rev. Bras. Anestesiol., 32:271-282, 1982.
58. Steglich W. Seguridad elétrica par intervenciones in el corazón. Medizintechnik, 14:29-32, 1974.
59. Stouffer D1. Fires during surgery: two fatal incidents in Los Angeles. J. Bum.Care Rehabil., 13:14-117, 1992.
60. Stouffer DJ. Fire safety (Ietter). Todays OR Nurse, 15:6, 1993.
61. Tran N, Elias J, Rosenberg T, Wylie D, Garborieau D & Yassi A. Evaluation of waste anesthesic gases, monitoring strategies and correlations between nitrous oxide levels and health symptoms. Am. Ind. Hyg. Assoc. 1., 55:36-41, 1994.
62. Trevisan A & Gory GP. Biological monitoring of nitrous oxideexposure in surgical areas. Am. J.lnd. Med., 17:357-362, 1990.
63. Vidor KK, Puterbaugh S & Willie CJ. Fire safety training. A program for the operating room. Ass. Operat. Room J. (AORNJ), 49: 1045-1049, 1989.
64. Walter CW. Ventilation and air conditioning as bacteriologic enginnering. Anesthesiology, 31:186-192,1969.
65. Whyte W & Whaw BH. Comparison of ventilation systems in operating rooms. Buli Soc. Int. Chir., 1 :42-52, 1974.
66. Wilford B. New surgical suite is designed for present and future needs. Hospitais. 43: 130-134, 1969.

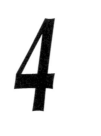

Anestesia Local e Loco-Regional

Amador Varella Lorenzo

Bases e Técnicas

ANESTÉSICOS LOCAIS

Anestésicos locais são substâncias que, em contato com a fibra nervosa, interrompem transitoriamente o desenvolvimento e a progressão do impulso nervoso. Depositados sobre um nervo misto, em concentração eficiente, anulam todas as modalidades de transmissão, quer sejam autonômicas, sensitivas ou motoras. Para isso é necessário que possuam boa capacidade de penetração e atinjam as fibras em concentração mínima eficiente. A ordem do bloqueio se processa da fibra menor para a de maior espessura. Na regressão ocorre o inverso. Esta sequência é facilmente verificada na instalação da anestesia raquídia, na qual as fibras de menor diâmetro, as simpáticas mielinizadas ou não, são as primeiras a serem atingidas (aumento da temperatura e vasodilatação da pele), seguindo-se, em ordem crescente de diâmetro, o comprometimento das fibras sensitivas (analgesia), terminando pelas motoras (paralisia dos membros inferiores) e pelas proprioceptivas (incapacidade de perceber a posição dos membros inferiores). Uma observação mais atenta revela que, na instalação da raquianestesia, o comprometimento da sensibilidade se processa na seguinte sequência: frio, calor, dor, tato e pressão profunda. Além do diâmetro do axônio, participam também a concentração e a natureza da droga, assim como certas características da fibra.

Natureza e Mecanismo de Ação dos Anestésicos Locais

Uma vez que os anestésicos locais são aminas secundárias ou terciárias, bases fracas quase insolúveis em água, nas infiltrações empregam-se seus sais, particularmente o cloridrato. Na intimidade dos tecidos é liberada a base, de modo que o anestésico passa a apresentar-se sob duas formas: o sal, hidrossolúvel e ionizável (cátion) e a base, ligeiramente solúvel em água, mas plenamente solúvel nos lipídios e não ionizável. A proporção destes componentes está subordinada ao pKa do anestésico e ao pH dos tecidos, e pode ser calculada com o auxílio da fórmula de Henderson-Hasselbach:

$$pH = pKa + \frac{[B]}{[BH+]}$$

[B] = Concentração da base e [BH+] = Concentração do sal.

Esta dissociação é fundamental porque, segundo se admite, a base se difunde mais facilmente através dos tecidos, enquanto o cátion é mais ativo no bloqueio nervoso, o qual se processa na superfície interna da membrana.

Em condições normais, a membrana do axônio, que é permeável a diversos íons, mantém um equilíbrio iônico, com predominância dos íons sódio no seu exterior e predominância dos íons potássio no seu interior. Consequentemente desenvolve-se uma diferença de potencial de -90m V entre ambas as faces da membrana, sendo a carga da face externa positiva em relação a da interna. Este é o potencial denominado de membrana ou de repouso.

Estimulada, a membrana permite a penetração de íons Na+ que, com sua carga positiva, alteram o potencial de repouso, tornando a superfície externa negativa em relação à interna, isto é, despolariza-se a membrana. Esta despolarização, sob forma de onda, denominada potencial de ação, percorre a membrana do axônio, e é imediatamente seguida pela sua repolarização, com a saída dos íons potássio.

Os anestésicos locais não interferem no potencial de repouso, porém anulam a formação e propagação do potencial de ação, impedindo a entrada de íon Na através da membrana. Admite-se que se esta migração iônica se processa através de poros específicos existentes na membrana, os quais podem variar a sua permeabilidade aos íons durante a passagem do influxo nervoso (potencial de ação) ou, mesmo, fechar-se completamente sob o efeito de um anestésico local.

Segundo as diversas teorias, estas drogas podem fechar os poros indiretamente, aumentando a tensão superficial da membrana ou modificando seu arranjo molecular. Podem, ainda, obstruir o orifício externo dos poros com o auxílio dos íons Ca, ou o interno, interferindo na disposição de seus constituintes.

Ações Gerais

Qualquer que seja a via empregada: mucosas (anestesia de contato ou de superfície), tecidos profundos (anestesia local, troncular, plexular), espaço subaracnóideo (raquianestesia), espaço peridural (anestesia peridural), veias (anestesia regional intravenosa), os anestésicos locais exercem ações gerais, que podem originar-se da interrupção do influxo nervoso ou da droga absorvida pela corrente sanguínea.

Sistema Nervoso Central. Durante uma anestesia de condução (loco-regional) o anestésico normalmente absorvido pode agir sobre o SNC, provocando sedação e sonolência. Em caso de superdosagem poderão desencadear-se fenômenos graves da intoxicação, que serão descritos adiante.

Aparelho Cardiovascular. Os anestésicos locais deprimem a excitabilidade, a condutividade e prolongam o período refratário do miocárdio, reduzindo o número de batimentos cardíacos. Portanto são drogas antiarrítmicas. Estes efeitos são mais evidentes no uso endovenoso destas drogas, como ocorre no tratamento das arritmias cardíacas.

Os anestésicos locais são vasodilatadores, o que facilita a sua absorção, reduzindo o tempo de analgesia e aumentando a possibilidade de intoxicação. Para evitar estes inconvenientes, as soluções anestésicas contém um vasoconstritor, predominantemente a adrenalina na concentração de 1:200.000.

O único anestésico local dotado de ação vasoconstritora é a cocaína, cujo emprego em infiltrações está abandonado, por ser extremamente tóxico e originar dependência. Hoje é apenas utilizado como anestésico de superfície e como vasoconstritor, para reduzir o sangramento em certas operações plásticas.

Aparelho Respiratório. Os anestésicos locais deprimem os *stretch receptors*, do que resulta um efeito antitussígeno. Agindo sobre os centros respiratórios bulbares, pontinos e diencefálicos, doses pequenas estimulam e doses grandes deprimem a respiração.

Útero. Doses pequenas de lidocaína (Xilocaína), como as encontradas no sangue das parturientes durante a anestesia peridural, estimulam a atividade uterina. Nas mesmas condições a bupivacaína (Marcaína) não interfere na contratilidade uterina.

Metabolismo. O processo de metabolização dos anestésicos locais relaciona-se com a sua estrutura química. Os ésteres (procaína) são hidrolisados no fígado e no plasma, ao passo que as amidas (lidocaína, bupivacaína) são destruídas apenas no fígado. A acumulação da droga no organismo depende do equilíbrio entre a dose administrada e a velocidade de eliminação.

Tipos de Anestésicos Locais

Dos anestésicos locais mais empregados em nosso meio destacam-se as aminas derivadas do ácido p-aminobenzoico (procaína, tetracaína), as amidas (lidocaína, bupivacaína, etidocaína), e um derivado da quinolina, a dibucaína ou nupercaína, hoje utilizada apenas em pomadas.

Procaína (Novocaína). Sintetizada por Einhorn em 1905, tem sido empregada largamente tanto em anestesia regional como em anestesia geral. Ultimamente vem sendo substituída pelas amidas.

É o p-aminobenzoildietilaminoetanol, empregado sob forma de cloridrato. É quatro vezes menos tóxica do que a cocaína, devido à presteza com que é destruída no organismo, liberando o ácido p-aminobenzoico (PABA) e o dietilaminoetanol (DEAE). A cisão da droga é efetuada no sangue e no fígado à custa da colinesterase sérica ou pseudocolinesterase. Tão fácil é esta reação que se suspeitou sobre a existência de um procainesterase.

A dose máxima, que pode variar com as condições do indivíduo, é de aproximadamente 10mg/kg de peso corporal para as soluções com adrenalina e 7mg/kg para as soluções simples. As contrações geralmente recomendadas são: 0,5% (anestesia local infiltrativa), 1% a 2% (anestesias tronculares e plexulares), 1,5% a 2% (anestesia peridural), 5% (raquianestesia), 0,5% (anestesia regional intravenosa – Bier).

A procaína tem sido utilizada em injeção venosa lenta na concentração de 0,1% a 0,4% (1 a 4g em 1.000ml de solução glicosada a 5%), como analgésico em queimaduras extensas, como vasodilatador nos espasmos vasculares periféricos, como antipruriginoso em certas dermatoses generalizadas e como antiarrítmico. No tratamento das arritmias cardíacas foi substituída pela lidocaína (Xilocaína). O gotejamento endovenoso deve ser regulado atentamente, de modo que o indivíduo receba uma dose inferior à máxima que ele possa destruir, não se acumulando nos tecidos.

A procaína não é indicada para anestesias tópicas, porque o seu poder de penetração nas mucosas é insignificante.

Tetracaína (Pontocaína). É o p-butilaminobenzoildimetilaminoetanol. Como a procaína, também é um éster, porém de potência e toxicidade mais elevadas. Nas infiltrações indicam-se concentrações de 0,15% na dose de 1,4mg/kg de peso corporal. A dose média para a raquianestesia é de 10mg e a máxima, 20mg.

Em virtude de sua alta capacidade de penetração nas mucosas, a tetracaína constitui um ótimo anestésico de superfície, de grande utilidade em procedimentos endoscópicos das vias aéreas e intervenções superficiais nos olhos, como a retirada de corpos estranhos. No adulto hígido não se deve ultrapassar os 40mg, que corresponde a 4ml de uma solução a 1%. Devido a esta pequena margem de segurança, a tetracaína vem sendo substituída pela lidocaína a 4% nas anestesias tópicas.

Amidas

Lidocaína (Xilocaína). É o cloridrato de dietilamino-2-6-acetoxilidida. É um anestésico de uso generalizado em virtude de sua baixa toxicidade, curto tempo de latência, grande difusibilidade, intensa atividade bloqueadora e ausência de irritação dos tecidos. Ademais, é útil no tratamento das arritmias cardíacas, particularmente as arritmias ventriculares que ocorrem na evolução do enfarto do miocárdio, sendo capaz de corrigir a fibrilação ventricular. Nestas circunstâncias é administrada endovenosamente, com extremo cuidado, em dose única de 10 a 100mg ou em injeção contínua à razão de 2 a 3mg/min.. Consegue-se este efeito antiarrítmico, depois que a concentração sanguínea atinge 1/mg/ml, o qual se acentua quando a concentração alcança 10/mg/ml, podendo, antes, surgir sintomas de intoxicação.

As concentrações usuais da Xilocaína são: 0,5% (anestesia local infiltrativa), 1% a 2% (anestesias tronculares e plexulares), 1,5% a 2% (anestesia peridural), 5% (raquianestesia), 0,5% (anestesia regional intravenosa – Bier).

Tendo em conta o porte e o estado geral do indivíduo, a dose máxima permitida é de aproximadamente 10mg/kg de solução com adrenalina a 1:200.000 e 7mg/kg da solução simples.

Bupivacaína (Marcaína). É o cloridrato de 2-6-dimetilanilida do ácido I-n-butil-DL piperidino-2-carboxílico. É o anestésico de escolha quando se deseja uma anestesia de longa duração. O tempo de latência também é longo. A anestesia peridural pode durar de duas a seis horas, o bloqueio do plexo braquial, até oito horas (média quatro a cinco horas), e os bloqueios tronculares, até 12 horas.

A marcaína fixa-se avidamente no sangue materno, o que restringe a sua passagem pela placenta e sua concentração no sangue fetal, fato importante porque os anestésicos locais deprimem o feto. A afinidade desta substância com as proteínas do sangue materno é superior à de outros anestésicos como a Lidocaína, a Carbocaína e o Citanest, o que justifica preferência de seu uso em obstetrícia.

As concentrações usuais da marcaína são: anestesia local infiltrativa 0,25%, anestesias tronculares e plexulares 0,5%, anestesia peridural 0,5% – 0,75%. A concentração de 0,75% é destinada às operações que necessitam maior relaxamento muscular. Como orientação a dose máxima não deve exceder 2mg/kg.

Etidocaína (Duranest). É o cloridrato de (±) 2-(Metilpropilamino) 2'-6' butiroxilidida. Apesar de ser um anestésico de efeito duradouro como a bupivacaína e a tetracaína, possui um curto tempo de latência. Devido à presteza com que penetra nas fibras nervosas, produz boa analgesia e ótimo relaxamento muscular, que a indicam em intervenções cirúrgicas abdominais. Liga-se às proteínas plasmáticas maternas com intensidade próxima à da Marcaína e, por conseguinte, atravessa a placenta em baixa concentração, reduzindo a possibilidade de depressão do recém-nascido.

Utilizam-se os mesmos volumes dos outros anestésicos, mas com concentrações próprias a saber: anestesia local infiltrativa 0,25%, anestesia peridural 1%, anestesias tronculares e plexulares 0,5%, anestesia regional intravenosa 0,25% a 0,5%.

Reações Tóxicas: Prevenção e Tratamento

Além do bloqueio da condução nervosa, que é a sua função primordial, os anestésicos locais infiltrados nos tecidos são levados aos diversos órgãos pela circulação sanguínea. A intoxicação é proporcional à toxicidade da droga e à sua concentração no sangue, assim como a rapidez com que se acumula no sistema nervoso central. A hipersensibilidade individual é rara, e as reações alérgicas apresentam-se, geralmente, como dermatoses de contato em profissionais que manipulam estas drogas com frequência.

Os anestésicos são depressores do SNC, embora os sintomas, iniciais da intoxicação representem uma estimulação. A reação orgânica origina-se da depressão das fibras inibitórias pré- e pós-sinápticas, provocando rigidez muscular e contrações, que se iniciam nos músculos menores, como os da face, e se estendem aos grandes músculos sob forma de convulsões generalizadas. Em estágio mais avançado sobrevém paralisia. Para o lado do miocárdio ocorre depressão, na maioria das vezes agravada pela concomitância de hipóxia e acidose.

O uso de um anestésico local implica o conhecimento de uma série de fatores como: natureza da droga, concentração e volume das soluções, grau de absorção nos tecidos, velocidade de injeção, condições do paciente e gravidez.

Natureza do Anestésico. Para utilizar um anestésico local com segurança é imprescindível conhecer as suas propriedades, as suas limitações e, principalmente, a sua toxicidade. As seguintes substâncias podem ser apresentadas em ordem crescente de toxicidade: procaína (Novocaína), lidocaína (Xilocaína), mepivacaína (Carbocaína), bupivacaína (Marcaína), tetracaína (Pontocaína), dibucaína (Nupercaína). As drogas mais potentes costumam ser mais tóxicas e produzir maior tempo de analgesia, porém são injetadas em menor concentração.

Comparando-se dois anestésicos de largo emprego, verifica-se que a Marcaína, de efeito prolongado, mais tóxica, apresenta concentrações úteis de 0,25% a 0,5%, ao passo que a Xilocaína, de efeito pouco prolongado, menos tóxica, é empregada em concentrações de 0,5% a 2%.

Dentro do intervalo terapêutico ambas oferecem a mesma segurança, mas em caso de superdosagem a Marcaína é mais perigosa, porque a sua dose máxima é de 2mg/kg contra 10mg/kg da Xilocaína.

Supondo que um paciente deva receber 400mg de Xilocaína, podem ser injetados 20ml de solução a 2%, 40ml a 1% ou 80ml a 0,5%. Este cálculo, além de lógico, proporciona maior segurança, particularmente nas anestesias locais infiltrativas extensas, porque as terminações nervosas periféricas são perfeitamente anestesiadas por concentrações mais baixas, permitindo o emprego de maiores volumes da solução.

Absorção. Os anestésicos locais injetados transferem-se para a corrente circulatória, que os conduz a todo o organismo. A sua fixação nos órgãos efetua-se segundo a avidez de cada tecido. O cérebro, os pulmões, o fígado e o miocárdio absorvem a substância com maior rapidez e intensidade do que o tecido muscular e o adiposo. Como a concentração do anestésico no sangue corresponde à sua concentração no SNC, é fundamental uma absorção lenta e limitada, para facilitar a sua eliminação.

A absorção dos anestésicos locais é proporcional à vascularização dos tecidos. Partindo da mesma dose anestésica, o bloqueio intercostal determina maior concentração sanguínea do que o bloqueio plexular ou anestesia peridural.

Especial cuidado merecem as anestesias tópicas extensas, porque as mucosas possuem elevada capacidade de absorção. Além disso, as soluções destinadas ao uso tópico são mais concentradas. Enquanto nas infiltrações empregam-se soluções de Xilocaína a 0,5%-2%, na anestesia de superfície se empregam soluções a 4%. Quanto à tetracaína, mais tóxica, a concentração para infiltrações é de 0,15% a 0,25% e, para a anestesia tópica, 1% a 2%.

As soluções para uso tópico são, geralmente, coloridas a fim de que não sejam injetadas por engano, o que implica rápida absorção e desencadeamento de intoxicação grave.

Importância dos Vasoconstritores. Os vasoconstritores, predominantemente a adrenalina, contidos nas soluções de anestésicos locais, destinam-se a retardar a sua absorção e, consequentemente, prolongar a analgesia e reduzir a possibilidade de intoxicação. A concentração ótima é 1200.000. Soluções muito concentradas de adrenalina provocam intensa vasoconstrição local, possibilitam o desenvolvimento de lesões isquêmicas e efeitos gerais indesejáveis. São permitidas, em volumes pequenos, nas intervenções odontológicas, porque a grande vascularização dos tecidos bucais apressa a absorção dos anestésicos e abreviam a duração da analgesia. As soluções anestésicas com adrenalina são contraindicadas ao uso venoso e aos bloqueios tronculares dos dedos, devido ao risco de necrose isquêmica por vasoconstrição prolongada.

Idade, Peso, Velocidade de Injeção e Barreira Placentária. O cálculo da dose de acordo com a idade e o peso corporal aplica-se à criança devido à grande variação de seu porte, e ao idoso devido a prováveis dificuldades de metabolização do anestésico. A dosagem por quilo de peso corporal serve como orientação geral e deve ser reduzida nos grandes obesos e nos pacientes em mau estado geral.

A velocidade de injeção deve ser regulada cuidadosamente nas injeções venosas, em virtude da facilidade com que se atingem concentrações tóxicas. Quando, no tratamento das arritmias cardíacas, a concentração da lidocaína no sangue alcança 1mg/ml, já se observam efeitos benéficos, porém a partir dos 5mg/ml os sintomas tóxicos podem ser bastante desagradáveis.

Os anestésicos locais atravessam a placenta por difusão passiva, e deprimem o feto. A massa da droga que o agride depende não somente de sua concentração no sangue materno como também da avidez com que se une às proteínas plasmáticas. Quanto maior o poder de fixação de um anestésico local a estas proteínas, menos volumosa é sua difusão placentária e vice-versa. Portanto, os anestésicos mais indicados em obstetrícia são a Marcaína e o Duranest.

Sintomatologia da Intoxicação. Os anestésicos locais são substâncias tóxicas. Os sintomas da superdosagem vão desde um leve mal-estar até convulsões e morte. O desenvolvimento deste rato tem provocado muitos acidentes fatais desnecessários. Quando se administra um anestésico local, qualquer que seja a via de acesso, observa-se atentamente o enfermo, para que se possa suspender a injeção, logo que surgirem os primeiros sinais de intoxicação.

Segundo Englesson e col. a injeção venosa lenta de 20 ml de lidocaína a 1% em indivíduos sadios provoca reações diversas como sonolência, sensação de frio, opressão torácica, distúrbios auditivos, cefaleia ou pressão frontal, insensibilidade nos lábios e na língua, e disartria. Frequentemente, na prática, os pacientes acusam sensação de calor ou formigamento nos lábios e na língua, seguindo-se tremores e agitação psicomotora.

Se, durante a administração de um anestésico local, o paciente referir ou apresentar algum destes sintomas, ou modificar o seu comportamento, exibindo exagerada apreensão e angústia, suspende-se a infiltração e espera-se algum tempo. Se as reações desaparecerem, prossegue-se o bloqueio com cuidado.

Se, entretanto, estes sinais forem desprezados e a administração do anestésico continuar, ocorrerão convulsões que se iniciam por contrações dos músculos da face. No desenvolvimento dos fenômenos tóxicos, a estes sintomas de estimulação seguem-se os de depressão com parada respiratória e circulatória.

Quando a absorção é maciça, ou dose excessiva do anestésico é introduzida inadvertidamente num vaso sanguíneo, a reação pode ser imediata e fulminante, sobrevindo convulsões violentas e parada cardiorrespiratória, sem possibilidade de salvar o doente.

Reações aos Vasoconstritores. A finalidade da adição de adrenalina às soluções de anestésicos locais é produzir vasoconstrição local, para retardar a absorção da droga, prolongar o tempo de anestesia e reduzir a possibilidade de intoxicação.

Entretanto, a adrenalina provoca ações gerais indesejáveis como aumento da pressão arterial, taquicardia, palidez, sudorese, angústia e mal-estar. Por conseguinte, é contraindicada aos portadores de hipertensão arterial grave, hipertireoidismo, cardiopatias graves, arteriosclerose avançada. Alterações da circulação encefálica, feocromocitoma etc. A adrenalina é desaconselhada aos indivíduos superemotivos e aos hipersensíveis à droga.

O emprego de adrenalina em pacientes sob anestesia geral por anestésicos halogenados [(Clorofórmio, cloreto de etila, Halotano, Pentrano, Etrano)] pode desencadear arritmias ventriculares, transformáveis em fibrilação ventricular e assistolia. Por isso, aquela associação não deve ser usada.

Algumas soluções de anestésicos locais contêm outro vasoconstritor, a octapressina, que é desprovida dos efeitos indesejáveis da adrenalina.

Prevenção e Tratamento da Intoxicação. A administração de um anestésico local obedece a uma certa disciplina, a fim de que se possa prevenir e, se for o caso, tratar com êxito a reação tóxica. A conduta deve ser, mais ou menos, a seguinte:

1 – Monitorizar o paciente.

2 – Sedar o paciente para afastar a hiperemotividade e suas consequências, as quais se confundem com a intoxicação.

3 – Selecionar o anestésico e respectiva dose, representada pelo volume e concentração, apropriada para cada anestesia loco-regional.

4 – Ajustar a dose de acordo com a idade, o peso, o porte e as condições físicas do doente.

5 – Qualquer que seja o volume, aspirar com o êmbolo da seringa antes de injetar o anestésico, para evitar a sua introdução na corrente sanguínea.

6 – Suspender a injeção, se o paciente apresentar sinais premonitórios da superdosagem. Sedar o paciente com cinco ou 10mg de um benzodiazepínico (Dienpax, Valium) na veia, se necessário. Administrar oxigênio.

7 – Se a situação se agravar e ocorrerem convulsões, a conduta será de acordo com os recursos do momento.

a) Recursos suficientes: Injetar na veia uma dose progressiva de um relaxante muscular despolarizante (Quelicin) a 1% até o desaparecimento das convulsões, que coincidirá com depressão respiratória e, mesmo, apneia. Intubar imediatamente a traqueia do paciente e proceder à respiração controlada manual ou mecânica com oxigênio a 100%.

b) Recursos insuficientes: Administrar endovenosamente de 20 a 60mg de um diazepínico (Dienpax, Valium) ou um barbiturato (Tionembutal a 2,5%) até cessarem as convulsões. Fornecer oxigênio a 100% com balão e máscara, auxiliando a respiração se estiver deprimida.

A preferência pelos relaxantes musculares no combate às convulsões se deve ao fato de que estas drogas atuam diretamente na placa mioneural, ao passo que os barbituratos deprimem o SNC e, também, o miocárdio, já comprometido pela hipóxia e pela acidose.

8 – Se houver queda da pressão arterial, injetar endovenosamente 20 a 50mg de efedrina ou 10 a 20mg de Araminol parceladamente até a sua normalização.

9 – Em caso de parada cardíaca, instituir imediatamente a massagem externa do coração, comprimindo ritmicamente o osso esterno logo acima do apêndice xifoide. Reconhece-se a eficiência da massagem cardíaca pela percepção do pulso. Manter a respiração artificial com oxigênio a 100% através do tubo traqueal.

A concentração do anestésico no sangue pode ser tão elevada a ponto de provocar uma reação tóxica fulminante, tornando a morte inevitável.

O tratamento da intoxicação provocada pelos anestésicos locais passo a passo, como foi descrito, serve apenas de orientação. Na prática prevalecem o acerto, o bom senso e a presteza com que os sintomas são identificados e combatidos.

Bloqueio dos Dedos da Mão

Os dedos da mão são facilmente anestesiados com pequeno volume de anestésico. Grandes volumes devem ser evitados, porque podem ocasionar lesões isquêmicas devido à compressão dos vasos sanguíneos. Nestes bloqueios nunca se usam soluções anestésicas com adrenalina. A isquemia adrenalínica por vasoconstrição prolongada tem provocado necrose e amputações de dedos.

A técnica é simples e consiste na injeção de 2 a 3ml do anestésico em ambos os lados da base do dedo, antes da agulha tocar a superfície óssea. Em seguida infiltra-se o subcutâneo da base do dedo em forma de anel. Ficam, assim, bloqueados os ramos dorsais e ventrais.

Usualmente são suficientes de 5 a 10ml de Xilocaína a 1,5% ou Marcaína a 0,5%.

Bloqueio do Plexo Braquial

O plexo braquial pode ser atingido pelas vias interescalênica, supraclavicular e axilar, ou a combinação das duas primeiras. A técnica clássica é a supraclavicular.

Via Supraclavicular. De acordo com esta técnica o plexo braquial é bloqueado em sua passagem sobre a primeira costela, onde são atingidas suas três subdivisões. Os principais pontos de reparo são a clavícula e a primeira costela, participando também a A. subclávia, a V. jugular e o músculo escaleno anterior. Os maiores riscos deste procedimento são a injeção do anestésico na A. subclávia, na V. subclávia, e a perfuração da pleura.

Técnica. O paciente repousa em decúbito dorsal horizontal com a cabeça voltada para o lado contrário ao do bloqueio. O membro a ser anestesiado permanece em ligeira abdução.

Após a assepsia da região, marca-se um ponto 1cm acima do meio da clavícula, o qual deve situar-se lateralmente, porém junto da A. subclávia, entre o músculo escaleno anterior e o médio.

No ponto marcado introduz-se uma agulha 40/70 ou 40/8 de bisel curto, encaixada na seringa, orientada em direção caudal e medial, em busca da primeira costela (Fig. 4.1). Se o plexo for tocado, o paciente acusará parestesias (sensação de choque), que podem irradiar-se para o cotovelo, o antebraço e os dedos. Neste momento, interrompe-se a progressão da agulha, e, se a sensação de choque atingir todos os dedos, injeta-se todo o anestésico. Se, entretanto, as parestesias não alcançaram a mão, injeta-se um terço da solução, retira-se ligeiramente a agulha, à qual será reintroduzida em várias direções à procura de parestesias nos dedos. Quando isto ocorrer, injetar-se-á o restante do volume anestésico.

A sensação de choque irradiada aos dedos denota punção correta e evita falhas. Entretanto, não sendo possível o contato direto com o plexo, pode-se injetar o anestésico ligeiramente acima da primeira costela, aumentando aproximadamente 50% o volume da solução. Nestes casos, a ausência de parestesias eleva o número de falhas.

Dosagem. Tratando-se de adulto hígido, para simplificar o cálculo da dose, mantém-se constante o volume da solução em 25 – 30ml e varia-se a concentração, conforme a natureza do anestésico: lidocaína (Xilocaína) 1,5% – 2%, bupivacaína (Marcaína) 0,33% – 0,5%, etidocaína (Duranest) 0,5% – 1%.

Complicações. As complicações mais temidas no bloqueio do plexo braquial, pela via supraclavicular, são a injeção intravascular e o pneumotórax. Isto se deve a proximidade entre a A. subclávia, a pleura e o plexo.

Previne-se a introdução direta do anestésico num vaso sanguíneo, aspirando com o êmbolo da seringa antes de cada injeção, qualquer que seja o volume.

Às vezes, principalmente em pacientes idosos, torna-se difícil avaliar a profundidade da primeira costela, o que aumenta o risco de pneumotórax. Como precaução, recomenda-se usar agulha fina unida à seringa e não a introduzir além de 2,5cm. Assim, mesmo puncionada a pleura, decresce a probabilidade de pneumotórax.

Anestesia Intravenosa Regional

Resulta da injeção venosa de um anestésico local num membro previamente dessangrado e mantido isquêmico por um garrote. É de técnica simples e se destina a intervenções curtas. A anestesia dos membros superiores é a mais frequente.

Técnica. Seda-se o doente com um benzodiazepínico endovenosamente (Dienpax 5 – 10mg).

Coloca-se um manguito pneumático, de preferência com dupla câmara, na raiz do braço ou no antebraço.

Punciona-se uma veia no dorso da mão com uma agulha tipo *butterfly* número 23 ou 25, fixando-a com esparadrapo.

Dessangra-se o membro, mantendo-o elevado alguns minutos ou enrolando uma faixa elástica.

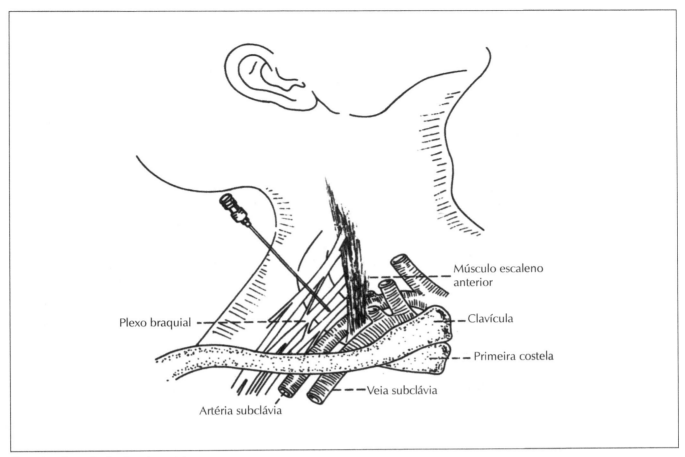

Fig. 4.1 – *Bloqueio do plexo braquial.*

Insufla-se a câmara superior, se for um manguito de dupla câmara, ou um manguito de aparelho de pressão sem vazamento. Injetam-se de 20 a 50ml de solução anestésica, segundo o desenvolvimento do membro e do leito vascular. A concentração subordina-se ao tipo de anestésico: Xilocaína 0,5%-1%, Marcaína 0,15%-0,25%, Duranest 0,25%-0,5%.

Quando se efetua o dessangramento pela ação da gravidade, são necessários volumes maiores do anestésico, porque o sangue, que permanece no membro, aumenta a diluição.

Depois de dois a cinco minutos insufla-se a câmara inferior, se for o manguito de dupla câmara, ou insufla-se outro manguito de aparelho de pressão abaixo do primeiro.

Em seguida, conforme o tipo de garroteamento utilizado, esvazia-se a câmara superior ou esvazia-se e retira-se o manguito superior. De qualquer maneira o garroteamento inferior situa-se em zona anestesiada.

Todo o procedimento pode ser realizado com faixa de borracha, tendo-se o cuidado de não apertá-la exageradamente.

Terminada a cirurgia, o manguito é esvaziado durante 10 ou 15 segundos e insuflado durante dois a três minutos. Repete-se esta manobra várias vezes, de modo que o anestésico, retido na rede vascular do membro, caia na circulação sanguínea lentamente, evitando uma concentração tóxica e permitindo melhor eliminação.

Acidentes. Os acidentes podem ser locais como alterações da sensibilidade, paresias ou paralisias dos membros, por compressão de troncos nervosos ou isquemia prolongada.

Os acidentes gerais são representados pela intoxicação do anestésico local, proveniente do descuido durante a fase de esvaziamento do manguito, depois de terminada a cirurgia.

ANESTESIAS ESPINHAIS

RAQUIANESTESIA

É um estado de analgesia que resulta do bloqueio de raízes nervosas e seus gânglios, dentro do estojo subaracnóideo. O anestésico local também penetra na medula e, aí, interrompe o influxo nervoso. É um método largamente empregado, por ser de fácil execução e necessitar pequena dose anestésica.

Técnica

Posição do Paciente. A punção pode ser realizada, estando o enfermo sentado ou deitado. No primeiro caso o paciente senta-se na mesa cirúrgica, corpo pescoço fletido, os cotovelos sobre os joelhos e os pés apoiados num banco (Fig. 4.2). No decúbito lateral a cabeça se mantém apoiada num travesseiro, toda a coluna fletida sem torção, e os membros inferiores também fletidos ao máximo, como se o paciente tentasse chegar os joelhos ao mento. O ombro e a espinha ilíaca situam-se na mesma linha.

A posição sentada facilita a punção, mas é desconfortável ao paciente e, com frequência, o predispõe à lipotimia,

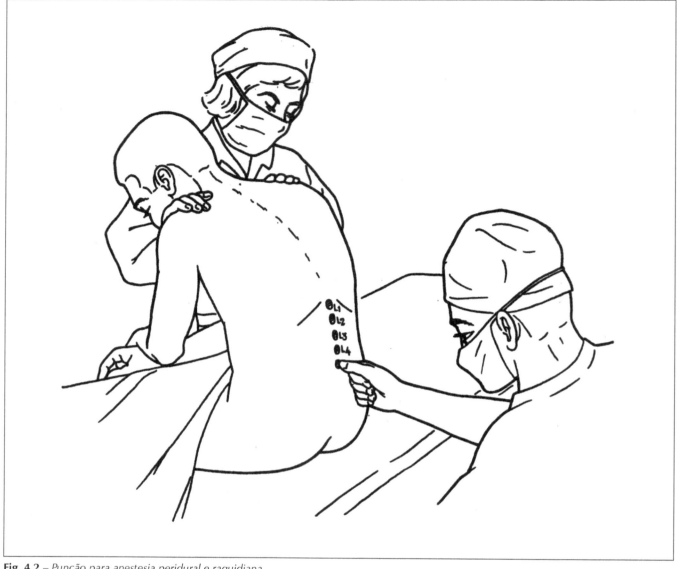

Fig. 4.2 – *Punção para anestesia peridural e raquidiana.*

ocasionada pela emoção ou pela medicação pré-anestésica. No decúbito lateral a punção torna-se mais difícil, porém é mais confortável ao paciente, que pode receber medicação pré-anestésica mais potente ou, mesmo, anestesia geral superficial.

Punção. Uma agulha de raquianestesia é introduzida perpendicularmente ou ligeiramente inclinada, acompanhando a direção das apófises espinhosas, num ponto médio entre duas apófises lombares. Em seu percurso ela atravessa a pele, o tecido celular subcutâneo, o ligamento supraespinhoso, o ligamento interespinhoso, o ligamento amarelo e a dura-máter. Neste momento percebe-se a perfuração de um tecido resistente, e a retirada do mandril revela o escoamento do liquor, que comprova ter a agulha penetrado no espaço subaracnóideo (Fig. 4.3).

Anestésicos. Quanto à densidade relativa, as soluções anestésicas, destinadas à anestesia raquídia, são classicamente classificadas em hiperbaras (mais densas do que o líquido cefalorraquidiano), isobaras (com a mesma densidade) e hipobaras (menos densas do que o liquor). Praticamente todas as anestesias raquídias são, hoje, praticadas com soluções hiperbaras, de manuseio mais fácil.

A densidade do LCR varia de 1.003 a 1.009, média 1.006. Devido a esta variação individual, a diferença entre a densidade da solução anestésica e a do LCR deve ser grande, para evitar que uma solução tida como hiperbara seja hipobara para um determinado paciente.

Procaína (Novocaína). Usa-se a solução a 5%, cuja densidade é 1.015/16. A dose média é de 50 a 150mg e a dose máxima, 200mg. Para todos os anestésicos, a dose é proporcional ao comprimento da coluna e deve ser reduzida de 30% nas parturientes. A duração da analgesia é de 60 minutos.

Lidocaína (Xilocaína). Destinada à raquianestesia, é fornecida em solução a 5% com glicose a 7,5%. Cada ampola de 2ml contém 100mg da droga, portanto 50mg por ml. Apresenta a densidade de 1.030/35. A dose média é de 50 a 150mg e a máxima, 200mg. A duração da analgesia varia de 60 a 90 minutos.

Tetracaína (Pontocaína). Anestésico potente, proporciona bloqueio nervoso intenso e duradouro, aproxima-

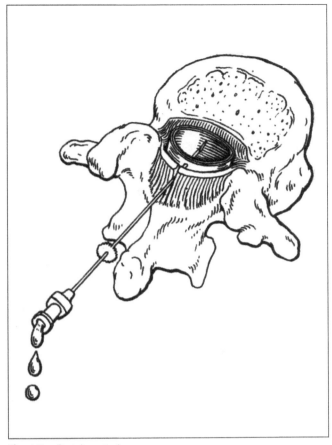

Fig. 4.3 – *Raquianestesia.*

damente duas horas e 30 minutos, com tempo de latência também longo, cinco a 10 minutos. Como a droga perde a potência com o tempo, é preferível preparar a solução no momento do uso, dissolvendo 10mg de seus cristais em 1ml de solução fisiológica de cloreto de sódio e acrescentando 2ml da solução de glicose a 10%, para torná-la hiperbara. Se for utilizada a solução comercial a 1% mistura-se 1 ml desta solução com I ml de glicose a 10%, cujo resultado final é uma solução hiperbara com 10mg de tetracaína.

A adição de 0,1 a 0,2ml de adrenalina a 1:1-000 a qualquer das soluções descritas prolonga o tempo de anestesia aproximadamente 40%.

Dispersão do Anestésico no LCR

A diferença entre a densidade da solução anestésica e a do liquor é o fator mais importante no deslocamento do anestésico no espaço subaracnóideo. Dentro da técnica correta, outros fatores como a difusibilidade, a velocidade da injeção e a altura da punção exercem ação secundária. Quanto ao volume, só adquire importância se for excessivo, como acontece na perfuração inadvertida da dura-máter durante a realização da anestesia peridural. A consequência é uma raquianestesia total. A pressão do liquor não influi na progressão do anestésico no espaço subaracnóideo. Os bloqueios raquídicos exagerados, que ocorrem na parturiente, provêm da diminuição do espaço subaracnóideo, ocasionada pela hipertensão e dilatação do plexo venoso vertebral, quando o útero comprime a veia cava. Mulheres no período final da gravidez, que não estão em trabalho de parto, também e tão sujeitas a bloqueios muito altos.

Tendo em vista que a solução anestésica é mais densa do que o líquido cefaiorraquidiano, terminada a injeção no espaço subaracnóideo, posiciona-se o paciente em decúbito dorsal com proclive e pesquisa-se, com o auxílio de uma pinça ou agulha, a instalação e a progressão da analgesia.

Quando ela atinge o limite compatível com a operação cirúrgica, reverte-se a posição da mesa de aclive, a fim de interromper a progressão do anestésico no liquor e evitar a paralisia dos nervos intercostais e, mesmo, dos frênicos.

Decorridos cinco a 10 minutos, o paciente poderá ser colocado em qualquer posição, porque o anestésico estará fixado no tecido nervoso, sem possibilidade de estender a área de bloqueio.

Enquanto se pesquisa a ascensão da analgesia, vigia-se o doente no que se refere à respiração e à pressão arterial.

Quando se deseja a analgesia exclusiva do períneo, procede-se à punção raquidiana no enfermo sentado, injetando lentamente 1/3 da dose habitual e mantendo-o nesta posição cerca de cinco minutos. Esta é a comumente chamada "raqui em sela."

A indicação da altura da anestesia obedece à distribuição metamérica dos nervos espinhais: LI (púbis), TI2 (espinhais ilíacas), T10 (cicatriz umbilical), T6 (apêndice xifoide), T4 (mamilos).

Efeitos da Raquianestesia

Os efeitos da anestesia raquídia são originados do bloqueio da condução nervosa no espaço subaracnóideo. A ordem do bloqueio é determinada pelo diâmetro da fibra. Inicialmente são atacadas as fibras autonômicas, que possuem menor calibre e, portanto, maior superfície por unidade de volume. A seguir, em ordem crescente de diâmetro, são anestesiadas as fibras condutoras das sensações de temperatura, dor e tato. Finalmente, são comprometidas as motoras e as mais calibrosas, as proprioceptivas.

Bloqueio Autonômico. Pela repercussão na hemodinâmica, reveste-se de grande importância prática a supressão do influxo simpático, que corre por fibras que emergem da coluna entre T2 e LI-L2. O bloqueio pré-ganglionar das fibras constritoras produz dilatação arteriolar, venular e capilar, em grau diverso, qualitativa e quantitativamente nas diferentes regiões do organismo. Como resultado desta vasodilatação, o sangue se acumula na periferia e diminui o retorno venoso à aurícula direita, cuja pressão cai. Consequentemente sucedem-se vários fenômenos como redução dos batimentos e do rendimento cardíaco, do trabalho e do consumo de oxigênio do miocárdio.

A diminuição da resistência periférica, do débito e das pulsações cardíacas faz cair a pressão arterial, proporcionalmente à extensão do bloqueio. As regiões não comprometidas pela interrupção do tônus simpático podem exibir vasoconstrição vicariante reflexa, via pressorreceptores, na tentativa de contrabalançar a queda da pressão arterial.

A estagnação do sangue na periferia aumenta a diferença arteriovenosa de oxigênio, e a dilatação capilar, decorrente do relaxamento da musculatura das metartériolas e dos esfíncteres pré-capilares, eleva a temperatura cutânea.

Quando o bloqueio raquídio alcança T2 e paralisa os nervos cardioaceleradores, o predomínio vagal implica bradicardia acentuada que, às vezes, exige a administração endovenosa de atropina.

Durante a raquianestesia a circulação coronariana encontra-se reduzida, porém a redução do trabalho do miocárdio é ainda maior, o que lhe garante um suprimento suficiente de oxigênio.

Tratamento da Hipotensão Arterial. O restabelecimento da pressão arterial consiste em colocar o doente em proclive, para facilitar o retorno venoso e melhorar o rendimento cardíaco; administrar volume líquido endovenosamente e drogas adrenérgicas para diminuir o leito vascular, ampliado pela vasodilatação do bloqueio do sistema nervoso simpático.

As substâncias simpatomiméticas indicadas são a efedrina (25-50mg), o Veritol (100-20mg) e o Araminol (5-10mg) pela via intramuscular.

Havendo contraindicação das substâncias adrenérgicas, como ocorre nas parturientes, opta-se pela injeção venosa rápida de 1.000 a 1.500 ml de solução glicofisiológica ou Ringer-lactato com 5% de glicose. Se a hidratação rápida não surtir o efeito desejado, lança-se mão da efedrina, que é o simpatomimético que menos interfere na circulação placentária.

Bloqueio Sensitivo e Motor. Na raquianestesia, com variações individuais, o desaparecimento da sensibilidade obedece a uma sequência determinada. Inicialmente desaparece a sensação de frio e calor, seguindo-se o desaparecimento das sensações de dor, tato e pressão profunda.

A paralisia das fibras motoras facilita a operação cirúrgica, porque produz o relaxamento muscular.

Aparelho Respiratório. À medida que o bloqueio raquídio sobe, são paralisados os músculos intercostais, o que não implica hipoventilação, porque o diafragma amplia compensatoriamente as suas excursões. Se o bloqueio atingir 3, serão também paralisados os nervos frênicos, sobrevindo parada respiratória. A penetração do anestésico no 4º ventrículo, em concentração suficiente para deprimir os centros respiratórios, é uma probabilidade remota e, talvez, inexistente.

Frequentemente, a apneia é originada da isquemia bulbar decorrente da redução drástica do débito cardíaco, acompanhado de hipotensão arterial. O tratamento consiste em oxigenar o paciente e colocá-lo em proclive para aumentar o retorno venoso e melhorar o débito cardíaco. Além disso, eleva-se a pressão arterial com aminas simpatomiméticas e injeção venosa de líquidos. Os movimentos respiratórios se reiniciam logo que melhoram as condições do paciente. Quando a apneia provém da paralisia dos nervos intercostais e dos frênicos, a respiração normaliza-se somente depois do desaparecimento do bloqueio nervoso.

Aparelho Gastrintestinal. As náuseas e os vômitos, que surgem frequentemente durante intervenções sob raquianestesia, correm por conta do estímulo vagal provocado, pela tração das vísceras.

Durante o bloqueio raquídio, em decorrência da paralisia do sistema nervoso simpático, o predomínio vagal no intestino delgado, cólon ascendente e transverso provoca aumento da força propulsora dos movimentos peristálticos, sem aumento da frequência das ondas. No cólon descendente, sigmoide e reto ocorre relaxamento paralítico, porque o parassimpático sacral e o simpático se encontram paralisados.

Aparelho Urinário. A diminuição da diurese, que se verifica durante a raquianestesia, é uma consequência da hipotensão arterial e não do bloqueio simpático. Nos ureteres há reforço do peristaltismo e dilatação dos meatos urinários, situação propícia para a eliminação de cálculos.

Outras Ações. A raquianestesia pouco influi na liberação dos 17-hidroxicorticosteróides, provocada pela agressão cirúrgica.

Ao contrário da anestesia geral, especialmente quando realizada com éter, a raquianestesia não desencadeia eosinopenia nem hiperglicemia.

Complicações da Raquianestesia

Dores lombares pós-operatórias podem provir tanto do traumatismo do periósteo e dos ligamentos, em punções difíceis, como também do relaxamento muscular com estiramento ligamentar, proveniente do decúbito dorsal prolongado.

Cefaleia. Classicamente são descritos dois tipos de cefaleia pós-raquianestesia: por hipotensão liquórica e por hipertensão liquórica muito rara.

No primeiro caso, o orifício deixado na dura-máter pela agulha de punção, particularmente a de grosso calibre, permite o escoamento do LCR para o espaço peridural, o que é facilitado pela pressão negativa deste espaço. A queda acentuada da pressão liquórica desloca o encéfalo caudalmente e estira formações sensíveis como seios venosos, vasos durais e encefálicos, do que resulta a cefaleia.

A dor apresenta características especiais. É fraca ou ausente no indivíduo deitado, agravando-se ao levantar a cabeça e na posição ereta. Localiza-se, mais frequentemente, n'as regiões occipital, frontal e orbital, podendo manifestar-se em qualquer parte do crânio. Quando principia na região occipital, costuma irradiar-se para a nuca e ombros, podendo acompanhar-se de rigidez da nuca. É rara ou, mesmo, falta nas pessoas idosas.

Prevenção e Tratamento da Cefaleia. A medida mais importante para prevenir a cefaleia pós-raquianestesia é puncionar com agulha fina, a fim de produzir o menor orifício possível na dura-máter. Assim se limita a passagem do LCR para o espaço peridural, diminuindo a possibilidade do desenvolvimento da hipotensão liquórica, causa fundamental da cefaleia. No período pós-operatório pode-se, ainda, recomendar ao doente a manutenção do decúbito horizontal sem travesseiro durante 24 horas, evitando flexionar a coluna e levantar a cabeça, a fim de prevenir a ampliação do orifício dural e o aumento da pressão negativa no espaço peridural.

Uma vez instalada a cefaleia, o tratamento depende de sua intensidade e resistência. As dores leves cedem com repouso e doses habituais de analgésicos comuns como a aspirina, a novalgina, o piramido e o propoxifeno.

Nas cefaleias rebeldes têm sido tentadas inúmeras substâncias, o que demonstra a dificuldade do tratamento. Quando as medidas gerais e o tratamento medicamentoso falham, conseguem-se ótimos resultados injetando de 20 a 40ml, de solução fisiológica de cloreto de sódio no espaço peridural, operação que pode ser repetida depois de 24 horas. Havendo necessidade de tratamento prolongado, volumes maiores são injetados por um cateter peridural, em doses ti-acionadas ou gota a gota.

Pode-se, também, introduzir uma agulha no espaço peridural através do mesmo ponto interespinhoso empregado para raquianestesia, e injetar 2 a 8ml de sangue do próprio paciente, com a finalidade de desenvolver um coágulo que oblitere o orifício dural e detenha a saída do LCR.

A cefaleia por hipertensão liquórica origina-se do aumento da produção do liquor ou da deficiência da sua absorção. Pode ocorrer quando há infecção ou irritação das meninges. A dor localiza-se preferentemente na fronte, mas pode abranger todo o crânio e não se modifica com a movimentação da cabeça. Trata-se com analgésicos e solução glicosada hipertônica ou manitol na veia, para reduzir a produção do liquor.

Síndrome da Cauda Equina. A sintomatologia subordina-se ao comprometimento das raízes nervosas e pode incluir: paresias, paralisia, distúrbios esfinctéricos e paraplegia.

As lesões têm sido atribuídas a soluções muito concentradas (procaína a 8%), à natureza do anestésico (Stovaína), a substâncias neurolíticas (álcool, antissépticos) empregadas na esterilização das ampolas de anestésicos e detergentes utilizados na lavagem do material.

A manutenção das ampolas de anestésicos mergulhadas em álcool ou outros antissépticos tem causado inúmeras lesões da cauda equina, porque trincas, às vezes, invisíveis, permitem a penetração do neurolítico.

Traumatismos das Raízes e da Medula. A penetração da agulha numa raiz nervosa provoca uma sensação penosa de choque, com irradiação aos membros inferiores. Se o anestésico for injetado no seu interior, podem sobrevir paresias, parestesias e paralisias. Gravíssima, porém muito rara, é a perfuração da medula, notadamente se acompanhada da injeção do anestésico. No momento do acidente pode acontecer colapso circulatório, inconsciência e morte. Se o paciente sobreviver, restará uma mielite transversa.

Aracnoidite Adesiva. A contaminação das soluções anestésicas por antissépticos ou detergentes tem sido responsabilizada pelo desenvolvimento da aracnoidite adesiva.

A evolução das lesões é lenta e principia por congestão, seguida de espessamento da aracnoide, com formação posterior de aderências, cuja retração compromete a função das raízes, o fluxo do LCR e o suprimento de sangue à medula.

Meningites. Podem ser sépticas ou assépticas. A causa das meningites sépticas é a contaminação do liquor por germens patogênicos.

Quanto à sintomatologia das meningites sépticas, além da cefaleia e da rigidez da nuca, podem surgir confusão mental, afasia, hemiplegia e paralisia dos nervos cranianos. Podem deixar sequelas como a síndrome de cauda equina, cegueira, hidrocefalia, aracnoidite, paralisias etc. A cultura do LCR fornece o diagnóstico e a orientação do tratamento.

As meningites assépticas dão sintomas de irritação meníngea e, geralmente, cedem dentro de uma semana, podendo evoluir para uma aracnoidite adesiva. Manifestam-se por cefaleia, rigidez de nuca, fotofobia etc. São assim chamadas porque as culturas do liquor têm sido negativas, fazendo supor que sejam de origem virótica ou química.

Paralisia do VI Par Craniano. Com exceção do I e do VII, todos os pares cranianos podem ser comprometidos pelo bloqueio raquídio, porém o VI é o mais vulnerável devido a seu longo percurso na base do crânio, que o predispõe ao estiramento, quando a hipotensão liquórica desloca o encéfalo.

Entre três e 10 dias após a raquianestesia o doente se queixa de visão turva e diplopia, geralmente precedida de cefaleia. Em 50% dos casos os sintomas desaparecem em 30 dias. Nos demais, a sintomatologia pode durar tempo indeterminado ou tornar-se permanente. Previne-se esta complicação, evitando a hipotensão liquórica. Se ela se instalar, o que se reconhece pela cefaleia, deve-se combatê-la precoce e eficazmente.

ANESTESIA PERIDURAL

Obtida pela introdução de um anestésico local no espaço peridural, possui a característica de distribuir-se metamericamente. Conforme a dose injetada·, o comprimento da coluna, a idade e as condições do enfermo, a anestesia pode abranger um número determinado de metâmeros.

Resumo Anatômico. O espaço peridural estende-se do forâmen occipital ao hiato sacro. A parede anterior é formada pelos corpos vertebrais e os discos intervertebrais, recobertos pelo ligamento longitudinal posterior. A parede póstero-lateral é constituída pelos arcos vertebrais unidos pelos ligamentos amarelos. As paredes anterior e póstero-lateral são rígidas, a parede medial (dura-máter) é elástica.

O espaço peridural possui orifícios (buracos de conjugação), por onde saem os troncos nervosos e se escoam os líquidos nele injetados. O conteúdo do espaço peridural é constituído de tecido conjuntivo", tecido gorduroso, vasos e nervos. A consistência destes elementos, aliada ao enchimento do leito venoso, estabelece a sua capacidade residual.

Pressão Negativa do Espaço Peridural. Desde sua descoberta por Janzen, em 1936, até hoje se discute a origem da pressão negativa encontrada no espaço peridural. Segundo os autores que a estudaram, vários são os mecanismos do fenômeno.

a) Durante a punção, a extremidade da agulha produz um abaulamento na dura-máter, criando uma zona de vácuo e, consequentemente, uma pressão negativa. Corrobora esta afirmação o fato de que agulhas de bisei arredondado originam pressões negativas mais nítidas.

b) A pressão negativa pleural se transmite ao espaço peridural.

c) A flexão da coluna alonga o espaço peridural e desenvolve uma pressão negativa, que também é verificada em cadáveres.

d) Segundo Bromage (1978) a pressão negativa pleural transmite-se ao espaço peridural através dos buracos de conjugação, o mesmo acontecendo com a pressão positiva abdominal. Assim, existiria uma diferença de pressão no espaço peridural ao longo da coluna vertebral, negativa na região torácica e positiva na região lombar. Como os elementos sólidos do espaço peridural dificultam o equilíbrio tensional entre estas duas regiões, estabelece-se uma zona de transição, que compreende dois ou três metâmeros. Quanto à pressão negativa encontrada na coluna lombar, tratar-se-ia de artefato, criado pelo abaulamento da dura-máter, provocado pela agulha.

Punção e Identificação do Espaço Peridural. Ao contrário da anestesia raquídia, que pode ser sempre efetuada através da coluna lombar porque o anestésico se desloca facilmente no liquor, os bloqueios peridurais altos exigem a punção da coluna torácica e mesmo da coluna cervical, porque os elementos sólidos do espaço peridural dificultam a progressão do anestésico.

Posicionado o paciente, sentado ou em decúbito lateral (V. raquianestesia), introduz-se uma agulha de Tuohy 17 ou 18 no centro do espaço interespinhoso, obedecendo à orientação das apófises espinhosas, horizontal na coluna cervical, ligeiramente inclinada na coluna lombar e mais inclinada na coluna torácica, até encontrar a resistência, pequena, do ligamento interespinhoso.

Retira-se o mandril da agulha e adapta-se uma seringa de 5cm^3 com solução anestésica, solução fisiológica de NaCl, água destilada ou ar. Com um movimento coordenado e lento, impele-se a agulha com os dedos da mão esquerda, enquanto com os dedos da mão direita procura-se injetar o conteúdo da seringa, comprimindo o êmbolo.

A medida que o bisel da agulha percorre o ligamento interespinhoso, conforme a sua resistência, consegue-se injetar um diminuto volume líquido ou gasoso. Porém quando a extremidade da agulha penetra no ligamento amarelo, o êmbolo da seringa pára apesar da pressão, porque a sua contextura não permite a injeção de líquidos e nem de ar. Prosseguindo lentamente a introdução da agulha, em dado momento a injeção se torna subitamente fácil, com um deslocamento brusco do êmbolo, indicando que foi atingido o espaço peridural (Fig. 4.4). Quando se emprega a água destilada, a sua penetração no espaço peridural provoca dor, provando que a punção foi correta.

Retira-se a seringa e verifica-se se não reflui liquor, isto é, se não foi perfurada a dura-máter. Em seguida, injetam-se 2ml de solução anestésica e aguardam-se alguns minutos, observando se há sinais de raquianestesia. Estabelecida a certeza de que o bisel da agulha se encontra no espaço peridural, procede-se à injeção lenta do anestésico.

Este método chamado da "perda da resistência" é o mais utilizado. O método do "sinal da gota" baseia-se na existência da pressão negativa no espaço peridural, e é mais empregado nas punções torácicas.

Introduzida a agulha até o ligamento interespinhoso e retirado o mandril, coloca-se uma gota pendente do próprio anestésico na embocadura da agulha. Continua-se a introdução lenta e firme da agulha, observando o comportamento da gota. No momento em que o bisei penetra no espaço peridural, ela é aspirada. Interrompe-se imediatamente o movimento da agulha e, depois da certeza de que dura-máter não foi perfurada, injeta-se lentamente o anestésico.

Qualquer que seja a técnica empregada, a introdução da solução anestésica deve ser fácil, correspondendo, mais ou menos, a uma injeção na veia.

Quando se necessita de uma analgesia duradoura, identifica-se o espaço peridural e introduz-se um cateter através da agulha de Tuohy, o qual é fixado no dorso do paciente, depois que a agulha é retirada.

Dispersão das Soluções Anestésicas no Espaço Peridural. Os líquidos, introduzidos no espaço peridural, deslocam-se tanto no sentido longitudinal como no transversal. Longitudinalmente predomina o deslocamento em direção cefálica, ocupando um número variado de metâmeros de acordo com o volume injetado e a capacidade do espaço peridural do indivíduo. Em sua progressão transversal os líquidos atravessam os buracos de conjugação, alojando-se nos espaços paravertebrais.

Dosagem. Para facilitar a escolha da dose do anestésico local e como orientação prática, pode-se fixar o volume da solução entre 15 e 30ml, variando apenas a concentração das seguintes substâncias: procaína (Novocaína) e lidocaína (Xilocaína) 1,5% a 2%, bupivacaína (Marcaína) 0,25% a 0,5%, etidocaína (Duranest) 0,5% a 1%.

O volume médio estabelecido pela prática é 20ml, o qual pode ser aumentado para 25 e 30ml nos indivíduos jovens de alta estatura, em bom estado.

Nas parturientes e nos indivíduos idosos, notadamente os arterioscleróticos, os anestésicos locais movimentam-se exageradamente no espaço peridural, ocasionando bloqueios muito extensos. Por conseguinte, o volume anestésico deve ser pequeno, não excedendo os 15ml. A analgesia para o parto possui uma dosagem especial.

Na anestesia peridural contínua, reservada a intervenções muito demoradas, começa-se com a dose habitual, que é diminuída nas injeções subsequentes. A solução simples de Xilocaína proporciona 60 minutos de anestesia, e a de Marcaína, aproximadamente três a quatro horas. A presença da adrenalina a 1:200.000 na solução anestésica pode prolongar este tempo em 40%.

Mecanismo de Ação. Durante muito tempo a anestesia peridural foi considerada uma verdadeira anestesia troncu-

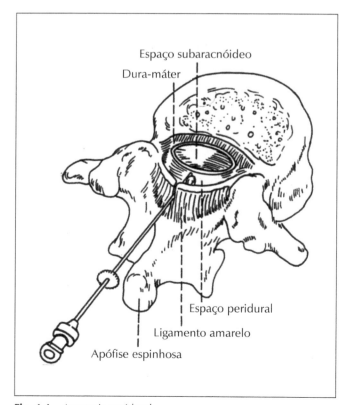

Fig. 4.4 – *Anestesia peridural.*

lar, porque se havia constatado radiologicamente que o lipiodol, injetado no espaço peridural, escapava pelos buracos de conjugação e acompanhava os troncos nervosos. Como a dura-máter era considerada impermeável, admitia-se que, ao deixar o espaço peridural, o anestésico penetrava nos troncos nervosos, depois de terminado o manguito dural.

Ao verificar-se que a dura-máter não é totalmente impermeável e que, no decorrer da anestesia peridural, o anestésico aparece no líquido cefalorraquidiano, suspeitou-se de que se tratasse de uma anestesia raquídia.

Segundo Bromage (1975) a anestesia peridural é uma associação de uma raquianestesia e de uma anestesia troncular, cujo mecanismo pode ser assim resumido: o anestésico que, a partir do espaço peridural, atravessa dos buracos de conjugação, penetra nos troncos nervosos e produz uma anestesia troncular. Parte deste anestésico dirige-se ao espaço subaracnóideo por via retrógrada, caminhando pelos espaços subperineurais. No espaço subaracnóideo o anestésico mistura-se com o liquor, banha as raízes nervosas e a medula, originando uma raquianestesia.

Efeitos da Anestesia Peridural

O bloqueio da anestesia peridural é o mesmo da anestesia raquídia, porém com diferenças quanto à sua extensão e intensidade. Como resultado sobrevêm os mesmos fenômenos, mas com características próprias. Além disso, a absorção do anestésico local, às vezes, empregado em doses altas, desenvolve ações gerais, o mesmo acontecendo com a adrenalina das soluções anestésicas.

Bloqueio do Sistema Nervoso Simpático. A interrupção do fluxo simpático ocasiona dilatação arteriolar com diminuição da resistência periférica. Diminui também a resistência pré-capilar e aumenta o fluxo capilar. As veias dilatam-se, ampliando sua capacidade e estagnando sangue na periferia, o que reduz o retorno venoso, o trabalho do miocárdio e os batimentos cardíacos.

O bloqueio peridural provoca hipotensão arterial com menos intensidade do que a raquianestesia, porque grande proporção de fibras simpáticas que escapam ao bloqueio determinam uma vasoconstrição vicariante. O tratamento da hipotensão arterial foi descrito na parte referente à raquianestesia.

Circulação Coronariana. O coração é o único órgão que supre suas próprias necessidades. O miocárdio normal tolera hipotensões sistólicas de 40-50mmHg, sem revelar sofrimento. No entanto, quando as artérias coronárias se encontram alteradas, ou o miocárdio está hipertrofiado, podem surgir sinais de isquemia com tensões sistólicas de 60-70mmHg.

A queda acentuada da pressão arterial e da frequência cardíaca exige tratamento imediato, porque o rendimento cardíaco e a perfusão coronariana diminuem, a ponto de manifestar-se isquemia miocárdica como risco de assistolia.

Perfusão do Neuroeixo. Para que o eixo cerebroespinhal seja bem oxigenado, a pressão arterial média deve ser superior a 50mmHg. Enfermos idosos, arterioscleróticos, com hipertensão arterial grave, podem apresentar estados confusionais após quedas moderadas da pressão. Entretanto, grandes hipotensões podem determinar lesões cerebrais isquêmicas.

Fígado. Pouco se sabe da influência da anestesia peridural sobre o fígado. A perfusão hepática diminui, quando a pressão sistólica é inferior a 60-70mmHg, o que torna a glândula túrgida e escura, recuperando-se com a normalização tensional.

Aparelho Urinário. A agressão cirúrgica acarreta retenção de sódio e de água. O bloqueio peridural não influi na retenção de água, mas previne a retenção do sódio, indicando que estes fenômenos obedecem a mecanismos diferentes.

O bloqueio dos nervos sacrais causa distensão e obstrução funcional da bexiga e, portanto, contribui para o seu enchimento exagerado em operações prolongadas.

Efeitos Metabólicos. O bloqueio peridural impede a elevação da glicemia, e a liberação da adrenalina e da noradrenalina provenientes da agressão cirúrgica.

Reações Térmicas. Os pacientes podem exibir tremores durante a injeção de soluções anestésicas frias no espaço peridural, as quais agiram em sensores térmicos. Os tremores, que surgem durante ou no fim das intervenções cirúrgicas, podem provir da perda calórica da vasodilatação na pele, ou da ferida cirúrgica. Podem originar-se, também, das transfusões de sangue e da injeção venosa de líquidos frios.

Respiração. O bloqueio peridural que inclui os nervos intercostais, não deprime a respiração, porque o comprometimento motor é incompleto e o diafragma compensa uma possível deficiência costal. Por isso, não se têm encontrado alterações do equilíbrio acidobásico durante a anestesia peridural.

Acidentes e Complicações

Perfuração da Dura-Máter. A complicação mais frequente na execução da anestesia peridural é a perfuração inadvertida da dura-máter pela agulha de punção. Se a penetração da agulha no espaço subaracnóideo não for percebida, e forem injetados os 20ml habituais da solução anestésica, ocorrerá uma raquianestesia total, com apneia, queda brusca da pressão arterial e, eventualmente, parada cardíaca. Este grave acidente deve ser combatido precoce e energicamente, efetuando respiração artificial com oxigênio a 100% e levantando a pressão arterial com drogas adrenérgicas (Araminol) até a normalização cardiorrespiratória.

Intoxicação Anestésica. A presença de grande massa do anestésico para corrente circulatória pode resultar da punção de um vaso sanguíneo ou da absorção, maciça do anestésico no espaço peridural. A consequência é o desencadeamento do quadro da intoxicação anestésica com convulsões e depressão cardiorrespiratória (V. toxicidade dos anestésicos locais).

Troca de Soluções. Várias substâncias, predominando o tionembutal, têm sido injetadas no espaço peridural por descuido. Este incidente tem sido mais frequente na anestesia peridural contínua, quando não se tem o cuidado de separar e marcar as seringas contendo diferentes drogas. Percebido o engano, lava-se o espaço peridural com soro fisiológico, injeta-se um corticoide para prevenir e tratar o edema e cuida-se dos sintomas gerais. No caso do tionembutal, a única consequência relatada tem sido a sonolência.

Complicações e Sequelas Neurológicas

As punções acima de L1 (limite da medula) devem ser realizadas com muito cuidado. A inclinação das apófises espinhosas, a pequena espessura do espaço peridural torácico e o longo curso da agulha oferecem dificuldades técnicas e predispõem a lesões medulares.

Na execução deste bloqueio pode desenvolver-se um hematoma no espaço peridural em pacientes que sofrem de alterações da coagulação do sangue, ou estão sob tratamento anticoagulante. Particular atenção deve ser dedicada ao método contínuo, devido à rotura de veias peridurais pela progressão do cateter.

O surgimento de dores lombares, paresias e paralisias em doentes sob a ação de drogas anticoagulantes, submetidos a uma anestesia peridural, exige a realização de uma mielografia. Confirmado o comprometimento medular, efetua-se uma laminectomia descompressiva precoce, a fim de prevenir lesão permanente.

A síndrome da artéria espinhal anterior, caracterizada, principalmente, por debilidade motora dos membros inferiores, origina-se da isquemia da medula, proveniente da concomitância da hipotensão arterial e hipertensão venosa, a qual danifica gravemente a circulação capilar.

ANESTESIA EPIDURAL SACRA (CAUDAL)

A anestesia peridural e a caudal são bloqueios extradurais, cuja diferença é a via de acesso. Enquanto a anestesia peridural pode ser obtida pela introdução do anestésico em qualquer segmento da coluna, a punção da anestesia epidural sacra é executada exclusivamente através do hiato sacro.

A anestesia caudal é mais frequente na criança, porque o osso sacro é menos curvo do que o do adulto, a palpação do hiato sacro é mais fácil e a solução anestésica se difunde livremente ao longo do canal sacro, do espaço peridural lombar e, mesmo, do torácico. Por conseguinte, a anestesia caudal infantil permite a realização de intervenções cirúrgicas nos membros inferiores e no abdome. Para a cirurgia abdominal do adulto seriam necessárias doses muito elevadas do anestésico e, mesmo assim, o relaxamento muscular seria insuficiente. Por esse motivo, a anestesia epidural sacra, no adulto, está quase restrita à cirurgia perineal.

Técnica. No canal sacro não se manifesta o sinal da gota, porque não há pressão negativa. A sua identificação também não depende do sinal da perda de resistência, basta apenas a sensação de ligamento perfurado, a progressão livre da agulha e a injeção fácil do anestésico.

Anestesia Caudal Infantil. Adormece-se a criança, administrando 5 a 8mg/kg de ketamina (Ketalar) pela via muscular ou uma dose endovenosa de um barbiturato (Tionembutal, Surital) que permita a punção. Em seguida ela é colocada em decúbito lateral com os membros inferiores fletidos, tendo-se o cuidado de manter as vias aéreas desobstruídas e boa ventilação pulmonar.

Após a antissepsia da pele da região sacra, com o dedo indicador da mão esquerda palpa-se uma depressão situada entre os cornos do sacro e o cóccix, a qual corresponde ao hiato sacro, recoberto pelo ligamento sacrococcígeo pos-

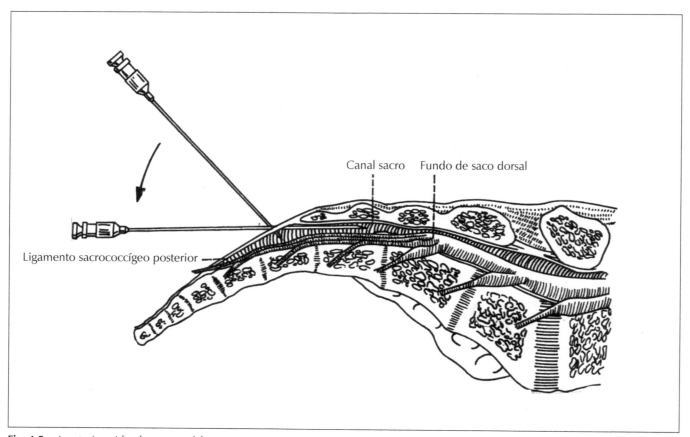

Fig. 4.5 – *Anestesia epidural sacra caudal.*

terior. Com uma agulha sete ou oito por 30 ou 40 de bisel curto, inclinada 45%, perfura-se a pele e o ligamento, aumenta-se a inclinação e continua-se a introduzi-la dois a cinco centímetros de acordo com a idade da criança. Antes de injetar a solução anestésica, aspira-se com êmbolo da seringa, para constatar se não foi penetrado o fundo de saco dural (escoamento de liquor) ou um vaso sanguíneo.

Anestesia Caudal no Adulto. O adulto pode ser sedado ou adormecido com um diazepínico (Dienpax, Rohypnol). A técnica é a mesma, porém a punção é mais difícil, e as falhas são mais frequentes. A agulha deve medir aproximadamente 10cm e possuir calibre suficiente para permitir a passagem de um cateter para a anestesia caudal contínua (Fig. 4.5).

Dosagem. No adulto, a anestesia epidural sacra visa apenas à anestesia do períneo. Geralmente injetam-se 15 a 20ml da solução de lidocaína (Xilocaína) a 2% ou bupivacaína (Marcaína) a 0,5%. A Marcaína produz analgesia residual prolongada, muito útil nas operações anais. Estas soluções podem conter adrenalina a 1:200.000.

A dosagem da anestesia caudal pediátrica torna-se difícil, porque procura a altura da analgesia em função da idade, do peso e do desenvolvimento físico da criança. A escolha da dose, baseada exclusivamente no peso corporal, pode conduzir à superdosagem nas crianças obesas.

Para orientar a dosagem da anestesia caudal pediátrica, há fórmulas e tabelas de grande utilidade prática.

Acidentes e Complicações. Durante a punção podem ocorrer a perfuração do fundo de saco dural e a injeção do anestésico no espaço subaracnóideo, desencadeando uma raquianestesia total (V. acidentes da anestesia peridural).

A hipotensão arterial é pouco frequente. As sequelas neurológicas são muito raras e se resumem a alterações passageiras da motricidade e da sensibilidade dos membros inferiores, podendo durar alguns meses.

BIBLIOGRAFIA

1. Bromage PR. Epidural Analgesia. Philadelphia, W. B. Saunders Company, 1978.
2. Catterall W A. Structure and function of voltage. Sensitive ion Channels. Science, 242, 50-61, 1988.
3. Cousins MJ and Bridenbaugh PO. ed. Neural Blockade in Clinical Anesthesia and Management of Pain. 2nd ed. J.B. Philadelphia, Lippincott Co., 1988.
4. Covino. BF e Vassalo HG. Local Anesthetics – Mechanisms of Action and Clinial Use. New York, Grune & Stratton, 1976.
5. Englesson S, Eriksson E, Wahlqvist S e Ortengren B. Differences in tolerance to intravenous Xylocaine and Citanest (L 67), a new local anesthetic. A double blind study in man. Wien, European Congress of Anesthesiology, 1962.
6. Eriksson, E. Illustrated Handbook in Local Anaesthesia. Chicago, Year Book Publishers – Inc., 1969.
7. Goodman Gilman A, Hall TW, Nies Alan S and Taylor P. ed. The Pharmacological Basis of Therapeutics. 8ª ed. Singapore, Mc Graw Hill Inc.,1992.
8. Lund· Pc. Principies and Practice of Spinal Anesthesia. Springfield, Charles C Thomas, Publisher, 1971.
9. Moore. DC. Regional Block, 3ª Ed., Springfield, Charles C Thomas, Publisher, 1961.
10. Reis Júnior A e Monteiro, DJ. Bloqueio dos plexos cervical e braquial e do gânglio estrelado. Anestesia regional inlravenosa. Rev. Bras. Anest. 31:133-146,1981.
11. Varella AL. Anestésicos locais e anestesias parciais, em Farmacodinâmica. Cobertt CE, Rio de Janeiro, 6ª Ed. Guanabara Koogan, 1982.
12. Varella AL. Anestesias espinhais. Rev. Bras. Anest. 31: 117-131, 1981.

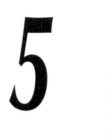

5 Técnica Asséptica – Antissepsia e Esterilização

Antonio Geraldo Freitas Neto

INTRODUÇÃO

Todo ato cirúrgico é uma agressão ao organismo, de intensidade variável de acordo com a extensão e gravidade da intervenção. Entretanto, pode-se de início inferir que os perigos variam extraordinariamente, com uma série interminável de circunstâncias – ligadas não apenas ao vulto e à gravidade da operação em si, mas também ao operando, com suas lesões e miopragias diversas, ao médico, com seu preparo técnico, sua responsabilidade e experiência, e ao próprio ambiente ou meio cirúrgico, com suas facilidades e deficiências de instalações e de equipamentos hospitalares.

De todas as variáveis, a mais constante e atualmente a mais temida é a infecção.

Russo e Mariani (1965) situam muito bem o problema: "O homem vive em ambiente onde pululam vegetais inferiores, com a grande maioria das quais mantém relações do tipo simbiótico ou saprofítico." É o que ocorre com as floras normais do corpo. A boca, a faringe, o intestino, a pele e os órgãos geniturinários externos, quando hígidos, apresentam floras mais ou menos constantes, o que evidencia o estado de equilíbrio entre o ser superior e esses microrganismos. As modificações destas floras constituem causas ou são consequências de alterações dos órgãos onde se assestam.

Quando são causas de alterações patológicas dos órgãos onde se localizam, a associação destes microrganismos com homem deixa de ser saprofítica ou simbiótica, para ser, sob aspecto conceitual, do tipo parasitário. A instabilidade do equilíbrio entre estes indivíduos é de tal monta que a simples mudança de sua localização é, às vezes, suficiente para alterar o tipo de interdependência. É o que ocorre com a *E. coli,* componente da flora normal do intestino que, se localizada no aparelho urinário, pode tornar-se maléfica.

É a este tipo de associação entre o homem e um microrganismo vegetal inferior (bactéria, cogumelo ou vírus), no qual o homem é o hospedeiro, que se dá o nome de infecção. Essa capacidade do microrganismo de produzir malefícios ao homem se denomina patogenicidade. Será patogênico, pois, aquele microrganismo que, por sua natureza, localização ou outra condição, puder no momento em questão, determinar lesões no organismo humano.

A infecção pode se instalar no indivíduo, seja por fontes de contaminação extrínseca ou intrínseca.

Vejamos inicialmente a contaminação extrínseca, ou seja, aquela que provém de fontes externas de contaminação. Embora os especialistas não concordem quanto à via de contaminação mais impollante, ou o principal reservatório de germens, todos estão de acordo que as infecções hospitalares aumentam cada vez mais. Alguns relatórios chegam a atribuir-lhes um acréscimo de 7,3 dias à duração da permanência média dos pacientes no hospital. Outros consideram a contaminação extrínseca responsável pelo menos por 25% das infecções ali adquiridas.

Os germens das fontes de contaminação poderão infectar a ferida operatória, quer por via direta, quer por via indireta.

A *via direta de contaminação* inclui a disseminação por portadores de processos patológicos ativos, através de contato direto com o receptor, transmitindo microrganismo a partir da face, pele, vias respiratórias, intestinais, genitais, ou através de qualquer outra lesão em atividade, como um furúnculo, uma ferida contaminada etc.

A *via indireta de contaminação* implica trajeto tríplice: parte do portador ou da lesão ativa, e através de um terceiro elemento, transmite-se ao receptor. O veículo pode ser o ar, poeira, roupas, utensílios, insetos etc.

Destes dois conceitos podem-se, desde já, estabelecer dois princípios: o da *assepsia* e o da *antissepsia*. Assepsia é a manobra realizada com o intuito de manter o doente e o ambiente cirúrgico livres de germens. A *antissepsia* é a destruição dos germens.

ASSEPSIA

Deve-se, o quanto possível, manter livre de germens o doente, a equipe cirúrgica e o ambiente.

CUIDADOS PARA COM O DOENTE

Muitos são os fatores ligados ao doente que influem na maior ou menor possibilidade de contaminação. Assim, por exemplo, a idade tem sido considerada predisponente, acentuando aquela possibilidade tanto na velhice, como na infância.

Alterações metabólicas e de nutrição, como a diabete, obesidade, subnutrição e tratamentos prolongados com esteroides contribuem para o maior índice de infecções pré- e pós-operatórias.

Vários outros fatores, no entanto, influem na acidental ou incidental contaminação: a duração da hospitalização, o tempo de cirurgia, contaminação ambiental, uso de drenos ou sondas, tamanho da incisão etc.

O doente precisa ainda receber vários cuidados por parte dos responsáveis pela assistência prestada. Muitas dessas medidas vinculam-se ao preparo externo do paciente e, apesar de aparentemente só se orientarem ao local da futura ferida operatória, acabam por abrangê-lo de forma total, estendendo-se, inclusive, às roupas pessoais e de cama.

O preparo do doente deve ser iniciado de véspera: banho geral, lavagem da cabeça, axilas e genitais, pois são, além do trato respiratório, os maiores fatores de contaminação. Troca-se a roupa pessoal e evidentemente a de cama. O banho no dia da cirurgia tem sido contraindicado por aumentar a difusão de germens. Explica-se: com o uso de detergentes, a gordura geralmente existente na pele é removida e há descamação acentuada, veiculando maior quantidade de germens. Apesar de tudo, ainda há cirurgiões que indicam o banho no dia da operação. Constatações interessantes foram feitas com doentes de ambulatório: a disseminação de germens foi muito menor nos trajes de rua que após o banho e a colocação de um avental limpo. O uso de avental descartável de papel sobre a roupa de uso normal foi o processo que mais diminuiu a dispersão das bactérias.

A *tricotomia,* ou seja, a raspagem dos pelos, deve ser sempre feita no dia a intervenção e, segundo alguns autores, no próprio centro cirúrgico. Alguns hospitais, como o Royal Alexander Hospital, do Canadá, possuem sala de tricotomia anexa à sala operatória. Em nosso meio, principalmente no serviço de Neurocirurgia ou Traumatologia, a tricotomia é feita na própria sala de cirurgia. A tricotomia de véspera pode provocar foliculite ou mesmo infecção de pequenos cortes acidentalmente ocorridos, uma vez que a pele normalmente possui flora bacteriana fixa e transitória, às vezes, de difícil controle (cf. lavagem das mãos).

Cuidado especial deve ser dispensado à limpeza e à esterilização do aparelho de tricotomia (navalhas, giletes etc.). Em alguns centros estão sendo usados depilatórios químicos, como possível meio de serem evitados cortes ou arranhões durante a tricotomia.

É recomendável, ainda, que o doente seja introduzido na sala cirúrgica sem os lençóis e cobertores com que saiu da enfermaria ou do quarto, pois estes geralmente são fontes importantes de contaminação (cf. roupas).

A antissepsia do campo operatório é processo inerente à própria Técnica Cirúrgica: apesar de não haver consenso geral, o melhor procedimento é lavar-se cuidadosamente (10 minutos) o local a ser operado com sabão detergente antisséptico com formulações à base de hexaclorofeno. Segue-se a antissepsia com álcool, mertiolate ou similar. Bom antisséptico é a solução de álcool iodado, porém com possibilidade para desencadear processos alérgicos na pele.

Cuidados Referentes à Equipe Cirúrgica

A equipe cirúrgica, constituída pelo cirurgião, seus auxiliares, anestesista e enfermeiras, precisa se adaptar a regime de absoluta assepsia, pois representa papel ímpar na gênese das infecções adquiridas. A relação direta entre pessoal e infecção tem sido abundantemente relatada, quer de portadores aumentando a taxa de incidência, como de pessoal com lesões ativas provocando eclosão de epidemias. E exemplo bem ilustrativo o caso de um cirurgião portador nasal de *Staphylococcus aureus* que, transferindo-se de um hospital para outro, fez baixar no primeiro e aumentar no segundo a incidência de infecção pós-operatória.

Encontram-se incidências variáveis de *S. aureus,* coagulases positivas, entre o pessoal de centros cirúrgicos. O controle destes portadores deve sempre ser feito, por difícil que possa parecer, principalmente com referência a trato respiratório, pele e períneo. Deve ser sempre vedada a entrada ou permanência nos centros cirúrgicos de pessoas com lesões abertas e em atividade: médicos, enfermeiras, estudantes, serventes etc.

Preparo da Equipe

Banho: o paciente deve banhar-se na noite anterior à operação com sabão antisséptico, a não ser que seja aplicado após o banho, na pele, creme à base de lanolina ou similar. Isto porque o indivíduo passa a ser "disseminador de germens". A propagação dos germens é maior no período de 30 a 90 minutos após o banho e começa a diminuir, normalizando-se após duas horas.

Roupas: as roupas rotineiras devem ser trocadas antes de se adentrar ao centro cirúrgico. Isto se torna mais importante, ainda, quando o cirurgião ou seus auxiliares trabalham em enfermarias ou laboratórios com elevado grau de contaminação. Colocam-se a calça e blusa esterilizadas, após a retirada de toda a roupa anteriormente usada.

Gorros e toucas: devem cobrir todo o cabelo, impedindo que este seja fonte de contaminação. Devem ser de tecido compacto e de tamanho suficiente para cobrir totalmente a área pilosa da cabeça.

Máscaras: o uso de máscaras generalizou-se logo após sua instituição por Von Mikulicz-Radecki, em 1896. Já anteriormente havia sido reconhecido que o problema não é o do microrganismo que possa ser expirado, mas a projeção de gotículas de saliva ou muco, expelidos durante a respiração forçada, fala, espirros ou tosse durante o ato cirúrgico.

A máscara deve abranger boca e nariz. Pequena alça metálica maleável na parte média de sua borda superior impede embaçamento dos óculos.

Alguns preceitos merecem ser obedecidos para tornar-se realmente eficaz o uso de máscara:

a – a máscara deve ser repetidamente trocada durante as operações duradouras, uma vez que sua eficiência decresce após ser usada por alguns minutos.

b – coloque a máscara junto à face, de modo a melhor filtrar o ar eliminado.

c – evite a expiração forçada – tosse, espirro... –, assim como a fala para aumentar sua segurança.

Devido à relativa ineficácia das máscaras, pessoas com infecções das vias respiratórias superiores não devem entrar em sala operatória. O fato de indivíduos com culturas positivas de secreção nasal expelirem milhares de *Streptococcus hemoliticus* a mais que indivíduos com culturas negativas justifica a conduta de manter os "resfriados" fora da sala cirúrgica.

O tipo mais conveniente de máscaras tem sido intensamente procurado. As impermeáveis são desaconselhadas, pois o ar expirado é refletido para suas bordas, deixando de ser filtrado. As máscaras com dupla gaze de algodão com 12 tramas por cm², em seis ou oito camadas, têm-se demonstrado satisfatórias. Seis camadas dão eficiência de 90%.

A constituída por dois pedaços de musselina, com flanela em seu interior, reduziu de 15 mil para 19 o número de bactérias por pé cúbico. Máscaras descartáveis de polipropileno, raiom ou poliéster, mostraram eficiência acima de 97,3%.

Nunca sair da sala de operação com a máscara, aguardando nova cirurgia ou para adentrar na unidade de tratamento intensivo. Ela deve ser descartada depois de usada.

Mãos: a importância da assepsia das mãos vem se consolidando desde 1891, quando Schimmelbusch traçou as normas técnicas para o preparo das mãos para a cirurgia.

Price, que foi um dos grandes estudiosos do assunto, classificou a flora da pele em permanente e transitória.

A transitória compõe-se de variedades sem limites, localizando-se nas regiões mais expostas, uma vez que as bactérias ficam agregadas a partículas de poeira que se aderem à gordura da pele. São removidas com certa facilidade, pela simples lavagem com água e sabão, ou mesmo pelo atrito da roupa (Fig. 5.1).

A permanente é de mais difícil remoção, e, em número e qualidade mais ou menos constantes. Sua redução por qualquer meio de antissepsia é transitória, logo se restabelecendo a seu nível anterior (Fig. 5.2). A contaminação frequente pode alterar o tipo de flora, razão pela qual a equipe cirúrgica deve abster-se de contaminações reiteradas e maciças.

A técnica de lavagem das mãos e o uso de antissépticos pouco mudaram desde Schimmelbusch. Ele mostrou a possibilidade de as escovas veicularem infecções das mãos de um para outro cirurgião, tendo recomendado sua fervura após cada uso. Ainda hoje as escovas recebem tratamento adequado para não se constituírem em um instrumento de contaminação. Devem ter cerdas macias para não irritar a pele, mas suficientemente eficientes para eliminar a flora ocasional e parte da permanente.

Price faz as seguintes recomendações:

1) Antes de iniciar a lavagem das mãos, cortar, se necessário, as unhas e limpá-las. Escovar rigorosamente pelo menos por sete minutos, controlados em relógio, com antisséptico e água quente corrente (Fig. 5.3). Todas as partes das mãos e antebraços devem ser lavadas e escovadas (Fig. 5.4). Retirar a espuma várias vezes e substituí-la por novas camadas durante a lavagem.

2) Terminada a lavagem, deve-se enxugar as mãos com toalha esterilizada, a fim de serem removidos a água e vestígios de sabão residual, sob pena de enfraquecer a solução antisséptica.

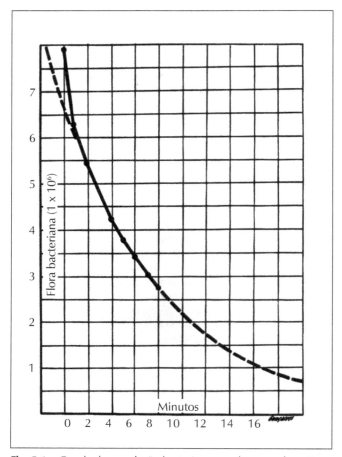

Fig. 5.1 – *Queda da população bacteriana com lavagem das mãos.*

3) Imergir as mãos e antebraços em recipiente ,com álcool a 95% para completar a remoção da água da pele.

4) Imergir as mãos e antebraços em álcool a 70% durante três minutos.

5) Enxugar com toalha esterilizada, colocar avental e luvas.

Aventais: em 1882, Neuber propôs o Uso de aventais cirúrgicos em substituição às tradicionais casacas e sobrecasacas. Os aventais, quando confeccionados em tecido de malha frouxa, como os usuais, são ineficazes para impedir a contaminação. Vários estudos já evidenciaram disseminação, pela parte da frente dos aventais, variável em relação ao tempo de uso. Utilizando-se pó fluorescente (Zinco-8-hidroxiquinoleína) pode-se demonstrar a passagem de poeira da camiseta do cirurgião para o meio-ambiente, mesmo quando o avental está seco. Os pontos vulneráveis de um avental estão nas regiões das golas, mangas, acima das luvas e por sua abertura interior. A abertura inferior das calças também contribui acentuadamente para a dispersão de bactérias. Estas devem ser amarradas ou introduzidas para dentro das botas, pois a disseminação de bactérias ocorre como resultado da fricção entre áreas de grande contaminação, sendo que muitas bactérias são eliminadas pelo movimento dos membros inferiores.

Ultimamente, têm sido utilizados aventais de algodão com tramas densas e fibras longas, alguns impermeáveis à água, mas não ao vapor. Em alguns modelos, as calças constituem peça única com as sapatilhas. São recomendáveis

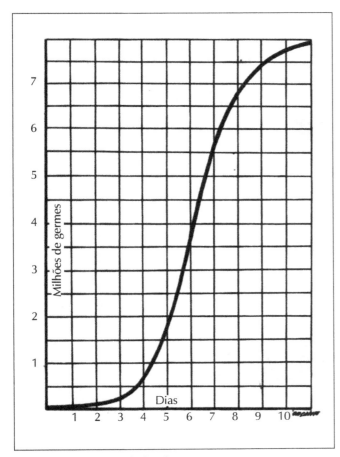

Fig. 5.2 – *Recuperação da flora bacteriana.*

Anti-Sepsia e Esterilização

Do ponto de vista histórico, a desinfecção da pele sempre foi matéria controvertida e assim permanece até hoje. Prince situa bem a questão: "Estas divergências surgem pelo fato de que muitos estudiosos do problema se preocupam excessivamente com o número de microrganismos que podem ser retirados da pele sem perceber que o número e a natureza dos que ficam são bem mais importantes. Acresce que os agentes bacterianos têm ações diferentes *in vitro* e *in vivo*. Atualmente se reconhece que a ação e o valor desses agentes na pele ou em feridas só podem ser corretamente avaliados quando as substâncias são testadas na prática cirúrgica, pois os resultados laboratoriais podem ser altamente eficazes e o resultado clínico um fracasso."

Do ponto de vista de técnica cirúrgica existe um óbice: a dificuldade de se esterilizar a pele sem destruí-la; a equipe cirúrgica opera com as mãos não inteiramente estéreis e faz a incisão sobre a pele que não está isenta de germens. Apesar de tudo, faz-se da melhor forma possível.

Antissépticos Líquidos

1) Sabões. Geralmente são sais de sódio ou de potássio de ácidos graxos de cadeia longa. Apresenta atividade bacteriana e bacteriostática especialmente contra bactérias Gram-positivas e bacilos álcool-ácidos resistentes. Praticamente não atuam sobre as Gram-negativas. Recentemente a investigação dos compostos antibacterianos com "atividade de superfície" *(Surface Activity)* recebeu muito ímpeto com o aparecimento dos chamados detergentes sintéticos; estes compostos tendem a se acumular orientados numa interface aquosa, porque na sua estrutura apresentam uma parte hidrofóbica e uma parte hidrofílica. A parte hidrofóbica da molécula é, praticamente, formada por hidrocarbonetos. A parte hidrofílica pode ser um" grupo ionizável ou com estrutura altamente polar, porém não-iônica. Estes últimos (os não-iônicos) são fracos bactericidas e, às vezes, até podem servir como nutrientes para certas bactérias. Não serão, portanto, considerados neste estudo.

Os compostos aniônicos geralmente têm como – grupo hidrofílico radicais sulfato ($R-SO_4H$ ou sulfanatos ($R-SO^3_H$).

Os compostos catiônicos são geralmente nitrogenados, aminos substituídos ou compostos quaternários do amônio (H^4N_+). Os compostos quaternários do amônio são ionizados em qualquer pH e agem eficazmente tanto em bactérias Gram-positivas como em Gram-negativas. São muitos os preparados existentes no mercado, por motivos de patente; no entanto todos eles têm o mesmo papel. Sua ação irritante para a pele é mínima, sendo por isto empregados para a escovagem das mãos e preparo da pele na área de cirurgia. Sua atividade virucida é mínima (denominação patenteada "Zephirol").

2) Álcool etílico. Na opinião de Price o álcool etílico (70% a 90%) é o mais eficaz dos antissépticos. É barato, não irritante para a pele e completamente inócuo para o organismo. A ação antisséptica do álcool se deve à atividade que exerce sobre as proteínas desnaturando-as. A concentração é muito importante, pois: o álcool absoluto é fraco desinfetante (esporos de *B. antracis* sobrevivem por 50 dias no álcool absoluto). A concentração ideal varia entre 70% e 90%.

---

os aventais que têm possibilidade de oclusão nos punhos, tornozelos e golas, possuam malhas densas, com poros de 10 micra e sejam hidrófilos para reduzir a disseminação, sem serem impermeáveis ao vapor (Figs. 5.5A, B, C e D).

Luvas: a proteção completa-se quando o cirurgião coloca as luvas. Foram introduzidas em 1889 por Halsted para proteger as mãos de sua instrumentadora, alérgica ao bicloreto de mercúrio, substância então utilizada para a esterilização. No entanto, somente em 1894 é que seu uso foi amplamente aceito, após trabalhos de Bloodgood. Embora a proteção conferida pelas luvas seja realmente importante, muitas infecções são causadas por furos eventualmente não percebidos, como facilmente ocorrem em operações torácicas, ortopédicas ou neurológicas. A importância desta fonte de contaminação é avaliada quando se lembra que a flora permanente aumenta rapidamente no ambiente úmido e quente das mãos enluvadas (Fig. 5.6). Todas as considerações feitas são de suma importância para a realização asséptica do ato cirúrgico. Nunca esquecer que sem técnica apurada, hemostasia cuidadosa, emprego de fios adequados e o mínimo de traumatismo tecidual, não se conseguem bons resultados em cirurgia. Sobretudo, nenhum resultado será obtido se não houve educação orientada para os perigos e causas da contaminação. Como muito bem salienta o comitê da D.S. Public Health Service "há processos, equipamentos mecânicos e armas médicas para lutar nesta ignorância, batalha constante, mas não há meios eficientes para promover a cura da indiferença e displicência humanas".

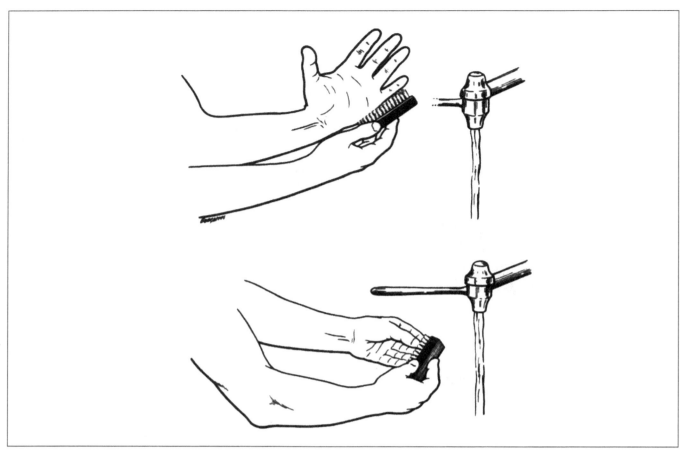

Fig. 5.3 – *Escovação das mãos e antebraços com água e sabão. A – borda ulnar da mão e do dedo mínimo; B – unhas.*

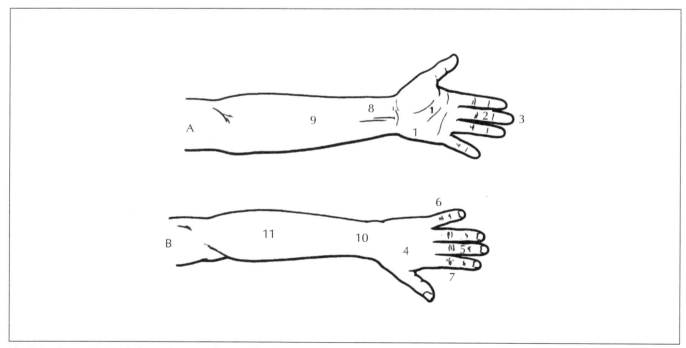

Fig. 5.4 – *Escovação de dedos, mãos e antebraços. Os números indicam a ordem de sequência. A – face volar; B – face dorsal.*

A atividade aumenta com o tamanho da cadeia. O álcool isopropílico é bem mais ativo que o etílico, solúvel na água, não volátil e barato. Ao contrário do álcool etílico, sua atividade bacteriana é maior quanto maior for a concentração. A única desvantagem é que com o uso contínuo na pele torna-a muito seca.

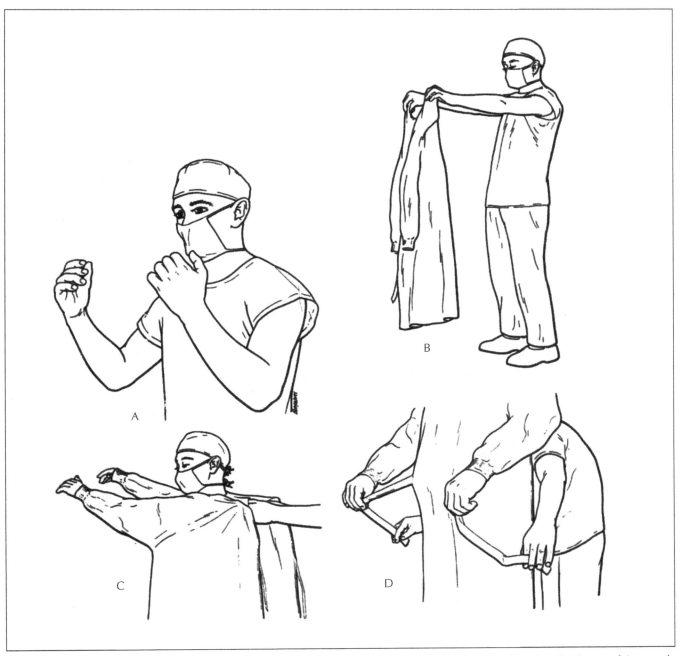

Fig. 5.5 - *Ato de vestir avental esterilizado. A - Maneira correta de manter os antebraços após a lavagem das mãos. B - O avental é segurado com ambas as mãos, as quais a seguir são introduzidas ao mesmo tempo através das respectivas mangas. C - O auxiliar de sala traciona por trás o avental segurando-o pelo lado interno. O - Os cintos são mantidos afastados do corpo pelo cirurgião enquanto o auxiliar de sala os apanha pelas pontas a fim de serem amarradas.*

3) Compostos halogenados. Tintura de iodo (1% a 2% de iodo e iodeto de potássio em álcool a 70%) é um dos mais potentes e rápidos bactericidas. Apesar de ser irritante, causando dor quando existem soluções de continuidade na pele, é o melhor antisséptico para a pele íntegra. É um germicida de largo espectro, eficaz mesmo contra germens anaeróbicos esporulados e fungos.

Deve-se ter cuidado ao aplicá-lo a áreas extensas da pele, assim como em pessoas alérgicas. Soluções mais concentradas podem produzir sérias queimaduras.

O iodo elementar tem sido usado em união a moléculas de polivinil-pirrolidona (iodóforo). Esta atua como elemento solubilizante formando um complexo facilmente dissociável quando em contato com a pele ou com a água, liberando lentamente o iodo. Sua ação deve-se exclusivamente ao iodo livre com poder semelhante à solução álcool-iodada, dependendo da concentração do iodo liberado. Não apresentaria, no entanto, o inconveniente das reações alérgicas referidas com o uso de álcool-iodado (Guimarães e col., 1983).

O *cloro* se combina com a água para formar ácido hipocloroso (HOCL), forte agente oxidante e bactericida de ação rápida. Um seu derivado, o hipoclorito de sódio a 0,5% em solução aquosa (líquido de Dakin), foi e é amplamente usado como antisséptico em curativos e mesmo em extensos

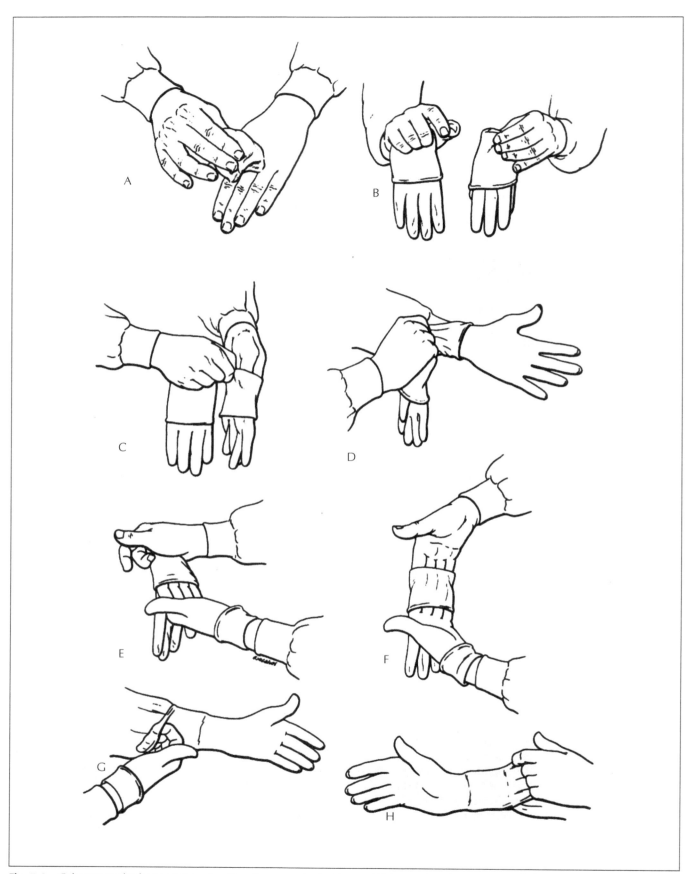

Fig. 5.6 – *Calçamento das luvas estéreis. A – Uma fina camada de talco estéril é passada sobre as mãos e dedos. B – As luvas são seguradas apenas na face interna dos punhos. C e D – Calçamento da luva esquerda. E e F – Calçamento da luva direita. G e H – Os punhos das luvas devem recobrir inteiramente os punhos do avental.*

ferimentos. É necessário, para maior atividade, que a solução seja recentemente preparada e trocada a cada duas horas ou então ministrada por irrigação contínua.

O hexaclorofeno é um composto bifenólico clorado com forte ação bacteriostática. Quando sob forma de emulsão estável, com pH ajustado ao da pele normal, em torno de 5,0 a 6.0, é grandemente eficaz contra bactérias gram-positivas, influindo estafilococos, e seu resíduo é resistente à remoção durante vários dias.

O cloro de benzalcônio é um composto orgânico amoniacal quaternário ativo contra bactérias gram-positivas e gram-negativas, alguns fungos e certos protozoários (Kaul e Jewwitt, 1981).

O gluconato de cloro-hexidina com pH entre cinco e oito é muito ativo contra germens gram-positivos, Gram-negativos e fungos, mas é esporicida apenas a elevadas temperaturas.

Os referidos compostos halogenados têm sido recomendados para a lavagem e escovagem das mãos pré-operatoriamente, pirrolidona e o hexaclorofeno são agentes antimicrobianos ativos para a limpeza das mãos da equipe cirúrgica (Polk e col., 1983).

4) Agentes oxidantes. Peróxido de hidrogênio, água oxigenada (N_2O_2), a 10 ou 20 vol. Não deve ser indicado ou recomendado como antisséptico por ser ineficaz.

O *permanganato de potássio* ($KMnO_4$), fraco agente bactericida, é usado na diluição de 1/1.000 1/10.000 para irrigações vesicais ou para embeber compressas em úlceras crônicas da pele.

Como todos os halogenados, sua atividade seria dada pelo bloqueio das enzimas bacterianas.

5) Íons metálicos. A avaliação dos íons metálicos (Hg e Ag) como antissépticos é bastante difícil. Farmacologicamente sua atividade resulta da afinidade que certas proteínas têm por estes íons, o que faz com que as bactérias captem grande quantidade de íon a partir de soluções muito diluídas; as proteínas séricas também competem neste processo.

Soluções de cloreto de mercúrio ($HgCl_2$) e nitrato de prata ($AgNO_3$), antes usados universalmente, estão agora inteiramente abandonados porque irritam a pele e não são eficazes como desinfetantes.

Os mercuriais orgânicos como o mertiolate, mercurocromo, mercrisin e metaphen são muito menos populares hoje, pois as tinturas destas soluções, embora úteis, não o são tanto quanto a tintura de iodo.

6) Formaldeído. Em solução aquosa a 37% (formalina) é pouco usada em cirurgia a não ser para antissepsia do ar ambiental. Um meio de se fazer a vaporização do gás consiste em misturá-lo ao permanganato de K, na proporção de 2:1. No entanto é extremamente irritante para a vista e venenoso, de modo que seu uso está muito menos difundido.

Na forma sólida (triximetileno) em pastilhas é muito usado para a esterilização· de aparelhos com motor elétrico (serras, trépanos etc.). A temperatura eficaz é de 60°C com umidade relativa do ar superior a 75°C e tempo de exposição não inferior a 20 horas.

NOTA

O uso de substâncias químicas líquidas não é recomendável para esterilização de material cirúrgico, como rotina.

Antissépticos Voláteis

1) Óxido de Etileno (C_2H_4O). Substância altamente explosiva que só deve ser manuseada com equipamento próprio e com pessoal treinado. Por este motivo o óxido de etileno geralmente é utilizado só na forma de misturas, como por exemplo: Cryoride (óxido de etileno a 11% em Freon) ou Carboxide (óxido de etileno a 10% em gás carbônico). A primeira mistura é preferível por ser mais facilmente manuseável.

Os aparelhos atuais para seu emprego constituem câmaras para esterilização e sistema de controle. Este último inclui bomba para produzir vácuo inicial e final na câmara, elemento elétrico para aquecimento, válvulas para controle da entrada de gás e manutenção correta da pressão e, ainda, dispositivo de admissão de vapor, destinado a manter a umidade constante, que deve estar ao redor de 33%. O tempo total de esterilização é de cerca de 2,5 horas.

2) Óxido de Propileno (C_3H_6O). Embora menos eficiente que o óxido de etileno, apresenta a vantagem de possuir ponto de volatilização mais alto (34°C), e de ser menos explosivo. Tem sido empregado na esterilização de material cirúrgico de pequeno porte. Para material já limpo, a exposição a 56°C é suficiente. O aparelho para seu emprego é simples.

Os antissépticos, voláteis, em especial o C_2H_4O, são utilizados para a esterilização de material não autoclável: seringas e sondas plásticas.

Esterilização do Instrumental Cirúrgico

Geralmente a esterilização do material cirúrgico é feita por métodos que empregam o calor e as radiações. Antes da esterilização propriamente dita três princípios gerais são de observação obrigatória.

1) O instrumental ao se iniciar o ciclo de esterilização deve possuir o menor número possível de microrganismos;

2) Todas as suas partes componentes precisam estar dispostas de forma a serem facilmente acessíveis ao agente esterilizante;

3) O empacotamento deve ser realizado de tal maneira que a esterilização seja mantida até o uso dos instrumentos.

A limpeza do instrumental deve ser rigorosa, para que seja conseguido um índice ideal. Tal índice visa, não só reduzir ao mínimo o número de microrganismos a serem destruídos, como também remover agentes pirogênicos, fragmentos de tecido e depósitos orgânicos que possam ser tóxicos ao paciente ou interferir com a esterilização, prevenir ou reduzir o desgaste do instrumental e, ainda, atender a padrões higiênicos e estéticos.

São dois os processos utilizados na limpeza do instrumental: manual e por ultrassom. O instrumental contaminado não deve ser manipulado antes da esterilização. O processo adequado, no caso, é o lavador-esterilizador de instrumentos, sob pressão. Quando não for possível a utilização desse equipamento, o instrumental deve ser autoclavado.

No processo manual, os instrumentos são lavados em água fria, com detergente, escovando-se cada instrumento com escova rígida sob água corrente. Pode ser usada também pasta de esmeril, para limpeza das juntas de instrumentos articulados.

O ultrassom vem sendo empregado desde 1956; a limpeza decorre do efeito produzido pela passagem de alta frequência na água. A operação de limpeza é feita em três fases:

1) Imersão dos instrumentos no tanque com água e detergente, este último atuando como umidificante;

2) Ação de alta frequência, de 18 a 20 mil ciclos por segundo;

3) Remoção de detritos pela água.

As duas primeiras fases são realizadas em um mesmo tanque. Alguns aparelhos possuem no segundo tanque dispositivos para secagem por meio de ar aquecido a 76°C. O instrumental é imerso nos tanques dentro de cestos metálicos com capacidade para aproximadamente 100 instrumentos.

A lubrificação dos instrumentos é condenada, pois qualquer substância estranha interfere com a esterilização, exceção feita ao silicone líquido lubrificante.

A esterilização em conceito absoluto seria o processo que garante a completa ausência de vida sob qualquer forma.

O processo de esterilização depende de duas características essenciais: poder esterilizante e tempo de ação. Quanto maior o poder, menor o tempo e vice-versa. O tempo de ação é determinado por três fases ou tempos parciais: *tempo de penetração,* que é o período exigido para que todo o material atinja a temperatura adequada para esterilização; *tempo de manutenção,* período em que a temperatura é mantida para que se consiga completa esterilização; e *tempo de segurança,* que é acrescido aos anteriores para completar o processo.

A esterilização do instrumental cirúrgico pode ser feita empregando-se calor seco (fornos, estufas, infravermelho e flambagem), ou calor úmido (fervura e vapor sob pressão).

Calor seco. A atividade letal do calor seco sobre os microrganismos se deve à oxidação do protoplasma celular. É um processo eficiente, e sua aplicação é regida pelo calor que pode causar ao material e ao tempo gasto para a esterilização. Na Tabela 5.1 estão relacionados a temperatura e o tempo necessário para a esterilização.

O calor seco é obtido em fornos aquecidos por resistências elétricas com temperatura controlada por termômetros e mantida constante por termostatos. O aquecimento a gás não é aconselhável, uma vez que são frequentes as modificações da temperatura.

A boa esterilização nestes fornos exige respeito a certas normas:

1) O forno deve ser aquecido à temperatura de manutenção antes de ser carregado;

2) Os pacotes de material a serem esterilizados devem ser dispostos de forma a permitir perfeita circulação de ar;

3) Os pacotes com invólucro de papel ou tecido não devem encostar nas paredes do forno, sob risco de se inflamarem;

Os pacotes não devem ser maiores que 10 x 10 x 30 cm;

As caixas de metal devem ser de alumínio e escuras, com superfície absorvente de calor;

6) A contagem do tempo, incluindo o de penetração, só é iniciada após ser fechada a porta do forno.

Em outro sistema de fornos, o aquecimento se faz por radiação infravermelha e pela ação de bombas de vácuo. Destinam-se à esterilização rápida, sendo o ciclo operado automaticamente. Após carregada, a câmara é submetida à pressão absoluta de 1-2mm de Hg, sendo aquecida a 280°C, durante sete minutos, após o que se introduz nitrogênio filtrado.

Esta atmosfera neutra permite resfriamento na ausência de oxigênio, o que impede a oxidação do instrumental. O ciclo completo nestas câmaras consome 15 minutos.

Flambagem. Não deve ser empregada pelos danos que causa ao instrumental e por não conferir completa segurança.

Calor úmido. Age coagulando as proteínas celulares; a temperatura de coagulação depende da quantidade de água existente nas células. Tem-se sugerido que a grande resistência dos esporos ao calor é devida à sua intensa desidratação.

Fervura. Apesar de amplamente utilizada não é recomendável, uma vez que apresenta resultado incerto, mesmo após longo período de fervura. As razões para o abandono desta prática são as seguintes:

Ação esporicida não conseguida no tempo usual;

Os instrumentos de corte são danificados pela turbulência da água em fervura e pelo oxigênio;

3) A simplicidade do processo leva a enganos nas marcações de tempo e gera displicência;

4) A contaminação, após o término do processo, é geralmente alta.

Vapor sob pressão. É o procedimento mais difundido e aceito para que se obtenha boa esterilização. O efeito letal é obtido, na prática, empregando-se temperaturas entre 120°C e 132°C, sobre pressões respectivas de 775 a 1.400mm/Hg. Na Tabela 5.2 figuram as temperaturas e tempos necessários para esterilização pelo vapor sob pressão.

O emprego de vapor sob pressão é realizado em autoclaves horizontais que facilitam o arranjo de pacotes e materiais no seu interior. As autoclaves consistem numa câmara interna, onde é colocado o material a ser esterilizado e de uma camisa externa, havendo entre ambos espaços para a circulação do vapor. Inicia-se o processo com o aparelho frio, sendo introduzida água no "tambor"; fecha-se hermeticamente a porta, iniciando-se o aquecimento que deverá atingir a temperatura de 121°C, com pressão de 1,5 a 2,0g/cm^2. O "tempo de penetração" dura cerca de 60 minutos. Atingida a tempe-

Tabela 5.1 Temperaturas e Tempos de Esterilização pelo Calor Seco				
Calor Seco - Temperatura e Tempos				
Temperatura de Operação	*Tempos em Minutos*			
	Penetração	Manutenção	Segurança	Total
160°C	15-20	30	15	60-65
170°C	15-20	12	6	33-38
180°C	15-20	5	22,5	22,5-27,5

Tabela 5.2
Temperaturas e Tempos de Esterilização pelo Calor Úmido - Autoclaves

Calor Úmido - Vapor sob pressão - Temperatura e Tempos

Temperatura da Autoclave	Tempo de Esterilização em Minutos			
	Penetração	Manutenção	Segurança	Total
121°C*	3	12	0	15
132°C**	1	2	1	4

* sob pressão de 775m/m Hg (convencional).
** sob pressão de 1.400m/m Hg (alta pressão).

ratura de esterilização, marca-se o "tempo de manutenção" (15 a 30 minutos). Após este prazo automaticamente vai sendo eliminado o vapor, a temperatura cai, e processa-se a secagem do material (aproximadamente 30 minutos).

BIBLIOGRAFIA

1. Altemeier W A. Some epidemiological consideration of surgical infeccions. National Conference of Institutionally Aquired Infections. Sept. 4-6, 1963, U.S. Depart. of Health. Educat. and Welfare, Public Health Publication nº 118, 1963.
2. Altemeier W A, Burke JF, Pruitt F & Sandusky WR. Manual on control of infection in surgical patients. Philadelphia, Lippincott, 1976.
3. Andersen AA. New sampler for the collection, sizing and enumeration of viable air-borne particles. 1. Bacteriolog., 76:471, 1958.
4. Berhard HR e Cole WR. Bacterial air contamination and its relation of postoperative sepsis. Ann. Surg. 156: 148, 1962.
5. Blowers R, Mason GA et al. Control of wound infection in thoracic surgery unity. Lancet, 2:786,1955.
6. Browne AF, Ryan EA et al. Stafilococic woun infection in several thousands hernia cases. IAMA, 170: 1274, 1959.
7. Colbertson NR, Altemeier W A. Studies on the epidemiology of postoperative infeclon of clean operative wounds. Ann. Surg. 154:599, 1961.
8. Dinnen P e Pearce C. A ten year study on wound infections. Surg. Ginec. Obstet., 106:453, 1958.
9. Dobson R e Scholls WA. A study of various surgical scrubs by glove counts. Surg. Gynec. ObsteI., 124:57, 1967.
10. Ficarra Bl. Iodine as a skin antiseptic prior to abdominal operations. 1. Intern. Coll. Surg. 16: 115, 1951.
11. Gale D, Broderick EG et al. Reavaliation of scrub technic for preoperative desinfection of the surgeon's hands. Ann. Surg., 155:107, 1962.
12. Ginberg F. Chemical depilatory provides new methods of preoperative prepparing. Mod. Hospital. 100: 148, 1963.
13. Greene VW e Vesley D. Melhod for evaluating efectiveness of surgical masks. 1. Bacteriol., 83:663,1962.
14. Guimarães JS, Hutzler RV, Ulson CM e col. A antissepsia das mãos no preparo da equipe cirúrgica. Rev. Hosp. Clin. Fac. Med. S. Paulo. 38:206-211,1983.
15. Hart D. Pathogenic bacteria in the air of operating rooros. Their widespread distribution and the methods of control. Arch. Surg. 37:521, 1958.
16. Howe CW e Molden Pl. Postoperative in infections, current concepts. Surg. Clin. North Am. 43:858, 1963.
17. Kaul AF e lewett IF. Agents and tecniques for desinfection of the skin. Surg. Gynec. Obstet., 152:677-684, 1981.
18. Kippax PW e Thomas ET. Surgical wound sepsis in General Hospital. Lancet, 2:1217,1966.
19. Lau WY, Fan ST, Chu KW, Yip WC, Yuen WC, Wong KK. Influence of surgeons' experience on postoperative sepsis. Am. J. Surg. 155:3225, 1988.
20. Lowbury Ell e Lilly HR. Desinfection of the hands of surgeons and nurses. Brit. Med. 1.1:1445, 1960.
21. Madsen PO e Madsen RS. A study of disposable surgical masks. Am. J. Surg., 114:431, 1961.
22. Mare R e Ridley M. Further studies on the transmission of *StaphUococus aureus*. Brit. Med. 1. 1:69, 1958.
23. Penikett EJ e Corril RN. The integrity of surgical gloves tested during use. Lancet, 2:1042, 1958.
24. Polk HC, Simpson CJ, Simmons BP e Alexander JW. Guidelines for prevention of surgical wound infection. Arch. Surg. 118:1213-1217, 1983.
25. Price PB. The bacteriology of normal skin: a new quantitative test applied to a study of the bacterial flora and desinfetant action of mechanical cleaning J. Infect. Dis., 63:301, 1938.
26. Price PB. Re-evaluation of ethil alcohol as a germicide. Arch. Surg., 60:492, 1950.
27. Rubbo SD e Gardner JF. A review of sterilization and desinfection. Chicago, Year Book Medical Publisher, 1965.
28. Russo AC e Mariani U. Infecções em Cirurgia in Clínica Cirúrgica. Correa Neto A. Vol. I p. 3, 1965. Fundo Ed. Procienx, São Paulo – Brasil.
29. Speers Jr R, O Grady F et al. Increased despersal of skin bacteria in the air after shower bath: the effect of Hexaclorofene. Lancet, I: 1298, 1960.

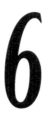

Operações Fundamentais

Fábio Schmidt Goffi
Erasmo Magalhães Castro de Tolosa

Generalidades

INTRODUÇÃO

A Cirurgia, em seus primórdios, consistia na realização de pequenas manobras manuais e instrumentais de curta duração, quase sempre limitadas a um único gesto.

A História da Medicina revela que muito antes do apogeu das civilizações egípcia, chinesa, grega, romana e árabe já eram executadas punções, incisões e cauterizações, frequentemente bem-sucedidas. O homem neolítico realizou inúmeras trepanações cranianas com o fito de exorcizar maus espíritos de indivíduos insanos. Em muitos países foram encontrados crânios neolíticos com perfuração de trepanação, nos quais a formação de osso novo demonstrava cabalmente que os pacientes sobreviveram à operação.

Conforme relata Graham[5], a ligadura dos vasos sanguíneos para estancar a hemorragia, defendida e divulgada por Ambroise Paré, não foi descoberta por ele, pois Galeno e Celso já haviam descrito o seu uso como se se tratasse de um método corrente e bem conhecido para deter a hemorragia, como antes haviam feito outros autores romanos e, depois, os árabes.

A sutura dos tecidos encontra-se referida nos antigos livros hindus, em especial no *Sushruta Samhiá,* onde uma classificação de operações, muito clara e lógica, menciona oito tipos gerais: incisão, excisão, raspagem, punção, sondagem, extração, drenagem de líquidos e pontos de sutura. Mais de 100 instrumentos cirúrgicos, incluindo escalpelos, serras, trocartes, agulhas, espéculos, tesouras, seringas e cateteres foram mencionados naquela obra[2,8].

A partir da segunda metade do século passado, a cirurgia, do empirismo em que se baseava, foi gradualmente se transformando em uma ciência com objetivos e metodologia próprios. Numerosos fatores contribuíram para solidificar as bases modernas da cirurgia: aprimoramento da anestesia, melhor conhecimento dos agentes causadores de infecções, estudo da fisiopatologia e da resposta do organismo à agressão cirúrgica. Valorizou-se a Técnica Cirúrgica atraumática e asséptica, criada e aperfeiçoada por Lister, Langenbeck, Billroth, Halsted e outros (Thornwald[12]).

Todos os citados adiantamentos possibilitaram a elaboração de técnicas cirúrgicas requintadas, destinadas à extirpação e substituição de órgãos, à reparação de estruturas e ao estabelecimento de funções. No entanto, essas operações, às vezes tão complexas, resultam da somação de gestos simples visando cortar e dissecar estruturas, pinçar e ligar vasos sanguíneos e realizar a síntese de tecidos; gestos e movimentos que se sucedem e se alternam de acordo com inúmeros arranjos, cada qual peculiar a uma técnica. Qualquer que seja a via de acesso para a realização de intervenções cirúrgicas intracavitárias, através de amplas incisões ou de pequenas botoeiras para a passagem de instrumentos e de aparelhos óticos[3], os tempos fundamentais são os mesmos – separação ou retirada de tecidos orgânicos, sustação ou prevenção de sangramentos e aproximação de estruturas vivas para facilitar a cicatrização.

Tais manobras, ditas *operações fundamentais,* embora elementares, devem ser padronizadas e harmoniosas, obedecendo a rígidos princípios, pois a perfeição do todo depende diretamente da eficiência das partes.

DEFINIÇÃO

Operação ou intervenção cirúrgica é o conjunto de gestos manuais ou instrumentais que o cirurgião executa para a integral realização de ato cruento com finalidade diagnóstica, terapêutica ou estética. As operações fundamentais constituem atos cirúrgicos simples, que, associados, permitem a realização de operações complexas.

São as seguintes as operações fundamentais:

Diérese ou *divisão* – toda manobra destinada a criar descontinuidade de tecidos. A simples introdução de agulha ou de trocarte implica a separação de tecido constituindo-se numa *punção..,*

Quando implica a retirada de tecido ou de órgãos chama-se *exérese*.

Hemostasia – toda manobra destinada a evitar ou a estancar a hemorragia. Esta operação, de suma importância, visa evitar que a perda sanguínea comprometa a volemia do operado, mantendo limpo o campo operatório e evitando a formação de coleções sanguíneas e de coágulos que favorecem as infecções.

Síntese – é a aproximação correta dos tecidos visando apressar a cicatrização. Pode ser feita por simples afrontamento anatômico das estruturas, ou, o que é mais comum, por meio de sutura.

O desenvolvimento da tecnologia nas últimas décadas proporcionou a utilização de numerosos recursos aplicáveis às várias etapas dos procedimentos cirúrgicos. Os raios *laser* têm sua aplicação já consagrada[1,4], tanto para a secção ou exérese de tecidos como para a hemostasia de pequenos vasos. Com a mesma finalidade, são usados os aspiradores ultrassônicos 7 e as canetas coaguladoras por microondas[11]. Foram elaborados grampos metálicos delicados, providos de instrumentos aplicadores ágeis, para realizar a hemostasia em cirurgia convencional e endoscópica. A síntese cirúrgica se beneficiou com o aperfeiçoamento de instrumentos grampeadores aplicados, em especial, nas anastomoses e suturas de vísceras ocas do aparelho digestivo[10]. Com igual propósito têm sido usados anéis feitos com material biofragmentável[6,9], repetindo o que no início do século foi tentado, sem resultados satisfatórios, com grosseiros botões metálicos.

Por mais sofisticada que seja a tecnologia empregada, as intervenções cirúrgicas mais complexas se compõem, quase sempre, das três manobras fundamentais – diérese, hemostasia e síntese. Por outro lado, cada uma destas, por si só, pode constituir-se numa intervenção cirúrgica.

BIBLIOGRAFIA

1. Austin n, Doobay B, Schatz SW. Transaxillary endoscopic laser sympathecomy. Cano J. Surg. 35:414-6, 1992.
2. Brieger GH. The development of surgery. Historical aspects important in the origin and development of modern surgical science. In: Sabiston Ir DC Ed. Textbook of Surgery. Philadelphia W. B. Saunders, cap. I, p. 1-25, 1972.
3. Brooks De. Techniques in laparoscopy: training, credentialing, and socioeconomic considerations. In: Brooks DC Ed. Cument techniques in Laparoscopy. Philadelphia, Current Med., cap. I, pp. 1-5, 1994.
4. Goldenberg S, Mincis M, Hashiba K, Gomes PO, Hidal JT, Goldenberg A. O emprego do raio laser em gastroenterologia. Rev. Paul. Med. 90:115-21,1977.
5. Graham H. Historia de Ia cirurgia. Trad. do inglês. Barcelona, Iberia, G. Gil, 1942.
6. Hardy TJ, Aguilar PS, Stewart WRC, Katz AR, Maney JW, Constanzo JT, Pace WG. Initial clinical experience with biofragmentable ring for sutureless bowel anastomosis. Dis. Col. Rectum. 30:55-61, 1987.
7. Hogdson WJ, Delguercio LR. Preliminary experience in liver surgery using the ultrasound scalpel. Surgery, 95:230-4, 1984.
8. Lyon AS, Petrucelli II RJ. Medicine. An illustrated history. New York, Harry N. Abrams Inc., 1987.
9. Matos D, Saad SS, Franceschi Jr O, Barreto EP, Novelli MD. Estudo experimental comparativo entre anastomose colocólica com sutura manual e com anel biofragmentável. Rev. Ass. Med. Brasil, 39:201-6, 1993.
10. Ravitch MM, Steichen F. A stapling instrument for end-to-end inverting anastomosis in the gastrointestinal tract. Ann. Surg., 189:791-7, 1979.
11. Tabuse K, Katsuni M, Kobayashi Y, Noguchi H, Agawa H, Aoyama O, Kim H, Nagaí Y, Yamaue H, Mori K, Azuma Y, Tsugi T. Microwave surgery' hepatectomy using microwave tissue coagulator. Worid J. Surg., 9: 136-43, 1985.
12. Thornwald J. O século dos cirurgiões. Trad. para o português. São Paulo, Henus Liv. Ed., p. 350, 1980.

7 Diérese

Erasmo Magalhães Castro de Tolosa
Paulo Roberto Bueno Pereira

INTRODUÇÃO

Diérese ou divisão constitui manobra cirúrgica destinada a criar uma via de acesso, através dos tecidos. Pode ser:

Incisão. Feita com instrumento de corte, isto é, que secciona os tecidos moles por meio de uma lâmina produzindo ferimento inciso. Com bisturi elétrico ou com raios *laser*, por meio de coagulação, promove-se, também, a diérese incisional.

Estudos experimentais têm demonstrado que a cicatrização dos tecidos se faz apenas com leve reação inflamatória quando a incisão é feita com bisturi ou com laser-dióxido de carbono, enquanto que ocorrem amplas áreas desvitalizadas quando é usada a dietermia (Orda e col. 1981).

Secção. Ato de cortar com tesoura, serra, lâmina afiada, bisturi elétrico, laser, ultrassom ou micro-ondas (Fig. 7.1).

Divulsão. Obtida através da separação dos tecidos com pinça, tesoura, tentacânula, afastadores etc. (Fig. 7.2).

Punção. Realizada por meio de um instrumento perfurante, com várias finalidades, tais como a drenagem de coleção líquida das cavidades ou do interior de órgãos, coleta de fragmento de tecido e de líquidos orgânicos para exame diagnóstico, injeção de contraste e de medicamentos (Fig. 7.3).

Dilatação. Usada para aumentar o diâmetro de canais e orifícios naturais, ou de trajetos fistulosos. É obtida pela rotura de fibras musculares ou de tecido fibroso.

Serração. Realizada por meio de serra, especialmente em cirurgia óssea.

INSTRUMENTAL

Instrumentos de Corte

Bisturi (Fig. 7.4), serra (Fig. 7.5), tesoura (Figs. 7.6 e 7.7), rugina (Figs. 7.8 e 7.9), cisalha (Figs. 7.10 e 7.11), faca,

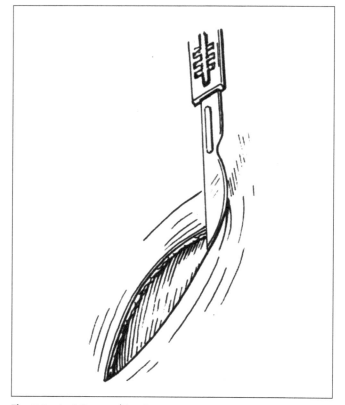

Fig. 7.1 – *Incisão com bisturi.*

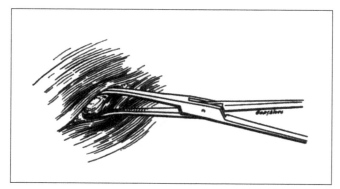

Fig. 7.2 – *Diérese por divulsão. Instrumento de diérese.*

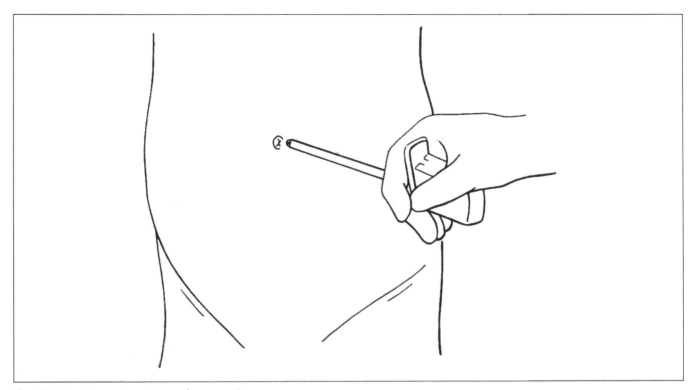

Fig. 7.3 – *Punção com trocarte para laparoscopia.*

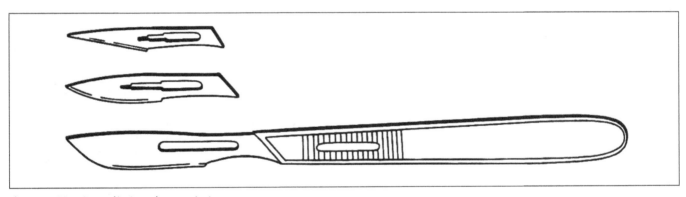

Fig. 7.4 – *Bisturi com lâminas desmontáveis.*

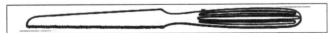

Fig. 7.5 – *Serra de falange (Langenbeck).*

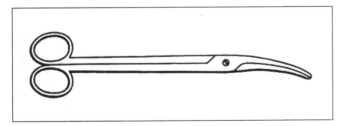

Fig. 7.6 – *Tesoura de secção (Mayo).*

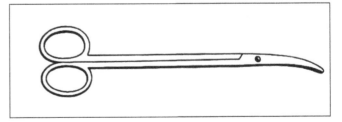

Fig. 7.7 – *Tesoura de dissecção (Metzenbaum).*

Instrumentos de Divulsão

Pinça hemostática, tesoura, afastador, tentacânula.

Instrumentos de Punção

Trocarte, agulha de Veres.

costótomo (Figs. 7.12 e 7.13), bisturi elétrico, osteótomo, goiva (Fig. 7.14).

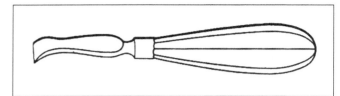

Fig. 7.8 – *Rugina curva (Farabeuf).*

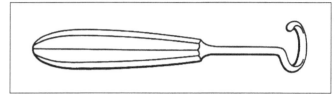

Fig. 7.9 – *Rugina para costeletas (Doyen).*

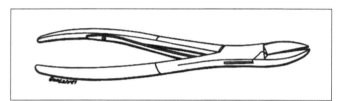

Fig. 7.10 – *Cisalha (Liston).*

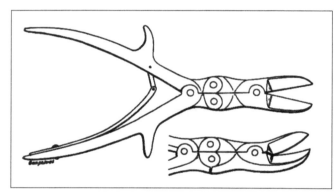

Fig. 7.11 – *Cisalha tetrarticulada curva (Liston).*

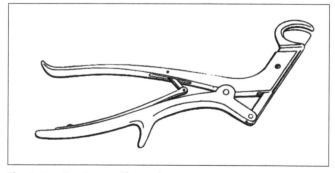

Fig. 7.12 – *Costótomo (Shoemaker).*

Instrumentos de Dilatação

Vela de Hegar, beniqué.

INDICAÇÃO E TÉCNICAS DA VIA DE ACESSO

A via de acesso é fundamental para o ato cirúrgico, e necessita de material adequado e treino do cirurgião. Constituem requisitos fundamentais de uma via de acesso:

1) ter extensão suficiente para boa visibilidade do campo operatório. A extensão adequada constitui princípio fundamental da cirurgia minimamente traumática, evita lesão e desvitalização dos tecidos das bordas da ferida incisa, condição que propicia a infecção. A incisão correta reduz consideravelmente os riscos de acidentes operatórios, como dilaceração de órgãos, hemorragia por lesão de pedículos vasculares etc. Contudo não devem ser feitas incisões extensas sem necessidade, as quais ocasionam lesão tecidual exagerada e perda das funções das estruturas seccionadas;

2) ter bordas nítidas, favorecendo cicatrização estética e firme. Evitar incisão oblíqua que cria uma borda de vascularização deficiente, propicia a necrose e condiciona uma cicatrização defeituosa. As feridas contusas, resultantes de golpes com instrumentos rombos, apresentam-se geralmente com bordas irregulares e necróticas. Nessas condições deve-se inicialmente ressecar as bordas da laceração tornando-se nítidas e talhadas a pique;

3) atravessar os tecidos, respeitando a anatomia regional, e um plano de cada vez. Não se deve realizar uma incisão que seccione todos os planos com um único movimento. O ganho de tempo com esta conduta é ilusório, pois depende-se maior tempo por ocasião da síntese e o processo de cicatrização será mais lento, prejudicando a funcionalidade das estruturas;

4) não comprometer grandes vasos e nervos da região. O conhecimento adequado da anatomia regional é fundamental, e deve-se evitar as lesões vascular e nervosa, a fim de reduzir ao máximo a possibilidade do aparecimento de hérnias incisionais;

5) acompanhar de preferência as linhas de força da pele. Em geral a incisão deve ser feita no sentido das linhas de força da pele. Kocher, em 1892, referiu que a incisão deve ser feita paralelamente às linhas de força descritas por Langer, a fim de se obter boa cicatrização. Kraissl (1951) apresentou um esquema mais funcional, mostrando que a pele está ligada ao plano músculo-aponeurótico por meio de trabéculas conjuntivas e, portanto, quando os músculos se contraem, a pele participa desta movimentação, produzindo as rugas. Se a incisão for feita transversalmente, a cicatriz se confundirá com as rugas, não interferindo na elasticidade da pele da região. Deve-se, portanto, sempre que possível, praticar as incisões paralelas às linhas de Kraissl;

6) seccionar as aponeuroses na direção de suas fibras, para que ocorra boa cicatrização.

Instrumentos Auxiliares

Em cirurgia, utiliza-se uma série de instrumentos que auxiliam na execução das operações fundamentais:

1) pinças de dissecção (Fig. 7.15).

2) pinças de tração ou de preensão (Figs. 7.16, 7.17 e 7.18).

3) afastadores

a) dinâmicos

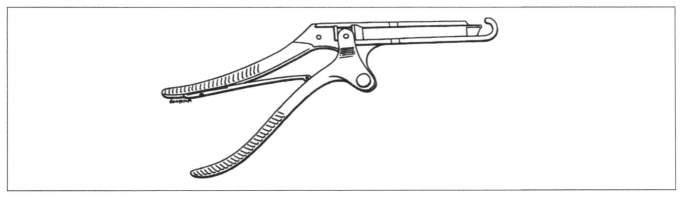

Fig. 7.13 – *Costótomo de 1ª. costela (Sauerbruch).*

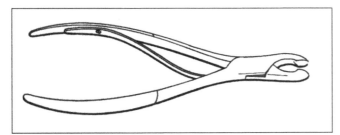

Fig. 7.14 – *Pinça golva (Horsley).*

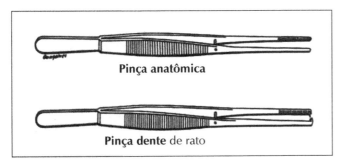

Fig. 7.15 – *Pinças de dissecção.*

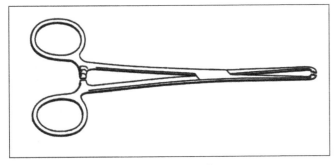

Fig. 7.16 – *Pinça de preensão intestinal (Allis).*

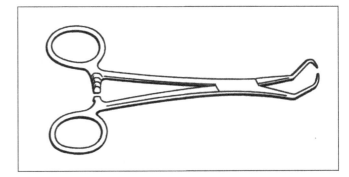

Fig. 7.17 – *Pinça de campo (Backaus).*

Volkmann (Fig. 7.19), Roux (Fig. 7.20), Farabeuf (Fig. 7.21), Doyen (Fig. 7.22)

b) estáticos

Gelpy, Adson, Gosset, Finochietto, Balfour (Fig. 7.23).

Dentre os instrumentos de diérese destacam-se atualmente aqueles utilizados em cirurgia videoscápica, especialmente na laparoscopia. Constituídos de trocartes de 10 e 5 mm de diâmetro, que proporcionam a via de acesso do instrumental óptico e de dissecção, compostos de pinças curvas e minitesouras; permitem ao cirurgião efetuar cirurgias sobre as vísceras abdominais com mínima lesão sobre a parede abdominal (Figs. 7.24 a 7.27). Para que as punções com os trocarteres sejam realizadas com maior segurança, evitando-se lesões em vísceras abdominais, recomenda-se a insuflação de gás no interior da cavidade abdominal, usualmente gás carbônico, que eleva a parede anterior do abdome, permitindo punções mais seguras. A punção para a insuflação de gás é realizada com agulha de Veres, dotada de mecanismo de segurança retrátil que expõe a superfície cortante da agulha quando da perfuração da parede abdominal, envolvendo-a na ocasião em que o peritônio é perfurado, penetrando-se na cavidade peritoneal. Este mecanismo evita lesões de vísceras abdominais (Fig. 7.28).

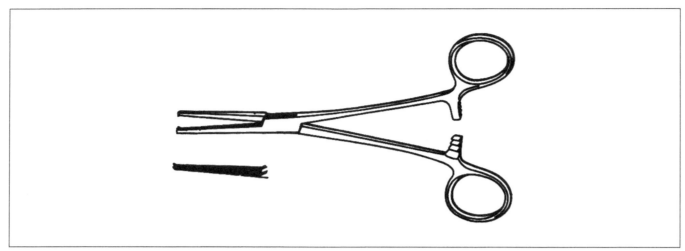

Fig. 7.18 – *Pinça de preensão aponecrótica (Kocher).*

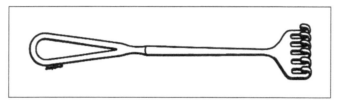

Fig. 7.19 – *Afastador manual (Volkmann).*

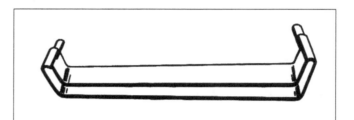

Fig. 7.21 – *Afastadores manuais (Farabeuf).*

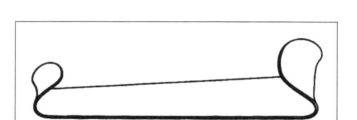

Fig. 7.20 – *Afastador manual (Roux).*

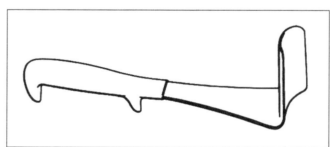

Fig. 7.22 – *Afastador manual (Doyen).*

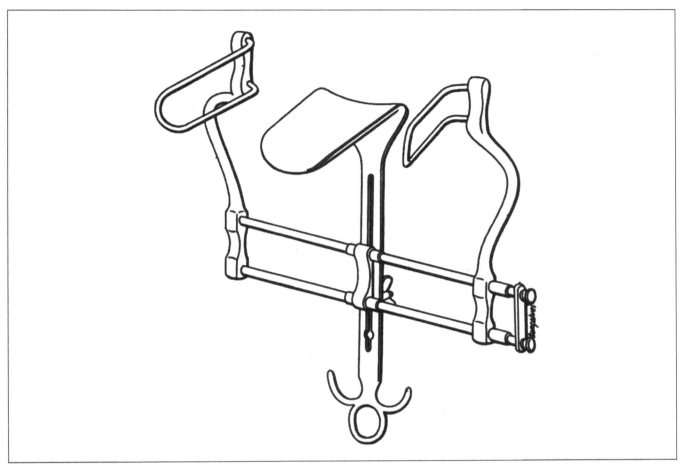

Fig. 7.23 – *Afastadores autostáticos (Balfour).*

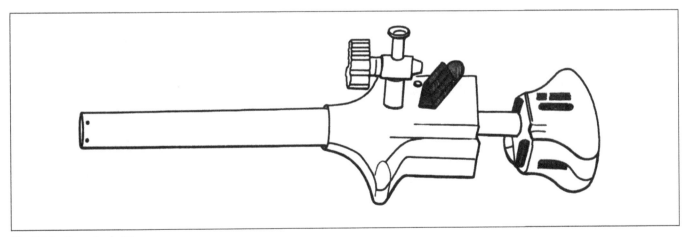

Fig. 7.24 – *Trocarte de 10mm.*

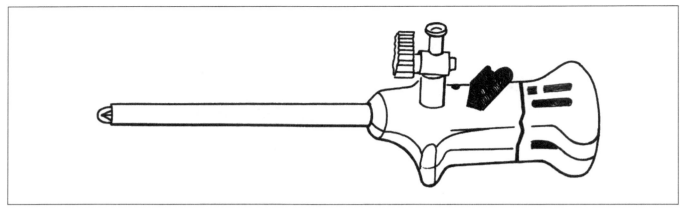

Fig. 7.25 – *Trocarte de 5mm.*

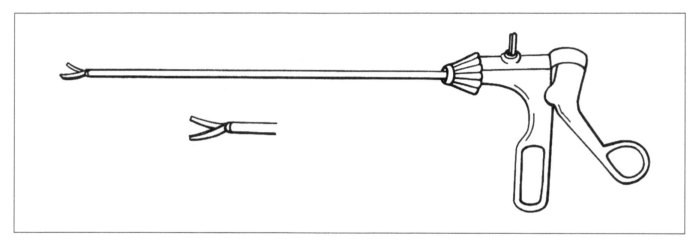

Fig. 7.26 – *Minitesoura.*

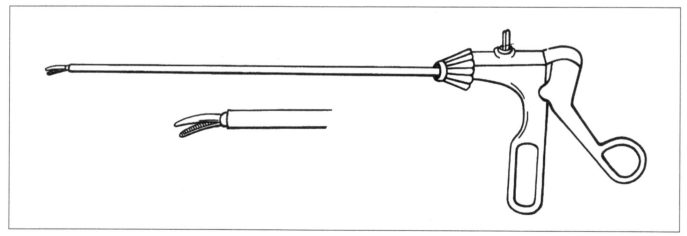

Fig. 7.27 – *Dissector curvo (Maryland).*

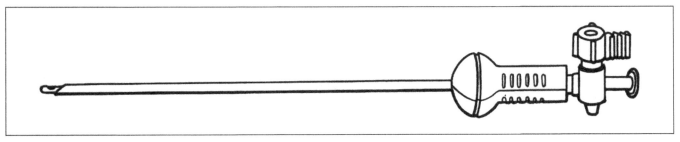

Fig. 7.28 – *Agulha de Veres.*

BIBLIOGRAFIA

1. Ballinger II WF. Research method in surgery. Boston. Little Brown. 1966.
2. Hall RR. The healing of tissues incised by a carbon-dioxide laser. Br. J. Surg., v. 58, pp. 222-5. 1971.
3. Hogdson WJ, Del Guercio LR. Preliminary experience in liver surgery using the ultrasound scalpel. Surgery 95:230-4, 1984.
4. Kraissl eJ. The selection of approapriate lines for elective surgical incisions. Plast. Reconstr. Surg. v. 8, p. 1, 1951.
5. Mc Gregor IA. Fundamental techniques of plastic surgery and their surgical applications. 2 Ed. London E.S. Livingstone. 1962.
6. Orda R. Ellis H. Experimental study of hepatic renal and splenic wound healing following laser, diathermy and scalpel incisions. Am. Surg., v. 47, pp. 447-51, 1981.
7. Partipilo AV. Surgical technique and principies of operative surgery. 6ª ed. Philadelphia, Lea & Febiger, 1957.
8. Spadafora AA. Las maniobras quirúrgicas. Buenos Aires, Bibliografia Argentina/Intermedica, 1959.
9. Tabuse K, Katsuni M, Kobayashi Y, Noguchi H, Agawa H, Ayama D, Kim H, Nagai Y, Yamaue H, Mori K, Azuma Y, Tsugi T. Microwave surgery: hepatectomy using microwave tissue coagulator. World J. Surg. 9: 136-43, 1985.

8 Hemostasia

Erasmo Magalhães Castro de Tolosa
Paulo Roberto Bueno Pereira

A hemostasia tem por objetivo impedir ou coibir a hemorragia. O alcance da hemostasia eficiente ultrapassa a própria duração do ato cirúrgico. Neste, evita a perda excessiva de sangue, propicia melhores condições técnicas e aumenta o rendimento do trabalho. Após a operação, favorece a evolução normal da ferida operatória, evita a infecção e a deiscência, afastando a necessidade de reoperação para a drenagem de hematomas e abscessos.

TIPOS DE HEMOSTASIA

A hemostasia pode ser temporária ou definitiva, preventiva ou corretiva.

Hemostasia Temporária

A hemostasia temporária é executada no campo operatório ou a distância do mesmo e pode ser incruenta (geralmente à distância do campo operatório) ou cruenta (geralmente no campo operatório).

Os tipos de hemostasia temporária são os seguintes: pinçamento, garroteamento, ação farmacológica, parada circulatória com hipotermia ou oclusão endovascular.

Pinçamento. É um método cruento. A hemostasia poderá se transformar posteriormente em definitiva por ligadura, cauterização ou angiotripsia.

Em cirurgia vascular restauradora pratica-se rotineiramente a hemostasia preventiva temporária, usando-se pinças hemostáticas atraumáticas. O arsenal de instrumentos cirúrgicos da especialidade conta com grande número de modelos com diversas finalidades.

Todos os instrumentos têm como característica comum o fato de não produzirem danos na parede vascular quando aplicados, respeitando, assim, a integridade endotelial. Não favorecem a trombose (Figs. 8.1, 8.2 e 8.3).

Estas pinças têm como característica, em sua borda interna, que entra em contato com o vaso, o fato de possuírem serrilhado próprio, que pode ser de dois tipos: DeBakey e Cooley (Figs. 8.4 e 8.5). Este serrilhado, ao lado do padrão

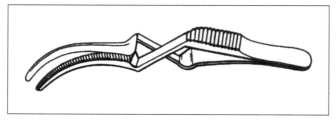

Fig. 8.1 - *Pinça hemostática atraumática (Bulldog).*

encontrado nas pinças do tipo Satinsky (Fig. 8.6) confere às pinças a característica atraumática.

Existe uma grande quantidade de formatos de pinças atraumáticas, cada uma delas criada e destinada a fim específico. Como exemplo, citam-se as pinças de tratamento de aneurisma de aorta (Fig. 8.8), cirurgias cardiovasculares pediátricas (Fig. 8.9), de múltipla função, em ângulo reto (Fig. 8.10), sempre guardando-se a identidade do padrão de serrilhamento.

Instrumentos de Hemostasia Temporária

A hemostasia é preventiva, quando se faz antecipadamente o pinçamento, a montante e a jusante, da secção vascular, sendo corretiva quando o pinçamento é realizado após a lesão vascular, quando já se instalou o sangramento. Existe grande variedade de pinças hemostáticas traumáticas usadas correntemente em cirurgia. Poucas têm a preferência da maioria dos cirurgiões (Figs. 8.11, 8.12, 8.13 e 8.14). Todas, quando aplicadas, são logo substituídas por ligadura ou por eletrocoagulação.

Hemostasia Definitiva

A hemostasia definitiva é quase sempre cruenta e interrompe para sempre a circulação do vaso sobre o qual é aplicada.

Os tipos de hemostasia definitiva são: ligadura, cauterização, sutura, obturação e tamponamento.

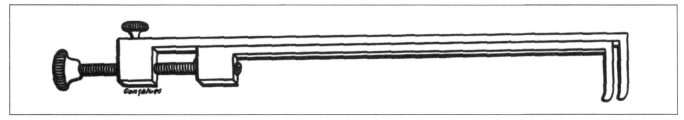

Fig. 8.2 – *Pinça hemostática atraumática (Blalock).*

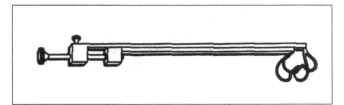

Fig. 8.3 – *Pinça hemostática atraumática (Potts).*

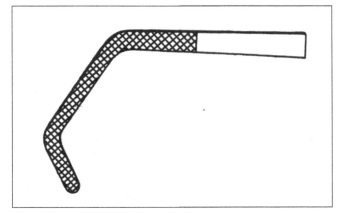

Fig. 8.6 – *Ampliação das faces internas da pinça de Satinsky.*

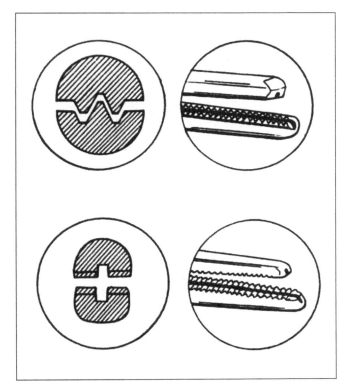

Figs. 8.4 e 8.5 - *Ampliação das faces internas das pinças atraumáticas do tipo De Bakey e Cooley.*

Ligadura. É a amarração dos vasos com fios cirúrgicos. Geralmente segue-se à hemostasia temporária, mais frequentemente ao pinçamento, mas pode ser primária, quando é executada previamente à secção do vaso. Pode ser preventiva ou corretiva.

Cauterização. Consiste na parada do sangramento de um vaso, provocada pela formação de um coágulo na extremidade sangrante, devida à aplicação de agentes físicos como calor, eletricidade ou substâncias químicas. Em cirurgia usa-se mais frequentemente o eletrocautério (Figs. 8.15 e 8.16). O termocautério e o quimiocautério são mais usados para tratar pequenas hemorragias, como epistaxe, por exemplo.

O desenvolvimento de eletrocautérios de corrente elétrica de alta frequência, que desvitalizam de forma muito menos acentuada a região ao redor do vaso a ser hemostasiado, devido à formação de uma onda de necrose de menor amplitude, propiciou que sua utilização fosse muito difundida. Não é recomendado, entretanto, seu uso indiscriminado em substituição ao pinçamento e ligadura, especialmente em locais ricos de estruturas vitais.

O emprego de ultrassom e de micro-ondas, através de ponteiros ou canetas, produz a coagulação de tecidos, servindo para a diérese e hemostasia de vísceras parenquimatosas.

Fotocoagulação. O uso de raios *laser* em cirurgia é uma aquisição recente. Eles têm sido empregados sob várias formas e com diferentes finalidades, em especial para a realização da hemostasia.

O termo LASER é um acrônimo de *Light Amplication by Stimulated Emission of Radiation*. A ideia de luz como fonte de energia é materializada nos aparelhos de *laser* médicos. A luz é monocromática, o que permite a seletividade de seu uso de acordo com a absorção ideal do tecido que se quer atingir, lesando-se minimamente o tecido ao redor.

Laser de Argônio. Resulta da emissão monocromática da banda azul esverdeada entre 488 e 514 nm. Esta energia – e cor – é melhor absorvida pelas células vermelhas, ricas em hemoglobina, que a transformam em calor. O *laser* de argônio é usado em oftalmologia no tratamento e prevenção de hemorragias oculares.

Nd: Yag Laser (Neodymium: ytrium – aluminium – garnet). Resulta em emissão na banda de 1.060nm, e promove efetiva fotocoagulação, podendo levar à destruição tecidual. Pode ser transmitido através de fibra de quartzo, possibilitando seu uso em endoscópios flexíveis.

Sutura. Certas suturas são feitas englobando vasos, com finalidade hemostática. Constituem exemplos as suturas to-

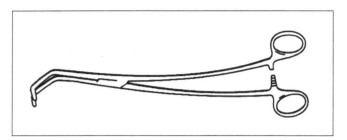

Fig. 8.7 – *Pinça hemostática atraumática (Satinsky).*

tais de anastomoses gastrintestinais e as suturas de lesões de grandes vasos.

Grampeamento. Pode-se proceder à hemostasia definitiva através do uso de grampos metálicos – aço inoxidável ou titânico – ou mesmo confeccionados de material absorvível, utilizando-se o grampo adequado.

Este procedimento facilita a hemostasia em territórios de espaço exíguo ou quando se deseja rapidez no procedimento e mínima lesão tecidual. É muito utilizado hoje em dia em cirurgias videoscópicas, introduzindo-se o grampeador pelo canal de trabalho de 10mm.

Obturação. Trata-se da aplicação de substâncias exógenas, para ocluir a luz do vaso sangrante.

Nos sangramentos ósseos, como os vasos não podem se contrair devido à inelasticidade do tecido, procura-se estancar o sangramento com a aplicação de ceras, obturando-se os espaços de tecido ósseo esponjoso.

As esponjas de gelatina, celulose oxidada e congêneres, baseiam-se no mesmo princípio. São usadas para combater hemorragia difusa e agem aderindo-se firmemente ao local, provocando obturação mecânica. Podem ser embebidas em substâncias hemostáticas e são absorvidas posteriormente.

Tamponamento. Realiza-se pela compressão de área sangrante com compressa ou gaze. É medida excepcional a ser adotada em hemorragias venosas ou capilares de superfície, quando outros recursos foram infrutíferos.

Instrumentos de Hemostasia Definitiva

Pinças Hemostáticas Curvas (Traumáticas)

Compressão. Pode ser cruenta, quando feita no campo operatório, ou incruenta, quando feita sem prévia diérese, ou a distância do campo operatório. Executa-se, geralmente, pressionando com o polegar o trajeto vascular contra uma superfície óssea. No campo cirúrgico a compressão pode ser efetuada pelo pinçamento digital com o polegar e o indicador.

Garroteamento. É geralmente um método incruento. São conhecidas várias maneiras para o seu emprego (faixa de Esmarch, manguito pneumático etc.). É um método cruento quando se usam fios ou cadarços diretamente no vaso.

Há níveis de eleição para realizar o garroteamento dos membros. Via de regra esses níveis situam-se na raiz dos membros ou nas diáfises ósseas onde não existam grandes massas musculares.

Sempre que possível é preferível usar o manguito de aparelho de pressão em lugar do garrote. O manguito exerce compressão mais distribuída do que o garrote, permitindo graduá-la em nível pouco acima do que o da pressão arterial. Além disso, nas operações demoradas, pode-se interromper temporariamente a hemostasia esvaziando o manguito pneumático.

A faixa de Esmarch é uma fita elástica de borracha com 0,1 a 0,2cm de espessura e com largura variável. Para os membros usam-se faixas com 6 a 8cm de largura (Fig. 8.9).

A aplicação da faixa se faz estando o membro elevado para que se esvazie o sangue venoso de estase. A faixa, previamente enrolada como serpentina, é passada de modo espiral sob moderada tensão, desde a extremidade até a raiz do membro. Sobre a última volta é aplicado o garrote ou o manguito pneumático e, a seguir, toda a faixa é retirada a partir da extremidade do membro.

Ação Farmacológica. É conseguida por via sistêmica ou local.

O exemplo típico da hemostasia por ação farmacológica sistêmica é a hipotensão controlada. Os hemostáticos, ou qualquer outra droga ministrada no paciente para corrigir distúrbios de coagulação, não deixam de ser métodos de hemostasia, por ação farmacológica sistêmica.

A hemostasia por ação farmacológica local se obtém por injeção de sustância que diminui o sangramento por vasoconstrição na sede da cirurgia, ou fazendo-se aplicação tópica. Este tipo de hemostasia pode se transformar em definitiva por ação do mecanismo natural do indivíduo ou por intervenção do cirurgião (ligadura). Quando isto não se dá e ocorre vasodilatação secundária, há sério risco de hemorragia tardia.

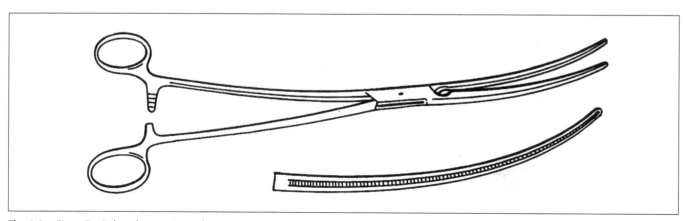

Fig. 8.8 – *Pinça De Bakey de aneurisma de aorta.*

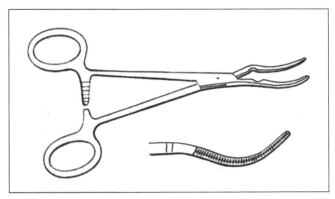

Fig. 8.9 – *Pinça Cooley em colher.*

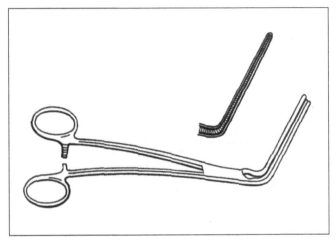

Fig. 8.10 – *Pinça De Bakey em ângulo reto.*

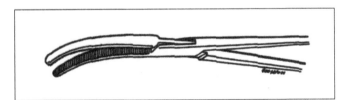

Fig. 8.11 – *Rochester.*

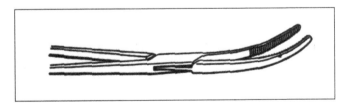

Fig. 8.12 – *Kelly.*

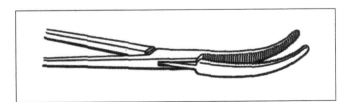

Fig. 8.13 – *Crile.*

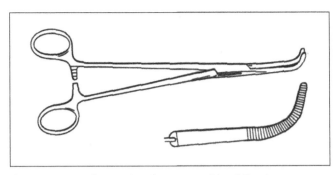

Fig. 8.14 – *Pinça hemostática longa traumática (Mixter).*

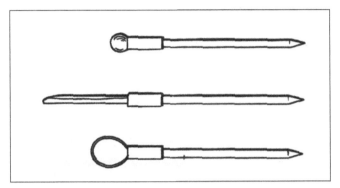

Fig. 8.15 – *Pontas de eletrocautério.*

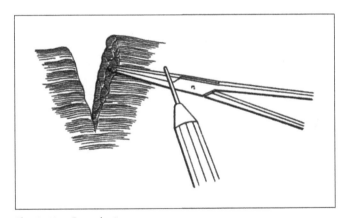

Fig. 8.16 – *Coagulação.*

Parada Circulatória com Hipotermia. Na intervenção sobre fístulas arteriovenosas de difícil acesso e grande débito pode ser empregada a parada circulatória, após instalação de circulação extracorpórea, com a finalidade de evitar sangramento. Para que essa parada seja suportada por mais tempo, sem danos, associa-se a hipotermia. Trata-se de um método sofisticado de hemostasia temporária, de aplicação limitada, porém, de indubitável valor.

Oclusão Endovascular. É conduta que está sendo utilizada na cirurgia vascular e que consiste na interrupção do fluxo sanguíneo por meio de balão introduzido na luz da artéria. É utilizado principalmente nas reintervenções sobre artérias, para evitar pinçamentos externos em condições adversas.

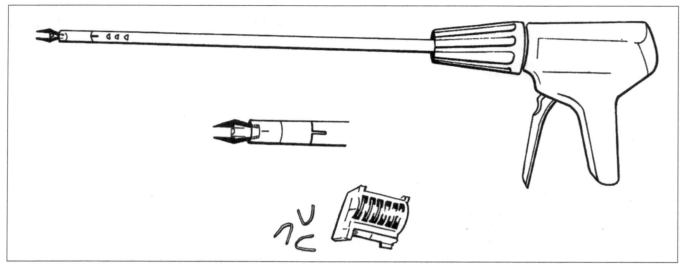

Fig. 8.17 – *Grampos e grampeador.*

BIBLIOGRAFIA

1. Bachnann F e Pichairut O. Surgical bleeding. Med. Clin. North Am., v. 56, pp. 207-19, 1972.
2. Beebe HG. Complications in vascular surgery. Philadelphia, J.B. Lipincott, 1973.
3. Correl JT e Wise EC. Certain properties of a new physiologically absorbable sponge. Proc. Soc. Exper. Biol. Med., v. 58, p. 233, 1945.
4. Descotes J. A propos de l'occlusion endovasculaire comme moyen d'hemostase en chirurgie arterielle. Presse Med., v. 79, p. 764, 1971.
5. Hagstrom Jr WJ, Landa SJ, Elstrom JA, Stuteville OH, Beers MD. The use of hemostatic agent as a definitive dressing in the management of the donor sites in partial thickness skin graftin. Plast. Reconstr. Surg., v. 39, pp. 628-32, 1967.
6. Jenkins HP, Janda R, Clarke J. Clinical and experimental observations on the use of gelatin sponge or foam. Surgery, v. 20, p. 124, 1946.
7. Rutgeerts P, Vantrappen G, Broec-Kaert L, Janssens J, Coremans G, Geboes K e Schurmans P. Controlled trial of Y AG laser treatment of upper digestive hemorrhage. Gastroenterology, v. 83, pp. 410-6, 1982.

9 Síntese Cirúrgica

Erasmo Magalhães Castro de Tolosa
José Carnevale
Paulo Roberto Bueno Pereira

CONCEITO

A síntese cirúrgica é uma operação fundamental que consiste na aproximação das bordas de tecidos seccionados ou ressecados. Visa, pela manutenção da contiguidade dos tecidos, facilitar as fases iniciais do processo de cicatrização, a fim de que a continuidade tecidual possa ser restabelecida. É uma operação obrigatória na maioria dos procedimentos cirúrgicos.

A aproximação das bordas dos tecidos ressecados ou seccionados deve ser mantida à custa de materiais que resistam às trações e tensões que se irão exercer sobre a ferida nas fases iniciais da formação da cicatriz. O material de síntese, representado geralmente pelos fios de sutura, à medida que a cicatrização se processa, tem sua função substituída pela própria cicatriz.

A síntese cirúrgica constitui, portanto, com a cicatrização, um conjunto cuja finalidade é a restauração da continuidade dos tecidos. Ambos se imbricam em seus respectivos papéis e a missão da primeira não deve terminar antes que a segunda já esteja em pleno curso.

Nos últimos anos entraram em linha de produção comercial alguns instrumentos mecânicos para sutura por meio de grampos metálicos (Betts e col.. 1965; Dart e col., 1970; Ravitch e col., 1979). De início, o instrumental era inteiramente metálico, de uso perene e custo elevado. Atualmente, utilizam-se, também, grampeadores descartáveis fabricados, em parte, com material sintético, cujo preço, no entanto, ainda impede que sejam empregados rotineiramente em centros carentes de recursos econômicos. Ademais, a sutura manual, quando bem feita, embora mais demorada, obtém resultados dificilmente superáveis.

A sutura mecânica com grampeadores automáticos tem sido adotada em centros desenvolvidos para variados fins como a cirurgia pulmonar, vascular e gastrintestinal, além de servir, também, para a síntese cutânea.

INSTRUMENTOS UTILIZADOS NA SÍNTESE MANUAL

AGULHAS

São utilizadas na reconstrução, com a finalidade de transfixar os tecidos, servindo de guia aos fios de sutura. Existem diversos tipos, usados para suturas diferentes, sendo de fundamental importância a ponta da agulha, uma vez que deve favorecer uma penetração adequada no tecido, com o mínimo de traumatismo. As pontas devem ser cilíndricas ou cortantes. As agulhas são retas, curvas e de cabo.

Agulhas Retas. Podem ser cilíndricas (Fig. 9.1) ou cortantes (Fig. 9.2). Utilizadas principalmente na reconstrução de vísceras ocas, tendões, nervos e suturas intradérmicas. As que já trazem o fio montado são, por isso, denominadas agulhas atraumáticas, proporcionando orifícios de entrada e de saída uniformes quando se realizam as suturas.

Agulhas Curvas. Podem ser cilíndricas ou cortantes. Seu raio de curvatura é variável, adaptando-se a cada tipo de síntese, em tamanho adequado. As atraumáticas, isto é, aquelas que já trazem o fio montado, asseguram fácil penetração nos tecidos, sem deixar lacerações.

A agulha reta é utilizada com três dedos: é fixada entre os dedos indicador e médio de um lado e o polegar do outro. Deve ser movimentada em sentido horizontal, da borda próxima para a mais distante do cirurgião. A agulha curva é transpassada em sentido inverso, isto é, da borda distante para a próxima ao cirurgião. As agulhas com cabos são in-

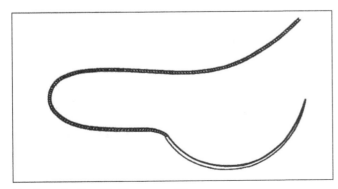

Fig. 9.1 – *Agulha cilíndrica atraumática.*

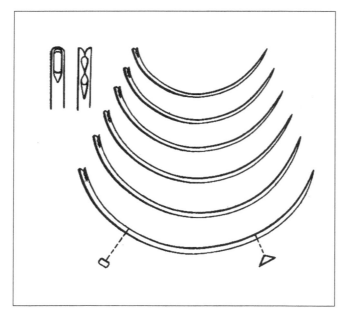

Fig. 9.2 – *Agulha cortante (traumática).*

troduzidas sem fio, uma vez que o orifício se acha na extremidade oposta ao cabo, e retiradas após a colocação do fio. Deve-se ter cuidado de atravessar as bordas com o orifício ocluído. As agulhas curvas são usadas com o porta-agulhas e as retas são sempre usadas com a mão.

Seleção da Agulha

A seleção da agulha é determinada por fatores como a acessibilidade do tecido a ser suturado, o tipo deste tecido, levando-se em consideração sua constituição histológica, que lhe confere maior facilidade em sua transecção (intestino delgado – agulha cilíndrica) ou maior dificuldade no afastamento dos tecidos, necessário ao ponto (pele – agulha triangular cortante), e o diâmetro do fio de sutura.

A agulha é constituída por três partes: a ponta, o corpo e o olho, onde é colocado o material de síntese. Fabricada em aço de alta qualidade, apresenta-se de vários tamanhos e formatos. Normalmente, a agulha é reconhecida em termos de frações de um círculo total, ou seja, semicírculo (utilizada em sutura intestinal), três quartos de círculo, cinco oitavos de círculo (utilizada em urologia) ou semirreta (três oitavos de círculo, utilizada em sutura de pele).

O corte transversal do corpo da agulha apresenta um perfil cilíndrico, plano ou triangular. Este perfil, associado ao tipo da ponta da agulha, que pode ser cortante, romba ou plana, confere à agulha sua capacidade de ultrapassar os tecidos, causando uma mínima lesão tecidual. Para tecidos densos como a pele, devem ser utilizadas agulhas triangulares com ponta cortante. Estruturas mais delicadas, como a parede de uma artéria, necessitam da escolha de agulhas cilíndricas com ponta romba. A sutura da córnea ocular requer uma agulha plana com ponta também plana.

Enfim, a agulha tem como finalidade levar o material de síntese através dos tecidos, causando mínima lesão tecidual. A prática da técnica correta, a experiência em campo e os conhecimentos básicos permitem ao cirurgião a melhor escolha.

Pinças

Seu manuseio é importante. Uma boa sutura depende do cuidado com as bordas. Pinças de dissecção anatômicas são menos traumatizantes ao apreenderem as bordas para uma sutura. Pinças de dissecção com dentes são úteis na aproximação das bordas da pele e de aponeuroses, favorecendo a boa coaptação.

Porta-Agulha

Necessário na reconstrução, principalmente em cavidades, oferece conforto ao cirurgião e melhor condução da agulha curva. É importante que a agulha seja mantida firme, realizando uma passagem única pelos tecidos. São de uso corrente os porta-agulhas de cabo tipo pinça (Mayo e Hegar) (Fig. 9.3) e os que se fixam em cremalheiras colocadas no extremo dos ramos longos (Mathieu). A técnica de sutura com o uso do porta-agulha consiste em pinçar primeiramente a borda distante tracionando-a, passando-se, então, a agulha. O mesmo é feito com a borda próxima, sendo que neste momento o antebraço direito do cirurgião (destro) evolui de pronação a supinação; por fim, a agulha é retirada no sentido de sua curvatura.

Material de Síntese

Fios

Usados para ligaduras vasculares que garantem uma hemostasia perfeita e para aproximação dos tecidos; são empregados isoladamente ou montados em agulhas.

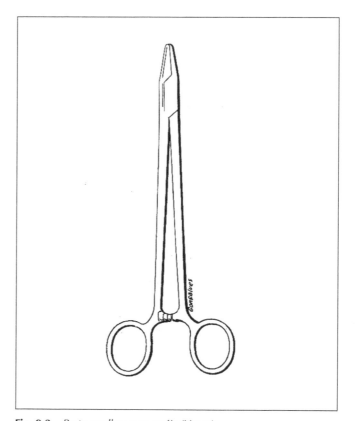

Fig. 9.3 – *Porta-agulhas com anéis (Hegar).*

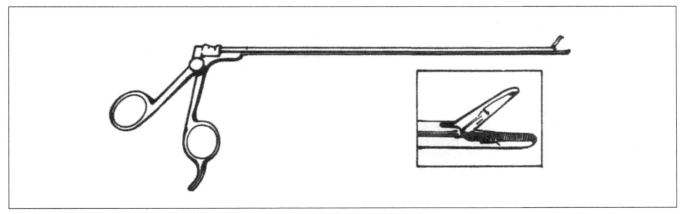

Fig. 9.4 – *Porta-agulhas (Congreve) para cirurgia laparoscópica.*

Para o cirurgião, a escolha de um fio ideal é uma preocupação constante. Fatores diversos devem ser considerados: baixo custo, adequada resistência tênsil, facilidade de esterilização, maleabilidade e mínima reação tecidual.

As características do fio ideal são:

a) manter a força tênsil por tempo suficiente, até que a cicatriz adquira sua própria resistência frente aos estímulos mecânicos habituais;

b) portar-se como material inerte, provocando o mínimo de reação tecidual. Contudo, segundo revisões de trabalhos experimentais e clínicos, a sutura ideal ainda não foi alcançada.

A escolha adequada do fio de sutura deve levar em consideração suas características de comportamento físico e biológico em relação ao processo de cicatrização do tecido a ser suturado. A sutura não deve ser isquemiante devido à tensão exagerada dos fios. Desta forma, leva-se em consideração a resistência tênsil do fio frente à sua constituição físico-química, com especial destaque ao seu diâmetro transversal, permitindo ao cirurgião escolher fios finos (quatro zeros ou mais), para estruturas delicadas (intestino delgado) ou fios grossos (número 0 ou 1), inabsorvíveis, para tecidos com cicatrização lenta e acostumados a submeter-se a grandes tensões (tendões).

Fios Absorvíveis

Categute. Este fio, biológico, tem seu nome derivado de um instrumento musical chamado *kitte*, um delicado violino que necessitava de intestino delgado para a fabricação de suas cordas. Atualmente. O categute é obtido da submucosa do intestino delgado de ovelhas ou da serosa de bovinos.

Conforme o tempo de absorção, os categutes podem ser simples ou cromados; aqueles apresentando absorção mais rápida, em torno de oito dias, e estes de absorção mais lenta, ao redor de 20 dias, são resultantes do tratamento com bicromato de potássio. A espessura dos categutes é dada por seu diâmetro externo, em décimos de milímetros. A escala crescente, a partir de 8/0, agulhados ou não, podendo as agulhas ser retas ou curvas, com diversos graus de curvatura. De fácil manipulação. Não devem ser empregados nas suturas superficiais, em vista da sua grande permeabilidade. Comportam-se biologicamente como um corpo estranho, desencadeando uma reação inflamatória intensa ao seu redor, mais evidente no categute simples. São muito utilizados em suturas gastrintestinais, amarraduras de vasos na tela subcutânea, cirurgias ginecológicas e urológicas.

Ácido Poliglicólico. Fio sintético, obtido pela polimerização do ácido glicólico (Dexon[R]), possui uma resistência tênsil maior que a do categute. A reabsorção ocorre por hidrólise entre 60 e 90 dias após sua utilização. Entretanto, a resistência tênsil efetiva de seus nós é perdida muito antes, em torno da terceira semana. Muito usado na sutura de músculos, fáscias, tecido celular subcutâneo, ocasiona pouca reação inflamatória. É multifilamentado, podendo, como qualquer fio com esta característica, albergar em seu interior bactérias que escapam da fagocitose.

Ácido Poligaláctico. Fio sintético (VicrylR), semelhante em comportamento em ácido poliglicólico, hidrolisa-se e é completamente absorvido em torno de 60 dias. Comumente encontrado na cor violeta, pode também ser branco, o que evita a formação de indesejáveis tatuagens de subcutâneo, ocorrência rara. É utilizado em cirurgias gastrintestinais, urológicas, ginecológicas, oftalmológicas e na aproximação do tecido celular subcutâneo.

Polidioxanona. Fio sintético, polímero da poliparadioxanona (PDS[R], Maxon[R]), é um fio que tem a vantagem de ser monofilamentado e possuir uma absorção lenta com manutenção da resistência tênsil por longo período. Devido a isto é utilizado na sutura de tendões, cápsulas articulares e fechamento da parede abdominal.

Fios Não Absorvíveis

Seda. Filamento proteico obtido do bicho-da-seda, especialmente o *Bombix mori*. Suas fibras são retorcidas ou trançadas, tratadas com polibutilato. Fácil de ser manuseado, produz nós firmes. Apesar de classificado como não absorvível, é degradado ao longo dos anos, perdendo sua resistência tênsil.

Algodão. Processado a partir das fibras de algodão, é multifilamentar, proporcionando um fio maleável e agradável ao tato, o que propicia um nó forte. Devido ao fato de ser multifilamentado pode perpetuar um processo infeccioso caso utilizado em território contaminado. É semelhante à seda em termos de reação tecidual, o que ocorre com a formação de granuloma de corpo estranho.

Poliéster. Sintético, multifilamentado, é fabricado a partir de fibras de poliéster. São fios resistentes e de grande durabilidade. Excelentes para suturas de aponeuroses, tendões e vasos. Podem apresentar-se sem cobertura (Mersilene[R], Surgilene[R]) ou cobertos por polibitilato (Ethibond[R]) ou teflon (Tevdek[R]). Os fios de poliéster requerem um mínimo de cinco nós para uma fixação segura. Como termo de comparação, o algodão, a seda e os polímeros absorvíveis necessitam no mínimo de três e o categute de quatro nós.

Os fios de poliéster causam pouca reação tecidual, com pouca reposta inflamatória. Devem ser evitados quando houver infecção no local da sutura devido ao fato de serem multifilamentados.

Nylon. Derivado das poliamidas, tem sido empregado desde 1938 e, mais amplamente, depois dos trabalhos experimentais de Nichols e col. (1940). Caracteriza-se pela elasticidade e resistência à água. Pode ser mono ou multifilamentar. Fio de pouca reação, mas de difícil manipulação, duro e corrediço, não produz nó firme.

Perde resistência tênsil ao longo do tempo, podendo ser degradado e absorvido ao longo de dois anos, apesar de ser considerado inabsorvível. Os fios monofilamentados, negros ou incolores, são os preferidos para as suturas de pele. Causam pouca reação tecidual.

Polipropileno. Sintético e monofilamentado (Prolene[R]) produz pouca reação tecidual. Incolor ou azul, mantém sua resistência tênsil vários anos após sua utilização. Muito usado em sutura vascular. Facilmente removível, é ideal para sutura intradérmica.

Material de Prótese

Quando a solução de continuidade entre as estruturas é extensa ou a síntese é feita sob demasiada tensão, dá-se a interposição de material de prótese ou implante, que pode ser dividido em dois grupos:

De Origem Biológica

1) Fáscia – a autógena tem sido utilizada em hernioplastia e, às vezes, em operações plásticas, ginecológicas e urológicas. As fitas de fáscia homólogas conservadas não são úteis.

2) Dura-máter – tem sido amplamente empregada a dura-máter homóloga conservada em glicerina, tanto em cirurgia geral como em cirurgia plástica, cardiovascular etc. Observou-se aceitação satisfatória do ponto de vista histológico.

3) Pericárdio Bovino – utilizado, com bons resultados, para a confecção de válvulas cardíacas.

De Origem Sintética

1) Próteses Metálicas – muito usadas em ortopedia; devem ser livres de atividade elétrica como o vitálio, tântalo e determinados tipos de aço inoxidável. São utilizadas como placas, parafusos, pinos e telas.

2) Plásticas – de nylon, teflon, polipropileno ou dácron. Constituem materiais de fácil esterilização, resistentes, fáceis de manipular e recortar, permeáveis aos raios X. Não devem ser utilizadas em operações infectadas.

3) Membranas Plásticas – principalmente os polímeros de metacrilato e de dióxido de silício (SiO_4) que, dependendo do Índice de polimerização, apresentam-se desde o estado líquido até o sólido. Esses polímeros possuem baixo grau de tenacidade e bom índice de tolerância, motivo pelo qual têm sido largamente empregados como material de síntese (metacrilato) e de prótese (silicônio).

NÓS E SUTURAS

O nó cirúrgico deve ser de fácil execução e tem por finalidade evitar que o fio entrelaçado se solte. O principal é que não se afrouxe, permitindo perfeito ajuste das bordas a serem afrontadas. Para que isto ocorra devem ser levados em consideração o tipo de nó, o treino do cirurgião, o grau de tensão dos tecidos a serem suturados e a natureza do fio. Os fios sintéticos monofilamentares, como o *nylon* e o poliéster, tendem a se afrouxar.

O nó cirúrgico, em geral, consta de uma primeira laçada, que aperta, e uma seguida fixadora, que impede o afrouxamento da primeira (Fig. 9.5). Quando há necessidade de maior segurança acrescenta-se um terceiro nó, também utilizado quando existe tendência de os anteriores afrouxarem-se. Cada laçada deve ser feita no sentido oposto ao da anterior; caso contrário, o nó tende a se afrouxar. Não existe, contudo, inconveniente em se utilizar nós no mesmo sentido quando se trata de ligadura sem tensão (Figs. 9.6 e 9.7).

Tipos de Sutura

Sutura em Pontos Separados. A sutura em pontos separados apresenta uma série de vantagens:

a) o afrouxamento de um nó, ou a queda do mesmo, não interfere no restante da sutura;

b) há menor quantidade de corpo estranho no interior do ferimento cirúrgico;

c) os pontos são menos isquemiantes do que na sutura contínua.

Apresenta como desvantagem relativa o fato de ser mais trabalhosa e mais demorada.

Tipos de sutura em pontos separados:

1) Ponto simples;
2) Ponto simples com nó para o interior da ferida;
3) Ponto em "U" horizontal;
4) Ponto em "U" vertical;
5) Ponto em "X" horizontal;
6) Ponto em "X" horizontal com nó para o interior da ferida;
7) Ponto recorrente;
8) Ponto helicoidal duplo.

Sutura contínua. Na sutura contínua deve-se considerar o nó inicial, a sutura propriamente dita, e o nó terminal.

Tipos de sutura contínua:

1) Chuleio simples;
2) Chuleio ancorado;
3) Sutura em barra grega;
4) Sutura intratecidual, em barra grega;

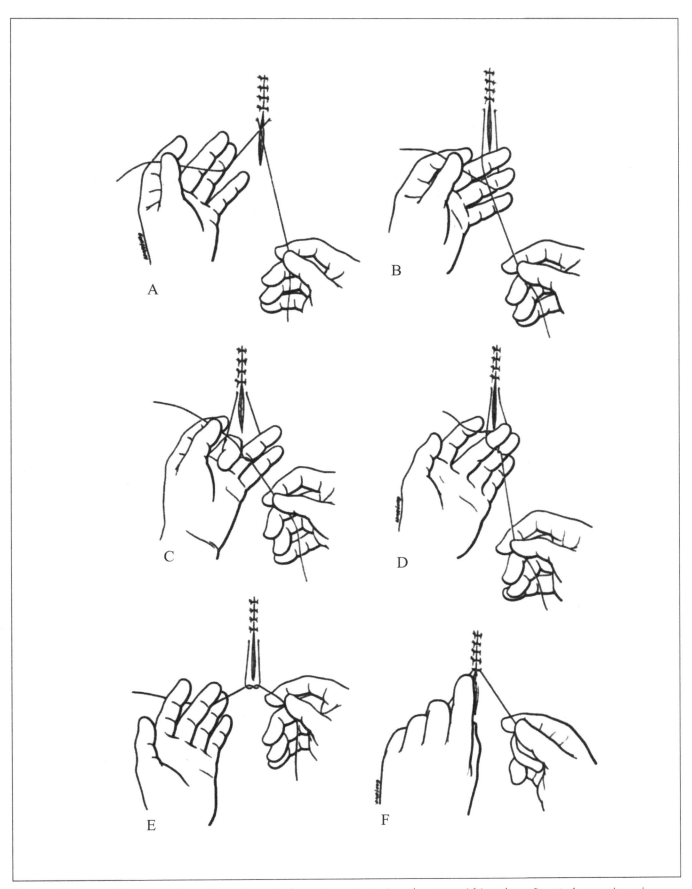

Fig. 9.5 – *Nó comum feito com as duas mãos. As letras obedecem à sequência. Quando a sutura é feita sob tensão, esta é a maneira mais segura de amarrar os fios.*

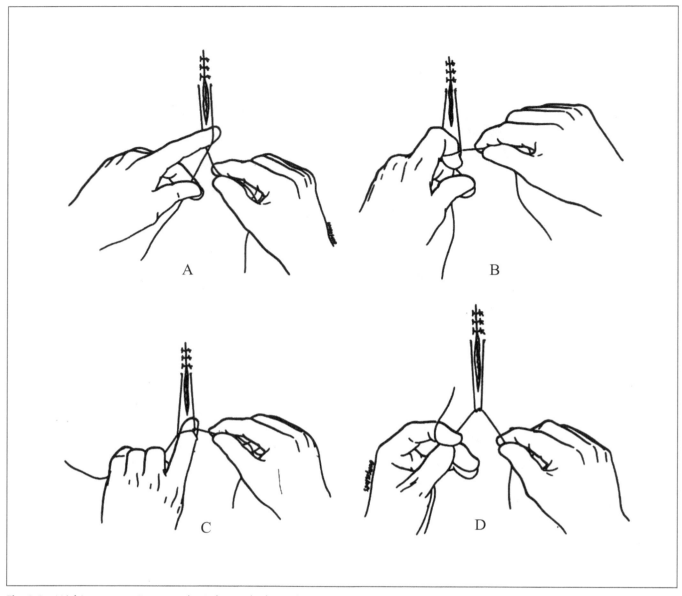

Fig. 9.6 – *Nó feito com a mão esquerda. As letras obedecem à sequência.*

5) Sutura em pontos recorrentes.

Suturas da Pele. As suturas de feridas do tegumento cutâneo e de incisões operatórias devem ser feitas cuidadosamente, pois constituem, por assim dizer, a "apresentação do cirurgião".

Devem ser utilizados fios inabsorvíveis tipo *nylon* ou poliéster que, por promoverem menor reação tecidual, propiciam cicatrizes estéticas.

Suturas mais indicadas para feridas de pele:

a) pontos separados de fio inabsorvível;

b) pontos separados de fios obtidos do ácido poliglicólico;

c) pontos intradérmicos, preferentemente separados, de fio inabsorvível ou absorvível tipo poliglicólico;

d) aproximação com tiras de esparadrapo microporado.

Sutura da Tela Subcutânea. A tela subcutânea deve ser aproximada em uma ferida para evitar a formação de espaço morto e de consequentes coleções serosas e hemáticas, que favorecem à infecção. Deve ser suturada com pontos separados com fio absorvível tipo categute ou poliglicólico.

Sutura de Aponeurose. A síntese correta das aponeuroses é fundamental no fechamento das incisões abdominais. Devem-se utilizar, preferentemente, pontos separados de fio inabsorvível como *nylon*, poliéster, algodão ou seda. A sutura contínua das aponeuroses facilita as eventrações.

Sutura Muscular. Em geral, quando a aponeurose que recebe o músculo é delicada, utilizam-se, conjuntamente; as miorrafias, feitas mais frequentemente com fios absorvíveis, evitando pontos isquemiantes.

Sutura de Vasos e Nervos. Utilizam-se suturas separadas ou contínuas, mas sempre com fios inabsorvíveis. Na neurorrafia emprega-se fio inabsorvível de *nylon* ou poliéster.

Sutura do Tubo Digestivo. Desde o século passado a questão das anastomoses gastrintestinais vem despertando o interesse dos cirurgiões pesquisadores. Lembert, em 1825, foi quem salientou a necessidade do afrontamento serosa-

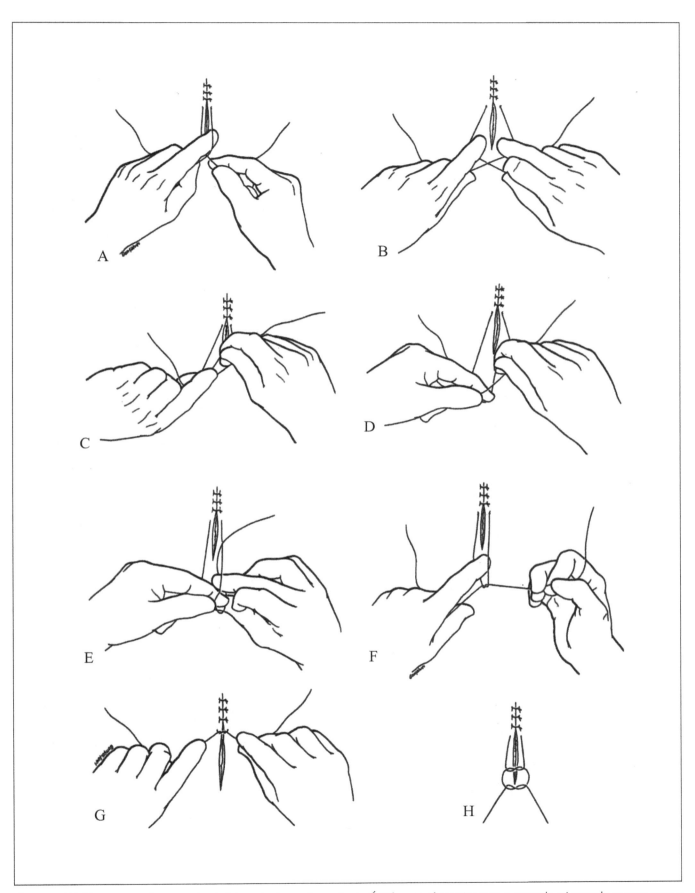

Fig. 9.7 – *Nó feito com a mão esquerda. As letras obedecem à sequência. É útil como alternativa para o segundo nó quando se usou para o primeiro nó a modalidade mostrada na figura anterior.*

-serosa **para a viabilidade de uma anastomose intestinal.** Em 1887, Halsted, em estudos experimentais, demonstrou a importância da inclusão da submucosa na anastomose intestinal, utilizando-se de sutura em um plano, conduta adotada na época. Posteriormente divulgou-se a anastomose intestinal em dois planos, que oferecia aos cirurgiões maior segurança. Este conceito prevaleceu até há mais ou menos duas décadas, quando surgiu publicação de Gambee e col. (1951) apresentando bons resultados com anastomoses gastrintestinais em um plano. A partir dessa data, uma série crescente de publicações com estudos clínicos e experimentais vem confirmando o comportamento satisfatório deste tipo de anastomose (Gambee. 1965; Getzen, 1966; Hamilton, 1967).

Sutura Através de Grampeadores. A sutura por grampeadores propicia a aproximação dos tecidos através de mecanismos que, pelo uso de grampos metálicos e diferentes formatos de grampeamento, adaptando-se aos tecidos, promove uma síntese adequada, rápida, segura e com pequena reação tecidual (Capítulo 78).

Atualmente, o cirurgião tem à sua disposição uma grande variedade de grampeadores.

SÍNTESE DE FERIMENTOS SEM SUTURA

Atualmente tem sido bastante utilizada a síntese de feridas cutâneas, por meio de aproximação das bordas com fitas de *raion* ou de outros materiais dotados de microporos e providos de uma superfície aderente à custa de impregnação de substâncias do tipo acrilato. A presença de microporos na bandagem permite a passagem de secreções da ferida. Por isso, reduz a possibilidade da proliferação de germens, mantendo seco o ferimento, o que favorece a cicatrização.

RETIRADA DOS FIOS DE SUTURA CUTÂNEA

Os fios de sutura devem ser mantidos apenas enquanto úteis, não sendo lógica a fixação de prazos para a retirada dos pontos. Como norma, devem ser retirados o mais breve possível, logo que a cicatriz adquira resistência. Nas incisões cutâneas pequenas, com menos de 4cm de comprimento, os pontos são retirados entre o 4º e 5º dia pós-operatório. Nas incisões mais extensas deve-se aguardar o 7º ou o 8º dia. A experiência do cirurgião, no entanto, servirá para decidir a época oportuna. Entre os elementos que devem pesar favoravelmente na avaliação preponderam: 1) aspecto da cicatriz seca, sem edema nem congestão; 2) local da ferida, livre de tensões excessivas; 3) direção da cicatriz, obedecendo as linhas de força; 4) ausência de condições que interferem na cicatrização; 5) tipo de tecido e sua capacidade intrínseca de adquirir resistência tênsil com o processo de cicatriza. 6) tensão a que o tecido será submetido.

BIBLIOGRAFIA

1. Babcock WW. Metalic sutures and ligatures. Surg. Clin. North. Am., v. 27, p. 1.435, 1947.
2. Betts RH & Takaro T. Use of a long stapler in pulmonary surgery. Ann. Thorac. Surg., v. 1, p. 197, 1965.
3. Dart Jr. CH, Scott SM & Takaro T. Six-year clinical experience using automatic stapler devices for lung resection. Ann. Thorac. Surg., v. 9, pp. 535-50, 1970
4. Dettinger GB & Bowers WE. Tissue response to orlon and dracon sutures. A comparision with nylon cotton and silk. Surgery, v. 42, p. 325, 1957.
5. Getzen LC. Clinical use of everted intestinal anastomosis Gynecol. Obstet., v. 123, pp. 1.027-36, 1966.
6. Gambee LP. A single layer open intestinal anastomosis applicable to the smal as well as the large intestine. West. J. Surg., v. 59, p. 1, 1951.
7. Hamilton JE. Reappraisal of open intestinal anastomosis. Ann. Surg., v. 165, pp. 917-24, 1967.
8. Halsted WS. Circular suture of the intestine: an experimental study. Am. J. Med. Sci., v. 94, p. 436, 1887.
9. Herrmann JB. Kelley RJ & Higgins GA. Polyglycolic acid sutures. Arch. Surg., v. 100, pp. 486-90, 1970.
10. Herrmann JB. Tensile strenght and knot security of suture materials. Am. Surg. v. 37, p. 209-17, 1971.
11. Wells C & Kyle J. Scientific foundation of surgery. London, Willian Heinemann, p. 500, 1967.
12. Lawrie P, Angus GF & Reese AJM. Absorption of surgical catgut. Br. J. Surg., v. 47, p. 551, 1960.
13. Lindstedt E & Sandblom P. Wound healing in man. Ann. Surg., v. 181, pp. 842-6, 1975.
14. Madsen ET. An experimental and clinical evaluation of surgical suture materials. Surg. Gynecol. Obstet., v. 97, p. 73. 1953.
15. Matsumoto T. Tissue adhesives in surgery. New York, Medical Examination Publishing, 1972.
16. Meade WH & Ochsner A. The relative value of catgut, linen and catgut suture materials. Surgery, V. 7, p. 485, 1940.
17. Nichols H & Drack AW. An experimental study of nylon as suture. materials. West. J. Surg., v. 48, p. 42, 1940.
18. Postlethwait RW, Willigan DA & Ulin AW. Human tissue reaction to sutures. Ann. Surg. v. 181, pp. 144-50, 1975.
19. Ravitch MM, Canalis F, Weinshel·Baum A & McCormick J. Studies in intestinal healing. III. Observations on everting intestinal anastomosis. Johns Hopkins Med. J., v. 121, p. 342, 1967.
20. Ravitch MM, Rivarola AA & Vangrov J. Studies of intestinal healing I Preliminary studies of the mechanism of healing of the everting intestinal anastomosis. John Hopkins Med. J., v. 121, p. 343, 1967.
21. Ravitch MM & Steichen FM. A stapling instrument for end-to-end inverting anastomosis in the gastrointestinal tract. Ann. Surg., v. 189, pp. 791-7, 1979.
22. Rosenberg D, Nasser A, Behmer OA, Regen BJ & Frazatto Jr. C. Estudo clínico experimental comparativo de suturas intestinais em plano único com fio de ácido poliglicólico simples com corante verde. Rev. Paul, Med., v. 85, p. 59, 1975.
23. Sako Y & Wangensteen OH. Experimental studies on gastrointestinal anastomosis. Surg. Forum, v. 2, p. 117, 1951.

10

Equipe Cirúrgica

Jorge Salles Guimarães
Fábio Schmidt Goffi

A intervenção cirúrgica é um dos pontos culminantes da medicina curativa, para o qual convergem métodos propedêuticos clínicos e laboratoriais de diagnóstico e orientação terapêutica. Do ato cirúrgico depende o sucesso do tratamento utilizado. Quando a cirurgia é imperfeita ou mal conduzida, as consequências podem ser gravíssimas, levando ao óbito ou acarretando morbidez de difícil recuperação, A medicina de hoje, com a amplitude dos conhecimentos existentes e a sofisticação dos métodos auxiliares de diagnóstico e preparo pré-operatório, permite que o ato cirúrgico se realize em condições ideais, com a correção dos desvios metabólicos e o equilíbrio das funções orgânicas. Estas medidas, bem como os cuidados intensivos que se utilizam após a cirurgia, empregando aparelhagens complexas capacitadas a aferir e corrigir mesmo os pequenos desvios funcionais do organismo, de nada servem se a intervenção foi defeituosa, deixando sequelas irreparáveis. O ato cirúrgico por isso tem dimensão ilimitada, não sendo unicamente a sequência de movimentos para a retirada da lesão patogênica e reconstituição dos tecidos, na sua forma normal ou próxima da normalidade, mas é também uma arte que em cada gesto exige a perfeição do artista.

Ele é sobretudo um trabalho ordenado e em grupo onde cada qual tem suas incumbências definidas, sem exorbitâncias nem omissões.

O CIRURGIÃO

O cirurgião é o principal executor e o responsável pela intervenção cirúrgica. Para esta tarefa necessita de características de personalidade imprescindíveis: rapidez de raciocínio, decisões prontas, destreza manual, atitude de comando e equilíbrio emocional. O difícil caminho da cirurgia só deve ser percorrido por aqueles que trazem nas suas aspirações o desejo da perfeição. Palmilhar esta trilha com objetivos outros constitui erro grave, pois as inadaptações e desilusões irão se refletir diretamente sobre o enfermo, vítima do mau cirurgião. Não se cria o cirurgião sem a vocação básica para seu trabalho. O conhecimento profundo da Anatomia, da Fisiologia, da Fisiopatologia e da Anatomopatologia é indispensável para sua formação. Há que distinguir os tecidos normais dos alterados pela doença e as estruturas nobres com todas suas variedades de trajeto e posição. Há que saber das repercussões da lesão primitiva sobre os tecidos vizinhos e a melhor forma de reparar os danos consequentes à retirada do órgão lesado. A experiência e a segurança, o cirurgião só adquire após muitos anos de estudo, de dissecções anatômicas constantes, de adestramento manual em animais de experimentação, de auxílio aos cirurgiões mais amadurecidos e da correção de muitos erros. São estes erros, sempre presentes em sua vida profissional, por maior que seja sua vivência cirúrgica, que devem fazê-lo humilde e consciente das limitações da sua tarefa, diante dos obstáculos muitas vezes irremovíveis, com os quais terá que se defrontar.

EQUIPE CIRÚRGICA

Na cirurgia atual o trabalho é dividido entre o cirurgião e seus colaboradores. O virtuosismo do cirurgião do passado, que realizava praticamente todas as tarefas operatórias, foi substituído pelo trabalho em equipe, no qual cada elemento tem atribuições específicas com o objetivo de dar ao ato operatório maior perfeição e rendimento com menor desgaste de energia. O conjunto cirúrgico é normalmente constituído pelo anestesista, pelo cirurgião, pelo assistente e pelo instrumentador. Ao anestesista cabe a escolha do pré-anestésico e da anestesia adequada, autorizando o início da cirurgia e solicitando sua suspensão ou interrupção na vigência de risco de vida. Durante o ato cirúrgico é de sua responsabilidade a vigilância constante do enfermo, aferindo e corrigindo as variações da homeostase decorrentes da intervenção. Ao término da cirurgia cumpre-lhe fiscalizar e orientar a recuperação anestésica até que o operado tenha condições de manter seus reflexos vitais.

O cirurgião é responsável pela intervenção, realizando as manobras básicas da cirurgia. Secciona as estruturas, faz a hemostasia e promove a síntese dos tecidos até o término do ato cirúrgico. Como centro polarizador das atividades cabe-

-lhe coordenar o trabalho de toda a equipe. A harmonia desta tarefa só será conseguida se tiver condições de liderança para orientar seus colaboradores. Para o melhor rendimento é necessário que os elementos da equipe tenham afinidade entre si, mostrando o mesmo interesse na execução do ato cirúrgico. Este interesse é indispensável para que o cansaço e a rotina dos gestos não tornem os colaboradores em dado momento menos atentos, diminuindo sua participação no trabalho. Ao cirurgião cabe a tarefa de escolher colaboradores com os quais tenha afinidade, estimulando e elogiando constantemente seu desempenho. Pertencem ao passado os cirurgiões que se preocupavam em atemorizar seus auxiliares.

O assistente (1º auxiliar) é o encarregado de colocar o enfermo em posição adequada na mesa operatória e de preparar o campo cirúrgico. Deve organizar em mesa apropriada seu instrumental, que consta essencialmente de pinça com dente de rato, pinça anatômica, tesoura, afastadores e válvulas para exposição do campo operatório. No decorrer da intervenção coloca-se em frente ao cirurgião, auxiliando nas manobras de hemostasia, amarrando os fios das suturas e afastando as estruturas de maneira adequada e suave, evitando ao máximo traumatizar os tecidos. O assistente eficaz tem pleno conhecimento dos tempos operatórios, está constantemente atento às manobras da sua atribuição e consegue executar suas tarefas sem interferir com as do cirurgião. Em condições especiais. Principalmente nas intervenções mais complexas, participa da equipe cirúrgica o 2º assistente. Este elemento colabora nas manobras de afastamento, permitindo ao 1º assistente ter maior liberdade de ação. Nestas condições o 1º assistente pode realizar também o pinçamento dos vasos, tendo maior facilidade para executar os nós durante a síntese dos tecidos.

O instrumentador é o elemento de maior mobilidade no campo cirúrgico, pois mantém contato com as enfermeiras da sala, solicitando antecipadamente todo o material necessário para a cirurgia: cuida da mesa do instrumental e participa ativamente do ato cirúrgico, suprindo as funções do assistente nos momentos em que este se encontra imobilizado afastando os tecidos. Deve ter a mesa do instrumental preparada com antecedência no início da intervenção, estando os instrumentos e o material necessários colocados de maneira adequada, numa disposição sistemática para seu pronto reconhecimento e utilização. No decorrer da intervenção o instrumentador permanece voltado para o campo operatório, tendo nas mãos o instrumento próprio para o ato que se realiza no momento. Desta forma, pode se antecipar ao pedido do cirurgião. Para a perfeição do seu trabalho é indispensável o conhecimento da posição dos instrumentos na sua mesa de trabalho, tornando o manuseio do instrumental um ato reflexo, que muitas vezes não necessita da visão, a qual está voltada para o campo operatório. Cumpre ao instrumentador manter limpo e ordenado o campo cirúrgico, substituindo compressas, colocando gazes e retirando fios e instrumentos inadvertidamente deixados sobre o doente. Deve também encaminhar à enfermeira da sala as peças cirúrgicas retiradas no decorrer da intervenção.

Mesa do Instrumental

No arranjo da mesa do instrumental é preciso distinguir a área habitual e a área eventual de pegada. A primeira é abrangida pelo círculo limitado pelo antebraço e mão dispostos como raio. Nesta área são colocados os instrumentos mais usados durante o ato cirúrgico, correspondendo à diérese, hemostasia e síntese.

Na área eventual de pegada, compreendida pelo círculo que tem como raio todo o membro superior, são colocados os instrumentos específicos da intervenção, utilizados somente em momentos determinados. Esta separação do instrumental objetiva o conforto do instrumentador, aumentando seu rendimento com menor estafa. Na prática, a mesa do instrumental cirúrgico, de formato retangular, é dividida em duas metades por uma linha paralela ao seu maior lado. Na metade próxima ao instrumentador são colocados inicialmente os instrumentos de diérese representados pelo bisturi e tesouras. Ao lado destes, colocam-se as pinças para hemostasia. Os instrumentos são colocados com a ponta voltada para o instrumentador para serem apreendidos por esta extremidade. As pinças hemostáticas são dispostas de acordo com seu tipo, iniciando-se o arranjo pelas pinças curvas, continuando pelas pinças retas do mesmo modelo. Nesta primeira linha as últimas pinças hemostáticas a serem colocadas são as pinças de Kocher, que têm utilização menos frequente, destinando-se à preensão de estruturas. Na segunda metade da mesa colocam-se inicialmente as pinças com dente de rato e as pinças anatômicas, instrumentos auxiliares das operações fundamentais. A seguir é disposto o material de síntese representado pelos porta-agulhas, agulhas e fios. A partir deste ponto colocam-se os instrumentos específicos da cirurgia a ser realizada, na zona da mesa que corresponde à área eventual de pegada. O arranjo da mesa do instrumental vai depender do local da intervenção cirúrgica. O instrumentador coloca-se em frente ao cirurgião e ao lado do assistente, ajustando a mesa do instrumental em posição perpendicular à mesa cirúrgica (Fig. 10.1). Nas intervenções em que o cirurgião está à direita do doente, a disposição do instrumental inicia-se da direita para a esquerda, ocorrendo o inverso quando o cirurgião coloca-se à esquerda. Existem variações no posicionamento da mesa do instrumental. Há cirurgiões que preferem tê-la ao seu lado para autonomia na preensão do instrumental. Esta posição, todavia, prejudica o trabalho do instrumentador isolando-o do campo operatório. Outros adotam a mesa de Mayo colocada sobre os pés do enfermo.

Movimento em Cirurgia

As intervenções cirúrgicas por mais complexas que sejam constituem o somatório dos movimentos simples e repetidos, característicos das operações fundamentais. Por isso, é possível estabelecer nas intervenções de rotina a sequência destes gestos com o conhecimento e a participação da equipe. E esta harmonia que dá ao espectador menos experiente a falsa impressão da simplicidade da intervenção realizada, quando na verdade para se atingir esta excelência de trabalho muitos acertos foram necessários. O movimento durante a cirurgia deve ser medido e exato para as funções às quais se destina. A preocupação individual de cada elemento da equipe em executar o gesto perfeito é a única maneira de aprimorar o trabalho em conjunto. A equipe cirúrgica deve, após a intervenção, apreciar seu desempenho para corrigir as falhas ocorridas.

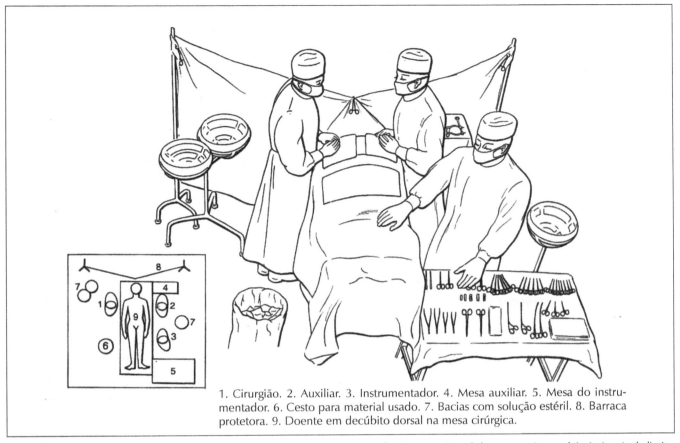

1. Cirurgião. 2. Auxiliar. 3. Instrumentador. 4. Mesa auxiliar. 5. Mesa do instrumentador. 6. Cesto para material usado. 7. Bacias com solução estéril. 8. Barraca protetora. 9. Doente em decúbito dorsal na mesa cirúrgica.

Fig. 10.1 – *Disposição da equipe cirúrgica em intervenções no pescoço, mediastino anterior, abdome superior ou hérnia inguinal direita. (Modificado de Vasconcelos, E.)*

Cabe ao cirurgião a escolha da via de acesso mais adequada para seu trabalho. O campo operatório deve ser completamente isolado da área limitada ao anestesista por meio de campos esterilizados para facilitar a mobilidade e evitar a contaminação de ferida cirúrgica (Fig.10.1). O cirurgião deve trabalhar em posição ereta. Para isto utiliza os movimentos da mesa cirúrgica, ajustando o campo operatório à altura dos seus cotovelos e próximo a si. A postura ereta é indispensável durante a intervenção, pois as flexões e torções da coluna vertebral por tempo prolongado determinam a fadiga, prejudicando o rendimento do trabalho. O gesto durante o ato operatório deve ser delicado, para minimizar o traumatismo dos tecidos. Para tanto, os movimentos são escolhidos de acordo com a capacidade, sensibilidade e força dos dedos, punhos, antebraços e braços. Os movimentos dos dedos são utilizados nas manobras delicadas e sensíveis como, por exemplo, as que realiza o cirurgião durante a dissecção dos tecidos. Os dedos, entretanto, possuem pouca força, sendo levados à fadiga precocemente, ao executarem movimentos que exijam esforços. Com estes se utiliza o instrumental, palpam-se as estruturas e apreendem-se os fios de sutura. Sua velocidade de trabalho e sensibilidade podem ser aumentadas com o treino, pois é pelos dedos que se consegue o adestramento manual. Os movimentos do punho têm mais força, sendo utilizados nos gestos firmes e precisos como na realização das incisões e das suturas com o uso do porta-agulhas. Ao empunhá-lo a força necessária deverá se transmitir à ponta do instrumento. Empregando força desmedida pode ocorrer o traumatismo dos tecidos ou a quebra da agulha. Os movimentos do antebraço e braço possuem maior potência sendo, porém, mais lentos e imprecisos. São empregados quando se necessita de maior força, como por exemplo, no afastamento das estruturas. A fadiga deste movimento depende do seu tempo de duração, da potência e do eixo sobre o qual é aplicado. Por isso o assistente ao afastar os tecidos deve combinar os movimentos de flexão com os de abdução para alternar o sentido de aplicação da força e evitar o cansaço precoce. O trabalho deve ser distribuído em situação de equilíbrio para as duas mãos, apesar de ambas possuírem funções específicas. Há, entretanto, situações como na realização de nós de sutura, em que as duas mãos devem estar igualmente exercitadas, pois a comodidade e a justeza exigem o emprego ora de uma, ora de outra mão. Deve haver a preocupação constante em abolir os gestos imprecisos ou parasitas como, por exemplo, a utilização dos dedos e das mãos no lugar do instrumental apropriado, durante as manobras de dissecção, os quais aumentam o traumatismo da intervenção, tirando-lhe toda a característica técnica. A força relativa dos dedos, mão e braços é apresentada na Tabela 10.1 de acordo com o esquema de McCarty modificado por Bastos. Por este quadro pode-se observar a reduzida capacidade de força dos dedos e sua fadiga precoce quando comparados ao punho e antebraço.

Tabela 10.1 Força Relativa dos Dedos, Mãos e Braços		
	Força de Tração em Quilogramas	*Uma Tração de 4 K.536 Determina a Fadiga em*
Dedo polegar	6 K.819	30 segundos
Dedo indicador	8 K.618	45 segundos
Dedo médio	9 K.979	45 segundos
Dedo anular	6 K.819	15 segundos
Dedo mínimo	5 K.443	5 segundos
Punho	11 K.340	90 segundos
Antebraço	63 K.504	22 segundos

Sinalização e Instrumentação Cirúrgica

A sequência dos movimentos nas intervenções cirúrgicas de rotina é perfeitamente conhecida, podendo ser adotados sinais especiais para solicitação dos instrumentos. A sinalização cirúrgica elimina a troca de palavras durante o ato operatório, evitando a contaminação, e garante maior presteza na tarefa do instrumentador. É, todavia, desnecessária nas equipes bem treinadas, quando já existe a previsão do instrumento ou material a ser solicitado e torna-se **inútil** quando o instrumentador desconhece os sinais adotados pelo cirurgião. Nesta eventualidade é preferível pedir o instrumento pelo seu nome próprio em voz alta e firme para perfeita compreensão. As palavras de cortesia ou agradecimento são dispensáveis dada a disciplina que deve comandar o ato operatório. A sinalização pode ser convencionada para a maioria dos instrumentos. Na prática, porém, os sinais são limitados aos instrumentos e materiais mais frequentemente utilizados, sendo preferível solicitar os demais instrumentos pelo seu nome próprio, para evitar indecisões decorrentes da falta de compreensão do gesto. O pedido de bisturi é feito com a mão direita com a face palmar voltada para baixo, com os três últimos dedos fletidos, estando o indicador apoiado ao polegar, imitando a maneira de segurar o bisturi. A flexão executada no punho dá a dinâmica ao gesto simulando o modo de utilização do instrumento. Findo o gesto, O cirurgião realiza a rotação da mão colocando-a em posição cômoda para receber o instrumento (Fig. 10.2). O instrumentador toma o bisturi pela ponta, apresentando o cabo ao cirurgião. Nesta manobra deve ter o cuidado de não colocar a borda cortante do bisturi voltada para sua mão, a fim de evitar que o cirurgião fira-o ao tomar o instrumento. A apresentação deve sempre ser firme para certeza de que o objeto foi definitivamente entregue.

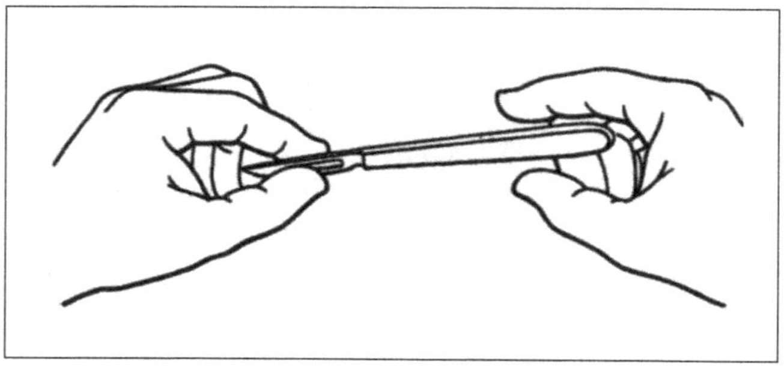

Constitui erro não permitir ao cirurgião boa pegada do instrumento, fazendo com que venha ajustá-lo sobre o campo cirúrgico ou sobre seu próprio avental num movimento parasita que tira a beleza da intervenção. O bisturi é segurado pelo cirurgião de duas maneiras: 1ª) como um lápis, quando usado para pequenas incisões ou para dissecção (Fig. 10.3); 2ª) como um arco de violino, para incisões longas retilíneas.

A solicitação da tesoura é feita com a mão direita estendida em pronação tendo os dois últimos dedos fletidos. O indicador e o médio estendidos executam movimento de aproximação e afastamento imitando o corte das lâminas da

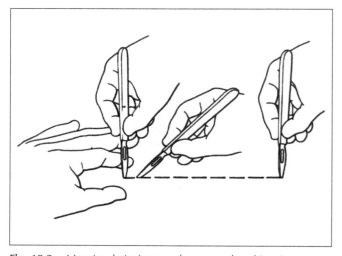

Fig. 10.3 – *Maneira de incisar a pele segurando o bisturi como um lápis.*

Fig. 10.2 – *Maneira de o instrumentador entregar o bisturi ao cirurgião.*

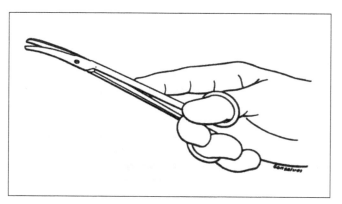

Fig. 10.4 – *Maneira correta de utilizar a tesoura curva.*

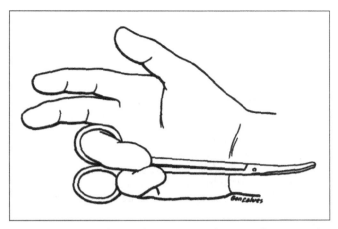

Fig. 10.5 – *Maneira de empalmar a tesoura durante a dissecção, a fim de pinçar um vaso sangrante.*

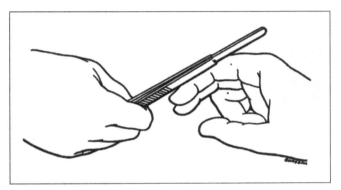

Fig. 10.6 – *A pinça anatômica ou com dente, ao ser dada pelo instrumentador ao cirurgião, deve estar com seus ramos fechados.*

tesoura. Ao apresentar o instrumento, tratando-se de tesoura curva, que é habitualmente usada pelo cirurgião, o instrumentador a entrega com a curvatura voltada para a mão do cirurgião. Este utiliza a tesoura colocando os dedos polegar e anular nos seus anéis, apoiando-a com o dedo indicador e médio (Fig. 10.4). Para transferi-la para a posição de repouso deve fazê-la girar 180° para ser empalmada pelos dedos anular e mínimo (Fig. 10.5). O pedido da pinça hemostática é feito com a mão direita tendo a face palmar voltada para cima e os dedos estendidos. O instrumentador, tomando as pinças pela ponta, entrega-as sucessivamente ao cirurgião, oferecendo primeiro as curvas e depois as retas, a menos que haja solicitação especial. As pinças curvas devem ter sua curvatura voltada para a mão do cirurgião. As hemostáticas utilizadas com fins específicos devem ser solicitadas pelo nome. O pedido da pinça anatômica ou da pinça com dente de rato é feito com a mão direita ou esquerda, executando o movimento de pinça, pela aproximação e separação do polegar e do indicador. Quando se trata da pinça anatômica os dedos conservam-se estendidos, e para a pinça de dente mantém-se fletidos. O instrumentador toma a pinça pela ponta deixando extensão suficiente para ser entregue em posição de uso. O instrumento deve ser apresentado fechado para evitar que o cirurgião ao segurá-lo prenda o dedo do instrumentador. Na solicitação destas pinças junto com outro instrumento, o cirurgião fará o gesto duplo, requisitando a pinça com a mão esquerda (Fig. 10.7). Nesta eventualidade o instrumentador faz a entrega simultânea do instrumental pedido, cruzando suas mãos. O pinçamento de um vaso sangrante é feito pelo cirurgião apreendendo-o com pinça de dissecção e logo a seguir com hemostático curvo (Fig. 10.8). O fio de ligadura é solicitado com a mão tendo a face pal-

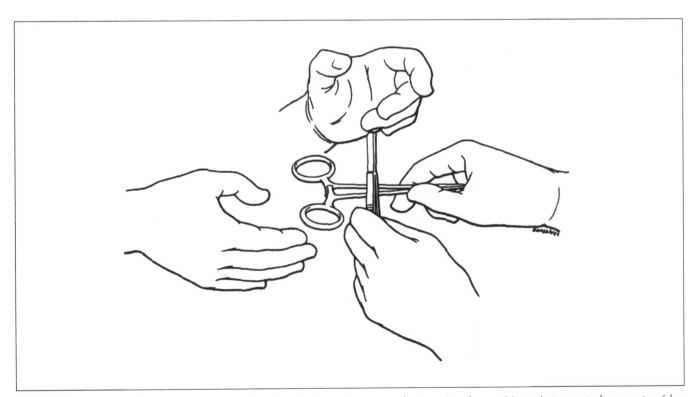

Fig. 10.7 – *O cirurgião solicita com a mão esquerda a pinça de dissecção e com a direita a pinça hemostática; o instrumentador, ao entregá-las, concomitantemente, cruza as mãos.*

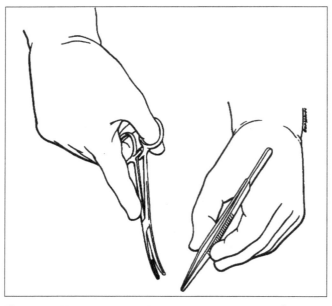

Fig. 10.8 – *Hemostasia com pinça curva. Maneira correta de segurar as pinças.*

traumáticas, deve ser montado com comprimentos desiguais para fácil retirada da agulha após sua utilização. Na síntese, o cirurgião não deve conservar a tesoura empalmada junto com o porta-agulhas, pois estes instrumentos destinam-se a manobras antagônicas. O assistente tem autonomia para utilizar os instrumentos colocados na sua própria mesa. Quando necessita outro instrumento faz também ao instrumentador o gesto adequado. Não devo tomá-lo diretamente da mesa do instrumentador, movimentando-se pelas suas costas, para não tumultuar o trabalho e evitar contaminação. Pelo mesmo motivo o instrumentador não deve interferir na mesa de instrumental do assistente, a qual é de sua exclusiva responsabilidade. Para a ordem do trabalho durante a interpretação, o instrumental deve ser devolvido ao instrumentador, evitando-se colocá-lo sobre o campo cirúrgico. Constitui aspecto dos mais desagradáveis ver ao final da cirurgia grande parte dos instrumentos transferidos para cima do doente, atestando a desorganização da equipe. O ato cirúrgico só poderá atingir a perfeição quando chegar ao término da maneira como se iniciou, com a limpeza, ordem e disciplina mantidas pelos elementos da equipe, empenhados conjuntamente em executar esta complexa e nobre tarefa.

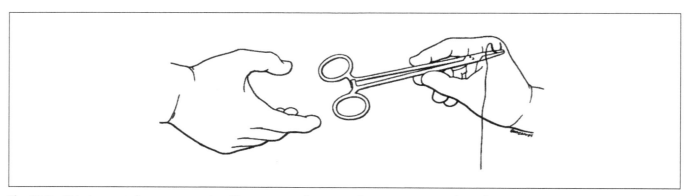

Fig. 10.9 – *O instrumentador entrega ao cirurgião o porta-agulhas montado. Notar a posição da agulha e o modo como o instrumento é recebido em posição correta de uso.*

mar voltada para cima e os quatro últimos dedos em meia flexão. O instrumentador segura as extremidades do fio com as duas mãos e coloca-o estendido na concavidade formada pelos dedos do cirurgião. Quando se trata do fio bobinado, a bobina é colocada na mão do cirurgião, fazendo o fio passar entre seus dedos indicador e médio. O pedido do fio de sutura com o porta-agulhas é feito com o punho tendo os dedos fletidos, executando sucessivos movimentos de pronação e supinação, simulando a maneira de utilizar o instrumento (Fig. 10.9). O instrumentador ao entregar o porta-agulhas segura-o pela ponta e afasta o fio para que o mesmo não seja empalmado junto com o instrumento. O fio, nas agulhas

BIBLIOGRAFIA

1. Almeida AD. Equipe cirúrgica. Rev. Paul. Med. 62: 160, 1963.
2. Bastos ES. O movimento em cirurgia. Rev. Hosp. Clin. Fac. Med. S. Paulo 1:99, 1946.
3. Monteiro A. Técnica Cirúrgica. vol. 1, p. 10 - Livraria Francisco Alves, 1936.
4. Nasser A. Normas gerais para intervenções cirúrgicas. Rev. Med. 38:245, 1954.
5. Vasconcelos E. Metodização cirúrgica. Arq. Cir. Clin. Exp. 15:67, 1952.
6. Vasconcelos E. A Formação do Cirurgião. Conferência pronunciada na Academia Nacional de Medicina, 1964.

11 Circulação Extracorpórea

Pero Carlos P. Lemos
Artur Lourenção Júnior

O advento da circulação extracorpórea tornou possível o grande avanço atual da cirurgia do coração e da aorta torácica. Ao substituir temporariamente as funções de propulsão e hematose sanguíneas, ela permitiu que as paredes cardíacas fossem abertas, dando acesso às estruturas intracavitárias do coração. As cardiopatias congênitas e as lesões valvares puderam então ser corrigidas sob visão direta.

Basicamente, os aparelhos de circulação extracorpórea compõem-se de uma bomba propulsora unidirecional de sangue e de um sistema capaz de permitir as trocas gasosas necessárias à oxigenação sanguínea.

A ideia inicial que levou à construção de oxigenadores artificiais surgiu com Ludwig (1865) que, ao misturar ar ambiental ao sangue venoso, obteve sua oxigenação. Somente em 1953 Gibbon, após desenvolver aparelhagem adequada, conseguiu introduzir o uso da circulação sanguínea extracorpórea na prática cirúrgica.

APARELHAGEM DE CIRCULAÇÃO EXTRACORPÓREA

Os circuitos de circulação extracorpórea utilizados durante as cirurgias cardíacas, além de seus componentes fundamentais, bomba arterial e oxigenador, são dotados de uma série de dispositivos acessórios: desborbulhador, filtro, reservatório de sangue, trocador de calor, tubos condutores de sangue e bombas aspiradoras.

Bomba Arterial

A bomba arterial, de características simples em seus aspectos mecânicos, é constituída por um tubo elástico que, ao ser comprimido continuamente, permite que seu conteúdo sanguíneo seja impulsionado numa única direção. A bomba idealizada por De Bakey (Fig. 11.1), denominada bomba de rolete, atualmente utilizada em todos os aparelhos de circulação extracorpórea, é constituída por um tubo de látex (A) apoiado em um suporte em hemicírculo (S). Um rolete metálico (R), cujos braços giram num único sentido, impulsionados por um motor elétrico com velocidade de rotação controlável, comprime o tubo contra o suporte.

Atualmente, alguns autores têm usado, como substituto da bomba de rolete, uma bomba centrífuga, idealizada, inicialmente, para auxiliar o ventrículo esquerdo em sua função de manter o fluxo circulatório. Ela é usada em pacientes acometidos de choque cardiogênico ou de baixo débito cardíaco, antes ou após terem sido submetidos a cirurgia cardíaca, bem como em pacientes com falência cardíaca clinicamente incontrolável, cuja única terapêutica viável se resume no transplante cardíaco.

Oxigenadores

Três tipos de oxigenadores são usados atualmente durante as cirurgias cardíacas, cada um deles construído de forma a oxigenar o sangue em velocidade adequada às necessidades do metabolismo corpóreo do paciente.

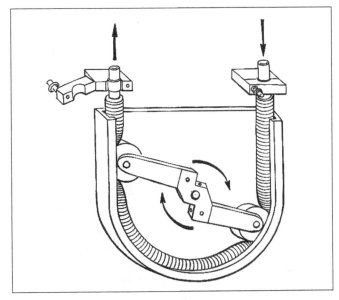

Fig. 11.1 – *Bomba de roletes (De Bakey).*

Oxigenador de Discos

Desenvolvido e aperfeiçoado por Hooken (1915), Bjéirk (1948) e Cross (1956), o oxigenador de discos (Fig. 11.2) tem como elemento básico uma câmara cilíndrica de vidro, no interior da qual um conjunto de discos metálicos ondulados, fixados axialmente a um eixo comum, gira impulsionado por um motor elétrico. No interior do cilindro, que é mantido em posição horizontal, o sangue venoso é introduzido de modo a ocupar seu terço inferior. Nos outros dois terços do espaço interno da câmara cilíndrica uma atmosfera carregada de oxigênio é continuamente renovada. Os discos, ao girarem, captam uma fina película de sangue em sua superfície, por força da tensão superficial sangue-disco. Esta extensa película de sangue venoso, exposta ao oxigênio, permite as trocas gasosas CO_2 -O_2.

Embora este oxigenador de discos tenha sido de grande importância nas fases iniciais do desenvolvimento da cirurgia cardíaca, a necessidade de utilização de grande quantidade de sangue, obtido de diversos doadores, para preencher sua câmara de oxigenação, tornou-o progressivamente inviável, tendo sido substituído pelos oxigenadores de bolhas.

Oxigenador de Bolhas

No oxigenador de bolhas (Fig. 11.3), o oxigênio é borbulhado diretamente no interior da massa sanguínea venosa em movimento. Um cilindro metálico (A), estreito e longo, colocado em posição vertical, constitui-se na câmara de oxigenação. O sangue venoso e um fluxo de microbolhas de oxigênio são introduzidos no interior deste cilindro por sua extremidade inferior. Ao subirem através dele, o íntimo contato entre as bolhas de oxigênio e as hemácias permite a troca do gás carbônico do sangue venoso pelo oxigênio das bolhas, o que torna o sangue arterializado. Ao atingir a extremidade superior do cilindro, o sangue se encontra carregado de microbolhas, contendo agora gás carbônico, que necessitam ser removidas. Um desborbulhador apropriado, ou filtro de bolhas, (B), montado sobre o cilindro de oxigenação, permite a remoção destas bolhas, que saem livremente para a atmosfera, através das aberturas (a).

Um receptáculo cilíndrico de vidro (C), ou reservatório arterial, montado ao redor do cilindro de oxigenação, capta o sangue arterializado, que uma bomba de rolete devolve ao paciente.

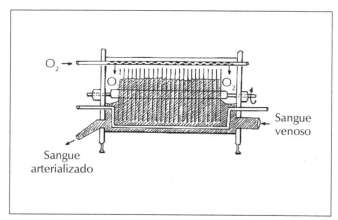

Fig. 11.2 – *Oxigenador de discos.*

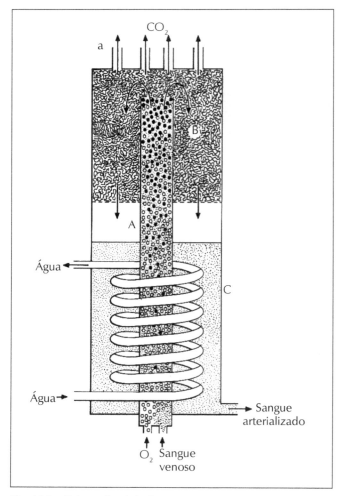

Fig. 11.3 - *Oxigenador de bolhas.*

Oxigenador de Membrana ou de Tubos Capilares

Atualmente, cada vez mais utilizado no mundo todo, os oxigenadores de membrana apresentam sobre os oxigenadores de bolhas e de discos a grande vantagem de não permitir o contato direto entre o sangue e o oxigênio, posto que, neles, as trocas gasosas são feitas através de membranas permeáveis ao O_2 e ao CO_2. Interpostas entre o sangue e o oxigênio, estas membranas fazem com que haja um menor dano traumático aos componentes proteicos e figurados do sangue, fato frequente nos oxigenadores de bolha, decorrente do borbulhador intenso de oxigênio no interior da massa sanguínea. Nos protótipos iniciais destes oxigenadores, diversas membranas eram empilhadas de forma a permitir que entre elas fluísse o oxigênio e o sangue em espaços alternados. Estes oxigenadores tinham o inconveniente de utilizar grandes extensões de membrana que, embora dobradas e superpostas convenientemente, ocupavam muito espaço e exigiam, ainda, uma quantidade excessiva de sangue para seu preenchimento inicial.

Atualmente, nos oxigenadores dos aparelhos de circulação extracorpórea, na sua grande maioria, em lugar das membranas, são usados tubos capilares ocos, feitos de polímeros plásticos permeáveis ao O_2 e ao CO_2.

Os tubos capilares, enovelados tal qual uma bobina (B), ·são acomodados em um recipiente por onde passa o sangue venoso, o qual constitui a câmara de oxigenação sanguínea (C) do aparelho de circulação extracorpórea.

Estes oxigenadores de tubos capilares (Fig. 1104), por seu pequeno tamanho, permitem uma drástica redução do volume de sangue necessário para o preenchimento da câmara de oxigenação, sendo esta sua grande vantagem sobre os oxigenadores de membranas.

ACESSÓRIOS DOS APARELHOS DE CIRCULAÇÃO EXTRACORPÓREA

O *desborbulhador* ou filtro de bolhas (Fig. 11.3-B) é um dispositivo próprio dos oxigenadores de bolhas, e é constituído por um emaranhado de fios ou por uma esponja de plástico biocompatível, fixado à extremidade superior do cilindro de oxigenação destes oxigenadores através da qual o sangue, já oxigenado, passa obrigatoriamente. Ao contato com os fios ou com as paredes dos poros da esponja, as pequenas bolhas gasosas carregadas pelo sangue são desfeitas e eliminadas para o exterior da câmara de oxigenação.

O *filtro* é um dispositivo existente em todos os oxigenadores, geralmente constituído por uma membrana de plástico dotada de microporos de diâmetro inferior a 10 micra; é conectado na tubulação do aparelho de circulação extracorpórea que dá passagem ao sangue arterializado que se destina ao paciente. Ele tem a função de remover microcoágulos, grumos de plaquetas e restos de hemácias lisadas, resultantes do trauma decorrente do contato dos componentes sanguíneos com as bolhas de oxigênio e com as paredes dos diversos constituintes do aparelho de circulação extracorpórea.

O *trocador de calor* é um acessório necessário à manutenção da temperatura do sangue que **flui** pelo circuito extracorpóreo. Ele é constituído por uma serpentina metálica, acomodada no interior do reservatório de sangue arterializado dos oxigenadores de bolhas (Fig. 11.3), de membranas ou de tubos capilares (Fig. 11.4). Pelo interior desta serpentina é bombeada água resfriada ou aquecida, a qual permite resfriar o sangue do reservatório e, consequentemente, submeter o paciente a graus variáveis de hipotermia corpórea e, em seguida, restituir a temperatura normal do paciente ao final da circulação extracorpórea.

As *bombas aspiradoras* de roletes, presentes em todos os tipos de aparelhos de circulação extracorpórea, são iguais à bomba arterial, porém menores. Elas são empregadas na aspiração do sangue das cavidades cardíacas e do campo operatório para o interior do reservatório de sangue do aparelho de circulação extracorpórea, permitindo a visão das estruturas intracavitárias do coração, durante a operação.

TÉCNICA DO MANUSEIO DA CIRCULAÇÃO EXTRACORPÓREA

Para permitir que sejam feitas as operações do coração, levadas a efeito nas coronárias, no interior das câmaras cardíacas, na porção ascendente e na croça da aorta, o circuito de circulação extracorpórea (Fig. 11.5) é instalado de modo a drenar completamente o sangue venoso do paciente, oxigená-lo e reinfudi-lo em seu sistema arterial. A drenagem do sangue venoso do paciente é obtida através de duas cânulas (a) introduzidas na luz de suas veias cavas, ou de uma única cânula colocada no interior de seu átrio direito. Para tanto, uma sutura em bolsa (b) é feita na aurícula direita e outra na parede látero-inferior direita do átrio direito (Fig. 11.6, A e B) logo acima da desembocadura da veia cava inferior; no caso da utilização de uma única cânula, é necessário apenas a sutura em bolsa feita na aurícula direita. Incisões nas áreas circunscritas por estas suturas em bolsa permitem a introdução das cânulas na luz das veias cavas, ou no interior do átrio direito. Tubos de polietileno ligados às cânulas drenam o sangue, por sifonagem, para dentro do oxigenador, onde ocorre sua hematose. O sangue, já oxigenado, desborbulhado e filtrado, é retido no reservatório arterial por tempo suficiente para entrar em contato com o trocador de calor e ser resfriado, ou aquecido, de acordo com as necessidades do paciente. A seguir, a bomba arterial aspira o sangue do reservatório arterial do oxigenador e o infunde no sistema arterial do paciente, no geral, diretamente na luz da aorta ascendente, por intermédio de uma cânula apropriada, introduzida em sua parede anterossuperior, onde é fixada por uma sutura em bolsa. Antes da introdução das cânulas arterial e venosa, procede-se à anticoagulação do sangue do paciente com a administração de heparina (4mg/kg de seu peso corpóreo). A perfusão sanguínea extracorpórea indica-se com a drenagem do sangue venoso para o oxigenador e a concomitante infusão do sangue arterializado na aorta ascendente do paciente.

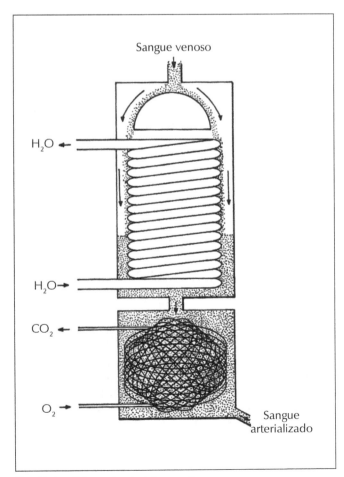

Fig. 11.4 – *Oxigenador de tubos capilares.*

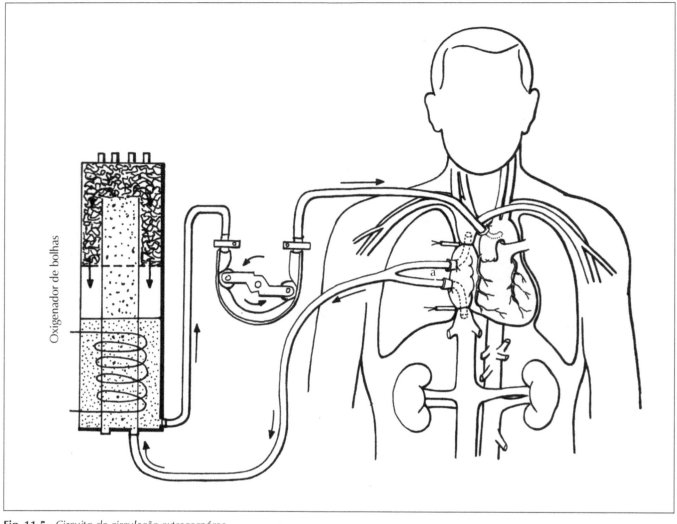

Fig. 11.5 - *Circuito de circulação extracorpórea.*

O ritmo da drenagem e da infusão sanguínea é controlado de forma a manter as pressões do sistema venoso e do sistema arterial do paciente em níveis normais. Sua pressão sanguínea venosa central é medida por intermédio de um cateter introduzido em uma de suas veias periféricas e sua pressão arterial média através de um cateter introduzido em uma de suas artérias radiais. O volume do sangue contido no reservatório de sangue arterial do aparelho de circulação extracorpórea é mantido em nível constante, o que exige controle cuidadoso da relação drenagem-infusão.

Para se obter a drenagem total do sangue venoso do paciente para o aparelho de circulação extracorpórea, são passados cadarços ao redor de suas veias cavas, que, apertados à maneira de torniquetes, permitem que suas paredes sejam acopladas às cânulas de drenagem, fazendo com que todo o sangue venoso seja desviado para o oxigenador e, portanto, não chegue aos pulmões, o que permite a interrupção da respiração pulmonar do paciente durante as cirurgias cardíacas.

Quando é usada uma única cânula para drenagem do sangue do átrio direito, seu grosso calibre permite que todo o sangue seja desviado, por sifonagem, para o oxigenador.

Ao final da cirurgia, é interrompida a circulação extracorpórea, as cânulas de drenagem venosa são retiradas e as suturas em bolsas, que a fixavam, são amarradas. O sangue arterializado, ainda contido no reservatório arterial do oxigenador, é infundido lentamente no sistema arterial do paciente até ser atingindo seu equilíbrio pressovolumétrico. Depois disso a cânula arterial é removida da aorta ascendente e sua parede é suturada. Segue-se a neutralização da ação anticoagulante da heparina pela infusão endovenosa de sulfato de protamina, cuja dose é controlada através de medidas do tempo de coagulação ativado (TCA) do sangue do paciente e análises de seu coagulograma.

CARACTERÍSTICAS TÉCNICAS DA CIRCULAÇÃO EXTRACORPÓREA

Os aparelhos de circulação extracorpórea são preenchidos, antes do início da cirurgia, com solução de Ringer ou soluções glicosadas. A inclusão de sangue ou plasma de doadores ou do próprio paciente, previamente colhido, depende do nível de seu hematócrito, que, abaixo de 35%, exige a utilização de sangue total para o preenchimento do aparelho de circulação extracorpórea, geralmente 500 a 1.200ml. O fluxo de infusão de sangue arterial no sistema circulatório do paciente (volume infundido/minuto) é variável, sendo proporcional à

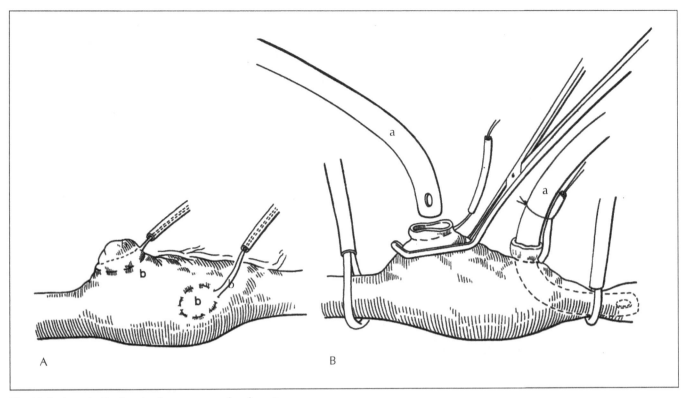

Fig. 11.6 - *Introdução das cânulas venosas na luz das veias cavas.*

superfície corpórea do paciente. Do ponto de vista clínico, o fluxo de sangue deve ser tal que permita a manutenção de sua pressão arterial sistemática média em níveis compatíveis com suas necessidades metabólicas durante a cirurgia, ocasião em que são também observadas sua temperatura corpórea, sua pressão venosa central, sua perfusão capilar e sua diurese. Tais condições clínicas são obtidas com fluxos de perfusão entre 1.800 e 2.200ml/min por m² de superfície corpórea do paciente adulto e entre 2.200 e 2.400ml/min por m² de superfície corpórea da criança. Com a finalidade de manter a oxigenação adequada do sangue do paciente, as pressões parciais de CO_2 e de O_2 de seu sangue, arterial e venoso, são periodicamente determinadas antes e durante a circulação extracorpórea. As determinações de seu pH e o cálculo do excesso de bases *(base excess)* permitem o controle metabólico do paciente, enquanto a medida dos teores plasmáticos de sódio e de potássio permitem manter seu equilíbrio hidroeletrolítico. A circulação extracorpórea é mantida, em média, durante 60 minutos, para a correção da maioria dos defeitos cardíacos. A circulação extracorpórea ocasiona discretas alterações metabólicas e eletrolíticas aos pacientes. A acidose metabólica acentuada, a hemólise, o consumo aumentado de fatores de coagulação e a desnaturação proteica, são excepcionais e demandam tratamento cuidadoso. A embolia cerebral e a insuficiência renal aguda são as mais temidas complicações decorrentes da circulação extracorpórea; sua ocorrência, geralmente, dada sua gravidade, exige tratamentos específicos durante a cirurgia e no pós-operatório.

BIBLIOGRAFIA

1. Bjork, VC. Brain perfusion in dog with artificially oxygenated blood. Acta Chir Seand 96: I, 1948.
2. Butler J, Chong, GL, Baigrie, RJ, Pillai R, Westaby S & Rocker GM. Cytokine responses to cardiopulmonary bypass with membrane and bubble oxygenation. Ann. Torac. Surg. 53:833,1992.
3. Casey LC. Role of eytokines in the pathogenesis of eardiopulmonary-inclued multisystem orgam failure. Ann, Thorae. Surg. 56:S96, 1993.
4. Craaford C, Norberg, B & Senning A. Clinieal studies in extracorporeal circulation with a heart lung maehine. Acta Chir Seand 112:220, 1957.
5. Croos EB, Beme RM, Hirose Y, Jones RD. & Kay EB. Evaluation of a rotanting disc type reservoir oxigenator. Proc. Soe. Exper. Biol. Med. 93:210, 1956.
6. De Bakey ME. A simple continuous flow blood transfusion instrument. New Orleans Med. Surg. J 87:386,1934.
7. Galletti PM. Cardiopulmonary bypass: a historical perspective. Artif Organs 17:675,1993.
8. Gibbon JH, Miller BJ & Finerberg C. An improved mechanical heartlung apparatus. Med, Clin. N. Amer., 37: 1603,1953.
9. Harry R, Hoerr JR, Michael, F, Kraemer J, Williams L, Sherman ML, Riley JB, Crowley JC & Sorensen SW. In vitro comparison of the blood handling by the constrained vortex and twin roller pumps. J. Extra-Corp Tech 19:316, 1987.
10. Hashimoto K, Miyamoto H, Suzuki K. Evidence of organ damage after cardiopulmonary bypassa: the role of elastase vasoactive mediators. J. Thorac. J. Thorac. Cardiovase. Surg. 104:666, 1992.
11. 11. Hooker DR. The perfusion of the mammalian medulla: The effect of calcium and of potassium on the respiratory and cardiac center. Amer. J. Physiol., 38:200, 1915.
12. Jones JE, Donal DE, Sawan HJ, Harsbarger HB, Kirklin JW & Wood EH, Apparatus of Gibbon type for mechanieal bypass of the heart and lung: preliminary report. Proc. May. Clin., 30: I 03, 1955.

13. Ludwig C & Sehimidt. A Das verthalten der Gase, Welche mit-dem blut dureh dem reizbaren sangethierrnuskel slromen. Arb. Physiol. Annst. Leipz3:I,1869.
14. Lynch MF, Peterson D & Baker V Centrifugal blood pumping for open heart surgery. Minnesota Med., 25:536, 1978.
15. McCallister LP, Munger BL, Tyers GFO & Hugues HC. Effeet of different methods of proteeting myoeardium on Tysosomal activation and acid phosphatase activity in the dog heart after one hour of cardiopulmonary bypass. J. Thorae. Cardiovase. Surg., 69:644, 1975.
16. Nosé Y. Manual on artificial organs. vol. 11. The oxigenator. The C. V. Mosby Company. Saint Louis, 1973.
17. Ohqvist *q*. Settergren G. Bergström K & Lundberg S. Plasma colloid osmotic pressure during open-heart surgery using non--colloid priming solution in extlracorporeal circuil. Scand J Thorac. Cardiovasc. Surg., 15:251, 1981,
18. Saltzman A & Rosenak SS. Desing of a pump suitable for blood. J. Labor Clin. 34: 1561, 1949.
19. Spampinato N, Stassano P, Gagliard C, Tufano R & lodo D. Massive airemholism during cardiopulmonary bypass: successful treatment with immediate hypothermia and circulatory support. Ann. Thorac. Surg. 32:602,1982
20. Stemmer EA, Joy I, Aronow WS, Thibault W, Mc Cart P & Connolly JE. Preservation of mycardial ultrastructure. J. Thorac. Cardiovasc. Surg. 70:666, 1975.
21. Stokes TL & Flick JB. An improved vertical cylinder oxigenator. Proc. Soc. Exp. Biol. Med. 73:528, 1950.
22. Van Den Dungen JJ A, Karliczek GF, Brenken V, Van Der Heide, J. N. H. & Wildevllur, C. R. H. Clinical study of blood trauma during perfusion wit membrane and bubble oxygenators. 1. Thorac. Cardiovasc. Surg. 83: 108. 1982.
23. Wheeldon DR, Bethune BW & Gill RD. Vortex pumping for routine cardiac. surgery: a comparative study. Perfusion 5: 135, 1990.

12

Microcirurgia

Marcus Castro Ferreira

INTRODUÇÃO

Pode-se definir a Microcirurgia como todo o ato operatório realizado com o auxílio de meios óticos que ampliem a visão de modo a proporcionar dissecção mais acurada e possibilitar a reconstrução de estruturas de pequenas dimensões.

Acredita-se ter sido o microscópio cirúrgico empregado pela primeira vez há cerca de 40 anos na cirurgia do ouvido. O seu emprego sistemático trouxe grande desenvolvimento em algumas especialidades cirúrgicas como à Otorrinolaringologia na cirurgia do ouvido e laringe, à Oftalmologia, em afecções da córnea e no tratamento do glaucoma, em Neurocirurgia nos tumores e aneurismas cerebrais.

As cirurgias consistiam principalmente em dissecções mais delicadas e cuidadosas de estruturas nobres, geralmente para a retirada de tumores sem a necessidade de se realizarem suturas mais complexas.

Somente em 1960, Jacobson e Suarez, ao comunicarem pela primeira vez a feitura de anastomoses em vasos sanguíneos de pequeno diâmetro, abriram os horizontes para as possibilidades de emprego da Microcirurgia em procedimentos reparadores utilizando suturas vasculares ou restaurando estruturas de pequeno diâmetro.

As novas aplicações foram inicialmente limitadas pelas dificuldades técnicas impostas ao operador. Este, além de treinamento básico para se acostumar a visualizar através do microscópio cirúrgico, deveria se submeter a treino suplementar para a feitura de suturas com agulhas e fios muito mais delicados que o usual.

Este fato provocou certo retardo na aplicação imediata da nova técnica, acrescentando-se ainda a circunstância de entrar em cogitação o tratamento de afecções consideradas antes como não cirúrgicas ou cujos resultados eram insatisfatórios pelas técnicas habituais.

Uma fase de trabalhos experimentais foi a princípio realizada, quando se desenvolveram as técnicas básicas de suturas microcirúrgicas e criaram-se modelos experimentais de novos procedimentos cirúrgicos.

Ao fim da década de 60 assistiu-se à expansão da Microcirurgia difundindo-se por todas as especialidades cirúrgicas. Sua prática alcançou grande número de aplicações, principalmente relacionadas às suturas de pequenos vasos, à reconstrução de nervos e, mais raramente, às restaurações de outras pequenas estruturas.

A microcirurgia vascular permitiu reimplantes em amputações traumáticas de mão e dedos, reconstruções vasculares em obstruções de artérias de pequeno diâmetro como as cerebrais, renais intraparenquimatosas e distais nos membros. Transplantes orgânicos a serem usados em reparações a distância podem ser transferidos pela anastomose de seu pedículo vascular nutriente na região receptara; é o caso de retalhos cutâneos, segmentos intestinais, músculos, ossos e até segmentos inteiros como dedos.

A cirurgia dos nervos periféricos sofreu grandes modificações pela introdução da Microcirurgia, principalmente pela sutura perineural e enxerto interfunicular de nervo, originando completa revisão de conceitos considerados clássicos e propiciando resultados funcionais muito melhores quando comparados aos das suturas macroscópicas.

Outras estruturas passaram também a ser abordadas pela Microcirurgia em procedimentos reconstrutivos: ducto deferente, tuba uterina, colédoco, ducto de Wirsung etc.

As técnicas de Microcirurgia que serão aqui mencionadas relacionam-se sempre com a sua utilização em procedimentos reparadores, podendo ser usadas com essa finalidade em qualquer especialidade cirúrgica.

INSTRUMENTAL

O instrumental básico para Microcirurgia consta de equipamento ótico, material cirúrgico especial e fios de sutura, devendo ser realçado que é indispensável um treinamento básico durante um tempo que varia segundo as aptidões individuais e conforme a experiência prévia do cirurgião.

Os equipamentos óticos compreendem lupas e microscópios cirúrgicos. As lupas propiciam aumentos entre 2 e 4,5 vezes e são em geral montadas em armação de óculos; são úteis em procedimentos de dissecção e em suturas de estruturas de tamanho médio.

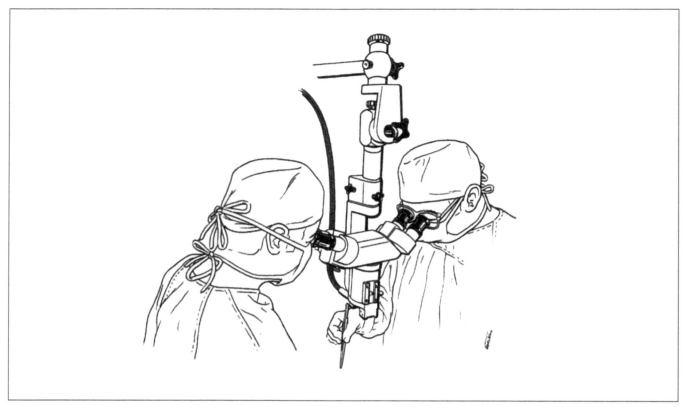

Fig. 12.1 – *Microcirurgia com auxílio do microscópio cirúrgico.*

Os microscópios cirúrgicos são indispensáveis no manuseio de pequenas estruturas. Existem vários tipos diferentes, um ou dois sistemas binoculares, automáticos, automáticos ou mecânicos mas que oferecem basicamente aumento de seis, 10, 16, 25 e 40 vezes, corrigidos pelo valor da ocular. Apresentam as vantagens de distância focal variável entre 20 e 40cm, ser mais confortável para o trabalho cirúrgico e possuir iluminação própria (Fig. 12.1).

O material cirúrgico foi desenvolvido com a finalidade de manusear estruturas delicadas e de permitir a preensão de agulhas e fios delicados. Consta basicamente de pinças tipo relojoeiro, tesouras e porta-agulhas, todos sem mecanismo de trava para evitar o brusco tremor que ocorre quando se libera a mesma. Muitas vezes, o porta-agulhas é dispensável usando-se uma pinça para prender a agulha e duas pinças para se darem os nós. Usam-se também pinças vasculares especiais tipo Mayfield, Scoville ou Heifetz, sendo este o mais delicado.

Os fios de sutura foram desenvolvidos em face da necessidade de se utilizar material mais delicado. Todos os aparelhos de sutura mecânica e os adesivos cirúrgicos foram abandonados em Microcirurgia devido ao difícil manuseio das pequenas estruturas e consequentes maus resultados.

O único fio usado atualmente é o de *nylon* monofilamentado montado em agulhas especiais. Encontram-se em nosso meio agulhas alemãs ST (Spingler-Tritt) com um mínimo de 4mm de comprimento e americanas BV (Ethicon), sendo o fio de número oito a 10 vezes.

Pesquisam-se em vários países fios e agulhas ainda mais delicados que os atuais, prevendo-se, assim, um avanço ainda maior da Microcirurgia.

TÉCNICAS

Dividem-se as técnicas microcirúrgicas segundo suas indicações mais comuns:
– Microcirurgia vascular;
– Microcirurgia em nervos;
– Microcirurgia do ducto deferente.

Microcirurgia Vascular

A microcirurgia vascular estendeu o limite da sutura de vasos, classicamente considerado de 3mm de diâmetro externo, a calibres bastante menores, aceitando-se atualmente ser possível anastomosar vasos da ordem de 0,5mm de diâmetro externo com incidência mínima de tromboses. O progresso que esta técnica trouxe pode ser avaliado pelo grande número de pedículos vasculares de pequeno diâmetro hoje tratados e não abordáveis anteriormente pela cirurgia. Possibilitou, além disso, o estudo de transplante de órgãos em pequenos animais, mais facilmente manipuláveis, trazendo grande progresso a essa área.

As técnicas básicas são:
– anastomoses arteriais terminoterminais;
– anastomoses arteriais terminolaterais;
– anastomoses venosas e linfáticas.

Anastomoses Arteriais Terminoterminais

Tomando-se como exemplo uma artéria de 1mm de diâmetro externo procede-se, segundo a seguinte técnica, todos os tempos sob microscópio cirúrgico com aumentos variando entre 10, 16 e 25 vezes.

O cirurgião deve operar sentado em posição a mais cômoda possível, com os antebraços e mãos apoiados de modo a haver movimentação somente dos dedos.

O fluxo sanguíneo é interrompido por pinças vasculares de pequenas dimensões, sendo as mais usadas as do tipo Scoville-Lewis. Os cotos vasculares são inspecionados, regularizados e irrigados com solução fisiológica e heparina a fim de alimentar coágulos e eventuais corpos estranhos da luz vascular. A dissecção deve ser extremamente cuidadosa, ressecando-se a adventícia em pequena porção com o auxílio de pinças de relojoeiro. O campo deve ser mantido sempre úmido com soro fisiológico ou solução de Ringer para evitar ressecção das estruturas.

Inicia-se a sutura por dois pontos de reparo colocados a 120° de distância entre si, pontos esses, interessando toda a espessura da artéria e evitando-se intromissão de adventícia para dentro da luz do vaso.

Os nós são dados com o auxílio de duas pinças. É fundamental não traumatizar a íntima com a pinça, a fim de se evitar lesões que podem gerar trombos. Com mais dois pontos separados completa-se a sutura anterior (Fig.12.2).

Giram-se as pinças vasculares de 180° de modo a expor-se a face posterior. A colocação dos reparos anteriores a 120° permite um afastamento das bordas posteriores facilitando a sutura e evitando-se mais facilmente que os pontos posteriores transfixem também a linha de sutura anterior, obstruindo a luz. Três a quatro pontos separados são em geral suficientes para completar a sutura (Fig. 12.3).

Liberam-se as pinças, primeiro o distal e em seguida a proximal. Em cirurgia sem heparinização há ligeiro sangramento que cessa rapidamente após pressão delicada sobre a anastomose. Em muitos casos de heparinização sistêmica em que se prevê grande sangramento é preferível recorrer-se à compressão contínua empregando-se o artifício de envolver a anastomose com tubo de silicone, somente retirando-o após a hemostasia natural da linha de sutura.

Muitas vezes, principalmente em casos traumáticos, observam-se espasmos arteriais com a consequente diminuição do fluxo sanguíneo. Antes de iniciar a anastomose eles podem ser aliviados por ligeira pressão hidrostática intraluminar ou pela aplicação de lidocaína a 2% gotejada por fora da artéria.

A feitura da anastomose pode ser prejudicada por tensão excessiva, que deve ser evitada pelo enxerto de veia autóloga, retirada geralmente da face dorsal do pé, realizando-se as duas anastomoses com a mesma técnica descrita.

Outra causa frequente de espasmos é o trauma provocado pelas pinças vasculares que, embora mais delicadas, ainda são desproporcionais à consistência de pequenas artérias. Além da lidocaína, para aliviar o espasmo pode ser usado sulfato de magnésio a 20% em gotejamento extraluminar; acredita-se ter o sulfato de magnésio propriedades vasodilatadoras, além de evitar e desfazer agregação plaquetária já formada. O seu uso seria, segundo alguns autores, fundamental em anastomoses de vasos de 0,5mm ou menos, em que o trombo inicial plaquetário pode provocar intensa diminuição do fluxo.

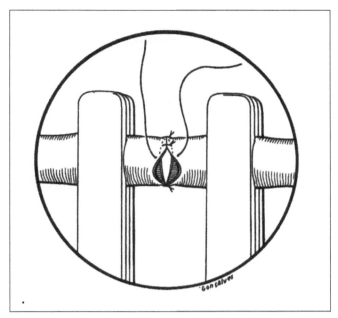

Fig. 12.2 – *Microssutura vascular. São passados dois pontos distantes 120 graus entre si, fazendo-se depois a sutura anterior.*

Anastomoses Arteriais Terminolaterais

São menos usadas que as terminoterminais, encontrando indicações quando não se deve interromper o fluxo de artéria importante. É o caso de anastomoses temporais superficial – cerebral média, artéria polar – artéria renal em transplantes renais e em alguns casos de anastomoses de artérias de retalhos cutâneos em troncos arteriais principais.

A técnica básica é semelhante à usada em anastomoses terminoterminais de vasos maiores. As incisões laterais são em geral feitas transversalmente para facilitar a sutura posterior.

Sempre são usados pontos separados devendo-se procurar everter as bordas. As desproporções entre os vasos são cuidadosamente calculadas a fim de se evitar estenoses e obstruções, que em Microcirurgia são bem mais nocivas que em vasos maiores.

Anastomoses Venosas e Linfáticas

Seguem os mesmos princípios citados para as suturas arteriais, sendo feitas anastomoses terminoterminais nas veias e terminolaterais nas anastomoses linfovenosas.

Levando em conta a menor espessura da parede venosa, com consequente menor resistência à tração, maiores cuidados devem ser tomados para evitar esgarçadura.

A adventícia da veia é dificilmente destacável, sendo esse tempo dispensável nas anastomoses venosas.

As veias possuindo pouca musculatura não mantêm, ao contrário das artérias, a sua luz aberta espontaneamente e maiores cuidados devem ser tomados para evitar transfixões das duas paredes na sutura de uma das faces. Muitas vezes a perfusão com solução fisiológica ajuda a manter as paredes afastadas.

O aumento usado ao microscópio é, em geral, maior quando se anastomosam veias em razão da maior precisão

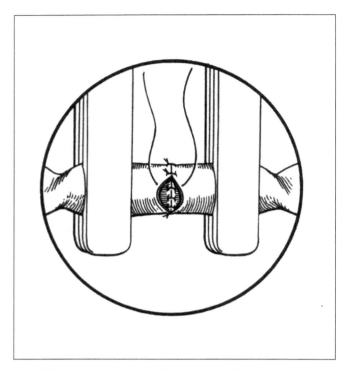

Fig. 12.3 – *Sutura posterior após rotação de 180 graus dos cotos.*

necessária; menos pontos são suficientes pois a pressão na veia é menor, não causando grande sangramento entre os pontos. Entretanto, em vista do fluxo mais lento, mesmo pequenos erros podem ser causa de trombose, o que não acontece em artérias de mesmo diâmetro, mas com fluxo motor.

A anastomose microcirúrgica linfático-venosa tem sido uma alternativa de grande valia para o tratamento de linfedema de membros (Fox e cols., 1981).

Na maioria dos casos de transplantes em territórios arteriovenosos terminais periféricos devem ser anastomosadas duas veias para cada artéria, a fim de proporcionar um balanço adequado entre a entrada e a drenagem do sangue.

Microcirurgia em Nervos

O tratamento das lesões dos nervos periféricos sofreu completa reviravolta com a introdução da Microcirurgia. Embora alguns pontos de técnica sejam ainda controvertidos, L< aconselhável o tratamento de lesões nervosas com o auxílio de meios óticos de aumento.

Duas técnicas são empregadas:
– sutura direta terminoterminal;
– enxerto interfunicular de nervo.

Suturas Diretas

São empregadas sempre que não haja perda de substância nervosa importante, possibilitando o afrontamento dos cotos sem tensão. Sua indicação mais precisa ocorre nas chamadas suturas primárias, isto é, neurorrafias realizadas nas primeiras 48 horas da lesão nervosa.

O princípio básico é o do afrontamento funicular realizado com a finalidade de colocar em continuidade funículos correspondentes, de modo a favorecer-se a regeneração nervos a no coto distal a partir do crescimento de axônios oriundos do coto proximal.

Os cotos nervosos são inspecionados e regularizados sob aumento de 10 vezes, dissecando-se ao mínimo o nervo de seu leito conectivo. O epineuro é a seguir ressecado em sua camada externa. Alguns preferem ressecá-lo totalmente em pequena extensão.

Realiza-se sutura perineal direta com *nylon* monofilamentado 9 ou 10-0, um ou dois pontos afrontando os funículos um a um.

É mais conveniente realizar o afrontamento funicular por pontos de *nylon* 9 ou 10-0 sob 16 aumentos, interessando não só o perineuro mais também a camada interna do epineuro que auxilia a manter a forma do nervo e diminui o número de pontos necessários. A tensão usada nos nós deve ser justa, mas tendendo sempre mais à frouxidão para evitar acotovelamento dos funículos. O trauma deve ser o menor possível. Inicia-se a sutura em uma face e depois, pela rotação dos cotos nervosos, termina-se na outra face.

O afrontamento funicular é facilitado pela semelhança da forma dos funículos correspondentes. Sua posição relativa no tronco nervoso identifica-se pela sua relação com reparos naturais, em geral a artéria longitudinal epineural que percorre o nervo. Tais detalhes podem ser mais bem avaliados pela observação ao microscópio cirúrgico.

Não se devem empregar revestimentos, na anastomose, tais como milipore, micropore e mais recentemente silicone. O corpo estranho pode induzir fibrose e constrição do nervo. A fibrose intraneural é originada no epineuro e endoneuro e resulta de tensão excessiva na sutura, do trauma operatório e de isquemia provocada pela dissecção excessiva do nervo.

Agentes adesivos para substituição aos fios de sutura foram também abandonados.

Enxerto Interfunicular de Nervo

Os enxertos nervosos, embora já conhecidos de longa data, só recentemente foram reintroduzidos na cirurgia dos nervos periféricos constituindo atualmente recurso bastante indicado.

Os enxertos de nervo devem ser usados em todas as circunstâncias em que a sutura direta não possa ser feita sem tensão. Essa compreende não só a tensão real no nível da sutura, mas também aquela que, aliviada no momento da cirurgia por flexões articulares, retoma no pós-operatório quando se liberam necessariamente essas flexões.

Em face de os enxertos homólogos serem considerados ainda insatisfatórios por questões imunológicas, recorre-se somente aos nervos autólogos como fonte de enxertos, usando-se sempre os sensitivos cuja retirada não cause dano sensorial importante; os mais utilizados são o sural, o ramo superficial do radial, o cutâneo medial do braço e do antebraço, o intercostal e o grande auricular (enxertias do nervo facial).

A enxertia é feita sob microscópio cirúrgico entre 10 e 25 aumentos, ressecando-se o epineuro dos cotos nervosos em pequena extensão e expondo-se os funículos envoltos pelo seu perineuro. Os funículos são agrupados em conjunto ou mantidos isolados segundo o seu tamanho, de modo que o diâmetro de um funículo ou grupo de funículos corresponda às dimensões do nervo doador (geralmente em torno de

2mm). Obtém-se, assim, uma enxertia de vários segmentos (cinco a seis para o nervo mediano no antebraço por exemplo) completando-se o tronco nervoso.

A sutura, sem nenhuma tensão, realiza-se somente com um ou dois pontos de *nylon* 10-0 em cada anastomose, interessando o perineuro dos funículos e o epineuro do nervo doador. Os enxertos devem ser colocados em leito bem vascularizado pois dele dependem inicialmente para sua nutrição.

A enxertia interfunicular constitui recurso valioso nas lesões nervosas. Pode ser usada até em extensões de 20cm. Evidentemente quanto menor a solução de continuidade melhor o resultado final. Além disso, enxertos em nervos puros como os dos nervos digitais excelentes, muitas vezes não compartilhados pelos dos troncos nervosos mistos, principalmente no membro superior. Os resultados mesmo parciais justificam o procedimento até em lesões extremamente graves como as do plexo braquial.

Microcirurgia do Dueto Deferente

As técnicas usadas para reconstrução do dueto deferente podem ser aplicadas em estruturas semelhantes como a tuba uterina.

A sua maior aplicação prende-se às anastomoses, indicadas em casos de obstrução congênita, inflamatória ou mesmo iatrogênica (ligadura para esterilização) do ducto.

A particularidade da cirurgia do dueto deferente está na grande desproporção entre o seu diâmetro externo (2-4mm) e a dimensão de sua luz (calibre) que tem no máximo 0,5mm e, portanto, somente abordável com segurança ao microscópio cirúrgico.

A técnica é a seguinte:

Regularizam-se os cotos do dueto deferente, reconhecendo-se a luz, que deve ser ligeiramente dilatada com cateter delicado de silicone. O procedimento é realizado sob 16 aumentos. Sob 16 ou 25 aumentos procede-se à sutura primeiro do plano mucoso – colocando-se quatro pontos de *nylon* 9 ou 10-0 interessando o epitélio e parte da muscular. Consegue-se assim um bom afrontamento luminar do dueto. O cateter de silicone pode então ser retirado ou mantido para garantia da sutura, saindo por contra-abertura e retirado após sete dias. Não há ainda dados suficientes para se avaliar corretamente se é necessário ou não manter tal cateter intraluminar.

Com mais quatro pontos separados musculares de *nylon* 9 ou 10-0 completa-se a anastomose.

Consegue-se com tal procedimento obter-se permeabilidade que oscila entre 80% e 90%, comprovada tanto experimental quanto clinicamente.

BIBLIOGRAFIA

1. Buncke Hl, Murray DA. Small vessel reconstruction. In Rand RW. Microsurgery. CV. Mosby Co., St., Louis, 1969.
2. Buncke Hl. The role or microsurgery in hand surgery. 1. Hand Surg., 6:533, 1981.
3. Ferreira MC, Marques E, Tedesco-Marchese A. Microcirugia vascular. Rev. Paul. Med., 83:67,1974.
4. Ferreira MC, Erhart E, Tedesco-Marchese, Azze R. Microcirurgia de nervos periféricos. Rev. Paul. Med., 84:52, 1974.
5. Ferreira MC, Góes GM, Lucon AM, Tedesco-Marchese A, Freire GC. Microvascular surgery adjunt to renal transplantation. Urology, 6:733, 1975.
6. Ferreira MC, Brito JM, Rocha DL. Tratamento da atrofia hemifacial proressiva pela transferência microcirúrgica de retalho dermogorduroso livre. Rev. A.M.B., 27:187,1981.
7. Fox U, Montorsi M, Romagnoli G. Microsurgical treatment of lymphedemas of the limbs. Inst. Surg., 66:53, 1981.
8. Greenhalgh RM. The value of the eletromagnetic flow probe in experimental and clinical microvascular anastomosic. Ann. Surg., 189:311. 1979.
9. Iacobson lH. Suarez EL. Microsurgery in anastomosis of small vessels. Surg. Forum, 9:243, 1960.
10. Lucon AM, Pompeo ACL, Freire GC, Góes GM. Microcirurgia como uso de lupa para preservação de artérias polares em rins transplantados. Rev. Hosp. Clin. Fac. Med. São Paulo, 33: 184, 1978.
11. Smith JW. Microsurgery: review of the literature and discussion of microtechniques. Plast. Reconstr. Surg., 37:277. 1966.
12. Tamai S, Sasauchi N, Hori X, Okuda H. Microvascular surgery in orthopaedies and traumatology. J. Bone anda Joint Surg. 54B :637, 1972.

13 Agressão Cirúrgica (I)

Nelson Fontana Margarido

Componentes Metabólicos e Equilíbrio Humoral. Fisiopatologia

O ser humano a partir da compreensão da sua existência, passou a enfrentar e conviver com traumatismos físicos. Diante de um trauma, alguns o superavam enquanto outros não sobreviviam.

Ao longo da história, o homem passou a buscar as razões para esses dois tipos distintos de evolução.

Com a corporificação da Medicina e em especial da cirurgia, foram se acumulando conhecimentos na tentativa de identificar as condições terapêuticas que possibilitam a recuperação de traumas significativos.

Claude Bernard, artífice da moderna fisiologia, introduziu o conceito de meio interno, que caracterizava uma situação de equilíbrio, ou seja, constância da composição dos constituintes orgânicos.

Walter Cannon criou o termo "homeostase", com o objetivo de definir a tendência do organismo de manter constante seu meio interno. Com o tempo, a ideia da homeostase se ampliou, e passou a significar a tendência do organismo a manter-se constante e equilibrado, não só em relação ao seu meio interno, mas também em relação ao meio ambiente.

O organismo sob o ponto de vista biológico se comporta de maneira uniforme frente a um trauma, independente da natureza da referida agressão. A partir da identificação da ideia que uma intervenção cirúrgica representa para o organismo uma agressão similar a uma queimadura, uma fratura, ou mesmo um politraumatismo, ocorreu grande avanço no domínio e entendimento dos denominados *componentes biológicos da agressão.*

Do ponto de vista didático, os componentes biológicos da agressão podem ser agrupados em três categorias (Bevilacqua, 1981): componentes primários, secundários e associados.

Os componentes primários são aqueles que dependem exclusivamente da ação das forças físicas sobre o organismo. Os componentes secundários são os decorrentes da atuação dos primários ou de outros componentes secundários. Os componentes associados são condições clínicas que não dependem do trauma, mas que por situação conjuntural podem influir na resposta metabólica a agressão cirúrgica.

A condição metabólica prévia do paciente irá modular a intensidade da natureza pós-traumática.

COMPONENTES PRIMÁRIOS

Como já assinalado, são fatores que dependem exclusivamente do agente agressor sobre os tecidos do organismo.

Dois são os componentes primários, a saber: lesão de tecidos e lesão de órgãos específicos.

Quando um tecido é lesado por estímulo externo de pequena intensidade, muitas vezes o único efeito é a identificação da situação; por outro lado, quando o estímulo for de magnitude significativa, surge destruição de células ou mesmo de tecidos, que podem ser até lesões irrecuperáveis e mesmo fatais.

A lesão celular determina a alteração protoplasmática, o aumento da permeabilidade da membrana celular e a consequente liberação de substâncias intracelulares que podem ter ações diversas.

Deve-se analisar a destruição tecidual em relação específica ao trauma que envolve a lesão vascular. Na sua maior intensidade ocorre a ruptura de vasos que determina o aparecimento de hematoma e hemorragia, interna ou externa. Graus menores de lesões vasculares são representados pela vasodilatação e aumento da permeabilidade vascular.

O aumento de permeabilidade vascular possibilita a perda de plasma sanguíneo no local do traumatismo onde se acumulam água, eletrólitos, proteínas e outros componentes intracelulares.

Outros mecanismos atuam na formação do edema através da maior afinidade pela água por parte das proteínas liberadas pelo trauma celular.

Os componentes do edema traumático realizam trocas muito lentas com o restante do líquido extracelular, resultando numa verdadeira sequestração de líquidos na zona traumatizada. O edema traumático se acumula fora do ambiente celular sendo considerado como integrante do espaço extracelular. Como as trocas são lentas a partir do edema traumático, o restante do espaço celular é denominado "funcionalmente ativo". Nos organismos que sofreram trauma de suficiente intensidade ocorre redução do compartimento extracelular funcionalmente ativo, com repercussões hemodinâmicas (queda do débito cardíaco e retorno venoso) e alterações endócrinas (secreção de hormônio antidiurético e aldosterona).

Ainda dentro da análise de lesão tecidual, devemos considerar os tecidos de revestimento, que constituem sistema de proteção. A lesão dos mesmos determina quebra da sua continuidade, criando-se verdadeiras portas de entrada de microrganismos, e, portanto, causando processos infecciosos.

Lesão de Órgãos

A ação direta de forças físicas além de lesar tecidos pode agredir órgãos diferenciados. Essa lesão específica determina insuficiência parcial ou total da função do referido órgão. Assim, trauma cranioencefálico, trauma de fígado, lesão cardíaca, lesão pulmonar, lesão renal entre outras, acarretam insuficiência cerebral, hepática, cardíaca, respiratória ou renal. Caso a insuficiência orgânica seja de magnitude significativa, o quadro clínico pode ser incompatível com a vida, e sobrevém a morte, demonstrando que o desequilíbrio do meio interno, com perturbação da homeostase foi fatal. Estamos considerando apenas um órgão específico afetado; caso o paciente seja vítima de politraumatismo, essa situação clínica desfavorável se potencializa, e o risco de morte aumenta.

COMPONENTES SECUNDÁRIOS

Como já foi conceituado, são fatores cuja ação é devida à presença de componentes primários (lesão de tecidos e lesão de órgãos específicos) e de componentes secundários. Os componentes metabólicos secundários da agressão cirúrgica são quatro, a saber: alterações endócrinas, alterações hemodinâmicas, infecção e falência de múltiplos órgãos e sistemas (IMOS).

Alterações Endócrinas

Grande importância à resposta neuroendócrina aos traumatismos tem sido atribuída por inúmeros pesquisadores. Moore (1952, 1959) concentrou atenção nas alterações neuroendócrinas que se associam às agressões cirúrgicas. Muitos avanços, dúvidas e polêmicas têm se desenvolvido a respeito do tema. No entanto está cristalizada a ideia da necessidade fundamental de uma resposta endócrina normal para ocorrer a recuperação do paciente vítima de trauma.

A ação do sistema nervoso central, interação de hormônios, estímulos da zona comprometida, psiquismo, medicações, infecção, alterações nutricionais, entre outras condições, influenciam a resposta neuroendócrina frente a traumatismo físico.

O estado metabólico prévio do paciente irá modular a intensidade da resposta pós-agressiva.

Analisaremos de maneira sintética a importância dos diferentes hormônios na resposta neuroendócrina pós-traumática.

Hormônio Antidiurético (HAD). Está elevado em decorrência de estímulos de área traumatizada. Esta elevação perdura até o 4º ou 5º dia pós-operatório. O HAD pode se elevar antes do ato cirúrgico, decorrente de restrição líquida, bem como por ação de medicamentos, como a morfina. No período pós-operatório a secreção de HAD é denominada "inadequada", pois sua produção independe da osmolaridade, ocorrendo hiponatremia e hipotonicidade, caso grandes volumes de líquido sejam ofertados aos pacientes nos primeiros dias pós-operatórios.

Aldosterona. Nas cirurgias de médio e grande porte, ocorre aumento dos níveis de renina, angiotensina II e aldosterona. A queda do volume do espaço extracelular funcionalmente ativo, em decorrência da sequestração hídrica representada pelo edema traumático, é a principal responsável pelo aumento da produção de aldosterona. Assim, no período pós-operatório, a aldosterona elevada age no nível dos rins acarretando, queda de excreção renal de sódio e bicarbonato e produção de urina com elevado teor de hidrogênio ("urina ácida") com quantidades elevadas de potássio.

Cortisol. No período pós-traumático dá-se elevação do cortisol por quatro a 12 horas. Em situações especiais, em que as lesões teciduais permanecem ocorrendo por longo período, como ocorre nas queimaduras e infecções, a produção de cortisol pode ser bastante prolongada. O cirurgião precisa ficar atento às condições de lesão de suprarrenais, ou quando ocorre o bloqueio farmacológico das mesmas, devido, por exemplo, ao uso rotineiro e prolongado de corticosteroides. Esse bloqueio ou mesmo a lesão glandular (doença de Addison) acarreta inabilidade à adequação hemodinâmica, possibilitando quedas de pressão arterial, ou mesmo instalação de choque circulatório, que pode acarretar a morte em pouco tempo, caso não seja suprida a deficiência de corticoides. O cortisol tem influência na síntese proteica, incorporação de aminoácidos e ação estimulante de enzimas hepáticas envolvidas com a degradação de aminoácidos.

Catecolaminas. A secreção de adrenalina e noradrenalina aumenta rapidamente no período pós-agressivo. Permanecendo elevada por 12 a 48 horas nas cirurgias de grande porte. As catecolaminas têm grande participação no metabolismo: glicogenólise, gliconeogênese, mobilização de aminoácidos musculares, ação de hidrólise de gorduras e liberação de ácidos graxos; por outro lado desempenham atividades com repercussões hemodinâmicas: estimulação cardíaca e vasoconstrição. As catecolaminas podem ter sua secreção também estimulada por ação psíquica como ansiedade, medo, raiva e excitação.

Insulina. No período pós-agressivo, por provável ação endócrina das catecolaminas, a produção de insulina fica limitada. A insulina circulante é menor do que as necessidades em relação à glicose sanguínea. Ao lado disso, a vida média da insulina está diminuída. Isto determina a elevação da glicemia semelhante ao diabetes; por consequência, os pacientes no período pós-operatório não toleram sobrecarga de açúcares. A insulina é o principal hormônio com efeito anabolizante, pois causa a armazenagem de glicose e de ácidos graxos, e favorece a incorporação de aminoácidos por proteínas musculares.

Glucagon. Apesar da vigência de hiperglicemia, ocorre elevação dos níveis de glucagon no plasma sanguíneo. A elevação ocorre em correlação com a intensidade do trauma. O glucagon favorece a degradação de glicose, bloqueia a formação de glicogênio e favorece a modificação de aminoácidos em glicose em nível hepático. O glucagon interfere ainda em nível do tecido adiposo, promovendo a liberação de ácidos graxos e glicerol.

Acrescente-se a participação do hormônio adrenocorticotrófico (ACTH), hormônio de crescimento (GH) e hormônio tireoidiano na resposta neuroendócrina relativa ao período pós-agressivo.

Alterações Hemodinâmicas

No período pós-operatório ocorrem importantes alterações hemodinâmicas.

A explicação para tal se alicerça em fatos representados pela perda de sangue decorrente de hemorragias e hematomas. Na zona do trauma ocorre a sequestração de plasma que é um dos constituintes do edema traumático. A destruição celular libera substâncias vasoativas, que influenciam diretamente a função cardíaca. A ação de drogas e de cirurgias sobre o sistema circulatório pode acarretar insuficiência funcional da bomba cardíaca. Assim, há possibilidade de ocorrer queda do débito cardíaco, diminuição do retorno venoso e vasoconstrição no período pós-operatório. Hipovolemia pode estar presente por causa de hemorragias e hematomas. A vasoconstrição periférica determina a redistribuição sanguínea para territórios prioritários como o cérebro e o coração, em detrimento de outras áreas, como rins, pele e músculos.

Infecções

A lesão dos tegumentos protetores se constitui em porta de entrada de microrganismos patogênicos. A presença de hematomas, tecidos desvitalizados, queda da perfusão tecidual em locais específicos, como a pele, e a diminuição das defesas imunológicas favorecem a instalação de processos infecciosos.

Falência de Múltiplos Órgãos e Sistemas

Apesar de o título ser abrangente duas são as deficiências principais no período pós-operatório: a dos rins e a dos pulmões. Inúmeras circunstâncias levam a essa situação: traumas ou cirurgias sobre o tórax, anestesia, deprimindo a respiração espontânea, distensão abdominal ou cirurgias que interfiram diretamente na movimentação do músculo diafragma, depressão do centro respiratório por lesão direta do SNC, infecção do trato respiratório, enfim, qualquer situação que prejudique a função ventilatória. Por outro lado, a atividade renal pode estar prejudicada por estimulação endócrina (HAD e aldosterona); redistribuição de fluxo sanguíneo, com prejuízo para a perfusão renal; ação de toxinas bacterianas provenientes de infecções, ação deletéria de substâncias decorrentes de lesões teciduais, como a hemoglobina e a mioglobina.

Como vemos, no período pós-agressivo coexistem inúmeras situações que concorrem para a instalação principalmente de falência respiratória e renal.

COMPONENTES ASSOCIADOS

São condições clínicas não decorrentes da agressão cirúrgica, mas que por suas peculiaridades têm influência importante na resposta à agressão cirúrgica.

Os fatores relativos aos componentes associados podem ser agrupados em quatro tipos distintos: alterações do ritmo alimentar; imobilização prolongada, perdas hidroeletrolíticas extrarrenais e doenças intercorrentes.

Alterações Do Ritmo Alimentar

Conforme o tipo de intervenção cirúrgica, pode ocorrer a interrupção total ou parcial da alimentação de duração variável. O bloqueio completo ou a simples diminuição de ingestão de alimentos representa diminuição de substrato energético tão necessário para as reações metabólicas.

Com a diminuição de alimentos a energia necessária será conseguida pela mobilização e consumo de proteínas e gorduras. As gorduras serão oriundas dos depósitos orgânicos, porém não existem reservas de proteínas, e estas serão retiradas da estrutura fundamental do organismo.

O glicogênio hepático é consumido em 18 a 24 horas de jejum. O SNC só utiliza glicose no seu metabolismo. A medula óssea, rins, musculatura estriada e elementos figurados do sangue também precisam de glicose.

Ácidos graxos podem ser empregados como substratos energéticos para outros tecidos. Com o jejum, a metabolização de gorduras leva ao acúmulo de corpos cetônicos e à presença de acidose metabólica.

Imobilização Prolongada

Muitas vezes no período pós-operatório o paciente permanece imóvel por longo período. A inatividade conduz à atrofia muscular. Ocorre, portanto, catabolismo proteico; ou seja, catabolismo muscular. A imobilidade favorece o acúmulo de secreções e predispõe à infecção pulmonar.

Perdas Hidroeletrolíticas Extra-Renais

Os problemas hidroeletrolíticos pós-operatórios decorrem das perdas de eletrólitos e água por via extrarrenal.

Grandes queimados ou áreas extensas com tecidos de granulação, bem como traqueostomizados, podem perder considerável quantidade de água nas 24 horas do dia.

O aparelho digestivo em condições normais perde pequenos volumes hídricos. No período pós-operatório, em decorrência de vômitos, sondas nasogástricas, fístulas, drenos

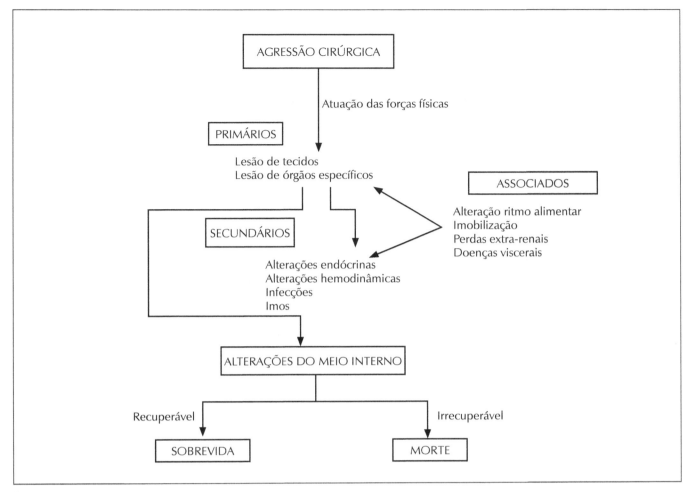

Fig.13.1

e mesmo diarreia, ocorrem perdas de eletrólitos e água em quantidades significativas.

Assim, no período pós-agressivo, é necessário controlar as perdas e, através de cálculos e dosagens laboratoriais, realizar balanços hidroeletrolíticos para que o cirurgião possa repor estas importantes perdas.

Doenças Intercorrentes

No quadro geral da resposta orgânica pós-agressiva os pacientes que sofrem os traumatismos podem ser portadores de doenças viscerais. Assim, pode haver traumatizados que são portadores prévios de distúrbios cardíacos, pneumopatias, hepatopatias, nefropatias, endocrinopatias, queda das defesas imunológicas, e mesmo em condições dos extremos de idade, ou seja, recém-nascidos ou idosos.

Todos estes fatos devem ser considerados como pertinentes e participantes na resposta à agressão cirúrgica.

FISIOPATOLOGIA

Uma vez apresentados de maneira sintética e didática **todos** eventuais fatores que atuam e interferem com maior ou menor intensidade na resposta metabólica pós-agressiva, a Fig. 13.1 esquematiza todo o conjunto da fisiopatologia.

BIBLIOGRAFIA

1. Aun F, Meguid MM, Egdahl RH. A resposta neuroendócrina do trauma. Rev. Assoc. Med. Bras., v. 23, p. 132, 1977.
2. Aun F, Meguid MM, Egdahl RH. O hipercatabolismo proteico pós-traumático. Rev. Hosp. Clin. Fac. Med. Univ. S. Paulo, v. 32, p. 190, 1977.
3. Bevilacqua RG. Alterações endócrinas e metabólicas no trauma. In: Allgower M e Bevilacqua RG. Manual de cirurgia. São Paulo, EPU/Springer, Capo 2, pp. 128-39, 1981.
4. Bevilacqua RG. Composição hidroeletrolítica de tecidos após queimaduras: estudo experimental. São Paulo, 1967. Tese (Doutorado). Faculdade de Medicina, Universidade de São Paulo.
5. Cunha JEM. Agressão cirúrgica II: prevenção e tratamento de suas conseqüências. In: Goffi FS. Técnica cirúrgica. 3. ed. Rio de Janeiro, Atheneu, Cap. 15, pp. 151-8,1990.
6. Lima-Gonçalves E. Agressão cirúrgica 1: constantes metabólicas e equilíbrio humoral. Fisiopatologia. In: Goffi FS. Técnica cirúrgica. 3. ed. Rio de Janeiro, Atheneu, Cap. 14, pp. 139-50, 1990.
7. Wai tzberg DL. Metabolismo na prática cirúrgica. São Paulo, Sarvier, 1993.
8. Margarido NF. Perturbações do equilíbrio acidobásico em cirurgia. In: Lima-Gonçalves E & Waitzberg DL. Metabolismo na prática cirúrgica. São Paulo, Sarvier, Capo 6, pp. 63-73,1993.
9. Moore FD. The metabolic care of the surgical patient. Philadelphia, Saunders, 1959.

14 Agressão Cirúrgica (II)

Nelson Fontana Margarido

Prevenção e Tratamento de Suas Consequências

DESTRUIÇÃO DE TECIDOS

A destruição tecidual consequente ao ato operatório, apesar de inevitável pode e deve ser reduzida à menor expressão possível.

Neste sentido, a Técnica Cirúrgica assume papel de maior destaque e preponderância. Os princípios técnicos devem ser observados em todos os momentos da cirurgia, pois o somatório de pequenos cuidados irá se traduzir em enorme sucesso e vantagem para o paciente no final da intervenção.

O manuseio apropriado e delicado das estruturas, procurando produzir menor trauma, a preocupação em realizar hemostasia perfeita e precisa com o objetivo de reduzir a perda sanguínea, ao lado de pouco traumatismo, certamente conduzem a melhores resultados.

O cirurgião deve se abster de realizar ligadura de grandes massas teciduais, pois esse procedimento dará origem a áreas desvitalizadas e consequente necrose.

O uso de bisturi elétrico deverá ser judicioso, pois queimaduras externas propiciam má cicatrização e maior possibilidade de deiscências. Procurar empregar sempre fios adequados para cada tecido e tipo de anastomose. Evitar a formação de espaços mortos, que serão preenchidos por sangue e plasma, transformando-se em especiais meios de cultura para microrganismos. Remover tecidos desvitalizados e corpos estranhos que certamente irão prejudicar a reparação final. A via de acesso deverá respeitar a anatomia da região, propiciar a realização da cirurgia com absoluta segurança e com o menor trauma possível.

Finalmente, lembrar que toda e qualquer manobra operatória deverá ser revestida do maior rigor de assepsia, pois, a solução de continuidade dos tecidos e em especial dos tegumentos constitui porta de entrada para microrganismos, e instalação de infecção.

O somatório desses fatores assinalados irá repercutir de maneira favorável na evolução pós-operatória dos pacientes.

ALTERAÇÕES HIDROELETROLÍTICAS

As modificações hidroeletrolíticas que ocorrem no período pós-agressivo são devidas fundamentalmente a dois fatores: pela redução do espaço extracelular funcionalmente ativo, em decorrência da formação do edema traumático, e pelas perdas extrarrenais consequentes a sondagens, vômitos, fístulas, drenagem, diarreia e perspiração.

A manutenção do espaço extracelular- funcionalmente efetivo é essencial para a preservação do equilíbrio do meio interno. A primeira ideia que surge é a da expansão do volume do compartimento extracelular. O volume a ser reposto será o correspondente ao integrante do edema traumático. O cálculo da quantidade de líquido sequestrado na zona do trauma é extremamente difícil. No entanto, o cirurgião dispõe de parâmetros indiretos, que permitem a avaliação de sua magnitude. Os dados clínicos e laboratoriais que refletem as condições hemodinâmicas possibilitam a avaliação do volume aproximado do líquido extracelular sequestrado. Assim, a pressão arterial, a frequência cardíaca, a pressão venosa central (PVC), o hematócrito e o fluxo urinário, em conjunto, informam a situação do volume do compartimento extracelular funcionalmente ativo. A presença de hipotensão arterial, taquicardia, queda da PVC, elevação do hematócrito e débito urinário, inferior a 50 mililitros por hora, indicam a necessidade de reposição da volemia e, consequentemente, do volume extracelular.

O cirurgião precisa ter em mente que no período pós-operatório o paciente tem grande tendência a reter água e sódio. Cuidados devem ser observados na reposição com grandes volumes de solução salina ou glicosada.

Pode-se repor o volume associando soluções coloidosmóticas a soluções hidrossalinas. Quando não se repõe sangue, o que representa economia e diminuição de riscos de transmissão de doenças virais e associadas, possibilita-se a hemodiluição do paciente. A hemodiluição aguda não é medida impune, pois altera a capacidade de transporte de oxigênio pelo sangue, interfere na coagulação sanguínea, além de prejudicar a capacidade de hemoglobina de tamponar os distúrbios acidobásicos, que possam eventualmente ocorrer. A hemodiluição aumenta o débito cardíaco; e essa sobrecarga pode ser mal tolerada pelo coração, que já estará com menor oferta de oxigênio pela queda do transporte. A hemodiluição deverá ser avaliada com muito critério em idosos e cardiopatas.

Nas fases mais tardias do período pós-operatório, o volume de líquido componente do edema da zona de trauma é reintegrado à volemia. Esta situação precisa ser lembrada para a consequente redução da hidratação parenteral.

O potássio é importante íon intracelular. Com a destruição tecidual ocorre sua liberação, e é comum a elevação do seu teor na corrente sanguínea. Em geral, apenas no terceiro dia pós-operatório é que será necessária a reposição de 40 a 60 miliequivalentes por dia, desde que o paciente não esteja se alimentando por via oral. Faz exceção o pós-operatório imediato dos transplantes de fígado, onde o órgão, bem conservado no período de isquemia, tem, logo após a sua revascularização, grande captação de íon potássio, sendo indicada a reposição imediata do mesmo.

No período pós-agressivo podem ocorrer distúrbios do equilíbrio acidobásico. Às vezes a simples reposição de volume é suficiente para restabelecer esse equilíbrio; outras vezes são necessárias prescrições para o correto tamponamento das alterações.

Após cirurgia de grande porte, ou em pacientes complicados, é necessária a realização de balanços metabólicos e hidroeletrolíticos. Computam-se os ganhos, bem como o volume de água endógena produzida pelas reações orgânicas, e, paralelamente, estimam-se as perdas digestivas, extrarrenais e a perspiração. Dá-se especial atenção para a mais correta composição salina, a fim de prevenir distúrbios de concentração (sódio) e/ou de composição (potássio, cloro, bicarbonato). Os balanços hidroeletrolíticos, quando necessários, deverão ser realizados no máximo a cada 24 horas, enquanto nos pacientes críticos essa avaliação deverá ser processada a intervalos menores.

Função Respiratória

No período pós-agressivo, a função respiratória pode estar alterada em decorrência a múltiplas circunstâncias: trauma no arcabouço torácico, cirurgia abdominal com interferência na movimentação diafragmática, ação de medicamentos anestésicos deprimindo o centro respiratório, curarização, trauma cranioencefálico, secreção na árvore pulmonar e infecção das vias respiratórias.

A partir dessas informações, a manutenção da permeabilidade da árvore respiratória é essencial na prevenção das complicações pulmonares pós-operatórias.

Essa prevenção deve ser iniciada já no pré-operatório, com a suspensão do tabagismo por período mínimo de duas semanas antes da cirurgia. A realização de exercícios respiratórios, drenagem postural, inalações, medicamentos com ação expectorante e fluidificante das secreções pulmonares mostram efeitos positivos. Essas medidas empregadas antes da operação devem ser mantidas e intensificadas depois. Os cuidados podem ser complementados pelo uso de respiração com pressão positiva intermitente (RPPI), com maior velocidade final expiratória, realizada com auxílio de respiradores específicos.

As atelectasias podem ser prevenidas e tratadas com a expansão pulmonar intermitente durante a anestesia, redução da analgesia pós-operatória, posição semissentada, fisioterapia respiratória, nebulização contínua para umidificar e fluidificar as secreções, tapotagem e estimular os reflexos da tosse. Em casos mais refratários a aspiração endotraqueal está indicada, com todos os rigores da antissepsia.

Em casos de extrema dificuldade de limpeza da árvore respiratória, impõe-se a traqueostomia para promover a desobstrução das vias aéreas.

Concluindo, cabe enfatizar o papel relevante dos antibióticos na profilaxia e tratamento das infecções pulmonares.

Alterações do Metabolismo Orgânico

As alterações pós-operatórias do metabolismo orgânico são decorrentes dos seguintes componentes biológicos da agressão: destruição tecidual, alterações endócrinas, imobilização prolongada e perturbação do ritmo alimentar.

A destruição de tecidos causa perda de importantes quantidades de nitrogênio, com balanço negativo, o que é próprio do catabolismo. A não observância dos princípios de técnica cirúrgica aumenta de maneira significativa as perdas de nitrogênio proteico.

A limitação da ação da insulina, principal hormônio anabolizante, prejudica o metabolismo glicídico, proteico e gorduroso. A maior produção de adrenalina, consequente à redução do volume de extracelular efetivamente ativo, inibe a produção de insulina, levando ao catabolismo. A imobilidade prolongada conduz à atrofia muscular, acúmulo de secreções respiratórias e instalação de infecção. A mobilização precoce do paciente previne essas complicações, além de possibilitar a recuperação das funções fisiológicas e repercutir de modo positivo no psiquismo do operado.

As alterações do ritmo alimentar no período pós-operatório podem ser parciais ou totais e com duração variável. A suspensão da nutrição por via oral obriga o paciente, no período pós-traumático, a recorrer às reservas orgânicas para o essencial fornecimento de energia, justamente num período de elevado consumo energético.

Hidratos de carbono e gorduras possuem reservas, mas as proteínas são degradadas da estrutura principal do organismo. A oferta de pequenas quantidades de glicose reduz a excreção renal de nitrogênio.

A realimentação por via oral deverá ser estabelecida o mais precocemente possível, sem, contudo, forçar a situação, tendo-se em consideração o íleo pós-operatório.

Quando a circunstância não permitir a alimentação por via oral no momento em que seria adequada, cabe-nos substituí-la pela nutrição parenteral prolongada, a qual pode ser iniciada no período pré-operatório nos casos de desnutrição.

Infecção

No período pós-agressivo é mais fácil prevenir as infecções do que tratá-las. Com medidas profiláticas o cirurgião deverá se antecipar nas ocasiões que favorecem a instalação

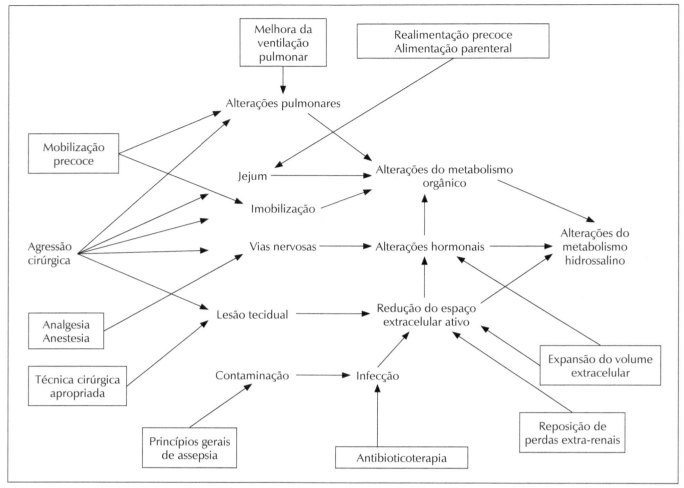

Fig. 14.1

e desenvolvimento das mesmas. Saliente-se que os princípios de técnica cirúrgica ocupam lugar de destaque na minimização da destruição celular, na prevenção de hemorragias, e de hematomas, suprimindo espaços mortos. As ligaduras em massa não devem estar presentes, fazendo-se uso criterioso do eletrocautério, utilizando-se fios e anastomoses adequadas e observando sempre os princípios de assepsia.

Durante a cirurgia deve-se observar a proteção das cavidades. Em qualquer etapa, especial cuidado com os cateterismos.

O uso de antibióticos em caráter profilático deve ser criterioso, iniciando-se no período pré-operatório, mantido no trans, e estendendo-se no máximo por 48 horas pós-cirúrgicas.

O cirurgião deve manter-se alerta aos sinais indicativos de infecção. A hipertermia é o primeiro. Diante de febre pós-operatória, sem causa aparente, deve-se pesquisar a ocorrência de focos de atelectasia e infecção urinária.

Qualquer manipulação do paciente cirúrgico deve ser acompanhada de todo o rigor de assepsia.

Finalmente, cuidados deverão ser observados quanto aos curativos da ferida cirúrgica, uma vez que podem se transformar em porta de entrada de microrganismos.

Como vemos, são inúmeras e enormes as possibilidades de atuação e responsabilidade do cirurgião na profilaxia, minimização e tratamento das consequências da agressão cirúrgica.

Lima-Gonçalves, de forma sintética, prática e inteligente, resume todas as ideias explanadas, na Fig. 14.1, destacando dentro de retângulos as possibilidades de atuação do cirurgião, frente à agressão cirúrgica.

BIBLIOGRAFIA

1. Auler Junior JO. Complicações respiratórias e cirurgia. In: Lima-Gonçalves E, Waitzberg DL. Metabolismo na prática cirúrgica. São Paulo, Sarvier, Cap. 8, pp. 91-104, 1993.
2. Aun F, Meguid MM, Egdahl RH. A resposta neuro-endócrina ao trauma. Rev Assoc Med Bras, V. 23, p. 132, 1977.
3. Aun F, Meguid MM, Egdahl RH. O hipercatabolismo proteico pós-traumático. Rev Hosp Clin Fac Med Univ. S. Paulo, V. 32, p. 190, 1977.
4. Ballesteros H, Ballesteros M. The characterization of pattern of metabolic responses and energy utilization in septic surgical patients. Nutr Hosp., v. 8, n. 9, pp. 548-60, 1993.
5. Bevilacqua RG. Alterações endócrinas e metabólicas no trauma. In: Allgower M, Bevilacqua RG. Manual de cirurgia. São Paulo, EPU/Sprínger, Cap. 2, 1981.
6. Cunha JEM. Agressão cirúrgica II: prevenção e tratamento de suas consequências. In: Goffi FS. Técnica cirúrgica. 3ª ed. Rio de Janeiro, Atheneu, Cap. 15, pp. 151-8, 1990.

7. Dudrick SJ, Mac Fayden BV, Van Buren CT, Ruberg RL, Maynard AT. Parenteral hyperalimentation: metabolic problems and solutions. Ann Surg, v. 176, pp. 259-64, 1972.
8. Lima-Gonçalves E. Agressão cirúrgica I: constantes metabólicas e equilíbrio humoral. Fisiopatologia. In: Goffi FS. Técnica cirúrgica. 3ª ed. Rio de Janeiro, Atheneu, Cap. 14, pp. 139-50, 1990.
9. Lima-Gonçalves E, Waitzberg DL. Metabolismo na prática cirúrgica. São Paulo, Sarvier, 1993.
10. Margarido NF. Perturbações do equilíbrio acidobásico em cirurgia. In: Lima-Gonçalves E. Metabolismo na prática cirúrgica. São Paulo, Sarvier, Cap. 6, pp. 63-73, 1993.
11. 11. Moore FD. The metabolic care of the surgical patient. Philadelphia Saunders, 1959.
12. Pugliese V, Cunha JEM. Complicações metabólicas no doente cirúrgico infectado. In: Lima-Gonçalves E, Waitzberg DL. Metabolismo na prática cirúrgica. São Paulo, Sarvier, Cap. 10, pp. 113-124, 1993.

Nutrição Parenteral Prolongada

José Eduardo Monteiro da Cunha

INTRODUÇÃO

A primeira contribuição fundamental para o desenvolvimento da alimentação venosa é representada pela introdução dos hidrolisados de proteínas em 1937 (Faintuch). Até então as tentativas de nutrição proteica limitavam-se às transfusões de sangue e de plasma, uma vez que a administração parenteral de qualquer proteína de alto peso molecular desencadeia o aparecimento de reações de hipersensibilidade. Todavia, considerando-se a baixa meia-vida da albumina circulante, principal proteína plasmática, principalmente no paciente desnutrido, e a baixa tolerabilidade desses pacientes às transfusões sanguíneas havia uma séria limitação quanto à quantidade total de proteína ofertada que não ultrapassava 30-40 gramas diárias. Com o advento dos hidrolisados proteicos e, posteriormente, dos aminoácidos sintéticos, passou-se a dispor de uma fonte de proteínas não antigênicas e praticamente isenta de atividade coloidosmótica, possibilitando a administração de até 2-3g/kg/dia. A partir destas investigações diversos autores passaram a experimentar fórmulas venosas várias cm animais de laboratório e em pacientes cirúrgicos. Os primeiros resultados satisfatórios foram alcançados em pacientes cronicamente desnutridos e em casos de emagrecimento rápido devido a enfermidades cirúrgicas várias. Nos organismos em fase de desenvolvimento essa tentativa de obtenção de anabolismo proteico de maneira constante e reprodutível, via-se prejudicada pelo limitado aporte de calorias que se podia assegurar por veias periféricas. Visando contornar esse problema, algumas emulsões lipídicas, dotadas de maior valor calórico, foram experimentadas ainda antes da II Guerra Mundial, mas a sua administração era associada a graves reações tóxicas devidas ao seu elevado grau de impureza. As soluções de glicose por sua vez, quando empregadas em concentrações superiores a 10%, necessárias para se promover uma oferta de 2.000-3.000kcal, apresentam osmolaridade superior a 500mOsm, o que determina irritação do endotélio vascular. A administração de soluções menos concentradas em volumes suficientemente altos acarreta sobrecarga do sistema cardiovascular. Nestas circunstâncias, a evolução da alimentação venosa precisou aguardar o desenvolvimento de cateteres venosos de longa permanência que propiciam a oferta de soros hiperosmolares sem os inconvenientes da trombose vascular. Paralelamente a esses progressos, Wretlind *et al.* desenvolveram gorduras de melhor tolerabilidade para administração endovenosa. Coube, entretanto, a Dudrick e col. o aprimoramento e a padronização de uma mistura nutricional, contendo calorias, proteínas, eletrólitos e vitaminas em proporções ótimas para favorecer a síntese proteica, bem como a recuperação de pacientes acometidos de enfermidades graves.

FONTES DE ENERGIA

Carboidratos

Em condições de ingestão oral, cerca de 50% das necessidades calóricas são fornecidas pelas gorduras e somente o restante fica na dependência do metabolismo dos carboidratos. Determinou-se experimentalmente que, pelo menos, 20% da oferta calórica deve ser feita sob a forma de glicose para evitar a cetogênese e possibilitar o anabolismo proteico adequado. Quando não se utilizam emulsões lipídicas no esquema de nutrição parenteral todas as necessidades energéticas precisam ser forneci das por carboidratos. Dentre estes, a glicose é o de maior utilização em virtude da fácil disponibilidade e do baixo custo. Apresenta também a vantagem de fácil controle de seus níveis sanguíneos e urinários. Seus principais inconvenientes são sua elevada carga osmótica, que facilita a diurese osmótica e o coma hiperosmolar; os tromboembolismos vasculares por sua ação irritante sobre o endotélio, que requer cateterismo venoso central para sua administração e o fato de sua metabolização ser insulino-dependente. Dos demais açúcares, a frutose, o sorbitol e o xilitol, além de dispendiosos, requerem sua conversão em glicose e apresentam outras desvantagens como hiperfosfatemia, acidose lática e hiperuricemia.

Emulsões Lipídicas

A administração de soluções hipotônicas de glicose como fonte única de energia, principalmente em doentes em hipercatabolismo, determina depleção das reservas de glicogênio e utilização de gordura como principal fonte de energia. Quando a glicose é ofertada sob forma de soluções hipertônicas existe um aumento do quociente respiratório e maior consumo de oxigênio, indicando que a gordura continua sendo preferentemente utilizada nessas condições e que a glicose ofertada está sendo convertida em glicogênio. Esses fatos demonstram a alta dependência de gordura como fonte de energia no doente grave e que a sobrecarga de oferta de glicose, em vez de melhorar o suporte nutricional, pode aumentar o consumo energético. As primeiras tentativas de uso endovenoso de emulsões lipídicas, na década de 50, revelaram alta toxicidade das preparações da época responsáveis pela síndrome da sobrecarga de lípides caracterizada por febre, calafrios, cianose, dores lombares, hipotensão e, a longo prazo, infiltração gordurosa do fígado e demais órgãos do S.R.E. Com o desenvolvimento das emulsões de óleo de soja e fosfatídeos do ovo, vários estudos demonstraram que essas substâncias são metabolizadas de maneira semelhante às gorduras absorvidas pelo trato gastrintestinal sem determinar reações de toxicidade crônica comuns às outras emulsões lipídicas. As emulsões lipídicas constituem importante fonte energética (9kcal/g) sem acarretar as complicações associadas à infusão de glicose e, devido à sua baixa osmolaridade, dispensam o cateterismo venoso central, possibilitando a realização de NPP periférica. Recomenda-se que, nos pacientes graves em situação de sepse, a porcentagem tradicional de 20% a 30% de oferta calórica sob a forma de gordura seja aumentada para 50% (0,5-1,0g/kg/dia) (Andreyev e Forbes). Ofertas de até 60% podem ser bem toleradas, mas doses superiores a 2-3g/kg/dia são deletérias, principalmente na indução de esteatose hepática. As emulsões lipídicas constituem a única fonte de ácidos graxos poli-insaturados e a sua veiculação nas preparações de NPP evita a síndrome de deficiência de ácido linoleico, linolênico e aracdônico. A administração endovenosa de grandes quantidades de triglicérides de cadeia longa (TCL), como óleo de soja e fosfolípides da gema do ovo, pode levar a hiperlipemia e acúmulo de triglicérides séricos devido à menor velocidade de oxidação dos TCL, comparativamente aos triglicérides de cadeia média (TCM). Os TCM, quando administrados endovenosamente, apresentam maior clareamento sanguíneo e oxidação energética que os TCL, pois sua captação mitocondrial independe do mecanismo de transporte regulado pela carnitina-aciltransferase e são utilizados pelo músculo em velocidade duas a três vezes maior que os TCL. Trabalhos clínicos recentes demonstram maior velocidade de clareamento dos TCM comparativamente aos TCL em pacientes em pós-operatório e em voluntários normais (Jiang *et al*). Nesse sentido, visando prevenir a hiperlipemia e aumento dos triglicérides séricos, algumas emulsões lipídicas atualmente disponíveis contêm 50% de TCM e 50% de TCL.

Devido à sua instabilidade físico-química as emulsões lipídicas do passado eram administradas em separado das soluções de NPP. O aprimoramento técnico da manipulação farmacológica permitiu que atualmente elas sejam veiculadas no mesmo frasco da NPP nos sistemas chamados lipídicos também conhecidos como 3 em 1.

Aminoácidos

As necessidades de proteína para manter o balanço nitrogenado e produzir anabolismo proteico variam de 0,9 a 1,0g/kg/dia. Em condições especiais como cicatrização, infecção e fístulas digestivas é necessário um aporte adicional de proteínas. Demonstrou-se que a administração de 1,5g/kg/dia de proteína é capaz de otimizar a síntese proteica em pacientes com graves estados catabólicos. Investigações realizadas em doentes com sepse grave sugerem que a administração de altas doses de hormônio de crescimento (GH) reduz o catabolismo proteico, facilita a cicatrização tecidual, aumenta a força muscular e acelera a recuperação com melhora do apetite, sem efeitos colaterais evidentes (Ziegler *et al.*). Uma nutrição endovenosa satisfatória deve conter soluções de aminoácidos suficientemente completas e devidamente balanceadas, de modo a favorecer a retenção nitrogenada e a síntese proteica. O total de nitrogênio oferecido nas 24 horas deve ainda respeitar uma proporção calorias/nitrogênio de, no mínimo, 100-150kcal/g N (20-25kcal/g de aminoácidos), determinada experimentalmente como apropriada para o aproveitamento dos aminoácidos.

Os hidrolisados de caseína ou fibrina, empregados no passado como fonte proteica, foram substituídos com vantagens por soluções de aminoácidos cristalinos de composição rigorosamente conhecida, e com taxa de utilização mais elevada. O organismo humano não é capaz de sintetizar oito aminoácidos, considerados essenciais ou indispensáveis, a partir de outros substratos. Outros dois aminoácidos, a arginina e histidina, foram considerados posteriormente desejáveis em várias circunstâncias, tendo sido por isso denominados semiessenciais. Os demais aminoácidos, ditos dispensáveis, eram considerados, até algum tempo, como fonte inespecífica de nitrogênio; entretanto, diversos estudos recentes têm demonstrado desvios evidentes nos níveis circulantes desses aminoácidos quando sua oferta parenteral é omitida por períodos prolongados. Estes desvios parecem adquirir maior importância na infância e nos indivíduos desnutridos, razão pela qual os preparados mais modernos incorporaram vários desses aminoácidos em sua composição. Assim, é desejável que as misturas nutricionais para uso endovenoso contenham cisteína, alanina, serina, tirosina, prolina e, possivelmente, ácidos aspártico e glutâmico, evitando-se o excesso de glicina que, além de acidificar muito as soluções, favorece a instalação de hiperamoniêmia e do coma hepático (Tabela 15.1).

Sabe-se hoje, também, que a quantidade ideal de aminoácidos essenciais nas misturas deve ser de 40% do total de aminoácidos. Na presença de insuficiências orgânicas, alterações na composição das soluções devem ser realizadas como, por exemplo, a maior oferta de aminoácidos essenciais na insuficiência renal. A glutamina, o aminoácido plasmático mais frequente, torna-se virtualmente essencial em doentes graves internados em unidades de terapia intensiva. Vários estudos recentes têm demonstrado a importância da glutamina para a nutrição do enterócito e para a função adequada da barreira mucosa intestinal. A falta de administração de glutamina por tempo prolongado acarreta atrofia da mucosa intestinal, favorecendo, em determinadas circunstâncias, a translocação bacteriana e a instalação de quadros sépticos. Estudos experimentais em ratos demonstram que a glutamina adicionada às soluções de nutrição parenteral impede o

Tabela 15.1
Valor Nutricional dos Aminoácidos

Aminoácidos Essenciais	Isoleucina	Leucina
	Valina	Lisina
	Metionina	Fenilalanina
	Treonina	Triptofano
Aminoácidos Semiessenciais	Arginina	Histidina
A.A. Necessários para Otimização da Utilização da Mistura	Cisteína	Alanina
	Prolina	Taurina
	Ác. glutâmico	Glicina
	Ác. aspártico	Serina
		Tirosina

aumento da permeabilidade intestinal determinado pela NPT (Li Jian *et al.*). Em função de sua instabilidade farmacológica a glutamina não faz parte das soluções de aminoácidos atualmente existentes no comércio. Estudos realizados no sentido de aumentar a estabilidade farmacológica da glutamina possibilitaram o desenvolvimento de dipeptídeos estáveis de glutamina (alanilglutamina e glicilglutamina), que são rapidamente hidrolisados após a administração endovenosa (Furst *et al.*) e cuja veiculação em testes terapêuticos, determinou a regeneração das vilosidades intestinais atrofiadas pela falta da administração do aminoácido. A adição de dipeptídeos às soluções de NPP permite uma economia de N_2 e mantém o nível plasmático de proteínas (Vazquez *et al.*)

MINERAIS

Cinco dos elementos inorgânicos devem ser administrados diariamente em todo esquema de nutrição parenteral: sódio, potássio, magnésio, cálcio e fósforo. Devido a sua participação ativa no anabolismo proteico induzido pelos esquemas de nutrição parenteral, potássio, fósforo e magnésio devem ser suplementados em quantidades maiores do que as necessidades basais. Déficit de magnésio é particularmente frequente em doentes com grandes perdas gastrointestinais através de fístulas intestinais. No passado o sódio era geralmente administrado sob a forma de bicarbonato a fim de contrabalançar a tendência acidogênica dos aminoácidos cristalinos. Com o desenvolvimento, mais recente, de fórmulas de aminoácidos com menor quantidade de glicina, o sódio pode ser ofertado como NaCl. Em relação ao metabolismo do cálcio e fósforo, trabalhos antigos levavam a crer que em indivíduos em repouso prolongado não haveria necessidade de administração exógena destes minerais devido a uma suposta oferta endógena decorrente da reabsorção óssea por desuso. Trabalhos ulteriores vieram demonstrar a necessidade da administração desses minerais e a experiência clínica diária tem demonstrado que, se a hipocalcemia é relativamente rara em pacientes em NPP, a hipofosfatemia pode ocorrer de forma súbita, determinando o aparecimento de graves síndromes neuromusculares. Sendo assim, recomenda-se que fosfato seja incluído nas soluções de nutrição parenteral e o cálcio administrado em separado. Os metais e íons mais raros (ferro, cobre e zinco), assim como as vitaminas são incluídas no programa de NPP conforme as necessidades de cada elemento.

VITAMINAS HIDRO E LIPOSSOLÚVEIS

As vitaminas do complexo B e a vitamina C (hidrossolúveis) devem ser repostas diariamente, enquanto as demais vitaminas são suplementadas a intervalos mais distanciados. Embora saiba-se que as bactérias saprófitas do intestino grosso sejam capazes de sintetizar quantidades mensuráveis de vitamina K, em face das dúvidas sobre a suficiência deste mecanismo em condições de alimentação parenteral, sobretudo na vigência de administração de antibióticos, que deprimem a flora bacteriana, a oferta desta vitamina deve ser feita a intervalos regulares.

A Tabela 15.2 apresenta a composição da solução básica de nutrição parenteral.

INDICAÇÕES DA NUTRIÇÃO PARENTERAL

A alimentação endovenosa está indicada na recuperação nutricional de indivíduos cronicamente depletados, bem como na vigência de espoliações agudas de grande magnitude, que não conseguem ser equilibradas pela via oral ou enteral que constituem as vias preferenciais de administração de nutrientes. Incluem-se nesta situação os estados hipermetabólicos que acompanham os grandes traumas de partes moles, infecções disseminadas e queimaduras, síndrome de má absorção com grave comprometimento sistêmico, e neoplasias do trato digestivo em preparo para cirurgia. Também está indicada quando a via oral mostrar-se temporariamente inviável pela ocorrência de distúrbios como resseção intestinal extensa, diarreia incontrolável, fístulas intestinais, pancreatite aguda, obstruções intestinais, e radioterapia do trato gastroentérico desde que haja impossibilidade de uso do trato gastrintestinal para a nutrição enteral. Pacientes comatosos ou em insuficiência respiratória em que exista intolerância ao uso de sonda nasogástrica podem também beneficiar-se da nutrição parenteral, assim como doentes com problemas relacionados a jejunostomias (diarreia e vazamento da sonda).

Outro grupo de pacientes, sem comprometimento da via digestiva, pode beneficiar-se do método devido a suas propriedades metabólicas de antagonizar as alterações bioquímicas, que ocorrem em determinadas enfermidades, sendo assim capaz de alterar favoravelmente a própria história natural da doença.

Constituem exemplos dessa indicação particular de NPP a insuficiência renal aguda, hepatopatias, como a glicoge-

Tabela 15.2
Composição da Solução de Nutrição Parenteral

NUTRIENTES	
Glicose 50%	500ml
Aminoácidos 10%	500ml
Bicarbonato de sódio 10%	40ml
Cloreto de potássio 19,1%	10ml
Sulfato de magnésio 10%	10ml
Fosfato de potássio 25%	5ml
Sulfato de zinco 1%	5ml
Solução multivitamínica	10ml/dia
ADIÇÕES A SOLUÇÃO BÁSICA*	
Vitamina K	10mg 1M
Ácido fólico	3mg 1M
Vitamina B$_{12}$	50µg EV
Gluconato de Ca 10%	30ml**
Emulsão lipídica 10% 500ml EV em 6 horas	

*Bissemanalmente.
**Em veia diferente da solução básica.

nose hepática, e certas formas de hiperlipidemia familiar. Em algumas situações em que existe necessidade de grandes ofertas calórico-proteicas a nutrição endovenosa pode ser usada simultaneamente à administração enteral de nutrientes.

SITUAÇÕES PARTICULARES

Fístulas Digestivas

A alimentação venosa alterou de forma substancial o tratamento e o prognóstico das fístulas digestivas de alto débito, principalmente nos casos em que não é possível a manutenção de dieta por algum tipo de sonda (gastrostomia ou jejunostomia). Nestas circunstâncias, observa-se já nos primeiros dias de tratamento redução evidente no volume das secreções, às vezes da ordem de 70%-80%. Concomitantemente ocorre redução no teor enzimático dos sucos digestivos, diminuindo o fenômeno de digestão da pele. A cicatrização total dos processos fistulares geralmente ocorre em prazos de 15-45 dias. Este período pode ser substancialmente reduzido através do uso de somatostatina e, principalmente, de um seu derivado sintético: o octreotide. As fístulas complicadas pela associação de abscessos intraperitoneais, obstrução intestinal, proximidade da pele e revestimento do trajeto fistuloso pela mucosa intestinal não fecham espontaneamente e o doente deve ser submetido à correção cirúrgica tão logo ocorra melhora de seu estado geral.

Pancreatite Aguda e Abscessos Pancreáticos

A nutrição venosa encontra indicação nos casos de pancreatite aguda grave, com necrose pancreática, principalmente quando acompanhada por íleo paralítico prolongado, suboclusão duodenal, envolvimento do delgado e perfurações de colo. Experimentalmente pode ser demonstrado um repouso funcional do pâncreas na vigência da nutrição parenteral, chegando quase à supressão da atividade exócrina, possivelmente relacionado nos níveis glicêmicos atingidos já que os aminoácidos isoladamente não deprimem a secreção pancreática. Do ponto de vista clínico sabe-se que a infusão parenteral de substratos não estimula a secreção pancreática. Uma análise dos vários estudos clínicos sobre o papel exercido pela NPT na pancreatite aguda demonstra que ela é de pouco ou de nenhum valor na pancreatite leve, mas que apresenta reais benefícios nos casos de pancreatite moderada ou grave, em que a resposta clínica pode ser mais facilmente avaliada (Pisters e Ranson). O regime ideal de suporte nutricional na pancreatite aguda grave ainda necessita ser melhor definido através de avaliações prospectivas.

Síndrome de Intestino Curto

A síndrome de intestino curto na infância decorre de malformações congênitas ou de síndromes disabsortivas como na enterocolite necrotizante. Em adultos geralmente é secundária às ressecções intestinais maciças. Enquanto no passado a ressecção subtotal do intestino associava-se à elevada mortalidade, com o advento da nutrição parenteral essa situação apresenta prognóstico muito mais favorável uma vez que a NPP é capaz de manter o estado nutricional do paciente durante o período necessário para o restabelecimento da função do intestino remanescente através da hipertrofia da mucosa intestinal. Nas situações de grandes ressecções intestinais, quando apenas 40-45cm de jejuno são preservados e a válvula ileocecal é removida, a nutrição parenteral deve ser mantida indefinidamente. Em uma subpopulação de pacientes com síndrome de intestino curto que desenvolvem colestase, fibrose e cirrose hepática, pode haver indicação de transplante combinado hepatointestinal. Nos casos em que se prevê a necessidade de nutrição parenteral por períodos de tempo prolongado é recomendável que se realize a colecistectomia por ocasião da laparotomia, uma vez que a incidência de colelitíase em pacientes com síndrome de intestino curto submetidos à nutrição parenteral domiciliar prolongada chega a 100% em algumas estatísticas (Sax e Souba).

Traumatismos Físicos e Grandes Queimados

Os grandes traumatismos e as queimaduras extensas são estados altamente consumptivos, principalmente quando associados a processos infecciosos. Estima-se que os grandes queimados consumam até 10.000kcal/24 horas. Uma série de complicações frequentemente associadas a essas condições, como distensão abdominal, íleo paralítico, anorexia e vômitos dificultam de modo significativo uma nutrição adequada por via enteral desses doentes. Não obstante, é preciso salientar que a alimentação venosa nunca constitui um procedimento de emergência, não devendo ser iniciada em condições de grave instabilidade hemodinâmica e metabólica, uma vez que seus benefícios dificilmente se farão sentir em curto prazo de tempo. Ademais, as disfunções orgânicas presentes nessas situações acentua a intolerância à administração de glicose, favorecendo as complicações hiperosmolares comuns em pacientes graves submetidos à nutrição parenteral. É, portanto, recomendável que nessas situações a oferta calórica sob a forma de glicose seja limitada, complementando-se as necessidades com lípides e com a adição de aminoácidos. Por outro lado, deve-se lembrar que a mucosa intestinal exerce papel importante na prevenção das infecções, impedindo a translocação bacteriana. Assim, a alimentação enteral precoce no paciente queimado, submetido à nutrição parenteral, é de fundamental importância para a redução da mortalidade por sepse.

Suporte Nutricional Pré-Operatório

Pacientes desnutridos apresentam tendência maior a complicações pós-operatórias do que indivíduos normonutridos submetidos a cirurgias de mesmas proporções (Dempsey et al.). Entretanto, os reais benefícios da NPT no período pré-operatório de grandes cirurgias não estão totalmente esclarecidos. Ainda não se confirmou o papel exercido pela nutrição parenteral na prevenção de complicações pós-operatórias em pacientes desnutridos comparativamente a doentes normonutridos submetidos a operações de igual magnitude (Meguid et al.). Estudo multicêntrico realizado nos Estados Unidos, envolvendo 459 doentes desnutridos randomizados para receberem ou não NPT pré-operatória, além de não mostrar diferença de mortalidade entre os dois grupos, mostrou maior índice de complicações infecciosas nos pacientes com desnutrição leve e moderada, submetidos à NPT. Esta maior incidência de infecção não ocorreu nos pacientes com desnutrição grave submetidos à NPT. A incidência de complicações não infecciosas foi menor no grupo de pacientes que receberam NPT, principalmente naqueles severamente desnutridos (Buzby et al.). Uma série de fatores podem ser responsáveis por estes resultados de certa forma inesperados: a possível ação imunossupressora dos ácidos graxos poli-insaturados empregados no esquema da NPT, o excesso de oferta calórica utilizado nesses doentes e, à luz dos recentes conhecimentos da importância do papel exercido pela glutamina, uma possível atrofia da mucosa intestinal nos pacientes em NPT (Sax e Souba).

Neoplasias Malignas

O suporte nutricional é geralmente, recomendado em pacientes com neoplasias malignas devido à depleção progressiva de tecido adiposo, dos músculos esqueléticos e das proteínas viscerais que acompanham a doença. Supõe-se que o câncer produz distúrbios metabólicos generalizados que diminuem a capacidade do organismo de utilizar nutrientes para a síntese dos tecidos normais de sustentação. Nesse sentido, tanto a nutrição enteral como a parenteral adequada de pacientes cancerosos parecem contribuir para a melhoria das reservas proteicas orgânicas, principalmente suprimindo a neoglicogênese (Burt et al.). Alguns pacientes cancerosos podem alcançar um balanço nitrogenado positivo traduzido por sensível aumento do peso corpóreo por meio da nutrição parenteral total. Para tanto são necessárias fontes adequadas de calorias e de aminoácidos, bem como eletrólitos essenciais, ferro e vitaminas. Quanto às neoplasias malignas do aparelho digestivo, sabe-se que determinam importante déficit nutricional, não só em decorrência de complicações locais como obstruções e úlceras, mas também devido à anorexia decorrente de síndrome paraneoplásica. Nessas condições, tem sido demonstrado que pacientes portadores de neoplasias digestivas malignas quando submetidos a nutrição parenteral por períodos variáveis no pré-operatório, apresentam redução significativa do índice de complicações pós-operatórias, possivelmente em função da recuperação da imunidade celular deprimida pela neoplasia. Este efeito benéfico da nutrição endovenosa, entretanto, não foi observado em pacientes submetidos à quimio ou radioterapia, uma vez que não houve redução das complicações da radioterapia (gastroenterites agudas e enterite actínica) nem foi possível aumentar as doses de quimioterápicos.

Um aspecto bastante controverso diz respeito à possível aceleração do crescimento tumoral em pacientes submetidos à nutrição parenteral. Várias investigações recentes sugerem que o crescimento do tumor pode ter prioridade sobre o hospedeiro na presença de grande oferta calórico-proteica por via parenteral.

Insuficiência Renal

A síndrome urêmica inclui uma incapacidade relativa ou absoluta na excreção de catabólitos nitrogenados, resíduos ácidos e determinados eletrólitos predominantemente intracelulares (potássio, magnésio e fósforo). Desta forma, a administração de dietas hiperproteicas e hipocalóricas ou o emprego de fórmulas convencionais de alimentação venosa a esses doentes pode agravar significativamente a sua condição. Estudos realizados no início dos anos 60, amplamente comprovados posteriormente (Abel et al.), e também em nosso meio em pacientes com câncer (Birindelli et al.), demonstram que a utilização de uma mistura composta exclusivamente de aminoácidos essenciais pode ser incorporada ao metabolismo nestes pacientes. Os aminoácidos devem ser ministrados em quantidades diárias restritas a 13-26 gramas, correspondentes a 1,5-3g N, ao lado de ofertas igualmente limitadas de eletrólitos. Essa redução da oferta nitrogenada deve ser associada à manutenção de altos níveis de oferta calórica com glicose mais concentrada para evitar sobrecarga hídrica em casos de anúria. Eleva-se assim a relação calórico-proteica para 60-80kcal/g. A composição básica da solução de nutrição parenteral para doentes em insuficiência renal aguda está indicada na Tabela 1 5.3. A principal vantagem da aplicação do método nessa situação consiste na nítida tendência à redução dos níveis de ureia e creatinina e estabilização dos níveis de potássio, fósforo e magnésio, desde que ofertados em quantidades reduzidas em relação à solução padrão de nutrição parenteral. Em consequência, observa-se uma diminuição da mortalidade nas insuficiências renais agudas submetidas à hiperalimentação endovenosa, principalmente em indivíduos idosos ou debilitados, que podem, eventualmente, prescindir completamente das hemodiálises.

Apesar dos benefícios da nutrição parenteral nas consequências deletérias da insuficiência renal a administração de nutrientes na forma descrita não atende às necessidades nutritivas do organismo. Assim sendo, nas situações de catabolismo intenso, com balanço nitrogenado francamente negativo, os benefícios da administração de aminoácidos totais associada a sessões frequentes de diálise podem superar as vantagens da oferta restrita de proteínas.

Insuficiência Hepática

A utilização hepática de aminoácidos depende de aminoácidos específicos. Assim é que os aminoácidos de cadeia ramificada, leucina, isoleucina e valina, praticamente independem da função hepática para sua metabolização, enquanto os aminoácidos aromáticos (fenilalanina, tirosina e triptofano) e os sulfurosos, como a metionina, são exclusivamente metabolizados pelo fígado. Como consequência desses fatos na insuficiência hepática ocorre um desbalanceamento do aminograma plasmático com predomínio dos aminoácidos aromáticos em detrimento dos aminoácidos de cadeia ramificada cujos níveis plasmáticos encontram-se reduzido: e a sua maior utilização pelos músculos esqueléticos como fonte de energia (Fischer).

Alterações da barreira hemoliquórica, observadas na suficiência hepática, determinam aumento da concentração cerebral de triptofano e de aminoácidos aromáticos possivelmente responsável pelas alterações dos neurotransmissores cerebrais associadas ao desenvolvimento da encefalopatia hepática.

Com base nesses conhecimentos, fórmulas específicas de soluções de aminoácidos foram propostas para uso em hepatopatias crônicas descompensadas por encefalopatia. O objetivo desse tratamento é corrigir o desbalanceamento do aminograma plasmático aumentando a oferta de aminoácidos de cadeia ramificada e reduzindo os aromáticos e sulfurosos. os resultados obtidos em vários estudos mostraram um encurtamento no tempo de recuperação do coma hepático em relação a pacientes controles que receberam apenas glicose hipertônica e neomicina. A administração de aminoácidos de cadeia ramificada a hepatopatas permite a manutenção de uma oferta adequada de proteínas a esses pacientes.

Se, por um lado, a administração parenteral de aminoácidos de cadeia ramificada pode ser útil para doentes com encefalopatia hepática, o método é totalmente ineficaz na insuficiência hepática aguda ou após ressecções hepáticas maciças para tratamento de neoplasias malignas do fígado. Assim sendo, o suporte nutricional nesses pacientes deve ser realizado com a solução-padrão de aminoácidos, reservando-se os preparados ricos em aminoácidos de cadeia ramificada exclusivamente para o tratamento da encefalopatia hepática.

Icterícia Obstrutiva

O tratamento cirúrgico de doentes com icterícia obstrutiva está frequentemente associado a elevados índices de complicação e mortalidade em consequência, entre vários fatores, da deficiência do sistema imune, da translocação bacteriana associada à obstrução biliar e da desnutrição frequentemente encontrada nesses pacientes. Embora a nutrição parenteral possa ser fator determinante de translocação bacteriana para linfonodos abdominais, demonstrou-se, experimentalmente, que ela reduz a translocação bacteriana hepática e impede a instalação de desnutrição em cães submetidos à obstrução biliar (Chuang *et al.*)

Tabela 15.3 Solução Básica para Insuficiência Renal Aguda	
Nutrientes	
Glicose 70%	300ml
Aminoácidos 6,9%	200ml
Bicabornato de sódio10%	40ml
Sulfato de magnésio 10%	5ml
Fosfato de potássio 25%	3ml
Sulfato de zinco 1%	2ml
Solução multivitamínica	10ml/dia
Adições à Solução Básica*	
Vitamina K	10mg 1M
Ácido fólico	3mg 1M
Vitamina B$_{12}$	50g EV
Gluconato de Ca 10%	30ml
*Bissemanalmente. ***Em veia diferente da solução básica.*	

Doenças Inflamatórias Intestinais

Portadores de doença de Chron ou colite ulcerativa podem beneficiar-se da nutrição parenteral como tratamento isolado ou como adjuvante da cirurgia. Enquanto os surtos de agudização da doença de Chron melhoram com o repouso intestinal prolongado e suporte nutricional parenteral, as fístulas intestinais, embora possam cicatrizar após períodos de NPT, costumam recidivar após a suspensão do tratamento. Os portadores de colite ulcerativa grave raramente têm algum benefício com a nutrição parenteral isolada, sendo a cirurgia a única alternativa para a cura definitiva. A NPT é utilizada nesses doentes como preparo pré-operatório, uma vez que o repouso intestinal favorece o restabelecimento da mucosa do cólon, importante para o sucesso do tratamento cirúrgico.

MÉTODOS DE ADMINISTRAÇÃO

Tendo em vista a elevada osmolaridade das soluções nutritivas de uso parenteral torna-se imperativa a utilização de um cateter venoso central para sua administração. A experiência mais favorável relaciona-se à veia cava superior devido ao elevado fluxo local que dilui rapidamente a sobrecarga osmótica representada pela mistura. Veias de menor calibre apresentam maior tendência a manifestar flebite, incluindo-se as subclávias e inominadas. As vias de introdução mais utilizadas nos adultos são a punção infraclavicular da veia subclávia ou da veia jugular interna com cateterização por meio de *intracath* (Fig. 15.1). Em doentes com infecção da região cervical ou clavicular o cateterismo central pode ser feito com intracates longos passados pela veia basílica.

As complicações do cateterismo percutâneo da veia subclávia, discutidas em outra parte desse capítulo, podem ser evitadas com a administração da nutrição parenteral em veias periféricas, utilizando-se técnicas que previnem ou retardam o aparecimento de tromboflebites. O emprego destas técnicas e a utilização de emulsões lipídicas como principal fonte calórica tornaram possível a realização de NPP em grande número de pacientes quando se pode antecipar que o tempo do tratamento será inferior a 10 ou 14 dias (Payne-James e Khawaja).

Com o progresso da NPP e a ampliação de suas indicações, desenvolveram-se novas vias de acesso ao sistema venoso no sentido de se prolongar, por vezes indefinidamente, o tempo de sua administração. Assim, cateteres de Broviac-Scribner e de Hickman podem ser colocados cirurgicamente com tal finalidade. Porto cates podem ser colocados no subcutâneo da parede torácica com menor incidência de complicações infecciosas que os cateteres de Hickman. Todos têm a vantagem de longa permanência, mas seus custos são bastante elevados. Fístulas arteriovenosas periféricas podem, ainda,

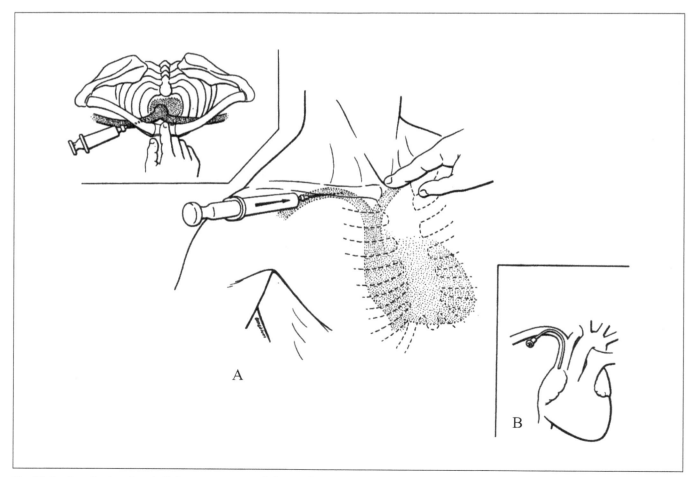

Fig. 15.1 – *Punção de veia subclávia para passagem de* intracath.

ser realizadas para administração da solução nutritiva. Este artifício determina, na extremidade em questão, uma circulação extremamente rápida, capaz de veicular adequadamente a dieta parenteral hipertônica. Este método, entretanto, não se mostrou tão apropriado para suplementação nutricional quanto para a depuração extrarrenal, em virtude do aparecimento de flebite em intervalos de tempo menores que os esperados, sem contar a dificuldade de se encontrar veias e artérias apropriadas em pacientes desnutridos.

Independentemente da via de infusão escolhida é da mais alta importância manter sua permeabilidade e esterilidade por tempo prolongado, fixando-se a cânula à pele com pontos de fio inabsorvível, para evitar movimentos de vaivém e escapes acidentais, e efetuando-se curativos oclusivos, trocados diariamente ou em dias alternados. No caso das punções por intracate, como ainda após flebotomias, a radiografia de tórax é fundamental para a localização da ponta de cateter, certificando-se assim que a solução está sendo infundida na veia cava.

PREPARO DAS SOLUÇÕES – RITMO DE INJEÇÃO

Excluídos os pacientes com necessidades nutricionais particulares, sobretudo com insuficiência hepática e renal, os demais podem receber a solução-padrão, contendo 1.000kcal/litro. Essa abordagem terapêutica, além de facilitar o preparo das soluções, já que serão empregadas quantidades praticamente constantes de substâncias nutritivas em cada frasco, evita a ocorrência de omissões ou desequilíbrios metabólicos, uma vez que os aminoácidos estarão sempre acompanhados de quantidades balanceadas de eletrólitos, vitaminas e calorias. Não obstante, a prescrição diária de eletrólitos deverá ser cuidadosamente ajustada à luz das peculiaridades clínicas do doente, efetuando-se as correções necessárias através da administração de soros suplementares, sempre que indicados pelo balanço hidreletrolítico ou pelas determinações laboratoriais. Recomenda-se que a mistura dos nutrientes seja efetuada em local de pouca contaminação, preferencialmente por uma única pessoa devido à facilidade de proliferação de germes nestas dietas. Após o preparo, as soluções não utilizadas imediatamente poderão ser estocadas em geladeira, por períodos não superiores a 24-48 horas. A administração da fórmula básica da solução de nutrição parenteral, indicada na Tabela 15.2, é iniciada com pequenos volumes, aproximadamente 1.000ml/dia no paciente adulto. De acordo com a tolerância à glicose o volume ofertado é aumentado progressivamente em torno de 500ml/dia até que sejam atingidos valores médios de 2.000-2.500kcal/dia. É sabido, entretanto, que alguns pacientes em sepse grave só começam a ganhar peso com níveis de administração em torno de 4.000kcal/dia. Quando a oferta de volume atinge estes níveis é imprescindível uma vigilância cardiovascular meticulosa, a fim de evitar-se a descompensação circulatória. É fundamental que a administração se processe de maneira contínua nas 24 horas, a fim de se obter o máximo de síntese proteica e, também, para se evitar variações abruptas e indesejáveis da glicemia. Neste sentido, alguns autores propõem que se recorra a bombas de infusão contínua com a finalidade de regularizar a oferta. Na nossa experiência, entretanto, o seu uso é desnecessário, desde que sejam tomados cuidados de enfermagem adequados. Em crianças de baixo peso, sobretudo prematuras, o uso de bombas infusoras está plenamente justificado em função dos diminutos volumes de dieta administrados. Outro cuidado importante com a via de administração das soluções relaciona-se à troca diária do equipo do soro utilizado, bem como a interdição do sistema de infusão para qualquer outra finalidade que não a alimentação venosa.

Alguns investigadores chamaram a atenção para a frequência com que a candidíase relacionada com a alimentação parenteral apresenta especificidade pelo cateter intravenoso. Prende-se a esse fato a conduta, já hoje universalmente aceita, de se lavar o cateter venoso a cada três dias com uma solução contendo 1mg de anfotericina.

A administração eletiva da nutrição parenteral deve ser interrompida de maneira gradual, de acordo com a aceitação do paciente de dietas administradas por via oral. Quando a interrupção do tratamento deve ser realizada de forma mais rápida, por exemplo, em função da necessidade de uma cirurgia de urgência, deve-se manter uma infusão de solução de glicose a 5% durante 12 a 24 horas, a fim de se evitar a hipoglicemia reacional decorrente do alto nível de insulinemia presente nos pacientes em NPT.

LIMITAÇÕES DA ALIMENTAÇÃO VENOSA

Embora a hiperalimentação parenteral constitua um método clínico particularmente bem-sucedido e responsável pela recuperação de muitas situações consideradas no passado como de prognóstico fechado, restam ainda diversas dúvidas no que se refere aos conhecimentos sobre a fisiopatologia da alimentação por via extradigestiva. Outrossim, o método não tem se revelado inócuo ou destituído de complicações. Ao contrário, trata-se de uma técnica elaborada e dispendiosa, que é indicada apenas quando existe um objetivo clínico bem definido a ser alcançado, não devendo ser considerado como procedimento rotineiro ou um substituto indiferente da nutrição enteral. Desta forma, ele deve ser evitado sempre que: 1) houver condições para manutenção de um regime nutricional satisfatório através da administração de dieta oral ou por gastrostomia ou jejunostomia; 2) não houver disponibilidade de todos os nutrientes fundamentais e 3) faltarem condições mínimas para supervisão clínica e laboratorial dos doentes em todas as fases do tratamento. A nutrição parenteral total obriga a um controle clínico ininterrupto e a um grande número de testes bioquímicos indispensáveis, sem o que os benefícios potenciais podem ser substituídos por inúmeros problemas e complicações.

CONTROLES LABORATORIAIS E RADIOLÓGICOS

Os exames e testes indicados na Tabela 15.4 representam os controles laboratoriais e radiológicos mínimos que devem ser realizados para controle dos pacientes submetidos a nutrição parenteral total. O controle radiológico representado pelo raio X de tórax visa determinar a posição correta do cateter venoso central cuja visualização radiológica deve preceder o início da injeção nutritiva. A avaliação laboratorial tem por objetivo o controle do metabolismo glicídico, hidrossalino e acidobásico. Outras determinações recomendáveis incluem hematimetria, proteínas totais e frações, provas de função hepática e renal bem como estudos bacteriológicos dada a frequência e gravidade das infecções que podem ocorrer em pacientes desnutridos.

Principais Complicações da Alimentação Parenteral

Complicações Metabólicas

Hiperglicemia. Vários fatores podem ser responsabilizados pelo aparecimento de elevações anormais dos níveis glicêmicos: 1) administração de grandes volumes de solução: enquanto nas dietas orais os carboidratos contribuem com não mais de 40% das calorias ofertadas, na nutrição parenteral sem gorduras a glicose é responsável pela oferta de 80%-85% das necessidades energéticas, ou seja, a totalidade das calorias não proteicas. Em condições de grandes ofertas de glicose ocorre uma resposta pancreática representada por um aumento da produção de insulina. Esta resposta metabólica pancreática pode ser, entretanto, insuficiente se a oferta do carboidrato no início do tratamento processar-se de maneira excessiva, ou se ocorrerem aumentos intempestivos da velocidade de infusão durante o tratamento; 2) condições de intolerância à glicose: mais comumente observadas em doentes diabéticos, mas também em pacientes nos extremos etários, nos estados urêmicos e em situações de estresse. Em todas estas circunstâncias a oferta de glicose deve ser cuidadosamente monitorizada através de determinações frequentes da glicemia e da glicosúria e os desvios da normalidade corrigidos por meio da administração de insulina exógena que deve ser adicionada ao frasco da solução básica na quantidade calculada com base nas necessidades do dia anterior.

Coma Hiperosmolar. Complicação grave da nutrição endovenosa que ocorre quando os níveis de glicemia superam 500mg/100ml. Constitui situação de emergência uma vez que a manutenção de osmolaridade plasmática superior a 350mOsm por períodos superiores a 12 horas é quase invariavelmente fatal.

Hipoglicemia Reacional. Diz respeito aos casos em que se interrompe subitamente a nutrição venosa sem que se mantenha uma oferta profilática de glicose durante as 24 horas subsequentes. Ocasionalmente pode ser devida à obstrução ou dobra inadvertidas do cateter que determinam interrupção da infusão por tempo prolongado.

Distúrbios no Metabolismo dos Aminoácidos. Com exceção das doenças conhecidas como de acúmulo de nitrogênio (insuficiência hepática e renal), estes distúrbios são incomuns, geralmente assintomáticos e mais frequentemente observados em prematuros.

Hiperamoniemia. Complicação frequente no passado quando as preparações de nutrição venosa eram ricas em glicina. Ocorre com maior frequência em crianças de baixo peso e em hepatopatas. Com a substituição da glicina pela arginina nas soluções o problema pode ser totalmente contornado.

Elevação da Ureia. Eventualmente a administração de grandes quantidades de dieta venosa pode determinar uremia do tipo pré-renal. A situação pode ser contornada reduzindo-se a velocidade de infusão da solução de aminoácidos ou aumentando-se a relação calórico-nitrogenada para níveis de 300kcal/1g. Otimiza-se, assim, as condições de aproveitamento nitrogenado.

Modificações das Enzimas Hepáticas. As transaminases geralmente permanecem inalteradas na nutrição venosa, porém, não são raras pequenas elevações da fosfatase alcalina, sobretudo nos primeiros dias de tratamento. Observações da literatura relatam, em crianças, alguns desvios bioquímicos mais graves eventualmente secundários a alterações da morfologia hepática.

Alterações Hepatobiliares. A maior incidência de colecistite aguda em pacientes submetidos a nutrição parenteral parece decorrer da ausência de esvaziamento da vesícula resultante da falta do estímulo colecistoquinina-pancreozimina por interrupção da alimentação oral. Por outro lado, trabalhos experimentais demonstram que a administração contínua de nutrição venosa total determina aumento da litogenicidade da bile. O uso de emulsões lipídicas concentradas pode alterar o mecanismo de transferência de bilirrubinas no fígado, causando colestase progressiva. Embora esse fenômeno possa ser reversível, a administração prolongada desse tipo de nutriente, em quantidades de 3g/kg/dia, costuma determinar lesão hepática com necrose hepatocitária e fibrose periportal. Deve-se lembrar, entretanto, que tal quantidade de lípides é muito superior àquela habitualmente empregada em clínica. Todos os componentes das fórmulas de nutrição

Tabela 15.4 Controles Radiológicos e Laboratoriais	
Antes do início da nutrição parenteral: Radiografia simples de tórax Gasometria arterial	Eletrólitos: Na, K, Ca, P e Mg Glicemia e ureia
2.Durante a alimentação venosa: Glicosúria e cetonúria (de 6 em 6 horas) Gasometria, Na e K, (diariamente na 1ª semana; depois de 2/2 dias) Ca, P, Mg, glicemia e ureia (duas vezes por semana) 3. Exames bacteriológicos: Hemocultura (na vigência de febre) Cultura da ponta do cateter (na suspeita de infecção)	

parenteral foram de alguma forma responsabilizados pelas eventuais disfunções hepáticas, sem que haja, até o momento, comprovação da participação isolada de qualquer fonte de nutrientes.

Síndrome de Deficiência de Ácidos Graxos Essenciais. Relacionada à incapacidade do fígado de sintetizar ácidos graxos poli-insaturados, representados pelo ácido linoleico, linolênico e araquidônico. Na ausência prolongada de ingestão oral, ou na falta de administração endovenosa destas substâncias, pode instalar-se uma síndrome caracterizada por descamação cutânea, queda dos cabelos, sufusões hemorrágicas, anemia, plaquetopenia, esteatose hepática, retardo no crescimento e dificuldade na cicatrização de feridas. A síndrome pode ser prevenida e tratada pela administração venosa de emulsões lipídicas.

Hipofosfatemia. Ocorre principalmente em pacientes portadores de desnutrição prolongada realimentados com grandes ofertas calóricas. O quadro clínico caracteriza-se por fraqueza muscular, parestesias, dificuldade respiratória, convulsões e coma e pode ser evitado pela adição sistemática de 6μmol/litro de fósforo em todos os frascos da nutrição venosa.

Acidose Metabólica. Distúrbio metabólico muito raro na atualidade e que decorria, no passado, da utilização de aminoácidos sintéticos contendo elevado teor de cloro sem a devida compensação com bicarbonato. Vários trabalhos na década de 70 demonstraram que a maioria das soluções usadas na época continha excesso de lisina e outros aminoácidos catiônicos de elevado potencial acidogênico. O uso atual de soluções de aminoácidos com menores teores de glicina e de lisina previne essa complicação.

Alterações no Metabolismo das Vitaminas e dos Oligoelementos. Embora incomuns em adultos, tem-se registrado casos de sangramento por falta de oferta de vitamina K bem como anemia resistente à suplementação de ferro, em indivíduos portadores de deficiência de cobre. Experimentalmente a falta de zinco é responsável por alterações dermatológicas, retardo no crescimento e dificuldade de cicatrização, entretanto, não há casos clínicos bem documentados.

Complicações Não Metabólicas

Acidentes de Punção Venosa. Quando realizado por pessoal indevidamente treinado o cateterismo da veia subclávia pode acarretar complicações graves e, por vezes, fatais (Tabela 15.5).

Sua incidência em alguns serviços levou mesmo à proscrição das punções da veia subclávia, em favor das flebotomias convencionais. Constitui, entretanto, método de infusão de soluções hipertônicas que apresenta vantagens sobre outras formas de acesso venoso, estando justificada a sua utilização por pessoas habilitadas.

Outras complicações, associadas à posição da ponta do cateter, independentemente de ter sido inserido por via percutânea ou por flebotomia são: tromboses de veia jugular interna e outras veias do território da veia cava superior, por posicionamento inadequado do cateter; arritmias cardíacas e mesmo perfurações de átrio com tamponamento cardíaco quando o cateter é excessivamente introduzido em direção das câmaras cardíacas e, muito raramente, infarto pulmonar ou síndrome de Budd-Chiari quando o cateter atinge, respectivamente, a artéria pulmonar ou ramos das veias supra-hepáticas. A profilaxia dessas complicações é feita através do controle radiológico obrigatório dos cateteres introduzidos.

Problemas Infecciosos. As complicações infecciosas da nutrição parenteral constituem as que mais têm merecido a atenção da literatura pertinente. Um levantamento norte-americano, de âmbito nacional, que incluiu 2.500 doentes em regime de nutrição parenteral mostrou uma incidência de 7% de infecções sistêmicas, das quais 4% por *Candida albicam*. Conforme alguns autores, a hiperalimentação venosa poderia inibir um fator de atividade candidicida, o qual demonstrou-se migrar com as frações α e β das globulinas, e que se encontra deprimido em outras situações como uremia, diabetes juvenil, leucemia e hepatopatias. Outros estudiosos tentaram correlacionar a maior incidência de infecções com a manutenção de níveis glicêmicos persistentemente elevados (acima de 200mg/100ml), ou com a hipofosfatemia, esta última certamente relacionada com o comprometimento da atividade dos fagócitos. Entretanto, dada a raridade da hipofosfatemia é altamente improvável que ela atue como fator isolado na gênese da totalidade das intercorrências infecciosas verificadas nesses pacientes.

As complicações infecciosas da nutrição parenteral são melhor controladas através de sua profilaxia, relacionada aos cuidados na inserção e manutenção do cateter venoso e no preparo das soluções nutritivas e pelo diagnóstico precoce dos processos bacterianos. Uma vez detectadas, as infecções relacionadas à administração da nutrição parenteral devem ser prontamente combatidas, chegando-se mesmo, nos casos mais graves, à suspensão da nutrição venosa até a regressão do processo infeccioso.

CONCLUSÃO

O estado atual dos conhecimentos da terapêutica nutricional permite que os vários regimes de nutrição endovenosa possam ser individualizados para a situação particular de cada paciente o que acarreta grandes benefícios para o seu tratamento. As grandes conquistas obtidas nas últimas déca-

Tabela 15.5		
Complicações do Cateterismo Percutâneo da Veia Subclávia		
Lesão Pleural	*Lesão Vásculo-Nervosa*	*Introdução Excessiva*
Pneumotórax	Artéria subclávia	Arritmias cardíacas
Hemotórax	Fístula arteriovenosa	Perfuração de miocárdio
Hidrotórax	Plexo braquial	Lesões valvulares

das através das pesquisas realizadas no campo da nutrição parenteral, entretanto, não devem constituir motivo para o esquecimento do fato importante de que a via preferencial de administração de nutrientes continua sendo a enteral.

Por outro lado, os esquemas nutricionais, qualquer que seja a via escolhida para sua administração, devem basear-se no cálculo do gasto energético individualizado para cada paciente e, no caso particular da nutrição parenteral, as complicações evitadas através da elaboração apropriada de protocolos supervisionados de maneira continuada pelas equipes de nutrição.

BIBLIOGRAFIA

1. Abel RM, Beck CH, Abbott WM, Ryan JA, Barnett GO & Fischer JE. Improved survival from acute renal failure after treatment with intravenous essential L-amino acids and glucose. Results of a prospective. double-blind sludy. New Eng J Med 288:695-99, 1973.
2. Andreyev HJN & Forbes A. Parenteral nutrition in adult intensive care. Postgrad. Med J 69:841-845,1993.
3. Birindelli JPA. Cunha JEM & Faintuch J. Parenteral nutrition with essential aminoacids in cancer patients. Nutritional Suporto Services 5:33-7. 1985.
4. Buzby GP. Perioperative total parenteral nutrition in surgical patients. The Velerans Affairs total parenteral nutrition cooperative study group. N Engl J Med 325:525-32, 199i.
5. Burt ME, Gorschboth CM & Brennan MF. Controlled. prospective. randomized trial evaluating metabolic effects of enteral and parenteral nutrition in the cancer patient. Cancer 49:1092-, 1982.
6. Chuang J, Shieh C. Chang N, Chen W & Lin J. Role of parenteral nutrition in preventing malnutrition and decreasing bacterial translocation to liver in obstructive jaundice. World J Surg 17:580-6, 1993.
7. Dempsey DT, Mumen ML & Buzby GP. The link between nutritional status and clinical outcome: can nutritional intervention modify it? Am J Clin Nutr 47 (suppl 2):353-6, 1988.
8. Dudrick SJ & Ruberg RL. Principies and practice of parenteral nutrition. Gastroenterology 61:90 l-I O, 1971.
9. Faintuch J & Waitzberg DL. Nutrição parenteral em cirurgia: aspectos atuais. In: Lima-Gonçalves e Waitzberg DL ed. Metabolismo na prática cirúrgica. São Paulo, Sarvier. v.l cap.12, pp. 129-44. 1993.
10. Fischer JE. The etiology of hepatic encephalopathy. Nutritional implications. Acta Chir. Scandinav. (suppl. 507):50-68, 1980.
11. Furst P, Albers S & Stehle P. Evidence for a nutritional need for glutamine in catabolic patients. Kidney Int. Suppl. 27: S287-92, 1989.
12. Jiang Z, Zhang X & Wang X. A comparison of medium-chain and long-chain triglycerides in surgical patients. Ann Surg 217: 175-84, 1993.
13. Li Jian K, Langkamp-Henken B. Suzuki K & Stahlgreen L. Glutamin prevents parenteral nutrition induced increases in intestinal permeability. JEPN 18:303-7, 1994.
14. Meguid MM, Campos AC & Hammond WG. Nutritional support in surgical practice: Part I. Am J Surg 159:345-58, 1990
15. Payne-James 11 & Khawaja MS. First choice for total parenteral nutrition: the peripheral route: JPEN 17:468-78. 1993.
16. Pisters PWP & Ranson JHC. Nutritional support for acute pancreatitis. Surg Gynecol Obstet 175:275-84, 1992.
17. Sax HC & Souba WW. Enteral and parenteral feedings. Guidelines and recommendations. Med Clinics N Arnerica 77:863-80, 1993.
18. Vazquez JA. Daniel H & Adibi SA. Dipeptides in parenteral nutrition: from basic science to clinical applications. Nutr Clin Pract 8:95-105, 1993.
19. Wretlind A. Modem principies of the use of fat emulsions in parenteral nutrition. Zeitschr. Emáhrungswissenschaft (suppl.13):27-32, 1972.
20. Ziegler TR. Young LS, Ferrarez-Baliviera E, Demling RH & Wilmore DH. Use of growth horrnone cornbined with nutritional support in a critical care unit. JEPN 14:574-81, 1990.

16

Nutrição Enteral

Eduardo Crema

INTRODUÇÃO

O desenvolvimento de métodos mais sensíveis de avaliação nutricional tem permitido identificar uma grande população de pacientes, principalmente os portadores de afecções cirúrgicas, cujo grau de desnutrição pode ser facilmente quantificado (Bristian[1], Mullen[14]). Tem sido observada por vários autores a íntima relação entre desnutrição e o maior índice de complicações pós-operatório (Kaminski[6], Seltzer[17]).

O elevado número de pacientes que necessitam de algum tipo de suporte nutricional impõe a necessidade de selecionar um método de fácil manuseio, eficaz, de baixo custo e reduzido índice de complicações.

A primeira notícia sobre a introdução de substâncias através de sonda no trato digestivo alto data de 1598.

Várias referências de alimentação através de tubos nasogástricos foram citadas com sucesso ocasional, no século passado. No entanto, a grande contribuição foi dada em 1910 por Binhorn, que desenvolveu tubos nasoenterais de calibre reduzido e com peso na porção distal, permitindo, com isso, o posicionamento do mesmo no duodeno e jejuno proximal com finalidade de alimentação.

Após um período de pouca aceitação do método, principalmente devido às complicações provindas do uso de dietas inadequadas, houve um ressurgimento da nutrição enteral graças ao grande avanço da nutrição clínica, ao aprimoramento das dietas e ao aperfeiçoamento das sondas.

Tem sido demonstrada, em trabalhos clínicos e experimentais, a redução das complicações infecciosas em pacientes cirúrgicos com utilização da nutrição enteral.

A nutrição enteral oferecida precocemente após trauma mantém o trato gastrintestinal íntegro, reduzindo, com isso, o estresse metabólico, o risco de translocação bacteriana e a septicemia (Chiarelli[3], McDonald[13]).

INDICAÇÃO

A nutrição enteral tem sido amplamente usada como terapêutica coadjuvante em pacientes portadores de afecções clínicas e cirúrgicas. O estado funcional do trato digestivo é decisivo na escolha do tipo de suporte nutricional a ser empregado. A enteral é a via de eleição quando o aparelho digestivo se encontra com sua função parcial ou totalmente preservada.

Grande número de pacientes encefalopatas, com inflamações, neoplasias, traumatismos, distúrbios da deglutição e coma, tem sido beneficiado com a nutrição enteral (Koretz e Meyer[8]). Pacientes desnutridos, portadores de afecções crônicas ou neoplásicas do pulmão, rins, ossos e do sistema hematopoiético, têm apresentado melhor resultado terapêutico da moléstia de base quando o estado nutricional durante o tratamento é auxiliado e mantido pela via enteral (Loh[10], Sax & Souba[16]).

Participação marcante da nutrição enteral refere-se aos pacientes que apresentam sepse ou queimaduras extensas, exigindo uma oferta protéico-calórica de até 100% acima dos valores basais.

Nos portadores de doenças neoplásicas submetidos à radioterapia ou à quimioterapia, o suporte nutricional possibilita, pela manutenção do estado nutritivo, o emprego de doses apropriadas por tempo prolongado (De Vries[4], Williams[20]).

A cirurgia de grande porte acarreta significativa perda protéico-energética no indivíduo, podendo agravar seu estado de desnutrição. Por isso, é muito importante a minuciosa avaliação das reservas orgânicas e o fornecimento de um suporte nutricional enteral prévio e/ou precocemente administrado no período pós-operatório através de sondas nasoenterais, gástricas ou jejunais (Mullen[14]).

A indicação da nutrição enteral nas afecções do aparelho digestivo ganhou posição de destaque com o desenvolvimento de soluções enterais apropriadas para o aproveitamento de pequenos segmentos intestinais funcionalmente preservados.

Nas obstruções orofaríngeas, esofágicas e gástricas, os pacientes muitas vezes apresentam-se desnutridos no momento do diagnóstico, devido à falta de ingesta causada pela obstrução funcional ou mecânica da via digestiva, agravada pelo catabolismo provocado pelos tumores quando a causa da obstrução é uma neoplasia maligna.

A passagem de uma sonda nasoenteral através do segmento estenosado ou a realização de uma gastrostomia ou jejunostomia é de grande auxílio no preparo nutricional desses pacientes, pois todo o restante do aparelho digestivo encontra-se apto para receber os nutrientes.

A manutenção dessa via de alimentação no período pós-operatório tem como finalidade deixar uma anastomose pós-esofagogastroplastia, esofagocoloplastia ou esofagojejunoplastia, em repouso por 10 a 12 dias, permitindo o fornecimento precoce de quantidades protéico-calóricas capazes de garantir um bom estado nutricional.

As fístulas digestivas espontâneas ou advindas do ato cirúrgico espoliam de maneira significante o organismo. A colocação de sondas nasoduodenais ou nasojejunais, distalmente à fístula, é uma alternativa segura e eficaz para manter o estado geral dos pacientes por vários dias ou semanas (Bury[2], Voitk[18]).

Para que não ocorra o aumento indesejado do débito da fístula, utilizam-se dietas monoméricas que são prontamente absorvidas, sem provocar estímulo importante das glândulas anexas do aparelho digestivo (Ragius[15]). Essas dietas também são empregadas com bom resultado no tratamento de fístulas situadas no delgado distal e no cólon.

As soluções enterais têm apresentado grande desenvolvimento na última década, existindo preparados especiais para uso específico em várias entidades clínicas, como nos casos de insuficiência cardíaca, pulmonar, renal e hepática (Keohane[7]). Portanto, o tubo digestivo, sempre que possível, deve ser escolhido como via preferencial de administração de nutrientes.

Em resumo, a escolha do tipo de suporte nutricional depende de vários fatores esquematizados na Fig. 16.1.

SONDAS

Atualmente, acham-se disponíveis no mercado vários tipos de sondas nasoenterais finas, maleáveis e com peso de mercúrio na extremidade distal.

Há algumas vantagens das modernas sondas de poli vinil, silicone e eritrotane sobre as sondas convencionais de borracha e de plástico, usadas com a finalidade de aspiração e, eventualmente, de administração de nutrientes. As sondas nasogástricas comuns não devem ser empregadas em nutrição enteral porque incomodam o paciente, deixam a cárdia aberta e permitem refluxo gastresofágico, aumentando o risco de esofagite e de broncoaspiração.

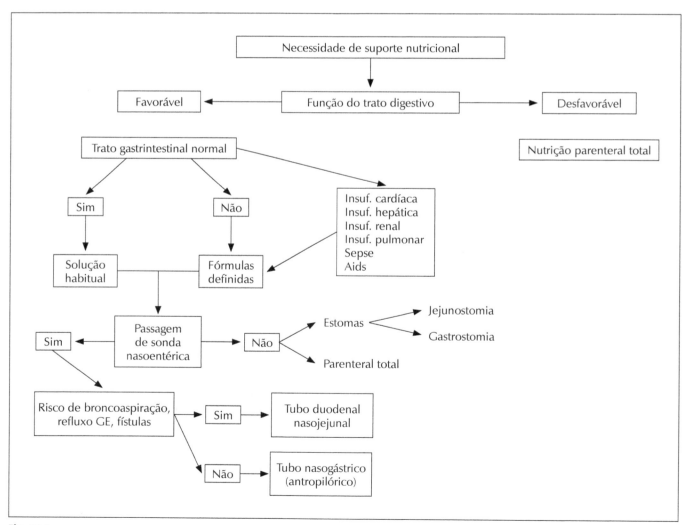

Fig. 16.1

Fundamentalmente as sondas devem ter calibre interno variável de 0,6 a 1,0cm, comprimento de 50 a 110cm, possuindo na extremidade distal um reservatório com 3 a 7g de mercúrio, que auxilia a progressão da sonda, servindo também como contraste radiográfico para possibilitar sua localização.

VANTAGENS DO USO DAS SONDAS NASOENTERAIS

- Boa tolerância pelos pacientes devido à discreta irritação orofaríngea e esofagiana.
- Manutenção da cárdia fechada, evitando refluxo gastresofágico.
- Posicionamento fácil no duodeno e jejuno, em vista da presença do reservatório de mercúrio na extremidade distal.
- Orifícios próximos à extremidade distal (máximo de 6cm).
- Possibilidade da confirmação do seu bom posicionamento pela radiografia simples.
- Possibilidade da ingestão oral de alimentos. Possibilidade de reutilização.

Desvantagens

- Alto custo.
- Necessidade de guia (plástico ou metálico) para sua introdução.

Técnica de Introdução

A técnica de colocação das sondas nasoenterais é simples e fácil, como descrita a seguir:

- Anestesia tópica orofaríngea (xilocaína). Lubrificação da sonda, interna e externamente, com vaselina líquida.
- Colocação do guia metálico ou plástico.
- Passagem pela narina até a orofaringe (mais ou menos 15cm).
- Solicitação de deglutição voluntária pelo paciente. Introdução lenta e gradativa de mais ou menos 50cm da sonda.
- Retirada do guia.
- Teste (insuflação de ar e aspiração).
- Fixação da sonda.
- Radiografia do abdome e/ou tórax.
- Prescrição da dieta após confirmação radiológica.

A confecção da gastrostomia e jejunostomia será discutida em outro capítulo.

Quando não se consegue transpor uma obstrução, pode-se deixar a sonda a montante da mesma e oferecer água ao paciente. Desse modo, a sonda pode ultrapassar a estenose com o auxílio do peristaltismo do esôfago ou pode-se utilizar a radioscopia ou a endoscopia para o posicionamento correto das sondas, abaixo de estenoses ou fístulas proximais.

A colocação da extremidade distal no duodeno ou no jejuno às vezes requer algumas manobras. Assim, o decúbito lateral direito auxilia a extremidade distal da sonda a transpor o piloro, e o decúbito lateral esquerdo facilita a passagem para o jejuno. Em ambos os casos, a ingestão de líquidos por via oral e a administração de metroclopramida podem ser úteis.

A administração de soros ou nutriente somente deverá ser feita após a confirmação radiológica da boa localização da sonda, pois ela pode estar colocada inadvertidamente no esôfago dilatado ou na árvore traqueobrônquica, sem manifestação clínica.

NOÇÕES BÁSICAS SOBRE OS MACRONUTRIENTES

PROTEÍNA

A "reserva" protéica do organismo perfaz 15% a 20% do peso corporal (cerca de 14kg de um adulto de 70kg), dos quais metade encontra-se na constituição dos ossos, tendões e cartilagens. A outra metade encontra-se no músculo esquelético, no plasma e nas vísceras, estando sujeita a uma renovação rápida e constante.

A proteína é o principal nutriente a ser administrado. A necessidade diária de um adulto oscila entre 0,5 a 0,75g por quilo de peso habitual. Já no caso do desnutrido, do portador de neoplasia ou de doenças crônicas, durante o pós-operatório deve-se administrar 1-2g/kg/dia. Nos traumas, na sepse e nos grandes queimados, essa necessidade pode atingir até 3g/kg/dia. A quantidade ideal de nitrogênio (N) pode ser quantificada pela dosagem do N uréico na urina de 24h.

Além da absorção das proteínas ingeridas (30-50g), são lançados diariamente na luz intestinal 70g de proteínas endógenas (25g das células intestinais descarnadas e 45g das secreções digestivas).

A absorção se dá no duodeno e no jejuno proximal e não há diferença significativa entre a absorção de proteínas intactas, hidrolisadas, oligopeptídeos e aminoácidos (Gupta[5]). Toda proteína ingerida é absorvida. Três a cinco gramas de proteínas contidas nas fezes representam bactérias e fragmentos celulares.

HIDRATO DE CARBONO

A reserva orgânica que se encontra no fígado e nos músculos esqueléticos sob a forma de glicogênio é escassa (100-200g) e esgota-se em 24 horas, fornecendo 400 a 500 calorias.

Os monossacarídeos e dissacarídeos são prontamente absorvidos pelo duodeno e jejuno proximal, e essa absorção chega a alcançar 95% nos primeiros 80cm, medidos a partir do piloro.

A absorção dos monossacarídeos, da glicose e da galactose é feita sob forma ativa através de um carreador que os leva da luz intestinal à membrana basal.

A absorção intestinal de glicose não sofre influência da insulina ou da hiperglicemia. E necessária a presença de sódio na luz intestinal para que haja absorção de glicose, pois o seu carreador apresenta dois pólos: um leva a glicose e o outro íon sódio. A queima de 1g de H.C. fornece aproximadamente quatro calorias.

Lipídeos

A reserva lipídica constitui a maior reserva calórica do organismo (7.000g). O tecido subcutâneo contém 50% da gordura total e pode ser mensurado por métodos de avaliação nutricional.

O jejum e os agentes lipolíticos (catecolaminas, glucagon, hormônio da tireóide) mobilizam os lipídeos, que são oxidados pelo fígado, produzindo energia, contudo necessitam dos alfa-ceto aminoácidos para serem metabolizados, iniciando com o jejum o "autocatabolismo protéico".

A absorção das moléculas lipídicas em solução pode ser por difusão através das membranas lipoprotéicas das células epiteliais, pois são lipossolúveis.

Já os constituintes das micelas são separados durante a absorção, sendo os monoglicerídeos e os ácidos graxos absorvidos no duodeno e no jejuno proximal e os sais biliares conjugados somente no íleo terminal. Os triglicerídeos de cadeia longa (óleos vegetais) são ricos em ácidos graxos ômega 6 que têm apresentado função imunossupressora.

Os componentes menos solúveis – ácidos graxos livres e o colesterol – permanecem na luz intestinal por mais tempo do que os monoglicerídeos, que são absorvidos rapidamente.

De grande importância prática é o conhecimento de que os ácidos graxos de cadeia curta e média e os triglicerídeos desses ácidos podem ser absorvidos sem hidrólise prévia. Deve-se salientar que os triglicerídeos de cadeia média oriundos dos óleos de peixes são ricos em ômega 3, importantes na melhora da função imunossupressora.

A queima de 1g de gordura fornece aproximadamente 9kcal.

Barreira Intestinal

É de fundamental importância a presença de uma barreira intestinal íntegra na manutenção da homeostase orgânica, principalmente no que tange à separação do meio externo com o meio interno.

A alta taxa de renovação celular do intestino depende do fluxo sangüíneo dos hormônios intestinais mas, sem dúvida, o fator trófico mais importante é a presença do alimento no interior da luz intestinal. A alteração da barreira mucosa por desnutrição e conseqüente atrofia permite a translocação de toxinas e bactérias que podem ser identificadas nos gânglios mesentéricos e/ou no sangue portal.

Os enterócitos usam a glutamina como principal fonte energética, ao contrário da grande maioria das outras células que buscam sua fonte energética metabolizando a glicose e os ácidos graxos. Com base nisso, as dietas devem conter quantidades adequadas de glutamina para se evitar a proteólise muscular na liberação deste importante aminoácido.

Os colocitos usam os n-butiratos e ácidos graxos de cadeia curta como produtores de energia. Ao contrário da glutamina, estes são sintetizados no interior do organismo; os n-butiratos derivam da fermentação dos polissacarídeos (fibras da dieta) pelos anaeróbios no interior do ceco, fornecendo aproximadamente 540kcal/dia, energia esta utilizada no metabolismo próprio dos colocitos.

NUTRIENTES IMUNOPROTETORES

Glutamina

A glutamina é o aminoácido mais abundante do corpo e é essencial na nutrição dos enterócitos, linfócitos, macrófagos e fibroblastos, sendo, portanto, indispensável na manutenção da imunidade sistêmica e no trofismo da mucosa do intestino delgado.

A diminuição dramática de glutamina após o trauma provavelmente é devida à captação acelerada da glutamina pelos intestinos.

Arginina

Tem sido demonstrado que a administração de doses farmacológicas de arginina promove aumento de colágeno e aceleração das funções celulares no nível das feridas, bem como induz a maiores respostas biológicas hormonais, resultando em aumento das funções imunitárias do organismo.

Ômega 3

Os ácidos graxos ômega 3 têm sido responsabilizados por aumentar a resistência do organismo contra as infecções, além de reduzir o risco de tromboses e arteriosclerose.

Publicações têm demonstrado clinicamente que a utilização de arginina, RNA e ômega 3, como suplemento das dietas, promove redução das complicações infecciosas de até 75% e redução do tempo de internação de até 20%.

CARACTERÍSTICAS BÁSICAS DE UMA DIETA IDEAL

1. Alta densidade protéica.
2. Alta densidade calórica.
3. Baixa osmolaridade (<300mosm).
4. pH neutro.
5. Reduzida viscosidade.
6. Quantidade necessária de eletrólitos e vitaminas.

Proteínas

As proteínas são os nutrientes mais importantes na constituição de uma dieta. A escolha da fonte protéica está na dependência da função do aparelho digestivo, da disponibilidade do produto (carne, leite, ovos ou derivados da soja) e da facilidade técnica de seu preparo.

A quantidade de proteínas a ser administrada deve ser calculada em face do estado metabólico do momento. Em geral, oferecemos de 1 a 2g/kg de peso ideal por dia.

De forma geral, as proteínas de origem animal possuem alto valor biológico e fornecem todos os aminoácidos essenciais e não essenciais. Portanto, devem ser preferidas sempre que possível.

Os produtos industrializados, além de seu elevado custo, fornecem baixo teor de proteínas e deficiente quantidade de calorias, necessitando de administração de vários envelopes por dia na suplementação dietética adequada para cada paciente.

A carne liofilizada (Takeda & Okeda[19]), por nós utilizada, fornece em cada 100g uma quantidade de 84g de proteína semidigerida (dipeptídeos e polipeptídeos de cadeia pequena).

O creme de carne, estágio final do preparo da carne liofilizada, possui alta concentração de proteínas semidigeridas (oligopeptídeos), mas é rico em resíduos, necessitando um volume de água maior para sua diluição. Pelo seu fácil preparo, pode ser usado a domicílio.

Os derivados da soja (farinha, leite) fornecem para cada 100g aproximadamente 50g de proteína.

A utilização de dietas monoméricas, aminoácidos ou mistura de aminoácidos (Mattar[12]), tem se mostrado de grande utilidade em pacientes com fístulas, alterações inflamatórias intestinais ou síndrome de má absorção.

Ao analisar a fonte de proteína, deve-se ponderar o acréscimo sofrido pela osmolaridade, à medida que diminui o peso molecular dos solutos (PM == I/osmolaridade). Soluções com proteína integral ou semidigerida apresentam osmolaridade em torno de 300mosm. Já soluções com mistura de aminoácidos elevam para 700 a 900mosm. Estas últimas devem ser administradas com o auxílio de bombas de infusão na tentativa de reduzir a passagem de líquidos da parede para a luz intestinal que aceleram o peristaltismo com o intuito de diluir e reduzir a osmolaridade da solução.

Fonte Calórica

A quantidade de calorias a ser administrada depende diretamente da necessidade protéica do indivíduo.

Para se incorporar 1g de nitrogênio ao anabolismo protéico, deve-se administrar de 100 a 200 calorias não protéicas (1gN-100 a 200cal). O teor de nitrogênio em uma molécula protéica é constante: aproximadamente 16% ou seja 1gN equivale a 6,25 g de proteína. Se a oferta calórica for deficitária, o nitrogênio protéico será utilizado para produção de energia.

Para o cálculo da quantidade de calorias não protéicas a serem administradas, pode-se utilizar a seguinte fórmula:

$$Q \text{ calorias} = NP \times 150 = \frac{\text{necessidade de proteínas} \times 150}{6,25}$$

onde NP corresponde à quantidade de nitrogênio, e o 150 ao valor de calorias para se incorporar 1g de nitrogênio ao organismo.

Por exemplo: um paciente com 50kg necessita de 75g de proteína nas 24h (l,5g/kg/dia).

Então:

$$Q \text{ cal} = \frac{75 \times 150}{6,25} = 1.800$$

Q cal = 1.800 calorias.

As calorias devem ter como origem os hidratos de carbono (75%) e os lipídeos (25%).

Utilizando o exemplo anterior:
Q cal = 1.800cal - 75% HC-1.350 cal- 337g HC (1g-4kcal).
- 25% L- 450 cal- 54g L (1g - 9kcal).

Dá-se preferência à utilização do açúcar comum, que é um dissacarídeo (sacarose) e apresenta rápida absorção pelo duodeno e jejuno após ser desdobrado em glicose e frutose.

As soluções com glicose pura apresentam elevada osmolaridade, podendo provocar conseqüente aceleração do trânsito intestinal com diarréia e cólicas abdominais.

Lipídeos

Os lipídeos são uma boa fonte de calorias da dieta (1g fornece aproximadamente 9kcal).

Os triglicerídeos de cadeia média e curta são absorvidos rapidamente sem hidrólise prévia. A sua utilização visa ao bom aproveitamento destes lipídeos, sem provocar grande estímulo às secreções bílio-pancreáticas.

A administração dos lipídeos não deve exceder em muito a relação de 1,5ml/kg/dia.

O oferecimento dos lipídeos pode ser feito em intervalos de quatro a seis horas ou fazer parte do preparo da solução.

Para que haja uma mistura homogênea do óleo com a solução aquosa de proteínas, adicionam-se quatro gemas de ovo cru na solução, pois a gema é bom emulsificador.

O preparo das dietas deve ser realizado com o máximo de assepsia possível evitando a contaminação. Esse preparo tem que ser diário e as dietas mantidas em geladeira até o horário de uso, quando precisam receber um leve aquecimento.

A administração da dieta pode ser contínua ou intermitente. A dieta deve penetrar no tubo digestivo lentamente (80 gotas/min ou 4ml/min) para que o aproveitamento seja o melhor possível, não provocando aceleração do trânsito intestinal.

O auxílio da bomba de infusão é de grande valia, principalmente em pacientes impossibilitados de se locomover e que possuem alterações morfológicas e funcionais do tubo digestivo.

A administração intermitente é preferível em pacientes que possam se locomover, pois a atividade muscular ativa promove melhor aproveitamento dos nutrientes.

Prefere-se a administração das dietas às 8, 11, 14, 17,20 e 23 horas (seis amostras) pela maior facilidade de controle diurno da infusão.

A administração da dieta deve ser iniciada com volumes pequenos (50% do total), aumentando-a gradativamente, se houver boa tolerância.

pH

As alterações da acidez das dietas não interferem de maneira significante no aparelho digestivo. Dietas com pH muito baixo (<3) podem retardar o esvaziamento gástrico quando perfundidas no duodeno e jejuno proximal.

Viscosidade

A viscosidade da dieta encontra-se na dependência do soluto e solvente. Quando a fonte protéica é rica em resíduos devem-se utilizar volumes maiores de água para sua diluição, evitando dietas viscosas que dificultam a passagem pela sondas, podendo obstruí-las.

Eletrólitos

A maioria das dietas supre a necessidade diária de minerais (Na, Cl, K, Ca, P, Mg, Fe, Zn) que o organismo utiliza em seu anabolismo.

Devem-se acrescentar os minerais quando são empregadas dietas modulares (aminoácidos, glicose).

Necessidade Diária dos Minerais

Sódio	100-150mEq/dia
Potássio	50-75mEq/dia
Cálcio	4,5-9,0mEq/dia
Fósforo	5-10mEq/dia
Magnésio	12-14mEq/dia
Ferro	0,9-10,0mg/dia
Zinco	2-15,0mg/dia
Cobre	2-3mg/dia
Manganês	2-3mg/dia
Flúor	0,6-1,2mg/dia
Cromo	5-10ug/dia
Iodo	6-10ug/dia

Vitaminas

A administração de vitaminas é amplamente discutida. As lipossolúveis são suscetíveis de acúmulo e devem ser administradas com cautela.

As hidrossolúveis, pelo seu pequeno consumo em relação às suas reservas, podem ser utilizadas uma ou duas vezes por semana quando a dieta enteral exclusiva permanecer por um longo período.

Recomendação Diária das Vitaminas Hidrossolúveis

Vit. C	10-300mg
Tiamina	0,5mg/1.000kcal
Riboflavina	(B2) 0,8mg
Niacina	10mg
Folacina	80ug
Vit. B 12	2mg

Para exemplificar a fórmula de uma dieta preparada, citaremos a que tem sido utilizada com bons resultados:

Carne liofilizada	90g (75gP)
Açúcar	337g (75%)
Óleo girassol	54ml (25 %)
Ovos	4U (P - 24,6g)
	(L - 22,6g)
Maisena	30g
Sal	5g
Água	1.420ml
	2.000ml

Administra-se um volume de 330ml em seis horários (8, 11, 14, 17, 20 e 23h) se a necessidade protéica do paciente for de 75g/dia (como no exemplo citado), ou volumes proporcionais na dependência de sua necessidade diária.

Na impossibilidade da liofilização do creme de carne, este tem sido utilizado com igual resultado, em volume de 380ml, necessitando-se, pois, de maior quantidade de água para sua diluição (2.420ml). Eleva-se, com isso, o volume total da solução para 3.000ml. As características finais dessa solução são pH neutro, densidade calórica de 1, 15cal/ml, 5,5g de proteínas por 100ml de solução e osmolaridade de aproximadamente 150mosm. Preenche, portanto, todos os requisitos de uma boa dieta, exceção feita à viscosidade.

Complicações

A incidência de complicações da nutrição enteral é muito reduzida sendo a maioria de pequena gravidade.

Pode-se dividi-las em:

1. Mecânicas

- Irritação nasofaríngea
- Erosão nasal
- Otite média
- Esofagite
- Obstrução da sonda
- Deslocamento da sonda

Todas as complicações mecânicas referem-se ao uso de sondas nasoenterais, mas com o emprego de tubos de calibre e constituição apropriados são atualmente quase desprezíveis.

2. Gastrintestinais

- Diarréia
- Flatulência
- Náuseas e vômitos
- Cólicas abdominais
- Constipação

As complicações gastrintestinais são devidas à composição e à maneira de administração das dietas. O fornecimento rápido de grande volume ou com considerável quantidade de gorduras pode ser acompanhado de retardo do esvaziamento e distensão gástrica, provocando náuseas e vômitos. Dietas hiperosmolares (>300mosm) podem produzir cólicas abdominais e diarréias; e as hipo-osmolares (<200) podem levar à constipação intestinal e à flatulência.

3. Metabólicas

- Hiperidratação
- Desidratação
- Hiperglicemia
- Hiponatremia
- Hipocalcemia

As alterações metabólicas podem ser evitadas com um balanceamento das dietas e com o equilíbrio hídrico e eletrolítico diário dos pacientes, dependendo quase que exclusivamente de suas condições clínicas.

Controle

O acompanhamento dos pacientes submetidos à nutrição enteral deve visar ao bom posicionamento da sonda, administração regular da dieta (volume e características), efetividade do suporte nutricional. com a manutenção de um balanço nitrogenado positivo (nitrogênio administrado> nitrogênio excretado) e melhora dos parâmetros nutricionais.

Os parâmetros nutricionais que devem ser quantificados semanalmente podem ser assim apresentados:

ANTROPOMÉTRICOS		Peso
		Prega cutânea
		Circunferência e área da musculatura do braço
		Índice creatinina-altura (ICA)
PARÂMETROS	VISCERAIS	Proteínas totais
		Albumina
		Pré-albumina
		Transferrina
	IMUNOLÓGICOS	Linfócitos
		PPD

PERSPECTIVAS FUTURAS

Com o desenvolvimento do estudo metabólico das neoplasias, têm sido isolados aminoácidos imprescindíveis ao crescimento tumoral (tirosina, triptofano) os quais, sendo retirados da dieta, provocariam uma paralisação do crescimento tumoral, bem como maior sensibilidade de alguns tumores aos tratamentos coadjuvantes (Lorincz[11]).

Além da elaboração de dietas específicas para a insuficiência hepática, pulmonar, renal, cardíaca e para os imunodeprimidos, surge a perspectiva de elaboração de dietas com restrição de aminoácidos indispensáveis aos tumores, que poderiam ser de grande valia no auxílio do tratamento complementar do câncer.

BIBLIOGRAFIA

1. Bristian BR. Blackburn GL. Sherman M e col. Therapelltic index of nutritional depletion in hospitalized patients. Surg Gynecol Obstet 141:512-6.1975.
2. Bury KD, Stephens RV e Randall HT. Use of chemically defined, liquid, elemental diet for nutritional management of fistulas of the alimentary tract. Am J Surg 121:174-183, 1971.
3. Chiarelli A, Enzi G, Casadei A. Very early nutrition supplementation in burned patients. An. J. Chir. Nutr 51: 1035-9, 1990
4. De Vries EGE, Mulder NH, Houwen B. De Vries-Hospers HG. Enteral nutrition by nasogastric tube in adult patients treated with intesive chemotherapy for acute leukemia. AM J Clin Nutr 35: 1490-1496, 1982.
5. Gupta JD. Dakroury AM, Harper AE. Observation on protein digestion "in vivo" rate of disappearance of ingested protein from the gastrointestinal tract. J Nutr 64:447-56, 1958.
6. Kaminski MV, Fitzgerald MJ. Murphy RJ. Correlation of mortality with serum transferin and energy. J Parent Ent Nutr 1:27, 1977.
7. Kcohane PP. Attrill H, Grimble C. Spiller R, Silk DBA. Nutritional support of malnourished encephalopathic cirrhotic patients using a specially formulated enteral diet. Gastroenterology 82: 1098, 1982.
8. Koretz RI. Meyer JH. Elemental diets-facts and fantasies. Gastroenterology 78:393-410, 1980.
9. Lacey JM. Wilrnore DW. Is glutarnine a conditionally essential amino acid? Nutr Rev 42:297-309, 1990.
10. Loh KK, Isamasu MS, Melish J. Enteral hiperalimentation in the treatment of malnourished cancer patients. Proc Am Clin Oncol 20:301, 1979
11. Lorincz AB, Kutner RE. Brandt MB. Tumor response to phenyialanine-tyrosine-limited diets. J Am Diet Assoe 54:198-205, 1969.
12. Mattar JA & Taboka F. Urinary urea nitrogen excretion in the critically ill patient. Excerta Medica 499:16, 1979.
13. McDonald WS, Sharp CW, Deitch EA. Immediate enteral feeding in burned patients is safe and effective. Ann Surg 213:177-83, 1991.
14. Mullen JC, Gertner MH, Buzby GP. Implications of malnutrition in the surgical patient. Arch Surg 114: 121-125, 1979.
15. Ragius H. Levenson SM, Signer R, Stanford W, Seiffer E. Intrajejunal administration of an elemental diet at neutral pH ovoids pancreatic stimulation: studies in dog and man. Am J Surg 126:606-14, 1973.
16. Sax HC & Souba WW. Enteral and parenteral feedings. Clin Nutr 77:4, 1993.
17. Sellzer MH. Cooper DN. Ingler, P. Instant nutritional assessment J. Parent Ent Nutr 3:157-9, 1979.
18. Takeda M, Okeda T. Utilização da carne liofilizada em dietoterapia. Rev Med IAMSPE 1:23-4, 1970.
19. Voitk AJ, Echave V, Brown RA, McArdle AH, Gurd FN. Elemental diet in the treatment of fistulas of the alimentary tract. Surg Gyn I Obstet 137:68-72, 1973.
20. Williams RHP. Alderson D, Fenwick JD. Turnbull SK. Boddy K. Dowes PJDK, Evans RGB, Wilson RG. Nutritional support in parients wits malignant stricutres of the oesophagus using a fine – Bore feeding tube. Clin Nutr 37C:139-42, 1982.

17 Choque em Cirurgia

Mariza D'Agostino Dias

INTRODUÇÃO

Choque é uma alteração hemodinâmica e metabólica aguda, extremamente grave, que pode ocorrer na evolução de inúmeras patologias clínicas e cirúrgicas. Na maioria das vezes, não existe reversão espontânea, sendo necessária intervenção médica para sua resolução. Neste capítulo será discutido como diagnosticar, tratar e prevenir o choque nos pacientes cirúrgicos. Serão abordados preferencialmente os aspectos mais práticos da vivência diária do cirurgião, sem discutir situações de extrema gravidade ou complexidade, pois estas geralmente são acompanhadas por especialistas.

CONCEITO

O choque é conceituado como uma redução significativa da quantidade de oxigênio consumido pelos tecidos causada por queda de fluxo sangüíneo, bloqueios metabólicos intracelulares ou uma combinação dessas duas alterações. O distúrbio hemodinâmico que caracteriza o choque pode ser causa ou conseqüência do processo inicial; muitas vezes o desconhecimento desse fato ocasiona retardo no diagnóstico, pois quando as alterações hemodinâmicas tornam-se evidentes, o choque pode já estar ocorrendo há muitas horas.

A medida direta da oferta e do consumo de oxigênio é realizada com o auxílio de um cateter especial (cateter de Swan-Ganz) colocado através do coração dentro da artéria pulmonar. A obtenção e interpretação dos dados é complexa; deve ser realizada por intensivistas e aplica-se a pacientes em situações muito especiais, não sendo objeto desta discussão. Entretanto, o conhecimento dos aspectos hemodinâmicos é de grande importância para o médico que executa as cirurgias de pacientes graves.

DIAGNÓSTICO DO CHOQUE

Para que se possa diagnosticar o choque é necessário conhecimento da fisiologia circulatória normal e dos fatores que provocam alterações, o que será exposto a seguir.

Microcirculação - Funcionamento em Condições Normais. A alteração básica do choque ocorre nos tecidos e na microcirculação. Para compreender a estrutura e funcionamento da circulação tecidual em condições normais, utiliza-se o esquema teórico proposto a seguir onde estão identificados seus vários componentes:

Os capilares formam uma extensa rede e quando em repouso permanecem fechados. Eles só se abrem em resposta a estímulos gerados pelos tecidos, permitindo então a perfusão do sangue necessária para o aporte de oxigênio, a remoção de gás carbônico e de outros produtos gerados pelos processos metabólicos intracelulares. No momento em que demanda metabólica desaparece, o estímulo cessa e o vaso capilar se contrai novamente, tornando-se virtual. Assim, a perfusão se faz alternamente pelos capilares de forma que, a cada momento, a maioria deles está fechada. Para que pudesse ocorrer a perfusão de todos simultaneamente, seria necessário que o volume sangüíneo circulante fosse três a quatro vezes maior.

O fluxo do sangue através dos outros vasos da microcirculação é regulado pelo estímulo dos receptores adrenérgicos que controlam seu estado de contração ou dilatação em resposta às catecolaminas liberadas pela medula supra-renal ou pelos gânglios do sistema nervoso autônomo. A distribuição dos receptores está representada na Fig. 17.2.

Em todo o organismo esta distribuição existe, exceto nos vasos da circulação cerebral e coronariana; portanto, o cérebro e o coração podem variar sua perfusão de acordo com necessidades próprias e independente dos estímulos adrenérgicos gerados à distância.

Os receptores alfa são vasoconstritores e respondem à noradrenalina enquanto os beta são vasodilatadores e respondem à adrenalina. Havendo liberação adrenérgica, a vasoconstrição das vênulas e a vasodilatação dos *shunts* provoca uma modificação das resistências. Desta forma, o sangue se desviados capilares passando das arteríolas diretamente para as vênulas através dos *shunts* sem perfundir os tecidos. Entretanto, pela distribuição dos receptores já explicada preserva-se a perfusão cerebral e cardíaca. Portanto, a opção bioló-

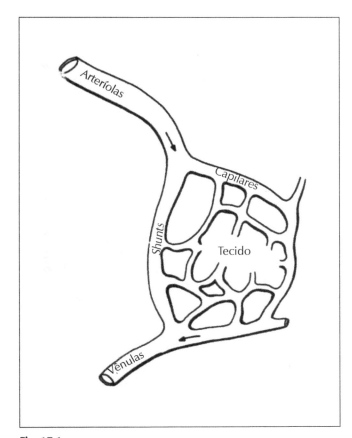

Fig. 17.1

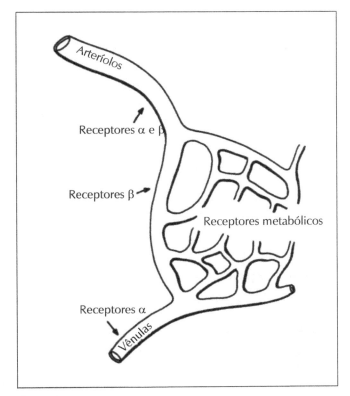

Fig. 17.2

gica em condições de emergência é de sacrificar a perfusão do organismo como um todo para manter da melhor forma possível os dois órgãos indispensáveis à vida. Como se verá adiante, este mecanismo pode ser mantido apenas por tempo muito curto.

Interação da Microcirculação com o Restante do Sistema Circulatório. A circulação geral "constituída pelo coração e grandes vasos", assim como a circulação pulmonar estão em continuidade com a microcirculação, o que está representado na Fig. 17.3.

Acompanhado-se o trajeto percorrido pelo sangue a partir de sua chegada ao átrio direito pelas veias cavas, vê-se que pela contração cardíaca e pelo direcionamento das válvulas o caminho obrigatório é: ventrículo direito, artérias, capilares e veias pulmonares voltando ao coração pelo átrio esquerdo de onde passa ao ventrículo esquerdo e à circulação sistêmica peja aorta.

A microcirculação tanto pulmonar quanto periférica está em continuidade nesse sistema. Ambas têm uma estrutura semelhante, mas não muito diferente do ponto de vista funcional; a microcirculação pulmonar destina-se a trocas gasosas transformando o sangue venoso em arterial e a microcirculação sistêmica é para o aporte nutricional e de oxigênio periférico, assim como via de trânsito de todas as substâncias geradas nos tecidos que devem ser distribuídas à distância, como hormônios por exemplo. A nutrição tecidual do pulmão é proveniente de ramos das artérias brônquicas originadas da aarta da mesma forma que para todos os demais tecidos.

Os capilares pulmonares reagem sempre com vasoconstrição a várias substâncias metabólicas (prostaglandas, cininas) e à hipoxia, provocando aumento na resistência pulmonar. Este é um achado muito comum em praticamente todos os pacientes graves.

Fatores Desencadeantes do Choque. Existem três tipos de alterações possíveis que Isoladamente são capazes de provocar choque:

1. Queda ou inadequação do volume sangüíneo circulante: por redução do fluxo devido à perda real de volume ou ao aumento do continente (vasodilatação). As causas mais freqüentes são: hemorragias, perda de água e eletrólitos (diarréia, vômitos, poliúria etc.); vasodilatação primária (toxinas, mediadores inflamatórios. drogas) aumento da permeabilidade capilar com extravasamento de líquidos (toxinas, mediadores inflamatórios). Nas situações descritas, um fator agravante é representado pela viscosidade aumentada do sangue devida à elevação do hematócrito pela perda de volume plasmático.

2. Queda ou inadequação do débito cardíaco: o débito cardíaco insuficiente não mantém o fluxo sangüíneo periférico em níveis necessários para oxigenação adequada. As causas podem ser: infarto do miocárdio, arritmias graves, pericardite constritiva etc. Em processos infecciosos e inflamatórios, o débito cardíaco está freqüentemente muito acima do normal, porém é insuficiente para atender à demanda exagerada dos tecidos periféricos.

3. Bloqueio do metabolismo celular aeróbico: as causas possíveis são: toxinas, mediadores inflamatórios, venenos, hipoxia, alterações da composição ácido-básica ou hidroeletrolítica mantidas. Nessas circunstâncias, o fluxo sangüíneo está conservado, mas as células não têm condições metabólicas adequadas e com a continuação do processo, instala-se o quadro completo de choque.

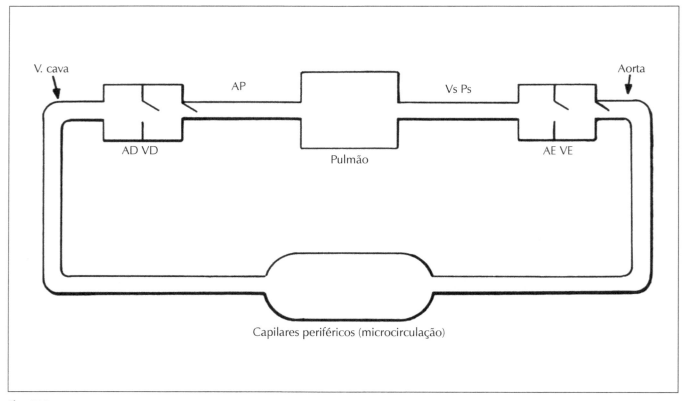

Fig. 17.3

Círculo Vicioso do Choque

Qualquer que seja o fator iniciante do choque, os eventos se sucedem de forma que se instala o círculo vicioso de manutenção, como mostra a Fig. 17.4.

O choque pode iniciar-se em qualquer uma das etapas mostradas no diagrama conforme o fator desencadeante. Em certos pacientes várias alterações podem ocorrer simultaneamente; os exemplos mais comuns são os portadores de processos infecciosos devido às múltiplas alterações provocadas por toxinas, as quais podem primeiramente causar queda de débito cardíaco. hipovolemia relativa por vasodilatação etc.

Devido à tendência do processo em se realimentar e se agravar continuamente, reforça-se o conceito de que é absolutamente necessário que medidas terapêuticas sejam tomadas com a finalidade de interromper o círculo vicioso.

Padrões Hemodinâmicos do Choque. São definidos alguns padrões de manifestação do choque, dependendo das alterações hemodinâmicas que estejam predominando. O reconhecimento desse padrão é útil para estabelecer opções

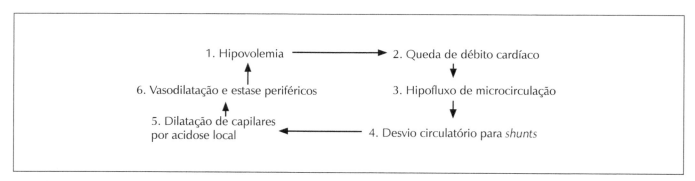

Fig. 17.4 – *Diagrama. Exemplo de formação de círculo vicioso do choque: iniciado por hipovolemia (etapa 1). Como conseqüência, há queda do débito cardíaco por falta de volume sistólico (etapa 2); isso leva a hipofluxo na microcirculação (etapa 3). Esse processo, desde o início, desencadeia reflexamente a liberação de catecolaminas causando reação adrenérgica generalizada. Pelo tipo de distribuição dos receptores na microcirculação já explicado, a resistência venular aumenta e a perfusão passa a ser feita preferencialmente pelos shunts e não pelos capilares (etapa 4). Por esse mecanismo, as circulações cerebral e coronariana ficam relativamente preservadas (pois sua regulagem de fluxo é autônoma) à custa de uma redução generalizada da perfusão da microcirculação. Pela interrupção do metabolismo aeróbico, acumula-se radicais ácidos e outros que estimulam os receptores metabólicos e causam uma dilatação dos capilares (etapa s/ Com a manutenção do processo, a acidose local torna-se tão intensa que mesmo os receptores do território venular deixam de responder ao estímulo e a venoconstrição não se sustenta; ocorre vasodilatação com estase periférica (etapa 6). Pela vasodilatação, o continente fica aumentado em relação ao volume circulante agravando a hipovolemia (etapa 1) e reiniciando o processo.*

terapêuticas e deve ser reavaliado continuamente, visto que varia com o decorrer do tempo no mesmo paciente. As medidas utilizadas para essas avaliações estão descritas a seguir:

1 – Fluxo Sangüíneo. É a relação entre a pressão e a resistência:

$$F = \frac{P}{R}$$

A Pressão na microcirculação é diretamente proporcional ao débito cardíaco e a Resistência depende de vários fatores como se verá adiante.

2 – Débito Cardíaco. É o volume de sangue ejetado pelo coração na unidade de tempo. Depende da força inotrópica, freqüência cardíaca, volume circulante e resistência periférica total:

$$DC = \frac{\text{Volemia} \times FC \times FI}{RPT}$$

3 – Resistência Periférica Total. É a soma das resistências da microcirculação e é proporcional ao diâmetro dos vasos, à velocidade do fluxo e ao hematócrito:

$$RPT = \frac{\text{Hematócrito}}{(PI) R4 \times \text{Vel. de Fluxo}}$$

Observe-se que mínimas modificações no diâmetro dos vasos para mais (vasodilatação) ou para menos (vasoconstrição) causam grandes modificações na resistência (e portanto no fluxo), já que pela fórmula o valor do raio é elevado à 4ª potência. Assim para uma redução de metade do diâmetro, por exemplo, haverá uma resistência 16 vezes maior.

A resistência oferecida ao fluxo é maior na microcirculação, porque a velocidade é sempre menor do que nos grandes vasos; essa tendência acentua-se ainda mais quando há hipovolemia.

O hematócrito é o principal determinante da viscosidade do sangue; a resistência eleva-se linearmente com o hematócrito e mais acentuadamente nos valores acima de 40%.

4 – Pressão Venosa Central. É a pressão hidrostática do interior das grandes veias. Sua medida é muito útil para a tomada de decisões terapêuticas. Depende da volemia, débito cardíaco e resistência periférica total.

PA sistólica = DC

PA diastólica = RPT

A medida da PVC é realizada de forma muito simples e expressa em cm de água em valores relacionados a um ponto de referência, que pode ser a altura do átrio ou o manúbrio esternal. Este último ponto é preferível para a maior parte dos pacientes, por ser mais simples e menos sujeito a erros. O valor normal está a 2cm acima ou abaixo desse nível.

5 – Pressão Arterial. É a pressão exercida nas artérias de grande calibre. O componente sistólico (pressão sistólica) depende do débito cardíaco e o diastólico (pressão diastólica) depende da resistência periférica total.

$$PVC = \frac{\text{Volemia} \times RPT}{DC}$$

PA média = pode ser obtida diretamente por alguns aparelhos ou por cálculo. Tem menos interesse para a abordagem de pacientes em choque porque só fornece informações parciais.

Como já explicado, é através da avaliação desses dados que será definido o padrão hemodinâmico do choque, que depende de muitas coisas entre as quais a situação prévia do paciente e o fator desencadeante do choque. Esse padrão hemodinâmico se altera com o passar do tempo, espontaneamente ou em decorrência de manobras terapêuticas. Portanto, deve ser continuamente acompanhado para ajustes do tratamento instituído.

A finalidade do tratamento deve ser tanto a correção das alterações hemodinâmicas como da causa desencadeante do choque, como se discutirá adiante. Os padrões hemodinâmicos são: hipovolêmico, cardiogênico, hiperdinâmico e hipodinâmico.

Para que o tratamento possa ser realizado de forma objetiva, é importante não confundir o padrão hemodinâmico com a causa do choque. Por exemplo, um paciente que tem uma cardiopatia prévia pode entrar em choque com padrão cardiogênico, mesmo que a causa seja uma hipovolemia ou uma peritonite, apesar de não ter havido nenhuma piora da lesão cardíaca.

1 – Padrão Hipovolêmico. Apresenta queda de pressão arterial e venosa, vasoconstrição com aumento de RPT e queda do débito cardíaco.

2 – Padrão Cardiogênico. Existe queda primária do débito cardíaco, com lentidão de fluxo na periferia, elevação da pressão venosa central e "esmagamento" da pressão arterial, com queda predominante da sistólica aproximando-se da diastólica.

3 – Padrão Hiperdinâmico. É caracterizado por vasodilatação periférica e aumento do débito cardíaco. Existe "alargamento" da pressão arterial com queda da pressão sistólica mais do que da diastólica. O paciente apresenta-se taquicárdico e com aspecto pletórico. Essa situação hemodinâmica é mais comum em infecções e por isso algumas vezes é chamada "padrão séptico". Essa denominação também pode levar a confusão, tanto porque pode ocorrer em outras situações (como inflamações não infecciosas), como porque durante processos infecciosos podem existir outros padrões hemodinâmicos.

4 – Padrão Hipodinâmico. Apresenta-se geralmente nas fases terminais de qualquer chogue. Constitui-se em queda de débito cardíaco, vasoconstrição periférica com queda ou elevação de pressão venosa dependendo do predomínio do componente cardiogênico ou hipovolêmico.

Na Tabela 17.1 estão esquematizados os diferentes padrões hemodinâmicos.

Outros termos muito utilizados referem-se às situações evolutivas do choque: choque compensado e supercompensado.

Choque Compensado. É assim considerado quando as alterações hemodinâmicas estão relativamente controladas, porém não se sustentam espontaneamente, sendo necessária a constante manutenção de drogas vasoativas.

Choque Supercompensado. É um termo empregado para designar a ocorrência, geralmente espontânea, de um exagero na resposta adrenérgica fazendo com que a pressão arterial fique acima dos valores prévios devido à vasoconstrição. Essa situação é instável a longo prazo e, portanto, necessita ser tratada. Praticamente só é verificada em adultos jovens.

Tabela 17.1							
Padrão	PAs	PAd	PVC	DC	FC	Perito	Obs. (ex)
Hipovolêmico	↓	↑	↓	↓	↑	Fech.	hemorr./perdas
Cardiogênico	↓	↑	↑	↓	↓/↑	Fech.	cardiop.linfec.
Hiperdinâmico	↓←	↓	↓/↑	↑	↑	aber.	infec./inflam.
Hipodinâmico	↓	↑	↑	↓	↑	Fech.	term./card.lhip.

Quadro Clínico

O quadro clínico do choque estabelecido corresponde a um dos padrões hemodinâmicos descritos, associado às alterações da patologia de base. Entretanto, para que o diagnóstico possa ser mais precoce, os pacientes de risco devem ser mantidos sob observação, procurando-se surpreender algumas alterações iniciais:

1 – Pressão Arterial. Pode haver queda súbita ou gradual da pressão. Outras vezes, ela permanece aparentemente mantida, mas tem seu padrão modificado apresentando-se alargada ou estreitada por efeito de vasodilatação ou vasocontricção.

2 – Perfusão Periférica. É observada nos leitos ungueais ou em outros locais de circulação terminal. Verifica-se lentidão da circulação com cianose ou palidez, ou aumento da velocidade, com aspecto pletórico ou vasodilatado.

3 – Pressão Venosa Central. Pode modificar-se para mais ou para menos. Não tem valor isoladamente para o diagnóstico, mas é muito útil para orientação das medidas terapêuticas iniciais.

4 – Nível de Consciência. Como a circulação cerebral é bastante protegida contra a queda de fluxo, geralmente não há alteração de consciência exceto em pacientes idosos nos quais a auto-regulação cerebral pode estar comprometida. Em outros casos, podem aparecer alterações cerebrais em decorrência da patologia de base que está causando o choque, como infecções por exemplo.

5 – Diurese. O volume urinário depende da perfusão renal, a qual se reduz precocemente no choque. Assim a oligúria é um dos primeiros sinais de hipofluxo.

Quadro Laboratorial

O diagnóstico é essencialmente clínico, não existindo nenhum exame de laboratório que possa confirmá-la. Entretanto, as dosagens laboratoriais são extremamente úteis para o tratamento e devem sempre ser realizadas, como será explicado.

Tratamento

Qualquer paciente grave que apresente instabilidade hemodinâmica, deve ser abordado como um paciente já em choque. Não se espera que o quadro clínico esteja definido para se iniciarem medidas terapêuticas. A seguir será discutida a sistemática do tratamento, supondo que outras medidas mais urgentes, como cuidados respiratórios já tenham sido providenciadas.

1 – Para compreensão do que ocorre com o paciente, organiza-se uma *tabela* com avaliações seqüenciais P, PA, FC, FR, T, PVC, aspecto da circulação periférica, diurese/minuto e tratamento instituído. Em casos que se acompanham de cardiopatias ou quando há comprometimento pulmonar simultâneo, além dessas medidas habituais, são necessárias as avaliações do débito cardíaco, da pressão da artéria pulmonar e da pressão *wedge* ou pressão encunhada, através da colocação do cateter de Swanz-Ganz. Estes representam possivelmente 5% a 10% de todos os casos de choque.

2 – Para adequado acompanhamento do paciente, um membro da equipe médica deve ficar encarregado com *exclusividade* de avaliar o caso continuamente ou a curtos intervalos, tomando as condutas terapêuticas até que o paciente esteja hemodinamicamente normal ou estabilizado.

3 – No início do tratamento, colhe-se material para *dosagens laboratoriais:* gasometria (arterial e venosa), hemograma com plaquetas, sódio, potássio, uréia, creatinina, glicemia, proteínas, coagulograma e culturas (sangue, urina, secreções) quando indicados. Os valores medidos serão utilizados de imediato para orientar o tratamento e auxiliar no diagnóstico e posteriormente para comparações evolutivas.

4 – Administrar *volume* é a primeira medida mesmo que não tenha havido nenhuma perda visível, exceto se a pressão venosa central estiver comprovadamente alta (acima de 10cm de água). O tipo de perda (vômitos, diarréia, poliúria, hemorragia etc.) pode sugerir a solução a ser administrada no início. Porém é indispensável o conhecimento dos valores de hematócrito, proteínas; sódio, potássio e pH para reposição adequada que procure simultaneamente corrigir, ou pelo menos não agravar, as alterações.

A quantidade de volume é controlada através das medidas seriadas dos parâmetros clínicos, P, PA, PVC, diurese. A velocidade de perfusão é rápida no início (20ml/min, ou seja, 500 a 600ml em meia hora) reavaliando-se o paciente após essa primeira fase. Se houver melhora dos parâmetros avaliados, esse deverá ser, possivelmente, o único tratamento necessário. Se a resposta a volume for desfavorável, deve-se procurar enquadrá-la numa das alternativas a seguir para poder decidir o passo terapêutico seguinte:

a – aumento da pressão venosa sem correspondente aumento da pressão arterial: significa que a função cardíaca não está sendo suficiente para redistribuir o volume recebido e houve queda do débito cardíaco. Nesse caso associam-se drogas que tenham efeito cardiotônico;

b – aparecimento de ascite, edema periférico ou edema pulmonar; geralmente com pressão venosa baixa. Isso ocorre quando existe alteração de permeabilidade capilar e o volume administrado não se mantém em circulação; esse tratamento isoladamente não será suficiente para reverter o choque;

c – resposta inicial favorável, mas fugaz, com necessidade de perfusões crescentes de líquidos para manter a situação hemodinâmica estável. A causa disso geralmente é uma vasodilatação mantida e muito intensa.

5 – Uso de *drogas:* as drogas utilizadas como auxiliares no tratamento do choque possuem efeito em microcirculação (drogas vasoativas) ou sobre o coração (cardiotônicas). Algumas possuem as duas ações simultaneamente. As drogas podem ser classificadas de acordo com seu efeito predominante da seguinte forma:

a – cardiotônicos: a única droga com efeito puramente cardiotônico é o digital. Indica-se quando é necessário aumentar o débito cardíaco. Tem o inconveniente de impregnar no tecido e não sofrer metabolização rápida, e, havendo intoxicação, é necessário aguardar sua eliminação pelo organismo. Por esse motivo, é utilizado em doses mais baixas e fracionadamente. Outras drogas que possuem efeito cardiotônico são as drogas vasoativas com ação simultânea estimulante beta das fibras cardíacas;

b – vasodilatadores: um primeiro grupo são as drogas estimulantes beta que promovem uma vasodilatação ativa principalmente no nível dos *shunts*. Aumentam o fluxo periférico, mas geralmente não melhoram o consumo de oxigênio. Apresentam um efeito potente beta cardíaco e o aumento do débito cardíaco tem sido praticamente sua única indicação. A droga exemplo desse grupo é o isoproterenol. Pode ser indicado como coadjuvante do tratamento em choque com padrão hipodinâmico e principalmente quando existe bradicardia. Pode causar taquicardia excessiva e arritmias.

Outras drogas vasodilatadoras são as bloqueadoras alfa ou com ação semelhante. Não têm efeito direto sobre o coração, mas podem aumentar o débito cardíaco indiretamente através da redução da resistência periférica (rever fórmula do débito cardíaco). Podem aumentar o fluxo capilar efetivo e o consumo de oxigênio, mas têm relativamente pouco uso em choque estabelecido, porque produzem grandes quedas na pressão arterial e conseqüentemente agravamento da hipoperfusão. São mais empregadas em síndrome de baixo débito ou em choque supercompensado (rever o conceito já explicado). As drogas utilizadas com essa finalidade são alguns sedativos (como a levomepromazina) e o nitroprussiato de sódio cujo efeito único é de vasodilatação periférica;

c – vasoconstritores: são drogas com efeito periférico e beta cardíaco. São as mais freqüentemente empregadas porque conseguem promover elevação da pressão arterial garantindo o fluxo cerebral e coronário e ao mesmo tempo agem diretamente sobre as fibras cardíacas aumentando o débito. Estão nesse grupo: adrenalina, noradrenalina, dopamina e dobutamina. Serão discutidas separadamente a seguir.

A *adrenalina* é um estimulante alfa e beta periférico, portanto não produz uma vasoconstrição muito acentuada. É utilizada em choque excepcionalmente porque é pouco potente para controlar a pressão arterial e produz muita taquicardia; pode ser empregada como coadjuvante em pacientes com choque anafilático acompanhado de broncoespasmo ou em choques com bradicardia para aumentar a freqüência cardíaca.

A *noradrenalina* possui efeito alfa periférico e beta cardíaco. É bastante potente, pouco taquicardizante e não provoca arritmias. Pode ser empregada em qualquer situação para elevar a pressão arterial. Seu inconveniente é a possibilidade de causar vasoconstrição excessiva e oligúria em alguns casos.

A *dopamina* possui ação alfa periférica e beta cardíaca menos potente que a noradrenalina, mas provoca muito mais taquicardia e arritmias. Apresenta um efeito exclusivo que é o estímulo de receptores dopaminérgicos renais podendo promover diurese por esse mecanismo. A diurese obtida com a dopamina independe de sua ação hemodinâmica e varia acentuadamente conforme o paciente. Pode ser empregada como diurético desde que esteja causando o efeito desejado. Em choque pode ser indicada para manter a pressão arterial. Algumas vezes é impossível continuar a administração, devido a taquicardia excessiva ou poliúria com conseqüente hipovolemia, impedindo a reversão do choque.

A *dobutamina* tem efeito predominante sobre os receptores beta cardíacos com aumento da contratilidade e do débito, sem produzir muita taquicardia ou arritmia. Descreve-se ainda a capacidade de reduzir a pressão de artéria pulmonar. É principalmente indicada em choque com componente cardiogênico.

Outras aminas simpatomiméticas com ações semelhantes podem ser utilizadas predominando os efeitos periféricos ou cardíacos conforme a droga. Devido à rápida metabolização desses medicamentos, todos são empregados diluídos em soro, em infusão venosa lenta. A dose é regulada pelos efeitos obtidos aumentando-se a velocidade de infusão até que se obtenha o resultado desejado ou até que surjam efeitos colaterais que tornem seu uso inconveniente;

d – associações de drogas: é freqüente que uma droga isoladamente não seja capaz de controlar todas as alterações hemodinâmicas apresentadas pelos pacientes em choque. Pode ocorrer ainda que os efeitos colaterais indesejáveis devam ser removidos. Nesses casos é possível associar-se uma ou mais drogas para controlar a situação, mesmo que seus efeitos possam ser aparentemente antagônicos. Deve-se tomar o cuidado de usar frascos separados para cada uma delas e regular individualmente a velocidade de infusão.

Alguns princípios devem ser observados quando se utilizam drogas vasoativas em choque:

1- Selecionar uma veia central exclusiva ou empregar bombas de infusão para que a dose se mantenha constante e não seja alterada por outras medicações ou soros aplicados simultaneamente.

2 – A velocidade de infusão, ou em outras palavras, a dose da droga, deve ser ajustada de acordo com as medidas da pressão arterial ou de outro parâmetro que se pretenda alterar ou corrigir. É importante recordar que não há dose preestabelecida, pois a resposta é muito individual e mesmo para cada paciente varia conforme a evolução do choque.

3 – Não se conseguindo obter a resposta esperada, deve-se substituir ou associar outra forma, pois existe o risco de agravar-se a situação hemodinâmica do paciente. É ilusória a idéia de que exista algum benefício na continuidade do uso de alguma droga vasoativa se esta não estiver corrigindo a situação hemodinâmica do choque.

4 – O uso de drogas vasoativas é transitório, destinado apenas à modificação do distúrbio hemodinâmico. Logo que haja estabilidade, deve-se procurar retirar a droga gradualmente, administrando-se volume, digital, ou tratando-

-se a causa desencadeante. Quando estiver sendo utilizada mais de uma droga, deve ser retirada uma de cada vez e não simultaneamente.

Choques Complexos

São aqueles choques que não podem ser controlados apenas através da manipulação das alterações hemodinâmicas como foi descrito até aqui ou quando o paciente apresenta insuficiências orgânicas (principalmente respiratória e/ou renal). Nesses casos, como já foi mencionado, é necessária a medida das pressões da artéria e do capilar pulmonar e do débito cardíaco e o cálculo das resistências periféricas e pulmonar. Por meio de outros cálculos, estima-se disponibilidade e o consumo de O2. O conjunto de todos esses dados permite direcionar melhor as opções da terapêutica. Esse tipo de paciente é extremamente complexo e grave, com alta mortalidade e necessita estar internado em uma Unidade de Terapia Intensiva e conduzido por médicos intensivistas ou que possuam treinamento específico para isso.

Remoção da Causa do Choque

Juntamente com a correção do distúrbio hemodinâmico, deve-se identificar e corrigir o fator desencadeante do choque. Neste particular, a atuação do cirurgião pode ser fundamental, pois se a patologia demandar tratamento cirúrgico, tem que ser decidido qual o momento ideal para o procedimento. Por um lado, enquanto não se operar, o choque não pode ser definitivamente solucionado, mas, por outro, num paciente instável a anestesia e a cirurgia com certeza serão fatores potenciais de agravamento.

O ideal é que tenha sido possível estabilizar-se o paciente, mesmo que seja à custa de drogas vasoativas, antes de ser iniciada a cirurgia. O paciente que está mantido com drogas deve ser encaminhado à cirurgia sem interromper sua administração e por isso é necessário que o anestesista tenha conhecimento de como manuseá-las. O momento mais adequado para a cirurgia não deve ser perdido, pois a manutenção da causa irá perpetuar o choque, criando-se uma situação insolúvel.

Da mesma forma que o anestesista, o cirurgião que for operar um paciente que esteve ou está em choque, deve ser experiente tanto para decidir qual a melhor opção técnica para o caso. como para realizar o procedimento com rapidez e segurança.

Geralmente devem ser preferidas aquelas cirurgias que sejam menos traumáticas e de menor duração para que se resolva o problema sem piorar as condições do paciente. A capacidade de cicatrização tecidual desses pacientes está sempre comprometida e, portanto, como regra geral, deve-se evitar suturas de alças dando-se preferência a estomias. Também pode ser mais vantajoso fazer punções de abscessos localizados do que amplas drenagens por meio de laparotomia. Felizmente o progresso dos recursos diagnósticos principalmente em imagens e dos procedimentos terapêuticos, como endoscopia e outros estão concorrendo para que se atinja o objetivo da abordagem cirúrgica mais precisa e eficiente, que pode ser a medida salvadora em muitos casos de choque.

Profilaxia do Choque

O choque é o resultado de um ou mais fatores desencadeantes agindo sobre um paciente que pode possuir um ou mais fatores predisponentes. Portanto, quanto mais fatores houver, maior será a possibilidade da ocorrência do choque. O cirurgião atento e experiente deve sempre estar preparado para essa eventualidade no pré, intra e pós-operatório, não esquecendo também que a cirurgia em si é um fator desencadeante de choque. Algumas medidas podem ser esquematizadas para a profilaxia:

a – verificar a presença de patologias prévias que interfiram diretamente na situação hemodinâmica como cardiopatias e hipertensão arterial. O paciente que apresenta alguma patologia nessas áreas facilmente perde o controle de suas condições circulatórias;

b – manter expansão de volume administrando líquidos em ligeiro excesso em relação ao possivelmente necessário, exceto se houver evidente contra-indicação;

c – manter oxigenação sangüínea (pO_2 em torno de 50mmHg) e hemoglobina (próximo a 12g%) em níveis suficientes para que se mantenha o aporte tecidual de oxigênio;

d – tomar especial cuidado com infecções e principalmente com manipulação de focos. Colher culturas freqüentemente de todos os materiais que possam estar contaminados, para identificação de germes e antibiograma. Lembrar de tomar essa providência durante os procedimentos cirúrgicos, sempre que houver possibilidade.

CONCLUSÕES

O paciente cirúrgico em choque pode estar desde em situação relativamente simples até extremamente complexa. O cirurgião precisa ter conhecimento suficiente para avaliar isto, e orientar o tratamento das alterações iniciais evitando que o problema se agrave. Deve ainda saber decidir qual o melhor momento para efetuar um procedimento cirúrgico e qual será essa cirurgia. Muitas vezes é necessário que o plano cirúrgico inicial seja mudado e o cirurgião precisa ter também flexibilidade de raciocínio para tomar essa decisão.

Os pacientes cirúrgicos graves, em choque ou não, envolvem tantos cuidados que muitas vezes necessitam de outros especialistas além do cirurgião. É fundamental que este tenha o cuidado de estabelecer um diálogo contínuo com os demais colegas, única forma de se garantir que serão tomadas as melhores decisões em benefício dos pacientes.

BIBLIOGRAFIA

1. Breckenridge A. Orme M & Dollery CT. The effect of dopamine on renal blood flow in man. Eur J clin Pharmacol 3: 131-136, 1971.
2. Czer L & Shoemaker WC. Optimal hematocrit value in critically ill post-operative patients. Surg Gynecol Obstet 117:363-368. 1978.
3. Desjars P, Pinaud M, Patel G et al. Norepinephrine therapy has no deleterious renal effects in human septic shock. Crit Care Med 17:426429, 1989.
4. Gould SA, Sehgal LR & Sengal HL. Choque Hipovolêmico. Clin Ter Int Choque Circulatório (trad). W.B. Sauders Company, 2:237-258, 1993.

5. Groeneveld J, Bronsveld W & Thijs L. Hemodynamic determinants of mortaliy in human septic shock. Surgery 99: 1097-1102,1986.
6. McL Botth FV. Fluid resuscitation of the critically ill: monitoring in resuscitation. Crit. Care Clin 8:455-460, 1992.
7. Packeman M & Rackow EC. Optimum filling pressures during fluid resuscitation of patients with hypovolemic and septic shock. Crit Care Med 11:165-169, 1983.
8. Parrillo JE. Management of septic shock: present and future. Ann Int Med 115:491-493, 1991.
9. Ruiz C, Weil MH & Carlson R. Treatment of circulatory shock with dopamine. JAMA, 242: 165-168, 1979.
10. Schaer GL, Fink MP & Parrillo E. Norepinephrine alone versus norepinephrine plus low-dose dopamine: enhanced renal blood flow with combination pressor tehrapy. Crit Care Med 13:492-496, 1985.
11. 11 J. Shoemaker WC, Appel PL, Kram HB et al. Prospective trial of supra-normal values of survivors as therapeutic goals in high risk surgical patients. Chest 94:1176-1186, 1988.
12. Shoemaker WC, Kram HB & Appel PL. Therapy of shock based on pathophysiology, monitoring and outcome prediction. Crit Care Med 18:19-25,1990.
13. Voerman JH & Groenveld J. Blood viscosity and circulatory shock. Int Care Med 15:72-78, 1989.
14. Weil MH & Henning RJ. New concepts in the diagnosis and fluid treatment of circulatory shock. Anesth Analg 58: 124-131, 1979.
15. Zaloga GP, Prielipp RC, Butlerworth JF et al. Suporte Cardiovascular Farmacológico. Clin Ter Int Choque Circulatório (trad). W.B. Saunders Company, 2:323-360, 1993.
16. Zapol W & Snider M. Pulmonary hypertension in severe acute respiratory failure. New Engl J Med 296:476-480, 1977.

18 Ferimentos das Partes Moles e Cicatrização

Zacharias Alves de Souza Filho
Fernando Hintz Greca

FERIMENTOS DE PARTES MOLES

Os traumatismos de partes moles caracterizam-se como ferimentos, desde que exista solução de continuidade de tecidos, com ou sem perda de substância. Quando não existe solução de continuidade da pele, a lesão traumática é denominada contusão.

Os pacientes com ferimentos que recebem atendimento em serviços de emergência de hospitais são, na grande maioria, vítimas de acidentes ocorridos no trânsito, em ambiente doméstico ou rural e no trabalho; outros, também em número significativo, são vítimas de agressões de vários tipos.

É de grande importância que estes pacientes, além do atendimento competente, sejam devidamente registrados. Embora em circunstâncias de urgência esta preocupação possa em ocasiões parecer supérflua, ela é absolutamente necessária, pois com grande freqüência existem conotações médico-legais que poderão envolver processos judiciais. Por outro lado, constitui transgressão ética a não-elaboração de prontuário médico para cada paciente, conforme preceitua o artigo 69 do Código de Ética Médica atualmente em vigência.

A descrição das lesões existentes deverão ser feitas da forma mais exata possível, caracterizando ainda, de forma precisa, a sua localização, de acordo com a região ou regiões envolvidas, conforme a *Nomina Anatômica*.

O traumatismo *superficial* é conceituado como aquele em que as lesões são produzidas por agente vulnerante em pele, tecido subcutâneo, aponeuroses ou músculos. Quando elementos profundos como nervos, vasos calibrosos, tendões, ossos e vísceras são comprometidas, o traumatismo é dito profundo[10].

Segundo o agente produtor e seus efeitos imediatos, as feridas podem ser classificadas em *incisas, perjurantes, punctijormes, corto-contusas* e *abrasivas*.

As feridas incisas, produzidas por força cortante, são as mais freqüentes. Neste tipo, a energia transmitida e absorvida pelos tecidos é pequena, e conseqüentemente a desvitalização tissular geralmente é pouco significativa. São ferimentos em geral de bordas regulares e lineares. A cicatrização habitualmente se processa sem infecção e sem complicações.

As feridas *perfurantes* são produzidas por agente fino e pontiagudo e cortante, com freqüência lesando estruturas profundas. É exemplo, a lesão produzida por punhal.

As feridas *punctiformes,* variedade das anteriores, são produzidas também por agentes finos e pontiagudos, tipo estilete. As mais freqüentes são as produzidas na região plantar, por prego enferrujado. São ferimentos que devem sempre ser considerados como altamente contaminados.

Nas *contusões,* a lesão produzida nos tecidos é de esmagamento, por força de compressão. Nelas, os tecidos apresentam alterações patológicas tipo edema, isquemia, hemorragia, necrose adiposa. A lesão de vasos na pele manifesta-se como equimose; a ruptura de vasos em planos mais profundos, como hematoma.

As feridas *corto-contusas,* ou lácero-contusas, apresentam-se irregulares, sendo a lesão tissular produzida por instrumento submetido a grande força de pressão. São geralmente feridas irregulares, em que, além da força aplicada, tem valor a velocidade e a particularidade do agente agressor. São em geral produzidas por objetos rombos ou semi-rombos, produzem lesão de avulsão ou com retalhos.

A pele é arrancada de sua base de sustentação e permanece com uma base unida à pele normal. Na sua avaliação devem ser considerados a extensão, a relação da espessura do retalho com seu comprimento, sua espessura, as condições vasculares locais, assim como o grau de necrose tissular e o grau de contaminação.

Ferimentos produzidos por lesões de impacto são 100 vezes mais suscetíveis à infecção que os produzidos por forças cortantes[4]. Estas feridas, quando de grande extensão e extremamente violentas podem ser designadas como feridas lacerantes, onde a dilaceração e a grande isquemia tissular são características.

Nas feridas *abrasivas*, produzidas por atrito da pele com superfície áspera, existe perda da camada epidérmica e de parte da derma. Cuidados devem ser tomados com relação a detritos que possam permanecer incrustados e que poderão produzir tatuagem.

Na avaliação inicial dos pacientes com ferimentos, deve ser considerada a possibilidade da presença de corpos estranhos.

Localizar e extrair corpos estranhos de tecidos moles é freqüentemente desafiante e, não raras vezes, frustrante para o cirurgião. Na maioria dos ferimentos que abrigam corpos estranhos a cicatrização é retardada pela inflamação intensa, que pode evoluir para infecção grave, podendo pôr em risco estruturas vitais.

Materiais não inertes, como madeiras, espinhos, detritos, fragmentos de roupas, devem ser sempre que possível removidos total e prontamente. Terra, principalmente do subsolo, é um dos mais nocivos contaminantes de feridas traumáticas, e as feridas assim caracterizadas, devem ser consideradas como de elevado risco[8].

Vidros, metais e plásticos são relativamente inertes e podem ser removidos eletivamente, se necessário. Se localizados em regiões que suportam peso, como pés, mãos, regiões glúteas, ou se possam comprometer a função, devem ser logo retirados[12].

Os corpos estranhos nos tecidos com freqüência formam granulomas e favorecem a infecção. Devem, sempre que possível, ser tratados agressivamente.

Princípios do Tratamento de Ferimentos de Partes Moles. Profilaxia e Tratamento da Infecção em Feridas Traumáticas

A história do tratamento das feridas confunde-se com a história da cirurgia militar, e a decisão sobre fechar ou não um ferimento está baseada nos conhecimentos transmitidos principalmente por hospitais militares.

O conceito do tempo que possa decorrer para que uma ferida possa ser fechada com segurança, provavelmente remonta à I Guerra Mundial, através de estudos de bacteriologia das feridas feitos em hospitais franceses.

Avaliado o crescimento bacteriano, foi determinado que, aproximadamente 12 horas após o ferimento, dobrava o número de bactérias na ferida; o fechamento era então considerado correto antes deste período de tempo ter decorrido. Na evolução dos conhecimentos, as dificuldades foram-se acentuando, e o tempo estabelecido, encurtando. Realmente não há um limite de tempo estabelecido para que um ferimento possa ser fechado com segurança[3].

O fator Infecção/Contaminação é decisivo para esta situação. Uma ferida contaminada recente pode, em certas circunstâncias, ser convertida em ferida limpa, e assim tratada; uma ferida infectada não pode ser fechada com segurança. A ferida infectada apresenta sinais de inflamação aguda resultante de contaminação bacteriana. O reconhecimento clínico de infecção da ferida baseia-se nos sinais cardeais da inflamação: dor, calor, eritema, edema e limitação funcional.

A avaliação do paciente deve ser minuciosa e o completo exame clínico não pode ser negligenciado. A resposta sistêmica é que diferencia o paciente séptico do paciente bacteriêmico ou somente infectado. A síndrome séptica, cujo diagnóstico é essencial para a instalação de medidas que favoreçam a sobrevida do doente, só será percebida precocemente se a avaliação clínica for criteriosa e constante. A definição de síndrome séptica inclui: evidência clínica de infecção, febre ou hipotermia, taquicardia, taquipnéia, alteração mental, hipoxemia, elevação de lactato do plasma, oligúria[1].

O tratamento inicial apropriado do ferimemo é fundamental para evitar infecção e suas graves consequências. Evidentemente a atenção inicial no paciente traumatizado é para sua avaliação global e tratamento de lesões que possam oferecer risco de vida imediato.

Enquanto se examina o paciente, se possível procede-se à anamnese, sendo importante informações como hora do acidente, mecanismo e condições ambientais de sua produção, situação com relação a imunização contra tétano, possíveis doenças associadas, alergia ou sensibilidade medicamentosa.

Para a avaliação definitiva do ferimento, a cooperação do paciente é de valor para o médico, assim como são essenciais para o paciente, o respeito, o apoio psicológico, a informação, fatores necessários para a boa relação médico-paciente. Analgésicos e sedação podem ser indispensáveis. Avaliar a necessidade de anestesia geral.

Toda ferida traumática, por definição, tem certo grau de contaminação. Para seu tratamento é preciso considerar fatores locais e gerais que possam interferir no processo de cura.

Desde 1967 foi estabelecido que há um número crítico de bactérias, em torno de 100.000/g de tecido, para que a ferida possa cicatrizar sem infecção. Com quantidades menores, exceto por estreptococos B hemolíticos, em geral a progressão é para cicatrização sem complicações. Acima deste valor, não é seguro o fechamento primário da ferida. Sua determinação pode ser realizada pelo método da "lâmina rápida", que é realizado em cerca de 30 minutos[11]. Em nossos hospitais de pronto-socorro, dificilmente este método poderá ser empregado de forma sistemática.

O conceito de que a cicatrização primária está relacionada ao número de bactérias, substitui conceitos anteriores que reconheciam como fator principal o período crítico, isto é, o tempo decorrido entre lesão e tratamento. Em nosso meio, entretanto, de forma prática, cremos ser o tempo decorrido, fator a ser valorizado, evidentemente como parte de um contexto global. Deverão ser considerados fatores locais e fatores sistêmicos.

Dos fatores *sistêmicos,* idade avançada, diabetes, obesidade, desnutrição, terapia esteróide, choque, infecção à distância, deficiências imunológicas, aterosclerose, doença maligna, podem interferir no índice de infecção como complicação dos ferimentos[2].

Dos fatores *locais,* sem dúvida os mais importantes, devem ser considerados: presença de corpos estranhos, tecidos necrosados ou isquêmicos, tecidos muito macerados, perda de substância, edema acentuado, tecidos irradiados, hematoma, espaços de descolamento traumático.

A resistência local da ferida é mais importante do que a resistência geral do paciente no sentido de possibilidade de complicações infecciosas.

Kocher e Von Bergmann pioneiramente demonstraram que a hemostasia meticulosa e manejo cuidadoso dos tecidos estavam associados à menor incidência de sepse. Halsted adotou estes princípios e enfatizou a necessidade de atenção a cada detalhe técnico: hemostasia meticulosa, remoção de tecidos isquêmicos ou desvitalizados, obliteração de espaços mortos, uso de fios finos, suturas sem tensão, suprimento sangüíneo adequado.

Todos os princípios adquiridos no manejo de feridas cirúrgicas eletivas devem ser, dentro do possível, transferidos ao manejo de feridas traumáticas.

Tratamento Cirúrgico dos Ferimentos de Partes Moles

O objetivo do tratamento de ferimentos de partes moles é basicamente restabelecer a integridade anatômica, funcional e estética dos tecidos lesados. E desejável que o fechamento seja realizado com a máxima brevidade possível.

As condutas a serem adotadas incluem: fechamento primário, fechamento primário retardado e tratamento aberto.

O *fechamento primário* é habitualmente indicado e realizado em feridas limpas, recentes. Não deve ser realizado, habitualmente, nas seguintes condições:

a) tempo decorrido maior que seis horas;
b) tecidos com suprimento sangüíneo inadequado;
c) perda de substância;
d) feridas muito contaminadas;
e) feridas produzidas por mordeduras humanas e de gatos, ou mesmo de cães, com laceração.

A microflora presente na pele humana permite a subdivisão do corpo em três áreas anatômicas: áreas úmidas, áreas secas e áreas expostas.

Nas áreas úmidas (axila e períneo), a concentração bacteriana é de 10^4 a $10^6/cm^2$, sendo a relação aeróbios/anaeróbios de 10:1. Nas áreas secas (tronco, braços, pernas), a concentração é de 10^1 a $10^3/cm^2$, e a relação de 5 a 10:1. Nas áreas expostas (cabeça, face, pés), a concentração é de 10^4 a $10^6/cm^2$, e a relação de 5 a 10:1[4].

Lacerações em contato com a cavidade oral são geralmente muito contaminadas por bactérias aeróbias e anaeróbias. Os microrganismos são encontrados em maior número nos sulcos gengivais e nas placas dentárias; os resíduos removidos destas regiões têm em média 10^{11} bactérias/g de tecido úmido, quantidade esta altamente infectiva para a maioria dos tecidos moles. As lesões produzidas por mordeduras humanas são, pois, altamente contaminadas, potencial equivalente ao de ferimentos contaminados por fezes, onde a quantidade de bactérias é também aproximadamente de $10^{11}/g$[9].

Ferimentos desta natureza devem ser tratados com *fechamento primário retardado*, ou, mais freqüentemente, de forma *aberta*.

Além da lesão de pele, tecidos moles, a infecção deve sempre ser considerada presente após mordedura humana. Os locais mais comuns destas lesões são dorso da mão e couro cabeludo; outras localizações incluem genitais, mamas, nariz, orelhas, braços. Na maioria das vezes o mecanismo de produção das lesões não é relatado; considerar sempre esta possibilidade quando o exame local for sugestivo. As lesões de dorso da mão são produzidas com freqüência em agressões, onde o paciente esmurra o adversário e tem sua mão ferida por dentes daquele.

Os ferimentos produzidos por mordedura de cão são normalmente menos contaminados e podem habitualmente ser suturados, exceto se for tipo lacerante, com perda de substância. Ao contrário da saliva humana, a saliva do cão tem menos de 10^5 bactérias/ml; entretanto, a mordedura de cão que alimenta-se como o homem, comporta-se como a humana.

Condições ambientais e técnicas assépticas são obrigatórias no atendimento do paciente. O uso de máscara, evitando maior contaminação por gotículas de saliva, é importante; igualmente importantes são o uso de gorros e aventais cirúrgicos. Mãos limpas e o uso de luvas evitam a maior contaminação do ferimento por bactérias do leito ungueal do examinador. Algum cirurgião já disse: "As **11** causas mais comuns de infecção de feridas nos serviço de emergência são a boca e os 10 dedos do examinador[4]"

Ambiente cirúrgico, boa iluminação, instrumental adequado são essenciais para o tratamento dos ferimentos.

Anestesia Local

Em geral os pacientes com ferimentos de partes moles sentem bastante dor. A anestesia é necessária para o exame e tratamento local do ferimento.

O anestésico empregado deve ter ação rápida e não deve comprometer as defesas locais. Os anestésicos mais empregados são a lidocaína e a bupivacaína; o efeito deste é quatro vezes mais duradouro.

O método mais empregado é o infiltrativo; produz infiltração anestésica dos ramos subcutâneos dos nervos envolvidos na região do ferimento. Injeção muito rápida causa mais dor que a injeção mais lenta; seringas maiores e agulhas menos calibrosas propiciam injeção mais lenta.

Após anti-sepsia cutânea inicial, é feito um botão cutâneo e, a seguir, a introdução de toda a agulha, delimitando a figura geométrica necessária, de acordo com a região e configuração do ferimento: injeta-se o agente anestésico ao retirar lentamente a agulha. A punção deve ser feita em pele íntegra e nunca nos tecidos lesados e expostos, pois tal procedimento propiciará a contaminação de tecidos íntegros.

Vasoconstritores habitualmente não devem ser empregados juntamente com anestésicos locais. Estes agentes alteram as defesas locais dos tecidos, produzem isquemia e hipoxia local, limitam a ação dos leucócitos, potencializando o risco de infecção[5]. Não devem também ser empregados em locais de vascularização terminal, em que a isquemia possa trazer graves conseqüências, como dedos, asas do nariz, orelhas e pênis.

Deve-se estar atento à dosagem anestésica empregada e aos possíveis efeitos colaterais, manifestados por reações sistêmicas tipo hipotensão e colapso vascular periférico, perda da consciência, e ainda por reações de sensibilidade.

O bloqueio regional é muito útil quando a inervação para a região é superficial. Este bloqueio permite ainda o exame e reconstituição de tecidos sem a distorção produzida pela infiltração anestésica, propiciando ainda, por este motivo, a localização de corpos estranhos de difícil identificação.

A anestesia tópica tem sido utilizada recentemente com maior freqüência, principalmente em lacerações. É preconizada a mistura Tetracaína-Epinefrina-Cocaína; elimina o desconforto da punção e propicia campo mais exangue, sem o edema produzido pela infiltração[5]. O uso de vasoconstritor, como vimos, altera os mecanismos locais de defesa. A absorção dos componentes pode causar graves acidentes, e por este motivo não deve ser empregado em crianças e naquelas regiões onde a isquemia que condiciona pode ser desastrosa.

PREPARO DA PELE

A *tricotomia* pode ser necessária em áreas pilosas, evitando-se maior contaminação e ainda facilitando a síntese dos tecidos. Evitar a tricotomia em supercílios, o que poderá dificultar o perfeito alinhamento das bordas a serem suturadas.

A *anti-sepsia* da pele em torno do ferimento pode ser iniciada com esponja e solução anti-séptica. O agente *anti-séptico* a ser usado deve ser seguro, de efeito rápido, de largo espectro de ação e com algum efeito residual. Os mais usados e que reúnem tais condições são os iodóforos e aclorhexidine. Devem ser evitados seu uso e sua penetração inadvertida na ferida aberta, pois lesam as defesas orgânicas e propiciam infecção.

Sabonetes antibacterianos e detergentes não devem ser empregados sempre que músculos, tendões ou vasos são visíveis, pois provocam lesões químicas destas estruturas. É imperativo que agentes *anti-sépticos* não entrem em contacto com os olhos, pois as conseqüências podem ser desastrosas.

Iodóforos, mesmo bastante diluídos, provocam citólise de neutrófilos e eliminam ainda suas propriedades quimiotáticas. Os antibióticos tópicos são preferíveis, se for julgado conveniente o uso local de algum agente bactericida.

DESBRIDAMENTO CIRÚRGICO

É de fundamental importância no tratamento de ferimentos contaminados. Deve tirar todo o tecido necrosado, macerado ou isquêmico e corpos estranhos.

O tecido necrosado age como meio de cultura, inibe a fagocitose por leucócitos e propicia ambiente anaeróbio, favorável ao desenvolvimento de graves infecções. O tecido necrótico identificado deve ser removido imediatamente.

O desbridamento requer a diferenciação entre tecidos viáveis e inviáveis, o que nem sempre é conseguido com facilidade. A pele isquêmica é em geral identificada por sua descoloração e ausência de enchimento capilar. O músculo inviável pode ser reconhecido pela ausência de contração ao estímulo e ausência de enchimento capilar, sendo a coloração de mais difícil avaliação[6].

O exame do ferimento deve ser completo para que o desbridamento amplo propicie condições fisiológicas de cicatrização. Azul-de-metileno mais água oxigenada sobre os tecidos, cora em azul os recessos mais profundos não verificados, e que devem ser desbridados ou excisados.

A contusão dos tecidos pode dificultar a apreciação de sua viabilidade; nestas condições pode-se manter a ferida aberta, empregando curativos úmidos repetidamente, até que esta se torne ou não evidente.

O desbridamento não deve remover tecidos nobres. Dura, fáscia, tendão, se limpos, podem sobreviver mesmo desvitalizados, como enxertos livres, se protegidos com tecidos íntegros. Evitar, no desbridamento, pinçamentos grosseiros de tecidos assim como afastamento compressivo e prolongado.

É necessário pois, com o desbridamento minucioso, eliminar os fatores locais que diminuam a resistência do hospedeiro à infecção, e que podem tornar o inóculo bacteriano muito prejudicial em quantidades bem menores do que 10^5/g de tecido.

Hemostasia

O controle do sangramento deve merecer atenção primária. A compressão direta é freqüentemente suficiente para controlar e fazer cessar a hemorragia da maioria dos pacientes. Pontos hemorrágicos persistentes devem ser identificados e submetidos a ligaduras.

O uso do cautério deve ser muito criterioso, pois a lesão tecidual que pode provocar é em geral extensa, favorecendo a infecção da ferida. Poderá ser usado com segurança em ferimentos maiores, desde que somente os vasos lesados sejam cauterizados, preservando-se os tecidos adjacentes.

Irrigação

Após a retirada de corpos estranhos grosseiros e o desbridamento, a ferida é irrigada sob moderada pressão. A irrigação pode remover uma grande quantidade de detritos e de bactérias, conduzindo níveis não infecciosos; porém é necessário que seja feita sob pressão suficiente para romper a aderência bacteriana à superfície da ferida[11].

A pressão produzida por expressão vigorosa em seringa de 35ml com agulha calibre 18 contendo solução salina isotônica é de aproximadamente 500gr/cm², capaz de remover bactérias aderidas e corpos estranhos pequenos e dificilmente visíveis.

Esta elevada pressão só deve, entretanto, ser usada em ferimentos maciçamente contaminados, pois pode provocar alterações nas defesas teciduais, diminuindo sua capacidade de resistir à infecção, conforme comprovação experimental[6]. Em feridas com grande contaminação seus benefícios são maiores que seus inconvenientes.

A irrigação com grandes quantidades de soro fisiológico e baixa pressão suprime as impurezas mais grosseiras; o uso de compressas ou esponjas para lavar a ferida não é procedimento aconselhável, pois provoca apreciável trauma nos tecidos, propiciando maior ação bacteriana residual.

CORPOS ESTRANHOS

A retirada de corpos estranhos em ferimentos de partes moles requer anestesia adequada, de preferência regional, assepsia, boa iluminação, instrumental adequado, conhecimento anatômico e paciência. O controle da hemorragia facilita o processo. Em geral, se o objeto não for localizado em 20 a 30 minutos, o risco de produção de maior dano é provável[8]. Há com freqüência necessidade de ampliação da ferida cutânea. Corpos estranhos pequenos, não localizados, poderão às vezes, embora não seja o ideal, ser retirados após formação de granuloma ou de abscesso, que indica sua exata localização. Após a remoção do corpo estranho a ferida deve ser profusamente irrigada e cuidadosamente desbridada.

Ferimentos punctiformes de região plantar, quando produzidos por pregos enferrujados, devem ser submetidos a extenso desbridamento cirúrgico ou mesmo a ressecção de todo o trajeto e irrigação sob pressão, a fim de retirar corpos estranhos e tecidos macerados.

Fechamento da Ferida

Fechamento primário é utilizado basicamente para feridas cortantes, feridas sem lacerações extensas, sem contaminação por fezes, saliva, pus ou impurezas grosseiras, terra, especialmente de subsolo, e atendidas dentro das primeiras seis horas após o trauma.

Feridas maciçamente contaminadas e muito contaminadas devem permanecer abertas para fechamento retardado ou para cicatrização por segunda intenção.

Ferimentos produzidos por arma de fogo devem igualmente ser explorados, desbridados e deixados abertos, pois com freqüência existem lacerações profundas, extensa lesão tecidual e a sutura superficial pode facilmente favorecer a infecção neste espaço fechado.

Todas as suturas prejudicam as defesas locais dos tecidos contra a infecção. A boa técnica é fundamental. Suturas devem ser realizadas sem tensão, pois estas são isquemiantes. O fio, agindo como corpo estranho, age também como fator favorável à infecção. Usar fios pouco calibrosos, monofilamentares, evitando-se deixar nos tecidos maior quantidade de corpos estranhos do que o necessário.

Dos fios absorvíveis disponíveis, os de ácido poliglicólico e de poliglactina causam menor reação. Dos inabsorvíveis, náilon e polipropileno são os menos reativos.

A síntese da pele é em geral feita de forma percutânea, com fio de náilon monofilamentar 3.0 ou 4.0, que produzem mínimos efeitos nas defesas locais. Evitar trauma por pinçamentos desnecessários.

Suturas dérmicas devem ser usadas em áreas de maior tensão. Suturas aproximando a fáscia superficial influem no aspecto final, reduzindo as tensões da pele.

A sutura da tela subcutânea é desnecessária e mesmo prejudicial, pois esta é uma estrutura pobremente vascularizada, de baixa resistência e sua sutura aumenta a possibilidade de infecção da ferida.

A pele pode ainda ser aproximada por fitas adesivas. Estas podem ser usadas em feridas lineares submetidas a pouca tensão, principalmente em ferimentos de face de crianças e de mulheres.

Curativos

Nas feridas suturadas primariamente o curativo age como barreira contra bactérias exógenas. Deve ser mantida seca a superfície, para agir como barreira bacteriana. O curativo úmido permite a migração bacteriana.

O curativo seco deve ser mantido durante o tempo em que a ferida é suscetível de penetração bacteriana exógena. Como a ferida é logo vedada por coágulo, muitos cirurgiões o acham desnecessário; outros, recomendam seu uso até a retirada dos pontos cutâneos.

A ferida sem curativo permite a inspeção mais facilmente. Quando necessário, curativos podem produzir compressão, limitando espaços mortos. Curativo totalmente oclusivo produz maior umidade; o recomendável, por este motivo, é o semi-oclusivo[5].

A troca de curativos em feridas mantidas abertas deve ser feita com técnica asséptica, utilizando-se curativos secos, trocados precoce e periodicamente a curtos espaços de tempo, até cada seis horas, se necessário. Nas feridas altamente contaminadas o curativo é mudado também de forma asséptica, a maiores intervalos de tempo, em geral diários, dependendo da evolução local e geral do doente.

O tratamento local dos ferimentos pode ser esquematizado da seguinte forma:

a) avaliação inicial e retirada de corpos estranhos grosseiros;

b) tamponar o ferimento e preparar a pele adjacente;

c) colocar campos estéreis;

d) anestesiar;

e) controlar a hemostasia;

f) identificar o ferimento e todos os recessos laterais;

g) desbridamento cuidadoso e completo, com ressecção de tecidos necrosados e desvitalizados. Identificar tecidos nobres;

h) irrigação copiosa. Considerar irrigação sob pressão;

i) decidir e executar ou não o fechamento da ferida;

j) curativo[6].

Antibióticos

O correto tratamento local é o meio mais eficiente na profilaxia da infecção. Não é admissível a substituição dos princípios cirúrgicos básicos pelo uso indevido de antibióticos. Quando indicados, usar o mais precocemente possível. As indicações principais incluem:

1. Feridas penetrantes em espaço articular ou associadas a fraturas.

2. Feridas grosseiramente contaminadas, feridas corto-contusas extensas.

3. Quando o desbridamento adequado não é satisfatório, ou foi tardio.

4. Em lesões sujeitas a infecções por clostrídios: lesões com músculos desvitalizados, corpos estranhos retidos, feridas negligenciadas no tratamento inicial, membros com insuficiência vascular, com edema linfático.

5. Ferimentos mesmo moderadamente contaminados, quando associados a fatores locais ou sistêmicos que comprometam a resistência do paciente.

Pacientes sujeitos a ter endocardite.

Pacientes com próteses (ortopédicas, cardíacas[11]).

O antibiótico de escolha é um de largo espectro; deve estar presente em concentração sérica terapêutica no momento da sutura. A via principal de administração é a endovenosa, que resulta em imediata concentração tecidual.

Após três horas do momento da contaminação, o antibiótico será de baixa eficácia, espaço de tempo este que corresponde ao período decisivo de defesa do hospedeiro contra a inoculação bacteriana na ferida.

Profilaxia Antitetânica

Indicada em ferimentos contaminados e naqueles com presença de corpos estranhos e principalmente de tecidos necróticos. Pacientes com ferimentos punctiformes, lacerações e abrasões devem receber tratamento profilático[7].

Pacientes não vacinados devem receber a gamaglobulina humana, 250mg IM, com vantagem sobre o soro antitetânico, devido à ausência de anafilaxia. O toxóide tetânico também deve ser aplicado, 1ml IM, com outras aplicações no 15º e 45º dia. Penicilina benzatina em dosagem terapêutica no 1º e 3º dia. Paciente vacinado há mais de cinco anos, deve receber anatox tetânico, 1ml IM.

CICATRIZAÇÃO

No processo evolutivo das espécies, o homem perdeu a capacidade de regeneração dos tecidos, restando-lhe apenas os tecidos hepático e epitelial com tal propriedade.

A sobrevivência das espécies seria impossível após um trauma sem este complexo processo de reparo denominado cicatrização, que visa à restauração dos tecidos lesados, a fim de prese'rvar suas funções.

A cicatrização na prática médica apresenta conotações distintas. Se por um lado é benéfica e almejada pelo cirurgião que realiza uma anastomose gastrintestinal ou vascular, pode ser desastrosa para o paciente e cirurgião plástico que desejam cicatrizes imperceptíveis.

Para os doentes portadores de úlcera duodenal, a cicatrização pode representar o fim de um sofrimento crônico, como o início de complicações mais sérias, caso o processo cicatricial resulte em deformidades e estenoses que interfiram no trânsito digestivo.

A cicatrização pode dar-se por primeira, segunda ou terceira intenção.

As feridas sem perdas teciduais, cujos bordos podem ser facilmente aproximados, como as feridas cirúrgicas, cicatrizam por primeira intenção. Este processo não apresenta tecido de granulação visível e geralmente resulta numa cicatriz aceitável do ponto de vista estético.

A cicatrização por segunda intenção ocorre nas grandes perdas teciduais, após extensos desbridamentos e infecções ou ainda quando os bordos da ferida estão afastados.

A cicatrização por terceira intenção ou primeira intenção retardada dá-se quando uma ferida contaminada é deixada aberta para granular. Três a sete dias após, na ausência de processo infeccioso, sutura-se. A ferida, então, passa a cicatrizar por primeira intenção.

A cicatrização por si só é um processo biológico complexo, bem caracterizado do ponto de vista macroscópico e microscópico, mas desconhecido ainda do ponto de vista molecular. Como a carcinogênese ou o desenvolvimento fetal, a fase inicial do processo cicatricial caracteriza-se por divisão celular rápida e proliferação tecidual.

Células epiteliais, endoteliais e inflamatórias, plaquetas e fibroblastos deixam seu território para interagirem e participarem na restauração do tecido lesado e ao terminarem, reassumem suas funções habituais.

O trauma por si só exerce considerável ação no reparo subseqüente. Uma ferida limpa, suturada de imediato, respeitando os planos anatômicos requer o mínimo de síntese tecidual.

Grandes queimaduras requerem neoformação de tecido de granulação e considerável resposta metabólica ao trauma para manter a vida e resistir a possível infecção.

O processo cicatricial pode ser dividido em três fases, apesar de não haver distinção precisa entre o início e o fim de cada uma delas. A primeira fase é dita inflamatória ou exsudativa, seguida pela fase proliferativa ou fibroblástica e finalmente a fase de maturação[7].

FASE INFLAMATÓRIA

Esta fase, que normalmente dura quatro dias, compreende três eventos importantes: a hemostasia, migração de leucócitos e epitelização.

A lesão tecidual produzida pelo bisturi ou pelo trauma acidental resulta em hemorragia, seguida de contração dos vasos sangüíneos, coagulação, ativação do complemento tecidual e uma série de respostas inflamatórias.

A vasoconstrição transitória (5-10 minutos) é seguida de vasodilatação, produzida por mediadores inflamatórios como a histamina, cininas e serotonina. Leucócitos polimorfonucleares começam a aderir na superfície endotelial dos vasos e a migrar através da parede vascular.

Em poucas horas após o trauma, a ferida está repleta de células inflamatórias, exsudato composto por leucócitos, eritrócitos, proteínas plasmáticas e fibrina.

A fibrina e os fibrinopeptídeos ajudam a atrair os macrófagos que iniciam a fagocitose de bactérias e restos celulares.

As plaquetas, ativadas pela trombina e pelo colágeno exposto, começam a liberar de suas granulações alfa os chamados fatores de crescimento. Estes são polipeptídeos capazes de promoverem a proliferação celular, agindo em células adjacentes ou à distância, ligando-se a um receptor localizado na membrana da célula-alvo.

Os fatores de crescimento liberados a partir das plaquetas são:

a) fator de crescimento derivado das plaquetas (PDGF);
b) fator de crescimento insulina "Like I"(IGF - I);
c) fator de crescimento epidérmico (EGF);
d) fator de crescimento betatransformador (TGF-beta).

O PDGF pode ser encontrado também em células endoteliais, macrófagos e fibroblastos. É importante mitógeno para os fibroblastos e para as células musculares lisas dos vasos.

O fator de crescimento IGF-I é encontrado na maioria dos tecidos, além das plaquetas, fibroblastos e macrófagos. É mitogênico para os fibroblastos, células ósseas, hematopoiéticas e endoteliais.

O fator de crescimento epidérmico é encontrado em quase todos os líquidos corpóreos e plaquetas. Seu efeito biológico consiste em estimular a mitose das células epiteliais, fibroblastos e células endoteliais.

Finalmente o fator de crescimento betatransformador está presente também nos fibroblastos, macrófagos, linfócitos, células ósseas e queratinócitos. Atua como um regulador de outros fatores de crescimento. Pode inibir ou estimular os fibroblastos. Sua ação mais importante é estimular a quimiotaxia das células inflamatórias e a síntese do colágeno.

A liberação dos fatores de crescimento estimula de maneira geral o afluxo de neutrófilos e logo após, de macrófagos para o local da lesão tecidual, onde chegam num intervalo de 48-96 horas[2,3,6,9,11].

Os macrófagos, como as plaquetas, também liberam fatores de crescimento. Estes fatores estimulam a migração de fibroblastos, células epiteliais e células endoteliais.

Os fatores de crescimento liberados pelos macrófagos são: Alfa-TGF, Beta-TGF, fator de crescimento para os fibroblastos (Beta-FGF) e o fator de crescimento ligado à heparina (HB-EGF).

O TGF-alfa é também produzido nos eosinófilos e queratinócitos. Sua ação mais importante é estimular a angiogênese.

O FGF é encontrado nos fibroblastos, células ósseas, endoteliais e na musculatura lisa. É mitogênico para as células mesenquimatosas e neurais.

O HB-EGF está presente nos macrófagos e estimula a mitose dos queratinócitos e fibroblastos[2,3,6,9,11].

Estes fatores estimulam a fibroplasia, a angiogênese e a divisão das células epiteliais.

Além dos fatores de crescimento, os macrófagos liberam as monocinas, entre as quais, a interleucina-l que é um importante agente quimiotáxico para os polimorfonucleares. A caquexina ou fator de necrose tumoral é outra monocina liberada pelos macrófagos. Acredita-se que ambas as substâncias tenham importante efeito angiogênico, podendo ainda estimular ou inibir a síntese do colágeno.

Até pouco tempo, supunha-se que os linfócitos não participavam do processo de cicatrização. Hoje sabe-se que os linfócitos T migram para a ferida logo após os polimorfonucleares e macrófagos. Entre as substâncias produzidas pelos linfócitos estão o TGF-beta e o interferon, que, além das funções de modulação antigênica, inibem a proliferação de fibroblastos[1,5].

A lesão vascular do trauma, o aumento da celularidade da ferida em relação ao aporte de oxigênio acarretam hipoxia e aumento do ácido lático no local do trauma. Estes fatores, juntamente com os fatores de crescimento constituem-se em importante estímulo para a neoformação vascular e para os fibroblastos depositarem colágeno que servirá de sustentação para os novos vasos.

A angiogênese torna-se proeminente dois dias após o trauma, quando brotos capilares começam a aparecer de vasos preexistentes e crescem em direção à área traumatizada. Se a ferida cicatrizar-se por primeira intenção os brotos de ambos os lados encontram-se e a circulação da área incisada é restabelecida[6,7,8,9].

EPITELIZAÇÃO

Com exceção das queimaduras, em que o processo de epitelização das feridas inicia-se após quatro ou cinco dias, a divisão das células escamosas inicia-se nas primeiras 12 horas do trauma.

Células epiteliais começam a proliferar ao longo das bordas da ferida e abaixo da crosta formada pela desidratação da rede de fibrina.

O ambiente úmido é mais propício para a migração das células epiteliais que se sobrepõem e se ancoram umas às outras.

O processo de epitelização é dependente de oxigênio ofertado através dos vasos e não do ar atmosférico que se difunde mal através dos tecidos. Este fenômeno cessa quando se estabelece o contato entre as células dos bordos da ferida.

As células epiteliais respondem aos mesmos fatores de crescimento que atuam sobre os fibroblastos. O fator de crescimento epidérmico CEGF) provoca a hiperplasia epitelial quando colocado em contato com o tecido epitelial escamoso[2,3,7,8].

FASE PROLIFERATIVA

Esta fase inicia-se 48 horas após o trauma e se prolonga por duas ou três semanas. Caracteriza-se pela proliferação de fibroblastos (fibroplasia), síntese de colágeno, granulação e finalmente contração da ferida.

À medida que as células inflamatórias começam a diminuir na ferida, os fibroblastos, células endoteliais e queratinócitos continuam a sintetizar os fatores de crescimento. Os fibroblastos secretam' os seguintes fatores: Beta-FGF, PDGF e o Alfa fator de crescimento para os queratinócitos (KGF), cuja ação consiste em estimular a mitose das células epiteliais, mas não das células endoteliais e fibroblastos.

Os fibroblastos são a maior fonte de matriz protéica usada na restauração dos tecidos lesados.

Acredita-se que o lactato resultante da hipoxia tissular, como também o lactato produzido pelos macrófagos sejam importantes estímulos para o início da produção de colágeno.

A síntese e deposição do colágeno se dão paralelamente à neoformação vascular. Os vasos recém-formados necessitam de colágeno para resistir à pressão sangüínea.

Apesar de a hipoxia ser o estímulo inicial para a produção do colágeno, este só pode ser produzido de maneira eficaz na presença de oxigênio.

O colágeno é constituído por três cadeias polipeptídicas, denominadas cadeias alfa, que são constituídas por 1.000 aminoácidos. Estas cadeias estão torcidas sobre si próprias, formando uma hélice tríplice, que somente pode ser formada pela hidroxilação da prolina e da lisina, reação esta catalisada pelas enzimas prolil-hidroxilase e lisil-hidroxilase. O substrato para esta reação é o oxigênio. Outros co-fatores importantes são: o ferro, o ácido ascórbico e o alfa cetoglutarato.

Após a liberação do colágeno para o espaço extracelular, as moléculas são polimerizadas. Esta etapa também é dependente de oxigênio e de co-fatores como o cobre e piridoxina (Vit B6).

Ao mesmo tempo que é formado, o colágeno também é destruído e removido. Os macrófagos e granulócitos secretam enzimas proteolíticas que degradam a matriz protéica velha e nova. Acredita-se que 30% a 50% do colágeno podem ser destruídos. Se a síntese não se der de maneira adequada, a proteólise digerirá o tecido recém-formado e ocorrerá a deiscência da ferida[2,3,7,8,9,11,12].

CONTRAÇÃO

As feridas abertas se contraem, o mesmo ocorrendo para o tecido cicatricial epitelizado que se encurta.

Inicialmente acreditou-se que este fenômeno se devia ao encurtamento das fibras colágenas da matriz protéica extra-celular. Hoje, tenta-se explicar a contração das feridas pela presença de células especializadas denominadas de miofibroblastos.

Estas células apresentam características próprias to fibroblasto como um complexo de Golgi e retículo endoplasmático rugoso bem desenvolvidos, além de estruturas próprias das células musculares lisas como os microfilamentos. A miosina encontrada nestas células é, no entanto, distinta daquela das fibras musculares.

A contração é geralmente um efeito desejável. Em áreas onde há excesso de pele, deixa um efeito cosmético razoável, todavia pode ser desastrosa em áreas como a face ou o dorso das mãos. Ela pode ser acelerada por substâncias agonistas das células musculares. A colchicina retarda a contração[4,8].

FASE DE MATURAÇÃO

Inicia-se três semanas após o trauma e perdura por até dois anos. Embora a produção de colágeno diminua com o passar do tempo, o novo colágeno formado é mais maduro e organizado do que aquele formado na fase proliferativa. Esta fibra confere à ferida uma maior resistência. Acredita-se que uma ferida cutânea completamente cicatrizada apresenta 80% da resistência normal da pele íntegra antes do traumatismo.

Outros componentes importantes do tecido cicatricial são os glicosaminoglicanos, responsáveis pelo direcionamento, organização e deposição das fibras colágenas. Os glicosaminoglicanos são de dois grupos: os não sulfatados, entre os quais se incluem o ácido hialurônico, a condrointina e a fibronectina e os sulfatados, responsáveis pelos elementos fibrilares do tecido conectivo. Entre estes estão: os queratosulfatos, heparanos sulfatos e a condrointina sulfatada[8,13].

Fatores que Alteram a Cicatrização das Feridas

A cicatrização das feridas é um processo dinâmico, dependente de energia e pode ser alterada por diversos fatores sistêmicos ou locais.

Fatores locais que impedem a cicatrização podem ser: presença de corpos estranhos, tecido desvitalizado e infecção.

Do ponto de vista sistêmico, a cicatrização depende da vascularização e conseqüentemente do aporte de oxigênio aos tecidos.

A hipoxia tecidual conseqüente a doenças cardíacas e pulmonares, ou processos obstrutivos vasculares impedem a cicatrização.

A desnutrição, anemia e diabetes são também responsáveis por deficiências na cicatrização.

Os corticoesteróides e as drogas imunossupressoras retardam todo o processo cicatricial uma vez que inibem a fase inflamatória, com uma importante diminuição do afluxo de polimorfonucleares e macrófagos, e conseqüentemente diminuição da fibroplasia, da formação do colágeno, da angiogênese e da epitelização[7,8,11].

CICATRIZAÇÃO E INFECÇÃO

A presença de bactérias na ferida resulta em ativação da resposta leucocitária com aumento da produção de metabólitos do ácido aracdônico e radicais livres de oxigênio. Isto resulta em maior dano tecidual no local da ferida. Tecidos mortos propiciam nutrientes para a proliferação de bactérias.

Experimentalmente já foi demonstrado que o aumento no nível de mediadores inflamatórios, principalmente aqueles que produzem vasoconstrição, é responsável pela proliferação de bactérias e formação de microabscessos.

A rolha plaquetária é formada no início do processo cicatricial para evitar sangramento. Algumas espécies de bactérias ou endotoxinas por elas produzidas resultam em aglutinação, vesiculação e destruição plaquetária. Os germes gram-negativos são responsáveis pela diminuição dos complementos teciduais. A depleção do complemento C5A diminui a quimiotaxia dos leucócitos.

Existe uma relação muito estreita entre inflamação e cicatrização. Níveis subinfectantes de bactérias parecem até aumentar o processo cicatricial. Níveis acima de 10^5 microrganismos por grama de tecido retardam significativamente a cicatrização.

As bactérias não só alteram a função leucocitária, mas também a angiogênese, a epitelização e a formação do tecido cicatricial, que se torna mais edematoso, frágil e hemorrágico. O aumento da angiogênese nas feridas infectadas resulta no aumento exagerado de tecido cicatricial. A epitelização também não ocorre em feridas infectadas, uma vez que as endotoxinas bacterianas inibem a migração de células epiteliais e degradam as proteínas e polissacárides presentes na derme.

A produção e destruição do colágeno estão aumentadas na vigência de infecção. Diversos autores sugerem uma maior atividade colangiolítica nesta situação. Por outro lado, a contração da ferida está diminuída.

BIBLIOGRAFIA

1. J. Balk RA. Síndrome séptica. CI Ter Int 1: 1-7, 1989.
2. Carrico TJ, Mehrhof AI & Cohen IK. Biologia da cicatrização das feridas. CI Cir Am N 4: Cl. 763-77, 1984.
3. Cohen K, Diegelmann RF, Crossland Me. Wound Care and wound healing. In: Schwartz, Shires, Spencer. Principies of surgery. N. York, McGraw-Hill, Inc., v. I, capo 8, 279-303, 1994.
4. Edlich RF, Rodeheaver GT & Thacker JG. Technical factors in the prevention of wound infections. In: R. Howard, R. Simmons. Surgical infectious diseases, Connecticut, Appleton & Lange Ed., 331-50, 1988.
5. Edlich RF, Rodeheaver GT, Morgan RF, Berman DE & Thacker JG. Principies of wound management. Ann Emerg Med 17: 1284-302, 1988.
6. Fildes J, Bannon MP & Barrett J. Infecções dos tecidos moles após traumatismo. CI Cir Am N 2:405-18, 1991.
7. Jurkovich GJ & Carrico CJ. Trauma. Conduta nas lesões agudas. In: Sabiston. Tratado de cirurgia. 14ª ed. Rio de Janeiro, Guanabara Koogan S. A., v. I, cap: 15,244-81,1993.
8. Lammers RL. Soft tissue foreign bodies. Ann Emerg Med 17:1336-47, 1988.
9. Robson MC. Disturbances of wound healing. Ann Emerg Med 17:1274-8, 1988.
10. Souza e. Traumatismos superficiais. In: Fonseca FP & Rocha PRS. Cirurgia ambulatorial. 2ª ed. Rio de Janeiro, Guanabara Koogan S. A; p. 6, 72-82, 1987.
11. Tobin GR. Fechamento de feridas contaminadas. CI Cir Am N 4:671-85, 1984.

12. Trott A. Mechanisms of surface soft tissue trauma. Ann Emerg Med 17:1279-83, 1988.
13. Barbul A. Imune aspects of wound repair. Clin Plast Surg 17:433-42, 1990.
14. Bennett N. & Schultz GS. Growth factor and wound healing: part II. Role in normal and chronic wound healing. Am J Surg 166:74-81, 1993.
15. Bennett N. & Schultz, G. S. Growth factors and wound healing: biochemical properties of growth factors and their receptors. Am J Surg 165:728-37, 1993.
16. Eddy RJ, Petro JA & Tomasek J J. Evidence for the nonmuscle nature of the "myofibroblast" of granulation tissue and hypertropie sear. Am J Pathol 130:252-60.
17. Falcone PA & Caldwell, M D. Wound metabolismo Clin Plast Surg 17: 443-56, 1990.
18. Hammar H. Wound healing, Int J Dermatol 32:6-15, 1993.
19. Hudson-Goodman P, Girard N & Jones MB. Wound repair and the potential use of growth factors. Heart & Lung 19:379-84, 1990.
20. Hunt TK. The physiology of wound healing. Ann Emerg Med 17: 1265-73, 1988.
21. Hunt TK. Basic principles of wound healing. J Trauma 30: 122-8, 1990.
22. LaVan FB & Hunt TK. Oxygen and wound healing. Clin Plast Surg 17:463-72, 1990
23. McGrath MH. Peptide growth factors and wound healing. Clin. Plast. Surg. 17:421-32, 1990.
24. Millikan LE. Skin Anatomy in wound healing. Ear, Nose & Troat J 60:10-22, 1981.
25. Robson MC, Stenberg BD & Heggers JP. Wound healing alterations caused by infection. Clin Plast Surg 17:485-92, 1990.

19 Infecções em Cirurgia

Edmundo Machado Ferraz
Álvaro Antônio Bandeira Ferraz

INTRODUÇÃO

Desde a primeira cirurgia, realizada há cerca de 10.000 anos, que a infecção passou a acompanhar os procedimentos cirúrgicos[1]. Porém, só com os dados do pápiro de Edwim Smith, decifrado de inscrições datadas de cerca de 3.000 a.C., é que se tem a primeira informação concreta sobre infecção de ferida[4]. No relato do tratamento de uma ferida infectada de mama foi utilizada uma solução à base de sais de cobre. Mas foi a partir do século XIII, com a invenção da pólvora até a primeira metade do século XIX, que a cirurgia teve na infecção seu maior vilão. Os pacientes das enfermarias cirúrgicas conviviam com a presença de fezes e pus pelo chão, além do que as esponjas utilizadas para a limpeza das feridas eram passadas de um paciente para o outro[1]. Os curativos eram reutilizados e o ar fétido dos hospitais tornavam o ambiente insuportável. Era a época do "pus saudável". Nos anfiteatros cirúrgicos freqüentemente alguns dos presentes eram convidados a "tocar" a ferida com objetivos educacionais[30] Os cirurgiões passavam das salas de necropsia para os anfiteatros cirúrgicos sem lavar as mãos, e os fios de seda eram retirados dos bolsos dos assistentes presentes. A serragem recobria o chão das salas de cirurgia com o objetivo de absorver sangue e pus, do mesmo modo que nos açougues[30].

No final do século, porém, este panorama obscuro começou a ser mudado, principalmente com a difusão das idéias de William Morton, Ignaz Semmelweis, Louis Pasteur e Joseph Lister. Além do controle da dor, após o advento da anestesia, outros tabus cirúrgicos começaram a ser quebrados. Pasteur elucidou o verdadeiro mecanismo da fermentação, colocando um ponto final na teoria da geração espontânea de organismos. Baseado nesses conhecimentos Lister começou, em 1825, a pôr em prática seus estudos em anti-sepsia. Sem conhecer os estudos de Pasteur e Lister, Semmelweis iniciou, em 1847, a maior contribuição na profilaxia das infecções cirúrgicas. Conseguiu uma taxa de mortalidade de 1,33% no setor de obstetrícia do Hospital Geral de Viena com a adoção de medidas simples de profilaxia, como lavar as mãos após o exame de pacientes ou manipulação de cadáveres. Mas nem com isso deixou de ser criticado e duramente combatido pelos colegas da época.

A base científica que Semmelweis necessitava para comprovar suas observações, foi utilizada por Lister, que, baseado nas observações de Pasteur, rapidamente fez a analogia entre a supuração da ferida cirúrgica e a fermentação descrita por Pasteur[21]. Novamente a história se repetiu. Os postulados de Lister não foram imediatamente aceitos pela comunidade médica. Foram necessários alguns anos para que seus estudos começassem a ser reproduzidos em outros centros e que Robert Kock publicasse uma monografia intitulada *The cause of infection in wounds,* demonstrando a patogenicidade de microrganismos piogênicos e que cada organismo tem características próprias que proporcionam diferentes quadros clínicos.

Outro marco na história da infecção foi a introdução dos antimicrobianos: a utilização da sulfanamida em 1935, por Domagk e da penicilina, por Fleming em 1941[29]. O advento dos antibióticos criou a falsa impressão de que o problema da infecção estaria resolvido. Foi preciso surgir bactérias resistentes para que esta visão otimista do problema da infecção fosse logo revista. E se não bastasse a utilização indiscriminada dos antibióticos, gerou-se um agravamento no problema da resistência bacteriana. Bactérias mais resistentes e de maior patogenicidade foram selecionadas, gerando um problema sério no manuseio dos problemas infecciosos[11].

Infecção cirúrgica é aquele tipo de infecção relacionado diretamente ao ato cirúrgico ou às medidas a ele relacionadas. Muito freqüentemente este tipo de infecção só se manifestará após a alta do paciente, sendo necessário conhecimento do tipo de infecção e seu período de incubação para a sua correta identificação.

TIPOS DE INFECÇÃO

A infecção pós-operatória constitui um dos maiores riscos para os pacientes hospitalizados, aumentando a morbimortalidade, prolongando a permanência hospitalar e elevando substancialmente o custo. A maior incidência de infecção nos pacientes cirúrgicos é representada pela infecção de ferida. Considerando todo o contexto hospitalar, a infecção urinária é a mais freqüente, seguida da respiratória, de ferida cirúrgica, septicemia e de infecções cutâneas.

Infecção de Ferida

A infecção da ferida cirúrgica talvez seja a de maior importância nas infecções cirúrgicas, por sua elevada incidência, além de um custo e morbidade consideráveis. E também a infecção da ferida a que apresenta a maior dificuldade de registro, pois, freqüentemente, se manifesta após a alta hospitalar. As taxas de infecção de ferida, principalmente em cirurgias limpas, podem representar um acurado indicador do problema da infecção hospitalar em uma instituição[13]. Definir uma infecção de ferida continua a ser um tema bastante controverso. No entanto, o CDC (Center for Disease Control) define como infecção de ferida aquela em que há a presença de pus[16].

A ferida cirúrgica pode ser classificada de acordo com o grau de contaminação como limpa, potencialmente contaminada, contaminada e infectada.

Limpas – são aquelas em que os tractos gastrintestinais, urinários ou respiratórios não foram lesados. São as feridas não traumáticas, sem processo inflamatório em que não houve a quebra dos princípios de anti-sepsia e de técnica cirúrgica.

Potencialmente contaminadas – são aquelas em que os tractos gastrintestinais, urinários ou respiratórios foram penetrados, no entanto a contaminação não foi significativa. São ainda consideradas potencialmente contaminadas, aquelas feridas em que houve pequenas infrações da técnica cirúrgica ou aquelas em áreas de difícil anti-sepsia.

Contaminadas – são incluídas nessa categoria aquelas feridas em que houve contaminação do tracto gastrintestinal, respiratório ou urinário, feridas traumáticas com menos de seis horas, presença de processos inflamatórios sem a presença de pus, ou, ainda, grandes quebras nas técnicas de anti-sepsia.

Infectadas – são aquelas feridas em que há a presença de pus, vísceras perfuradas ou feridas traumáticas com mais de seis horas de evolução.

Esta classificação das feridas cirúrgicas facilita o manuseio e os programas de auditorias dentro das comissões de controle de infecção; no entanto, tem sido muito combatida. Cirurgias consideradas limpas nem sempre se comportam como tal, ou mais ainda, cirurgias potencialmente contaminadas ou contaminadas que se comportam como cirurgias limpas. Em 1992, Ferraz e col.[14] publicaram estudo realizado no Hospital das Clínicas da UFPE em que quatro cirurgias limpas apresentavam taxas de infecção completamente diferentes e, como tal, não deveriam ser enquadradas em um mesmo grupo de risco para a infecção. A incidência da infecção de ferida em cirurgias de hérnia incisional pode se situar acima do 10% se não foi utilizado antibioticoprofilaxia, assim como as esplenectomias em pacientes esquistossomóticos. Nos pacientes esquistossomóticos que se submeteram a esplenectomia simples, a incidência de infecção de ferida foi de 27% quando não utilizado antibiótico e de 0% quando utilizado antibiótico de maneira profilática. Porém as demais cirurgias limpas devem apresentar índices abaixo de 3%.

Nem sempre uma taxa elevada de infecção significa descaso com o problema. Pode significar clientela de alto risco a contrair infecção ou ainda uma metodologia apurada. É na infecção de ferida onde se determina o grau de acurabilidade dos programas de controle de infecção: pois seu diagnóstico difícil e quase sempre extra-hospitalar necessita de um sistema de busca ativa aos casos de infecção, com identificação dos fatores de risco e implementação de um ambulatório de egressos controlado pela comissão de controle de infecção hospitalar (CCIH)[13].

Infecção Urinária

A infecção urinária é definida como sendo a presença de mais de 100.000 colônias de bactérias por cada ml, associado a presença de queixas urinárias. Os casos em que forem cultivadas bactérias tipo *Escherichia coli, Proteus nzirabilis, Staphilococus* coagulase negativo, *Streptococus faecalis, Klebisiella sp., Pseudomonas sp.* e *Acinetobacter,* em um número acima de 1O.000/ml, devem ser considerados como positivos[28] A infecção urinária tem uma estreita relação com a duração do cateter vesical. O mecanismo da infecção em biomateriais, em que a bactéria primariamente coloniza a superfície do biomaterial para só depois causar a infecção propriamente dita, explica esta relação. Aproximadamente 5% a 8% dos pacientes cateterizados adquirem infecção urinária por dia, levando a um percentual cumulativo de 40% a 50% após 10 dias de cateterismo.

Infecção Respiratória

A infecção respiratória pós-operatória pode ser dividida em três grupos distintos:
- infecções altas
- pneumomas
- abscessos pulmonares ou empiema

Infecções altas: as traqueobronquites, bronquites e bronquiolites são caracterizadas por tosse produtiva, acompanhada ou não de febre, broncoespasmo, roncos e sibilos à ausculta. Não deve haver evidência clínica ou radiológica de pneumoma.

Pneumonia: a pneumonia é a terceira causa mais comum de infecção hospitalar pós-operatória, e está associada a uma elevada mortalidade. A pneumonia apresenta-se como tosse produtiva, acompanhada de febre e alterações radiológicas. A confirmação bacteriológica é importante no manuseio deste tipo de infecção. Sua incidência situa-se entre 1,5% e 3%[12]. Este tipo de infecção está sujeito a grandes reduções, se estabelecidos critérios rigorosos pela CCIH no manuseio desses pacientes, principalmente durante o ato operatório.

Abscesso pulmonar ou empiema: é definido como coleção purulenta quer no pulmão quer na cavidade pleural. É acompanhado de quadros graves e elevada mortalidade.

Septicemia

A rigor a septicemia é definida como a presença de mais de dois picos febris em um período de 24 horas, acompanhados de hipotensão e oligúria[28]. A confirmação bacteriológica através da identificação da bactéria ou de seus produtos (endo e exotoxinas, antígenos ou anticorpos) nem sempre é possível. Nestes casos um alto índice de suspeição se faz necessário no intuito de se baixar a mortalidade.

Abscesso Abdominal e Peritonite

Abscesso abdominal e peritonite são coleções purulentas intra-abdominais bem definidas ou difusas. Geralmente este tipo de infecção é decorrente de processos inflamatórios de órgãos abdominais. O quadro clínico das peritonites normalmente é evidente, senão quanto a etiologia, mas principalmente quanto aos achados do exame físico, com sinais claros de irritação peritoneal. Já os abscessos podem evoluir com poucos ou até nenhum dado propedêutico, sendo necessário auxílio de exames complementares de imagem para fechar diagnóstico.

Etiologia

Normalmente, o agente etiológico são aquelas bactérias que geralmente convivem na pele, orofaringe e tracto gastrintestinal, mas que ocasionalmente causam as infecções.

Os principais agentes etiológicos da infecção cirúrgica são o *Staphylococcus aureus* e o *Streptococcus pyogenes*. Estes habitam a pele e a nasofaringe. Porém, dependendo do local da cirurgia e da flora bacteriana que os habitam, estes agentes etiológicos podem variar (Tabela 19.1).

É importante ter em mente que a incidência desses agentes etiológicos pode variar de hospital para hospital, e nesse caso uma comissão de controle de infecção hospitalar eficiente determinará que tipo de bactéria é mais freqüente em cada tipo de infecção.

Resposta Orgânica à Infecção

Resumidamente poderíamos determinar que a infecção é o produto de três componentes: 1) microrganismo infectante; 2) meio através do qual a infecção se desenvolverá e; 3) os mecanismos de defesa do paciente. Muita atenção foi dispensada aos dois primeiros componentes da infecção: a bactéria e o meio. Muitos progressos foram realizados no intuito de se conseguir um ambiente totalmente estéril. Técnicas modernas de assepsia, anti-sepsia e antibioticoterapia foram introduzidas, mas novamente não conseguiram acabar com o fantasma da infecção. Atualmente os esforços têm se concentrado nos estudos dos mecanismos de defesa do acidentes.

Após a contaminação do organismo um complexo mecanismo de defesa é ativado.

A resposta inicial à contaminação bacteriana é caracterizada por hiperemia, exsudação e aumento do influxo de células fagocitárias. Contudo, a absorção destas bactérias pelos vasos linfáticos começa antes mesmo de qualquer ativação das células fagocitárias[18]. Em menos de seis minutos, após a injeção intraperitoneal de bactérias, foi evidenciada sua presença nos linfáticos[19]. Esta absorção é restrita à face peritoneal do diafragma[2].

A ativação dos mecanismos de defesa celular e humoral são os próximos passos na defesa à agressão bacteriana. Um intenso fluxo de células fagocitárias migram para o local da contaminação. Inicialmente, predominam os macrófagos, mas em questão de horas o número de neutrófilos é superior.

O processo inflamatório desencadeado resulta em degranulação de mastócitos e liberação de histamina e outras substâncias vasoativas, aumentando a permeabilidade capilar e a migração de células polimorfonucleares. Estas células fagocitárias, além da fagocitose, atuam como mediadoras na liberação do fator de necrose tu moral e na ativação do complemento[5]. Apesar de a intensa reação inflamatória inicial ser protetora, a maior defesa que o organismo lança mão é a ativação do complemento pela célula lesada, conduzindo a quimiotaxia com afluxo de polimorfonucleares, e permitindo a opsonização e fagocitose dos microrganismos[15].

Os macrófagos, que têm importante papel fagocitário, atuam, também, como mediadores de uma série de fenômenos locais e sistêmicos. O número de mediadores envolvidos nas reações locais e sistêmicas cresce a cada dia; no entanto, os de maior importância são os derivados do ácido aracdônico (prostaglandinas e leucotrienos), fator de crescimento, e as citocinas.

Horizontes estão se abrindo quanto à ação desses mediadores, principalmente quando em níveis deficientes ou em excesso, abrindo-se uma nova janela na estratégia de manuseio desse tipo de infecção.

O último mecanismo que o organismo utiliza contra a infecção é tentar localizá-la. Após a atuação das substâncias vasoativas e o aumento da permeabilidade capilar, surge um exsudato, rico em proteínas, contendo fibrinogênio. Este ma-

Tabela 19.1 Microrganismos Mais Freqüentes de Acordo com a Localização	
Pele	*Staphylococcus aureus, Streptococcus pyogenes, Candida albicans Pseudomonas* e *Proteus* (queimados)
Boca	*Staphylococcus aureus, Streptococcus pyogenes, Candida albicans* vírus, *Fusobacterium fusiforme, Bacterioides, Neisseria meningitis*
Pulmão	*Staphylococcus aureus, Streptococcus pyogenes,* vírus, *Diplococcus pneumonia* e, *Mycoplasma pneumoniae, Haemophylus influenzae*
Digestivo	Enterobactérias, *Staphylococcus aureus, Candida sp.*
Urinário	*Escherichia coli, Streptococcus faecalis, Klebisiella sp. Proteus sp. Pseudomonas sp., Staphylococcus aureus, Candida sp.*
Útero e anexos	Enterobactérias, *Clostridium sp., Neisseria gonorrhoeae, Mycobacterium tuberculosis*
Linfáticos	*Staphylococcus aureus, Streptococcus pyogenes, Pasteurella, Mycobacterium sp.*

terial, junto com a tromboplastina e a protombina, liberadas pelas células danificadas formam a fibrina[22]. A fibrina tende a isolar a bactéria do resto do organismo, prevenindo assim, a disseminação da infecção, formando um abscesso.

As alterações sistêmicas e metabólicas que ocorrem após a contaminação bacteriana não diferem das reações ocorridas em resposta ao trauma. Ou seja, liberação de catecolaminas, aumento da secreção de hormônio adrenocortical, com secreção de aldosterona e ADH.

As alterações sistêmicas da infecção, particularmente a ação das citocinas e da biologia celular em resposta à infecção e à sepse, merecem um capítulo à parte pela sua magnitude e complexidade.

Outro tópico bastante controverso e que merece uma análise cuidadosa, é o papel do tracto gastrintestinal, particularmente o superior, na gênese, manutenção e tratamento dos pacientes infectados. Quando em 1988, Marshall e col.[23] chamaram a atenção para o fato de que a flora bacteriana isolada de um paciente em insuficiência de múltiplos órgãos e sistemas (IMOS) era a mesma do tracto gastrintestinal superior, estavam levantando a hipótese de que o tracto gastrintestinal superior funcionaria, na IMOS, como um abscesso não drenado. Esta afirmação foi questionada em sua publicação de 1993[24]. Apesar de comprovada a translocação bacteriana, não se conseguiu identificar qual o real valor desse fenômeno.

À luz dos conhecimentos atuais, pode-se afirmar que o intestino convive, em condições normais, em uma relação simbiótica com a microflora, estabelecendo uma barreira de proteção aos microrganismos patogênicos. Quando esta relação é quebrada, ocorre uma translocação desses patógenos através da parede do intestino[25]. O que não foi determinado é qual a repercussão clínica deste evento e se ele é causa ou efeito da IMOS.

Outro tópico que vem despertando grande interesse na resposta orgânica à infecção é o *status* imunológico do paciente. No paciente cirúrgico os mecanismos de defesa do organismo podem estar deprimidos como resultado do trauma cirúrgico (perda de sangue, trauma tissular, contaminação) e da patologia associada ao trauma (idoso, diabetes, neoplasias, desnutrição). Contudo, para melhor entender o papel imunológico dos organismos, precisa-se compreender os diversos tipos de barreiras à infecção[10]. Estas barreiras são:

- barreiras mecânicas
- imunidade humoral
- imunidade celular
- atividade das citocinas

Barreira mecânica: as barreiras mecânicas do organismo são o meio básico de proteção que separa os microrganismos do corpo estéril.

Imunidade humoral: após a contaminação, um dos mecanismos de defesa do organismo é a imunidade humoral. Anticorpos aderem aos microrganismos ou às suas toxinas causando alterações estruturais, ativando o sistema complemento. Primariamente a IgG, IgM, nos fluidos orgânicos, e a IgA secretória, nas superfícies mucosas, atuam desta maneira. Exposições prévias a um específico antígeno desencadeia a produção de anticorpos bastante específicos com ação protetora mais eficaz[10].

Imunidade celular: a imunidade celular é a forma de atuação dos macrófagos, neutrófilos e linfócitos, em conjunto com a imunidade celular[10].

Atividade das citocinas: após o trauma e a contaminação, os macrófagos são ativados e liberam citocinas. As citocinas possuem ação ainda duvidosa. Apesar de importante ação mediando os mecanismos de defesa do organismo, as citocinas encontram-se elevadas em pacientes que foram a óbito decorrente de infecção sistêmica por gram-negativos[10]. As principais citocinas produzidas após uma infecção são: TNF (fator de necrose tumoral), interleucinas 1, 6 e 8, e o gama interferon. O TNF está associado a uma alta mortalidade em animais de experimentação. Sua administração simula os efeitos fisiopatológicos da injeção de endotoxinas, e quando administrado em altas doses é letal. A interleucina 1 é encontrada em níveis elevados após a inoculação de bactérias em animais, assim como o seu bloqueio está relacionado com uma diminuição da mortalidade. Já as interleucinas 6 e 8 possuem poucos efeitos sistêmicos quando administradas em modelos de experimentação. Seus níveis estão elevados nos processos infecciosos. Quando da administração de gama interferon há uma nítida elevação da mortalidade em modelos experimentais.

A identificação de pacientes imunocomprometidos possibilita uma ação mais direcionada à alteração imunológica através dos diversos tipos de imunoterapia, reduzindo, assim, as complicações infecciosas pós-operatórias.

FATORES DE RISCO

A dosagem de imunoglobulinas, citocinas e da imunidade celular seria capaz de identificar os pacientes com fortes probabilidades de desenvolverem infecção pós-operatória. Contudo, o custo elevado torna este procedimento impraticável. Porém inúmeras têm sido as publicações sugerindo possíveis fatores de risco ao desenvolvimento de infecção.

Dentre as várias dezenas de índices de fatores de risco ao desenvolvimento da infecção, quatro índices tem-se destacado.

O primeiro índice utilizado e talvez o de maior divulgação foi o projeto SENIC. Hooton e col.[20] em 1981 publicaram o resultado de uma análise multicêntrica de 58.498 pacientes operados em 1970, identificando fatores de risco, para desenvolver um índice de avaliação. Analisando dez fatores de risco, os autores analisaram estatisticamente através do sistema CHAID *(chi-square automatic interaction detection)*. Os fatores de risco utilizados foram: idade, sexo, duração da cirurgia, cirurgia abdominal, infecção prévia, imunossupressão, permanência pré-operatória e risco intrínseco da cirurgia e da patologia de base. Aplicou-se, então, este índice em 59.352 pacientes operados no período de 1975 a 1976. Conseguiram prever 73% das infecções.

Em 1985, Haley e col.[17], tentando simplificar esta metodologia e analisando os mesmos dados do projeto SENIC, reduziram para quatro os fatores de risco e os analisaram utilizando um sistema logístico de regressão múltipla. Utilizando esta metodologia, Haley e col. previram 69% das infecções pós-operatórias. Os quatro fatores de risco foram o grau de contaminação (se a cirurgia for contaminada ou infectada), operação abdominal, operação prolongada (mais de duas horas) e caso o paciente possua mais de três diagnósticos. O risco de infecção está exposto na Tabela 19.2.

Em 1987, Christou e col.[6] também propuseram uma metodologia de avaliação prognóstica da infecção. Na sua proposta eram analisados, através de um sistema logístico de regressão múltipla, o grau de contaminação da cirurgia, albumina sérica, idade, teste de sensibilidade cutânea retardada e a duração da cirurgia. Os autores não quantificaram o risco de o paciente ter infecção. O objetivo foi determinar valores que, somados, determinariam as chances de o paciente vir a ser infectado após o ato cirúrgico. A equação final seria:

P = I − { J + exp [−3.49 + 1.05 (albumina em g/L) + 0.17 (escore DTH) + 0.02 (idade) − 0.27 (contaminação da cirurgia) + 0.11 (duração da cirurgia)]}

onde: escore DTH = expressão logarítmica da reação cutânea ao teste de hipersensibilidade.

contaminação da cirurgia = limpa = 1, pol. cont. = 2, cont. = 3 e infectada = 4

exp. = exponencial

P = risco de infecção

O mais recente índice de fatores de risco à infecção é o sistema NISS, publicado em 1991 por Culver e col.[8] No sistema NISS é utilizada a duração da cirurgia relacionada a procedimentos específicos, tipo de ferida e o sistema ASA de avaliação pré-operatória.

Na Tabela 19.2 expomos o risco de infecção de acordo com os índices do SENIC, de Haley e col. e do NISS.

A procura de novos sistemas de avaliação do risco de o paciente desenvolver infecção e a utilização da experiência destes índices anteriores fizeram surgir um estudo multicêntrico abrangendo mais de 400 hospitais que esperam desenvolver um acurado Índice de risco de infecção. No entanto, é importante que cada comunidade tente desenvolver ou identificar fatores que elevam as taxas de infecção para que pré-operatoriamente se possa agir, com o intuito de se diminuírem as taxas de infecção.

Fatores Predisponentes

Os fatores predisponentes à infecção dizem respeito, basicamente, a duas variáveis:
- bactéria
- hospedeiro

Bactéria

A virulência e o número de bactérias contaminantes são dois dos mais importantes fatores que determinam uma infecção. As características de cada bactéria é um ponto primordial no manuseio da infecção. As bactérias podem produzir

Tabela 19.2
Distribuição do Risco de Infecção de Acordo com os índices de Projeto Senic, Haley e col. e do NISS

Projeto Senic				
Número de fatores	Limpa	Pot. contaminada	Contaminada	Infectada
1	0.6	0.2	-	-
2	1.2	0.6	-	-
3	1.2	1.3	-	4.7
4	2.4	3.0	5.6	-
5	4.0	3.8	4.9	6.3
6	6.4	6.4	9.9	8.7
7	8.5	10.6	9.5	10.5
8	9.4	14.3	12.6	14.7
9	14.5	19.9	18.7	24.6
10	20.4	26.3	29.2	30.0

Haley e Col.				
Número de fatores	Limpa	Pot. contaminada	Contaminada	Infectada
0	1,1	0,6	-	-
1	3,9	2,8	4,5	6,7
2	8,4	8,4	8,3	10,9
3	15,8	17,7	11,0	18,8
4	-	-	23,9	27,4

Sistema NISS				
Número de fatores	Limpa	Pot. contaminada	Contaminada	Infectada
0	1,0	2,1	-	-
1	2,3	4,0	3,4	3,1
2	5,4	9,5	6,8	8,1
3	-	-	13,2	12,8

exotoxinas *(Clostridium, Staphylococcus, Streptococcus)* ou endotoxinas (enterobactérias), podem se esporular *(Clostridium)* ou se encapsular *(Klebisiella, Pneumococcus)* ou ainda produzir proteínas que comprometam diretamente a ação de certos antibióticos. Assim como um certo número de bactérias se faz necessário para que uma infecção se desenvolva. Quanto maior a virulência da bactéria menor o número necessário para uma infecção. Um número de bactérias em torno de 1.000 por mililitro de fluido orgânico não é considerado o suficiente para causar alterações clínicas ao paciente; contudo, quando este número excede a 10.000 bactérias por mililitro, representa uma condição de risco de vida. Uma maneira simples e eficaz de se prevenir um aumento da virulência das bactérias que convivem no organismo é reduzir o período de internamento pré-operatório, pois, sabidamente, o convívio do paciente com uma flora bacteriana altamente selecionada aumenta a colonização principalmente com bacilos aeróbicos gram-negativos.

Hospedeiro

Outro ponto não menos importante no desenvolvimento de uma infecção é a condição de defesa do hospedeiro. Mesmo virulenta e em número suficiente, a bactéria pode não ter condições de proliferar, pois os mecanismos de defesa do organismo tornaram o meio impróprio ao seu desenvolvimento. Algumas condições favorecem a contaminação e a infecção. Dentre essas condições destacam-se a diabetes (colonização da pele por *Clostridium),* falta de higiene, preparação pré-operatória inadequada (anti-sepsia, tricotomia, preparo de cólon etc.), desnutrição, icterícia, pacientes idosos, leucopenias, corticoidoterapia, cateterização vesical, cateterização de veia central, quimioterapias.

DIAGNÓSTICO

O diagnóstico da infecção cirúrgica é eminentemente clínico. Alguns dados, porém, podem confirmar ou afastar a hipótese inicial. Vale salientar que nenhum dado clínico ou laboratorial, por si só, dá o diagnóstico de infecção. Com relação ao quadro clínico alguns achados são sugestivos de infecção, entre eles, a anorexia, alterações da temperatura (febre vespertina. febre alta, calafrios), náuseas e vômitos, taquicardia, batimentos de asa do nariz, distensão abdominal e oligúria. Os dados laboratoriais que podem indicar uma infecção é a leucocitose, baixa de plaquetas, baixa do Ht e da Hb, elevação do lactato sérico e da glicemia, diminuição da albumina. Outro dado que é primordial no diagnóstico da infecção, mas nem sempre é possível, é o isolamento da bactéria, quer no sangue, urina, ferida, nos biomateriais (sondas vesicais e cateteres vasculares) ou de secreções. Pode-se lançar mão, ainda, dos meios radiológicos e de imagem, que poderam dar subsídios indiretos ou até mesmo fazer o diagnóstico do processo infeccioso.

Uso de Antibióticos

Com o advento da antibioticoterapia, surgiu uma grande euforia nos meios científicos, julgando-se que o problema da infecção estivesse definitivamente resolvido. Contudo, o aparecimento da resistência bacteriana e das superinfecções trouxe o desencanto, pela constatação de que os antibióticos não iriam controlar a infecção. Se os antimicrobianos passaram a representar uma excelente opção terapêutica, surgiu também uma série de efeitos indesejáveis.

A bactéria passou a identificar e reconhecer o antibiótico, e também a transmitir a seus descendentes, por codificação genética, o modo de resistir a sua ação. O desenvolvimento da pesquisa, *in vivo* e *in vitro,* deu origem a novos antimicrobianos que, pelo seu amplo espectro de atuação, aumentaram a margem de confiança dos clínicos e cirurgiões.

A utilização inadequada do antibiótico profilático eleva o índice de infecção e induz um custo desnecessário[7,9,26].

A utilização de antibiótico profilático nas cirurgias limpas ou potencialmente contaminadas não diminui a taxa de infecção da ferida cirúrgica[13,26]. É importante considerar, no entanto, que algumas cirurgias limpas não se comportam como tal e cursam com uma alta taxa de infecção de ferida. Dentre estas cirurgias destacam-se as hernioplastias incisionais e as esplenectomias de pacientes esquistossomóticas[13,14]. Nestes tipos de cirurgias, passamos a utilizar antibioticoprofilaxia, de preferência com cefazolina, apenas durante a cirurgia.

Os critérios de indicação de antibiótico profilático são os seguintes:

Nas cirurgias limpas e potencialmente contaminadas em que o risco da infecção da ferida cirúrgica é de até 5% ou 10%, respectivamente, não há indicação do uso de antibiótico. Contudo, nas seguintes situações recomenda-se a antibioticoprofilaxia (dose única, de preferência):
- pacientes acima de 70 anos
- desnutridos
- imunodeprimidos
- urgências
- implante de próteses
- esplenectomia[13,14]
- hernioplastia incisional[13,14]
- pacientes portadores de: doença valvular reumática
  diabetes descompensada
  obesidade mórbida
  hernias multirrecidivadas
  mais de três diagnósticos.

O uso de antimicrobiano ficaria então reservado para as cirurgias contaminadas ou infectadas, cujo risco de infecção é de 20% a 40% respectivamente. Contudo, não indicamos uso de antibióticos em cirurgias proctológicas orificiais (contaminadas ou infectadas) e em pacientes clinicamente estáveis submetidos a drenagens de abscesso, mesmo de localização intraperitoneal.

É importante que o antibiótico quando administrado de maneira profilática obedeça aos princípios básicos da profilaxia[26]:
- espectro – escolher um antibiótico que se relacione com a flora bacteriana a ser encontrada e que não vá de encontro ao perfil de sensibilidade bacteriológica identificado no hospital.
- toxicidade – deve-se sempre considerar a toxicidade da droga.
- risco de alterar a flora bacteriana – esta é a principal condição que favorece a resistência bacteriana. O papel

de uma CCIH neste ponto é primordial para estimular o uso de antibióticos de primeira linha.
- farmacocinética – conhecer a farmacocinética da droga é essencial na profilaxia correta. Dados como **da** concentração inibitória mínima, meia-vida, metabolização, vias de excreção e a dose inicial devem ser levadas em consideração.
- duração – a duração da antibioticoprofilaxia não deve exceder 24-48 horas; preferencialmente deve cobrir apenas o período do procedimento cirúrgico [7,13,26]. O antibiótico é ineficaz quando utilizado três horas após o início da cirurgia[7]. Estudos têm demonstrado que a profilaxia antimicrobiana de curta duração (menos de 48 horas) ou pré-operatória é tão efetiva quanto a administração por tempo prolongado, sendo evidente as desvantagens da maior exposição à toxicidade das drogas e efeito sobre a microflora normal, que favorece o crescimento de microrganismo de maior resistência[7].
- custo – o custo só deve ser considerado em esquemas com eficácia similar.

A seleção do antibiótico com finalidade curativa deve ser feita com base na cultura e na determinação da sensibilidade bacteriana, podendo a escolha empírica, antes do resultado da cultura, ser precedida da utilização do método de Gram.

PREVENÇÃO

A prevenção da infecção é o maior objetivo de uma comissão de controle de infecção hospitalar.

O custo crescente da assistência médica tem alertado a maioria dos administradores hospitalares. A infecção pós-operatória eleva a permanência hospitalar, a utilização de drogas, o número de exames laboratoriais e os procedimentos invasivos, elevando, sobremaneira, o custo total do tratamento. Alexander em 1973[13] avaliou o custo da infecção hospitalar nos Estados Unidos. O custo unitário da infecção de ferida foi de US$7.000. Como a taxa de infecção de ferida naquele ano foi de 7,4%, o custo total do tratamento da infecção de ferida foi de US$9,4 bilhões. Já a infecção urinária, que representa cerca de 40% das infecções hospitalares, contribui com apenas 15% das despesas hospitalares, enquanto que as infecções respiratória e da ferida cirúrgica, que somam 46% das infecções hospitalares, são responsáveis por 77% dos custos finais com a infecção.

A criação e funcionamento de uma comissão de controle de infecção hospitalar (CCIH) representou um progresso na organização da estrutura hospitalar. A necessidade de reduzir e controlar as taxas de infecção gera a aplicação de medidas preventivas, educacionais e de controle epidemiológico, que visam, através de um processo de conscientização coletiva, tornar a infecção aceitável, dentro de determinados limites.

É sabido que 30% das infecções hospitalares são preveníveis[13]. A literatura é vasta sobre a vantagem econômica de uma instituição estabelecer um programa de controle de infecção hospitalar com um grupo profissional selecionado para lidar com o problema.

O programa de controle de infecção hospitalar baseia-se em dois grandes pilares:

1) Montagem de um sistema de vigilância epidemiológica que forneça informações precisas, com um processo de busca ativa aos casos de infecção.

2) Processo de educação da comunidade do hospital, na tentativa de se influenciar comportamentos, estabelecer normas e procedimentos, e modificar os resultados inicialmente obtidos.

A formação de uma CCIH precisa fundamentalmente da vontade política e apoio administrativo, até mesmo por conta dos primeiros conflitos que se geram. Ao identificar maus procedimentos, técnicas e condutas, a CCIH contraria chefias importantes, estabelecendo com isto, um choque, que muito freqüentemente rompe para o lado da CCIH.

Tão importante quanto a criação de uma CCIH é a escolha das pessoas que vão integrá-la. Altemeier[29] considerava que, para se controlar infecção, eram necessários três "M": "m"oney (dinheiro), "m"anpower (capacidade) e "m"otive (motivação). Ferraz[12] considera que dentro de uma realidade brasileira é perfeitamente possível se estabelecer um controle de infecção com apenas dois dos três "M" de Altemeier, ou seja, motivação e capacidade. Até os administradores de hospitais se convencerem de que tanto maior será o retorno, quanto maior for o investimento da CCIH, o papel do presidente de uma CCIH será fundamental. Cabe a ele produzir resultados e obter uma atitude de apoio da administração, enfrentando os choques e os interesses contrariados, com argumentos técnicos seguros e eficientes. Outro papel não menos importante dentro de uma CCIH é a escolha da enfermeira que irá trabalhar em regime de dedicação exclusiva. Deverá ter a coragem de apurar resultados, verificar normas, técnicas e procedimentos realizados, deixando para o presidente as pendências políticas e técnicas.

Em nossa experiência destacamos algumas medidas que infuenciaram na redução das taxas de infecção. Dentre estas medidas destacam-se: redução no período de internação pré-operatório, adoção do banho pré-operatório, com especial atenção à lavagem da cabeça e da região a ser operada. Reduziu-se a tricotomia, que ficou restrita às cirurgias inguinais, perineais ou em pacientes extremamente pilosos, e, mesmo assim, realiza-se uma hora antes da cirurgia. Exame físico rigoroso pré-operatório, na busca de infecções comunitárias. Restringiram-se aos casos de absoluta necessidade os procedimentos invasivos (sondagem vesical, cateterismo e dissecção de veia). Intensificaram-se os processos de educação da comunidade hospitalar, além de fornecer, através de relatórios, os indicadores de infecção do hospital, relacionando os índices de infecção de ferida relacionados ao cirurgião, e os casos de infecção respiratória com o anestesista. Se a técnica cirúrgica adequada é o elemento fundamental na prevenção da infecção da ferida, a divulgação da relação infecção/cirurgião é um importante instrumento de educação da comunidade hospitalar. O CDC recomenda, nos Estados Unidos, a prática desta relação para todos os hospitais americanos. O preparo dos cólons também foi objeto de atenção por parte dos componentes da CCIH. É necessário que se uniformize o processo de preparo dos cólons. Outro ponto bastante controvertido é o preparo das mãos das equipes cirúrgicas. No HC da UFPE é recomendado o uso de uma solução degermante de iodo, por um período de até cinco minutos. O manuseio dos curativos também contribui para menor incidência de infecção. No Serviço de Cirurgia Geral do HC da UFPE mantemos o curativo por 24 horas após o término da cirurgia, visto que após este período a impermeabilidade da ferida à contaminação exógena já ocorreu, de acordo com estudo prospectivo e randomizado realizado no HC da UFPE[27].

Por último, deixamos o ponto mais controverso da atuação de uma CCIH, que é a determinação de uma política para a utilização de antibióticos. Um controle rigoroso na utilização de antibióticos, estimulando o uso de primeira linha e determinando o perfil antimicrobiano da flora hospitalar é essencial nas suas atribuições. No HC da UFPE só se libera a utilização de antibióticos que não façam parte de uma lista preestabelecida, juntamente com os chefes de serviços, após a autorização do presidente da CCIH.

INFECÇÃO DA FERIDA – TRATAMENTO

Considerando que a contaminação da ferida ocorre durante o ato cirúrgico até poucas horas após o seu término, tem-se desenvolvido um comportamento de prevenção que envolve este período. O *Stcifilococcus* é a bactéria mais freqüente na etiologia das infecções de ferida cirúrgica.

Quando diagnosticada a infecção da ferida cirúrgica, deve ser tratada com retirada dos pontos da pele, e todo tecido necrosado ou desvitalizado deve ser ressecado até o tecido sadio ser atingido.

Várias soluções com ação anti-séptica podem ser utilizadas. O ácido acético a 1%, o hipoclorito de sódio a 0,25% e o permanganato de potássio diluído a uma concentração de 1: 10.000, além do açúcar, têm sido utilizados com bons resultados. As soluções hiperconcentradas (açúcar) são bactericidas devido a sua ação osmótica, desidratando a bactéria. Além do baixo custo, o açúcar tem apresentado excelentes resultados no tratamento das feridas infectadas. O açúcar, *in vitro* é bactericida para o *Stafilococcus aureus, Escherichia coli, Pseudomonas aeruginosa* e *Klebisiella*.

A infecção da ferida cirúrgica é essencialmente tratada de modo local. Poucas são as eventualidades em que ocorre a necessidade de se complementar o tratamento com agentes antimicrobianos. Pacientes que desenvolvem sepse, insuficiência de múltiplos órgãos e sistemas, diabéticos descompensados, ou portadores de infecção à distância (respiratória, urinária, endocárdica) podem apresentar indicação para o seu uso. A droga a ser utilizada deve ser eficiente contra os prováveis microrganismos causadores da infecção da ferida. Esta informação deve ser fornecida pela CCIH do hospital.

BIBLIOGRAFIA

1. Alexander JW. The contributions of infection control to a century of surgical progress. Ann Surg 201(4):423-428, 1985.
2. Allen L. The Peritoneal Stoma. Anat Rec 67:89, 1936.
3. Altemeier WA, Rurke JF, Pruitt BA & Sandusky WR. Manual on control of infection in surgical patients of the American College of Surgeons. Phyladelphia. J.P. Lippicott, 1976.
4. Breasted JH. The Edwin Smith Surgical Papyrus. The University of Chicago Press, Chicago, n, 1930.
5. Christou NV, Mannick JA, West MA & Kaspar DI. Lymphocyte-macrophage interactions in the response to surgical infections. Arch Surg 122:239, 1987.
6. Christou NV. Nohr CW & Meakins JL. Assessing operative site infection in surgical patients. Arch Surg 122:165, 1987.
7. Condon RE & Wittman DH. The use of antibiotics in General Surgery. Curr Prob Surg 12:807-907, 1991.
8. Culver DH, Horan TC & Gaynes RP, National Nosocomial Infection Surveillance System: Surgical wound infection rates by wound class, operation and risk index in US hospitais, 1986-1990. Am J Med 91 (suppl 3B): 152, 1991.
9. Daschner F, Kunin CM, Wittman DH, Ferraz EM, Benish M & Cruz JR et al. WHO Symposium: use and abuse of antibiotics worlwide. Infection 17(1):46-57, 1989.
10. Dunn DL. Immunomodulation. In. Meakins JL. Surgical infections: diagnosis and treatment. Scientific American Inc., New York, pp. 475-491, 1994.
11. Ferraz EM. Controle de infecção hospitalar: resultados de um estudo prospectivo de dez anos em um hospital universitário. Tese de Prof. Titular da Disciplina de Bases da Técnica Cirúrgica do Departamento de Cirurgia da UFPE. Recife, 1987.
12. Ferraz EM. Infecção da ferida na cirurgia do aparelho digestivo. Tese de Prof. Titular da Disciplina de Cirurgia Abdominal, do Departamento de Cirurgia da UFPE. Recife, 1990.
13. Ferraz EM. Manual de Controle de Infecção em Cirurgia. Editora Pedagógica Universitária Ltda. São Paulo, 1982.
14. Ferraz EM, Bacelar TS, Aguiar JLA, Ferraz AAB, Pagnossin G, Batista JEM. Wound infection rates in clean surgery: a potencially misleading risk classification. Infection Control Hosp Epidem 13(8):457-462, 1992
15. Fry DE. Phatophysiology ofperitonitis. In: Fry DE. Peritonitis. Futura Publishing Company, New York, pp. 1-18, 1993.
16. Garner JS. CDC Guideline for prevention of surgical wound infections, 1985. Infection Control, 7(3): 193-200, 1986.
17. Haley RW, Culver DH, Morgan WM, White JW, Emori TJ & Hooton TM. Identifying patients at high risk of surgical wound infection: a simple multivariate index of patient susceptibility and wound contamination. Am J Epidemiol 121:206,1985.
18. Hau T. Bacteria, toxin, and the peritoneum. World J Surg 14:167-175, 1990.
19. Hau T, Hoffmann R, Simmons RL. Mechanisms of the adjuvant effect of hemoglobin in experimental peritonitis. I. In vivo inhibition of peritoneal Lellkocitosis. Surgery 83:223, 1978.
20. Hooton TM, Haley RW, Culver DH, White JW, Morgan WM & Carroll RJ. The joint association of mutiple risk factors with the occurrence of nosocomial infection. Am J Med 70:960, 1981.
21. Lister 1. New method of treating compound fracture, abscess, etc. Lancet 16:326-329, 1867.
22. Majno G & PALADE GE. Studies on inflammation: I The effect of histamine and serotonine on vascular permeability. An electron microscopie study. J Biophys Biochem Cytol 11:571, 1961.
23. Marshall JC, Christou NV & Meakins JL. The Microbiology of mutiple organ failure: the proximal GI tract as an occult reservoir of pathogenesis. Arch Surg 123:309-315, 1988.
24. Marshall JC, Christou NV & Meakins JL. The gastrointestinal tract. The "undrained Abscess" of mutiple organ failure. Ann Surg 218(2): II 1119, 1993.
25. Offenbartl K & Bengmark S. Intraabdominal infections and gut origin sepsis. World J Surg 14:191-195, 1990.
26. Page CP, Bohnem JMA, Fletcher R, Memanus A.T, Solantrin, J S Wittman DH. Antimicrobial prophilaxis for surgical wound. Curr Surg 128:79-88, 1993.
27. Pagnossin G, Ferraz AAB, Wanderley GJP, Santos Junior MA, Arruda PC, Bacelar TS, Machado RJC, Ferraz EM. Curativo no pós-operatório de cirurgia geral. Rev Col Bras Cir XIX(3):116-119,1992.
28. Peel ALG. Definition of infection. In: Taylor EW. Infection in Surgical Practice. Oxford Medical Publications, New York, pp. 82-87, 1992.
29. Pollock AV. A brief history oftopical antimicrobials in wounds. Surgical Infection 2:14-16,1989.
30. Whipple AO. História da Cirurgia. In: Christopher Davis. Clínica Cirúrgica. Loyal Davis. 7ª ed. Editora Guanabara Koogan S.A., Rio de Janeiro, 1961.

Transplantes de Órgãos – Bases Imunológicas

Carlos Eduardo Sndoli Baía
Sergio Mies

INTRODUÇÃO

Nos dias atuais é inconcebível que o cirurgião de transplantes se preocupe somente com aspectos técnicos da operação. Diferentes abordagens terapêuticas (e até técnicas) podem advir de diferentes diagnósticos de indicação do transplante. Da mesma forma, o controle da imunossupressão no período pós-operatório influi de forma decisiva nos resultados a curto, médio e longo prazos.

Este capítulo tem por objetivo fornecer elementos básicos para a compreensão dos processos imunes que acontecem nos pacientes transplantados, suas conseqüências, e das drogas para seu controle.

HISTOCOMPATIBILIDADE

Durante a década de 50, foi observado que sangue de multíparas ou de indivíduos previamente transfundidos continham anticorpos capazes de aglutinar leucócitos de outros indivíduos. A identificação destes antígenos de leucócitos humanos foi o primeiro passo para a identificação e caracterização do complexo principal de histocompatibitidade (MHC).

Complexo Principal de Histocompatibilidade (MHC)

O MHC humano está codificado geneticamente no braço curto do cromossoma 6. Esta fração do cromossoma corresponde a 0,1% do genoma humano, e é responsável pela síntese de diversas proteínas. Nesta região estão os genes que codificam a produção de algumas das proteínas do complemento, do *fator de necrose tumoral* (TNF), além dos genes responsáveis pela síntese das proteínas de classe I e II do sistema de antígenos leucocitários humanos (HLA) (Fig. 20.1). A Tabela 20.1 mostra a diversidade de haplotipos já identificados para cada um dos alelos HLA.

A distribuição dos antígenos de classe I e II é heterogênea nos tecidos humanos. De modo geral, os antígenos de classe I são expressos na maior parte das células nucleadas, enquanto os de classe II são de distribuição mais restrita, limitados ao sistema linfóide e células acessórias; células endoteliais podem também expressar classe II[10]. A expressão de antígenos de classe I e II não é estática, podendo estar alterada em diferentes situações. Por exemplo, o hepatócito normal não apresenta em sua superfície quantidade significativa de antígenos de classe I; entretanto, tais antígenos são fortemente expressos na cirrose e durante rejeição aguda. Da mesma forma antígenos de classe II aparecem no epitélio biliar da cirrose biliar primária e da hepatite causada pelo vírus B, e nos hepatóciros da hepatite causada pelo citomegalovírus (CMV)[19].

Análises estruturais das moléculas dos antígenos de classe I e II mostram semelhança com as moléculas de imunoglobulinas, e com o receptor de superfície do linfócito T. Estas semelhanças fazem com que todas estas moléculas sejam classificadas como parte da 'superfamília' das imunoglobulinas (Fig. 20.2).

A importância do HLA na realização de um transplante pode ser demonstrada quando se comparam resultados de transplantes renais realizados nos EUA num período de dois anos, mostrando o risco relativo de perda do enxerto (Tabela 20.2). Entretanto, a incompatibilidade HLA não tem o mesmo peso na sobrevida de todos os tipos de transplantes. Por exemplo, não existem dados definitivos no transplante hepático – um estudo retrospectivo de 500 transplantes mostrou que a compatibilidade HLA foi associada à diminuição da sobrevida do enxerto, embora fosse estabeleci da uma relação entre incompatibilidade HLA-DR e maior incidência de insuficiência hepática por rejeição aguda[20].

Outros Antígenos

Existem outros fatores na histocompatibilidade que são dados por diferentes antígenos[28]. Por exemplo, os determinantes antigênicos ABO são dados pelo açúcar terminal da molécula de oligossacáride associada aos lípides de membrana. No grupo A, o açúcar é a N-acetilgalactosamina, e no grupo B é a galactose; no grupo O existe uma combinação dos dois açúcares na mesma molécula, chamado antígeno H. São determinados por três genes alelos: A, B e O, sendo A e B co-dominantes e O recessivo. Os genes A e B sintetizam

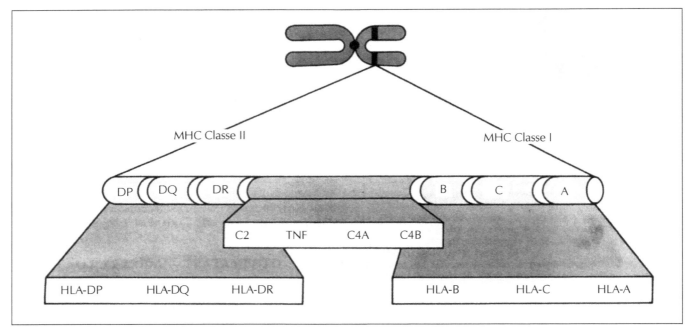

Fig. 20.1 - *Representação esquemática da localização dos genes HLA no cromossoma 6. C2. C4A, C4B = proteínas do sistema do Complemento. TNF = fator de necrose tumoral.*

enzimas que definem o açúcar terminal da molécula de polissacáride, enquanto o O não codifica nenhuma enzima. Os antígenos A, B e H são expressos em outras células além dos eritrócitos. São encontradas, por exemplo, nos leucócitos, células endoteliais da maioria dos órgãos e vasos, e em algumas células epiteliais. Não são encontradas no sistema nervoso central e em tecido conjuntivo. Anticorpos naturais conhecidos como isoaglutininas (anti-A e anti-B) surgem devido a reações imunes cruzadas com antígenos presentes em bactérias e plantas que são absorvidos pelo intestino e funcionam como imunógenos. Estes anticorpos são da classe IgM, e não cruzam a placenta; portanto, recém-nascidos não têm isoaglutininas, que se desenvolverão dentro dos primeiros seis meses de vida.

Em relação ao transplante de órgãos, a importância dos antígenos de histocompatibilidade chamados "menores" é claramente percebida em casos de transplante de coração ou rim, onde rapidamente instala-se a rejeição hiperaguda quando é realizado um transplante com incompatibilidade ABO, devido à presença de anticorpos pré-formados contra antígenos que estão expostos no enxerto. Entretanto, existem estudos que mostram transplantes hepáticos realizados em condição de incompatibilidade ABO com boa evolução[15]. Outro dado importante é a constatação de que o transplante de órgãos entre pessoas com HLA totalmente compatível, e com cerca de metade dos antígenos "menores" compatíveis, ainda assim necessita de imunossupressão para que não ocorra a rejeição. Isto pode ocorrer particularmente em casos de transplante de medula óssea[19].

CÉLULAS DO SISTEMA IMUNE ENVOLVIDAS NA REJEIÇÃO

Linfócitos T

A observação de linfócitos do sangue periférico à microscopia óptica não revela grandes diferenças morfológicas entre eles. Porém, desde o início dos anos 60 são conhecidas duas subpopulações linfocitárias, cuja diferenciação e maturação são dependentes de diferentes órgãos linfóides. As respostas imunes dependentes de células não ocorrem em timectomizados ou em congenitamente atímicos, caracterizando uma população de linfócitos timo-dependentes (linfócitos T). Experiências complementares em aves indicaram que as respostas imunes através de anticorpos são dependentes do órgão linfóide denonminado bursa de Fabricius; no homem, a função equivalente é realizada pelo fígado fetal e medula óssea. Este segundo subgrupo é denominado linfócitos B (LB).

O avanço tecnológico subseqüente permitiu o estudo mais detalhado dos eventos que caracterizam os processos imunes, incluindo a rejeição dos transplantes. Desta forma, surgem novas possibilidades de controle da rejeição e a tentativa de minimizar os efeitos indesejáveis.

Desenvolvimento

Os linfócitos T (LT) derivam da mesma célula pluripotente que dá origem a todas as linhagens sangüíneas *(stem cell)*, que no caso do LT migra para o timo na fase de célula precursora linfóide', onde o microambiente fornece condições e o sinal para o desenvolvimento dos LT (Fig. 20.3).

A partir da periferia cortical do timo, vão ocorrendo multiplicação, diferenciação e migração para a camada medular. A atividade do timo é mais intensa durante o período fetal e nos primeiros anos de vida; entretanto, até em idades avançadas o tecido tímico remanescente é aparentemente normal na sua composição linfocítica e de estroma, apesar da redução volumétrica[22].

O desenvolvimento do LT é caracterizado por aquisição e perda seqüenciais de diversas moléculas, intracelulares e de superfície. As três fases mais importantes da diferenciação

Tabela 20.1
Lista das Especificidades HLA Conhecidas em 1991

A	B		C	D	DR	Do	Dp
A1	B5	B50(21)	Cw1	Dw1	DR1	D01	DPw1
A2	B7	851(5)	Cw2	Dw2	DR103	D02	DPw2
A203	8703	85102	Cw3	Dw3	DR2	D03	DPw3
A210	88	85103	Cw4	Dw4	DR3	D04	DPw4
A3	812	852(5)	Cw5	Dw5	DR4	D05(1)	DPw5
A9	813	853	Cw6	Dw6	DR5	D06(1)	DPw6
A10	B14	854(22)	Cw7	Dw7	DR6	D07(3)	
A11	815	B55(22)	Cw8	Dw8	DR7	D08(3)	
A19	B16	856(22)	Cw9(w3)	Dw9	DR8	D09(3)	
A23(9)	817	857(17)	Cw10(w3)	Dw10	DR9		
A24(9)	818	858(17)		Dw11 (w7)	DR10		
A2403	821	859		Dw12	DR11(5)		
A25(10)	822	860(40)		Dw13	DR12(5)		
A26(10)	B27	861(40)		Dw14	DR13(6)		
A28	B35	862(15)		Dw15	DR14(6)		
A29(19)	B37	863(15)		Dw16	DR1403		
A30(19)	836(16)	864(14)		Dw17(w7)	DR1404		
A31(19)	839(16)	865(14)		Dw18(w6)	DR15(2)		
A32(19)	B3901	867		Dw19(w6)	DR16(2)		
A33(19)	B3902	870		Dw20	DR17(3)		
A34(10)	B40	B71(70)		Dw21	DR18(3)		
A36	B4005	B72(70)		Dw22			
A43	B41	B73		Dw23	DR51		
A66(10)	B42	875(15)					
A68(28)	B44(12)	B76(15)		Dw24	DR52		
A69(28)	B45(12)	B77(15)		Dw25			
A74(19)	B46	B7801		Dw26	DR53		
	B47						
	B48	Bw4					
	B49(21)	Bw6					

dos LT são a *expressão do seu receptor de superfície* (TCR), a *seleção positiva* e a *seleção negativa*[8].

O TCR é um complexo protéico formado por várias cadeias peptídicas, com parte voltada para o meio extracelular e parte para o intracelular (Fig. 20.4). Conforme previamente comentado, é classificado como parte da 'superfamília das imunoglobulinas'. A extremidade extracelular é o sítio de reconhecimento de antígenos do TCR. A análise dos genes responsáveis pela síntese do TCR (localizados nos cromossomas 7 e 14) mostra que o número de diferentes receptores possíveis pode ser estimado em $2{,}75 \times 10^{10}$. A grande diversidade pode gerar TCRs altamente auto-reativos. Desta forma, precisam passar por sistemas de *seleção*, que restrinjam a população de linfócitos maduros somente àqueles que possam agir como defesa[9].

Caracteristicamente, o LT não é uma célula da linha de frente da resposta imune. Após o processo de maturação, ele só se ativará se o antígeno estranho lhe for apresentado por outra célula do sistema imune. A *seleção positiva* é a responsável por esta característica: somente os LT que possuam capacidade de reconhecer antígenos associados a moléculas de identificação do próprio indivíduo (moléculas do complexo principal de histocompatibilidade – MHC de classe I ou II) são 'aprovados' e recebem o sinal para prosseguir seu processo de maturação. Os que não recebem o sinal são destruídos[6].

A *seleção negativa* complementa a prevenção da autoimunidade: células dispostas na transição córtico-medular do timo, denominadas células dendríticas, expõem auto-antígenos. Os LT jovens que se ligarem a estas células (que são derivadas dos macrófagos) são destruídos[6].

Subgrupos

Dentre os LT pode ser verificada a presença de subgrupos, de acordo com a função que apresentam. Desta forma,

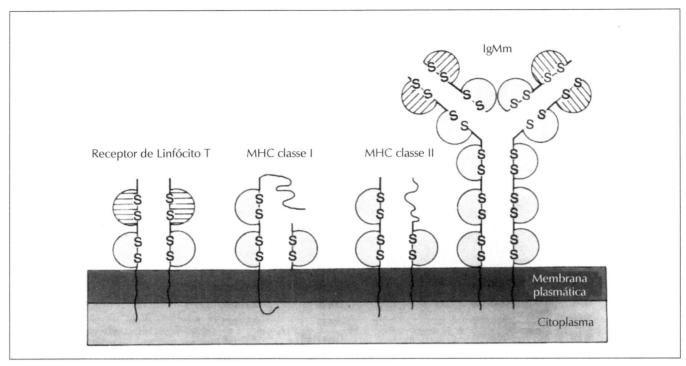

Fig. 20.2 – "Superfamília" das imunoglobulinas. Notar a semelhança entre as estruturas moleculares. As áreas hachuradas correspondem às porções variáveis do TCR e IgMm (IgM de membrana). S-S: pontes dissulfeto.

Tabela 20.2
Risco Relativo da Perda de Enxerto Renal Segundo a compatibilidade HLA
Avaliação por Período de 2 Anos (n = 5.954)[27]

	Compatibilidade	p	Risco Relativo
HLA –A, -B, -DR	0x6	< 0,0002	3,13
HLA -A,-B	0x4	<10^{-5}	1,62
HLA -DR	0x2	<0,0002	1,32

foram identificados dois subgrupos principais: os LT citotóxicos (Tc) e os LT auxiliadores (Th). Durante a maturação e diferenciação os LT apresentam diferentes antígenos de superfície, conhecidos como CD. Existe correspondência entre o subgrupo de LT e o antígeno de superfície por ele apresentado. Assim, enquanto os TC apresentam caracteristicamente CD[8] em sua superfície, CD[4] é encontrado nos Th (Fig. 20.3)[8]. As funções específicas dos subgrupos são descritas adiante.

Ativação

Conforme comentado previamente, a ativação do LT não depende somente da presença do antígeno estranho, mas também de uma estrutura de apresentação deste antígeno. O LT somente se ativará se o antígeno lhe for apresentado associado a uma molécula de identificação (pertencente ao MHC – vide texto). Por exemplo, um macrófago fagocita uma substância exógena, processa-a, e a seguir apresenta-a ao LT para ativação[31]. Neste caso o macrófago é a *célula apresentadora do antígeno* (CAA) (Fig. 20.5).

Entretanto, apenas a ativação do LT não deflagra sua função. É necessário um *segundo sinal* para a expressão de sua função[4]. Este segundo sinal é diferente para os subgrupos de LT. No caso do Th, a ativação definitiva é dada pela secreção de interleucina I (IL-1) a partir da CAA. O Tc é ativado pela secreção de IL-2 e outras citoquinas, como IL-4, IL-6 e interferon, provenientes do Th ativado. A ativação dos LT deflagra também a proliferação e estimula a maturação da linhagem ativada, gerando dessa forma um clone de LTs específicos para aquele antígeno que iniciou a ativação (primária); parte destas células são utilizadas como 'células de memória', prontas para iniciar uma resposta mais rápida em encontro subseqüente com o mesmo antígeno (ativação secundária).

Funções Efetoras

As Th têm sido descritas como condutores da orquestra imunológica, já que as citoquinas que secretam são essenciais para o desenvolvimento e maturação das TC, LB e plasmócitos. Dela dependem a reação imune do tipo hi-

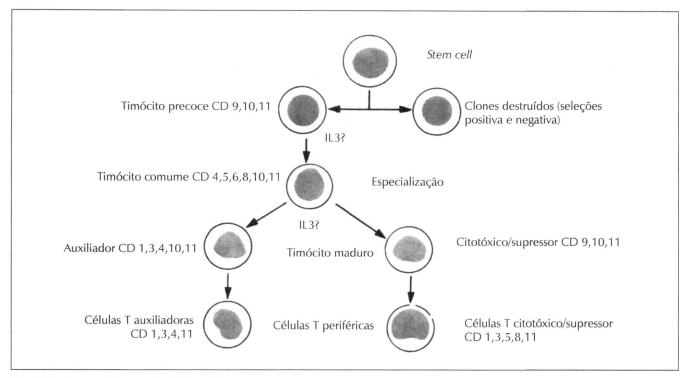

Fig. 20.3 - *Desenvolvimento dos linfócitos T.*

persensibilidade tardia, a produção e secreção de muitos dos fatores estimuladores de colônias que são necessários para a hematopoiese (por exemplo, fator estimulador de colônias de granulócitos e monócitos: GM-CSF), além de estar envolvida em alguns dos estágios da rejeição de enxertos.

As TC, após as ativações primária e secundária, agem de duas formas na destruição da célula-alvo, sempre por meio do contato membrana-membrana: secreção de pelforinas (Fig. 20.6), que vão se polimerizar e produzir poros na célula-alvo, produzindo um desequilíbrio osmótico incompatível com sua sobrevivência, e conseqüente morte celular, e secreção para o interior da célula-alvo de uma toxina que leva a ativação de endonucleases endógenas, levando a fragmentação do DNA e morte celular. Estes processos podem se repetir várias vezes, ou seja, uma única TC pode agir seqüencialmente sobre várias células-alvo.

São descritas outras subpopulações de L T, conhecidas como *T supressor* e *T gama-delta*[26]. Os Ts seriam responsáveis por supressão da resposta imune, antígeno-específica, e seu efeito supressor potencialmente transferível através de transfusão. As células gama-delta seriam timócitos cujo TCR é composto por cadeias polipeptídicas do tipo gama e delta; são a minoria dos timócitos (5%) e dos linfócitos periféricos. Ao contrário do descrito inicialmente, eles não teriam a necessidade de célula apresentadora de antígeno para sua ativação; seriam então a linha inicial de defesa na invasão de microrganismos patogênicos. Esta hipótese é corroborada pela observação de que algumas células gama-delta têm especificidade para proteínas do choque térmico. Esta característica pode implicá-las em doenças auto-imunes, como a artrite de desenvolvimento juvenil.

Linfócitos B

O papel dos anticorpos no processo de rejeição é freqüentemente esquecido, pela posição primordial assumida pelos linfócitos T. Entretanto o potencial destrutivo de um anticorpo pré-formado é evidenciado pela rápida rejeição de transplantes de órgãos com incompatibilidade ABa. É bom lembrar que se cada mililitro de sangue humano contém cerca de 4×10^{16} moléculas de anticorpo, e que um adulto tem aproximadamente 10^{12} linfócitos, é mais provável que uma célula estranha se ligue a um anticorpo, do que encontre uma célula imune.

Na periferia, em ausência de estímulo antigênico, o tempo de reciclagem dos linfócitos, tanto B como T, é lento (semanas, ao invés de dias); penetram nos linfonodos ou no baço, e migram para suas áreas específicas. Na corrente sangüínea, o baço é o principal órgão linfático, com 25% de todos os linfócitos em seu interior. Nele fica o principal sítio de destruição dos linfócitos B (LB) não ativados.

Resposta à Exposição Antigênica

A ativação do LB pode ocorrer de duas formas, *resposta primária* (primeira exposição ao antígeno) e *resposta secundária*[7]. Na primária, existe uma célula apresentadora de antígeno (neste caso específico, células dendríticas foliculares (FDC) – células não fagocíticas, de origem incerta, que são especializadas em apresentar antígenos) – que retém antígenos circulantes e os apresenta ao LB. As FDC são encontradas nos linfonodos e no baço, apresentam os antígenos ao LB, que pode desta forma interagir com os LT, e a partir da produção de interleucinas, a ativação progride, com a clona-

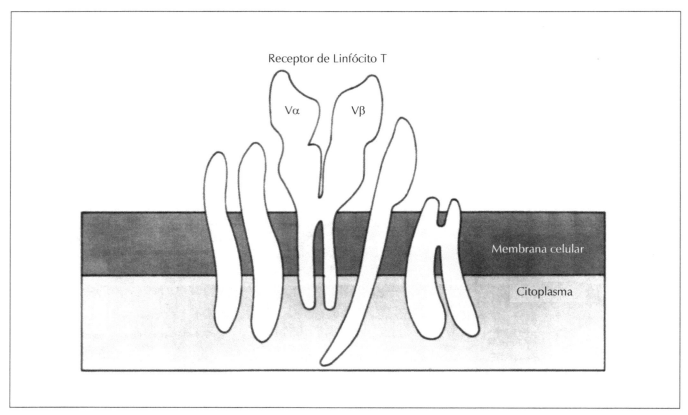

Fig. 20.4 - *TCR. Grupo de cadeias polipeptidicas disposto na membrana celular, com parte voltada para o meio externo e parte para a região intracitoplasmática. Vα: e Vβ: porções variáveis das cadeias α e β.*

gem dos LB ativados e sua diferenciação para os vários tipos de plasmócitos secretores de imuneglobulinas (Ig) e LB de memória (Fig. 20.7).

Na resposta secundária, o LB de memória que foi reexposto ao antígeno específico, migra para a área de LT dos linfonodos e aí se multiplica; o provável motivo da migração é a interativação LB-LT e conseqüente aumento da velocidade de produção de anticorpos (Fig. 20.8). A importância dos estudos sobre as respostas primária e secundária no transplante é clara, quando se sabe que o atual esquema de imunossupressão é inibidor das respostas primária e secundária, e o objetivo é a manutenção da resposta secundária, preservando assim a resposta a antígenos previamente expostos ao hospedeiro.

Outras Células Efetoras

Apesar de os linfócitos serem considerados as células mais importantes na elaboração da resposta imune, outras células 'inflamatórias' são encontradas nos órgãos vítimas de rejeição. Exemplos desta importância são o potencial quimiotático da bile de fígados rejeitados[1], a ativação de neutrófilos circulantes e o encontro de proteínas xitotóxicas provenientes de eosinófilos no interstício de órgãos rejeitados[13].

– Mastócitos: associados tipicamente a reações do tipo alérgica, são encontrados na sua maioria em superfícies mucosas e pele, mas também são encontrados em outros tecidos. Têm a capacidade de produzir citoquinas, e podem ser divididos em dois grupos, os que produzem somente triptase (predominantes no pulmão), e os que produzem triptase e quimase (predominantes na pele). Caracterizam-se morfologicamente pela presença de grânulos, que ocupam mais de metade do conteúdo da célula.

– Basófilos: geralmente descritos como formas circulantes dos mastócitos, são também portadores de grânulos de histamina e têm receptores de alta afinidade para IgE. Porém, comportam-se diferentemente à ativação, e aparentemente são liberados para a circulação após maturação completa, diferentemente dos mastócitos, que completam a sua maturação após ativação no tecido onde se instala.

– Eosinófilos: possuem três tipos de grânulos citoplasmáticos; são fagócitos e podem matar bactérias, mas seu papel principal é associado à atividade não fagocítica de eliminação de parasitas multicelulares[33]. Contribuem na lesão tecidual da rejeição, classicamente durante a fase de hipersensibilidade tardia através da liberação de grânulos de proteínas citotóxicas. A maior parte dos eosinófilos é residente nos tecidos, particularmente mucosas.

– Neutrófilos: são os leucócitos mais abundantes na circulação; após sua diferenciação medular (desde mieloblasto até neutrófilo), é liberado para a circulação, onde permanece, com vida média de seis a oito horas. Cerca de metade dos neutrófilos da circulação encontram-se "marginados", mas podem ser rapidamente mobilizados, e, junto com o aumento da granulopoiese e liberação medular de formas mais jovens, podem

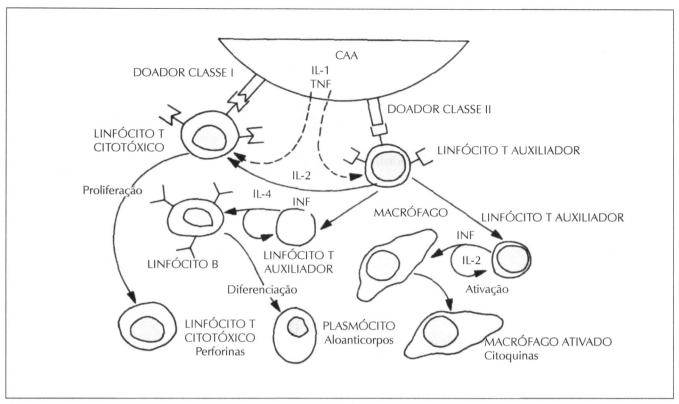

Fig. 20.5 – *Esquema de ativação dos linfócitos T frente a um antígeno apresentado pela CAA (vide texto).*

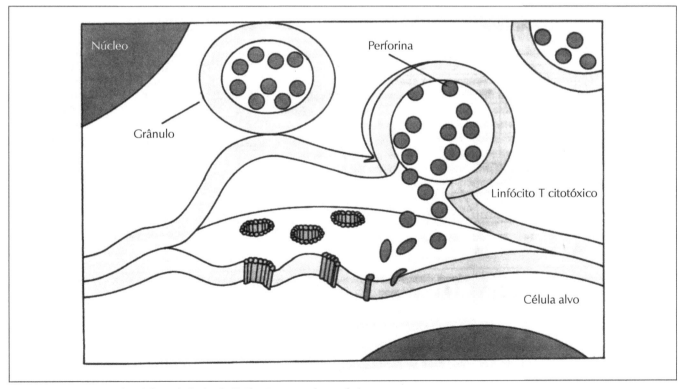

Fig. 20.6 - *Mecanismo de citotoxicidade dos linfócitos T — ação das perforinas.*

expandir rapidamente a população de células durante episódios de infecção ou inflamação. Quando ativados, no tecido, podem durar até dois dias.

– Monócitos/macrófagos: representam uma família de leucócitos extremamente heterogênea. Os monócitos maduros, liberados pela medula para a circulação,

149

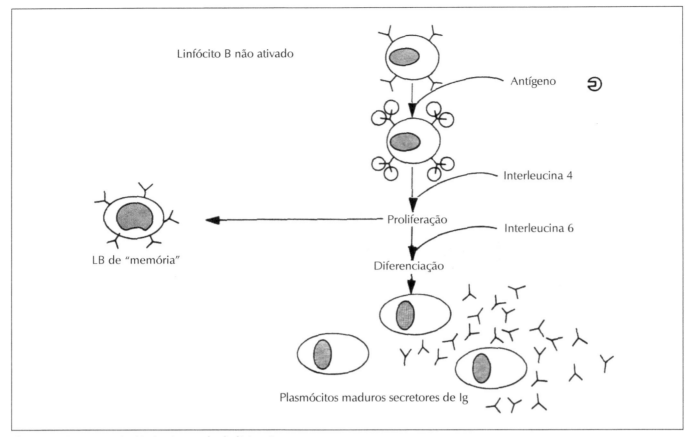

Fig. 20.7 – *Resposta primária à ativação dos linfócitos B.*

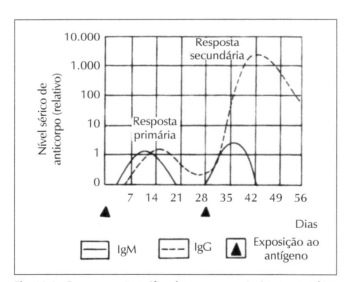

Fig. 20.8 - *Representação gráfica das respostas primária e secundária dos linfócitos B.*

têm vida média de até três dias, mas se recrutados para algum tecido, podem durar por muitos meses. Monócitos preservados em cultura de células contendo soro evoluem para formas com características de macrófagos, e não se sabe se esta diferenciação se dá por algum fator presente no meio de cultura ou se é conseqüência do próprio "envelhecimento" celular. A grande diversidade das formas teciduais indica que estas células devem ser influenciadas também por fatores locais, que alteram o fenótipo do macrófago. Sua possibilidade de multiplicação também é discutida; existem evidências que sugerem esta capacidade em relação às células de Kupfer (macrófagos hepáticos) e a macrófagos alveolares. São capazes de produzir e secretar várias substâncias importantes no processo inflamatório[3], como citoquinas e interleucinas. O papel dos macrófagos está intimamente associado aos mecanismos de defesa do hospedeiro, incluindo apresentação de antígenos, fagocitose, recrutamento e ativação de outras células e resolução da inflamação.

MEDIADORES MOLECULARES

Citoquinas

Foram inicialmente estudadas nos anos 60, quando se percebeu que leucócitos estimulados produzem fatores solúveis que podem ter efeitos em outros aspectos da imunidade. Inicialmente chamadas de *linfoquinas,* estas substâncias têm sido exaustivamente estudadas desde então, levando a conhecimentos importantes, como, por exemplo, que podem ser produzidas por vários tipos celulares, e não somente pelos linfócitos (o que levou à mudança de sua denominação), que uma mesma citoquina pode ter várias ações (pleiotropia), e muitas podem ter o mesmo efeito (redundância). Mais ainda, elas interagem entre si, e muitas vezes o efeito de duas citoquinas isoladamente é diferente do efeito da combinação das mesmas duas. Aparentemente, quase todo processo imune é regulado por uma complexa interação de citoquinas[21].

Desta forma, o termo *citoquina* é utilizado para descrever todas as moléculas solúveis produzidas pelo sistema imune, ou que o influenciam. Estão incluídos neste grupo além das interleucinas, o interferon (IFN), o fator de necrose tumaral (TNF), e o fator de crescimento e transformação (TGF). A lista das principais citoquinas produzidas pelo linfócito T e suas ações características podem ser vistas na Tabela 20.3.

Eicosanóides

Os eicosanóides fazem parte de um grupo de substâncias conhecidas como *autacóides (auto* = próprio, *akos* = remédio); são derivados da membrana fosfolipídica celular, formados a partir de ácidos graxos poliinsaturados de 20 carbonos *(eicosi* = 20). Estes podem ser metabolizados por duas vias principais: a enzima ciclo-oxigenase, que leva a prostaglandinas (PGs) e tromboxanos (TXs), e a lipo-oxigenase, que produz leucotrienos (LTs)[16].

Um dos principais efeitos dos eicosanóides é sobre a musculatura lisa de vários órgãos. No brônquio, a PGE e PGI causam relaxamento, enquanto a PGD, PGF, TXA2, LTC4 e LTD4 causam contração. No sistema vascular, a PGD, PGE e PGI são geralmente vasodilatadoras, enquanto a PGF, TXA2, L TC4 e LTD4 são vasoconstritores. Estes leucotrienos podem levar indiretamente à hipotensão por depressão miocárdica, e diminuição do volume plasmático por constrição da microvasculatura levando à exsudação. Outros efeitos importantes ocorrem na resposta inflamatória, pelo componente vascular de sua ação – edema, hiperemia e calor local. Na resposta imune, a participação dos eicosanóides é cada vez mais reconhecida; porém o significado clínico ainda não foi totalmente elucidado. A PGE pode diminuir a resposta de linfócitos e neutrófilos à ativação; a indometacina pode causar efeito contrário. O tratamento com AINH pode estimular a liberação de citoquinas, bem como suprimir algumas de suas ações.

As conseqüências do tratamento com essas drogas podem ser de vários tipos: desde diminuição do fluxo sangüíneo cerebral levando a zumbidos e tonturas, diminuição da agregação plaquetária, até ulceração gástrica par redução do fluxo sangüíneo à mucosa.

Rejeição

Classificação da Rejeição

A rejeição é definida como lesão ao enxerto causada pela resposta do sistema imune do receptor. É geralmente classificada como *hiperaguda, aguda* e *crônica*. Esta classificação foi inicialmente proposta segundo uma visão temporal do aparecimento do episódio de rejeição. Desta forma, era considerada rejeição hiperaguda a que ocorresse nas primeiras horas após a revascularização, aguda nos primeiros dois meses, e crônica a partir de então. Atualmente este critério foi reformulado, e o parâmetro para classificação da rejeição se prende mais ao aspecto anatomopatológico.

A rejeição hiperaguda caracteriza-se pela presença de anticorpos citotóxicos pré-formados contra antígenos do enxerto, levando a uma rápida exclusão vascular do órgão por trombose dos grandes e pequenos vasos do enxerto; é reconhecida facilmente nos transplantes de rim e coração, enquanto que no fígado a ocorrência deste fenômeno não foi claramente reconhecida. A rejeição aguda caracteriza-se por infiltrado inflamatório perivascular com características agudas, com presença de neutrófilos e eosinófilos além de linfócitos; apresenta-se com características ligeiramente diferentes de acordo com o órgão transplantado. A rejeição crônica é caracterizada por um processo mais lento, que vai levando aos poucos a espessamento da camada íntima dos vasos do enxerto, levando a sua exclusão vascular. Existem outras características particulares para cada órgão; enquanto no coração o dano a artérias coronárias é característico, lia fígado ocorre desaparecimento dos dutos biliares; no rim é a principal causa de proteinúria no pós-transplante. É de tratamento bastante difícil, e na maior parte dos casos leva a necessidade de retransplante.

Tabela 20.3 Citoquinas Produzidas pelos Linfócitos T	
Citoquina (linfocina)	*Ações principais*
Interleucina-2	Fator de crescimento do LT. Ativa células NK e regula a função dos **LB**
Interleucina-3	Fator de crescimento para a *stem cell* da medula. Ativa mastócitos e basófilos
Interleucina-4	Fator de crescimento e diferenciação dos LB
Interleucina-5	Fator de diferenciação dos eosinófilos
Interleucina-6	Fator de crescimento e diferenciação dos LB. Co-estimulador dos L T. Induz resposta de fase aguda
Interleucina-8	Quimiotaxia e ativação de neutrófilos
Interleucina-9	Fator de crescimento do LT auxiliador
Interleucina-10	Inibe produção de IL-2 e IFN
Interferon-γ	Ativação de macrófagos, regulação de MHC classe li, diferenciação de LB. Promove função de LT citotóxico
Fator de necrose tumoral α e β	Fator de crescimento dos LT, ativação de macrófagos. Ativação da célula endotelial, indução da febre

Fatores de Risco

O risco de rejeição é considerado aumentado em algumas situações, sendo as principais a má preservação do órgão a ser transplantado e a transfusão de sangue e derivados no período pré-operatório.

A preservação inadequada pode ser decorrente de causas como hipotensão prolongada, infusão insuficiente da solução de preservação, ou demora excessiva para reimplante (aumento do período de isquemia fria). Esta lesão de preservação pode modificar a imunogenicidade do órgão, como já foi demonstrado no rim e no fígado, levando a exposição de antígenos, que normalmente não se encontram na superfície celular, e, consequentemente, aumentando o risco de rejeição.

A transfusão de sangue se constitui do transplante de tecido mais freqüentemente realizado na prática médica. A exposição aos antígenos estranhos a cada transfusão pode modificar a resposta imune de duas formas: aloimunização e tolerância. Conforme discutido previamente, a aloimunização ocorrerá contra os antígenos não compatíveis do doador. Desta forma, após múltiplas transfusões pode ocorrer a hipersensibilização do indivíduo, que apresentará memória imune a vários determinantes antigênicos diferentes, dificultando a escolha do doador e aumentando o risco de rejeição. Entretanto, existem descrições de aumento do período sem rejeição em pacientes submetidos a transplante renal que haviam recebido transfusões, e que esse efeito protetor era maior quando o sangue era proveniente do doador do órgão, sugerindo uma espécie de indução da tolerância. Em transplante múltiplo (fígado + rim) este efeito protetor também foi notado[12].

IMUNOSSUPRESSÃO CLÍNICA

Conforme o exposto anteriormente, a imunossupressão é um dos pontos mais delicados do transplante. O balanço entre o efeito anti-rejeição e o efeito deletério, principalmente no sentido de favorecimento de infecções, é sensível, delicado, e, apesar de razoavelmente bem estabelecido em vários protocolos, o transplantador deve ter em mente que cada paciente pode responder à terapêutica imunossupressora de forma mais ou menos intensa, de forma coerente com seu próprio estado pré-operatório (desnutrição crônica, hipoproteinemia, doenças auto-imunes etc.).

A descrição das principais drogas imunossupressoras e dos seus mecanismos de ação é dada a seguir. As doses recomendadas são muito variáveis, de acordo com o órgão transplantado e com os esquemas de imunossupressão adotados pelos diferentes serviços de transplantes.

Agentes Antilinfoproliferativos

Inibidores de Síntese das Purinas

Agem como inibidores enzimáticos da biossíntese das purinas, bloqueando a transformação de inosina monofosfato em AMP e GMP (Fig. 20.9). Desta forma, influi na proliferação de todas as células de multiplicação rápida, incluindo as do sistema linfoproliferativo. A droga mais usada deste grupo atualmente é a azatioprina. Apresenta como principal efeito colateral a leucopenia[5].

Ciclosporina e FK506

A descoberta e introdução na prática clínica da ciclosporina no início dos anos 80 foi um marco decisivo na história dos transplantes de órgãos. Sua superioridade como imunossupressor foi rapidamente comprovada pela comparação com controles históricos e em alguns estudos controlados. A partir de então, o uso da ciclosporina A (CyA) foi associado a grande aumento no número de transplantes em todo o mundo. É um decapeptídeo isolado de um fungo do gênero *Tolypocladium*, e seu mecanismo de ação foi extensamente estudado: inibe a resposta proliferativa de linfóci-

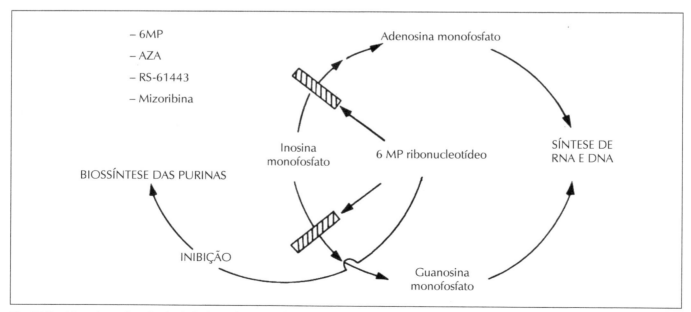

Fig. 20.9 – *Mecanismo de ação dos inibidores da síntese das purinas (bloqueio da transformação da inosina monofosfato em adenosina e guanosina monofosfato).*

tos expostos a aloantígenos, através da inibição da síntese de IL-2 (Fig. 20.10). Na sua apresentação habitual é lipossolúvel, dependendo portanto da bile para sua absorção. Na apresentação sob forma de cápsulas de microemulsão, essa dependência não mais se evidencia, e torna a absorção menos errática. Tem como principais efeitos colaterais a nefrotoxicidade, neurotoxicidade, hirsutismo, e hipertensão arterial (geralmente dose-dependentes)[17].

FK506 é um macrolídeo isolado de um fungo, o *Streptomyces tsukubaesinsis.* e seu mecanismo de ação é aparentemente idêntico ao da ciclosporina, porém cerca de 100 vezes mais potente. Quantitativamente, *in vitro.* Seus efeitos colaterais são muito semelhantes aos da ciclosporina, descrevendo-se também hiperglicemia em vários casos, mas possui menor potencial hipertensor. É descrita a reversão da rejeição crônica do fígado em alguns casos. Alguns estudos mostram melhor relação custo-benefício e risco-benefício do que a ciclosporina[24].

Depleção de Linfócitos

Corticosteróides

Os esteróides foram os primeiros agentes utilizados para a imunossupressão nos transplantes. Agem bloqueando os fenômenos precoces (aumento da permeabilidade capilar, migração de leucócitos, atividade fagocítica) e tardios (proliferação capilar, deposição de fibrina) da resposta inflamatória, em nível local e sistêmico. Em nível celular, bloqueiam a produção de IL-I, que resulta numa menor ativação do LT, e conseqüente menor produção de IL-2, aumenta a e estabilidade lisossômica e tende a diminuir a fagocitose. Apresentam como principais efeitos colaterais a inibição do eixo hipotálamo-hipofisário e suas conseqüências, osteoporose, catarata e distúrbios de comportamentos.

Anticorpos Antilinfócitos

Um dos avanços potencialmente mais importantes no controle do sistema imune é o desenvolvimento do uso terapêutico de anticorpos monoclonais. Existem em uso clínico atual dois anticorpos desenvolvidos contra linfócitos – ALG (globulina antilinfocítica) e OKT3 (anticorpo monoclonal específico contra o complexo de membrana CD3 dos linfócitos circulantes) (Fig. 20.12). Foram sintetizados através da inoculação em ratos de um preparado a partir de linfócitos humanos. Inibidores potentes da resposta imune, são fixadores do complemento e conseguem destruir os LT. São utilizados freqüentemente na rejeição refratária à terapêutica habitual[5] Apresentam como efeitos colaterais importantes diarréia, cefaléia, meningite asséptica e maior risco de infecções fúngicas e virais, principalmente pelo CMV.

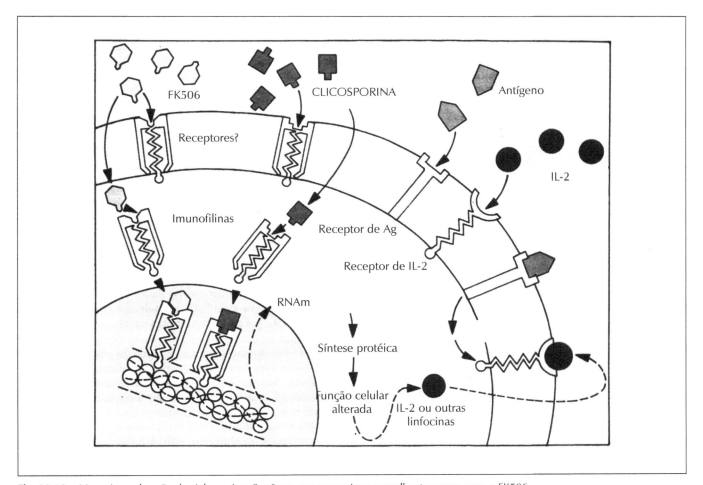

Fig. 20.10 – *Mecanismo de ação da ciclosporina. Supõe-se que mecanismo semelhante ocorra com o FK506.*

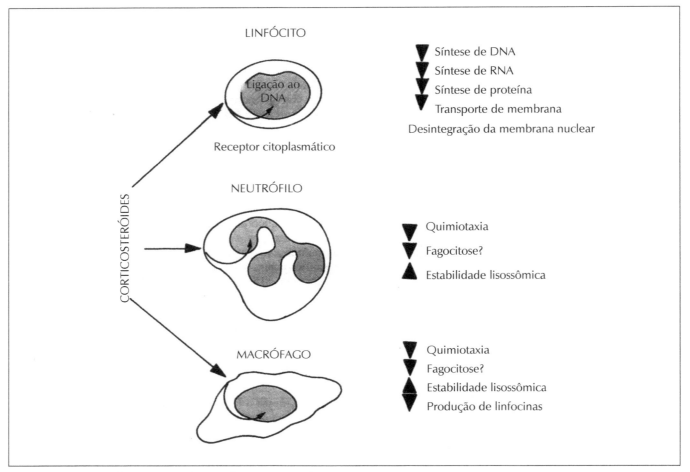

Fig. 20.11 – *Esquema do mecanimso de ação dos corticosteróides.*

Conseqüências da Imunossupressão

A conseqüência mais evidente da imunossupressão é a diminuição da resposta do hospedeiro a infecções, mais comumente infecções oportunistas, como fungos e vírus, que pode levar a complicações importantes no período pós-operatório.

Outro aspecto importante é a abolição da vigilância imunológica, que aumenta a incidência de câncer na população transplantada em cerca de 100 vezes em relação à população geral, sendo que o risco de desenvolvimento de linfoma é de cerca de 350 vezes maior que na população geral[32].

Em crianças, principalmente, podem ocorrer alterações do desenvolvimento devidas à terapia imunossupressora, principalmente advindas do uso de corticosteróides. Da mesma forma, embora já tenham sido descritos inúmeros casos de gravidez em transplantadas, esta condição é preocupante em relação ao desenvolvimento fetal.

NOVAS PERSPECTIVAS

Novas Drogas Imunossupressoras

O conhecimento progressivamente maior dos mecanismos imunes associado ao grande potencial da área de pesquisa em medicamentos, traz a perspectiva de que, num futuro próximo, várias substâncias que se encontram em fase de estudo possam ser utilizadas na prática clínica[23,29].

Entre os citostáticos (inibidores da síntese de purinas), estão em pesquisa a mizoribina, que em estudos iniciais parece apresentar complicações relacionadas a infecções muito menores do que a azatioprina, e o RS-61443[25], um derivado do ácido micofenólico que aparentemente tem uma especificidade maior na inibição da síntese de purinas nos linfócitos T e B, sem inibi-la nos fibroblastos e células endoteliais.

No grupo dos antilinfoproliferativos, a rapamicina, também derivada de um fungo, tem sido estudada como imunossupressor, com avaliações iniciais mostrando potência cerca de 50 vezes maior do que a ciclosporina; aparentemente, pode ser efetiva em fases mais tardias da ativação linfocitária do que a ciclosporina, pois inibe a sinalização intercelular das citoquinas (IL-2, 4 e 6), e apresenta sinergismo com a ciclosponna.

A 15-desoxispergualina é derivada de um produto bacteriano *(Bacillus lactosporos)*, com atividade antitumoral e antibiótica. Seu mecanismo íntimo de ação ainda não foi bem estabelecido[2], mas é capaz de inibir a expansão clonal dos linfócitos, a produção de anticorpos pelos LB, e de diminuir a atividade macrofágica[23].

Anticorpos monoclonais têm sido cada vez mais estudados como moduladores da resposta imune[29,30,34]. Vários agentes podem ser utilizados como imunossupressores (e já foram sintetizados): anti-CD45, anti-CD5, anti-CD7, anti-CD4, anti-receptor de IL2 (CD25) e novos anticorpos

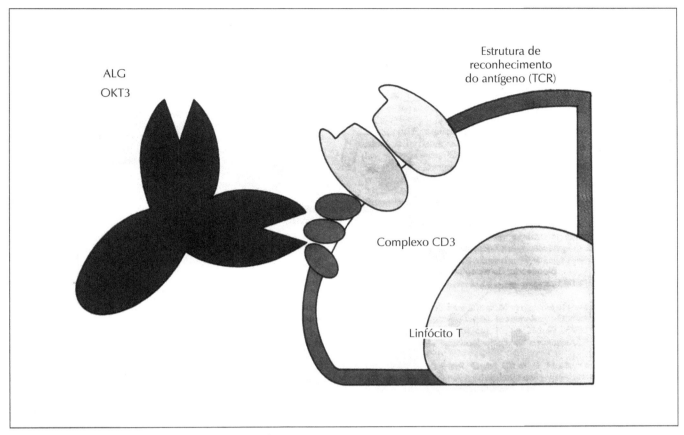

Fig. 20.12 - *Mecanismo de ação dos anticorpos antilinfocíticos, ALG e OKT3.*

antiCD3/TCR (BMA-031 e T10B9.1A/31) e anticitoquinas (anti-TNF) (Fig. 20.13).

Outras drogas têm sido submetidas a estudos farmacológicos, e devem ser reavaliadas ulteriormente[18,23,29]: a talidomida, o ácido ursodeoxicólico, o brequinar, o SKF-105685, WEB-2170, desferritiocina, e antígenos solúveis de classe I.

Xenotransplantes

Até alguns anos atrás a discussão a respeito de xenotransplantes era esporádica, e na maioria das vezes limitada a estudos experimentais. Casos episódicos de xenotransplantes com receptor humano eram descritos, e somente divulgados no âmbito da comunidade científica. O primeiro xenotransplante com receptor humano amplamente divulgado pela imprensa leiga ocorreu em 1985 – um transplante cardíaco de um babuíno para uma criança, que ficou conhecida como 'Baby Fae'. Mais recentemente, em 1992, Starzl divulgou o caso de um transplante de fígado com doador também babuíno. Desde então, o tema passou a ser mais amplamente discutido, mesmo fora da comunidade científica.

Aspectos Fisiológicos

Quando se pensa em realizar um transplante entre espécies distintas, dois aspectos são lembrados quase que instintivamente: o técnico-cirúrgico, pensando-se nas diferenças anatômicas, e o imunológico, quanto ao controle da rejeição. Cabe, neste momento, uma observação importante – o aspecto *fisiológico* é o principal a ser lembrado. Não há dúvida de que o rim ou o fígado de um mamífero de outra espécie, ou mesmo de um primata não humano, exerce as mesmas funções de um humano; mas será que existe equivalência bioquímica plena entre as espécies? E mais, alguns 'detalhes' diferem entre as espécies, tais como temperatura corpórea, pH, pressão de perfusão e 'ambiente' hormonal. As diferenças anatômicas grosseiras são facilmente avaliadas, mas, por exemplo, as células sangüíneas podem ser muito grandes para a rede capilar do enxerto.

Um outro aspecto que deve ser avaliado é o microbiológico. Diferentes espécies podem ser hospedeiros naturais de microrganismos, que para aquela determinada espécie não são patogênicos, mas que, quando carreados para outra espécie, ainda mais associados a imunossupressão, podem ter efeito devastador.

Aspectos Imunológicos

Dentro da discussão sobre xenotransplantes, duas abordagens são possíveis quanto ao aspecto imunológico: imunossupressão e indução de tolerância.

Nos vários casos relatados de xenotransplantes, a rejeição é um grande problema. Na maioria dos casos a perda do enxerto ou do paciente se deu por infecção, e não por rejeição, denotando-se daí o excesso de imunossupressores administrados. Nesse contexto, várias abordagens foram e ainda são descritas, como, por exemplo, novas drogas, imunomodulação com inibidores de citoquinas ou outros métodos, e uso

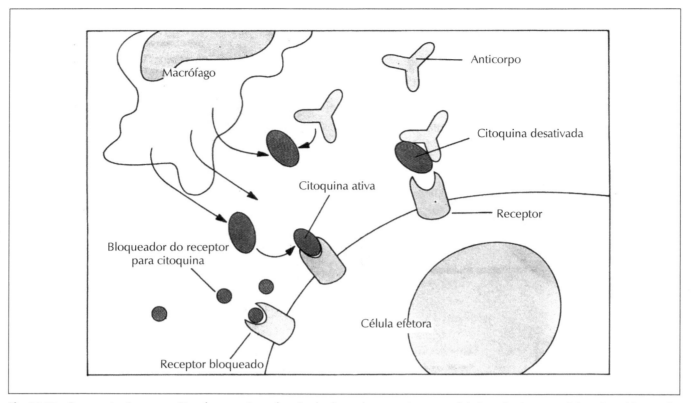

Fig. 20.13 – *Representação esquemática do mecanismo de ação de alguns dos novos imunomoduladores (anticorpo anticitoquina e bloqueador do receptor de citoquina).*

de inibidores específicos, tentando-se chegar o mais próximo possível do equilíbrio entre a prevenção de rejeição e a diminuição dos mecanismos de defesa imune.

Cada vez mais tem-se comentado a respeito de indução de tolerância como mecanismo de aceitação do enxerto pelo hospedeiro[34]. Com a evolução da engenharia genética já existe a possibilidade teórica de modificar geneticamente animais para que sejam imunologicamente mais parecidos com os humanos, podendo-se diminuir, desta forma, a intensidade da imunossupressão. Assim, será possível a criação de um órgão 'por encomenda', utilizando-se o patrimônio genético do receptor para criar uma espécie de 'quimera'*, que seria o doador específico para determinado receptor.

Deve ser também levada em consideração a possibilidade da imunogenicidade de substâncias sintetizadas pelo novo órgão ou seus merabólitos. O modelo da 'quimera' também seria útil neste aspecto, tornando os produtos de secreção do novo órgão mais tolerados pelo receptor.

Aspectos Éticos

A questão da bioética no xenotransplante tem sido discutida amplamente nos últimos anos[11,14]. Podemos dividir o assunto em duas questões básicas: manipulação genética como fonte de órgãos para transplante, e utilização de órgãos de primatas como doadores. Ambas são questões delicadas, que levantam controvérsias dentro e fora da comunidade científica. A discussão sobre o tema é complexa e foge dos objetivos deste capítulo.

BIBLIOGRAFIA

1. Adams DH, Burnett D, Stockley RA et al. Patterns of leukocyte chemotaxis to bile after liver transplantation. Gastroenterology 97:433-8. 1989.
2. Amemiya H, Dohi K, Otsubo O et al. Markedly enhanced therapeutic effect of deoxyspergualin on acute rejection when combined with methylprednisolone in kidney recipients. Transpl Proc 23: 1087-9, 1991.
3. Babior BM. The respiratory burst of fagocytes. J Clin Invest 73:599601,1994.
4. Bach FH & Sachs DH. Transplantation immunology. New Engl J Med 317:489-92. 1987.
5. Becr JR. A, Mies S, Kalil J et al. Drogas utilizadas em transplantes para o controle da rejeição. In: Silva P (ed). Farmacologia. 4ª ed. Rio de Janeiro, Guanabara Koogan, capo 53, pp. 503-9, 1994.
6. Benoist C & Mathis D. Positive selection of the T cell repertoire: where and when does it occur? Cel158:1027-33. 1989.
7. Berek C, Milstein C. The dynamic nature of the antibody repertoire. Immun Rev 105:5-25, 1988.
8. Bohcmer H, Kisielow P. Self-nonself discrimination by T cells. Science 248: 1369-73, 1990.
9. Bretscher P. Cohn M. Theory of self-nonself discrimination. Science 169: 1042-9, 1970.
10. Daar AS, Fuggle SV, Fabre JW et aI. The detailed distribution of HLA-A, B, C antigens in normal human organs. Transplantation 38:287-292,1984.

---

* *Animal mitológico, que se caracteriza por corpo de leão, cabeça de cabra e cauda de dragão. O termo "quimerismo" tem sido usado para definir a situação onde elementos do órgão transplantado se apresentam fora do local do implante.*

11. Evans RW. Xenotransplantation: a panel discussion of some non-clinical issues. In: Hardy MA (ed). Xenograft 25. New York, Excerpta Medica, 1989.
12. I~. Flye MW. Duffy BF. Phelan DL et al. Protective effects of liver transplantation on a simultaneously transplanted kidney in a highly sensitized patient. Transplantation 50: 1051-4. 1990.
13. Foster PF. Sankary HN. Hart M el al. Blood and graft eosinophilia as prediclors of rejection in human liver transplantation. Transplanlatitm 47:n-74,1989
14. Goodall J. Ethical concems in the use of animais as donors. In: Hardy MA (ed). Xenograft 25. New York, Excerpta Medica, capo 34, pp. 335-50, 1989.
15. Gungenheim J, Samuel D, Reynes M et al. Liver transplantation across ABO blood group barriers. Lancet 336:519·523. 1990.
16. Hawkey C & Hudson N. Synthesis and actions of eicosanoids. In: Neuberger J & Adams D (eds). Immunology ofthe liver transplantation. London, Edward Amold, cap. 6, pp. 95-102, 1993.
17. Kahan BD. Cyclosporine. New Engl J Med 321: 1725-38, 1989.
18. Keenan RJ, Eiras G, Bruckart GJ et al. Immunosupressive properties of thalidomíde. Transplantation 52:908·910, 1991.
19. Koskimies S & Lautenschalger I. Transplantation antigens. In: Neuberger J & Adams D (eds). Immunology of the liver transplantation. London, Edward Amold. cap. 9 pp. 127-38, 1993.
20. Markus BM. Duquesnoy RJ. Gordon RD et al. Histocompatibility and li ver transplal11 outcome. Transplantation 46:372-377, 1989.
21. Michie HR, Manogue KR, Spriggs DR et al. Detection of circulating tumor necrosis factor after endotoxin administration. New Engl J Med 318:14g1-1486,1988.
22. Miller JFAP. Immunological funClion of the thymus. Lancet ii 748-9, 1961.
23. Neuberger J & Elias E. Immunosupresssive agents. In: Maddrey WC & Sorrel MF (eds). Transplantation of the liver. 2ª ed. Norwalk, Appleton & Lange, capo 12, pp. 247-65, 1995.
24. Neuhaus P, Blumhardt G, Bechstein WO el al. Comparison of FK506-and cyclosporine-based immunosupression in primary orthopic liver transplantation. Transplantation 59:31-40, 1995.
25. Platz KP, Sollinger HW, Hullett DA et al. RS-61443 - a new, potent immunosupressive agent. Transplantation 51:27-31. 1991.
26. Ritter M. T lymphocytes. In: Neuberger J & Adams D (eds). Immunology of the liver transplantation. London, Edward Amold. Cap. I. pp. 3-21. 1993.
27. Sanfilippo F, Amos DB. Mechanisms and characteristics of allograft rejection. In: Sabiston DC (ed).TextbookofSurgery.14ª ed. Philadelphia, W.B. Saunders Co, cap. 3, pp. 357-374, 1991.
28. Silvers WK, Bartlelt ST, Chen HD et al. Major histocompatibility complex restriction and transplantation immllnity. Transplantation 37:28-32,1984.
29. Simmons RL, Wang Se. New horizons in immunosllpression. Transpl Proc 23:2152-6,1991.
30. Soulillou JP, Cantarovich D, Lemauff B et al. Randomized controlled trial of a monoclonal antibody against the interleulkin-2 receptor (33B3.1) as compred with rabbit antithymocyte globulin forprophylaxis against rejection of renal allografts. New Engl J Med 322:1175-1182, 1988.
31. Swain SL. Tcell sulbsels and therecognition of MHC class. Immun Rev 74:129-142, 1983.
32. Trey C, Trey G, Robson S et al. Management of immunosupression. In: Neuberger J & Adams D (eds). Immunology of the liver transplantation. London, Edward Arnold, cap. 17, pp. 238-49, 1993.
33. Weller PF. The immunobiology of eosinophils. New Engl J Med 324:1110-8, 1991.
34. Wood KJ, Bushell AR, Darby CR et al. Mechanism of induction of transplantation tolerance using donor antigen and anti-CD4 monoclonal antibody. Transpl Proc 23: 133-134, 1991.

21 Transplante de Órgãos – Bases Fisiopatológicas e Técnicas

Fernando Alfieri Jr.
Sergio Mies

INTRODUÇÃO

Garantir a vida de um ser humano pela substituição de um de seus órgãos, insuficiente, por outro sadio, extraído de outro indivíduo, representa o maior avanço na ciência médica com grande repercussão no conhecimento do universo biológico. Assim, abre-se um novo capítulo na história do homem, a do homem quimera, *homo novo,* em que se modifica a sua estrutura original para fazê-lo tolerar um órgão que lhe é estranho.

Desde as civilizações mais antigas o homem já imaginava modificações na morfologia e estrutura do seu corpo. Na mitologia greco-latina e egípcia observam-se criações advindas de uma imaginação sem limites onde se mesclam espécies diferentes sem discriminação. Na era cristã, os mitos e as lendas dão espaço aos milagres, imaginação mais racional, como, por exemplo, a implantação de orelha de um centurião cortada por um golpe de espada (século XV). De todos os milagres, o mais célebre foi contado pelo arcebispo de Gênova, Jacques de Vorangine (séc. XII), em que São Cosme e São Damião amputaram a perna apodrecida de um enfermo e implantaram outra retirada de cadáver. Assim, no mundo da medicina, São Cosme e São Damião são considerados patronos dos médicos e cirurgiões, e o enxerto realizado com sucesso entre indivíduos diferentes nos obriga a considerá-las também pioneiros dos transplantes.

No entanto, foi no mundo vegetal que o homem se iniciou nos princípios do enxerto. Neste período observaram-se certas condições para que a enxertia desse resultado, como a precisão de técnica, a existência de numerosas variedades, a necessidade de avivamento das bordas, condições climáticas propícias e a realização do procedimento entre espécies semelhantes.

As noções adquiridas com o enxerto vegetal progrediram no século XVIII com o advento e reconhecimento das "Ciências Naturais". A nova arte de observar e fazer experimentos permitiu que enxertos em animais e vegetais passassem a ser considerados como investigação científica aplicada. Paralelamente aos experimentos realizados e em espécies animais inferiores, iniciam-se enxertos em vertebrados. Em 1746, nos trabalhos de Duhamel du Monceau já havia referência ao processo de cicatrização e vascularização dos enxertos, bem como conexões e neocirculação embrionária. Em 1749, descreve o êxito de um esporão retirado de frangos e implantado na crista do mesmo animal. Baseando-se neste experimento, em 1767 Johns Hunter implanta dentes extraídos de um cadáver em um homem.

No século XIX, a experimentação dos enxertos se dirigiu a praticamente todos os órgãos e tecidos que compõem o organismo animal. Em 1869, Jacques Louis Reverdin obtém os primeiros sucessos com enxertos de pele no homem, abrindo caminho para a cirurgia plástica e a compreensão dos mecanismos imunológicos.

Em finais do século passado, com os progressos da cirurgia visceral e os recursos da anestesia, antissepsia e assepsia, era possível a exérese de um órgão. No entanto, o transplante pressupõe a implantação de um órgão que só poderia ser realizado com a conexão dos vasos, o que era impossível uma vez que a cirurgia vascular era praticamente inexistente.

Na última década do século passado, vários cirurgiões puderam demonstrar por diversos procedimentos de sutura a possibilidade de anastomose entre vasos sangüíneos, no entanto com muitos fracassos.

Na fase experimental, surgem como pioneiros Mathieu Jaboulay (1860-1913) e Alexis Carrel (1875-1944). Em 1898, Jaboulay descreve o primeiro sucesso de sutura arterial com seguimento de muitos meses e, em 1901, Canel descreve um procedimento simples e eficaz para anastomose término-terminal. Assim, a cirurgia vascular, pelo seu papel fundamental na implantação de órgãos, não só progrediu muito como aparece como um "arranque" nos transplantes.

Embora experimentalmente todos os órgãos fossem transplantados, o rim foi selecionado como órgão de modelo por apresentar vasos com calibre propício às anastomoses vasculares, além da sua duplicidade e conhecimento que apenas um órgão era suficiente para manter a vida. Em 1902, Emerick Ullmann[44] e Alexis Carrel[9] comunicam os primeiros transplantes renais em animais de laboratório com vários insucessos.

O primeiro transplante no homem foi realizado sem sucesso por Mathieu Jaboulay em 1906, com implante de rim retirado de animal de laboratório em uma mulher com síndrome nefrótica. Várias tentativas se seguiram com resultados desanimadores até a I Guerra Mundial, quando os estudos foram interrompidos.

Em 1922, novos estudos na área de transplante, já com conhecimento da compatibilidade do grupo sangüíneo, levam ao conhecimento de mecanismos de rejeição. Em 1933, Voronov realiza o primeiro transplante renal entre dois humanos com rim retirado de cadáver. Mas só em 1950, Lawler, no Presbyterian Hospital de Chicago, realizou o primeiro transplante com sobrevida de mais de dois meses. Várias tentativas se seguiram com doadores cadáver e vivo sem bons resultados de longo prazo. Em 1954 ocorre o primeiro êxito de transplante renal realizado entre gêmeos, confirmando a importância dos genes.

Uma vez que a perfeita identidade tissular era impossível, exceto para gêmeos idênticos, tornou-se necessário "enganar" a natureza suprimindo ou inibindo a reação natural de defesa do organismo a antígenos estranhos. Assim, através de estudos experimentais inicia-se a imunologia.

O grande avanço tecnológico obtido com os transplantes em diversas áreas da medicina determinou resultados progressivamente melhores. No entanto, o desenvolvimento de novos agentes imunossupressores, o conhecimento do complexo sistema imunológico e dos fatores envolvidos na rejeição foram determinantes no sucesso dos transplantes.

Quanto aos tipos de transplante, deve-se considerar o alotransplante (homoenxerto, aloenxerto) quando realizado entre membros não idênticos da mesma espécie; o xenotransplante (heteroenxerto; xenoenxerto) quando entre diferentes espécies; o isotransplante (isoenxerto) entre membros da mesma espécie e geneticamente idênticos; e o autotransplante (autoenxerto) que utiliza tecido do mesmo indivíduo. Em relação à topografia que o enxerto será implantado, classificam-se os transplantes em ortotópico, quando ocupa o sítio anatômico do órgão, e o heterotópico quando em outras localizações.

DOADOR DE ÓRGÃOS

Os avanços da medicina, como ressuscitação cardíaca, respiradores artificiais, circulação extracorpórea e novas drogas, tornaram o conceito de morte clínica ultrapassado, exigindo nova definição. Além disso, com a era dos transplantes, exigem-se órgãos íntegros, hígidos e bem perfundidos. Portanto, da perfeita conceituação dos critérios de morte[21,23] depende o sucesso dos programas de transplantes.

Aspectos Legais

Atualmente, aceita-se o conceito de morte encefálica como o de morte clínica. Desde 1959[23] muitos trabalhos têm tentado demonstrar de maneira clara e objetiva a morte encefálica. No entanto, os critérios são variáveis de país para país, desde conceitos puramente clínicos, como usados na Finlândia e Grã-Bretanha, até critérios mais sofisticados. De forma geral, independentemente de qualquer critério, a causa da lesão cerebral deve ser necessariamente conhecida e as estruturas vitais do encéfalo, necessárias para manter a consciência e a vida vegetativa, irreversivelmente lesadas.

O Hospital das Clínicas da FMUSP, em 1983, estabeleceu o critério de morte encefálica hoje aceito por todo o País, baseado na constatação clínica de coma aperceptivo e ausência de reflexos ou movimentos supra-espinais, excluindo-se hipotermia e depressão medicamentosa, com observação mínima de seis horas. O diagnóstico clínico deve ser confirmado por exame subsidiário gráfico que demonstre ausência de atividade elétrica ou de perfusão sangüínea cerebral ou de atividade metabólica[21].

Experiência clínica e laboratorial demonstra que o sistema nervoso central sem a ação de drogas depressoras, e com ausência de função por período de poucos minutos, após agressão estrutural ou metabólica, não tem condições de recuperar-se. Nos diversos critérios existentes, o período de observação e reavaliação varia de uma a 24 horas.

Dentre os métodos gráficos para constatação do diagnóstico clínico de morte encefálica, a determinação da perfusão sangüínea cerebral por técnica isotópica é complexa. O estudo angiográfico cerebral pode determinar a ausência de perfusão no sistema nervoso central, porém existem limitações de ordem técnica. Em serviços de emergência as arteriografias são realizadas em condições não ideais por punção carotídea percutânea, raramente visualizando-se os quatro vasos da base em aparelhos de raios X convencionais. A angiografia digital, quando disponível, é a ideal.

O eletrencefalograma, difundido como exame complementar no diagnóstico de morte encefálica, é de validade discutível, na medida em que, nos conceitos atuais, o elemento principal para o diagnóstico de morte cerebral é a cessação permanente da atividade do tronco e não de todas as células nervosas. Nesta condição, o eletrencefalograma com eletrodos de couro cabeludo não tem valor, porque pequena atividade cortical residual pode persistir em partes do córtex por algum tempo após a inatividade do tronco cerebral[21].

Definida e aceita a morte encefálica como morte clínica, a legislação determina que, após sua comprovação, a notificação à Secretaria Estadual da Saúde de cada estado do País é obrigatória para qualquer hospital (público ou privado), e o médico que atestar a morte encefálica não pode pertencer a qualquer equipe de transplante. Órgãos, tecidos e partes do corpo humano serão utilizados para transplante se existir desejo expresso do doador, manifesto em vida, mediante documento pessoal ou oficial. Não havendo esta documentação, e se não houver manifestação em contrário por parte do cônjuge, ascendente, ou descendente, exige-se documento escrito e assinado com autorização de doação pelo parente mais próximo. O decreto de 1993, que regulamenta o transplante, também define que a doação é gratuita e que só será realizado se não houver outro meio de prolongamento ou melhora da qualidade de vida do indivíduo enfermo. Tal procedimento é de responsabilidade de médicos com capacidade técnica comprovada, em instituições públicas ou privadas idôneas e cadastradas no Ministério da Saúde.

Seleção de Doadores

Antigamente, os critérios eram muito mais rígidos e a retirada múltipla, de órgãos era completa em virtude das técnicas cirúrgicas específicas para cada órgão. No entanto, o aumento do número de pacientes nas listas de espera para transplante e proporcionalmente o menor número de oferta de doadores determinaram que os critérios fossem menos rígidos e que se aprimorasse a técnica de retirada de múltiplos órgãos. Assim, cada paciente com morte encefálica é doador potencial de rins, coração, pulmões, fígado, pâncreas etc. Embora a sensibilidade à hipotensão e hipoxia varie de órgão para órgão, de forma geral o doador ideal deve ser jovem, hemodinamicamente estável (com no máximo 10µg/kg/min de dopamina, sem hipotensão prolongada); sem parada cardíaca ou, se houver, de curta duração; sem infecção grave; menos de 48 horas de entubação; boa pressão parcial de oxigênio arterial; eletrólitos pouco alterados, função hepática e renal normais, sorologia negativa (vírus B, vírus C, chagas, Lues, anti-HIV, anti-HTLV-l); sem doença crônica ê sem neoplasia maligna.

Bases Técnicas

A incisão utilizada para retirada de múltiplos órgãos é a mediana que se estende da fúrcula esternal ao púbis. Aberta a cavidade abdominal e o mediastino anterior, procede-se à inspeção macroscópica dos órgãos. Inicialmente, são dissecados os grandes vasos cardíacos deixando-os preparados para a retirada. A seguir, a aorta abdominal, abaixo das artérias renais, é dissecada e reparada, da mesma forma que a veia cava inferior. A veia mesentérica superior é dissecada e reparada, na raiz do mesocólon. Os ligamentos hepáticos são seccionados e a vesícula biliar é aberta na região fúndica, e através dela injeta-se soro fisiológico para lavagem da via biliar intra- e extra-hepática. A seguir, após heparinização do paciente, a aorta abdominal, a veia mesentérica superior e a veia cava são cateterizadas (Fig. 21.1). A equipe cardíaca procede, então, à sutura em bolsa da cava superior junto ao átrio direito, e secção das veias cavas superior e inferior. Após pinçamento da croça da aorta e artéria pulmonar, a aorta é puncionada para injeção de solução cardioplégica. Pela secção da aorta, artéria e veias pulmonares, o coração é retirado e acondicionado em saco plástico com solução de preservação.

No momento em que o cirurgião cardíaco pinça a aorta junto à croça, a equipe de fígado pinça a aorta torácica após a abertura da pleura esquerda, iniciando-se a infusão de solução de preservação pela aorta abdominal e veia mesentérica superior, ao mesmo tempo em que o sistema cava é descomprimido pelo cateter inserido na veia cava inferior, evitando-se, assim, a congestão venosa do fígado e rins. Quando o coração não é retirado, a descompressão pode ser feita pela simples abertura do átrio direito, dispensando o cateterismo da veia cava.

O fígado é liberado do peritônio parietal até exposição da veia cava infra-hepática que é seccionda logo acima das veias renais. O diafragma junto à veia cava supra-hepática é seccionado, circundando-a. A aorta tóraco-abdominal é isolada, identificando-se com clareza o tronco celíaco e a artéria mesentérica superior que é dissecada numa extensão de cerca de 6cm, para a verificação de ramos arteriais hepáticos acessórios, sendo então seccionada. A aorta é seccionada junto à emergência da artéria mesentérica superior, inicialmente em sua face lateral esquerda para identificação das artérias renais. Logo a seguir, a aorta é completamente seccionada

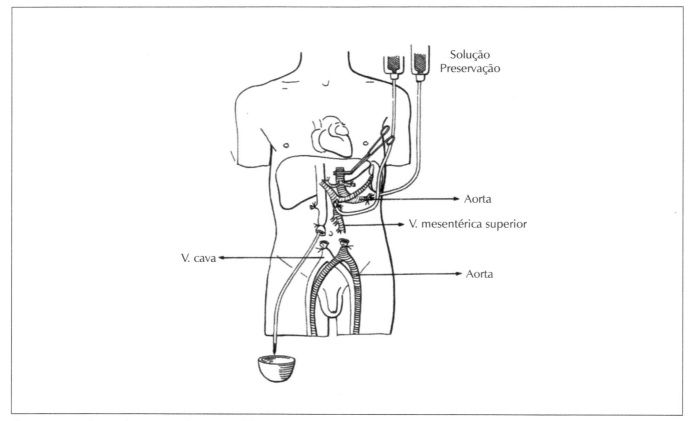

Fig. 21.1 – *Doador: Perfusão* in situ *dos órgãos abdominais (fígado, rins e pâncreas).*

junto à mesentérica superior e acima do tronco celíaco. A primeira porção do duodeno é liberada do hilo hepático, seccionando-se o colédoco em sua porção intrapancreática, e a veia me entérica superior abaixo do pâncreas. Procede-se, então, à liberação da face posterior da veia cava e da aorta junto à coluna e completa-se a exérese do órgão.

Em seguida, os rins são liberados da loja renal e os ureteres dissecados com bastante tecido periureteral ao seu redor, até a inserção vesical, onde são' seccionados. A veia cava e a aorta abdominal são seccionadas acima e abaixo dos vasos renais, após liberação da face posterior, retirando-se os rins em bloco (Fig. 21.2).

PRESERVAÇÃO DE ÓRGÃOS

A preservação tem como objetivo manter a viabilidade do órgão até a sua implantação com rápido restabelecimento de suas funções. Assim, além do adequado manuseio do doador, são fundamentais a técnica de captação, a solução de preservação utilizada e o tempo de isquemia decorrido até a revascularização.

O pequeno número de doadores em relação ao número de pacientes que aguardam diversos tipos de transplante só poderá aumentar com a conscientização das pessoas e dos profissionais da área de saúde da importância da doação de órgãos. Além disso, os cuidados relativos ao equilíbrio hidreletrolítico e ácido-básico, visando à manutenção das condições hemodinâmicas do paciente em morte cerebral, determinam a adequada preservação dos órgãos[2,3]. Vale salientar que, após a década de 60, a aceitação dos critérios de morte encefálica (sistema circulatório preservado) facilitou a preservação de órgãos uma vez que a isquemia a quente pôde ser evitada[40].

Os principais componentes para o sucesso da boa preservação dos órgãos são a hipotermia (0 a 8°C) e evitar a tumefação celular. A hipotermia é obtida com a infusão do leito vascular do órgão com uma solução de preservação gelada (geralmente a 4°C), resfriando-o até aproximadamente 40°C dentro de cinco a 15 minutos. O órgão é, então, acondicionado em recipiente com gelo na temperarura e 0 a 4°C.

O benefício da hipotermia relaciona-se com a diminuição do metabolismo celular e conseqüente redução das necessidades de nutrientes e oxigênio, determinando, também, inativação de enzimas hidrolíticas (fosfolipases, enzimas lisossomais e proteases[27].

A hipotermia, no entanto, também causa alterações metabólicas que determinam edema celular conseqüente à inibição da bomba de sódio na membrana celular. Normalmente, o espaço extracelular é composto de fluido rico em sódio e cloreto, enquanto o intracelular contém alta concentração de potássio e substâncias com alto peso molecular (proteínas e ânions). Se a bomba de sódio, numa fase inicial, deixar de funcionar, o sódio passa para o intracelular em troca pelo potássio, de acordo com o gradiente de concentração. Esta situação não é letal para a célula porque, ao se restabelecer a circulação, a bomba de sódio volta a funcionar. No entanto, a inativação da bomba de sódio por períodos prolongados faz com que o cloreto seja deslocado para o intracelular, de acordo com o gradiente de concentração. Além disso, os colóides intracelulares, pela pressão coloidosmótica, determinam entrada de água para dentro da célula, resultando em edema celular, diluição intracelular, com ruptura de organelas e da arquitetura celular e irreversibilidade da lesão.

Assim, a preservação adequada de órgãos depende de substâncias que também evitem a tumefação celular, chamadas impermeabilizantes. Estas determinam aumento da pressão osmótica do extracelular, impedindo que a pressão coloidosmótica intracelular resulte em entrada de água na célula. Com isso, pode-se evitar que células metabolicamente deprimidas pela hipotermia não sejam definitivamente lesadas.

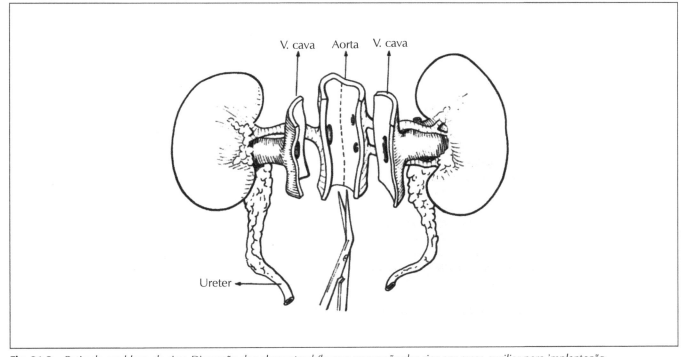

Fig. 21.2 – *Retirada em bloco de rins: Dissecção dos elementos hilares e separação dos rins em mesa auxiliar para implantação.*

Sacárides (glicose, manitol, sucrose, rafinose) e ânions como fosfato, sulfato, glicerofosfato, gluconato, citrato e lactobionato são substâncias que têm esta propriedade[2,10]. No entanto, a maior ou menor permeabilidade da membrana celular a estas substâncias é fator determinante da eficácia dos agentes impermeabilizantes. A permeabilidade da membrana celular é uma propriedade dependente do tipo de órgão e, portanto, determinado agente pode ser mais efetivo em alguns órgãos do que em outros. Assim, a glicose e o manitol são efetivos no rim e não no fígado, pâncreas e coração.

Entretanto, órgãos e tecidos perdem a viabilidade em conseqüência de outros processos poucos conhecidos que levam à morte celular. Algumas evidências mostram que o oxigênio livre, a toxicidade induzida pelo cálcio, a lesão mitocondrial, a perda de precursores da síntese de ATP, a perda de fosfolípides e a ativação de enzimas hidrolíticas estão envolvidas na lesão de preservação[2,10].

Os métodos para preservação de rins, desenvolvidos na década de 60, foram rapidamente introduzidos na clínica com grande impacto no transplante renal[2,10]. O sucesso dos métodos de preservação determinaram grande aumento do número desses transplantes e de centros que passaram a realizá-lo. A solução de Collins é semelhante ao líquido intracelular, com alta concentração de potássio, magnésio, fosfato, tampão e glicose para aumentar a osmolaridade. Esta solução preserva perfeitamente rins por 48 horas assim como a Eurocollins que não contém magnésio. Outras soluções foram testadas e aceitas, como a solução de Ross-Marshall que utiliza citrato como impermeabilizante, mantendo a viabilidade do rim por três dias[34]. A solução de Sacks contém alta concentração de manitol como substância osmoticamente ativa e solução de sucrose, preservando o rim por no máximo três dias[19].

Belzer *et al.* desenvolveram o método de perfusão contínua com plasma gelado e filtrado para remover lipoproteínas que bloqueiam os capilares e a efetiva perfusão. Esta solução é perfundida pela artéria renal a uma pressão de 40 a 60mmHg com 60 batimentos/minuto.

Ambos os métodos, perfusão contínua a frio e a simples preservação a baixas temperaturas, têm sido utilizados na clínica. Durante as primeiras fases do transplante de rim havia discussão sobre que método é mais efetivo. A perfusão contínua determina melhor qualidade na preservação do rim, tanto clínica como laboratorial. No entanto, normalmente o rim é implantado entre 20 e 30 horas após a retirada e a comparação entre os dois métodos nesta circunstância mostrou que ambos são igualmente efetivos em curto e em longo prazo na sobrevida do enxerto. A diferença é que 15% a 50% dos rins preservados com solução gelada necessitam de diálise enquanto que naqueles preservados com perfusão contínua a incidência é de 5% a 15%[10].

No início da década de 80 iniciaram-se estudos para melhorar a preservação de rins, desenvolvendo-se um fluido de perfusão com *hidroxyethyl starch* como colóide, substituindo a albumina sérica que causava lesão endotelial durante a perfusão contínua. Além de *hidroxyethyl starch,* a nova solução continha gluconato (impermeabilizante), adenosina e fosfato para estimular a síntese de ATP[28]. Mais recentemente, esta solução foi modificada substituindo-se a adenosina por adenina e ribose (precursores da síntese de ATP) pois, durante a perfusão do rim, a adenosina é catabolizada e perde a prioridade de estimular a síntese de ATP.

Os métodos de preservação desenvolvidos para o rim não se mostraram eficientes na preservação de outros órgãos, como o pâncreas. A perfusão contínua determina edema celular, dando-se preferência à preservação em soluções a baixa temperatura. A solução de preservação que se mostrou mais eficiente é semelhante à descrita para o rim, contendo *hidroxyethyl starch,* lactobionato e rafinose[46,47]. Esta solução impede o edema pancreático após a reperfusão, preservando o órgão por cerca de 30 horas. Outras soluções desenvolvidas, embora preservem o pâncreas adequadamente, não se mostraram efetivas quando utilizadas em fígado e rins.

Os métodos utilizados com sucesso na preservação do rim mostraram-se limitados na preservação do fígado[40]. A solução UW (Universidade de Wisconsin) foi utilizada por Jamieson *et al.* em transplante ortotópico de fígado em cães com sucesso, mostrando que o órgão poderia ser reimplantado com até 48 horas, com 100% de viabilidade do enxerto e com função normal em dois ou três dias após a revascularização[16]. A solução UW (também chamada Solução de Belzer ou de UW-Belzer) passou a ser utilizada na clínica, com resultados excelentes, inclusive permitindo maior tempo de isquemia que com a solução de Collins, que era de 8 horas[17,43]. Mais recentemente, em animais de laboratório, foi descrita preservação de fígado por três dias com perfusão contínua com solução UW modificada[29], no entanto ainda não utilizada em humanos. Assim, conclui-se que a melhor solução de preservação para fígado é a UW que pode preservá-lo por 18 a 24 horas. Em estudo prospectivo e randomizado esta solução foi comparada à Eurocollins na preservação de rins, com resultados muito superiores[3,30,31]. Atualmente; considera-se a solução UW como a melhor para preservação dos órgãos intra-abdominais.

As soluções de preservação para transplante cardíaco variam de acordo com o centro. No entanto, todas são semelhantes (Ringer a 4°C e potássio) e o órgão pode ser mantido viável por até quatro horas. O coração, diferentemente dos outros órgãos, tem que apresentar capacidade máxima de trabalho desde o início. Por isso, além de bem preservado, o período decorrido entre a retirada e a implantação deve ser o mais curto possível. Parece que a infusão contínua, como sugerida por Collins *et al.*[50], com solução semelhante à UW com algumas modificações, preserva melhor o coração. No entanto, ainda não há dados conclusivos para a introdução deste método na prática clínica[49].

TRANSPLANTE DE RIM

O receptor ideal é o indivíduo jovem, saudável, cuja falência renal não tenha determinado alterações sistêmicas importantes. A presença de tumores malignos, infecção, doença cardiovascular avançada são consideradas contra-indicações absolutas.

Com o progresso da imunossupressão e os cuidados pré-operatórios, associados aos riscos da diálise de longo prazo, muitas situações consideradas contra-indicações passaram a não existir. Assim, demonstra-se claramente que em pacientes diabéticos, antes considerados candidatos de risco, o transplante determina melhor sobrevida do que a diálise crônica[24]. O mesmo ocorre em indivíduos com outras doenças que também podem agredir o rim transplantado como lúpus eritematoso, amiloidose e algumas formas de glomerulonefrites. Nesses pacientes, observa-se não só melhora na qualidade de vida, como a mortalidade no primeiro ano após o transplante é menor que 5%, com sobrevida superior àqueles em diálise crônica.

O maior problema é saber qual o melhor momento da indicação do transplante, porque a evolução da disfunção renal é variável e não se justifica impor ao paciente, prematuramente, os riscos de um transplante. No entanto, deve ser indicado antes que apareçam sintomas decorrentes da uremia avançada como pericardite, anemia severa, osteodistrofia, neuropatia e falência cardíaca, em virtude de muitas destas complicações serem irreversíveis após o transplante.

Doador Vivo

A duplicidade do órgão permite que se utilize doador vivo relacionado, mesmo porque basta um rim para uma sobrevida normal. Esta alternativa é vantajosa para o receptor, uma vez que diminuem os riscos, os gastos e o desconforto da diálise enquanto se aguarda um doador cadáver. Além disso, a morbidade pós-operatória é menor, conseqüente à diminuição da incidência de necrose tubular aguda e crises precoces de rejeição.

Apesar de inúmeras vantagens para o receptor, o uso de doador vivo só se justifica se os riscos forem mínimos. Deve-se esclarecer o doador sobre todos os riscos e que, além do desconforto e da morbidade existente em qualquer cirurgia, a mortalidade da nefrectomia é de 0,05%. Obviamente o possível doador, além dos exames pré-operatórios habituais e de histocompatibilidade adequada, deve apresentar função normal de ambos os rins e ter idade entre 18 e 55 anos.

A nefrectomia unilateral determina hipertrofia compensatória do outro rim, com função renal normal e sem prejuízo da expectativa de vida para o doador. No entanto, alguns estudos experimentais mostram que a hiperfiltração pode levar à esclerose e eventual piora funcional no tecido renal remanescente. Hakim *et al.* observaram que, após 10 anos de seguimento, alguns doadores vivos apresentavam proteinúria e hipertensão arterial, o que não foi confirmado por estudos ulteriores[7,14,48].

A utilização de doadores não relacionados não é aceita por poder envolver aspectos comerciais e os resultados não serem muito superiores quando comparados com doador cadáver, não justificando o risco. No entanto, o uso de ciclosporina e a insuficiente oferta de doadores cadáver em relação ao número de receptores fizeram com que esta posição fosse revista. Hoje, alguns centros aceitam doadores vivos que não pertençam à mesma família mas que, emocionalmente, sejam relacionados, como marido e mulher, com bons resultados[20].

Dá-se preferência à retirada do rim esquerdo em virtude de a veia renal ser mais longa, o que facilita a implantação no receptor. No entanto, é a arteriografia que determina qual dos rins será retirado, preferindo-se aquele que apresentar uma única artéria renal. Por lombotomia, secciona-se a fáscia de Gerota, mobiliza-se o rim e dissecam-se os elementos hilares. A veia renal é totalmente dissecada até sua inserção na veia cava e a artéria isolada desde sua origem na aorta. O ureter é isolado e seccionado junto à bexiga, deixado-se bastante tecido piriureteral, o que evita lesão isquêmica. Quando os vasos ilíacos e a bexiga do receptor estiverem preparados, secciona-se a artéria e a veia do doador ordem. Através da artéria renal infunde-se solução de preservação heparinizada a 4°C e o rim é acondicionado imerso na mesma solução. Os vasos do doador são então suturados e a incisão é fechada sem drenagem.

Doador Cadáver

Embora o doador ideal seja jovem, aqueles com até mais de 65 anos podem também ser aproveitados. No entanto, a arteriosclerose deve ser considerada. Quando se utilizam pacientes com até três anos de idade, ambos os rins devem ser implantados no mesmo receptor, com alta incidência de complicações técnicas, principalmente arteriais.

Aspectos Técnicos

Geralmente, dá-se preferência à anestesia geral com bom relaxamento muscular, o que facilita as anastomoses vasculares e ureteral.

Através de incisão oblíqua, acima do ligamento inguinal, os vasos ilíacos são abordados por via extraperitoneal. Pela facilidade de dissecção prefere-se o lado direito para implantação. No entanto, a escolha deve ser feita considerando-se cirurgias anteriores ou posicionamento do cateter de diálise peritoneal. Após a adequada exposição e preparação dos vasos ilíacos e da bexiga, iniciam-se as anastomoses vasculares. A artéria renal do doador é anastomosada com a artéria ilíaca interna do receptor (término-terminal) ou com a ilíaca externa (término-lateral). A reconstrução arterial término-lateral tem sido muito utilizada porque a exposição da artéria ilíaca externa é mais fácil, requerendo menor dissecção e, portanto, menor risco de estenose da anastomose, principalmente quando se usa *patch* da aorta do doador. Vale salientar que o *patch* não é utilizado em doadores vivos. A presença de duas ou mais artérias renais no doador, que se originam de porções diferentes da aorta, obriga à reconstrução arterial em mesa auxiliar de forma a proporcionar uma única anastomose no receptor. O reconhecimento de artérias acessórias é importante no sentido de se evitar lesões e, conseqüentemente, infartos parenquimatosos. Especial atenção deve ser dada ao pólo inferior do rim, onde artérias polares são, também, responsáveis pela irrigação da pelve renal e ureter, cuja lesão pode determinar necrose e fístula da via excretora[35].

A veia renal é anastomosada à veia ilíaca externa do receptor (término-lateral). Diferente do sistema arterial, o sistema venoso apresenta circulação colateral abundante de forma que, mesmo que haja mais de uma veia renal no enxerto, esta pode ser ligada, preservando-se a maior para a anastomose.

O trato urinário é restabelecido por meio de anastomose do ureter à bexiga, mediante tunelização do ureter à parede vesical. A anastomose entre o ureter do receptor e a pelve renal do enxerto é procedimento utilizado quando há lesão ou desvascularização do ureter no momento da captação (Fig. 21.3).

TRANSPLANTE CARDÍACO

Com o aprimoramento da técnica e melhora dos resultados, indica-se o transplante desde recém-nascidos até pacientes com 60 a 65 anos de idade. a estudo hemodinâmico é realizado em todos os candidatos a transplante, e o fator que determina o risco operatório é a resistência vascular pulmonar, definida como a diferença entre a pressão média da artéria pulmonar e a pressão capilar pulmonar, dividida pelo débito cardíaco. Se a resistência for superior a cinco ou seis unidades e sem resposta à manipulação farmacológica, o risco será maior.

Além da compatibilidade ABO e ecocardiograma normal, o doador deve ter peso semelhante ao receptor. No entanto, para pacientes com resistência vascular pulmonar alta, o peso deve ser o mais próximo possível, em vista da necessidade de uma boa massa muscular de ventrículo direito para vencer a alta resistência pulmonar.

Aspectos Técnicos

No transplante cardíaco é muito importante a coordenação entre as equipes do doador e do receptor, para minimizar o tempo de isquemia do enxerto e da circulação extracorpórea. Após a dissecção dos grandes vasos, o paciente é colocado em circulação extracorpórea. O átrio direito é seccionado a poucos centímetros das cânulas, e o átrio esquerdo, no plano do seio coronário, deixando-se um *cuff* junto às veias pulmonares. A aorta e a artéria pulmonar são seccionadas, procedendo-se à retirada do órgão.

O enxerto é preparado para implantação através da abertura da parede posterior do átrio esquerdo, retirando-se uma "tampa" junto às veias pulmonares. a átrio direito também é seccionado a partir do orifício da veia cava inferior, poupando-se o nó sinoatrial. A revascularização se inicia pelo átrio esquerdo, no nível das veias pulmonares, seguindo-se da anastomose da artéria pulmonar, do átrio direito e da aorta. Entretanto, nos casos em que o tempo de isquemia é longo, ou que o receptor apresenta resistência vascular pulmonar elevada, procede-se à anastomose da aorta logo após à do átrio esquerdo, permitindo a reperfusão precoce do órgão e menor tempo de isquemia. Normalmente, após 30 minutos de reperfusão, o enxerto assume toda a função hemodinâmica com o auxílio da infusão de isoproterenol que é mantido nos primeiros dias[5,6]. O mediastino é fechado após rigorosa revisão da hemostasia (Fig. 21.4).

Nos casos em que o transplante ortotópico não puder ser realizado, o heterotópico deve ser considerado. O transplante heterotópico tem indicação em pacientes com resistência vascular muito elevada, sem resposta ao uso de drogas, e naqueles em situação crítica em que o doador é muito pequeno. No preparo do enxerto em mesa auxiliar, os orifícios venosos pulmonares esquerdos são abertos amplamente e intercomunicados e os direitos são fechados, preparando-se, assim, para posterior anastomose com o átrio esquerdo do receptor. As veias cavas superior e inferior são ligadas e procede-se à abertura da parede posterior do átrio direito numa extensão de 3 a 4cm.

O paciente é colocado em circulação extracorpórea e o átrio esquerdo é seccionado posteriormente. a enxerto é po-

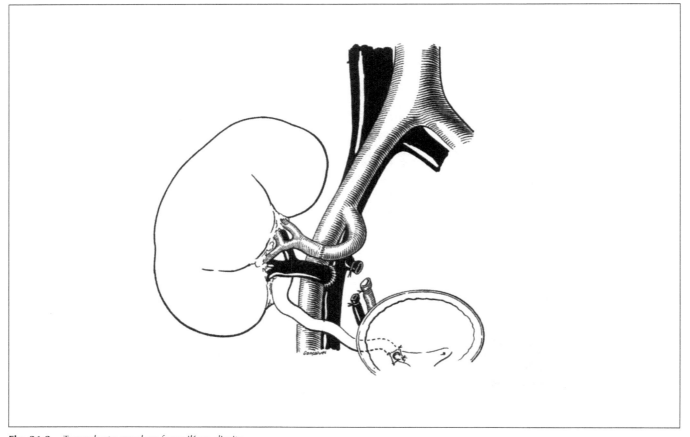

Fig. 21.3 – *Transplante renal na fossa ilíaca direita.*

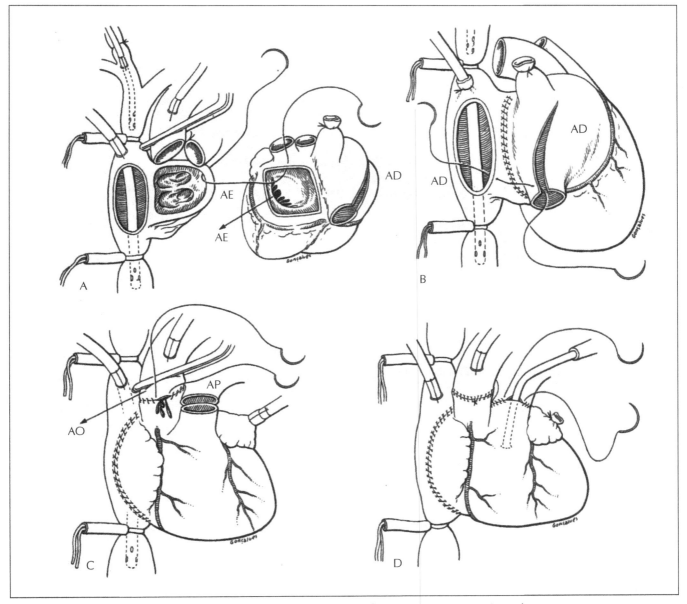

Fig. 21.4 - *Transplante ortotópico de coração: AE: átrio esquerdo; AO: átrio direito; AO: aorta; AP: artéria pulmonar.*

sicionado no tórax direito na face anterior do pulmão e o orifício comum das veias pulmonares do doador é suturado ao átrio esquerdo do receptor. Através de atriotomia direita do receptor procede-se à anastomose do átrio direito do doador. A aorta do doador é anastomosada à porção ascendente da aorta do receptor, e as artérias pulmonares são anastomosadas com interposição de prótese. Vale salientar que a morbidade conseqüente a problemas técnicos ou sangramento é maior no heterotópico do que no ortotópico.

TRANSPLANTE HEPÁTICO

O fígado apresenta complexa fisiologia e a sua disfunção determina transtornos metabólicos, nutricionais, imunológicos e de coagulação. Assim, o transplante de fígado é o mais complexo e o seu sucesso determinou grande impacto na hepatologia clínica e cirúrgica, com progresso evidente no campo da cirurgia, anestesiologia, preservação de órgãos, monitorização do paciente, imunologia, bacteriologia e metabologia.

ASPECTOS TÉCNICOS DO TRANSPLANTE ORTOTÓPICO

As alterações fisiopatológicas do receptor como hipertensão portal, distúrbios nutricionais e de coagulação, entre outros, determinam complexidade na técnica cirúrgica que foi suplantada pelo adestramento da equipe operatória, bem como adequado suporte dos serviços de apoio (banco de sangue e laboratório). Doador e receptor, além de compatibilidade do sistema ABO, devem apresentar pesos semelhantes, preferindo-se doador pouco menor que o receptor.

Após exposição adequada da cavidade abdominal por incisão subcostal bilateral com extensão ao apêndice xifóide (incisão de Mercedes), os ligamentos hepáticos são seccionados e a veia cava inferior (supra- e infra-hepática) é isolada, incluindo-se neste tempo o reconhecimento e ligadura da veia supra-renal direita. A seguir, os elementos do hilo hepático são cuidadosamente isolados e reparados. Após pinçamento da veia cava supra- e infra-hepática, da veia porta, da artéria hepática e secção da via biliar, o fígado é retirado. As alterações hemodinâmicas e metabólicas são inevitáveis com o pinçamento das veias que drenam os intestinos (veia porta) e a parte inferior do organismo (veia cava). Assim, em adultos e em crianças com mais de 15kg, utiliza-se desvio venoso porto-cava – veia axilar, constituído por bomba centrífuga e tubos plásticos que dispensam heparinização. A constituição desses tubos representa avanço tecnológico na medida em que o uso de anticoagulantes exacerbaria os defeitos de coagulação já existentes no hepatopata. Este sistema mantém o retorno venoso e o débito cardíaco, evitando a estase no território infradiafragmático e, portanto, hipotensão grave, edema intestinal, acidose metabólica, insuficiência renal aguda e pulmão de choque no pós-operatório[37]. Além disso, a descompressão do território portal diminui o sangramento intra-operatório evitando infusão excessiva de hemoderivados[18] (Fig. 21.5).

Na fase anepática, procede-se à hemostasia cuidadosa no leito hepático, através de pontos em "X" e cauterização com bisturi elétrico. Não havendo mais sangramento mecânico, procede-se à implantação do órgão. A revascularização do enxerto se faz por meio de anastomoses vasculares entre os vasos do doador e do receptor. De forma geral, inicia-se pela veia cava inferior supra-hepática e a seguir a veia cava infra-hepática. Antes de completar-se esta anastomose, infunde-se pela veia porta cerca de 500ml de Ringer a 4°C com saída da solução de preservação pela veia cava infra-hepática e, só então, completa-se a sutura. Este procedimento tem como objetivo retirar o potássio presente no líquido de preservação e bolhas de ar contidas no interior do órgão antes da revascularização propriamente dita. A instituição desta medida preventiva reduziu as complicações neurológicas e, principalmente, cardiológicas logo depois da reperfusão[39]. Completadas as anastomoses da veia cava, procede-se às suturas da veia porta e da artéria hepática (Fig. 21.6).

Vale salientar que o cirurgião deve estar atento à alta incidência de variações anatômicas na vascularização hepática. O padrão anatômico clássico de irrigação arterial hepática (artéria hepática comum, originando-se do tronco celíaco, dando origem aos ramos direito e esquerdo) ocorre em cerca de 1/3 dos casos[11,13,15], uma vez que o tronco celíaco é sede freqüente de variações anatômicas, principalmente no que se refere à origem da artéria hepática[36]. Em recente revisão de 1.000 arteriografias realizadas no serviço nos últimos 10 anos, observa-se que na maioria dos casos a distribuição é a classicamente descrita. Em 12% há uma artéria hepática direita ou "acessória" que se origina da artéria mesentérica superior, em 2,5% dos casos existe um tronco hepato-mesentérico e em 4,6% a artéria hepática esquerda se origina da artéria gástrica esquerda[22]. Estas alterações devem ser reconhecidas para que não haja comprometimento na suplementação sangüínea após revascularização do enxerto. Por isso, se houver mais de uma artéria hepática, estas são con-

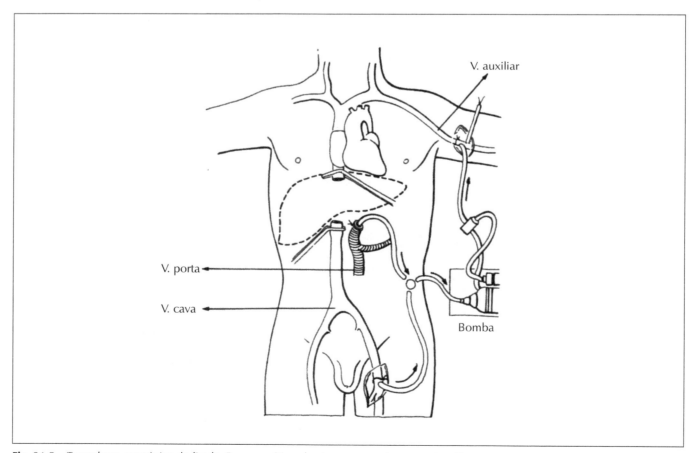

Fig. 21.5 – *Transplante ortotópico de fígado: Fase anepática, desvio venoso porto-cava-veia axilar.*

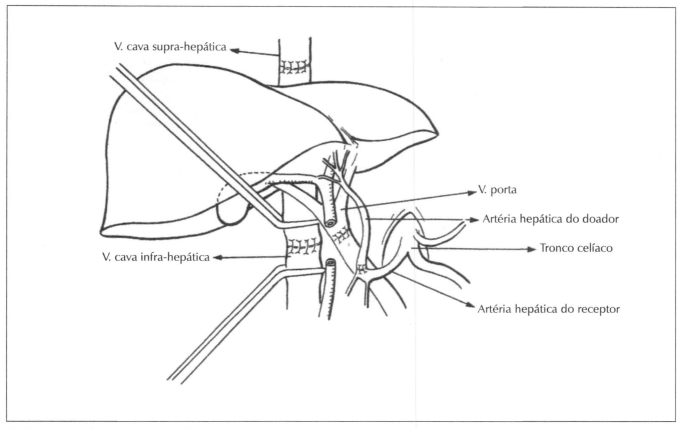

Fig. 21.6 – *Transplante ortotópico de fígado: revascularização do enxerto.*

vertidas, quando do preparo do enxerto em mesa auxiliar, em uma única artéria para maior segurança da anastomose no receptor.

Após produção de bile pelo novo órgão, procede-se à colecistectomia clássica e a reconstrução biliar. A maioria dos autores prefere a colédoco-colédoco anastomose, sobre um dreno em "T", exteriorizado pelo colédoco do receptor. Nos casos em que a via biliar do receptor não é normal, como na colangite esclerosante e atresia de vias biliares, a reconstrução é feita por anastomose bilio-digestiva em "Y" de Roux.

TRANSPLANTE AUXILIAR (HETEROTÓPICO)

Esta modalidade de transplante baseia-se em não retirar o fígado insuficiente, implantando-se o enxerto no leito esplênico ou na pelve. Teoricamente, a vantagem seria que o receptor não ficaria totalmente dependente da função do enxerto, evitando-se, também, os riscos de uma hepatectomia em pacientes com coagulopatia e hipertensão portal. No entanto, em virtude dos avanços técnicos e, principalmente, da imunossupressão, o transplante ortotópico apresenta ótimos resultados, havendo pouco interesse no heterotópico[12,41,42].

TRANSPLANTE INTERVIVOS

A falta de doadores tem sido um fator limitante para realização de maior número de transplantes em vários centros do mundo, inclusive no Brasil[8,32]. As taxas de mortalidade de pacientes em listas de espera é de cerca de 50% entre os adultos, chegando a 70% entre crianças[26]. Os potenciais doadores de órgãos, de forma geral, pertencem à faixa da população economicamente ativa e, portanto, sujeita à violência das grandes cidades, o que determina que a faixa etária entre 15 e 50 anos seja a mais freqüente. Em conseqüência, o transplante ortotópico de fígado sofreu muitas modificações, principalmente, pela falta de doadores infantis. Assim, propôs-se transplante com redução do enxerto com resultados animadores[26]. No entanto, esta modalidade de transplante é uma solução pouco eficiente, na medida em que ainda se depende de doadores adultos. Outra técnica proposta foi a divisão do enxerto, utilizando-se um doador para dois receptores. No entanto, este método ainda apresenta alta morbidade[26].

O conhecimento da segmentação hepática, da anatomia do sistema biliar e sua vascularização[26], associado ao adestramento técnico, determinou menor morbidade nas hepatectomias, especialmente quando se utiliza fita hemostática[26]. Através dos princípios técnicos da hepatectomia, foram estudados 78 fígados humanos *post mortem* quanto ao suprimento sangüíneo e irrigação da árvore biliar do segmento lateral esquerdo (segmentos II e III), demonstrando-se a possibilidade anatômica de sua ressecção e implantação. Assim, a alta taxa de mortalidade de crianças hepatopatas aguardando transplante, associada à falta de doadores infantis, fez com que, no grupo, fosse proposto o transplante intervivos, técnica realizada em vários centros, principalmente Japão, Estados Unidos e Alemanha.

Esta modalidade se justifica pela falta de doadores infantis e, obviamente, porque o risco operatório da segmentectomia lateral é mínimo para o candidato a doador[26].

TRANSPLANTE DE PÂNCREAS

O transplante de pâncreas, embora ainda controvertido, é indicado antes do desenvolvimento de complicações secundárias ao diabetes como retinopatia grave, neuropatia incapacitante, insuficiência renal grave e doença cardiovascular avançada.

O transplante pode ser realizado isoladamente ou em conjunto com o de rim. No entanto, observam-se melhores resultados quando rim e pâncreas são transplantados simultaneamente, pois o paciente habitualmente apresenta nefropatia que justifica transplante duplo (rim e pâncreas). A avaliação cardíaca deve ser cuidadosa pois os sintomas clássicos de angina, mesmo com doença coronariana avançada, não se manifestam em conseqüência da neuropatia diabética.

Aspectos Técnicos

A captação de pâncreas é realizada por técnica que permite a retirada de outros órgãos, inclusive o fígado[38], não havendo competição entre as equipes. A perfusão com solução de UW-Belzer é realizada pela aorta abdominal abaixo das renais e pela veia porta após sua secção acima da veia esplênica. Este método permite boa perfusão do fígado e pâncreas, e impede elevação na pressão da veia esplênica, que poderia determinar grande edema pancreático[47]. Após a remoção de ambos os órgãos, estes são separados e preparados em mesa auxiliar. Freqüentemente o suprimento sangüíneo arterial do pâncreas é restabelecido com enxerto em "Y" da artéria ilíaca.

Desde 1966, vários procedimentos técnicos foram propostos, realizando-se transplantes segmentares (corpo e cauda) e totais do órgão. A maior controvérsia tem sido em relação à melhor solução quanto à secreção exócrina. Dentre as muitas técnicas descritas, destacam-se a ligadura do ducto de Wirsung, drenagem do ducto pancreático para a cavidade peritoneal, obliteração com polímeros, drenagem entérica através de "Y" de Roux e anastomose do ducto pancreático com a bexiga. Quando todo o pâncreas é utilizado, propõe-se anastomose látero-lateral do segmento de duodeno, retirado junto com o órgão, com a alça intestinal ou com a bexiga. A mais utilizada é a drenagem para a bexiga, tanto para transplante segmentar como total (Fig. 21.7).

A obliteração do ducto tem mostrado resultados inferiores quando comparados com drenagem para a alça intestinal ou para a bexiga.

O uso de todo o pâncreas com segmento de duodeno reduziu de forma significativa o número de complicações. A drenagem vesical, através de anastomose látero-lateral do duodeno à bexiga, é a mais simples, mais popular e com menor incidência de complicações técnicas e de infecções. Permite, também, o diagnóstico de rejeição na medida em que a função exócrina do pâncreas pode ser avaliada pela dosagem de amilase na urina. As desvantagens incluem a acidose metabólica conseqüente à perda de bicarbonato, estenose uretral, hematúria, infecções do trato urinário e pancreatite de refluxo. No entanto, a perda do enxerto por complicação técnica é rara, sendo mais freqüente a rejeição (40%). O maior obstáculo no sucesso do transplante de pâncreas é o diagnóstico e o tratamento da' rejeição em tempo oportuno. Em transplantes duplos (rim-pâncreas) a rejeição do rim precede a rejeição pancreática. Assim, a dosagem de creatinina é o exame mais sensível para rejeição do pâncreas, considerando-se que a rejeição isolada de um órgão é rara.

Embora os pacientes transplantados não necessitem mais de insulina com conseqüente melhora na qualidade de vida, o principal objetivo é reverter ou evitar a evolução das complicações advindas do diabetes. No acompanhamento destes pacientes observa-se melhora importante da neuropatia e o não desenvolvimento de nefropatia diabética no rim transplantado[1,4,45]. Existem controvérsias quanto a evolução da retinopatia diabética, havendo melhora após três a quatro anos em pacientes com lesões iniciais[25,33].

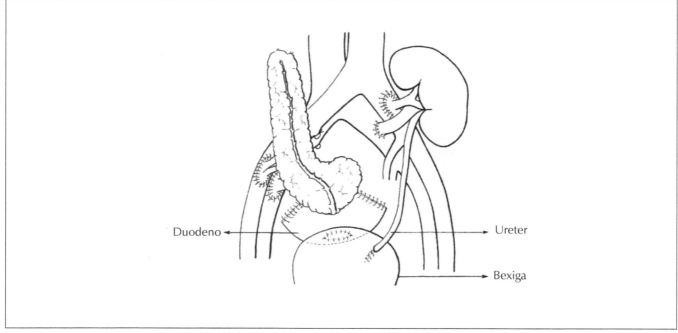

Fig. 21.7 – *Transplante de pâncreas e rim: Anastomose do duodeno à bexiga. Implantação de rim em fossa ilíaca esquerda.*

BIBLIOGRAFIA

1. Abendroth O, Sunder Plasmmamm L, Land W, Landgraf R. Changes of diabetic microangiography after pancreas transplantation. Transplant Proc 19:3886-7, 1987.
2. Belzer FO, Ashby BS, Oumphy JE. 24 and 72-hour preservation. Lancet 2:536-8, 1967.
3. Benoit G, Moukarzel M, Bitker M, Bensadoun H, Hiesse C, Charpentier B, Jardin A, Fries O. Intérêt de Ia solution UW dans la préservation rénale en vue de transplantation. Presse Med 27: 1076, 1989.
4. Bohrnan SO, Wilczer H, Tyden G. Recurrentdiabetic nephropathy in renal allografts placed in diabetic patients and protective effect of simultaneous pancreatic transplantation. Transplant Proc 19:2290-3, 1987.
5. Bolman RM, Cance C, Spray T. The changing face of cardiac transplantation: Washington University program 1985-1987. Ann Thorac Surg 45:192-7, 1987.
6. Bolman RM. Cardiac transplantation. The operative technique. Cardiovasc Clin 20: I 33-5, 1990.
7. Brenner BM, Meyer TW, Hostetter TH. Dietary protein intake and the progressive nature of kidney disease. The role of hemodynamically mediated glomerular injury in the pathogenesis of progressive glomerular sclerosis in aging, renal ablation and intrinsic renal disease. N Engl J Med 307:652-9, 1982.
8. Bursuttil RW, Shaked A, Millis 1M, Jurim O, Colquhoun SO, Shackleton CR, Nuesse BJ, Csete M, Goldstein L, McOiarmid SV. One Thousand Liver Transplants. The lessons learned. Ann Surg 219:490-9, 1994.
9. Carrel A. The surgery of blood vessels. Johns Hopkins Hosp Buli 190:18-281907.
10. Collins GM, Bravo-Shugarman MB, Terasaki PI. Kidney preservation for transplantation: initial perfusion and 30 hour ice storage. Lancet 2:1219-22,1969.
11. Elias H, Petty O. Cross anatomy of the blood vessels and ducts within the human liver. Amer J Anat 90:59-101,1952.
12. Fortner JG, Yeh SOI, Kim OK, Shin MH, Kinne OW. The case for and technique of heterotopic liver grafting. Transplant Proc I I :269-75, 1979.
13. Goldsmith NA, Woodboume RI. The surgical anatomy pertaining to liver resection. Surg Gynec Obstet 105:310-8,1957.
14. Hakim RM, Goldszer RC, Brenner BM. Hypertnsion and proteinuria: long term sequelae of uninephrectomy in humano Kidney Int 25:930-6, 1984.
15. Healey Jr JE, Schroy Pc. Anatomy-of the biliary ducts within the human liver: an analysis of the prevailing patlem of branchings and the major variations of the biliary ducts. Arch Surg 66:599-616, 1953.
16. Jamieson NV, Sundberg R, Lindell S, Southard JH, Belzer FO. Presevation of the canine liver for 24-48 hours using simples cold storage with UW solution. Transplantation 46:517-22, 1988.
17. Kalayoglu M, Sollinger HW, Stratla RJ, D'Allessandro AM, Hoffman RM, Pirsch JO, Belzer FO. Extended preservation of the liver for clinical transplantation. Lancet 1:617-19, 1988.
18. Kang YG, Martin OJ, Marquez J, Lewis JH, Bomtempo FA, Shaw BW, Starzi TE, Winter PM. Intra operative changes in blood coagulation and thromboelastographic monitoring in liver transplantation. Anesth Analg 64:888-96, 1985.
19. Lam FT, Mavor AIO, Potts OJ, Giles GR. Improved 72 hours renal preservation with phosphate buffered sucrose, Transplantation 47:76771, 1989.
20. Levey AS, Hou S, Bush HL. Kidney transplantation from unrelated living donors Time to reclaim a discarded opportunity. N Engl J Med 314:914-6,1986.
21. Manreza LA. Morte clínica. Rev Ass Med Brasil 33:79-80, 1987.
22. Mies S, Kisilevzky NH. Angiografia. In: Dani R. Castro LP. (eds). Gastroenterologia Clínica. 3ª ed. Rio de Janeiro, Guanabara, vol. I, cap. 6, pp. 57-809, 1993.
23. Mollaret P, Goulon M. Le coma depessé. Rev Neurollol:3-15, 1959.
24. Najarian JS, Sutherland DER, Simmons RL. Ten years experience with renal transplantation injuvenile onset diabetes. Ann Surg 190:487-90, 1979.
25. Nakache R, Tyden G, Groth CG. Quality of life in diabetic patients after combined pancreas - kidney or kidney transplantation. Diabetes 38:402,1989.
26. Nery JR, Frason E, Rilo HLR, Purceli E, Barros MFA, Neto 18, Mies S, Raia S, Belzer FO. Surgical anatomy and blood supply of the left biliary tree pertaining to partialliver grafts from living do donors. Transplant Proc 22: 1492-6, 1990.
27. Pegg DE. The biology of cell survival in virro. In: Karrow AM Jr., Pegg DE (eds). Organ Preservation for Transplantation. New York, Marcel Dekker, capo 3, pp. 31-52, 1981.
28. Pegg DE, Green CJ. Renal preservation by hypothenrnic perfusior The use of gelatin polypeptide as the sole colloid. Cryobiology 15-27-30, 1978.
29. Pienaar BH, Lindell SL, Van Gulik T, Southard JH. Belzer FO. 72 hour preservation of the canine liver by machine perfusion. Transplantari 49:258-6 I, 1990.
30. Ploeg RJ. Preliminary results of the European Multicenter Study on UW solution in liver transplantation. The study group. Transplant Proc 22:2185-8, 1990.
31. Ploeg RJ, Goossens O, McAnulty JF, Southard JH, Belzer FO. Succesful 72-hour cold storage of dog kidneys with UW solution. Transplantation 46: 191-6, 1988.
32. Prum J, Klompmaker n, Haagsma EB, Buleveld CMA, Slooff MJH. Selection creiteria for lives donation: a review. Transpl Int 6:226-35, 1993.
33. Ramsay RC, Goetz FC, Southerland DER. Progression of diabetic retinopathy after pancreas transplantation for insulin-dependent diabetes mellitus. N Engl J Med 318:208-14, 1988.
34. Ross H, Marshall VC, Escotl ML. 72-hour canine kidney preservation without continuous perfusion. Transplantation 21:498-501, 1978.
35. Roza AM, PerloffLJ, Naji A, Grossman RA, Barker CF. Living-related do nors with bilateral multiple renal arteries: A twenty year experience. Transplantation 47:397-9, 1989.
36. Rygaard H, Forrest M, Mygind T, Baden H. Anatomic variant of the hepatic arteries. ACta Radiol Diag 27:425-27,1986.
37. Shaw Jr BW, Martin OJ, Marquez JM, Kang YB, Bugbee AC, Iwatsuki S, Griffith BP, Hardesty RL, Banhson HT, Starzl TE. Venous by pass in clinicalliver transplantation. Ann Surg 200:524·34, 1984.
38. Sollinger HW, Vemon WB, D'Alessandro AM. Combined liver and pancreas procurement with Belzer-UW solution. Surgery 106:685-88, 1989.
39. Starzl TE, Schreek SA, Mazzoni G, Aechete JA, Porter KA, Schroter GPJ, Koep LI, Putmam CW. Acute neurological complications after liver transplantation with particular reference to intraoperative cerebral air embolus. Ann Surg 187:236-40, 1978.
40. Starzl TE, Gordon RO, Tzakis AG, Todo S. Liver transplantation. In: Salistom DC ED. Textbook of surgery. 14ª ed. Philadelphia, W.BSaunders CO., cap. 8, pp. 423-433, 1991.
41. Starzl TE, Watanabe K, Porter KA, Putnam CW. Effects of insulin, glueagon, and insulinlglueagon infusions on liver morphology and cell division after complet portacaval shunt in does. Lancet 1:821-25, 1976.
42. Terpstra OT, Sehalm SW, Weimar W, Willense PJA, Baumgartner D. Groenland THN, Ten Kate PWJ, Porte RJ, De Rave S, Reuners CB. Stibbe J, Terpstra JL. Auxiliary partial liver transplantation for end-stage chronic liver disease. N. Engl. J. Med. 319: 1507-11, 1988.
43. Todo S, Tzakis A, Starzl TE. Preservation of livers with UW ou Euro-Collins solution. Transplantation 46:925-6, 1988.
44. UIlmann E. Experimentalle nierentransplantation. Wien Klin Wschr 15:281-90,1902.
45. Van Der Vliet JA, Navarro X, Kennedy WR. The effect of pancreas transplantation on diabetic polyneuropathy. Transplantation 45:368-70. 1988.
46. Wahlberg JA, Love R, Landegaard L, Southard JH, Belzer FO. 72-hour preservation of the canine pancreas. Transplantation 43:5-9,1987.
47. Wahlberg JA, Southard JH, Belzer FO. Development of a cold storage solution for pancreas preservation. Cryobiology 23:477-82, 1986.
48. Weiland O, Sutherland DER, Chavers B, Simmons RL, Ascher J. Najarian JS. Information on 628 living related kidney donors at a single institution with long-term following in 472 cases. Transplant Proc 16:5-10, 1984.
49. Wicomb WN, Collins GM, Wood J, Hill JD. Improved cardioplegia using new perfusates. Transplant Proe 21:1357-8, 1989.
50. Wicomb WN, Hill JD, Avery J, Collins GM. Comparison of cardioplegic and UW solutions for short-term rabbit heart preservation. Transplantation 47:733-34, 1989.

22

Vias de Acesso aos Membros

Jorge Salles Guimarães

INTRODUÇÃO

O conhecimento das vias de acesso é fundamental para a prática operatória. Nos membros, as vias de acesso são numerosas, devido às múltiplas estruturas que os constituem. Seu estudo pormenorizado, por isto, ultrapassa os objetivos deste capítulo. Foram aqui selecionadas somente as vias de acesso mais úteis para os principais vasos e nervos dos membros superior e inferior, as quais são freqüentemente utilizadas no tratamento das lesões traumáticas destas estruturas.

ACESSO AO PLEXO BRAQUIAL E À ARTÉRIA E VEIA SUBCLÁVIAS

Morfologia Cirúrgica

O plexo braquial, na sua origem, tem a forma de um triângulo cuja base está na coluna vertebral e o ápice na axila. É constituído pelo 5º, 6º, 7º e 8º nervos cervicais e 1º nervo dorsal. Os cordões nervosos dirigem-se para a região supraclavicular, unindo-se durante seu trajeto da seguinte forma (Fig. 22.1): o 5º e o 6º nervos cervicais formam um cordão único, o mesmo acontecendo ao 8º nervo cervical e ao 1º dorsal. O 7º nervo cervical mantém-se isolado. Os três cordões nervosos resultantes são os cordões primários superior, médio e inferior. Ao atingir a parte intermediária da região supraclavicular cada um destes cordões se bifurca em um ramo anterior e outro posterior. Os três ramos posteriores juntam-se originando o fascículo posterior. Os dois ramos anteriores dos cordões primários superior e médio unem-se para originar o fascículo lateral; o ramo anterior do cordão inferior permanece isolado, dando origem ao fascículo medial. Com esta disposição os cordões nervosos cruzam a face posterior da clavícula, juntos da artéria subclávia, acompanhando-a no seu trajeto. Na região subclavicular estes fascículos continuam-se nos nervos do membro superior. Do fascículo posterior originam-se os nervos circunflexo e radial. Os fascículos medial e lateral emitem duas raízes que se unem na face anterior da artéria axilar, originando o nervo mediano. O cordão lateral dá ainda origem ao nervo músculo-cutâneo e o cordão medial aos nervos ulnar e cutâneos mediais do braço e do antebraço. Durante seu trajeto nas regiões supraclavicular e infraclavicular as raízes do plexo braquial emitem ramos colaterais profundos e superficiais, para os músculos e para o tegumento, unindo-se também aos filetes simpáticos provenientes dos gânglios simpáticos cervicais. No seu percurso o plexo braquial situa-se inicialmente entre os músculos escalenos anterior e médio. Estes músculos se afastam para atingir sua inserção costal, formando um triângulo em cujo ápice transitam as raízes nervosas. Ao ultrapassar a borda lateral do músculo escaleno anterior, os cordões nervosos tornam-se mais superficiais, sendo cruzados anteriormente pelo músculo omo-hióideo. Este músculo limita pela sua borda inferior a aponeurose cervical média, a qual deve ser incisada para atingir as raízes do plexo. A partir deste ponto as fibras nervosas se aproximam umas das outras cruzando a face posterior da clavícula. É nesta região, junto à clavícula, no segmento lateral da fossa supraclavicular, que se faz a anestesia troncular do plexo braquial (anestesia de Kulenkampf). Ao cruzar a clavícula os ramos nervosos estão recobertos pelo músculo subclávio e logo abaixo pelos músculos peitorais maior e menor. Ocupam inicialmente posição lateral à artéria subclávia; o fascículo medial coloca-se em seguida junto à face medial da artéria, quando esta se continua na artéria axilar.

A artéria subclávia direita origina-se do tronco braquicefálico e a artéria subclávia esquerda da croça da aorta. Após sua origem dirige-se para cima e lateralmente descrevendo curvatura de concavidade inferior, junto à cúpula pleural. Ultrapassa o nível da primeira costela e em seguida cruza a face posterior da clavícula para se dirigir à região axilar. A partir da borda externa da primeira costela passa a se denominar artéria axilar. Ao atingir a primeira costela acha-se recoberta pelo músculo escaleno anterior, na base do triângulo existente entre os músculos escalenos anterior e médio. Esta relação com os músculos escalenos permite dividir a artéria subclávia em dois segmentos de interesse

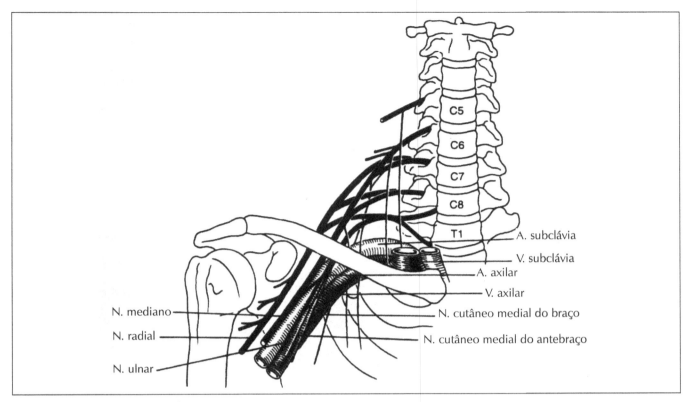

Fig. 22.1 – *Raízes do plexo braquial.*

cirúrgico: intra-escalênico e extra-escalênico. No primeiro segmento o acesso à artéria é mais difícil pela sua situação profunda. Nele se originam ramos colaterais de importância: a. vertebral, tronco tireobicervicoescapular, artéria torácica interna (mamária interna) e artéria intercostal superior. É no segmento extra-escalênico que a artéria se aproxima da veia subclávia, tornando-se mais acessível ao cruzar a porção média da clavícula. Pela sua proximidade com a veia neste local, é possível a formação de fístulas arteriovenosas por traumatismos. A artéria axilar cruza a cavidade axilar dirigindo-se ao membro superior. Nesta região emite vários ramos: a artéria tóraco-acromial, artérias torácicas suprema e lateral, artéria subescapular e artérias circunflexas. Estas artérias têm capacidade de estabelecer a circulação colateral para o ombro e membro superior quando ocorre a obstrução da artéria axilar.

As veias subclávias direita e esquerda são continuação das veias axilares. Estas formam-se à custa de dois troncos venosos satélites da artéria braquial, que se juntam geralmente no nível da borda lateral do músculo peitoral maior. A veia axilar ocupa posição anterior à artéria, sendo importante ponto de reparo para as mastectomias (ver anatomia cirúrgica da mama). Caminha junto à artéria, em direção à região subclávia, atingindo a fossa supraclavicular. Encontra-se também recoberta pelos músculos peitoral maior e menor e subclávio. Antes de seu cruzamento com a clavícula recebe a veia cefálica, que se curva para ela após percorrer o sulco delto-peitoral. Ao atingir a região supraclavicular a veia subclávia situa-se em posição mais superficial que a artéria, cruzando a face anterior do músculo escaleno anterior. Esta situação torna-a mais vulnerável nos ferimentos associados à fratura da clavícula. Neste nível apresenta disposição quase transversal, unindo-se, ao atingir a articulação esternoclavicular, com a veia jugular interna, para originar os troncos braquiocefálicos direito e esquerdo. No ângulo de junção com a veia jugular interna desemboca, à direita, a grande veia linfática e à esquerda o ducto torácico. As veias axilar e subclávia recebem ramos com a mesma denominação das artérias correspondentes. Na veia subclávia desemboca também a veia jugular externa, próximo ao seu ponto de união com a veia jugular interna. Durante seu trajeto a veia subclávia circunda também a cúpula pleural. Daí a possibilidade de perfuração da pleura e da formação de hemotórax ou de pneumotórax nas tentativas de punção da veia.

Via de Acesso Supraclavicular

Dentre as vias de acesso à região supraclavicular, é bastante usada a estabelecida por incisão transversa. A incisão é feita 2cm acima da clavícula, iniciando na borda lateral do músculo esternocleidomastóideo, numa extensão de 8 cm. Caso se necessite maior amplitude de acesso, a incisão pode ser iniciada, junto à borda lateral do feixe esternal do músculo esternocleidomastóideo, estendendo-se até a borda anterior do músculo trapézio. O enfermo é colocado com a face voltada para o lado oposto, tendo um coxim no dorso, para facilitar a exposição. Faz-se a incisão da pele, do músculo platisma e da fáscia cervical superficial, tendo o cuidado de identificar a veia jugular externa que cruza a região junto à borda lateral do músculo esternocleidomastóideo. Este músculo poderá ter seu fascículo clavicular seccionado, caso se deseje maior exposição das estruturas. Incisa-se em seguida a fáscia cervical média. A partir desta abertura encontra-se com facilidade, junto ao tecido céfalo-adiposo que ocupa a fossa supraclavicular, os feixes do plexo braquial, os quais ocupam posição mais lateral. A pesquisa da artéria e da via subclávia: deve ser feita medialmente e para baixo. Para sua identificação é útil reconhecer o músculo escaleno anterior, o qual é' encontrado no limite medial da incisão, após o afastamento medial do músculo esternocleidomastóideo. O músculo escaleno anterior é reconhecido por apresentar na sua face anterior o nervo frênico, no seu trajeto para a cavidade torácica. Em caso de necessidade o músculo escaleno anterior poderá ser seccionado, com o cuidado de preservar o nervo frênico. A veia subclávia ocupa posição anterior ao músculo escaleno anterior, estando envolvida pela fáscia cervical média. A artéria é identificada junto à primeira costela, pelo afastamento do músculo. A pesquisa da artéria e da veia na sua porção extra-escalênica deve ser orientada em direção à clavícula, porque neste ponto as duas estruturas se dirigem para a região subclavicular. Na dissecção da artéria e da veia deve-se afastar a cúpula pleural para evitar sua abertura.

Via de Acesso Infraclavicular

Dentre as vias de acesso infraclaviculares uma das mais utilizadas é a transversa. A incisão, à semelhança da anterior, é paralela à clavícula, situando-se 2cm inferiormente a ela. É feita numa extensão de 8 a 10cm, terminando junto à borda anterior do músculo deltóide (Fig. 22.2). Não há interesse no prolongamento medial da incisão, tendo em vista que as estruturas vásculo-nervosas ao se dirigirem à axila ocupam posição lateral na região subclavicular. Nesta via de acesso, após a abertura da pele e fáscia superficial, secciona-se o músculo peitoral maior próximo a sua inserção clavicular. A disposição oblíqua das fibras musculares permite também seu afastamento por divulsão. Na separação das fibras do músculo peitoral maior encontra-se a veia cefálica, com trajetória no sulco deito-peitoral e a artéria tóraco-acromial que se origina junto à borda medial do músculo peitoral menor. Afastado o músculo peitoral maior, identifica-se o músculo subclávio com a fáscia clavicular que o reveste. Afastando lateralmente o músculo peitoral menor, identifica-se a veia subclávia tendo lateralmente a artéria junto com os cordões nervosos do plexo braquial (Fig. 22.3). Neste ponto emerge o nervo do músculo peitoral maior, o qual deve ser preservado. Havendo necessidade de aumentar o acesso basta seccionar o músculo peitoral menor junto à sua inserção tendinosa no processo coracóide da omoplata, para obter ampla visibilidade das estruturas vásculo-nervosas.

Via de Acesso Delto-Peitoral

Esta via constitui prolongamento da via subclavicular, sendo utilizada para acesso à artéria e veia axilares, ou aos nervos do plexo braquial, que se destinam ao membro superior. Nos indivíduos magros o sulco delto-peitoral é bastante visível. Nos obesos o local da incisão é conhecido pela palpação do suco delto-peitoral, movimentando-se o membro superior para produzir a contração muscular. A incisão inicia-se no nível do ponto mediano da clavícula e se estende pelo sulco delto-peitoral numa extensão de oito a 10cm. Incisada a pele, afasta-se a musculatura do sulco junto com a veia cefálica, seccionando-se a seguir a aponeurose de inserção do músculo peitoral maior no úmero. No plano profundo encontra-se a fáscia clavicoracoaxilar, a qual é seccionada permitindo o acesso às estruturas vásculo-nervosas que cruzam a região. Para ampliar o acesso deve-se seccionar o tendão de inserção do músculo peitoral menor no processo coracóide. A secção pode ser evitada quando se coloca o braço junto ao tronco, afrouxando a musculatura, que pode ser afastada convenientemente. A secção do músculo peitoral menor é útil quando se deseja aumentar o acesso em direção à clavícula. Na axila a veia axilar apresenta-se originando-se das duas veias braquiais. Recebe aí colaterais, sendo as mais calibrosas a veia subescapular e as veias torácica lateral e torácica superior. A artéria axilar, situada em posição posterior à veia, encontra-se junto aos fascículos medial e lateral do plexo braquial, os quais originam o nervo mediano na face anterior da artéria. O nervo cubital distingue-se pelo seu maior calibre, originando-se do fascículo medial. Para identificar o nervo radial afasta-se a artéria para cima pois o nervo se encontra em situação mais profunda.

ACESSO À REGIÃO ANTERIOR DO COTOVELO

Morfologia Cirúrgica

A face anterior do cotovelo, mantendo-se o antebraço estendido, apresenta uma proeminência central na sua porção superior e duas laterais na porção inferior, as quais são determinadas pelos três agrupamentos musculares existentes. Os sulcos entre estes agrupamentos são importantes pontos de referência para a pesquisa das estruturas vásculo-nervosas que atravessam a região. No sulco medial se encontram a artéria braquial e o nervo mediano e no sulco lateral o nervo radial. A pele da face anterior do cotovelo é fina e tem grande mobilidade, exigida pelos movimentos do ante-

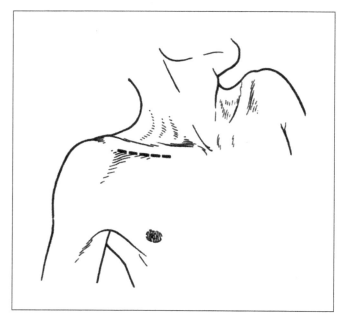

Fig. 22.2 – *Incisão cutânea para acesso infraclavicular.*

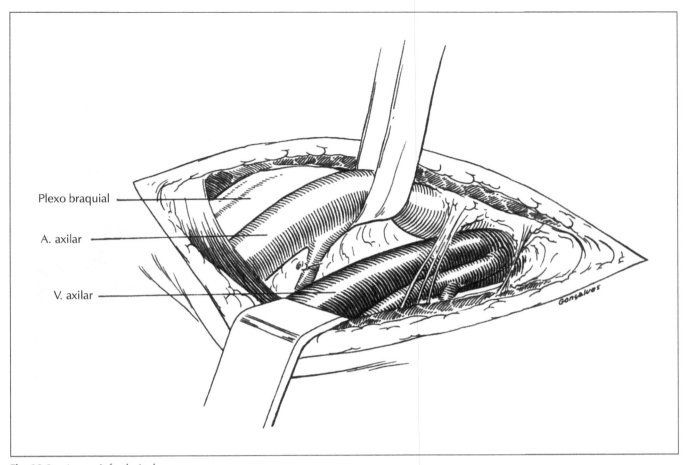

Fig. 22.3 – *Acesso infraclavicular.*

braço. Na tela subcutânea encontram-se três veias: basílica, mediana e cefálica. Ao atingir a prega do cotovelo a veia mediana se bifurca num ramo lateral para a veia cefálica e noutro medial para a veia basílica. Profundamente à tela subcutânea encontra-se a fáscia anterior do cotovelo, revestindo a musculatura da região. O grupamento muscular intermediário é constituído pelos músculos bíceps e braquial anterior. O músculo bíceps encontra-se no cotovelo com os dois fascículos unidos, terminando no tendão de inserção na tuberosidade do rádio. Junto ao tendão existe uma lâmina tendinosa (expansão aponeurótica), que se curva para a face medial do antebraço, terminando na fáscia deste. Esta expansão aponeurótica, que se torna bem saliente e visível durante a contração do bíceps, serve de reparo para a pesquisa da artéria braquial. Posteriormente ao bíceps encontra-se o músculo braquial recobrindo a face anterior do úmero. No sulco existente entre o músculo bíceps e o braquial situa-se a artéria braquial com suas veias satélites e o nervo mediano. O grupo muscular medial é constituído pelos músculos pronador redondo, flexor radial do carpo, palmar longo e flexor ulnar do carpo. Estes músculos são cruzados anteriormente pela expansão aponeurótica do músculo bíceps, formando com este uma goteira, por onde transitam os vasos braquiais e o nervo mediano. O grupo muscular lateral é constituído pelos músculos braqui-radial, supinador e extensores radiais longo e curto do carpo. O espaço existente entre o músculo braquial e o bráquio-radial é percorrido pelo nervo radial, o qual, tendo circundado o úmero, passa à face anterior do braço. Próximo à articulação do cotovelo divide-se nos ramos superficial (sensitivo) e profundo (motor). O ramo superficial continua sua trajetória coberto pelo músculo bráquio-radial.

Via de Acesso

A incisão de acesso à região anterior do cotovelo deve respeitar a prega de flexão do antebraço para evitar cicatriz retrátil. A incisão é transversa sobre a prega de flexão, combinada com duas incisões longitudinais, respectivamente na face medial do braço, acompanhando o sulco entre o músculo bíceps e o braquial e na face anterior do antebraço sobre o grupo muscular lateral (Fig. 22.4). Os ramos longitudinais podem ser prolongados, caso se pretenda identificar em maior extensão a artéria braquial e seus ramos terminais, ou os nervos mediano e radial. Feita a incisão, mobilizam-se os retalhos da pele para identificar a expansão aponeurótica do bíceps. Esta expansão é seccionada junto com a fáscia antebraquial. Afastando-se lateralmente o músculo bíceps encontra-se a artéria braquial com suas duas veias satélites (Fig. 22.5). O nervo mediano ocupa posição medial à artéria. A pesquisa do nervo radial com seu ramo superficial é feita afastando-se os músculos bíceps, medialmente, e bráquio-radial lateralmente, para encontrá-lo no sulco existente entre este músculo e o braquial.

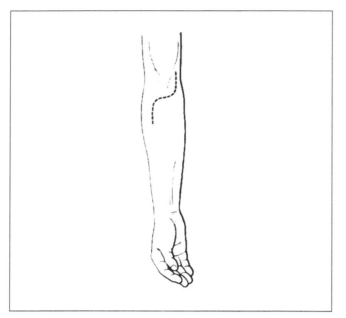

Fig. 22.4 – *Via de acesso à região anterior do cotovelo, traçado de incisão cutânea.*

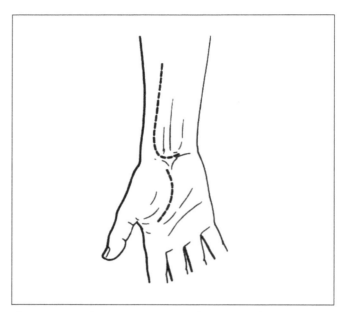

Fig. 22.6 – *Vias de acesso ao nervo mediano no antebraço e na mão.*

Acesso ao Nervo Mediano no Terço Inferior do Antebraço e na Mão

Morfologia Cirúrgica

O nervo mediano tem este nome pela posição mediana que ocupa na face anterior do antebraço. Ao atingi-lo, o nervo mediano separa-se dos ramos de bifurcação da artéria braquial, cruzando anteriormente a artéria cubital. Passa por trás do arco tendinoso de origem do músculo flexor comum superficial dos dedos que o recobre em seu trajeto no antebraço. A partir deste nível situa-se no espaço existente entre os músculos flexor comum profundo dos dedos e flexor longo do polegar. Ao chegar ao punho aproxima-se da superfície, situando-se no plano entre os tendões dos músculos flexor radial do carpo e palmar longo. Cruza em seguida posteriormente o ligamento transverso do carpo, para atingir

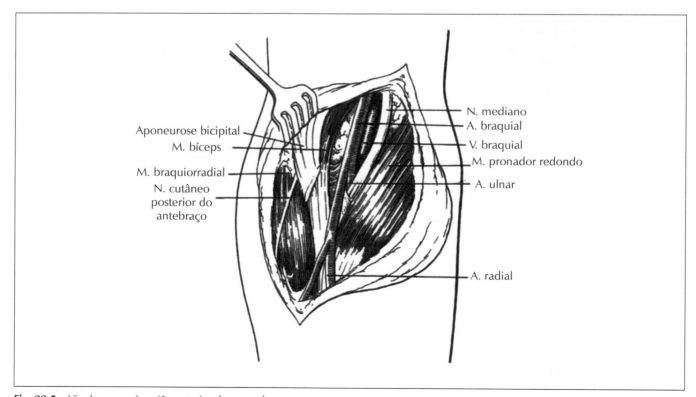

Fig. 22.5 – *Via de acesso à região anterior do cotovelo.*

a face anterior da mão, na loja palmar média, ficando recoberto pela aponeurose palmar e em posição anterior aos tendões dos músculos flexores dos dedos. Divide-se aí, nos seus ramos de terminação, os nervos digitais.

Vias de Acesso

Os pontos de reparo para o acesso ao nervo mediano na face anterior do antebraço são dados pelos tendões dos músculos flexor radial do carpo e palmar longo, os quais são evidenciados pela flexão do punho. O acesso ao nervo pode ser feita por incisão longitudinal entre os dois tendões. A cicatriz resultante desta incisão, todavia, pode fixar-se ao plano profundo. É preferível fazer a incisão ao longo da borda radial do antebraço, curvando-a em direção à borda cubital ao se aproximar do punho (Fig. 22.6). As incisões que se estendem do antebraço à mão são desaconselháveis porque obrigam à secção do ligamento transverso do carpo. Quando houver necessidade de identificar o segmento te nervo mediano na mão, pode-se associar **inc**isão na região palmar sobre a prega de abdução do polegar (Fig. 22.6). No antebraço, após incisão, o retalho da pele é descolado, fazendo-se a seguir a secção da fáscia antibraquial, lateralmente ao tendão do músculo palmar longo (Fig. 2.7). Descola-se em seguida este músculo e o flexor comum superficial dos dedos, medialmente, e o flexor longo do polegar, lateralmente. Nesta manobra deve-se evitar o traumatismo da artéria radial que percorre a região sobre a face anterior do músculo flexor longo do polegar. O nervo mediano é identificado entre os músculos flexor longo do polegar e flexor comum profundo dos dedos. O reconhecimento do nervo não dá margem a dúvida, mas nas lesões múltiplas, onde ocorre também a secção dos tendões flexores, é preciso cautela para não confundir o nervo com o tendão e vice-versa. Na mão, a incisão da pele expõe o coxim adiposo da tela subcutânea, que deve ser afastado para identificar a aponeurose palmar. Esta é incisada para acesso

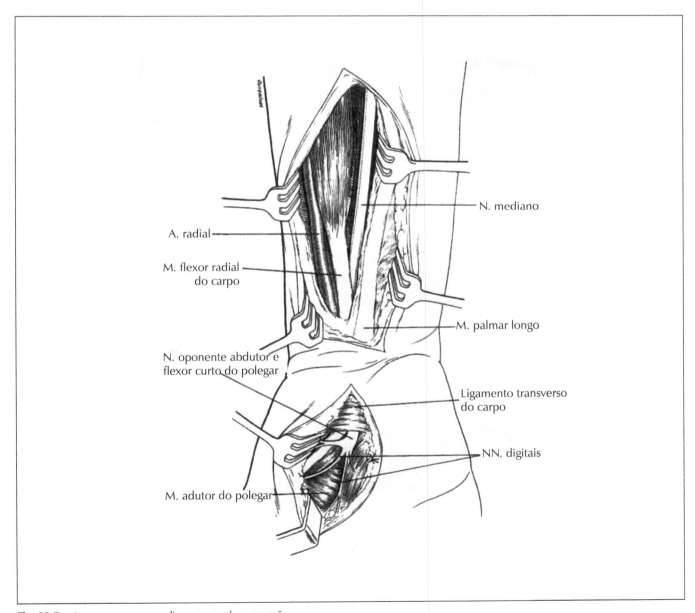

Fig. 22.7 – *Acesso ao nervo mediano no punho e na mão.*

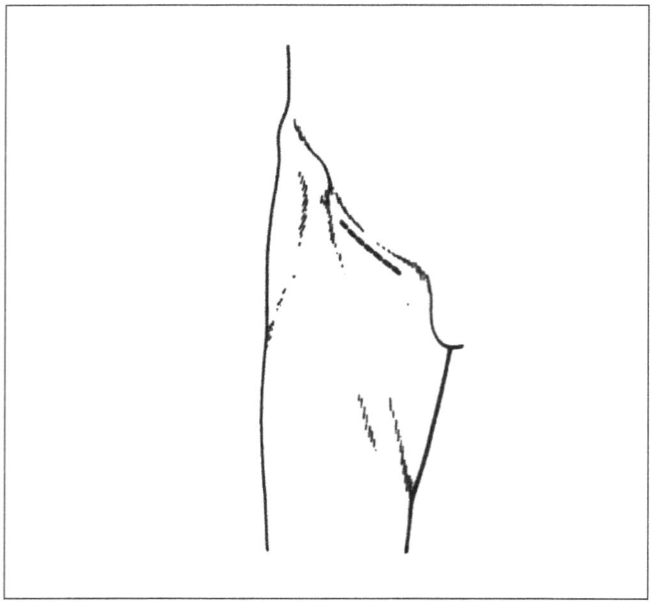

Fig. 22.8 – *Acesso aos vasos e nervo femorais no trígono femoral; traçado na incisão cutânea.*

à loja palmar média. Nesta loja se encontra o nervo com sua abertura em leque (Fig. 22.7), ao emitir os ramos terminais. O nervo mediano ocupa posição posterior à arcada palmar arterial superficial, a qual, apesar de sua situação mais distal, pode ser traumatizada. Por isto é recomendável nas cirurgias reparadoras do nervo, quando se faz o acesso na mão, realizar previamente a hemostasia preventiva com a faixa de Esmarch para melhor visão do campo operatório.

Acesso aos Vasos e Nervos Femorais na Região Femoral

Morfologia Cirúrgica

A artéria e veia femorais continuam os vasos ilíacos externos a partir do ponto em que ultrapassam o anel crural. Situam-se na área delimitada pelo trígono femoral (triângulo de Scarpa), o qual tem a base representada pelo ligamento inguinal, o lado medial pelo músculo adutor longo, o lateral pelo sartório e o ápice pelo ponto de cruzamento destes dois músculos. Na tela subcutânea encontra-se a veia safena magna, a qual termina na femoral. Abaixo da tela subcutânea está a fáscia da coxa (fáscia cribosa) que apresenta vários orifícios para a passagem dos vasos e nervos superficiais. O maior deles é o hiato safeno, por onde passa a croça da veia safena magna, em direção à femoral. Neste nível a veia safena magna recebe colaterais de número variável, as quais podem também desembocar diretamente na femoral. O trígono femoral é revestido posteriormente pelos músculos íleo-psoas e pectíneo. Estes se encontram recobertos por suas fáscias, as quais se continuam anteriormente na femoral. Os músculos íleo-psoas e pectíneo estão inclinados um para o outro, formando um ângulo diedro de vértice posterior. Esta inclinação permite a existência de um espaço longitudinal entre os músculos, ocupado pelos vasos e pelo nervo femoral. A artéria e a veia femorais permanecem juntas, sendo que a veia ocupa posição medial. Por isto, quando se deseja puncionar a veia femoral basta sentir as pulsações da artéria e fazer a punção medialmente, junto ao dedo que palpa. A proximidade entre a veia e a artéria pode ocasionar a formação de fístulas arteriovenosas em conseqüência de traumatismos, ou confundir o cirurgião que toma a artéria pela

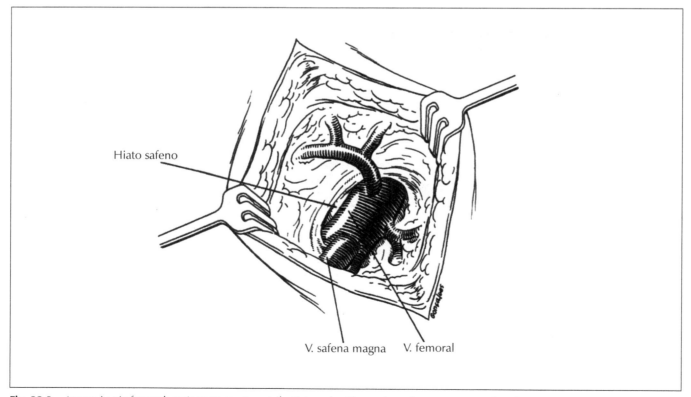

Fig. 22.9 – *Acesso à veia femoral; mais comumente as tributárias subcutâneas desembocam na croça da safena magna.*

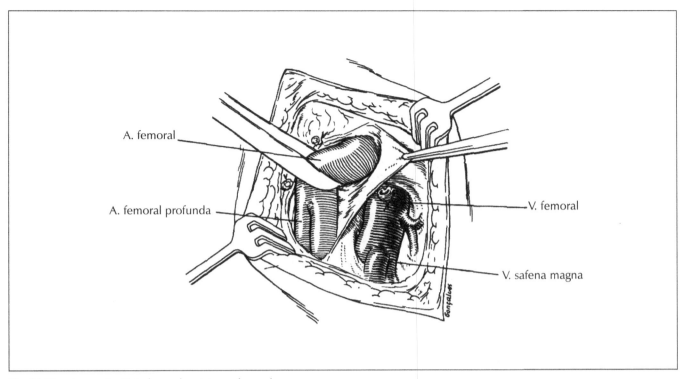

Fig. 22.10 – *Acesso à artéria femoral no trígono femoral.*

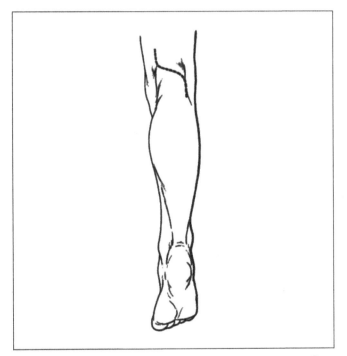

Fig. 22.11 – *Traçado da incisão cutânea para acesso à região poplítea.*

veia safena magna durante a safenectomia. A artéria femoral emite nesta região vários colaterais: artérias subcutânea abdominal, pudendas externas e femoral profunda. Esta última, mais calibrosa, se origina por trás e lateralmente à femoral, seguindo trajeto descendente junto ao músculo pectíneo. A artéria femoral está separada do nervo femoral pela fáscia ilíaca, estando o nervo em posição mais lateralizada e recoberto por esta.

Via de Acesso

A incisão da pele para acesso aos vasos femorais é feita paralelamente à arcada inguinal, 2cm abaixo da mesma, com extensão de 5 a 8cm, dependendo da espessura do panículo adiposo (Fig. 22.8). A incisão é lateralizada, quando se pretende identificar o nervo femoral. Na tela subcutânea encontra-se a croça da veia safena magna, a qual serve de guia para o acesso à femoral (Fig. 22.9). A posição superficial da artéria femoral permite identificá-la pela palpação dos batimentos arteriais. Os vasos femorais são encontrados quando se secciona a fáscia da coxa. Para o isolamento do nervo femoral orienta-se a dissecção lateralmente incisando a fáscia ilíaca que recobre o nervo e o separa da artéria femoral.

ACESSO À REGIÃO POPLÍTEA

Morfologia Cirúrgica

A região poplítea tem conformação diversa conforme a perna esteja em extensão ou em flexão. Em extensão apresenta superfície plana, sendo pouco visíveis seus relevos musculares. Com a flexão forma-se a concavidade característica do cavo poplíteo, tornando-se mais evidentes as pregas de flexão da pele e a saliência da musculatura. Esta é a posição preferencial para o exame clínico da região. A cavidade poplítea é limitada nos seus lados por quatro grupos musculares. Os dois grupos superiores são formados por músculos da coxa, sendo o medial constituído pelos músculos semitendíneo, semimembranáceo, grácil e sartório e o lateral pelos dois feixes do músculo bíceps. Os inferiores são representados pelo músculo gastrocnêmio integrante do tríceps sural. A fáscia muscular forma o limite posterior da cavidade poplítea, e a articulação do joelho com o músculo

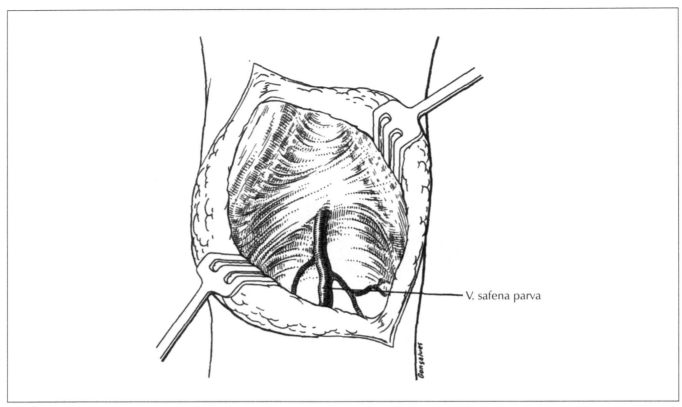

Fig. 22.12 – *Acesso posterior à região poplítea; descolamento da tela subcutânea.*

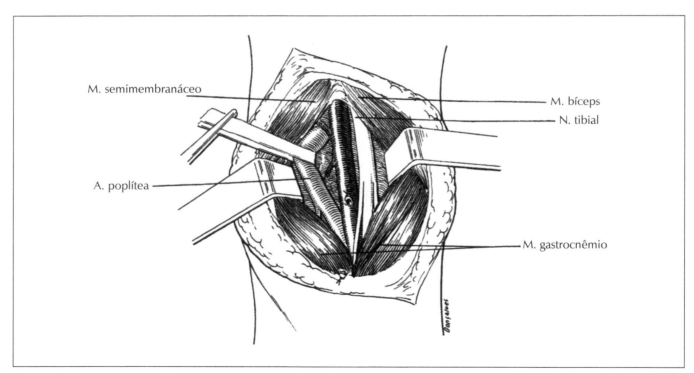

Fig. 22.13 – *Acesso ao cavo poplíteo.*

poplíteo forma seu limite anterior. No interior desta cavidade encontram-se os vasos e nervos que cruzam a região, envolvidos por tecido célulo-adiposo. O nervo isquiático ao atingir o limite superior da cavidade poplítea divide-se em seus ramos terminais: tibial e fibular comum. Estes nervos ocupam na região poplítea posição mais posterior e, portanto, mais superficial que os vasos. O nervo fibular comum dirige-se obliquamente para fora em direção à cabeça da fíbula passando à face ântero-lateral da perna, com seus ramos terminais. No seu trajeto na região poplítea está junto à borda interna do bíceps. O nervo tibial segue o trajeto dos vasos poplíteos numa posição mais lateral e superficial. Atravessa a região, numa direção vertical até atingir o anel de origem do músculo sóleo. No seu percurso emite ramos motores. A veia poplítea, às vezes em número de duas, tem posição mais medial e profunda, situando-se lateralmente à artéria poplítea. A artéria e veia atravessam o cavo poplíteo juntas, também com direção vertical. Atingem a região pelo anel do adutor, colocando-se próximas ao esqueleto, recobertas pelo músculo semimembranáceo. No seu trajeto cruzam a face posterior do músculo poplíteo, passam entre os feixes do gastrocnêmio e penetram no anel de origem do sóleo. A artéria poplítea emite vários ramos articulares que formam a rede vascular anastomótica do joelho. Estas artérias são acompanhadas por veias satélites que desembocam na veia poplítea. Esta recebe ainda na sua face posterior a safena parva, veia superficial proveniente da face posterior da perna, que se insinua sob a fáscia muscular, curvando-se em direção à mesma.

Via de Acesso

O acesso ao cavo poplíteo é feito por incisão transversa para não contrariar a prega de flexão do joelho e evitar a formação de cicatriz retrátil. A incisão transversa na prega do joelho é combinada com dois ramos verticais, sendo o medial na coxa e o lateral na perna (Fig. 22.11). Com a mobilização dos retalhos encontra-se a veia safena parva na tela subcutânea (Fig. 22.12). Feita a incisão da fáscia, a pesquisa do vasos poplíteos é orientada pela identificação do nervo tibial, o qual tem posição central e mais superficial. Os vasos poplíteo são encontrados na profundidade, medialmente ao nervo, com o afastamento medial do músculo semimembranáceo (Fig. 22.13). O nervo fibular comum é reconhecido, fazendo-se a mobilização lateral do bíceps.

Quando se faz a restauração da artéria femoral por meio da tromboendarteriectomia ou do enxerto fêmoro-poplíteo de safena prefere-se o acesso medial à artéria poplítea. Para tanto é aconselhável seccionar os tendões que se inserem na face medial da diáfise superior da tíbia.

BIBLIOGRAFIA

1. Banks SW, Laufman H. An atlas of surgical exposures of the extremities. W.B. Saunders Company. 1953.
2. Cadenat FM. Les voies de pénétration des membres. 2e. edition. G. Doin e Cie. 1948.
3. DePalma RG, Malgieri n, Rhodes RS, Clowes AW. Profunda femoris bypass for secondary revascularization. Surg. Gynec. Obst., 151:387, 1980.
4. Goldstone 1, Malone 1M, Moore WS. Importance of profunda femoris artery in primary and secondary arterial operations for lower extremity ischemia. Am. J. Surg., 136:215, 1978.
5. Myers WO, Lawton BR, Ray III JF, Kuehner ME, Sautter RD. Axillo-axillary bypass for subclavian steal syndrome. Arch. Surg., 114:394, 1979.
6. Rich NM, Collins Ir Gl, McDonald PT, Kozloff L, Clagett GP, Collins JT. Poplital vascular entrapments its increasing interest. Arch. Surg., 114:1377,1979.
7. Szilagyi DE, Schwartz RL, Reddy DI. Popliteal aneurysms: their natural history and management. Arch. Surg., 116:724, 1981.
8. Testut L, Iacob O. Anatomia Topográfica. Tomo segundo, Salvat Editores S.A. 1952.

23

Amputação dos Membros

Nelson de Luccia
Fábio Schmidt Goffi
Jorge Salles Guimarães

Princípios Gerais

GENERALIDADES

O termo amputação designa em cirurgia a retirada de um órgão ou de parte dele, situado numa extremidade (língua, mama, intestino reto, colo uterino, pênis, membros).

No que se refere ao aparelho locomotor, denomina-se amputação a secção de um membro feita na continuidade óssea. Desarticulação é a ablação parcial ou total de um membro na contigüidade de osso, ou seja, através de articulação..

Amputação usada isoladamente é entendida como sinônimo de amputação de membros. São intervenções cirúrgicas mutilantes que ocasionam graves danos funcionais e psíquicos.

Cabe ao cirurgião que amputa conduzir sua operação de modo a que ela possibilite a recuperação funcional do membro mutilado. Houve tempo em que as amputações eram procedimentos realizados apenas para salvar a vida do paciente. Resistir à operação era considerado vitória. As operações eram feitas rapidamente, às vezes de um só golpe, em níveis proximais para garantir a cicatrização. Atualmente não se pode admitir este tipo de conceito. Para obter boa função pós-operatória a cirurgia deve ser cuidadosamente planejada e as estruturas adequadamente tratadas para que o coto se transforme num elemento útil. O conceito atual de amputação é de cirurgia reconstrutiva e não de ablação simplesmente. O cirurgião deve ter conhecimento da evolução das doenças que acarretam as amputações, das conquistas recentes para preservação dos membros, dos níveis ótimos de secção, considerando a capacidade de cicatrização e condições de uso de prótese e dos princípios técnicos do tratamento das estruturas para conseguir este objetivo.

HISTÓRICO

A história das amputações se superpõe à história da cirurgia. Sendo procedimento dos mais antigos, já relatado por Hipócrates, por muito tempo representou praticamente a única possibilidade cirúrgica do homem. Manobras fundamentais foram nelas ensaiadas. A hemostasia, como descrita por Ambroise Paré no século XVI, foi realizada inicialmente em amputações. Paré tinha também grande preocupação com a funcionalidade das operações, descrevendo modelos de prótese a serem utilizadas pelos amputados.

A maioria das técnicas cirúrgicas de amputações, muitas ainda utilizadas até hoje, foi descrita até fins do século XIX.

Pouco estudadas no início deste século, as amputações ganharam novo interesse após os dois conflitos mundiais com os amputados de guerra necessitando reabilitação. Em nosso meio, Vasconcelos, em 1942, publicou excelente manual de amputações, assim como Slocum, em 1949, nos Estados Unidos, editou seu clássico atlas.

Recentemente Dederich, na Alemanha, Weiss, na Polônia, Burgess, nos Estados Unidos, Murdoch, na Escócia, entre outros, foram autores que se destacaram no estudo das amputações. Métodos como a mioplastia e a reabilitação precoce com prótese imediata, o conceito multidisciplinar no tratamento dos amputados, a união com biomecânicos e bioengenheiros propiciaram o grande desenvolvimento e interesse que se observa atualmente com os cuidados do amputado e sua reabilitação.

INCIDÊNCIA

Estatísticas precisas do número de amputados existentes ou número de amputações realizadas anualmente são difíceis de obter. Em nosso meio não há conhecimento de grandes estudos populacionais.

Nos Estados Unidos, segundo o Centro Nacional de Estatísticas de Saúde, aproximadamente 43.000 grandes amputações ocorrem anualmente. De 311.000 amputados recenseados em 1970, segundo a mesma fonte, 32% eram de membro superior e 68% de membro inferior. É evidente que estes dados também têm precisão discutível.

As guerras forneceram sempre grande número de informações sobre amputações devido a registros mais precisos de hospitais militares. As amputações por explosão de minas, granadas, ou ferimentos de projéteis de alta velocidade continuam freqüentes. Lesões vasculares associadas são responsáveis, também, por grande número de amputações. A possibilidade de reparos vasculares em hospitais militares da frente de combate contribuiu para diminuir o número de mutilados. Quando passaram a ser realizados rotineiramente reparos vasculares em lugar de simples ligadura arterial, as amputações em casos de lesão vascular traumática baixaram de 50%, na II Guerra Mundial, para 13% na Guerra da Coréia. No Vietnã este número ficou em torno de 8%.

No Ocidente a doença vascular periférica tornou-se a causa mais comum de amputação de membro inferior na vida civil. Hansson (1964) relatou que na Suécia, em 1926, apenas 2% dos amputados reabilitados com prótese tiveram sua amputação por doença vascular. Este número cresceu para 57% em 1955. Mital e Pierce (1971), em 419 amputados, observaram 51% de amputações de causa vascular, 31% devido a trauma, 9% de anomalias congênitas, 5% devido a tumor e 4% por infecção. Curiosamente no Japão as amputações de causa vascular são raras.

Causas de Amputação

São condições que levam às amputações:

1. Infecção incontrolável, freqüentemente como situação de emergência.

2. Dor intensa em pacientes com doença vascular, sem outras possibilidades de tratamento.

3. Destruição irrecuperável de ossos e partes moles causada por traumatismo ou por doença vascular.

4. Tumores malignos ou benignos com grande comprometimento funcional.

5. Deformidades com déficit funcional que pode ser melhorado com uso de próteses.

6. Deformidades estéticas que podem ser aliviadas pelo uso de prótese.

Amputações por Doença Vascular Periférica

A maioria das amputações de causa vascular é decorrente de doença arterial periférica. Arteriosclerose, produzindo obstrução em diversos níveis é, dentre estas, a causa mais freqüente. Diversos procedimentos são atualmente utilizados para ultrapassar o local da obstrução arteriosclerótica e restabelecer o fluxo sangüíneo distal. Enxertos aortofemurais, endarterectomias aortoilíacas, derivações fêmoro-femorais e áxilo-femorais, enxertos fêmoro-poplíteos e fêmoro-tibiais ou peroneiros, com material autógeno ou sintético, são atualmente procedimentos rotineiros empregados pela cirurgia vascular para preservação de membros. Nem sempre, entretanto, estes recursos são possíveis ou são bem sucedidos, restando, por isso, a alternativa da amputação. O diabete, associado em mais de 60% das vezes à arteriosclerose, é um dos principais fatores limitantes. Esta afecção em geral produz lesão de artérias distais e calcificação, impedindo, muitas vezes, o uso de técnicas de revascularização. Mesmo quando não produz isquemia, o diabete, devido à neuropatia dele decorrente, pode ocasionar úlcera nos pés que eventualmente evolui para infecções graves, obrigando a desbridamentos extensos ou amputações primárias.

As complicações tardias das técnicas de revascularização são também causa de amputação ligada à arteriosclerose. O pseudo-aneurisma em linha de sutura e a infecção em enxertos sintéticos tornaram-se complicações temíveis, e, em especial para esta última eventualidade, o desfecho é quase sempre uma amputação. A retirada do enxerto infectado pode obrigar à ligadura arterial no nível da aorta abdominal, causando isquemias extensas. Quando outros procedimentos de revascularização não são possíveis, às vezes nem a amputa, da coxa logra boa cicatrização, obrigando a desarticulações coxofemorais ou levando o paciente ao óbito.

A trombose aguda e a embolia associadas ou não arteriosclerose figuram, a seguir, como exemplo de doença arterial, causando amputação. As embolias são tratadas adequadamente pelo uso do cateter de Fogarty; os casos insucesso ou de isquemia prolongada, entretanto, acabam e amputação.

Finalmente, as doenças arteriais inflamatórias, ligadas ou não ao tabagismo, compõem o quadro de doenças arteriais que conduzem à amputação. A simpatectomia é, muitas vezes, a única opção cirúrgica de tratamento nesta eventualidade, antes da amputação.

A decisão de quando praticar a ablação do membro e em que nível executá-la é às vezes difícil nos casos de doença arterial. Quando ocorre gangrena franca do membro não há dúvidas quanto à necessidade de amputação. Situações mais complexas, entretanto, são praticamente a regra, e a avaliação sobre a oportunidade dos procedimentos de revascularização depende da capacidade de julgamento do cirurgião.

O planejamento do nível de amputação em pacientes vasculares depende da capacidade de cicatrização dos tecidos do local de secção e do potencial funcional do coto neste nível. Quanto ao aspecto funcional do coto e condições de uso de prótese, discussão que será pormenorizada a seguir, a tendência atual é de máxima preservação de comprimento, conceito que era clássico para membros superiores e hoje em dia se estende também para membros inferiores. A questão maior, relacionada ao planejamento do nível, é a estimativa da capacidade de cicatrização dos tecidos. A deiscência ou a necrose da ferida cirúrgica aumenta o período de hospitalização e muitas vezes determinam a necessidade de reoperação. Amputar primariamente em nível mais proximal proporciona maior oportunidade de cicatrização sem intercorrências, mas é funcionalmente menos desejável. Muitos métodos têm sido propostos para quantificar a circulação local e correlacioná-la com a capacidade de cicatrização. Dentre eles os mais utilizados têm sido a depuração de xenônio 133, a mensuração transcutânea de PO_2, a pressão sangüínea segmentar com o uso de Doppler e a fluxometria cutânea com *laser* Doppler. Estes métodos são sofisticados e têm no momento mais interesse especulativo do que prático. Por isso, deve-se considerar em primeiro lugar a extensão e localização de necrose tecidual. E um determinante absoluto do nível de amputação. Em geral o tecido tem vitalidade apenas em nível ainda mais proximal ao da delimitação da necrose. A temperatura e coloração da pele são também importantes fatores, que, apesar de subjetivos, se mostram úteis e confiáveis para o cirurgião experiente. O exame dos pulsos periféricos é, a seguir, o principal método prático de estimativa da capacidade de cicatrização do coto. Burgess observou que em pacientes com pulso femoral presente e poplíteo ausente os Índices de cicatrização de cotos de perna eram da ordem de 80% a 90%, e mesmo em pacientes com ausência de pulso femoral obtinha-se eventualmente cicatrização em cotos de perna. A escolha de níveis mais distais implica, pelo menos, a presença do pulso poplíteo. O exame da arteriografia, sem a qual raramente o paciente vascular é amputado, é também importante auxílio para o raciocínio do cirurgião ao fazer a operação. Finalmente, o sangramento intra-operatório sobretudo da pele, bem como o aspecto dos tecidos durante a intervenção cirúrgica são índices importantes que muitas vezes determinam a mudança do planejamento cirúrgico quando no nível de amputação.

Além das doenças arteriais, outras moléstias vasculares podem, ainda que em número muito menor, levar à amputação. São elas: 1) afecções venosas, com intensa trombose profunda ou hipertensão venosa crônica e úlceras extensas de perna; 2) afecções linfáticas com edemas extensos, muitas vezes acompanhados de infecção; 3) fístulas arteriovenosas de longa evolução ou deformidades vasculares congênitas, com ulcerações ou sangramento.

Amputações Traumáticas

As amputações traumáticas são causadas por ferimentos de guerra ou traumas da vida civil.

As guerras continuam sendo importante causa de amputação. Apesar da melhora do atendimento de ferimentos de campo de batalha e do conhecimento médico, houve também um aumento do potencial destrutivo das armas empregadas. Projéteis de alta velocidade, devido ao vácuo produzido após sua passagem, causam grande destruição tecidual em seu local de saída. O único recurso de tratamento, em muitos destes casos, continua sendo a amputação.

Na vida civil os traumas podem, basicamente, ser divididos em acidentes de trânsito e de trabalho. Os acidentes de trânsito são os principais responsáveis pelas amputações traumáticas de membros inferiores. Os recursos para atendimento destes pacientes experimentaram grande progresso nos últimos tempos. A fixação de fraturas complexas associadas à lesão de partes moles por fixadores externos aperfeiçoados, os reparos vasculares em casos de trauma vascular concomitante, a cobertura de grandes zonas de exposição óssea com enxertos ou retalhos compostos transferidos por anastomose microcirúrgica de seu pedículo, os enxertos ósseos vascularizados também transferidos por microcirurgia são alguns destes recentes avanços. Continuam sendo indicações primárias de amputação perdas extensas de substância, lesões graves por arrancamento, destruição e necrose de tecidos e contaminação grosseira. Em muitas situações a fixação de fraturas é justificável para se preservar comprimento de coto e não simplesmente se realizar a amputação no foco mais proximal de fratura.

Os acidentes de trabalho são os principais responsáveis pelas amputações traumáticas dos membros superiores. Quando a lesão traumática for cortante, deixando superfície regular de secção no membro amputado, o reimplante da extremidade pode ser tentado. São intervenções cirúrgicas longas, delicadas, e de maneira ideal realizadas por equipe multidisciplinar que proceda ao reparo ósseo, vascular, muscular e nervoso. Com estes cuidados, têm sido obtidos bons resultados em particular em partes mais distais como os dedos. É importante que se considere nos reimplantes não a simples viabilidade do membro reimplantado, mas seu aspecto funcional. Membros sem função, simplesmente apensos ao corpo como apêndices inertes, não representam vantagem para o paciente, sendo melhor tratados pela amputação.

A seleção do nível de amputação é mais clara nas amputações traumáticas que nas de causa vascular. Muitas vezes o nível é determinado pela própria ausência física do membro ou as áreas inviáveis são claramente delimitadas pela lesão vascular ou déficit neurológico. As amputações por queimaduras, especialmente elétricas, são exceção a esta regra, freqüentemente exigindo certo retardo para determinação do nível real de inviabilidade dos tecidos.

Amputações por Infecção

As amputações por infecção podem ser classificadas em agudas e crônicas. As agudas são habitualmente associadas a trauma, muitas vezes com destruição tecidual maciça. É freqüentemente o ponto final de tentativas de preservação de membros. Constituem, dependendo da gravidade, urgência média absoluta. A mais temível destas infecções é a gangrena gasosa, diante da qual a amputação tem que ser feita sem demora, de forma aberta, para garantir a sobrevida do paciente. As infecções em diabéticos, com ou sem vasculopatia, são freqüentemente também indicações de desbridamentos extensos ou de amputações primárias de urgência.

A osteomielite é a principal infecção crônica que pode levar à amputação. Pode ser seqüela de traumas graves, associada ou não à pseudo-artrose em fraturas não consolidadas, ou de causa hematogênica. É doença de longa evolução e consumptiva e a decisão de amputar é muitas vezes difícil. A demora, entretanto, em se optar pela amputação pode acarretar perda de níveis mais funcionais.

Amputações por Tumor

A amputação por tumor maligno tem indicação curativa ou paliativa. Certos tumores, como o sarcoma osteogênico, podem ser totalmente erradicados pela amputação, sendo, portanto a cirurgia curativa. Outros são tão malignos, como o sarcoma de Ewing, que mesmo com a amputação os resultados, em termos de sobrevida, são uniformemente pobres. No entanto, é importante considerar, como no tratamento do câncer em geral, não só a possibilidade de cura como a melhora da qualidade de vida do paciente. A amputação alivia a dor, elimina o maior foco de crescimento tumoral, e mesmo que a sobrevida não seja longa o paciente pode ter boa qualidade de vida com uso de prótese.

Alguns tumores benignos, pela deformidade ou déficit funcional que acarretam, podem requerer uma amputação.

Amputações por Deformidades Congênitas

Membros com deformidades graves podem obter melhora funcional por meio de uma amputação. O momento em que estas operações devem ser feitas exige profundo conhecimento das doenças congênitas e o planejamento das operações deve ser cuidadoso. Os cotos de apoio terminal em que se preserve a cartilagem de crescimento são sempre preferidos em crianças com deformidades de membros inferiores. No membro superior a conduta é mais conservadora já que operações reconstrutivas podem ser realizadas mais tardiamente com vantagens sobre a amputação.

Princípios Técnicos das Amputações - Amputações Abertas e Fechadas

Quando há infecção vigente ou iminente é aconselhável a manutenção da ferida cirúrgica aberta para ampla drenagem. Nestes casos deve-se evitar a amputação dita em guilhotina, com secção da pele, músculos e ossos no mesmo nível. Com a retração das partes moles o osso fica exposto, dificultando curativos e implicando maior encurtamento ósseo na ocasião do fechamento. As amputações abertas são melhor executadas pela técnica infundibuliforme, retraindo-se progressivamente os planos seccionados no sentido da raiz do membro, para que ao final o nível de secção óssea seja proximal ao das demais estruturas. A tração suave da pele com fitas adesivas ou pontos determinam, às vezes, fechamento sem necessidade de reoperação. Isto é mais frequente em membros superiores. A regularização do coto é a regra em membros inferiores com amputação aberta. Em muitos casos há vantagens de, em lugar de se utilizar este método, planejar retalhos de pele que são deixados redundantes, cobrindo o osso, para posterior fechamento.

Quando as estruturas são aproximadas, a amputação é dita fechada. São as operações mais frequentes atualmente.

TRATAMENTO DAS DIFERENTES ESTRUTURAS

Pele

Os cuidados com os retalhos de pele são fundamentalmente relacionados com o apoio que vai ser dado na extremidade do coto. Sua vascularização permite avaliar a capacidade de cicatrização do retalho.

O ponto de apoio, local onde ocorrerá a descarga de peso durante a marcha, é de fundamental importância para os cotos de amputação de membro inferior. Os cotos em que a descarga de peso se dá na extremidade mais distal, ditas de apoio terminal, devem planejar revestimento cutâneo compatível com este apoio. Por isso, por exemplo, na operação de Syme, é importante a preservação da pele do calcanhar com todo seu coxim gorduroso de amortecimento. Na desarticulação do joelho procura-se preservar a pele da superfície extensora acostumada ao apoio na posição ajoelhada.

A posição da cicatriz cirúrgica é de pouca importância prática. Cicatrizes aderentes aos planos profundos, ao contrário, frequentemente causam danos aos amputados. A maior dúvida, entretanto, em relação ao planejamento dos retalhos cutâneos prende-se à vascularização do mesmo. Para as amputações de perna causadas por doença vascular tem-se empregado habitualmente o retalho posterior longo por ser melhor vascularizado. Nas amputações de coxa, mesmo de causa vascular, habitualmente há boa vascularização, podendo os retalhos ser iguais ou mesmo o anterior ser mais longo.

Atualmente, os enxertos de pele, mesmo no membro inferior, têm produzido bom resultado funcional, particularmente em pacientes jovens e crianças.

Músculos

A amputação é fundamentalmente uma operação reconstrutiva em que a musculatura tem papel muito importante. É óbvio que quanto melhor inserida a musculatura melhor a função e movimentação do coto. Isto não significa que o músculo deva ser deixado em excesso. Este excesso acaba tornando-se flácido apêndice que prejudica, em geral, a boa utilização de prótese.

A secção da musculatura deve ser cuidadosamente planejada para um bom revestimento do coto sem excessos e se possível adequadamente fixada.

O uso de facas de amputação em grandes massas musculares, muitas vezes condenado, parece justificável e menos traumático do que golpes repetidos de bisturi que além de ineficientes deixam superfície irregular de corte.

Ossos e Periósteo

O periósteo pode ser seccionado em excesso e fechado após a secção óssea (técnica periostal ou subperiostal), cortado no mesmo nível de secção óssea, ou descolado com rugina e cortado acima do nível de secção óssea (técnica aperiostal). A primeira técnica seria teoricamente a ideal, obliterando o canal medular deixado exposto pela secção óssea diafisária. Nem sempre, entretanto, se consegue bom descolamento e individualização do periósteo para se conseguir este fechamento. Murdoch (1970) descreve uma interessante variante desta técnica nas amputações de perna, retirando uma língua de periósteo junto com fragmento ósseo e fazendo ponte osteoperióstica entre a tíbia e a fíbula. Este tipo de coto teria capacidade de apoio na extremidade.

Nos pacientes idosos em geral pratica-se a secção dos ossos e periósteo no mesmo nível. Os ossos devem ser cuidadosamente limados e as arestas agudas, como da crista da tíbia, são biseladas.

A técnica aperiostal teoricamente preveniria o crescimento ósseo exuberante, sendo indicada em crianças. A rigor, entretanto, nenhuma técnica é eficaz na prevenção deste crescimento ósseo em jovens e são quase rotina reoperações de regularização em crianças com operações diafisárias. Este é um dos motivos pelos quais estas operações devem ser evitadas, sempre que possível, nesta faixa etária. O outro motivo, e o mais importante, é que as operações na diáfise do osso retiram pelo menos uma das epífises de crescimento, podendo resultar num coto excessivamente curto quando a criança atinge a idade adulta. As desarticulações têm, em crianças, a grande vantagem de preservar a cartilagem de crescimento.

Mesmo em pacientes idosos, as desarticulações, proscritas por longo tempo, têm sido realizadas em diversos níveis, com vantagens sobre as operações diafisárias. Estas vantagens são:

1. Não há secção óssea havendo menor dor pós-operatória.

2. A preservação da cartilagem articular evita a exposição da medula óssea, diminuindo também a dor e constituindo-se numa barreira contra as infecções. A cartilagem articular não é dolorosa. Pelo contrário, resiste bem ao atrito e ao apoio.

3. A secção de partes moles envolve apenas ligamentos, tendões e inserções e não grandes massas musculares, com menor sangramento e maior rapidez operatória.

As desvantagens das desarticulações que resultariam em coto bulboso e causariam desnível da articulação remanescente em relação ao aparelho protético são hoje superadas pela moderna técnica protética.

Vasos

Os vasos devem ser previamente identificados, isolados e ligados de maneira segura com fio inabsorvível. É erro grosseiro a secção inadvertida de grandes feixes vasculares e seu tratamento apenas após a secção. O uso de torniquete, judiciosamente considerado para cada caso, é medida de real auxílio nas amputações. No entanto, ele deve ser proscrito em amputações por processos isquêmicos de membro.

Nervos

Os nervos devem ser identificados, levemente tracionados e seccionados com lâmina afiada para retraírem longe da linha de sutura e superfície de apoio. Os vasos nutrientes de nervos mais conspícuos devem ser ligados para evitar sangramento. A formação de neuromas é inevitável após a secção nervosa. Diversas técnicas descritas para aboli-las ou diminuir a dor pós-operatória não se mostraram eficazes. Na realidade é importante que o neuroma não seja sintomático durante o uso de prótese. Logo após a operação há um período de exacerbação dos sintomas neurológicos após o que ocorre certa acomodação. Neuromas, muitas vezes, respondem à estimulação e percussão manual. O simples manuseio do coto pelo amputado é fator de melhora de muitas sensações desagradáveis. A sensação do membro ausente, tida como fantasma, acompanhada ou não de dor é rotineira após a amputação. Estes sintomas em geral se atenuam com o passar do tempo e a utilização de prótese.

Muitos raros são os casos de dor intratável em coto de amputação que necessitem manipulações mais agressivas.

Níveis de Amputação

Membro Inferior

As amputações dos dedos podálicos, procedimentos bastante freqüentes, principalmente em cirurgia vascular, em geral causam pouca deformidade e necessitam pouco aparelhamento protético. Apesar de fisiologicamente importantes para a marcha, especial menção feita ao hálux, os demais são em geral substituídos por simples enchimento do calçado, sem grandes repercussões funcionais, especialmente em doentes geriátricos.

Quando todos os dedos se mostrarem inviáveis, mas a planta do pé estiver preservada, a amputação deve ser feita no nível dos metatarsianos, transversalmente (amputação transmetatarsiana). Em inúmeras situações, particularmente em diabéticos, metatarsianos isolados podem ser retirados em desbridamentos extensos. Na retirada do 1º metatarsiano (1º raio) deve-se realizar osteotomia oblíqua preservando parte da base deste osso. Este procedimento é chave para bom balanço do ante-pé mantendo a estabilidade do 1º cuneiforme e navicular. Na amputação do 5º raio também é importante a osteotomia oblíqua para a manutenção de parte da base do metatarsiano e a inserção do peroneiro curto. Havendo a preservação da planta do pé, em ambas as situações o indivíduo basicamente anda, sem prótese, sobre o próprio pé. É, portanto, operação que resulta em bom resultado funcional. Na maioria das vezes, do ponto de vista protético, a função é favorecida também pelo enchimento do calçado. Em casos em que ocorre desabamento do arco plantar, com pontos de apoio dolorosos, pode ser necessária palmilha ou sapatilha de suporte.

As amputações transtarsianas, de Choppard e Lisfranc, são níveis de exceção que podem ser utilizados em casos selecionados. Apesar de ainda preservarem parcialmente o pé, o coto apresenta deformidade eqüino-vara. O aparelhamento protético é também difícil e pouco estético.

Para evitar esta deformidade do coto foram propostas diversas técnicas de artrodese entre a tíbia, astrágalo e calcâneo para ainda preservar a pele do calcanhar sem perda de comprimento do membro. São procedimentos extensos, pouco indicados em pacientes com a circulação comprometida, com complicações freqüentes como a não união dos ossos enquanto que o ganho funcional é discutível. Entretanto, nos casos bem-sucedidos a marcha é conseguida mesmo sem prótese. O aparelhamento destes cotos é difícil.

O nível a seguir, que tem encontrado grande indicação, quer em doentes vasculares, quer em traumáticos e crianças, é a secção óssea no 1/3 mais distal da tíbia e o revestimento com o retalho cutâneo do calcanhar. Esta operação foi descrita por Syme, cirurgião de Edimburgo, em 1843, e é bastante utilizada até hoje. Apesar de representar encurtamento ósseo permite ainda que o indivíduo deambule sem prótese. O aparelhamento protético não apresenta dificuldades de monta com os métodos modernos disponíveis, e o resultado funcional é excelente.

No nível da perna é hoje praticamente bem aceito que todo comprimento deve ser preservado. Mais válida do que quanto comprimento distal deve ser mantido, entretanto, é a discussão de limite superior de secção da tíbia que resulta ainda em coto funcionalmente ativo. A inserção do tendão patelar na tuberosidade anterior da tíbia parece definir este limite.

Apesar de resultar em coto extremamente curto, a ação muscular do quadríceps agindo sobre a tíbia é suficiente para impulsionar o aparelho e permitir marcha satisfatória.

O aparelhamento protético, sempre que o joelho é preservado – em todos os níveis de amputação de perna até o limite superior definido acima – é relativamente simples e os resultados funcionais extremamente recompensadores.

Em todos os níveis superiores que passaremos a tratar a seguir, a articulação do joelho é funcionalmente perdida. O aparelhamento protético implicará, portanto, a presença de uma junta mecânica artificial para substituir o joelho.

A desarticulação do joelho é feita sem secção óssea, preservando a cartilagem articular e, eventualmente, a patela Há necessidade de bom revestimento cutâneo dos côndilos femorais para máxima utilização do coto de amputação.

O resultado funcional deste tipo de operação é uniformemente superior às amputações na coxa. O indivíduo retém grande potência muscular no coto além da capacidade de apoio terminal, o que é vantajoso mesmo na eventualidade de o paciente não adaptar prótese.

O aparelhamento adequado demanda conhecimento de técnicas protéticas modernas, sendo por isso ainda rejeitado por protéticos mais tradicionais. As próteses são, entretanto, perfeitamente exequíveis e em quase todos os aspectos superiores às usadas pelo amputado na coxa.

Outros procedimentos similares, como a operação de Gritti, em que é feita secção óssea no nível dos côndilos femorais e preservada a patela, têm indicações mais restritas, mas podem ser tentadas em casos selecionados. Para o aparelhamento protético valem as mesmas considerações feitas para a desarticulação do joelho.

No nível do fêmur o princípio de máxima preservação de comprimento também deve ser observado. Também aqui, à semelhança do que foi discutido para a tíbia, o limite proximal é o que melhor precisa ser definido. Por analogia à função flexora do coto representada pelo quadríceps e sua inserção através do tendão patelar teremos na porção proximal do fêmur a inserção do iliopsoas no pequeno trocanter. Entretanto, neste caso, a simples preservação da função flexora não é suficiente. Certo comprimento de coto, estimado a partir do ísquio, local de apoio das próteses, deve estar presente para possibilitar impulsão e pega do aparelho. Devem ser deixados cerca de 7 a 8cm de fêmur a partir do pequeno trocanter para que se possa adaptar prótese habitual para amputação de coxa. Cotos mais curtos acabam sendo mantidos fletidos e o paciente se utiliza da prótese para desarticulado no quadril, ou seja, a articulação fica funcionalmente perdida.

O nível a seguir, a desarticulação do quadril, representa grave mutilação para o indivíduo. Ainda assim, pacientes jovens aprendem a andar com relativa facilidade com a prótese, o mesmo não acontecendo com doentes geriátricos. Muitos pacientes, entretanto, mesmo da faixa etária mais jovem, optam por não usar o aparelho.

Membro Superior

A amputação de membro superior determina a perda de duas funções críticas, ou seja, a sensibilidade terminal e a capacidade de preensão e habilidade manipulativa.

O déficit sensorial é crítico e não pode ser restaurado por meios protéticos. O amputado tem que substituir por visão direta o tato quando usa prótese.

A perda de capacidade de preensão é relativa e pode, até certo ponto, ser provida proteticamente, ainda que geralmente através de aparelhos passivos ou semipassivos, e a restauração da capacidade manipulativa é relacionada primariamente com o comprimento do membro residual e habilidade individual do amputado.

Os amputados em níveis mais distal freqüentemente não recorrem ao uso de prótese porque a possibilidade de usar diretamente a função tátil do coto remanescente excede a capacidade preensora e manipulativa das próteses.

Problemas de pele no membro amputado são muito menos graves que no membro inferior. As forças de impacto e de tração são comparativamente muito menores, o que permite maior liberalidade no tipo de cobertura cutânea e uso de enxertos para ganho de comprimento.

Níveis de Amputação

Nas amputações no nível de dedos certos princípios comuns são observados. O revestimento da extremidade do coto deve ser feito sempre com pele da superfície palmar, preservando o tato e a sensibilidade. Amputações parciais de falange devem ser tentadas, dentro do princípio de máxima preservação de comprimento, principalmente atentando para a inserção dos tendões flexores que manterão a função da mesma. Com o retalho palmar de boa sensibilidade e flexão da falange consegue-se boa oponência de polpa digital do dedo amputado com a polpa de polegar. A manutenção desta função é especialmente relevante para o indicador, além, obviamente, do próprio polegar.

Quando dedos inteiros têm que ser amputados, principalmente no caso de dedos médios, o espaço vazio entre os dedos remanescentes torna-se antiestético, impedindo a boa manipulação e preensão na palma da mão, especialmente de objetos pequenos. Há vantagens nestes casos de se ressecar também o metacarpiano correspondente a este dedo amputado. Como pormenor técnico de importância deve-se manter a base do metacarpiano para maior estabilidade. Com esta técnica diminui-se o espaço entre os dedos e há melhora funcional e estética da mão.

O polegar evidentemente é o dedo de função mais relevante na oponência e preensão, tanto que, atualmente, engenhosas técnicas têm sido propostas para substituí-lo, como a transferência por microcirurgia de dedos do pé em amputações parciais de polegar e a policização do indicador nas amputações completas.

As amputações transmetacarpianas e transcarpianas devem ser executadas quando for possível, especialmente conseguindo-se revestimento de pele palmar. Obtém-se nestes casos boa função preensora simplesmente com a flexão do coto contra o aparelho de prótese, semelhante a uma pequena pá.

Quando nem a amputação transcarpiana é possível, o nível seguinte a ser considerado é a desarticulação do punho. As vantagens da operação neste nível é a preservação, pelo menos parcial, da prono-supinação e muitos pacientes conseguem razoável função com o coto mesmo sem prótese. No caso de adaptação protética há a possibilidade de utilizar ganchos de abertura ou fechamentos ativos.

Nas amputações do antebraço todo o comprimento deve ser preservado. Deve-se lembrar que o revestimento cutâneo não é crítico e enxertos e retalhos podem ser tentados para aumentar o comprimento. No caso de cotos longos até 1/3 médio deve-se ponderar sobre a possibilidade de se transformar o coto em pinça pela engenhosa técnica de Krukenberg. Nesta operação o rádio e a ulna são individualizados, mantendo revestimento cutâneo próprio e função através da preservação do pronador redondo, supinador curto e bráquio-radial. Os demais músculos devem ser desbastados para não impedirem a boa função preensora que se consegue com a abertura, que pode chegar a mais de 10cm.

Além do mais, a realização desta operação não impede a utilização de prótese habitual para este nível, que é vestida sobre os cotos unidos, quando há necessidade cosmética. As próteses para amputações de antebraço são altamente eficientes quanto à preensão. Trata-se de ganchos ou mãos mecânicas de fechamento ativo e abertura passiva ou vice-versa, comandados por movimentos da cintura escapular. O maior avanço em relação às próteses do antebraço são as chamadas próteses mioelétricas. Os movimentos são desencadeados por eletrodos esternos aplicados sobre grupos musculares. A integridade destes músculos e sua inervação são indispensáveis para o uso da prótese, e devem ser testados previamente com aparelho próprio. Apesar de requererem muito treino de pacientes inteligentes e cooperativos, representam excelente opção cosmética e funcional.

Nos níveis mais proximais do antebraço consegue-se adaptação de prótese até cotos de 7 a 8cm, após o que não se obtém função com a prótese já que a cada flexão do antebraço sobre o braço, o bíceps tende a expulsar o aparelho. A retirada do rádio em casos de cotos curtos pode melhorar a pega da prótese. Entretanto a manutenção de cotos curtos garante a possibilidade, de mesmo sem prótese, se conseguir carregar objetos sustentados por alça.

Os níveis superiores do ponto de vista protético apresentam a grande desvantagem de necessitarem também de cotovelo mecânico no aparelho. Os aparelhos são mais pesados, a suspensão é mais precária e a função mais pobre. Mais uma vez todo o comprimento deve ser salvo para melhor resultado funcional. O primeiro nível a ser considerado é a desarticulação do cotovelo. Mantendo-se o condilo e epitróclea umerais há maior estabilidade e melhor suspensão do aparelho. As amputações mais proximais do úmero são cada vez mais pobres em função e de difícil aparelhamento protético devido a problemas de suspensão e estabilidade.

A miodese da musculatura é fundamental nas operações diafisárias do úmero.

Finalmente os níveis mais altos como a desarticulação do ombro e a amputação interescápulo-torácica não dão a possibilidade de aparelhamento funcional, sendo as próteses limitadas à solução do aspecto estético.

Resultados Funcionais

Sendo a média de idade dos amputados por trauma menor que dos amputados por doença vascular periférica, o potencial de reabilitação daquelas também é maior. Os doentes com vasculopatia constituem uma população idosa, freqüentemente com afecções clínicas associadas. O esforço que será exigido para a marcha com prótese é tanto maior quanto mais proximal for o nível de amputação. Para estimar este gasto de energia, estudos comparando o consumo de oxigênio durante a marcha de amputados e não-amputados concluíram que o indivíduo com amputação de Syme consome 9% a mais de energia, o amputado abaixo do joelho 25% a mais quando unilateral e 41% a mais quando bilateral, e o amputado na coxa 65% a mais de energia que a população não amputada, para marcha no plano. Observa-se que mesmo indivíduos com amputação bilateral no nível de perna levam, teoricamente, vantagem sobre amputados em coxa.

Este dado é tanto mais relevante quanto se considera que em diabéticos a possibilidade de amputação do membro contralateral, em cinco anos, é estatisticamente da ordem de 40% nos sobreviventes.

Pode-se dizer, citando Pedersen (1968): "É aparente que o problema do amputado geriátrico não é primariamente o dos componentes protéticos, do desenho da prótese, do seu ajuste e alinhamento ou treino de marcha. O problema corrente do amputado geriátrico é a preservação da articulação do joelho."

Este conceito, firmemente estabelecido entre os cirurgiões, só recentemente veio à tona. Mas só pode ser complementado se for também acompanhado de mudanças de mentalidade dos médicos assistentes quanto à reabilitação. A maioria dos cirurgiões considera sua missão terminal quando logra a cicatrização do coto de amputação, e aqueles mais preocupados com o destino de seu doente ficam satisfeitos quando encaminham o paciente ao "departamento de reabilitação", que ele na verdade não conhece e não sabe como funciona. Existem inúmeros aspectos, como orientação inicial quanto ao uso de muletas ou cadeira de rodas, localização do tipo de acesso ao centro de reabilitação, locomoção para as seções de treinamento, custo do aparelho, entre outros, que muitas vezes levam o paciente, principalmente geriátrico, a desistir do tratamento. A principal mudança positiva que ocorreu nos últimos anos para melhorar este estado de coisas foi a introdução do conceito multidisciplinar no tratamento dos amputados. Longe de ser uma frase feita, muito utilizada atualmente, este método, introduzido a partir do sistema de "prótese imediata", efetivamente mudou o atendimento ao amputado.

O sistema de prótese imediata, descrito por Belermont e difundido por Weiss e Burgess, preconizava a instalação de aparelho gessado no coto de amputação na sala de cirurgia e adaptação de pilão no pós-operatório imediato para início do tratamento com marcha.

Ora, para se instalar o gesso e o pilão, o cirurgião necessitava estreito contato com o protético. Este muitas vezes passou a comparecer à sala de cirurgia para instalar parte do aparelho. A necessidade de fisioterapia precoce, principalmente considerando que a ferida cirúrgica ainda se encontrava em cicatrização, obrigava o cirurgião cuidadoso o contato com o fisioterapeuta e a discutir o quanto de carga podia ser solicitado do membro amputado. A transição do aparelho provisório para o definitivo obrigava a contato com o assistente social e a noções do custo do aparelho (de nada adianta iniciar a reabilitação com prótese imediata se o paciente ou alguém não poder arcar com os custos do aparelho definitivo). Em suma, a troca de informações entre profissionais de diversas áreas permitiu a evolução do conhecimento de todos. Assim como o protético se beneficiou do contato com o médico, este recebeu do protético informações precisas sobre necessidades e pré-requisitos do coto para boa adaptação de prótese. O cirurgião começou a perceber que sua cirurgia poderia ser muito melhorada uma vez que perseguia objetivos definidos, e que a ele cabia, já que tinha poder decisório sobre nível de amputação, tratamento das estruturas, regime pós-operatório, a coordenação desta equipe multidisciplinar. O tratamento e a reabilitação de amputados foram otimizados.

Além deste fato, sem dúvida o mais significativo, o método de prótese imediata se mostrou efetivo quanto a índices de cicatrização, redução do edema e suporte psicológico para o paciente.

Hoje em dia o entusiasmo com o método arrefeceu um pouco. Observou-se que se os mesmos cuidados operatórios fossem seguidos e curativos rígidos ou semi-rígidos fossem aplicados conseguia-se iniciar o tratamento, já com a prótese definitiva em menos de 30 dias, num sistema que chamaríamos "prótese precoce". Sem exigir todo o esforço de coordenação do método anterior, produzia resultados comparáveis em termos de reabilitação. O método de prótese imediata, ainda utilizado em alguns centros, tem tido sua aplicação mais selecionada, e só deve ser desencadeado por serviços que tenham a estrutura para dar seguimento ao tratamento com treino de marcha e confecção da prótese definitiva.

Seu principal subproduto, ou seja, a troca de informações entre profissionais de áreas variadas, continua, entretanto, florescendo. Vários centros integrados de atendimento de amputados se desenvolveram em diversos locais do mundo, e uma febre de pesquisas tem agitado e ainda vai revolucionar muito o universo dos amputados de membros e sua reabilitação. Bioengenheiros passaram a estudar e projetar novas articulações mecânicas, novos materiais surgiram, níveis considerados proscritos voltaram a ser utilizados. A prática de esportes passou a ser comum entre amputados com diversas agremiações distribuídas pelo mundo, graças ao avanço em técnicas protéticas. E o objetivo do tratamento do amputado d.e extirpar a doença e, se possível, restaurar a função da extremidade perdida tem sido cada vez mais alcançado.

BIBLIOGRAFIA

1. Baumgartner RF. Knee disarticulation versus above-knee amputation. Prost. Orthot. Int., 3:15-19,1979.
2. Belermont M. Ten years of experience with the immediate application of prosthetic devices to amputees of the lower extremities on the opeating table. Prost. Int., 8:8-18, 1969.
3. Bick EM. Source Book of Orthopaedics. Baltimore. The Williams and Wilkins Company, 1937.
4. Bodily K, Burgess EM. Contralaterallimb and patient survival after leg amputation. Am. J. Surg., 146:280-282, 1983.
5. Burgess E, Romano RL. The mamagement of lower extremity amputees using immediate post-surgical prosthesis. Clin. Orthop., 57:137-146, 1968.
6. Burgess EM, Romano RL, Zettl JH. The management of lower extremity amputations. Washington DC, Library of Congresso US Govemment Printing Office, 1969.
7. Burgess E, Romano RL, Zettl JH, Schrock RD. Amputation of the leg for peripheral vascular insufficiency. 1. Bone Joinl Surg. 53:A:874-890, 1971.
8. Burgess EM. Disarticulation of the knee - A modified technique. Arch. Surg. 112:1250-1255, 1977.
9. Burgess EM. Amputações. Clínicas Cirúrgicas da América do Norte, 3:797-820,1983.
10. Compton J, Edlstein JE. New plasties for forming directly on the patient. Prost. Orth. Int. 2:43-47, 1978.
11. Couch NP, David IK, Tilney NL, Crane C. Natural history of the leg amputee. Am. J. Surg., 133:469-473, 1977.
12. Dederich R. Techinique of myoplastic amputation. Ann. Royal Colt. Surg.,40:222-226,1967.
13. Friedmann LW. The Surgical Rehabilitation of the Amputee. Springfield, Charles e. Thomas, 1978.
14. Green PWB, Hawkins BS, Irvine WT, Jamielson CW. An assessment of above and through-knee amputations. Br. J. Surg., 59:873-875, 1972.
15. Harding HE. Knee disarticulation and Syme's amputation. Ann. Royal Coll. Surg. 40:235-237,1967.
16. Harris EE. Early prosthetic rehabilitation. Am. Royal Col!' Surg. 40:266-272, 1967.
17. Hippocrates. The genuine work of Hippocrates. Traduzido do grego por Francis Adams. New York, William Wood Company, 1886,2.
18. Kihn RB, Warsen R, Beebe GW. The "geriatric" amputee Ann. Surg. 176:305-314, 1972.
19. Little JM. Major Amputation for Vascular Disease. London. Churchill Livingstone, 1975.
20. Malone JM, Moore WS, Goldstone J. Therapeutic and economic impact of a modem amputation program. Ann. Surg., 189:798-802, 1979.
21. Mazet R, Hennessy CA. Knee disarticulation. A new technique and a new knee-joint mechanism. J. Bone Joint Surg., 48-A:l26-139, 1966.
22. Mital MA, Pierce DS. Amputees and their prothesis. Boston, Little Brown & CO., 1971.
23. Moore WS, Hall AD, Lim Re. Bellow the kneeamputation forischemic gangrene: Comparative results of conventional operation and immediate postoperative fitting technique. Am. J. Surg., 124: 127-134, 1972.
24. Murdoch G. Levels of amputation and limiting factors. Ann. Royal Coll. Surg., 40:204-216, 1967.
25. Murdoch G. Prosthetic and Orthotic Practice, London, Edward Amold, 1970.
26. Orthopaedic Appliance Atlas - The American Academy of Orthopaedic Surgeons. Ann Arbor, J.W. Edwards, 1960.
27. Otis GA, Huntington DL. The Medical and Surgical History of the Rebellion.War Department, Surgeon General's Office, Washington Govemment Printing Office, 2:397-411, 1883.
28. Paré A. Ten Books of Surgery, traduzido por Luiker RW e Womack N. Athens, University of Georgiga Press, 1969.
29. Pedersen HE. The problem of the geriatric amputee. Art. Limbs., 12: J -3, 1968.
30. Rich N. Vascular trauma. W.B. Saunders Company, Philadelphia, PA, 1978.
31. Rogers P. Amputation a the knee joint. J. Bone Joint Surg., 22:973-979, 1940.
32. Steer HW, Cucle HS, FrankJin PM, Morris PJ. The influence of diabetes mellitus upon peripheral vascular disease. Surg. Gynec. & Obst., 157:64-72,1983.
33. Slocum DB. An Atlas of Amputation. St. Louis, CV. Mosby Company, pp. 222-226,1949.
34. Taylor GW. Amputation of the lower limb for ischaemic disease. Proc. Royal Soc.Med., 60:69-70,1967.
35. Traugh GH, Corcoran PJ, Reys RL. Energy expenditure of ambulation in patients with above-knee amputation. Arch. Phys. Med. Rehabit., 56:67-71, 1975.
36. Vasconcelos E. Modem Methods of Amputation New York, The Philosophical Library, 1945.
37. Vitali M. Rehabilitation of the amputee. Proc. Royal. Soc. Med., 59: 1-3, 1966.
38. Vitali M, Redhead RG. The modem concept of the general management of amputee rehabilitation including immediate post-operative fitting. Ann. Royal Coll. Surg., 40:251-260,1967.
39. Vitali M, Harris EE, Redhead RG. Amputees and their prostehssis in action. Ann. Royal Colt' Surg., 40:260-266,1967.
40. Vitall M. Amputation and Prosthesis. London, Ballieri Tindal, 1978.
41. Weiss M. Myoplastic amputation immediate prosthesis and early ambulation. Washington D.C., US. Department of Health, Education and Welfare; National Library of Medicine.

24

Amputações de Membros

Nelson de Luccia
Jorge Salles Guimarães
Fábio Schmidt Goffi

Técnicas

As amputações dos membros superiores e inferiores diferem entre si em diversos aspectos. Em tempos de paz a causa mais comum de amputação do membro superior é a lesão traumática por acidente de trabalho ou de trânsito. Nos membros inferiores são as gangrenas isquêmicas que determinam, com maior freqüência, essa cirurgia, ainda que os acidentes de trânsito figurem também como importante causa.

Os princípios gerais de técnica referentes a um e outro tipo de amputação apresentam características próprias, atendendo ao fato de que os membros superiores executam movimentos mais rápidos e delicados do que os inferiores. Assim, no primeiro caso, as articulações devem ser poupadas na medida do possível, desde as interfalangianas até a do cotovelo. Nos membros inferiores é aconselhável revestir a extremidade óssea com retalho cutâneo-aponeurótico resistente, capaz de suportar as pressões terminais, o peso e o atrito constante do aparelho protético. Resulta que os amputados dos membros superiores têm que ser submetidos a um exercício de recuperação funcional mais intenso e duradouro em centros especializados, carecendo possuir maior espírito de colaboração e desejo de reintegração no trabalho profissional. A elaboração dos aparelhos protéticos é complexa, devendo ser procedida por pessoas e entidades com larga experiência.

AMPUTAÇÕES DOS MEMBROS SUPERIORES

O doente permanece em decúbito dorsal na mesa operatória, com o membro superior em abdução apoiado em tábua suporte. O cirurgião situa-se à direita do membro, de maneira que no momento da serração óssea segure com a mão esquerda o coto proximal. Na amputação de dedos a posição do cirurgião é terminal.

AMPUTAÇÕES DOS DEDOS

Indicações. Lesões traumáticas de dedos que fogem do alcance da cirurgia restauradora. Osteomielite ou osteoartrite de falange, refratárias ao tratamento conservador. Gangrena isquêmica de dedos. Anquilose interfalangiana e metacarpofalangiana causando imobilidade do dedo em extensão (excetua-se o polegar).

Técnica. Anestesia regional infiltrativa na raiz do dedo. Hemostasia com torniquete no nível da base da primeira falange; quando a amputação for nesse local usa-se manguito supracondiliano no braço.

O traçado da incisão cutânea depende do nível de amputação. Quando efetua-se na continuidade ou contigüidade de falanges é feito um retalho único palmar, cuja base corresponde ao plano de secção óssea (Fig. 24.1). No entanto, não se deve encurtar muito a falange óssea apenas para se conseguir bom retalho palmar. Na desarticulação metacarpo-falangiana a incisão cutânea, para o terceiro e quarto dedos, tem forma de raquete com cabo dorsal; para o polegar, indicador e quinto dedo faz-se retalho único externo, em relação ao eixo do membro, ou seja, ulnar para o mínimo e radial para o indicador e polegar (Fig. 24.2). Os tendões flexores e extensor são cortados no nível da secção óssea (Fig. 24.3). Descoladas as partes moles no sentido proximal, divide-se a falange com serra própria. As artérias e veias digitais, encontradas lateralmente à falange óssea, são pinçadas isoladamente e ligadas com fio fino (Fig. 24.4). Os nervos não

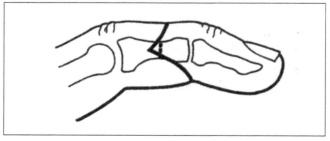

Fig. 24.1 – *Traçado da incisão cutânea para amputação de falange.*

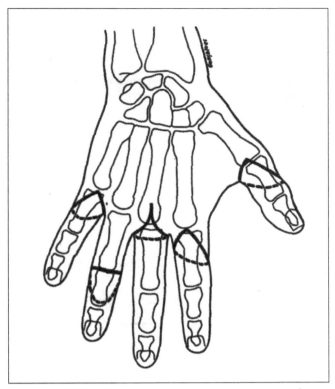

Fig. 24.2 – *Traçado dos retalhos cutâneos nas amputações e desarticulações dos dedos.*

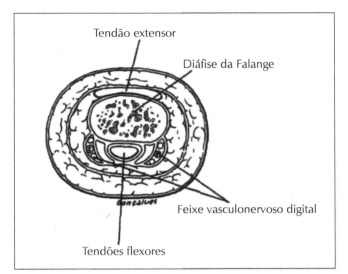

Fig. 24.4 – *Secção plana de falange.*

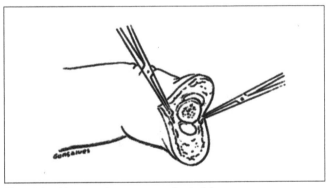

Fig. 24.3 – *Hemostasia na amputação de falange.*

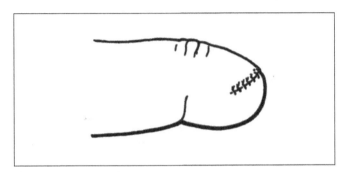

Fig. 24.5 - *Sutura cutânea.*

exigem tratamento especial. O torniquete é retirado e completa-se a hemostasia. As bordas cutâneas são suturadas com fio inabsorvível em pontos separados (Fig. 24.5).

Crítica. Atualmente as operações reparadoras, principalmente com o auxílio da microcirurgia, têm alcançado brilhantes êxitos reimplantando membros, inclusive dedos. No entanto, apenas em centros altamente equipados e contando com especialistas diferenciados essas intervenções têm sido feitas, ainda que em número limitado de casos (McNeill e Wilson, 1970). Assim mesmo os índices de insucessos imediatos não são baixos e os resultados funcionais nem sempre são entusiasmantes. Por isso, nas lesões traumáticas graves de dedos com comprometimento vascular é lícito optar-se pela amputação. Na amputação da terceira falange pode-se manter a unha, desde que a ressecção óssea não seja extensa. Caso contrário, é preferível retirar a matriz unguial, pois sua permanência possibilita o crescimento desordenado da unha, o que torna o coto disforme e doloroso.

Na falange média conserva-se o máximo de extensão. Uma vez que a flexão é mantida pelo tendão superficial, o profundo é cortado, permitindo-se que se retraia. Na amputação da falange proximal sutura-se o tendão flexor superficial à aponeurose dorsal sob pena de perder-se o movimento de flexão. Nas desarticulações metacarpo-falangianas do segundo ao quinto dígito, para fins estéticos, pode-se retirar a cabeça do correspondente metacarpiano, o que permite que os dedos contíguos se aproximem.

A conservação, na medida do possível, do polegar é de suma importância em vista de seu papel de oponente aos quatro dedos. Desse modo, ele é útil, mesmo tendo suas articulações anquilosadas, desde que permaneça em posição de oponência. Os demais dedos são inúteis quando se encontram rígidos e retilíneos. No entanto, um ou dois dedos imóveis em posição de flexão, na falta dos outros, são valiosos para a formação de pinça com o polegar íntegro.

AMPUTAÇÃO DO ANTEBRAÇO

Indicações. Lesões traumáticas de mão com esmagamento de partes moles, fraturas cominutivas e comprometimento vascular extenso. Insucesso do reimplante de mão. Osteoartrite crônica de carpo e metacarpo com conseqüente perda completa da função.

Técnica. Anestesia por infiltração do plexo braquial na região supraclavicular. Hemostasia preventiva por meio de torniquete ou manguito pneumático supracondiliano.

O retalho cutâneo-aponeurótico anterior é traçado estando o antebraço com extensão, o qual depois é fletido para a confecção do retalho posterior. Ambos os retalhos são semi-elípticos, com igual extensão, de maneira que a cicatriz cutânea seja terminal (Fig. 24.6). As veias de tela subcutânea, em especial a cefálica e a basílica, são pinçadas e ligadas. Os retalhos são dissecados proximalmente até o nível de sua base, através do plano subaponeurótico. O ponto mais proximal da incisão cutânea situa-se pouco mais distalmente ou ao nível da serração óssea. Este, eletivamente, encontra-se entre 5 e 10cm acima da articulação do punho, ou seja, no limite entre os terços intermédio e distal do antebraço. Os nervos mediano e ulnar são identificados e seccionados com lâmina cortante acima do nível de divisão óssea, sendo previamente ligada à respectiva artéria nutritiva. As artérias radial, ulnar e interóssea são ligadas e seccionadas.

Os músculos do antebraço são cortados circularmente com bisturi (Fig. 24.7). Os periósteos do rádio e da ulna são seccionados circularmente 3 a 4mm acima do nível da serração óssea, fazendo-se o descolamento periostal com rugina no sentido distal. Os dois ossos são divididos com serra de arco, primeiro o rádio, depois a ulna. Permanece, assim, no extremo de cada osso, uma área circular com 3 a 4mm de largura desprovida de periósteo. O manguito pneumático é esvaziado e a hemostasia do coto é completada por pinçamento e ligadura individual dos vasos. Sutura das bordas da fáscia antibraquial e por meio de fio inabsorvível fino com pontos separados. Sutura da pele com pontos separados (Fig. 24.8).

Crítica. As limitações funcionais apresentadas pelas próteses dos membros superiores fazem com que se procure conservar qualquer mecanismo de pinça, ainda que à custa da articulação do punho mantendo o carpo e seus tendões flexores. Caso isso seja inexeqüível, a amputação deve ser feita em nível eletivo do antebraço para aproveitar os movimentos de pronação e supinação, o que confere à prótese maior eficiência. A pressão exercida no coto pelo aparelho é lateral e, por isso, a cicatriz cutânea deve ser terminal.

Alguns cirurgiões preferem, quando possível, fazer a desarticulação radiocárpica em vez da amputação no terço inferior do antebraço. Argumentam que nesse nível se preserva maior braço de alavanca, favorecendo-se mais a movimentação da prótese.

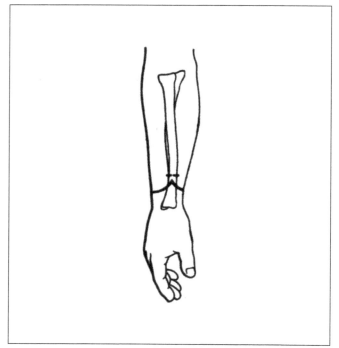

Fig. 24.6 – *Amputação do antebraço.*

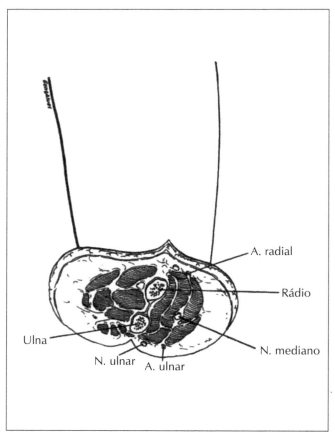

Fig. 24.7 – *Amputação do antebraço. Estruturas anatômicas.*

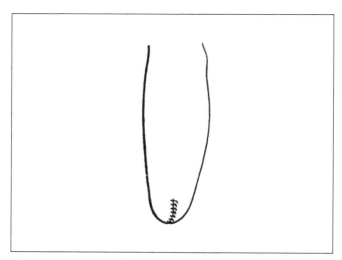

Fig. 24.8 - *Amputação do antebraço. Cicatriz terminal.*

AMPUTAÇÃO DO BRAÇO

Indicações. Lesões traumáticas do terço superior do antebraço ou do cotovelo, com perda excessiva de partes moles e comprometimento da irrigação sangüínea. Pinçamento da artéria braquial pelas extremidades ósseas na fratura supracondiliana do úmero com gangrena isquêmica do antebraço. Tumores malignos do antebraço.

Técnica. Anestesia geral ou troncular por bloqueio do plexo braquial. Hemostasia preventiva com torniquete colocado no terço superior do braço.

É traçado inicialmente o retalho cutâneo-aponeurótico anterior e depois o posterior. Os dois apresentam o mesmo comprimento, têm forma semi-elíptica e se juntam de cada lado do braço em nível situado 2cm acima da serração óssea. (Fig. 24.9). O comprimento de cada retalho deve equivaler a circunferência do braço no nível da divisão óssea. Ligadura dos vasos subcutâneos, em particular as veias cefálica e basílica. Os retalhos cutâneo-aponeuróticos são rebatidos cranialmente até suas bases. A artéria e as veias braquiais encontradas no sulco entre a borda medial dos músculos bíceps e braquial são pinçadas, seccionadas e ligadas com fio inabsorvível. Atrás delas encontra-se o nervo mediano que é descolado cranialmente e seccionado acima do nível de serração óssea com lâmina cortante, após isolamento e ligadura individual de sua artéria nutritiva. Secção circular e com bisturi, das massas musculares 2cm distalmente no nível de divisão do úmero. Este é seccionado com serra de arco após ter sido descolado o periósteo com rugina; a extremidade óssea ficará, assim, desprovida de periósteo numa extensão de 0,3 a 0,4cm. As arestas são apagadas com lima e a medula óssea é conservada. Os cotos dos nervos ulnar, radial e músculo-cutâneo são pesquisados e aparados segundo a técnica habitual (Fig. 24.10). O torniquete é retirado, procedendo-se à hemostasia dos vasos sangrantes por pinçamento individual e ligadura. Sutura das bordas da aponeurose – fáscia braquial – com pontos separados. Sutura da pele com pontos separados (Fig. 24.11).

Crítica. Alguns cirurgiões preferem, quando possível, realizar a desarticulação do cotovelo em vez da amputação supracondiliana do úmero. No sentido de evitar o aspecto globoso do coto, os côndilos e epicôndilos são amparados e a cartilagem articular é retirada. Os tendões do bíceps, braquial e tríceps são suturados a fim de revestirem a extremidade óssea. A única vantagem desta conduta, no entanto, seria deixar um coto braquial mais longo, o que não compensa a maior dificuldade de aplicação do aparelho protético nem o fato de ser essa operação mais trabalhosa e, por isso, sujeita a maior número de complicações. Em ambos, entretanto, a prótese apresenta recursos funcionais limitados. É melhor, quando possível, conservar um segmento, ainda que pequeno, de antebraço que permita, ao fletir-se, a preensão de objetos.

AMPUTAÇÕES DOS MEMBROS INFERIORES

O doente é mantido em decúbito dorsal na mesa operatória, situando-se o cirurgião do lado direito do membro a amputar. Na amputação supracondiliana da coxa por obstrução arterial é preferível ficar o cirurgião no lado medial do membro e intervir a fim de ter melhor acesso à artéria poplítea, que deve ser ligada de início. Neste caso mantém-se a coxa em rotação externa e discreta abdução e o joelho semifletido. Na amputação da perna, desde que a condução anestésica não fique prejudicada, é mais cômodo para a equipe cirúrgica trabalhar estando o paciente em decúbito ventral e com o joelho fletido a 90°. Para amputar o pé anterior e os dedos o cirurgião ocupa uma posição terminal.

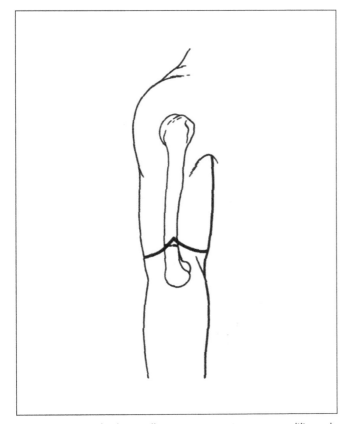

Fig. 24.9 – *Traçado dos retalhos na amputação supra-condiliana do braço.*

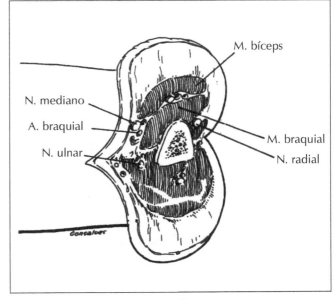

Fig. 24.10 – *Amputação supra-condiliana.*

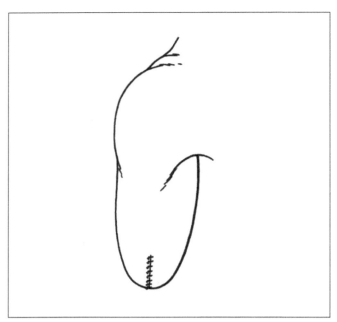

Fig. 24.11 – *Amputação do braço pelo processo de dois retalhos iguais.*

AMPUTAÇÃO DOS DEDOS

Indicações. Lesões traumáticas ou isquêmicas limitadas aos dedos, com perda de vitalidade dos tecidos, estando preservada a integridade do pé anterior. Deve-se lembrar que a retirada do hálux compromete o impulso para diante durante a marcha e, por isso, ele deve ser preservado na medida do possível. Já os demais dedos têm pouca importância funcional.

Técnica. O paciente fica em decúbito dorsal sendo a posição do cirurgião terminal. São operações em geral realizadas com bloqueio espinal ou peridural, evitando-se a infiltração local principalmente em pacientes com afecções isquêmicas. O garroteamento raramente é empregado. O traçado das incisões de pele procura, sempre que possível, a preservação do retalho plantar para o revestimento do coto. Constrói-se, portanto, retalho plantar longo que permita o fechamento com retalho dorsal curto. Nem sempre, entretanto, isto é possível. Quando a causa da amputação é doença isquêmica a zona de necrose freqüentemente é delimitada. A incisão é feita no limite entre a parte necrótica e a parte sã do dedo, resultando em retalhos atípicos. Todas as manobras devem ser delicadas. A incisão é aprofundada até o plano ósseo seccionando os tendões que se retraem. O feixe neurovascular é identificado. Os vasos, freqüentemente trombosados no nível da incisão, podem não requerer ligadura. Sangramentos maiores devem ser estancados por pinçamento e ligadura. Os nervos são seccionados para se retraírem proximalmente. O osso é dividido a seguir. O coto ósseo é encurtado com saca-bocados para permitir o fechamento de partes moles. Quando ocorrer neste encurtamento exposição da superfície articular da falange proximal ou da cabeça do metatarsiano, se a redundância de partes moles já for suficiente para o fechamento do coto não há necessidade de se retirar a superfície articular. Pelo contrário, há vantagens em preservá-la já que esta é indolor e constitui barreira às infecções ascendentes. A cartilagem articular só deve ser retirada quando houver necessidade de maior encurtamento ósseo. Geralmente nos pacientes com processos isquêmicos ou na vigência de infecção a ferida operatória é deixada aberta. Caso haja possibilidade, a pele é aproximada da maneira habitual.

AMPUTAÇÃO DO PÉ ANTERIOR (TRANSMETATÁRSICA)

Indicações. Lesão traumática dos dedos, incluindo a cabeça dos metatarsianos, não passível de tratamento conservador. Gangrena dos dedos, de etiologia diabética, toda vez que a amputação ou desarticulação dos dedos não seja suficiente.

Técnica. Anestesia peridural ou geral. Hemostasia preventiva profilática com manguito pneumático acima do joelho. Usam-se dois retalhos cutâneos, um dorsal pequeno, outro plantar muito mais longo. A pele plantar, assim, é usada para revestir todo o coto, devendo-se lembrar que este é mais largo em sua borda medial do que na lateral. A incisão do retalho plantar em forma de U com concavidade proximal é feita com bisturi, da esquerda para a direita, começando no nível da base do primeiro ou do quinto metatarsiano, de acordo com o pé a amputar, alcançando a prega de flexão dígito-plantar e terminando na outra borda do pé, também no nível da base metatarsiana. O retalho dorsal, ligeiramente curvilíneo, une os dois extremos da incisão plantar (Fig. 24.12). Às incisões interessam todas as partes moles, até o plano ósseo, sendo que o retalho plantar é rebatido no sentido proximal pela secção dos músculos e tendões rente ao plano das diáfises ósseas. Os quatro espaços interósseos são abertos pela exérese muscular com bisturi para se proceder à serração das diáfises dos metatarsianos com serra de arco. Para isso, as partes moles são protegidas com compressão bífida e se começa a secção do quinto para o primeiro metatarsiano. A linha de serração é oblíqua, de fora para dentro e de trás para adiante, ou seja, paralela à articulação tarso-metatársica (Fig. 24.13).

Os vasos calibrosos são pinçados e ligados e, depois de retirado o manguito pneumático, a hemostasia é completada. Não é preciso tratar os nervos com medidas especiais. As fáscias musculares plantar e dorsal são suturadas com pontos separados, o mesmo sendo feito com as bordas cutâneas, de modo que a cicatriz se situe dorsalmente (Fig. 24.14).

Crítica. O coto residual é cosmeticamente bom e não necessita de prótese, recomendando-se apenas o uso de sapato reforçado com arco metálico resistente. Assim o paciente pode suportar no pé o peso do corpo. A operação não é tecnicamente difícil, desde que sejam obedecidas as recomendações básicas. A amputação transmetatársica oferece consideráveis vantagens sobre a desarticulação tarsometatársica, tanto pela melhor exeqüibilidade como pelos melhores resultados obtidos (Vasconcelos). No entanto, ela exige um longo retalho plantar para revestimento da superfície cruenta, o que nem sempre é possível, tanto nos casos de traumatismo como de gangrena isquêmica.

AMPUTAÇÃO DE SYME

Indicações. Quando não for possível realizar a amputação transmetatársica, deve-se optar pela desarticulação tíbio-társica, seccionando a tíbia e a fíbula logo acima dos

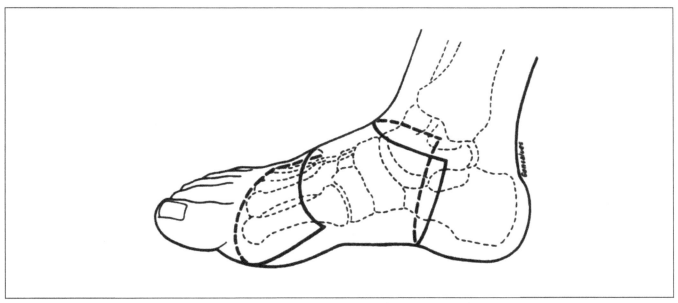

Fig. 24.12 – *Traçado das incisões cutâneas para a amputação transmetatársica e para amputação de Syme.*

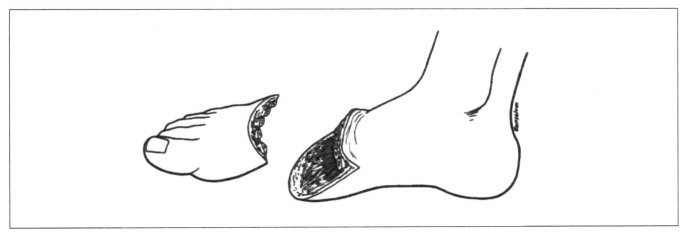

Fig. 24.13 – *Aspectos da superfície cruenta após a serração na amputação transmetatársica.*

maléolos, sendo a superfície cruenta recoberta por retalho plantar (amputação de Syme). Esta técnica representa um recurso valioso para o tratamento de traumatismos graves do pé, principalmente quando o paciente for jovem e livre de afecção vascular e, também, quando a dor não for o principal motivo da amputação.

Técnica. O paciente permanece em posição supina na mesa de operação, com o calcanhar se projetando pouco além do limite da mesa. A posição do cirurgião é terminal. Anestesia por bloqueio espinal ou peridural. Garroteamento no nível da coxa pode ser utilizado.

A operação se baseia no aproveitamento da pele do calcanhar para revestimento terminal do coto (Fig. 24.12). A incisão se inicia no extremo distal do maléolo externo e cruza a face anterior do tornozelo até um ponto cerca de 1cm inferior ao maléolo medial. A incisão plantar se inclina para trás a partir destes dois pontos cerca de 15° em relação à vertical e é ligeiramente convexa em direção aos dedos na região da sola do pé. Esta inclinação para trás pode ser mais acentuada quando o calcanhar for muito proeminente ou em casos vasculares em que se deseje reduzir o comprimento do retalho para aumentar a possibilidade de sobrevida do mesmo. A incisão dorsal e aprofundada seccionando os tendões extensores neste nível. O feixe neurovascular anterior é identificado, sendo os vasos ligados e o nervo cortado para se retrair proximalmente. A safena magna é igualmente ligada e o nervo safeno interno seccionado após tração.

O pé é fortemente mantido em flexão plantar e à cápsula articular anterior e os ligamentos colaterais são seccionados. Para se aumentar a posição eqüina do pé e se prosseguir na dissecção posterior, coloca-se um gancho na face posterior do astrágalo, que é tracionado para baixo. A dissecção prossegue subperiostalmente, sempre o mais rente ao osso que for possível para evitar lesões de partes moles, retirando-se a porção posterior da cápsula articulada e o tendão de Aquiles de sua inserção no calcanhar. A flexão plantar é progressivamente aumentada e prossegue-se a dissecção posterior até se encontrar com a incisão plantar, sendo o calcâneo totalmente separado de seu revestimento. O coxim fibroelástico do calcanhar constituído de pele e tela subcutânea é

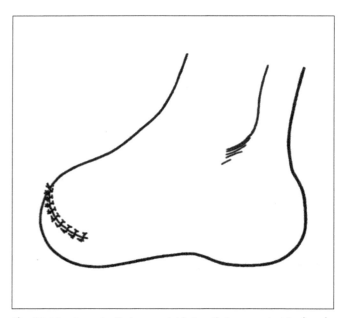

Fig. 24.14 – *Amputação transmetatársica. Coto com cicatriz dorsal.*

mantido intacto. Os demais tendões são seccionados. Os vasos tibiais posteriores não são dissecados mas sim ligados nas bordas cutâneas. A integridade da artéria tibial posterior é fundamental para a manutenção da vitalidade do retalho. Os maléolos e a superfície articular da tíbia são ressecados a seguir com serração óssea única, deixando ampla zona de apoio paralela ao solo. Apesar desta ser a descrição clássica de Syme para o tratamento da tíbia, recentemente tem sido proposta a ressecção apenas dos maléolos, preservando a superfície articular. Esta técnica é mais simples e menos traumática, mas na primeira obtém-se aderência mais firme e pronta do coxim ao osso, o que é desejável.

A seguir deve-se proceder ao fechamento da fáscia e pele. Como o coxim do calcanhar acaba deixando espaço morto considerável, recomenda-se drenagem com aspiração contínua deste tipo de coto. O dreno é exteriorizado por contra-abertura na parte dorsal. Para diminuir este espaço e auxiliar a fixação do coxim terminal, alguns autores recomendam a sutura dos tendões extensores à tela subcutânea do retalho plantar.

Amputação da Perna

Indicações. Lesões traumáticas do pé; e do tornozelo, com perda de substância e lesão vascular extensa. Arteriopatia obliterante do membro inferior com gangrena isquêmica. Osteoartrite crônica do tornozelo, rebelde ao tratamento conservador. Até há alguns anos a amputação doa perna era reservada para raros casos de gangrena isquêmica em jovens, preferindo-se realizar, na maioria das vezes, em seu lugar a amputação supracondiliana da coxa. Atualmente a amputação da perna é a intervenção mais comumente usada na isquemia dos membros inferiores que causa necrose de tecidos, quando esta atinge o nível dos maléolos.

Técnica. Anestesia peridural, de preferência. Em doentes jovens, com indicação da cirurgia por lesão traumática, pode ser utilizada a anestesia geral. Nestes casos faz-se, também, hemostasia prévia temporária com manguito pneumático colocado na terça parte inferior da coxa. Esse tipo de hemostasia é desaconselhado nas gangrenas isquêmicas, pois deseja-se reconhecer o valor da circulação colateral, sobretudo cutânea. Para isso, é aconselhável seccionar o retalho cutâneo e pinçar progressivamente os vasos sangrantes para depois efetuar sua ligadura.

A pele, tela subcutânea e fáscia superficial são seccionadas conjuntamente para construção de dois retalhos iguais, anterior e posterior (Fig. 24.15). Estes são descolados no sentido proximal até 2cm acima do nível de serração óssea. A fáscia muscular, que reveste o músculo tríceps sural, é seccionada nos moldes do retalho cutâneo posterior e descolada do plano subjacente. A fáscia muscular anterior e os músculos anteriores e posteriores são cortados transversalmente com bisturi, de maneira que, ao se retraírem, permaneçam no nível da divisão óssea. Esta é realizada com serra de arco após proteção das partes moles com compressa de três ramos, sendo o intermédio passado através do espaço interósseo. Os periósteos da tíbia e da fíbula são seccionados transversalmente com bisturi 3 a 4mm acima do ponto de divisão óssea e descolados distalmente. A fíbula é serrada antes da tíbia e em nível mais alto. A secção desta última se faz primeiro no sentido oblíquo, de diante para trás e de cima para baixo, e depois no sentido transversal. Desse modo, a extremidade tibial adquire o aspecto de bico de flauta (Fig. 25.16). A medula óssea é mantida no nível da superfície de secção óssea. Os nervos tibial e fibulares são seccionados com lâmina cortante acima do nível de divisão óssea, segundo a técnica habitual. A fáscia muscular posterior, mais longa, é suturada à anterior usando fio inabsorvível fino com pontos separados e os dois retalhos cutâneos também são suturados um ao outro com pontos separados (Figs. 24.17 e 24.18). Não se usa drenagem.

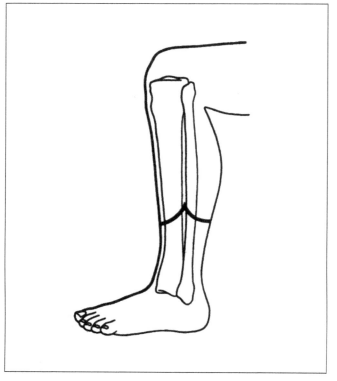

Fig. 24.15 – *Amputação da perna. Traçado dos retalhos iguais.*

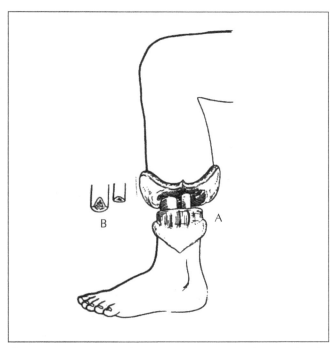

Fig. 24.16 – *Amputação da perna. A – As partes moles são rebatidas cranialmente para proceder-se à serração da tíbia e da fíbula; B – Aspecto das extremidades ósseas após secção.*

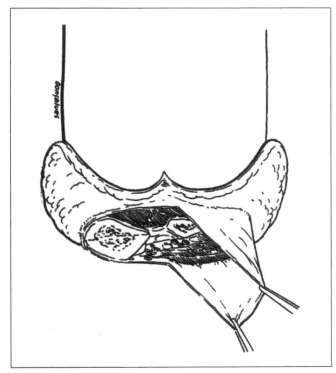

Fig. 24.17 - *Amputação da perna.*

Crítica. A construção de dois retalhos de pele de igual comprimento, um anterior e outro posterior, resultando em cicatriz terminal, é a técnica mais utilizada nas amputações causadas por traumatismo. Nas amputações por causa isquêmica a loja tibial anterior é, com freqüência, a que mais precocemente sofre os efeitos do déficit circulatório. Por esta

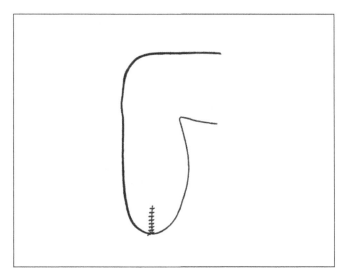

Fig. 24.18 – *Aspecto do coto com cicatriz terminal*

razão aqui se dá preferência à construção de um retalho posterior longo e o anterior curto ou mesmo um único retalho posterior. Nesta eventualidade o músculo tríceps sural é seccionado no mesmo nível, de modo que ambas as estruturas possam contornar a extremidade tibial, a fim de serem suturadas anteriormente. Esta conduta tem a vantagem de deslocar a cicatriz cutânea anteriormente, favorecendo o apoio terminal da prótese. O músculo serve como coxim à pressão da extremidade óssea. No entanto, nem sempre é possível se obter um retalho longo com adequada vitalidade. Os coxins musculares resistem mal às pressões e, nessas condições, sofrem fibrose progressiva. A conservação da articulação do joelho nas amputações em pessoas idosas por gangrena isquêmica é fator importante para a reabilitação funcional. Nestes casos se obtém melhor cicatrização quando for palpável o pulso poplíteo, se bem que, freqüentemente, basta a evidência de uma boa circulação colateral subcutânea.

A mortalidade operatória é ainda alta após as amputações dos membros inferiores por arteriopatia obliterante. Isto se deve à gravidade da doença e à concomitância de outras afecções comuns em pacientes idosos: diabete, insuficiências cardíaca e respiratória e nefroesclerose. Não se pode omitir, no entanto, uma certa negligência do cirurgião que insiste em prosseguir com tratamento conservador quando as condições de vitalidade dos tecidos já são irrecuperáveis. A mortalidade por amputação em doentes com gangrena isquêmica está ao redor de 17%, variando de 10% na amputação da perna a 22% na amputação da coxa. Ultimamente tem sido adotada, com vantagens, a aplicação precoce de aparelho de prótese provisório em pacientes geriátricos com amputação da perna. Essa medida apressa a recuperação funcional do membro e favorece a melhoria das condições gerais de saúde. Um dos riscos da amputação da perna por gangrena é a eventual necessidade de reamputar acima do joelho, por causa de má cicatrização ou pela progressão da necrose tecidual.

DESARTICULAÇÃO DO JOELHO

A desarticulação do joelho é nível de amputação que tem vantagens sobre as amputações transfemorais, quer em pacientes ortopédicos quer em pacientes com vasculopatia.

Funcionalmente, existem algumas vantagens definidas em relação do nível imediatamente proximal às amputações de coxa. Estes são a possibilidade de descarga do peso do corpo na extremidade (apoio terminal), liberando a necessidade de apoio isquiático, e a preservação de comprimento ósseo, e portanto braço de alavanca, com inserção muscular intacta. Em crianças existe ainda a preservação da cartilagem de crescimento distal do fêmur, importante para o desenvolvimento posterior do coto. Este apoio distal é muito útil para o paciente, mesmo na eventualidade de não utilizar prótese. Estas, devido às vantagens funcionais do coto, são também superiores às próteses disponíveis para amputação de coxa, como será discutido a seguir.

TÉCNICA

Sob o ponto de vista de técnica operatória, o doente se posiciona em decúbito dorsal ou ventral. O decúbito ventral tem a vantagem de permitir acesso direto ao cavo poplíteo, e o acesso à porção anterior da perna é conseguido com a flexão da mesma em 90°. Como a cicatriz é posterior, o fechamento fica também facilitado nesta posição. As contra-indicações do decúbito ventral são de ordem anestésica em doentes idosos e quando há necessidade de mudança de nível de amputação para coxa, em vista da inviabilidade dos tecidos. Em doentes com amputação de causa isquêmica, devido a estes dois fatores, dá-se preferência ao decúbito dorsal.

Utiliza-se retalho de pele anterior longo, que se inicia na face póstero-interna do membro, pouco acima da linha articular, se estende, de maneira alargada e convexa, até cerca de 2cm abaixo da tuberosidade anterior da tíbia, e se curva para cima até terminar na face póstero-externa do membro, pouco acima da linha articular. A incisão posterior começa no lugar de origem da anterior, se estende de forma convexa para baixo até cerca de 2cm da prega flexora poplítea e se curva para cima até unir-se com o outro extremo da incisão anterior. Identifica-se na tela subcutânea a veia safena interna que é ligada. O nervo safeno é tratado na maneira habitual. A fáscia é aberta e pratica-se a desinserção dos ísquio-tibiais mediais rente à tíbia. Lateralmente, são seccionados o bíceps e a cinta ileotibial. O nervo ciático poplíteo externo é identificado neste tempo e tratado da maneira habitual. Em seguida, o tendão patelar é desinserido da tuberosidade anterior da tíbia.

Procura-se preservar o máximo comprimento deste tendão, indo com o bisturi rente à tíbia. A cápsula articular é aberta e o retalho anterior constituído pela pele, subcutâneo, fáscia, tendão patelar, cápsula articular e sinovial é rebatido proximalmente. Seccionam-se, então, os ligamentos cruzados próximo a sua inserção da tíbia para preservar o máximo de comprimento, e a seguir os ligamentos colaterais. A cápsula articular posterior é aberta cuidadosamente expondo os vasos poplíteos e o nervo ciático. Os vasos são ligados com fio inabsorvível. O nervo é tracionado com suavidade, ligado devido ao eventual sangramento de seus vasos nutrientes, e seccionado para se retrair proximalmente. Os mm. gêmeos são desinseridos da face posterior dos côndilos femorais e a desarticulação é completada. A patela e a superfície articular dos côndilos femorais são deixadas intactas. A seguir, sutura-se o tendão patelar aos cotos remanescentes dos ligamentos cruzados com fio inabsorvível forte, de preferência *nylon* 2-0 ou 3-0. A cápsula articular deve ser aproximada, revestindo os côndilos femorais. É importante que se consiga um plano profundo do revestimento da superfície articular, para evitar exposição óssea em casos de deiscência de pele. Aproxima-se a seguir a fáscia muscular, com pontos separados de fio absorvível, e a pele, com pontos separados de fio inabsorvível.

CRÍTICA

Tecnicamente, a estimativa correta do comprimento dos retalhos é, isoladamente, o principal fator para o sucesso da operação. Quando não se puder obter retalhos da maneira descrita, devido à condição de vitalidade duvidosa dos tecidos, é melhor considerar a realização da operação em nível proximal. O argumento de que quando esta extensão de pele é disponível também seria possível realizar-se a amputação transtibial em nível proximal, é discutível. Assim, quando há falha de cicatrização de cotos curtos de perna, em que seria temerária a regularização para o mesmo nível, mas em que se encontram condições para a transformação em desarticulação de joelho, deiscências de pele são frequentemente observadas, principalmente quando as condições de irrigação são limitantes. Entretanto, elas têm evolução mais favorável, mesmo em casos de exposição dos côndilos femorais, que as exposições de tíbia que ocorrem nas deiscências em cotos de perna.

AMPUTAÇÃO DA COXA

Indicações. Processos isquêmicos do membro inferior com gangrena, quando não houver possibilidade de poupar a articulação do joelho. Neoplasias malignas osteoarticulares ou de partes moles, situadas no joelho ou na perna. Osteoartrite crônica do joelho, rebelde ao tratamento conservador. Esta última indicação, atualmente, é excepcional diante dos recursos da antibioticoterapia e das maiores possibilidades de reerguimento das condições gerais do doente.

Técnica. A anestesia peridural tem preferência em relação à geral. Esta pode ser usada, eventualmente, em indivíduos jovens. Nas amputações consequentes à gangrena isquêmica, que constituem a mais frequente indicação, não se usa hemostasia preventiva com torniquete ou manguito pneumático. Essas medidas são adotadas quando a cirurgia é indicada por lesão traumática irreparável.

Os retalhos cutâneos são traçados a bisturi, com forma semi-elíptica, um anterior e outro posterior, ambos de igual tamanho (Fig. 24.19). À incisão interessa a pele, tela subcutânea e fáscia superficial, sendo pinçada e ligada a veia safena magna antes de dividi-la. Os demais vasos sangrantes subcutâneos são pinçados e laqueados. Quando a amputação é feita em doentes com arteriopatia obstrutiva, é importante notar a intensidade do sangramento arterial dos retalhos cutâneos, pois esse dado fornece meios para se avaliar as condições de cicatrização do coto. Nesta circunstância é recomendável iniciar a incisão pela face medial da coxa; seu ponto mais alto situa-se a 5cm acima do côndilo medial do fêmur. Após secção da fáscia muscular os tendões dos músculos semitendíneo, semimembranáceo e sartório são seccionados de maneira a permitirem o acesso à fossa poplítea. Aí, em meio a tecido célulo-adiposo, são encontrados a artéria

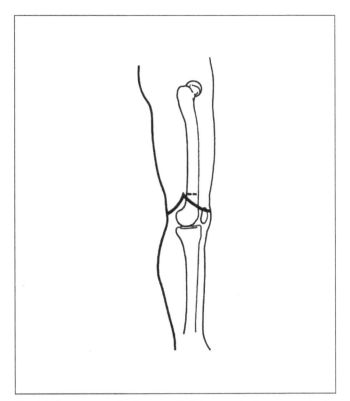

Fig. 24.19 - *Amputação da coxa. Nível de serração óssea traçado dos retalhos cutâneos.*

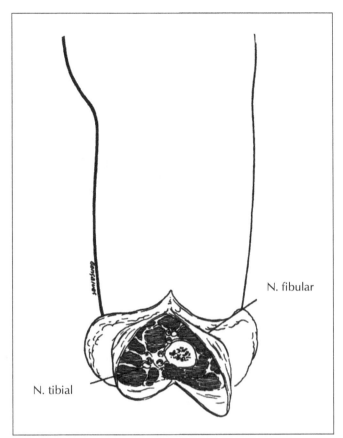

Fig. 24.20 – *Amputação supracondiliana da coxa.*

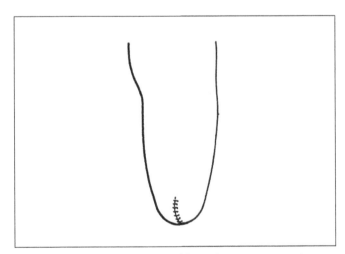

Fig. 24.21 - *Amputação supracondiliana da coxa. Aspecto do coto, depois da sutura cutânea.*

e veia poplítea e os nervos tibial e fibular, dispostos nessa ordem, de dentro para fora e de diante para trás. A artéria e veia poplíteas são isoladas, pinçadas e ligadas após secção, devendo-se observar as condições da luz e da parede arterial quando o doente for portador de arteriopatia obliterante. Os nervos tibial e fibular são isolados de 3 a 5cm acima do nível de serração óssea, o que, às vezes, corresponde ao extremo distal do nervo ciático.

Empregando-se a hemostasia com manguito pneumático não há necessidade de se ligar previamente artéria e veia poplíteas. Neste caso, o retalho cutâneo anterior é traçado por meio de incisão em U com concavidade proximal, iniciando-se a 5cm acima dos condilos e alcançando a metade da rótula. O retalho posterior, de igual forma, começa no mesmo nível e atinge a prega de flexão da região poplítea. Descolam-se as bordas cutâneas em direção à base dos retalhos. De maneira idêntica se procede com o retalho da fáscia muscular, o que facilita a exposição dos músculos que são divididos circularmente com bisturi, em nível situado 3 a 5cm distalmente ao de serração do fêmur. Se a artéria e veia poplíteas não tiverem sido ligadas previamente, estas são pesquisadas e tratadas. O mesmo se faz com os nervos tibial e fibular (Fig. 24.20). O fêmur é dividido em serra de arco, cerca de 6 a 8cm acima da interlínea articular do joelho, protegendo-se antecipadamente as partes moles com compressa bífida. O periósteo é seccionado no mesmo nível que o osso nos doentes com insuficiência vascular e, caso contrário, retira-se um manguito periósteo com 0,5cm de largura de extremidade do fêmur. A hemostasia é revista, fechando-se a ferida em dois planos: suturando-se sucessivamente a aponeurose muscular e a pele com pontos separados sem drenagem (Fig. 24.21).

Crítica. A amputação acima do joelho oferece melhores condições de cicatrização do coto do que a que se faz no nível da perna quando se trata de gangrena isquêmica principalmente em indivíduos idosos. Assim sendo, necessidade de reamputação é menos freqüente, o que deve ser levado em conta em doentes débeis e toxemiados. A mortalidade operatória após a amputação da coxa é significativamente mais elevada do que quando se conserva um segmento de perna. No entanto, aquela intervenção é reservada, geralmente, para doentes com necroses mais extensas e com estado geral mais comprometido, sendo difícil um juízo comparativo. A reabilitação dos doentes que perdem a articulação do joelho é precária e, nestas circunstâncias, raras vezes, uma pessoa idosa acomoda-se ao uso do aparelho protético.

Para os doentes idosos com gangrena isquêmica de membro inferior, Callander preconizou uma técnica cápsulo-plástica supracondiliana do fêmur. O tendão do quadríceps, desprovido da rótula por meio de descolamento subperiostal, é utilizado para revestir a extremidade óssea. Os retalhos cutâneo-aponeuróticos são longos, sendo o posterior maior e a membrana sinovial da articulação do joelho inteiramente retirada. Esse tipo de operação tem sido feita, ainda agora, com bons resultados imediatos. No entanto, como há redundância de partes moles, o que confere ao coto um aspecto bulboso, a reabilitação funcional se torna mais difícil. A embolia pulmonar é a causa mais freqüente de complicações e óbito imediato. Por essa razão alguns cirurgiões preconizam a heparinização pós-operatória e outros praticam, durante a cirurgia, a ligadura da veia femoral ipsilateral.

DESARTICULAÇÃO COXO-FEMORAL

A desarticulação coxo-femoral é freqüentemente utilizada nas indicações ortopédicas por neoplasia maligna, sendo que mais recentemente passaram também a ser realizadas com freqüência maior em casos de isquemia causada por doença vascular periférica.

Técnica

A incisão clássica se inicia na espinha ilíaca ântero-superior, seguindo medialmente quase paralela ao ligamento inguinal até a face interna da coxa abaixo da origem dos adutores. Quand9 há infecção na região inguinal, devido a manipulações arteriais prévias, esta incisão pode ser modificada, retirando-se a área contaminada. Posteriormente, a incisão se prolonga a cerca de 5cm da tuberosidade isquiática. Lateralmente, a incisão segue proximalmente de um nível cerca de 8cm abaixo do grande trocanter até se unir com o início da incisão anterior na espinha ilíaca. A tela subcutânea e fáscia são abertas e já neste tempo ligam-se os vasos femorais e secciona-se o nervo femoral. A seguir o m. sartório é desinserido da espinha ilíaca ântero-superior e o m. reto femoral da espinha ilíaca ântero-inferior, sendo rebatidos para baixo. O pectíneo é seccionado junto ao púbis.

A seguir gira-se a coxa para fora, expõe-se o pequeno trocanter e dele se desinsere o m. psoas ilíaco, que é rebatido proximalmente. Os mm. adutores e reto interno são cortados junto à origem. Entre os mm. adutores e pectíneo identificam-se os vasos e nervos obturatórios que são tratados de maneira habitual. O fêmur é a seguir rodado para dentro. O m. glúteo maior é cortado junto a sua inserção e rebatido proximalmente com o m. tensor da fáscia lata. Os mm. glúteos médio e menor são desinseridos do trocanter maior. Neste tempo identifica-se o n. ciático que é ligado e seccionado. Os rotadores externos do quadril, a saber, piramidal, gêmeos, obturadores externos e quadrado crural são seccionados no nível do fêmur, e os mm. isquio-tibiais desinseridos do ísquio. Abre-se, então, a cápsula articular e corta-se o ligamento redondo, completando-se a desarticulação. Os músculos glúteos são suturados na origem dos mm. pectíneo e adutores, revestindo a superfície cruenta. Em caso de grande espaço morto e sangramento, pode ser deixado dreno. A pele é aproximada com pontos separados de fio inabsorvível.

BIBLIOGRAFIA

1. American Academy of Orthopaedic Surgerons. Atlas of limb prosthetics, surgical and prosthetic principles. C.V. Mosby Company. St. Louis, 1981.
2. Burgess EM, Romano RL e Zettl HJ. The management of lower extremity amputation. Library of Congress, US Government Printing Office, Washington D.C., 1969.
3. Burgess E, Romano RL, Zettl JH, Schrock . Amputation of the leg for peripheral vavular insufficiency. J. Bi;me Joint Surg 53-A:874, 1971.
4. Burgess EM. Disarticulation of the knee. A modified technique. Arch. Surg., 112: 1250, 1977.
5. Callander CL. Tendoplastic amputation through the femur at the knee. JAMA, 110: 113, 1938.
6. Condon RE, Jordan Jr PH. Immediate postoperative prosthesis in vascular amputations. Ann. Surg., 170:435, 1969.
7. Crenshow AH. Cirurgia Ortopédica de Compbell. Intermédica, Buenos Aires, vol. I, 1975.
8. Dederich R. Technique of myoplatic amputation. Ann. Royal Coll. Surg., 40:222, 1967.
9. Duparc J, Alnot JY, May P. Amputations typiques des doigts. Ann. Chir, 24:1363, !970.
10. Haimovici H. Amputation of lower extremity in vascular surgery: Principles and techniques. H Haimovici. McGraw-HilI, New York, 1976.
11. Harding HE. Knee disarticulation and Syme's amputation. Atin. Royal Coll. Surg. 40:235,1967.
12. Hornby R. Harris WR. Syme's amputalion: follow-up study of weight-bearing in sixty-eight patients. J. Bone Joint Surg., 57:346, 1975.
13. Jones RF, Burniston GG. A conservative approach to lower-limb amputations: review of 240 amputees with a trial of the rigid dressing. Med. J. Aust., 2:711,1970.
14. Kihn RB, Golbranson FI, Hutchinson RH e col. Immediate postoperative prosthesis in lower extremity amputations: an evaluation. Arch. Surg., 101 :40, 1970.
15. Kihn RB, Warren R, Beebe GW. The "geriatric" amputee. Ann. Surg., 176:305, 1972.
16. Khouri V, Bueno Neto J, Langer B, Puech LE. Técnica para amputação do terço superior da perna em membro isquêmico. Rev. Col. Bras. Cir., 3:32,1976.
17. Lambert CN. Amputations ofthe lower extremity. S. Clin. N. America, 45:147,1965.
18. Larmon W A. Amputations and limb substitution. In Textbook of Surgery. D.C. Sabiston Jr. ed., W.B. Saunders Co. Philadelphia, 1972.
19. Lim RC, BlaisdeIl NF, HalI AD. Morre WS, Thomas AN. Below-knee amputation for ischemic gangrene. Surg. Ginec. Obst., 125:493, 1967.
20. Little JM. Major Amputation for Vascular Disease. Churchill Livingstone, London, 1975.
21. McNeilI RF, Wilson JSP. Problems of limb replacement. Brit. J. Surg., 57:365, 1970.
22. Mooney V, Wagner WF, Waddell J, Ackerson T. The below-the-knee amputation for vascular disese. April. J. Bone Joint Surg., 1976.
23. Moere WS, Hall AD, Lim Jr Re. Below-the-knee amputation for ischemic gangrene: comparative results of conventional

operation and immediate postoperative fitting. Am. J. Surg., 124: 127,1972.
24. Nagendran T, Johnson G, Me Daniel WJ e col. Amputation of the leg: improved outlook. Ann. Surg., 175:994, 1972.
25. Rosemberg N, Adiate E, Budjoso U, Backwinkel KD. Mortality factors in major limb amputations for vascular disease: a study of 176 procedures. Surgery, 67:437, 1970.
26. Sarmiento A, Warren WD. Re-evaluation of lower extremity amputation. Surg., Gynec. & Obst., 129:799, 1969.
27. Schwartz SL, Hoaglung FT. Amputations. In Principies of Surgery. S.1. Schwartz ed., McGraw-Hill Book Co., New York, 1969.
28. Vasconcelos E. Métodos modernos de amputação. Cia. Ed. Nac.. São Paulo, 1942.
29. Vitall M. Amputation and Prosthesis. Ballieri Tindall, London, 1978.
30. Whitefield GA. Syme's Amputation: in Prosthetic and Orthotic Practice. G. Murdoch (Ed), Edward Arnold, 1970.

25

Cirurgia do Sistema Nervoso Simpático – Bases Técnicas

Pedro Puech Leão

O termo "simpático", como denominação para a divisão do sistema nervoso que controla parte das funções autônomas do organismo, foi introduzido por Winslow no século XVIII, indicando que essa divisão seria coordenadora das "simpatias", ou seja, bom inter-relacionamento, entre o cérebro e as vísceras. A influência do sistema nervoso simpático sobre a circulação do sangue foi conhecida no século seguinte, principalmente através dos trabalhos de Claude Bernard. Embora algumas experiências com bloqueio farmacológico desse sistema tenham sido feitas nessa época, foi apenas depois da Primeira Guerra Mundial que surgiu a secção cirúrgica da cadeia simpática para tratamento dos distúrbios circulatórios das extremidades.

Tendo sido, durante algum tempo, o único recurso cirúrgico para tratamento da isquemia das extremidades, a simpatectomia contou com largo prestígio e foi amplamente praticada. Depois do advento da cirurgia arterial restauradora, a sua utilização passou a ser mais restrita; ocupando hoje um lugar na prática cirúrgica com indicações mais seletivas e bem-definidas.

BASES ANATÔMICAS

Membro Inferior

As fibras pré-ganglionares simpáticas para o membro inferior se originam da coluna intermédio-lateral da medula espinal, entre os segmentos T10 a L3 (Fig. 25.1). Essas fibras fazem sinapse ao longo da cadeia simpática paravertebral ou a atravessam com destino a gânglios mais periféricos (Fig. 25.2), algumas dessas sinapses sendo múltiplas e em mais de um ponto da cadeia. Entretanto, as fibras pós-ganglionares

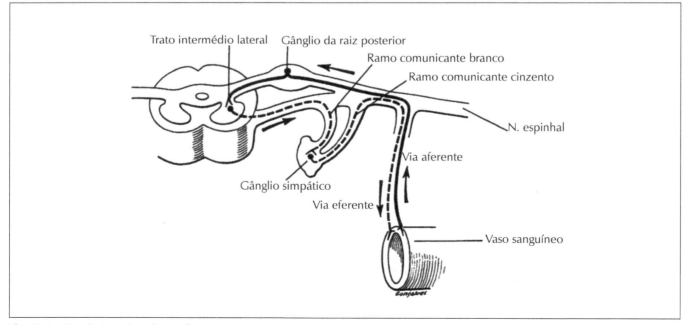

Fig. 25.1 – *Neurônios pré e pós-ganglionares.*

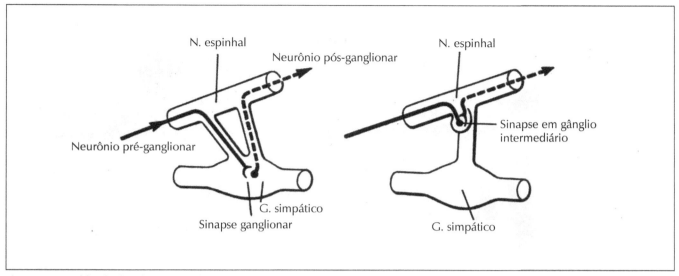

Fig. 25.2 – *Modificada de White JC, Smithwick RH e Simeone FA.*

(e algumas pré-ganglionares) que se destinam ao membro inferior deixam a cadeia, na sua quase totalidade, através dos gânglios L1 a L4. Uma vez que as fibras originadas dos gânglios L1 inervam a porção proximal do membro, e como a sua ablação bilateral pode provocar alterações ejaculatórias, a simpatectomia com ablação dos gânglios L2, L3 e L4 é suficiente para obter a vasodilatação desejada (Figs. 25.3 e 25.4). Na maioria dos casos, a retirada apenas de L2 e L3 pode ser suficiente.

Embora muitos cirurgiões tenham receio do aparecimento de impotência sexual em pacientes do sexo masculino submetidos a simpatectomia lombar, tal receio não encontra base anatomofisiológica, visto que o principal responsável pela ereção peniana é o sistema parassimpático. Ocorre que muitos pacientes portadores de arteriopatia têm comprometimento da circulação genital, que causa impotência sexual, sendo esse sintoma muitas vezes encoberto pela presença de dor isquêmica e de lesões tróficas. Após a simpatectomia, com a melhora da dor e cicatrização das lesões, o paciente tende a retomar a atividade sexual e a impotência se manifesta, sendo então interpretada erroneamente como efeito colateral da operação. Uma anamnese cuidadosa, no pré-operatório, sobre a função sexual, e a eventual avaliação propedêutica da irrigação genital podem prevenir interpretações errôneas e desagradáveis sobre as conseqüências da operação nessa esfera.

Membro Superior

As fibras pré-ganglionares para o membro superior se originam entre o segundo e o nono segmento torácico, e fazem sinapse na cadeia simpática paravertebral. A retirada dos gânglios T2 e T3 usualmente promove boa denervação do membro, mas para a denervação completa é necessário seccionar as fibras eferentes de T1 (Fig. 25.5). Como esse último faz corpo único com o último gânglio cervical, formando o gânglio estrelado (Fig. 25.6), na secção de suas fibras eferentes por vezes é inevitável a secção de fibras derivadas do gânglio cervical, provocando a síndrome de Horner (miose, enoftalmia e ptose palpebral), além de um certo grau de congestão nasal por vasodilatação das mucosas. Quando a simpatectomia é indicada para a hiperidrose palmar, a preservação do gânglio estrelado se justifica, mesmo com o risco de uma denervação parcial, visto que uma eventual área de escape com continuação da sudorese localizada pode não comprometer o resultado global da operação. Entretanto, em casos de lesões tróficas isquêmicas, com dor severa e risco de perda de extremidades, a denervação completa se impõe, devendo o paciente ser prevenido de que os efeitos colaterais referidos estarão presentes após a operação.

INDICAÇÕES

Arteriopatias Crônicas

O sistema nervoso simpático, nas extremidades, controla a vasomotricidade da pele, tendo pouca ou nenhuma influência sobre a circulação do território muscular. Por isso, nos quadros de claudicação intermitente a simpatectomia não está indicada. Alguns autores advogam que a vasoplegia provocada pela simpatectomia, mesmo sendo predominantemente cutânea, provoca uma queda da resistência periférica em todo o membro, acelerando o desenvolvimento de circulação colateral (e portanto melhorando o sintoma de claudicação intermitente)[1]. Embora existam relatos de bons resultados na correção desse sintoma, nunca se conseguiu demonstrar que esse bom resultado seja devido ao efeito da operação ou a outros fatores que estejam agindo simultaneamente para melhora da circulação, tais como exercício ou abolição do fumo. De fato, quando em exercício sob isquemia, o tecido muscular produz catabólitos que são potentes vasodilatadores, sem influência do simpático. A simpatectomia tem, portanto, sua indicação precisa apenas quando existe lesão cutânea isquêmica, pois pode modificar substancialmente a irrigação da pele. Nesses casos, antes de ser indicada, se impõe considerar as alternativas e o grau de atividade simpática do membro em questão. Na análise das alternativas é preciso avaliar a possibilidade e o prognóstico de uma restauração arterial, pois esta, quando bem-sucedida, tem geralmente efeito muito superior sobre a irrigação do membro como

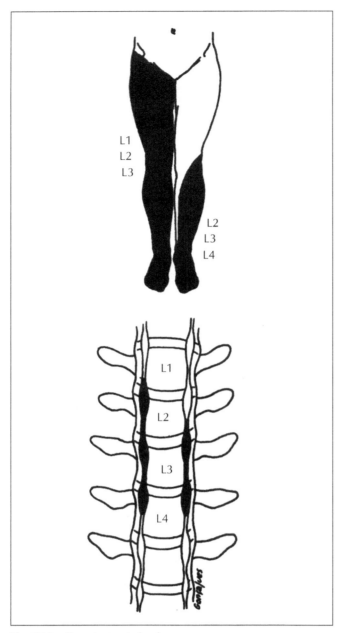

Fig. 25.3 – *Simpatectomia lombar.*

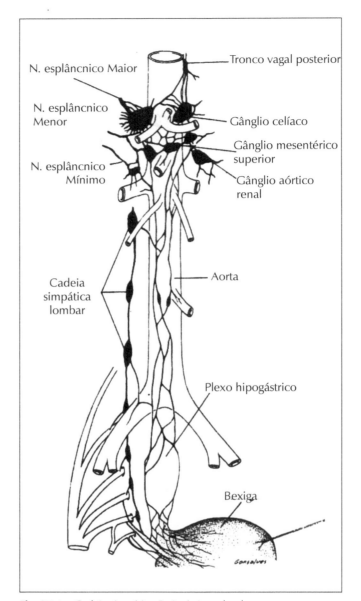

Fig. 25.4 – *Cadeia simpática Peri-aórtica e lombar*

um todo, promovendo a cicatrização das lesões cutâneas. Quanto ao grau de atividade simpática, é claro que, quanto maior for essa atividade, mais o paciente se beneficiará da operação. A medição do tônus simpático através do nível de atividade das glândulas sudoríparas, da fotopletismografia e da impedância da pele já foi objeto de muitas pesquisas[2]; entretanto, embora esses métodos se prestem bem para avaliar a atividade simpática periférica em indivíduos com circulação normal, eles são inadequados para membros isquêmicos, visto que a isquemia por si só altera tais parâmetros. Ainda hoje, a observação clínica é o melhor e mais usado método de avaliação, baseando-se na coloração, na temperatura e na presença do livedo típico da vasoconstrição.

Nos pacientes com lesões isquêmicas dolorosas, a simpatectomia parece exercer também um papel importante na melhora da dor, mesmo quando a melhora da irrigação não pode ser objetivamente demonstrada[3]. Esse efeito já foi atribuído a uma diminuição dos níveis de percepção da dor, causada por uma baixa dos teores de catecolaminas teciduais, ou por uma alteração da transmissão dos impulsos em nível da medula[4]. Por outro lado, alguns autores sugerem que a dor de forte intensidade que acompanha as lesões isquêmicas tem um componente de causalgia, sendo portanto influenciado pelo grau de atividade simpática[5].

Fenômenos Vasculares Funcionais

Nos pacientes portadores de síndrome de Raynaud, de livedo *reticularis* ou de acrocianose, a simpatectomia pode promover uma melhora sensível do quadro clínico. Como, entretanto, esses quadros podem, freqüentemente, ser tratados com terapia medicamentosa, e como os bons resultados da simpatectomia costumam ser transitórios, a operação

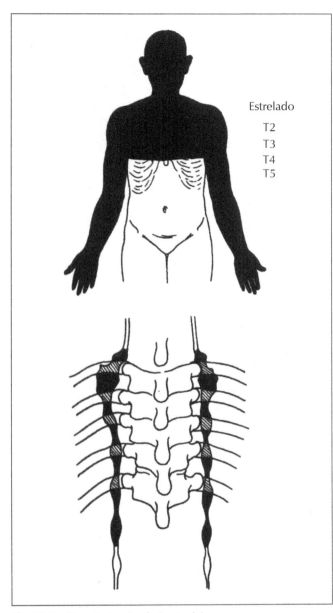

Fig. 25.5 – *Simpatectomia cérvico-torácica.*

só está indicada naqueles casos em que a alteração funcional, por ser muito intensa, esteja levando a lesões tróticas isquêmicas das extremidades. De fato, observação clínica já mostrou que a simpatectomia não modifica a e ovolução da síndrome de Raynaud secundária. Porém, quando existem lesões tróficas, a vasoplegia transitória auxilia a cicatrização, quer seja das lesões ou de eventuais pequenas amputações que se façam necessárias. Embora o tônus arterial tenda a retomar após poucos anos, a forte reação vasoespástica que o paciente portador de síndrome de Raynaud experimenta, quando exposto ao frio, nunca volta a se manifestar com a mesma intensidade.

Outras Indicações

A simpatectomia encontra indicações claras nos casos de hiperidrose palmar e de causalgia. Obviamente, no primeiro caso, é preciso que a afecção esteja produzindo tal desconforto social e profissional ao paciente que compense o trauma cirúrgico e os efeitos colaterais que podem advir; mesmo que o cirurgião tente preservar os ramos eferentes de C7, seccionando o gânglio estrelado e deixando intacta sua porção cranial, nunca se pode ter certeza de que a síndrome de Horner será evitada. Assim, a possibilidade dessa ocorrência deve ser sempre considerada. Quanto à causalgia, é necessária uma convicção diagnóstica da existência dessa afecção, que pode muitas vezes ser confundida com outras algias de origem neurológica e sem comprometimento autonômico. Freqüentemente se recorre ao bloqueio anestésico do gânglio estrelado, ou da cadeia lombar, para confirmar o diagnóstico através de uma prova terapêutica, antes de proceder à simpatectomia cirúrgica.

Não há dúvida de que o efeito vasodilatador da simpatectomia tende a diminuir com o passar do tempo, principalmente devido a um aumento da sensibilidade dos receptores às catecolaminas circulantes. Entretanto, outros efeitos, como o de proteger contra vasoconstrição acentuada durante exposição ao frio, diminuir a sudorese e melhorar a dor de tipo causálgico parecem ter efeitos duradouros[4]. Embora as indicações atuais sejam mais restritas do que outrora, a simpatectomia ainda tem um lugar importante como tratamento em casos selecionados.

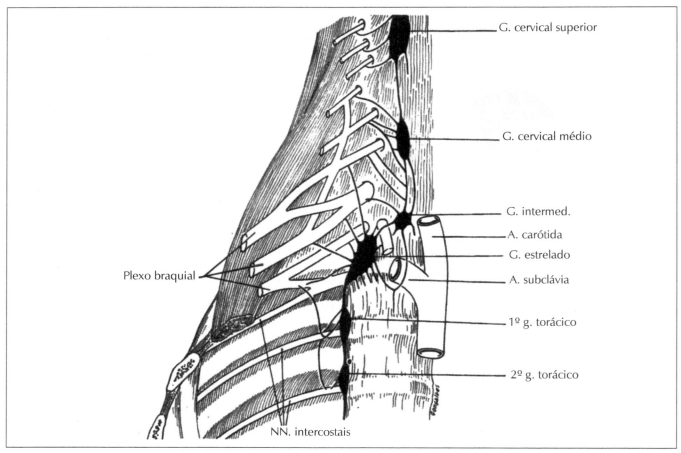

Fig. 25.6 – *Gânglios cérvico-torácicos.*

BIBLIOGRAFIA

1. Kauffman P. Simpatectomias. In Raia AA, Zerbini EJ. Clínica Cirúrgica Alipio Correa Neto. 4ª ed., São Paulo, Editora Sarvier, 1988, p. 91.
2. Yao JS & Bergan JJ. Predictability ofvascular reactivity to sympathetic ablation. Arch. Surg. 107:676,1973.
3. Cross FW & Cotton LT. Chemical lumbar sympathectomy forischemic rest pain. A randomized, prospective controlled clinical trial' Am. J. Surg. 150:341, 1985.
4. Rutherford RB & Shannon FL. Lumbar sympathectomy: Indications and technique. In Rutherford, RB. Vascular Surgery. 4ª ed., WB. Saunders Company, p. 876,1995.
5. Owens JC. Causalgia. Am. Surg. 23:636,1957.
6. White JC, Smithwick RH & Simeone FA. The autonomic nervous system. 3a ed. New York, Me Millan, 1952.

26 Simpatectomias

Emil Burihan

Técnicas

A simpatectomia foi introduzida há muitas décadas como um método de tratamento das isquemias arteriais dos membros inferiores, mas ainda persiste muita controvérsia sobre seus efeitos fisiológicos, indicações clínicas e resultados de longo prazo. Com o advento e avanço da cirurgia arterial reconstrutora a simpatectomia passou a ocupar um papel secundário no tratamento das doenças arteriais oclusivas e vasoespásticas periféricas.

SIMPATECTOMIA CÉRVICO-TORÁCICA

Anatomia da Cadeia Simpática Cérvico-Torácica

Os gânglios simpáticos cervicais recebem fibras pré-ganglionares ascendentes a partir de ramos brancos dos nervos torácicos superiores, a maior parte dos quais vai até o gânglio cervical superior. O gânglio cervical inferior fornece ramos cinzentos aos nervos espinhais C7, C8 e T1. O glânglio cervical inferior fica na borda inferior da sétima vértebra cervical, por trás da artéria subclávia. Esse gânglio freqüentemente se funde com o primeiro gânglio torácico para formar o gânglio estrelado. Fica situado atrás da origem da artéria vertebral, importante reparo para encontrá-la durante uma operação. Estende-se no nível do disco entre as vértebras C8 e T1 para baixo e para trás, até a face anterior do colo da primeira costela[9]. O tronco simpático torácico ou dorsal inclui 10 ou 11 gânglios unidos por fibras longitudinais. Cada gânglio torácico está conectado com o nervo espinal correspondente por um ramo branco e um ramo cinzento. Existem duas diferentes vias para se fazer a desnervação simpática da extremidade superior: as fibras oculopupilares e as da extremidade superior. As fibras oculopupilares, que suprem o aparelho oculopupilar, nascem no corno lateral da medula espinal, emergem na rota anterior de C8 e T1 e atravessam o gânglio estrelado.

O fluxo pré-ganglionar da extremidade superior emerge habitualmente de T2 a T9. Estas vias e suas variáveis são de interesse para o cirurgião. As fibras pré-ganglionares acompanham a rota espinal anterior e ascendem a cadeia paravertebral até a sinapse com as fibras pós-ganglionares no primeiro, segundo e, possivelmente, no terceiro gânglio.

As fibras pós-ganglionares para a extremidade superior são supridas pelo plexo braquial. O nervo mediano conduz o mais importante suprimento simpático. O radial e o ulnar têm um menor número de fibras[5,9,12].

Indicações

As indicações mais comuns são as seguintes:

1) Síndromes vasoespásticas. A doença de Raynaud com sintomas e sinais limitantes e não respondendo a tratamento médico por no mínimo dois anos. Fenômeno de Raynaud secundário. Hiperidrose severa e limitante das atividades. Distrofia traumática reflexa. Causalgia[1].

2) Doenças orgânicas. Tromboangeíte obliterante e outras arterites com fenômenos isquêmicos periféricos. Obstrução arterial aterosclerótica. Obstruções tromboembólicas.

3) Síndrome de compressão neurovascular cérvico-braquial.

Técnica Operatória

Existem três diferentes vias de acesso que são as mais utilizadas:
1) Supraclavicular ou cervical anterior.
2) Transtorácico anterior.
3) Transtorácico axilar.

SUPRACLAICULAR OU CERVICAL ANTERIOR

É uma técnica descrita por Gask e Ross[6].

O paciente é colocado em decúbito dorsal, com hiperextensão aa cabeça e rotação contralateral da mesma, e os ombros são elevados por um coxim. Anestesia geral com intubação é a mais utilizada. A local é Usada raramente.

a) A incisão cutânea é horizontal, da borda medial do esternocleidomastóideo, paralela à clavícula 2cm acima, numa extensão de 4-7cm (Fig.26.1a). Inclui pele, tecido celular subcutâneo, músculo cuticular e aponeurose cervical superficial (Fig. 26.1b). A veia jugular externa pode ou não ser seccionada e ligada. A hemostasia é feita por eletrocoagulação ou fio absorvível 4-0.

b) Dissecção da borda medial do feixe clavicular do músculo esternocleidomastóideo. O músculo omo-hióideo que corre obliquamente através o campo é cortado e a faixa cervical profunda é aberta.

c) Dissecção da gordura pré-escalênica que cobre o músculo escaleno anterior e hemostasia dos pequenos vasos. Dissecção e liberação do nervo frênico que cruza a superfície anterior do músculo escaleno. Um cadarço fino é passado sob o mesmo e retraído levemente (Fig. 26.2). Colocação de afastadores de Farabeuf ou similar.

d) Divulsão da aponeurose cervical posterior que cobre o músculo escaleno anterior. Dissecção e secção do músculo escaleno anterior próximo da inserção tendinosa caudal. Esta não deve ser feita de uma única vez; passa-se então uma pinça angulada sob o mesmo e corta-se progressivamente. Tomar cuidado com uma possível variação anatômica da artéria subclávia. Medialmente ao escaleno está a veia jugular interna (Fig. 26.2a). Cuidado deve ser tomado com o ducto torácico do lado esquerdo.

Após a secção do músculo escaleno anterior aparece a artéria subclávia cobrindo a cúpula pleural. Durante a secção muscular deve-se fazer a eletrocoagulação cuidadosa de pequenos vasos.

Com a exposição da artéria subclávia aparecem os ramos ascendentes (tronco tireobicervicoescapular e artéria vertebral) e o ramo descendente (artéria mamária interna). A artéria vertebral é o primeiro marco anatômico antes de encontrar o tronco simpático e habitualmente cobre o gânglio cervical inferior. A artéria subclávia é então retraída para baixo, uma manobra importante para se obter boa exposição dos de dois a três gânglios torácicos superiores.

e) É exposto o sétimo processo cervical ao longo da cúpula pleural e a membrana suprapleural (fáscia de Sibson). A fáscia é dissecada da costela para o espaço retropleural. O gânglio estrelado e a cadeia torácica superior aparecem em frente ao colo da primeira e segunda costelas. O plexo braquial corre lateralmente no campo.

O gânglio estrelado é em forma de haltere com 1,5 a 2,5 cm de comprimento. A sua porção inferior corre em frente ao primeiro nervo torácico e contra a cabeça da primeira costela. Seu pólo superior tem um número de finos ramos, o que o conecta com o tronco inferior do plexo braquial.

Outras fibras circundam a artéria subclávia e a vertebral, conectando o cervical inferior com o pequeno intermediário e o cervical médio acima (Fig. 26.3). Quando esta estrutura tenha sido liberada, a cadeia pode freqüentemente ser seguida até o terceiro gânglio torácico sem dificuldade. Para conseguir uma simpatectomia adequada da extremidade superior, a metade inferior do gânglio estrelado e o segundo e terceiro gânglios torácicos e, possivelmente, o quarto gânglio torácico, juntamente com os ramos, poderiam ser removidos em todos os casos. A questão crítica é a remoção da parte superior do gânglio estrelado porque pode ocorrer a síndrome de Claude-Bernard-Horner (miose, enoftalmia e ptose palpebral).

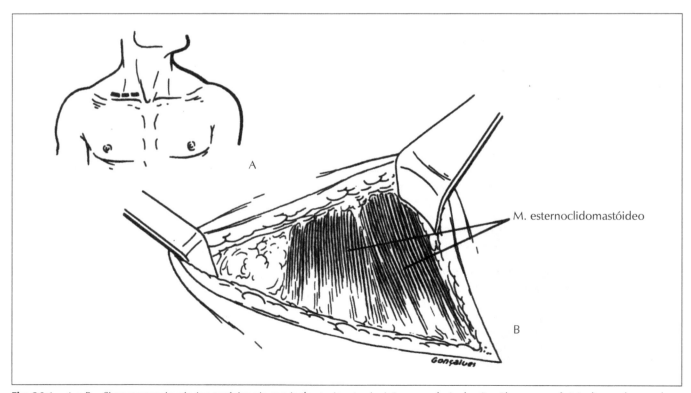

Fig. 26.1 – A e B – Simpatectomia cérvico-torácica via cervical anterior. A – incisão supraclavicular. B – Planos superficiais dissecados vendo-se os dois feixes do músculo esternoclidomastóideo.

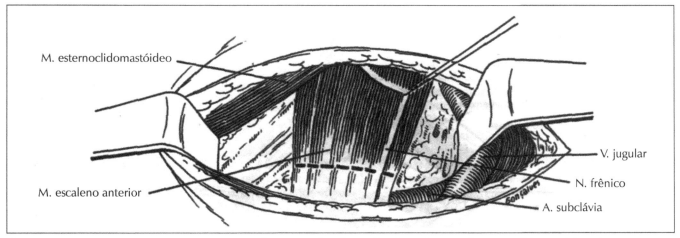

Fig. 26.2 – *Simpatectomia cérvico-torácica via cervical anterior. Afastados os dois feixes do músculo esternoclidomastóideo, vê-se ao centro o músculo escaleno anterior.*

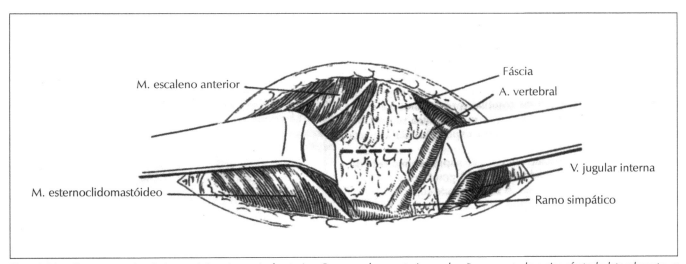

Fig. 26.2A – *Simpatectomia cérvico-torácica via cervical anterior. O m. escaleno anterior pode não ser cortado e sim afastado lateralmente, o que diminui o campo operatório. Um ramo simpático que cruza a a. vertebral serve de referência para a localização do gânglio acessório.*

A identificação da cadeia simpática pode ser feita por observação direta ou palpação do cordão que repousa sobre o colo das costelas. Outra referência importante é a artéria vertebral, que pode auxiliar no reconhecimento do gânglio estrelado, uma vez que os ramos comunicantes simpáticos circundam a artéria.

Reconhecida a cadeia simpática, a mesma é reparada por um gancho de ponta romba. Procede-se à dissecção do cordão, no mínimo até ultrapassar a terceira ou quarta costelas, no sentido caudal. Seccionam-se os ramos comunicantes de cada gânglio, assim como a cadeia propriamente dita, no seu limite caudal de dissecção.

f) Revisão do campo operatório. Hemostasia final. Solicitar ao anestesista que expanda o pulmão semicolapsado. Um borbulhamento importante indica ter havido laceração da pleura parietal. O músculo escaleno não é suturado. Sutura-se o platisma com fio absorvível 3 ou 4-0. Sutura-se a pele com pontos separados com fio inabsorvível 5-0.

Dois erros importantes estão mais freqüentemente associados com este acesso:

Exposição limitada do campo ao tronco simpático e dificuldades em controlar uma hemorragia.

Complicações

Além das comuns de qualquer ato operatório, as mais importantes são: lesão da artéria subclávia, ducto torácico, plexo braquial, nervo frênico e a pleura. Lesando o ducto torácico ele deve ser cuidadosamente ligado para prevenir a linforréia. O pneumotórax pode ser facilmente tratado pela colocação de um dreno torácico. Pode ocorrer uma síndrome de Claude-Bernard-Horner (miose, enoftalmia e ptose palpebral) e anidrose da face e do pescoço do lado afetado. Pode ocorrer também uma neuralgia a partir do plexo braquial. Como conseqüência da simpatectomia, vai ocorrer anidrose e aumento da temperatura cutânea nos dedos, mãos e antebraços.

SIMPATECTOMIA TRANSTORÁCICA ANTERIOR SUPERIOR

É técnica descrita por Gask, Atkins e Palumbo[2,6,16,20]. As indicações são as mesmas relatadas anteriormente e, também, quando não se consegue fazer uma boa simpatectomia e se deseja ampliar os bons resultados ressecando gânglios

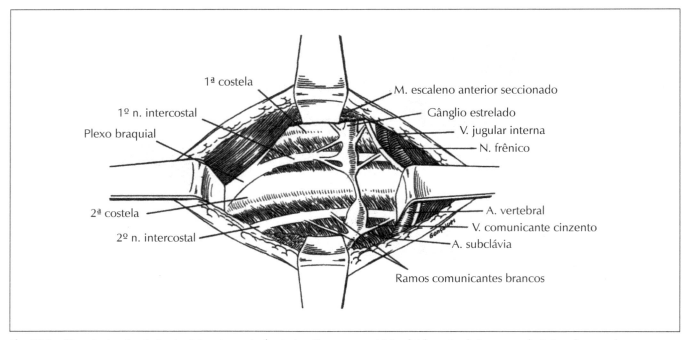

Fig. 26.3 – *Simpatectomia cérvico-torácica via cervical anterior. Campo operatório obtido após abaixamento do ápice pleuro-pulmonar.*

em direção mais caudal. Ao contrário da técnica supraclavicular, o acesso transtorácico fornece exposição fácil e direta da cadeia simpática.

O paciente é colocado em posição supina com o lado do tórax a ser operado elevado cerca de 15 graus por um coxim colocado abaixo da escápula. A extremidade superior é colocada em abdução a 90 graus com o antebraço ancorado transversalmente. É utilizada a anestesia geral com intubação.

Técnica

a) A incisão se estende anteriormente à linha paraesternal até a linha anterior, ou axilar média sobre o terceiro espaço intercostal, num procedimento de acordo com as toracotomias clássicas. O pulmão é rebatido e deprimido para baixo para permitir a exposição do aspecto superior posterior da parede torácica. A pleura parietal, cobrindo os ângulos das costelas posteriormente, é incisada abaixo da quinta costela para o ápice da caixa torácica.

b) A cadeia simpática é identificada no nível do colo das costelas, através da pleura parietal, e então é dissecada e liberada da parede torácica, tomando-se cuidado em cada espaço intercostal para evitar lesão dos vasos (Fig. 26.4). Os ramos e a parte inferior da cadeia abaixo do quarto e quinto gânglios torácicos são seccionados. A cadeia é então dissecada cranialmente para o bordo superior da primeira costela. Como no procedimento prévio, manipulando o gânglio estrelado pode haver alguma dificuldade relacionada ao número de fibras seccionadas para se conseguir desnervação total. No sentido de prevenir a síndrome de Claude-Bernard-Rorner, deve ser feita secção parcial do gânglio estrelado. Hemostasia cuidadosa com eletrocoagulação.

c) Drenagem torácica da maneira habitual às toracotomias e o dreno deve ser retirado entre 24-48 horas. Complicações relacionadas com esta via de acesso são pequenas.

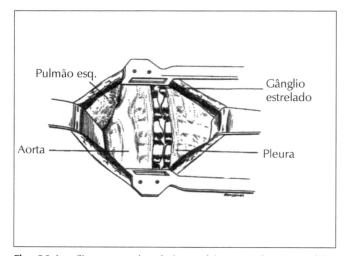

Fig. 26.4 - *Simpatectomia cérvico-torácica por via transtorácica esquerda.*

SIMPATECTOMIA PELA VIA TRANSAXILAR

Atkins[2] foi o primeiro a publicar a técnica transaxilar. O paciente é colocado em posição lateral para a esquerda ou direita, dependendo do lado que vai ser operado. O braço é abduzido aproximadamente em 100 graus e é puxado levemente para frente com o cotovelo a 90 graus. A anestesia é geral com intubação.

Técnica

a) A incisão é feita sobre o terceiro espaço intercostal e se estende do bordo lateral do músculo peitoral até o bordo lateral do músculo grande dorsal. Os músculos peitoral maior e grande dorsal são retraídos, tomando-se o cuidado de proteger os nervos torácico longo e toracodorsal, os quais correm no canto do grande dorsal.

b) Secciona-se o músculo serrátil anterior. No nível da terceira costela faz-se uma dissecção fechada da fáscia endotorácica e da pleura parietal. Incisa-se a pleura e a abertura da cavidade pleural é completada com tesoura. A cadeia simpática torácica aparece entre a pleura parietal posterior. Esta é incisada ao longo da cadeia, a qual é levantada com o gancho de Smithwick. Os ramos são seccionados. Deve-se tomar cuidado para não lesar os vasos intercostais.

c) A cadeia simpática é liberada em todo o trajeto para o gânglio estrelado. Secciona-se a cadeia abaixo do quarto ou quinto gânglio e a mobilização da mesma é feita cranialmente. Perto do gânglio estrelado os vasos intercostais estão freqüentemente bem aderidos à cadeia, requerendo cuidado na manipulação. Secciona-se a cadeia na metade inferior do gânglio estrelado.

d) O fechamento da toractomia é feito de maneira clássica. A via transaxilar é rápida, evita secção de grandes músculos ou nervos motores, e proporciona boa visibilização da cadeia e nervo e menor dor no pós-operatório. A incisão sendo pequena pode dificultar o acesso ao gânglio estrelado.

Complicações

São as relacionadas com a lesão dos vasos intercostais, da veia ázigos ou do ducto torácico. As decorrentes do efeito da simpatectomia são alterações sudomotoras: sudorese corporal compensatória pode ser decorrente da desnervação simpática em grande superfície corporal, que ocorre mais freqüentemente numa extremidade com simpatectomia para hiperidrose. Sudorese gustatória na metade da face é comum principalmente após cirurgia bilateral. É associada com a alimentação e é acompanhada por formigamento e vermelhidão.

Crítica às Simpatectomias Cérvico-Torácicas

É fato bem conhecido que a simpatectomia cérvico-torácica pode falhar algumas vezes na desnervação permanente da extremidade superior. Isto pode ocorrer devido a vários fatores, desde os anatômicos até os relacionados com as indicações, com o retorno da atividade simpática e a regeneração do sistema nervoso simpático. A respeito das indicações, um dos grandes problemas que até há pouco eram observados refere-se às cirurgias praticadas indiscriminadamente para o tratamento da doença de Raynaud. Sabe-se hoje que há necessidade do seguimento nesta doença por pelo menos dois a cinco anos, pois neste período pode ocorrer uma colagenose (Esclerose sistêmica progressiva), o que certamente vai alterar os resultados da simpatectomia. Nos membros superiores os melhores resultados são obtidos nos distúrbios vasomotores, tais como a hiperidrose, a distrofia traumática reflexa e quando se executa a simpatectomia precocemente na causalgia. Com relação à estrutura anatômica da cadeia simpática cérvico-torácica os principais pontos de interesse cirúrgico foram magnificamente resumidos por Mickelberg[13].

a) Em apenas 10% dos casos transitam fibras simpáticas na medula espinhal correspondente à região cervical através das raízes anteriores; nessas raras ocasiões, as fibras dirigem-se do oitavo segmento cervical ao terceiro gânglio cervical, onde fazem, ou não, sinapse com as fibras pós-ganglionares.

b) As fibras simpáticas dirigidas ao sistema óculo-pupilar emergem através do primeiro segmento torácico e o oitavo segmento cervical, atravessando, em geral, sem sinapse, o gânglio estrelado e dirigindo-se para a cadeia simpática cervical, especialmente ao primeiro gânglio cervical, onde fazem a primeira sinapse.

c) As fibras simpáticas para o membro superior (fibras pré-ganglionares) têm origem na medula torácica alta, desde o segundo segmento torácico até o oitavo e o nono. Em apenas 10 casos originam-se também no primeiro segmento. Então, para haver um resultado completo e permanente teoricamente deveria haver a ressecção nas 1ª, 2ª e 3ª raízes nervosas, ressecção do gânglio estrelado e ressecção dos 2º, 3º, 4º e 5º gânglios simpáticos torácicos. Isto acarretaria os seguintes inconvenientes: alterações motoras do membro superior (ressecção das 1ª e 2ª raízes) e síndrome de Claude-Bernard-Rorner irreversível (ressecção do gânglio estrelado).

Mas apesar desses fatores temos observado bons resultados obedecendo às indicações fundamentais e sabendo respeitar os limites dessa cirurgia. Quanto à regeneração da cadeia simpática e ao retorno da atividade simpática, vamos comentar ao final do capítulo. Cabe referir que existem outras técnicas que são utilizadas no nosso meio como via de acesso à cadeia simpática cérvico-torácica, tais como: simpatectomia torácica por via endoscópica transpleural, técnica de Kux[10] e a simpatectomia cérvico-torácica, por via torácica posterior, extrapleural (técnica de Adson[2], e White-Smithwick[21]).

Com a melhoria das técnicas e equipamentos das toraco-videoscopias, espera-se que ocorra uma simplificação na realização da simpatectomia.

SIMPATECTOMIA LOMBAR

A primeira simpatectomia lombar para doença arterial oclusiva da extremidade foi feita em 1924 por Julio Diez, de Buenos Aires[4], Royle[18], da Austrália, no mesmo ano, fez simpatectomia para o tratamento da paralisia espástica, e observou melhora na circulação das pernas.

Anatomia da Cadeia Simpática Lombar

O tronco simpático passa para o abdome por trás do ligamento arqueado medial e, já na face anterior dos corpos vertebrais lombares, desce frente à borda medial do músculo psoas maior, adiante dos vasos lombares, mas às vezes é cruzado por algumas veias lombares. Os cordões interganglionares lombares são geralmente duplos, e os gânglios lombares podem variar de uma única massa longa, o que é raro, até seis gânglios. Está situada no tecido conjuntivo extraperitoneal, anterior à coluna vertebral ao longo da borda medial do psoas maior. Inferiormente passa por trás da artéria ilíaca comum e se continua com a parte periférica. No lado direito é encoberto pela veia cava inferior e no esquerdo próximo à aorta. Apesar de que variações na posição do gânglio são comuns, o segundo e o quarto gânglio lombar são os mais constantes. O número de ramos de cada gânglio varia de dois a sete. Comunicações cruzadas entre o simpático direito e o esquerdo são também variáveis[5,12].

Excisão da cadeia de L2 – L4, algumas vezes incluindo L1, oferece resultados satisfatórios. A remoção de um segmento menor de cadeia simpática pode, no entanto, ser inadequada. O primeiro gânglio lombar supre os nervos femoral e obturador, o qual fornece a enervação simpática para a coxa e partes da perna. A ressecção do segundo e terceiro gânglios lombares desnerva a parte posterior da coxa, a perna e o pé. Para desnervar a superfície anterior da coxa e parte medial da perna, o primeiro gânglio lombar deve também ser removido.

Indicações

As indicações para a simpatectomia lombar são limitadas essencialmente para pacientes com doença arterial obstrutiva ou distúrbios vasomotores da perna e do pé. As maiores indicações na prática podem ser assim resumidas:

1) Doença arterial obstrutiva.

a) Arterites específicas ou não, com fenômenos isquêmicos e mais freqüentemente na tromboangeíte obliterante.

b) Obstrução arterial aterosclerótica: quando não existem condições para se proceder à restauração arterial ou para complementar uma cirurgia arterial restauradora.

c) Seqüela de embolia arterial periférica.

d) Obstruções de pequenos vasos das extremidades.

2) Distúrbios vasomotores.

a) Fenômeno de Raynaud. Doença de Raynaud.

b) Distrofia traumática reflexa.

c) Causalgia.

d) Colagenoses com fenômenos vasomotores.

3) Úlcera hipertensiva da perna.

Para a indicação da simpatectomia lombar e de se conseguir bons resultados, há necessidade de uma seleção apropriada dos pacientes e uma desnervação adequada. Além dos achados clínicos, têm sido utilizados alguns métodos complementares para auxiliar a prever o resultado da simpatectomia lombar: bloqueio simpático farmacológico, o uso do xenônio[133], pletismografia, arteriografia (circulação colateral). O grau de acurácia que alguns métodos oferecem tem sido muito questionado e é objeto de controvérsia na literatura[21,18].

Os efeitos fisiológicos de uma simpatectomia lombar apesar do longo uso clínico ainda permanecem mal definidos. A interpretação do aumento do fluxo sangüíneo tem sido questionada.

Moore e Hall[14], usando xenônio[133] antes e após simpatectomia lombar em pacientes com dor de repouso ou gangrena mínima, mostraram um aumento do fluxo sangüíneo capilar cutâneo. Os fatores metabólicos locais inerentes à atividade muscular são mais importantes no controle do fluxo sangüíneo no músculo esquelético do que é a enervação simpática. A utilização dos índices tornozelo-braço para prever resultado da simpatectomia tem muitas falhas.

Técnica Operatória

Duas técnicas são comumente empregadas:

1) Transversa anterior e 2) Ântero-Iateral. Técnicas conhecidas como Pearl, Poppen[17]:

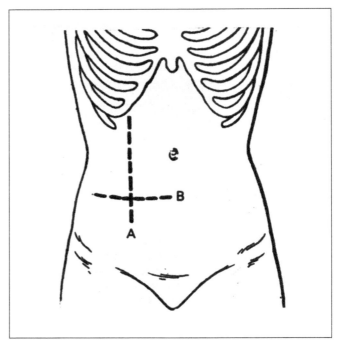

Fig. 26.5 - *Simpatectomia lombar direita. Incisão transversa.*

Via de Acesso Transversa Anterior

A anestesia geral com intubação é a mais empregada apesar de a epidural ou raqui ser também utilizada.

É importante a posição apropriada do paciente na mesa operatória para exposição adequada da cadeia simpática. Um coxim é colocado entre as últimas costelas e a crista ilíaca para conseguir uma elevação do lado que vai ser operado, de cerca de 20-30 graus com o ângulo da mesa. Se necessário, a mesa pode ser lateralizada mais 10 graus.

A coxa é fletida cerca de 45 graus para fornecer relaxamento do músculo psoas por meio de um travesseiro colocado entre as duas extremidades.

Técnica

a) A incisão transversa da pele é feita da ponta da 12ª costela em direção a 2cm abaixo do umbigo, e tecido celular subcutâneo, até expor a aponeurose do músculo oblíquo externo. Hemostasia por eletrocoagulação ou fio absorvível fino.

b) Incisão da aponeurose do músculo obíquo externo e depois com pinça e "torunda" faz-se o descolamento da aponeurose em direção cranial e caudal. Divulsão do músculo oblíquo interno na direção das fibras e descolamento medial e lateral. Hemostasia cuidadosa com eletrocoagulação. Colocação de afastadores de Farabeuf. Divulsão do músculo transverso na direção de suas fibras. Descolamento lateral e medial. Neste, tomar cuidado para não abrir o peritônio. Isto acontecendo, fazer a sutura (Figs. 26.6, 26.7 e 26.8).

c) O espaço retroperitoneal é dissecado cuidadosamente e o conteúdo abdominal é retraído medialmente do tecido adiposo lombar. Continuando a retração do peritônio, o músculo psoas maior aparece no campo, e ele está colocado mais anteriormente. Deve-se evitar a dissecção entre o psoas e o

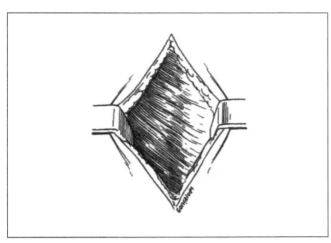

Fig. 26.6 – *Simpatectomia lombar feita por incisão cutânea longitudinal. Exposição do m. oblíquo externo.*

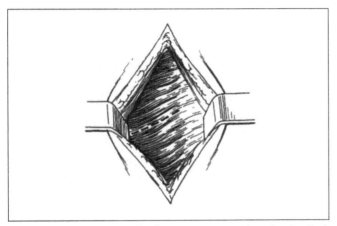

Fig. 26.7 – *Simpatectomia lombar por incisão cutânea longitudinal. Atravessada a aponeurose do m. oblíquo externo, expõe-se o m. oblíquo interno, vendo-se assinalada a linha de divulsão de suas fibras.*

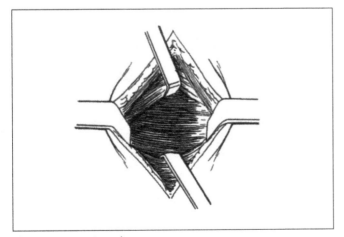

Fig. 26.8 – *Exposição do m. transverso.*

quadrado lombar, o qual é mais posterior e lateral. Antes de retrair o conteúdo abdominal é importante, primeiro, identificar o ureter pois ele deve ser protegido contra uma lesão. A retração do saco peritoneal, combinada com dissecção fechada, facilita a exposição do tronco simpático lombar (Figs. 26.9 e 26.10) que é mantido com a colocação de Deavers protegidos com compressas úmidas. O afastamento deve ser mantido sem interrupção.

d) A cadeia simpática corre na superfície ântero-lateral da coluna vertebral. Sua identificação é feita pela palpação digital contra a coluna, e corre no ângulo diedro formado pelo músculo psoas e pelos corpos vertebrais. O nervo gênito-femoral não deve ser confundido com o tronco simpático e transita abaixo e lateralmente ao longo do aspecto medial do músculo psoas (Fig. 26.10). Ele não tem nenhuma estrutura ganglionar e, além disso, é fácil de mobilizar e não está tão colado aos corpos vertebrais. Tem que ser feita exposição adequada do segmento proximal do tronco simpático lombar especialmente L1 e L2. A mobilização do tronco simpático é feita para cima e para baixo. A porção distal do simpático a ser dissecada corre abaixo dos vasos ilíacos, os quais podem ser retirados com cuidado. Os ramos são seccionados após limpeza da cadeia simpática. Habitualmente, eles correm em frente aos vasos lombares, os quais devem ser evitados quando dividem os ramos. Se os vasos lombares (artéria e veia) passam em frente à cadeia, a última é dividida proximalmente e então é colocada atrás dos vasos abaixo. O tronco simpático pode não ser um único nervo mas pode incluir dois ou três ramos, assim como fibras cruzadas. Todos os ramos e fibras devem ser ligados na área entre L2 e L4. Se a simpatectomia lombar bilateral é efetuada, somente um gânglio L1 deve ser removido, o outro deve ser deixado no local, especialmente em homens. Tem-se como referência distal da cadeia o promontório. À esquerda a aorta está colocada medialmente e, à direita, a veia cava inferior. A cadeia é seccionada entre os pilares do diafragma e o promontório.

Fechamento da incisão é feito por planos, usando sutura interrompida de material absorvível. A bolsa peritoneal é recolocada na sua posição. Os músculos transverso e oblíquo interno são aproximados com fio inabsorvível 2-0. A pele é fechada com pontos separados de algodão 2-0 ou material sintético.

Via de Acesso Ântero-Lateral

O paciente é colocado em posição supina similar à exposição prévia, com a mesa operatória sendo rodada cerca de 30 graus do cirurgião. A incisão cutânea começa na ponta da 11ª costela e se estende inferiormente paralela ao ligamento inguinal cerca de 1-2cm medial à crista ilíaca e terminando no bordo lateral do retoabdominal. O oblíquo externo e sua aponeurose são incisados na direção das fibras de uma extremidade à outra. Os músculos oblíquo interno e transverso são dissecados na mesma direção do oblíquo externo. A fáscia *transversalis* é aberta e usada dissecção manual fechada e o saco peritoneal é retraído medialmente. Sua separação é continuada pelo bordo medial do músculo psoas acima da linha mediana. O ureter e os vasos genitais e o nervo gênito-femoral são identificados. É colocada uma compressa úmida sobre o peritônio e afastadores são utilizados da mesma maneira descrita anteriormente. Identificação e secção da cadeia simpática da maneira já descrita anteriormente. O fechamento da incisão é feito de maneira similar à técnica anterior.

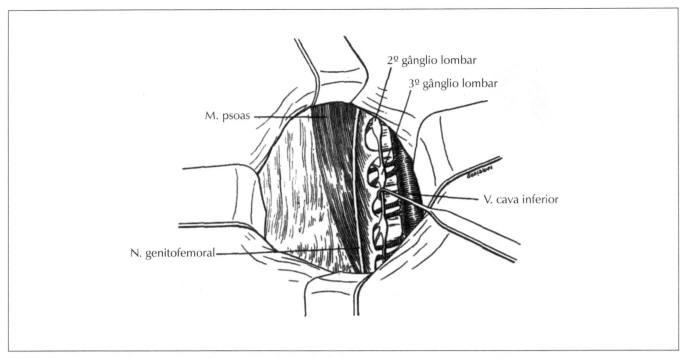

Fig. 26.9 – *Afastamento do saco peritoneal e exposição do ângulo diedro entre m. psoas e corpos vertebrais.*

Complicações

Além das complicações comuns aos atos operatórios em geral e aos relacionados à via de acesso, como hematomas musculares, retroperitoneais, distensão abdominal, existem as relacionadas com a técnica da simpatectomia lombar, tais como lesões às estruturas adjacentes e à cadeia simpática; se pequenas e consistindo em sangramento dos vasos lombares podem ser tratadas por compressão temporária ou colocação de grampos hemostáticos.

Ruptura inadvertida de artéria lombar pode ser mais difícil de controlar e pode necessitar de oclusão temporária da aorta. Uma laceração da veia cava inferior, aorta abdominal ou vasos ilíacos é uma complicação mais séria devido ao risco potencial de perda sangüínea. Compressão ou pinçamento da aorta ou compressão da veia cava inferior é necessário para controlar o sangramento antes que o reparo destes vasos seja feito. Lesões do ureter devem ser reconhecidas imediatamente no sentido de repará-las. Remoção do nervo gênito-femoral ou iliolombar por confusão com a cadeia simpática pode causar conseqüências menos importantes, como uma dor neurítica, que não é desejável.

A neuralgia pós-simpatectomia é relativamente freqüente e cuja natureza ainda não está totalmente esclarecida. Pode ocorrer subitamente após um período de latência de 10-15 dias. É autolimitada, com remissão espontânea após várias semanas. A distribuição da dor é sobre o segmento cutâneo de L1, L2 e L3 e ocasionalmente T12 e ao longo do fêmoro-cutâneo anterior, fêmoro-cutâneo lateral, gênito-femoral e ilioinguinal. Hipoestesia pode ser notada sobre a face anterior da coxa e a virilha e pode ter limitação do movimento da perna. A etiologia é desconhecida, mas foram citados vários mecanismos como neuromas ou fibras simpáticas lesadas, neurite isquêmica, neurite traumática etc. O tratamento consiste em administrar doses de narcóticos fortes, principalmente à noite[11,14].

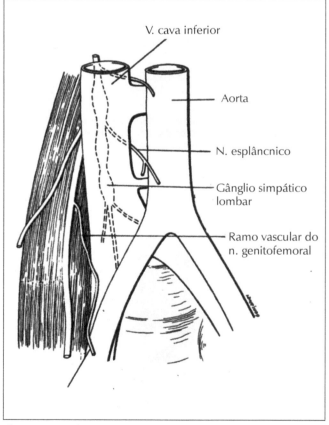

Fig. 26.10 – *Relação entre v. cava inferior, m. psoas e cadeia simpática lombar.*

Gangrena Paradoxal. É devida a uma complicação vascular local relacionada com trauma intra-operatório da na artéria ilíaca ou de trombose espontânea, como resultado de uma hipotensão prolongada durante a cirurgia ou do período pós-operatório. Outras vezes, uma isquemia latente, progressiva, combinada com trauma intra-operatório, pode recipitar a gangrena paradoxal. Se ocorrer esta complicação arteriografia deve ser feita para detectar alguma trombose aguda e tratá-la de acordo.

Distúrbios da Função Sexual. É geralmente aceito que a remoção bilateral de L1 em homens pode resultar na perda d libido, falha da ejaculação e mesmo esterilidade. Se a simpatectomia lombar bilateral é feita, recomenda-se que somente um lado deve incluir o L1. Whitelaw e Smitwich[22] demonstraram que a função sexual não é alterada quando não se resseca o gânglio L1; ao contrário, naqueles pacientes nos quais a simpatectomia inclui L1 e L3 ocorrem alterações significativas da função sexual.

A ejaculação seca, que pode resultar da ressecção bilateral do primeiro gânglio lombar, com atonia da musculatura lisa das vesículas seminais, não ocorre ou é muito rara após simpatectomia unilateral.

Retorno da Atividade Simpática. Os resultados fisiológicos da simpatectomia lombar podem não ser corrigidos por vários motivos e os principais são: remoção inadequada da cadeia simpática; variações do número de gânglios e o padrão de distribuição dos ramos; fibras cruzadas do lado contralateral; sensibilização dos vasos sangüíneos e regeneração do simpático.

Para prevenir a regeneração, uma extensão considerável do tronco simpático deve ser removida. Outra possibilidade é a progressão da doença, a qual pode anular parcial ou completamente os efeitos benéficos da simpatectomia[7,8].

Crítica

A simpatectomia lombar é um bom auxiliar no manuseio da doença vascular oclusiva desde que se respeitem os seus limites. O procedimento é menos executado atualmente para doença vascular oclusiva, mas permanece como um tratamento útil para hiperidrose incontrolável e para distrofia traumática reflexa e causalgia. Nas arteriopatias inflamatórias com obstrução das artérias distais da perna, em que não há possibilidade de restauração arterial, como ocorre na tromboangeíte obliterante, a simpatectomia lombar tem sido executada com freqüência e em conjunto com outras medidas, tais como abolição do fumo, a cirurgia tem dado resultados satisfatórios. Com relação à melhora da claudicação intermitente após a simpatectomia lombar as informações são muito controvertidas.

Barnes[3] reavaliou os resultados da simpatectomia, após 26 anos de observação, e reparou que não houve diferença significativa em 240 pacientes que tiveram uma cirurgia de revascularização dos membros inferiores em conjunto com a simpatectomia lombar em relação à perviedade precoce ou tardia. No entanto, o estudo mostrou que a resistência vascular do pé diminuía nos pacientes submetidos à simpatectomia lombar.

Mas apesar de a eficácia da simpatectomia ser questionável e controvertida, a cirurgia ainda tem um papel de destaque desde que o paciente seja adequadamente selecionado e que a remoção da cadeia simpática seja também adequada. Entretanto, deve-se lembrar que o procedimento não altera a lesão arterial básica e nem previne a sua progressão.

BIBLIOGRAFIA

1. Adson A W, Brown GE. The treatment of Raynaud's disease by ressection of the upper thoracic and lumbar sympathetic ganglia and trunks. Surg. Gynecol: Obstet. 48:577-503, 1929.
2. Atkins HJB. Simpatectomy by the axillary approach. Lancet i:538. 1959.
3. Bames RW. Sympathectomy: quo vadis? Cardiovasc. Surg. 2(1):9-15,1994.
4. Oíez J. U n nuevo metodo de simpatectomia periférica para el tratamiento de las afecciones tróficas y gangrenosas de los miembros. La disociacion fascicular. BoI. Soc. Cir. Buenos Aires 8:792, 1924.
5. Edwards EA. Operative anatomy of the lumbar simpathetic chain. Angiology 2: 184, 1951.
6. Gask GE, Ross JP. The Surgery of the Simpathetic Nervous System. 2nd. ed. Baltimore. William Wood & Co. 1937.
7. Haimovici H. Criteria for completnes of simpathetic denervation (Editorial). Angiology 2:423, 1951.
8. Haimovici H, Hodes R. Preganglionic nerve regeneration in completely simpathetomized cats. Am. J. Physical. 128:463,1940.
9. Kuntz A. Distribution of the sympathetic rami to the brachial plexus. Arch.Surg. 15:871, 1927.
10. Kux M. Thoracic endoscopic sympathectomy in palmar and axillary hyperhidrosis. Arch. Surg. 113:264, 1978.
11. Lifwin MS. Post sympathectomy neuralgia. Arch. Surg. 84: 121, 1962.
12. Lockhart RO, Hamilton GF & Fyfe FW. In: Anatomia do Corpo Humano. Edit. Guanabara-Kogan, vol. 312-33, Rio de Janeiro, 1983.
13. Mickelberg A, Mickelberg JAO, Kux P. Simpatectomias técnicas. In: FS Goffi, Técnica Cirúrgica. Editora Atheneu. 3ª edição. São Paulo – I: Cap:25. 279-290, 1990.
14. Moore WS, Hall AO. Effects of lumbar sympathectomy on skin capillary blood flow in arterial oclusive disease. J. Surg. Res: 14: 151, 1973.
15. Owens Jc. Postsympathectomy pain syndromes. Buli. Soc. Int. Chir. 23:500, 1964.
16. Palumbo LT, Lulu OJ. Anterior transthoracic upper dorsal sympathectomy. Arch. Surg. 92:247, 1966.
17. Pearl F. Muscle-Splitting extraperitoneal lumbar ganglionectomy. Surg. Gynec. Obstet. 65:107-112, 1937.
18. Plecha FR, Bomberger RA, Hoffman M. A new criterion for predicting response to lumbar sympatectomy in patients with severe ariesclerotic occlusive disease. Surgery 88:325-81,1980.
19. Royle NO. A new operative procedure in the treatment of spastic paralysis and its experimental basis. Med. J. Aust.l:77, 1924.
20. Telford EO. The techniques of simpathectomy. Br. J. Surg. 23: 448, 1936.
21. Yao JST e Bergan JJ. Predictability of vascular reactivity relative to sympathetic ablation. Arch.Surg. 107:636, 1973.
22. Whíte JC, Smithwick RM. The automic nervous system: Anatomy physiology and surgical application, 3ed. New York: McMilam, 1941.
23. Whitelaw GP, Smithwick RH. Some secondary effects of simpathectomy, with particular reference to disturbance of sexual function. N. Engl. J. Med.245:12I, 1951.

27 Cirurgia Vascular – Bases

Milton Jacob Bechara

Os procedimentos cirúrgicos em vasos sangüíneos começaram a ser realizados há cerca de 250 anos de forma episódica e com sucesso criticável. No início deste século, os trabalhos clássicos de Carrel e Guthrie apontaram princípios técnicos que são usados até os dias de hoje. Todavia, foi durante e após a Segunda Guerra Mundial que desenvolveram de modo mais intenso os conhecimentos sobre a doença vascular, os métodos diagnósticos, o seu tratamento cirúrgico, incluindo o desenvolvimento de instrumental especializado, a utilização de substitutos vasculares biológicos e sintéticos e o controle planejado da coagulação sangüínea. A incorporação de conhecimentos a partir desta época foi rápida e permitiu acumular experiência e definir princípios gerais que garantissem o sucesso do tratamento. Aprendeu-se que em cirurgia vascular o rigor técnico-cirúrgico é fator indispensável para o bom resultado do tratamento operatório e estes princípios técnicos serão discutidos nos itens subseqüentes deste capítulo. Porém, vale salientar que somente a atenção aos aspectos técnicos é insuficiente no tratamento do doente vascular, havendo a necessidade de se estabelecer uma correlação clínico-cirúrgica. Nem sempre artérias com oclusão total de sua luz devem ser desobstruídas e por vezes artérias com placas ulceradas estenosantes, não obstrutivas, devem ser prontamente operadas. Hoje dispõe-se de tecnologia e conhecimento técnico-cirúrgico suficiente para se propor operações vasculares de alta complexidade que só fazem sentido se associadas a uma avaliação clínica criteriosa e judiciosa.

VIAS DE ACESSO E EXPOSIÇÃO DOS VASOS

Em cirurgia vascular, existe a possibilidade de abordarem-se diferentes vasos em diversas localizações no corpo. Daí a necessidade de conhecê-los anatomicamente de acordo com sua localização, calibre, ramificação e relação com estruturas vizinhas para o adequado planejamento e execução da operação.

A via de acesso deve genericamente permitir uma abordagem rápida e segura para um determinado vaso, com o mínimo de traumatismo aos tecidos que se interpõem até ele, e permitir uma exposição suficientemente ampla do vaso para que se realize a operação com conforto e segurança. A via de acesso que é classicamente utilizada numa situação pode ser modificada de acordo com o caso, pela presença de infecção local, pela presença de foco de contaminação próximo ao campo operatório, por se tratar de reoperação ou simplesmente porque se dispõe de alternativa peroperatória, que pode ser mais adequada para a exposição de determinado vaso, e por oferecer melhores condições de recuperação pós-operatória. Por exemplo, o acesso à aorta abdominal pode ser feito por via transperitoneal que extraperitoneal, através de incisão mediana, transversa ou oblíqua (Sicard e cols., 1995). Caberá ao cirurgião decidir a melhor forma de abordar este vaso dentre as alternativas existentes, de acordo com critérios clínicos, anatômicos e cirúrgicos que tornarão uma determinada via de abordagem mais vantajosa do que a outra (Bechara, 1995).

A incisão cirúrgica deve ter extensão suficiente para se expor o segmento do vaso a ser operado e também expor as porções proximal e distal àquele segmento; a incisão nos membros é freqüentemente orientada no sentido longitudinal, para a exposição das artérias. Incisam-se a pele e a tela subcutânea até atingir-se o plano do feixe vascular, sendo que a dissecção e o isolamento da artéria devem ser feitos o mais próximo dela, junto de sua adventícia, respeitando-se as ramificações. Mais do que a atenção às ramificações, cada topografia arterial tem características de vizinhança que tornam sua dissecção particularizada. Pode-se encontrar tecido gorduroso, tecido linfático, músculos ou veias e nervos ladeando o vaso. A presença de pulsatilidade na artéria pode auxiliar sua localização e dissecção, porém o pulso não é detectado nas porções pós-obstrutivas. Caracteriza-se como boa técnica operatória dissecar-se os tecidos vizinhos ao vaso e não o vaso dos tecidos vizinhos, querendo-se enfatizar com esta afirmação que o mínimo de mobilização dos vasos, especialmente em artérias doentes, deve ser feita, para evitar-se acidentes peroperatórios com placas de ateroma ou outras complicações decorrentes da manipulação excessiva do vaso.

Estes tempos cirúrgicos são realizados antes do início da anticoagulação intra-operatória para se evitar sangramento de necessário.

A via de acesso escolhida e a exposição cirúrgica dos vasos devem evitar ao máximo comprometer a circulação colateral, pois trata-se de importante via de manutenção do fluxo sangüíneo em situações de necessidade ou de obstrução arterial por doença. Ela existe anatomicamente em diferentes topografias arteriais, por exemplo, no território aorto-ilíaco ou no território ilíaco-femoral (Figs. 27.1 e 27.2), podendo estar mais ou menos desenvolvida dependendo da necessidade de demanda do fluxo sangüíneo nestes territórios.

Fundamentos Sobre as Operações em Vasos Sangüíneos

Instrumental

O instrumental cirúrgico básico é útil e também usado em cirurgia vascular, especialmente os instrumentos como tesoura de Metzembaum e pinça sem dentes para dissecção, inça de Mixter para auxiliar na dissecção e permitir a passagem de fitas cardíacas ou cadarços.

Material específico com características de corte mais reciso e preensão menos traumática é mais apropriado para a abordagem direta sobre o vaso. Utilizam-se o bisturi com lâmina número 11 e as tesouras de Potts ou de Boyden. A tesoura de Potts tem sua superfície de corte com angulação e tamanho variados, podendo também ser milimetrada para auxiliar na definição do tamanho da incisão sobre o vaso (Nolte, 1995). A tesoura de Boyden, além de apresentar-se com dupla curvatura em seu corpo, tem superfície de corte afinada e precisa Dispõem-se também de pinças e porta-agulhas delicados apropriados para os fios cirúrgicos utilizados nos procedimento sobre os vasos. Finalmente, encontram-se as pinças hemotáticas ou clamps vasculares (pinças de DeBakey, de Potts-Satinsky, de Fogarty, de Gregory, de *bulldog* etc.) que são utilizados para interrupção temporária do fluxo sangüíneo durante o procedimento vascular, colocados sobre os vasos por pinçamento, sem traumatizá-los, pelo menos, macroscopicamente. Existem em tamanhos e formas diferentes, com superfície interna de pinçamento atraumática, metálica ou com revestimento plástico. Instrumental microcirúrgico pode ser usado em ocasiões onde os vasos a serem operados são de pequeno calibre ou o procedimento exija definição microscópica.

Fios de Sutura

Da mesma forma que o instrumental, os fios de sutura vascular têm características próprias. Nos dias de hoje, em

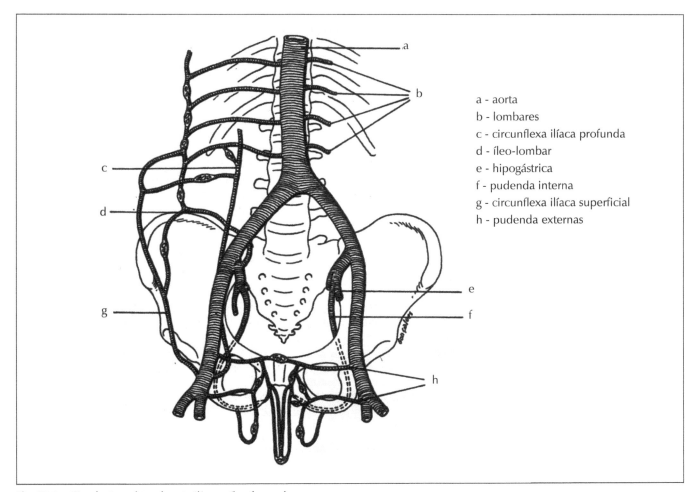

Fig. 27.1 – *Circulação colateral aorta-ilíaca e íleo-femoral.*

a - aorta
b - lombares
c - circunflexa ilíaca profunda
d - íleo-lombar
e - hipogástrica
f - pudenda interna
g - circunflexa ilíaca superficial
h - pudenda externas

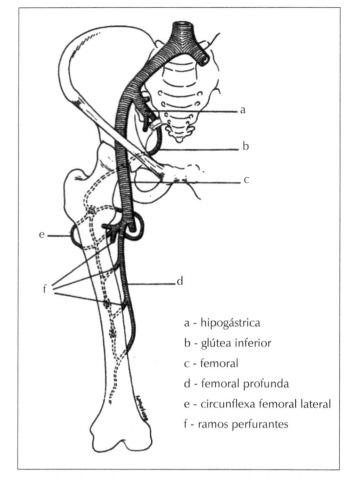

Fig. 27.2 – *Circulação colateral arterial hipogástrico-femoral.*

a - hipogástrica
b - glútea inferior
c - femoral
d - femoral profunda
e - circunflexa femoral lateral
f - ramos perfurantes

nosso meio, preferem-se os fios monofilamentares, inabsorvíveis, atraumáticos, de polipropileno ou de náilon. Utilizam-se fios que variam de 2-0 até 7-0 ou 8-0, com agulhas curvas de tamanhos variados, cuja escolha depende do tipo, calibre e localização do vaso e presença de doença parietal que leve a espessamento do local de sutura ou mesmo calcificação. São fios que têm duas agulhas, uma em cada extremidade, para lhe conferir a versatilidade de passá-las no sentido da luz do vaso em direção à adventícia. Os fios de polipropileno devem ser manipulados com cuidado para evitar quebrar-se durante a execução do nó, que ocorre, às vezes, pelo pinçamento do fio ou pela presença de nós em sua extensão (Calhoum; **Kitten,** 1986). Fios absorvíveis podem ser utilizados em suturas vasculares, mas são de uso excepcional e com qualidades apenas referidas por alguns autores (Ross e cal., 1981).

Técnicas e Operações Básicas

Arteriocentese

Corresponde à punção do vaso. Tem a finalidade de coletar sangue ou injetar substância de contraste a fim de realizar uma angiografia ou até para a injeção de medicação por via arterial. Pode ser feita com agulha simples, gelco ou agulha e fio guia para realização de cateterismo. A técnica descrita por Seldinger implica punção e transfixação do vaso com a agulha, seguida da sua retirada vagarosa até obter-se refluxo de sangue, indicando que a sua ponta está localizada na luz do vaso. Esta é a maneira mais adequada de realizar a arteriocentese, pois assim evita-se o espasmo vascular decorrente do contato tímido da ponta da agulha na parede vascular.

A punção da veia recebe o nome de venocentese e obedece os princípios gerais descritos para a arteriocentese.

Arteriotomia

Corresponde à secção da parede da artéria estabelecendo-se uma solução de continuidade. A arteriotomia é feita após realização de hemostasia temporária através do pinçamento ou cadarçamento proximal e distal da artéria, com a finalidade de evitar-se o sangramento, através da arteriotomia, pelo fluxo ou pelo refluxo arterial.

Os segmentos arteriais proximal e distal ao local do pinçamento podem apresentar zonas de baixo fluxo de sangue, principalmente no segmento distal ao pinçamento. Para evitar-se a formação de trombos no interior da artéria nestes pontos, realiza-se a anticoagulação intra-operatória. Esta pode ser loco-regional ou sistêmica. A anticoagulação loco-regional é feita através da injeção de solução heparinizada 1:100 ou 1:200, nos cotos proximal e distal ao local do pinçamento, por punção ou por cateterismo. A anticoagulação sistêmica é feita através da administração de 5.000UI de heparina, por via endovenosa, e mantida a anticoagulação através de controle por exames laboratoriais ou pelo tempo decorrido de cirurgia.

A arteriotomia é iniciada com bisturi número 11 e ampliada através das tesouras vasculares. Cuidado deve ser tomado para não se lesar a íntima diametralmente oposta ao local da arteriotomia. Nas artérias comprometidas por placas de ateroma, especialmente aquelas endurecidas ou com calcificação, o descolamento de placa pode ocorrer devendo o cirurgião assegurar-se que está compreendendo todas as camadas da parede arterial, na arteriotomia.

De acordo com a orientação da incisão realizada sobre a artéria, as arteriotomias podem ser classificadas em longitudinais ou transversais.

A secção da parede da veia é denominada venotomia.

Arteriectomia

Corresponde à ressecção de parte ou de toda a artéria em um segmento. É realizada com a finalidade de obter-se material para estudo anatomopatológico (por exemplo, biópsia de artéria temporal), ou é feita conjuntamente com a ressecção de tumor ou órgão adjacente e aderido à artéria ou mesmo na ressecção de segmento arterial lacerado por traumatismo ou contusão. Pode incluir toda a extensão da artéria como ocorre, por exemplo, com a artéria hipogástrica retirada com a finalidade de ser usada como substituto vascular.

Endarterectomia

Corresponde à retirada da íntima e da túnica média, após a arteriotomia, em locais onde, por doença degenerativa, existe estenose ou obstrução, deixando-se a túnica limitante elástica externa e adventícia, por onde o fluxo será restabelecido. Quando existe trombo aderido ou justaposto à rima, que será retirado conjuntamente a ela, diz-se trombenuanerectomia.

Pode ser feita por acesso direto à placa através da arteriotomia (endarterectomia aberta), ou por eversão, onde se everte a adventícia e a túnica limitante elástica externa em conjunto, por sobre a endartéria, que será progressivamente retirada (endarterectomia por eversão), ou ainda através da utilização de anéis, os anéis de Cannon, que são colocados através da arteriotomia no plano da túnica limitante elástica externa e deslizados no sentido longitudinal da artéria, descolando a endartéria que será retirada (endarterectomia semi-fechada). A endarterectomia de um ramo arterial, realizada por acesso obtido diretamente através da luz do vaso principal, por exemplo a endarterectomia do óstio da artéria renal através de aortotomia, pode ser feita e é denominada endarterectomia orificial por exposição transluminar.

As endarterectomias desfizeram o mito que existiu durante muitos anos, no qual se acreditava ser a integridade endotelial fator fundamental para o bom funcionamento das operações realizadas sobre as artérias (Inahara, 1991).

Seja qual for a modalidade de endarterectomia utilizada, é preciso atentar para as condições da região intimal, distalmente à região endarterectomizada, pois algumas vezes cria-se neste ponto um desnível entre a túnica limitante elástica externa, exposta na região da endarterectomia, e a íntima espessada distalmente a ela. Isto pode acarretar uma dissecção arterial quando da liberação do fluxo sangüíneo, que é evitada através da fixação da placa ou da íntima espessada através de pontos colocados neste nível.

Arteriorrafia

Corresponde à sutura da artéria. Pode ser feita com pontos separados (pontos simples ou em U), ou com sutura contínua (chuleio simples ou em borda grega). Durante a realização da arteriorrafia procura-se obter a coaptação das íntimas nas bordas que estão sendo suturadas e os nós são deixados para o lado de fora da artéria, junto à adventícia. Ela deve ser suficientemente hemostática para impedir o sangramento através da arteriorrafia após a liberação do fluxo sangüíneo. Caso isto ocorra, pontos em X ou em U são colocados nos locais de sangramento.

A sutura venosa é chamada venorrafia.

Arterioplastia

Consiste na plástica da artéria. Está indicada nos casos onde a realização da arteriorrafia pode resultar em estenose da luz do vaso, como pode ocorrer nas suturas realizadas em arteriotomias longitudinais de vasos de pequeno calibre. É realizada através da colocação de um remendo, ou *patch,* entre as bordas da artéria a serem suturadas, produzindo uma ampliação da sua circunferência no local da arteriorrafia. Este remendo pode ser de material biológico (veia safena, pericárdio bovino etc.) ou sintético (PTFE, dácron etc.).

Ligaduras Vasculares

Realizadas em diferentes situações, correspondeu durante muitos anos no passado à única operação realizada sobre os vasos. Artérias de grande calibre (maiores que 6 mm de diâmetro) são melhor ligadas através de sutura contínua em seu coto, associadas a uma ligadura proximal a esta sutura. Ligaduras duplas ou pontos transfixantes também podem ser usados.

Anastomoses Vasculares

Consiste na sutura de dois vasos ou de um vaso e uma prótese vascular, sendo um dos procedimentos cirúrgico vasculares mais comuns (Rutherford, 1993). Pode ser realizada na modalidade término-terminal, término-lateral ou látero-lateral. Deve ser feita sem tensão, em campo operatório sem contaminação ou infecção, procurando-se obter boa coaptação das bordas suturadas e evitar-se irregularidades na região intimal.

Podem ser realizadas com sutura contínua ou com pontos separados, devendo ser sempre hemostáticas. Utilizam-se nas suturas contínuas um ou dois fios. Com um único fio, a sutura inicia em um dos ângulos da anastomose, percorre 3/4 da circunferência e o quarto final é completado pela outra metade do fio, evitando-se, assim, finalizar a anastomose no ângulo. Com dois fios, cada qual é aplicado em um dos ângulos da anastomose, utilizando-se a metade de cada fio para realizar a sutura de 1/4 da circunferência a ser anastomosada, finalizando-a em pontos eqüidistantes dos ângulos diametralmente opostos.

A execução das anastomoses vasculares pode variar, dependendo do vaso a ser suturado, da localização e das dificuldades técnicas que podem surgir em casos específico.

Anastomoses término-terminais podem ser feitas com ou sem a realização de bisel dos cotos vasculares. Os cotos biselados evitam a estenose na zona de sutura bem como facilitam a anastomose entre dois vasos, ou de um vaso e uma prótese, de calibres diferentes. As anastomoses término-laterais apresentam uma angulação entre os vasos suturados, que pode variar de 30 até 75 graus; o comprimento da anastomose deve ter cerca de duas vezes o diâmetro do vaso ou prótese suturada de forma terminal. *Patch* de Carrel ou remendo de Carrel consiste numa modalidade de anastomose término-lateral onde o vaso que está sendo suturado de forma terminal é obtido incluindo um segmento circular de parede arterial contíguo a sua origem. Isto facilita a sutura deste ramo lateralmente ao outro vaso ou prótese. Este remendo pode incluir vários ramos arteriais de origens próximas, como ocorre na anastomose do tronco celíaco e artérias mesentérica superior e renal direita com a prótese de dácron, na correção de aneurismas toraco-abdominais. A anastomose término-lateral entre uma prótese e um vaso de pequeno calibre apresenta dificuldades pela diferença de calibre e de textura entre os dois, que pode ser facilitada pela interposição de segmento de veia (Beard e col., 1986).

Avaliação Intra-Operatória

Pode ser feita simplesmente através da inspeção ou da comparação da intensidade dos pulsos arteriais proximal e distalmente ao local operado. Existem, outrossim, métodos que permitem uma avaliação mais detalhada do vaso operado através de imagem ou do fluxo sangüíneo. A angiografia intra-operatória pode ser feita por punção do vaso ou pela introdução de cateter através de arteriotomia. Permite a obtenção de imagem contrastada da luz do vaso diagnosticando estenose, oclusão, irregularidades intraluminares etc. Métodos como o ultra-som-doppler permitem a detecção da presença de fluxo sangüíneo num segmento vascular. Métodos mais modernos como a ultra-sonografia endovascular e a angioscopia são úteis, porém nem sempre disponíveis em nosso meio.

Cateter de Fogarty e suas Utilidades

Idealizado por Thomas J. Forgarty (Fogarty e col. 1963), consiste em cateter com um balão inflável em sua extremidade (Fig. 27.3). Permite a retirada da luz vascular de material particulado, êmbolos ou trombos localizados a distância do local da arteriotomia. Um vez introduzido na luz do vaso deve progredir até as porções mais distantes no vaso com o balão desinsuflado, e então é tracionado com o balão insuflado, trazendo o material que anormalmente está habitando a luz vascular (Fig. 27.4). E desta forma usado para embolectomias (retirada de êmbolos) ou para trombectomias (retirada de trombos). Se conectado a uma torneira de duas vias, pode ser introduzido em uma artéria e o balão é insuflado e mantido assim, obtendo-se hemostasia temporária deste vaso (Fogarty de oclusão). Esta técnica é útil no controle de sangramento intra-operatório de ramificações arteriais ou em casos de trauma arterial ou rotura de aneurismas para realização de hemostasia antes e durante o tratamento cirúrgico.

HEMOSTASIA E ANTLCOAGULAÇÃO

A capacidade de geração e estabilização de um coágulo sangüíneo é definida como hemostasia, sendo própria dos animais vertebrados, e constitui-se numa evolução na escala filogenética. Objetiva a reparação, pelo menos imediata, de uma lesão da parede vascular; desta forma os elementos sangüíneos que participam deste processo, em todas as suas fases, interagem intensamente com estruturas e substâncias produzidas pela parede vascular. Disto decorre que o controle da coagulação no período intra-operatório e perioperatório de cirurgias vasculares é fundamental para evitar-se a trombose e obter-se um bom resultado cirúrgico. Por outro lado, fenômenos hemorrágicos podem ocorrer devido a problemas técnicos relacionados à cirurgia realizada, ou decorrentes de coagulopatia e/ou anticoagulação. Cabe ao cirurgião diferenciá-los, para proceder ao tratamento indicado em cada situação, rapidamente, evitando-se perda sangüínea excessiva.

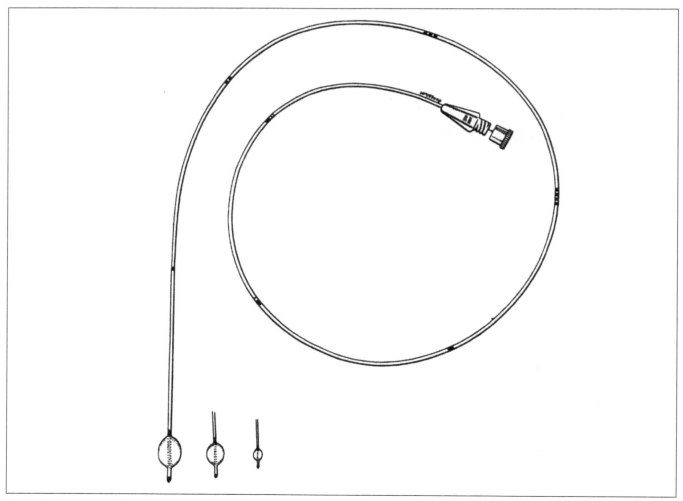

Fig. 27.3 – *Cateteres de Fogarty para embolectomia.*

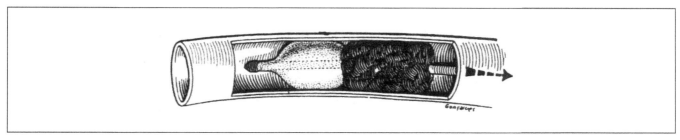

Fig. 27.4 - *Introduzido o cateter de Fogarty na luz arterial, seu balão vazio ultrapassa o êmbolo e depois é insuflado. A tração exercida na extremidade oposta do cateter promove a extração do êmbolo.*

A hemostasia sangüínea pode ser dividida em cinco etapas:
- vasoconstrição;
- adesividade plaquetária;
- agregação plaquetária;
- reação em cascata ou coagulação protéica;
- fibrinólise;

A vasoconstrição ocorre logo após o estabelecimento da lesão vascular e deve ser mediada pelo sistema nervoso autônomo, embora sejam liberadas, durante as etapas seguintes, potentes substâncias vasoconstritoras que devem participar na manutenção da vasoconstrição. Com isto, há uma redução na área lesada do vaso sangüíneo. Segue-se à lesão vascular a exposição de substâncias localizadas no espaço subendotelial, como o colágeno, que induzidas por uma proteína plasmática, o fator de von Willebrand, levam à atração das plaquetas circulantes, que vão se aderir à região desenlotelizada e agregar-se. Este processo de adesão e agregação plaquetária ocorre mediante uma transformação na forma das plaquetas e culmina com a liberação de substâncias de seus grânulos citoplasmáticos (secreção plaquetária): ADP (facilita a agregação plaquetária), fator plaquetário 4, serotonina substância vasoconstritora), beta 2 tromboglobulina, fator mitogênico (estimula a mitose de células musculares lisas) e enzimas lisosômicas (Vermylen; Verstraete, 1982).

A etapa seguinte corresponde à coagulação protéica ou reação em cascata, assim chamada pois depende da ativação seqüencial de fatores de coagulação protéicos localizados, na forma inativa, no plasma. Pode ser desencadeada por agentes localizados dentro do vaso sangüíneo (mecanismo intrínseco) ou através da tromboplastina tecidual (mecanismo extrínseco), terminando ambos numa via final comum que passa pela transformação do fibrinogênio em fibrina pela ação da trombina. A fibrina estabilizada corresponde ao coágulo final armado (Fig. 27.5). A formação de fibrina é suficiente para ativar, junto com outros fatores, o plasminogênio que se transforma em plasmina. Esta é a quinta etapa, a fibrinólise, mediada pela plasmina, que tem a capacidade de lisar o fibrinogênio e a fibrina, originando os produtos de degradação da fibrina (pdf) que têm atividade antitrombínica.

A maneira de se avaliar ou controlar a coagulação sangüínea é feita através de exame clínico ou laboratorial. O tempo de sangramento é avaliado através de punção digital e mede-se o tempo decorrido entre a punção e a parada do sangramento. Ele avalia as etapas iniciais da hemostasia, ou seja, vasoconstrição, adesividade e agregação plaquetária. O tempo de coagulação mede o tempo que uma amostra de sangue leva para coagular *ex vivo*. Ele avalia a fase final da hemostasia, ou seja, a coagulação protéica e fibrinólise. Estes dois exames, embora simples, podem auxiliar no diagnóstico de coagulopatias intra- ou pós-operatórias ou mesmo auxiliar no controle da anticoagulação. Se uma abordagem mais detalhada das fases finais da hemostasia for necessária, outros exames podem ser pedidos como o tempo de trombina (TT), o tempo de tromboplastina parcial ativado (TTPA) ou o tempo de protrombina (TP).

O TT mede o tempo que o fibrinogênio se transforma em fibrina pela ação de trombina. Está alongado em estados de hipo- ou afibrinogenemia ou quando existem na circulação substâncias antitrombínicas, como heparina ou pdf.

O TP avalia a coagulação através da ativação pelo mecanismo extrínseco, ou seja, pela tromboplastina tecidual. Reflete o tempo de formação do coágulo, em laboratório, após a ativação dos fatores VII, X, V, protrombina e fibrinogênio pela tromboplastina tecidual. Estará alongado em situações de deficiência de um desses fatores, em casos de utilização de anticoagulantes orais (antivitaminas-K) ou em uso de heparina em altas doses.

O TIPA avalia a coagulação através da ativação pelo mecanismo intrínseco. Mede o tempo para a formação do coágulo, através da ativação dos fatores IX, VIII, X, V, protrombina e fibrinogênio por fosfolípides, adicionando-se silicatos que ativam ao máximo os fatores XII e XI. Permite diagnosticar deficiências específicas dos fatores que participam para a formação da fibrina pela via intrínseca e comum, ou ainda controlar a anticoagulação com heparina. Também está alongado em situações de hiperfibrinólise primária ou secundária.

Em cirurgia vascular utiliza-se freqüentemente a heparina no período intra-operatório, na dose de 100U por quilograma repetidos a cada hora e meia em procedimentos longos. Se administrada inadvertidamente em altas doses vai produzir sangramento indesejável, e se administrada em baixas doses não produzirá o efeito desejado. Este controle é feito de acordo com a experiência do cirurgião, tempo decorrido de cirurgia ou através de exames. Os exames mais utilizados para o controle de heparinização são o TIPA, o TI e o TC. Quando disponível, a tromboelastografia, que permite uma avaliação gráfica global da coagulação, pode ser utilizada.

Em situações de sangramento intra- ou pós-operatório, a diferenciação entre uma causa de origem técnico-cirúrgica ou oriunda de coagulopatia, ou de anticoagulação inadvertida, pode ser feita através destes exames descritos, que numa fase inicial do sangramento estão normais, se este for causado por problemas técnicos, e especificamente alterados se for causado por coagulopatia ou anticoagulação.

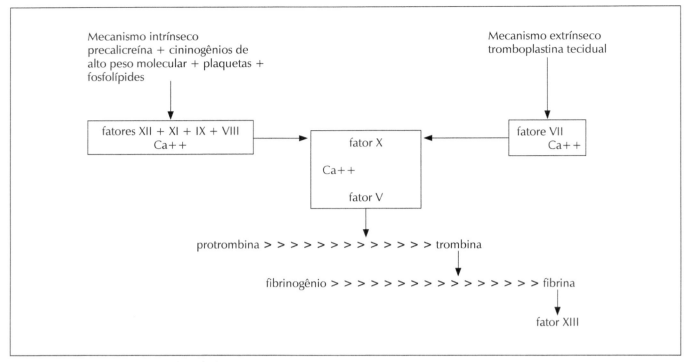

Fig. 27.5 - *Componentes normais da coagulação sangüínea.*

Substitutos Vasculares

Muitas vezes utilizam-se substitutos vasculares, com diferentes finalidades, mais freqüentemente para revascularizar um determinado segmento corpóreo onde não foi possível fazê-lo o através de técnica direta.

Eles podem ser biológicos, sintéticos ou compostos (biológicos e sintéticos usados concomitantemente). Os biológicos podem ser autógenos ou isógenos (se o próprio paciente é o doador do enxerto, por exemplo, veia safena), homógenos ou alógenos (se é obtido de doadores da mesma espécie animal, por exemplo, veia de cordão umbilical humano, veia safena humana criopreservada ou preservada em glutaraldeído) e heterógenos ou xenógenos (se é obtido de doadores de outra espécie, por exemplo, enxertos de pericárdio bovino).

Entre os biológicos citam-se:

– enxertos arteriais: hipogástrica, femoral superficial endarterectomizada, ilíaca externa etc.

– enxertos venosos: veia safena, veia femoral superficial, veias de membro superior, veia de cordão umbilical humano etc.

A veia safena é amais freqüentemente utilizada, podendo ser retirada de seu leito *(ex situ)* e utilizada a distância ou no membro inferior, ou mantida em seu leito para revascularizações de membro inferior *(in situ)*. Pode ser usada na forma invertida, evitando a resistência oferecida pelas válvulas, ou na forma não invertida. Para tanto, é necessária a destruição das válvulas venosas através de valvulótomos ou tesouras com esta finalidade. A forma não invertida apresenta a vantagem hemodinâmica nas revascularizações longas de membro inferior (enxertos fêmoro-tibiais ou fêmoro-peroneiros) em que se anastomosa o coto proximal da veia maior, com o segmento arterial mais proximal, também de maior calibre, o mesmo ocorrendo com os segmentos distais da veia e da artéria, ambos de menor calibre. A veia femoral superficial pode ser alternativa de substituto utilizada quando a veia safena já foi retirada ou quando não é de boa qualidade, em revascularizações do membro inferior (Sladen e cols., 1994).

Entre os sintéticos citam-se:

– têxteis: dácron, teflon etc.

As próteses de dácron podem ser do tipo *knitted* ou *woven,* dependendo do tipo de textura que são fabricadas, garantindo ao primeiro tipo maior maleabilidade e porosidade, e, ao segundo tipo, menor maleabilidade e porosidade. As próteses do tipo *knitted,* por serem porosas, necessitam de pré-coagulação através da colocação da prótese em contato com o sangue do paciente, que coagulando ocupará seus poros, evitando o sangramento quando implantada. Elas podem ser fabricadas com a superfície interna, externa ou ambas, aveludadas, conferindo-lhe vantagens de manuseio e para a realização da sutura. Dispõem-se, também, de próteses de dácron impregnadas com colágeno ou albumina, que lhes confere baixa ou nula porosidade, evitando-se assim o tempo da pré-coagulação e a perda de sangue inerente a esta fase. Uma vez implantada, ela é incorporada pelo organismo, etapa esta que é facilitada pelo contato da prótese com o sangue e seus elementos celulares. A superfície interna é então revestida por uma camada lisa, havendo evidências esporádicas de que se cria uma nova superfície endotelial (Wu e col., 1995).

– não-têxteis: PTFE (politetrafluoroetileno expandido).

É feito de um polímero expandido do teflon, o politetrafluoroetileno, que é quimicamente inerte, altamente eletronegativo e hidrofóbico. Está disponível em diâmetros que variam de 3 a 12mm, podendo ser usado para anastomoses em vasos de pequeno calibre.

As próteses, têxteis ou não, podem ser confeccionadas em diferentes calibres, comprimentos ou formas, com ou sem reforço externo (espiral de plástico rígido acolada à superfície externa da prótese para evitar a compressão extrínseca e deformação de sua parede). Todavia, ainda nos dias de hoje, não se encontrou o substituto vascular sintético ideal que apresente em conjunto características de fácil disponibilidade e baixo custo, que possa ser usado amplamente em diferentes topografias, e que seja não trombogênico, resistente à infecção, biocompatível, durável e com características de manuseio e de sutura adequadas.

Aspectos Hemodinâmicos

O objetivo da cirurgia vascular restauradora é restabelecer o fluxo sangüíneo normal em segmentos comprometidos por doença, que é normalmente laminar e sem turbulências. Alterações da geometria do vaso, como ocorre em doenças vasculares obstrutivas ou aneurismáticas, modificam o fluxo sangüíneo normal e sua relação com a parede vascular, criando zonas de turbulência, potencialmente trombogênicas. Por isso, suturas e anastomoses vasculares devem evitar estenoses, dilatações, angulações muito acentuadas (Staalsen e col., 1995) e irregularidades intimais, suprimindo-se, assim, zonas de estagnação e turbilhonamento do fluxo sangüíneo, que são também, indesejavelmente, trombogênicas.

Perspectivas

A cirurgia vascular contemporânea tem permitido de forma eficaz tratar a maior parte dos distúrbios circulatórios, graças a um desenvolvimento técnico e tecnológico pungente ocorrido nas últimas décadas. Este desenvolvimento foi dirigido dentro da especialidade, mas também genérico na área médica, incluindo a melhoria nas condições de suporte clínico, cuidado intensivo, laboratório e diagnóstico. Isto permitiu tratar, cada vez mais, doentes mais idosos, população esta caracteristicamente vitimada pela principal doença vascular, a aterosclerose. Se por um lado, nos próximos anos, provavelmente assistir-se-á ao surgimento de medidas eficazes para o melhor controle ou a cura da doença aterosclerótica, por outro, certamente novas formas de tratamento dentro da cirurgia vascular surgem e surgirão. Merece menção a da cirurgia endovascular que permite, através de uma via de acesso longe da área de lesão vascular, levar um material protético através da corrente sangüínea e posicioná-lo firmemente com elementos de fixação no local da lesão vascular, de modo a tratá-la de forma adequada e menos traumática, tanto no território arterial como no venoso (Veith, 1994). Este conceito, já nos dias de hoje, tem permitido a realização de dilatações arteriais com balão de forma ampla, a colocação de endopróteses *(stents)* para garantir a manutenção de regiões arteriais dilatadas através de angioplastia com balão, ou mesmo de revestir internamente aneurismas arteriais com endopróteses especiais, sendo promissoras as possibilidades que esta modalidade técnica pode oferecer.

BIBLIOGRAFIA

1. Beard JD, Benveniste GL, Miller JH, Baird RN, Horrocks M. Haemodynamics of the interposition vein cuff. Br J Surg 73:823-5, 1986.
2. Bechara MJ. A via extraperitoneal para o tratamento cirúrgico do aneurisma da aorta abdominal. São Paulo, 1995. 120 p. Tese (Doutorado). Faculdade de Medicina, Universidade de São Paulo.
3. Calhoum TH, Kitten CM. Polypropylene suture. Is it safe? J Vasc Surg 4:98-100,1986.
4. Fogarty TJ, Cranley n, Krause RJ. A method for extraction of arterial emboli and thrombi. Surg Gynecol Obstet 116:241, 1963.
5. Inahara T. Endarterectomy: the beginning of modern vascular surgery. Am J Surg 162:94-8, 1991.
6. Noite JE. A useful modification of the Potts-Smith scissors. J Vasc Surg 21:167,1995.
7. Ross G, Pavlides C, Long F, Kusaba A, Perlman, Matsumoto T. Absorbable suture materials for vascular anastomoses. Am Surgeon 47:541-7, 1981.
8. Rutherford R. Vascular anastomoses. In: Rutherford R. Atlas of Vascular Surgery. Philadelphia, W. B. Saunders Company, pp. 34-70, 1993.
9. Sicard GA, Reilly JM, Rubin BG, Thompson RW, Allen BT, Flye MW, Schechtman KB, Beyer PY, Weiss C, Anderson. Transabdominal versus retroperitoneal incision for abdominal aortic surgery: report of a prospective randomized trial. J Vasc Surg 21: 174-83, 1995.
10. Sladen JG, Reid JDS, Maxwell TM, Downs AR. Superficial femoral vein: a useful autogenous harvest site. J Vasc Surg 20:947-52, 1994.
11. Staalsen NH, Ulrich M, Winther 1, Pedersen EM, How T, Nygaard H. The anastomosis angle does change flow fields at vascular end-to-side anastomoses in vivo. J Vasc Surg 21:460-71,1995.
12. Veith FJ. Presidential address: Transluminally placed endovascular stented grafts and their impact on vascular surgery. J Vasc Surg 20: 855-60, 1994.
13. VermylenJ, VerstraeteMed. Hemostasia.Ied.SãoPaulo, Sarvier/ EDUSP, 171 p., 1982.
14. Wu MHD, Shi Q, Wechezak AR, Clowes A W, Gordon IL, Sauvage LR. Definitive proof of endothelialization of a dacron arterial prosthesis in a human being. 1 Vasc Surg 21:862-7, 1995.

28 Cirurgia Arterial

Emil Burihan

Princípios Gerais e Técnicas

A história da cirurgia arterial com as suturas começou no fim do século passado, quando Jassinowsky[12] descreveu um reparo com sucesso. Usou agulhas curvas finas e seda, pontos interrompidos, mas sempre evitando penetrar na íntima. Em 1899, Dörfler[5] publicou os princípios essenciais deste método, que consistia em sutura contínua, englobando todas as camadas do vaso. Ele foi o primeiro a salientar que a penetração na íntima não levava a nenhuma alteração na perviedade da luz arterial.

No princípio deste século, em 1900, Carrel[1] iniciou os seus estudos pioneiros de anastomoses vasculares. Carrel e Guthrie[2] fizeram pesquisas importantes e acrescentaram várias modificações às técnicas de sutura dos vasos sangüíneos que até hoje são consideradas básicas.

A lista de cirurgiões que contribuíram antes e após Carrel[1] é extensa. Desde o advento da era vascular contemporânea, um grande número de melhoramentos foi feito até se chegar a várias e complexas técnicas vasculares. Mas por vários motivos todas essas técnicas ficaram estagnadas e até o fim da Segunda Guerra Mundial os tratamentos cirúrgicos empregados nas doenças vasculares periféricas eram:

– ligaduras vasculares para lesões traumáticas;
– trombectomias simples para as obstruções arteriais agudas;
– simpatectomias para as obstruções arteriais crônicas;
– amputações para as gangrenas das extremidades.

Nos últimos 50 anos, graças aos avanços em vários campos da ciência, a Cirurgia Vascular teve um progresso extraordinário, possibilitando a realização de atos cirúrgicos cada vez mais complexos.

Entre esses avanços pode-se destacar:

O uso dos anticoagulantes para evitar a trombose. A criação da arteriografia que foi utilizada pela primeira vez por Egas Moniz[15], que fez uma carotidoangiografia, e por Reynaldo dos Santos[7], que foi o primeiro a fazer uma aortografia translombar, e que, até hoje, são indispensáveis para o planejamento cirúrgico. Além disso, a descoberta e o uso dos antibióticos para impedir a infecção e o desenvolvimento da transfusão sangüínea desempenharam papel relevante. Além destes, deve-se destacar o avanço proporcionado pela anestesia e a melhoria dos fios de sutura e dos substitutos vasculares.

As técnicas cirúrgicas vasculares requerem um material especial que inclui: pinças de dissecção vascular, porta-agulhas com pontas finas e delicadas, e uma variedade de pinças atraumáticas vasculares para a oclusão temporária dos vasos.

As pinças de dissecção vascular têm dentes delicados para não provocar esmagamento do vaso. As pinças de oclusão também apresentam uma superfície serrilhada que impedem o deslizamento e diminuem o trauma às paredes. Atualmente há uma grande variedade de formas e tamanhos para as diferentes localizações.

As tesouras vasculares são delicadas e as mais utilizadas são as de Metzenbaun e as anguladas de Potts e de DeBakey. São também usadas para oclusão temporária dos vasos fitas delicadas de Silastic e cateteres de borracha que facilitam a dissecção. Os porta-agulhas devem ser leves e com pontas finas.

Com relação aos fios, deve-se usar o de menor calibre possível e com resistência suficiente para manter a sutura e impedir a formação de aneurismas. Atualmente o mais utilizado é o fio de polipropileno monofilamentado.

EXPOSIÇÃO E DISSECÇÃO DOS VASOS

O acesso aos mais diferentes vasos do organismo pressupõe um conhecimento preciso da anatomia e de suas relações com as estruturas vizinhas. Após a dissecção das várias camadas anatômicas que cobrem os vasos, a atenção deve ser direcionada para a dissecção e mobilização da artéria ou veia ou ambos. Se os vasos são circundados por uma bainha, como muitos, ela pode ser aberta. A bainha vascular é uma estrutura tubular envolvendo ambas, a artéria e sua veia adjacente. Suas características estruturais são variáveis e dependem da localização e do específico segmento do vaso. Habitualmente, uma amada fina de tecido celular separa a bainha da parede vascular.

A facilidade para expor e mobilizar uma artéria ou veia depende muito de o vaso ser normal ou doente. Um vaso normal pode ser facilmente mobilizado, identificando e abrindo sua bainha. Este procedimento pode ser facilitado ligando e seccionando pequenas veias que cruzam o trajeto entre grandes veias que o acompanham. Após a incisão da bainha ao longo do eixo, a artéria é liberada em cada lado por meio de uma tesoura curva. Dissecando sua parede posterior, deve-se tomar muito cuidado para evitar lesar um possível ramo. Consegue-se isto com uma pinça curva tipo Mixter, que facilita a dissecção de um lado para o outro da artéria até que a pinça passe atrás da artéria sem dificuldade. Então é passada uma fita de silastic ou de algodão (cadarço) ao redor da artéria. Continua-se a dissecção proximal e distalmente sob visão direta. Exposição de uma grande artéria com um ramo importante é feita mobilizando primeiro o tronco principal acima e abaixo do ramo, liberando este.

Utiliza-se um procedimento similar para mobilizar uma bifurcação. Deve-se tomar cuidado para não lesar vasos colaterais, assim como a veia adjacente e suas tributárias. Uma artéria doente é freqüentemente mais difícil de mobilizar devido à perda da identidade da bainha da fibrose perivascular.

A injeção de alguns ml de solução de soro fisiológico ou procaína abaixo da camada superficial da bainha pode ajudar a separá-la do tecido subjacente. Após desenvolver um plano de clivagem com a ponta de tesoura ou uma pinça fina, a bainha é aberta longitudinalmente.

Uma regra que se segue na dissecção dos vasos é a de que as artérias devem ser abordadas inicialmente pela face que está mais próxima da pele, porque raramente há emergência de ramos importantes nessa direção.

Pinçamento de uma Artéria

O controle temporário das artérias pode ser conseguido ou ocluindo a fita que o circunda ou por pinçamento lateral ou cruzado. Antes que o pinçamento seja feito faz-se uma palpação digital da parede arterial para verificar a extensão placas calcificadas e áreas lisas. A melhor maneira de verificar o grau de envolvimento mural é comprimir a artéria entre o dedo indicador e o polegar após oclusão temporária com as fitas passadas ao redor do vaso.

As pinças vasculares, apesar de serem desenhadas para evitar trauma à parede, devem ser usadas com extremo cuidado. O pinçamento cruzado é o mais utilizado para o controle temporário, e o pinçamento lateral também é empregado algumas vezes, como na aorta torácica ascendente e descendente.

Uma das possíveis complicações do pinçamento lateral é a fratura de uma placa calcificada, habitualmente localizada na parede posterior. Se ela é observada antes, o pinçamento lateral deve ser evitado. Outro fato importante é que a tolerância dos tecidos para o pinçamento é variável. O cérebro e rim são extremamente sensíveis à anoxia devido ao pinçamento das respectivas artérias. Do mesmo modo, o pinçamento da aorta torácica não é tolerado por mais que 30-45 minutos. Deve-se, de maneira geral, evitar o pinçamento prolongado de qualquer artéria para diminuir o risco de uma isquemia.

Técnicas Vasculares

Ligadura. Na presença de uma lesão vascular, o primeiro passo é o controle da hemorragia. Uma hemostasia preliminar é absolutamente necessária antes que uma ligadura formal do vaso seja efetivada. Isto pode ser conseguido pelo uso de um torniquete ou de uma fita de silastic ao redor do trajeto proximal do vaso. Um método alternativo é a compressão digital ou aplicação de pinça vascular proximal e distalmente. Uma exposição extensa é essencial para bom acesso de um segmento adequado acima e abaixo da lesão. Deve-se preservar todas as colaterais, especialmente os ramos musculares.

O material utilizado para a ligadura das artérias depende do tamanho do vaso. Para pequenos vasos uma ligadura simples ou dupla de categute fino ou seda ou sintético pode ser suficiente. Para artérias de médio calibre o vaso pode ser seccionado e a ligadura dupla colocada em cada coto. A primeira é uma ligadura simples. A segunda é uma sutura colocada distal à primeira. Para grandes artérias além da ligadura do vaso, o coto deve ser suturado com um ou dois pontos contínuos, que é uma medida segura contra a deiscência. O relaxamento da pinça após completar a ligadura deve ser lento e progressivo. Ligadura de colaterais de médio calibre pode ser feita, seccionando o vaso, ligadura dupla na extremidade distal e fechando sua origem com uma sutura lateral, tomando-se cuidado para evitar estreitamento da artéria principal. Os resultados da ligadura por trauma ou outra causa dependem muito do segmento arterial envolvido.

Certos segmentos arteriais são mais sensíveis que outros. A ilíaca comum, a femoral comum e a poplítea são localizações anatômicas críticas. Sua ligadura levará a uma alta incidência de gangrena.

Arteriotomia

O segmento escolhido para a arteriotomia é exposto, mobilizado e isolado. A oclusão do vaso não é feita até que tudo esteja pronto para a arteriotomia, diminuindo o tempo de oclusão. Ela pode ser longitudinal ou transversa. A abertura da artéria é feita com bisturi especial, com a sua parte cortante. A arteriotomia longitudinal é iniciada com uma pequena abertura da luz, a qual é assinalada pela saída de pequenas gotas de sangue. A arteriotomia é então completada pela introdução de uma tesoura de Potts angulada, dentro da luz. A extensão de uma arteriotomia depende do tipo de procedimento. Para uma embolectomia não pode exceder mais que 1cm. Se é feita para uma área anastomótica deve ser mais extensa (Fig, 28.1).

Uma arteriotomia transversa é habitualmente semicircular e feita da mesma maneira que a longitudinal.

Cuidado deve ser tomado para evitar aprofundar o bisturi para não lesar a parede posterior da artéria, O controle do vaso pode ser feito ou por pinçamento total ou lateral. Este procedimento numa artéria doente pode resultar na dissecção da placa para fora da camada arterial. A calcificação da artéria pode dificultar o procedimento da arteriotomia. Os fatores responsáveis pelas dificuldades técnicas são devidos ao próprio tecido arterial. O aumento de espessura da arté-

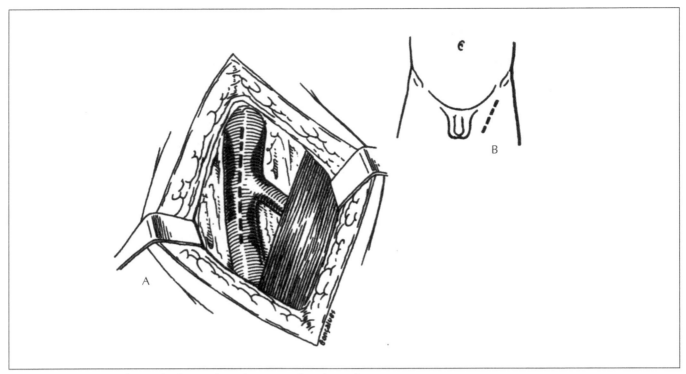

Fig. 28.1 – *Arteriotomia longitudinal e tromboendarectomia da a. femoral.*

ria, a existência de um plano de clivagem, entre a íntima e a média, e a presença de uma placa calcificada tornam difícil a arteriotomia. O fechamento de uma afteriotomia longitudinal linear pode ser feito com uma sutura contínua ou com pontos separados.

Uma das falhas é o estreitamento da artéria pela sutura, especialmente em casos de calibre menor. Em tais casos é útil a utilização de um remendo. Pode-se começar o fechamento da arteriotomia pela colocação de um fio guia em cada ângulo e prosseguir com os outros entre estes dois pontos, tomando-se o cuidado de incluir todas as camadas da parede arterial e coaptar íntima com íntima. A sutura contínua com pontos simples (chuleio contínuo) é a mais utilizada. Cada ponto deve ser colocado a 1mm da borda da incisão e distante 1mm do outro.

Nas suturas das veias deve-se dar atenção especial para que as bordas da incisão permaneçam evertidas. Nas veias a velocidade do fluxo é baixa e a inversão das bordas da incisão servirá como ponto de partida para a formação de trombos. Outros cuidados devem ser tomados:

a) A sutura precisa incluir todas as camadas do vaso, tomando-se especial atenção para incluir a camada íntima.

b) Sempre que possível a agulha deve ser dirigida de dentro para fora do vaso, principalmente quando se trata de artéria doente com placas da ateroma.

ANGIOPLASTIA COM REMENDO

Um dos importantes fatores limitantes na reconstrução dos vasos, especialmente de pequenas e médias artérias, é o estreitamento da luz resultante do fechamento de uma arteriotomia longitudinal. A prevenção do estreitamento da luz é conseguida facilmente com o uso do remendo *(patch)*. Foi demonstrado experimentalmente por Carrel e Güthrie[2] em 1906.

Consiste em fechar uma abertura da parede do vaso e fixar nas suas bordas um retalho tirado de um outro vaso ou de alguma outra estrutura.

Hoje a técnica do remendo arterial é um procedimento bem estabelecido. As principais indicações da angioplastia com remendo são:

1) Tamanho das artérias.

2) Arteriotomia longitudinal.

3) Natureza e extensão das lesões murais necessitando excisão parcial da parede. O remendo com veia autógena é o preferido da maioria dos cirurgiões e é indicado mais freqüentemente para artérias de médio e pequeno calibres.

Material sintético é o mais adequado em grandes vasos como a aorta e as artérias ilíacas. É geralmente aceito que os remendos arterial e venoso são habitualmente menos susceptíveis às complicações locais que os remendos sintéticos. Outro material que pode ser utilizado é o pericárdio bovino conservado. A angioplastia é mais adequada para fechamento de pequenas arteriotomias do que para segmentos longos. Seu uso para estes, especialmente se excedem 8cm, pode levar a meus resultados (Fig. 28.2).

Esse procedimento pode ser utilizado na modalidade isolada, mas sua utilização é mais freqüente em combinação com outros procedimentos, e com outras técnicas de cirurgia arterial reconstrutora, como tromboendarterectomia, excisão com substituição por enxerto ou *bypass*. Pode-se utilizar dois métodos de remendo para sua implantação: 1) o formato retangular é mantido e o enxerto é colocado nas bordas da arteriotomia por quatro pontos nos quatro cantos. A alternativa é excisar os cantos do retângulo para obter um formato oval em cada extremidade do remendo.

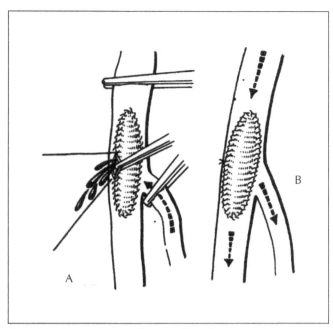

Fig. 28.2 – *Remendo com dácron após endarterectomia.*

O enxerto é fixado em cada extremidade da arteriotomia com dupla sutura de fio sintético n° 5-0. O remendo deve estar sob tensão para dar boa aproximação entre o enxerto e as bordas da artéria hospedeira. Para conseguir um remendo sem redundância, o cirurgião pode usar sutura estadiada em cada extremidade e no meio de cada borda da arteriotomia e a direção do ponto vai do enxerto para a artéria hospedeira.

O remendo pode ser utilizado em combinação com o enxerto e isto pode ser feito de três maneiras:

1) Um remendo fixado à artéria principal fornece uma área para a anastomose do enxerto tubular.

2) Na bifurcação de uma grande artéria, um remendo pode ser combinado com um enxerto tubular implantado próximo ao remendo.

3) Uma combinação de enxerto tubular com remendo estendido pode ser usada em certos casos, e a extremidade distal tem que ser fixada numa área de extenso envolvimento da parede arterial.

EMBOLECTOMIAS E TROMBECTOMIAS

A embolectomia e a trombectomia, tratamentos empregados para os casos de obstruções vasculares agudas, foram bastante facilitadas a partir de 1963, quando foi introduzido uso do cateter de Fogarty[9] que consiste num cateter flexível com pequeno balão insuflável na extremidade. Tanto o calibre do cateter como o volume do balão podem ser de tamanhos variados, permitindo o seu uso em quase todos os vasos do organismo.

O cateter de Fogarty[9] é introduzido através de uma arteriotomia longitudinal ou transversal de extensão adequada, para permitir a sua passagem diretamente na luz do vaso e também a extração dos coágulos.

O cateter é introduzido em direção proximal ou distal até uma posição que ultrapasse o trombo, o êmbolo ou o coágulo propagado. Estes em geral não oferecem resistência à passagem do cateter mesmo quando têm alguns dias de duração. Não se deve forçar a passagem do cateter na presença de placas de ateroma sob pena de ocorrerem complicações, como perfurações ou o deslocamento de placas.

Após a passagem do cateter, o balão é insuflado com ar ou soro fisiológico. A superinsuflação pode ser útil em certas circunstâncias por permitir a remoção de maior quantidade de coágulo. O cirurgião deve retirar o cateter com uma das mãos e com a outra controlar o volume do balão, insuflando-o e desinsuflando-o juntamente com o cateter, e ao mesmo tempo evitar uma superinsuflação que pode lesar o endotélio do vaso.

Às vezes há necessidade de repetidas passagens do cateter para assegurar a remoção completa do trombo. O fluxo retrógrado que se obtém após a passagem do cateter não é um indicador totalmente seguro de que todo o coágulo tenha sido removido. A circulação colateral pode ser bastante intensa nos segmentos liberados, e poderiam permanecer coágulos nas artérias distais.

Na trombectomia venosa, que é utilizada em casos selecionados e com pequena freqüência, o cateter é semelhante ao utilizado na embolectomia arterial, mas difere em algumas características em relação à ponta e ao corpo do cateter e ao volume do balão.

TROMBOENDARTERECTONUA

Foi feita pela primeira vez por J. Cid dos Santos[6], em 1946, e descrita originalmente para simples remoção do trombo, mas se tornou mais que uma simples trombectomia. Ele afirmou que a integridade da íntima é um pré-requisito importante para o sucesso da cirurgia. Este procedimento representou um novo conceito na cirurgia arterial. Tanto o trombo como a endartéria (íntima e parte da camada média interna) são excisados. Esta técnica tem sido utilizada para restabelecer o fluxo sangüíneo nos casos de obstruções e estenoses arteriais causados pela arteriosclerose nas mais diferentes localizações.

A cirurgia se baseia no fato de que a parede da artéria é constituída de camadas bem distintas, permitindo o estabelecimento de um plano de clivagem. O plano de clivagem adequado na realização de uma tromboendarterectomia se situa na camada limitante elástica interna que permite a retirada do trombo, da camada íntima e da parte mais interna da camada média[14,17].

Após esta retirada a nova superfície íntima da artéria se apresenta lisa e brilhante. Há quatro modalidades básicas de tromboendarterectomia:

1. Aberta, 2. Semi-aberta, 3. Fechada, 4. Por eversão.

Aberta: é realizada por visão direta. Uma vez exposto o segmento arterial doente, este é aberto por uma arteriotomia longitudinal em toda a sua extensão. Identifica-se o plano de clivagem e, através dele, descola-se toda a porção interna da artéria afetada como auxílio de um descolador. Uma vez ultrapassado o segmento obstruído, a endartéria é seccionada perpendicularmente na porção proximal. O mesmo é feito na extremidade distal onde é normal permanecer um ressalto da endartéria no nível da secção. Esta endartéria é fixada à parede arterial através de pontos separados para evitar a dissecção quando do restabelecimento do fluxo sangüíneo.

O fechamento pode ser feito por sutura simples ou a colocação de um remendo. Este tipo de endarterectomia é indicado para vasos de grande calibre e para pequenas extensões obstruídas. Com base na extensão e localização das lesões murais, podem ser encontrados os seguintes planos de clivagem: a) subintimal; b) transmedial; e c) subadventicial.

Semifechada: é indicada para a desobstrução de segmentos arteriais extensos (acima de 10cm). A artéria doente deve ser exposta em toda a extensão. São feitas duas arteriotomias, uma em cada extremidade do segmento obstruído. Identifica-se o plano de clivagem e com descoladores ou anéis de descolamento procede-se à separação da endartéria com a placa de ateroma em toda a extensão entre as duas arteriotomias.

Como na técnica descrita aqui, fixa-se endartéria distal e o fechamento da arteriotomia por arteriorrafia simples ou com remendo.

Fechada: é feita na extremidade distal do segmento obstruído. Identifica-se o plano de dissecção e faz-se o descolamento da endartéria com o auxílio de descoladores ou anéis de dissecção, removendo-se a endartéria com as placas de ateroma e os trombos. O restante é idêntico.

Por eversão: a artéria é totalmente seccionada na extremidade distal do segmento obstruído. A seguir, a parte mais externa da camada média da artéria e a adventícia são evertidas, separando-as da endartéria com placas de ateroma e trombos. Com a eversão a nova superfície interna da artéria fica completamente visível, o que permite uma ampla limpeza dos fragmentos da endartéria aderidos à parede da artéria. Após a reversão da artéria, esta é reanastomosada no coto distal, tomando-se o cuidado de fixar a camada interior deste coto com a sutura. É mais utilizada no segmento fêmero-poplíteo e tem sua maior indicação nos casos em que há necessidade de se remover uma prótese infectada, e a única possibilidade de revascularização distal para salvar o membro da isquemia é o emprego de enxerto autólogo.

Quando se necessita de enxerto autólogo em outras localizações a artéria femoral superficial trombosada pode ser a fonte doadora, quando submetida à endarterectomia por eversão.

Anastomose Vascular

Anastomose Término-Terminal

Várias técnicas são sugeridas para a anastomose dos vasos sangüíneos. A aproximação dos cotos pode ser feita:

1) Com dois pontos colocados na parede posterior juntos.
2) Pontos eqüidistantes colocados em cada ângulo.
3) Três pontos colocados em distâncias iguais (triângulo de Carrel).
4) Colocando quatro pontos eqüidistantes (quadrangulação de Frouin).

Primeiramente a parte anterior é aproximada por esta técnica de sutura e então os vasos são rodados 180° e a anastomose é completada na parede posterior, numa posição anterior.

Este tipo de anastomose é o empregado quando se interpõe um segmento de veia, de artéria ou de material protético para substituir uma porção lesada do vaso, como nas reconstruções dos aneurismas (Fig. 28.3).

Quando não se tem um segmento extenso de vaso dissecado e dependendo da localização e não se conseguindo rodar as pinças para a anteriorização da face posterior, inicia-se a anastomose pela sutura da face posterior por dentro da luz do vaso e completa-se a anastomose pela sutura da face anterior externamente.

Quando são de tamanho pequeno, de diâmetro inferior a 5mm, a área de anastomose pode ser ampliada seccionando-se as extremidades dos vasos por biséis opostos. Para a anastomose de vasos muito pequenos recomenda-se o uso de pontos separados para evitar a estenose circunferencial da anastomose.

Anastomose Término-Lateral

A anastomose término-lateral é a mais usada na cirurgia vascular reconstrutora. Pode-se utilizá-la para anastomose de prótese à artéria, de veias à artéria, de veia com veia e de artéria com artéria. Em clínica, é a técnica mais utilizada para os enxertos em ponte.

Após a interrupção de fluxo no vaso receptor, faz-se uma incisão longitudinal na extensão de duas vezes o diâmetro do vaso doador ou do enxerto. Da mesma forma a extremidade do vaso doador ou do enxerto é seccionada em bisel, formando **um** ângulo de mais ou menos 45° em uma extensão que coincide com a abertura no vaso receptor. Inicia-se a anastomose pela colocação de pontos de fixação nas duas extremidades da abertura do vaso receptor e do enxerto. Estes

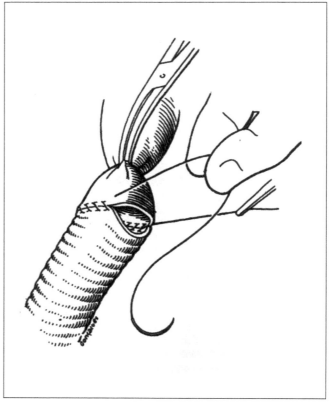

Fig. 28.3 – *Anastomose término-terminal à prótese de dácron.*

pontos podem ser simples ou pontos em U horizontal que promoverão uma diferente eversão das bordas a serem suturadas. Estes pontos são atados aproximando-se o enxerto ao vaso para diminuir a tensão no nível da ligadura. Quando se utilizam fios com agulhas em ambas as extremidades, faz-se sutura contínua em pontos simples a partir das extremidades até o meio de cada face da anastomose onde os fios são atados. Esta técnica permite a obtenção de uma anastomose ampla e em ângulo agudo que visa diminuir a turbulência do fluxo este local.

Anastomose Látero-Lateral

Este tipo de anastomose é menos utilizado na prática clínica. Sua principal indicação é na anastomose portocava e na confecção de fístulas arteriovenosas.

Faz-se uma abertura de igual extensão em ambos os vasos colocados lado a lado. Após a colocação dos pontos de aproximação nos ângulos das incisões, inicia-se a sutura pela face posterior da anastomose e por dentro da luz dos vasos. Pode ser feita uma sutura contínua em chuleio simples ou em colchoeiro. Quando há dificuldade de exposição ampla dos casos a serem anastomosados, pode-se fazer a sutura intraluminar de toda parede posterior da anastomose antes da aproximação dos vasos.

Terminada a sutura, as duas extremidades do fio são tracionadas até a aproximação completa dos vasos e conclui-se a anastomose com a sutura da face anterior.

Enxertos Vasculares

Em 1954, Blakemore e Voorhees[3] propuseram o uso de tecido poroso, sintético, o Vinion-N como prótese arterial. No ano seguinte foi introduzido o conceito do corrugamento do tecido, contribuindo para aumentar a flexibilidade e a elasticidade da prótese. Foram surgindo próteses mais resistentes e mais duráveis que o náilon, como o teflon e o dácron[8].

A veia safena autóloga começou a ser usada como substituto arterial nas obstruções do segmento fêmoro-poplíteo em 1949, por Kunlin[13]. Desde então a veia safena autóloga tem se mostrado o melhor substituto para as artérias dos médio e pequeno calibres. Este fato tornou-se mais evidente com o início das pontes aortocoronarianas para revascularização do miocárdio. A partir de 1955, Rosemberg e cols.[16] começaram a desenvolver, experimentalmente, o enxerto de carótida de boi modificada por digestão enzimática pelo dialdeído, que começou a ser usado em clínica a partir de 1966. A fibra sintética politetrafluoretileno (PTFE) vinha sendo empregada na confecção de próteses arteriais tecidas desde 1957. Em 1972 Soyer[17] e cols. relataram sucesso com o uso de uma nova prótese vascular confeccionada com PTFE expandido. Com a mesma finalidade Dardik e Dardik[4] introduziram o enxerto de veia umbilical humana modificada em 1976.

Enxerto com veia Autóloga

É o preferido da maioria dos cirurgiões vasculares pela presença de um endotélio vivo que forra toda a superfície do fluxo e propriedades mecânicas da parede da veia semelhante àquelas da artéria normal[10]. A técnica de dissecção tem que ser a menos traumática. Deve-se manter o fluxo sangüíneo intraluminar o máximo de tempo possível e, posteriormente, a veia deve ser mantida em uma solução contendo sangue heparinizado entre 4 e 10°C. Ao se fazer a preparação da veia deve-se ter o cuidado de não utilizar pressão hidrostática de distensão acima de 200mm/hg.

Veia safena autóloga *in situ:* tem as vantagens de menor extensão de dissecção, traumatiza menos a parede da veia e mantém intacta a maior parte dos *vasa-vasorum* preservando o endotélio; há maior correspondência de calibre entre artéria e veia no nível das anastomoses; pode-se usar maior extensão de veia, sendo também possível o uso de veias com calibre abaixo de 4mm.

Desvantagens: não pode ser utilizada para enxertos em localizações diferentes da veia; exige que se tenha à disposição valvulótomos de diferentes calibres.

Enxerto com Artéria Autóloga

É tecido autólogo que se mantém vivo conservando as propriedades da artéria normal[11]. A artéria femoral-superficial trombosada, endarterectomizada e evertida tem sido usada. Outras são a ilíaca comum, a ilíaca externa e a ilíaca interna. Para artérias de pequeno calibre e extensão curta, pode-se utilizar a artéria radial ou a epigástrica superficial.

Próteses Vasculares

As próteses tecidas são fabricadas com fio sintético multifilamentado de poliéster (dácron ou teflon) tricotadas ou entrelaçadas, com poros idade variável dependendo do tipo e da tensão da laçada. A porosidade da prótese é medida em centímetros cúbicos de água filtrada, que passa através de um centímetro quadrado de prótese durante um minuto, extraindo a água sob pressão de 120mm/g; de um modo geral a prótese entrelaçada tem porosidade baixa (600) e as tricotadas porosidade mais alta e variável (1.500 a 4.000).

Acredita-se que a prótese ideal seja aquela de baixo peso (ultraleve) e com porosidade alta (em torno de 4.000), o que proporciona a formação de uma camada fina de fibrina que adere firmemente à face interna da prótese. Por causa da porosidade as próteses tecidas, na sua maioria, precisam ser submetidas à pré-coagulação antes de serem implantadas para se evitar o sangramento excessivo através dos poros. São as preferidas para a aorta. Não devem ser implantadas em áreas infectadas ou potencialmente contaminadas pelo risco de ocorrer infecção no enxerto.

Veia do Cordão Umbilical

Foi introduzida em 1976 por Dardik e Dardik[4]. É obtida a partir do cordão umbilical, preparada manualmente e submetida à fixação em uma solução de glutaraldeído. A veia assim preparada é envolvida em uma tela de poliéster esterilizada e armazenada em solução de etanol a 50%. Antes de ser implantada é necessário lavar o enxerto várias vezes para remover o álcool e resíduos de glutaraldeído. Ao se fazer a anastomose, a agulha deve atravessar a íntima internamente e a tela de poliéster externa. Usam-se para revascularizar artérias da perna.

Comentários

O grande avanço da cirurgia arterial restauradora nas últimas décadas permitiu aos cirurgiões uma série de opções técnicas visando oferecer mais segurança aos pacientes. Até o presente o melhor substituto da artéria nativa é a veia safena magna autóloga, mas que precisa preencher alguns requisitos com relação ao diâmetro, à extensão e também à sua estrutura. É a mais utilizada nos enxertos fêmoro-poplíteos e nas chamadas revascularizações distais. Nas obstruções arteriais extensas do segmento aorto-ilíaco, o substituto mais empregado é a prótese de dácron do tipo *Knitted* mas têm sido feitas muitas pesquisas para se tentar encontrar a prótese ideal, tanto com relação à poros idade como também para que seja o menos trombogênica, o que ainda não foi conseguido. Outro fator que vai determinar o sucesso cirúrgico refere-se à seleção apropriada dos pacientes, à indicação do tipo de cirurgia e à escolha do material mais adequado.

Quando não se dispõe de uma veia safena magna adequada para proceder a uma restauração arterial, outras veias têm sido utilizadas, tais como a veia safena parva e as veias do braço e antebraço. Vários cirurgiões norte-americanos têm utilizado a prótese de PTFE, quando não dispõem de veia safena autóloga. Deve-se salientar também que existem serviços pesquisando técnicas de preservação da veia safena magna, mas até o presente não existem indicativos seguros de qual seria o melhor.

A tromboendarterectomia, no nosso meio, tem sido mais utilizada na modalidade aberta e em segmentos arteriais curtos (até 4cm) como técnica isolada. Nas obstruções ateroscleróticas da bifurcação carotídea é a cirurgia mais praticada, assim como na bifurcação da artéria femoral comum com a femoral profunda (profundoplastia) e também menos freqüentemente em lesões isoladas e curtas do segmento aorto-ilíaco. Muitos cirurgiões a empregam de forma combinada para tornar mais adequado o segmento arterial onde vai ser feita uma anastomose.

O cirurgião vascular tem hoje à sua disposição outros recursos tecnológicos para facilitar e melhorar o seu desempenho, tais como o uso de lupas de magnificação e o microscópio cirúrgico com aumentos da acuidade visual muitas vezes acima de três graus. A sua utilização, conforme inúmeros relatos, permite a execução de uma técnica mais apurada. Da mesma maneira outro equipamento que se desenvolveu nos últimos anos é a angioscopia intravascular. Utilizada até há bem pouco quase que exclusivamente por Völmar, na Alemanha, tem como finalidade a observação ótica intravascular para verificar as condições de uma sutura, de uma área de anastomose, e se restaram descolamentos residuais de íntima ou de tromba que poderiam precipitar uma trombose. Para finalizar, não se deve esquecer que com o grande avanço da radiologia vascular intervencionista à custa da melhoria dos cateteres vasculares e dos aparelhos radiológicos (angiografia digital), uma parcela seletiva de pacientes tem sido submetida à angioplastia transluminal percutânea. E uma técnica de restauração arterial feita com a introdução na luz arterial de um cateter munido de um balão insuflável na sua ponta. Tem sido mais empregada em estenoses do segmento ilíaco e menos freqüentemente no fêmoro-poplíteo. Até o momento somente 10%-15% dos pacientes preenchem as condições para uma boa indicação dessa técnica.

Pelo exposto, houve uma grande avanço nos equipamentos e materiais à disposição do cirurgião, facilitando a sua tarefa, e mais se espera a partir do desenvolvimento de outras ciências interligadas com a medicina.

BIBLIOGRAFIA

1. Carrel A. La technique opératoire des anastomoses vascularies et la transplantation des viscéres. Lyon Medic. 98, 859, 1902.
2. Carrel A & Güthrie Cc. Unitenninal and biterrninal venous transplantation. Surg. Gynec. & ObsteI. 2:266,1906.
3. Blackemore AH & Voorhees Jr AB. Use of tubes constructed from vinyon "N" cloth in bridging arterial defects. Experiental and clinical. Ann. Surg. 140:324, 1954.
4. Dardik H & Dardik I. Successful arterial substitution with modified human umbilical veins for limb salvage. Ann. Surg. 183:252, 1976.
5. D6rfler J. Uver Arterieunhat Berth Klin. Clin. 25:781,1899.
6. Dos Santos JC. Sur la desobstruction des thromboses artérielles anciennes. Mem. Acad. Chir. 73:409,1942.
7. Dos Santos R, Lamas AC, Pereira C1. L'arteriographie des membres de l'aorta et ses branches abdominales. BulI. Soc. Natl. Chir. 55:587, 1929.
8. Edwards WS & Lyons C. Three years experience with periferal grafts of crimped nylon and teflon. Surg. Gynec. Obst. 107:62, 1958.
9. Fogarty TJ. Cranley JJ, Krause RJ, Strasser ES, Hafner CD. A method for extraction of arterial emboli and thrombi. Surg. Gynec ObsteI. 116:246,1963.
10. Gonzalez I, Duper IH, Hahn DR. Preservation and long term patency of venous grafts. Surg. Forum 28:217, 1977.
11. li. Gross RE, Hurwitt ES, Bill JR AH, Pierce HE. Preliminary observation on the use of human arterial grafts in the treatment of certains cardiovascular defects. N. Engl. J. Med. 239:578,1948.
12. Jassinowsky A. Die Arteriellnal. Eine experimentelle studie. Inaug. Diss. Dorpat, 1899.
13. KlInlin J. Le traitement de l'arterite obliterante par Ia greffe veineuse. Arch. Mal. Coeur, 42:37, 1949.
14. Leriche R & Kunlin J. Essais de desobstruction des artéres thombosés suivant la technique de Jean Cid dos Santos. Lyon Chir. 42:425, 1942.
15. Moniz E. L'encephalographie artérielle, son importance dans la localization des tumeurs cérebrales. Rev. Neurol (Paris) 2:72, 1927.
16. Rosernberg N, Gallghan CRL, Henderson J. The use of segmental arterial implants prepared by enzimatic modifications of heterologous blood vessel. Surg. Forum, 6:242, 1955.
17. Soyer T, LempinemM, Cooper P, Morlon I, Eiseman B. A new vascular prothesis. Surgery, 72:864, 1972.
18. Wylie EJ. Thromboendarterectomy for arteriosclerotic thrombosis of major arteries. Surgery 23:275, 1952.

Derivação Aorto-Femoral

Julio César Saucedo Mariño
Mauro Figueiredo Carvalho de Andrade

A obstrução arterial crônica do território aorto-ilíaco tem na aterosclerose sua etiologia principal, não sendo uma doença autônoma, mas a expressão local de uma doença sistêmica, freqüentemente associada a lesões de mesma natureza em outros territórios, principalmente coronariano e cerebrovascular. A correção das lesões obstrutivas aorto-ilíacas através da derivação aorto-femoral só se tornou procedimento corrente a partir dos anos 60, com o desenvolvimento das próteses vasculares de dácron. Todavia, as complicações decorrentes do uso de próteses permanecem graves, ponderando a indicação cirúrgica através de cuidadosa investigação clínica de cada paciente e exigindo rigor técnico na execução do ato operatório.

INDICAÇÃO CIRÚRGICA

Inicialmente, deve-se ressaltar que no tratamento da obstrução arterial não se busca somente a correção da lesão, mas o tratamento de um paciente que pode apresentar outras localizações da doença aterosclerótica. Como regra absoluta, é indispensável um exame clínico completo e exames laboratoriais objetivando o diagnóstico de alterações nos mais diferentes órgãos. Deve-se levar em consideração a idade do paciente, a obesidade, função renal e hepática e, principalmente, uma correta avaliação da função cardiorrespiratória. Se, por um lado, a obstrução arterial crônica dos membros inferiores não ameaça diretamente a vida dos pacientes, seu prognóstico é grave. Estudos retrospectivos indicaram que, após cinco anos do início dos sintomas, o índice de mortalidade destes pacientes ultrapassa 20%s. O estudo de Framingham, analisando a sobrevida de pacientes com obstrução arterial crônica dos membros inferiores, mostrou nítido aumento da mortalidade destes pacientes, embora não tenha havido óbitos relacionados à isquemia dos membros 14. A expectativa de vida neste grupo de pacientes é 10 anos menor que a população de mesma faixa etária.

Por outro lado, a evolução natural do membro acometido é imprevisível. O surgimento de isquemia severa com lesões necróticas em determinados pacientes contrapõe-se a uma tendência de estabilização ou mesmo de regressão dos sintomas em outros. Imparato observou que pacientes com claudicação intermitente para curtas distâncias apresentavam maior possibilidade de agravamento da isquemia[13]. O risco estimado de amputação em pacientes com obstrução arterial crônica é de 1% a 2% ao anos.

Em conclusão, o tratamento das lesões arteriais obstrutivas deve levar em conta a gravidade da isquemia dos membros. Claudicação intermitente para longas distâncias, com pouca repercussão funcional, tem no tratamento clínico sua opção inicial. Pacientes com claudicação intermitente limitante, sem melhora significativa com o tratamento conservador e com baixo risco cirúrgico, e pacientes com isquemia crítica e risco de perda do membro, com dor em repouso ou lesões necróticas, são candidatos à correção cirúrgica da doença obstrutiva aorto-ilíaca.

Preparo Pré-Operatório

Em razão da utilização de material protético, é necessária a eliminação de todos os focos infecciosos dentários, urinários e cutâneos, particularmente na região inguinal, sede freqüente de micoses. As lesões tróficas distais não cicatrizarão sem a restauração arterial, no entanto, deve-se iniciar antibioticoterapia e cuidados locais. A correção da hipertensão arterial, o controle do diabetes e o tratamento de insuficiência cardíaca ou coronariana devem ser feitos de maneira adequada no período pré-operatório, de forma a diminuir as complicações do procedimento. A fisioterapia respiratória deve ser iniciada precocemente, facilitando a mobilização das secreções brônquicas, notadamente nos pacientes tabagistas. Administra-se antibioticoterapia profilática no momento da indução anestésica, em geral, cefalosporinas de segunda geração.

Na sala de operação, procede-se a extensa monitorização: eletrocardiograma contínuo, medida da pressão venosa central através de cateter percutâneo jugular ou subclávio, sondagem vesical, medida da pressão arterial média através de cateterismo da artéria radial e instalação de oxímetro na extremidade do dedo para controle da saturação sangüínea de oxigênio. A instalação de cateter de Swan-Ganz é necessária em pacientes com disfunção miocárdica ou pulmonar grave. Pode-se utilizar autotransfusão transoperatória.

O paciente é posicionado em decúbito dorsal horizontal e a anti-sepsia da pele é feita desde a região dos mamilos até os pés, deixando-se os membros inferiores acessíveis para avaliação da função do enxerto e para eventuais derivações complementares para as artérias poplíteas ou da perna. Um coxim na região lombar pode ser utilizado para melhor exposição da aorta infra-renal.

Vias de Acesso

Região Inguinal

A abordagem inicial da região inguinal diminui o tempo de exposição das vísceras abdominais. A incisão é vertical, desde o ligamento inguinal, no ponto médio entre a espinha ilíaca ântero-superior e o tubérculo púbico, estendendo-se por sete a 12cm. Deve ser evitada a dissecção na região da desembocadura da veia safena magna na veia femoral comum para diminuir o risco de lesão de vasos linfáticos e linfonodos. Obtém-se a exposição do triângulo de Scarpa após a abertura da aponeurose do músculo sartório. As artérias femorais comum, profunda e superficial são isoladas e reparadas, assim como os ramos colaterais. Oclusão ou lesões severas das artérias femorais comum e superficial tornam necessária dissecção mais extensa da femoral profunda.

Abdome

A exposição da aorta pode ser obtida por via transperitoneal ou extraperitoneal. Faz-se o acesso transperitoneal por laparotomia xifopúbica (Fig. 29.1) ou transversa; esta última dificulta a dissecção das artérias ilíacas externas e internas mas apresenta menor índice de eventração[6]. Após a exposição da cavidade peritoneal, faz-se um inventário sistematizado dos órgãos e vísceras intracavitários. A descoberta de uma lesão infecciosa (colecistite, piossalpinge, diverticulite etc.) ou de metástases tumorais obriga o cirurgião a alterar o plano inicialmente proposto. A seguir, as artérias abdominais são palpadas (aorta, ilíacas, artérias renais e digestivas), complementando o exame angiográfico pré-operatório.

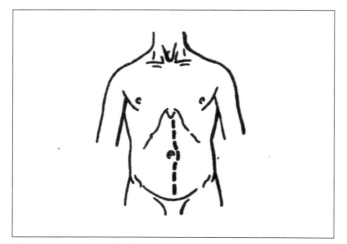

Fig. 29.1 – *Incisão xifopúbica longitudinal.*

O acesso extraperitoneal é feito através de uma incisão oblíqua a partir da 10ª ou 11ª costela, até ou além do músculo retoabdominal na sua porção infra-umbilical, cerca de 4cm abaixo do umbigo. A musculatura da parede ântero-lateral do abdome é seccionada ou divulsionada e o peritônio é largamente descolado. Esta abordagem permite uma diminuição do tempo de íleo pós-operatório, todavia dificulta a manipulação do eixo ilíaco direito e não permite acesso direto às vísceras intraperitoneais[3]. Pode ser bastante útil no caso de múltiplas intervenções abdominais anteriores, evitando dissecção trabalhosa e lesão de alças intestinais. As eventrações são raras.

Exposição e Dissecção da Aorta

O intestino delgado é rebatido para o lado direito, sem exteriorização, e o cólon transverso e o grande epíplo são posicionados cranialmente, mantidos por válvulas de Doyen e protegidos por compressas úmidas. O peritônio parietal posterior é incisado, expondo a região da aorta escolhida pelos dados angiográficos e pela avaliação intra-operatória, em extensão suficiente para a implantação da prótese.

Reconstrução Arterial

Escolha da Prótese[8]

A prótese deve ter características que permitam seu uso como substituto arterial: deve ser atóxica e sem potencial alergênico, deve ser quimicamente inerte e ser esterilizável sem se deteriorar, deve manter sua forma cilíndrica e resistir às diversas forças mecânicas de tensão a que é submetida. Dois tipos de próteses são atualmente utilizados: as próteses de dácron feitas em fibras têxteis que podem ser tecidas *(woven)* ou tricotadas *(knitted)* e as próteses de politefrafluoroetileno expandido (PTFE), cuja preparação físico-química permite sua fabricação em forma tubular. Existem próteses de diversos calibres, retas e bifurcadas.

Até o aparecimento do PTFE, as próteses eram constituídas por fibras têxteis e as pesquisas tentavam melhorar sua qualidade conciliando dois princípios contraditórios, o de ter baixa porosidade para diminuir a perda sangüínea através da malha têxtil e o de ter uma permeabilidade suficiente para permitir a habitação de sua superfície interna por fibroblastos, formando uma neo-íntima, o que atualmente é conseguido a partir do revestimento das próteses de dácron com substância reabsorvível, como o colágeno e a albumina.

A prótese é um corpo estranho que induz à formação de uma cápsula interna e outra externa que têm seu desenvolvimento a partir dos elementos figurados do sangue e da fibrina. A cápsula interna se espessa e se organiza com o aparecimento de fibroblastos. O endotélio arterial recobre a cápsula interna na região adjacente à anastomose. A cápsula externa é formada por tecido de granulação com células gigantes, que envolve a prótese com intensa fibrose.

Anastomose Aórtica

Pode ser feita de forma término-terminal ou látero-terminal. A anastomose término-terminal permite um afrontamento aorto-protético perfeitamente congruente, com fluxo sangüíneo direto, e facilita a cobertura da prótese pelo retroperitônio. É a única possível se existe associação com aneurisma aórtico. Por outro lado, a revascularização das artérias ilíacas internas se faz retrogradamente a partir das anastomoses nas artérias femorais. A anastomose término-lateral respeita os vasos colaterais mas dificulta o recobrimento protético e seu isolamento das vísceras abdominais.

Após a anticoagulação com administração de heparina, pinça-se a aorta abaixo das artérias renais, seccionando-a. A ligadura do coto distal é feita com sutura contínua de fio não absorvível. A anastomose término-terminal com a prótese também é contínua com fio inabsorvível, preferentemente prolene 3-0 ou 4-0. A sutura pode tornar-se difícil por fragilidade parietal devida a placas de ateroma. Neste caso pode-se apoiar os pontos da sutura em fragmentos da própria prótese, evitando o esgarçamento da parede arterial pela tensão do fio. A anastomose látero-terminal é realizada na face ântero-lateral direita da aorta (Figs. 29.2 e 29.3), cranial à origem da artéria mesentérica inferior, também com sutura contínua de prolene 3-0 ou 4-0. Quando existe oclusão completa da aorta no nível das artérias renais, há necessidade da desobstrução aórtica na região da anastomose (Figs. 29.4 e 29.5). Deve ser feita mobilização da veia renal esquerda e dissecção da aorta até a visualização das origens das duas artérias renais. Neste nível a aorta é reparada por cadarçamento e faz-se a arteriotomia conforme já descrita. A retirada do trombo luminal é obtida com manobra de ordenha digital, comprimindo a aorta justa-renal contra a coluna e exteriorizando o trombo pela arteriotomia. É necessária a palpação das artérias renais, verificando sua perviedade após a trombectomia.

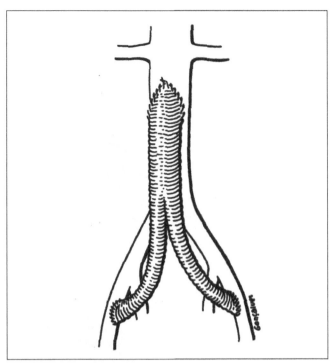

Fig. 29.3 – *Anastomose aorto-protética látero-terminal e protético-femoral término-lateral concluídas.*

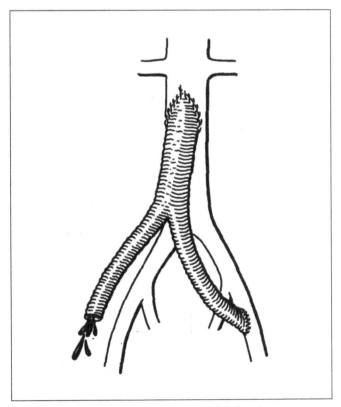

Fig. 29.2 – *Verificação da permeabilidade da anastomose aorto-protética.*

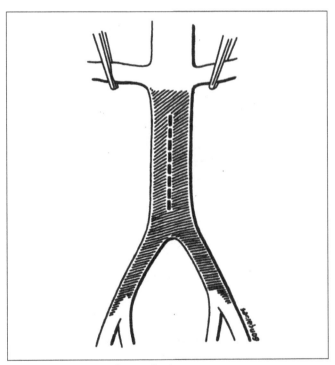

Fig. 29.4 - *Aortotomia longitudinal.*

Tunelização da Prótese

Os ramos protéticos seguem o trajeto anatômico do eixo ilíaco através de tunelização retroperitoneal. Deve ser cuidadosa, pois parte do trajeto é feito sem visualização direta. O dedo indicador da mão esquerda se insinua sob o peritônio, previamente aberto para a realização da anastomose

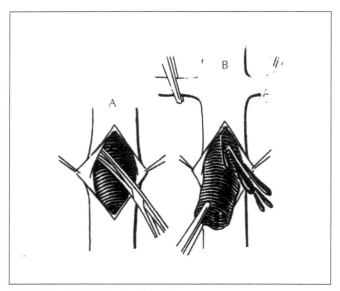

Fig. 29.5 – *Retirada de trombo aórtico.*

proximal, enquanto que o indicador da mão direita progride proximalmente por sob a arcada crural. As manobras são realizadas mantendo contato digital com a superfície anterior da artéria ilíaca, passando posteriormente aos ureteres. Uma pinça longa é colocada no trajeto, trazendo o ramo da prótese para a região inguinal. As linhas de referência existentes na região anterior da prótese orientam a tunelização de forma que não haja torção do ramo durante sua passagem pelo trajeto retroperitoneal.

Anastomoses Femorais

Após a dissecção da região inguinal, as artérias são pinçadas, respeitando-se as colaterais, que são reparadas sob fios. Em geral a anastomose distal é término-lateral com fios de prolene 5-0 ou 6-0, em sutura contínua. Se as artérias femorais superficial e profunda são pérvias, a anastomose é realizada na artéria femoral comum. Se a artéria femoral superficial apresenta estenose em sua origem, a prótese pode ser implantada como um manchão, corrigindo a estenose. O mesmo pode ser feito com relação à artéria femoral profunda. Placa ateromatosa estenosante na artéria femoral comum pode ser tratada por endarterectomia que se estende à bifurcação femoral. No entanto, jamais deve ser feita sem o controle visual do término da placa, fixando-se o ressalto intimal com pontos separados de prolene 7-0, evitando o descolamento da camada íntima pelo fluxo sangüíneo.

Gestos Associados

Revascularização Renal

Lesão de artéria renal provocando hipertensão renovascular ou diminuição da função renal pode ser corrigida simultaneamente à obstrução aórtica[19]. O enxerto em derivação, através da utilização de veia safena ou prótese vascular, é o método de escolha. À direita, o acesso à artéria renal faz-se em sua porção distal, na borda direita da veia cava inferior, após descolamento duodeno-pancreático com manobra de Kocher. À esquerda, a artéria renal é dissecada após ampla mobilização da veia renal esquerda, com ligadura das veias adrenal, renolombar e gonadal. A anastomoses são feitas de forma término-lateral, podendo ser realizada de forma término-terminal quando houver oclusão da artéria renal.

Artéria Mesentérica Inferior

Determinados pacientes podem apresentar volumosa arcada de Riolan, detectada pela angiografia pré-operatória ou pela palpação no campo cirúrgico, indicativa de suplência do fluxo visceral através da artéria mesentérica inferior. Ocorre na eventualidade de lesões obstrutivas da artéria mesentérica superior ou do tronco celíaco. Nestes pacientes, há indicação de restauração da artéria mesentérica inferior pelo risco de isquemia intestinal pós-operatória[3].

Derivação Fêmoro-Poplítea

Pode-se fazer necessária uma complementação da derivação aorto-femoral se a artéria femoral profunda é totalmente ocluída, de má qualidade ou com escassa colateralização para a artéria poplítea[9]. A descrição do procedimento se encontra em outro capítulo.

Complicações Precoces

Anastomóticas[20]

As falhas precoces são devidas a erros técnicos ou de indicação cirúrgica. A hemorragia na zona anastomótica é causada por uma sutura inadequada ou por infecção local. A oclusão precoce da prótese ou de ramo protético é provocada por falha técnica, dentre as quais sutura estenosante na anastomose, descolamento de placas de ateroma, torção do ramo da prótese ou ramo muito longo, fator de plicatura, ou muito curto, com tração excessiva da artéria. Outro fator de oclusão precoce é a indicação cirúrgica inadequada, como ausência de leito distal, com alta resistência à vazão sangüínea, ou persistência de lesão obstrutiva proximal, diminuindo a pressão de influxo.

Isquemia Intestinal

Sua ocorrência pode ser devida a dois fatores: sistêmico e cirúrgico. O primeiro, ocasionado pela própria doença aterosclerótica, por lesões da artéria mesentérica inferior, superior, ou das duas, com comprometimento da suplência circulatória entre estes territórios agravada por queda do débito cardíaco no período pós-operatório[7]. O segundo fator, cirúrgico, ocorre por ligadura ou trombose da artéria mesentérica inferior após seu reimplante, lesão da arcada paracólica ou oclusão de artérias ilíacas internas[11].

A gravidade desta complicação salienta a importância de sua prevenção. É necessária a revascularização de pelo menos uma artéria ilíaca interna[3]. Restaura-se a artéria mesentérica inferior pérvia, sobretudo se a angiografia pré-operatória houver demonstrado arcada de Riolan calibrosa[11], promovendo o reenchimento do território da artéria mesentérica superior a partir da artéria mesentérica inferior.

Problemas Genitais

Alterações da ereção podem ser causadas por oclusão pós-operatória do território irrigado pelas artérias ilíacas internas[15]. A lesão de nervos esplâncnicos pélvicos pode ocasionar ejaculação retrógrada e sua prevenção consiste em evitar dissecções extensas tanto da região aórtica distal à origem da artéria mesentérica inferior quanto das ilíacas comuns[10].

Complicações Linfáticas

Podem ser observadas em dissecções extensas da região inguinal, principalmente próximo à veia safena. Facilmente reconhecida por tumefação cística sem sinais inflamatórios ou por fistulização de líquido claro pela incisão, circunstância que exige emprego de antibioticoterapia. Ascite quilosa por secção de linfáticos abdominais é rara, sendo tratada por alimentação composta por triglicérides de cadeia média e, excepcionalmente, por ligadura cirúrgica dos vasos lesados[18].

Complicações Tardias

Estenose e Oclusão

Essencialmente, dois fatores anatômicos são responsáveis pela trombose tardia: estenose anastomótica distal por hiperplasia intimal e progressão da doença aterosclerótica, provocando deterioração do leito distal ou estenose proximal[16]. Freqüentemente, estes fatores se apresentam associados na evolução de longo prazo. Menos comumente, distúrbios hemodinâmicos associados a baixo débito cardíaco, hemorreológicos, associados à hipercoagulabilidade ou hiperviscosidade, e embolias arteriais, podem ser a causa das oclusões[17].

A hiperplasia intimal se desenvolve nas regiões anastomóticas, principalmente na anastomose distal, e resulta de vários fatores: cicatrização da região operada, turbulência hemodinâmica, tensão na área de sutura e ação local de células endoteliais, musculares lisas, plaquetas e leucócitos[4]. A progressão da doença arterial, sobretudo distal, depende do controle inadequado dos fatores de risco (diabetes, dislipidemias, sedentarismo e, principalmente, persistência do fumo). O índice de oclusão foi estimado em 9,6%, com taxa anual média de 2,2%, sendo que 75% das oclusões ocorrem nos primeiros cinco anos pós-operatórios[17].

O tratamento das oclusões protéticas deve visar à correção do mecanismo causal. Em se tratando de trombose ocasionada por distúrbios sistêmicos, sem fatores anatômicos locais, a simples desobstrução da prótese com cateter de Fogarty é suficiente. A obstrução causada por hiperplasia intimal ou deterioração do leito distal necessita habitualmente do prolongamento da reconstrução até uma região arterial mais conservada, seja na artéria femoral profunda isoladamente, seja com a combinação de derivação para a artéria poplítea.

Pseudo-Aneurisma

Decorrente da deiscência da anastomose entre a prótese e a artéria, sua freqüência varia entre 5% e 20%, sendo observado mais comumente alguns anos após a operação[12]. Pode acometer tanto a anastomose aórtica quanto a femoral. A ruptura da borda arterial é a causa habitual; o fio corta a artéria que se desinsere da prótese. Além de fatores mecânicos ou de erros técnicos durante a anastomose, uma infecção subclínica deve ser suspeitada e pesquisada por cultura sistemática do trombo parietal ou da capa do falso aneurisma[8] Anatomicamente, a desinserção pode ser parcial ou circunferencial. A zona de deiscência é inicialmente limitada pela fibrose perianastomótica que se dilata progressivamente. Na evolução do pseudo-aneurisma pode haver oclusão da prótese, embolização distal ou ruptura. Na anastomose aórtica, a ruptura do pseudo-aneurisma pode levar à fistulização com o tubo digestivo, em particular a fístula duodenal, ou com a veia cava inferior, causando insuficiência cardíaca aguda.

O tratamento dos pseudo-aneurismas é cirúrgico e consiste na ressecção da lesão e reconstrução local, no caso de pseudo-aneurismas isolados da anastomose femoral ou aórtica ou de derivações extra-anatômicas seguidas de retirada da prótese quando há infecção.

Infecção

Há duas formas de infecções protéticas: as primárias, resultantes de contaminação direta da prótese, pré- ou pós-operatória, e as secundárias às fístulas aorto-digestivas, onde a contaminação se faz por erosão do tubo digestivo e comunicação da luz intestinal com a prótese ou a linha de sutura.

As infecções primárias podem ter origem em erros de anti-sepsia, contato da prótese com a pele, infecção de partes moles da região inguinal ou, ainda, contaminação hematogênica[2]. A fístula proteto-digestiva é mais freqüente na terceira ou quarta porção duodenal, sendo ocasionada por trauma mecânico contínuo da prótese na parede intestinal ou por rotura de pseudo-aneurisma da anastomose proximal para a luz intestinal[2].

Cerca de metade das infecções comprometendo próteses arteriais no território aorto-ilíaco ocorre nos dois primeiros anos após a operação, embora possa haver manifestação clínica bem mais tardiamente. Análise da evolução de longo prazo dos pacientes operados mostrou que, num período de 10 anos, a chance de aparecimento da infecção é estimada em 25%. O tratamento ideal consiste na retirada da prótese infectada e restauração vascular através de território não contaminado, utilizando derivações extra-anatômicas. A mortalidade destes pacientes situa-se ao redor de 40%[1].

ANÁLISE CRÍTICA

A opção por uma estratégia terapêutica impõe o conhecimento da evolução natural da doença e seus riscos e também do risco e das complicações imediatas e tardias das formas disponíveis de tratamento. O rigor técnico do ato operatório e a indicação cirúrgica correta e cuidadosa são requisitos fundamentais e indispensáveis para a obtenção de um bom resultado.

Se a isquemia crítica do membro inferior obriga a revascularização como alternativa à amputação, os diferentes métodos cirúrgicos, particularmente as derivações extra-anatômicas, devem ser analisados para cada paciente. O tratamento cirúrgico da claudicação intermitente deve contrapor o benefício da melhoria dos sintomas e, eventualmente, da qualidade de vida, com a introdução e as implicações de uma nova doença, a doença da artéria operada.

O paciente submetido à correção de lesão do território aorto-ilíaco deve ser sistematicamente acompanhado. A função da derivação arterial responde por uma parcela deste acompanhamento, visto que a aterosclerose acomete diversos outros territórios. Adicionalmente, a presença do substituto protético cria um vínculo definitivo entre o paciente e o cirurgião.

BIBLIOGRAFIA

1. Aguiar ET. Prótese aorto-femoral. Complicações não obstrutivas. Tese de Doutoramento. Faculdade de Medicina da Universidade de São Paulo, 1989.
2. Bahnini A, Kieffer E, Illuminati O, Koskas F, Ruotolo C. Infection des revascularisations prothétiques aorto-ilio-fémorales: pathogénie, diagnostic et traitement. In: Kieffer E, ed. Les lésions occlusives aortoiliaques chroniques, Paris, AERCV, capo 22, pp. 269-286, 1991.
3. Barret J. Technique du pontage aorto-bifémoral. In: Kieffer E, ed. Les lésions occlusives aorto-iliaques chroniques, Paris, AERCV, capo 4, pp. 41-55, 1991.
4. Cervvu A, Moore WS. An overview of intimal hyperplasia. Surg Oynecol Obstet 171:433-47, 1990.
5. Chanu B, Rouffy J. Histoire naturelle. In: Rouffy J, Natali J ed. Artériopathies athéromateuses des membres inférieurs, Paris, Masson, capo 2, pp. 150-160, 1989.
6. Charlesworth D. Aortic bifurcatlon grafting using end-to-end anastomosis. In: Greenhalgh RM, ed. Vascular surgery techniques, London, Butterworth, capo 5, pp. 73-76, 1984.
7. Cormier JM, Desoutter P. Ischémie aigüe du cólon: 23 observations. J Chir (Paris) 117:355-60, 1980.
8. Cormier JM. Traitement chirurgical de l'artériopathie oblitérante chronique par athérosclérose des membres inférieurs. In: Rouffy J, Natali J ed. Artériopathies athéromateuses des membres inférieurs, Paris, Masson, cap.4, pp.339-399, 1989
9. Darling RC, Brewster DC, Hallelt JW. Aorto-iliac reconstruction. Surg Clin North Am 59: 565-79, 1979.
10. Depalma RO. Prevention of sexual dysfunction in aorto-iliac surgery. In: Jamieson CW, ed. Vascular Surgery, London, Bailliere Tindall, cap. 8, pp. 80-96, 1985.
11. Emst CB. Prevention of intestinal ischemia following abdominal aortic reconstruction. Surgery 93: 102-4, 1983.
12. Oaylis H. Pathogenesis of anastomotic aneurysm. Surgery 90:509-13, 1981.
13. Imparato AM, Kim OE, Davidson T, Crowley JO. Intermittent claudication: its natural course. Surgery 78:795-9, 1975.
14. Kannel WB, Shurtleff B. The natural history of arteriosclerosis obliterans. Cardiovasc Clin 3:37-52, 1971.
15. Langeron L, Mikati A, Mussche E. Fonction sexuelle en chirurgie restauratrice aorto-iliaque. J Chir (Paris) 125:332-6, 1988.
16. Malone JM, Ooldstone J, Moore WS. Autogenous profundoplasty: the key for long term patency in secondary repair of aorto femoral graft occlusion. Ann Surg 188:817-23, 1978.
17. Mary H, Alauzen M, Marty-Ane C. Les occlusions prothétiques tardives apres chirurgie aorto-fémorale. In: Kieffer E, ed. Les lésions occlusives aorto-iliaques chroniques, Paris, AERCV, capo 20, pp. 243-251, 1991.
18. Pabst III TS, McIntyre KE, Schilling JD, Hunter OC, Bernhard VM. Management of chyloperitoneum after abdominal aortic surgery. Am J Surg 166:194-9, 1993.
19. Piquet P, Ocana J, Verdon E, Toumigand P, Mercier C. Lésions athéroscléreuses aorto-rénales: résultats du traitement chirurgical simultané. Ann Chir Vasc 2:319-25, 1988.
20. Strom JA, Bernhard VM, Towne JB. Acute limb ischemia following aortic reconstruction. Arch Surg 119:470-3, 1984.

30 Correção das Varizes dos Membros Inferiores

Mário Cinelli Júnior

As varizes dos membros inferiores são conhecidas desde os primórdios da medicina, encontrando-se citações de Hipócrates, Galeno, Aetius e Aeginata de como deveriam ser tratadas. Foi, no entanto, somente após o conhecimento da anatomia das veias dos membros inferiores e do estabelecimento das bases da circulação do sangue que se pôde compreender e tratar as varizes mais cientificamente.

Nos séculos XVIII e XIX, vários autores propuseram operações de ligaduras, ressecções e extrações de veias dos membros inferiores com a finalidade de evitar o refluxo de sangue e de retirar veias que se apresentavam alteradas.

No começo deste século, Babcock utilizou, pela primeira vez, vareta metálica com oliva numa das pontas para praticar a fleboextração de veias varicosas. Moro, em 1910, publicou magnífico trabalho, descrevendo método cirúrgico proposto por Novaro, em que a veia safena interna era seccionada entre ligaduras no nível da desembocadura da veia femoral depois de desconectar todas as colaterais aí existentes. Além disso, recomendava pinçar e amarrar todas as veias perfurantes insuficientes.

Esses princípios perduraram por muitos anos e ainda hoje são seguidos com algumas variações decorrentes de novos conceitos relacionados à veia safena interna e sua utilização em cirurgias cardíacas e vasculares periféricas.

CONCEITO E ETIOLOGIA

As varizes correspondem a veias dilatadas, tortuosas e alongadas, cujas paredes e válvulas não cumprem adequadamente a função de promover o normal retorno do sangue venoso ao coração. Elas podem ser primárias ou secundárias. As primárias, também chamadas essenciais, decorrem fundamentalmente de fatores hereditários: fraqueza das paredes da veia, cujas fibras elásticas não resistem à pressão do sangue que está no seu interior ou alterações de válvulas que se tornam insuficientes e não conseguem impedir o refluxo de sangue em direção retrógrada para as extremidades. As secundárias são decorrentes de outras afecções: trombose venosa profunda, fístula arteriovenosa, seqüelas de problemas ortopédicos, obesidade e sedentarismo. Tanto nas primárias como nas secundárias, existem fatores desencadeantes que correspondem à idade, profissão e ação de hormônios femininos.

CONSIDERAÇÕES ANATOMOCIRÚRGICAS

Nos membros inferiores, a circulação venosa se faz através de dois sistemas: o superficial, situado no tecido celular subcutâneo e na pele, e o profundo, junto às massas musculares, abaixo da aponeurose. Entre os dois existe o sistema das veias perfurante-comunicantes.

O sistema venoso superficial é constituído por uma extensa rede de veias situadas ao longo de todo o membro inferior, munido de válvulas que orientam o sangue em direção ao coração (Figs. 30.1 e 30.2).

No pé, as veias superficiais dorsais, as interdigitais e as veias dos dedos confluem para uma arcada venosa superficial situada transversalmente no meio do dorso do pé, cujas extremidades interna e externa formam, respectivamente, as veias marginais interna e externa, que, por sua vez, dão origem à veias safena interna e safena externa.

A veia safena interna, após sua formação, situa-se na frente do maléolo interno e segue na face ântero-medial da perna, em direção ao côndilo interno do fêmur (Fig. 30.1). No terço superior da perna, recebe as veias colaterais anteriores e posteriores. Contorna o côndilo e segue na face interna da coxa num trajeto superficial aproximadamente igual ao da projeção cutânea do músculo costureiro e dos vasos profundos até a região inguinal onde desemboca em croça na veia femoral comum. Na projeção do canal dos adutores recebe tributárias mediais e laterais e na junção safeno-femoral recebe geralmente cinco tributárias, a saber: pudenda externa superficial, circunflexa ilíaca superficial, epigástrica superficial, safena acessória lateral e safena acessória medial (Fig. 30.3). Em todo o seu trajeto, a veia safena interna mantém estreitas relações com o nervo safeno interno e com vasos linfáticos que podem ser lesados, durante sua manipulação.

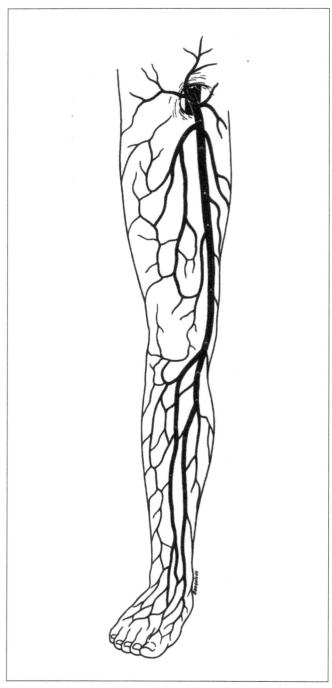

Fig. 30.1 - *Circulação venosa superficial da face ântero-medial do m.i.d. com destaque para o trajeto da veia safena interna.*

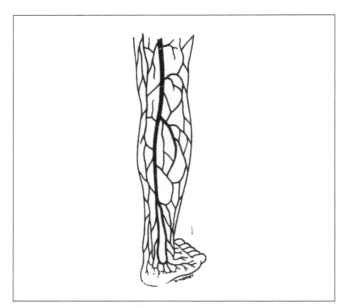

Fig. 30.2 – *Circulação venosa superficial da face póstero-lateral do m.i.d. com destaque para o trajeto da veia safena externa.*

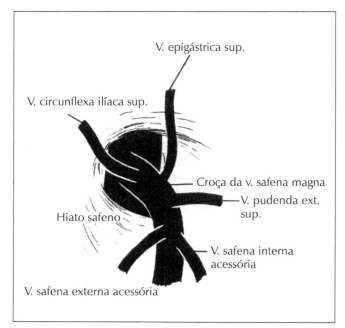

Fig. 30.3 - *Junção safeno-femoral, com destaque para as tributárias da croça da veia safena interna.*

A veia safena externa, assim que é formada, contorna o maléolo lateral para situar-se atrás dele, onde recebe uma série de veias colaterais do pé e comunica-se através de veias perfurantes com a veia tibial posterior. Segue superficialmente na linha média da face posterior da perna, atravessando a aponeurose no meio da perna, em local bastante variável, seguindo daí para a frente até o oco poplíteo, em posição subaponeurótica para desembocar, em croça de concavidade inferior, na veia poplítea (Fig. 30.2). Esta também é acompanhada pelo nervo safeno externo e por vasos linfáticos, que podem ser lesados na manipulação.

O sistema das veias perfurante-comunicantes faz a comunicação das veias superficiais com as profundas. Providas de válvulas, essas veias orientam normalmente o sangue das veias superficiais para as profundas. Quando dilatadas e varicosas, as válvulas tornam-se insuficientes e o sangue reflui das veias profundas para as superficiais, daí a grande importância de sua ligadura em doentes portadores de varizes.

De todos os trabalhos publicados a respeito, os de Sherman são os mais importantes e ele cita seis grupos de veias perfurantes, das quais as mais conhecidas são as situadas na face medial a 13,5, 18,5, 21, 24 e 30cm do calcanhar e as da face lateral a 20, 25, 30 e 35cm.

As veias do sistema profundo, embora sejam as mais importantes porque respondem pelo retorno de 85% a 90% do sangue que chega aos membros inferiores, têm pouca ignificação neste capítulo, que se refere à técnica cirúrgica, de veias varicosas superficiais dos membros inferiores. Têm importância, no entanto, em doentes portadores de varizes secundárias, tanto as que se referem a doenças congênitas como as fístulas arteriovenosas e avalvulações de veias profundas, mas também, e principalmente, para as varizes que urgem após flebites profundas. Nesses casos, estudos mais complexos devem ser feitos com a finalidade de determinar o benefício ou prejuízo que pode decorrer da operação.

Diagnóstico e Indicação Cirúrgica

O diagnóstico das varizes baseia-se na anamnese, exame físico e exames complementares.

Geralmente os doentes procuram o médico já sabendo que são portadores de varizes dos membros inferiores. Muitos são assintomáticos, outros têm queixas que são referidas como sensações de peso e cansaço nos membros inferiores, dor em queimação no trajeto de veias dilatadas e edema de pé, tornozelo ou perna. Esses sintomas geralmente aparecem na posição de pé, no decorrer do dia, piorando à tarde e melhorando com o repouso e à noite, ao deitar.

Quando o doente apresenta complicações, os sintomas são mais intensos. Assim, os doentescQm hiperpigmentação, dermatofibrose, eczema e úlcera são muito sintomáticos. A dor é mais acentuada, o prurido é muito incomodativo e as lesões de pele e tecido subcutâneo levam a sintomas incapacitantes' para o trabalho. A rotura de veia varicosa é uma complicação assustadora para o doente porque o sangue, muitas vezes, esguicha a distância e, quando ocorre à noite, o doente não percebe e pode acordar numa poça de sangue.

Nos antecedentes, é importante perguntar quando apareceram as varizes e se houve correlação com algum episódio sugestivo de tromboflebite espontânea, após cirurgia ou em fraturas, com ou sem aplicação de bota de gesso.

No exame físico, as veias varicosas devem ser palpadas e percutidas, procurando-se verificar se os troncos das veias safena interna e safena externa estão dilatados, assim como as colaterais mais importantes. As veias perfurantes devem ser procuradas nos pontos referidos anteriormente. As alterações de pele e subcutâneo são observadas e quando há dúvida em relação ao fato de as varizes serem primárias ou secundárias, exames subsidiários como o doppler, duplex-scan e flebografia podem ser necessários para esclarecer a dúvida e decidir a conduta.

Feito o diagnóstico, a operação será indicada em casos de varizes assintomáticas em que a finalidade é estética. Tem também indicação em doentes sintomáticos ou que apresentam complicações ou risco iminente de tê-las. Idade avançada, insuficiência arterial de membros inferiores e doenças graves associadas são contra-indicações à cirurgia. Obesidade, infecções e gravidez são contra-indicações temporárias.

Planejamento da Operação

Exames de sangue e urina pré-operatórios, avaliação clínica geral e eventualmente de especialistas quando necessário, fazem parte da rotina pré-operatória.

Doentes que apresentam eczema, úlceras e infecções de pele devem ser previamente tratados. Nos doentes que vão ser operados recomenda-se cuidado especial com a higiene das extremidades nos dias que antecedem a cirurgia e, eventualmente, o uso de degermantes no dia anterior e no dia da operação. A tricotomia deve ser cuidadosa e é feita normalmente no dia que precede à operação, quando serão marcadas as veias varicosas com tinta indelével, à prova d'água, incluindo as veias safenas, colaterais e perfurantes insuficientes. Para isso utilizam-se duas soluções separadas e que são misturadas em quantidades iguais imediatamente antes de fazer o mapeamento. A primeira é composta de ácido pirogálico 5g e acetona 50g e a segunda, de percloreto de ferro 20ml e álcool 38ml. Também podem ser usadas canetas disponíveis no mercado e que contêm tinta à prova d'água.

Técnica

Até há alguns anos usava-se quase sempre anestesia geral ou raquianestesia. Hoje, prefere-se a peridural, pelas vantagens já conhecidas de que é bem tolerada pela maioria dos doentes e os riscos de complicações são muito pequenos, quando comparados com outros tipos de anestesia. Além disso, a anestesia dos membros persiste por algum tempo, o doente pode alimentar-se precocemente e a recuperação ocorre sem as manifestações desagradáveis da anestesia geral e da raqui.

Na antissepsia utilizam-se derivados da polivinilpirrolidona, que são passados em toda a extensão e ao redor dos membros inferiores e no abdome até a cicatriz umbilical. Campos esterilizados são colocados debaixo dos membros, nas laterais e no abdome, delimitando a área cirúrgica e uma compressa é colocada na região suprapública e sobre os órgãos genitais. A mesa cirúrgica é colocada em posição de Trendelemburg.

A operação deve ser realizada por equipe bem treinada e pode ser iniciada ao mesmo tempo em dois ou três locais por dois ou três cirurgiões.

A Técnica Cirúrgica Segue uma Sistematização bem Definida

1. Quando a veia safena interna é varicosa e precisa ser extirpada, inicia-se a operação fazendo uma incisão de pele na prega inguinal, na extensão de 2 a 4cm, e que começa a cerca de 1 cm para dentro do ponto onde se palpa a pulsação da artéria femoral (Fig. 30.4). Abertos os planos superficiais, os vasos que sangram são ligados, prosseguindo-se com a dissecção em profundidade até encontrar-se a veia safena interna, que é dissecada e seccionada entre pinças hemostáticas. O seu coto de desembocadura na veia femoral é tracionado e as colaterais aí existentes são seccionadas entre pinças hemostáticas e ligadas com fio absorvível. A seguir, o coto é transfixado com um ponto de fio inabsorvível e amarrado próximo à veia femoral (Figs. 30.5, 30.6 e 30.7).

2. Incisão transversal de pele na frente do maléolo interno, na extensão de 0,5 a 1cm (Fig. 30.8) para encontrar a veia safena interna, que é pinçada e cuidadosamente separada do nervo. Todas as veias colaterais são pinçadas, seccionadas e ligadas, assim como o coto distal da veia safena interna. A parte proximal da veia é seccionada parcialmente em sentido

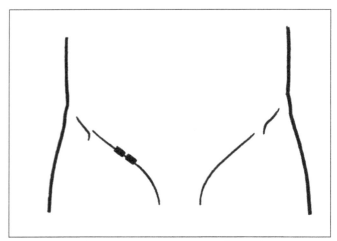

Fig. 30.4 – *Local da incisão na região inguinal para dissecar a croça da veia safena interna.*

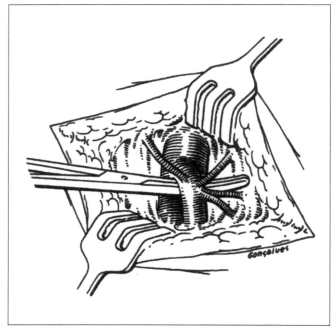

Fig. 30.5 – *Dissecação da veia safena interna e de suas tributárias no nível da croça.*

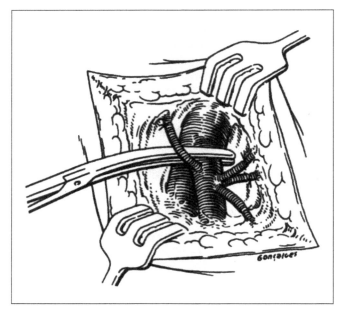

Fig. 30.6 – *Local correto de aplicação da pinça hemostática para a ligadura da veia safena interna.*

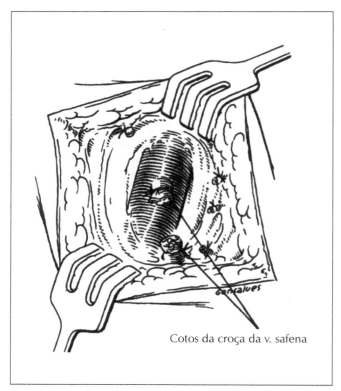

Cotos da croça da v. safena

Fig. 30.7 - *Ligaduras dos cotos da veia safena interna D, após a sua secção.*

transversal, a fim de introduzir o fleboextrator, que é passado por dentro da veia até a região inguinal, onde é exteriorizado (Figs. 30.9 e 30.10).

3. Incisões em todos os locais previamente marcados e onde existem colaterais da veia safena interna, que são dissecadas numa certa extensão, seguindo-se depois os trajetos marcados e fazendo novas incisões a fim de poder retirar toda a veia entre essas incisões.

4. As veias perfurante-comunicantes são dissecadas e ligadas junto à sua desembocadura nas veias profundas, na sua entrada na aponeurose.

5. A veia safena interna só é extraída após a ligadura de todas as colaterais dilatadas. Para evitar uma incisão de tamanho grande antemaleolar é sempre preferível que a extirpação com fleboextrator seja feita de cima para baixo, retomando a seguir para a região inguinal, puxado por um fio grosso amarrado à oliva extratora. A hemostasia é obtida por compressão manual de todo o trajeto da veia extraída.

6. A extirpação da veia safena externa só é feita quando ela é dilatada e existem varizes dela dependentes, na face posterior da perna. O doente é colocado na posição ventral e uma incisão transversal de 0,5 a 1 cm é feita atrás do ma-

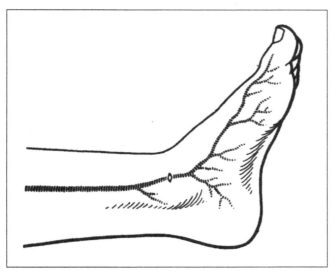

Fig. 30.8 – *Local da incisão da pele para encontrar a veia safena interna no tornozelo.*

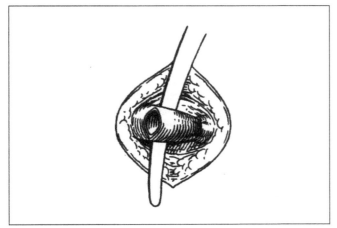

Fig. 30.9 – *Secção transversal parcial da veia safena interna no tornozelo.*

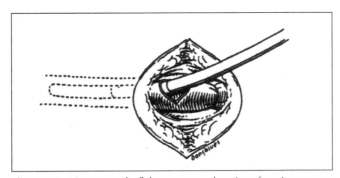

Fig. 30.10 - *Passagem do fleboextrator pela veia safena interna, no tornozelo.*

léolo externo e a veia, pinçada e separada do nervo satélite. A secção da veia é feita entre pinças hemostáticas e as colaterais do coto distal são amarradas com fio absorvível. Pelo coto proximal introduz-se o fleboextrator até que atinja a prega posterior do cavo poplíteo, onde é feita uma incisão transversal. A veia safena externa é facilmente identificada e dissecada até a croça e amarrada próxima à sua implantação na veia poplítea após secção entre pinças hemostáticas. A veia é extraída de baixo para cima, fazendo-se, a seguir, a compressão de todo o seu trajeto por cerca de cinco minutos.

7. Sutura de algumas incisões de maior tamanho e aproximação das bordas das microincisões com fitas adesivas porosas.

8. Proteção do membro com compressas e algodão ortopédico. Enfaixamento compressivo com ataduras de crepe, passadas do pé até a raiz da coxa.

Técnica da Operação de Varizes sem Sangramento

Em casos especiais de varizes muito volumosas ou com alterações tróficas e mesmo em alguns casos de varizes estéticas, pode-se utilizar uma técnica especial para evitar sangramento. Consiste fundamentalmente na passagem de faixa de Esmarch do pé até a raiz da coxa, colocando-se um torniquete nesse local, de tal forma que seja bloqueado o fluxo arterial para a extremidade, podendo permanecer apertado por 60 a 90 minutos. Por isso, essa faixa só é aplicada após a dissecção da veia safena interna no tornozelo e na virilha e passagem do fleboextrator; o torquite só é retirado após o término da operação e depois de ter sido feito enfaixamento compressivo do membro com algodão e ataduras de crepe.

Técnica Especial com o Uso de Agulhas de Crochê

Hoje praticamente todas as operações de varizes são feitas com o uso de agulhas de crochê, encontradas à venda no mercado nos mais variados tamanhos (dois a dez). Com essa técnica podem ser feitas incisões muito pequenas (1 a 3mm), utilizando bisturi lâmina 11. Através desses pequenos orifícios a veia é apanhada com o gancho da agulha de crochê, é exteriorizada e, a seguir, pinçada e dissecada cuidadosamente. Através de incisões escalonadas, as veias são totalmente removidas (Figs. 30.11, 30.12 e 30.13).

Técnica Especial de Esclerose e Ligaduras Percutâneas

É utilizada em casos de varizes dérmicas ou veias superficiais muito friáveis, quando não se consegue retirá-las cirurgicamente. Um fio de algodão montado em agulha atraumática é passado pela pele, cotorna a veia e sai novamente pela pele. Entre as duas extremidades do fio que serão amarradas entre si, coloca-se um chumaço de gaze, que será responsável pela compressão da veia. Entre as ligaduras injeta-se na veia uma solução esclerosante.

Cuidados Pós-Operatórios

Raramente os doentes tomam antibióticos, que são receitados apenas a casos mais graves, com varizes volumosas ou complicadas. Nos demais, apenas são ministrados analgésicos ou antiinflamatórios.

No pós-operatório imediato, a cama deve ficar em posição de Trendelemburg e o doente não deve se levantar. Passado o efeito da anestesia, o doente é orientado a fazer de

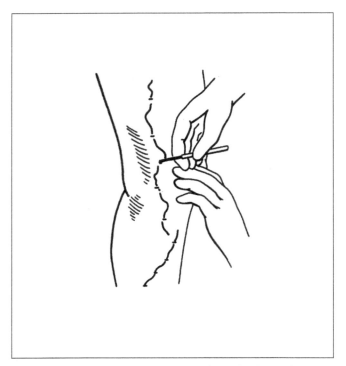

Fig. 30.11 – *Veia apanhada pelo gancho da agulha de crochê.*

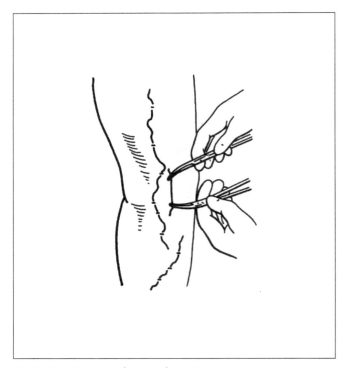

Fig. 30.13 - *Veia retirada entre duas microincisões.*

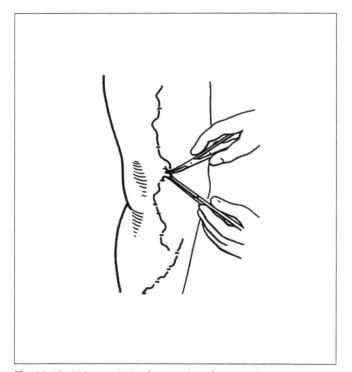

Fig. 30.12 - *Veia exteriorizada e seccionada entre pinças-mosquito.*

flexão e extensão dos pés e das pernas, de modo a promover a contração da musculatura dos membros inferiores, ajudar o retorno do sangue venoso ao coração e evitar trombose venosa e embolia pulmonar.

No dia seguinte, o doente pode se levantar e antes de andar deve fazer quatro ou cinco movimentos de flexão e extensão dos joelhos a fim de favorecer a deambulação normal. No primeiro dia, o doente caminha apenas dois a três minutos cada hora.

A alta hospitalar é dada no primeiro ou segundo dia de pós-operatório e os pontos são retirados no sexto ou sétimo dia.

Em casa, o doente deve ficar acamado na posição de Trendelemburg. Vai aumentar progressivamente o tempo de marcha e diminuir o tempo de repouso, de tal maneira que em 10 a 20 dias de pós-operatório, o doente pode voltar à vida normal que tinha antes da operação. Em alguns casos, recomenda-se o uso de meia elástica.

O retorno aos exercícios, esporte e ginástica pode se dar 30 a 45 dias da operação.

O tratamento de teleangiectasias ou microvarizes residuais deve ser iniciado um a dois meses depois da operação.

Complicações

Nas cirurgias de varizes, as complicações são raras e, quando ocorrem, não costumam ser graves.

Pequenas hemorragias por uma ou outra incisão são facilmente controladas refazendo-se o enfaixamento compressivo. Hemorragias mais importantes por incisões praticadas para a remoção das veias safenas, ou mesmo a formação de grande hematoma nesses locais, exigem revisão cirúrgica porque a ligadura dessas veias pode ter se soltado. Equimoses ocorrem em quase todos os doentes e desaparecem geralmente até um mês de pós-operatório.

Infecção ou deiscência de incisões são pouco freqüentes e são tratadas com curativos locais. Reações de corpo estranho a fios usados na operação podem ocorrer e costumam melhorar com b uso de antiinflamatórios.

Edema de membros inferiores pode ser observado no pós-operatório de doentes que já tinham edema pré-operatório ou em casos de varizes exuberantes em que foram feitas muitas incisões. Pode também ser relatado por doentes que abandonam o repouso e/ou ficam muito tempo sentados. Edema por trombose venosa profunda é raríssimo. Edema linfático e mesmo fístula linfática só ocorrem em casos de varizes complicadas.

Erros cirúrgicos, como ligadura e/ou extirpação da veia femoral ou da artéria femoral são fatos episódicos, rarissimamente observados e que só podem ocorrer com profissionais pouco habilitados. Amputações são descritas na literatura, em decorrência dessa má conduta.

Sensações de queimação, pontadas, adormecimento e anestesia de algumas regiões da perna ou do pé decorrem da lesão de nervos superficiais e costumam desaparecer em três a seis meses.

BIBLIOGRAFIA

1. Babcock WW. Text book of Surgery. Philadelphia W. B. Saunders, 1929.
2. Bueno Neto J, Toledo OM, Wolosker, M & Puech Leão, LE. Resultados da cirurgia radical das varizes dos membros inferiores. Rev. Paul. Med., 57:151, 1960.
3. Bueno Neto J, Puech Leão LE, Toledo OM, Khouri V & Moraes IN. Varizes: problema da cirurgia estética. Rev. Ass. Med. Bras., 5:41, 1959.
4. Burihan E. Estudo anatômico da veia safena parva. Tese de doutorado apresentada na Escola Paulista de Medicina, São Paulo, 1972.
5. Dodd H & Cockett FB. The pathology and surgery of the veins of the limb. Edinburg, Livingstone, 1956.
6. Garrido MBM. A croça da veia safena magna, estudo anatômico e correlação médico-cirúrgica. Tese de livre docência apresentada na Faculdade de Medicina da Universidade Federal Fluminense. Rio de Janeiro, 1975.
7. Kafejian O, Oliveira ACO & Takaiassagui T. Inovações técnicas na cirurgia de varizes visando resultados estéticos. Rev. Ass. Med. Bras., 22:296, 1976.
8. Miyake H, Bueno Neto J & Langer B. Ligaduras percutâneas e esclerose simultânea no tratamento de varizes de pequenas veias com fins estéticos. In: Congresso Brasileiro de Angiologia, 15, Belo Horizonte, 1968.
9. Puech Leão LE, Bueno Neto J, Wolosker M & Cinelli Jr M. Cirurgia radical de varizes com objetivos estéticos. Rev. Paul. Med., 68:273, 1966.
10. Sherman RS. Varicose venis. Anatomic findings and operative procedure based upon them. Am. Surg., 120:272, 1944.
11. Toledo OM. Varizes dos membros inferiores em clínica cirúrgica. Ed. A. Corrêa Neto, São Paulo, Prociesse, 1965.
12. Wolosker M, Bueno Neto J, Gabriele J, Puech Leão LE & Cinelli Jr M. Bases anatômicas para o planejamento cirúrgico das varizes dos membros inferiores. Rev. Hosp. CEn. Fac. Med. São Paulo, 23:245, 1968.

Cirurgia dos Tendões – Parte I

Américo Nasser

GENERALIDADES

A sutura dos tendões é uma das mais decepcionantes intervenções cirúrgicas na mão, pelos resultados medíocres que apresenta. Isto se explica pelo deficiente conhecimento do mecanismo de cicatrização dos tendões e pelas aderências que se formam, impedindo a recuperação funcional. A formação de aderências é uma parte essencial do processo de cicatrização do tendão lesado. Estudos experimentais demonstraram que o tendão é um tecido que não possui propriedade de regeneração própria e a sua cicatrização depende da penetração de elementos fibroblásticos externos.

Considerando que um terço dos acidentes de trabalho se localizam na mão e que uma grande parte destes dizem respeito aos tendões, verifica-se a gravidade dessas lesões em relação aos resultados funcionais obtidos, apesar dos contínuos estudos visando ao aperfeiçoamento das técnicas de tratamento.

BASES ANATÔMICAS

O tendão é a estrutura fibrosa interposta entre o corpo muscular e a alavanca óssea que deve ser movida (Fig. 31.1). O tônus muscular, tensionando o tendão, propicia sua fácil lesão pelos agentes vulnerantes.

O tendão tem como elementos fundamentais as fibrilas conjuntivas. A reunião dessas fibrilas dá origem ao feixe primitivo, sob cuja superfície se dispõem em fileiras as células tendinosas. Tanto as fibrilas como os feixes têm uma direção paralela à do tendão, o que dificulta a sutura linear.

A secção dos tendões não provoca sangramento e por isso se acreditava que não possuíam vasos próprios. Entretanto, estudos minuciosos têm demonstrado a existência de uma circulação longitudinal, escassa (Smith, 1965). Essa deficiência circulatória explica as precárias condições de vitalidade e a cicatrização lenta, bem como a facilidade de infecção.

Os tendões estão rodeados por uma capa de tecido celular, que em muitos casos chega a formar uma verdadeira bainha sinovial que favorece o deslizamento.

Esse mecanismo de deslizamento difere conforme o tendão movimenta-se em linha reta ou descreve curvaturas. No primeiro caso o tendão está envolvido pelo paratenônio e no segundo pela bainha tendinosa. O paratenônio é um tecido gorduroso frouxo especializado que preenche o espaço entre o tendão e o compartimento fascial fixo, por onde ele caminha. Diferente do tecido gorduroso subcutâneo fibroso, pois ele é móvel, frouxo e elástico. Existem longas fibras elásticas entre a fáscia e o tendão, tortuosas e encurvadas, quando o tendão está em repouso. Quando o tendão se move em qualquer direção, estas fibras se encurtam ou se alongam

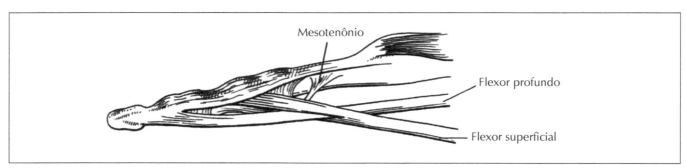

Fig. 31.1 – *Inserção dos tendões flexores superficial e profundo dos dedos. O primeiro insere-se na base da 2ª. falange. O profundo perfura o superficial e insere-se na base da 3ª falange.*

o suficiente para permitir uma excursão livre. Desse modo, o tendão não desliza através do paratenônio, mas é aderente a ele e leva consigo o tecido elástico frouxo na mesma direção, enquanto a parte aderente ou periférica do tendão não se move.

Na bainha tendinosa, que é uma adaptação para o tendão que faz curvatura, a amplitude de movimentos é a mesma que no paratenônio. O tendão desliza fazendo uma curva em uma película delgada do líquido sinovial contido entre duas superfícies. A bainha tendinosa consiste de duas lâminas: a visceral, que envolve o tendão, e a parietal, que reveste o túnel fascial por onde desliza o tendão. Estas duas camadas são contínuas unindo-se por um estreito mesotenônio à maneira de um mesentério intestinal. O mesotenônio é tão frouxo e delgado que não impede os movimentos do tendão. Ele se localiza sempre no lado convexo, afastado da fricção e aí se localiza a maioria dos vasos sangüíneos. O lado côncavo ou de fricção do tendão é, em geral, avascular (Fig. 31.2).

A camada interna da bainha tendinosa que intimamente reveste o tendão é chamada epitenônio. Pequenos septos penetram no tendão separando os feixes tendinosos, constituindo o endotenônio. O mesotenônio abriga os vasos sangüíneos e linfáticos que nutrem o tendão.

Na bainha tendinosa dos dedos, o mesotenônio é reduzido aos ligamentos breve e longo. Quando se encontram no lado côncavo dos dedos da mão e no punho, do membro, os tendões são presos aos seus leitos pelos ligamentos anulares ou polias, que evitam a perda de eficiência mecânica quando eles se contraem. Estas polias são revestidas por membranas sinoviais para evitar o efeito da fricção e devem ser preservadas na cirurgia (Fig. 31.3).

O tendão recebe sua nutrição por três vias: 1) vasos intrínsecos oriundos da junção músculo-tendinosa; 2) vasos do periósteo de inserção; 3) vasos regionais extrínsecos que penetram o tendão através do mesotenônio ou do paratenônio.

A sobrevivência do tendão após exclusão de sua suplência vascular regional, como por exemplo nas transposições, requer uma circulação longitudinal cohiteral intrínseca suficiente. Entretanto, a suplência vascular do tendão é segmentar e a mobilização, com conseqüente destruição de vasos regionais, pode tornar o tendão avascular como se fosse um enxerto livre (Lundborg, 1975).

Fisiopatologia

Quando um tendão é seccionado numa bainha, a sua extremidade proximal torna-se arredondada, diminui de tamanho e permanece no tecido frouxo sem esboçar proliferação.

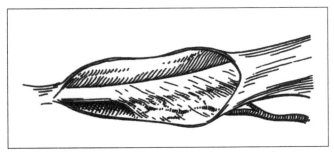

Fig. 31.2 – *Tendão, provido de mesotenônio, contido na bainha sinovial. Notar a vascularização.*

Sendo o tendão lesado no paratenônio, sua extremidade proximal e o paratenônio que o circunda proliferam numa tentativa de união. A retração tendinosa é maior na bainha do que no paratenônio.

Se houver infecção dentro da bainha, o tendão mostra alguma proliferação e aderências de suas extremidades. Na tenossinovite piogênica, quando se faz a drenagem precoce, evitando a penetração da infecção pelo epitenônio, na profundidade do tendão, pode-se obter a cura com boa função. Se a infecção for demorada o tendão atinge até três vezes o seu volume, sobrevém necrose parcial ou total e eliminação com substituição por tecido cicatricial.

Os tendões extensores da mão e dedos se retraem menos do que os flexores.

Os tendões degeneram pelo desuso. Tornam-se finos, amarelados, moles, friáveis e maus para serem usados como enxertos.

Desse modo a cirurgia dos tendões precisa ser essencialmente atraumática e perfeitamente asséptica, a fim de evitar complicações no manejo destas estruturas.

Cicatrização dos Tendões

Quando se colocam dois cotos tendinosos em contato ou por uma sutura, observa-se o seguinte processo da reparação, dividido por semanas:

1) Primeira semana ou de união fibroblástica. Evidencia-se logo uma substância gelatinosa, translúcida que envolve as duas extremidades como um edema mole, fusiforme, dentro da qual proliferam células jovens de tecido conjuntivo. O coto tendinoso torna-se rosado e edemaciado, devido ao edema e aumento de vascularização. O tecido conjuntivo se origina de fibroblastos que penetram nesta geléia e formam ulteriormente fibras colágenas. Participam deste processo células do epitenônio, da bainha tendinosa, do paratenônio e do endotenônio. As células tendinosas não interferem no processo. Obtém-se uma união não muito firme entre os cotos.

2) Segunda semana ou de proliferação do tecido conjuntivo. O edema do tendão aumenta ao máximo, nota-se muita vascularização e especialmente proliferação dos elementos celulares do tecido conjuntivo, que fazem uma ponte ainda frágil entre os cotos tendinosos. Neste tecido conjuntivo crescem fibras e células tendinosas, que se tornam bem visíveis no oitavo dia e entre os 10º e 14º dias eles atravessam a ponte de união.

3) Terceira semana, de produção de fibras tendinosas. A junção adquire uma firmeza definitiva, semelhante à do tendão.

4) Quarta semana, da diferenciação. O edema e a vascularização diminuem e o afrouxamento das aderências tendinosas permite um certo grau de deslizamento. No fim da quarta semana há uma boa resistência na união, ainda que um pouco diferente do normal.

O processo de reparação no paratenônio inicia-se logo e com mais vigor do que no interior da bainha, pois a vascularização dos tecidos circundantes é maior e a proliferação do próprio paratenônio adiciona solidez a essa união.

O movimento do tendão cicatrizado é facilitado pela remodelação do tecido cicatricial, *cujo* mecanismo ainda não

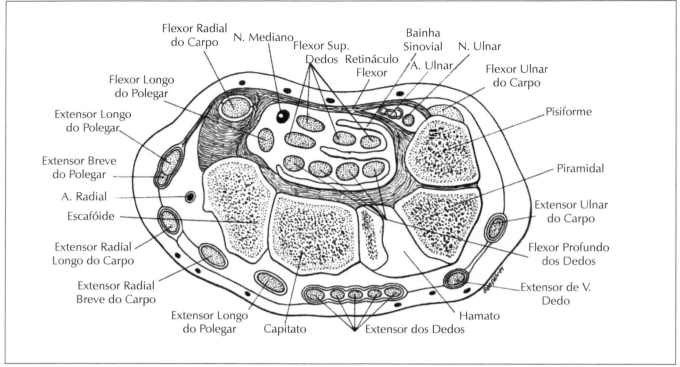

Fig. 31.3 – *Corte horizontal na região do punho.*

é bem conhecido (Tubiana, 1975). É difícil explicar como a cicatriz que une os tendões permanece sólida e as aderências cicatriciais tornam-se fluidas para favorecer o movimento. Para entender este fenômeno é necessário um conhecimento mais profundo dos processos de síntese, maturação e degradação do colágeno. Pesquisas estão em andamento para estudar os fatores capazes de influenciar este ciclo, de modo que eles possam ser controlados farmacologicamente (Weiner e Peacock, 1971).

OPERAÇÕES QUE SE PRATICAM SOBRE OS TENDÕES

Tenorrafia

Consiste na sutura de um tendão lesado por secção parcial ou total, unindo as extremidades. Deve-se considerar as reparações primárias, que se fazem na ocasião dos primeiros cuidados com ferimento e as secundárias ou tardias que se fazem num período posterior à cicatrização do ferimento cutâneo.

Uma reparação primária pode ser realizada desde que a técnica seja meticulosa e precisa, as condições locais aceitáveis e a equipe cirúrgica bem treinada.

A tenorrafia secundária feita na quarta semana após o acidente é em geral reservada para os ferimentos dos tendões flexores na mão, principalmente os localizados distalmente à última prega de flexão da mão, na região chamada "zona de ninguém" *(no man's land)*. Nestes casos a tenorrafia simples fracassa, devendo-se recorrer ao enxerto tendinoso.

Uma tenorrafia ideal exige certos requisitos técnicos que devem ser escrupulosamente seguidos:

a) *Hemostasia preventiva.* Um campo exangue é essencial na cirurgia dos tendões, principalmente os da mão. Ele permite identificar e dissecar cuidadosamente todas as estruturas, evitando o uso continuado de gaze para enxugar o campo. Obtém-se essa hemostasia com o torniquete pneumático com 280 a 300 mm de Hg ou com a faixa de Esmarch. Deve-se ter o cuidado de aplicar no braço uma atadura de algodão e não ultrapassar duas horas de uso contínuo.

b) *Cirurgia atraumática.* Os tendões têm baixa vitalidade e devem ser manuseados com cuidados extremos; as dissecções devem ser cuidadosas e sem pressa evitando lesar o aparelho de deslizamento e a vascularização.

c) *Avivamento dos cotos.* Devem-se avivar os cotos que estão sem vascularização, principalmente nas tenorrafias secundárias, a fim de obter uma extremidade em boas condições para a cicatrização.

d) *Aposição perfeita dos cotos.* Os cotos devem ser suturados procurando-se obter uma aposição término-terminal a mais perfeita possível. Com isto, procura-se impedir a formação de aderências.

e) *Respeito à circulação.* Deve-se procurar poupar o paratenônio e o mesotenônio nos tendões com bainha, favorecendo a boa suplência sangüínea às extremidades.

f) *Conservação do aparelho de deslizamento.* Sendo a função do tendão o movimento, deve-se respeitar o aparelho de deslizamento.

g) *Alívio das tensões nas suturas.* As suturas devem ser mantidas sem tensão. Para se obter isso em relação aos tendões flexores deve-se fletir as articulações proximais e distais, obtendo-se assim um afrouxamento de tensão muscular e tendinosa.

h) *Imobilização em aparelho gessado*. Após a tenorrafia imobiliza-se o segmento do membro numa goteira gessada com as articulações em posição de flexão para os tendões flexores é, em extensão para os tendões extensores por um período de três semanas.

Material de Sutura

Utiliza-se material de sutura que provoque o mínimo de reações no tendão. Os fios inabsorvíveis são os que dão os melhores resultados. Dentre estes o fio de aço mereceu a preferência dos especialistas, especialmente Bunnell; entretanto, hoje se usam outros tipos de fio com boa resistência como o aço, porém com maior maleabilidade: são os fios sintéticos de *nylon* e de polipropileno.

Esses fios devem ser mantidos em agulhas atraumáticas, de preferência semi-retas ou retas, para penetração mais fácil no tendão, que tem uma consistência dura. O instrumental cirúrgico deve ser também o menos traumatizante possível e delicado.

Pesquisa dos Cotos

Quando os cotos tendinosos não são visíveis no campo operatório, deve-se encontrá-los por meio de manobras especiais que podem ser incruentas ou cruentas. O cabo distal em geral é facilmente achado. Basta aumentar o movimento correspondente do segmento do membro, fletindo os dedos e a mão no caso de tendão flexor, e este aparecerá no campo cirúrgico.

O cabo proximal é o que mais se retrai, devido à ação de seu corpo muscular. Os processos incruentos são os seguintes:

a) expressão manual dos músculos acima do ponto de secção (manobra de Le Fort) ou por meio da faixa de Esmarch;

b) introdução de uma pinça dentro da bainha do tendão seccionado com o fim de prendê-lo e atraído para o campo. É uma manobra condenável por ser traumatizante, podendo fazer uma falsa via;

c) colocação em tensão de um ou mais tendões próximos ao lesado (manobra de Felizet), com base na presença de tratos fibrosos que solidarizam os tendões entre si.

Os métodos cruentos consistem na exploração do tendão por vias determinadas, que acompanham o trajeto do coto proximal, procurando-se usar nas mãos incisões curvilíneas que acompanham as pregas de flexão, evitando aderências cicatriciais.

Tipos de Sutura

Sutura em lado de sapato (Taillefer). É um método de sutura que goza da preferência dos cirurgiões, porque dá uma boa sustentação, evita separação dos feixes tendinosos e permite um afrontamento adequado. Pode ser realizado com um fio e uma agulha, com um fio e duas agulhas ou com dois fios e duas agulhas.

Na primeira forma, o mesmo fio serve de ponto de apoio e de afrontamento. O fio entrecruza-se na profundidade do tendão e as pontas se amarram no mesmo lado do coto proximal. É uma sutura de técnica simples e sólida (Mason). Tem a vantagem do nó ficar longe da linha de coaptação dos cotos.

Na segunda forma (Cunéo) utilizam-se duas agulhas. No coto proximal se introduz a agulha passada três vezes em ângulo; a outra agulha se entrecruza saindo os fios pelo centro do tendão; a seguir se enfiam as duas agulhas no centro do coto distal, saindo pela face anterior, onde os fios são amarrados (Fig. 31.4).

Na terceira forma se usam dois fios e duas agulhas. Os fios se entrecruzam um para cada coto e se amarram simultaneamente ao nível da linha de coaptação. Tem a desvantagem dos nós ficarem sobre a linha de coaptação aumentando a fibrose.

Sutura com fio extraível de Bunnell (pull out). Este autor idealizou uma técnica de tenorrafia em que os fios, uma vez cicatrizado o tendão, são retirados para evitar a permanência de corpos estranhos que poderiam prejudicar a função de deslizamento.

Para evitar tensão no nível da sutura, Bunnell realiza um ponto de sustentação metálico e percutâneo, que pode ser retirado facilmente por meio de uma manobra engenhosa.

A sutura é feita à maneira de Cunéo, porém com fio de aço; em vez de o nó ser amarrado sobre o coto distal do tendão, ele é feito sobre um botão (Fig. 31.5), através de uma passagem pela pele. A alça inicial da sutura no coto proximal do tendão é ancorada por uma laçada com fio de aço, também exteriorizado através da pele. Esta laçada servirá para retirar oportunamente o fio de sutura cortando-se o nó sobre o botão de ancoragem (Fig. 31.6).

Técnica de Paneva-Holevich. Esta operação, indicada para os tendões flexores na mão, é realizada em dois tempos, sendo o primeiro na ocasião do acidente. Os cotos proximais dos tendões flexores superficial e profundo são seccionados com uma lâmina afiada. O paratenânio do flexor superficial envolve o tendão profundo; suturam-se os dois com três pontos separados de fio inabsorvível 6-0.

A segunda fase da operação é feita um mês após, por meio de uma incisão mais longa proximalmente, até acima do punho. Localiza-se a primeira sutura. Disseca-se o tendão flexor superficial proximalmente com o seu paratenânio e secciona-se o mesmo na junção músculo-tendinosa. A seguir este tendão, agindo como enxerto pediculado, é rodado em direção distal e introduzido no canal osteofibroso, de onde se retira o coto distal do tendão seccionado, sendo inserido na falange distal.

Tenotomia

Esta operação consiste na secção cirúrgica de um tendão. Pode ser feita como um tempo de outra operação ou como intervenção exclusiva para corrigir deformidades ou atitudes viciosas. A tenotomia pode ser subcutânea ou a céu aberto.

Na primeira faz-se uma simples punção na pele com o bisturi, por onde se introduz o tenotomo o qual secciona o tendão.

Na segunda, faz-se uma via de acesso, expõe-se o tendão o qual é seccionado sob visão direta.

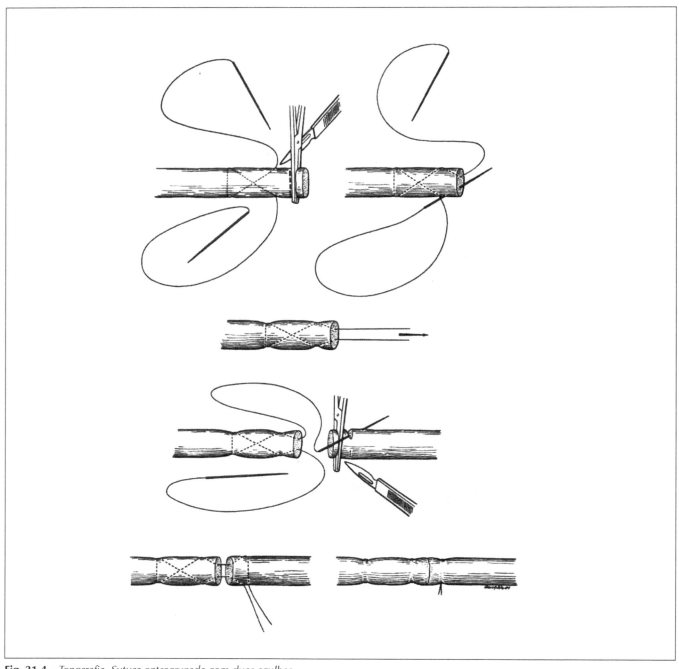

Fig. 31.4 – *Tenorrafia. Sutura entrecruzada com duas agulhas.*

Alongamento e Encurtamento Tendinosos

São operações usadas para modificar o comprimento de um tendão. Existem diversos métodos de alongamento.

Alongamento Autoplástico por Desdobramento de um dos Cotos

Executa-se da maneira seguinte: em um dos cotos, a uma distância conveniente, faz-se uma incisão transversa até o centro do tendão; daí se baixa uma incisão longitudinal até um pouco acima da superfície da secção, conservando um pedículo; este retalho é abaixado e suturado no outro coto.

Alongamento por Deslizamento

Método de Bayer. Consiste em desdobrar em Z o tendão e alongá-lo na medida conveniente, realizando, a seguir, a sutura. Muito utilizado, principalmente no tendão de Aquiles.

Encurtamentos

São operações menos usadas que os alongamentos. Os processos mais usados são: encurtamento por ressecção, em Z ou por pregueamento.

Encurtamento por ressecção. É um método simples: consiste em encurtar o tendão por uma ressecção após tenotomia e sutura.

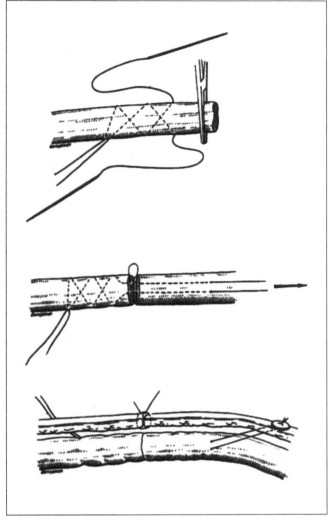

Fig. 31.5 – *Tenorrafia. Sutura com fio extraível.*

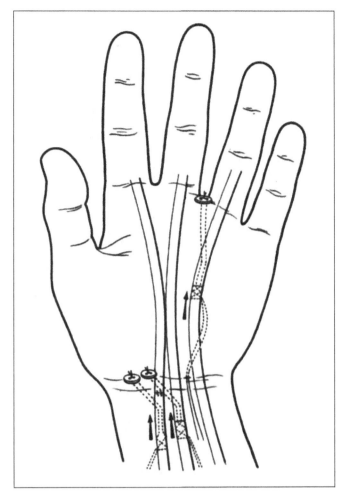

Fig. 31.6 – *Tenorrafia. Modalidades de realização da sutura com fio extraível.*

Encurtamento em Z. É a aplicação do método descrito no alongamento, ressecando-se duas porções iguais em cada coto.

Anastomose Tendinosa

Consiste na união do tendão de um músculo seccionado ou paralisado ao tendão de um músculo são, com o fim de aproveitar sua função. Na anastomose não se secciona o tendão do músculo são para suturá-lo ao tendão doente.

Transposição

Consiste em seccionar o tendão de um músculo são no nível de sua inserção ou em suas proximidades para fixá-lo sobre um ponto determinado do esqueleto, com o fim de estabelecer o equilíbrio funcional de uma articulação.

Tenodese

Consiste em utilizar os tendões de músculos paralisados manter em posição conveniente uma articulação, deixando livre um determinado movimento da mesma.

BIBLIOGRAFIA

1. Bunnell S. Surgery of the hand. 2nd. ed., JB. Lippincott Co. Philadelphia. pp. 781-Cap. 9,1948.
2. Christmann FE e col. Técnica Quirúrgica. Livraria "El Ateneo". Ed. Buenos Aires, II ed. pp. 257, 1975.
3. Eiken O, Hagberg GL e Rank F. Healing process of transplanted digital tendon sheat synovium: experimental autoradiographic studies in chickens. Scand. J. Plast. Reconstr. Surg., 12:225, 1979.
4. Ejeskat A e Irstam L. Elongation in profundus tendon repair: clinical and radiologic study. Scand. J. Plast. Reconstr. Surg., 12:225, 1979.
5. Kleinert HE, Schepel S e Gill T. Flexor tendon injuries. Surg. Clin. N. America, 61:267, 1981.
6. Lundborg G. The microcirculation in rabbit tendon. The Hand, 7:1-10, 1975.
7. Paneva-Holevich E. Two stage tenoplasty. J. Bone and Joint, Surg., 51-A:21-32,1969.
8. Richards HJ. Factors affecting healing and return of function in the repaired digital flexor tendon. Aus. N. Z. J. Surg., 50:258, 1980.
9. Schlenker D, ListerGD e Kleinert HE. Three complications of untreated partial laceration of flexor tendon: entrapment, rupture, and triggering. J. Hand Surg., 6:392, 1981.
10. Smith JW. Blood supply of tendons. Amer. J. Surg., 109:272-276, 1965.
11. Strickland JW e Glogovac SV. Digital funcion of following flexor tendon repair in zone 11: comparison of immobilization and controlled passive motion techniques. J. Hand Surg., 5:537, 1980.

12. Tubiana R. Hand reconstruction. Arch. Orthop. Scand., 46:446-459, 1975.
13. Weiner LJ e Peacock ED Jr. Biologic principies affecting repair of flexor tendons. Advances in Surg., 5:145-188, 1971.
14. Wexler MR e Lie KK. Tendon grafts for isolated injuries of flexor digitorum profundus tendon. 1st. J. Med. Sci., 10:1448, 1974.

Lesões Traumáticas dos Tendões Flexores dos Dedos e do Polegar

Rames Mattar Junior
Ronaldo J. Azze

INTRODUÇÃO

As lesões dos tendões flexores são graves pois afetam a função de preensão da mão e seu tratamento é complexo. Sua reconstrução é difícil porque exige resistência para suportar a tração dos músculos flexores e, ao mesmo tempo, capacidade de deslizamento para promover a excursão necessária para o movimento dos dedos. Além disso, os tendões flexores apresentam-se, quase que na sua totalidade, envoltos por uma bainha sinovial, o que torna seu reparo cirúrgico mais difícil; agem em várias articulações e os tendões superficial e profundo dos dedos apresentam uma complexa relação de deslizamento e excursão. Os tendões flexores apresentam uma irrigação sangüínea deficiente principalmente no nível do túnel osteofibroso (zona II), sendo a região dorsal mais vascularizada e a parte mais volar dos tendões quase que completamente avascular. Os vasos sangüíneos que nutrem os tendões são ramos dos vasos digitais e depois de percorrer verdadeiros mesos denominados "vínculas" (Parte I), penetram nos tendões pela sua superfície dorsal e lateral. Existem vínculas curtas e longas que, se lesadas, irão provocar uma perda da nutrição sangüínea do tendão. Este sistema de irrigação sangüínea explica a dificuldade de se obterem bons resultados cirúrgicos e nos deixa claro a importância do líquido sinovial na nutrição dos tendões.

O Comitê de Tendões da Federação Internacional das Sociedades de Cirurgia da Mão adota a seguinte classificação (as regiões dos tendões do flexor longo do polegar são precedidas pela letra "T") (Fig. 31.7).

Zona I: distal à inserção do flexor superficial. Só há lesão do flexor profundo e as seqüelas funcionais são pequenas (bom prognóstico).

Zona II: ou "zona de ninguém" *(no man's land)*, corresponde à zona do túnel osteofibroso dos tendões. Nesta zona encontramos os mais difíceis problemas e as soluções mais controvertidas devido às condições anatômicas: irrigação sangüínea pobre, presença do túnel osteofibroso e proximidade de estruturas anatômicas fixas.

Zona III: o suprimento sangüíneo nesta região é bom e o prognóstico da lesão também.

Zona IV: é a zona do túnel do carpo. Nesta região o suprimento sangüíneo dos tendões está diminuído, sendo a nutrição sinovial novamente importante. O prognóstico não é bom como na zona III, mas não tão ruim como na II.

Zona V: é a zona proximal ao canal do carpo. Aqui os tendões são bem vascularizados e o prognóstico é bom.

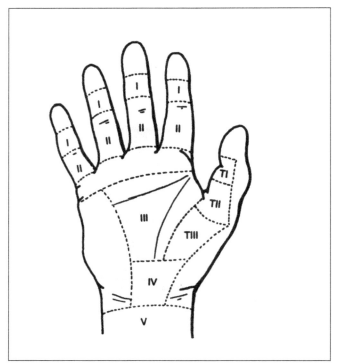

Fig. 31.7

Existem algumas diferenças entre os tendões flexores dos dedos e do flexor longo do polegar. Este último corre isolado e, portanto, sua reconstrução é menos complexa e o prognóstico melhor.

As lesões mais freqüentes dos tendões flexores são causadas por ferimentos abertos. Algumas condições tornam os tendões flexores mais fracos (artrite reumatóide), ocasionando roturas espontâneas. As avulsões de tendões flexores por esforço são muito raras e ocorrem principalmente em atletas. O dedo mais freqüentemente envolvido é o anular (inserção mais frágil). Estas avulsões podem ser acompanhadas por fraturas da base da falange distal.

O quadro clínico é evidente. Na lesão do flexor longo do polegar o paciente será incapaz de realizar a flexão da articulação interfalangeana deste dedo. Na lesão dos tendões flexores superficiais o teste específico para estes tendões demonstrará que não há ação destes na flexão da artéria interfalangeana proximal. A lesão dos flexores profundos causa uma incapacidade de flexão das interfalangeanas distais. Quando não houver ferimento cutâneo o mecanismo do trauma e a procura de fragmentos ósseos nos raios X podem elucidar o diagnóstico de uma rotura espontânea ou fratura-avulsão.

As técnicas de reconstrução podem ser divididas em sutura primária (precoce ou retardada) e enxerto tardio (em um tempo ou em dois tempos cirúrgicos). Os argumentos favoráveis à sutura são:

1. Restabelece o comprimento da unidade músculo-tendínea. No enxerto o comprimento é aproximado.

2. Não há necessidade de sacrificar um tendão como enxerto.

3. A reconstrução dos tendões flexores superficial e profundo restabelece a anatomia normal. Nas reconstruções com enxerto só é possível reconstruir o profundo quando ambos tendões está lesados.

Outros argumentos favorecem as reconstruções como enxerto:

1. Não há tensão exagerada nas linhas de sutura.
2. As suturas são colocadas em zonas consideradas não críticas quanto à aderência.
3. As aderências após sutura primária prejudicam a cirurgia de enxertia tendinosa.

Atualmente, graças ao avanço do material, de técnicas mais delicadas e de um seguimento pós-operatório bem-feito e promovendo uma cicatrização intrínseca do tendão, o prognóstico das suturas primárias melhorou muito. A sutura primária feita em condições adequadas e por cirurgião habilitado, associada à reabilitação adequada, traz bom resultado funcional.

Por outro lado existem muitos fatores que interferem na escolha no método de reconstrução. Os casos de lesões crônicas são mais bem tratados com enxertos de tendão. Nesta circunstância é preciso analisar as condições do túnel osteofibrosopara indicar o uso de um implante de silicone (espaçador de tendão) ou não.

Irrigação Sangüínea dos Tendões Flexores

Como **um** tecido vivo, os tendões apresentam nutrição e metabolismo. Boa parte da nutrição tendinosa se faz através de irrigação sangüínea. Vários autores têm descrito a circulação intrínseca e extrínseca dos tendões flexores e os pequenos vasos que correm pelos vínculos. A lesão do tendão flexor sempre se acompanha de alterações nesse sistema o que causará uma perda da vascularização tendinosa. O tendão, sofrendo um processo de isquemia, tende a se aderir para roubar nutrição de um leito mais bem vascularizado. As aderências são a causa do mau resultado funcional.

Manutenção da Aposição dos Cotos Tendinosos

Para se obter a cicatrização do tendão é óbvia a necessidade de se manter os cotos coaptados. Várias técnicas de sutura têm sido descritas e todas elas induzem à formação de aderências entre o tendão e os tecidos vizinhos. Os fios que não provocam reação de corpo estranho são os que devem ser utilizados para proporcionar melhores resultados e, da mesma forma, deve-se evitar suturas isquemiantes. Por outro lado existe a tendência em se realizar suturas mais confiáveis e resistentes com o objetivo de se permitir movimentação mais precoce. Segundo vários trabalhos a movimentação sem provocar tensão induz à cicatrização intrínseca do tendão impedindo aderências. Outros autores defendem a movimentação ativa precoce para combater aderências. A sutura mais freqüentemente utilizada é a de Kessler modificada utilizando fio inabsorvível 4 zeros associada à sutura contínua do epitendão com fio 6 zeros (Fig. 31.8).

Atualmente dá-se preferência às suturas mais resistentes com quatro passagens de fio 4 zeros associadas à sutura contínua do epitendão com fio 6 zeros que permite uma movimentação ativa mais precoce. A sutura com 4 passagens de fio 4 zeros proporciona uma resistência mecânica quase que o dobro da sutura com duas passagens tipo Kessler modificada.

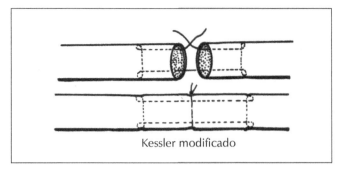

Fig. 31.8

A Fig. 31.9 demonstra um método de sutura com quatro passagens de fio 4 zeros associada à sutura contínua do epitendão.

Exposição Cirúrgica dos Tendões e o Significado da Bainha Digital

A incisão deve ser a mínima possível para se expor e manipular os cotos tendinosos. Pode-se utilizar uma incisão volar em múltiplos "V" tipo Brunner ou uma incisão médio-lateral. No nível da bainha tendinosa a incisão também deve ser a mínima possível. De acordo com o ferimento pode-se ampliar o acesso obedecendo as pregas cutâneas e as linhas de força (Fig. 31.10).

Hoje se conhece o grande papel das estruturas que compõem a bainha digital: função mecânica das polias, nutrição sinovial dos tendões flexores, camada de mesotélio entre o tendão e as estruturas vizinhas, lubrificação do líquido sinovial etc. de tal forma que esta estrutura deve ser preservada ou reconstruída quando for possível. A Fig. 31.11 demonstra o movimento dos tendões flexores superficial (S) e profundo (P) em milímetros e a importância da bainha digital na função de flexão do dedo.

Imobilização Pós-Operatória e seu Efeito na Cicatrização dos Tendões

Evidências experimentais demonstram que a imobilização rígida de um tendão reparado é um dos fatores que contribuem para a cicatrização extrínseca do tendão e formação de aderências. A movimentação ativa precoce pode, por outro lado, provocar um aumento da tensão provocado pela contração muscular que piora a isquemia do tendão e aumenta o espaço entre os cotos tendinosos. A posição de imobilização após reconstrução do tendão flexor é a de flexão do punho (cerca de 60°) e flexão de metacarpo-falangeana (de 60° a 90°). Várias publicações têm demonstrado o efeito benéfico da movimentação passiva do tendão reparado (sem tensão), que induz à cicatrização intrínseca deste.

Outro método utilizado é o de Kleinert, que consiste na tração elástica para fletir o dedo operado, permitindo que o paciente realize uma extensão ativa do dedo (tendões flexores relaxados – sem tensão) enquanto o elástico realiza a flexão. Este método tem por objetivo proporcionar movimentação e deslizamento do tendão reconstruído sem promover tensão na zona de sutura.

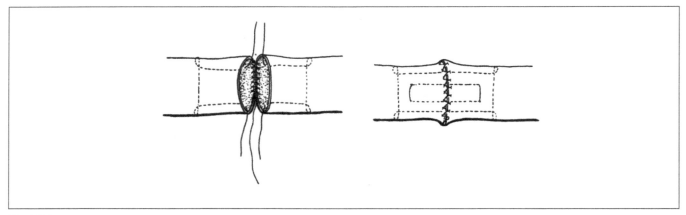

Fig. 31.9

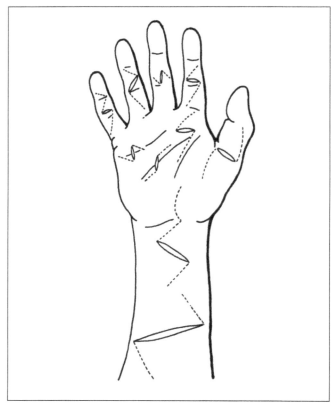

Fig. 31.10

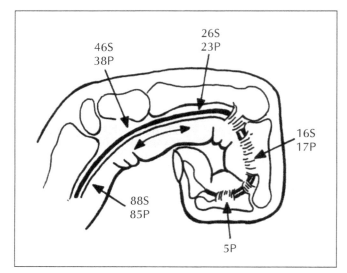

Fig. 31.11

Apesar dos avanços conseguidos, ainda não se consegue solucionar definitivamente o problema das aderências na reparação de lesões dos tendões flexores. Atualmente existe grande preocupação em realizar reconstruções biomecanicamente mais resistentes para permitir movimentação ativa mais precoce, tentando vencer as aderências tendinosas, promover cicatrização intrínseca, evitar a ruptura da reconstrução, minimizando a tensão e a isquemia provocada pela tração muscular.

ENXERTOS DE TENDÃO

A indicação do uso de enxertos de tendão está baseada no objetivo de se restaurar a flexão ativa dos dedos quando a sutura direta for impossível ou de muito risco (tendões em mau estado, tendões retraídos etc.). As vantagens do enxerto se relacionam com a possibilidade de controlar a tensão e colocar as suturas fora do túnel osteofibroso. Este procedimento tem sido realizado desde a publicação de Biesalski (1910) e Lexer (1912) e mesmo atualmente os resultados não são uniformemente bons. Quando as condições locais não são favoráveis (leito ruim, lesões e várias polias etc.) é mais seguro proceder a reconstrução com enxertos em dois tempos.

Os conceitos aceitos para a enxertia de tendões são:

1. Enxertar apenas um tendão por dedo (flexor profundo) para diminuir os riscos de aderências. Somente em casos selecionados deve-se realizar a enxertia do flexor profundo como flexor superficial íntegro.

2. Em nenhuma circunstância o flexor superficial íntegro deverá ser ressecado para se realizar a enxertia do flexor profundo.

3. As extremidades do enxerto devem ser suturadas em áreas onde aderências não comprometam significativamente a mobilidade.

4. As polias devem ser preservadas o máximo possível.

5. O comprimento do enxerto deve ser cuidadosamente ajustado para cada caso.

6. Não deve haver tensão no nível das suturas.

7. Técnica cirúrgica meticulosa (sutura e hemostasia cuidadosas) e pós-operatório bem assistido são essenciais para um bom prognóstico.

Método da Enxertia Tendinosa

Podem ser realizadas algumas incisões para a exploração do túnel osteofibroso e dos tendões flexores, sendo as mais frequentemente utilizadas a incisão em ziguezague volar, conhecida como incisão de Brunner, incisão longitudinal médio-lateral ou uma incisão lateral com "W". Na prática a

Cicatriz preexistente normalmente é utilizada.

O sistema de polias deve apresentar condições mínimas para restaurar a flexão dos dedos.

A reconstrução das polias é complexa e muitas técnicas descritas. A posição ideal de uma polia é próximo à articulação, um pouco mais distal a esta. Vários autores preconizam a fixação do enxerto de tendão utilizado para reconstruir uma polia no osso, enquanto outros sugerem a fixação do túnel osteofibroso remanescente, inserção do enxerto na placa volar ou passando-o profundamente ao feixe vásculo-nervoso e superficialmente ao aparelho extensor, suturando um coto ao outro (Lister, 1979). Segundo alguns autores, a escolha do enxerto de tendão também pode variar de acordo com a situação – na reconstrução de polias simultaneamente com a enxertia devem-se utilizar enxertos de tendões íntegros como o palmar longo e não os flexores lesados; quando se utiliza um espaçador de silicone podem-se utilizar os flexores lesados. Na realidade não recomendamos a reconstrução de polias concomitantemente com a enxertia de tendão para reconstrução de tendões flexores, pela grande possibilidade de haver aderências entre os enxertos.

Escola da Unidade Motora

O flexor profundo é o motor normalmente escolhido por sua excursão e pela inserção do lumbrical. Entretanto, deve-se testar a excursão de ambos para determinar qual é o motor mais eficiente.

Escolha do Enxerto-Fixação

Os enxertos mais utilizados são o palmar longo e o plantar delgado. Mais raramente pode-se utilizar o extensor longo dos dedos ou os flexores lesados.

O método de fixação do enxerto pode variar desde a fixação intra-óssea através de um *pull-out* na falange distal (Fig. 31.12) ou simplesmente a sutura do enxerto no coto distal do flexor profundo. No coto proximal, quando há discrepância nos diâmetros dos tendões usa-se uma sutura tipo "boca de peixe" (Pulvertaft).

Pós-Peratório

O paciente é mantido com um curativo elástico em goteira gessada dorsal por cerca de três a quatro semanas, com o punho fletido 40 graus e metacarpofalangeanas fletidas 70 graus.

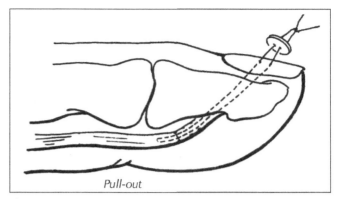

Fig. 31.12

O paciente deve ser encaminhado logo após o término da reconstrução tendinosa ao setor de Terapia de Mão para iniciar a reabilitação precocemente (nos primeiros dias de pós-operatório).

Resultados e Complicações

Os resultados não são consistentemente satisfatórios. A explicação para esse fato baseia-se na compreensão da fisiologia da flexão dos dedos: participam dois tendões, uma bainha digital complexa, membrana sinovial e estruturas vascularizadas não aderidas.

As complicações mais freqüentes são as aderências e as rupturas da sutura. Outras são infecções, deiscência da pele, insuficiência de polias, hiperextensão da IFP, retração do lumbrical etc.

Reconstrução de Tendões com Uso de Implantes

O uso de implantes está basicamente indicado quando as condições para a reconstrução primária por enxerto não são adequadas. Um leito ruim ou a ausência de um túnel osteofibroso adequado são fatores que proporcionam resultados não favoráveis.

Carrol e Basset (1959) usaram um espaçador de tendão de silicone com o objetivo de formar uma pseudobainha sinovial. O princípio desta técnica baseia-se na formação de um leito melhor para o futuro enxerto de tendão.

Há basicamente quatro tipos de implantes.

1. espaçador de silicone cilíndrico;

2. espaçador de silicone ovóide (Swanson-Hunter);

3. espaçador de dacron com silicone ovóide com inserções distal (implante passivo de Hunter);

4. espaçador de dacron com silicone ovóide com inserções proximal e distal (implante ativo de Hunter).

O espaçador passivo de dacron com silincone pode ser de duas formas: uma para inserção distal com sutura (Hunter) e outra para inserção na falange com um parafuso (Hunter-Hausner).

O espaçador deve ser colocado desde a falange distal até o antebraço ou região palmar de tal forma a permitir uma movimentação passiva total dos dedos, condição básica para a realização de uma futura reconstrução neste nível. O comprimento do espaçador e sua espessura devem ser escolhidos conforme o paciente e o enxerto de tendão que será utilizado.

Método de Avaliação

O método de avaliação mais aceito atualmente é o TAM (Total ative motion) que pode ser expressado pela fórmula:

TAM = total da flexão ativa da metacarpofalangeana + interfalangeana proximal + interfalangeana distal – perda da extensão da metacarpofalangeana + interfalangeana proximal + interfalangeana distal.

BIBLIOGRAFIA

1. Boyes JH, Stark HH. Flexor tendon grafts in the fingers and thumb: a study of factors influencing results in 1.000 cases. Journal of Bone Joint Surgery, 53:1332-1342,1971.
2. Caplan HS, Hunter JM, Merklin RJ. Intrinsic vascularization of flexors tendons. In AAOS Symposium on tendon surgery in the hand, pp. 48-58, St Louis, C.V. Mosby Co., 1975.
3. Doyle JR, Blythe WF. Anatomy of the flexor tendon sheat and pulleys of the thumb. Journal of Hand Surgery, 2:149-151, 1977.
4. Duran R, Houser RG. Controlled passive motion flowing flexor tendon repair in zones 2 and 3. In AAOS Symposium on Tendon Surgery in the hand, pp. 105-114, St Louis, C.V. Mosby Co., 1975.
5. Flynn JE, Graham JH. Healing with tendon suture and tendon transplants. In Flynn JE, editor: Hand Surgery, Baltimore, Williams and Wilkins, pp. 195-211, 1966.
6. Furlow LT. The role of tendon tissues in tendon healing. Plastic Reconstructive Surgery, 57(1):39-49, 1976.
7. Hunter JM, Salisbury RE. Flexor tendon reconstruction in severely demaged hands: a two stage preceduring using silicone-dacron rinforced gliding prosthesis prior to tendon grafting. Journal of Bone Joint Surgery, 53 A(5): 829-858,1971.
8. Kessler I, Nissin F. Primary repair' without imobilization of flexor tendon division within the digital flexor sheat. Acta Orthop. Scand. 60:587-601, 1969.
9. Ketchum LD. Primary tendon healing: a review. Journal of Hand Surgery, 2:428-435, 1977.
10. Kleinert HE, Kutz JE. Ashbell TS. Primary repair of lacerated flexor tendons in "no man's land". Journal of Bone Joint Surgery, 49:577, 1967.
11. LaSalle WB, Strickland JW. An evaluation of digital performance following two-stage flexor tendon reconstruction. Journal of Hand Surgery, 7(4):411,1982.
12. Leddy JP. Flexor tendons - acute injuries. In, Green DP, editor: Operative Hand Surgery pp. 1347-1373, New York, Churchill Livingstune, 1982.
13. Lindsay WK, Thompson HG. Digital flexor tendons: an experimental study: part I. The significance of each component of flexor mechanism in tendon healing. British Journal of Plastic Surgery, 12:289-316, 1960.
14. Lister GD, Kleinert HE, Kutz JE, Atasoy E. Primary flexor-tendon repair followed by immediated controlled mobilization. Joumal of Hand Surgery, 2(6):441-451,1977.
15. Stark HH, Zemel NP, Boyes. Flexor tendon graft through intact superficialis tendon. JoumalofHand Surgery 2:456-461,1977.
16. Srickland JW. Management of flexor tendon injuries. The Orthopedic Clinics of North America, 14(4):846, 1983.
17. Tubiana R. In The Hand- W.B. Saunders Co.– Vol III, pp. 167,1988.
18. Urbaniak JR, Cahil JD, Mortensen RA. Tendon suturing methods: analysis of tensile strengths. In, AAOS Symposium on tendon surgery in the hand, pp. 70-80, St Louis, C.V. Mosby Co., 1975.
19. Verdan C. Half a century of flexor tendon repair current status and changing philosophies. Journal of Bone Joint Surgery, 54:472-491, 1972.
20. Weeks PM, Wray RC. Rate and extent of functional recovery after flexor tendon grafting with and without silincone rod preparation. Journal of Hand Surgery, 1:174-180, 1976.
21. Whitaker JH, Strickland JW, Ellis RK. The role of flexor tenolysis in the palm and digits. Journal of Hand Surgery, 2:462-470,1977.

32

Tratamento Cirúrgico das Lesões dos Nervos Periféricos

Rames Mattar Jr.
Ronaldo J. Azze

A unidade funcional do nervo periférico é a fibra nervosa caracterizada pelo axônio e pela bainha conjuntiva que o envolve (endoneuro). Possui cerca de 2µ a 2,5µ e é impossível de ser abordada cirurgicamente. A lesão do nervo periférico provoca lesão de fibras nervosas (axônios e bainha conjuntivas), sendo que, na maioria das vezes, o corpo celular do neurônio envolvido permanece viável.

Várias fibras nervosas se unem para formar fascículos nervosos dentro do nervo periférico. Estes fascículos constituem a menor unidade que pode ser abordada cirurgicamente. São envolvidos e contidos por outra bainha de tecido conectivo forte e denso denominada perineuro. O perineuro possui de 1,3µ a 100 µ de espessura e pode ser submetido ao trauma de uma.agulha microcirúrgica e possui resistência para suportar suturas microcirúrgicas.

Grupos fasciculares podem estar arranjados em conjuntos ou individualmente dentro do nervo periférico. Os fascículos podem também mudar de conjunto ou passar de uma situação individualizada para **um** grupo fascicular vice-versa (distribuição plexiforme). Na maioria das vezes os fascículos caminham de forma organizada dentro do nervo periférico, como demonstrou Jabaley. Os fascículos nervosos estão envoltos por outro tecido conectivo denominado epineuro interno. O tecido conectivo denso que forma a bainha mais externa e que contém o nervo periférico é denominado epineuro externo.

A Fig. 32.1 esquematiza a anatomia interna do nervo periférico:

Quando ocorre uma lesão no nervo periférico uma série de alterações inicia-se. Essas alterações caracterizam o processo de degeneração e regeneração nervosa. Após a lesão, na fibra nervosa ocorre o processo de degeneração walleriana no segmento distal à lesão e degeneração axonal retrógrada no segmento proximal à lesão. No corpo celular do neurônio aparece uma série de mudanças denominadas "cromatólise" que significam um preparo da célula para um grande aumento em seu metabolismo.

Degeneração walleriana: a fibra nervosa distal sem contato com o corpo celular sofre um processo de degradação de todas as estruturas do axônio. Os microtúbulos, mitocôndrias, axoplasma e outras organelas degradadas, bem como a bainha de mielina fragmentada são fagocitados por macrófagos e por células de Schwann. As células de Schwann se dividem, ficam dispostas uma ao lado das outras dando um aspecto de "colar de contas" denominado "bandas de Büngner", e passam a desempenhar papel de remover e digerir todas as estruturas do tubo endoneural, deixando-o vazio e preparado para receber o axônio proximal em regeneração. Este processo de fagocitose e digestão dura cerca de 2 a 8 semanas e é seguido por um colabamento progressivo do tubo endoneural.

Degeneração axonal proximal: o processo é semelhante ao da degeneração walleriana no segmento distal, mas ocorre em alguns milímetros ou centímetros proximal à zona da lesão. Quanto maior for a gravidade da lesão (esmagamento, avulsão) maior será a extensão da degeneração axonal proximal.

Reação do corpo celular do neurônio: ocorre **um** aumento do tamanho do corpo celular, do núcleo e do nucléolo. O núcleo vai para a periferia da célula e ocorre uma dispersão da substância de NISSL (retículo endoplasmático rugoso).

A Fig. 32.2 ilustra as alterações provocadas por uma lesão do nervo periférico.

As alterações que ocorrem no processo de degeneração são um preparo para a regeneração nervosa. O aumento do volume do corpo celular, do núcleo e do nucléolo, bem como da quantidade de proteínas RNA e DNA indicam processo de metabolismo intenso. Tais alterações são mais intensas quanto mais proximal for a lesão. A célula se prepara para o metabolismo de proteínas que irão constituir o axoplasma que invadirá o tubo endoneural vazio até o órgão terminal (fibra muscular ou corpúsculo de sensibilidade). Quanto mais proximal for a lesão, maior a necessidade de síntese de axoplasma para habitar os segmentos distais do nervo periférico.

A regeneração nervosa está na dependência da viabilidade do corpo celular do neurônio. Lesões muito proximais podem causar necrose dos neurônios. Na regeneração nervosa uma fibra proximal pode emitir vários brotos (fenômeno do

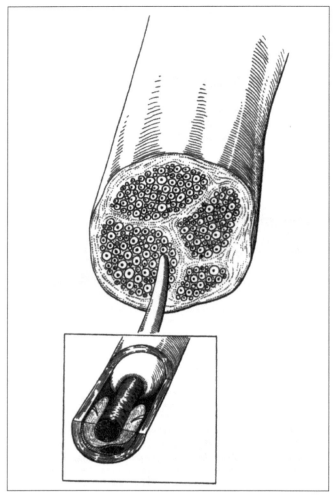

Fig. 32.1

brotamento axônico) que invadem tubos endoneurais vazios. É como se a natureza tentasse aumentar a chance de um axônio em regeneração encontrar um tubo endoneural vazio. Se mais de um broto entrar no mesmo tubo endoneural, apenas um sobrevive e progride, e os outros involuem. Parece haver fenômenos de tropismo e especificidade na progressão de axônios em regeneração, de tal forma que fibras sensitivas acabam procurando tubos endoneurais com órgão terminal de sensibilidade e fibras motoras com tubos endoneurais com orgão terminal de placas neuromotoras. A velocidade de regeneração em seres humanos é de 1 a 3 milímetros por dia, havendo variação com alguns fatores como a idade ou o nível da lesão (quanto mais idoso e quanto mais proximal mais lenta é a regeneração nervosa). Em seres humanos há uma demora de quatro a 20 dias antes do início do processo de regeneração nervosa, provavelmente devido à demora, nas alterações fisiológicas da célula. Quando suturamos o nervo periférico devemos levar em consideração a degeneração axonal proximal e o período de adaptação fisiológica da célula, que faz com que o tempo da progressão da fibra em regeneração pela linha de sutura seja de cerca de 30 dias. Ao chegar nos órgãos receptores terminais motores ou sensitivos, ocorre um atraso no retorno da função. Podemos seguir o processo de regeneração nervosa pesquisando o sinal de Tinel (choque à percussão) no trajeto do nervo lesado de distal para proximal. O nervo periférico em regeneração deve evoluir com progressão distal do choque de 1 a 3 milímetros por dia, considerando os atrasos fisiológicos já citados. Os principais problemas relacionados com a regeneração nervosa e retorno funcional são provocados pela orientação inadequada das fibras nervosas fazendo com que axônios proximais não encontrem o órgão terminal adequado (exemplo: fibra motora proximal chegando em corpúsculo de sensibilidade) ou por influência de readaptação cortical, que poderia explicar o melhor prognóstico das lesões de nervos em crianças.

Para o tratamento cirúrgico dos nervos periféricos é essencial a utilização de meios de magnificação como lupas e microscópio cirúrgico e uma boa iluminação. Há necessidade de treino para técnicas microcirúrgicas e utilização de material adequado como pinças, tesouras, porta-agulhas e fios de microcirurgia, além de um bipolar para coagulação de vasos de pequeno calibre.

O tratamento cirúrgico de lesões de nervos periféricos pode estar baseado nos seguintes procedimentos:

1) Neurólise externa – consiste na descompressão do nervo periférico sem abrir o epineuro externo. Está indicada quando o nervo estiver comprimido por aumentos de volume como em tumores ou por mudança da anatomia normal em seqüelas de fraturas. São também freqüentes as síndromes compressivas de nervos periféricos em ·túneis fisiológicos como na síndrome do túnel do carpo. A neurólise externa deve ser realizada quando não houver tecido cicatricial envolvendo o nervo e comprometendo sua vascularização.

2) Neurólise interna – consiste na descompressão e liberação do nervo periférico abrindo o epineuro externo. Está indicada em situações de compressão do nervo associada a aderências fibrosas e comprometimento da vascularização do nervo.

3) Sutura epineural externa – consiste na sutura do nervo lesado com pontos separados no epineuro externo. Está indicada em nervos de estrutura mono- ou oligofascicular com função puramente sensitiva ou motora como os nervos digitais ou sensitivo radial (puramente sensitivos). (Fig. 32.3abc).

Sua principal desvantagem é a possibilidade de não se conseguir um alinhamento adequado dos fascículos (Fig. 32.4).

4) Sutura epineural interna ou sutura de grupos fasciculares – consiste em mapear os conjuntos de fascículos nervosos e afrontá-los através de suturas no epineuro interno. Está indicada em suturas de nervos mistos (motores e sensitivos), nervos de grande espessura, lesões parciais de nervos, lesões irregulares, lesões por avulsão e neuromas em continuidade de nervos de pequeno calibre. Para o afrontamento fascicular procura-se observar a anatomia topográfica dos grupos fasciculares e a posição dos vasos sangüíneos *(vasa nervorum)*. As figuras demonstram como é realizada esta reconstrução.

5) Sutura epineural externa e interna – pode ser utilizada na reconstrução de grandes troncos nervosos e em situações onde há uma leve tensão na zona de sutura. A grande desvantagem é que a maior quantidade de fios de sutura pode provocar maior quantidade de fibrose e pior qualidade na regeneração nervosa (Fig. 32.5).

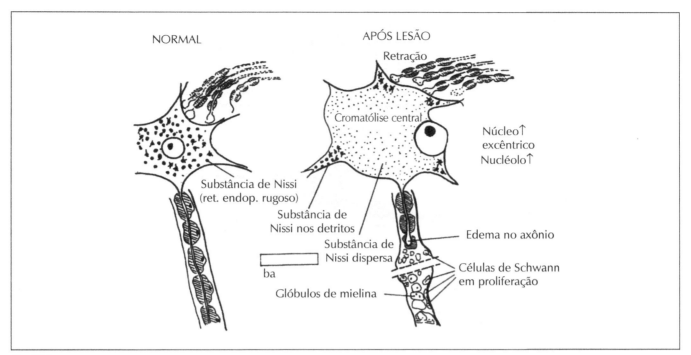

Fig. 32.2

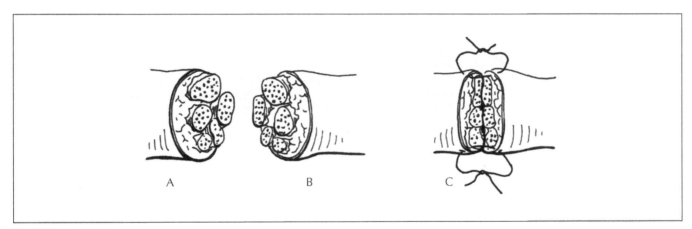

Fig. 32.3

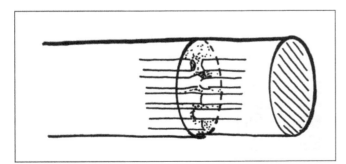

Fig. 32.4

6) Sutura perineural – consiste na remoção do epineuro externo e interno e sutura do perineuro. Pode ser realizada em nervos oligofasciculares de estrutura organizada. Sua desvantagem é a maior agressão às fibras nervosas tanto pela maior manipulação quanto pela possibilidade de lesar fibras na passagem da agulha e do fio de sutura microcirúrgica (Fig. 32.6).

7) Enxertos de nervo – indicados quando houver uma perda segmentar de nervo periférico. Nas lesões antigas a retração dos cotos nervosos pode impedir a reconstrução com sutura direta e, nesta situação, deve-se utilizar enxertos de nervo periférico. Deve-se sempre evitar suturas de nervos periféricos com tensão e, na prática, se não for possível suturar o nervo com fio 8 zeros, também deve-se indicar a enxertia nervosa. As desvantagens do enxerto de nervo são a necessidade dos axônios em regeneração terem de ultrapassar duas zonas de sutura e a ausência de vascularização dos enxertos convencionais. Os principais nervos utilizados como enxertos autólogos são o nervo sural, o cutâneo medial do antebraço e o cutâneo lateral do antebraço. Estes nervos normalmente possuem diâmetro pequeno e as reconstruções com enxertos obedecem ao padrão de distribuição dos grupos fasciculares (Fig. 32.7).

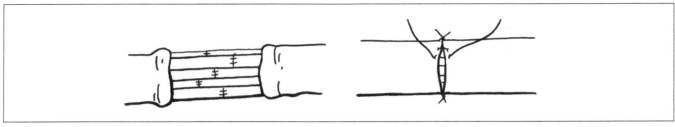

Fig. 32.5

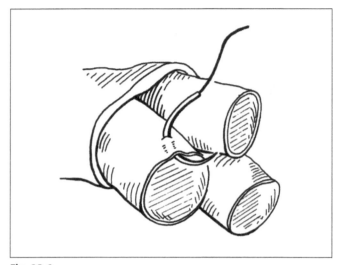

Fig. 32.6

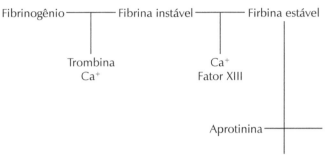

O fibrinogênio sobre ação da trombina e do cálcio transforma-se em fibrina instável que, por sua vez, sob ação do cálcio e do fator XIII transforma-se em fibrina estável. A fibrinólise é inibida através da aprotinina, um antifibrinolítico que inativa o sistema plasminogênio-plasmina. Com isso forma-se uma rede de fibrina estável que mantém unidos os cotos nervosos.

8) Reconstrução do nervo periférico utilizando adesivo de fibrina – o nervo pode ser colado com adesivo de fibrina (cola biológica) com as vantagens de menor agressão às fibras nervosas e maior rapidez em reconstruções tecnicamente trabalhosas como nas reconstruções do plexo braquial onde são necessários vários enxertos de nervo. O princípio do adesivo de fibrina é o de unir os cotos do nervo periférico lesado com uma rede de fibrina estável e duradoura conseguida através da reação:

9) Enxertos de nervo vascularizado – são indicados quando há necessidade de se utilizar enxertos de nervo muito longos ou quando o leito onde o enxerto de nervo for colocado tiver vascularização comprometida. Sua vantagem é a não-dependência do leito para sua sobrevida e por manter a célula de Schwann viável. A manutenção da nutrição sangüínea das bainhas nervosas e das células de Schwann proporcionam processo de regeneração nervosa mais rápido e eficiente. Sua maior desvantagem é a dificuldade técnica. Os enxertos de nervo vascularizados utilizados com maior freqüência são:

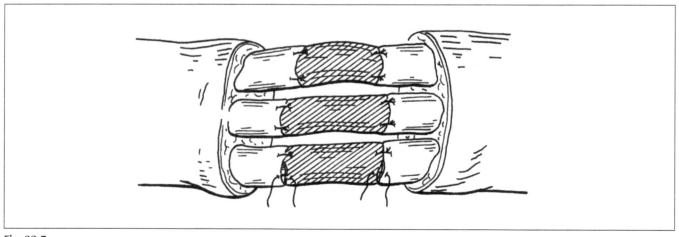

Fig. 32.7

enxerto de nervo sural (artérias surais), nervo ulnar (artéria colateral ulnar e artéria ulnar), nervo sensitivo radial (artéria radial) e nervo safeno (artéria safena).

MÉTODOS DE ALINHAMENTO DOS GRUPOS FASCICULARES DOS COTOS NERVOSOS NO INTRA-OPERATÓRIO

1) Observar o padrão de distribuição dos vasos sangüíneos do epineuro.

2) Observar, e comparar o afrontamento dos grupos fasciculares dos cotos nervosos quanto à localização e aspecto anatômico.

3) Estimulação elétrica para identificação de grupos motores no coto distal (até cerca de 72 horas da lesão).

4) Estimulação elétrica de grupos fasciculares sensitivos no coto proximal e obtenção de potencial evocado somato-sensitivo na córtex cerebral.

5) Métodos de mapeamento histoquímico utilizando enzimas como a acetilcolinesterase e a anidrase carbônica.

VANTAGENS DO REPARO PRIMÁRIO PRECOCE

1) Um único procedimento cirúrgico.

2) A orientação e o alinhamento dos grupos de fascículos nervosos é mais fácil.

3) Dissecção mais rápida e fácil, pois não há tecido fibroso e aderências.

4) A retração dos cotos nervosos é mínima; nunca se deve suturar nervo com tensão que provoque isquemia.

5) É possível utilizar a estimulação elétrica (até cerca de 72 horas da lesão).

Lembrar que a cirurgia do nervo periférico é uma "cirurgia celular" onde a filosofia é manter a aposição e o afrontamento fascicular sem lesar a fibra nervosa.

BIBLIOGRAFIA

1. Jabaley M.E. Peripheral nerve injuries. In Evarts, C.M., ed, Surgery of the MuseuloskeletaI System, Edinburgh, Churehill Livingstone, pp. 1:107-1:144, 1983.
2. Jewet D.L & Me Carrol H.D. Nerve repair and regeneration. Its clinical and experimental basis. St Louis, C.V. Mosby, 1980.
3. Kutz I.E, Shealy G & lubbers L. Interfascicular nerve repair. Orthop. Clin. North. Am., 12:277, 1981.
4. Millesi H. Nerve grafting. Clin Piast. Surg., 11:105, 1984.
5. Moneim M.S. Interfaseicular nerve grafting. Clin. Orthop., 163:65, 1982.
6. Omer G.E. Jr & Spinner M. Management of peripheral nerve problems. Philadelphia, W.B. Saunders, 1980.
7. Orgel M.G. Epineurial versus perineurial repair of peripheral nerves. Clin. Plast. Surg. 11:101, 1984.
8. Seddon H.I. Surgical disorders of the peripheral nerves. Baltimore, Williams and Wilkins, 1972.
9. Spinner M. Injuries of the major branches of peripheral nervers of the forearm, 2 ed., Philadelphia, W.B. Saunders, 1978.
10. Sumner AJ. The physiology of peripheral nerve disease. Philadelphia, W.B. Saunders Co, 1980.
11. Sunderland S. Nervers and nerves injuries. 11 ed., New York, Churchill Livingstone, 1978.
12. Tupper 1. Fascicular nerve repair. AAOS Symposium on microsurgery. St Louis. C.V. Mosby, p. 215, 1979.
13. Urbaniak J.R. Fascicular nerve suture. Clin. Orthop., 163:57, 1982.
14. Wilgis E.F.S. Nerve repair and grafting. In. Green, D.P. ed., Operative . Hand Surgery, New York, Churchill Livingstone, pp. 915-938, 1982.

As figuras deste capítulo foram inspiradas na apostila do "Regional Review Course in Hand Surgery" patrocinado pela "American Society for Surgery of the Hand".

33 Cirurgia das Infecções da Mão

Arnaldo V. Zumiotti

PRINCÍPIOS GERAIS

Antes do advento dos antibióticos as infecções da mão resultavam freqüentemente em seqüelas funcionais graves, como rigidez articular, aderências tendinosas e cicatrizes retráteis. Não raro, os casos evoluíam com necroses extensas e a amputação era a única forma eficaz de se evitar a disseminação da infecção, a septicemia e o êxito letal. A incidência dessas complicações foram significantemente reduzidas, não só pelo uso sistemático dos antibióticos, como também devido ao diagnóstico precoce e à conduta correta na drenagem das coleções purulentas. Contribuíram para este panorama mais favorável a divulgação dos estudos realizados por Kanavel[9], que demonstrou as vias mais comuns de disseminação das infecções na mão. Estes estudos revelaram que as infecções dos espaços pai mares profundos ocorrem freqüentemente a partir de processos infecciosos digitais negligenciados ou tratados de forma inadequada.

No estágio inicial o processo infeccioso deve ser tratado com o emprego de antibiótico, sendo a mão imobilizada de maneira a prevenir as contraturas articulares. Se não ocorrer melhora dos sinais flogísticos ao final de 48 horas é provável que já se tenha formado coleção purulenta e que, portanto, está indicada a drenagem cirúrgica. A operação é feita com o uso do torniquete pneumático, que deve ser insuflado após elevação do membro superior por três minutos. É de fundamental importância que as incisões cirúrgicas sejam corretamente planejadas para permitir acesso adequado ao local da infecção e também para se evitarem retrações cicatriciais. Além da drenagem, realiza-se desbridamento dos tecidos desvitalizados e nos casos mais avançados a ferida é mantida aberta para curativos diários. Colhe-se material para exame bacterioscópico, cultura e antibiograma. Além disso, administra-se antibiótico e realiza-se a prevenção do tétano. O *Staphylococus aureus* é o microrganismo mais comum nas infecções da mão, seguido pelo *Streptococus* não hemolítico e pelos germens gram-negativos. Para se evitar seqüelas de ordem funcional institui-se programa precoce e especializado de reabilitação da mão.

Posição Funcional e de Imobilização da Mão

Na posição funcional ou de repouso da mão o punho encontra-se em extensão de aproximadamente 30 graus, com ligeira inclinação ulnar, as articulações metacarpofalângicas estão em posição neutra e as interfalângicas em flexão. O polegar encontra-se em posição de oponência, com a articulação metacarpofalângica e a interfalângica discretamente fletidas (Fig. 33.1). Paradoxalmente, esta não é a posição ideal para a imobilização; quando usada inadvertidamente leva à rigidez das articulações metacarpofalângicas e interfalângicas proximais. Para se evitarem estas complicações, as articulações metacarpofalângicas devem permanecer fletidas e as interfalângicas em completa extensão. Nesta posição os ligamentos colaterais que estabilizam articulações estão sob tensão, evitando-se desta forma a sua retração e conseqüentemente a rigidez articular.

Revestimento Cutâneo

A pele palmar mostra variações adaptadas à sua função peculiar. Sua camada córnea espessa e suas conexões fibrosas com a fáscia profunda a tornam rígida e inelástica, principalmente quando comparada com a da região dorsal. É bem provida de glândulas sudoríparas. A camada córnea

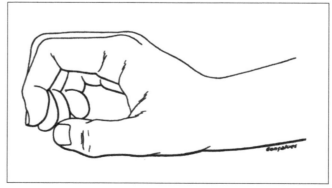

Fig. 33.1 – *"Posição de função" da mão.*

tem capacidade de aumentar ou diminuir a sua espessura de acordo com as demandas funcionais.

Estes fatores têm considerável influência na cicatrização das feridas. Esta não ocorre através da camada córnea, a qual se mantém separada dos planos de sutura por várias semanas. A inelasticidade relativa da pele não produz nenhuma tensão na linha de sutura mas é um fator limitante no uso de retalhos locais para reparar perdas cutâneas.

Na face de flexão da mão, a tela subcutânea é formada por uma camada de tecido adiposo, subdividido em compartimentos por septos fibrosos. Estes ancoram a pele à aponeurose palmar bem desenvolvida e à camada fascial dos dedos (Fig. 33.2). O tecido celular subcutâneo é deficiente nas regas de flexão e na eminência tenar.

A tela subcutânea dorsal, entretanto, contém pouca gordura. Consiste numa camada delgada de tecido areolar frouxo separando a pele dos tendões extensores e de sua cobertura sinovial, permitindo livre mobilidade da pele sobre as estruturas profundas. Devido às ligações frouxas, a pele dorsal é facilmente lesada nos traumatismos por mecanismo de avulsão.

Aponeurose Palmar

Situada imediatamente abaixo da pele, consta de um conjunto de fascículos longitudinais que se originam proximalmente do retináculo dos flexores, tendão dos músculos palmar longo e flexor ulnar do carpo e dirigem-se para os dedos. Os fascículos longitudinais prendem-se às pregas palmares e digitais, fixando a pele aos planos profundos e estabilizando-a durante a flexão digital. Alguns destes fascículos longitudinais divergem-se no nível da articulação metacarpofalângica, prendendo-se à primeira polia anular e à placa volar da articulação metacarpofalângica.

Existem dois conjuntos de fascículos transversais que contribuem para formar o arco transverso palmar. O primeiro situa-se no nível da prega palmar distal e emite feixes verticais que se inserem à aponeurose dos músculos interósseos formando um túnel proximal à primeira polia anular, através do qual passam os tendões flexores. O segundo conjunto de fascículos transversos distais forma o ligamento natatório no nível das comissuras digitais.

A finalidade da aponeurose palmar é dar a forma côncava e resistência à palma da mão, além de desempenhar papel importante na contenção dos músculos tenares e hipotenares durante a sua contração.

Vasos Sangüíneos

A irrigação sangüínea da mão depende principalmente das artérias radial e ulnar. A artéria radial divide-se, no nível do punho, em um ramo superficial ou secundário e outro profundo. O ramo secundário localiza-se ventralmente e contribui para a formação do arco palmar superficial. O ramo principal dirige-se dorsalmente, cruza a tabaqueira anatômica, penetra entre o primeiro e o segundo osso metacarpal e, juntamente com o ramo da artéria ulnar, irá formar o arco palmar profundo.

A artéria ulnar acompanha o nervo ulnar no antebraço, passa pelo canal de Guyon no nível do punho e divide-se em um ramo superficial ou principal e outro profundo ou secundário. O ramo principal irá formar, juntamente com o ramo secundário da artéria radial, o arco palmar superficial, e o ramo secundário contribui para a formação do arco palmar profundo.

O arco palmar superficial localiza-se distalmente ao retináculo dos flexores, abaixo da aponeurose palmar e superficialmente aos tendões flexores e dá origem às artérias metacárpicas palmares. Estas, por sua vez, dirigem-se para as

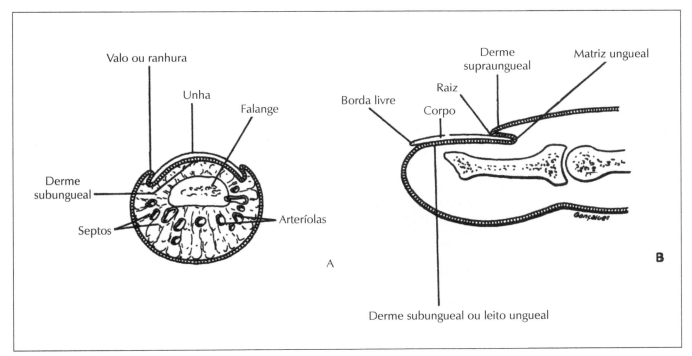

Fig. 33.2 – *Estrutura da falange ungueal.*

comissuras interdigitais e dividem-se formando as artérias digitais, que, juntamente com os nervos digitais, têm trajeto látero-volar nos dedos. O arco palmar profundo localiza-se no nível da base dos ossos metacarpais, abaixo dos tendões flexores e contribui para a formação das artérias metacárpicas. A artéria principal do polegar é um ramo do arco palmar profundo e constitui-se na principal fonte de irrigação do polegar.

Variações anatômicas podem ocorrer na formação das artérias digitais e dos arcos palmares e em aproximadamente 30% dos casos o arco palmar superficial é incompleto.

A drenagem venosa e linfática da mão é predominantemente dorsal e superficial. O sistema venoso profundo, de menor importância, é representado pelas veias que acompanham as artérias principais, geralmente numa proporção de duas veias para cada artéria.

Nervos

Os nervos mediano, ulnar e radial são responsáveis pela inervação da mão. O nervo mediano passa através do canal do carpo e distalmente ao retináculo dos flexores divide-se em vários ramos acompanhando as artérias metacárpicas e digitais. É responsável pela inervação motora dos músculos da região tenar (exceto o adutor e a parte profunda do flexor curto do polegar), do primeiro e segundo lumbricais e pela inervação sensitiva da região volar do polegar, Índice, dedo médio e metade radial do dedo anular.

O nervo ulnar acompanha a artéria ulnar e, após passar pelo canal de Guyon, divide-se em um ramo profundo e outro superficial. O ramo profundo é responsável pela inervação motora dos músculos da região hipotenar, dos interósseos, do terceiro e quarto lumbricais, do adutor e da parte profunda do flexorcurto do polegar. É responsável ainda pela inervação sensitiva da borda ulnar e dorsal da mão, pela metade volar e ulnar do dedo anular e pela face dorsal e palmar do dedo mínimo.

O nervo radial tem pouca importância para a inervação da mão, sendo responsável apenas pela sensibilidade dos dois terços radiais de sua região dorsal, incluindo o dorso do polegar e dos dedos Índice, médio e anular.

Tendões

Os tendões flexores dos dedos e do polegar passam, juntamente com o nervo mediano, através do canal do carpo. Neste nível são envolvidos pela bainha sinovial (Fig. 33.3). Na altura da prega palmar distal os flexores superficial e profundo de cada dedo penetram no túnel osteofibroso (Figs. 33.4 e 33.5) inserindo-se, respectivamente, na base das falanges média e distal. O retináculo dos flexores e o túnel osteofibroso têm papel importante no movimento de flexão dos dedos, funcionando como verdadeiras polias, impedindo o deslocamento anterior dos tendões.

Na região dorsal do punho os tendões extensores passam através de seus respectivos túneis osteofibrosos, ou compartimentos, e neste local são envolvidos por tecido sinovial.

No nível dos dedos os tendões extensores formam, juntamente com os músculos intrínsecos, um complexo aparelho extensor. Sua porção central insere-se na base da falange média e a terminal na base da falange distal.

As Articulações

A restauração funcional da mão lesada depende da livre movimentação das articulações metacarpofalângicas e interfalângicas. Por isso, a infecção nesse local tem significado especial.

Além da cápsula articular, contribuem, respectivamente, para a estabilidade lateral e ventral destas articulações os ligamentos colaterais e a placa volar. Os ligamentos colaterais apresentam uma porção longitudinal e outra oblíqua que se insere na placa volar. Na articulação metacarpofalângica os ligamentos ficam tensos em posição de flexão e nas interfalângicas, em extensão.

Se estas articulações forem imobilizadas, de maneira a manter os ligamentos colaterais frouxos, estes ligamentos se retraem, causando rigidez articular.

Espaços Palmares

Os estudos clássicos de Kanavel[9] por meio de injeções de massas gelatinosas demonstraram a existência dos seguintes espaços na mão (Figs. 33.6 e 33.7):

Espaço palmar médio retrotendinoso – contamina-se pela rotura de uma das bainhas tendinosas digitais em seu fundo de saco proximal. É delimitado dorsalmente pela aponeurose palmar profunda, ventralmente, pela face posterior dos tendões flexores e lumbricais e extremidade da bainha cubital, medialmente, pelo septo intermuscular interno que o separa da loja hipotenar, e lateralmente, por um septo longitudinal muito frágil que o separa da loja tenar. A comunicação entre

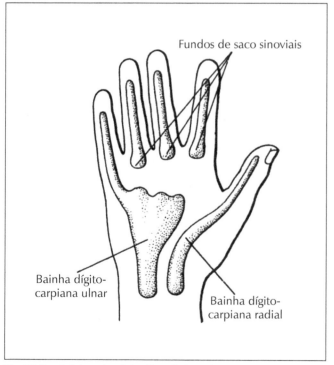

Fig. 33.3 – *Bainhas sinoviais; disposição mais comum.*

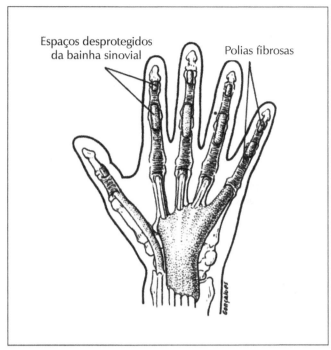

Fig. 33.4 – *Bainhas sinoviais e polias fibrosas da mão e dedos.*

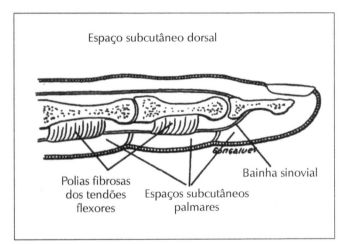

Fig. 33.5 – *Polias fibrosas da 1ª e 2ª falanges.*

os dedos e o espaço palmar retrotendinoso é feita apenas por dois orifícios. Um deles é a bainha sinovial digital, o outro é o que dá passagem ao músculo lumbrical e ao feixe vásculo-nervoso correspondente.

Espaço tenar – localiza-se no lado radial do 3º osso metacarpal com um prolongamento para o canal do 2º dedo.

Espaços comissurais – não são verdadeiros, pois estão preenchidos por tecido areolar, comunicam-se com o espaço subcutâneo dorsal e ligam-se pelos músculos lumbricais com o espaço profundo no lado palmar. Não contêm estruturas importantes e podem ser abertos sem a preocupação de causar seqüelas.

Espaço subcutâneo dorsal – conjunto frouxo subcutâneo no dorso da mão, forma um espaço potencial que é freqüentemente sede de furúnculos, de celulite subcutânea e, às vezes, de abscessos. Como os linfáticos dos dedos drenam para a região dorsal e o revestimento cutâneo é bastante frouxo nesta região, os edemas aí são maiores.

Pequenos ferimentos profundos, às vezes puntiformes, feridas produzidas em locais contaminados, agentes vulnerantes infectados, anti-sepsia precária, nutrição deficiente com redução da defesa local e necroses cutâneas por estase veno-linfática são os fatores principais no desenvolvimento das infecções.

FISIOPATOLOGIA

Os germes produtores de infecção na mão podem penetrar através de lesões causadas por agentes mecânicos, térmicos ou químicos. Na polpa digital, os septos de tecido conjuntivo são responsáveis pela formação de vários compartimentos estanques que uma vez infectados levam à isquemia local, impedindo a ação dos antibióticos. Com a evolução da infecção a coleção purulenta pode penetrar no túnel osteofibroso ou no espaço comissural e por esta via atingir os espaços palmares profundos (Fig. 33.6). A pele palmar por ser espessa e resistente, em geral, não permite a drenagem espontânea do material purulento, facilitando a sua progressão para estes espaços.

Classificação

A denominação de panarício é aplicada à infecção inespecífica dos dedos (Fig. 33.8). A infecção da mão recebe o nome de flegmão e a das bainhas tendinosas são conhecidas como tenossinovites.

Na face palmar dos dedos os panarícios mais comuns são os da falanges média e distal, seguindo-se, em ordem de freqüência, os do tipo eritematoso, flictenular e subcutâneo. Nos espaços profundos da mão as coleções podem se asses-

Tabela 33.1 Relação dos Compartimentos Dorsais	
Compartimentos	Tendões Extensores
Primeiro	Abdutor longo e extensor curto do polegar
Segundo	Extensor longo do polegar
Terceiro	Extensores radiais longo e curto do carpo
Quarto	Extensores comuns dos dedos e próprio do índice
Quinto	Extensor próprio do dedo mínimo
Sexto	Extensor ulnar do carpo

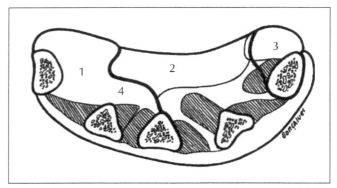

Fig. 33.6 – *Secção transversa da mão no nível do terço médio: 1 e 4 espaço tênar; 2. espaço palmar médio; 3. espaço hipotênar. Reproduzido de E. S. Bastos, 1969.*

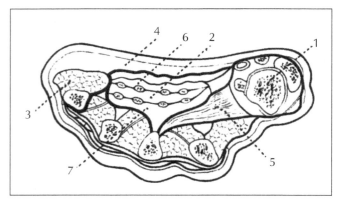

Fig. 33.7 – *Secção transversa da mão no nível do terço médio: 1, 2 e 3, espaços palmares profundos; 4. espaço palmar superficial. 5. m. adutor do polegar; 6. espaço palmar médio-pré-tendinoso; 7. espaço médio retrotendinoso.*

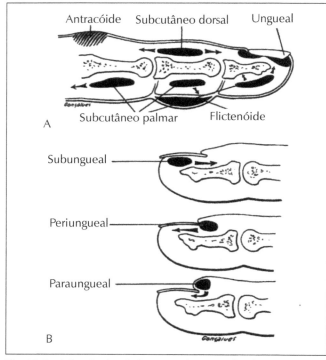

Fig. 33.8 – *Infecção dos dedos (panarícios). A – localização e propagação nos dedos; B – localização e propagação na região ungueal.*

tar na loja palmar média, seja no plano pré- ou retrotendinoso, na loja radial (tenar) ou na loja ulnar (hipotenar).

No sistema de deslizamento tendinoso, os processos infecciosos se localizam nas bainhas digitais e carpianas produzindo as tenossinovites agudas e crônicas.

Os processos infecciosos mais comuns no dorso dos dedos são os furúnculos e as foliculites e no dorso da mão, os flegmões comissurais.

Classificação das infecções da mão:
1. Panarícios:
1.1. Superficiais
1.1.1. Pele: – flictenóide
1.1.2. Anexos: – pêlos: antracóide
 – unha: para, peri- e subungueal
1.2. Profundos
1.2.1. Subcutâneo: – palmar
 – dorsal
1.2.2. Articulações: – artrites
1.2.2. Ossos: – osteomielite

2. Flegmão:
2.1. Palmar
2.1.1. Superficial
2.1.2. Profundo: – tenar
 – palmar médio
 – hipotenar
2.2. Dorsal
2.2.1. Superficial
2.2.2. Profundo

3. Tenossinovites
3.1. Digitais
3.2. Carpianas

TÉCNICAS DE TRATAMENTO CIRÚRGICO

Panarícios Superficiais

Nos panarícios superficiais flictenóide ou antracóide a drenagem é feita com a simples excisão da cobertura epidérmica. Nos panarícios ungueais deve-se considerar a anatomia da extremidade distal dos dedos, destacando-se o leito subungueal, o eponíquio e a ranhura ungueal. A matriz ungueal localiza-se distalmente à inserção do aparelho extensor terminal e é revestida dorsalmente pelo eponíquio.

A unha apresenta três partes: raiz, corpo e extremidade livre; a raiz encontra-se revestida pelo eponíquio e nas porções laterais pelo perioníquio (Fig. 33.2). No tratamento cirúrgico do panarício paraungueal é suficiente retirar a cobertura epidérmica da flictena. No periungueal deve-se retirar toda a borda lateral da unha de maneira a expor a ranhura ungueal. No panarício subungueal, devido à localização da matriz, usa-se a técnica de Kanavel[9]. Para tanto, são feitas duas incisões paralelas longitudinais ou oblíquas na base da unha, no nível do eponíquio (Fig. 33.9); levantando-se um retalho de pele para expor a base da unha, resseca-se esta, drenando-se, assim, a coleção purulenta; recoloca-se o retalho cutâneo sobre um dreno laminar.

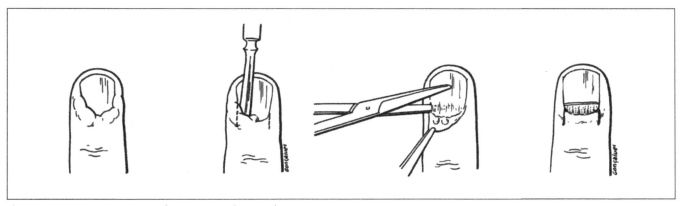

Fig. 33.9 – *Tratamento cirúrgico do panarício subungueal.*

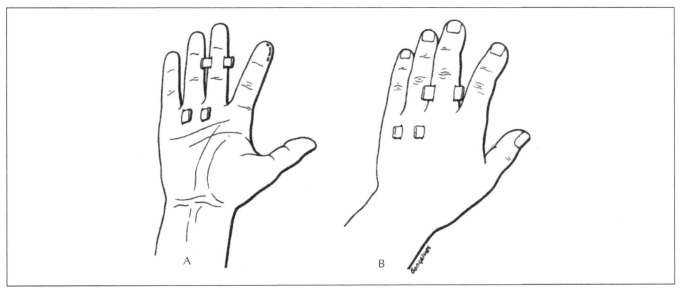

Fig. 33.10 – *Tratamento dos panarícios profundos. A – face palmar; B – face dorsal. Vêem-se, também, as drenagens para os flegmões do 3º e 4º espaços comissurais.*

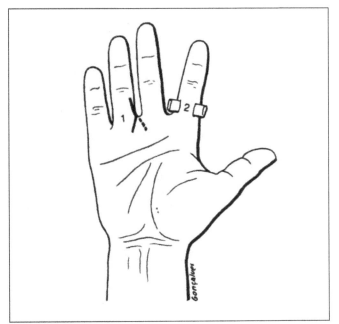

Fig. 33.11 – *1. Incisão em Y invertido; 2 – Drenagem de panarício palmar da 1ª falange.*

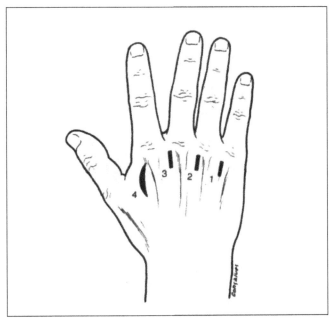

Fig. 33.12 – *Linhas de incisão dorsal dos flegmões comissurais. 1. incisão no 4º espaço; 2. incisão no 3º espaço; 3. incisão no 2º espaço; 4. incisão no 1º espaço.*

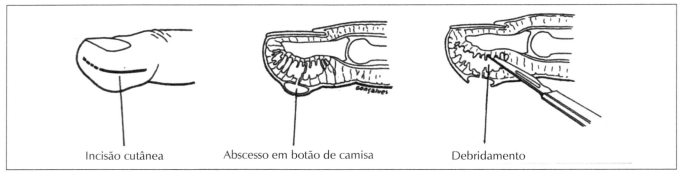

Fig. 33.13 – *Tratamento cirúrgico do panarício subcutâneo da polpa digital.*

Panarícios Profundos

Devem-se considerar o panarício profundo que se localiza somente na falange e aquele que invade o espaço comissural. No primeiro faz-se uma incisão lateral respeitando-se as pregas de flexão do dedo, seguida de uma segunda incisão paralela no lado oposto; coloca-se um dreno laminar após esvaziamento cuidadoso da coleção purulenta (Fig. 33.10). No caso do panarício da falange proximal com propagação comissural usa-se a incisão em três ramos ou Y invertido. O ramo digital é localizado na face lateral do dedo e os ramos proximais cruzam perpendicularmente a comissura dorsal e palmar; os dedos ficam assim bem separados com uma boa visualização do foco purulento que será esvaziado (Figs. 33.11 e 33.12).

No panarício subcutâneo da polpa digital utiliza-se a incisão em forma de taco de golfe; não se devem usar incisões pequenas. Devido à estrutura anatômica da polpa ser constituída por lojas fibrosas cheias de gordura e também por causa da circulação terminal, a evolução do processo é rápida levando à isquemia e necrose, alcançando o próprio osso (Fig. 33.13).

Após a incisão mobiliza-se o retalho expondo-se amplamente as lojas fibrosas contaminadas, que são ressecadas, reaplicando-se o retalho sobre um dreno laminar. Se houver lesão do osso este será curetado, retirando-se os seqüestros.

Flegmões

Nos flegmões palmares superficiais, em geral localizados sob calosidades, o tratamento cirúrgico consiste numa incisão em cruz, com ressecção dos ângulos e da calosidade, ficando aberta amplamente a loja purulenta, não havendo necessidade de dreno.

Nos flegmões palmares profundos faz-se a drenagem por uma incisão longitudinal, ou ligeiramente oblíqua, de acordo com a localização numa das três lojas palmares, tenar, hipotenar ou média (Fig. 33.14). Estas incisões devem ser de preferência paralelas às pregas palmares ou em "linha quebrada", de maneira a não seccionar estas pregas perpendicularmente.

Tenossinovites

As tenossinovites infecciosas dos dedos podem ser drenadas por meio de incisões médio-laterais ou ventrais em ziguezague. Após a retirada do material purulento e o desbridamento rigoroso deve-se manter sistema de drenagem para irrigação com soro fisiológico durante 48 a 72 horas. Este sistema consta de um cateter de entrada e outro de saída que é acoplado a um recipiente capaz de produzir vácuo.

As tenossinovites carpianas devem ser drenadas por meio de incisão palmar, paralela à prega tenar, prolongando-se proximalmente em forma de ziguezague no nível do punho, entre o tendão do palmar longo e do flexor ulnar do carpo. O retináculo dos flexores deve ser aberto para se evitar síndrome de compressão do nervo mediano. Da mesma forma que no caso anterior deve-se instalar sistema de drenagem para irrigação contínua.

BIBLIOGRAFIA

1. Arons MS. Femando L. Polayes IM. Paslurella multicida. The major cause of hand infections following domestic animal biles. J. Hand. Surg. 7:47-52. 1982.
2. Bingham Dic. Acule infections of the hand. Surg. Clin. North Am. 40:1285-1298.1960.
3. Bolton H, Fowler PJ, Jepson RP. Natural history and treatment of pulp space infection and osteomyelitis of the terminal phalanx. J. Bone. Joint. Surg. 3IB:499-504, 1949.

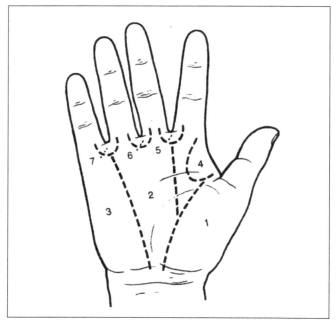

Fig. 33.14 – *Linhas de projeção dos espaços palmares. 1, 2 e 3, espaços palmares profundos; 4, 5, 6 e 7 espaços comissurais. Reproduzido de E. S. Bastos, 1969.*

4. Boyes JH. Bunnell1s Surgery of the Hand, 5ed. Philadelphia, JB Lip-pincott, 613p. 1970.
5. Burkhalter WE. Deep space infections. Hand Clin 5:553-559, 1989.
6. Canales FL, Newmeyei- WL, Kilgore ES JR. The treatment of felons and paronychias. Hand Clin 5:515-523, 1989.
7. Entim MA. Infections of the hand. Surg Clin North Am 44:981-993, 1964.
8. Freeland AE, Senter BS. Septic arthritis and osteomyelitis. Hand Clin 5:533-552, 1989.
9. Kanavel AB. Infections of the hand. A Guide to the Surgical Treatment of Acute and Chronic Suppurative Processes in the Fingers, Hand, and Forearm. 7ed. Philadelphia, Lea & Febiger, 234p. 1943.
10. Kaplan EB. Functional and Surgical Anatomy of the Hand. 2 ed. Philadelphia, JB Lippincott, 407p. 1965.
11. Kilgore ES Jr, Brown LG, Newmeyer WL, Graham WP, Davis IS. Treatment of felons. Am J Surg 130: 194-197, 1975.
12. Leddy JP. Infections of the upper extremity. J Hand Surg II A:294-297, 1986.
13. Linscheid RL, Dobyns JH. Common and uncommon infections of the hand. Orthop Clin North Am 6: 1063-11 04, 1975.
14. Neviaser RJ. Closed tendon sheath irrigation for pyogenic flexor tenosynovitis. J Hand Surg 3:462-466, 1978.
15. Robins RHC. Infections of the hand. A review based on 1000 consecutive cases. J Bone Joint Surg 34B:567-580, 1952.
16. Scott JC, Jones BV. Results of treatment of infections of the hand. Bone Joint Surg 34B: 581-587, 1952.

34 Cirurgia da Pele

Luiz Kamakura
Miguel Modolin
Victos Spina

A Cirurgia Plástica restauradora da pele visa corrigir cicatrizes desgraciosas ou nitidamente patológicas e cobrir soluções de continuidade cutânea. Basicamente, tem por objetivo selecionar a direção das incisões cutâneas, a fim de se obter cicatrizes menos visíveis[14], revestir áreas cruentas por aproximação simples, por enxerto de pele ou por transposição e deslizamento de retalhos da vizinhança.

CRITÉRIO DE ESCOLHA DA DIREÇÃO DAS INCISÕES CUTÂNEAS

As incisões deliberadas sobre a superfície cutânea devem ser executadas sob um critério de escolha de sua direção, visando obter cicatrizes de boa aparência estética e sem conseqüências de ordem funcional. Incisões que cruzam as pregas articulares do punho, do cotovelo, da axila, do cavo poplíteo ou de direção perpendicular na face anterior do pescoço, originam cicatrizes que, no futuro, se retraem, se espessam, se hipertrofiam, resultando, às vezes, em sérios prejuízos funcionais. As incisões nestas regiões devem ser na direção das pregas naturais e, quando não, têm que ser decompostas num traçado irregular em ziguezague.

No meado do século XIX Langer[11] publicou seu importante trabalho, descrevendo a direção das linhas de predileção das incisões cutâneas. Até hoje, as linhas de Langer continuam sendo consideradas por alguns como padrão das incisões da pele, ideais quanto à obtenção de cicatrizes compensadoras, do ponto de vista estético.

Repetem-se em muitos tratados os mapas de Langer, embora ultrapassados e, na realidade, graças a estudos mais cuidadosos sobre a patogenia das cicatrizes viciosas, as linhas de eleição da incisões cutâneas, na grande maioria das regiões, não coincidem com as recomendadas por Langer[11].

Anteriormente a Langer, Cloquet[2], Dupuytren[3], Malgaigne[12], posteriormente Kocher[8] interessaram-se pela mesma questão, lançando suas teorias e interpretações sobre a natureza das linhas de força, ou de tensão, da pele. Até então, supunha-se que a formação das linhas cutâneas estava em função da direção das fibras elásticas.

Webster[15], considerando os vários fatores que produzem cicatrizes deformantes, concluiu que a regra mais simples para se praticar incisões nas direções mais apropriadas é a de fazer coincidi-las com as rugas naturais da superfície cutânea, facilmente reconhecíveis na face, no pescoço, no punho etc.

A real interpretação da formação das linhas de força foi feita por Rubin[13] em 1948; usando tinta que se emprega para a obtenção das impressões digitais, obteve na face um mapa das linhas de eleição causadas pela contração dos músculos esqueléticos e cuticulares subjacentes.

Kraissl[10] divulgou, com seu excelente trabalho, a concepção de que a formação das linhas de força, ou de tensão, da pele se deve à contração dos músculos subjacentes e, na realidade, correspondem a uma linha perpendicular à direção da contração do músculo, ou da resultante dos vários músculos abaixo situados.

As Fig. 34.1 e 34.2 mostram, segundo Kraissl as linhas reais de eleição e a Fig. 34.3 onde o cirurgião deve situar suas incisões na face para a retirada de pequenas lesões.

A Fig. 34.4 mostra a diferença de direção das linhas Kraissl na face anterior do tronco da mulher.

Embora, nessa ordem de idéias, o básico seja considerar as linhas de eleição da superfície corpórea como resultantes da contração muscular, outras linhas são válidas como de eleição. Assim, segundo Grabb e Smith[5], ainda são consideradas:

a) *linhas do contorno* – situam-se na junção entre dois planos da face, como a linha pré-auricular, o sulco inflamatório, os sulcos nasogeniano e nasolabial;

b) *linhas de dependência* – apresentam-se nas pessoas idosas pelo efeito da gravidade, com afrouxamento dos tecidos, levando à queda da pele e da tela subcutânea. A frouxidão da pele do pescoço e da região submandibular estabelece linhas no submento e abaixo da mandíbula, que se tornam de predileção para a retirada do excesso antiestético de pele e de gordura;

c) *incisões camufladas* – pequenos tumores da face podem ser retirados por incisões, cujas cicatrizes se tornam ca-

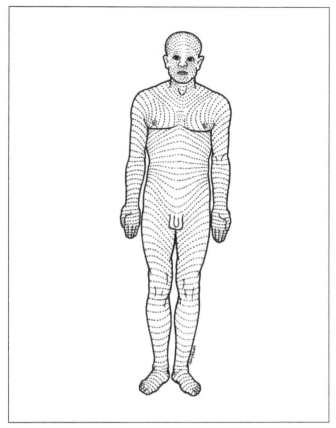

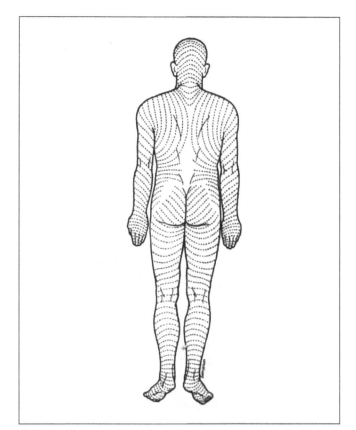

Figs. 34.1 e 34.2 – *Linhas de Kraissl nas faces anterior (1) e posterior (2) do tronco e membros do homem.*

Fig. 34.2

mufladas. Assim, os cistos dermóides da região lateral da órbita podem ser retirados por incisões transversas no interior do supercílio. Fraturas do arco zigomático e do malar podem ser reduzidas introduzindo-se os instrumentos cirúrgicos através de uma incisão na zona pilosa da região temporal.

Os enxertos de pele devem ser retirados de regiões menos visíveis, como as regiões retroauricular, palpebral superior ou de regiões escondidas pelas vestes. Embora se obedeça a esses pormenores de técnica, certos fatores predisponentes, principalmente raciais e hormonais, podem favorecer a formação de cicatrizes desgraciosas, como o quelóide.

A obtenção de cicatrizes imperceptíveis não depende exclusivamente dos fatores já assinalados. Os tempos cirúrgicos de diérese, da hemostasia e da síntese apresentam requisitos técnicos que influem favoravelmente na evolução da cicatriz.

Diérese

O instrumental de corte deve ser bem afiado. As incisões dirigem-se perpendicularmente à superfície cutânea, sem rebarbas ou outras irregularidades, via de regra, atingindo em profundidade o plano subcutâneo.

Hemostasia

Pinçamento com pinças mosquito (de Halsted), de ponta m fina, e laqueadura dos vasos com fio sintético inabsorvível

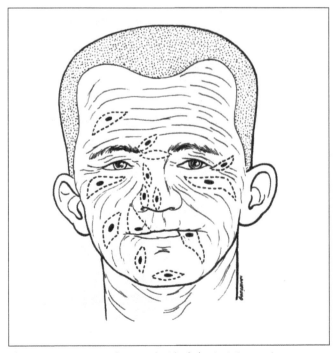

Fig. 34.3 – *Esquema do traçado ideal das incisões cutâneas para a excisão de tumores faciais, de acordo com a proposição de Kraissl.*

monofilamentar de *nylon*, *mersilene*, ou polietileno 5-0 ou 6-0, que são muito bem tolerados, dando o mínimo ou nenhuma reação úmida e fibroplasia precoce. O categute é um

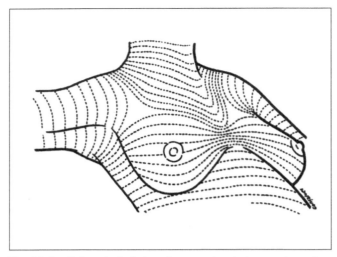

Fig. 34.4 – *Linhas de Kraissl na face anterior do tronco da mulher. Verificar as diferenças entre as direções das linhas de eleição quanto ao sexo.*

material que produz muita reação úmida e fibroplasia tardia. Tem a vantagem do fácil manuseio. O fio de algodão para a superfície não é de boa escolha. Produz reação de corpo estranho que se caracteriza por excessiva produção de serosidade e extrusão. Na cirurgia geral seu uso é bem aceito quando feito em profundidade.

A eletrocoagulação, com relativa alta amperagem e baixa voltagem, produz coagulação dos vasos pelo calor da corrente. É outro meio de hemostasia bem aceito, se o aparelho corresponder às exigências referidas. É um método rápido de hemostasia, produzindo pouco traumatismo desde que o contato seja feito com eletrodo de ponta fina a pinças de Halsted delicadas. O sangramento capilar poderá ser debelado pela pressão, por cinco ou 10 minutos, com gaze embebida em soro fisiológico. Se persistir o sangramento, o pinçamento dos vasos e a torção dos mesmos é um método válido.

Síntese

A sutura poderá ser feita num único plano ou em dois ou três planos, dependendo da espessura das suas margens. O instrumental deve ser delicado, evitando-se, ao máximo, pinças grosseiras com dentes de rato, dando-se preferência a ganchos para elevar as margens, ou às pinças de múltiplos dentes diminutos tipo Brown-Adson. Tais cuidados são válidos para as suturas de feridas em qualquer região, principalmente na face. As suturas podem ser em um único plano ou em dois ou três planos. Dá-se preferência ao uso dos fios sintéticos de *nylon, mersilene* ou polietileno 5-0, 6-0, com agulha atraumática. Nas suturas em um único plano, é útil conseguir a eversão das margens cuja virtude teórica é evitar a contaminação da ferida pelos germens de superfície cutânea. A agulha penetra bem próximo à margem, de um lado, e afasta-se para fora da porção mais profunda e alcança a superfície do lado oposto nas mesma distância da primeira (Fig. 34.5).

O método da sutura em inversão é indicada quando se pretende a formação de um sulco visível, como no caso de plástica palpebral, para simular o suco óculo-palpebral, e a obtenção do sulco nasogeniano nas paralisias faciais, onde

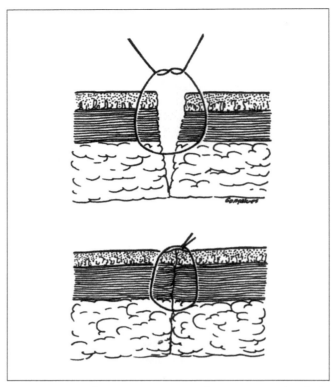

Fig. 34.5 – *Tipo de sutura para eversão das margens. A alça do fio deve ser bem afastada na profundidade e próxima das margens na superfície.*

ele é ausente. A agulha penetra a 2 ou 3 milímetros da margem, obliquamente para dentro até o subcutâneo e volta obedecendo ao mesmo trajeto do lado oposto (Fig. 34.6).

Como regra geral a agulha deve sempre penetrar e sair próximo das margens da ferida. A passagem dos fios longe das margens e, principalmente, quando os pontos são retirados tardiamente, redunda em marcas indeléveis e permanentes sobre a superfície cutânea, dando aparência desagradável. Isso é mais válido para suturas em regiões visíveis como a face e o pescoço. Nestas regiões é recomendável retirar os pontos 48 a 72 horas depois, mesmo que seja, alternadamente, para maior segurança. Pode ser colocado esparadrapo microporo sobre a ferida e mantê-la até 10 dias ou mais para se evitar o risco de deiscência e atenuar o de alargamento da cicatriz. Aliás, esta prática, segundo o caso, deverá estender-se por meses. Em todas as outras regiões a retirada dos pontos deve ser feita tardiamente, 10 a 12 dias, mormente nos membros inferiores e, mesmo assim, consolidar a cicatrização com tiras de esparadrapo microporo por mais tempo. A Fig. 34.7 mostra um tipo de sutura da pele, em dois planos, comumente usada.

Embora o tipo de sutura não seja o único fator que permite uma boa cicatrização, é aconselhável fazer a sutura intradérmica nas regiões de interesse estético.

Sutura Intradérnuca

A tela subcutânea e os tecidos mais profundos devem ser suturados em pontos separados para eliminar espaços mortos e diminuir a tensão. O plano superficial de pele, graças aos pontos da profundidade, deve estar com suas margens apro-

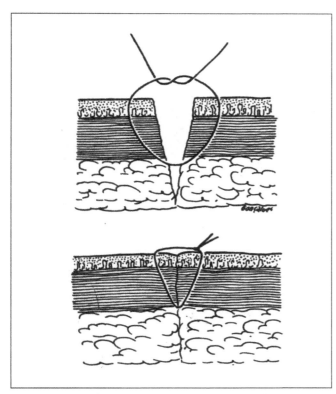

Fig. 34.6 – *Tipo de sutura para se obter a inversão das margens. A agulha penetra e sai longe das margens e a alça profunda é próxima das margens.*

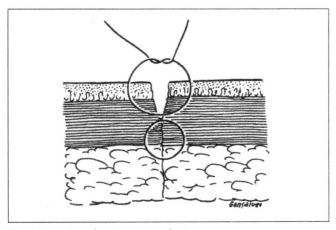

Fig. 34.7 – *Tipo de sutura para eliminar espaço morto, sutura profunda, interessando parte da derme e subcutâneo. Sutura superficial, interessando a camada dermo-epidêmica. Na superfície cutânea aproximam-se as margens com esparadrapo microporo.*

ximadas, bastando mais uma fila de pontos intradérmicos afrontá-las satisfatoriamente (Fig. 34.8).

A sutura intradérmica pode ser corrida ou em pontos separados. O fio mais indicado é o inabsorvível sintético, em todos os planos – superficial e profundo – *nylon* monofilamentar, *mersilene* ou o sintético absorvível. O fio de Dexon, embora seja de uso recente, poderá substituir os fios inabsorvíveis nos planos profundos. A imobilização da ferida, medida importante para uma boa cicatrização e maior segurança na aproximação das bordas, é feita com esparadrapo microporo como mostra a Fig. 34.9.

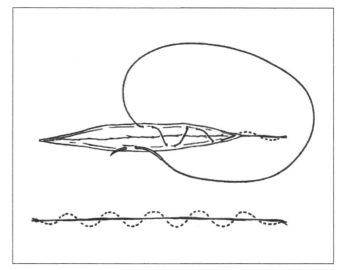

Fig. 34.8 – *Sutura intradérmica.*

TRATAMENTO DAS FERIDAS E CICATRIZES QUE CONTRARIAM AS LINHAS DE FORÇA

As feridas incisas oriundas de traumas de direção contrária às linhas de força carecem de tratamento particular, a fim de dissimular a sua presença. O mesmo poderá ser dito com referência às cicatrizes. A síntese dessas feridas da maneira habitual, borda a borda, resulta em cicatrizes que progressivamente se deprimem, se alargam ou se retraem (Hodgson e col.,[6]; El-Otefy,[4]). Alguns artifícios de técnica são utilizados visando transformar sua direção reta em traçado irregular em ziguezague, recorrendo-se à plástica em Z ou dos múltiplos ZZ ou a técnica em W.

A plástica em Z é assim chamada porque o traçado das suas incisões assemelha-se à forma desta letra. Apresenta uma linha central e dois braços laterais. Na decomposição de uma linha reta para linha em "ziguezague" pela plástica em Z, a linha central corresponde à direção da própria ferida, e os braços laterais, de igual comprimento à linha central, penetram na pele sã, fazendo com a linha central um ângulo de 60°. É claro que, dependendo das dimensões e da localização da ferida, são necessárias execuções de dois, três ou mais ZZ.

A técnica em *W* (Fig. 34.10) é assim chamada porque o traçado das incisões, de um lado e do outro das bordas da ferida, obedece ao traçado desta letra. O tecido compreendido entre o traçado dos dois W é retirado, e a aproximação das margens irregulares é feita cuidadosamente imbricando-se os retalhos de um lado aos espaços correspondentes ao outro lado (Borges[1]).

A decomposição da ferida, de direção reta para um traçado irregular em ziguezague, torna a cicatriz mais dissimulada, com a vantagem, ainda, de que algumas das cicatrizes se orientem de acordo com as linhas de força.

Excisão de Lesões Cutâneas

Lesões limitadas da pele podem ser retiradas por três métodos: excisão elíptica ou lenticular, excisão circular e excisão triangular. A seleção de um desses três métodos depende da localização e da dimensão das lesões.

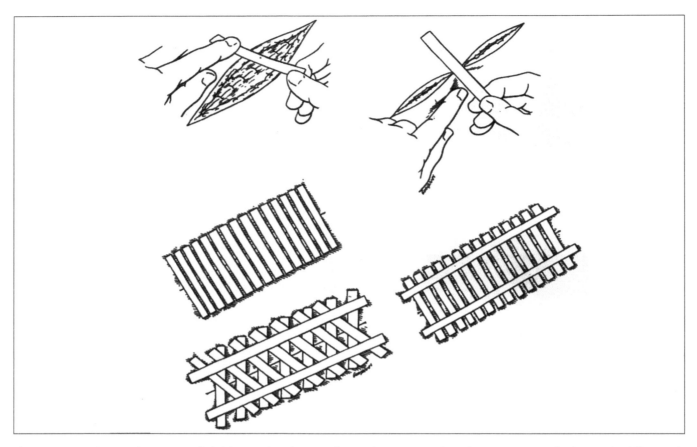

Fig. 34.9 – *Aproximação das margens da ferida com tiras de esparadrapo microporo em várias direções; este tipo de síntese e imobilização da ferida aplica-se também nos casos em que se usa a sutura intradérmica.*

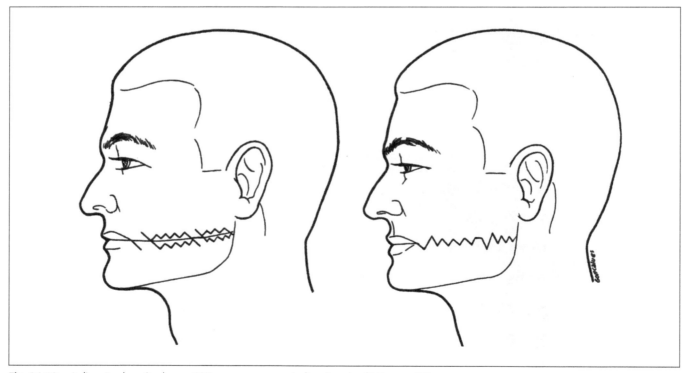

Fig. 34.10 – *Aplicação do método em "W" com as mesmas indicações da plástica em "Z".*

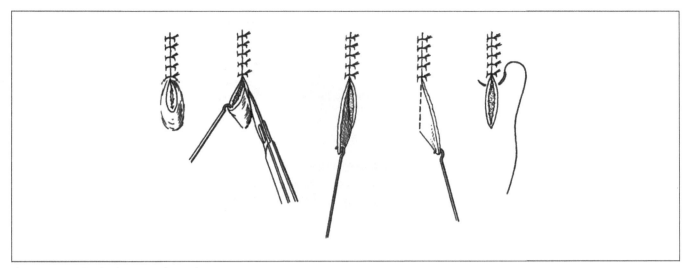

Fig. 34.11 – *Método de excisão lenticular.*

Em lesões extensas, cuja aproximação das margens da ferida não é possível pela distância que as separa, ou por provocarem distorções de segmentos anatômicos vizinhos, o cirurgião deve recorrer a enxertos ou retalhos de pele.

Método da Excisão Lenticular

A possibilidade da excisão de lesões cutâneas por este método depende da elasticidade da pele da região, da idade do doente, e da área em que se atua. Os pacientes idosos possuem certa tendência à frouxidão de pele, o que facilita a execução do método.

A excisão em elipse deve ser planejada, demarcando-se com solução alcoólica a 10% de verde brilhante o traçado das incisões. Estas devem estender-se eqüidistantes das margens da lesão na largura e no comprimento. A cicatriz resultante deve coincidir com a linha de força ou de tensão da pele, que corresponde ao maior eixo da elipse. Nos pacientes idosos as cicatrizes se localizam mais facilmente em direção satisfatória, fazendo-as coincidir com as rugas naturais. O comprimento dos braços da elipse deve ultrapassar, aproximadamente, uma a duas vezes o comprimento do eixo da lesão, na mesma direção da linha de força ou da ruga selecionada. A Fig. 34.3 mostra múltiplas lesões da pele e o traçado corresponde ao das incisões em elipse.

Linhas mais reduzidas em comprimento podem ocasionar excessos de pele nas extremidades ("orelha de cachorro") que, se de pequeno vulto, poderão desaparecer com o decorrer do tempo; caso contrário, deverão ser retirados, estendendo-se o comprimento da incisão em elipse, incluindo os excessos mencionados (Fig. 34.11).

Excisões Circulares

As excisões circulares, de dimensões tais, que não podem ser transformadas em elipse, implicam sempre revestimento com enxerto ou retalho cutâneo da vizinhança.

BIBLIOGRAFIA

1. Borges AF. Elective incisions and scar revision. Linle, Brown and Company - Boston, 1973.
2. Cloquet JH. Traité D'Anatomie Descriptive. Libraire De Crochard Paris, 1832.
3. Dupuytren G. Traité des bleussures par armes de guerre - Paris, 1834.
4. EI Otefy MA. A versatile method for the release of burn scar contractures. Brit. J. Plast. Surg., 34:326,1981.
5. Grabb WC e Smith JW. Plastic Surgery. Little, Brown and Company - Boston, 1973.
6. Hodgson WJB e Greenstein RJ. A comparative study between Z-plasty and incision and drainage or excision with marsuhpialization for pilonidal sinuses. Surg. Gynec. Obst., 153:842, 1981.
7. Kazanjian e Converse. Surgical treatment of facial injuries. The Williams & Wilkins Company - Baltimore, 1974.
8. Kocher T. Chirurgische - Operationslehre. Verlag Von Gustav Fisher - Jene, 1907.
9. Kraissl CJ. The selection of appropriate lines for elective surgical incisions. Plast. Reconstr. Surg. 8: 1-28, 1951.
10. Kraissl CJ e Conway H. Excision of small tumors of the skin of the face with special reference of the wrinkle line. Surgery 4:592-600, 1949.
11. Langer K. Ueber die'spaltbarkeit der cutis. Sitzungsb. d., K. Akad. d. Wissensch math. naturw. Cl. 43:233, 1861.
12. Malgaigne JF. Traité d'anatomie chirurgicale et de chirurgie experimentale. J.B. Bailliere - Paris, 1838.
13. Rubin LR. Langers lines and facial scars. Plast. Reconstr. Surg. 3:147-155, 1948.
14. Spina V. Plástica em Z. Rev. Paul. Med. 36:347-360, 1950.
15. Webster GP. Deforming scars. Their causes, prevention and treatment. Pennsylvania Med. J. 1:10, 1935.

35 Enxertos de Pele

Roberto A. B. Millan
Eliane I. Miyake Queiroz
Gerson Vilhena Pereira Fo.

DEFINIÇÃO

Enxerto cutâneo é um fragmento de pele retirado de uma área (doadora) e transferido para uma outra área (receptora), separado completamente de seu leito original, tornando-se totalmente dependente de um novo suprimento sangüíneo que se desenvolverá a partir do leito receptor.

Há aproximadamente 3.000 anos, os enxertos de pele já eram utilizados pelos egípcios e hindus que empregavam a pele da região glútea para reconstruir amputações do nariz (punição para crimes de adultério e furto). Entretanto, as publicações científicas sobre enxertos só se iniciaram no século XIX, com o relato de bem-sucedida auto-enxertia de pele para reconstrução de nariz.

Na segunda metade do mesmo século, houve um grande número de publicações referentes a enxertos: epidérmicos de Reverdin[3] (1869); de pele parcial de Ollier e Thiersch[7] (1872 e 1893); de pele total de Wolfe e Krause[7] (1875 e 1893). De fato, os enxertos deixaram de ser uma conduta de exceção para se tornar rotina no tratamento de áreas cruentas.

CLASSIFICAÇÃO

Quanto à Espessura (Fig. 35.1)

Enxertos de pele total (Wolfe e Krause). Enxertos constituídos pela epiderme e toda a espessura da derme.

Enxertos de pele parcial. São constituídos de epiderme e parte da derme, sendo subdivididos em:

Delgados (GUier e Thiersch). Espessura de 0,125 a 0,275mm.

Intermediários (Blair e Brown[3]). Espessura de 0,276 a 0,40mm.

Espessos (Padgett[8]). Espessura de 0,41 a 0,75mm.

Estas medidas são variáveis, pois a espessura da derme varia conforme a região do corpo, a idade, o sexo e a raça do indivíduo.

Quanto à Composição

Simples. São os enxertos constituídos somente por pele.

Compostos. São os enxertos constituídos por pele associada a gordura, osso; cartilagem ou músculo.

Quanto à Origem

Auto-enxertos. Quando as áreas doadora e receptora pertencem ao mesmo indivíduo.

Homoenxertos. Quando as áreas doadora e receptora pertencem a indivíduos da mesma espécie.

Isoenxertos. Quando as áreas doadora e receptora pertencem a gêmeos homozigotos.

Heteroenxertos. Quando as áreas, doadora e receptora pertencem a indivíduos de espécies diferentes.

Quanto à Dimensão

Enxertos laminados ou em tiras. São enxertos amplos, que permitem o revestimento de toda ou quase toda a área cruenta, sendo muito utilizados atualmente.

Enxertos fragmentados ou em estampilhas. São pequenos fragmentos de pele utilizados para revestir grandes áreas, nos casos em que não se dispõem de áreas doadoras suficientes. Entre um fragmento e outro, ocorre a epitelização a partir das bordas, o que compromete o resultado estético, restringindo seu uso.

Enxertos em malha *(mesh graft)*. Neste caso, o enxerto de pele parcial sofre múltiplos cortes, obtidos com o uso de um instrumento apropriado. Desta forma, o enxerto transforma-se em uma "rede" com conseqüente aumento de sua superfície, nas proporções de 1,5:1 até 6:1, conforme a distância entre os cortes.

É um procedimento muito utilizado na cobertura de grandes áreas cruentas, com pouca disponibilidade de área doadora.

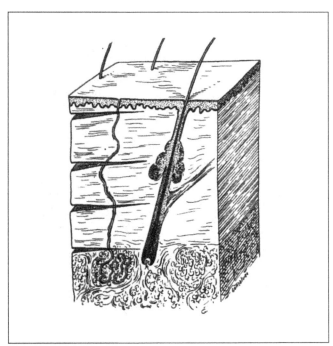

Fig. 35.1 – *Diferentes níveis de secção da pele para obtenção de enxerto parcial.*

INDICAÇÕES

Os enxertos de pele são indicados nos casos em que não é possível o tratamento de uma área cruenta com sutura primária.

Enxertos de pele total. Têm seu uso restrito a pequenas lesões, devido à escassez de área doadora, que deve ser sempre fechada primariamente. São utilizados principalmente na face, por apresentarem melhor qualidade estética e funcional, com menores índices de discromia e retração secundária, se comparados com enxertos de pele parcial.

Em contrapartida, verifica-se maior retração primária, sendo necessária a retirada de enxerto mais amplo que a área a ser coberta.

Como decorrência de sua espessura e, conseqüentemente, maior dificuldade de integração, os enxertos de pele total exigem um leito receptor de melhor qualidade.

Enxertos de pele parcial. São de fácil obtenção, já que as áreas doadoras se reepitelizam a partir dos anexos dérmicos e apresentam boa facilidade de integração.

Possibilitam a cobertura de grandes extensões e, quando utilizados sobre áreas de ressecção de lesões neoplásicas, facilitam a observação de eventuais recidivas locais.

Apresentam desvantagens tais como: discromia, maior retração secundária além de seqüelas visíveis na área doadora. Esse tipo de enxerto pode ser também utilizado nas cavidades oral, nasal e orbitária, vagina e uretra, perdendo, nestes casos, a camada de queratina.

FISIOLOGIA DA INTEGRAÇÃO

Após a enxertia ocorrem vários fenômenos que podem ser agrupados didaticamente em fases relativamente distintas:

Fase de Embebição Plasmática

Assim que é retirado da área doadora, o enxerto de pele torna-se pálido em conseqüência da vasoconstricção e diminuição do número de hemácias no interior dos vasos. Uma vez em contato com o leito receptor, inicia-se um fluxo de líquidos da área receptora para o enxerto. Esta fase inicial é denominada embebição plasmática, que predomina nas primeiras 48 horas.

O enxerto se mantém aderido ao leito receptor por uma camada de fibrina.

Fase de Inosculação

Após as primeiras 48 horas, é possível observar a formação de anastomoses entre os vasos da área receptora e do enxerto.

A circulação linfática inicia-se também nesta fase, do mesmo modo que a sangüínea, ou seja, através de anastomoses entre os linfáticos do leito e do enxerto.

Fase de Revascularização

A circulação sangüínea no enxerto começa a ser mais eficiente a partir do quinto dia, apesar das anastomoses não serem muito numerosas. O desenvolvimento da rede vascular continua, e por volta do 21º dia o enxerto é considerado integrado.

Inervação

A sensibilidade do enxerto encontra-se inicialmente ausente, uma vez que o procedimento desnerva o segmento de pele retirado. A inervação ocorre pelo crescimento de pequenos ramos nervosos a partir do leito receptor. Em enxertos mais finos, verifica-se a inervação mais rapidamente que nos espessos, sendo que a sensibilidade final costuma ser maior quanto maior a espessura. É de se ressaltar que o restabelecimento da sensibilidade é lento e raramente atinge a normalidade. Em geral, a primeira sensação a surgir é a dolorosa.

Retração Secundária

Superfícies cobertas com enxertos de pele têm, em geral, menor retração, comparadas com as que cicatrizam por segunda intenção. A maior quantidade de derme no enxerto favorece cicatrização com menor retração. Fatores da derme ainda não conhecidos (Rudolf[11,12], 1977) induzem à menor atividade e à redução do número de miofibroblastos.

Fatores que Interferem na Integração de Enxertos

Vários fatores podem interferir negativamente na integração dos enxertos de pele, desde a inexperiência do profissional, até condições inerentes ao próprio paciente, tais como: desnutrição grave, diabetes melitus, hipertensão arterial, tumores malignos em atividade, uso de antiinflamatórios hormonais e não-hormonais, anticoagulantes, antiblásticos, quimioterápicos e outros imunossupressores.

PRESERVAÇÃO DA PELE PARA ENXERTIA

Vários métodos de preservação são atualmente utilizados:

In situ

A sobra de pele pode ser conservada no próprio sítio doador, não necessitando nova anestesia para sua reutilização por um período de dez dias.

Refrigeração

Os enxertos são mantidos a temperaturas em torno de 0ºC, embebidos em solução salina. Nestes casos, a pele pode resistir por várias semanas.

Congelação

Os enxertos são armazenados em temperaturas próximas a -160ºC (obtidas com nitrogênio líquido), utilizando-se glicerol como protetor das células ao congelamento. A estocagem pode perdurar por até seis meses.

CULTURA DE EPIDERME

A cultura de epiderme autóloga tem sido referida como opção no recobrimento de áreas muito extensas. Assim, seu principal uso é no tratamento de grandes queimados.

Na cultura de epiderme, fragmentos de pele são tratados com enzimas capazes de isolar os queratinócitos, semeados em meio de cultura apropriado.

Se por um lado o método permite a obtenção de grande quantidade de enxertos de fácil integração, por outro lado verifica-se ser de alto custo, exigindo técnicas laboratoriais altamente sofisticadas e um tempo de espera de 2 a 3 semanas. O manuseio dos enxertos é difícil, podendo fragmentar-se com facilidade e a cobertura obtida é muito frágil.

MÉTODOS E LOCAIS DE OBTENÇÃO DOS ENXERTOS

Enxertos de Pele Total. As áreas doadoras de enxerto de pele total são restritas, uma vez que deverão ser fechadas mediante sutura. A área a ser escolhida é a que mais se assemelhar à pele da área receptora, preferivelmente situada em local pouco aparente.

O enxerto é retirado por dissecção com bisturi, em plano justadérmico. Considerando-se, sempre, a contração primária que irá sofrer, a quantidade de pele a ser retirada deve ser planejada cuidadosamente. Para tanto, deve-se confeccionar um molde da área cruenta e retirar o enxerto pouco maior que o necessário. Importante ressaltar que o enxerto deve estar totalmente desgordurado antes de ser suturado ao leito receptor (Fig. 35.2).

As áreas doadoras mais utilizadas são: retroauricular; supraclavicular; pálpebra superior; prega do punho; borda ulnar da mão; região inguinal e abdômen inferior.

Enxertos de Pele Parcial. Muito embora os enxertos de pele parcial possam ser obtidos de quase todas as regiões do corpo, a escolha da área doadora está relacionada com sua maior ou menor exposição ao observador, ao tipo de ins-

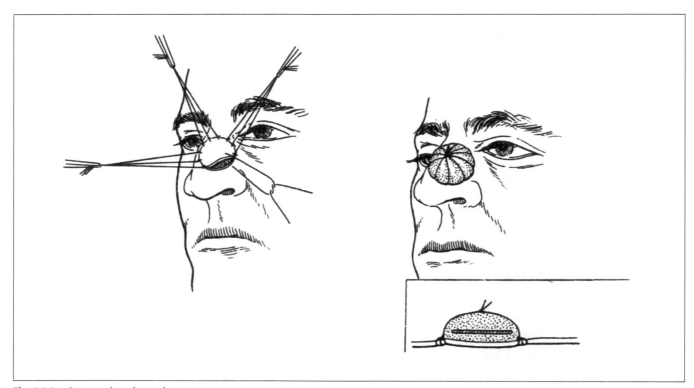

Fig. 35.2 – *Enxerto de pele total.*

trumento a ser utilizado, à qualidade da região bem como à quantidade de pele' desejada (Fig. 35.3).

Utilizam-se desde lâmina de barbear, bisturi, facas de Blair e Humby, até os dermátomos de tambor (de Padgett) ou elétricos (de Brown), que nos permitem melhor controle da espessura do enxerto.

COMPLICAÇÕES

As complicações das enxertias de pele podem ser precoces ou tardias.

COMPLICAÇÕES PRECOCES

Perda total ou parcial do enxerto. As causas mais comuns são:
- Hematoma.
- Seroma.
- Infecção.
- Mobilidade do enxerto sobre o leito receptor.
- Leito receptor mal vascularizado.
- Erros técnicos: hemostasia inadequada, sutura do enxerto sob tensão, impedindo o contato adequado entre o enxerto e o leito receptor.
- Armazenamento inadequado do enxerto.

COMPLICAÇÕES TARDIAS

- Discromias: a mais freqüente é a hiperpigmentação, que seria causada por estimulação dos melanócitos através de hormônios ou devido aos raios solares. Quanto mais delgado o enxerto maior o índice de discromias. Por sua vez, a hipopigmentação é menos freqüente.
- Retração secundária: ocorre pela proliferação dos miofibroblastos. Inicia-se por volta do 10º dia da enxertia continuando até por volta do 6º mês. Esta retração será tanto maior quanto menor a espessura do enxerto e menor nas áreas mais rígidas (ex: enxerto sobre o periósteo). A compressão da área enxertada foi proposta para reduzir a intensidade deste processo.
- Depressão da área enxertada: pequenas diferenças de nível apresentadas podem desaparecer depois de alguns meses.

CUIDADOS COM A ÁREA DOADORA

A área doadora de enxerto de espessura total é fechada por sutura primária. Por sua vez, a área doadora de pele parcial será reepitelizada a partir das glândulas sudoríparas e dos complexos pilossebáceos. Quanto mais espesso, maior o tempo de reepitelização em virtude do menor número de glândulas residuais. A área doadora dos enxertos intermediários delgados se reepiteliza geralmente em 8 a 12 dias, necessitando de período maior nos mais espessos.

O tratamento da área doadora pode ser efetuado pelo método de exposição (pouco utilizado), no qual se formam crostas espessas que se desprendem espontaneamente com a reepitelização. Pode-se lançar mão, também, do método fechado, ou seja, da aplicação de lâminas de morim ou raiom (lubrificados ou não), chumaço de gaze, algodão hidrófilo e atadura. Este curativo é aberto, geralmente, no 5º- P.O., mantendo-se o morim/raiom aderido até desprendimento espontâneo com a reepitelização. Não é recomendada a retirada precoce da camada de morim/raiom, a menos que se constate exsudato purulento.

Devido ao risco de infecção, que poderá destruir toda a espessura da derme, a área doadora deve ser rigorosamente observada até sua total reepitelizaçãp-.

CUIDADOS COM A ÁREA RECEPTORA

PRÉ-OPERATÓRIO

A área receptora deve ser bem vascularizada, livre de tecidos desvitalizados e infecção. Quando recoberta por tecido de granulação, este deve ser de boa qualidade, isto é, rubro, plano, produzindo pequena drenagem em 24 horas. Quanto mais regular a área receptora, mais facial serão a aposição e a integração do enxerto.

INTRA-OPERATÓRIO

- Em situação de exceção, o tecido de granulação exuberante e frouxo deve ser desbastado ou retirado totalmente.
- A hemostasia do leito receptor é fundamental para evitarem-se hematomas, sem, no entanto, abusar das cauterizações, que prejudicam sua vascularização.
- A sutura adequada do enxerto à área receptora impedirá eventual deslocamento.

PÓS-OPERATÓRIO

- As áreas enxertadas podem ser mantidas expostas ou receber curativo oclusivo e levemente compressivo.
- Nos membros, a imobilização pode ser completada com talas gessadas.
- Na região cervical, deve-se utilizar um curativo que, além de propiciar compressão, mantenha a área imobilizada em extensão.
- Superfícies irregulares e áreas de grande mobilidade devem ser tratadas com curativo de Brown, isto é, curativo compressivo fixado pelos próprios fios que suturam o enxerto.

CURATIVOS BIOLÓGICOS

Na tentativa de encontrar um substituto ideal para a pele, diversos tipos de materiais orgânicos, enxertos homólogos e heterólogos foram utilizados. Coelhos, cães, rãs, porcos, ovelhas e até mesmo pássaros foram empregados como "doadores de pele". Embora com resultados restritos, a busca ampliou os conhecimentos para tratamento dos diversos tipos de ferimentos, surgindo, a partir daí, os curativos biológicos.

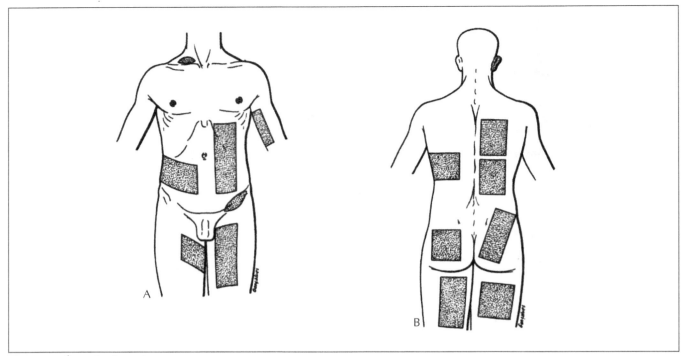

Fig. 35.3 – *Áreas doadoras de enxertos.*

Os curativos biológicos são usados basicamente para tratamento de grandes queimados, no preparo do leito receptor visando à enxertia com pele autóloga. Podemos utilizá-los, ainda, nas úlceras de pressão, áreas cruentas em membros (fraturas expostas) e nos ferimentos infectados. Protegem contra as perdas de líquidos, eletrólitos e proteínas plasmáticas; diminuem a colonização bacteriana; reduzem a dor e facilitam a mobilização do paciente.

A pele de cadáver, a membrana amniótica humana, as peles de porco e de rã, preparadas previamente e a membrana de celulose são os curativos mais utilizados, sendo substituídos, em média, a cada três dias, e, no caso da pele de cadáver, sua permanência pode se prolongar por até três semanas.

AGRADECIMENTOS AOS COLABORADORES

*Alan H. Trimboli
**Beatriz L. da Rocha Brito.
**Márcio L. Fontoura
**Maria Cristina A. dos Santos

*Assistente
**Residentes

BIBLIOGRAFIA

1. Arons JA, Wainwright DJ & Jordan RE. The Surgical applications and implications of cultured human epidermis: a comprehensive review. Surgery III (I): 4-11, 1992.
2. Converse JM, Uheschmid GK & Ballantyne DL. Plasmatic circulation in skin grafts. Plast Reconstr Surg 43: 495-9, 1969.
3. Davis JS. The history ofplastic surgery. Ann Surg,; 113:641-56, 1941.
4. Farah LFX, Bio-fill: Uma descoberta da ciência médica paranaense. JAMP. Março/ abril, 1986.
5. Grabb WC, Smith JW. Plastic Surgery. Boston, Little, Brown and Company, 1979.
6. Hauben DJ, Baruchin A. & Mahler D. On the history of the free skin graft. Ann. Plast. Surg.; 9: 242-6, 1982.
7. Johnson TM, Ratner D & Nelson B.R. Soft tissue reconstruction with skin grafting. J Am. Acad. Dermatol. 27 (2 pt 1): 151-65, 1992.
8. McCarthy JG. Plastic Surgery, vol. L W.B. Saunders Co., 1990.
9. Nanchahal J, Ward CM. New graft for old? A review of alternatives to autologous skin. Brit. J. Plast. Surg., 45:354-63, 1992.
10. Psillakis JM. Lymphatic vascularization of skin grafts. Plast. Recontr. Surg., 43: 287, 1969.
11. Rudolph R, Suzuki M., Guber S. et al. Control of contractile fibroblasts by skin grafts. Surg Forum: 28:524-5, 1977
12. Rudolph R, Klein L. Healing processes in skin grafts. Surg. Gynecol. Obstet., 142: 49-56, 1973.

36 — Retalhos de Pele

Roberto A.B. Millan
Eliana I. Miyake Queiroz
Gerson Vilhena Pereira Fo.

DEFINIÇÃO

Retalho cutâneo é a unidade constituída por pele e tela subcutânea transferida de uma área (doadora) para outra (receptora), sendo os vasos de seu pedículo responsáveis por sua nutrição.

No que tange à diferenciação entre os retalhos e enxertos, a maioria dos autores considerava retalho o fragmento de pele que mantém conexão vascular com a área doadora, sendo o enxerto, por sua vez, totalmente desconectado, nutrindo-se inicialmente por embebição plasmática da área receptora.

Entretanto, com o advento da microcirurgia os retalhos puderam ser transplantados totalmente desvinculados da área doadora para outra receptora com anastomoses dos vasos arteriais e venosos.

Pode-se dividir o histórico dos retalhos em três fases:

1) Descrição da primeira fase é tarefa difícil, devido à perda dos registros científicos ao longo do tempo. Sabemos entretanto, que Susruta[5] (700 a.C.) descreveu, na Índia, os retalhos frontais para reconstrução nasal, posto que amputação do nariz era costume comum à época, como forma de punição ou vingança.

Posteriormente, vários outros retalhos foram descritos por diversos autores, entre eles Tagliacozzi[6] (1595), que utilizou retalho de braço com o intuito de reconstruir perdas nasais e Dieffenback[2] (1836), que utilizou retalho tubulizado para a reconstrução da uretra nas hipospádias.

Em 1843, Mütter[2] iniciou o emprego dos retalhos no tratamento de cicatrizes de queimaduras na região cervical.

A utilização dos retalhos, transferidos em etapas para regiões distantes das áreas doadoras, foi marcante durante o século XIX. Estabeleceu-se também o princípio da *autonomização* para aumentar a viabilidade dos mesmos.

Durante a II Guerra Mundial, houve significativo desenvolvimento de retalhos para o tratamento de ferimentos extensos e complexos. A cirurgia plástica foi, então, definitivamente estabeleci da como especialidade.

2) No período compreendido entre 1950 e 1960, foram descritos os retalhos hoje conhecidos como axiais.

Interessante ressaltar que, nessa época, o conhecimento anatômico da vascularização da pele pouco progrediu, embora os retalhos tenham sido amplamente utilizados.

3) A partir de 1960, estudos anatômicos mais acurados, aliados ao grande desenvolvimento de recursos tecnológicos (microscóspios especiais, fios de sutura e agulhas menos traumáticas), tornaram possível a transferência de tecidos com a anastomose microcirúrgica de vasos e nervos. Iniciou-se, então, a era dos retalhos livres, que revolucionaram o tratamento de deformidades até então consideradas de solução praticamente impossível, reduzindo-se muito o tempo de internação e o número de procedimentos Cirúrgicos.

Em 1965, Komatsu e Tamai[7] realizaram com sucesso reimplante de polegar. Bunke[7], em 1971, relatou o primeiro retalho livre com anastomose microcirúrgica bem-sucedido.

Desde então, infindáveis publicações sobre o assunto são encontradas na literatura.

ANATOMIA VASCULAR DA PELE

A rede vascular da pele é constituída por dois tipos diferentes: *macrocirculação* e *microcirculação*.

Macrocirculação

Ramos diretos da aorta, chamados segmentares, dirigem-se aos grandes grupos musculares em feixes vásculo-nervosos. Estes ramos dividem-se em três sistemas (Fig. 36.1).

A) Artérias fáscio-cutâneas: correm pela fáscia que separa dois grupos musculares.

B) Artérias músculo-cutâneas: irrigam a musculatura, mantém anastomoses com as artérias perfurantes.

C) Artérias cutâneas diretas: ramos de artérias segmentares que se situam no plano da fáscia superficial e emitem ramos para o plexo dérmico.

Estes sistemas dão origem a plexos vasculares intensamente interligados que são: fascial, subdérmico, dérmico, e dermo-epidérmico.

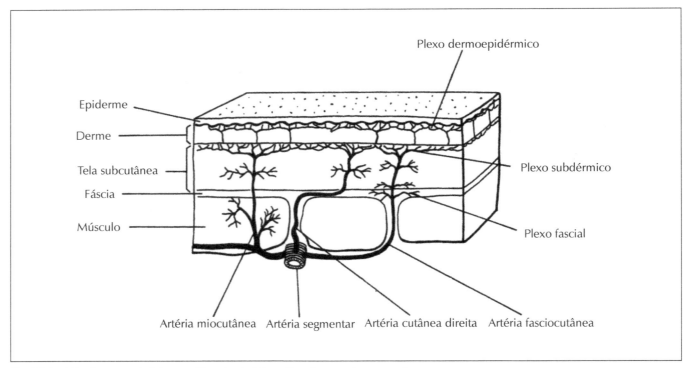

Fig: 36.1 – *Três sistemas arteriais, por diferentes trajetos, dão origem a plexos vasculares.*

Microcirculação

É constituída por arteríolas, rede capilar, vênulas e anastomoses arteriovenosas. As arteríolas dão origem à rede capilar onde ocorrem as trocas metabólicas (Hg. 36.2).

Histologicamente, as arteríolas e anastomoses arteriovenosas são vasos dotados de musculatura lisa e possuem inervação simpática. Os vasos da rede capilar apresentam apenas a camada de células endoteliais.

A microcirculação tem por função permitir as trocas metabólicas, além de realizar o controle do fluxo sangüíneo. É regulada predominantemente pelo sistema nervoso simpático.

A vitalidade dos tecidos só se mantém quando o fluxo sangüíneo passa através da rede capilar. Se as anastomoses arteriovenosas estiverem abertas, haverá uma derivação do fluxo direito para o sistema venoso. Este aporte de sangue não confere nutrição celular, embora haja sangramento ativo nas suas bordas.

Autonomização

O objetivo da autonomização é permitir a confecção de grandes retalhos sem comprometer sua viabilidade.

Inicialmente acreditava-se que o tecido adaptava-se à situação de hipoxia. Foi demonstrado, porém, que retalhos não autonomizados sobreviviam mais que os autonomizados quando submetidos a situações de anoxia (Milton[8], 1972). Outra teoria postulava que haveria um estímulo. à neoformação vascular, gerando maior aporte sangüíneo. Verificou-se que há um aumento do número de vasos apenas na base do retalho, gerado pelo processo inflamatório local, que regride após duas ou três semanas, associado a uma dilatação de vasos preexistentes (Pang[9], 1986).

Incisar um retalho implica realizar simpatectomia local com perda do tônus vascular inclusive das anastomoses arteriovenosas. Este fato gera uma diminuição do fluxo sangüíneo capilar, principalmente na extremidade distal do retalho. Após três a oito semanas, ocorre aumento da sensibilidade da musculatura vascular às catecolaminas séricas, com recuperação do tônus vascular e conseqüente restabelecimento do fluxo.

Autonomizar consiste em (I) incisar a pele e tela subcutânea mantendo mais de um pedículo já definindo a forma e dimensão do futuro retalho e (11) descolá-lo em plano supra-aponeurótico. A circulação será feita, portanto, por vários pedículos garantindo o fluxo capilar até que o tônus vascular esteja restabelecido. Neste momento, libera-se o retalho para seu uso, incisando os pedículos provisórios e descolando-se totalmente (Fig. 36.3).

Classificação

Os retalhos podem ser divididos segundo vários critérios:

1) Quando à forma:

a) Planos: são os retalhos que mantêm a forma original possuindo uma única superfície de revestimento cutâneo. Constituem a maioria dos retalhos.

b) Tubulares: são os retalhos cujas bordas são suturadas uma à outra formando um tubo.

2) Quanto ao número de pedículos:

Monopediculados

Bipediculados

Multipediculados

3) Quanto à constituição:

a) Simples: são constituídos apenas por pele e tela subcutânea.

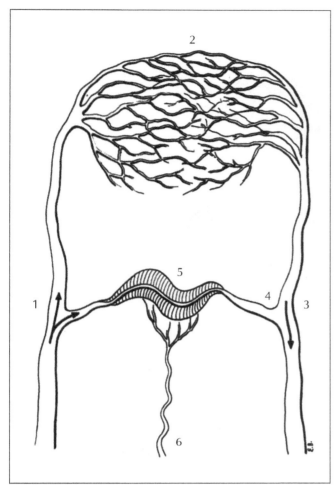

Fig. 36.2 – *Representação esquemática da microcirculação: 1-Arteríola. 2-Rede capilar. 3- Vênula. 4-Anastomose arteriovenosa. 5-Esfíncter. 6-Inervação simpática.*

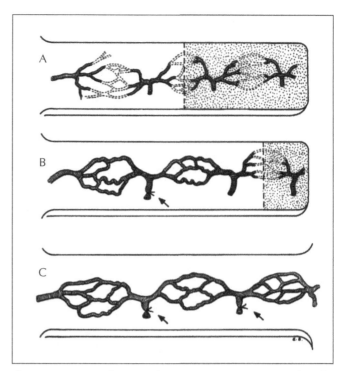

Fig. 36.3 – *A - Retalho incisado sem preparação com grande sofrimento. B - Retalho incisado após ligadura prévia de alguns vasos com sofrimento. C - Retalho autonomizado sem sofrimento.*

b) Composto: além da pele e tela subcutânea, levam consigo outros tecidos como músculo, osso, cartilagem e fáscia.

4) Quanto à irrigação (Fig. 36.4):

a) Randomizados ou ao acaso: são os retalhos cuja irrigação provém das artérias perfurantes músculo-cutâneas, que formam o plexo dermo-subdérmico.

b) Axiais: são os retalhos cuja nutrição sangüínea se faz pela artéria cutânea direta, que penetra na base e corre ao longo de seu maior eixo. O calibre desses vasos pode ser tal que possibilite a esqueletização do pedículo para uso em ilha ou em transferência com microcirurgia. São subdivididos em:

1) Retalhos axiais peninsulares: o pedículo é constituído de pele, tela subcutânea, vasos e nervos.

2) Retalhos axiais em "ilha": o pedículo é constituído de vasos e nervos, com ou sem tela subcutânea. Ex.: retalho neurovascular de dedo (Retalho de Littler[6]).

3) Retalhos axiais livres ou de transplante microcirúrgico: são retalhos onde a artéria e a veia do pedículo são esqueletizadas, seccionadas e reanastomosadas aos vasos de área receptora. Os mais utilizados são: retalho neurovascular da face anterior do antebraço, retalho inguinocrural, retalho para escapular e retalho abdominal.

5) Quanto à localização da área receptora em relação à doadora:

a) Retalhos de vizinhança

São subdivididos de acordo com sua forma de migração:
1. Retalhos de avanço ou deslizamento (Figs. 36.5 e 36.6): são retalhos de pele e tela subcutânea traçados a partir de uma das bordas da área cruenta, que lhe é *contígua,* alcançando-a em um movimento *retilíneo.* Ex.: retalhos de avanço mono- e bipediculados e os de avanço em V-Y. Os retalhos de avanço monopediculados são geralmente retangulares, e necessitam de ressecções triangulares lateralmente ao seu pedículo (triângulos de Bürow[4]), para sua melhor acomodação. Os retalhos de avanço em V - Y e em Y - V são incisados em *"V"* e, após o avanço, suturados em *"Y"* ou vice-versa mantendo um pedículo subcutâneo. São amplamente utilizados nas reconstruções de polpa digital, alongamentos de columela, correção de cicatrizes e na cobertura de áreas cruentas na face. Os retalhos em *Y- V* são indicados no alongamento de cicatizes retráteis.

2. Retalhos de rotação (Fig. 36.7): são retalhos de pele e tela subcutânea traçados a partir de uma das bordas da área cruenta, que lhe é *contígua,* alcançando-a em um movimento *giratório.* Ex.: retalhos de couro cabeludo, retalhos utilizados para o fechamento de úlceras de pressão sacrais.

3. Retalhos de transposição (Fig. 36.8): são retalhos de pele e tela subcutânea, de forma variável, que, para alcançar a área cruenta, realizam um movimento *giratório, transpondo* a área de pele normal. Ex.: retalho bilobado, retalho de Limberg[6], retalho nasogeniano, zetaplastia.

4. Retalho de interpolação (Fig. 36.9): são retalhos de pele e tela subcutânea de forma variável que, para alcançar a área cruenta, realizam um movimento *giratório,* passando

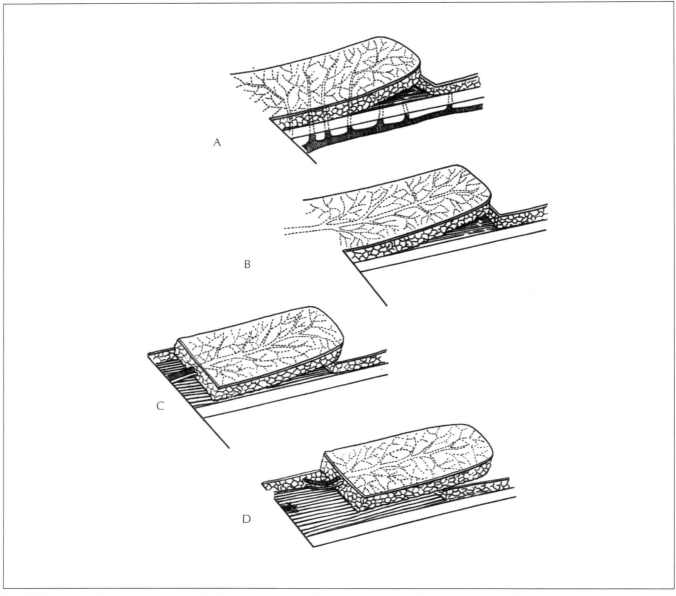

Fig. 36.4 – A - Retalho randomizado. B - Retalho axial peninsular. C - Retalho axial em ilha. O - Retalho axial livre.

em ponte sobre área de pele normal. Eventualmente, é necessário um segundo ato operatório para a secção do pedículo. Ex.: retalho frontal para reconstrução nasal.

b) Retalhos a distância

São retalhos obtidos de uma região distante do local a ser reparado. Exigem dois ou mais procedimentos cirúrgicos. São divididos em diretos, indiretos e livres.

1. Diretos: são usados diretamente sobre a área receptora. Ex.: retalho torácico para cobrir defeitos da mão; retalhos de braço para reparar o nariz (Tagliacozzi);' "cross-leg"; "cross-finger".

2. Indiretos: São retalhos que necessitam de um vetar para sua transferência. São geralmente tubulizados, sendo o punho o vetor mais empregado. Ex.: retalho de Mustardé[6] confeccionado na parede abdominal e transportado pelo punho, para grandes reparos nos membros inferiores.

3. Livres ou de transplante microcirúrgico.

ZETAPLASTIA

É uma técnica na qual dois retalhos triangulares são transpostos. O "z" pode ser único ou múltiplo. É indicada no alongamento de cicatrizes retráteis; mudança na posição de uma cicatriz em relação às linhas de força; correção de defeitos congênitos (sindactilias, bridas amnióticas, epicanto, fissuras labiopalatinas).

Técnica: Desenha-se um "Z" com o ramo central situado sobre a linha a ser alongada, ramos laterais do mesmo tamanho, formando ângulos semelhantes. Os dois retalhos triangulares iguais são descolados e transpostos (Fig. 36.10).

Dependendo da medida do ângulo traçado, obtém-se uma determinada porcentagem de alongamento. Sabe-se que o ângulo de 60° oferece o maior ganho tecnicamente possível. Ângulos maiores dificultam a transposição dos retalhos.

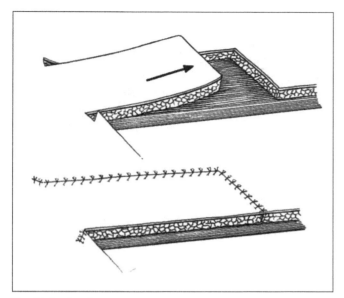

Fig. 36.5 – *Retalho em avanço.*

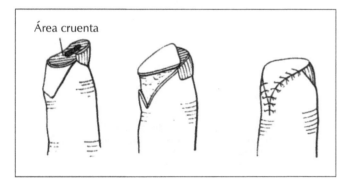

Fig. 36.6 – *Retalho em V-Y.*

Ângulo	% de alongamento
30°	25%
45°	50%
60°	75%
75°	100%
90°	125%

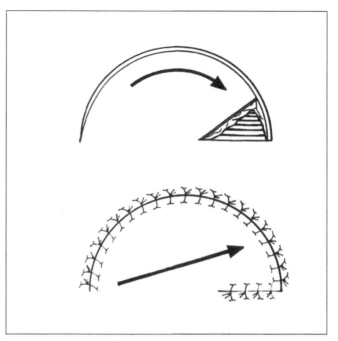

Fig. 36.7 – A - *Retalho de rotação cobrindo área cruenta adjacente.*

Segundo trabalhos de Gibson e Kenedi[3] (1967), que mediram este alongamento em seres humanos, observa-se que não só o ângulo eixo-ramo influi na porcentagem do alongamento mas também a elasticidade dos tecidos envolvidos.

– *Zetaplastia múltipla:* em cicatrizes muito extensas pode-se recorrer à zetaplastia múltipla, que se baseia na segmentação da linha a ser alongada, desenhando-se tantos Zs quanto forem necessários (zetaplastia múltipla de Morestin[4]).

Indicações

a) Cobertura de áreas cruentas ou substituição de áreas cicatriciais que exijam um melhor resultado estético e funcional.

b) Reconstrução de áreas nobres como o nariz, lábios, pálpebras e pavilhão auricular.

c) Cobertura de estruturas com vascularização deficiente, tais como, cartilagem sem pericôndrio, osso sem periós-

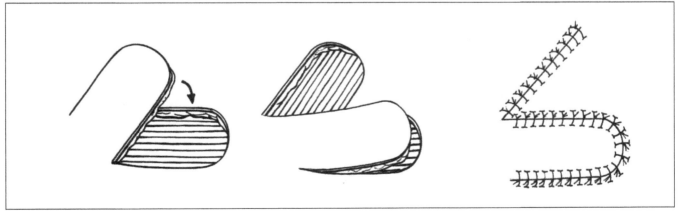

Fig. 36.8 – *Retalho transpondo área de pele normal*

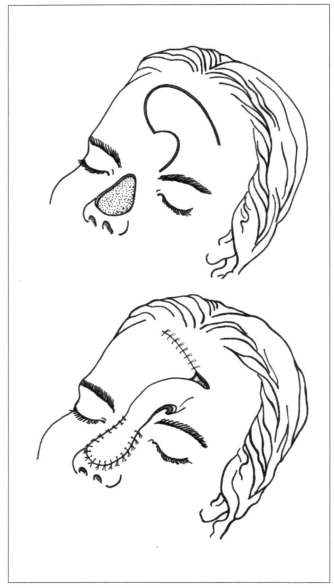

Fig. 36.9 – *Retalho frontal cobrindo área cruenta de ponta nasal.*

teo, tendão sem peritendão, nervos e áreas submetidas a radioterapia.

d) Cobertura de proeminências ósseas sujeitas a pressão como região plantar, palmar, sacral, isquiática, trocantérica e grandes articulações.

e) Proteção de troncos nervosos e grandes vasos sangüíneos.

Complicações

Geralmente, são decorrentes de erros técnicos ou de planejamento, que levam à perda parcial ou total dos retalhos. As causas mais comuns são:

a) Hemostasia inadequada.
b) Infecção.
c) Insuficiência arterial ou venosa.
d) Sutura sob tensão ou torção do pedículo.
e) Utilização de um retalho menor que a área a ser coberta.
f) Cuidados pós-operatórios inadequados: compressão do pedículo pelo curativo; imobilização insuficiente.

As complicações podem e devem ser evitadas, mediante uma técnica cirúrgica correta e vigilância intensa no pós-operatório, pois um problema detectado precocemente pode ser tratado sem comprometimento do resultado final.

BIBLIOGRAFIA

1. Callegari PR, Taylor GI, Caddy CM, Minabe T. An anatomic review of the delay phenomenon: I. Experimental studies. Plast Reconstr Surg 89 (3): 397-407; discussion 417-8, 1992.
2. Davis JS. The history of plastic surgery. Ann Surg., 113:641-56, 1941.
3. Gibson T, Kenedi RM. Biomechanical properties of skin. Surg Clin North Am. 47:279, 1967.
4. Grabb Wc. Smith JW. Plastic Surgery. Boston; Little, Brown and Company 1979.
5. Hauben DJ, Baruchin A, Mahler D. On the history of the fru skin graft. Ann Plast Surg, 9:242-6. 1982.
6. McCarthy JG. Plastic Surgery, vol. I. W.B. Saunders CO., 1990.
7. Mélega JM, Zanini SA, Psillakis JM. Cirurgia Plástica: Reparadora e Estética. MEDSI, 1992.
8. Milton SH. Experimental studies of island flaps II. Ischemia and delay. Plast Recostr Surg 49:444, 1972.

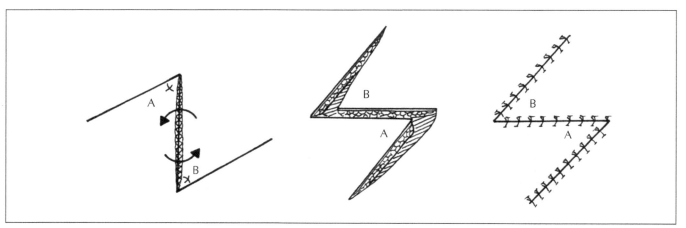

Fig. 36.10 – *Ramo central sobre cicatriz a ser alongada, ramos laterais e ângulos iguais.*

9. Pang CY, Forrest CR, Neligan PC, Lindsay WK. Augmentation of blood flow in delayed period and angiogenesis. Plast Rec Sirg. 78:68, 1986.
10. Pearl RM, Johnson D. The vascular supply to the skin: an anatomical and physiological reappraisal- part I. Ann Plast Surg.; 11(2): 99-105, 1983.
11. Pearl RM, Johnson D. The vascular suply to the skin: an anatomical and physiological reappraisal- part I. Ann Plast Surg; 11:(3):196-205, 1983.
12. Reinish JF. The pathophysiology of skin flap circulation. The delay phenomenon. Plast Reconstr Surg, 54:585, 1974.

37 Cirurgia do Pescoço

Anói Castro Cordeiro

INTRODUÇÃO

A simples observação do segmento anatômico que estabelece a ligação entre a cabeça e o resto do corpo humano dispensa advertências quanto ao valor vital de muitas de suas afecções, à gravidade das intervenções cirúrgicas nele realizadas e à importância da permanente exposição do colo, ou pescoço, a competir com a própria face nas conseqüências estéticas de cirurgia regional.

A fragilidade de estruturas anatômicas que aí estão contidas, intimamente justapostas, sem as possibilidades de luxação fácil e exposição independente – possíveis na maioria das vísceras do restante do tronco – aliada à rede vascular extraordinariamente abundante, faz com que experiência e habilidade especiais sejam necessárias na cirurgia maior desta região.

A minúcia nos procedimentos operatórios e a correta interpretação da embriologia, da anatomia e do funcionamento de suas vísceras, fundamentam a técnica cirúrgica do pescoço. E as principais características dessa técnica devem ser a ausência de hemorragia, à custa de precisa hemostasia, o acesso amplo, o reconhecimento completo das particularidades de cada órgão e de sua patologia, além da observância dos princípios da cirurgia plástica.

Em se tratando de neoplasia maligna, mais ainda é exigido do operador; tem ele de dominar não só esta região como também conhecer profundamente procedimentos cirúrgicos aplicáveis às regiões vizinhas. O temor de operar através delas pode levar à precoce conclusão de irressecabilidade ou a uma conduta não radical. Tudo isso chega a justificar a existência de uma especialidade médica: a Cirurgia de Cabeça e Pescoço.

Além da natural preocupação com a morfologia, deve o cirurgião de cabeça e pescoço dominar os fundamentos de outros campos da medicina. O tratamento das neoplasias dessa região teve progresso espetacular nos últimos 40 anos não só em conseqüência da especialização e do desenvolvimento da técnica cirúrgica como também da aplicação da radioterapia.

Nos capítulos que se seguem nos interessarão as intervenções cirúrgicas que se realizam no pescoço em neoplasias benignas e malignas, certas doenças congênitas, algumas infecciosas e lesões traumáticas. Ainda que deixando de lado as operações endoscópicas, as biópsias, drenagens, pensos e ataduras, restam intervenções especiais em número muito grande para a possibilidade de um livro didático. Por isso, só as mais importantes e úteis para o cirurgião geral serão objeto de descrição, após esta breve recordação da anatomia e embriologia do pescoço.

ANATOMIA

O pescoço está situado na parte superior do tronco, sendo o elemento de ligação com a cabeça e o responsável pela ampla e importante mobilidade desta em relação com o resto do corpo.

Tem aspecto geral cilindróide, de contornos mais suaves e harmoniosos na mulher e na criança e mais marcado pelos relevos musculares e cartilaginosos no homem adulto.

Seus limites superiores são, na frente, o queixo ou mento; de cada lado, o bordo inferior da mandíbula, seguindo-se uma linha que vai do ângulo da mandíbula ao ápice da apófise mastóide e, atrás, a linha occipital superior (linha terminal da nuca) e protuberância occipital externa. Os limites inferiores são a fúrcula esternal, as clavículas e a linha que, partindo da extremidade acromial destas, passa pela apófise espinhosa da sétima vértebra cervical.

Reconhecem-se, no pescoço, as faces anterior, laterais e posterior ou nuca. O conjunto das primeiras é freqüentemente considerado como a face ântero-lateral do segmento, e é ela a mais sujeita a intervenções em cirurgia geral. O limite entre essa parte ântero-lateral e a posterior é dado pelo bordo anterior do músculo trapézio. Pode-se dividi-la em quatro regiões topográficas: supra-hióidea, intra-hióidea, carotídea e fossa supraclavicular (Fig. 37.1). E dessa maneira serão distribuídas as considerações que se seguem. A região parotídea deveria ser estudada, de acordo com Tillaux, como dependência da face.

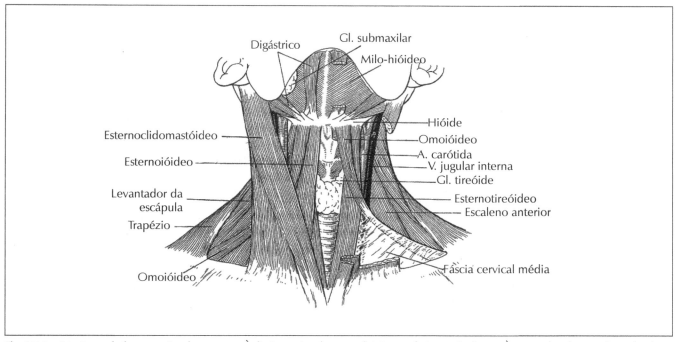

Fig. 37.1 – *Estruturas da face anterior do pescoço. À direita, músculos superficiais – o platisma não figura. À esquerda, plano mais profundo.*

REGIÃO SUPRA-HIÓIDEA

Triangular, tem como limite superior o bordo inferior da mandíbula. O limite inferior é formado pelo corpo e grande corno do osso hióide, pelo ventre posterior do m. digástrico e um espessamento da aponeurose parotídea, que fica entre as glândulas salivares parótida e submandibular, conhecido como septo interglandular. Nessa região, o ventre anterior do m. digástrico partindo da fosseta digástrica, na face interna do mento, diverge inferiormente de seu par até a sua inserção intermediária no hióide dando, assim, origem a um triângulo mediano, ou submental, ou região supra-hióidea mediana que, junto com as duas laterais ou triângulos submandibulares, compõe a região supra-hióidea.

Em profundidade, a região supra-hióidea é limitada pelo plano dos músculos milo-hióideo e hioglosso, os quais a separam do soalho da boca. Encontram-se aqui a glândula salivar submandibular que é circunscrita inferiormente pelo músculo digástrico; o n. hipoglosso e a v. lingual, imediata e profundamente situados em relação a essa glândula, identificam a veia e a artéria faciais que vindo da profundidade afloram junto ao ponto médio do ramo horizontal da mandíbula onde, em algumas situações, como em cirurgia, pode ser palpado o pulso. Além disso, há numerosos linfonodos aderidos à g. submandibular e que drenam fronte, nariz, lábios, bochecha e o ramo horizontal da mandíbula, tanto mais nítida e mais inferior quanto mais idoso for o indivíduo.

Os planos de revestimento se sucedem na seguinte ordem: a) pele, b) músculo subcutâneo, também denominado de platisma ou cuticular do pescoço, situado entre duas camadas de tecido adiposo, c) fáscia cervical superficial que se desdobra em dois folhetos envolvendo a g. submandibular e os linfonodos adjacentes, d) músculos digástrico e estilo-hióideo, e) músculo milo-hióideo, f) músculo hioglosso. Profundamente ao milo-hióideo há dois músculos alongados estendidos sagitalmente – os gênio-hióideos – em geral descritos na porção sublingual do soalho da boca. No m. milo-hióideo uma falha, algumas vezes existentes permite passar parte da g. sublingual para a região submental.

O conjunto dos músculos supra-hióideos elevam o soalho da boca e a base da língua, colaborando no mecanismo da deglutição. Os que se inserem no mento também ajudam na abertura da boca.

A inervação dos músculos citados é de origem craniana: o ventre anterior do m. digástrico e o m. milo-hióideo, derivados do primeiro arco branquial, recebem ramos do nervo mandibular (trigêmio); enquanto o ventre posterior do digástrico e o estilo-hióideo, originados do segundo arco, tomam ramos do n. facial; já o m. hioglosso pertence ao território do n. hipoglosso.

Importante ramo superficial nesta região é, para a cirurgia, o mandibular marginal, proveniente do n. facial e que corre sob o platisma, paralelo à borda inferior da mandíbula da qual é bem mais próximo no jovem. Ele é facilmente lesado, na dissecção da região ou nas manobras de afastar os bordos da via de acesso à loja submandibular, o que pode acarretar a paralisia de parte da musculatura relacionada com o lábio inferior.

Comumente, na região supra-hióidea mediana ou submental falta o m. cuticular. Estando afastados os digástricos, o plano muscular imediatamente atrás do tecido celular subcutâneo é a intersecção mediana dos músculos milo-hióideos, que forma uma linha branca, atrás da qual é fácil de se separar, no sentido longitudinal, os músculos paralelos subjacentes: gênio-hióideos e genioglosso. Poucos linfonodos são encontrados nesta região a receberem a drenagem linfática do queixo, da porção média do lábio inferior e da ponta da língua.

Linfadenite inflamatória, lipomas – às vezes fazendo parte de lipodistrofia difusa – são encontráveis nesta região. Variada patologia ocorre na glândula salivar submandibular e intervenções cirúrgicas podem ser requeridas em certas eventualidades, como para a drenagem de abscessos e flegmões, às vezes relacionados com inflamações dentárias e raramente, hoje em dia, com angina de Ludwig (Tschiassny, 1947). A ressecção do ducto tireoglosso e seus cistos envolve a dissecção profunda da área mediana. Finalmente, toda a região é extensamente dissecada por ocasião de extirpação radical do câncer.

REGIÃO INFRA-HIÓIDEA

A região infra-hióidea – ímpar, mediana e simétrica –, também chamada porção inferior da região anterior do colo, é limitada acima, pelo osso hióide e ventre posterior de cada m. digástrico; abaixo, pela fúrcula esternal; e dos lados, pelos bordos anteriores dos m. esternoclidomastóideos. Tem forma triangular, com vértice – fossa jugular ou fúrcula supra-esternal – voltado para baixo. A linha mediana anterior do pescoço a divide em dois triângulos iguais, cada um chamado de triângulo anterior do pescoço e, por sua vez, dividido pelo ventre superior do m. omo-hióideo em triângulos carotídeos superior (ou fossa carotídea) e inferior.

Algumas saliências podem servir de pontos de reparo no exame físico; assim, à palpação da linha mediana, sente-se o osso hióideo, as cartilagens tireóidea e cricóidea, e a traquéia, que é bem superficial cranialmente e vai se tornando, aos poucos, mais profunda, no sentido caudal. Em algumas pessoas percebe-se a saliência correspondente à glândula tireóidea, a qual tem a faculdade característica de mover-se com a deglutição.

Aqui, como na região precedente, as camadas são quatro: a pele, o m. cuticular do pescoço – ou platisma –, com seu delgado revestimento adiposo em ambas as faces, a fáscia cervical superficial que se delamina para envolver os ventres dos músculos esternoclidomastóideos, nos limites da região e os m. pré-tireóideos, que se dispõem de modo longitudinal, cobrindo-se parcialmente uns aos outros, envolvidos pela fáscia ou aponeurose cervical média. São eles os músculos esterno-hióideos, mais superficiais, os esterno-tireóideos que se continuam cranialmente com os tireo-hióideos; havendo ainda o ventre superior do m. omo-hióideo de cada lado, o que completa o grupo infra-hióideo. A inervação motora é dada por fibras do n. cervical, que em parte acompanham o n. hipoglosso e sua alça (Spalteholz, 1956; Hollinshead, 1968).

A linha mediana, onde os pares musculares se encontram – linha alba ou branca –, permite fácil separação cirúrgica, entrando-se, então, na loja visceral da região. Este acesso, aliás, é facilitado porque o platisma, na porção mediana anterior, falta em estreito triângulo de base na fúrcula esternal e ápice no mento.

O espaço visceral do pescoço é percorrido pelo conduto laringo-traqueal, pela faringe e porção cervical do esôfago. A glândula tireóide se relaciona ântero-lateralmente com o início da traquéia e as paratereóides o acompanham mais laterais e mais posteriores. Embora sem haver intenção de ir a minúcias, algumas estruturas devem ser lembradas aqui, por sua importância na cirurgia da região infra-hióidea.

O osso hióide-limite superior desta região - é seguido, inferiormente, pelo espaço tireo-hióideo, o qual é fechado completamente, na frente, pela membrana tireo-hióidea, estendida da face posterior do hióide à margem superior da cartilagem tireóidea. À frente desta membrana e posterior ao plano muscular, encontra-se um coxim celular e uma bolsa serosa, bem constante, a bolsa tireo-hióidea de Boyer, no próprio local onde freqüentemente se situam certos cistos tireoglossos. Nesse nível, entre os músculos tireo-hióideo e esterno-hióideo há outra bolsa, menos constante. Atrás da membrana tireo-hióidea há tecido adiposo, contendo glândulas mucosas e mais profundamente a epiglote e, em seguida, a faringe.

A cartilagem tireóidea, cuja borda superior é o limite superior da laringe, é a mais volumosa da região. É formada por duas lâminas que se unem formando uma quilha voltada para a frente, conhecida como pomo-de-adão. E um ponto de reparo cirúrgico.

Por dentro, a abertura superior da laringe corresponde às pregas ari-epiglóticas, as quais têm lateralmente recessos ou seios piriformes. A esta abertura segue-se inferiormente o vestíbulo laríngeo que termina no nível das pregas ventriculares superiores ou vestibulares ou falsas cordas vocais, abaixo das quais há um recesso de cada lado – ventrículo laríngeo – limitado inferiormente pelas cordas vocais verdadeiras ou pregas inferiores. O conjunto destas cordas e a fenda entre elas recebe o nome de glote.

Tumores malignos ou benignos e ferimentos são as causas mais comuns de intervenção cirúrgica neste segmento: ressecção (laringectomias parciais ou totais), acesso a lesões intralaríngeas (laringotomia e laringofissura) e suturas ou reconstituições (laringoplastias).

Inferiormente à cartilagem tireóidea há o estreito espaço cricotireóideo, com a membrana de mesmo nome, a qual é reforçada medianamente e recoberta pelos músculos cricotireóideos, ântero-lateralmente. Esta membrana é o ponto onde a simples punção de agulha grossa pode salvar uma vida quando há uma obstrução superior da via aérea. Um linfonodo mediano anterior é freqüentemente encontrado aqui, e recebe o nome de gânglio délfico – uma alusão ao oráculo da Grécia antiga – porque, acreditava-se, ele indicava precocemente a presença de câncer na tireóide. Um ramo arterial muito constante, a cricotireóidea, anastomosa-se com seu par e faz uma arcada sobre o istmo da glândula tireóide, não raro proporcionando a irrigação da pirâmide.

Segue-se a cricóide, a cartilagem que serve principalmente de sustentação à laringe e pode ser considerada como um segmento traqueal um tanto modificado (Bruni, 1948). Tem o formato de anel cujo castão fica voltado para trás.

A traquéia é formada por anéis cartilaginosos, incompletos por trás e que se superpõem, em número de 16 a 20. Sua parede posterior é muscular e a luz é revestida por mucosa do tipo respiratório. O segmento cervical desse tubo mede cerca de 5cm no adulto em repouso havendo mais 6 cm no nível do tórax. O início da traquéia corresponde à sexta vértebra cervical e o seu término, à quarta torácica.

Ela se relaciona anteriormente com o istmo tireóideo, à altura do segundo ao quarto anéis traqueais; abaixo, com as veias tireóideas inferiores, as quais, por se lançarem diretamente no tronco braquiocefálico, podem aspirar ar e provocar embolia gasosa, se inadvertidamente forem seccionadas em cirurgia. Nesse nível, tem relações com linfonodos traqueais supra-esternais e com a a. tireóidea ima, vaso inconstante, mas de importância cirúrgica, graças à grande pressão em seu interior, o que pode ser eventual causa de hemorragia intra-operatória.

Repousa a traquéia sobre a face anterior do esôfago cuja margem a ultrapassa, um pouco, à esquerda. Lateralmente encontram-se os lobos tireóideos e, mais além, os grandes vasos do pescoço. A glândula tireóidea tem a forma aproximada de um H, distinguindo-se, normalmente, dois lobos laterais e um lobo mediano ou istmo sobre o qual não é raro implantar-se a pirâmide. Póstero-lateralmente jazem as paratireóides, um par superior, entre os ramos da a. tireóidea superior e um inferior relacionado com as ramificações da a. tireóidea inferior (Cordeiro, 1984, 1987) e que, caracteristicamente, assumem posição anteriorizada em relação ao plano do par de glândulas superiores (Gray e col., 1976, Mansberger e cal., 1993). Mercê dos meios de fixação da glândula à laringe, os bócios e outros tumores tireóideos são móveis com a deglutição, diferindo semiologicamente de outros tumores cervicais tais como a hiperplasia de linfonodos do local. A anatomia topográfica fina desta região custa a ser dominada pelos iniciantes em cirurgia, mas é capital para a eficiência das intervenções sobre as glândulas que aí estão situadas e para a segurança contra complicações (Cordeiro, 1987).

Ao longo desta face estende-se, de cada lado, o n. laríngeo inferior, relacionado topograficamente com os ramos da a. tireóidea inferior, e que se situa à frente, senão atrás destes ou de seu tronco principal. Segue curso oblíquo para cima e para dentro, até entrar na laringe, em um ponto bem constante, imediatamente inferior ao corno posterior e inferior da cartilagem tireóidea. São chamados nervos recorrentes por voltarem do tórax, como ramos do vago. À direita, em indivíduos normais, pode faltar esse caráter recorrente, então, o n. laríngeo inferior se destaca do vago, em nível cervical e se dirige quase horizontalmente para a laringe. Neste local desenvolve-se a parte principal das tireoidectomias e para alcançá-la pode ser adotada tanto a via longitudinal através da linha alba entre os músculos pré-tireóideos, quanto a via ântero-lateral, conhecida entre nós como via de Feind.

A mobilidade da traquéia é muito grande. Por isso, facilmente é deslocada pelo crescimento de tumores cervicais profundos. Em caso de traumatismo com perda pequena de substância, ou de ressecção de estenose, é possível a reaproximação cirúrgica. Por outro lado, em razão da própria elasticidade deste tubo, no traumatismo com secção completa, as superfícies de corte se retraem, sufocando rapidamente a vítima.

Esses ferimentos, as fístulas a eles conseqüentes ou de origem congênita, as estenoses, os tumores, a traqueomalácia e os cistos paratraqueais fazem parte da patologia sobre a qual pode tornar-se necessário intervenção cirúrgica.

Outras vezes a finalidade é restabelecer o trânsito aéreo adequado na obstrução laringotraqueal, ou complementar o tratamento de afecções não ligadas diretamente à traquéia. Isso se faz com a traqueostomia: abertura anterior, geralmente do segundo ao quarto anéis traqueais (ver capítulo seguinte). O conhecimento dos pontos de reparo anatômico citados nesta região é muito útil para sua execução que pode mesmo ter oportunidade na ausência de um cirurgião. Na profundidade desta parte inferior do triângulo anterior do pescoço pode ser encontrado o timo.

Região Carotídea

A região carotídea, ou região esternoclidomastóidea, é par e corresponde fundamentalmente à saliência do músculo esternoclidomastóideo. É a parte ocupada, no pescoço, pela artéria carótida comum, sua bifurcação em carótidas interna e externa e estruturas vizinhas.

Estende-se da articulação esternoclavicular e terço médio da clavícula, embaixo, até a porção mais alta do músculo, no nível da linha horizontal que passa pelo ângulo da mandíbula. Seus limites anterior e posterior são dados pelos bordos respectivos do m. esternoclidomastóideo. Em profundidade, vai até a aponeurose pré-vertebral. Em sua porção inferior comporta uma subdivisão: a fossa supraclavicular menor, uma pequena depressão, às vezes virtual, entre as inserções clavicular e esternal do m. esternoclidomastóideo.

Os planos se sucedem como nas demais regiões descritas, notando-se a presença, sob o platisma, do n. cervical transverso ou cutâneo do colo, o n. grande auricular – ambos provenientes do plexo nervoso cervical superficial – e a v. jugular externa. Mais profundamente, envolvido pela fáscia superficial do pescoço, fica o m. esternoclidomastóideo. Atrás dela, a fáscia cervical média envolve, em uma delaminação, o músculo omo-hióideo e, mais profundamente, o feixe vásculo-nervoso: artéria carótida primitiva ou comum, v. jugular interna, lateral àquela, e n. vago ou pneumogástrico, no ângulo diedro entre esses vasos; mais atrás o tronco do simpático cervical repousa sobre a fáscia pré-vertebral. Posto que o m. esternoclidomastóideo tem trajeto mais oblíquo, o feixe vásculo-nervoso corresponde embaixo à fosseta entre as duas inserções desse músculo – fossa supraclavicular menor – enquanto que acima corresponde à borda anterior do músculo. Na altura do triângulo carotídeo superior o feixe é atravessado oblíqua e frontalmente pelo ramo descendente do n. hipoglosso.

Ao se contrair, o m. esternoclidomastóideo leva a cabeça para o seu lado e para a frente. Em conjunto com seu par age como flexor da cabeça. Nessa região, o torcicolo congênito – espessamento fibroso, ovóide, semelhante a tumor que surge no seio do esternoclidomastóideo logo após o nascimento – é tratado pelo alongamento muscular. Aqui se realiza também a parte mais delicada da dissecção do n. espinal, ou acessório, na ocasião do esvaziamento linfático cervical radical.

Uma vez que o suprimento nervoso entra alto, a secção transversa do m. esternoclidomastóideo, com o intuito de ampliar a via de acesso à profundidade do pescoço, deve ser evitada por causa do risco de atrofia e deformidade.

Os grupos ganglionares satélites do feixe vásculo-nervoso cervical profundo podem tornar obrigatória a própria ressecção do m. esternoclidomastóideo e da v. jugular interna, em esvaziamentos linfáticos radicais, conforme será comentado adiante.

Esta região é, ainda, submetida a cirurgia variada como, por exemplo, o acesso à carótida para hemostasia de urgência, endarterectomia e ressecção de tumores glômicos. Ou o acesso à v. jugular interna, para passar marca-passo intracardíaco e para infusão endovenosa. Ou ainda, ao tronco simpático, nas simpatectomias cervicais, aos cistos e *sinus* branquiais etc.

Região Supraclavicular

A região supraclavicular recebe também o nome de fossa supraclavicular maior, por causa de seu aspecto deprimido, na maioria das pessoas. Tem a forma aproximada de um triângulo com base na parte média do corpo da clavícula, desde a margem posterior da inserção do m. esternoclidomastóideo até a borda anterior do m. trapézio. Essas bordas musculares formam, aliás, os limites anterior e posterior da região. É o triângulo posterior do pescoço; assim denominado em oposição ao triângulo anterior – já visto – que é formado pela linha anterior mediana, bordos) inferior da mandíbula e anterior do esternoclidomastóideo. E preciso lembrar que há também outra fossa supraclavicular, a menor, constituída pela separação das cabeças esternal e clavicular do m. esternoclidomastóideo – (ver Região Carotídea).

É revestida pela pele, tecido adiposo subcutâneo, músculo cuticular, outra lâmina adiposa, a fáscia cervical superficial, uma terceira camada celular frouxa, a fáscia média e uma quarta camada de conjuntivo fibroadiposo frouxo, contendo numerosos nodos linfáticos, os ramos da artéria subclávia e a veia jugular interna.

Ramos nervosos supraclaviculares e supra-acromiais do plexo cervical superficial passam por detrás do platisma. A fáscia cervical superficial passa, em ponte, da borda do esternoclidomastóideo ao trapézio; embaixo, passa pela frente da clavícula, sem aderir, e continua com a fáscia que recobre o músculo grande peitoral. O folheto médio, chamado aqui de fáscia esterno-clavicular, recobre também toda a região e, inferiormente, adere à borda posterior da clavícula. Contém, em um desdobramento, o ventre posterior do omo-hióideo o qual serve como importante ponto de reparo e deve ser ressecado ou elevado nas manobras para o esvaziamento ganglionar supraclavicular ou na biópsia preliminar à cirurgia do câncer pulmonar.

O ventre posterior do omo-hióideo atravessa, quase horizontalmente, a porção mais larga desta região, dividindo-a em dois triângulos: o superior ou occipital ou omotrapézio e o inferior ou subclávio ou, ainda, omoclavicular, cuja borda anterior é representada, na profundidade, pelo músculo escaleno anterior.

Ao dissecar-se, especial atenção deve ser dada à a. subclávia e seus ramos: a. vertebral, tronco tireocervical (com três ramos: a. tireóidea inferior, a. cervical ascendente e a. transversal ou superficial) e a. escapular. A v. subclávia é encontrada mais profundamente, pouco antes do n. frênico, o qual repousa sobre o m. escaleno anterior. A a. subclávia passa por trás deste músculo, no mesmo plano do plexo nervoso braquial, anteriormente ao escaleno posterior. Este é o plano profundo, limite da região.

A desembocadura da v. jugular interna na subclávia – de reconhecimento fundamental nos esvaziamentos linfáticos cervicais clássicos – fica atrás da inserção clavicular do m. esternoclidomastóideo, senão na própria fossa supraclavicular menor. No ângulo dessa confluência, à esquerda, desemboca o ducto torácico, formando uma crossa de aspecto variável (Speranzini e col., 1972). Lateralmente ao m. escaleno anterior, a v. é contígua e ântero-medial à artéria subclavicular.

A ressecção de lipomas, a ligadura de subclávia em fraturas e ferimentos, os esvaziamentos ganglionares linfáticos, a ligadura ou drenagem do ducto linfático torácico, a cirurgia do frênico, a simpatectomia cervical e outras causas de compressão neurovascular constituem as operações mais comuns desta região.

Embriologia

No embrião humano, até a sétima semana (15 a 20mm) não se distingue pescoço. A partir desta fase ele se torna progressivamente individualizado, como decorrência do alongamento da zona situada entre a eminência cardíaca e o arco mandibular, Contudo, muito antes, já se iniciara a formação das estruturas que o compõem. Assim, do soalho da porção anterior do intestino primitivo, das fendas, bolsas e arcos branquiais ou faríngeas e dos primeiros somitos vão se desenvolvendo os vários componentes do pescoço.

No 24º dia surge da tireóide – a primeira glândula endócrina a surgir – como uma invaginação epitelial do soalho da faringe embrionária – no local que ficará assinalado, no adulto, como uma depressão, o *foramen caecum* situado na face superior da língua do adulto, bem atrás, no vértice do V lingual. De início semelhante a um dedo de luva, esse broto endodérmico progride caudalmente, torna-se crescentemente sólido e, por volta da sexta semana, fica bilobado. No começo tem íntimo contato com o coração primitivo e, por isso, pode continuar descendo, ultrapassar o sítio em que de hábito pára – à frente da traquéia – e baixar até o diafragma. Assim é que a tireóide adulta atinge locais excepcionais: lingual, hióideo, à frente da laringe, da traquéia ou dentro do tórax, no mediastino. E isso tem importância na semiologia e exploração cirúrgica da região (Cordeiro, 1989; Gray e col., 1993; Mansberger e col.. 1993).

Esse ducto que do soalho faríngeo, ou seja, da língua se estende à tireóide, recebe o nome de ducto ou canal tireoglosso ou de Bochdalek. Normalmente, após a oitava semana de desenvolvimento, oblitera-se, involui, sofre transformação fibrosa ou mesmo desaparece inteiramente. Na glândula adulta, porém, poderá surgir um resquício apenso ao istmo, é a pirâmide de Morgagni ou de Lalouette. A persistência do ducto ora é assintomática, ora dá origem a cistos e fístulas que exigem correção cirúrgica.

Do 20º ao 30º dia – período somítico – surge segmentação parcial da superfície dorsal do embrião. No 21º dia reconhecem-se sete somitos e as curvaturas cefálica e caudal. Além disso, de cada lado da extremidade cefálica, surge o aparelho branquial, à custa de *fendas* – sulcos externos transversais – e de correspondentes *bolsas* internas, que são divertículos da porção anterior do intestino primitivo. No ponto mais profundo dessas duas classes de depressões que quase se tocam, adelgaça-se o mesoderma que é empurrado para a frente e para trás, para formar os *arcos,* estruturas mais densas situadas entre essas bolsas epiteliais.

Com 10 somitos surge o primeiro arco branquial. Quando o embrião tem 14 somitos, aproximadamente no 25º dia, divide-se a extremidade anterior deste arco em uma porção dorsal, ou processo maxilar e uma ventral ou processo mandibular, ou cartilagem de Meckel. A bigorna e o martelo, ossículos do ouvido médio, derivam desse arco. Os maxilares superiores formam-se da porção dorsal e a mandíbula da porção ventral do tecido mesodérmico em torno da cartilagem de Meckel. Nessa ocasião surge o segundo arco, arco hióideo ou cartilagem de Reichert, que ulteriormente dará o estribo, processo estilóide do temporal, ligamento estilo-hióide, pequeno corno e parte superior do osso hióide.

Pelo 28º dia, tendo o embrião 25 somitos, aparece o terceiro arco branquial. De seu componente cartilaginoso originam-se os grandes cornos e a porção inferior do osso hióide.

Da primeira fenda forma-se o conduto auditivo externo. Da bolsa respectiva, a trompa de Eustáquio e a cavidade do ouvido médio. Fístulas cervicais altas, abrindo-se no conduto auditivo, são malformações ligadas à primeira fenda.

A segunda, a terceira e a quarta fendas são afundadas pelo volume formado pelo crescimento para fora e para baixo do segundo arco que vai recobrir, como um opérculo, o terceiro e quarto arcos, formando o *sinus* cervical.

A segunda bolsa forma a amígdala palatina e a fossa supratonsilar.

As mais freqüentes malformações branquiais originam-se da segunda fenda e correspondente bolsa. São fístulas completas quando persistem elementos de ambas essas estruturas. Podem resultar da persistência exclusiva da fenda branquial tendo, então, apenas abertura cutânea. Esta surge, em geral, nos dois terços inferiores do pescoço, ao longo da borda anterior do m. esternoclidomastóideo. Seu trajeto é ascendente, passando através do platisma e fáscia cervical, atingindo a bainha carotídea. Acima do hióide, seu curso costuma voltar-se medialmente, passando por baixo do ligamento estilo-hióideo e ventre posterior do m. digástrico. Cruza anteriormente o n. hipoglosso, atravessa o espaço entre as artérias carótidas interna e externa e vai abrir-se na faringe, comumente na face anterior da metade superior do pilar posterior, às vezes na fossa supra-amigdaliana. Encontram-se cistos subcutâneos da porção mais profunda da fenda branquial, sem orifício na pele. Muito raramente há cistos originados apenas na segunda bolsa podendo, então, simular tumor retrofaríngeo.

A terceira bolsa forma a fossa piriforme, g. paratireóide inferior e timo. Não há referências a fístula completa da terceira fenda. Associados à persistência da terceira bolsa, são descritos cistos ou *sinus* faringo-tímicos localizados profundamente nos músculos infra-hióideos (Langman, 1966).

A quarta bolsa produz, de seu divertículo superior, a g. paratireóide superior e do seu divertículo mais inferior, o corpo último-branquial que, no homem, se transforma em um contingente celular – células C – disperso no seio da g. tireóide.

Fístulas da quarta fenda passariam, em tese, por baixo do arco aórtico, mas não foram ainda descritas, assim como cistos e *sinus* de abertura interna derivados da correspondente bolsa.

Malformações várias do pescoço se relacionam com os arcos branquiais. Para não fugir ao objetivo deste livro, apenas algumas podem ser citadas. Na síndrome de Treacher Collins (disostose mandíbulo-facial causada por gene dominante autossômico) há hipoplasia de zigomáticos, queda das fissuras palpebrais, defeitos das pálpebras inferiores e orelhas deformadas. Na síndrome de Pierre Robin há hipoplasia de mandíbula, palato fendido e defeitos de olhos e orelhas.

No complexo morfogenético de Robin, o defeito inicial é a micrognatia que resulta no deslocamento posterior da língua, o que, por sua vez, provoca o incompleto fechamento do processo palatino condicionando o aparecimento da fenda palatina bilateral. A síndrome de Di George resulta da incapacidade da terceira e quarta bolsas faríngeas em produzirem timo e paratireóide. Nela surgem também anormalidades faciais, por causa do desenvolvimento anormal do primeiro arco. Talvez seja o resultado de agente teratogênico externo. Nessa síndrome, a aplasia tímica e paratireóidea provoca hipoparatireoidismo, suscetibilidade a infecções, malformações de boca, baixa implantação de orelhas, fendas nasais, hipoplasia tireóidea e anormalidade aórtica.

BIBLIOGRAFIA

1. Bruni AC. Compendio di anatomia descrittiva umana, 3ed. Milano, Dottor Francesco Vallardi, v.2, 1948.
2. Cordeiro AC. Anatomia cirúrgica das paratireóides. In Aun F, Egdhal RH ed. Cirurgia endócrina, Rio, Atheneu, capo 9, pp. 99-102, 1984.
3. Cordeiro AC. Embriologia, anatomia e histologia da glândula tireóide. In: Raia AA, Zerbini EJ ed. Clínica cirúrgica Alípio Corrêa Netto, 4ª ed. Rio. Atheneu, v. I, cap. 77, pp. 553-6, 1988.
4. Cordeiro AC. Contribuição para o estudo da morfologia macroscópica das paratireóides em cirurgia e necrópsia. São Paulo, Dep. Cirurgia da Fac. Medicina da Univ. São Paulo, 1987.
5. Cordeiro AC. Fundamentos embriológicos da cirurgia de cabeça e pescoço. In Brandão LG, Ferraz AR ed. Cirurgia de cabeça e pescoço. São Paulo, Rocca, v. I, capo II pp. 166-70, 1989.
6. Cordeiro AC. Afecções cervicofaciais congênims de interesse cirúrgico. In: Brandão LG, Ferraz AR. ed. Cirurgia de cabeça e pescoço. São Paulo, Rocca, V. I, cap. 12, pp. 171-82, 1989.
7. Cordeiro AC, Toledo AC & Coriolano MR. Afecções congênitas cervicais. In: Raia AA & Zerbini EJ ed. Clínica cirúrgica Alípio Corrêa Netto, 4ª ed. Rio, Atheneu, V. I, capo 72, pp. 522-3, 1988.
8. Gray SW, Skandalakis JE & Akin JT. Embryological considerations of thyroid surgery. Ann. Surg. 42:621-8, 1976.
9. Gray SW & Skandalakis JE. Embryology for surgerons. 2 ed. Baltimore, Williams Wilkins, 1993.
10. Hollinshead WH. Anatomy for surgeons. 2 ed. New York, Harper Row, v.2, 1968,
11. Langman J. Embriologia médica. Desenvolvimento humano normal e anormal. Rio, Atheneu, 1966.
12. Mansberger AR & Wei JP. Surgical embriology and anatomy of the thyroid and parathyroid glands. Surg. Clin. North Amer. 73:727-46, 1993.
13. Spalteholz W. Atlas de anatomia humana. Rio, Guanabara Koogan, v. 2, 1956.
14. Speranzini MB, Cordeiro AC, Widman A, Oliveira MR & Toledo PA. Ducto torácico. Estudo anátomo-radiológico de 59 casos. Rev. Paulista Med. 79:1-11, 1972.
15. Tillaux P. Traité d'anatomie topographique avec applications à la chirurgie. II ed. Paris, Asselin Houzeau, 1903.
16. Tschiassny K. Ludwig's angina: a surgical approach based on anatomical and pathological criteria. Ann Otol. Rhin. Laryngol. 56:937, 1947.

38 Traqueostomias

Paulo Roberto Bueno Pereira

A traquéia é um tubo composto de 20 arcos cartilaginosos, que sustentam sua porção anterior, enquanto a componente posterior é músculo-fibrosa. A mucosa é constituída por epitélio respiratório ciliar, com capacidade secretória. Localmente, a constrição da musculatura lisa da traquéia, sua secreção mucosa e a atividade de batimento dos cílios epiteliais são reguladas pelo sistema nervoso autônomo. As vias aéreas superiores, incluindo a traquéia, têm, portanto, capacidade de umidificar, aquecer e purificar o ar que finalmente chega aos pulmões.

Na porção cranial da traquéia existem duas cartilagens: cartilagem cricóide e cartilagem tireóide. Ambas são rígidas em todo o seu perímetro, sendo constituídas por uma circunferência cartilaginosa completa. Entre estas duas cartilagens encontra-se a membrana cricotireóidea, delgada camada de fibras musculares lisas, que permanecem praticamente em contato com o tecido celular subcutâneo.

A traqueostomia comunica a traquéia com o meio exterior, cuja finalidade é possibilitar a respiração por uma via nova. Reduz, através desta comunicação, o espaço morto anatômico em aproximadamente 50%, o que é vantajoso para indivíduos com reserva pulmonar exígua. Entretanto, a secreção traqueobrônquica torna-se menos fluida e a tosse, que possibilita a limpeza broncopulmonar, é comprometida. Com a ausência do fechamento da glote, desaparece a pressão positiva fisiológica do final da expiração (PEEP), alterando a composição de gases do alvéolo pulmonar. As traqueostomias causam também a ruptura da integridade do arco cartilaginoso, possibilitando o colapso traqueal.

INDICAÇÕES

1. Obstruções respiratórias altas, laríngeas ou acima, causadas por tumor, excessivo acúmulo de exsudatos, corpos estranhos, processo inflamatório agudo, processos infecciosos e traumatismos cervicais e faciais.

2. Insuficiência respiratória prolongada, que leva a entubação orotraqueal com duração de muitos dias, resultando em dificuldade ventilatória devido ao acúmulo de secreções.

3. Tempo prévio ou complementar a outras cirurgias, destacando-se as laringectomias, glossectomias amplas, ressecção de tumores de soalho de boca e cirurgias buco-maxilo-faciais extensas.

4. Cirurgia da glândula tireóide, quando houver lesão inadvertida e bilateral dos nervos laríngeos recorrentes ou colapso da traquéia após a retirada do bócio.

Apesar de a cricotireostomia ser preferível como método de estabelecer uma via aérea emergencial com menor incidência imediata de complicações e facilidade de procedimento, a traqueostomia continua sendo tanto um procedimento utilizado em situações de emergência, especialmente quando há lesão traumática de laringe, quanto um procedimento de escolha para situações onde se deseja uma cirurgia eletiva. Condições de ventilação artificial por prolongados períodos de tempo requerem traqueostomia para prevenir estenose subglótica ou disfunção laríngea. Há controvérsias sobre quando substituir o tubo orotraqueal pela traqueostomia; normalmente o tempo em torno de duas semanas de intubação é o mais aceito na indicação da traqueostomia.

CÂNULA TRAQUEAL

Existem vários tipos de cânulas e tubos, incluindo-se os metálicos (Jackson), plástico (Shiley, Portex), confeccionados de silicone e náilon. Eles variam de acordo com seu diâmetro interno, ângulo de curvatura, mecanismo de fechamento, *cuffs* (um ou mais), válvulas e fenestrações. Normalmente o tamanho da cânula de traqueostomia é definido pelo diâmetro do anel traqueal.

As cânulas contêm em sua luz um mandril, que é um pouco mais longo que a cânula e de ponta romba; a sua utilização facilita o acesso à luz traqueal, pois funciona como um condutor (Fig. 38.1).

Os *cuffs* devem ser inflados com ar. Os que causam menos lesão traqueal são os que proporcionam baixa pressão e grande volume de insuflação. Confeccionados de finas membranas plásticas com grande complacência, alteram pouco a irrigação da mucosa da traquéia. Causam menos estenose de

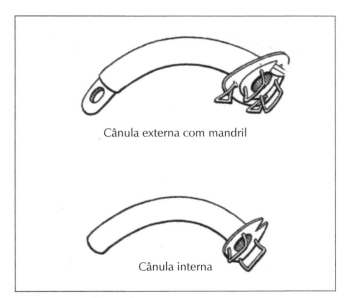

Fig. 38.1 – *Cânula metálica com três peças.*

traquéia por formação de granuloma que as cânulas de baixo volume e alta pressão (Fig. 38.2).

Insufla-se o *cuff* quando se conecta a cânula a um equipamento de ventilação assistida ou controlada.

Quando o indivíduo não necessita de mecanismos artificiais de ventilação, o *cuff* deve permanecer vazio, atentando-se para o fato de não haver proteção contra a aspiração de secreções para o interior da árvore traqueobrônquica.

As cânulas possuem asas laterais perfuradas que servem para sua fixação, com cadarço, ao redor do pescoço.

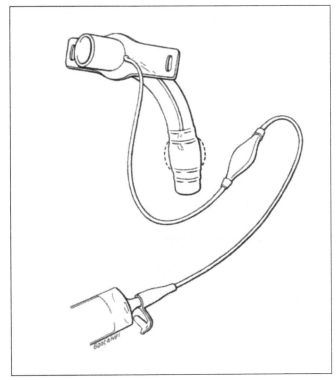

Fig. 38.2 – *Cânula plástica com cuff.*

Avaliação Pré-Operatória

A traqueostomia é uma operação de fácil execução, mas que não pode ser subestimada. As condições para realizá-la devem ser ideais, isto é: material adequado, equipe cirúrgica treinada, paciente com anestesia geral ou local em ambiente cirúrgico.

Técnica Operatória

A Posição do Doente na Mesa Cirúrgica. Obedece a certas regras: decúbito dorsal horizontal, com coxim sob os ombros para discreta hiperextensão do pescoço. Deve-se evitar a cirurgia à beira do leito.

Posição do Cirurgião e Assistente. O cirurgião se coloca à 1ireita do doente e o assistente em frente ao cirurgião.

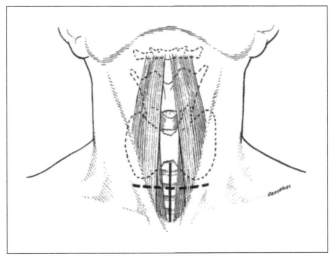

Fig. 38.3 – *Incisões em colar e longitudinal.*

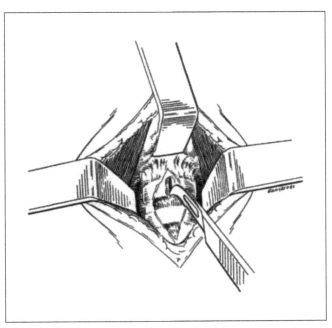

Fig. 38.4 – *Afastamento do istmo de tireóide e abertura do anel traqueal.*

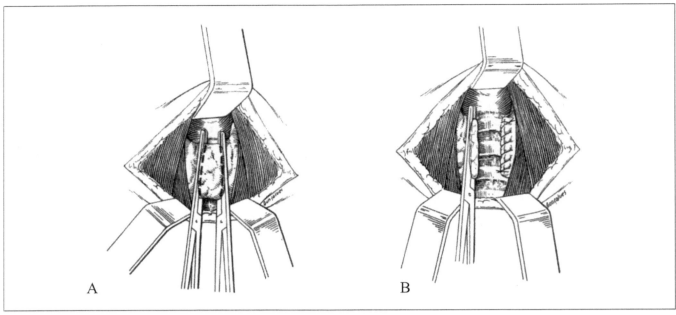

Fig. 38.5 – A - *Resseção do istmo da tireóide. B - Rafia do istmo ressecado.*

Anestesia. Prefere-se a anestesia local por infiltração, empregando-se a lidocaína a 2% em dose de 5 a 7mg/kg. Em casos de crianças ou pacientes agitados a anestesia geral, sempre que possível, supera a anestesia local.

Tempos operatórios da traqueostomia regrada:

1) Incisão: Em colar, localizada no meio da distância entre a cartilagem cricóide e a fúrcula esternal, numa extensão de 3 a 4cm, com abertura da pele e tela subcutânea. A hemostasia deve ser rigorosa, tomando-se cuidado com as veias jugulares anteriores (Fig. 38.3).

2) Abertura da rafe mediana com afastamento lateral dos músculos pré-tireoidianos e exposição do istmo da glândula tireóide, que poderá ser afastado caudal ou cranialmente (Fig. 38.4), ser seccionado ou ressecado entre pinças, com sutura das superfícies cruentas (Fig. 38.5a e b); ficam expostos os primeiros anéis traqueais.

3) Exposição e abertura da traquéia seccionando-se três ou quatro anéis a partir do segundo, após sua tração anterior com pinça de Allis ou pequenos ganchos metálicos; esta abertura é feita com bisturi próprio (Fig. 38.4) no sentido longitudinal e deve ser suficiente para a passagem da cânula. Deve-se usar aspirador neste tempo operatório para evitar penetração de sangue na árvore brônquica.

4) Introdução da cânula traqueal com cuidado, observando-se sua curvatura, munida do respectivo mandril; após a retirada deste, o paciente deve ser ventilado (Fig. 38.6).

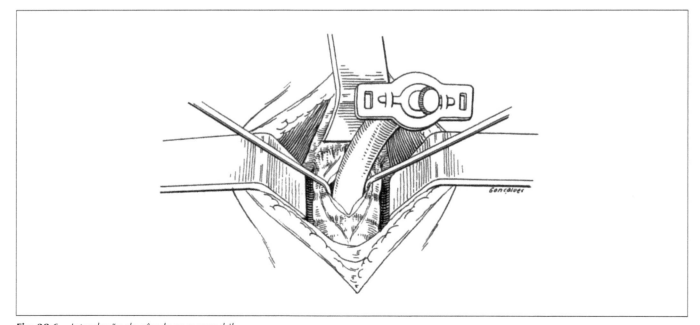

Fig. 38.6 – *Introdução da cânula com mandril.*

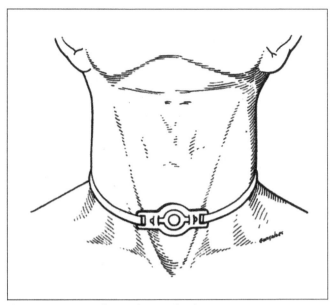

Fig. 38.7 – *Fixação da cânula ao redor do pescoço.*

5) Fechamento da pele e tela subcutânea com pontos separados, de maneira a deixar larga abertura para a cânula, que é amarrada pelo cadarço ao redor do pescoço (Fig. 38.7). A sutura da pele não deve ser total para evitar a formação de enfisema subcutâneo no território da traqueostomia.

6) Curativo com gaze, sob o pavilhão da cânula externa.

BIBLIOGRAFIA

1. Buckwalter JA & Sasaki CT. Effect of tracheostomy on laryngeal function. Otolaryngol. Clin. North Am., v. 17, pp. 41-8.1984.
2. Kilany SM. Complications of tracheostomy. Ear. Nose, Throar J. v. 59, pp. 123-9,1980.
3. Gilmore JR BB. & Mickelson SA. Pedialric tracheostomy. Otolaryngol. Clin North Am., v. 19, pp. 141-51, 1986.
4. Greenway RE. Tracheostomy: surgical problems and complications. Int. Anesthesiol. Clin., v. 10, pp. 151-72,1972.
5. Grillo HA & Mathisen, DJ. Tracheostomy and its complications. In Sabiston DC. (ed.) Textbook of surgery. Philadelphia, Saunders. 1704-9, 1991.
6. Heffner JE, Miller KS & Sahn SA. Tracheostomy in the intensive care unit. Part 2: complications. Chest, v. 90, pp. 430-6, 1986.
7. Kirchner JA. Tracheostomy and its problems. Surg. Clin. North Am, v. 60, pp. 1093-1104, 1980.
8. Montgomery W. Surgery of the trachea. In: Surgery of the upper respiratory system. Philadelphia, Lea & Febiger, pp. 365-443. 1989.
9. Tayal VS. Tracheostomies. Emerg. Med. Clin. North Am. v. 12, pp. 707-27, 1994.
10. Friedman Y & Mayer AD. Bedside percutaneous tracheostomy in critically ill patients. Chest, v. 104, p. 532-5, 1993.
11. Wilson RC & Bodenham AR. Percutaneous tracheostomy. Br. J. Hosp. Med., v. 49,'pp. 123-6, 1993.
12. Orringer ME. Anterior mediastinal tracheostomy with and without cervical exenteration. Ann. Thorac. Surg., v. 54, pp. 628-36, 1992.
13. Bodenham A, Cohen A & Webster N. A clinical evaluation of the "rapitrach". A bedside percutaneous tracheostomy technique. Anesthesia, v. 47, pp. 332-4, 1992.

39 Exérese de Cisto Tireoglosso

Anói Castro Cordeiro

INDICAÇÃO

As lesões congênitas representam 6% das massas anômalas encontradas no pescoço. A persistência do ducto tireoglosso ou seus cistos respondem por cerca de dois terços dessas lesões. A incidência familiar é rara (Millikan e col., 1980).

Por serem fontes de infecções repetidas e sede eventual de carcinoma, as afecções ligadas à persistência do ducto tireoglosso devem ser prontamente tratadas. O tratamento é cirúrgico e consiste na retirada total do cisto e do trajeto persistente do ducto que o originou. Inclui, portanto, a ressecção da parte mediana do osso hióide e do segmento suprahióideo do ducto (Cordeiro e col., 1974.).

O uso de esclerosantes e a radioterapia são contra-indicados, ineficientes e é difícil controlar seus resultados. O segundo método terapêutico, aliás, causa aumento da incidência de carcinoma tireóideo.

DESCRIÇÃO (Operação de Sistrunk, 1920)

TEMPOS PRELIMINARES

Decúbito dorsal com leve elevação do dorso, cabeça bem estendida, coxim sob os ombros. Antissepsia e delimitação do campo, conforme técnica asséptica. Sempre que possível deve-se evitar o uso de corante introduzido na fístula ou no cisto. Em vez de ajudar, isso freqüentemente perturba a identificação do trajeto fistuloso mais fino, por causa de extravasamento e coloração indesejada do tecido vizinho.

ACESSO

Incisão transversa, sobre o cisto, acompanhando as linhas de força da região. Inclui a ressecção do orifício externo da fístula, se houver (Fig. 39.1).

A incisão deve ter de 4 a 8cm, incluir pele e tela subcutânea, podendo-se poupar o platisma e afastá-lo lateralmente. A mesma manobra é feita com os músculos pré-tireóideos.

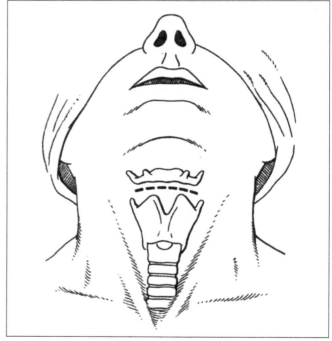

Fig. 39.1 – *Incisão cervical transversa.*

Expõe-se, assim, a fáscia imediatamente sobre o cisto. Abrindo-a apreende-se o cisto e, por divulsão romba, isola-se seu pólo inferior onde se encontra a pirâmide de Lalouette, com a qual é contínuo (Fig. 39.2).

Hemostasia por eletrocoagulação dos vasos subcutâneos e por ligaduras, com fio de absorção lenta, na base da pirâmide.

LIBERAÇÃO

Seccionando-se a pirâmide, obtém-se excelente ponto para tracionar, gentilmente, e liberar o cisto dos planos vizinhos, reconhecendo-se por trás dele a membrana tireo-hióidea e a laringe.

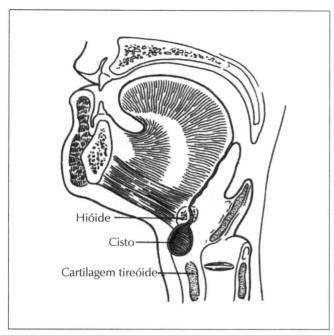

Fig. 39.2 – *Trajeto do dueto entre o cisto e a base da língua.*

Secção do Hióide

Este osso é identificado relacionando-se com o trajeto tireoglosso que o cruza por trás, pela frente ou através do tecido ósseo (Fig. 39.3).

Vendo-se, constantemente, o dueto, procede-se à dissecção das margens superior e inferior do hióide, por secção da inserção dos músculo milo-hióideo, gênio-hióideo e da membrana tireo-hióidea, numa extensão de 1,5 a 2cm. Prepare-se, assim, para a secção óssea a ser feita dos dois lados da passagem do dueto, o que é feito com tesoura forte ou pequena cisalha.

Dissecção Supra-Hióidea

Identifica-se o dueto sucessivamente entre os músculos hioglossos e genioglossos terminando-se por seccionar sua extremidade superior, juntamente com uma pequena elipse de tecido da base da língua, incluindo o *foramen cecum*. Neste tempo muito auxilia a introdução do dedo indicador ou médio – do auxiliar ou do anestesista – pela boca do paciente para comprimir a base da língua para a frente e assim facilitar a exposição da parte mais profunda da região que está sendo operada. E a manobra de Sistrunk.

Reconstituição

Sutura-se com um ou dois pontos de fio de absorção retardada o orifício interno restante. Aproxima-se o músculo milo-hióideo da membrana tireo-hióidea com dois pontos do mesmo fio. Não se deve tentar unir as extremidades do hióide; isso pode resultar em tensão indesejável. Lavando-se com soro a região, verifica-se a hemostasia, preparando o fechamento da incisão feita na linha mediana do plano muscular, o que é feito com poucos pontos absorvíveis. O platisma é reconstituído com o mesmo tipo de fio e a pele é aproximada cuidadosamente com *mononylon* 5-0 montado em agulha atraumática.

Pensos

Evitam-se pensos compressivos. Se a hemostasia não satisfez, utiliza-se um dreno de Penrose fino saindo por uma das extremidades da incisão.

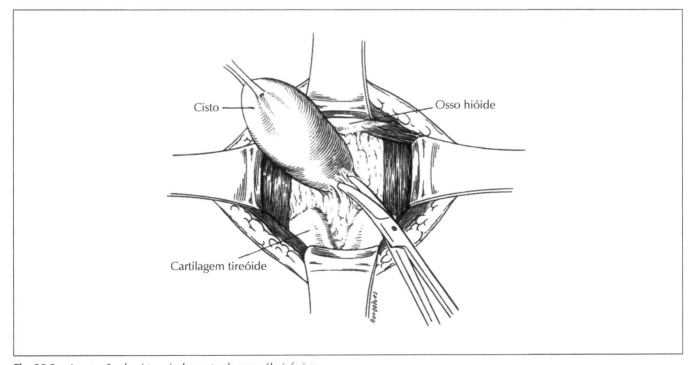

Fig. 39.3 – *Apreensão do cisto e isolamento de seu pólo inferior.*

COMPLICAÇÕES

Cicatriz exuberante raramente pode ocorrer; em geral, só se houver infecção persistente prévia à cirurgia ou em indivíduos propensos a quelóides. Recorrência e infecção são as principais complicações. A manipulação e as suturas excessivas, especialmente em reoperações, podem levar a edema laríngeo e obstrução pós-operatória das vias aéreas superiores. Só excepcionalmente, em tumores grandes, pode haver lesão nervosa importante.

COMENTÁRIOS

A ressecção do hióide, tal como foi descrita, não causa incômodo persistente ao operado nem interfere com a fisiologia da deglutição.

Quando não há orifício externo, convém documentar o caso com cintilograma tireóideo a fim de fazer o diagnóstico diferencial com a tireóide ectópica, antes de tomar a conduta cirúrgica. A exérese, nessa eventualidade, pode causar hipotireoidismo (Conklin e col., 1981, Strickland, 1989).

O exame de congelação durante o ato cirúrgico auxilia o reconhecimento de possível neoplasia. *Blum* e col. (1982) relatam cerca de uma centena de carcinomas de cisto tireoglosso. Em geral são papilíferos embora excepcionalmente possam ser foliculares (Van Zuiden, 1979).

BIBLIOGRAFIA

1. Blum M, Roses DF & Cohen N. Thyroglossal duct carcinoma. JAMA 248:924, 1982.
2. Conklin WT, Davis RM, Dabb RW & Reilly CM. Hypothyroidism following removal of a "thyroglossal duct cyst". Plast Reconstr Surg. 68:930, 1981.
3. Cordeiro AC. Anomalias do trato tireoglosso. In Raia AA, Zerbini EJ. ed. Clínica Cirúrgica Alípio Corrêa Netto, 4ª ed. Rio, Atheneu, v. I, capo 74, pp. 532-5, 1988
4. Cordeiro AC & França LCM. Anatomia patológica. In: Rosa JC ed. Glândula tireóide. Funções e disfunções, diagnóstico e tratamento. São Paulo, Artes Médicas, capo 3, pp. 16-48, 1947.
5. Millikan JS, Murr P, Moore EE & Moore GE. A familial pattern of thyroglossal duct cysts. JAMA 244: 17 14, 1980.
6. Sistrunk WE. The surgical treatment of cysts of the thyroglossal tract. Ann Surg 71:121, 1920.
7. Strikland AL. Ectopic thyroid glands simmulating thyroglossal duct cyst. Hypothyroidism following surgical excision. JAMA 208:307, 1969.
8. Van Zuiden U. Folicular carcinoma in a thyroglossal duct. Canad. J. Surg. 22:590,1979.

Cirurgia da Glândula Tireóide – Bases

Roberto Souza Camargo

INTRODUÇÃO

Embora o bócio seja, há muitos anos, uma doença registrada na história, trabalhos consistentes em relação à cirurgia da glândula tireóide datam em torno de 100 anos. Antes desta época, poucos arrojados se aventuraram a remover bócios no tratamento da dispnéia e da disfagia.

Em revisão histórica publicada em 1920, Halsted relatou as contribuições dos pioneiros da cirurgia da glândula tireóide, realçando os nomes de Kocher, Billroth, Bruberger e Von Eiselsberg. Esses renomados cirurgiões mencionaram em fins do século XIX seus primeiros resultados com a tireoidectomia parcial e total, bem como os sintomas da tetania paratireopriva. Merece destaque a figura de Kocher, que em 1872 realizou sua primeira tireoidectomia bem-sucedida, e que, em vista dos próprios subsídios à patologia e cirurgia da tireóide, recebeu o prêmio Nobel da Medicina em 1909.

Já no início do século XX, segundo a referida publicação de Halsted, ele mesmo, ao lado de outros cirurgiões americanos como Crile, Mayo e Lahey, proporcionaram importantes avanços à cirurgia da glândula tireóide.

A decisão pela cirurgia da glândula tireóide deve estar embasada no conhecimento do histórico, da fisiologia, da anatomia e da biologia desta glândula.

EMBRIOLOGIA

A glândula tireóide é um derivado ímpar da faringe embrionária. Os chamados arcos branquiais são barras de natureza mesodérmica delimitados, tanto na sua face interna (endodérmica) quanto na externa (ectodérmica), através de sulcos de direção dorsoventral, exibidos num embrião de cinco semanas. Os sulcos da face interna da faringe são chamados de bolsas branquiais, enquanto os sulcos externos constituem os sulcos branquiais.

No embrião humano formam-se seis pares de arcos branquiais, mas somente quatro pares de bolsas e sulcos branquiais.

A glândula tireóide é um dos primeiros derivados faríngeos a aparecer. Origina-se durante a 3ª semana entre o 1º e 2º arcos branquiais. Este ponto é marcado no embrião por uma pequena depressão, que pode persistir no adulto. O esboço tireoidiano permanece ligado temporariamente à parede da faringe através de um cordão epitelial (o duduto tireoglosso) até a 6ª ou 7ª semana. O esboço da tireóide acompanha parcialmente a descida do coração, migrando ventralmente à faringe. Durante a 7ª semana, ocupa sua posição definitiva à frente das cartilagens da laringe. Em sua migração ventrocaudal, o esboço tireoidiano entra em contato com estruturas derivadas da 3ª, 4ª e 5ª bolsas branquiais. Na região dorsal da 4ª bolsa forma-se o esboço das glândulas paratireóides.

Na migração ventrocaudal da tireóide o dueto tireoglosso se estende, tornando-se sólido e rompe-se. Normalmente este dueto é absorvido, não deixando vestígios.

Ao final do 3º mês e com maior intensidade no 4º mês, ocorre formação e deposição de colóide (Fig. 40.1).

ANATOMIA

O nome *tireóide* vem de (*thyreos* = escudo oblongo; *udos* = forma), por apresentar conformação semelhante a um certo tipo de escudo.

A tireóide é a maior glândula endócrina, pesando, no adulto normal, de 2S a 30g e localiza-se na porção anterior e inferior do pescoço.

Consiste em dois lobos de tecido glandular unidos por uma faixa de tecido semelhante chamado istmo. O istmo repousa sobre o segundo e terceiro anéis cartilagíneos da traquéia e os lobos laterais estendem-se desde a parte média da cartilagem da tireóide, superiormente; até o sexto anel traqueal, inferiormente. Não raramente, existe um terceiro lobo de forma cônica, chamado lobo piramidal ou pirâmide de Lalouette, que surge da borda superior do istmo, mais freqüentemente de seu lado esquerdo e se dirige para cima, às vezes, até alcançar o osso hióide.

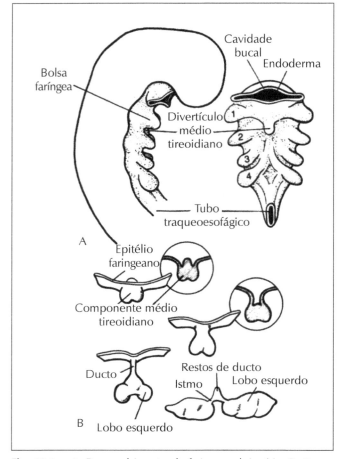

Fig. 40.1 – A. Desenvolvimento da faringe embrionária. B. Representação esquemática do desenvolvimento da tireóide.

Os lobos estão cobertos pela pele, tecido subcutâneo e músculos: platisma, esternoclidomastóideo, ventre superior do omo-hióide, esterno-hióide e esternotireóideo (Fig. 40.2).

A superfície profunda da glândula relaciona-se internamente com os cinco ou seis anéis traqueais, com a cartilagem cricóide e com a metade inferior da cartilagem tireóide; posterior e internamente com o esôfago e o nervo laríngeo recorrente; e mais lateralmente com a bainha carotídea, contendo a artéria carótida comum, a veia jugular interna e o nervo vago. As porções póstero-superior e póstero-inferior dos lobos laterais também se relacionam com as glândulas paratireóides superiores e inferiores, respectivamente (Fig. 40.3). O pólo superior de cada lobo recebe os vasos tireoidianos superiores e seus vasos inferiores penetram na glândula em sua metade inferior.

Vascularização

A tireóide é um órgão altamente vascularizado, com uma velocidade de fluxo normal de 5ml/g por minuto. Um conhecimento perfeito de sua vascularização facilitará qualquer procedimento cirúrgico sobre a mesma e diminuirá a possibilidade de hemorragia. A circulação arterial se faz por dois pares de artérias tireoidianas superiores e inferiores e raramente pela artéria tireoidiana média de Neubauer. A circulação venosa se faz por dois pares de veias tireoidianas superiores e inferiores e pela veia tireoidiana média, nem sempre encontrada.

A artéria tireoidiana superior é o primeiro ramo da artéria carótida externa na sua porção inferior (logo abaixo do grande corno do osso hióide), dirigindo-se caudalmente e terminando no ápice do lobo tireoidiano correspondente, onde se divide em ramos glandulares. Internamente, a artéria tireoidiana superior entra em relação com o músculo constritor inferior e com o ramo externo do nervo laríngeo superior. A artéria tireoidiana superior dá origem aos ramos infra-hióideo, esternoclidomastóideo e laríngeo. O último penetra na laringe com o ramo interno do nervo laríngeo superior; quando alcança o pólo superior do lobo lateral, a artéria tireoidiana superior trifurca-se: o ramo anterior irriga a glândula anteriormente, o ramo posterior e o ístmico cruzam para o lobo oposto, internamente ao longo da borda superior do istmo.

A veia tireoidiana superior acompanha a artéria tireoidiana superior e termina na veia jugular interna. Na superfície anterior da tireóide existem conexões proeminentes entre as veias tireoidianas superior e inferior. Geralmente existe uma veia tireoidiana média, que não é acompanhada por qualquer artéria, que deixa a glândula em sua porção média, cruzando a artéria carótida comum e termina na veia jugular interna.

A artéria tireoidiana inferior é um ramo do tronco tireocervical, que se origina da artéria subclávia; tem trajeto ascendente, subindo ao longo da borda do músculo escaleno anterior, inclina-se internamente até a parte média da borda posterior do lobo tireoidiano correspondente. A seguir, curva-se para dentro e para baixo e desce até a metade inferior do lobo. Ao passar internamente por trás da glândula, esta artéria cruza o nervo laríngeo recorrente, em frente, atrás ou em ambos os lados do mesmo. Geralmente, a artéria tireoidiana inferior aproxima-se internamente do gânglio simpático cervical médio.

As veias tireoidianas inferiores originam-se na superfície anterior da glândula e descem em frente à traquéia. Ambas podem terminar na veia inominada esquerda ou a esquerda pode terminar nesta veia e a direita na veia inominada direita. Ambas as veias tireoidianas inferiores podem ter numerosas conexões e formar um plexo adiante da traquéia e por baixo do istmo.

Em alguns casos, uma quinta artéria normalmente existente no embrião, denominada de tireoidiana média, nasce no arco aórtico ou da artéria inominada ou da porção baixa da artéria carótida comum e alcança a borda inferior do istmo após se dirigir para cima na superfície anterior da traquéia.

Inervação

A glândula tireóide recebe sua inervação do sistema nervoso simpático, parassimpático e autônomo. As fibras simpáticas nascem do gânglio cervical e entram com os vasos sangüíneos; as fibras parassimpáticas derivam-se do vago e alcançam a glândula através dos ramos dos nervos laríngeos.

A relação da tireóide com o nervo laríngeo recorrente, com o ramo externo do laríngeo superior e com o sistema simpático cervical é da maior importância cirúrgica.

No lado direito, o nervo laríngeo recorrente deixa o vago quando este cruza a primeira porção da artéria subclávia, dá

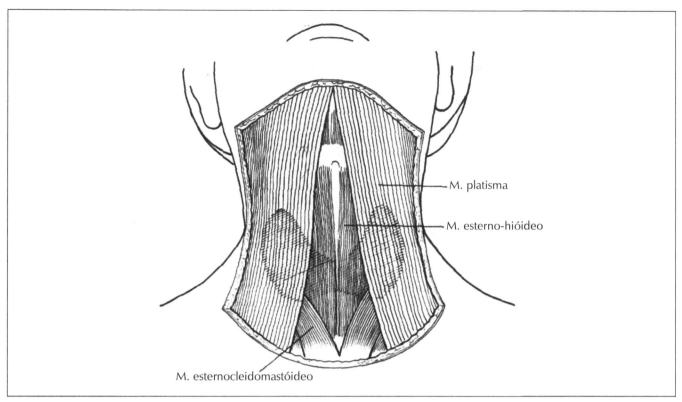

Fig. 40.2 – *Topografia da glândula tireóide.*

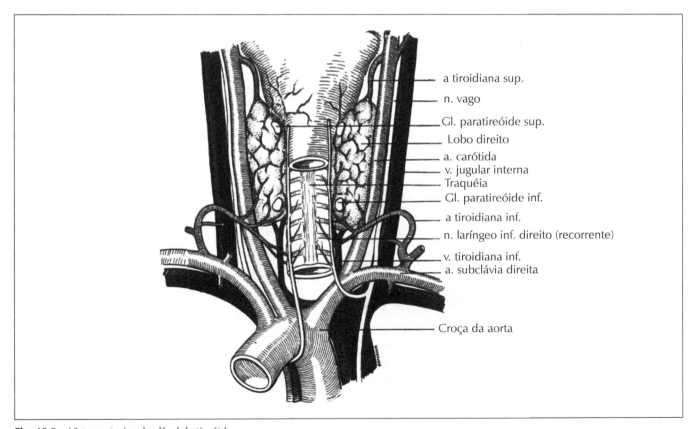

Fig. 40.3 – *Vista posterior da glândula tireóide.*

299

uma volta para cima e para dentro, com sentido ascendente, vai para o sulco existente entre a traquéia e o esôfago, sobe em direção ao lobo direito da tireóide inferior, ou então passa entre seus ramos. Ao alcançar a borda inferior do músculo constritor inferior, chega até os músculos laríngeos.

Do lado esquerdo, o nervo laríngeo recorrente circunda o arco da aorta e penetra no pescoço, na maioria das vezes, pelo sulco traqueoesofágico. No nível da borda inferior do lobo da tireóide, o nervo laríngeo recorrente pode estar atrás, em frente ou entre os ramos terminais da artéria tireoidiana inferior (Fig. 40.4).

Em alguns pacientes, observa-se um nervo laríngeo "não recorrente" no lado direito, originando-se do tronco cervical do vago no nível da cartilagem tireóide e passando diretamente para dentro da membrana cricotireóidea. O não-conhecimento dessa anomalia pode resultar em lesão do nervo, quando da dissecção lateral e posterior da glândula tireóide.

O nervo laríngeo recorrente inerva os músculos intrínsecos da laringe, exceto o cricotireóideo e é sensitivo para a membrana mucosa da laringe. Sua lesão unilateral produzirá paralisia da corda vocal do lado correspondente; o paciente será acometido de rouquidão. A lesão bilateral poderá exigir uma traqueostomia, por comprometer as vias aéreas.

O nervo laríngeo superior nasce do gânglio nodoso do nervo vago perto de sua saída pelo forâmen jugular do crânio. Divide-se na porção alta do pescoço em dois ramos, laríngeo interno e externo. O ramo externo do laríngeo superior desce por cima da fáscia dos músculos constritores inferiores e caminha por baixo da inserção oblíqua do músculo esternotireóideo sobre a cartilagem tireóidea, para inervar o músculo cricotireóideo. Relaciona-se intimamente com os vagos tireoidianos superiores no nível do pólo superior da glândula, na maioria das vezes (Fig. 40.5).

A lesão unilateral do ramo externo do nervo laríngeo superior pode resultar em rouquidão variável ou fraqueza da voz; a lesão bilateral pode ocasionar diminuição da amplitude da voz, volume ou tonalidade.

A cadeia simpática cervical está em relação íntima com a artéria tireoidiana inferior, onde esta faz um arco ventral a partir do tronco tireocervical. Essa é a localização habitual do gânglio cervical médio. Sua lesão pode resultar em síndrome de Horner, embora isso seja extremamente raro.

Linfáticos

A drenagem linfática da tireóide faz-se, principalmente, pelos vasos linfáticos que acompanham o suprimento sangüíneo arterial. A borda superior do istmo, a superfície interna dos lobos laterais e a superfície ventral e dorsal da porção superior dos lobos drenam para linfonodos cervicais profundos superiores. A drenagem linfática inferior drena a maior parte do istmo e as porções inferiores dos lobos laterais, para linfonodos pré-laríngeos, pré-traqueais e paratraqueais, estes últimos drenam para cadeias ao longo das veias jugulares internas (Fig. 40.6).

Paratireóides

Um conhecimento detalhado da anatomia das paratireóides é essencial na cirurgia da tireóide, para evitar o seu traumatismo ou exérese. Estas glândulas podem variar em tamanho, formato, número e localização. Normalmente, existem quatro paratireóides, duas superiores e duas inferiores. As superiores, habitualmente, localizam-se na face dorsal do pólo superior da tireóide, junto à cápsula da glândula, entre os ramos da artéria tireoidiana superior; as inferiores, raramente, estão acima do nível médio, localizando-se no local onde a artéria tireoidiana inferior penetra no parênquima da glândula; ocasionalmente, estas encontram-se abaixo do pólo inferior, até mesmo no mediastino posterior (Fig. 40.7).

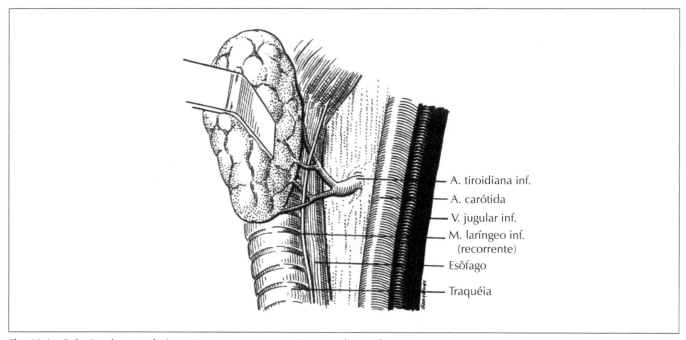

Fig. 40.4 – *Relações do nervo laríngeo (recorrente) com a artéria tireoidiana inferior.*

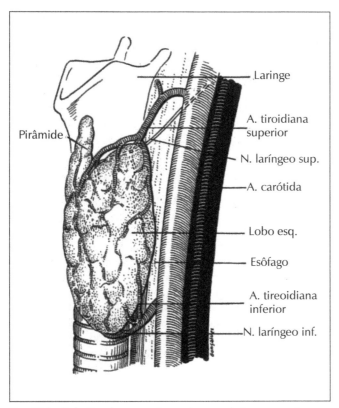

Fig. 40.5 – Relações do ramo externo do nervo laríngeo superior com o pólo superior da glândula tireóide.

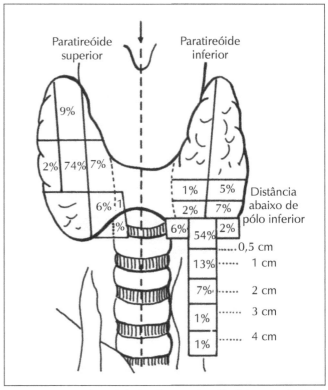

Fig. 40.7 – Vista frontal da localização das glândulas paratireóides, superior e inferior.

A artéria tireoidiana inferior constitui a maior fonte do suprimento sangüíneo das paratireóides na maioria das vezes; este dado anatômico deve se levar em conta na cirurgia da glândula tireóide.

HISTOLOGIA

A tireóide é recoberta por duas cápsulas. A externa é parte da fáscia pré-traqueal. A cápsula interna deve ser considerada a verdadeira cápsula da glândula; esta consiste de tecido conjuntivo fibroelástico e envia septos para o interior da glândula, proporcionando sustentação interna e transportando vasos sangüíneos, linfáticos e nervos para a sua substância.

O agrupamento de células tireoidianas constitui-se num folículo, permitindo que a sua secreção seja coletada numa luz central. Os folículos são as unidades estruturais da tireóide e o produto da secreção que encontramos em seu interior é chamado de colóide. Cada folículo não é apenas uma unidade estrutural, mas também funcional. Na tireóide não

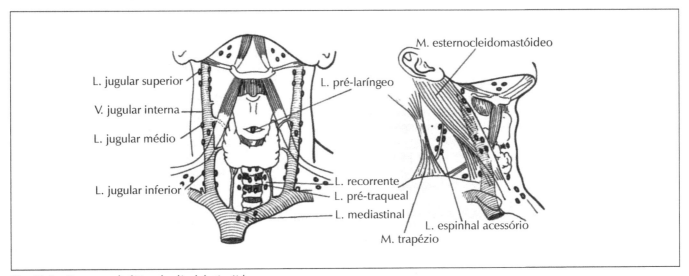

Fig. 40.6 – Drenagem linfática da glândula tireóide.

existem fileiras de células secretoras como encontramos em muitas glândulas endócrinas.

Na glândula normal, a forma dos folículos varia de esferóides irregulares a túbulos. Eles são acondicionados muito próximos uns dos outros, numa delicada malha capilar reticular que contém um rico leito capilar. A forma das células foliculares fornece alguma indicação sobre a atividade funcional do folículo. Um folículo inativo tende a apresentar paredes de epitélio cuboidal achatado, enquanto que um folículo ativo exibe epitélio entre cuboidal e cilíndrico.

O colóide contido no interior dos folículos, depois de fixado, aparece nos cortes histológicos como material acidófilo compacto e sem estrutura. O material colóide não é encontrado apenas na luz central do folículo tireoidiano, mas também sob a forma de gotículas com 1 a 2 micra de diâmetro, nas regiões das células foliculares mais próximas da luz. Essas gotículas possuem propriedades corantes, bem como todas as características histoquímicas do colóide. Elas são denominadas gotículas coloidais intracelulares, provavelmente representam um colóide que está sendo reabsorvido da luz pelas células foliculares.

As células parafoliculares situam-se entre as faces externas das células foliculares e a membrana basal do folículo. Portanto, essas células não podem reabsorver colóide da luz folicular e, em virtude disto, nunca contêm gotículas coloidais, com isto constitui um dos meios para identificação das células parafoliculares.

Fisiologia

A função principal da glândula tireóide é a produção e secreção dos hormônios tireoidianos tiroxina (T_4) e a triiodotironina (T_3) pelas células foliculares. A calcitonina é produzida e secretada pelas células parafoliculares ou células C. Os requisitos primordiais para a produção dos hormônios tireoidianos é a fonte de iodo e a integridade do eixo hipotálamo-hipófise-tireóide.

Neste setor, serão mencionadas noções básicas para a avaliação da atividade funcional da glândula tireóide.

Metabolismo do Iodo e Formação dos Hormônios Tireoidianos

A principal fonte do iodo é a alimentação. Somente 80 a 100 microgramas de iodo inorgânico é necessário diariamente, para a síntese dos hormônios tireoidianos.

O iodo da dieta é absorvido completamente pelo trato gastrintestinal, transformando-se em iodo inorgânico (iodeto), no líquido extracelular. Aproximadamente 50 microgramas de iodo é proveniente do metabolismo periférico dos hormônios e do iodo liberado pela glândula. O iodo que não é utilizado para a síntese dos hormônios é rapidamente eliminado pelos rins e o resíduo, pelas fezes.

O iodeto é oxidado a iodo, através da ação de uma enzima (peroxidase), esta se liga à tirosina que é resíduo da tiroglobulina (glicoproteína) no nível do lúmen do folículo. O TSH *(thyrotopin-stimulating-hormone)* influencia nesta fase, sendo que fármacos antitireoidianos (metimasol, propiltiuracil) t podem inibir a organificação. Portanto, no colóide folicular há a formação de monoiodotiroxina (MIT) ou diiodotironina (DIT). Uma enzima (peroxidase) facilita a transformação de duas moléculas de DIT em T4 (tiroxina ou tetraiodotironina), ou a união de um MIT com um DIT formará a triiodotironina (T3). Este mecanismo também poderá ser inibido por drogas antitireoidianas.

Os dois hormônios (T3, T4) ficam ligados na tiroglobulina (colóide) sob forma inativa. A liberação dos hormônios na circulação se faz por pinocitose ou simplesmente por difusão através da ação de enzimas proteolíticas (Fig. 40.8).

Regulação da Secreção dos Hormônios Tireoidianos

Esta regulação se faz através do eixo hipotálamo-hipófise-tireóide. Os hormônios T3 e T4 são secretados sobre influência do TSH.

A síntese e a secreção do TSH se dão através de interações entre os níveis dos hormônios tireoidianos circulantes e fatores hipotalâmicos. As alterações nos níveis dos hormônios tireoidianos circulantes livres influenciam a secreção no nível do hipotálamo (área paraventricular) do TRH *(thyrotropin-releasing hormone)*, este estimula a liberação de TSH, através de receptores, por ação do sistema adenilciclase.

Outros reguladores da secreção do TSH são descritos, já se conhecendo a fisiologia: SRIF *(somatotropin-release inhibiting factor)*, dopamina (DA), a tetradecapeptídio hipotalâmico. Além destes, sabe-se que o estrógeno e as prostaglandinas podem potencializar a liberação do TSH através do TRH, como também o cortisol, a depressão, algumas doenças agudas e crônicas; porém, é ainda desconhecido o significado fisiológico de cada um.

Transporte dos Hormônios Tireoidianos

O transporte dos hormônios tireoidianos através da corrente sangüínea se faz através de proteínas séricas: TBG *(thyroxine-binding globulin)*; TBPA *(thyroxine-binding prealbumin)* e TBA *(thyroxine-binding albumin)*.

A TBG é a principal carreadora: estima-se que 75% do T4 são transportados por esta proteína, sendo que o T3 tem menor afinidade. Ela é secretada no fígado, sendo estrógeno dependente. Mudanças da concentração desta proteína alteram os níveis de T3 e T4 no sangue.

A TBPA é sintetizada no fígado e aproximadamente 10% a 15% de T4 no sangue são ligados a esta proteína, já o T3 tem menor afinidade. Mudanças na concentração desta proteína, acarretam pequenas alterações na concentração de T4, não alterando a concentração de T3 no sangue.

Quanto à TBA, aproximadamente 10% a 15% de T4 são ligados a esta proteína e quase nada de T3. Mudanças na concentração desta proteína têm pequenos efeitos nos níveis hormonais, embora em pacientes com hipoproteinemia severa observe-se redução nos níveis de T4.

Mecanismo de Ação do T3 e T4

Recentemente tem sido demonstrado que não só no compartimento extracelular são encontrados os hormônios tireoidianos, mas também há receptores de ligação destes hormônios na membrana plasmática.

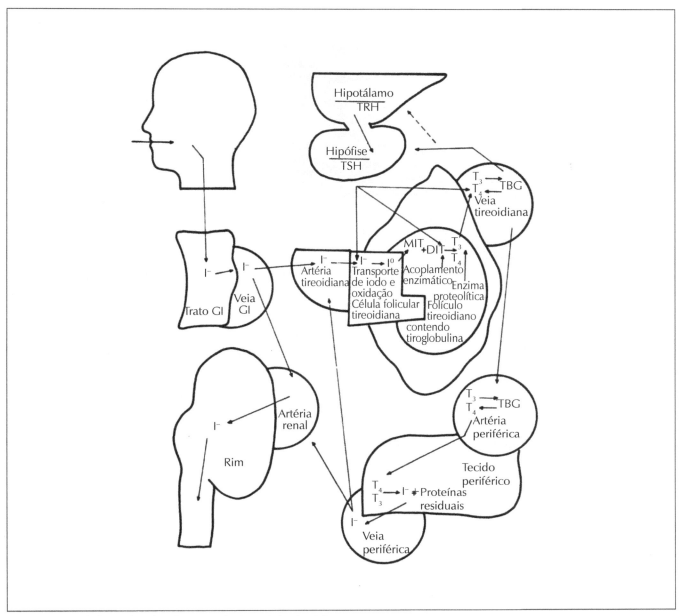

Fig. 40.8 – *Metabolismo do iodo e formação dos hormônios tireoidianos.*

A principal ação dos hormônios tireoidianos é a síntese protéica; eles são necessários para um crescimento e desenvolvimento normal. Têm influência na respiração e colorigênese, basta avaliar os sintomas e sinais do hipotireoidismo e hipertireoidismo. Influenciam em vários sistemas enzimáticoso. Têm efeitos significativos no sistema cardiovascular; muitos destes são mediados pelo sistema nervoso simpático.

Outras ações do T3 e T4 são mencionadas e comprovadas. O fato é que a presença dos hormônios tireoidianos se faz necessária para sobrevida: a sua ausência altera o metabolismo podendo levar à morte.

Fisiopatologia

Seria muita pretensão, neste capítulo, discorrer sobre todas as moléstias decorrentes dos distúrbios da fisiologia da glândula tireóide.

Abordaremos algumas características das patologias de interesse anatomocirúrgico, mesmo porque no estudo das enfermidades tireoidianas, a questão mais freqüente para o cirurgião é a da confirmação ou não da malignidade.

Bócio Adenomatoso

É a patologia mais comum decorrente da alteração do metabolismo. A maioria das vezes é decorrente da alteração da hormonogênese, sendo que o TSH de maneira contínua ou intermitente estimula a tireóide, não necessariamente alterando a função tireoidiana. A deficiência de iodo na alimentação é também um clássico exemplo na formação do bócio, através de estímulo do TSH. Na variedade idiopática, podem ocorrer alterações discretas no eixo hipotálamo-hipófise, induzindo o mesmo fenômeno. A variante típica do bócio adenomatoso, no aspecto anatomocirúrgico, é o nódulo adenomatoso, podendo simular um adenoma, porém inexiste cápsula, e a presença de pequenos nódulos no lobo contralateral, na maioria das vezes, está presente.

O paciente com bócio é freqüentemente eutiroidiano, embora possa existir moderado hipotireoidismo. Uma interessante forma é o bócio nodular tóxico "autônomo" ou moléstia de Plummer, caracterizada pela sua hiperfunção, projetando-se como uma área de intensa concentração radioativa na cintilografia tireoidiana; quando submetido à prova de depressão da função tireoidiana, não mostra alterações significativas de seus valores de captação, persistindo a imagem cintilo gráfica. Na maioria das vezes é uma entidade benigna.

Adenoma Folicular

Freqüentemente se manifesta como uma formação dominante. Algumas vezes pode ter crescimento rápido, causado por hemorragia. É uma entidade separada dos bócios adenomatosos nodulares, por apresentar cápsula. A diferença entre carcinoma é estritamente anatomopatológica, e se faz o diagnóstico pelo fato de o adenoma folicular não apresentar invasão de cápsula e de vasos. Na maioria das vezes, os pacientes portadores desta patologia são entiroidianos.

Bócio Difuso Tóxico ou Moléstia de Graves

Atualmente acredita-se que a causa da moléstia de Graves se deve a alterações auto-imunes específicas, caracterizadas pela presença de anticorpos receptores de TSH que estimulam a glândula tireóide. Este anticorpo no momento é denominado TSAb *(thyroid-stimulating antibody)* ou TSI *(thyroid stimulating immunoglobulin)*.

A moléstia de Graves é caracterizada pelos sinais e sintomas do hipertireoidismo, oftalmopatia tipo infiltrativo e a presença ou não de mixedema pré-tibial localizado. A secreção de TSH está diminuída em todos os pacientes portadores desta moléstia.

Na maioria das vezes a indicação da cirurgia se faz quando o tratamento clínico é refratário. O aspecto anatomopatológico é de hiperplasia difusa. Ocasionalmente, pode estar associado a um nódulo com a presença de carcinoma.

Tireoidite de Hashimoto

Essa doença, também chamada de tireoidite crônica não específica ou tireoidite linfocítica, é uma patologia auto-imune. O atual defeito imunorregulador desta moléstia se deve provavelmente a alterações qualitativas ou quantitativas de população específica de linfócito T supressor.

O preciso antígeno ou antígenos que causam a auto-sensibilização na tireoidite auto-imune ainda são desconhecidos. Acredita-se atualmente que estes antígenos são: a tiroglobulina e a peroxidase tireoidiana. Embora a tiroglobulina pareça ser a que mais se relaciona com a tireoidite experimentalmente em animais, o que se observa no homem portador desta moléstia é que a agressão na glândula tireóide se faz pelos· anticorpos antimicrossomal (antiperoxidase tireoidiana).

No aspecto anatomopatológico, observa-se o endurecimento da glândula, com assimetria. Quando se manifesta como nódulo, clinicamente suspeita-se que seja neoplásico.

Carcinomas

A causa do carcinoma da tireóide não é bem conhecida. Contudo, há dados muito fortes que associam o câncer da tireóide à exposição anterior à irradiação e à prolongada hiperplasia da tireóide, induzida pela exposição contínua do TSH. Além disso, há relações possíveis com outras formas de doença tireoidiana.

É provável que os efeitos da irradiação sejam duplos: além do dano nuclear causado, há redução na função metabólica induzida pela irradiação. Isto levaria a uma diminuição da vida celular, a síntese e secreção de hormônios diminuídos e TSH aumentado, produzindo uma estimulação tireoidiana a longo prazo. A estreita associação entre a irradiação e o subseqüente desenvolvimento do câncer, também está consubstanciada pelas observações em pessoas expostas em Nagasaki e Hiroxima e em Rongelap das Ilhas Marshall, onde ocorreu precipitação radioativa.

A estimulação prolongada pelo TSH foi demonstrada em animais que receberam medicamentos bocígenos e em animais submetidos a prolongada deficiência de iodetos. Em vários países a incidência do carcinoma folicular da tireóide vem diminuindo nas áreas de bócio endêmico desde que o iodo foi introduzido na dieta.

BIBLIOGRAFIA

1. Akerstrom O, Malmaeus J & Bergstrom R,. Surgical anatomy of human parathyroid glands. Surgery, 95:14-21,1984.
2. Andrade MA. Lesões do recorrente: como evitá-las no decurso das tireoidectomias. Tese. Rio de Janeiro, 1945.
3. Aner OU, Caspersson TO & Wallgren AS. Ploidy levels in nonneoplastic and neuplastic thyroid celss. Anal. Quantit. Cytol. Histol. 7:97-105, 1985.
4. Barros Fº NM. Contribuição para a anatomia do ramo externo do nervo laríngeo superior, sua aplicação à técnica das tireoidectomias. Tese. Fac. Med. Univ. S. Paulo, 1948.
5. Brooks JR, Starnes HF, Brooks DC & Pelkey JN. Surgical therapy for thyroid carcinoma: a review of 1249 solitary thyroid nodules. - Surgery 104(6):940-6, 1988.
6. Bybee A & Tuffery AR. Rapid proliferative response of rat thyroid gland to a single injection of TSH in vivo. J. Endocrinol., 121:27-30, 1989.
7. Camargo RS, Tolosa EMC, Garcia ME, Chen N, Lion EV & Feneira EAB. Avaliação do DNA pela citofotometria nos tumores papilíferos da tireóide, Rev. Col. Bras. Cir., 17(5):90-93, 1990.
8. Camargo RS, Scafuri AO, Tolosa EMC & Ferreira EAB. DNA image cytometric analysis of differentiated thyroid adenocarcinoma specimens. Am. J. Surg. 164:640-645,1992.
9. Camargo RS, Menten MS, Scafuri AO & Leme AMB. Endemic goiter disease. Postgraduate. O. Surg, 5(4):204-205, 1993.
10. Clark OH. TSH suppression in the management of thyroid nodules and thyroid cancer. Word. J.Surg., 5:39-47,1981.
11. Conrad RA, Dobyns BM & SutowWW. Thyroid neoplasia as late effect of exposure to radioactive iodine in fallout. Jama, 214:316, 1970.

12. Czyz W, Joensuu H, Pyllane L & Klemi PJ. p 53 protein, PCNA staining, and DNA content in follicular neoplasms ofthe thyroid gland. J. Palhol., 174:267-274,1994.
13. Evans HL. Follicular neoplasm of the thyroid. A study of 44 cases followed for a minimum of 10 years, with emphasis on differential diagnosis. Cancer, 54:535-540, 1984.
14. Fauus MJ, Schneider AB & Stachura ME. Thyroid cancer occurring as a late consequence of head-and-neck irradiation: Evaluation of 1056 patientes. N. Engl. J. Med., 294:1019-1025, 1976.
15. Ferraz AR, Toledo AC, Coriolano MR, Cordeiro AC & Bastos ES. Conduta diagnóstica e terapêutica nos nódulos tireoidianos. Rev. Assoc. Med. Brasil, 19:179, 1973.
16. Ferraz AR. Elementos de anatomia da glândula tireóide. P.13: 2ª ed., A. R. Ferraz. São Paulo, 1974.
17. Haddad A & Frenkiel S. Costom, B. Management of the undescended thyroid. J. Otolarygol., 15:373-376, 1986.
18. Halsted WS. The operative story of goiter: The author's operation. Johns Hopkins Hosp. Rep. 19:71-257, 1920.
19. Hammer M, Wortsnman J, & Folse R. Cancer in cystic lesions of the thyroid. Arch. Surg., 117: 1020-1023, 1982.
20. Howkins BR, Cheah PS & Burger HG. Diagnostic significance of thyroid microsomal antibodies in a randomly selected population. Lancet, 8203:1057-1061, 1980.
21. !to T, Seyama T & Mizuno T. Genetic alteration in thyroid tumor progression: association with p53 gene mutations. Cancer Res., 84:526531, 1993.
22. Ketiku KK. Thyroid carcinoma in Nigeria: a review of the management. Eur. J. Surg. Oncol. 16:443-447, 1990.
23. Kohno Y, Naito N, Hiyama Y & Shimojo N. Thyroglobulin and thyroid peroxidase share common epitopes recognized by autoantibodies in patient with chronic autoimune thyroiditis - J. Clin. Endocrinol.Metab., 67:899:905, 1988.
24. Margolin FR, Winfield J & Steinbach HL. Patterns of thyroid calcifications. Roentgenologic-histo10gic study of excised specimens. Invest. Radiol., 2:208-212,1967.
25. Paschke R, Schuppent F, Taton M & Velu T. Intrathyroidal cytokine gene expression profiles in autoimune thyroiditis. J. Endocrinol., 141(2):309-15, 1994.
26. Romaldini JH, Bromberg N & Wemer RS. Comparision of effects of high and low dosage regimens of antithyroid drugs in the management of Graves hyperthyroidism. J. Clin. Endocrinol. M 1983.
27. Ropars A, Marion S, Takorabet L, Brann J & Charreire J .Antibodies specific for human thyrotropin receptor induce MHC antigenexpression in thyroid cells. 1. Immunol., 153(7):3345-52, 1994.
28. Rosai J. Thyroid gland. In: Akerman's Surgical pathology 7a. ed. New Haven, Yale University, 405-437, 1989.
29. Rossi LR, NierodaC, Cady B & Wool MS. Malignancies of the Thyroid gland. The lahy clinic experience. Surg. Clin. North Am., 65:2, 1985.
30. Schaller RT & Stevenson JK. Development of carcinoma of the thyroid in iodine deficient. Cancer, 19: 1063, 1966.
31. Schneider AB, Recant W & Pinsky SM. Radiation-induced thyroid carcinoma: Clinical course and results of therapy in 296 patients. Ann. Intern. Med., 105:405-412, 1986.
32. Silliphant WM, Klinck GG & Livitin MS. Thyroid carcinoma and death. A clinicopathological study of 193 autopsies. Cancer, 17:513, 1964.
33. Smerdely P, Pitsiavas V & Boyages se. Evidence that the inhibitory effects of iodide on thyroid cell proliferation are due to arrest of the cell cycle go, gs and G2 M phases. Endocrinology, 133(6):2881-8,1993.
34. Socolow EL, Hashizume AN. Thyroid carcinoma in man after exposure to ionizing radiation - A summary of the findings in Hiroshima and Nagasaki. New Engl. J. Med., 268:406, 1963.
35. Solomon B, Glinoer D, Lagasse R & Wartofsky I. Current trends in the management of Graves' disease. J. Clin. Endocrinol. MetboI., 70: 151823,1990.
36. Sprogel P & Storm HH. Thyroid cancer: incidence, mortality and histological pattern in denrnark. Int. J. Epidemiol, 18(4): 990-992,1989.
37. Wanebo HJ, Andrews W & Kaiser DL. Thyroid cancer: some basic considerations. AMJ Surg. 142:474-478, 1981.
38. Winand RJ, Devigne JW, Meurisse M & Galili U. Specific stimulation of Graves, disease thyrocytes by the natural anti-gal. Antibody from normal and autologous serum. J. Immuno., 153(3):1386-95, 1994.

41 Cirurgia da Glândula Tireóide – Tireoidectomias

Alberto R. Ferraz
Anísio Costa Toledo

A cirurgia da glândula tireóide resume-se, na prática, a apenas um tipo de operação e que consiste na ressecção ou exérese de parênquima glandular: trata-se pois de uma tireoidectomia. Dependendo da extensão do tecido ressecado, a tireoidectomia pode ser parcial, subtotal ou total. No grupo das tireoidectomias parciais, inclui-se a ressecção de apenas um nódulo ou um cisto lobar, designando-se a operação de nodulectomia ou enucleação; quando o nódulo ou cisto localiza-se no istmo glandular, resseca-se o mesmo e a operação é chamada istmectomia. Outras vezes existem vários nódulos no mesmo lobo, sendo necessária a exérese de sua maior parte, executando-se uma ressecção subtotal, ou lobectomia subtotal. Na tireoidectomia subtotal, a ressecção atinge a maior parte de ambos os lobos, o istmo e o lobo piramidal, restando apenas um pequeno coto de cada lobo, ao lado da traquéia. Nas tireoidectomias totais a ressecção é de todo o parênquima, por fora da cápsula própria da glândula, respirando-se as glândulas paratireóides e os nervos laríngeos recorrentes. Em situações raras, pode-se executar outro tipo de operação e que consiste na drenagem; considerando-se que os abscessos, que indicam tal operação, são muito pouco freqüentes.

INDICAÇÕES E FINALIDADES DA CIRURGIA

A indicação mais freqüente das tireoidectomias é para tratamento dos bócios, vindo a seguir os tumores glandulares[3].

A – Nos casos de bócio, a indicação da operação assim como seus objetivos dependerão da variedade do mesmo, conforme os seguintes critérios.

1) Bócios com hiperfunção glandular ou bócios tóxicos determinando o quadro clínico de hipertireoidismo ou tireotoxicose: a operação visa reduzir o parênquima hiperfuncionante e restabelecer o estado de eutireoidismo. Tendo-se em conta que o hipertireoidismo pode ser causado por dois tipos diferentes de bócio, o difuso ou o nodular, o tipo de operação será diferente[11], como se verá mais adiante.

2) Bócios sem hiperfunção tireodiana ou bócios simples. A operação está indicada nas seguintes eventualidades[10]:

a) Quando existir suspeita de malignidade, geralmente nos bócios nodulares, quer em nível de história (distonia não compatível com o volume do bócio, mudança do ritmo de crescimento de um bócio antigo, relato de radioterapia cervical etc.), quer em nível de exame físico (consistência endurecida, presença de adenopatias cervicais níveis II, III ou IV concomitantes, acometimento de planos superficiais, quer ainda em nível de exames complementares (nódulo "frio" à cintilografia tireoidiana, nódulo sólido ou presença de corpos psamomatosos à ultra-sonografia) etc.

Esta concepção é hoje rotulada de nódulo de "risco", ou seja, com mais de 2cm de diâmetro, em pacientes do sexo masculino, de evolução rápida, em pacientes sem história de tireoidepatia familiar etc.

b) Quando existem sintomas ou sinais de compressão de estruturas cervicais: os fenômenos de compressão dependem do volume do bócio ou do grau de penetração no tórax, nos chamados bócios retroesternais ou mergulhantes[12]. A traquéia é sempre o órgão mais susceptível, surgindo dispnéia; pode haver também compressão dos vasos da base do coração, aparecendo estase e jugular. Em ambos os casos, o objetivo da operação é restabelecer a normalidade da respiração, evitar a estase e corrigir a estética. São menos freqüentes os fenômenos de compressão da via digestiva e do nervo laríngeo recorrente.

c) Na presença de um bócio intratorácico (aquele em que a maior parte da sua massa se situa em região torácica e a menor em região cervical) há sempre indicação cirúrgica pois, mesmo na ausência de sintomatologia compressiva, admite-se que possam vir a produzi-la. Esta indicação vai desde os bócios intratorácicos primários, ou seja, as ectopias tireoidianas, até os bócios intratorácicos secundários, que provêm dos bócios cervicais ou mergulhantes que se inserem no mediastino geralmente anterior, por aspiração negativa do tórax.

d) Quando existir "resistência" ao tratamento clínico: tratam-se daqueles bócios, geralmente uninodulares, obedientes ao eixo hipotalâmico-hipofisário, que não mostram claros sinais de involução ou permanecem estacionários, quando submetidos à terapêutica hormonal supressiva por prazo superior a dois anos.

e) Na presença de comprometimento da estética.

f) Bócios dishormogenéticos: geralmente multinodplares, tem sua indicação estribada quer em associação significativa (da ordem de 25%) com o carcinoma da tireóide, quer pela inutilidade funcional ao deixar-se restos glandulares pós-cirúrgicos[4].

B – Nas neoplasias da tireóide, a indicação da operação e seus objetivos dependerão do tipo de tumor[7,14]:

1) Nos tumores benignos ou adenomas, que são freqüentemente confundidos com os bócios nodulares, a cirurgia indicada é idêntica à desse tipo de bócio.

2) Nos tumores malignos visa-se à erradicação completa do mesmo. Assim, a ressecção é sempre de todo o parênquima glandular, sendo a tireoidectomia total a operação mínima para esse tipo de lesão.

Técnica Cirúrgica e Tipos de Operação

Anestesia

A anestesia é sempre geral, com entubação endotraqueal. Nos bócios tóxicos, deve-se evitar o uso da atropina ou sucedâneos na medicação pré-anestésica, pois já existe uma exacerbação simpática.

Frisa-se aqui importância da medicação pré-anestésica nas tireoidectomias, tanto no caso de bócios tóxicos (excesso de hormônio tireoidiano circulante) como nos bócios simples, tendo-se em conta a influência desta glândula de ritmo circadiano na liberação da produção hormonal e em seus múltiplos efeitos metabólicos.

Posição do Doente na Mesa Cirúrgica e da Equipe Cirúrgica

O doente é sempre colocado em decúbito dorsal horizontal, com coxim sob os ombros, para provocar uma hiperextensão do pescoço; o coxim, porém, não deve ser muito alto, para não exagerar a hiperextensão, o que dificulta o afastamento lateral dos músculos pré-tireoidianos. A mesa cirúrgica deve ficar inclinada, de maneira que a cabeça do doente permaneça um pouco mais alta do que o restante do corpo. O cirurgião coloca-se à direita do doente, ficando o primeiro assistente à. sua frente e a instrumentadora à esquerda do primeiro assistente. A equipe pode ser completada por um segundo assistente que se colocará à esquerda do cirurgião, encarregando-se do manuseio dos afastadores[7,8].

Via de Acesso

A via de acesso para as operações na tireóide é sempre a mesma e está bem padronizada. A abertura da pele e tecido celular subcutâneo é feita pela clássica incisão em colar, situada dois dedos transversos acima da fúrcula esternal (Fig. 41.1); esta é marcada previamente sobre a pele com um fio tenso; seu comprimento depende do tamanho do bócio ou tumor e deve ser traçada, se possível, sobre uma das pregas de flexão do pescoço para dissimular a cicatriz. É importante incisar a pele perpendicularmente, evitando-se o bisel, que produz cicatriz exuberante.

Após a incisão, descolam-se os retalhos cutâneos, que são dissecados a bisturi, anteriormente ao músculo platisma ou cuticular do pescoço. O retalho cranial é descolado até a parte inferior da cartilagem tireóide, e o caudal até a fúrcula esternal; os pequenos vasos que sangram são pinçados e cauterizados.

Após a proteção dos lábios dos retalhos cutâneos com compressas, passa-se à abertura da rafe mediana, longitudinalmente, junto à borda medial dos músculos pré-tireoidianos, com bisturi e depois tesoura (Fig. 41.2). A rafe pode não estar na linha mediana e sim deslocada em sentido contralateral ao maior volume do bócio:

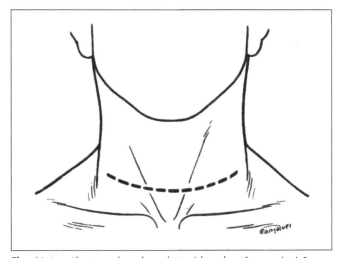

Fig. 41.1 – *Abertura da pele e do tecido subcutâneo – Incisão em colar.*

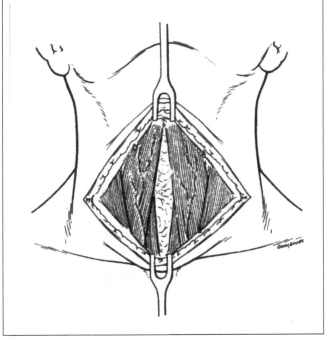

Fig. 41.2 – *Abertura da rafe mediana.*

Nos casos de bócios grandes, nos quais o simples afastamento lateral dos músculos pré-tireoidianos não fornece bom campo cirúrgico, deve-se seccionar transversalmente os referidos músculos, entre pinças retas tipo Rochester, uni ou bilateralmente, para se ampliar o campo; a altura da secção muscular não deve coincidir com a incisão cutânea e nem ser muito inferior, para não lesar a inervação dos referidos músculos; é óbvio que ao final da operação deve-se fazer a sutura dos músculos seccionados com pontos separados.

Inspeção Cirúrgica

Com o afastamento lateral (Fig. 41.3) ou a secção transversal dos músculos pré-tireoidianos, expõe-se amplamente o bócio ou tumor, fazendo-se cuidadosa inspeção cirúrgica que pode confirmar ou não os achados semiológicos, decidindo-se agora sobre o tipo de operação a realizar.

Tipos de Operação

Nodulectomia ou Enucleação

Consiste na exérese do nódulo ou cisto lobar, após incisão da' cápsula e o restante do parênquima normal; não há necessidade de exposição e ligadura dos pedículos vasculares do lobo e nem dissecção do nervo laríngeo recorrente; apenas são pinçados e ligados os vasos que sangrarem na superfície da dissecção (Fig. 41.4), com fio de algodão 4-0. Após a exérese do nódulo ou cisto de ligadura dos vasos que sangrarem, faz-se a sutura da superfície cruenta, com fio de categute 3-0 simples, com agulha atraumática, fechando-se a área de onde foi retirada a lesão (Fig. 41.5)[5,6].

Este tipo de operação está indicada para nódulos simples, cistos ou nódulos autônomos únicos no lobo, com ou sem hipertireoidismo: são afecções benignas, que apresentam cápsula nítida e bom plano de clivagem por onde se faz a dissecção. Esta operação só é realizada quando não existe suspeita de malignidade. Caso contrário, há necessidade de que a lesão seja circundada de boa margem de parênquima normal, o que freqüentemente implica a exérese do lobo inteiro.

Istmectomia ou Ressecção do Istmo Glandular

É um tipo de tireoidectomia parcial que interessa apenas o istmo glandular e é indicada em lesões restritas a essa parte da glândula.

A operação é iniciada pelo pinçamento, secção e ligadura dos vasos da arcada supra-ístmica junto ao lobo direito, seguida de idêntica ligadura, junto ao lobo esquerdo. Ligaduras iguais são colocadas nos vasos da região subístmica, seguida da dissecção romba da face posterior do istmo, separando-o da face anterior da traquéia. A seguir são colocadas pinças retas do tipo Rochester nas extremidades laterais do istmo, na região em que ele continua com os lobos tireoidianos, seguindo-se a secção a bisturi rente às pinças com exérese da peça. Faz-se depois a sutura da superfície cruenta, com fio de categute atraumático 3-0 ou vicryl 3-0, usando-se pontos transfixantes sobre a pinça. Com a exérese do istmo, a face anterior da traquéia fica inteiramente livre, entre os lobos tireoidianos.

Ressecção Subtotal de um Lobo ou Lobectomia Subtotal

Trata-se de uma operação mais ampla que as descritas, na qual a ressecção atinge a maior parte do lobo acometido, e está indicada nos casos da existência de lesões extensas do lobo. Neste tipo de operação, assim como nas demais que serão descritas, há necessidade de ligadura dos pedículos vasculares principais do lobo, assim como da sua luxação, retirando-o parcialmente de sua loja, com exposição de parte da sua face posterior. Estas manobras criam possibilidades de traumatismo e, por conseguinte, de lesão de estruturas importantes que têm relações com os lobos tireoidianos: o nervo laríngeo recorrente, as glândulas paratireóides e o ramo externo do nervo laríngeo superior, conforme foi descrito no capítulo de anatomia. A lesão destas estruturas determina complicações desagradáveis para o doente, que são da responsabilidade do cirurgião. É óbvio que se deve a todo custo evitar estas possíveis lesões, o que é conseguido com uma cirurgia atraumática, através da dissecção cuidadosa, em plano certo e sem trações exageradas. O plano de dissecção é rente à cápsula própria do lobo, entre ela e a cápsula cirúrgica, que é afastada externamente. Dissecando-se neste plano consegue-se visualizar o tronco da artéria tireóidea inferior que é o ponto de reparo para a identificação do nervo recorrente. As paratireóides nem sempre são vistas, mas com o afastamento lateral da cápsula cirúrgica, elas também são separadas do lobo e, assim, preservadas. O ramo externo do nervo laríngeo superior, como foi referido no capítulo de anatomia, tem relações com o tronco da artéria tireóidea superior; ele não será lesado se se fizer a ligadura isolada dos ramos terminais dessa artéria, junto ao parênquima tireoidiano, e nunca a ligadura do tronco arterial.

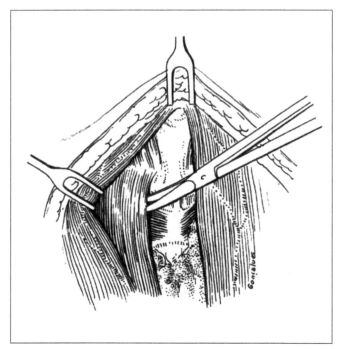

Fig. 41.3 – *Exposição do bócio ou tumor.*

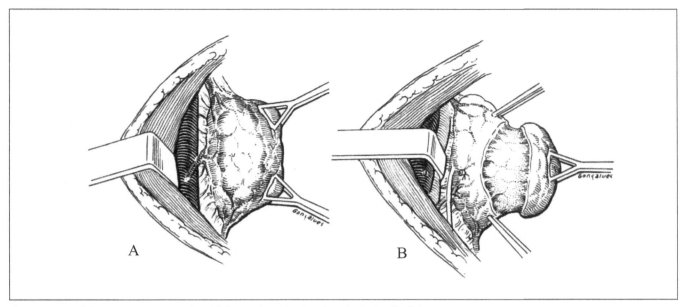

Fig. 41.4 – *Nodulectomia: exposição do nódulo e incisão da cápsula própria da glândula.*

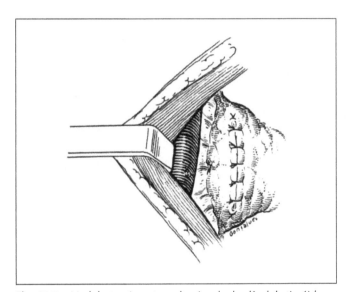

Fig. 41.5 – *Nodulectomia: sutura da cápsula da glândula tireóide.*

Tempos Operatórios

1) Dissecção da face ântero-lateral do lobo, com exposição da veia tireóidea média, que é seccionada e ligada entre pinças.

2) Luxação parcial do lobo, seguida de exposição de seu pólo superior, o que é conseguido afastando-se para cima e lateralmente os músculos pré-tireoidianos com dois afastadores de Farabeuf e tracionando-se o lobo caudalmente com pinça de Duval. A liberação do pólo é conseguida após secção do ligamento de Gruber, que o fixa às cartilagens tireóide e cricóide.

3) Ligadura dos vasos do pedículo superior; são ligados conjuntamente os ramos terminais da artéria tireóidea superior e venosos. Como foi referido, estas ligaduras, em número de duas ou três, são colocadas rente ao parênquima, para se evitar lesão do ramo externo do nervo laríngeo superior; as ligaduras são feitas com fio de algodão 2-0 ou similar (Fig. 41.6).

4) Dissecção da borda ou face lateral do lobo, luxando-o aos poucos, medialmente por tração suave, feita com pinça de Duval, expondo sua face posterior; a dissecção é cuidadosa por fora da cápsula própria do lobo e rente a ela, afastando-se lateralmente o tecido areolar frouxo que é a cápsula cirúrgica onde estão as glândulas paratireóides; à altura da junção dos dois terços superiores com o terço inferior do lobo, encontra-se a artéria tireóidea inferior, que como já foi dito, é o ponto de reparo para a identificação do nervo laríngeo recorrente. Com dissecção romba e cuidadosa, verificam-se as relações do nervo com o tronco ou com os ramos da artéria, sendo mais comum esta última possibilidade. Neste ponto pode ser vista também a glândula paratireóide inferior.

5) Ligadura perdida do tronco da artéria tireóidea inferior. Contrariamente ao que foi feito no pedículo superior, nesta artéria a ligadura é colocada no tronco arterial e num ponto afastado do parênquima glandular, para preservar o nervo laríngeo recorrente (Fig. 41.6), sem seccionar o tronco arterial usando-se fio de algodão 4-0 ou similar.

6) Ligadura das veias pólo inferior. Como está referido no capítulo de anatomia, estas veias são várias, constituindo em pequeno plexo venoso, e são ligadas com fio de algodão 4-0 ou similar (Fig. 41.6).

7) Dissecção do istmo glandular, separando-o da face anterior da traquéia, por dissecção romba, seguindo do seu pinçamento, com pinça reta tipo Rochester, junto ao lobo oposto.

8) Colocação de pinças hemostáticas retas ao redor do corpo do lobo, limitando a porção que vai restar seguindo-se a secção do parênquima acima das pinças, retirando-se a porção anterior do lobo e o istmo, que é seccionado rente à pinça de Rochester. Pinçamento e ligadura com fio de algodão 4-0 ou similar de pequenos vasos que sangrarem na superfície cruenta do lobo. A peça cirúrgica deve ser cuidadosamente examinada antes de ser entregue à enfermagem, pesquisando-se alguma glândula paratireóide que possa ter saído na

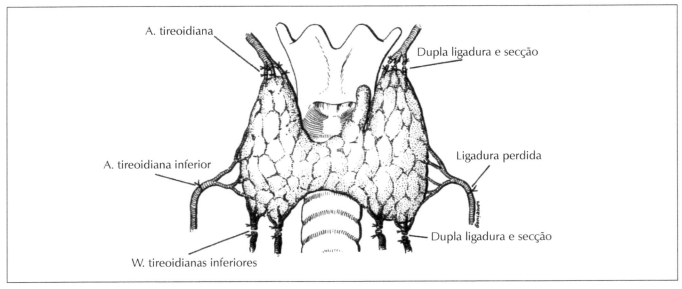

Fig. 41.6 – *Ligadura das artérias tireoidianas superiores e inferiores e das veias tireoidianas inferiores.*

peça; se isto acontecer ela deve ser implantada na espessura do músculo esternoclidomastóideo.

9) Sutura contínua da cápsula do coto do tecido tireoidiano que sobrou, com fio de categute 4-0 simples ou vicryl-000 e agulha atraumática; junto à traquéia, os pontos de sutura fixam-se freqüentemente no tecido do pré-traqueal. Sutura contínua, transfixante sobre a pinça de Rochester, na zona de secção do istmo.

10) Verificação de hemostasia, após a lavagem da loja com soro fisiológico e hiperpressão pulmonar provocada pelo anestesista. Esta manobra produz discreto aumento da pressão venosa e o desprendimento de pequenos coágulos que obturam terminações venosas que não foram ligadas 13.

Tireoidectomia Subtotal

É a operação mais comumente realizada na glândula tireóide e consiste na ressecção da maior parte dos dois lobos, do istmo e do lobo piramidal (Fig. 41.7)[2]. Ao final da operação sobram dois pequenos cotos, um de cada lado da tra-

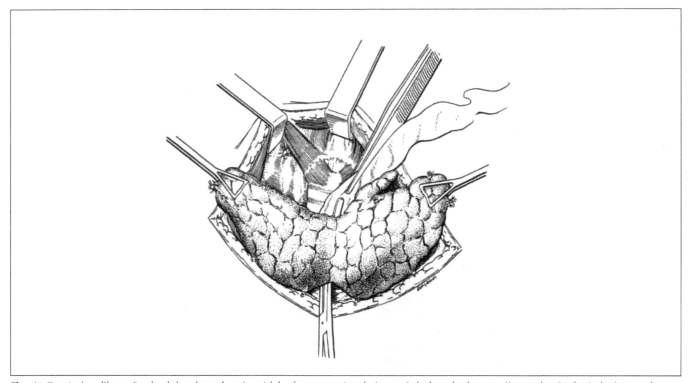

Fig. 41.7 – *Após a liberação dos lobos lateral e piramidal a face posterior do istmo é deslocada da traquéia e pelo túnel criado é passada uma gaze aberta.*

quéia, cujos tamanhos devem ser tais que. não condicionem recidiva da doença e nem causem hipotireoidismo; nos casos da doença de Graves-Basedow eles devem ter 2-4g cada um (Fig. 41.8).

A tireoidectomia subtotal está indicada nos casos de bócios difusos tóxicos ou doença de Graves-Basedow, nos bócios multinodulares tóxicos, e nos bócios simples, difusos ou nodulares, quando atingem os dois lobos tireoidianos. Neste tipo de operação há necessidade de ligadura dos quatro pedículos vasculares e luxação dos dois lobos tireoidianos aumentando, portanto, as possibilidades de traumatismo e lesão dos nervos e da glândula paratireóides, uma vez que devem ser dissecados de ambos os lados. Além disso, quando a tireoidectomia subtotal é indicada para tratamento dos bócios tóxicos, há necessidade de um preparo pré-operatório, para que os doentes sejam compensados do hipertireoidismo; isto é conseguido com o uso das drogas antitireoidianas, iodo, conforme esquemas clássicos. A realização de operação sem o preparo adequado pode levar a uma complicação grave e altamente letal, que é a crise tireotóxica. Ultimamente, além do uso de drogas antitireoidianas, tem-se acrescentado ao esquema de tratamento os betabloqueadores que abreviam o tempo de preparo pré-operatório.

Tempos Operatórios

São idênticos aos descritos para a ressecção subtotal de um lobo, realizados, porém, nos dois lobos acrescidos da exérese de istmo e lobo piramidal. Após a liberação do istmo e a colocação da coroa de pinças hemostáticas retas nos dois lobos e feita a exérese, sobram dois cotos conforme mostra a Fig. 41.8. Os cuidados com a peça cirúrgica em relação à pesquisa de paratireóides e hemostasia são idênticos ao da operação anterior (1).

Tireoidectomia Total

Trata-se da ressecção de toda a glândula, e está indicada nos casos de tumor maligno da tireóide.

Os tempos operatórios são iguais aos descritos para a tireoidectomia subtotal, sendo porém feita a dissecção de toda a face posterior de cada lobo, sempre por fora de sua cápsula própria e rente a ela, de maneira a afastar lateralmente. a cápsula cirúrgica e que abriga as glândulas paratireóides (FIg. 41.9); este plano pode estar comprometido pelo tumor e, nestas condições, o nervo laríngeo recorrente também pode estar lesado. As ligaduras vasculares são colocadas junto ao parênquima glandular, e o lobo tireoidiano vai sendo luxado em toda sua superfície, à medida que a dissecção progride. O nervo laríngeo recorrente é dissecado em toda a sua extensão, até sua penetração na laringe, a menos que esteja envolvido pelo tumor, o que condiciona sua ressecção; nesta eventualidade, a laringoscopia, feita previamente à operação, já revelará a paralisia da corda vocal correspondente. Deve o cirurgião preservar o nervo do lado oposto, pois a lesão bilateral acarreta paralisia de ambas as cordas vocais, com fechamento da glote e asfixia; nesta eventualidade, após a extubação, deve ser feita uma traqueostomia.

Após a retirada da peça cirúrgica, que é constituída pela glândula inteira, ela é examinada, pesquisando-se a eventual presença de paratireóide, que será imediatamente implantada na espessura do músculo esternoclidomastóideo. A hemostasia é cuidadosamente verificada, após a lavagem da loja com soro, seguida de hiperpressão pulmonar provocada pelo anestesista. A drenagem é sempre feita com tubo de polietileno nº 12 acoplado a aparelho de aspiração contínua, considerando-se o grande espaço morto residual.

Fechamento da Ferida Operatória

O fechamento da ferida para qualquer que seja o tipo de tireoidectomia é sempre feito por planos, usando-se fio de

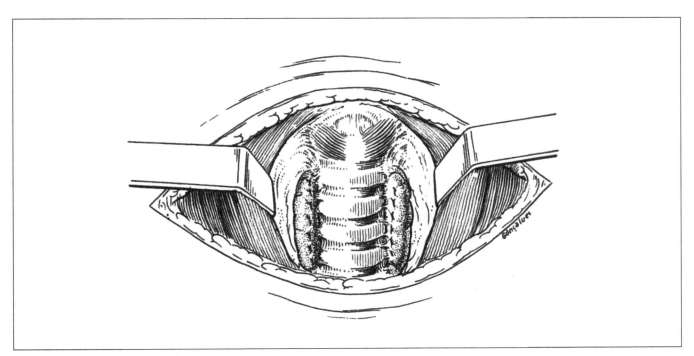

Fig. 41.8 – *Tireoidectomia subtotal.*

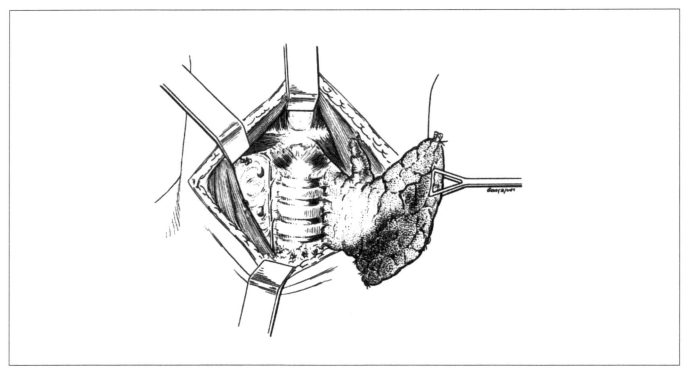

Fig. 41.9 – *Tireoidectomia total.*

vicryl-3-0 para a rafe mediana, em pontos separados; o mesmo tipo de sutura é usado nos casos etn que se fez a secção dos músculos pré-tireoidianos. A seguir o coxim é retirado, desfazendo-se a hiperextensão do pescoço e é feita a sutura do tecido celular subcutâneo com fio de vicryl-3-0, com pontos separados. A pele é suturada com fio de *mononylon* 5-0 em agulha atraumática, com pontos separados ou intradérmicos, contínua, com *mononylon* 4-0 (Fig. 41.10). O curativo não deve ser muito compressivo: não pretender ajudar a hemostasia com o célebre curativo "gravata", que não interfere na hemostasia e asfixia o doente, se surgir hemorragia pós-operatória.

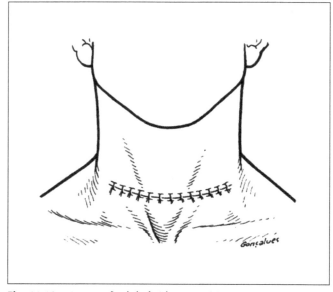

Fig. 41.10 – *Aspecto final da ferida operatória.*

Complicações

As complicações das tireoidectomias, embora raras se a técnica utilizada for de bom padrão, poderão ser assim sumarizadas[4,9]:

de natureza geral:
- hematoma
- soroma
- supuração
- óbito

de natureza específica:
- paresia de corda vocal (uni ou bilateral)
- paralisia de corda vocal (uni ou bilateral)
- hipoparatireoidismo (transitório ou definitivo)
- hipotireoidismo
- recidiva ou recorrência
- síndrome de Claude-Bernard-Horner "crise tireotóxica"

BIBLIOGRAFIA

1. Brandão LG. Tireoidectomia subtotal ampliada: contribuição ao estudo do remanescente tireóideo no bócio difuso tóxico. Tese Doutoramento, Fac. Medicina USP, 1986.
2. Brandão LG & Ferraz AR. Bócios Tóxicos in: Brandão & Ferraz, Cirurgia de Cabeça e Pescoço, 1ª ed., São Paulo, Livraria Roca, vol. I, cap. 57, pp. 589-601, 1989.
3. Brooks JR. Indications for thyroid surgery. Compr. Ther., 4:51-57, 1978.
4. Cordeiro AC. "Complicações da cirurgia da tireóide" in: Ferraz AR. Atualização em Moléstias da Tireóide, 5ª ed., São Paulo, pags. 135-140, 1979.

5. Ferraz AR. Nodulectomia com terapêutica cirúrgica de eleição para os nódulos tireoidianos autônomos. Tese Docência-Livre, Fac. Medicina USP, 1972.
6. Ferraz AR. Autonomous thyroid nodulos: a clinical classification and the use of a diagnostic index. J. Nucl Med. 13:733-737, 1972.
7. Ferraz AR. "Bócios e neoplasias malignas da tireóide" in: Speranzini M & Ramoy N. Manual do Residente de Cirurgia, 2ª ed., São Paulo, Guanabara-Koogan, pp. 178-182, 1981.
8. Ferraz AR & Toledo AC Aspectos técnicos no tratamento do bócio nodular. Rev. Hosp. Clin. Fac. Med. USP, 34:88-92, 1979.
9. Ferraz AR, Toledo AC Brandão LG & Cordeiro AC Erros comuns nas tireoidectomias, em níveis de planejamento e execução. Rev. Brasil. Cir. Cabeça e Pescoço 9:93-99, 1985.
10. Ferraz AR & Brandão LG. Bócios Simpes in: Brandão & Ferraz, Cirurgia de Cabeça e Pescoço. 1ª ed., São Paulo. Livraria Roca, vol. I, cap. 55, pp. 569-587. 19 9.
11. 11. Studer H. A fresh look at an old thyroid disease: en thyroid and hyperthyroid nodular goiter. J. Clin.Invest. ':5 -68, 1982.
12. Studer H. Pathogenesis of goiter: a unifying hypotesis: Thyroid Today 7:17, 1984.
13. Tavares MR & Ferraz AR. Anatomia básica das glândulas tireóide e paratireóides in: Brandão & Ferraz, Cirurgia de Cabeça e Pescoço, 1ª ed., São Paulo, Livraria Roca; vol. I, cap. 54, pp. 56-67, 1989.
14. Toledo AC Bócio nodular e câncer da tireóide: correlação cintilográfica e anatomopatológica. Rev. Col. Bras. Cir. 1:247-251, 1974.

42 Cirurgia das Glândulas Mamárias

Jorge Salles Guimarães

Bases Anatômicas e Fisiopafológicas

As glândulas mamárias são próprias dos mamíferos, destinando-se à produção de leite para a alimentação do recém-nascido. Nos seres humanos existem em número de duas, situadas em posição simétrica na face anterior do tórax. Sua conformação anatômica varia de acordo com o sexo, pois só na mulher atingem o desenvolvimento completo, sendo, juntamente com seu revestimento cutâneo, denominadas mamas ou seios. Ocupam o espaço compreendido entre a 3ª e a 7ª costela, ao lado do esterno, em posição anterior aos músculos peitorais. Apresentam na sua porção mais proeminente a aréola mamária, de forma circular, a qual possui no centro uma saliência, o mamilo ou mamelão.

As glândulas mamárias originam-se do espessamento e diferenciação da ectoderme do embrião. Este espessamento se dá ao longo da linha mamária primitiva (Fig. 42.1), mantendo sua diferenciação só no local onde irão se situar as glândulas mamárias definitivas. Esta diferenciação, entretanto, pode não ocorrer, havendo a amastia unilateral ou bilateral, ou processar-se em vários pontos ao longo da linha mamária, originando a polimastia. Podem existir somente várias aréolas mamárias, nas quais falta o tecido glandular (politelia). As glândulas mamárias acessórias são encontradas com maior freqüência nas regiões axilares, sendo confundidas com o prolongamento axilar das mamas normais.

As mamas da mulher adulta são hemisféricas, tendo a face posterior plana apoiada sobre o tórax. Seu diâmetro tranversal é de 11-12 centímetros, o vertical é de 10 centímetros e o ântero-posterior de 5-6 centímetros. A influência hormonal exercida sobre as mamas na puberdade, gravidez, lactação e menopausa, bem como o tecido adiposo que envolve o parênquima glandular podem alterar sua forma e volume, determinando aumento ou atrofia, com as formas cônica, achatada ou pêndula. A ação hormonal pode predomina sobre uma das glândulas mamárias, ocasionando a assimetria de

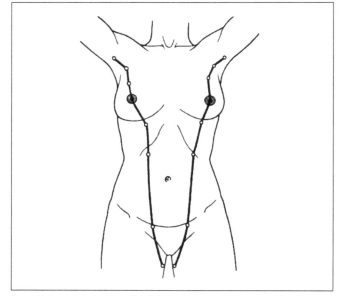

Fig. 42.1 – *Origem da glândula mamária. Linha mamária primitiva (Williams).*

forma e volume. O limite da face anterior da mama é evidenciado na parte inferior da glândula, pelo sulco submamário, o qual tem importância cirúrgica para o acesso à face posterior da mama. A aréola mamária, de coloração rósea ou escura de acordo com o tipo racial, apresenta diâmetro de 2,5 a 5cm. A linha correspondente à circunferência da aréola é adequada para as incisões de acesso à mama, pelo aspecto estético da cicatriz resultante, a qual permanece dissimulada pela mudança de coloração da pele neste nível. A aréola apresenta superfície rugosa pela presença dos tubérculos de Morgagni, os quais são constituídos por glândulas sebáceas que fazem saliência na pele. Nela encontram-se também folículos pilosos, glândulas sudoríparas e o músculo subareolar. Este é constituído por fibras lisas de disposição circular, às quais se associam outras de disposição radiada. As fibras circulares continuam-se no mamilo constituindo o feixe horizontal do músculo mamilar. A contração do músculo subareolar sob a ação de estímulos diversos, como o frio e o tato, projeta o mamilo para fora, aumentando sua consistência. Este tem forma cilíndrica com diâmetro e altura aproximados de 1cm. Adquire suas maiores dimensões no período de aleitamento. Tem superfície também rugosa pela presença das papilas que representam os orifícios externos dos duetos galactóforos. Junto à terminação dos duetos galactóforos encontram-se glândulas sebáceas e fibras musculares dispostas entre a base e o ápice do mamilo. Estas fibras que constituem o feixe vertical do músculo mamilar, pela sua contração auxiliam o esvaziamento dos duetos galactóforos. Sua contração exagerada, entretanto, pode determinar a retração do mamilo, a qual deve ser diferenciada das retrações patológicas.

A glândula mamária está envolta por um coxim de tecido célulo-adiposo que a separa da pele e da aponeurose muscular (Fig. 42.2). Na face anterior, entretanto, este coxim falta na zona correspondente à aréola, onde os duetos glandulares estão separados da pele unicamente pelo músculo subareolar. O coxim adiposo é septado por traves conjuntivas que se prendem anteriormente à derme e posteriormente à fascia superficial. Esta, pela sua fixação à clavícula e à aponeurose muscular, atua como ligamento suspensor da mama. O plano de clivagem existente entre a fáscia superficial e a aponeurose muscular permite o descolamento da glândula quando se utiliza o acesso retromamário.

O parênquima glandular, de maneira semelhante à mama, possui forma hemisférica com a face posterior plana. Apresenta o prolongamento axilar que circunda inferiormente a borda lateral do músculo peitoral maior. É constituído por lobos independentes, com número variável de 12 a 20, os quais apresentam lobulação própria e duetos lactíferos individuais. Os duetos lactíferos terminais de cada lobo são os ductos galactóforos, os quais desembocam nas pupilas situadas no mamilo. Estes duetos apresentam, antes nação, uma dilatação fusiforme: a ampola destinada ao reservatório do leite. O espaço entre os lobos glandulares é preenchido por tecido conjuntivo denso. Este tecido continua-se anteriormente com as traves fibrosas que atravessam o coxim adiposo, fixando a glândula mamária à pele. Constitui o arcabouço da glândula ou ligamento de Cooper. A existência destas conexões fibrosas explica a retração da pele que pode ocorrer nos cânceres mamários.

VASOS E NERVOS DA MAMA

A circulação arterial da mama é garantida, principalmente, pela artéria torácica interna (mamária interna), por meio de seus ramos perfurantes, os quais atravessam os espaços intercostais, geralmente do primeiro ao quinto e se distribuem nos quadrantes mediais da glândula. A irrigação dos quadrantes laterais é mantida pela artéria torácica lateral (mamária externa). De menor importância para o suprimento sangüíneo são os ramos originados das artérias dos músculos peitorais maior e menor e das artérias intercostais, que se dirigem à face posterior da glândula.

A circulação venosa, de grande importância na propagação dos tumores da mama, é constituída por uma rede superficial e outra profunda. A primeira, colocada sob a pele, inicia-se nos ramos circulares situados à volta da aréola. As ramificações venosas subcutâneas comunicam-se com a rede superficial do pescoço e da parede abdominal, podendo ter disposição transversa em direção à mama do lado oposto. Terminam em tributárias das veias jugulares anteriores, das torácicas internas e na veia axilar. As veias profundas, com distribuição semelhante a das artérias, continuam-se, de acordo com sua localização, nos ramos perfurantes das veias torácicas internas, na veia axilar e nas veias intercos-

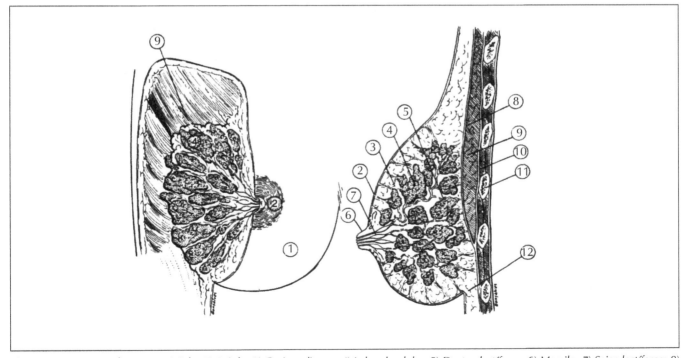

Fig. 42.2 – *Anatomia da mama. 1) Pele; 2) Aréola; 3) Coxim adiposo; 4) Lobo glandular; 5) Ductos lactíferos; 6) Mamilo; 7) Seios lactíferos; 8) Aponeurose peitoral; 9) M. peitoral maior; 10) Músculos intercostais; 11) Gradeado costal; 12) Sulco submamário.*

tais. Estas últimas comunicam-se com as veias vertebrais e terminam nas veias ázigos. Pela circulação venosa da mama, fica explicada a presença das metástases pulmonares, onde os êmbolos tumorais são levados à circulação pulmonar pelo retorno venoso para as câmaras cardíacas direitas. As veias vertebrais, pelo fato de não possuírem válvulas, podem transmitir as células tumorais ao cérebro e ao esqueleto, por mecanismo de contracorrente.

A mama é inervada por ramos cutâneos anteriores do segundo ao sexto nervos intercostais, os quais destinam-se aos seus quadrantes laterais. A disposição anatômica destes nervos explica a irradiação da dor para o dorso nas afecções mamárias. Os segmentos superiores são inervados pelos ramos supraclaviculares do plexo cervical e os mediais pelos ramos cutâneos do músculo peitoral maior, que acompanham o trajeto dos vasos perfurantes junto ao esterno.

Linfáticos

A disseminação linfática dos tumores malignos da mama torna o estudo dos linfáticos de grande interesse para a Cirurgia. Pela sua origem, da ectoderme, a mama apresenta drenagem linfática superficial, situada na derme. Os linfáticos cutâneos iniciam-se no plexo situado no nível do mamilo e da aréola (plexo areolar), continuando para a periferia de maneira semelhante à da pele das demais regiões do corpo. No plano profundo da aréola e do mamilo existe outro plexo, o subareolar, o qual não só estabelece comunicação com os linfáticos superficiais, como é o ponto de confluência dos linfáticos glandulares. Estes últimos iniciam-se nos espaços interlobulares e terminam por meio dos canais coletores, no plexo subareolar. Existe ainda outra rede linfática representada pelo plexo fascial, situado na face posterior da glândula, na fáscia superficial, junto à aponeurose muscular. Há ampla comunicação entre os sistemas de drenagem linfática da mama; os linfáticos superficiais ligam-se ao plexo subareolar e ao plexo fascial, com este último no ponto de transição entre a face anterior e posterior da glândula. Os linfáticos glandulares também se comunicam com os linfáticos profundos pelas anastomoses existentes entre o plexo subareolar e o plexo fascial.

Os coletores linfáticos da mama dirigem-se principalmente para a axila (Fig. 42.3). No plano superficial há dois coletores que se iniciam no limite medial e lateral da aréola,

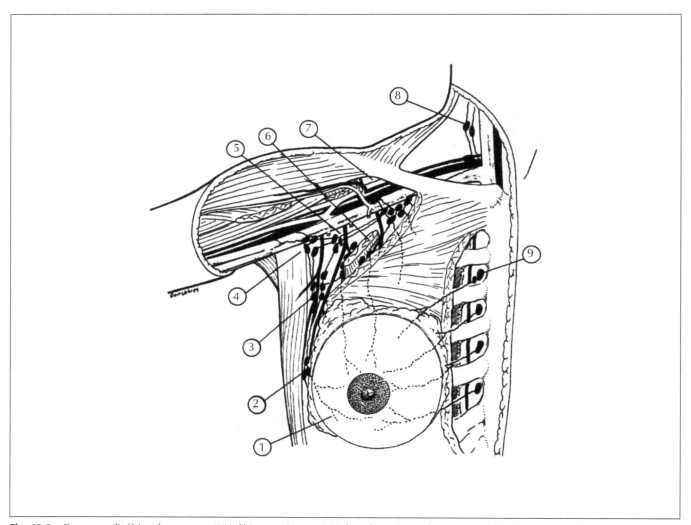

Fig. 42.3 – *Drenagem linfática das mamas. 1) Linfáticos cutâneos; 2) Linfonodos peitorais laterais; 3) Linfonodos torácicos laterais; 4) Linfonodos braquiais; 5) Linfonodos centrais; 6) Linfonodos interpeitorais 7) Linfonodos subclaviculares; 8) Linfonodos supraclaviculares; 9) Linfonodos torácicos internos.*

contornam a borda lateral do músculo peitoral maior e terminam nos gânglios axilares, após atravessarem a fáscia axilar. Os linfáticos profundos também seguem predominantemente a direção da axila, terminando, como os superficiais, nos linfonodos axilares. O escoamento linfático acessório é feito por vias que drenam os segmentos da glândula para os nódulos adjacentes. Estas vias são constituídas por: 1) linfáticos que drenam os quadrantes laterais para os linfonodos axilares; 2) coletores originados nos quadrantes mediais, que acompanham os ramos perfurantes arteriais e venosos torácicos internos, atravessam os músculos peitoral maior e intercostais e terminam nos nodos satélites da artéria torácica interna, na face interna do tórax, entre o primeiro e o sexto espaços intercostais, numa distância de 3cm do esterno; 3) coletores profundos situados junto à fáscia superficial, que atravessam os músculos peitorais, com linfonodos intermediários a este nível (Roter) e terminam nos nodos subclaviculares ou nos axilares centrais; 4) coletores que drenam o ápice da mama diretamente aos nodos subclaviculares; 5) linfáticos superficiais originados nos quadrantes mediais que terminam na mama do lado oposto; 6) coletores çlescendentes que atravessam a aponeurose do músculo reto anterior e a linha alba e se comunicam com o plexo peritoneal, ao longo do ligamento triangular do fígado (Fig. 42.4).

Devem ser considerados também os linfonodos supraclaviculares, os quais recebem coletores dos nódulos amare subclaviculares. Seu comprometimento nos tumores da mama indica fase evolutiva mais avançada da moléstia.

Axila

A axila tem a forma de pirâmide quadrangular, com ápice representado pelo canal cérvico-axilar, por onde passam os elementos vásculo-nervosos que se dirigem do pescoço ao membro superior. Na sua parede anterior situam-se os músculos peitorais maior e menor e o músculo subclávio com suas respectivas fáscias. O músculo peitoral maior origina-se por feixes esternais, claviculares, das primeiras costelas e da aponeurose abdominal e termina por inserção tendinosa no úmero, no lábio externo do sulco intertubercular (corredeira bicipital). Na sua borda superior limita com o músculo deltóide, estando separado do mesmo pelo sulco deito-peitoral, por onde passa a veia cefálica. Este sulco é importante ponto de reparo para a cirurgia, pois constitui o limite superior da ressecção nas mastectomias radicais. O músculo peitoral menor origina-se por feixes fixos na face externa da 3ª, 4ª e 5ª costelas, terminando no processo coracóide da escápula.

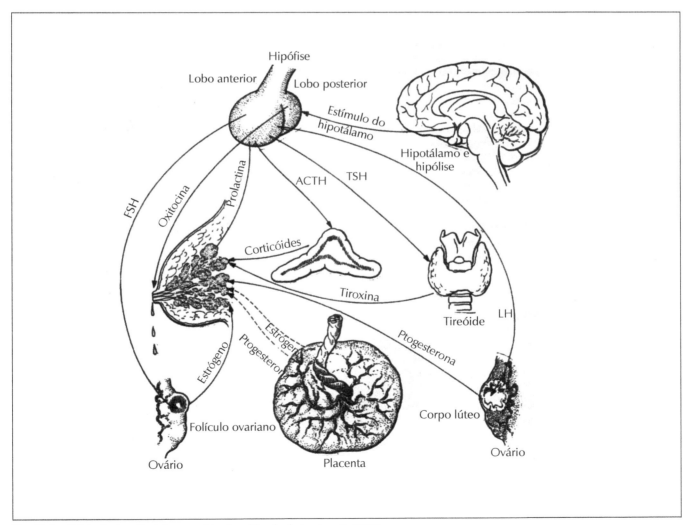

Fig. 42.4 – *Fisiologia das glândulas mamárias (modificado de Lewison E, 1955).*

Em posição cranial ao músculo peitoral menor encontra-se o músculo subclávio, fixado à primeira cartilagem costal e ao terço lateral da clavícula. A fáscia que o envolve fixa-se à clavícula. Esta fáscia continua-se em direção descendente envolvendo o músculo peitoral menor e termina na pele da axila. Expande-se lateralmente para o braço, continuando com a fáscia braquial. Esta fáscia clavipeitoral, também denominada fáscia clavicoracoaxilar, apresenta, portanto, superfície triangular, de base inferior, revestindo anteriormente a axila. A face medial desta é constituída pelas digitações superiores e médias do músculo serrátil anterior que recobre o gradeado costal e os músculos intercostais. A face posterior é revestida pelos músculos subescapular, redondo maior e grande dorsal. Este último, originado na região lombar, atravessa a axila com seus fascículos terminais, para se inserir na borda interna do sulco intertubercular (corredeira bicipital) do úmero. O músculo grande dorsal é o limite posterior da dissecção da axila nas mastectomias radicais. A face lateral da axila é constituída pelo lado interno da articulação do ombro e inferiormente pelo músculo coracobraquial e pelas duas porções do músculo bíceps. A base, de forma côncava, representada pelo oco da axila, é revestida unicamente pela pele, tela celular subcutânea e fáscia superficial. Esta é continuação da fáscia clavicoracoaxilar; termina posteriormente na fáscia do músculo grande dorsal, medialmente na do músculo serrátil maior e lateralmente na fáscia braquial.

O acesso à axila na cirurgia dos cânceres da mama é feito, geralmente, através da sua parede anterior, com a secção da fáscia clavicoracoaxilar. A cavidade axilar é preenchida por tecido célulo-adiposo, que ocupa os espaços vazios deixados pelos vasos, nervos e linfáticos que atravessam a região. Estes elementos penetram na axila pelo espaço existente entre a clavícula e a primeira costela (Fig. 42.4), no vértice da cavidade axilar. Em posição anterior situa-se a veia axilar, a qual se origina pela união das duas veias braquiais, recebendo ainda, no seu início, a veia basílica. Atravessa diagonalmente a axila, ficando recoberta na sua porção medial pelo músculo peitoral menor e continua-se como veia subclávia ao cruzar a clavícula. Neste nível desemboca a veia cefálea. No seu trajeto a veia axilar recebe ramos que têm a mesma denominação das colaterais da artéria axilar.

Esta origina-se da artéria subclávia cruzando também a axila em situação posterior e lateral à veia axilar. No seu trajeto é rodeada pelos ramos nervosos do plexo braquial que passam para sua face anterior para constituir o nervo mediano. Origina cinco colaterais: a artéria tóraco-acromial, logo abaixo da clavícula, a qual tem um ramo acromial e outro torácico, que se destina aos músculos peitorais maior e menor; a artéria torácica lateral com trajeto descendente entre os músculos peitorais maior e serrátil anterior, com ramificações para a mama; a artéria subescapular que se dirige para a borda axilar da escápula e as artérias circunflexas anterior e posterior que circundam o colo do úmero. Estes ramos arteriais têm amplas anastomoses entre si, garantindo adequada circulação colateral à região.

Os nervos que atravessam a axila são os ramos cutâneos dos nervos intercostais e os troncos nervosos do plexo braquial. Os nervos do plexo braquial que se destinam ao membro superior acompanham a artéria axilar. Os cordões nervosos situam-se inicialmente em posição lateral e posterior à artéria. Na sua trajetória alguns ramos circundam a artéria (nervo mediano) e outros passam a ter posição anterior a ela (nervo músculo cutâneo, nervo ulnar e nervo cutâneo medial do braço). Os ramos torácicos anteriores do plexo braquial originam-se dos troncos situados posteriormente à artéria. Estes nervos cruzam a cavidade axilar em direção descendente, com destino aos músculos da região. Os principais são os nervos dos músculos peitorais, nervo do músculo serrátil anterior (nervo torácico longo), nervos subescapulares, nervo do músculo redondo maior e nervo do músculo grande dorsal (nervo tóraco-dorsal). Na dissecção da axila deve-se preservar o nervo do músculo serrátil anterior, para evitar a deformidade do ombro conseqüente ao deslocamento lateral da escápula.

Os linfáticos da axila representam o ponto de confluência, não só da maior parte dos linfáticos da mama e da parede ântero-lateral do tórax, como também dos linfáticos do membro superior. Os ductos linfáticos acompanham o trajeto das artérias e veias da região. Os grupos ganglionares de linfáticos são distintos conforme a origem de seus vasos aferentes. Os principais grupos ganglionares são: *braquial* ou *lateral*, situado na face externa da axila, com nodos dispostos junto à veia axilar, o qual recebe os linfáticos do membro superior, *torácico* ou *tóraco-epigástrico*, com nodos dispostos ao longo da artéria torácica lateral, superficialmente à fáscia do músculo serrátil anterior; *subescapular*, ao longo dos vasos tóraco-dorsais *central* ou *intermediário*, situado na porção intermediária da veia axilar, junto à borda lateral do músculo peitoral menor, recebendo os linfáticos dos grupos ganglionares referidos; *apical* (subclavicular) situado junto à veia axilar até o ponto de cruzamento com a clavícula, recoberto pelo músculo peitoral menor. Os grupos ganglionares da axila podem receber drenagem linfática de regiões diferentes devido às anastomoses entre os ductos linfáticos. Esta característica deve ser considerada quando se cogita de realizar a limpeza ganglionar da axila (Fig. 42.3).

Fisiologia das Glândulas Mamárias

As glândulas mamárias têm seu desenvolvimento e função dirigidos por um complexo sistema neuroendócrino, do qual participam o hipotálamo, a hipófise, as supra-renais, os ovários, a tireóide, o fígado e a placenta durante o período de gestação. Este sistema se inter-relaciona de tal forma que os estímulos precisam atuar de maneira harmônica para o desempenho da fisiologia normal.

No período fetal as glândulas mamárias apresentam seu primeiro desenvolvimento sob a influência dos hormônios maternos. Os recém-nascidos exibem intumescimento na região mamária, sendo que a expressão das mamas pode determinar a saída de secreção serosa ou láctea. Esta projeção dos brotos mamários cede logo nas primeiras semanas pela ausência do estímulo hormonal. É na puberdade que as mamas iniciam seu desenvolvimento completo. O aumento glandular é característica do sexo feminino, podendo, porém, ocorrer de forma rudimentar e transitória no sexo masculino. O crescimento anormal das mamas no homem (ginecomastia) é tratado cirurgicamente com a ablação do tecido mamário, para corrigir a deformidade estética. As mamas na mulher sofrem a influência dos ciclos menstruais, devido à variação dos hormônios ovarianos. No período pré-menstrual, pelo maior prazo de atuação destes hormônios, podem se apresentar ingurgitadas e tensas, com aumento de volume. Estes fenômenos regridem após o início da menstruação, repetindo-se no ciclo seguinte. Durante a gestação, as glândulas mamárias atingem seu maior grau de desenvolvimento no preparo para a amamentação do recém-nascido. Após o parto inicia-se a secreção do colostro, o qual, pelo estímulo da sucção, é substituído pelo leite materno. O tempo de duração da secreção láctea é variável, dependendo das concentrações hormonais e da presença do estímulo da sucção. Pode durar de poucos dias até dois anos. O término da secreção láctea propicia o retorno dos ciclos menstruais. Após a menopausa, pela ausência dos hormônios ovarianos, as glândulas mamárias entram na sua fase involutiva. O grau de atrofia das mamas vai depender da espessura do seu coxim adiposo e da suplência hormonal garantida pela glândula supra-renal.

O comando do sistema neuroendócrino é exercido pelo hipotálamo, o qual recebe os estímulos neuropsíquicos e transmite à hipófise estas excitações (Fig. 42.4). No lobo anterior da hipófise são produzidos vários hormônios relacionados com a fisiologia mamária: hormônio folículo-estimulante (FSH), hormônio luteinizante (LH), prolactina, hormônio adrenocorticotrófico (ACTH) e hormônio tireotrófico (TSH). Os dois primeiros têm ação sobre os ovários estimulando a maturação e liberação dos óvulos e a formação do corpo lúteo. Na evolução deste ciclo são produzidos os hormônios ovarianos, estrógeno e progesterona, cujo nível tem a propriedade de frenar ou liberar a produção dos hormônios hipofisários. A prolactina tem ação direta sobre as mamas desenvolvendo os ácinos glandulares e estimulando a secreção de leite. Atua também por intermédio dos ovários, promovendo a secreção de progesterona. A duração do período de aleitamento depende do estímulo pela prolactina, a qual, por sua vez, é produzida pelas excitações transmitidas ao hipotálamo pela sucção das mamas pelo recém-nascido. O aumento dos níveis de estrógeno interrompe a produção da prolactina. Fora do período de aleitamento a secreção de leite pelas mamas (galactorréia) está relacionada com o aumento dos níveis de prolactina. Pode ocorrer em diversas situações entre as quais se encontram as lesões da hipófise (síndrome de Sheehan, neoplasias). O hormônio adrenocorticotrófico estimula a produção dos hormônios corticais da glândula supra-renal, entre os quais se encontram os estrógenos e a progesterona. Estes hormônios são também produzidos pelos ovários durante os ciclos sexuais. Os estrógenos elaborados pelos folículos ovarianos estimulam o crescimento das glândulas mamárias pela proliferação dos ductos mamários. Sua ação é sinérgica com a da progesterona produzida pelo corpo lúteo do ovário, a qual estimula o desenvolvimento dos alvéolos das glândulas mamárias. Esta ação hormonal se acentua durante o período de gravidez, em que a produção de estrógeno e progesterona é continuada e mantida pela placenta, acentuando desta forma o aumento das mamas. A ação estrogênica é responsável pelo alargamento do mamilo e pigmentação da aréola.

Os estrógenos têm sido relacionados com algumas alterações fisiopatológicas produzidas nas mamas, como o aumento exagerado que ocorre na hipertrofia virginal e na hipertrofia gravídica e as displasias fibrocísticas. A ação estrogênica também pode influenciar a evolução do câncer mamário. Até o presente não se conseguiu demonstrar se o câncer da mama incide com maior freqüência em mulheres que utilizam anovulatórios à base de estrógenos. Todavia, o estímulo hormonal é relacionado com a progressão rápida dos tumores malignos identificados no decurso da gravidez. Para o tratamento do câncer da mama são identificadas as enfermas receptoras de estrógeno, determinando-se por provas específicas se a lesão tumoral é dependente da ação estrogênica. Nestes casos tem sido proposta, nas várias etapas da doença, a interrupção do estímulo estrogênico quer pela irradiação sobre os ovários, quer pela ooforectomia, adrenalectomia ou hipofisectomia, quer pela medicação antagônica com hormônios masculinos (andrógenos), ou bloqueadores estrogênicos (tamoxifeno).

No lobo anterior da hipófise origina-se também a tireotrofina (TSH), estimuladora da glândula tireóide. A tireóide, pelo seu hormônio tiroxina, tem participação ativa no metabolismo orgânico. Sobre as glândulas mamárias antagoniza a ação dos estrógenos, pois o aumento exagerado das mamas tem sido observado na insuficiência tireoideana. Age também no período de lactação, mantendo por maior prazo de tempo a produção de leite. Em animais, entretanto, não se conseguiu aumento na quantidade de leite produzido com a administração da tiroxina.

A hipófise atua ainda sobre as glândulas mamárias pela ação da oxitocina produzida no seu lobo posterior. Este hormônio, liberado durante o parto, é mantido pelos estímulos transmitidos ao hipotálamo pela sucção das mamas. Tem papel regulador na liberação do leite, pois determina a contração das células mioepiteliais que circundam os ácinos glandulares, fazendo com que a secreção láctea seja eliminada para os duetos lactíferos.

O fígado atua sobre as glândulas mamárias por mecanismo indireto, pela inativação dos estrógenos (estradiol, estrona e estriol) os quais são conjugados ao ácido glicurônico ou aos sulfatos, para posterior excreção renal. Na insuficiência hepática mantém-se elevado o nível de estrógenos circulantes, os quais podem determinar o desenvolvimento das mamas, sendo responsáveis pela ginecomastia dos cirróticos.

BIBLIOGRAFIA

1. Block GE, Jensen EV & Polley Jr TZ. Prediction of hormonal dependency of mammary cancer. Arch. Surg. 110:537, 1975.
2. Bur Me, Zimarowski MJ, Schnitt SJ, Baker s, Lew R. Estrogen receptor immmuno-histochemistry in carcinoma in situ of the breast. Cancer 69:1174-1181, 1992.
3. Fischer B, Wolmark N, Bauer M, Redmond C & Gebhart M. The accuracy of clinical nodal staging and limited axillary dissection as a determinant of histologic nodal status in carcinoma of the breast. Surg. Gynec. Obst., 152:765, 1981.
4. Hawkins RA, Roberts MM e Forrest APM. Estrogen receptors and breast cancer; current status. Brit. J. Surg., 67: 153, 1980.
5. Jochimsen PR, Ness SJ e Sherrnan BM. Results and merit of estrogen receptor data derived from metastatic tumors of the breast. Surg. Gynec. Obst., 147:182, 1978.
6. Kiricuta CI e Tausch J. A mathematical model of axillary lymph nade involvement based on 1446 complete axillary dissections in patients with breast carcinoma. Cancer 69:2496-2501, 1992.
7. Lewison EF. Breast cancer and its diagnosis and treatment. Williams & Wilkins Co., Baltimore, 1955.

Cirurgia das Glândulas Mamárias

Jorge Salles Guimarães

DRENAGEM DE ABSCESSO

As infecções da mama são mais freqüentes no período de lactação, onde a lesão traumática do mamilo, associada à estenose e ingurgitamento mamário, favorecem a proliferação bacteriana. O processo infeccioso (mastite puerperal) pode ceder com o tratamento conservador, constituído pela interrupção do aleitamento, contenção das mamas, aplicação de calor e uso de antibióticos, ou evoluir para a formação de abscesso. Nestes casos a reação inflamatória aguda tende a se localizar. A drenagem cirúrgica deve ser precoce, logo que se manifesta o edema da pele, não se devendo aguardar o aparecimento da flutuação, que pode estar mascarada pela espessa parede inflamatória ou abscesso. Conduta diagnóstica importante é a punção com agulha grossa no ponto inflamatório mais saliente. A falta de tratamento adequado acaba levando, às vezes, à drenagem espontânea tardia, a qual pode determinar extensas áreas de necrose da pele, com cicatrização demorada e deformidade da mama. As mastites ocorrem também fora do período de lactação, sendo ocasionadas por traumatismos ou rachaduras do mamilo, que permitem a entrada de gérmen infeccioso. Nestes casos a indicação do tratamento cirúrgico vai depender da fase evolutiva do processo inflamatório.

OPERAÇÃO

A incisão deve ser arqueada, acompanhando a direção das linhas de força da pele, e situada no ponto mais saliente do abscesso. Terá tamanho suficiente para permitir a exploração digital da cavidade, com destruição dos septos que, geralmente, a dividem em lojas. Após o esvaziamento da cavidade e colheita do pus para exame, coloca-se um dreno de Penrose. Em casos de abscessos muito volumosos, ou profundos, a incisão pode ser feita no sulco submamário. A mama é descolada anteriormente separando-a da aponeurose peitoral. A cavidade do abscesso será atingida por via posterior, deixando-se o dreno exteriorizado pelo sulco submamário.

Outro tipo de infecções freqüentes da mama são as fístulas periareolares. Ocorrem inicialmente a obstrução e ectasia de um ou mais ductos lactíferos, os quais pela ação bacteriana originam abscessos subareolares, que drenam por fístulas que surgem a volta da aréola. A cronicidade destes abscessos leva à formação de espessa parede fibrosa a sua volta, que impede a cura espontânea. Quando se fecha o orifício fistuloso acentua-se a reação inflamatória local. O tratamento cirúrgico consiste na exérese do ducto ectasiado e da fístula por incisão elíptica abrangendo o trajeto fistuloso e a área do abscesso, terminando junto ao mamilo, o qual deverá ser evertido quando estiver retraído pelo processo inflamatório.

EXÉRESE DE NÓDULOS

Os nódulos mamários benignos têm grande importância clínica pela necessidade de sua diferenciação com o câncer da mama. Devem ser retirados porque só o exame histológico permite o diagnóstico seguro da sua natureza. Apresentam elevada incidência, a qual é superior à dos tumores malignos quando somados os diversos tipos de nódulos. O maior número é encontrado em dois tipos de afecção: fibroadenoma e mastopatia fibrocística. No primeiro o diagnóstico clínico pode ser estabelecido com certa segurança, pois incidem em doentes jovens, são bem delimitados, móveis, de consistência firme e geralmente indolores. Na mastopatia fibrocística, estes nódulos perdem-se na continuidade do parênquima, o qual geralmente está espessado e doloroso ao exame. Podem, porém, apresentar consistência mole devido ao seu conteúdo cístico. O exame para caracterização da natureza do nódulo deve ser completado pela palpação minuciosa da axila para identificar a existência de linfonodos. Atualmente o diagnóstico pode ser completado com a mamografia e ultra-sonografia das mamas. O primeiro exame, de uso rotineiro, tem grande utilidade, principalmente, nos nódulos profundos em mamas volumosas onde a caracterização pelo exame clínico é pouco precisa. A irregularidade de contorno dos nódulos bem como a presença de microcalcificações levam a suspeitar de neoplasia maligna.

O tratamento dos tumores benignos da mama pode ser incruento quando sua consistência é cística, fazendo-se a punção e aspiração do conteúdo do cisto. Esta conduta é aplicável nos nódulos císticos da mastopatia fibrocística, permitindo poupar múltiplas cirurgias, dada a freqüência com que estes nódulos se formam em vários pontos da glândula.

Operação

Consiste na exérese do nódulo que, nos casos duvidosos, deve ser examinado imediatamente pelo patologista, procedendo-se na hipótese de se tratar de tumor maligno à ampliação da cirurgia. Os nódulos superficiais, bem delimitados, podem ser retirados com anestesia local. A anestesia geral é reservada para os tumores profundos, que exigem maior manipulação do tecido mamário, e para os casos em que se necessita do exame histopatológico de congelação. Para os nódulos situados nas adjacências da aréola, a incisão deve acompanhar a borda areolar, a qual determina cicatriz pouco perceptível. Nos demais nódulos, a incisões devem ser também curvilíneas, sobre o nódulo, seguindo a direção das linhas de força da pele (Fig. 43.1). O nódulo, depois de alcançado, é separado dos tecidos vizinhos, fazendo-se cuidadosa hemostasia. Retirado o tumor procede-se à reconstituição do parênquima fazendo a sutura com fio absorvível. Esta sutura é indispensável para evitar a permanência de espaços vazios que facilmente são ocupados por líquido sero-hemático. Nas ressecções mais extensas sempre é oportuno fazer a drenagem da glândula com dreno de Penrose, para evitar a formação de hematomas. A sutura da pele é feita com fio inabsorvível, bastante fino, para cicatrização com bom resultado plástico. As incisões radiadas devem ser evitadas porque produzem, com freqüência, cicatrizes deformantes na mama.

Mastectomia

O câncer da glândula mamária é a neoplasia maligna mais freqüente do sexo feminino. Admite-se que cerca de 7% das mulheres, no curso de suas vidas, terão câncer na mama. Mas o sexo, sendo fator importante para essa doença, não representa, contudo, uma proteção completa. Também o sexo masculino é atingido, podendo-se estimar um caso de câncer mamário no homem para cada 100 casos no sexo feminino. Também a idade influi, pois o câncer de mama é raro antes dos 20 anos. Após essa idade a incidência aumenta atingindo um altiplano entre 45 e 65 anos; há depois uma regressão até os 90 anos.

O câncer de mama típico é o adenocarcinoma esquirroso, iniciado nos duetos mamários e invadindo depois o parênquima glandular (80% dos casos). Localizado nos canais galactóforos, o tumor cedo invade o tecido glandular vizinho atingindo também os canais linfáticos e vasos sangüíneos, muito abundantes na região. Cordões de células tumorais podem se formar no interior dos canais linfáticos, atingindo os linfonodos e provocando edema da pele pelo repressamento dos fluidos cutâneos. Podem também invadir os vasos sangüíneos, sendo as células tumorais lançadas na circulação, atingindo os pulmões pelas veias axilares e intercostais, ou a

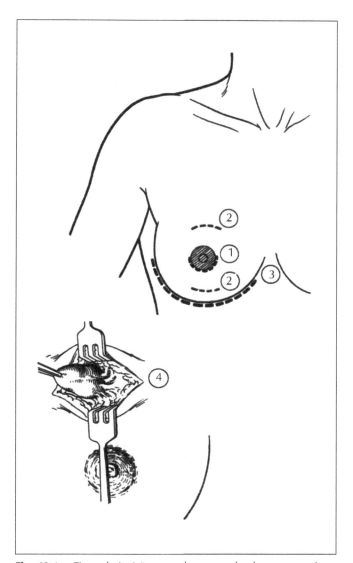

Fig. 43.1 – *Tipos de incisão para drenagem de abscesso e exérese dos nódulos mamários. 1) Incisão periareolar; 2) Incisão curvilínea; 3) Incisão no sulco submamário; 4) Exérese do nódulo.*

coluna vertebral, e o cérebro pelas veias vertebrais. Quando as semeaduras metastáticas são precoces e com pequeno número de células, estas na sua maioria são destruídas por mecanismo ainda desconhecido, provavelmente imunológico. Quando, porém, o número de células em circulação aumenta, muitas delas se localizam e proliferam em algum ponto favorável, originando metástases tumorais que geralmente ocorrem nos corpos vertebrais, pelve, pulmões, fígado, cérebro etc. Outra modalidade de disseminação sistêmica se processa através do ducto torácico, onde terminam os linfáticos supraclaviculares, contaminados pelos linfonodos axilares para onde drenam a maioria das metástases linfáticas oriundas dos quadrantes laterais da glândula.

A localização mais freqüente do tumor é o quadrante súpero-lateral (40% a 50% dos casos). O câncer mamário cresce lentamente estimando-se entre dois e nove meses o tempo necessário para que dobre seu volume (70% dos casos). Admitindo-se seu início como simples célula, haverá necessidade de cerca de 30 vezes o tempo de sua duplicação para atingir o tamanho de um centímetro quando poderá ser detectado pelo exame físico. Considerando essa circunstância, o câncer da mama, de crescimento mais rápido e do tipo mais encontradiço, precisará cerca de cinco anos de existência para se tornar clinicamente palpável.

Dada a prolixidade das vias de disseminação e também o reconhecimento sempre tardio da lesão, pode-se entender a gravidade da doença e a sua resistência ao tratamento que geralmente chega em fase bastante avançada de sua evolução, quando ao lado da lesão inicial já existem metástases insuspeitadas. Essa circunstância também explica os resultados semelhantes com terapêuticas diferentes: operações limitadas e largas exéreses, quando são analisadas, em conjunto, enfermas em período evolutivo diverso da doença. A mastectomia radical deve constituir a principal escolha para o tratamento dessa afecção. Não apenas pelos seus resultados, cerca de 50% a 70% de cura para casos sem metástases nos nódulos axilares mas porque facilita a exérese de metástases já existentes, porém insuspeitadas, nos interstícios dos músculos peitorais e ainda limitadas aos linfonodos regionais.

Esta modalidade de cirurgia, entretanto, apesar de sua extensão, não cumpre finalidade curativa quando as metástases axilares estão presentes e nos tumores localizados nos quadrantes mediais, onde a maior possibilidade de drenagem linfática, para os linfonodos da cadeia torácica interna (mamária interna), torna seu comprometimento mais freqüente e precoce (Fig. 43.3). Não parece justificável nestes casos e na fase evolutiva da doença, a utilização de técnicas cirúrgicas mais extensas e amplas do que a mastectomia radical, pois seria atribuir a apenas um processo terapêutico as perspectivas de cura, quando atualmente tem sido cada vez mais valorizado o tratamento associado, onde a cirurgia é utilizada junto com a radioterapia, hormonioterapia, quimioterapia e imunoterapia. Esta associação de métodos terapêuticos explica o interesse despertado por algumas técnicas menos multiladoras, conservando o músculo peitoral maior (Patey e Dyson), ou realizando a mastectomia simples associada ao tratamento radioterápico (Mc ou Whirter) procedendo a setorectomia associada ao esvaziamento axilar (Veronesi). A simplificação exagerada destas técnicas, qual seja a tumorectomia exclusiva ou a retirada da glândula mamária, conservando a pele com fins estéticos para a aplicação de pró tese futura, contraria os princípios fisiopatológicos do tratamento cirúrgico pois existem múltiplos ninhos de células tumorais na mama comprometida e a rede linfática superficial da glândula situa-se junto à pele.

Técnica de Mastectomia Radical

1) Doente em decúbito dorsal com o braço do lado a ser operado estendido lateralmente sobre uma tábua suporte.

2) Incisão fusiforme de orientação vertical, tipo W. Meyer, envolvendo toda a glândula mamária. As incisões lateral e medial situam-se cerca de 5cm das bordas do tumor. Com freqüência, dependendo do volume da glândula, robustez da doente ou localização do tumor, prefere-se a incisão transversa, de Stewart, a qual proporciona aproximação mais fácil das bordas da incisão e melhor resultado estético. A incisão é feita com bisturi elétrico e compreende a pele e o tecido celular subcutâneo (Fig. 43.2).

3) A dissecção dos retalhos cutâneos se inicia na extremidade superior da incisão, pelo seu lábio lateral, estendendo-se até a borda anterior do músculo grande dorsal (Fig. 43.3), sempre deixando pouco tecido gorduroso junto à pele. Do lado medial a dissecção se estende até as proximidades do esterno (Fig. 43.4).

4) O tendão do músculo peitoral maior é seccionado nas proximidades da sua inserção no úmero, após ter sido o músculo separado do sulco deito-peitoral, respeitando-se a veia cefálica, importante via para o retorno venoso do braço. A seguir pratica-se a secção das inserções do músculo peitoral maior na clavícula, tracionando para baixo (caudalmente) seu tendão já seccionado, expondo-se a fáscia clavipeitoral (clavicoraco-axilar). Nesse tempo, secciona-se, depois de

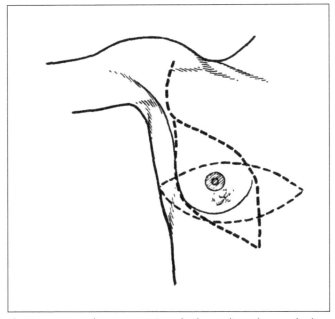

Fig. 43.2 – *Tipos de incisão cutânea fusiforme distando 5cm das bordas do tumor.*

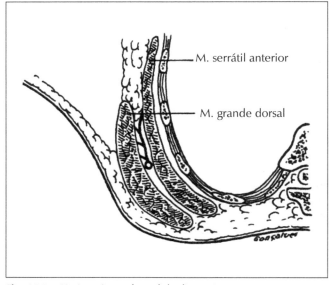

Fig. 43.3 – *Limite póstero-lateral de dissecção.*

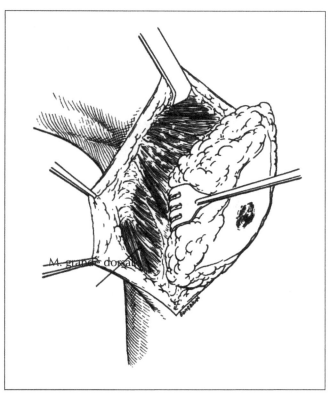

Fig. 43.4 – *Descolamento dos retalhos da pele até a clavícula e lateralmente até a borda anterior do músculo grande dorsal.*

ligados, os vasos do pedículo vásculo-nervoso do referido músculo (Fig. 43.5).

5) Identificação do músculo peitoral menor, seccionando sua inserção no processo coracóide da escápula, nas proxi-

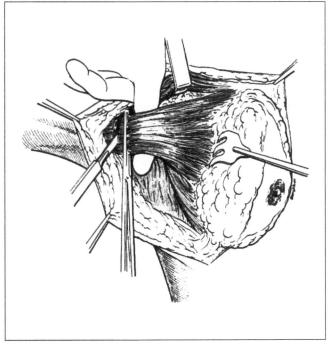

Fig. 43.5 – *1) Secção do músculo peitoral maior junto a sua origem no úmero. 2) O músculo deltóide é afastado para identificar o sulco deito-peitoral, limite cranial da dissecção.*

midades do osso. Os dois músculos peitorais, contendo no interstício importantes elementos linfáticos na mama, inclusive o grupo ganglionar interpeitoral (Rotter) são juntamente om esta afastados no sentido caudal, expondo amplamente a fáscia clavipeitoral, delgada lâmina celulosa que é divulsionada com tesoura, atingindo-se assim os vasos axilares (Fig. 43.6).

6) Dissecção das faces anterior e inferior da via subclávia em toda a sua extensão. Eventualmente deverão ser retirados linfonodos situados nas suas faces superior e posterior. Durante essa dissecção devem ser ligadas e seccionadas todas as suas pequenas veias afluentes e os ramos arteriais que as acompanham.

7) Dissecção da axila: todo o tecido célulo-adiposo e linfático é rebatido medial e caudalmente, junto com os músculos peitorais. Apresentam primeiro; a parede medial da axila, onde se deve reconhecer o nervo do músculo serrátil maior e depois a sua parede posterior, onde se dispõem o nervo e os vasos do músculo grande dorsal. Essas estruturas devem ser poupadas. A borda anterior do músculo grande dorsal constitui o limite posterior da dissecção.

8) Seccionam-se, a seguir, as inserções do músculo peitoral maior no esterno, nas costelas e nos espaços intercostais, as quais, lateralmente, atingem as digitações anteriores do músculo serrátil maior. Durante essas manobras os vasos perfurantes são ligados e depois seccionados (Fig. 43.7).

9) Fechamento da ferida. Amplia-se o descolamento do subcutâneo e da pele para permitir a sutura sem tensão. Quando possível aproxima-se o tecido subcutâneo com pontos de categute. Em seguida suturam-se as bordas cutâneas com fio inabsorvível e com pontos colocados bem próximos. Antes da sutura da tela subcutânea e da pele colocam-se um ou dois drenos nos espaços vazios, saindo por contra-abertura lateral (Fig. 43.8). Os drenos são conectados a aparelho de aspiração contínua, durante 48 a 72 horas. Curativo compressivo é colocado para garantir a coalescência da pele aos planos subjacentes.

Complicações

1 – Deiscência da sutura, quando os pontos sofrem grande tensão e são retirados muito precocemente.

2 – Retenção de sangue e serosidade, devido à extensão das dissecções. Essa retenção decorre de drenagem inadequada ou da não utilização do método de aspiração contínua. Esses líquidos, quando retidos, podem eventualmente ser contaminados provocando grandes supurações.

3 – Lesão da veia subclávia que deve ser tratada com toda a atenção e cuidado. A ligadura ou a trombose dessa veia são responsáveis por grande edema do braço.

4 – Cicatriz cutânea retrátil, limitando os movimentos do braço e exigindo para corrigi-la alongamento da cicatriz.

MASTECTOMIA SIMPLES COM ESVAZIAMENTO AXILAR (PATEY)

Difere da mastectomia radical pela preservação do músculo peitoral maior. Está indicada nas lesões iniciais, em tumores localizados nos quadrantes laterais da mama, onde a via linfática interpeitoral tem menor probabilidade de es-

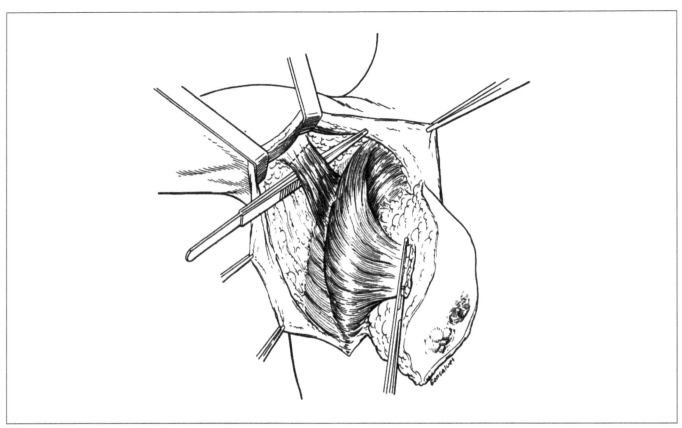

Fig. 43.6 – *Secção do músculo peitoral menor.*

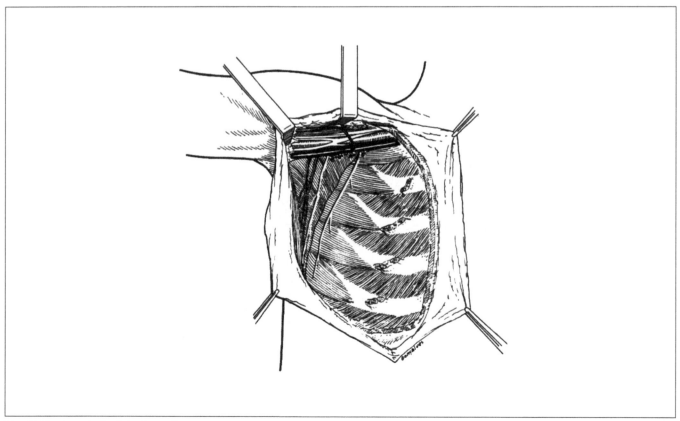

Fig. 43.7 – *Aspecto final da dissecção.*

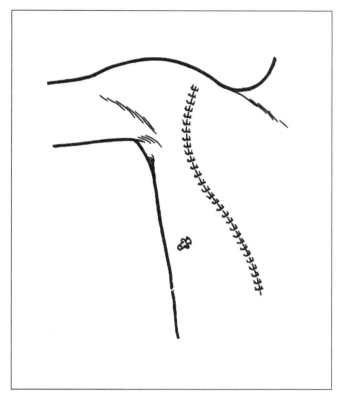

Fig. 43.8 – *Sutura da pele com drenagem por contra-abertura.*

tar comprometida. Oferece a vantagem do melhor resultado estético pela preservação da musculatura e menor morbidez pela inexistência do espaço vazio que permanece quando são retirados os músculos peitorais. Para esta cirurgia a doente deve permanecer em decúbito semilateral, com um coxim sob o dorso do lado operado, com o braço elevado e fletido, apoiado sobre o arco da mesa cirúrgica. Esta posição permite o relaxamento do músculo peitoral maior. A incisão de preferência é a elíptica transversa para diminuir a deformidade. O músculo peitoral maior é afastado do campo operatório durante a dissecção da veia subclávia. Consegue-se melhor identificação desta veia e retirada do tecido célulo-adiposo da região subclávia com a secção do músculo peitoral menor no ponto em que recobre a veia, podendo o mesmo ser ressecado parcial ou integralmente. Nas etapas restantes, a intervenção segue as normas traçadas para a mastectomia radical.

Mastectomia Simples

Indicada excepcionalmente no tratamento do câncer da mama, tem, entretanto, sua aplicação nas lesões extensas ou ulceradas, nas quais pretende-se exclusivamente a limpeza da região. Para esta cirurgia utilizam-se, de preferência, as incisões elípticas com maior eixo transverso (Stewart), as quais tornam mais fácil o fechamento da ferida operatória.

BIBLIOGRAFIA

1. Bostwick III J, Vasconez LO e Jurfdewicz MJ. Breast reconstructon after radical mastectomy. Plast. Reconst. Surg., 61:682, 1978.
2. Calle R, Pilleron Jp, Schlienger P e Vilcoq Jr. Conservarive management of operable breast cancer. Ten year experience al Foundation Curie. Cancer, 43 :2502, 1979.
3. Dinner MI, Labandter HP e Dowdens RV. The role of the recents abdominis myocutaneous flap in breast reconstruction. Plast. Reconstr. Surg. 69:209,1982.
4. Fischer B, Slack N, Katrych D e Wolmark N. Ten year follow-up results of patients with carcinoma of the breast in cooperative clinical trial evaluating surgical adjuvant chemotherapy. Surg. Gynec. Obstet., 140:528, 1975.
5. Flew TJ. Wound drainage following radical mastectomy: the effects of restriction of shoulder movement. Brit. J. Surg. 66:302, 1979.
6. Haagensen CD e Bodian C. A personal experience with Halsted's radical mastectomy. Plast. Reconst. Surg. 64:214, 1979.
7. Hoffmam S, Simon BE e Kahn S. Alternative to subcutaneous mastectomy. Plast. Reconstr. Surg., 64:214,1979.
8. Langlands AO, Prescott RJ e Hamilton T. Clinical trial in management of operable cancer of the breast. Brit. J. Surg., 67: 170, 1980.
9. Lesser ML, Rosen PP e Kinne DW. Multicentricity and bilaterality in invasive breast carcinoma. Surgery, 91:234, 1982.
10. Lewis Jr JR. Use of sliding flap from abdomen to provide cover in breast reconstruction. Plast. Reconstr. Surg. 64:218, 1979.
11. Mc Whirter R. Should more radical treament be atempted in breast cancer? Am. J. Roentgendl., 92:3,1964.
12. Patey DH, Dyson WT. The prognosis of carcinoma of the breast in relation to the type of operation performed. Brit. J. Cancer, 2:7, 1948.
13. Ryan 11. Lower thoracic advancement flap in breast reconstruction after mastectomy. Plast. Reconstr. Surg., 70:153, 1982.
14. Tapley ND, Spanos Jr WJ, Fletcher GH, Montague ED e col. Results in patients with breast cancer treated by radical mastectomy and postoperative irradiation with no adjuvant chemotherapy. Cancer, 49: 1316, 1982.
15. Tormey DC. Combined chemotherapy and surgery in breast cancer: review. Cancer, 36:881, 1975.
16. Uriburu JV. Critério de operabilidad en el cáncer de Ia mama. Gaceta Sanit., 24:124, 1969.
17. Veronesi V, Saccozzi R, Dei Vecchio M, Banti A e col. Comparing radical mastectomy with quadrantectomy, axillary dissection, and radiotherapy in patients with small cancers of the breast. N. Engl. J. Med., 305:6, 1981.

44

Cirurgia da Parede Torácica

Pedro Carlos Piantino Lemos
Frederico Aun

Bases Anatômicas

O arcabouço estrutural do tórax é constituído pelo esterno, pelos arcos costais e suas respectivas cartilagens e pelas vértebras dorsais. Circunscreve um espaço de formato tronco-cônico invertido e achatado no sentido ântero-posterior que contém o mediastino e as cavidades pleurais. No seu ápice, delimita-se com as estruturas cervicais através de um plano inclinado, de trás para diante, que passa pela apófise espinhosa da sétima vértebra cervical e pela borda superior do esterno. O diafragma constitui sua parede inferior, os arcos costais formam suas paredes laterais, o esterno e as cartilagens costais sua parede anterior, enquanto a coluna vertebral e as porções posteriores das costelas constituem sua parede dorsal.

O esterno, de aspecto cuneiforme (Fig. 44.1), com cerca de 17cm de comprimento, situa-se ao longo da face ântero-medial da caixa torácica, sendo formado pela união de três porções distintas: o manúbrio, o corpo esternal e o apêndice xifóide. O manúbrio, elemento mais espesso do esterno, tem em suas bordas laterais superiores as fossetas articulares para as extremidades mediais das clavículas que delimitam a fúrcula esternal. O corpo esternal, mais alongado que o manúbrio, funde-se a ele através de uma articulação do tipo anfiartrose, em cujo nível delimita-se uma ligeira protrusão anterior denominada ângulo manúbrio-esternal (de Louis), facilmente palpável sob a pele. Articulando-se à borda inferior do corpo esternal (articulação do tipo sincondrose), o apêndice xifóide, de constituição cartilaginosa, tem forma triangular e comprimento variável, estando mergulhado e fixado no estojo fibroso dos músculos retoabdominais.

Os 12 pares costais, no seu conjunto, definem a forma e o tamanho da cavidade torácica ao formarem arcos subseqüentes cujos trajetos, iniciados no nível de suas articulações com as vértebras dorsais, inclinam-se no sentido súpero-inferior e arqueando-se medialmente atingem as bordas laterais do externo através de suas porções cartilaginosas.

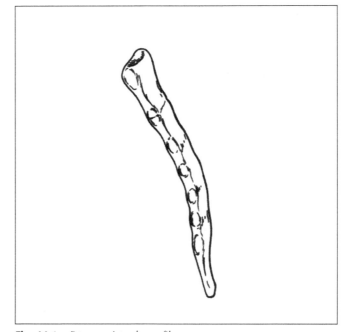

Fig. 44.1 – *Esterno visto de perfil.*

Cada uma das costelas constituintes dos dez pares costais superiores, por sua extremidade posterior, fixa-se às vértebras dorsais através de suas articulações: a primeira delas, do tipo sinovial, tem superfícies articulares recobertas por tecido cartilaginoso, encerradas em cápsulas articulares reforçadas por ligamentos fibrosos; a segunda, do tipo plano, é feita entre o tubérculo costal e a apófise transversa da mesma vértebra. É graças a estas articulações que as costelas podem sofrer báscula ínfero-superior e ligeira rotação ínfero-externa, permitindo a expansão da caixa torácica durante os movimentos respiratórios.

As extremidades anteriores das costelas dos sete primeiros pares costais, por seus segmentos cartilaginosos, fixam-se l\,s faces laterais do esterno, sendo por isso denominadas costelas vértebro-esternais ou verdadeiras. Os segmentos cartilaginosos dos três pares costais subseqüentes (8º, 9º e 10º par), não se articulam diretamente com o esterno, mas, sim, após fletirem-se em direção ascendente, fundem-se às cartilagens das costelas que lhe são superiores. Desta forma, as cartilagens do 7º par costal são as responsáveis pela fixação indireta desses arcos ao esterno, cujas costelas são denominadas vértebro-costais. As costelas constituintes dos dois últimos pares costais não possuem articulações anteriores, sendo chamadas costelas livres ou flutuantes.

O comprimento das costelas aumenta progressivamente desde aquelas do 1º par até as do 7º par, para em seguida diminuir, sendo curtas as costelas formadoras dos dois últimos pares.

O arcabouço ósseo torácico, assim constituído, é recoberto por pares musculares, situados de um e de outro lado da linha mediana do tórax predominantemente sobre sua face óstero-lateral e ântero-superior, que são responsáveis, juntamente com músculos cérvico-torácicos e abdominais e com o diafragma, pelos movimentos respiratórios da caixa torácica (Fig. 44.2).

A face dorsal do tórax, em sua porção médio-inferior, é recoberta pelo músculo grande dorsal *(latissimus dorsi)*, cujos feixes musculares, fixados bilateralmente aos processos espinhosos das seis últimas vértebras torácicas, à fáscia lombo-dorsal, à crista ilíaca e às cinco últimas costelas, tomam direção ascendente, inserindo-se por uma terminação tendínea no sulco intertubercular do úmero. Recebe inervação do plexo braquial através do nervo tóraco-dorsal, e exerce função de abdução, rotação medial e extensão do braço. Se feixes fixados às últimas costelas exercem papel acessório inspiração.

Constituindo as margens póstero-laterais do pescoço e os limites superiores dos ombros, os feixes do músculo trapézio superpostos ao grande dorsal, inserem-se bilateralmente no occipital, no ligamento nucal, no processo espinhoso da 7ª vértebra cervical e nas espinhas e ligamentos das vértebras dorsais e, tomando direção súpero-lateral, fixam-se na espinha da escápula, no acrômio e no terço lateral da clavícula. Recebe inervação através dos nervos espinais e de fibras nervosas provenientes de C^3 e C^4. Sua função é caracterizada pela estabilização da escápula e do ombro, podendo ainda elevar ou baixar a escápula e colaborar na movimentação da articulação escápulo-umeral.

O rombóide maior e o rombóide menor fazem parte da camada muscular situada logo abaixo do trapézio e do grande dorsal. O rombóide menor, geralmente fundido ao maior, se estende desde as espinhas da 7ª vértebra cervical e cinco primeiras vértebras dorsais até a borda medial da escápula, inserindo-se na base de sua espinha. O rombóide maior origina-se nas espinhas das vértebras dorsais (T^2 a T^3) e nos

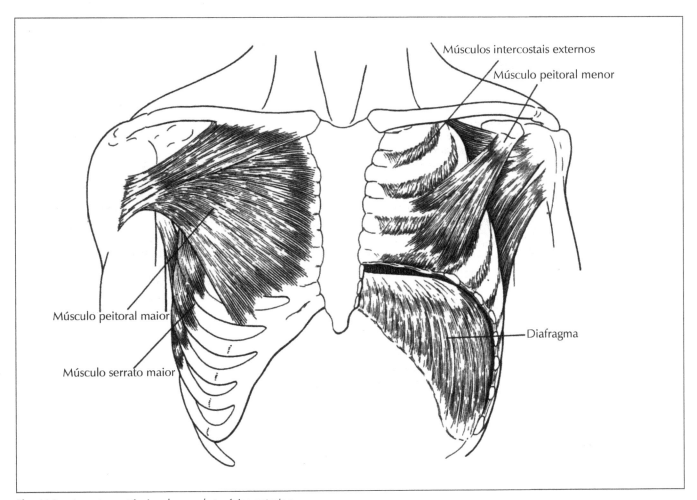

Fig. 44.2 – *Aspecto anatômico da parede torácica anterior.*

ligamentos supra-espinhosos inserindo-se na borda medial da escápula, logo abaixo de sua espinha. Os rombóides, de ambos os lados, são inervados por ramos de C^4 e C^5 sendo responsáveis pela elevação, retração e adução da escápula.

Repousando diretamente sobre a face posterior do arcabouço costal situa-se o músculo serrato menor póstero-inferior, de conformação quadrangular, plana e delgada que, através de amplo tendão, fixa-se às apófises espinhosas das duas últimas vértebras dorsais, das duas primeiras vértebras lombares e à aponeurose do grande dorsal, inserindo-se distalmente, por quatro feixes, na face ínfero-externa das costelas dos quatro últimos pares. É inervado pelos ramos ventrais dos nervos espinais, tendo função de impedir a elevação das últimas costelas durante a inspiração.

Sob a aponeurose lombar e a aponeurose do serrato menor póstero-inferior, estendem-se, ao longo da coluna vertebral, os músculos espinais, interespinhosos e intertransversos.

Situados na face ântero-superior do tórax, os músculos peitorais maiores, partindo de inserções amplas nas clavículas, nas bordas do esterno e nas faces anteriores das costelas do 6º, 7º e 8º pares costais, têm seus feixes convergindo em direção às axilas para se inserirem no tubérculo maior de ambos os úmeros.

Localizados imediatamente abaixo dos peitorais maiores, os peitorais menores se inserem na face externa das costelas do 3º, 4º e 5º pares costais. Suas fibras, convergindo em direção ascendente, fixam-se por terminações tendinosas no processo coracóide das escápulas. Estes músculos são inervados pelos nervos peitorais lateral e medial, originários do plexo braquial. Enquanto os peitorais maiores são responsáveis pela adução, rotação medial, elevação e depressão dos braços e pela elevação das costelas superiores durante a inspiração forçada, os peitorais menores desempenham funções de depressão e rotação dos ombros.

Nas regiões laterais do tórax localiza-se o músculo serrato maior que se insere na face externa dos nove primeiros pares costais donde, tomando direção súpero-posterior, fixa-se à borda espinal de ambas as escápulas. É inervado pelos nervos torácicos longos, tendo função na abdução e elevação do braço, estabilização da escápula e movimentação das costelas durante a inspiração.

Embora não fazendo parte da musculatura torácica, os músculos escalenos anterior e posterior, componentes da musculatura abdominal, têm função inspiratória pelo fato de estarem inseridos os primeiros na borda superior da primeira e segunda costelas e o último nas faces anteriores das oito últimas costelas, junto às inserções do serrato maior.

A importância cirúrgica dos espaços intercostais justifica a necessidade do conhecimento detalhado de suas estruturas.

Cada espaço intercostal contém duas camadas de músculos intercostais que se inserem no periósteo das bordas das costelas (Fig. 44.3). A camada externa (músculo intercostal externo) é constituída por fibras musculares de trajeto diagonal, dirigidas de trás para diante que se estendem desde o tubérculo costal até seu segmento cartilaginoso. O espaço situado entre seus últimos fascículos e a borda esternal é preenchido por uma fina membrana de fibras conjuntivas. Os músculos intercostais internos, cujas fibras se dirigem obliquamente de diante para trás, se estendem desde as proximidades do esterno até o nível médio do terço posterior das costelas.

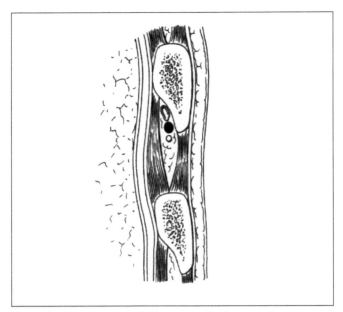

Fig. 44.3 – *Aspecto anatômico dos músculos intercostais. Observar a situação do feixe vásculo-nervoso em relação à costela.*

Atapetando interiormente o arcabouço costal e seus músculos intercostais, localiza-se a fáscia endotorácica, formada por uma fina camada de tecido conjuntivo areolar, e sobre ela a pleura que, além de recobrir toda a parede interna da caixa torácica (pleura parietal), deflete-se sobre o mediastino e os hilos pulmonares para revestir os pulmões, delimitando desta forma as cavidades ou sacos pleurais. Uma pequena quantidade de líquido secretado pela pleura (líquido pleural) está sempre contida nas cavidades pleurais tendo a finalidade de impedir o atrito entre seus dois folhetos durante os movimentos respiratórios.

O feixe neuromuscular intercostal situa-se entre as duas camadas musculares intercostais, ao longo do sulco da borda inferior das costelas. Sua posição tem grande importância durante as toracotomias intercostais, feitas de tal forma a evitar sua lesão.

As artérias intercostais constituem-se de suas porções: uma posterior, que se origina diretamente da aorta, sendo, portanto, denominada artéria intercostal aórtica, caminha até o terço anterior do espaço intercostal emitindo, a esta altura, vários ramos terminais. As artérias intercostais posteriores do 1º e 2º espaços nascem das artérias subclávias, enquanto as dos demais espaços originam-se da aorta torácica. Fornecem o suprimento sangüíneo à maior parte dos respectivos músculos intercostais, sendo ainda ramos que nutrem a medula espinal e a musculatura profunda da região dorsal do tórax, além de ramos colaterais que se dirigem aos músculos intercostais dos espaços adjacentes. Os ramos arteriais intercostais anteriores (Fig. 44.4) dos seis primeiros espaços originam-se das artérias torácicas internas, enquanto os ramos dos demais espaços nascem das artérias músculo-frênicas. À altura do terço anterior das costelas elas anastomosam-se com os ramos das intercostais posteriores.

Nascendo das artérias subclávias, as artérias torácicas internas dirigem-se à face interna do tórax e seguem direção

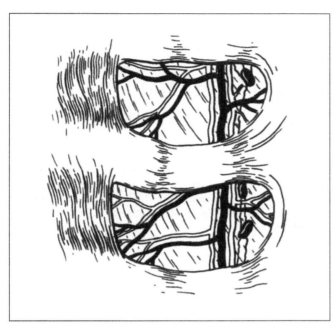

Fig. 44.4 – *Vasos torácicos internos e seus ramos intercostais.*

paralela à borda esternal. À altura do primeiro espaço intercostal localizam-se, a 1cm do esterno e, a 2cm, no nível da sexta costela.

A drenagem venosa dos espaços intercostais é feita pelas veias intercostais que, no sentido ântero-posterior, seguem o trajeto das correspondentes artérias intercostais, sendo tributárias, do lado direito, da veia ázigos e, do esquerdo, da hemiázigos. As veias dos dois espaços intercostais superiores são tributárias das veias vertebrais e do tronco venoso braquicefálico. As porções anteriores dos espaços intercostais são drenadas por ramos venosos intercostais anteriores, tributários das veias torácicas internas que, aos pares, correm paralelamente às artérias homônimas até alcançarem as veias subclávias.

A drenagem linfática da porção anterior dos espaços intercostais é feita para seis a oito pequenos gânglios dispostos internamente, de um e de outro lado do esterno, ao longo das artérias mamárias internas (torácicas internas), cujos vasos linfáticos se dirigem a dois vasos mamários internos, tributários do tronco linfático bronco-mediastinal. As porções látero-posteriores dos espaços intercostais têm sua linfa drenada para gânglios localizados junto às articulações costo-vertebrais, cujos vasos linfáticos dirigem-se diretamente ao ducto torácico ou à cisterna quilosa. Uma extensa rede de capilares linfáticos povoa a pleura parietal, drenando para os ramos linfáticos intercostais.

A inervação da parede torácica é feita pelos 12 pares de nervos intercostais. Os nervos típicos da parede torácica, oriundos de T^4, T^5 e T^6, são formados por uma raiz ventral e outra dorsal; a primeira, contendo neurônios somático motores originários dos cornos anteriores da medula, e a segunda, contendo neurônios sensitivos, dirigem-se aos corno medulares posteriores, Estas raízes, ao se unirem nas proximidades do forame intervertebral, dão origem ao nervo espinal misto que, ultrapassando-o, novamente se divide em um ramo ventral e outro dorsal. O ramo dorsal dirigindo-se para o dorso do tórax inerva a musculatura e a pele desta região através de ramos mediais e laterais. O ramo ventral, nas proximidades do forame intervertebral, estabelece conexão com a cadeia ganglionar simpática através do ramo comunicante branco, portador de fibras pré-ganglionares e do ramo comunicante cinzento, portador de fibras pós-ganglionares. Penetrando entre as duas camadas musculares intercostais, recebe a denominação de nervo intercostal, sendo responsável pela inervação dos músculos intercostais, dos músculos serratos e das regiões cutâneas e pleural que lhe são adjacentes. Seu trajeto acompanha o dos vasos intercostais.

Além de receber inervação dos ramos intercostais, a pele do tórax é inervada pelo nervo cutâneo lateral, que após perfurar os músculos intercostais externos, nas proximidades da linha axilar média, passa através das fibras musculares do serrato maior dando origem a suas terminações cutâneas anterior e posterior.

BIBLIOGRAFIA

1. Callander CL. Surgical Anatomy. 2ª ed. W.B. Saunders Company. (Philadelphia e Londres), 1947.
2. Rodriguez JA. An Atlas of Cardiac Surgery. W.B. Saunders Company. (Philadelphia - Londres), 1957.
3. Testut L e Jacob O. Anatomia Topográfica. Salvat Editores. S.A. (Barcelona - Madrid - Buenos Aires - México - Caracas - Rio de Janeiro) - 1956.
4. Wolf Heidegger G. Atlas de Anatomia Humana. Trad. porto 3ª ed., Guanabara Koogan, Rio de Janeiro, 1978.

45 Mecânica da Ventilação Pulmonar

Pedro Carlos Piantino Lemos
Frederico Aun

O arranjo anatômico das peças ósseas que compõem o arcabouço torácico e a ação que a musculatura inspiratória exerce sobre elas, bem como a contração do diafragma, são os responsáveis pela ventilação pulmonar.

Embora o pulmão tenha atuação passiva durante a inspiração, as características elásticas de seu tecido conjuntivo têm papel preponderante na expiração e no equilíbrio das forças que determinam sua insuflação. Assim, a dinâmica tóraco-pulmonar que condiciona a entrada e saída de ar através das vias respiratórias depende de dois fatores essenciais: a expansão dos espaços pleurais e a capacidade de retração dos pulmões. O aumento do espaço intratorácico resulta do deslocamento ântero-superior das costelas e do esterno, e da contração do diafragma que acrescenta volume aos sacos pleurais.

O movimento costal, resultante da ação dos músculos respiratórios, é feito de maneira uniforme sob a forma de rotação monoaxial das costelas, graças à natureza e situação de suas superfícies articulares.

As sete primeiras costelas, fixadas à coluna vertebral por suas extremidades posteriores, são capazes de realizar báscula no sentido ínfero-superior, avanço látero-anterior e pequena rotação horária. As extremidades anteriores destas sete costelas, articulando-se com o esterno através de suas cartilagens (a primeira por sincondrose e as seis outras por diartrose), ao sofrerem a ação dos músculos intercostais, elevam-se obliquamente para fora e para cima, arrastando consigo o esterno (Fig. 45.1).

Embora tal movimentação costal seja ampla, a primeira costela, ao servir de apoio final para a contração dos músculos intercostais, tem sua movimentação limitada, retendo portanto a subida do manúbrio, cuja articulação com o corpo esternal (ângulo de Louis) sofre ligeira flexão anterior quando o esterno avança e se eleva.

As costelas do 8º, 9º e 10º par costal, tendo suas cartilagens fixadas ao apêndice xifóide através da cartilagem da 7ª costela, não sofrem a movimentação ativa exibida pelos cinco arcos costais que lhe são superiores. Retidas no seu avanço ântero-superior pelas bainhas dos músculos retos anterio-

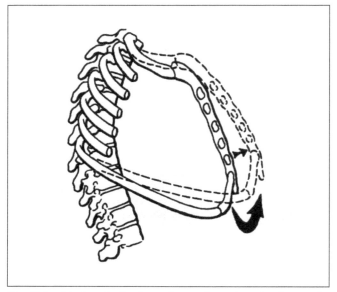

Fig. 45.1 – *Movimentação do arcabouço ósseo durante a inspiração.*

res do abdome e pelas inserções dos contingentes musculares ântero-laterais do diafragma, predomina nelas a rotação ínfero-externa que produz aumento no diâmetro transverso da porção torácica inferior. As duas últimas costelas (11º e 12º par), com suas extremidades posteriores não articuladas às apófises vertebrais transversas e tendo suas extremidades anteriores livres fixadas à musculatura lateral do abdome e às porções látero-posteriores do diafragma, não acompanham a movimentação torácica inspiratória expansiva. Desta forma a expansão da caixa torácica não se faz uniformemente em todos os seus setores parietais, condições que se tornam óbvias se considerarmos a estabilidade da coluna vertebral, a movimentação limitada do manúbrio, do primeiro e dos últimos arcos costais e a limitação imposta pelo mediastino. O diafragma, ao contrair-se sincronicamente com o deslocamento costo-esternal, exerce ação preponderante no aumento dos espaços pleurais sendo responsável por 60% do volume expandido.

As porções costo-esternais do diafragma, durante sua contração, baixam as vísceras abdominais enquanto os músculos abdominais equilibram sua ação. As forças produzidas pela expansão parietal do tórax, durante a inspiração, geram nos espaços pleurais pressões subatmosféricas que, agindo uniformemente sobre os pulmões, mantêm o acolamento entre as pleural parietal e pulmonar. Desta forma o pulmão acompanha o movimento expansivo da caixa torácica, passando a ocupar todo volume pleural expandido (Fig. 45.2). Em conseqüência, os alvéolos ganhando maior volume, seu conteúdo aéreo passa a adquirir pressões subatmosféricas, gerando gradientes pressóricos alvéolo-atmosfera que ocasionam a entrada de ar através das vias respiratórias.

O equilíbrio pressórico do qual depende a expansão progressiva dos pulmões é garantido pela tensão elástica exercida pelo contingente de fibras elásticas presentes no seu parênquima. ° estiramento inicial de tais fibras e sua manutenção em estado de tensão constante tem lugar durante a primeira insuflação pulmonar que ocorre por ocasião do nascimento. Com a excursão das paredes do tórax, a pressão subatmosférica pleural transmitida aos alvéolos eleva-se progressivamente, atingindo ao final da expansão torácica 10 cm de H_2O, nível suficiente para vencer as forças contráteis do parênquima pulmonar.

Finda a fase inspiratória, tem início a expiração com o relaxamento da musculatura da caixa torácica que desaba suavemente sobre os pulmões, enquanto o diafragma, descontraindo, eleva-se contra a base pulmonar (Fig. 45.3). A pressão subatmosférica cai progressivamente em níveis de 2 a 4cm de H_2O, ocasião em que a tensão elástica do parênquima pulmonar, liberada da sucção parietal, comprime os alvéolos, expulsando parte de seu conteúdo aéreo (volume corrente). Ao se concluir a expiração, persiste a ação tênsil residual do parênquima pulmonar, apesar da completa cessação do movimento costal e diafragmático. Segue-se nova fase inspiratória para que haja nova ventilação pulmonar.

Os movimentos ventilatórios são regulares, seu ritmo é constante e depende de uma complexa interação de sistemas sensores que operam automaticamente para ajustar a ação dos músculos torácicos nos níveis ventilatórios exigidos pelo metabolismo celular corpóreo. ° controle dos movimentos respiratórios é localizado no sistema nervoso central, onde os núcleos respiratórios coordenam a ação dos músculos intercostais e do diafragma, captam estímulos cíclicos, que se originam em terminações sensitivas das vias respiratórias (receptores nervosos), do sistema arterial periférico (receptores químicos) ou no próprio interstício celular cerebral, gerando impulsos motores musculares.

Durante o ciclo ventilatório, os receptores pulmonares, ao serem ativados, enviam impulsos aos centros respiratórios cerebrais através de fibras aferentes do nervo vago. Tais receptores, localizados nas vias aéreas e no parênquima pulmonar, são sensíveis a estímulos irritantes ou a estímulos gerados pelo estiramento das fibras conjuntivas do pulmão. Os receptores localizados nas vias aéreas superiores são responsáveis pela captação de estímulos nocivos; aqueles localizados nas vias aéreas mais estreitas são estimulados pelo estiramento pulmonar dando origem aos reflexos clássicos de Herning Breuer, enquanto os receptores localizados junto às paredes alveolares (receptores "J") são ativados pelas deformidades do espaço intersticial pericapilar. Por outro lado, os quimiorreceptores da croça aórtica e das bifurcações carotídeas são estimulados por variações das pressões parciais de O_2 e CO_2 do sangue arterial, respondendo, desta forma, pela detecção dos distúrbios respiratórios.

Reduções da ventilação pulmonar usualmente ocasionam queda da pO_2 arterial, que ativa principalmente os quimiorreceptores carotídeos. A detecção contínua dos níveis de pO_2 arterial por estes sensores periféricos acarreta o aumento da estimulação motora dirigida dos centros respiratórios aos músculos torácicos, sempre que exista hipoxia e queda de pO_2 arterial. Os centros respiratórios, assim estimulados, aumentam suas descargas motoras ampliando a capacidade ventilatória dos pulmões e as trocas gasosas alvéolo-capilares. Em conseqüência, a pO_2 retoma a seus níveis normais, os sensores deixam de ser estimulados e a ventilação pulmonar retoma seu ritmo normal. Da mesma forma que a hipoxia, a hipercapnia (PCO_2 elevada) atua na ventilação pulmonar através da excitação dos receptores químicos carotídeos.

Variações dos níveis do **pH** do líquido intersticial cerebral são captadas diretamente pelos núcleos respiratórios, enquanto as alterações do **pH** arterial parecem exercer in-

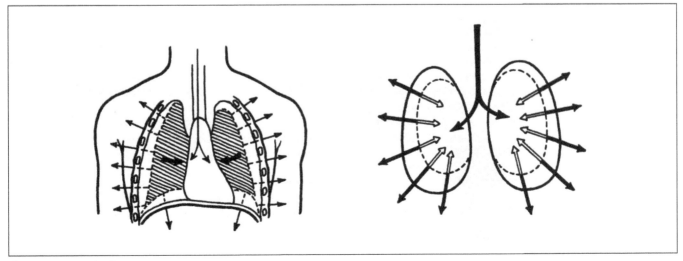

Fig. 45.2 – *Ação das forças.*

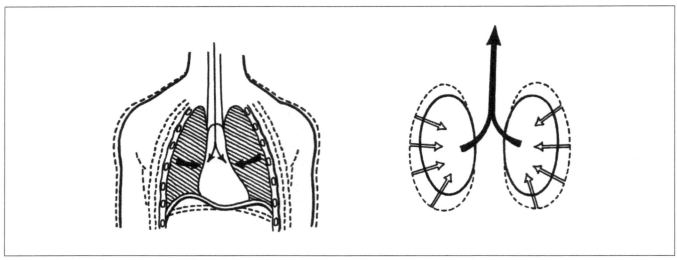

Fig. 45.3 – *Ação das forças retráteis do parênquima pulmonar durante a expiração.*

fluência na habilidade da PCO_2 excitar os quimiorreceptores carotídeos. E assim que a acidose sangüínea grave exacerba o ritmo ventilatório enquanto a alcalose o deprime.

BIBLIOGRAFIA

1. Biscoe TJ. Carotid body: Structre and function. Physiol. 51:427, 1971.
2. Cunninghan DJC. The control system regulation breathing in man. Rev. Biophys. 6:433, 1973.
3. Dejour P. Chemoreflexes in breathing - Physiol. Rev. 42:335, 1962.
4. EnlerC, Von Herrero Fe Waxler I. Control mechanisms determing rate and depth of respiratory movements. Respir. Physiol. 10:93, 1970.
5. Ganong WF. Fisiologia Médica. Trad. espano Edit. Manual Mod. I México, 1976.
6. Paintal AS. Vagal sensory receptors and their reflex effects. Physiol. Rev. 53:159, 1973.
7. Winddicombe JG. Respiratory reflexes in man and others nammalian species. Clin. Sci. 21:163, 1960.

46 Pneumotórax

Pedro Carlos Piantino Lemos
Frederico Aun

O pneumotórax é caracterizado pela presença de ar dentro dos espaços pleurais. Ele pode ocorrer sempre que exista solução de continuidade na parede torácica (pneumotórax aberto) ou na parede pulmonar (pneumotórax fechado), que permita livre trânsito de ar para o interior dos espaços pleurais.

A entrada de ar pode se fazer continuamente durante as sucessivas fases inspiratórias, ou a volume estacionário durante um número limitado de inspirações. No primeiro caso há aumento progressivo de pneumotórax, enquanto no segundo, ele ocupa uma determinada fração do espaço destinado à expansão pulmonar.

A presença de pequena quantidade de ar no interior de um dos espaços pleurais geralmente não ocasiona alterações clínicas significativas na ventilação global dos pulmões, sendo responsável por pequena limitação da expansão do pulmão ipsilateral. Por outro lado, o pneumotórax constituído por quantidades maiores de ar, cujo volume ultrapassa a metade do espaço pleural que o contém, causa transtornos ventilatórios capazes de influir nas trocas gasosas respiratórias.

Durante a inspiração, as forças expansivas da caixa torácica transmitidas aos pulmões normalmente sobrepujam as forças elásticas contráteis do parênquima pulmonar, ocasionando progressiva distensão das paredes alveolares. Seu conteúdo aéreo passa a exibir pressão intrínseca inferior à atmosférica, com o que se instala um gradiente pressórico alvéolo-atmosfera, dando ocasião à entrada de ar através das vias respiratórias.

A transmissão da ação parietal aos alvéolos pulmonares exige o contato constante entre as pleuras parietal e visceral e, por isso, os espaços pleurais mantêm-se virtuais durante os ciclos ventilatórios.

A existência do pneumotórax impede o contato pleural, condicionando limitação ou impedimento da transmissão das forças expansivas torácicas ao parênquima pulmonar e, portanto, da expansão alveolar. Ao ocupar parte do espaço destinado à expansão do pulmão, o pneumotórax absorve as forças geradas pela expansão da caixa torácica durante a inspiração, utilizando-a para sua própria expansão (Fig. 46.1).

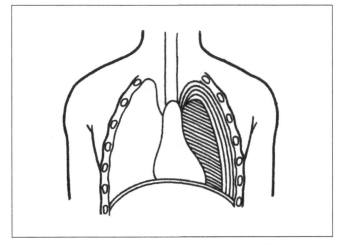

Fig. 46.1 – *Ação do pneumotórax sobre o pulmão ipsilateral.*

O *pneumotórax fechado*, de grande conteúdo aéreo, ocupando totalmente um dos espaços pleurais, além de comprimir o pulmão, intercepta as forças destinadas à expansão de seu parênquima ao absorver a energia expansiva da caixa torácica. Desta forma, durante a inspiração, seus alvéolos ficam sujeitos somente à ação contrátil das fibras elásticas pulmonares. Não havendo distensão das paredes alveolares, o gradiente pressórico alvéolo-atmosfera deixa de existir e o pulmão não é ventilado. Além do prejuízo ventilatório ocasionado pela atelectasia do pulmão situado do mesmo lado que o pneumotórax, a ventilação do pulmão contralateral pode ser afetada em decorrência do deslocamento do mediastino em sua direção (Fig. 46.2). Normalmente o mediastino é mantido em sua situação mediana durante as fases ventilatórias, dado a similitude das pressões que são desenvolvidas nos dois espaços pleurais. O pneumotórax, ao absorver as forças exercidas pelo hemitórax que o contém, impede que a pressão subatmosférica seja gerada em sua cavidade pleural. Nestas condições, o mediastino sofre báscula em direção ao hemitórax intacto, ocupando parte do volume destinado à expansão do pulmão aí localizado.

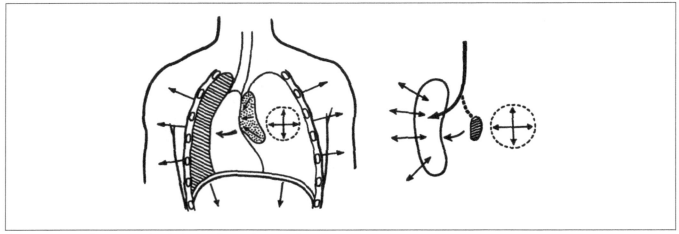

Fig. 46.2 – Ação do pneumotórax fechado sobre ambos os pulmões.

As alterações fisiopatológicas descritas se tornam sobremaneira significantes no chamado *pneumotórax hipertensivo,* decorrente de um mecanismo valvular, que permite a passagem do ar da árvore respiratória para a cavidade pleural durante a inspiração, mas impede o seu retorno na expiração. Assim, a cada ciclo de expansão respiratória penetra na cavidade pleural lesada uma certa quantidade de ar que aí permanece seqüestrado. Tal acidente pode se manifestar no enfisema pulmonar bolhoso pela rotura espontânea d.o parênquima pulmonar e nos traumatismos torácicos com fratura de costela, quando uma extremidade óssea lesa a superfície do pulmão.

Nesta eventualidade é necessário que se tomem medidas imediatas, sem vacilações, visando esvaziar o ar acumulado na cavidade pleural, a fim de possibilitar a descompressão do pulmão contralateral.

O *pneumotórax aberto* ocasiona transtornos ventilatórios pulmonares que guardam relação direta com as dimensões da solução de continuidade traumática da parede torácica. A entrada de ar na cavidade pleural, através do pertuito de sua parede, faz com que sua pressão se iguale à pressão atmosférica. Assim sendo, a excursão da caixa torácica, durante os movimentos inspiratórios, deixa de agir sobre o pulmão que, em conseqüência, sofre colapso; o mediastino é desviado em direção a hemitórax intacto e limita a ventilação de seu pulmão (Fig. 46.3). Durante a inspiração normal, o volume de ar que penetra nos dois pulmões é aproximadamente o mesmo, dado a simetria de expansão de ambos hemitórax.

Nos grandes pneumotórax fechados ou no pneumotórax aberto, a árvore brônquica do pulmão, contido no hemitórax afetado, não veicula ar durante a inspiração, visto que seus alvéolos encontram-se colapsados. Seus brônquios tornam-se um sistema de canais inertes e seu conteúdo aéreo residual fica passivamente sujeito à ação expansiva dos alvéolos do pulmão contralateral. Por outro lado, na fase expiratória, a árvore brônquica do pulmão afetado age como receptáculo para uma fração do ar expelido pelo pulmão ativo. Assim, a cada ciclo ventilatório parte do ar corrente se move de uma árvore brônquica à outra, de maneira pendular, fazendo com que o ar que chega aos alvéolos do pulmão funcionante tenha menor teor de oxigênio (ar pendular) (Fig. 46.4).

Além dos transtornos ventilatórios, o pneumotórax interfere no retorno do sangue venoso ao coração; dependente que este é da expansão normal dos pulmões. Isto é agravado pela torção dos vasos da base do coração, causada pelo desvio contralateral do mediastino.

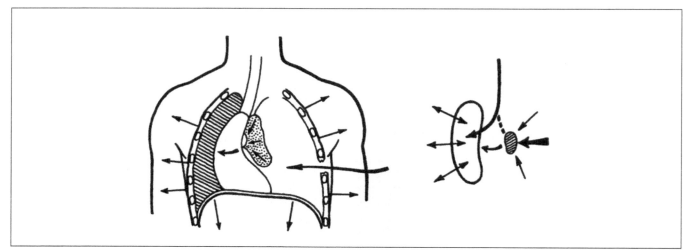

Fig. 46.3 – Ação do pneumotórax aberto sobre os pulmões.

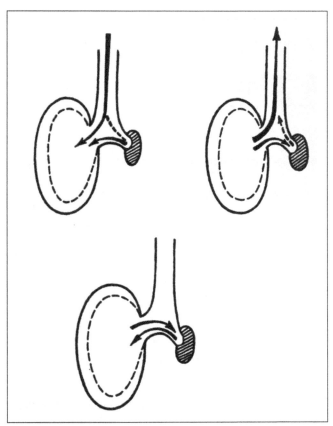

Fig. 46.4 – *Deslocamento do ar na árvore brônquica em presença do pneumotórax; "ar pêndulo".*

Do exposto, infere-se que o pneu mo tórax aberto deve ser combatido pela intubação traqueal e ventilação controlada até que se corrija a solução de continuidade da parede torácica.

O pneumotórax fechado volumoso é tratado pela simples drenagem fechada. Esta é introduzida através do 2º espaço intercostal, sobre a linha hemiclavicular, estando o doente sentado ou com o tronco elevado. A técnica de drenagem obedece aos mesmos princípios já descritos no capítlo sobre "Toracocentese".

BIBLIOGRAFIA

1. Barret NR. The pleura with special reference to fibrothorax. Thorax, 24:515,1970.
2. Baumann MH e Sahn SA. Tension pneumothorax: diagnostic and therapeutic pitfalls. Crit. Care Med. 21: 117, 1993.
3. Clark TA, Hutchinson DE e Deaner RM. Spontaneous pneumothorax. Am. J. Surg. 124:728, 1972.
4. Cornroe JH, Foster RE, Dubois AB, Briscoe W A e Carlsen E. The lung: clinical physiology and pulmonary function tests 2nd ed. Chicago, Year Book Medical Publishers, Chapter 4, 1962.
5. Graham EA. A reconsideration of the question of the effect of open pneumothorax. Arch. Surg. 8:345, 1924.
6. Graham EA e Bell RD. Open pneumothorax, its relationshiop to the treatmentofempyema. Am. J. M. Sc., 156:839, 1918.
7. Grenn RA. "Diseases of the pleura". In Baum GL ed. Textbook of pulmonary diseases, Boston, Litde Brown & Col., pp. 665-707, 1965.
8. Maloney JY JR, Schmutzer KJ e Raschke E. Paradoxical respiration and "pendelluft". J. Thorac Cardiovasc. Surg., 41:291, 1961.
9. McLatchie GR, Campbell C e.Hutchinson JSF. Pneumothorax of late onset after cheste stabbings. Injury, 11:331, 1980.
10. Mills M e Baisch BF. Spontaneous Pneumothorax - a series of 400 cases. Ann. Thorac. Surg. 1:286, 1965.
11. Monin P e Yert P. Pneumothorax. Clin. Perinatol 5:335, 1978.
12. Saltet JF. Pneumothorax. Lancet, I (8117):671, 1979.
13. Tanaka F. Secondary spontaneous pneumothorax. Ann. Thorac. Surg. 55:372, 1993.
14. Wait MA e Estrera A. Changing clinical spectrum of spontaneous pneumothorax. Am. J. Surg. 164:528, 1992.
15. Wayne MA e McSwain Jr NE. Clinical evaluation a new device for the treatment of tension pneumotorax. Ann. Surg., 191:760, 1980.
16. Yamazaki S, Ogawa J, Shohzu A e Suzuki Y. Pulmonary blood flow to rapidly re-expanded lung in spontaneous pneumothorax. Chest, 81: 118, 1982.

47 Cirurgia do Tórax*

Jesse Teixeira
Roberto Saad Júnior

Toracocentese, Toracotomias

TORACOCENTESE

O termo toracocentese refere-se a qualquer punção realizada na parede torácica; no entanto, é rotineiramente usada para indicar uma punção da cavidade pleural. Quando o objetivo é atingir o pericárdio o termo correto é pericardiocentese e pneumocentese quando o alvo é o pulmão. A punção pleural pode ser diagnóstica ou terapêutica. Ela é diagnóstica quando confirma a presença de coleções pleurais ou ainda quando retira amostras, para análises laboratoriais. Outra modalidade de seu uso para fins de diagnóstico é a criação de uma câmera aérea, após a injeção de ar na cavidade pleural, necessária para exame pleuroscópico ou ainda para facilitar o diagnóstico diferencial de massas intratorácicas.

A toracocentese terapêutica tem dois objetivos: esvaziar a cavidade pleural (punção evacuadora) ou injetar substâncias nesta cavidade. Grandes coleções líquidas ou gasosas de variadas etiologias podem ser aspiradas através de uma punção pleural, o que leva a um alívio sintomático e até algumas vezes salva a vida de um doente, como acontece no pneumotórax hipertensivo, mas em todas essas situações, preferimos, quando possível, indicar a drenagem pleural fechada, pois julgamos ser um método terapêutico mais seguro e eficaz do que a simples punção evacuadora. Muitas substâncias já foram introduzidas na cavidade pleural para várias finalidades: tratar infecção, provocar fibrinólise, realizar exames contrastados e provocar a síntese pleural. Entre essas, aceita-se atualmente que se consegue através deste método provocar a síntese pleural. Os antibióticos e os fibrinolíticos mostraram-se ineficazes.

Qualquer que seja o objetivo da toracocentese, o exame radiológico do tórax em duas incidências deve ser sempre praticado, não só para estabelecer o lado a ser puncionado, mas também para selecionar o melhor local para a penetração da agulha. Essa investigação, aliada aos dados clínicos, tem importância fundamental nos derrames septados e nos de pequeno volume. No comum dos casos, a toracocentese executa-se com o paciente sentado, devendo introduzir-se a agulha logo abaixo da ponta da escápula, no 8º ou 9º espaço intercostal (Fig. 47.1a). Um dos erros mais freqüentes consiste em cravar a agulha demasiado baixo, de modo a perfurar o diafragma (Fig. 47.1b).

No sítio escolhido, pratica-se com agulha fina a infiltração anestésica local, nos planos subcutâneo, intercostal e subpleural (Fig. 47.2a). A agulha deve fugir dos elementos vásculo-nervosos intercostais. Para a retirada do conteúdo pleural, usa-se uma agulha de calibre maior e de comprimento adequado, na qual se adapta um tubo de borracha, que vai uni-la à seringa de aspiração, de 20,50 ou 100ml. Esse tubo deve estar ocluído, no momento de sua entrada na cavidade pleural, por uma pinça hemostática, que será aberta ao iniciar-se a aspiração e novamente fechada quando a seringa, cheia de líquido, for desconectada para ser esvaziada (Fig. 47.2b e c). A toracocentese evacuadora é assim realizada, levando ao restabelecimento da pressão negativa na pleura.

TORACOTOMIAS

Conceitos e Objetivos

Semanticamente, toracotomia significa qualquer abertura do tórax. Cirurgicamente, entretanto, há que distinguir uma simples operação de drenagem, como a pleurotomia, de uma larga via de acesso para intervenção em órgãos endotorácicos. Nesse sentido, entende-se por *toracotomia uma ampla abertura da cavidade torácica com o fim de examinar as estruturas expostas cirurgicamente, podendo ser colhido material para diagnóstico laboratorial, e de remover, sempre que possível, as partes lesadas ou corrigir os vícios anatômicos existentes.* Desse modo, uma toracotomia só deve ser praticada depois de apurada investigação pré-operatória da operabilidade. Procura-se, assim, reduzir ao mínimo a inci-

---
* *Capítulo revisto por Roberto Saad Junior.*

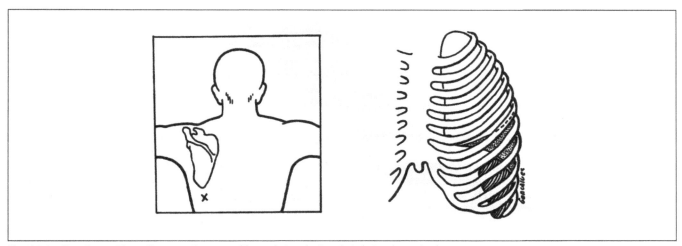

Fig. 47.1 – *Punção no 8º ou 9º espaço intercostal logo abaixo do ângulo inferior da escápula.*

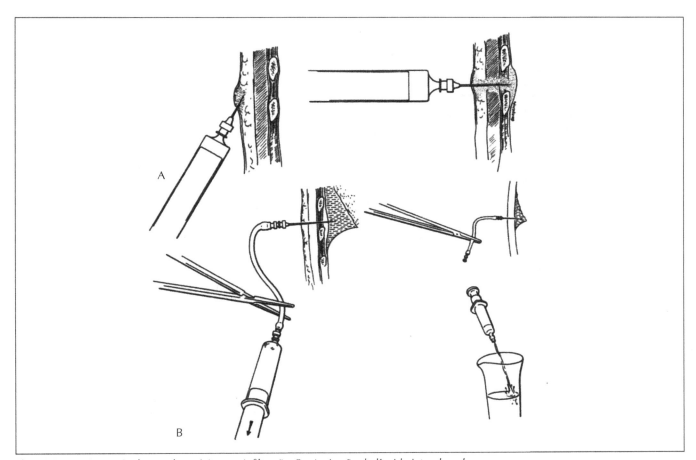

Fig. 47.2 – *A - Anestesia da parede torácica por infiltração; B - Aspiração do líquido intrapleural.*

dência de toracotomias meramente exploradoras, também chamadas brancas. Estas serão substituídas, de preferência, por intervenções menores – *as minitoracotomias* – cuja única finalidade é fazer o diagnóstico etiológico, através de uma biópsia a céu aberto ou, nos casos indicados, por uma simples punção-biópsia transparietal. Desta forma, por meio de vias de acesso econômicas, ou de métodos até incruentos, é sempre possível chegar-se a um diagnóstico de certeza, nos pacientes inoperáveis, livrando-os de uma toracotomia inútil.

Como ampla via de acesso à cavidade torácica, a toracotomia permite ao cirurgião explorar e tratar as lesões encontradas nas seguintes estruturas:

1) Parede torácica
2) Pleura
3) Pulmão, traquéia e brônquios
4) Pericárdio, coração e grandes vasos
5) Esôfago
6) Mediastino

7) Diafragma
8) Abdome superior

Requisitos Essenciais a uma Toracotomia

1) Centro cirúrgico com ar-condicionado, devidamente equipado para a intervenção programada e protegido o mais possível da contaminação bacteriana.

2) Postura correta e adequada e fixação do paciente na mesa de operações.

3) Anestesia e ventilação pulmonar adequadas.

4) Equipes cirúrgica e de enfermagem adestradas e harmonizadas pelo trabalho em comum.

5) Metodização, simplicidade e silêncio na execução técnica.

6) Diérese – campo operatório suficiente, de modo a oferecer ao cirurgião completo domínio visual e instrumental das estruturas em causa.

A via de acesso deve fazer-se mediante secção regular, plano por plano, das partes moles e progressão através dos interstícios anatômicos naturais, com a preocupação de preservar e respirar, na medida do possível, os vasos e nervos intercostais e o esqueleto torácico. A ressecção costal torna-se habitualmente necessária nos indivíduos acima dos 50 anos de idade pela rigidez do arcabouço, donde a facilidade de fraturas costais provocadas pelo afastador de Finochietto. O sacrifício costal impõe-se, outrossim, nos casos especiais em que a abertura cirúrgica deva ser ampliada para vencer dificuldades técnicas ou em que uma toracectomia ou toracoplastia complementares estejam indicadas.

7) Hemostasia – campo operatório o mais possível exangue, enxuto, limpo, mercê de extremo cuidado na hemostasia, visando minimizar a hemorragia e garantir as melhores condições visuais ao trabalho do cirurgião. Para esse desiderato, revela-se insuperável, na técnica da toracotomia, a utilização do bisturi elétrico e da diatermocoagulação.

8) Reposição pré-operatória das perdas hemorrágicas devidamente avaliadas pelos métodos gravimétrico (passagem de compressas usadas) e volumétrico (volume de sangue aspirado), mediante transfusão simultânea de sangue compatível, recentemente colhido, na dependência das cifras da pressão venosa central.

9) Drenagem irreversível da cavidade torácica, com suave aspiração controlada para evitar a formação de coleções gasosas, sangüíneas, serosas ou purulentas na pleura (assegurando a pronta reexpansão pulmonar) e no pericárdio ou no mediastino (impedindo o tamponamento cardíaco).

10) Síntese – parede torácica estável e firme, mediante meticuloso fechamento, plano por plano, aplicando-se pontos separados de categute cromado na brecha intercostal, de fio inabsorvível (algodão, seda, náilon ou assemelhados) nas partes moles extracostais e de fio metálico (aço) nas suturas ósseas. A síntese bem feita da toracotomia, embora tediosa, será penhor de rápida recuperação do operado, através de um pós-operatório tranqüilo, pouco doloroso, com amplas excursões respiratórias e eficiente reflexo expulsivo da tosse. Nas toracotomias iterativas, mormente em presença de infecção, é aconselhável realizar a síntese das estruturas extracostais com pontos separados de fio de aço, com um só plano, a fim de evitar a permanência nos tecidos de fios inabsorvíveis, capazes de se tornar sede de granulomas e fonte de trajetos fistulosos crônicos.

11) Resultado funcional e estético satisfatório graças à cicatrização *per primam* da incisão, à preservação da dinâmica torácica e escapular e à profilaxia de deformidades torácicas causadas por atrofia muscular, costectomias abusivas, infecções parietais crônicas e desvios da coluna vertebral.

Sistemática Geral das Toracotomias

A perspectiva topográfica é a que melhor serve ao propósito de classificar as toracotomias. Admitem elas uma divisão inicial em dois grupos:

1) Toracotomia simples, quando a via de acesso fica confinada ao tórax.

2) Toracotomia combinada, quando a via de acesso se estende ao pescoço ou ao abdome.

Ambos os grupos admitem certo número de subdivisões, a saber:

Toracotomia Simples

A) *Toracotomia unilateral ou hemitorácica* (Fig. 47.3) quando a via de acesso atinge só um hemitórax:

a) *anterior,* definida por uma incisão traçada entre a região paraesternal e a linha axilar média, no sentido do plano costal, estando o paciente em decúbito dorsal; o acesso pode ser ampliado medialmente por esternotomia transversal ou oblíqua;

b) *ântero-lateral,* definida por uma incisão traçada entre a região paraesternal e a linha axilar posterior ou a linha escapular, no sentido do plano costal, estando o paciente em decúbito oblíquo posterior; o acesso pode ser igualmente ampliado para a frente mediante esternotomia transversal ou oblíqua;

c) *axilar,* definida por uma incisão longitudinal ou transversal traçada no meio da axila, estando o paciente em decúbito oblíquo posterior ou, mais raramente, em duecúbito lateral;

d) *póstero-lateral,* definida por uma incisão traçada da região para vertebral até à linha axilar média ou anterior, em forma circum-escapular, estando o paciente em decúbito lateral ou, menos freqüentemente, em decúbito ventral;

e) *póstero-látero-anterior,* definida por uma incisão traçada sobre as faces posterior, lateral e anterior de um hemitórax, em forma circum-escapular, abrindo-o largamente, no sentido transversal, da região paravertebral à paraesternal, com o paciente em decúbito lateral.

B) *Toracotomia mediana* (Fig. 47.4). A via de acesso, nesse caso, atravessa longitudinalmente o esterno, fendendo-o no todo ou em parte sempre com o doente em decúbito dorsal. A toracotomia mediana com esternotomia longitudinal exercita-se através de mais de um tipo de incisão, a saber:

a) *Incisão vertical,* traçada ao longo do maior eixo do esterno, comportando o *tipo total* (da fúrcula ao apêndice xifóide) e os tipos *parcial superior* (incisão em T invertido sobre o manúbrio) e *parcial inferior* (incisão em T sobre o corpo do esterno);

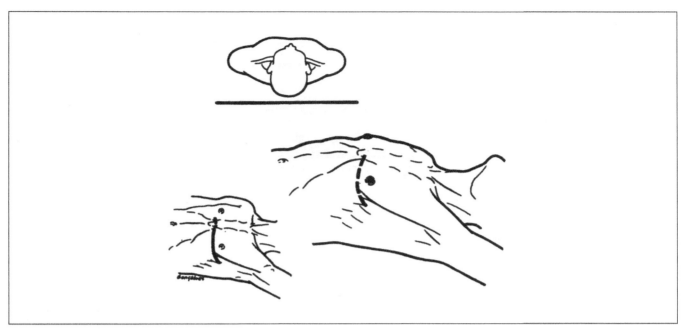

Fig. 47.3 – *Toracotomia simples unilateral anterior.*

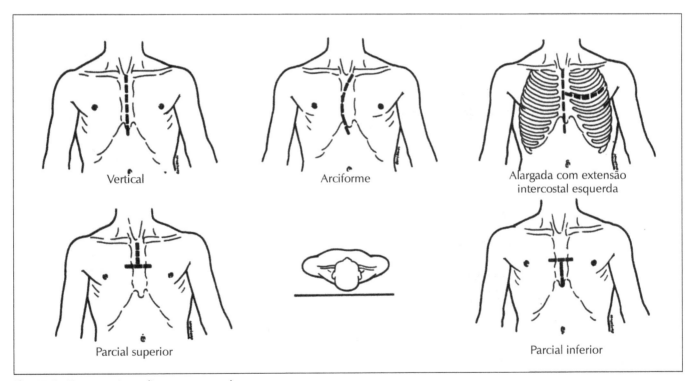

Fig. 47.4 – *Toracotomia mediana transesternal.*

b) *Incisão arciforme,* traçada também no sentido vertical, mas com uma curvatura ligeiramente excêntrica, destinada a evitar a coincidência entre os planos de secção cutâneo e ósseo;

c) *Incisão em ômega,* com traçado bilateral composto de duas porções horizontais submamárias e de duas paramedianas convergentes na parte superior do manúbrio.

O descolamento subcutâneo, para cima e para baixo, dos retalhos resultantes permite uma esternotomia mediana longitudinal. De finalidade puramente estética, esta incisão é desaconselhável no paciente heparinizado.

A toracotomia mediana com esternotomia longitudinal pode ser alargada por uma toracotomia unilateral anterior complementar, obtendo-se uma ampla via de acesso ao mediastino e à cavidade pleural escolhida.

C) *Toracotomia bilateral* (Fig. 47.5). A via de acesso nesse tipo é de traçado horizontal, ligeiramente ondulante com as pregas mamárias representando a junção medial de

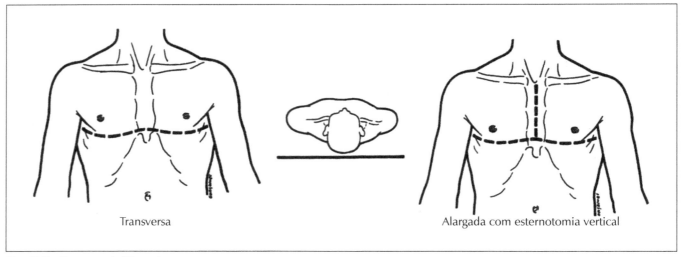

Fig. 47.5 – *Toracotomia bilateral.*

duas toracotomias anteriores praticamente de cada lado do esterno. Urna esternotomia transversal permite à incisão expor as duas cavidades pleurais e o mediastino, estando o paciente em decúbito dorsal. A toracotomia bilateral com esternotomia transversal pode ser alargada por uma toracotomia mediana com esternotomia longitudinal complementar, obtendo-se uma ampla exposição do mediastino e de ambas as cavidades pleurais.

Toracotomia Combinada (Fig. 47.6)

A) *Incisão toracoabdominal,* quando há exposição simultânea das cavidades torácica e abdominal. A via de acesso combinada comporta duas variedades:

a) *variedade unilateral,* quando a incisão expõe, ao mesmo tempo, uma das cavidades pleurais e a cavidade peritoneal (toraco-frenolaparotomia), estando o paciente em decúbito dorsal ou oblíquo posterior;

b) *variedade mediana,* quando urna incisão mediana longitudinal toracoabdominal expõe, ao mesmo tempo, o mediastino anterior e a cavidade peritoneal (mediastino-laparotomia).

Convém assinalar que nas exposições cirúrgicas toracoabdominais a preservação da integridade anatômica e funcional do diafragma – principal músculo respiratório – deve ser preocupação constante do cirurgião. Será para isso aconselhável, sempre que possível, praticar uma toracotomia e urna laparotomia isoladas sem abertura do diafragma. Quando esta for imprescindível, há que se fazer por meio de secção coroniforme justacostal (verdadeira desinserção diafragmática) ou de incisão radiada no corpo do músculo, a fim de reduzir o número de ramificações nervosas frênicas sacrificadas.

B) *Incisão toracocervical,* quando há abertura simultânea da cavidade torácica e de planos anatômicos cervicais. Essa via de acesso combinada comporta duas variedades:

a) *variedade unilateral,* quando são expostos, no mesmo passo, uma das cavidades pleurais, o mediastino superior e o pescoço, mediante toracotomia unilateral anterior, esternotomia parcial superior e cervicotomia (toraco-mediastino-cervicotomia);

b) *variedade mediana,* quando são expostos, ao mesmo tempo, o mediastino anterior e estruturas cervicais (mediastino-cervicotomia).

Posição Operatória e Toracotomia

A cada tipo de incisão corresponde uma posição eletiva do paciente na mesa de operações. São quatro as posições operatórias usadas para a execução das toracotomias: 1) Decúbito dorsal; 2) Decúbito lateral; 3) Decúbito oblíquo; 4) Decúbito ventral.

Enumeram-se, a seguir, os tipos de incisão com relação às posições operatórias clássicas:

1) *Decúbito dorsal.* Toracotomias simples (anteriores, medianas e bilaterais) e combinadas (toracoabdominais medianas ou paramedianas e toracocervicais).

2) *Decúbito lateral.* Toracotomias simples (póstero-laterais, póstero-látero-anteriores e axilares) e combinadas (toracoabdominais).

3) *Decúbito oblíquo.* Toracotomias simples (ântero-laterais e axilares) e combinadas (toracoabdominais).

4) *Decúbito ventral.* Toracotomias simples (póstero-laterais).

Cabe aqui uma breve apreciação crítica das vias de acesso ao tórax, em função da posição operatória adotada trata-se, fundamentalmente, de matéria ligada às preferências de cada cirurgião, mas na qual devem ser levados em conta os fatores abaixo:

a) topografia e natureza da lesão

b) estado e idade do paciente

c) risco funcional cardiorrespiratório

d) presença de secreções brônquicas

e) risco ou vigência de hemoptise abundante 1) problemas de anestesia

Segue-se um breve comentário sobre as vantagens e desvantagens de cada posição operatória.

1) Decúbito Dorsal ou Supino

Vantagens – posição muito cômoda para o anestesista, sendo particularmente indicada no paciente com limitada

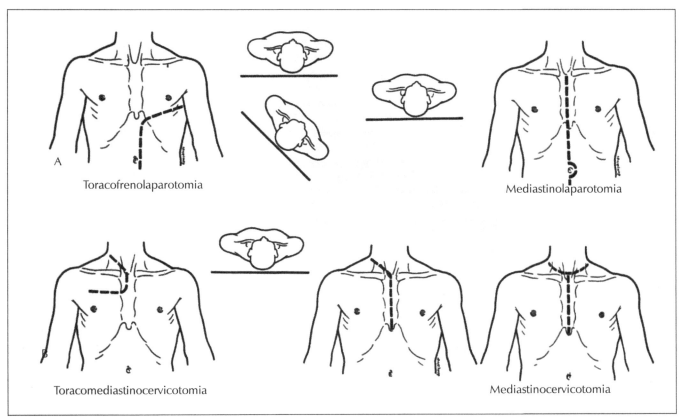

Fig. 47.6 – *Toracotomias combinadas.*

reserva cardiorrespiratória ou chocado, pois não surgem desequilíbrios circulatórios provocados pela mudança de decúbito; permite a abertura e o fechamento rápidos do tórax com reduzida perda hemorrágica, mediante incisão anterior esquerda, em caso de parada cardíaca. É a posição mais utilizada para a cirurgia cardíaca, através de esternotomia mediana.

Desvantagens – oferece campo operatório limitado para as operações sobre o pulmão e o mediastino posterior.

2) Decúbito Lateral

Vantagens – proporciona ampla exposição da cavidade pleural, com acesso fácil a todas as faces do hilo pulmonar, às vertentes anterior e posterior do mediastino bem como ao vértice do hemitóraxe do diafragma.

Desvantagens – A presença de secreções brônquicas purulentas ou sangüíneas (hemoptise durante o ato cirúrgico) estabelece o risco de inundação do pulmão contralateral por gravidade, sobretudo nas crianças e pacientes de talhe delicado em que não se pode introduzir a sonda de Carlens, que permite ventilar cada pulmão em separado.

3) Decúbito Oblíquo

Vantagens – facilita a exposição do coração nas incisões ântero-laterais (átrios, ventrículo esquerdo, veias cavas, pericárdio) e do abdome superior nas toracoabdominais.

Desvantagens – proporciona acesso endotorácico limitado.

4) Decúbito Ventral ou Prono (Posição de Overholt-Parry Brown)

Vantagens – a suspensão do tórax, com abaixamento da extremidade cefálica (10 a 15 graus) e leve inclinação lateral, facilita a drenagem de secreções até a traquéia, onde podem ser aspiradas pelo anestesista, evitando-se, ao mesmo tempo, a sua entrada no pulmão contralateral que se acha em posição mais elevada. Além de permitir excelente ventilação pulmonar pela ausência de desvio gravitacional do mediastino, o decúbito ventral torna o hilo pulmonar mais superficial e acessível ao cirurgião, bem como, as estruturas do mediastino posterior. Tal posição está indicada nas supurações broncopulmonares e hemoptises incontroláveis, particularmente quando se trata de crianças ou de pacientes de pequeno tamanho em que a sonda de Carlens não pode ser introduzida. E ainda útil na cirurgia dos brônquios principais e da aorta descendente.

Desvantagens – é incômoda para o anestesista e o primeiro auxiliar do cirurgião, requerendo mesa operatória ou dispositivo de sustentação especial. O pericárdio e a face anterior do hilo pulmonar são mal expostos.

TORACOTOMIAS MAIS USADAS

Toracotomia Antero-lateral

O paciente é colocado em decúbito oblíquo com· um coxim sob o hemitórax e a bacia do lado a ser operado, tendo o respectivo membro superior levantado e fixado numa braçadeira, a meio caminho da cabeça. A incisão cutânea começa junto à borda esternal, na altura da saliência da quarta cartilagem costal; percorre em meia-lua o sulco submamário e termina na linha axilar posterior ou na linha escapular. O músculo grande peitoral e os feixes de inserção costal do pequeno peitoral e do grande dentado são seccionados, de modo a expor o arco da quarta costela.

A penetração na cavidade pleural faz-se por ressecção subperióstica dessa costela ou por descolamento da musculatura intercostal com a rugina ou com o bisturi elétrico, separando-a da borda inferior ou da borda superior da quinta costela. O quarto intercosto é, então, largamente aberto. Os vasos mamários internos são seccionados entre ligaduras. Para ampliar o campo operatório pratica-se a secção de uma ou duas cartilagens costais junto ao esterno. Um alargamento mais substancial da via de acesso será obtido mediante esternotomia oblíqua dirigida para cima no sentido do terceiro intercosto contralateral, preservando-se a integridade da pleura respectiva. Ao fim da intervenção, a cavidade pleural é drenada com um ou dois drenos tubulares intercostais colocados por contra-abertura inferior (ver incisão póstero-lateral). A síntese da toracotomia faz-se através de reinserção da musculatura intercostal à borda desnudada da costela, com pontos separados de categute cromado, seguindo-se a reconstituição anatômica dos planos extracostais com pontos separados de fio inabsorvível.

Toracotomia Póstero-Lateral

O paciente é colocado em decúbito lateral, praticando-se uma incisão circum-escapular, que passa ao largo do ângulo da escápula, e se estende do espaço interescápulo-vertebral, na altura da quarta costela, à linha axilar anterior (Fig. 47.6). A pele é incisada com bisturi comum. Daí por diante a diérese das partes moles e a hemostasia serão realizadas com bisturi elétrico. A progressão da secção cirúrgica se fará cuidadosamente, plano por plano, procurando dividir as massas musculares do grande dorsal, trapézio, rombóide e grande dentado longe da borda e do ângulo da escápula, para evitar atrofia muscular e perturbações dinâmicas da cintura escapular. Exposto o gradil costal, levanta-se a massa escapular com um afastador de Morriston Davies, ou similar. A entrada na cavidade pleural é feita, habitualmente, no nível da quinta costela que está no centro do arcabouço do hemitórax. Nos indivíduos com mais de 50 anos de idade, em virtude da menor elasticidade dos tecidos, há conveniência em remover o quinto arco costal, por via subperióstica, para penetrar na pleura. Nos mais jovens, a toracotomia pode ser intercostal, por ruginação da borda superior ou inferior da referida costela, dependendo do campo oferecido pela abertura das partes moles extracostais. Manobra sempre aconselhável é a desinserção dos músculos da goteira vertebral, na altura do espaço escolhido, a fim de expor a articulação costotransversa, cujo ligamento deve ser seccionado, facilitando a luxação da costela pelo afastador de Finochietto e evitando, assim, sua fratura. Nos casos de ressecção costal, a manobra permite a correta colocação do costótomo para executar a secção óssea justavertebral. Com a ponta do bisturi abre-se a pleura e, com a tesoura, prolonga-se a incisão ao longo do leito periósteo (Fig. 47.8). Se a cavidade pleural estiver livre de aderências, coloca-se o afastador do Finochietto na brecha intercostal, expondo-se gradualmente o campo operatório. Um acessório ao afastador de Finochietto, por nós sugerido em 1953, tem-se revelado de muita utilidade no afastamento da ponta da escápula, favorecendo a visibilidade oferecida ao cirurgião (Fig. 47.9). Em presença de sínfise dos folhetos pleurais, a entrada do tórax será conseguida mediante descolamento extrapleural do pulmão.

Ultimado o tempo endotorácico, o cirurgião deve rever minuciosamente o campo operatório para certificar-se da boa qualidade da hemostasia e da aerostasia, não se esquecendo

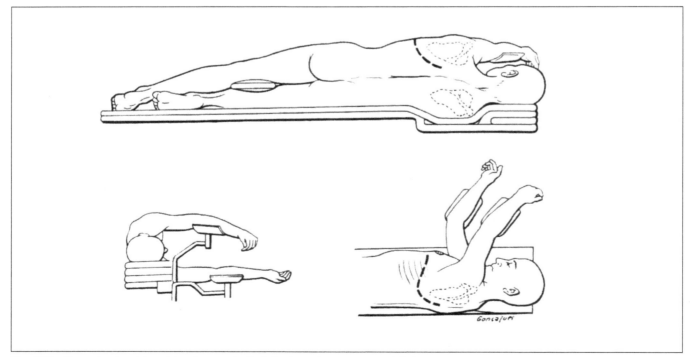

Fig. 47.7 – *Toracotomia póstero-lateral esquerda. Posição do paciente na mesa cirúrgica.*

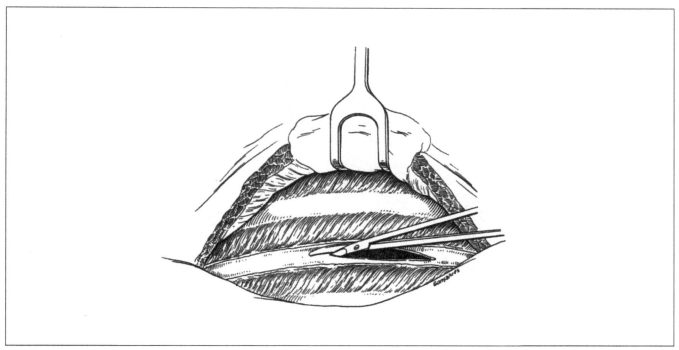

Fig. 47.8 – *Ressecção superiostal de costela e abertura a cavidade pleural.*

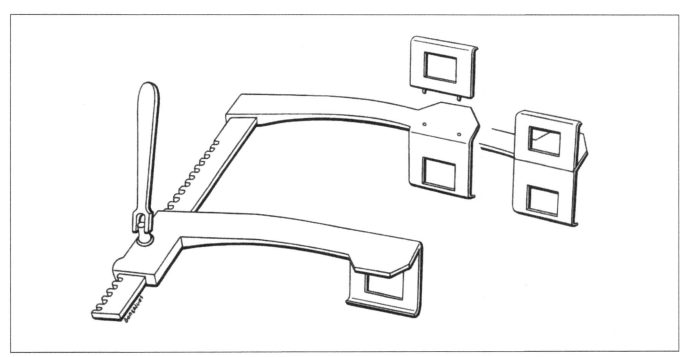

Fig. 47.9 – *Afastador de Finochietto modificado por Teixeira.*

de comprovar a ausência de corpos estranhos na cavidade (compressa e outros materiais usados na operação). É este o momento de drenar a cavidade pleural. O dreno que preferimos é um tubo de polivinil de 3/8 de polegada de diâmetro, com 50cm de comprimento, fendido ao meio, de modo a individualizarem-se duas calhas ou goteiras, por onde se escoarão as coleções líquidas ou gasosas acumuladas na pleura. Os drenos de material plástico são mais convenientes que os de borracha, porque se obstruem menos e não promovem reação local irritativa. O artifício de fendê-los ao meio permite uma retirada mais fácil e suave, do que quando se fazem "olhos" laterais múltiplos, que tornam a sua superfície externa dotada de irregularidades e ressaltos. Em geral, nas ressecções pulmonares parciais, devem ser colocados dois drenos, um posterior (para drenagem do derrame hemático) e outro anterior (para drenagem do conteúdo gasoso). Ambos são passados por contra-aberturas intercostais baixas (Fig. 47.10), o primeiro na linha axilar posterior, o segundo na

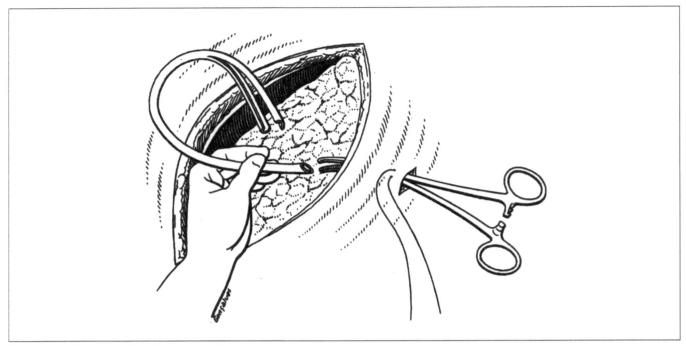

Fig. 47.10 – *Drenagem pleural por contra-abertura intercostal.*

axilar anterior. O ângulo de separação das calhas deve permanecer dois a três dedos transversos acima da junção costodiafragmática e as respectivas extremidades devem atingir a cúpula do hemitórax. Nas pneumonectomias, toracotomias exploradoras e intervenções não pulmonares, coloca-se apenas um dreno na linha axilar posterior, dois a três dedos acima do diafragma. Cada dreno será fixado à pele por um ponto de Donatti de fio grosso inabsorvível, cujas extremidades livres se entrecruzarão sobre a porção extratorácica do tubo fixando-o. Esse mesmo fio serve para fechar a contra-abertura cutânea depois de retirada do tubo. Exceto nas pneumonectomias, cada dreno será conectado a um sistema de drenagem irreversível, sob nível líquido, e de aspiração contínua, com pressões moderadamente negativas (entre 10 e 15cm de água), controladas por uma válvula de água, interposta entre a fonte de sucção e os frascos de drenagem (Fig. 47.11).

A síntese da toracotomia começará pelo fechamento da abertura intercostal utilizando-se pontos separados de categute cromado nº 1. Esses pontos não devem constringir o nervo intercostal, evitando-se, assim, fenômenos dolorosos no pós-operatório. Se uma costela tiver sido ressecada, os

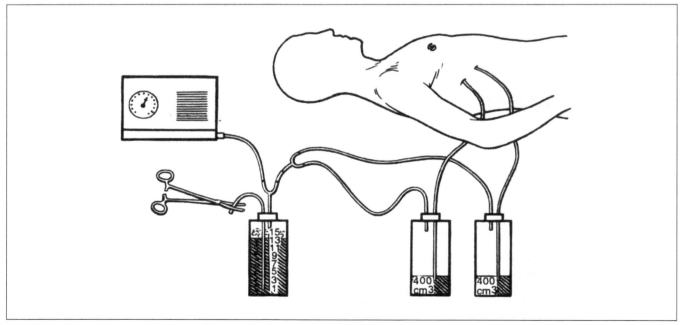

Fig. 47.11 – *Dispositivo de aspiração contínua regulável.*

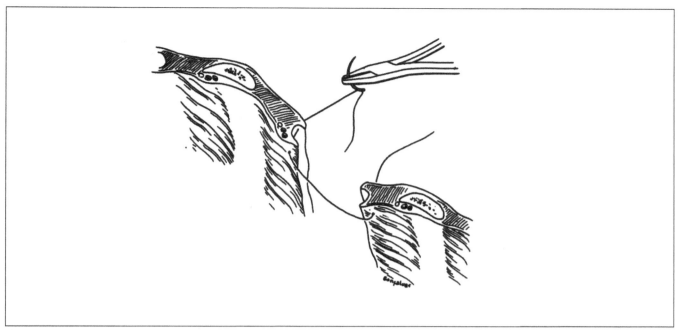

Fig. 47.12 – *Síntese músculo-perióstica quando há ressecção costal*

pontos unirão os feixes intercostais adjacentes (Fig. 47.12). Se a toracotomia tiver sido intercostal por ruginação da borda superior ou inferior da costela, a reinserção do feixe intercostal se conseguirá, respectivamente, por pontos pericostais inferiores ou superiores. Após a passagem de todos os pontos, um aproximador costal de Sellors ou de Bailey fechará o intercosto, permitindo a amarração dos fios. As partes moles extracostais serão afrontadas por meio de pontos separados de fio inabsorvível, plano por plano.

Toracotomia Mediana com Esternotomia Vertical

Constitui a via de eleição para a maioria das operações cardíacas. O esterno é totalmente seccionado no sentido horizontal, descobrindo o mediastino anterior de alto a baixo. Aberto o pericárdio, é excelente a exposição do ventrículo direito, artéria pulmonar, orifício aórtico e aorta ascendente, bem como suficiente a do átrio direito e elas veias cavas.

As cavidades esquerdas são menos acessíveis, exceto quando muito dilatadas (átrio esquerdo) ou sujeitas a manobras de luxação favorecidas pela circulação extracorpórea (ventrículo esquerdo).

O paciente é mantido em decúbito dorsal e a incisão cutânea é mediana, linear e vertical, começando a 1 ou 2cm abaixo da fúrcula esternal, e terminando a 3 ou 4cm além do apêndice xifóide, que é exposto sem abrir o peritônio, e habitualmente ressecado. Em cima, a borda superior da fúrcula é dissecada, levantando-se com um afastador de Farabeuf a extremidade da incisão cutânea. Seccionam-se longitudinalmente com o bisturi elétrico todos os planos pré-esternais, constituídos pelo entrecruzamento das fibras peitorais e pelo periósteo, cuja hemostasia deve ser cuidadosa. A secção do esterno pode ser obtida por vários meios: serra elétrica, escopro de Lebsche e serra de Gigli. O corte com a serra elétrica é mais simples, rápido e nítido, sendo por isso o preferido. Esse tempo acompanha-se de hemorragia significativa, proveniente do tecido ósseo esponjoso e dos vasos periósticos da face profunda do esterno. A hemostasia é obtida por coagulação dos vasos periósticos e por tamponamento da superfície esponjosa com cera de Horsley. As bordas esternais são afastadas com afastador auto-estático, tipo Finochietto, moderada e progressivamente para evitar a efração pleural. A loja tímica é descoberta por secção de seu folheto anterior, descolando-se e dividindo-se ao meio a glândula ou o seu vestígio gorduroso, de modo a ser exposto o plano vascular do mediastino superior (tronco venoso inominado esquerdo e aorta ascendente). O pericárdio é aberto verticalmente na linha média do diafragma até a sua reflexão superior sobre a aorta. Para melhor exposição do coração, praticam-se ao rés do diafragma duas contra-aberturas horizontais, uma de cada lado, evitando lesar as pleuras. Terminando o tempo endotorácico da cirurgia, o pericárdio é parcialmente fechado ou deixado totalmente aberto, o que depende das preferências do cirurgião ou do tipo de intervenção praticado. O mediastino anterior é drenado por um ou dois tubos plásticos, colocados por contra-abertura epigástrica. A síntese do esterno se faz com pontos separados de fio de aço passados com um perfurador ou com agulha atraumática: Depois de atados os fios metálicos, o plano fibro-perióstico pré-esternal é suturado cuidadosamente com pontos separados de fio inabsorvível, bem como a pele.

BIBLIOGRAFIA

1. Alley, R.D. "Thoracic Surgical Incisions and Post-operative Drainage". In The Craft of Surgery, Vol. I, P. Cooper, Little, Brown e Co., Boston, 1964.
2. Blondeau, P. et Henry, E. Nouveau Traité de Technique Chirurgicale, Tome IV, Coeur, Gros Vaisseaux, Pericarde Masson et Cie., Paris, 1972.
3. Brain, R.H.B.F. "Cardiothoracic Surgery" in Rob and Smith Operative Surgery-Fundamental International Techniques, Third Ed., Butteworths, London, 1978.

4. Gibbon, I.H., Sabiston, D.C. and Spencer, F.C. Surgery of the Chest, Third Edition, W.B. Saunders Co. Philadelphia, 1976.
5. Johnson, J. and Kirby C.K. Surgery of the Chest, Second Edition, The Year Book Publishers, Inc., Chicago, 1958.
6. Nora, P.F. Operative Surgery, Lea e Febiger, Philadelphia, 1972.
7. Overholt, R.H. and Langer, L. The Technique of Pulmonary Resection, Charles C. Thomas, Springfield, 1949.
8. Sweet, R.H. Thoracic Surgery, Second Edition, W.B. Saunders Co., Philadelphia, 1954.
9. Teixeira, J. Câncer do Pulmão. Ed. Guanabara-Koogan, Rio de Janeiro, 1971.

48 Cirurgia Pulmonar*

Costabile Gallucci

Bases Anatômicas e Fisiopatológicas

As primeiras tentativas de acesso cirúrgico à cavidade torácica surgiram num momento histórico da cirurgia em que as intervenções intra-abdominais já estavam mais ou menos padronizadas.

A abertura da cavidade torácica, produzindo intensas alterações sobre a ventilação pulmonar e órgãos mediastinais, constituía um desafio ao cirurgião.

Foi através do estudo e investigação das alterações fisiopatológicas decorrentes da abertura da caixa torácica, do melhor conhecimento no campo da anestesiologia e do aperfeiçoamento da endoscopia brônquica que se tornou possível a realização de ressecções pulmonares com êxito igual ao registrado em outros setores do organismo. Cuidadosos estudos da anatomia da árvore traqueobrônquica e da distribuição das artérias e veias pulmonares permitiram que se conseguisse atingir o elevado aprimoramento da técnica de ressecções pulmonares da atualidade.

Numa primeira fase histórica das ressecções pulmonares alguns autores, como Tuffier (1891) e Lawson (1893), obtiveram êxito com pequenas ressecções pulmonares. Entretanto, a toracotomia ampla, com pleura livre, determinava alterações respiratórias e cardiovasculares graves e de alta mortalidade. Assim, durante um Congresso de Cirurgia, realizado na França em 1895, Reclus afirmou que as ressecções pulmonares deveriam ser proibidas.

Inúmeros autores procuravam obviar os problemas decorrentes da toracotomia com pleura livre preconizando, num primeiro tempo cirúrgico, a criação de sínfises pleurais, de modo a excluir o lobo lesado da grande cavidade pleural. Este procedimento prévio tornava o segundo tempo operatório tecnicamente muito mais difícil e a evolução pós-operatória mais grave.

A adoção das sondas endotraqueais para permitir respiração controlada durante o ato cirúrgico, instituída por Meltzer e Auer em 1909, foi um grande avanço porque permitia a manutenção de adequada ventilação durante a cirurgia.

Restava ainda resolver um fator técnico qual seja o uso de ligadura em massa dos elementos do hilo – brônquio, artéria e veia – denominada técnica do torniquete. Esta ligadura em massa era um elemento limitante às ressecções pela conseqüente mortalidade e morbidez inaceitáveis. Assim, as fístulas brônquicas, as hemorragias por afrouxamento da ligadura e complicações empiemáticas eram, praticamente, a regra.

Em 1933, Graham e Singer publicaram o primeiro caso de pneumectomia, por câncer de pulmão, com êxito, apesar de utilizarem a técnica do torniquete (ligadura em massa), com exceção da artéria pulmonar, que foi ligada individualmente. Esta operação, realizada num médico, não foi isenta de grave complicação, ou seja, fístula broncopleural, que exigiu nova intervenção – toracoplastia corretiva extensa – para oclusão da fístula. O doente, um obstetra, sobreviveu ao seu cirurgião Graham, que faleceu de neoplasia brônquica bilateral em 1957.

Rienhoff (1933) estabeleceu marco fundamental na evolução das ressecções pulmonares recomendando a necessidade de dissecção e tratamento individual dos elementos do hilo, o que possibilitou a realização de uma intervenção anatômica com grande segurança.

Churchill e Belsey (1939) firmaram o conceito de que o segmento broncopulmonar deveria substituir o lobo pulmonar como unidade cirúrgica do pulmão. Churchill (1940), Blades e Kent (1942), Boyden (1945), Overholt e Langer (1947) consolidaram, definitivamente, o conceito de segmento broncopulmonar como a unidade anátomo-funcional e cirúrgica do pulmão, não só pelos estudos anatômicos, como pelo acometimento peculiar e preferencial de inúmeras afecções broncopulmonares em determinados segmentos.

Este conceito viria permitir a exérese de segmentos lesados, poupando outros não atingidos pela doença e im-

---

* *Capítulo revisto por Roberto Saad Junior.*

portantes do ponto de vista ventilatório. Obedecidos estes princípios básicos de cirurgia, foi possível obter cura dos doentes e preservar, ao máximo, as funções do parênquima respiratório. Como exemplo da importância desta conduta figura a bronquiectasia, que primariamente é uma lesão segmentar e, com grande freqüência, bilateral. Churchill e Belsey (1939) expuseram, com minúcias, a importância da anatomia cirúrgica segmentar do pulmão para um estudo diagnóstico mais preciso e para melhor técnica operatória das bronquiectasias. Estes autores demonstraram, também, a importância da técnica e interpretação dos broncogramas até visualizar os brônquios segmentares a fim de se estabelecer, pré-operatoriamente, a extensão da ressecção a ser realizada. Assim, a língula está envolvida em 80 a 90% dos casos de bronquiectasias do lobo inferior esquerdo, local mais freqüente desta afecção.

Desde que se tornou possível a toracotomia, garantindo as funções vitais de ventilação e circulação pela anestesia endotraqueal bem conduzida, pela administração de transfusões e utilização adequada de antibióticos, as ressecções broncopulmonares passaram a ser executadas de modo corrente.

ANATOMIA DO HILO E SEGMENTAÇÃO BRONCOPULMONAR

A cirurgia pulmonar exige que o cirurgião tenha profundos conhecimentos não só de toda anatomia dos grandes vasos e brônquios do hilo pulmonar, mas também da inteira anatomia dos segmentos broncopulmonares. Do ponto de vista de segmentação pulmonar há uma grande semelhança entre o pulmão direito e o esquerdo.

Cada segmento broncopulmonar, verdadeira unidade anatomofuncional do pulmão, tem um brônquio, uma artéria e uma ou duas veias próprias. A cada segmento corresponde uma porção de parênquima independent. Entre os segmentos podem-se observar cissuras completas ou, mais freqüentemente, incompletas. Isto ocorre, principalmente, entre o segmento superior (apical) e os segmentos basais dos lobos inferiores. É preciso ter presente que existe grande variação nas cissuras interlobares e que na maioria das vezes elas não constituem bons pontos de referência para orientar o cirurgião nas ressecções segmentares.

É importante, nas ressecções segmentares, dissecar os brônquios lobares correspondentes, a partir dos quais pode-se individualizar o brônquio do segmento a ser retirado. Imediatamente junto a ele estará a artéria segmentar que o acompanha. A identificação correta destes dois elementos se impõe, antes de seccioná-los, a fim de não estender, intempestivamente, a ressecção às outras zonas do parênquima.

O pulmão direito mesmo tendo três lobos – superior, médio e inferior – é bastante semelhante ao pulmão esquerdo. Neste último o brônquio da língua corresponde, apesar de na maioria das vezes nascer do brônquio superior, ao lobo médio do pulmão direito.

Normalmente, cada pulmão é subdividido em dez segmentos. E preciso assinalar que na grande maioria das classificações o pulmão esquerdo tem oito segmentos, desde que, no lobo superior os segmentos apical e posterior são considerados um só, ou seja, segmento ápico-posterior e no lobo inferior os segmentos basais interno e anterior também se unem.

Apesar de inúmeras classificações existente para a árvore traqueobrônquica, a que tem sido adotada, com aceitação quase total, é a estabelecida pela Thoracic Society de Londres (1950) (Tabela 48.1) (Fig. 48.1).

Árvore Traqueobrônquica

A traquéia, no nível da 3ª ou 4ª vértebra dorsal, se bifurca dando um brônquio principal direito (BPD) e um esquerdo (BPE).

O BPD é mais largo e, praticamente, segue a mesma direção da traquéia; pode-se mesmo dizer que ele é quase uma continuação desta. Este fato anatômico justifica a maior facilidade da visualização endoscópica deste brônquio e a mais fácil introdução das sondas endotraqueais para as intubações específicas do pulmão D.

O BPE além de ser mais estreito que o direito, forma um ângulo bem mais acentuado com a linha média. Quanto ao seu comprimento, é cerca de 2, 5 a 3 vezes mais longo do que o direito. Estas características determinam alguns aspectos diferentes entre o brônquio principal direito e esquerdo.

Tabela 48.1
Árvore Traqueobrônquica

	Brônquio Direito			Brônquio Esquerdo	
	Lobares Segmentares			*Lobares Segmentares*	
Superior	Apical	1	Superior	Apical	1+ 2
	Posterior	2		Posterior	
	Anterior	3		Anterior	3
Médio	Externo	4	Língula	Inferior	4
	Interno	5		Superior	5
Inferior	Apical (superior)	6	Inferior	Apical (superior)	6
	Basal interno	7		Basal anterior	7+8
	Basal anterior	8		Basal externo	9
	Basal externo	9		Basal posterior	10
	Basal posterior	10			

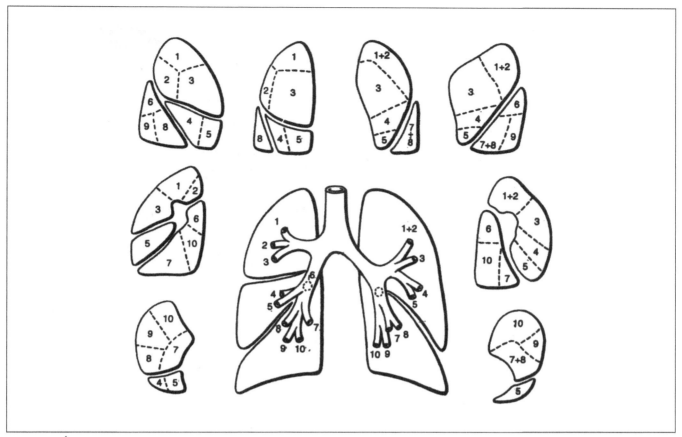

Fig. 48.1 – *Árvore traqueobrônquica e segmentos pulmonares.*

Assim, o brônquio direito visto pelo endoscopista, quando observado desde a carina, apresenta um orifício circular, ao contrário do brônquio principal esquerdo, o qual, visto do mesmo modo, tem aspecto em fenda, em decorrência da angulação acentuada que apresenta em relação à linha média.

Desde que o BPE é mais estreito (menor diâmetro) do que o direito, suas lesões estenosantes dão mais freqüentemente fenômenos obstrutivos totais.

Os grandes brônquios direito e esquerdo se dividem em brônquios lobares e segmentares.

BRÔNQUIO DO LOBO SUPERIOR DIREITO

Este brônquio emerge em ângulo reto do BPD, ou seja, se dirige craniolateralmente numa extensão bastante curta de 1 a 1,5cm. Logo após este curto trajeto se divide em três ramos: primeiro – para o segmento anterior; segundo – para o segmento apical; e terceiro – para o segmento posterior.

A direção eminentemente craniolateral, assumida pelo brônquio do lobo superior direito, determina algumas dificuldades para o exame endoscópico. Assim, o broncoscopista com ótica direta comum, dada a angulação assumida por este brônquio, visualiza apenas seu esporão e uma fenda orificial, aspectos estes insuficientes para um correto diagnóstico endoscópico. É preciso, para adequado exame endoscópico desta região brônquica, a utilização de uma ótica de 90 graus, o que permitirá a visualização, não só do orifício circular total do brônquio do lobo superior direito, como também do interior de seu curto tronco até, mais distante, a observação dos três orifícios correspondentes aos três brônquios segmentares. Este maior alcance da observação endoscópica, permissível com a ótica de 90 graus, aumenta de muito a possibilidade de estabelecer diagnóstico de alterações patológicas dos orifícios segmentares.

BRÔNQUIO DO LOBO MÉDIO

Este brônquio merece atenção especial desde que sua distribuição anatômica pode determinar aspectos patológicos bastante específicos.

Ele se origina do BPD, na sua face ventral (anterior) cerca de 2,5 a 3cm de sua origem. Este trecho do BPD até o nascimento do brônquio do lobo médio é denominado brônquio intermediário.

A origem do brônquio do lobo médio é anterior, nasce praticamente em oposição à origem do brônquio do lobo apical (superior) do lobo inferior direito. Esta relação – um brônquio oposto ao outro, um com trajeto anterior (ventral) e outro com trajeto posterior (dorsal) – tem implicações patológicas dado que, com freqüência, os processos patológicos se propagam para o segmento apical do lobo inferior. Esta origem de ambos – em oposição um ou outro – é útil para a identificação de cada um deles na análise de uma broncografia.

O lobo médio, pela sua projeção anterior, isto é, em direção ventral, ocupa a porção anterior do hemitórax direito, à altura do quarto espaço intercostal. Aparece, do ponto de vista radiológico, em incidência póstero-anterior, uma forma triangular com maior base mediastinal. A incidência radiológica ideal para estudar o lobo médio é o perfil direito. Nesta incidência o lobo se situa entre as duas grandes cissuras do pulmão direito - grande cissura ou oblíqua e a cissura horizontal.

Por suas características anatômicas e, principalmente, por estar o brônquio do lobo médio envolvido por gânglios linfáticos, ele é sede freqüente de processos inflamatórios e obstrutivos. Existe mesmo um quadro de atelectasia deste lobo, sendo esta geralmente causada por compressão ganglionar extrínseca, relativamente mais freqüente nas crianças, conhecido como "síndrome do lobo médio".

BRÔNQUIO DO LOBO INFERIOR DIREITO

O brônquio do lobo inferior direito é, na realidade, a continuação do brônquio principal direito. O primeiro ramo do brônquio do lobo inferior direito é o do segmento apical (superior) do lobo interior – de trajeto dorsal – cujas características e relações como brônquio médio já foram descritas.

Pode-se observar pela radiologia e pela cirurgia que este segmento está parcial ou totalmente separado do lobo inferior por uma cissura bem formada. Este achado torna tecnicamente mais fácil a sua exérese. Radiologicamente, em incidência póstero-anterior, sua localização se confunde com a do lobo médio, pois estão colocados, aproximadamente, no mesmo plano do campo médio pulmonar: um ventralmente – lobo médio – e outro dorsalmente – segmento apical. A incidência radiológica ideal para sua localização é o perfil direito onde o segmento apical surgirá mais posteriormente, próximo à coluna vertebral e ao lobo médio mais anterior, retroesternalmente.

No prolongamento do brônquio do lobo inferior direito, cerca de 1,5 a 2cm abaixo do brônquio do segmento apical acima descrito, nasce o ramo do segmento basal interno que assume direção médio-caudal. Logo abaixo deste surgem os outros ramos basais, os quais destinam-se aos segmentos basal anterior e, numa nova bifurcação, ao basal externo e basal posterior. O conjunto destes segmentos basais toma uma forma piramidal que se relaciona com a parede torácica posterior e axilar. Do ponto de vista radiológico, mesmo em incidência de perfil, são de difícil identificação pois estão sobrepostos uns aos outros.

BRÔNQUIO DO LOBO SUPERIOR ESQUERDO (BLSE)

Surge como conseqüência da bifurcação do brônquio E que dá, além dela, um segundo ramo denominado brônquio inferior-esquerdo. O brônquio do lobo superior esquerdo tem trajeto curto pois, descrevendo curva em direção lateral, a mais ou menos 1cm de sua origem dá três ramos: 1) ramo ascendente ou superior: brônquio do segmento anterior com comprimento de cerca de 1,5cm e de direção eminentemente cranial; 2) tronco comum para o segmento ápico-posterior; 3) ramo de direção descendente látero-caudal denominado brônquio da língula.

Com o broncoscópio, que utiliza ótica de 90 graus, é possível visualizar o orifício do brônquio da língula e um ramo ascendente ou superior mais à esquerda, com possibilidade de se observar os orifícios dos segmentos ápico-posterior e anterior.

BRÔNQUIO DO LOBO INFERIOR ESQUERDO (BLIE)

O BLIE se origina como um ramo do brônquio principal do mesmo lado. Sua formação difere do seu correspondente do lado direito, isto é, do brônquio do lobo inferior direito, o qual é uma verdadeira continuação do brônquio principal e não uma ramificação dicotômica, como no lado esquerdo. A primeira ramificação do BLIE, do mesmo modo que a do BLID, é o ramo do segmento apical. Este ramo nasce posteriormente ao seu brônquio de origem e segue numa direção dorsal e ligeiramente para baixo. Acima de sua origem, porém seguindo direção ventrocaudal, nasce o ramo do segmento lingular.

Os outros segmentos do BLIE, chamados basais, apresentam poucas diferenças de seus homônimos do lado direito. O segmento basal interno praticamente inexiste do lado esquerdo e seu brônquio é apenas uma ramificação do ramo basal anterior.

Os outros segmentos basais do lobo inferior esquerdo são semelhantes aos do lado direito, a saber: segmentos basal externo e basal posterior, cada um com seu brônquio próprio. Estes seguem, predominantemente, uma direção caudal e lateral externa.

ARTÉRIA PULMONAR

O tronco da artéria pulmonar se dirige cranialmente e no nível da carina, ligeiramente à sua esquerda; se bifurca em dois grandes vasos: artéria pulmonar direita e artéria pulmonar esquerda.

ARTÉRIA PULMONAR DIREITA (FIG. 48.2)

É mais longa do que a esquerda, pois se origina à esquerda da traquéia, seguindo um trajeto horizontal para o lado direito e passa dorsalmente à veia cava superior, ligeiramente abaixo e ventralmente ao brônquio principal direito. Neste nível, já em pleno hilo pulmonar, segue pequeno trajeto, de 1 a 1,5cm, e se bifurca em dois ramos: superior e inferior. O ramo superior, denominado artéria do lobo superior direito, surge no nível do cruzamento da artéria com a face ventral do brônquio do lobo superior. Esta artéria, destinada ao lobo superior direito, segue direção ligeiramente craniolateral, acompanhando o trajeto do brônquio lobar correspondente. Praticamente, no mesmo nível em que este brônquio se subdivide, também a artéria dá dois ramos: um para o segmento apical e outro para o segmento anterior.

O ramo arterial do segmento posterior do lobo superior tem origem diferente, desde que nasce do tronco da artéria pulmonar direita, em um nível bem mais caudal que os ramos para o segmento apical e anterior do lobo superior. Este ramo para o segmento posterior do lobo superior direito, para alguns é acessório ou mesmo anômalo, para outros é um ramo constante. Na prática ele está sempre presente e exige para sua abordagem cirúrgica a dissecção da cissura entre o lobo superior e o lobo médio. Dificilmente este ramo

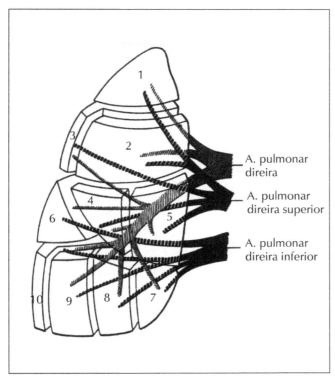

Fig. 48.2 – *Artérias e veias do pulmão direito.*

segmentar pode ser visualizado e ligado abordando-o pela mesma via de dissecção dos dois outros segmentos do lobo superior direito. É de importância este pormenor anatômico na ligadura dos ramos arteriais do lobo superior, tanto para a execução da lobectomia direita, como para a segmentectomia posterior do lobo superior direito.

O segundo ramo de bifurcação do tronco da artéria pulmonar direita – ramo inferior – é, praticamente, a continuação da própria artéria pulmonar direita, desde que assume direção descendente, ou seja, látero-caudal. Após curto trajeto dá o ramo para o segmento posterior do lobo superior o qual, por assumir um trajeto látero-cranial, tem sido chamado de ramo ascendente inferior ou artéria póstero-inferior. Na prática pode-se afirmar que este ramo arterial nasce diretamente da artéria pulmonar direita.

A artéria pulmonar inferior, prosseguindo sua direção escendente, após um trajeto de 2 a 2,5cm, dá origem a dos outros ramos laterais, um em oposição ao outro: um ramo com direção dorsal (posterior) – é o ramo arterial para o segmento apical do lobo inferior. O outro ramo, nascido praticamente na mesma altura, assume direção ventral (anterior) – é o ramo arterial para o lobo médio, o qual logo a seguir se bifurca dando dois ramos segmentares: um ramo medial e outro lateral.

O reconhecimento de cada um destes ramos, acima descritos, é de fundamental importância quando o cirurgião se propõe a fazer apenas a exérese do segmento apical do lobo inferior ou somente a lobectomia média. Estes vasos, assim. como os respectivos brônquios que correm paralelamente a eles. estão localizados no chamado hilo secundário ou lobar do pulmão direito. Para sua visualização e reconhecimento é necessário dissecar a cissura horizontal e a grande cissura. Esta técnica é trabalhosa e exige cuidadosa dissecção, princi-palmente quando existe resquício de processos inflamarónos pleuropulmonares no nível das cissuras.

A artéria pulmonar inferior, após emitir os dois ramos já descritos, segue trajeto descendente para logo se subdividir em quatro ramos segmentares denominados ramos basais. Estes, não fugindo à regra, seguem exatamente o trajeto dos respectivos brônquios segmentares.

Artéria Pulmonar Esquerda (Fig. 48.3)

Este vaso apresenta um trajeto de cerca de 2cm, portanto, menos longo do que a artéria pulmonar direita. Inicialmente tem direção craniolateral (para cima) e logo após toma direção dorsocaudal (para baixo e para trás). Como se pode deduzir, seu trajeto é em curva, com convexidade relacionada com a face inferior da croça da aorta e concavidade justaposta ao brônquio principal esquerdo.

A artéria pulmonar esquerda passa por cima do brônquio principal esquerdo, descendo, a seguir, em posição látero-posterior a este.

Ao atingir o hilo pulmonar esquerdo a artéria pulmonar esquerda, ao contrário da artéria pulmonar direita, se bifurca, dá ramos laterais para o lobo superior, em número variável de três a sete ramos.

Na maioria das vezes seus dois primeiros ramos, isto é, os que estão situados mais cranialmente, destinam-se ao segmento apical posterior do lobo superior esquerdo.

Mais abaixo da emergência dos ramos acima mencionados dá origem a um ou dois ramos segmentares arteriais independentes, para o segmento anterior do lobo inferior esquerdo. Estes vasos logo acompanham o trajeto do respectivo brônquio segmentar. Entretanto, nem sempre se encontra esta disposição arterial para o segmento anterior do

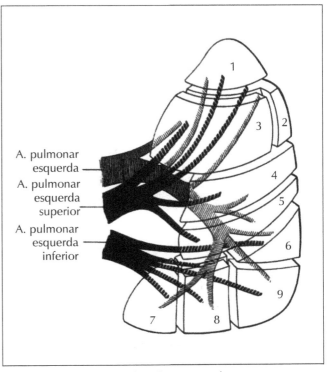

Fig. 48.3 – *Artérias e veias do pulmão esquerdo.*

lobo superior esquerdo. Em certo número de casos a artéria do segmento anterior deriva de um tronco lateral da artéria pulmonar esquerda, que se dirige para a língula e que logo se divide em dois ramos, para o segmento lingular superior e segmento lingular inferior. Pela descrição acima pode-se avaliar a importância da dissecção cuidadosa desta porção da artéria pulmonar esquerda, principalmente quando se deseja praticar a lingulectomia, poupando a vascularização do segmento anterior do lobo superior esquerdo.

A artéria do lobo inferior fornece um ramo destinado ao segmento apical do lobo inferior. Este ramo nasce, na quase totalidade dos casos, num nível inferior e em direção oposta ao ramo do segmento lingular.

O prolongamento final da artéria pulmonar esquerda, logo após curto trajeto, se ramifica dando os ramos segmentares basais.

A artéria pulmonar esquerda tem, na realidade, um longo trajeto que cruza a cissura interlobar. Este cruzamento serve de ponto de referência, pois a dissecção da cissura permite a visualização da artéria e seus ramos em praticamente toda sua extensão.

É preciso salientar que as artérias lobares e segmentares correm paralelamente aos seus respectivos brônquios. Seguindo direção comum e, desta maneira, suprindo territórios idênticos.

Frazer e Paré (1970) denominaram os ramos arteriais que acompanham as respectivas ramificações brônquicas de ramos "convencionais". Estes autores, entretanto, chamam a atenção para a existência de vários ramos acessórios das artérias pulmonares que percorrem pontos e trajetos não coincidentes com ramos brônquicos, em zonas pulmonares periféricas.

O sistema arterial pulmonar é constituído por três tipos de artérias, no que diz respeito a suas paredes: elásticas, de transição e musculares. Assim, os ramos arteriais que acompanham os respectivos brônquios são constituídos de paredes eminentemente elásticas, havendo cerca de sete ou mais camadas elásticas envolvendo a lâmina elástica interna e a externa. Ao contrário, as artérias que caminham com os bronquíolos não respiratórios são, em parte, musculares e têm paredes com quatro lâminas elásticas, no máximo, também envolvidas por uma camada elástica interna e outra externa; estes são denominados vasos de transição.

As arteríolas, localizadas além dos bronquíolos terminais, têm suas paredes finas pela diminuição do número de fibras elásticas; na realidade, estas artérias têm parede muscular de forma descontínua e possuem apenas uma camada elástica.

Artérias e Veias Brônquicas

As artérias brônquicas, geralmente em número de três a cinco ramos, têm origem variável, a partir de três vasos: aorta, artéria subclávia e artérias mamárias internas. Elas nutrem os linfonodos traqueobrônquicos, a porção média do esôfago e a pleura mediastinal. Porém, sua principal zona de irrigação é a parede brônquica onde formam dois plexos arteriais: um que irriga o peribrônquio e outro a túnica própria. Distalmente, os ramos brônquicos se anastomosam uns aos outros ao mesmo tempo que assumem conexões com a rede arterial sistêmica do pericárdio.

O pulmão possui dois suprimentos sangüíneos, recebendo sangue venoso através da artéria pulmonar – circulação funcional – e sangue arterial pelas artérias brônquicas, responsáveis pela circulação nutritiva.

Entre os dois sistemas vasculares existem inúmeras diferenças. Assim, a artéria pulmonar, levando sangue venoso, tem uma pressão relativamente baixa (em condições normais cerca de 30mmHg na sístole e 8mmHg na diástole). O fluxo arterial das artérias brônquicas, ramos diretos da circulação sistêmica, apresenta, normalmente, pressões de cerca de 120mmHg na sístole por 70 na diástole. Como se pode verificar, as artérias brônquicas proporcionam sangue oxigenado com pressões mais elevadas a um órgão perfundido por sangue venoso em maior volume, porém sob baixa pressão.

Conforme referências já feitas, as artérias pulmonares apresentam paredes bem delgadas e no nível dos seus ramos de grande e médio calibres apresentam uma parede de tipo elástica. Às artérias brônquicas, ao contrário, são de paredes mais espessas do tipo muscular, como é comum às artérias da circulação sistêmica.

Como conseqüência destas características circulatórias, deduz-se que o volume sistólico injetado no pulmão, em cada contração ventricular, pode ser maior do que o do resto do organismo porque há somação do sangue recebido pela artéria pulmonar como provindo diretamente da circulação sistêmica, pela rede arterial brônquica.

Esses fatos fisiológicos têm implicações na cirurgia das afecções pleuropulmonares.

Do ponto de vista anatômico, as artérias brônquicas nascem diretamente, em mais de 80% dos casos, da própria aorta. Apresentam grande variação do número e mesmo de trajeto. Em menor número de vezes têm origem em ramos da aorta, como as intercostais, ou através da mamárias internas, ou das artérias subclávias.

A artéria brônquica esquerda apresenta um trajeto mais constante, emergindo quase sempre da face anterior (ventral) da aorta ou, menos freqüentemente, do arco aórtico. Do lado direito, a artéria brônquica nasce diretamente do arco aórtico e logo se bifurca em dois ramos. Importantes anastomoses se estabelecem entre as artérias brônquicas e ramos arteriais das mamárias internas, ramos aórticos mediastinais, ramos intercostais, ramos pericárdio-frênicos. Deste modo as artérias brônquicas não nutrem apenas a árvore traqueobrônquica, mas também o parênquima pulmonar, a pleura, linfonodos traqueobrônquicos e hilares, os pelos nervosos do vago, da cadeia simpática e o terço médio do esôfago.

As artérias e veias brônquicas acompanham o brônquio principal e, para cada subdivisão deste, correspondem dois ramos arteriais correndo, respectivamente, dorsal e ventralmente à parede brônquica.

Do ponto de vista de dissecção cirúrgica é útil lembrar que, freqüentemente, antes de as artérias brônquicas penetrarem no hilo pulmonar, elas seguem um trajeto paralelo ao nervo frênico: Esta relação anatômica possibilita identificá-las em muitas situações nas quais os processos patológicos broncopulmonares inflamatórios ou neoplásticos alteram e mascaram a posição e o reconhecimento desses vasos.

O cirurgião deve estar atento à possibilidade de encontrar artérias brônquicas acessórias, originadas das porções mais inferiores da aorta torácica. São artérias de número e calibre variáveis que se destinam diretamente aos lobos inferiores dos respectivos pulmões. Precisam ser identificadas e ligadas individualmente nas ressecções pulmonares inferiores. Elas estão presentes, mais freqüentemente, quando existe doença congênita dos lobos inferiores, como cistos congênitos.

A importância das artérias brônquicas para suprir a nutrição do parênquima pulmonar e tecido brônquico tem sido reconhecida há várias décadas.

Ghoreyeb e col. (1913) e Ellis e col. (1951), entre outros, demonstraram a importância da nutrição dos brônquios pelas artérias brônquicas. Estes autores, em trabalho em cães, puderam demonstrar que a oclusão da artéria brônquica no nível do grande brônquio (brônquio forte) produzia infarto e ulceração da parede brônquica, próximo à oclusão, numa extensão de 1 a 2cm. Se a ligadura das artérias brônquicas era realizada em ramos brônquicos segmentares, não ocorria necrose do brônquio. Este fato foi atribuído à existência de inúmeras anastomoses funcionais existentes entre o sistema arterial brônquico e o sistema arterial pulmonar, no nível dos pequenos brônquios.

O sangue das artérias, após perfundir os grandes brônquios, é drenado para a veia ázigos através das veias brônquicas; com menor freqüência pode ser drenado em ramos venosos intercostais ou na veia cava superior.

A ligadura da artéria brônquica ou a excessiva dissecção do tecido peribrônquico, muito distal à região onde será realizada a sutura do coto brônquico, deve ser evitada nas ressecções pulmonares. A inobservância desses cuidados pode levar à desnutrição do cotobrônquico a ser suturado e se constituir num fator favorável à deiscência da sutura – uma das mais graves complicações das ressecções.

De grande importância funcional é a constatação de que existe grande número de anastomoses entre a rede arterial brônquica e as artérias pulmonares. Têm sido descritas anastomoses formadas por ramos arteriais brônquicos procedentes de bronquíolos e que terminam em pequenas ramificações das artérias pulmonares. Microscopicamente têm sido demonstradas anastomoses entre artérias pulmonares e artérias brônquicas (Verloop – 1948) e (Hayek – 1953). Estas anastomoses são constituídas por artérias de camada muscular espessa com fibras em espiral, esboçando um mecanismo esfincteriano. Estas artérias, reconhecidas como constituintes dos pulmões normais, pois são encontradas em crianças e até em velhos, estão presentes em estados patológicos broncopulmonares. O conceito de que estes vasos anastomóticos têm um mecanismo esfincteriano, portanto capaz de controlar o fluxo sangüíneo, permite compreender como, apesar da grande diferença entre as pressões do sistema arterial pulmonar e sistema arterial brônquico, o fluxo sangüíneo, em circunstâncias normais, pode fluir em apenas uma direção, isto é, do sistema brônquico para o da artéria pulmonar.

Em vários estados patológicos a pressão arterial, em determinadas regiões do pulmão, pode cair acentuadamente. Isto só ocorre na artéria pulmonar, distalmente à sua oclusão por êmbolo, trombo ou mesmo ligadura. Em artérias próximas a abscessos infectados ou a processos pneumáticos podem-se observar fenômenos trombóticos permanentes ou transitórios que determinam acentuada queda da pressão arterial. Nesta eventualidade o parênquima pulmonar distal a este processo oclusivo será suprido através da circulação colateral existente entre a circulação brônquica e pulmonar.

Em estados patológicos, nos quais o tecido pulmonar fibrótico causou compressão dos capilares e, conseqüentemente, aumento da resistência da pequena circulação pulmonar, é fácil concluir que a circulação pulmonar periférica está diminuída. Este fato favorece o aumento do fluxo sangüíneo através das anastomoses brônquicas para as artérias pulmonares.

VEIAS PULMONARES

O sistema venoso pulmonar é composto por duas grandes veias que desembocam no átrio esquerdo após atravessarem o mediastino num nível ligeiramente ventrocaudal em relação às artérias respectivas. As veias pulmonares seguem um trajeto diferente da segmentação broncoarterial. Para o pulmão direito existe um ramo venoso – veia pulmonar superior – que recebe sangue do lobo superior direito e, na grande maioria das vezes, do lobo médio. Mais raramente, o ramo venoso do lobo médio desemboca diretamente no átrio esquerdo, e outras vezes a veia do lobo médio está conectada à do lobo inferior. Este aspecto anatômico demonstra a importância da dissecção cuidadosa destes troncos venosos de modo a poder identificá-los e não ligar inadvertidamente ramos não pertencentes ao lobo a ser ressecado. A veia pulmonar inferior drena todo o sangue do lobo inferior direito. No pulmão esquerdo, a veia pulmonar superior drena o sangue do lobo superior esquerdo e a veia pulmonar inferior faz a drenagem do sangue do lobo inferior esquerdo. É preciso ter presente, durante a dissecção, que o ramo lingular, em alguns casos, desemboca diretamente na veia pulmonar inferior.

O sistema venoso pulmonar apresenta características diferentes das respectivas artérias. O trajeto das veias não tem relação com os trajetos arteriobrônquios de um segmento ou lobo; estes se localizam fundamentalmente no centro do parênquima segmentar ao passo que o sistema venoso corre, preferentemente, no nível dos septos intersegmentares ou lobares. Esta característica anatômica tem importância na feitura de segmentectomias, quando a visualização da veia intersegmentar respectiva constitui excelente ponto de referência para determinar o correto plano de clivagem da dissecção a ser feita.

As anomalias venosas, em todo o trajeto das veias pulmonares, são mais freqüentes do que as das artérias e brônquios. É comum encontrarem-se ramos venosos cruzando áreas próximas de diferentes lobos. Este fato pode ser observado em casos de cissuras incompletas, e, mesmo, quando há cissura total. A dissecção cirúrgica intercissural, seja nas segmentectomias como nas lobectomias, deve ser feita cuidadosamente a fim de reconhecer e ligar estas veias que coletam sangue de superfícies interlobares adjacentes.

LINFÁTICOS PULMONARES

Os pulmões apresentam rico suprimento linfático, porém, se comparados com a drenagem linfática da circulação sistêmica, este volume é pequeno.

Os linfáticos pleurais apresentam tamanho e número variáveis e são mais freqüentes nos lobos inferiores.

Os canais linfáticos, partindo da pleura e da periferia dos segmentos pulmonares, se dirigem para o hilo pulmonar através das vias linfáticas peribrônquicas, perivenosas e septais, seguindo as cissuras lobares, juntamente com as veias.

Estes duetos linfáticos, que se iniciam, perifericamente, no nível dos duetos alveolares e bronquíolos respiratórios, seguem em direção ao hilo acompanhando o mesmo trajeto broncovascular. Os alvéolos e os sacos alveolares não possuem canais linfáticos. Entre os canais linfáticos perivenosos e os broncovasculares se estabelecem inúmeras anastomoses.

Existe estreita conexão entre sistema linfático pulmonar e mediastinal. Ambos os sistemas estão freqüentemente comprometidos, concomitantemente, em inúmeras afecções torácicas como: neoplasias broncogênicas, infecções e neoplastias mamárias, lesões de estruturas retroperitoneais, infecções broncopulmonares e, mesmo, lesões extratorácicas.

O estudo da drenagem linfática pulmonar é de fundamental importância no tratamento do carcinoma brônquico, sarcoidose, tuberculose, moléstia de Hodgkin e outras reticuloses. Muitas vezes é através da biópsia de linfonodos cervicais ou mediastinais que se pode estabelecer o diagnóstico definitivo (Cap. 46).

A obstrução do fluxo linfático no sentido centrípeto por processo oclusivo pode estabelecer uma drenagem em direção a linfáticos periféricos e plexos subpleurais. Isto explica a relativa freqüência de derrames pleurais, mesmo em fases iniciais, de inúmeros processos broncopulmonares.

A obstrução linfática pode determinar, ainda, edema intersticial, extra-alveolar, o qual pode ser reconhecido, à radiografia, como um espessamento dos septos intersegmentares e lobares, principalmente nos campos inferiores dos pulmões.

A infiltração edematosa dos linfáticos peribrônquicos, ou mesmo de linfáticos submucosos, quando fazem parte do quadro de um processo neoplásico maligno, constitui sinal indicativo de propagação muito mais intensa do que possa sugerir o aspecto radiológico do tumor em si.

Do ponto de vista prático, esta invasão linfática peribrônquica e submucosa tem especial importância na cirurgia, desde que tem sido demonstrado que em grande número de casos a sua propagação atinge 2 a 3cm de extensão. Isto significa que a secção do coto brônquico, nas exéreses por carcinomas brônquicos, deve distar, pelo menos, 4cm da zona de crescimento tumoral vista, endobronquicamente, pelo cirurgião.

Do aspecto didático e anatômico, os linfonodos pulmonares podem ser divididos em dois grandes grupos: linfonodos pulmonares propriamente ditos e linfonodos mediastinais.

Linfonodos Pulmonares Propriamente Ditos (Fig.48.4)

Classificam-se em linfonodos intrapulmonares e linfonodos broncopulmonares. Os primeiros estão localizados nas divisões dos brônquios segmentares ou se situam no nível das bifurcações da artéria pulmonar. Os últimos, ou seja, os broncopulmonares, situam-se nas porções mais baixas do brônquio principal, daí serem denominados linfonodos hilares; quando estão na bifurcação dos brônquios lobares são chamados linfonodos interlobares.

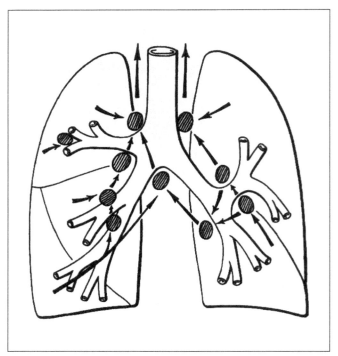

Fig. 48.4 – *Correntes da drenagem linfática pulmonar.*

Cadeia Direita dos Linfonodos Pulmonares

O grupo de linfonodos, localizados profundamente nas cissuras interlobares do pulmão direito, recebeu o nome de cadeia linfática do brônquio intermediário. Denominado por Bone (1952) *right lymphatic sump,* é importante na disseminação do carcinoma broncogênico. Os linfonodos relacionados com a porção inferior do brônquio principal direito, mais precisamente chamado "brônquio intermediário", ficam situados entre a emergência do brônquio do lobo superior e as origens do brônquio do lobo médio e do segmento apical do lobo inferior. Pela sua localização esta cadeia ganglionar precisa ser dissecada nas ressecções parciais do pulmão direito, não só para isolar e visualizar as várias artérias e brônquios de cada lobo como também porque podem ser causadores de compressões extrínsecas do brônquio do lobo médio (síndrome do lobo médio). Os gânglios desta região, quando infartados, são fatores causais de propagação de bronquiectasia para o segmento apical do lobo inferior. Ainda, com mais razão, nas ressecções parciais por carcinomas broncogênicos, esta cadeia de linfonodos deve ser dissecada cuidadosamente visto que ela recebe drenagem dos três lobos do pulmão direito. Assim, a lobectomia superior direita, exeqüível nos carcinomas mais localizados, só tem sentido se não houver linfonodos suspeitos nesta região. Na presença de linfonodos com características de malignidade, situados abaixo de uma linha imaginária que vai desde o brônquio do lobo médio até o brônquio do segmento apical do lobo inferior, a cirurgia indicada é a pneumectomia direita total, pois a lobectomia, isoladamente, é uma intervenção incompleta.

CADEIA ESQUERDA DE LINFONODOS PULMONARES

Os linfonodos desta cadeia rodeiam a artéria pulmonar esquerda, principalmente na sua porção intercissural, região mais importante na dissecção para reconhecimento das artérias segmentares. A característica da cadeia linfática do pulmão esquerdo é ser composta por linfonodos localizados, não só ao longo da artéria pulmonar em sua porção cissural, como na origem da artéria pulmonar antes de sua entrada no hilo principal. Estes linfonodos têm distribuição mais esparsa pelos vários ramos brônquicos, não permitindo uma dissecação tão sistemática como do lado direito (pulmão D).

Este fato pode ser um dos responsáveis pelo prognóstico mais grave quando se realiza uma lobectomia inferior E, no câncer pulmonar (Biegnal e col., 1955).

LINFONODOS MEDIASTINAIS

Para o completo entendimento e tratamento cirúrgico das afecções cirúrgicas broncopulmonares é imprescindível o conhecimento dos linfonodos mediastinais.

De modo esquemático, esses linfonodos podem ser divididos em três compartimentos:

1) mediastinal anterior
2) mediastinal posterior
3) mediastinal médio
    traqueobrônquica
    paratraqueal

COMPARTIMENTO MEDIASTINAL ANTERIOR

Compreende dois grupos de cadeias: uma anterior (parietal), situada extrapleuralmente, com linfonodos ao longo das artérias mamárias internas, espaços intercostais e cartilagens costais. O outro grupo deste compartimento situa-se na porção cranial do saco pericárdico: linfonodos essencialmente viscerais. Do lado direito ficam para fora e ventralmente ao nervo frênico. Do lado esquerdo têm limites com o ligamento arterioso e o tronco da artéria pulmonar. As conexões principais deste grupo de linfonodos se fazem com outros localizados junto às veias inominadas e intercostal superior. Estes linfonodos drenam as estruturas localizadas no mediastino anterior, ou seja, parte do coração, pericárdio, timo, tireóide, pleuras mediastinal e diafragmática.

COMPARTIMENTO MEDIASTINAL POSTERIOR (FIG. 48.5)

Este compartimento, também, possui cadeias parietais e viscerais. É constituído, fundamentalmente, pelos linfonodos paraesofágicos, principalmente no nível do ligamento pulmonar, muito próximo à veia pulmonar inferior. Este dado é importante pois, durante a dissecção desta veia, é necessário extirpar estes linfonodos, em geral em número de dois a três.

Esta cadeia é mais extensa à esquerda em virtude da existência de vários linfonodos paraórticos localizados na porção justa diafragmática e abdominal superior.

Do lado direito um dos linfonodos mais constantes e que deve ser pesquisado é o linfonodo paraesofágico, localizado ventralmente à traquéia, na altura da veia ázygos.

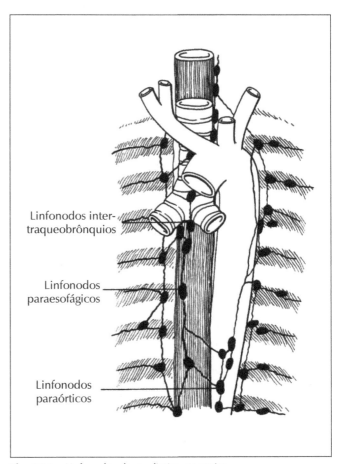

Fig. 48.5 – *Linfonodos do mediatino posterior.*

COMPARTIMENTO MEDIASTINAL MÉDIO

Compreende componentes parietais e viscerais – a cadeia parietal tem pouca importância do ponto de vista patológico. Os outros linfonodos deste compartimento são os mais importantes da região torácica, a saber:

CADEIA TRAQUEOBRÔNQUICA

É o grupo de nodos linfáticos mais importante da região mediastínica. De modo geral, se distribuem em três grupos localizados no nível da bifurcação da traquéia.

Um primeiro grupo se localiza na fáscia peritraqueal, junto ao ângulo da bifurcação da traquéia, daí a denominação de linfonodos traqueobrônquicos inferiores ou linfonodos subcarinais. Esta cadeia, pelas suas relações com os brônquios principal, D e E, tem conexão com os linfonodos de ambos os pulmões.

O segundo grupo de linfonodos traqueobrônquicos está localizado entre a traquéia e as respectivas ramificações dos brônquios principais de cada lado. Deste modo se localiza à direita e à esquerda da traquéia, daí serem divididos em linfonodos paratraqueais direitos e esquerdos.

Do lado direito estes linfonodos se situam medialmente à veia ázygos e acima da artéria pulmonar direita. O mais importante deles está localizado no ângulo tranqueobrônquico direito, contíguo à veia ázygos e é quase constante: é o linfonodo ázygos.

Do lado esquerdo, os linfonodos paratraqueais se constituem num grupo menos compacto localizado na concavidade do arco aórtico. Estão inteiramente relacionados com o nervo recorrente laríngeo esquerdo. Quando infartados, geralmente se aglomeram num bloco único envolvendo o referido nervo, produzindo paralisia da corda vocal esquerda e disfonia. Pela dificuldade da dissecção adequada desta região, esta compressão nervosa, nos casos de lesões malignas, quase sempre significa inoperabilidade.

Linfonodos Paratraqueais

Ficam localizados no mediastino superior, sendo mais numerosos do lado direito. À direita são localizados látero-ventralmente à traquéia. Outros estão juntos à veia cava superior e tronco braquiocefálico. À esquerda, esta cadeia ganglionar é mais escassa e se localiza nas porções laterais da traquéia.

Aspecto importante dos linfonodos paratraqueais é que eles estabelecem conexões com os linfonodos da região cervical e com os linfonodos da região escalênica, mais facilmente acessível à biópsia.

É importante reconhecer a existência de vias de drenagem entre os linfáticos pulmonares e mediastinais. Nohl-Oser (1971) demonstrou que a drenagem linfática do pulmão esquerdo era predominantemente contralateral. O lobo inferior E contribui nesta drenagem contralateral (em cerca de 30% dos casos). A drenagem do pulmão direito era sempre unilateral.

Em resumo, pode-se afirmar que a drenagem linfática do pulmão direito para o mediastinal superior é sempre homolateral. A drenagem do pulmão esquerdo, ao contrário, tanto pode ser homo como contralateral.

Fisiopatologia das Ressecções Pulmonares

O indivíduo normal, respirando espontaneamente, consegue uma distribuição uniforme do ar inspirado ao longo de todos os segmentos broncopulmonares. Para que este objetivo seja atingido entram em jogo vários fatores, como: ação de vários reflexos locais ajustando o fluxo de ar para o parênquima pulmonar, ação dos músculos respiratórios exercendo forças inspiratórias adequadas às superfícies pulmonares, manutenção de um agente tensioativo contido em delgada película líquida que reveste os alvéolos e evita o colapso dos sacos alveolares.

Durante as operações torácicas, em que a pleura é aberta, se estabelece um pneumotórax aberto – situação que altera profundamente toda a ventilação pulmonar. Estes fatores fisiológicos ficam alterados nos doentes submetidos a cirurgia. Em todas as toracotomias e, principalmente, durante as ressecções pulmonares, é preciso manter adequada ventilação pulmonar e a estabilidade das condições cardiocirculatórias. O pneumotórax aberto e o manuseio cirúrgico do pulmão produzem alterações regionais da ventilação e da perfusão que precisam ser corrigidas pelo anestesista. Este deve estar atento e reconhecer que existem áreas pulmonares colapsadas e mal perfundidas durante todo o ato cirúrgico. Nesta eventualidade deve solicitar ao cirurgião, periodicamente, permissão para executar manobras de aspiração endobrônquicas e hiperinsuflação do parênquima pulmonar a fim de prevenir ou corrigir a hipoxemia.

A presença de secreções traqueobrônquicas, tão comum em doentes que serão submetidos a uma toracotomia, principalmente aqueles portadores de bronquites crônicas ou de supurações pulmonares, é um fator de risco importante, visto que poderão provocar hipoventilação ou até mesmo atelectasias, facilitando o aparecimento de hipoxia e infecção. O êxito das ressecções pulmonares está intimamente relacionada à presença ou não de secreções traqueobrônquicas no decorrer do ato cirúrgico e na capacidade de o doente conseguir eliminá-las no pós-operatório. Por outro lado, em conseqüência do trauma operatório, ocorrem mudanças nos volumes pulmonares, na mecânica pulmonar e nas trocas gasosas, em função da diminuição da capacidade vital, da capacidade pulmonar total, da capacidade residual funcional, do volume residual, da capacidade expulsiva da tosse e do aumento do trabalho respiratório. Para prevenir o acúmulo de secreções traqueobrônquias e contrabalançar os efeitos destes padrões respiratórios anormais do pós-operatório, faz-se necessária a fisioterapia respiratória. Este trabalho deve iniciar-se já no período pré-operatório e, de modo mais precoce possível, continuar no pós-operatório. São dois os objetivos principais da fisioterapia: manter as vias aéreas desobstruídas, através da drenagem postural e de técnicas de expectoração assistida, e também manter os pulmões expandidos, evitando atelectasias e promovendo trocas gasosas adequadas, através dos chamados exercícios de ventilação.

Outro aspecto fisiopatológico a ser levado em consideração nas toracotomias, mesmo sem haver ressecção pulmonar, é a necessidade de incisar músculos da parede torácica, os quais têm grande importância nos movimentos respiratórios. Mesmo que o cirurgião procure escolher as melhores vias de acesso para cada caso, sempre ocorrerão secções de nervos motores importantes para a função muscular e conseqüentes paralisias. Daí ser de fundamental interesse o conhecimento anatômico destes feixes nervosos a fim de preservá-los o máximo possível. As lesões destes músculos e a presença de drenos pleurais que serão colocados obrigatoriamente ao fim do ato cirúrgico, promoverão o aparecimento da dor no período do pós-operatório que, a nosso ver, tem que ser energicamente combatida, pois, indiscutivelmente, é um fator complicador e causa de insucesso de toracotomias. A analgesia adequada promove uma melhora na dinâmica pulmonar e nas trocas gasosas. Permite também que o doente realize inspirações profundas, não tenha receio de tossir e colabore ativamente com a fisioterapeuta, fatos que levam a uma redução significante de complicações pulmonares. Existem vários maneira de sedar a dor, em nossa Instituição, mas preferimos utilizar a analgesia peridural intermitente, através da colocação de um cateter em coluna lombar alta (L-1 e L-2) ou torácica baixa (T-10). Este cateter é colocado logo no início da operação e ao término dos procedimentos habituais de anestesia e de intubação. Mantém-se o cateter por três dias no período pós-operatório e nele é instilado morfina ou outro narcótico. A manipulação deste cateter e a instilação de drogas são de responsabilidade do anestesista.

Problemas Fisiopatológicos Específicos de Cada Tipo de Ressecção Pulmonar

Pneumectomia Total

Do ponto de vista de via de acesso a melhor incisão para a pneumectomia é a toracotomia póstero-lateral, a qual permite o melhor acesso ao hilo pulmonar, seja por via ventral, seja caudal. Apresenta, porém, um inconveniente quanto à posição do doente que ficará deitado em decúbito lateral e, portanto, sobre o pulmão sadio, ou seja, o pulmão que garantirá, durante o ato cirúrgico, quase toda ventilação pulmonar. Como vantagem desta posição, o pulmão sadio, sobre o qual o doente estará apoiado, terá uma perfusão aumentada pela ação da gravidade. Estes fatos fisiopatológicos devem ser bem conhecidos pelo anestesista que proporcionará ventilação adequada, além de realizar, periodicamente, aspirações das secreções traqueobrônquicas. Outro recurso anestésico de grande importância é a utilização de drogas curarizantes o que permitirá a imobilidade do mediastino. Nas anestesias superficiais ou quando os curarizantes não são adequadamente administrados, surge a movimentação lateral das estruturas mediasiinais, o chamado balanceio do mediastino. A conseqüência é o deslocamento e torsão sucessivos das estruturas vasculares mediastinais, principalmente das veias cavas superior e inferior. Como resultado destes movimentos paradoxais surgirão alterações cardiovasculares e respiratórias graves que se traduzirão nos mais variados tipos de anitmias cardíacas, hipoventilação, hipotensão e, mesmo, a mais grave complicação pré-operatória, a fibrilação ventricular.

No tratamento do hilo pulmonar, do ponto de vista hemodinâmico, o primeiro elemento a ser laqueado é a artéria pulmonar principal, a fim de evitar o infarto hemorrágico do pulmão, o que pode ocorrer quando é feita antes da ligadura das veias pulmonares. Esta conduta nem sempre é exeqüível, na prática, por condições técnicas locais. Durante muitos anos se preconizou a ligadura do brônquio principal, como devendo ser a primeira estrutura a ser tratada, para evitar a disseminação das secreções. Atualmente este perigo é evitado através do bom preparo pré-operatório, eliminando as secreções, e pelo uso de sondas endotraqueais, tipo Carlens.

Alguns autores advogam, nos casos de carcinoma broncogênico, a ligadura inicial das veias pulmonares para evitar-se a propagação de células tumorais para a circulação sistêmica. Na prática, nem todos os cirurgiões aceitam esta recomendação por entender que os possíveis benefícios desta ligadura inicial das veias pulmonares têm pouco valor na prevenção da propagação das células tumorais. Outro inconveniente da ligadura das veias pulmonares, antes da laqueadura da artéria pulmonar, é a inundação sangüínea do leito pulmonar a ser ressecado levando à maior perda sangüínea pré-operatória.

Após a realização da pneumectomia e o fechamento da incisão, o cirurgião se defronta com o problema de um grande espaço pleural vazio, correspondente ao pulmão ressecado. A pressão no espaço pleural vazio deve ser ajustada a partir do término do ato cirúrgico, em torno de 2 a 4cm de água na inspiração, e uma pressão positiva de 2 a 4cm na expiração. Esta conduta permite evitar deslocamento mediastinal e hiperdistensão do pulmão remanescente – ambos

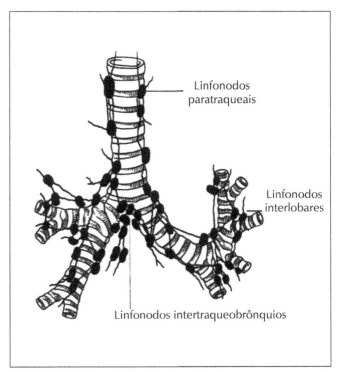

Fig. 48.6 – *Linfonodos tráqueo-brônquicos.*

fenômenos fisiopatológicos que podem agravar a evolução pós-operatória.

No passado, inúmeras escolas cirúrgicas preconizavam a tripsia do nervo frênico do lado pneumectomizado, a fim de reduzir o volume do espaço pleural vazio. Esta conduta é totalmente contra-indicada desde que prejudica a respiração diafragmática pela paralisia do hemodiafragma respectivo, o que torna o mecanismo da tosse ineficiente.

Os primeiros efeitos fisiológicos da pneumectomia total são o aumento temporário da pressão ventricular direita e da artéria pulmonar. Esta elevação da pressão habitualmente volta em poucos dias a seus valores normais. Raramente ocorrem alterações cardíacas. É evidente que estudos cardiovasculares pré-operatórios devem ser realizados, obrigatoriamente, com vistas à prevenção e ao tratamento dos distúrbios cardiovasculares pré- e pós-operatórios.

O pulmão normalmente tem capacidade de tolerar uma duplicação do seu fluxo sangüíneo; deste modo, em repouso, a pressão da artéria pulmonar se mantém em níveis normais, mas durante o exercício ela pode se elevar progressivamente. Nos doentes mais idosos, portadores de processos brônquicos obstrutivos crônicos, a adaptação fisiopatológica acima descrita ocorre do mesmo modo. Eles sofrerão maior ou menor grau de incapacidade funcional de acordo com a sua reserva funcional pulmonar pré-operatória. Assim, quanto menor a reserva funcional, maior será a elevação da pressão arterial pulmonar, que será fator coadjuvante importante para estabelecer, num prazo mais ou menos longo, o quadro de *cor pulmonale* crônico.

Nas crianças que sofreram pneumectomia total, antes da adolescência, surgirão mínimas alterações funcionais ventilatórias, mesmo tardiamente. Nelas a hipertensão pulmonar, praticamente, não se estabelece ou não tem significado hemodinâmico.

Lobectomias

A ressecção parcial do pulmão – lobectomia – produz como primeiro efeito fisiopatológico um aumento de perfusão do pulmão remanescente, porém há uma redução da superfície de difusão.

Pela ressecção de um lobo pulmonar haverá uma hiperinsuflação do parênquima pulmonar do lado operado e, também, de todo pulmão contralateral. O aparecimento de insuficiência ventilatória é menos freqüente do que as pneumectomias totais; surge mais tardiamente e, quando não está associado a outras complicações, expressa geralmente uma inadequada avaliação pré-operatória.

Segmentectomias

As alterações fisiopatológicas, após segmentectomias, são mínimas, principalmente quando são retirados segmentos já atelectasiados ou com processos pneumônicos crônicos. A grande vantagem das segmentectomias é permitir a preservação de demais segmentos do mesmo lobo, com parênquima funcionante. Como na segmentectomia a quantidade de tecido pulmonar retirado é menor, torna-se mais fácil a ocupação de espaço vazio residual pleural. Entretanto, este espaço, por ser de superfície cruenta, é mais susceptível a complicações, como hemotórax infectado e empiema septado.

Hipoventilação, Retenção de CO_2 e Acidose Respiratória

Gibbons e col. (1950), Taylor e Roos (1950), Ellison, Ellison e Hamilton (1955), entre outros, chamaram a atenção para alterações do equilíbrio ácido-básico durante operações intratorácicas e, principalmente, para a hipoventilação, hipoxia e acidose que ocorrem freqüentemente durante o ato cirúrgico ou no pós-operatório imediato.

Principalmente no período pós-operatório pode se instalar insuficiência ventilatória – hipoventilação – responsável pela retenção de CO_2 e conseqüente aparecimento de acidose respiratória.

Inúmeros fatores podem ser responsáveis pela insuficiência respiratória no período intra- e pós-operatório. Os principais são:

1) Moléstias pulmonares associadas à lesão que indicou a cirurgia, como bronquite crônica, enfisema, processos tuberculosos cicatriciais, resquício de processos pneumônicos ou atelectásicos.

2) Necessidade de ressecções pulmonares extensas que causam redução subliminar de tecido pulmonar funcionante.

3) Dor torácica no nível da incisão operatória e presença de drenos pleurais.

4) Plano anestésico profundo com depressão respiratória.

5) Uso excessivo de sedativos e relaxantes musculares.

As situações acima, isoladamente ou associadas, podem levar a graus variados de hipoxemia, de retenção de CO_2 ou de ambos ao mesmo tempo.

Deve Ser lembrado que a fisiologia da respiração se divide em três fases que ocorrem simultaneamente: 1) O transporte de gases a partir do exterior, através da árvore brônquica, até os alvéolos e vice-versa – é a ventilação; 2) Fluxo sangüíneo capilar pulmonar perfundindo os pulmões – perfusão; 3) Troca de oxigênio e CO_2 através da membrana alveolocapilar – chamada difusão. No doente cirúrgico, principalmente o que sofreu em maior ou menor extensão a agressão cirúrgica e ressecção pulmonar, surgem alterações destas funções fisiológicas do pulmão. Assim, pode surgir hipoventilação conseqüente a várias causas: a) depressão respiratória pós-anestésica ou por excesso de sedativos; b) limitação dos movimentos respiratórios por fenômenos dolorosos decorrentes dos tubos de drenagem e das incisões cirúrgicas; c) instalação ou agravamento, no pós-operatório, de bronquite crônica, asma ou enfisema. Mesmo com a tensão atingindo níveis normais ou acima da normalidade obtida pela administração de O_2, pode haver acúmulo de CO_2. A hipoventilação, entretanto, não será corrigida se persistir a retenção de CO_2. Este distúrbio pode, mesmo, piorar se os quimiorreceptores de CO_2 forem inibidos por uma hipercapnia crônica.

Durante o pré- e pós-operatório das intervenções torácicas, principalmente nas ressecções pulmonares, onde houve redução do parênquima funcionante, existe, pelo menos no pós-operatório imediato, uma reserva pulmonar reduzida.

Nos quadros pneumônicos e atelectásicos, porções importantes do parênquima pulmonar não são ventiladas, porém continuam a ser perfundidas por sangue venoso. Ocorre aqui um fato fisiopatológico fundamental, ou seja, um desequilíbrio ventilação-perfusão (curto-circuito direito-esquerdo).

Se um dos pulmões não está atingido pela complicação atelectásica ou pneumônica e tem condições normais, o doente procura compensar este curto-circuito direito-esquerdo através da instalação de hiperventilação unilateral. O valor terapêutico da administração apenas de O_2 será pouco ou nenhum, pois haverá discreta correção da saturação da hemoglobina.

A correção adequada será tratar a pneumonia e a atelectasia pelo estímulo da tosse, aspiração traqueal e a broncoaspiração, a fim de eliminar as secreções endobrônquicas e rolhas de secreções que tamponem os brônquios. Impõe-se, também, o uso do antibiótico adequado para "cada caso. A utilização criteriosa da respiração com pressão positiva, sempre após prévia limpeza brônquica, proporcionará a reinsuflação do pulmão e retorno de adequada ventilação-perfusão.

Alterações fisiopatológicas mais graves podem surgir em doentes asmáticos ou enfisematosos, nos quais, no período pós-operatório deressecções, se instala quadro de pneumonia ou atelectasia. Estes casos, como é óbvio, deverão ser submetidos a estudos pré-operatórios cuidadosos e operados só quando houver indicação absoluta.

Na complicação pós-operatória referida, produzem-se hipoxemia, retenção de CO_2 e acidose respiratória como resultado do desvio da curva de dissociação da hemoglobina para a direita, condicionando menor saturação de hemoglobina.

BIBLIOGRAFIA

1. Bignal JR e Moon AJ. Survival after lung resection in bronchial carcinoma. Thorax, 10:183, 1955.
2. Blades B e Kent EM. Individualligation technique - for lower lobe lobectomy. J. Thoracic. Surg., 10-84, 1940.
3. Bonie J. Primary carcinoma of the bronchus: prognosis following surgical resection (Hunterian Lecture). Ann. Roy. Coll. Surg. Engl., 10:165, 1952.

4. Boyden EA e Hartmann JF. An analysis of variations in left upper lobes of fifty lungs. Amer. J. ANt., 79:321, 1946.
5. Carlens E. New flexible double -lumen catheter for bronchospirometry. J. Thorac. Surg., 18:742, 1949.
6. Churchill ED e Belsey R. Segmental pneumonectory in bronchiectasis. The lingula segment of the left lobe. Ann. Surg., 109:483, 1939.
7. Churchill ED. Resection of the lung. Surgery 8:961, 1940.
8. Ellis EH, Grindlay JH e Edwards JE. The bronchial arteries. Surgery, 30:810, 1951.
9. Ellison RG, Ellison LT e Hamilton WF. Analysis of respiratory acidosis during anesthesia. Ann. Surg., 141:375, 1955.
10. Frazer RG e Pare JAP. Diagnosis of diseases of the chest. vol. 1. Philadelphia, W.B. Saunders Co. 1970.
11. Ghoreyb AA e Karsner HT. A study of the relation of pulmonary and bronchial circulation. J. Esp. Med. 18:500, 1913.
12. Graham EA e Singer 11. Sucessfull removal of an intire lung for carcinoma forbronchus. JAMA, 101:1371, 1993.
13. Guertzenstein E. A técnica operatória das ressecções pulmonares. Um estudo da anatomia cirúrgica e técnica operatória com a conduta mais utilizada. p. 15 - Livraria Atheneu S/A. Rio de Janeiro, 1958.
14. Hayek HV. Die Menschliche Surge Lunger, Berlin, Goettingen, Heidelber – 1953.
15. Lawson H. Citado por Guertzenstein E., 1958.
16. Meltzer SJ e Auer J. InSurgery, Oldand new frontiers-G.Ri New York, Charles Scribner's Sons, p. 194, 1968.
17. Lucas CL, Murray GF, Wilcox BR e Shallal JA. Effects of pretory on pulmonary imput impendance. Surgery, 94:807, 1983.
18. Nohl-Oser HG. The lymphatics spread of carcinoma of the bron hus - in international Symposium of Mediastinoscopy, 1970. Odense-Dentnarll University Press, 1971.
19. Overholt RH e Langer L. A new technique for pulmonary - segmental resection. Surg. Gynec. Obst., 84:257, 1947.
20. Overholt RH e Langer L. The technique of pulmonary resection. Springfield, Charles C. Thomas, 1949.
21. Reclus P. Citado por Guertzenstein E., 1958.
22. Taylor FH e Roos A. Disturbance in acid base balance during ether anesthesia with special reference to change occurring during thoracic surgent. J. Thoracie. Surg., 20:289, 1950.
23. Tuffier T. Reseetion du sommet du poumon. Gaz. d. hop. de Toulose, 6:257,1913.
24. Verloop MC. The arteriae bronchiales and their anastomoses with the arteria pulmonalis in the human lung: a micro-anatomical study, Acta Anat. (Basel) 5:171, 1948.

Ressecções Pulmonares*

Luiz Tavares da Silva

INDICAÇÕES

As ressecções pulmonares indicam-se no tratamento dos tumores broncogênicos, nas bronquiectasias, nas supurações pulmonares crônicas, nos cistos enfisematosos e parasitários, na moléstia policística, em várias formas de tuberculose com destruição de lobos ou de um pulmão, nos tuberculomas, nas lesões cavitárias com paredes espessas, nas fístulas arteriovenosas e nos traumatismos pulmonares que ocasionem lesões vasculares irrecuperáveis.

CÂNCER DO PULMÃO

Embora as indicações cirúrgicas aqui referidas sejam bastante numerosas, na prática, a maioria das ressecções pulmonares se realiza para tratamento de tumores malignos e, com menor freqüência, nas lesões inflamatórias e cistos enfisematosos, ou raramente em moléstias parasitárias. As técnicas cirúrgicas atualmente adotadas lembram as que antigamente serviram para tratamento da tuberculose pulmonar.

Histórico

Em 1891, Tuffier[18] realizava com sucesso a primeira ressecção pulmonar para tratamento da tuberculose, empregando a via de acesso extrapleural.

Coube a Graham e Singer[10], em 1933, relatarem a primeira remoção de todo o pulmão no carcinoma broncogênico. A contribuição de Graham representou um grande avanço, pois obteve o primeiro sucesso em pneumectomia com laqueadura em massa do pedículo pulmonar e ligadura isolada do brônquio e da artéria pulmonar, conforme técnica padronizada após extensas investigações experimentais, no cão. Sua operação propiciou importantes progressos técnicos.

A Rienhoff JR[16] (1933) se devem trabalhos pioneiros, havendo tratado com originalidade do palpitante problema do reajustamento anatômico intratorácico, após a completa ablação de um pulmão. Através de pacientes estudos experimentais, aperfeiçoou a técnica de sutura dos brônquios, com o propósito de impedir a complicação temível que ocorre pela deiscência, com possível formação de uma fístula bronco-pleuro-cutânea. Hoje esta complicação é menos freqüente nas ressecções pulmonares, lobares e segmentares graças à simplificação técnica e ao eficiente combate às infecções.

Edwards[8], na Inglaterra, e Churchill e col.[5], nos Estados Unidos, foram os campeões da cirurgia ressecconista.

Allison[1] (1946) descreveu a técnica de abordagem intra-pericárdica, na pneumectomia, para tratamento radical do carcinoma brônquico. Naquela época, o pericárdio estava na mesma posição que a pleura e o peritônio, pois ninguém ousava incisá-lo, com medo de pericardite supurativa. A serosa cardíaca tem na verdade poderes de enfrentar a infecção pelo menos tão eficazes quanto os da pleura e os do peritônio, desde que sejam evitados os fatores mecânicos de acumulação de líquidos sob tensão no seu recesso.

A abertura do pericárdio, na pneumectomia, veio facilitar grandemente as laqueações vasculares. Tumores situados entre as estruturas hilares, com aderências a grandes vasos e ao átrio, foram facilmente ressecados, bem como glânglios aderentes ao pericárdio, partindo-se para uma cirurgia mais ampla.

Como se sabe, os tumores primitivos do pulmão se originam nas células da mucosa que reveste internamente os brônquios. A distinção entre benignidade e malignidade nem sempre é clara. Benignos são os que evoluem lentamente, não comprometem órgãos vitais nem dão metástases. São considerados malignos os que, pela sua sede ou natureza, evolução mais ou menos rápida e elevada freqüência de metástases invadem outros órgãos, além do sítio de origem, representando perigo de vida para seus portadores. Com o aperfeiçoamento dos métodos de diagnóstico precoce e principalmente com a adoção dos exames radiológicos do tórax, repetidos, de preferência, semestralmente, a incidência do câncer do pulmão se mostrou elevada, crescendo dia a dia.

Na realidade, o reconhecimento clínico e o diagnóstico diferencial das outras afecções pulmonares só se tornou

---

* *Capítulo revisto por Pedra C. Pizantino Lemos.*

possível pelo emprego da radiologia e da broncoscopia. Antigamente, doentes portadores de carcinoma broncogênico ficavam sem diagnóstico até que grandes massas tumorais metastáticas lhes cresciam no mediastino, onde eram às vezes erradamente tomadas por tumores primitivos (os chamados sarcomas do mediastino). Quando, entretanto, se chegava ao retardado diagnóstico, a moléstia era incurável, isto é, de evolução fatal. Só os progressos das ressecções pulmonares é que vieram trazer para o câncer do pulmão uma esperança de tratamento. Até nos centros mais adiantados há grande número de casos que devem ser considerados inviáveis para o tratamento resseccionista. Os doentes inoperáveis são encaminhados a diversas modalidades de "tratamento médico paliativo" pelas irradiações de megavoltagem, coadjuvado por certos quimioterápicos.

Ressecabilidade – Operabilidade

Por vezes o cirurgião pode ressecar mais de um lobo pulmonar ou todo o pulmão, pretendendo extirpar a sede inicial do processo neoplásico, mas quando deixa células malignas em estruturas vizinhas, e seguramente no sangue, a operação não passa de uma simples "ressecção", em vez de uma "operação potencialmente curativa".

Cirurgiões, clínicos e patologistas, na sala cirúrgica, não sabem com certeza, senão depois da "toracotomia exploradora", se o tumor em estudo é maligno ou benigno, nem podem avaliar de antemão se é operável ou meramente ressecável.

Por outro lado, a experiência de vários centros especializados demonstra que talvez menos de 1% dos doentes portadores de câncer pulmonar que se submetem à toracotomia sobrevive cinco anos à operação, quando o pulmão não pode ser ressecado.

Nas estatísticas pós-operatórias, em virtude das dificuldades diagnósticas na conceituação da operabilidade, figuram muitos doentes submetidos a toracotomia, com ressecção de apenas parte do tumor. São, presumivelmente, os que não alcançaram o benefício da "pneumectomia radical", que teriam a esperança dos melhores resultados. Mas a operação radical, por outro lado, não é livre de produzir perturbações fisiológicas, particularmente no indivíduo idoso portador de moléstias associadas tais como fibrose, enfisema ou afecções inflamatórias crônicas, específicas ou inesptócificas. A pneumectomia total radical acarreta, além de elevada mortalidade imediata, uma morbidade de certa monta, maior que a da simples lobectomia, a limitar a própria finalidade curativa.

Da Inoperabilidade

Consideram-se inoperáveis, e não devem ser conduzidos à sala cirúrgica, todos os doentes com evidente propagação local ou à distância, ou invasão de órgãos que não podem ser ressecados com o tumor primário. Consideram-se teoricamente operáveis apenas os doentes nos quais se demonstra que a neoplasia não se estende além do bloco de tecidos e órgãos que podem ser ressecados no campo operatório. A maior parte dos doentes inoperáveis falece antes de um ano, e raros são os que sobrevivem dois anos de evolução da moléstia.

Cada doente operado de câncer broncogênico deve ter direito a seguimento pós-operatório completo, com todos os cuidados que se tornam necessários para a mim sofrimento psíquico e alívio da dor. Embora o cirúrgico tenha sido o mais radical, supostamente o melhor em alguns casos, convém não esquecer, de outra parte, que estatísticas com vistas à cura clínica, em termos de sobrevida de cinco anos, demonstram que raramente esta pode ser levada a cabo. Em cerca de apenas 35% dos doentes submetidos a tratamento cirúrgico é possível realizar-se a pneumectomia radical.

No tratamento do câncer broncogênico é também uma tarefa, por vezes difícil, a de se afastar a hipótese de que o achado radiológico suspeito de câncer primitivo se trate na verdade de um tumor pulmonar secundário, cuja sede primária se localiza nos rins, nos ossos, no colo ou no reto.

O câncer pulmonar mais comum é um tumor central, junto ao hilo. O periférico, oriundo ae tecidos próximos da pleura, é menos freqüente.

Os portadores de câncer pulmonar podem ser classificados, do ponto de vista cirúrgico, do seguinte modo:

1) Doentes inoperáveis, que são tratados por métodos paliativos.

2) Doentes supostamente operáveis, que são submetidos a toracotomias exploradoras quando se tem dúvida sobre a operabilidade ou o diagnóstico.

3) Doentes operáveis, que se submetem à exérese de um dos pulmões, ou de um ou mais lobos, extirpando-se, se possível, no lado doente, num bloco único, gânglios e tecidos supostamente invadidos.

4) Doentes submetidos a uma simples "ressecção", na qual apenas se retira um pulmão, um lobo ou lobos afetados, mas não se removem todos os gânglios e tecidos invadidos em virtude de dificuldade ou impossibilidade técnica.

5) Doentes nos quais só o lobo comprometido é ressecado paliativamente, contra-indicando-se a pneumectomia total, diante da possibilidade de grande aumento do risco de insuficiência respiratória pós-operatória.

Biópsia Pré-escalênica

Um dos melhores métodos e o mais largamente usado para avaliação da extensão do processo canceroso é a biópsia pré-escalênica, preconizada por Daniels[6]. O espaço limitado inferiormente pela veia subclávia, medialmente pela veia jugular interna e pelo músculo omo-hióideo, medial e profundamente pelo assoalho do músculo escaleno anterior, onde se reconhece o nervo frênico contido na bainha deste músculo, é a região escolhida para a pesquisa cirúrgica de gânglios linfáticos, em meio à gordura pré-escalênica. A biópsia deve ser praticada bilateralmente (Fig. 49.1).

Mediastinoscopia e Biópsia Mediastínica

Uma variante que visa a descobrir a presença de gânglios invadidos pelo câncer é a "exploração mediastínica paraesternal". Faz-se uma pequena incisão paraesternal dirigida verticalmente, sobre a 4ª cartilagem costal. A cartilagem é ressecada subpericondrialmente, preservando-se o pericôndrio posterior. A incisão e dissecção do mediastino anterior do lado doente é praticada medialmente aos vasos torácicos internos. A dissecção atinge mesmo a zona subcariniana,

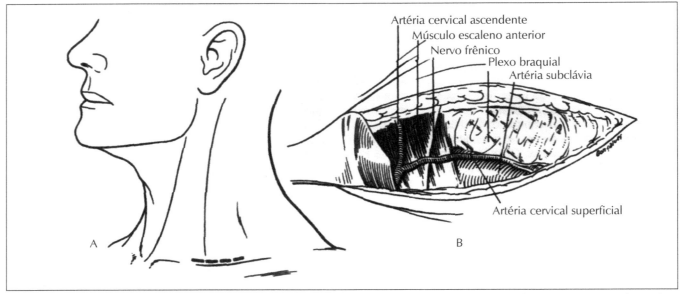

Fig. 49.1 – *Biópsia pré-escalênica. A – Incisão cutânea transversa-clavicular; B – Abertura da loja supraclavicular e acesso ao músculo escaleno anterior.*

onde a invasão ganglionar seria, no consenso da maioria, uma prova de inoperabilidade (Fig. 49.2).

Quando a dissecçã9 é do lado esquerdo, a zona subcariniana é mais difícil de ser abordada. Então a mediastinoscopia pode ser de utilidade, e Pearson e col[14,15] pensam que é vantajosa se praticada pelos próprios cirurgiões que pretendem realizar a pneumectomia. Tal método é preferido por muitos, no lugar da biópsia pré-escalênica ou mediastínica, a menos que se palpem gânglios cervicais.

Pneumectomia versus Lobectomia

Pneumectomias radicais, embora realizadas com alto padrão técnico e todos os cuidados de ressecar os gânglios e tecidos mediastínicos possivelmente invadidos por células neoplásicas, nem sempre se mostram superiores ao método preconizado por Churchill e col.[5], que preferem indicar a lobectomia, com limpeza ganglionar, em muitos casos, principalmente para atender à função respiratória dos operados.

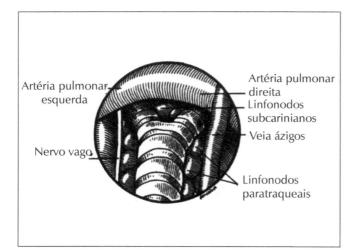

Fig. 49.2 – *Mediastinoscopia.*

Em 1952, Allison praticou, em Leeds (Inglaterra), as primeiras ressecções pulmonares com reimplantação de lobos para valorizar a função das áreas respiratórias remanescentes, valendo-se, até se preciso fosse, de anastomoses de vasos hilares, seccionados para facilitar a ressecção em manguito – *sleeve resection* – (Lowe e col.[12]).

Com efeito, com apreservação máxima do tecido pulmonar sadio, a mortalidade cirúrgica imediata pode cair bastante. Ela é de 10% a 20% na pneumectomia e apenas 5% nas lobectomias, no tratamento de carcinoma broncogênico.

Alguns cirurgiões atuais aconselham o tratamento pré-operatório pela radioterapia para reduzir a massa tumoral. Outros só se utilizam do tratamento radioterápico após a ablação cirúrgica do tumor, ou seja, ainda como tratamento complementar. Preconizam o tratamento quimioterápico pós-operatório, que vem se tornando obrigatório após as exéreses incompletas ou paliativas.

Como quer que seja, a sobrevida de cinco anos não se observa senão em 25% dos doentes operados, em média. E na análise das condições que influenciam tal sobrevida, após tratamento cirúrgico, considera-se de valor, em primeiro lugar, a extensão do tumor aos tecidos vizinhos verificada durante a operação e não tanto a técnica adotada, com suas possíveis variantes. Quanto à forma citológica ou o tamanho do tumor, não parecem fatores importantes para a predição de sobrevida, embora o tipo anaplásico e indiferenciado seja considerado pior de prognóstico que o tipo bronquiolar, situando-se, entre os dois, o epidermóide.

Segundo Overholt[13], as maiores chances de sobrevida ao tratamento cirúrgico radical cabem aos doentes cuja lesão não pode ser vista ao broncoscópio (tumor periférico), quando a pesquisa de células neoplásicas nas secreções brônquicas ainda é negativa e quando não se encontram gânglios metastáticos cervicais ou mediastínicos. Portanto, casos diagnosticados pela toracotomia exploradora.

A cirurgia dos transplantes pulmonares abrirá uma perspectiva futura para melhor solução cirúrgica do problema do câncer do pulmão, quando se souber a causa das rejeições. O emprego da cirurgia com circulação extracorpórea para permitir ressecções mais amplas, inclusive de partes da traquéia e da aurícula, talvez pelo perigo maior de hemorragias que se agravam pelo emprego de heparina, não tem sido largamente adotado.

Contra-indicações

A idade, o estado geral e até mesmo a situação cardiovascular, como a arteriosclerose e a hipertensão arterial, não devem contra-indicar a cirurgia do câncer pulmonar de modo absoluto, como acontece na bronquiectasia ou na tuberculose, porque a moléstia maligna não reconhece, afinal de contas, outra possibilidade de tratamento curativo. Por outro lado, o câncer do pulmão ocorre com maior freqüência depois dos 60 ou 70 anos, quando é de se esperar uma associação com outras doenças. São inoperáveis os doentes portadores de: invasão linfática regional intensa; derrame pleural com exame citológico positivo; paralisias frênicas; os que apresentam sinais de metástases (no sistema nervoso, no fígado, no rim, na suprarenal, nos ossos etc.), ou evidências de invasão da carina ou da traquéia.

O derrame pleural não constitui necessariamente uma contra-indicação cirúrgica, a menos que o exame citológico do centrifugado do líquido de aspiração seja positivo para células malignas.

A própria compressão e obliteração da artéria pulmonar pelo tumor ou a invasão de uma veia pulmonar podem não ser obstáculos à realização da pneumectomia, quando se possam suspeitar, eventualmente, nas angiografias seletivas. Tais exames raramente são considerados necessários no diagnóstico do câncer do pulmão e no estudo das indicações cirúrgicas. Já a biópsia pleural, em casos de derrames, é bem indicada.

A paralisia do nervo recorrente, que ocasiona rouquidão, e a paralisia diafragmática (comprovada pela radioscopia), que denota a invasão do nervo frênico pelo processo tumoral – mais freqüente no câncer do hilo esquerdo – constituem sinais absolutos de inoperabilidade.

A broncografia é prova raramente solicitada, de vez que não contribui decisivamente no diagnóstico da inoperabilidade, que se estabelece mais pelo exame clínico. Se a broncoscopia não revelar invasão da traquéia e alargamento da carina, pode ser interessante, em alguns casos, proceder a exame radiológico do esôfago, à busca de sinais compressivos. Raramente se lança mão de uma angiografia do sistema ázigos.

Bronquiectasia

Os brônquios segmentares atingidos devem ser ressecados, na maioria dos doentes, como tratamento de escolha, por meio de lobectomias ou ressecções segmentares, únicas ou duplas, em um só tempo ou tempos sucessivos, uni ou bilaterais. O catarro será examinado bacteriologicamente, não só para excluir tuberculose, como ainda para orientação do tratamento antibiótico. Antes da operação, os brônquios dilatados serão limpos com aspiração broncoscópica ou drenagem postural. Quando há excessiva secreção catarral, adota-se a posição de Overholt, na qual os doentes são colocados na mesa cirúrgica em decúbito ventral, com a cabeça em ligeiro declive. Instilações ou nebulizações com antibióticos parecem por vezes benéficas nesses casos. Deve-se procurar que o pulmão se torne o menos infectado possível. Os doentes submetem-se a repouso, mas não devem permanecer imóveis na cama; fisioterapia, exercícios e jogos podem aumentar-lhes a capacidade vital. Estimula-se a respiração com exercício dos músculos intercostais e do diafragma.

A extensão da ressecção pulmonar será previamente determinada com o exame de broncografias bilaterais bem-feitas. No ato operatório, a extensão do processo é novamente aquilatada pela inspeção e palpação. Os segmentos sadios insuflam-se e desinsuflam-se perfeitamente em contraste com os segmentos doentes, e assim o anestesista pode ajudar no seu reconhecimento mantendo a respiração manualmente controlada. O tecido pulmonar normal é flácido, enquanto o bronquiectásico é endurecido (Overholt).

Tuberculose Pulmonar

Atualmente quase não se indica mais qualquer tipo de toracoplastia na tuberculose pulmonar e as ressecções locais, as segmentares, as lobares ou as pulmonares. também são intervenções raras, nos hospitais gerais. Os antigos hospitais de tuberculose fecharam suas portas.

Entre as complicações mais freqüentes, que acontecem também na bronquiectasia, convém lembrar a hemorragia, a fístula bronquial, as atelectasias pós-operatórias (mais comuns no lobo superior quando se realiza uma lobectomia inferior), as pneumonias de aspiração contralaterais e o abscesso cerebral. Nos países onde a tuberculose não se acha completamente erradicada, há lugar para a cirurgia de exérese.

Deve-se acompanhar a história da moléstia examinando as radiografias obtidas anteriormente a operações prévias, a que por ventura os doentes foram submetidos no passado.

As indicações cirúrgicas mais comuns são a ressecção de tuberculomas, de lobos completamente destruídos ou encerrando cavidades fibrosas de paredes espessas.

Durante o ato cirúrgico, o pulmão deve ser palpado à procura de nódulos que tenham passado despercebidos ao exame radiológico, tais como tuberculomas possíveis de ressecção local (subsegmentária). Mais de um segmento pode apresentar-se interessado no processo tuberculoso, a merecer ressecção. É comum, por exemplo, uma lesão antiga do segmento superior do lobo inferior vizinha à lesão do lobo superior.

O sucesso do tratamento depende da correta indicação cirúrgica, sendo a ressecção fadada ao insucesso na presença de tuberculose endobrônquica em atividade. As lesões bilaterais constituem uma contra-indicação usual, mas há casos em que pequenas ressecções são praticadas de ambos os lados, com intervalo de tempo adequado para tratamento clínico.

A pleura parietal será sempre ressecada, juntamente com o pulmão ou com os lobos, na tuberculose. O preenchimento do espaço pleural após lobectomias, quando o diafragma não será paralisado, representa problema de grande importância, posto que a expansão enfisematosa das áreas respiratórias remanescentes poderia prejudicar a função respiratória do doente, além de fazer com que lesões aparentemente cicatrizadas viessem a recidivar. Por isso é que as lobectomias superiores, na tuberculose, são por vezes complementadas com toracoplastias. Entretanto, não se indica a toracoplastia, na presença de paralisia diafragmática.

Ressecções Pulmonares Radicais no Câncer Broncogênico

A via de acesso aos vasos pulmonares será intrapericárdica, dissecando-se o mediastino largamente para se fazer a remoção em bloco dos gânglios linfáticos regionais.

A incisão torácica preferida é a póstero-lateral, com exérese de uma costela (5ª ou 6ª). O brônquio será isolado ou ocluído no início da operação. Esse tempo visa impedir a disseminação das secreções do pulmão doente para o outro lado, mas não é necessário quando se usa ventilação de um só pulmão. A ordem usual de dissecção é: brônquio, artéria e veia. Mas algumas vezes se justifica a ligadura inicial das veias pulmonares (Aylwinn[2]), para evitar embolias e disseminação venosa de metástases.

Na operação radical, a pleura mediastínica é incisada a uma distância bem maior do hilo do que nas pneumectomias extrapericárdicas.

Allison[1] opinava que "qualquer técnica que aumenta o espaço entre o tumor e o corte cirúrgico no tratamento de moléstia maligna é digna de ser adotada". A técnica intrapericárdica representa, pois, um tratamento mais radical reservado para a moléstia maligna.

Brock e col.[4], apreciando a valiosa sugestão de Allison[1], estabeleceram as bases da pneumectomia radical com ressecção de todo o tecido adjacente vulnerável à moléstia. Mostraram que era necessário ressecar as estruturas possivelmente invadidas por células cancerosas bem como parte do pericárdio, veias pulmonares, tecido gorduroso mediastínico e gânglios linfáticos, tudo de acordo com o que se sabe a respeito de como se processam as metástases do câncer pulmonar (Figs. 49.3 e 49.4). Os vasos não devem ser dissecados no hilo, mas na sua origem intrapericárdica. O brônquio será seccionado no nível mais alto possível, junto à traquéia, em secção oblíqua. Os linfonodos e vasos linfáticos próximos ao esôfago, os localizados na altura da entrada do ducto torácico, os do grupo traqueobronquial- existentes na concavidade da aorta do lado esquerdo ou junto à veia ázigos (que pode ser ligada) do lado direito – e os situados medialmente ou anteriormente à traquéia, são todos removidos em bloco. O grupo inferior subcariniano será removido com cuidado para não abrir a pleura do lado oposto, e se esse

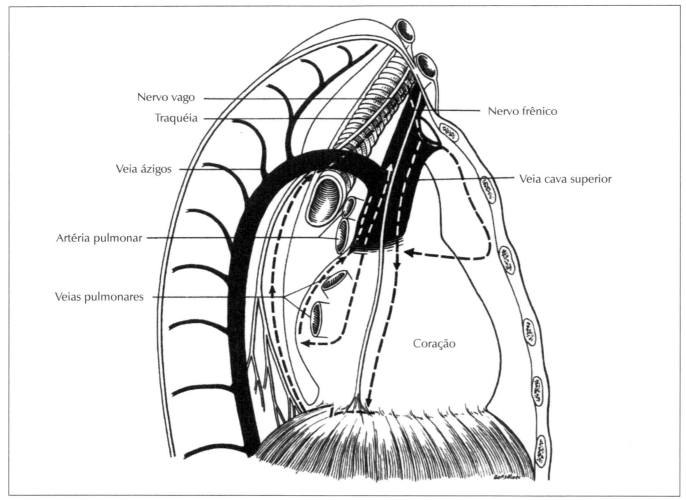

Fig. 49.3 – *Linhas de incisão da pleura mediastínica na pneumectomia radical direita.*

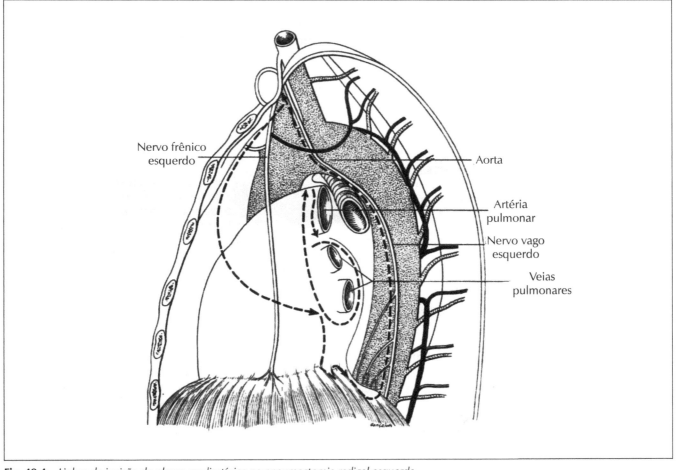

Fig. 49.4 – *Linhas de incisão da pleura mediastínica na pneumectomia radical esquerda.*

acidente ocorrer, a drenagem torácica será bilateral. A ressecção dos gânglios pode exigir habilidade e paciência, por usa das aderências.

A pneumectomia radical, por vezes, justifica-se que o tempo principal e inicial seja a ligadura intrapericárdica das veias pulmonares, como aconselhava Aylwinn[2], para evitar-se a produção de êmbolos de tecido canceroso, com metástases facilitadas pela manipulação cirúrgica. Depois das veias pulmonares, liga-se a artéria. Entretanto, para não causar desagradável congestão dos pulmões, na maioria das vezes, ligadura da artéria pulmonar precede à das veias. A dissecção dos gânglios mediastínicos, antes da dissecção do brônquio, será feita de cima para baixo. Depois de seccionado o ligamento pulmonar, disseca-se também o tecido linfático existente sob a pleura mediastínica, os gânglios linfáticos pré-pericárdicos, e os pericárdico-frênicos ou justafrênicos.

Tratamento Pré-operatório

Destina-se a colocar o doente nas melhores condições físicas possíveis para a máxima redução do risco cirúrgico. Procede-se a exame da função respiratória, e qualquer alternativa funcional será determinada com vistas a eventual tratamento. O pulmão contralateral deve ser considerado como normal. Se possível, os doentes serão acompanhados pelo fisioterapeuta. A fisioterapia aumenta a reserva respiratória a curto prazo.

Convém instituir tratamento antiinfeccioso em casos de bronquiectasias, abscessos pulmonares e quando existe tosse produtiva. Cânceres avançados com cavidades centrais quase sempre são inoperáveis, mas podem ser tratados clínica e radioterapicamente. Desnutrição, hipoproteinemia, avitaminose e anemia são também corrigidas, com medicações adequadas, como parte do tratamento geral, dias antes da operação.

A presença de tuberculose traqueal e brônquica deve ser anotada na descrição da broncoscopia, em casos de tuberculose pulmonar, e exigem tratamento prolongado, pois sem dúvida poderia comprometer a melhor técnica de ressecção, pelo alto risco de fistulização, se as suturas recaíssem em áreas não sadias.

Proíbe-se aos fumantes o uso de cigarros, se possível semanas antes da operação. Se o doente tem muita tosse, aconselha-se nebulização. Esta, com pressão positiva em respiradores automáticos, não se tem mostrado muito eficaz na maioria dos casos, reservando-se também o tratamento antibiótico por via oral ou parenteral para os doentes que expelem catarro amarelo-esverdeado (purulento). Traqueostomia preparatória não é indicada, a não ser excepcionalmente, em crianças ou doentes inconscientes, mas o tratamento de infecções das gengivas e extração de restos dentários é muito benéfico. Transfusões sangüíneas pré-operatórias são de grande valia.

Seqüência dos Tempos Operatórios

É extremamente variável com a escola a que pertence cada cirurgião. Mas há uma seqüência técnica geralmente seguida pela maioria, que repete, por assim dizer, os mesmos gestos, em casos análogos, nas diversas operações de exérese dos segmentos ou lobos, ou de todo o pulmão. Embora instrumentos especiais não sejam rigorosamente indispensáveis, nos centros cirúrgicos especializados encontram-se alguns instrumentos úteis, como os afastadores do tórax (tipo Finochietto, Price Thomas ou Tudor Edwards), até mesmo as lâmpadas maleáveis para iluminação cavitária e outros utensílios cômodos. Ruginas e costótomos apropriados, aproximador de costelas tipo Bailey, material de sutura montado em agulhas atraumáticas, pinças para brônquio tipo Brock ou Price Thomas, tesouras de Metzenbaum longas, pinças de Duval e afastadores do pulmão (tipo Allison) são os instrumentos mais comumente usados nestas operações. As cisalhas de Mauer ou Bethune são úteis para as costotomias.

Pinçamento, Bloqueio ou Ligadura Temporária do Brônquio Principal

Essa manobra visa impedir que secreções inflamatórias e catarro possam passar por gravidade para o lado sadio, dificultando a respiração e a anestesia (os doentes em geral estão deitados na mesa cirúrgica em decúbito lateral).

Para evitar tal inconveniente, Overholt[13] propôs a ligadura temporária do brônquio principal com fio grosso, feita sobre um segmento de tubo de borracha. Essa ligadura é retirada na ocasião da secção e sutura, precedida de aspiração da árvore brônquica, feita pelo anestesista com uma cânula orotraqueal.

Quando a quantidade de secreção catarral for desprezível, a ligadura ou pinçamento provisório do brônquio podem ser dispensados.

Ligadura e Secção da Artéria Pulmonar e Seus Ramos

As artérias pulmonares podem ser ligadas no seu tronco, dentro do saco pericárdico, nas pneumectomias radicais usadas no tratamento do câncer do pulmão.

Nos casos de supuração, bronquiectasias ou tuberculose pulmonar, as ligaduras serão extrapericárdicas. Os grandes vasos são dissecados no plano de sua túnica adventícia plano considerado avascular. Por vezes, no hilo, a dissecção da artéria pulmonar será precedida pela remoção de gânglios adjacentes. Vasos com arteriosclerose podem apresentar dificuldade à sua preparação. Na sua secção, que é transversa, deve-se evitar a fragmentação da íntima. As artérias e veias são cortadas perpendicularmente, com incisões nítidas.

As agulhas de sutura, atraumáticas, montadas em fio de *mersilene* ou *prolene,* devem ser passadas através do vaso e o fio tracionado numa direção perpendicular à face do vaso para evitar que se rompa e haja sangramento.

As artérias são ligadas antes das veias, mas essa ordem admite uma variação tática, realizando-se uma ordem arbitrária com vistas a facilitar a ressecção em cada caso.

Em vez da ligadura da artéria pulmonar, muitos cirurgiões preferem a sutura, pinçando-se previamente o vaso com pinças atraumáticas de Satinsky. A sutura é feita com *prolene* ou seda 4-0 em duas camadas contínuas.

Ligadura das Veias Pulmonares

Nas ressecções radicais utilizadas no tratamento de neoplasias malignas, nas quais as ligaduras venosas são intrapericárdicas, é fácil o reconhecimento das veias pulmonares superior e inferior, de qualquer lado. Elas se apresentam de variável comprimento, algumas vezes em tronco único, que se divide depois da passagem no saco pericárdico, Nesses casos; as veias são tratadas como vaso único. O seu segmento situado entre o átrio e o saco pericárdico deve ser suficiente para a dupla ligadura transfixante. Na veia pulmonar inferior direita, o pericárdio fibroso se reflete em torno da veia cava e não há possibilidade de contornar a veia com pinça ou com o dedo sem perfurar o envoltório pericárdico, o que é feito com cuidado para não ferir a veia nem o átrio. Do lado esquerdo, entre a artéria pulmonar e a veia pulmonar superior, o pericárdio fibroso forma a dobra de Marshall, que deve ser reconhecida e secccionada, para facilitar a dissecção circundante dos vasos.

Por vezes, o espaço que sobra para a ligadura do tronco venoso intrapericárdico é insuficiente para uma dupla ligadura com inserção, entre ambas, de mais uma ou duas ligaduras transfixantes. A parte distal pode então ser simplesmente pinçada. Depois de seccionada a veia, coloca-se uma ligadura transfixante de segurança, distalmente à pinça. Também se pode, comodamente, fazer a sutura, com ajuda duma pinça de Potts-Satinsky que é colocada abarcando ambas as veias, deixando-se livre um segmento de cerca de 1cm para a secção e a sutura contínua dupla.

O material de sutura mais usado é o *mersilene* ou *prolene* 2-0 a 3-0, ou até seda se não há infecção.

Na ligadura extrapericárdica, vale lembrar que o tronco venoso comum tem 1 a 1,5cm de comprimento antes de sua divisão. Nas lobectomias e ressecções segmentares, a dissecção anatômica cuidadosa deve ser conduzida a partir do hilo na direção periférica até a individualização desses ramos (Figs. 49.5 e 49.6), destacando-se gânglios e tecido conjuntamente em torno das veias, o que exige pacientes cuidados, particularmente quando há processo inflamatório ou infiltração. carcinomatosa. Nos casos mais difíceis, em que hemorragias profusas prejudicam a visibilidade, não deve o cirurgião hesitar em abrir o pericárdio para facilitar as ligaduras, a menos que o doente seja tuberculoso, quando a ressecção deve ser de preferência extrapericárdica. Também a pleura parietal será ressecada em tais casos.

Sutura do Brônquio

O brônquio a ser seccionado será igualmente liberado do tecido conjuntivo adventício que é percorrido geralmente por vasos brônquicos, na fase anterior e bordo inferior. Estes vasos serão seccionados individualmente, entre duas ligaduras. Somente artérias brônquicas de muito pequeno calibre devem ser cauterizadas com bisturi elétrico, sem liga-

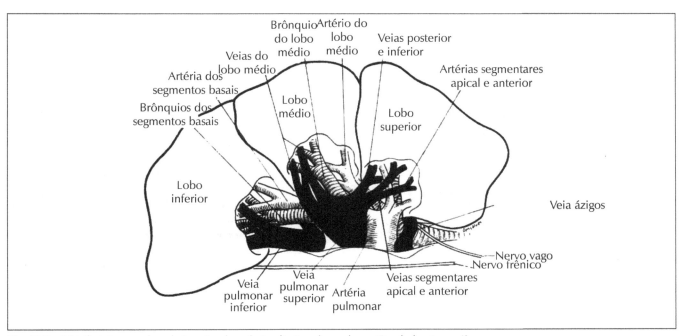

Fig. 49.5 – *Distribuição vascular e brônquica do pulmão direito – baseada em Overholt e Langer*[13].

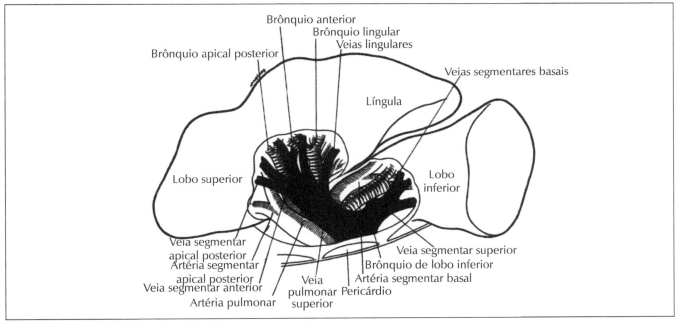

Fig. 49.6 – *Distribuição vascular e brônquica do pulmão esquerdo – baseada em Overholt e Langer*[13].

duras. Convém que a limpeza peribrônquica não seja levada ao extremo de deixar um segmento pouco vascularizado ou extensamente traumatizado, pois sua sutura seria fadada à deiscência. Por isso mesmo, os pontos não devem ser numericamente excessivos, para não prejudicarem a irrigação sangüínea. A técnica de amputação e sutura deve ser nítida e simples. É importante não se deixar, após a secção, um coto longo. A secção é feita, portanto, 5 a 6mm além da carina de bifurcação e os pontos de sutura abarcarão a parede brônquica nessa mesma distância, eliminando qualquer fundo de saco. São preferíveis pontos separados, com monofilamento de náilon 2-0, recobrindo-se o coto com retalho de pleura (Goffi e col.[9]), ou da própria adventícia aórtica (se no lado esquerdo). *Prolene* 2-0 com agulhas atraumáticas de sutura arterial é mais usado nas pneumectomias e *prolene* 4-0 nas lobectomias.

Para evitar a formação de fundo de saco no qual poderiam acumular-se secreções, alguns ressecam a carina das dicotomias bronquiais, se possível, para melhor cicatrização, isto nas lobectomias. Quando há grande tensão, que tende a abrir a luz do brônquio a ser suturado, causada pela presença de cartilagem endurecida, secciona-se ou até remove-se a cartilagem individualmente com auxílio duma espátula fina (tipo Price Thomas).

Nas últimas duas décadas tomaram impulsos as utilizações de aparelhos de sutura mecânica por grampeamento, os quais foram também aplicados em cirurgia pulmonar (Betts e Takaro[3], Dart e col.[7]). Tais instrumentos têm sido usados não só para a sutura pulmonar em ressecções atípicas limitadas, mas, sobretudo, para a sutura do coto brônquico.

A reação exudativa no coto brônquico fechado, mais intensa quando se usam fios inabsorvíveis multifilamentares, é indesejável porque retarda o início da produção de colágeno.

A inflamação enfraquece a sutura predispondo à formação de fístula broncopleural Comparativamente à seda e ao náilon, os grampos metálicos oferecem ao processo de cicatrização brônquica uma reação exsudativa nitidamente menor (Scott e col.[17]).

Fechamento das Incisões Torácicas

Evita-se a inclusão de nervos intercostais nas suturas "pericostais", que devem portanto ser "subperiostais", com *prolene* 2-0 ou, em sua falta, com categute cromado nº 1. A dor intercostal pós-operatória impede a boa respiração e os movimentos eficazes de tosse. A colocação de duas ou três suturas pericostais facilita o fechamento, mas não dispensa a sutura do feito periostal das costelas ressecadas. Esta sutura deve ser hermética, o quanto possível, para impedir o enfisema subcutâneo da parede do tórax. O fechamento é mais fácil quando toda a costela é ressecada, e mais trabalhoso nas incisões intercostais. A ressecção de toda a costela facilita o afastamento das bordas da incisão, e, particularmente em pacientes idosos, permite a abertura gradual do afastador autostático sem fraturar as costelas vizinhas.

Antes de fechar o tórax, devem-se liberar as aderências não seccionadas no início da operação, a fim de facilitar a expansão das áreas pulmonares remanescentes, nas ressecções parciais, o que evitará possíveis derrames loculados. Afastadores iluminados permitem melhor inspeção das cavidades e facilita a secção de aderências, que deve ser acompanhada de boa hemóstase. As aderências ligeiras são liberadas com dissecção romba e as cordiformes, espessas e vasculares, mediante cauterização a bisturi elétrico. Afastadores fortes não serão colocados depois de liberadas as aderências, pelo perigo de esgarçamento do tecido pulmonar.

No afastamento do pulmão utilizam-se instrumentos metálicos, como o afastador de Allison, ou a própria mão do auxiliar, protegida por compressa de gaze umidificada com solução fisiológica. Pinças traumatizantes, como a de Duval, apenas podem ser usadas no tecido pulmonar a ser ressecado.

A anestesia local de ramos do nervo vago e estruturas peri-hilares impedem o "refluxo vagovagal" e suas possíveis conseqüências danosas.

Drenagem Pleural

Visa aspirar o líquido (sangue e exsudato) que se acumula na cavidade torácica após as ressecções. A expansão dos lobos e segmentos remanescentes, no lado operado, se acelera normalmente com aspiração controlada do ar intratorático, aspiração que não deve ser excessiva para não ocasionar dor. São de grande utilidade as bombas de aspiração torácica, tipo Roberts, que devem ser resistentes, duráveis, silenciosas e capazes de aspirar boa quantidade de ar sob pressão relativamente baixa.

A drenagem sob água é gradual e completa. Na ausência de infecção, a aspiração não é tão importante, e pequenas quantidades de ar podem ser absorvidas lenta e espontaneamente. Mas se há infecção na cavidade pleural, no pulmão ou no mediastino, garantir a expansão pulmonar é indispensável.

A pressão no interior da cavidade do hemitórax após pneumectomia pode ser bem controlada. Para que o pulmão contralateral fique bem expandido, radiografias pós-operatórias devem demonstrar que a imagem da traquéia permanece bem centralizada com relação ao manúbrio esternal.

Após a pneumectomia, a incisão torácica é, em geral, fechada hermeticamente sem qualquer drenagem, pois assim, como ficou dito, se evita a passagem de ar e o enfisema parietal. O hemidiafragma do lado operado se paralisa pela secção do nervo frênico ou simples frenicotripsia. Nas lobectomias e ressecções segmentares, entretanto, a drenagem subaquática é obrigatória, e o hemidiafragma correspondente não será paralisado sequer temporariamente. A pressão é mantida entre 10 e 12cm de H_2O. Após a operação, cabe ao residente ajudar na fiscalização da drenagem.

Possibilidade de Infecção Pleural

Toda a contaminação deve ser evitada, particularmente durante a secção do brônquio e a exérese de gânglios linfáticos ou de cavernas ou cistos infectados.

As membranas pleurais, quando em contato uma com a outra, a visceral e a parietal, são tão capazes de se defender tão bem contra a contaminação quanto o peritônio. Mas se há um "espaço morto" qualquer, a contaminação pode originar um pleuriz ou um empiema.

Quando na cavidade residual permanece grande quantidade de ar sob pressão, insere-se uma agulha nº 17 no 2º espaço intercostal, para esvaziamento.

Controle da Pressão

Se após pneumectomia com fechamento do tórax como vimos, sem drenagem, ocorre pequeno sangramento ou acúmulo excessivo de transudato, faz-se o reajustamento da pressão cavitária com a aspiração de quantidades adequadas do líquido. Os doentes são mantidos, via de regra, em posição semi-sentada após a pneumectomia, ou decúbito dorsal, após as ressecções parciais do pulmão. Quando o hemitórax está vazio, o nível hidroaéreo do frasco de drenagem é mantido abaixo do nível provável da sutura bronquial.

A inserção da cânula para controle de derrame muito volumoso e de eventual sangramento pós-operatório pode ser realizada com sonda descartável. Se o cateter ortostático de Malecot for usado, deve-se esticá-lo numa tentacânula e testá-lo em relação ao tamanho da cânula, cujo diâmetro interno não deverá ser menor que 5mm. Na inserção de um trocarte, mesmo que tenha a ponta afiada, o melhor é fazer uma pequena incisão cutânea com bisturi. O tubo de drenagem será fixado com esparadrapo. Convém introduzir o trocarte-cânula na linha médio-axilar, no nível do 4º intercosto, permitindo-se a equalização da pressão intratorácica com a atmosférica.

Na drenagem subaquática, a superfície livre do líquido no frasco é mantida num nível bem mais baixo que o do tórax (diferença de 60cm mais ou menos), evitando-se destarte que seja aspirado para a cavidade pleural, na inspiração e nos movimentos bruscos de tosse ou espirro. O ar é expelido da cavidade pleural; na expiração e durante a inspiração o líquido do frasco sela o tubo nele mergulhado, impedindo a entrada de ar no tórax.

Esta drenagem constitui princípio fundamental de toda a cirurgia pulmonar. É o princípio e não a aparelhagem o que importa. Embora haja muitos instrumentos para aplicação desse preceito, conforme critérios hospitalares conhecidos, na ausência de refinamentos só é necessário uma agulha, um pedaço de tubo de borracha e um vaso com água.

Após lobectomias e segmentectomias, quando as áreas pulmonares remanescentes estiverem completamente expandidas, cessado qualquer vasamento de ar alveolar ou bronquiolar procedente das superfícies do pulmão, remove-se o dreno.

Convém pinçar o tubo durante uma hora, fazendo-se uma radiografia de controle antes de retirá-lo.

PNEUMECTOMIAS

Vias de Acesso

Toracotomia Lateral

1) Fixação do doente à mesa cirúrgica. Colocação de linhas venosas para infusão de líquidos;

2) Monitorização do doente;

3) Incisão da pele e colocação dos campos;

4) Secção dos músculos e cauterização de pequenos vasos sangrantes, a bisturi elétrico; ligadura e secção das artérias mais calibrosas. A secção do plano muscular é facilitada pelo reconhecimento do "triângulo auscultatório", espaço delimitado, acima, pela borda inferior do músculo grande rombóide, abaixo, pela borda superior do grande dorsal e, medialmente, pela borda lateral do trapézio. Neste nível, é fácil dissecar as bainhas aponeuróticas, caindo-se no plano condrocostal. Penetrando-se nesse plano com os dedos, é possível contar as costelas, de cima para baixo, a partir da 2ª, que se reconhece pela palpação das inserções costais do músculo denteado posterior superior.

5) Localizada a costela que se deseja ressecar, incisa-se a bisturi elétrico o periósteo da face externa, em todo o seu comprimento, e o mesmo é afastado à rugina, que caminha na borda superior de trás para diante, e na inferior de diante para trás, com cuidado para não ferir os vasos intercostais. A costela é retirada em toda a sua extensão, podendo até ser desarticulada ou simplesmente seccionada próximo à vértebra.

6) Aberta a pleura e desfeita suas aderências com o pulmão, coloca-se o afastador costal, obtendo-se o maior afastamento possível sem fraturas das costelas vizinhas.

Pneumectomia Direita

1) Exposição
2) Dissecção do hilo pulmonar
3) Ligadura da artéria pulmonar
4) Ligadura da veia pulmonar superior
5) Ligadura da veia pulmonar inferior
6) Pinçamento, secção e sutura do brônquio

A *via de acesso* deve ser ampla para permitir a melhor visibilidade possível das estruturas anatômicas. É preciso levar em conta a possibilidade da existência de anomalias. Brônquios acessórios para o lobo superior, raramente existentes, podem originar-se diretamente da traquéia. A broncoscopia pré-operatória deverá reconhecer tal eventualidade.

Dissecção hilar – incide-se a pleura mediastínica que contorna o hilo pulmonar, desde imediatamente abaixo do cajado da veia ázigos, afastando-se o lobo superior para baixo, para trás e para fora. Identifica-se a traquéia e o brônquio principal direito por inspeção e palpação. Os ramos do nervo vago que se dirigem para o hilo são seccionados. Expõe-se o brônquio e seccionam-se as artérias brônquicas.

A dissecção do *brônquio,* feita inicialmente, permite realizar sua ligadura temporária (Overholt), se necessária.

Reconhece-se e liga-se a artéria pulmonar direita, que caminha horizontalmente, passando atrás da aorta ascendente e logo acima do átrio esquerdo. Na preparação para ligadura extrapericárdica, dissecam-se distalmente os ramos lobares, que são enlaçados individualmente e ligados separadamente. Na ligadura da artéria, incide-se a adventícia até encontrar um plano que permita passar suavemente o dedo ou um instrumento atraumático como a pinça Semb em torno da artéria. Ao ligá-la, convém desinsuflar o pulmão, pois o fio pode cortar o vaso tenso, como "faca em queijo".

A secção da veia pulmonar superior se consegue afastando o lobo superior para baixo e para trás. O hilo é exposto pela face anterior e a pleura mediastínica incisada atrás do nervo frênico. A veia pulmonar caminha adiante e logo abaixo da artéria, emergindo numa reflexão do pericárdio fibroso. Dissecam-se os três ramos lobares antes de realizar a secção entre ligaduras: a secção é feita com mais segurança entre as ligaduras distais correspondentes aos ramos lobares e duas ligaduras proximais, sendo uma delas transfixante. Nem sempre se consegue um espaço suficiente para tantas ligaduras de segurança e a secção há que ser feita a bisturi, pois o espaço é pequeno.

Para a ligadura da veia pulmonar inferior, o lobo correspondente é afastado do diafragma, para frente e para cima, seccionando-se o ligamento pulmonar. O pulmão, seccionada a veia, fica preso somente pelo brônquio (Fig. 49.7).

Pinça-se duplamente o brônquio principal, com pinças tipo Brock, sendo a mais distal provida de dentes para não escorregar. Remove-se o pulmão para facilitar o tempo seguinte, que consiste em reamputar o brônquio no nível mais conveniente, procedendo-se à sutura com pontos separados, numa linha de secção onde o brônquio não tenha sofrido esmagamento, e com cuidado para não permitir a aspiração de sangue para a árvore brônquica nem o derrame de secreções brônquicas para a cavidade pleural. A sutura deve ser feita sem tensão, os anéis cartilaginosos resistentes podendo ser fraturados ou ressecados.

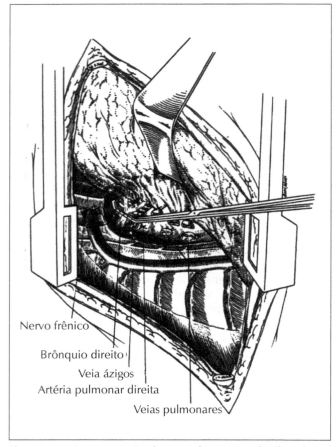

Fig. 49.7 – *Pneumectomia direita - doente em decúbito lateral esquerdo.*

A seqüência dos tempos ora enumerados pode ser alterada por motivos táticos, na presença de anomalias, de variações patológicas, de aderências ou de acidentes cirúrgicos.

Pneumectomia Esquerda

Afasta-se o pulmão para baixo, para diante e para fora, a **fim** de expor o hilo pela sua face posterior e superior e seccionam-se os ramos do vago para o plexo pulmonar. Incisa-se a pleura mediastínica abaixo do arco da aorta.

Reconhece-se o brônquio principal esquerdo pela inspeção e palpação e pratica-se, como para o lado direito, a ligadura provisória. Esse tempo será dispensável quando não houver secreções brônquicas aumentadas.

Na dissecção do hilo, identifica-se a artéria pulmonar esquerda emergindo abaixo do arco aórtico. Ligam-se os ramos lobares dessa artéria. Liga-se o seu tronco com dupla ligadura, sendo uma delas transfixante (habitualmente a mais distal) (Fig. 49.8).

A veia pulmonar inferior é reconhecida abaixo do brônquio principal. A ligadura da veia pulmonar superior, que caininha logo adiante e abaixo da artéria, é facilitada quando se afasta o pulmão para Cima e para trás (Fig. 49.9).

O brônquio principal esquerdo é duplamente pinçado e o pulmão é retirado após a secção brônquica. O colo brônquico é reamputado, fazendo-se a sutura com pontos separados, sendo depois revestido por pleura (Fig. 49.10).

LOBECTOMIAS

A indicação destas operações nas neoplasias malignas, como vimos, reserva-se a doentes selecionados, quando a pneumectomia poderia causar grave insuficiência respiratória. Realiza-se então um tratamento paliativo, que não agrava a condição do doente. Mais freqüentes são as indicações para remoção de lobos destruídos por infecções crônicas nos portadores de bronquiectasias assestadas em todo o lobo, ou de cistos e tumores benignos. Também se indica toda vez que, terminada a ressecção de um ou mais segmentos a parte remanescente do lobo operado pareça ao cirurgião muito pequena para ser conservada, ou quando o segmento remanescente apresenta grande vazamento de ar na superfície de secção, ou ainda, se .houver dificuldade de insuflação de tal segmento.

Raramente se realiza a operação de ressecção para o tratamento de abscesso pulmonar; mas ainda se indica a lobectomia para a remoção de cavidades residuais grandes, conseqüentes a antigos abscessos ou à tuberculose curada, com cavernas de paredes espessas, a representarem real perigo de reinfecção pulmonar.

Lobectomia Superior Direita

Incisão póstero-lateral, paciente em decúbito lateral direito, no leito da 4ª ou 5ª costelas. Colocação do afastador (de Pince Thomas ou de Tudor Edwards, que são os mais delicados, ou mesmo de Finochietto, que dá melhor afastamento, embora com maior risco de fraturar costelas). Não se devem afastar as costelas nem tracionar o pulmão antes de seccionar todas as aderências pleurais. Incisa-se a pleura mediastínica um centímetro adiante do hilo, continuando-se a incisão abaixo da veia ázigos e por trás da veia cava inferior.

A dissecção da artéria pulmonar direita se conduz até os ramos do lobo superior, individualizando-se cuidadosamente os segmentos posterior, apical e anterior. Os ramos arteriais do lobo médio e inferior são também reconhecidos, com. particular atenção para a presença de possíveis anomalias anatômicas ou ramos suplementares. A artéria do segmento posterior costuma emanar de tronco comum às artérias do lobo médio e inferior (Lezius)[11] (Fig. 49.11).

Ligados os ramos arteriais para o lobo superior, procede-se à dissecção dos ramos da veia pulmonar superior, seccionando-se apenas os dois que procedem do lado superior (Fig. 49.12).

Liberta-se o brônquio principal do tecido adventício, e leva-se a dissecção até individualizar o brônquio do lobo superior (Fig. 49.13), que é pinçado duplamente e seccionado entre as pinças proximal e distal. Nova incisão do brônquio realizada proximalmente à primeira pinça permitirá lima sutura bem rente ao brônquio do lobo inferior (Fig. 49.14)

Lobectomia Média

Toracotomia lateral direita, com incisão da pleura no leito da 5ª costela. Aberto o tórax, verifica-se a disposição das cissuras: não é preciso dissecar a cissura interlobar inferior (oblíqua). A superior (horizontal) raramente se apresenta completa até o hilo em mais de dois terços de sua extensão. Quando incompleta, os vasos e o brônquio podem também :r

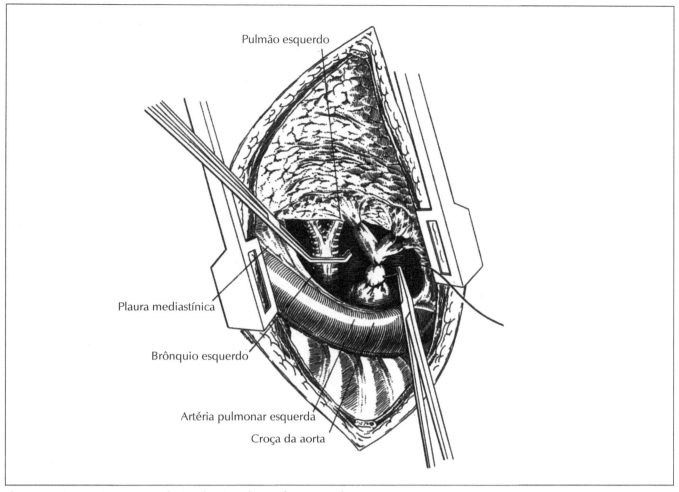

Fig. 49.8 – *Pneumectomia esquerda. Ligadura transfixante da artéria pulmonar E.*

dissecados com abordagem da face anterior do hilo, lediante incisão anterior da pleura mediastínica.

Disseca-se a veia pulmonar inferior, por fora do pericárdio fibroso, e apenas o ramo inferior é reparado e ligado (Fig. 49.15).

Visualiza-se, então, o brônquio do lobo médio, situado atrás da veia, que logo se dicotomiza para os dois subsegmentos. (Fig. 49.16). Retiram-se os gânglios satélites, e seccionam-se, entre ligaduras, as delicadas artérias para esse brônquio.

Seccionado o brônquio e suturado o coto proximal, reconhece-se a artéria do lobo médio, que se disseca, liga e secciona do modo habitual. Essa artéria (por vezes dupla) nasce do tronco comum, no mesmo nível e adiante da artéria o segmento superior do lobo inferior, e pode ser dissecada até os ramos segmentares (Fig. 49.17).

Mediante dissecção romba com movimentos delicados e tração e deslizamento, completam-se as cissuras, vindo o hilo para a periferia do pulmão, separando-se assim o lobo médio. Se favoravelmente as cissuras forem profundas, a separação se completará com a divisão de apenas 19umas traves conjuntivas ou de tecido pulmonar. A lobectomia poderá ser completada após a dissecção interlobar, ligando-se previamente os ramos venosos para o lobo médio.

Sabemos que a língula, no lobo esquerdo, corresponde ao lobo médio, no lado direito, e a operação da lobectomia superior corresponderia a uma bilobectomia.

Lobectomia Inferior Direita

Toracotomia do mesmo tipo que para a operação anterior, liga-se a artéria do lobo inferior depois da dissecção da artéria pulmonar direita até os ramos lobares. É conveniente reconhecerem-se os ramos segmentares, seccionando apenas os que indubitavelmente se dirigem ao lobo inferior.

Disseca-se o brônquio do lobo inferior e seccionam-se entre ligaduras as artérias brônquicas. Convém, nesta dissecção, reconhecer o brônquio do lobo médio e enlaçá-lo com um cadarço, pois somente será seccionado na bilobectomia (ressecção dos lobos inferior e médio).

Uma vez pinçado o brônquio do lobo inferior, insufla-se o pulmão, com a idéia de provar que a pinça foi aplicada corretamente. Depois de passar dois fios de sustentação em cada lado, a montante da pinça, o brônquio será seccionado e suturado. Pode-se retirar a pinça e abrir o brônquio para aspiração comum cateter curvo.

A ligadura da veia pulmonar inferior é precedida pela dissecção e reparo dos ramos de pequeno calibre em que se divide. Liga-se o tronco, se possível, com dois pontos distan-

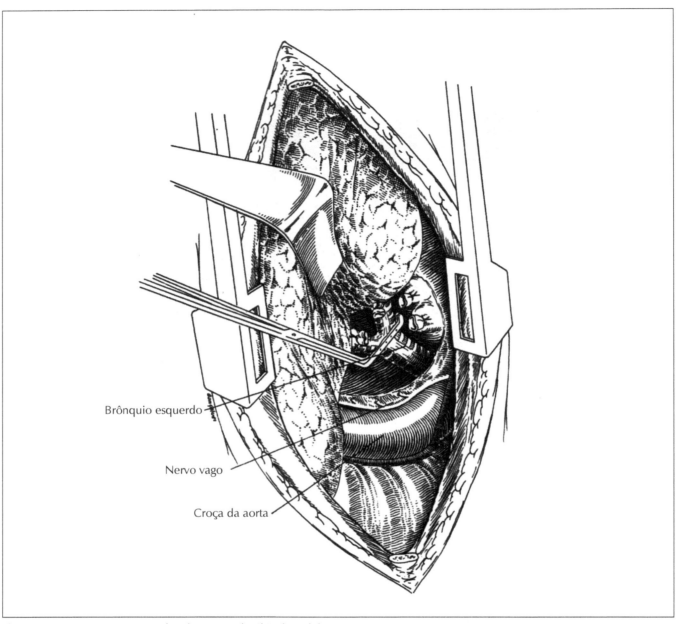

Fig. 49.9 – *Pneumectomia esquerda - doente em decúbito lateral direito.*

tes, em laço, e dois pontos centrais transfixantes, seccionando-se a veia entre os últimos.

Lobectomia Superior Esquerda

A ligadura dos ramos da artéria pulmonar esquerda para o lobo superior tem que ser realizada com cuidado para não ferir ou estreitar o tronco comum do lobo inferior, do qual emanam os ramos para o subsegmento posterior do segmento ápico-posterior do lobo superior.

Dissecção do Tronco e dos Ramos da Artéria Pulmonar Esquerda

O ápice do pulmão é liberado de eventuais aderências, cuidadosamente afastado para baixo e para trás, além de levemente tracionado para fora, de modo a permitir a abordagem do hilo pela face superior e posterior.

Disseca-se a artéria pulmonar, reconhecendo-se seu ramo para o segmento anterior, que é seccionado (Fig. 49.18). Esse ramo é facilmente reconhecido dissecando-se também a face anterior do hilo. O ramo do subsegmento apical do segmento ápico-posterior, que emerge bem próximo ao anterior, é a seguir isolado e seccionado entre ligaduras. O isolamento do ramo arterial da língula se torna mais fácil pela ligadura e secção prévia do tronco da veia pulmonar superior. Do lado esquerdo, o tronco da artéria pulmonar, até o nível de divisão dos ramos brônquicos para o lobo superior, situa-se atrás do brônquio principal.

A veia pulmonar superior é mais facilmente dissecável quando se aborda o hilo pulmonar por sua face anterior (Fig. 49.19). A dissecção interlobar, que aproveita a cissura, pode

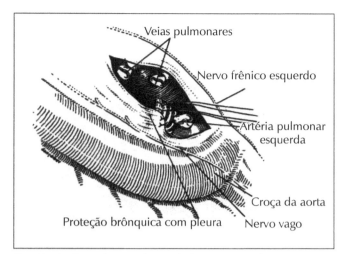

Fig. 49.10 – *Revestimento do coto brônquico com pleura. Pneumectomia esquerda.*

ser necessária para a identificação, ligadura e secção dos ramos venosos para o subsegmento posterior. Se o aprofundamento cruento da cissura produzir hemorragia copiosa e o desgarre de bronquíolos causar abundante vazamento de ar que dificultem a visibilidade do cirurgião, é preferível isolar os ramos venosos de modo retrógrado, isto é, a partir do hilo, acompanhando a direção da artéria principal, e a do lobo inferior, reconhecendo e enlaçando individualmente os ramos venosos do lobo superior antes de ligá-los.

O brônquio do lobo superior pode ser dissecado e pinçado. É conveniente, se possível, adotar-se a técnica das duas pinças, realizando a ressecção do coto com sutura proximal (Fig. 49.20) e sepultamento sob retalho pleural. Entre a linha de sutura e a pleura que a recobre.

Lobectomia Inferior Esquerda

Pela cissura oblíqua, aborda-se a face interlobar do pulmão esquerdo, visualizando-se e dissecando-se o trato interlobar da artéria pulmonar e seus ramos segmentares para o lobo inferior, os quais serão enlaçados, ligados e seccionados. É conveniente ligar primeiro a artéria do segmento apical e dissecar o ramo da língula a ser conservado. Abaixo do ramo da língula ligam-se os ramos segmentares para o lobo inferior.

Depois de ressecados os gânglios linfáticos interlobares que se encontrem no caminho, visualiza-se o brônquio principal e enlaça-se o brônquio do lobo inferior. Com a insuflação controlada, é possível pinçar só este ramo, de modo que o lobo superior permaneça livre de compressão ou estreitamento. Por vezes, a ramificação é do tipo distributivo precoce, e ramos segmentares procedem do tronco principal, devendo ser pinçados separadamente. Liga-se o brônquio do segmento apical e a seguir os outros brônquios segmentares do lobo inferior, com cuidado para não lesar o brônquio superior. É preferível suturar o brônquio do lobo inferior em sentido ântero-posterior para se evitar o colapso.

A ligadura da veia pulmonar inferior é feita depois do tratamento dos brônquios, mas em alguns casos, por motivos táticos, tem precedência. Torna-se fácil quando se disseca e secciona o ligamento pulmonar esquerdo.

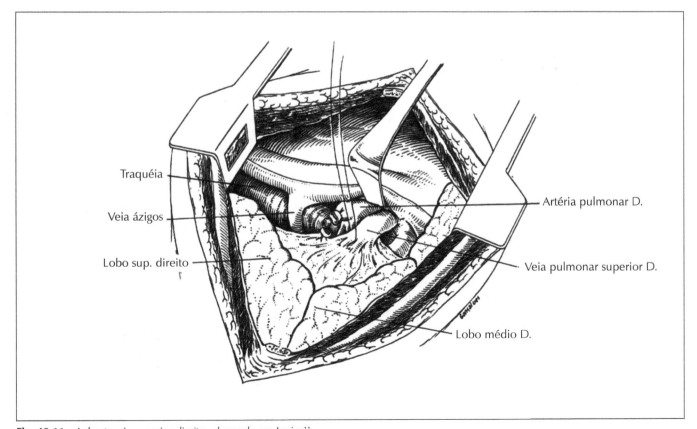

Fig. 49.11 – *Lobectomia superior direita – baseada em Lezius*[11].

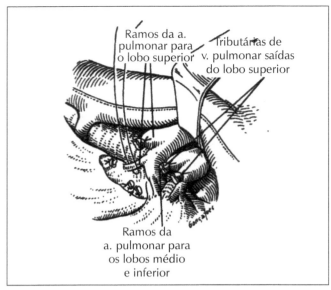

Fig. 49.12 – *Dissecção e ligadura das veias do lobo superior – baseada em Lezius[11].*

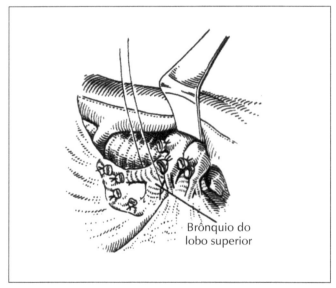

Fig. 49.13 – *Individualização do brônquio do lobo superior baseada em Lezius.[11].*

Complicações

As ressecções pulmonares são intervenções de grande porte. Complicações e acidentes, durante a operação ou no período pós-operatório, costumam ser freqüentes. Recomenda-se que sejam realizadas por cirurgiões competentes, que tenham completado o seu aprendizado técnico junto a mestres experimentados.

As complicações mais comuns ocorrem durante a anestesia, ou em virtude de hemorragias, quer na liberação de aderências pulmonares quer no tratamento dos vasos. Outras, no período pós-operatório, podem manifestar-se com dispnéia acentuada. Além da possibilidade de pneumotórax espontâneo, podem surgir dificuldades com a drenagem, derrame, quilotórax e infecção.

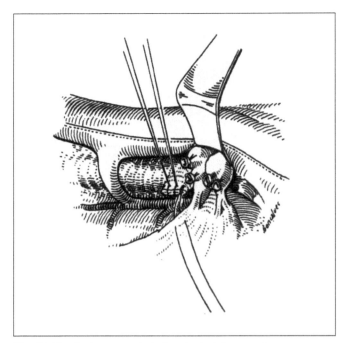

Fig. 49.14 – *Fechamento do brônquio do lobo superior.*

A técnica de intubação traqueal deve ser bem conhecida pelo anestesista. O manuseio do broncoscópio e esofagoscópio precisa ser familiar ao cirurgião torácico e a seus auxiliares.

É comum que a cânula orotraqueal não permaneça em boa posição. Por vezes, desce diretamente ao brônquio principal direito. Há que retirá-la para que o manguito seja insuflado na traquéia e a extremidade inferior da cânula permaneça sempre acima da bifurcação traqueal. Caso contrário, o doente anestesiado não respira bem, sendo difícil que o anestesista consiga, mesmo manualmente, a insuflação do pulmão. Quando se dispõe duma sonda de Carlens é possível intubar separadamente os brônquios, impedindo-se que excesso de secreções acumuladas no pulmão doente passem para o outro lado, sobretudo com o paciente em decúbito lateral. A penetração da sonda num único brônquio – em geral o direito – causa hipoxia.

Na secção de aderências, a boa iluminação é essencial. Indica-se a adoção até de afastadores iluminados ou da lâmpada maleável (G.U.), se disponível, ou de afastadores à luz fria (Stortz). Mas quando não se dispõe desses valiosos instrumentos, é aconselhável usar uma lâmpada cialítica pequena para suplementar a iluminação central, pois há sempre lugares de sombra na cavidade do tórax.

Quando não há aderências pleurais, os pulmões não insuflados podem ser facilmente afastados (por exemplo, com afastador de Allison, que não perturba a visibilidade), e então a anatomia dos órgãos intratorácicos e do mediastino é reconhecida. As aderências conseqüentes a processos inflamatórios antigos são freqüentes, vascularizadas e espessas, exigindo paciente cauterização dos vasos que caminham no seu percurso. Por vezes é necessário usar rugina para romper aderências mais fortes, o que exige todo o cuidado com a preservação dos vasos intercostais.

Com a liberação dos ápices, podem abrir-se cavidades, com risco de infecção. As lacerações pulmonares iatrogêni-

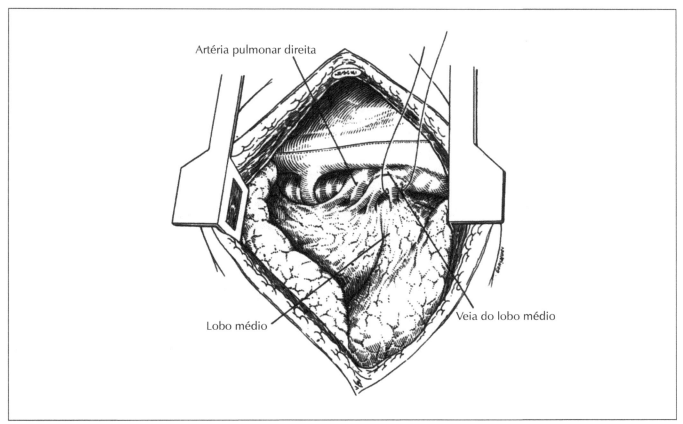

Fig. 49.15 – *Dissecção da veia do lobo médio.*

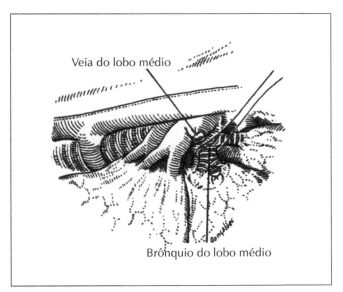

Fig. 49.16 – *Dissecção e reparo do brônquio do lobo médio.*

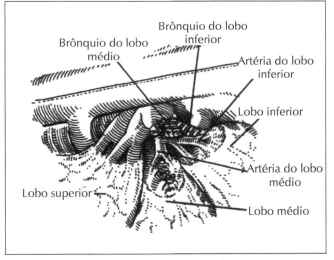

Fig. 49.17 – *Dissecção da artéria do lobo médio.*

cas devem ser cuidadosamente suturadas para diminuir tal risco, bem como impedir o pneumotórax decorrente da abertura eventual de alvéolos ou bronquíolos.

Cavidade Residual

Em geral não constitui problema, nos doentes submetidos a pneumectomia, a obliteração progressiva da cavidade residual com fisioterapia.

O fechamento dos espaços vazios criados com a ressecção de todo ou parte do pulmão deve, entretanto, ser acompanhado de perto pelo cirurgião. Espera-se que a elevação do hemidiafragma, quando paralisado pela secção do nervo frênico (ou simples frenicotripsia), e a expansão das áreas pulmonares remanescentes, pelo enfisema compensador, possam preencher completamente esse espaço.

Em casos de tuberculose, o enfisema pode ser indesejável, pelo perigo de reabertura de antigas lesões e diminuição da capacidade funcional das áreas enfisematosas. Em tais ca-

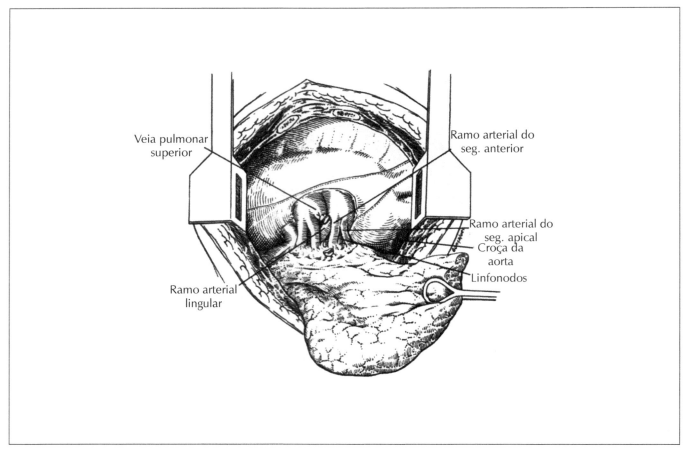

Fig. 49.18 – *Lobectomia superior esquerda - baseada em Lezius[11].*

sos é preferível, no mesmo ato operatório ou num segundo tempo, realizar uma toracoplastia complementar. Tanto mais que não é aconselhável tocar no nervo frênico, nas lobectomias e ressecções segmentares, preservando-se a função diafragmática. Nessas operações, a paralisia frênica pode causar atelectasia.

Hérnia do Mediastino

Na pneumectomia, em paciente cujo mediastino não se encontre fixado por processos inflamatórios antigos, o enfisema do pulmão contralateral pode resultar na assim chamada, aliás impropriamente, hérnia do mediastino. Assim, o pulmão tende a herniar para a esquerda na pneumectomia direita.

Lesão do nervo recorrente por ferimento cirúrgico direto deve ser a todo custo evitada, quando, por exemplo, se disseca o nervo vago no lado esquerdo, sendo obrigatório o reconhecimento da sua alça. Por vezes, seja na tuberculose avançada seja no câncer, essa lesão ocorre naturalmente.

Hemorragias

Radiografias pós-operatórias servem para apreciar o nível de derrame sangüíneo nas cavidades residuais não drenadas após a pneumectomia. Nas cavidades drenadas, após lobectomias e ressecções segmentares, a intensidade de hemorragia será avaliada pela quantidade de sangue que passa

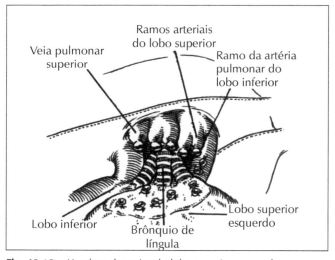

Fig. 49.19 – *Ligadura das veias do lobo superior esquerdo.*

do dreno para o frasco de drenagem, onde o nível líquido é medido rigorosamente.

Hemorragia por fibrinólise pode ocorrer principalmente em doentes que receberam durante a operação grandes quantidades de sangue. Trata-se duma hemorragia difusa e parenquimatosa, embora à reoperação não se encontrem grandes vasos abertos. Fibrinólise é mais encontradiça em operações sobre o coração, feitas com circulação extracorpórea. Mas

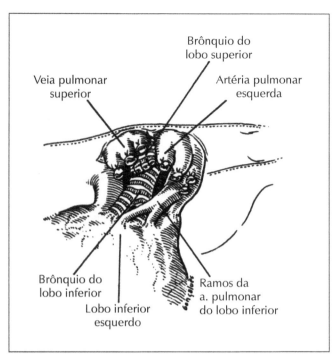

Fig. 49.20 – *Término da lobectomia superior esquerda.*

também ocorre em operações pulmonares, de modo particularmente grave, podendo ser afastada pelo emprego de boa técnica de anestesia monitorizada, com vistas a impedir possível acidose e má oxigenação. As perdas de pequenas quantidades de sangue, durante o ato cirúrgico, são inevitáveis. Grandes perdas devem ser corrigi das com sangue fresco, bem tipado e bem conservado. Na falta de sangue, é preferível empregar-se Dextran (Rheomacrodex), fibrinogênio ou ácido aminocapróico (1/10g por kg de peso cada quatro horas).

Hemorragias copiosas durante o ato operatório podem ser determinadas pela lesão inadvertida de vasos calibrosos, razão pela qual o cirurgião deve ter em mente as variações anatômicas dos vasos pulmonares. Segmentos pulmonares seqüestrados recebem, via de regra, artérias de longo trajeto, procedentes da aorta. A presença de gânglios enfartados e aderentes aos vasos do hilo, na tuberculose, que não podem ser removidos com facilidade e rapidez, acarreta acidentes de rotura de grandes vasos. Seu pinçamento temporário pode facilitar as suturas.

Hérnia do Coração

Pode ocorrer após a pneumectomia radical intrapericárdica quando se abre uma grande janela no pericárdio vizinho ao hilo, deixando uma passagem bastante ampla para que um dos átrios ou ventrículos passe para a cavidade de onde foi retirado o pulmão, cuja pressão pode ser demasiadamente negativa. A condição deve ser reconhecida ao exame radiológico para em tempo ser corrigida com reoperação. A luxação do coração pode ser letal e demanda correção urgente pela ampla abertura ou até exérese do saco pericárdico.

É conveniente regular a pressão da cavidade de 8 a 10cm H_2O, com o aparelho de pneumotórax, após o fechamento do tórax e no período pós-operatório imediato, bem como após as toracocenteses pós-operatórias para esvaziamento de derrames sangüíneos, que determinam diminuição da pressão intratorácica proporcional ao volume de líquidoaspirado. Quando a pressão é excessivamente negativa pode surgir exsudato de substituição *ex vacuo*.

Na drenagem torácica, ocorrendo obstrução dos drenos, poderá haver acúmulo de secreções e sangue. Pneumotórax hipertensivo pode também suceder ao aprisionamento do ar que passa pelos alvéolos, bronquíolos rotos ou fístulas e não pode sair em conseqüência de má drenagem; a pressão podo elevar-se a +20 ou +30cm H_2O. Não se deve também esquecer a possibilidade de pneumotórax contralateral, pelo rompimento de bolhas subpleurais durante a anestesia. É grave essa condição e necessita de reconhecimento precoce e drenagem imediata. Durante a operação, a cavidade pleural contralateral pode ser acidentalmente aberta. A insuficiência respiratória resultante será corrigida pela drenagem intercostal, antes que surja parada cardíaca, que costuma se anunciar pela falta de ar, movimentos das asas do nariz, taquicardia e, em alguns casos, cianose.

Pode considerar-se erro técnico na pneumectomia deixar um coto brônquico de excessivo comprimento. Uma broncoscopia cuidadosa servirá para a aspiração de secreções nele acumuladas, prevenindo-se assim a deiscência das suturas.

A *infecção da cavidade residual* é indicação para drenagem tardia na linha axilar, no nível do 6º ou 7º intercosto.

Quando surge como complicação uma fístula brônquica, há também infecção secundária, que só se cura, finalmente, com uma toracoplastia.

Quilotórax, ou seja, o derrame do quilo, leitoso, claro ou brilhante, ocorre raramente, em conseqüência de lesão do canal torácico. Pode acompanhar-se de dispnéia e perda de peso. Infusões compensadoras de plasma ou albumina humana podem ser prescritas. Se não cessar com a drenagem, trata-se com reoperação e ligadura, reconhecendo-se o ponto de extravasamento do quilo, por meio de injeção de azul de Evans (2g de alizarinciana).

O quilo é auto-esterilizante, e não há exemplo até hoje de infecção secundária ou empiema no quilotórax.

Após a pneumectomia não drenada, quando se reconhece o derrame de quilo pela toracocentese, procede-se imediatamente à drenagem com trocarte-cânula, selando-se o tubo de drenagem num frasco contendo solução anti-séptica. Se ainda permanecem segmentos do pulmão no lado da operação, o vazamento de quilo tende a fechar com a sua expansão. Quando, entretanto, o pulmão é totalmente retirado, torna-se menos provável a cura do derrame, podendo indicar-se uma retoracotomia.

Algumas vezes o vazamento é reconhecido e corrigido na primeira operação.

BIBILIOGRAFIA

1. Alisson PR. 1ntrapericardial approach to lung root in treatment of bronchial carcinoma by dissection pneumonectomy. 1. Thorac. Surg., 15:99, 1946.
2. Aylwinn JA. Avoidable spread in resection for bronchial carcinoma. Thorax, 6:250,1951.
3. Bens RH e Takaro T. Use of a lung stapler in pulmonary surgery. Ann. Thorac. Surg., 1 :97, 1965.

4. Brooks R e Whytehead LL. Radical pneumonectomy for bronchial carcinoma. Brit. J. Surg. 43:8, 1955.
5. Churchill ED, Sweet RH, Souther LI e Scannel JG. Surgical management of carcinoma of the lung: a study of the cases treated at the Massachusetts General Hospital from 1930 a 1950. J. Thorac. Surg., 20:349, 1949.
6. Daniels AC. Method of biopsy useful in diagnosing certain intrathoracic diseases. Dis. of Chest, 16:360, 1949.
7. Dart Jr CH, Scott SM e Takaro T. Six-year clinical experience using automatic stapler devices for lung ressection. Ann. Thorac. Surg., 9:535, 1970.
8. Edwards AT. Carcinoma ofthe bronchus. Thorax, 1:1, 1946.
9. Goffi FS e Gonçalves EL. Closure ofbronchial stump after pneumonectomy: comparison of some techniques through evaluation of tensile strength of suture. Surgery, 42:511, 1957.
10. Graham EA e Singer JJ. Successful removal of an entire lung of carcinoma of the bronchus. J.A.MA, 101:1371, 1933.
11. Lezius A. Resecciones pulmonares. Trad. esp. Ed. Labor, S.A. Barcelona, 1954.
12. Lowe JE, Bridgman AH e Sabiston Jr De. Role of bronchoplastic procedures in surgical management of benign and malignant pulmonary lesions. J. Thorac. Cardiovasc. Surg., 83:227, 1982.
13. Overholt RH e Langer L. The technique of pulmonary ressection. C.C. Thomas Pub. Springfield, III. 1951.
14. Pearson FG, Nelems JM, Henderson RD e cols. The role of mediastinoscopy in the selection of treatment for bronchial carcinoma with involvement of superior mediasthinallynph nodes. J. Thorac. Cardiov. Surg., 64:382,1972.
15. Pearson F6, Delame NC, Ilves R, Tod TR e Loofer JD. Significance of positive superior mediastinal nodes identified at mediastinoscopy in patients with ressectable cancer of the lung. J. Thorac. Cardiovasc. Surg. 83:1,1982.
16. Rienhoff JR WF. Technique of pneumonectomy. J. Thorac. Surg. 8:254, 1933.
17. Scott RN; Faraci RP, Hough A e Chretien PB. Bronchial stump closure techniques following pneumonectomy: aserial comparative study. Ann. Surg., 184:205, 1976.
18. Tuffier T. Chirurgie du poumon, en particulier dans les cavemes tuberculeuses et Ia gangrenes pulmonaire. Paris, Masson & Cie., 1897.

50 Pneumectomias Intrapericárdicas

Vicente Forte

As pneumectomias intrapericárdicas são levadas a efeito em casos especiais, principalmente no tratamento dos tumores hilares e para-hilares do pulmão que comprometem direta ou indiretamente as artérias e as veias pulmonares, de modo a impedir que possam ser adequadamente dissecadas e seccionadas.

Após a toracotomia, ao inspecionar o pulmão e avaliar a extensão do tumor, o cirurgião vê-se obrigado a decidir se é ou não possível a ressecção pulmonar. A pneumectomia tem lugar, normalmente, quando o Cirurgião constata que o tumor, embora invasivo, limita-se às porções distais dos segmentos extrapericárdicos do hilo pulmonar. Todavia, se a invasão tumoral alcança o pericárdio peri-hilar e mesmo as porções mais proximais das artérias e das veias pulmonares, ainda assim é possível proceder à pneumectomia, embora alguns procedimentos técnicos sejam essenciais.

PNEUMECTOMIA DIREITA INTRAPERICÁRDICA

Verificada a invasão tumoral do hilo pulmonar, do pericárdio peri-hilar e mesmo de parte da porção subaórtica da artéria e intrapericárdica das veias pulmonares, o cirurgião abre longitudinalmente o pericárdio e examina cuidadosamente a cavidade pericárdica. À existência de invasão tumoral distal da artéria pulmonar, mesmo que haja certa invasão das veias pulmonares, a pneumectomia é iniciada (Fig. 50.1).

Assim sendo, toda a porção do pericárdio peri-hilar afetada pelo tumor será removida, mesmo que extensa e que se faça necessário a remoção concomitante de parte do nervo frênico.

A artéria pulmonar direita, cujo trajeto horizontal passa por trás da aorta ascendente e da veia cava superior, é dissecada, ligada e seccionada. Em casos especiais, onde a infiltração tumoral alcança as porções proximais da artéria pulmonar, é possível dissecá-la e seccioná-la bem próxima a sua origem. Para tanto, pinçamos obliquamente o tronco pulmonar, de tal maneira a interromper o fluxo sangüíneo para a artéria pulmonar direita, deixando livre a pulmonar esquerda. Nesta situação, a artéria pulmonar é seccionada junto a sua origem no tronco pulmonar e, em seu curto coto proximal, é aplicada sutura dupla (em barra grega e chuleio) utilizando fios de polipropileno 5-0.

A seguir, o pericárdio, que circunda as veias pulmonares e forma suas bainhas, é seccionado, o que permite o acesso direto às veias pulmonares, seu pinçamento, sua secção e sua ligadura ou sutura. Há casos em que o tumor infiltra uma ou ambas as veias pulmonares direitas, aproximando-se ou mesmo infiltrando-se na parede do átrio esquerdo. Se assim for, uma pinça de Satinsky é aplicada na parede atrial de tal maneira a permitir a secção do ramo venoso, tão próximo de sua implantação quanto necessário. A secção de um ou de ambos os ramos venosos, e até mesmo a remoção de uma parte da parede atrial, é seguida pela sutura dupla das bordas do átrio (barra grega e chuleio) com fios do polipropileno 3-0.

A dissecção e a secção do brônquio são feitas em seguida, da mesma maneira que na pneumectomia extrapericárdica, e, então, o pulmão é retirado da cavidade pleural junto com a porção peri-hilar do pericárdio e com a porção do átrio esquerdo eventualmente ressecada. Em alguns casos, quando a invasão tumoral é extensa, torna-se necessária a remoção, juntamente com o pulmão, de porções do esôfago e da veia cava superior e, mesmo, da carina traqueal.

Após a retirada do pulmão, o coto brônquico proximal é suturado tal qual descrito antes nas pneumectomias extrapericárdicas. Em seguida, a área da parede do saco pericárdico, aberta devido à remoção do hilo pulmonar e do pericárdio peri-hilar, é fechada, embora não completamente, para que persista uma pequena abertura capaz de permitir a drenagem de sangue e líquido pericárdico eventualmente acumulados no saco pericárdico por ocasião do pós-operatório. Se a cavidade pericárdica não for fechada convenientemente, o coração pode deslocar-se, em um giro anterior, para o interior da cavidade pleural direita, agora vazia pela não mais existência do pulmão.

O coração, ao girar e penetrar na cavidade pleural direita, provoca uma torção acentuada das veias cavas, o que impede o retorno venoso e provoca, em conseqüência, a instalação de choque cardiogênico e subseqüente óbito do paciente.

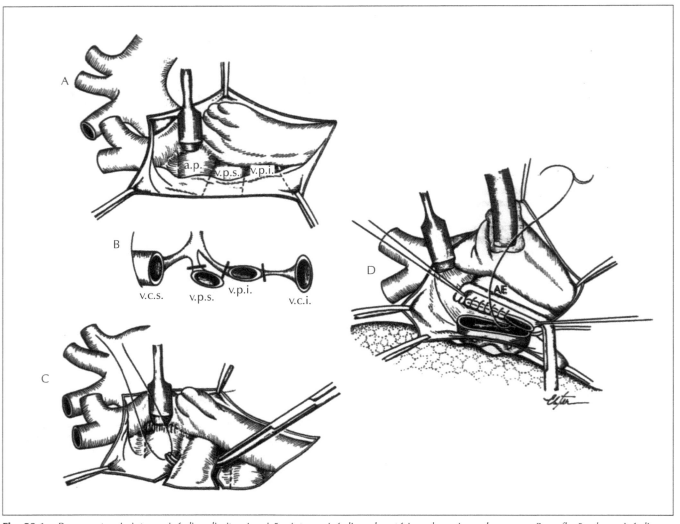

Fig. 50.1 – *Pneumectomia intrapericárdica direita. A - visão, intrapericárdica, da artéria e das veias pulmonares. B - reflexão do pericárdio em torno das veias cavas e pulmonares. C - dissecção e ligadura da veia lobar superior. D - sutura do átrio esquerdo seccionado.*

Sutura simples ou enxertos de retalhos pleurais autógenos ou pericárdicos heterólogos são utilizados atualmente para o fechamento da brecha pericárdica.

PNEUMECTOMIA ESQUERDA INTRAPERICÁRDICA

Tal qual na pneumectomia direita intrapericárdica, após a toracotomia, levada a efeito no 5º espaço intercostal, procede-se à abertura longitudinal do pericárdio logo à frente do nervo frênico e o exame do interior da cavidade pericárdica (Fig. 50.2A).

Observando-se detalhadamente as características da infiltração tumoral nos elementos vasculares do hilo pulmonar, o cirurgião decide sobre a operabilidade ou a inoperabilidade, ou seja, a possibilidade da ressecção pulmonar.

Escolhido o prosseguimento da cirurgia, o pericárdio peri-hilar é seccionado tendo em conta a possível existência de infiltração tumoral, o que orienta a extensão desta secção pericárdica.

A seguir, o pulmão é afastado dorso-caudalmente, o quê permite o acesso adequado ao hilo pulmonar e a dissecção da artéria pulmonar esquerda (Fig. 50.2B). Tal dissecção permite determinar a extensão da infiltração tumoral de sua parede e a escolha do local em que será pinçada, seccionada e suturada.

A presença de tumor infiltrativo do hilo pulmonar, condição que determinou a escolha da pneumectomia intrapericárdica, torna necessária a secção da artéria pulmonar junto a sua origem no tronco pulmonar. Isto implica o pinçamento oblíquo da porção terminal do tronco pulmonar com uma pinça de Satinsky, deixando livre o fluxo sangüíneo que se dirige à artéria pulmonar direita. Tal pinçamento permite que a artéria pulmonar esquerda seja seccionada junto a sua origem e, subseqüentemente, seu coto proximal seja suturado, utilizando-se para tanto, uma sutura dupla (em barra grega e chuleio) com fios de prolene 5.0. É importante lembrarmos que, por ocasião da dissecção da artéria pulmonar esquerda, o nervo laríngeo inferior (o ramo recorrente do nervo vago esquerdo), deve ser cuidadosamente afastado para que não seja lesado.

Após a secção e sutura da artéria pulmonar esquerda, o pulmão é afastado dorsalmente para que as veias pulmonares possam ser dissecadas (Fig. 50.2C e D). A prega de Marshall e as bainhas, ou dobras pericárdicas, que envolvem as veias

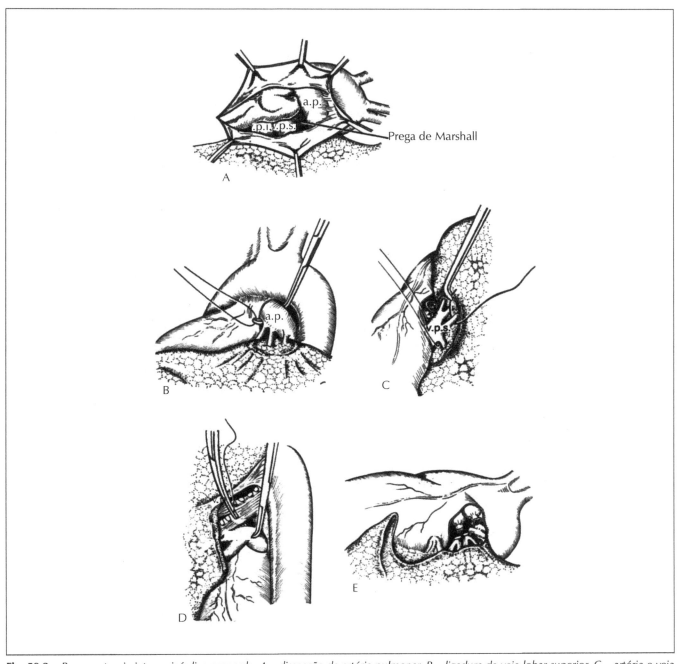

Fig. 50.2 – *Pneumectomia intrapericárdica esquerda. A – dissecção da artéria pulmonar. B – ligadura da veia lobar superior. C – artéria e veia lobar superior seccionadas. D – ligadura da veia lobar inferior. E – visão anatômica dos vasos intrapericárdicos.*

pulmonares são seccionadas, o que permite serem dissecadas, ligadas e seccionadas. Se o tumor infiltra uma ou ambas veias pulmonares esquerdas, torna-se necessário que sejam seccionadas muito próximas ao átrio esquerdo. Isto exige que parte da parede atrial seja pinçada também com um pinça de Satinsky, e as veias pulmonares seccionadas junto a suas implantações atriais e, até mesmo, que parte da parede atrial seja removida junto com as veias. As bordas da parede atrial são, então, suturadas, o que é feito com sutura dupla (em barra grega e chuleio), utilizando-se fios de polipropileno 3-0.

Estando, desse modo, seccionadas a artéria e as veias pulmonares esquerdas (Fig. 50.2E) e seus cotos proximais suturados, o brônquio esquerdo é dissecado e seccionado e seu coto proximal é suturado, o que libera totalmente o pulmão esquerdo que, então, é removido do tórax.

A secção e a sutura do brônquio esquerdo obedecem às regras básicas referentes a estes procedimentos quando se trata de tumores hilares.

Isso feito, a cirurgia prossegue com o fechamento do saco pericárdico, o que é feito com uma sutura simples, com pontos separados ou com auxílio do implante de um retalho autógeno de pleura ou de pericárdio heterólogo conservado em glutaraldeído, para impedir que haja restrição dos batimentos cardíacos e a possível penetração do coração na cavidade pleural esquerda, evitando-se, portanto, sua herniação e os transtornos circulatórios dela decorrentes.

SEGMENTECTOMIAS PULMONARES

Segmentectomia é o termo utilizado para indicar a retirada cirúrgica de um segmento pulmonar afetado por um tumor benigno ou mesmo maligno, ou por um processo infeccioso brônquico ou parenquimatoso.

Do ponto de vista cirúrgico, as segmentectomias, mais que as lobectomias e a pneumectomia, exigem do cirurgião uma técnica operatória apurada e um detalhado conhecimento da distribuição anatômica da árvore brônquica.

Ao retirar apenas o segmento brônquico atingido pela afecção a ele restrita, o cirurgião tem em mente, além da cura do paciente, evitar a ressecção de parênquima pulmonar sadio do paciente, preservando sua capacidade respiratória e, com isso, propiciar-lhe melh6t qualidade de vida.

Com maior ou menor dificuldade, é possível ressecar qualquer um dos segmentos pulmonares. No entanto, na prática clínica, algumas segmentectomias são comumente realizadas enquanto outras são raras. Isso decorre, ora da posição anatômica de algum segmento que favorece a instalação de certas infecções, ora em decorrência de seu maior tamanho, que faz com que os tumores a eles se restrinjam e não infiltrem os demais segmentos.

O segmento superior do lobo superior de ambos os pulmões, o segmento apical ou ápico-posterior, também do lobo superior, e o segmento lingular são os segmentos mais ressecados.

Por vezes, uma afecção brônquica ou parenquimatosa atinge um lobo pulmonar e um segmento de outro lobo, exigindo que o cirurgião realize, em um mesmo ato operatório, uma lobectomia e uma segmentectomia. Este é o caso da ressecção conjunta da língua e do lobo inferior do pulmão esquerdo, levada a efeito no tratamento das bronquiectasias neles localizadas.

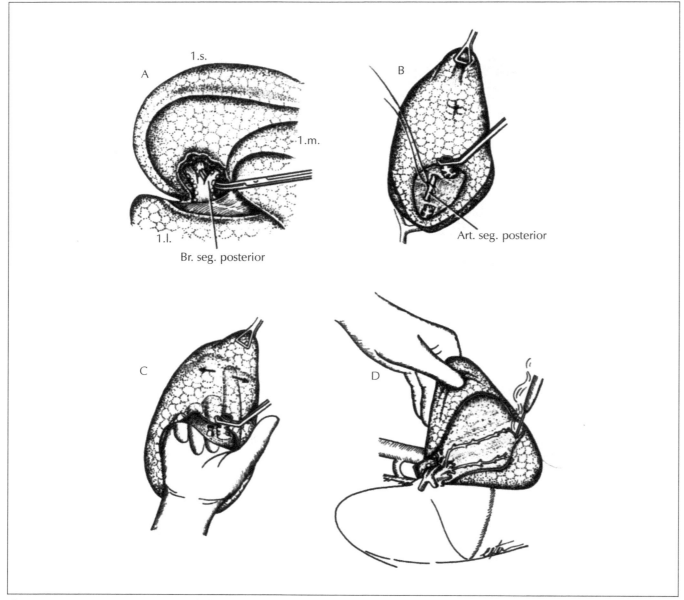

Fig. 50.3 – *Segmentectomia posterior do lobo superior direito. A – brônquio do segmento posterior. B – brônquio seccionado e ligadura da artéria. C – manobras digitais separando o segmento posterior. D – revisão da área intersegmentar.*

As segmentectomias, como as demais ressecções pulmonares são realizadas com a utilização de procedimentos cirúrgicos básicos bem sistematizados que têm como objetivos a dissecção adequada, a secção e a ligadura ou sutura dos elementos brônquicos e vasculares do pedículo do segmento a ser removido.

Como exemplo de uma segmentectomia, descreveremos aqui os aspectos fundamentais da exérese cirúrgica do segmento posterior do lobo superior direito.

Segmentectomia ou Remoção do Segmento Posterior do Lobo Superior do Pulmão Direito

Os procedimentos operatórios têm início com a toracotomia látero-posterior esquerda através do 5º espaço intercostal e o exame detalhado da cavidade pleural e de todo o pulmão.

Segue-se a abertura da porção posterior da cissura pulmonar oblíqua e o afastamento caudal do lobo inferior e ventral dos lobos superior e médio, o que permite a exposição da face posterior do hilo pulmonar.

A incisão da pleura mediastínica dá acesso à face posterior do brônquio principal do pulmão e à porção do brônquio do lobo superior, cuja dissecção dá acesso a seus três ramos, os brônquios do segmento apical, do segmento anterior e do segmento posterior, este, mais caudal e mais dorsal que os outros dois (Fig. 50.3A). Sua dissecção demanda certo cuidado, principalmente a dissecção de sua face ventral, que mantém estreito contato com a artéria segmentar.

A disposição anatômica do brônquio e da artéria do segmento posterior quase sempre é constante, no entanto, suas eventuais disposições anômalas podem fazer com que o cirurgião tenha dúvida quanto a sua precisa identificação. Se isso acontecer, ele recorre ao seguinte procedimento, que lhe permitirá identificar com precisão os elementos broncovasculares do segmento superior e, mais ainda, identificar os limites de seu parênquima.

O brônquio pulmonar é pinçado próximo a sua origem, o que o mantém insuflado; a ventilação do pulmão direito é interrompida enquanto a do pulmão esquerdo é mantida graças às características da sonda orotraqueal (de Carlens) que propicia tal manobra.

Feito isso, o pulmão direito sofre um colapso progressivo, permanecendo insuflado somente o segmento superior, o que delimita seus contornos.

Os procedimentos cirúrgicos prosseguem com o pinçamento distal do brônquio segmentar, sua secção e subseqüente sutura de seu coto proximal. A veia segmentar posterior é então dissecada e seccionada entre duas ligaduras (Fig. 50.3B).

Para a remoção do segmento posterior, como acontece em qualquer segmentectomia, o cirurgião procede da seguinte maneira: o colo distal de seu brônquio é tracionado cuidadosamente, o que permite que a face de seu parênquima, confrontante com o parênquima dos segmentos anterior e apical, seja dissecada. Para isto, alguns cirurgiões utilizam seu próprio dedo indicador para exercer pressão sobre a interface dos parênquimas segmentares e obter sua progressiva clivagem (Fig. 50.3C).

Procedendo assim, o cirurgião vai ligando os ramos vasculares e brônquicos intersegmentares que, apesar de pouco calibrosos, pode ser causa de sangramentos e fístulas indesejáveis (Fig. 50. 3D).

Assim procedendo, o cirurgião retira o segmento posterior do lobo superior direito, expande adequadamente o parênquima pulmonar, drena a cavidade pleural direita e procede o fechamento da toracotomia.

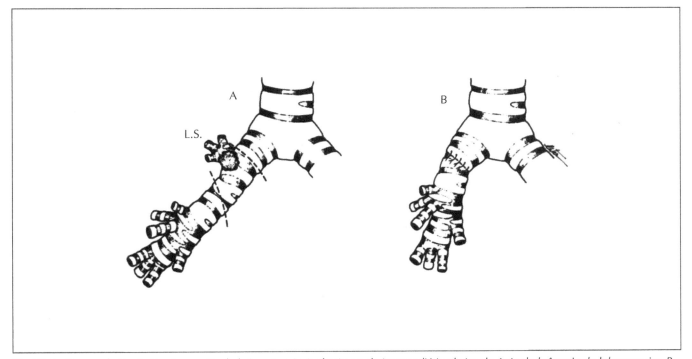

Fig. 50.4 – *Broncoplastia direita. A – secção do brônquio principal acima e do intermediário abaixo do óstio do brônquio do lobo superior. B – anastomose do brônquio principal com o brônquio intermediário.*

BRONCOPLASTIAS

A broncoplastias consiste no reimplante, na árvore respiratória, do brônquio de **um** lobo ou de **um** segmento pulmonar sadio, que tenha sido removido juntamente com **um** outro lobo ou segmento pulmonar portador de um afecção tumoral ou infecciosa.

Conservar o máximo possível do parênquima pulmonar sadio do paciente é a finalidade das broncoplastias.

O reimplante ou broncoplastia do lobo médio, da língula e dos lobos inferiores podem ser realizados, sem grandes dificuldades técnicas, após a ressecção do lobo superior direito ou esquerdo.

Embora não descrevamos aqui as particularidades destas broncoplastias, algumas táticas cirúrgicas são comuns a todas elas (Fig. 50.4), ou seja:

a) A ressecção completa do lobo ou dos segmentos pulmonares atingidos pela afecção;

b) A preservação do pedículo vascular, artéria e veia, do lobo ou do segmento sadio a ser reimplantado;

c) A adequação do coto distal do lobo ou do segmento sadio ao coto subsistente da árvore brônquica;

d) A anastomose do coto lobar, ou segmentar, à árvore brônquica, utilizando, para tanto, sutura com pontos separados de fio monofilamentar inabsorvível ou de absorção lenta, 3 ou 4-0.

PEQUENAS RESSECÇÕES DO PARÊNQUIMA PULMONAR PERIFÉRICO

Em determinadas ocasiões, o cirurgião pode necessitar, para o diagnóstico final de uma afecção tumoral, infiltrativa ou infecciosa do pulmão, remover pequenos fragmentos do parênquima pulmonar a serem destinados a exames histopatológicos.

Embora essas biópsias sejam de fácil execução, elas exigem cuidados adequados, que permitem evitar lesões pulmonares desnecessárias, e aplicação de suturas que impeçam o escape de ar para a cavidade pleural.

As Figs. 50.5, 50.6 e 50.7 mostram objetivamente os aspectos técnicos fundamentais destas ressecções.

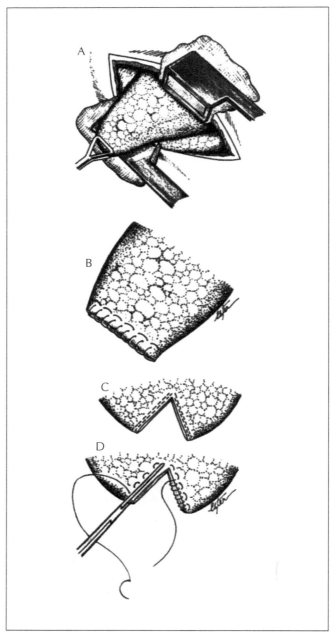

Fig. 50.5 – *Ressecção em cunha. A - exposição da borda do pulmão. B - sutura do parênquima em linha reta. C e D - suturas do parênquima em ângulo.*

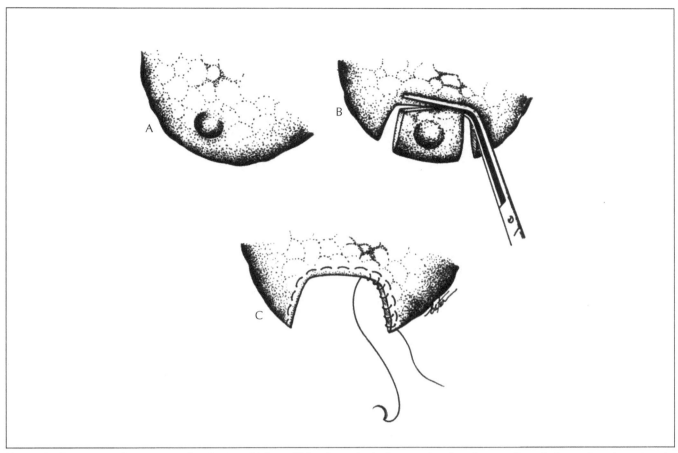
Fig. 50.6 – *Ressecção pulmonar em retângulo. A – nódulo periférico. B – retirada de um retângulo pulmonar. C – pulmão seccionado e suturado.*

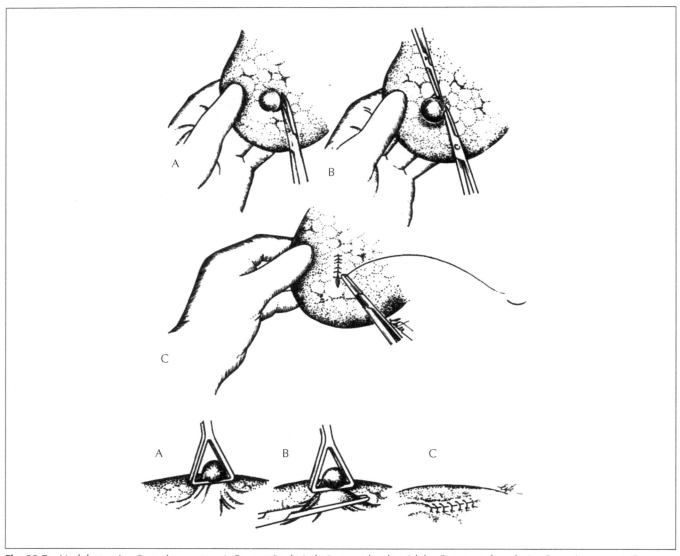

Fig. 50.7 – *Nodulectomias. Sem pinçamento. A, B – secção do pulmão ao redor do nódulo. C - sutura do pulmão. Com pinçamento. C - sutura do pulmão.*

51

Cirurgia das Cardiopatias Congênitas

Pedro Carlos Piantino Lemos
Euryclides J. Zerbino

O coração, tendo por função manter o fluxo sangüíneo, atua meçanicamente propiciando adequada perfusão dos tecidos e órgãos.

Distúrbios fisiológicos da circulação orgânica são compensados pelo coração normal com mudanças adaptativas transitórias que permitem os ajustes adequados a sua normalização.

As cardiopatias congênitas são defeitos estruturais deste órgão que ocorrem durante a seqüência dos eventos embrionários, quando são formados os elementos cardíacos e suas conexões com os vasos da base. Estas anomalias ocasionam alterações circulatórias permanentes, de caráter fisiopatológico, que impossibilitam adequada compensação cardiocirculatória. Assim sendo, desde o início da vida os defeitos cardíacos atuam de forma a produzir distúrbios circulatórios crescentes que terminam por gerar insuficiência dos elementos miocárdicos e vasculares responsáveis pelos processos adaptativos. Desta forma, as cardiopatias congênitas exigem quase sempre uma correção cirúrgica reparadora precoce, na tentativa de evitar os inconvenientes da instalação de lesões irreversíveis do miocárdio ou do sistema vascular arterial que funcionam como sistema adaptativo às variações fisiopatológicas circulatórias.

As restrições ao ato cirúrgico reparador das cardiopatias congênitas dependem do estágio evolutivo dos transtornos ocasionados pela anomalia congênita, das impossibilidades técnicas da cirurgia ou do estado clínico geral do paciente.

O conhecimento detalhado da embriogênese do coração e dos vasos da base, da anatomia dos elementos cardíacos e de seus defeitos embriogenéticos torna-se fundamental ao entendimento das técnicas cirúrgicas utilizadas nas correções das cardiopatias congênitas.

EMBRIOLOGIA CARDÍACA

A partir do 18º dia de desenvolvimento do embrião tem início a formação dos elementos cardíacos. Durante os fenômenos da gastrulação, blocos de células mesoblásticas migram de ambos os lados da linha primitiva até a frente da membrana faríngea, para formar o esboço do tubo cardíaco. A partição da lâmina lateral pelo celoma alcança também esta região mediana, diferenciando-se, aí, uma esplancnopleura e uma somatopleura que passam a formar as paredes da futura cavidade pericárdica.

A partir do 20º dia de desenvolvimento embrionário (DE), na esplancnopleura formam-se ilhotas celulares que, confluindo-se, dão origem aos dois tubos endocárdicos. Estes se aproximam da linha mediana, tomando posição ventral ao se fechar o intestino cefálico. Por ocasião do 22º dia, os dois tubos endocárdicos unem-se no sentido craniocaudal com subseqüente desaparecimento do mesocárdio dorsal, formando-se, assim, o tubo cardíaco.

O tubo cardíaco, ímpar e medianamente colocado, começa a pulsar no 23º dia do desenvolvimento do embrião. Crescendo mais rapidamente que a cavidade pericárdica, esse tubo sofre um complexo pregueamento para, no 25º dia, estar constituído pelo seio venoso, cujos cornos recebem as veias vitelínicas, as veias umbilicais e os duetos de Cuvier; pelo átrio primitivo que se comunica com o ventrículo primitivo pelo conduto atrioventricular; pelo ventrículo primitivo, e pelo bulbo cardíaco que se prolonga com o bulbo aórtico, seguido pelas aortas ventrais primitivas (Fig. 51.1a). Nesta ocasião as aortas ventrais primitivas se comunicam à aorta dorsal através dos seis pares de arcos aórticos.

A verdadeira circulação embrionária tem lugar, então, entre o 27º e o 29º dia do desenvolvimento do embrião.

FORMAÇÃO DOS ÁTRIOS

Por volta do 28º dia, o átrio primitivo converte-se numa ampla cavidade que se coloca atrás do segmento ventricular, desdobrando-se progressivamente em duas bolsas, os esboços dos átrios direito e esquerdo. O conduto atrioventricular se estreita, acentuando-se a separação entre os esboços atriais e o ventrículo primitivo. Entre o 35º e o 40º dia de DE, sobre as paredes internas do conduto atrioventricular, formam-se duas protuberâncias, uma ventral e outra dorsal (os coxins endocárdicos), que, crescendo uma para outra sob

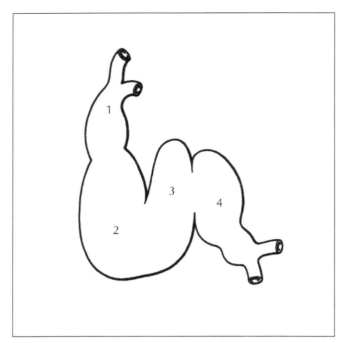

Fig. 51.1a – *Pregueamento do tubo cardíaco. 1) Bulbo aórtico; 2) Bulbo cardíaco; 3) Ventrículo primitivo; 4) Atrio primitivo.*

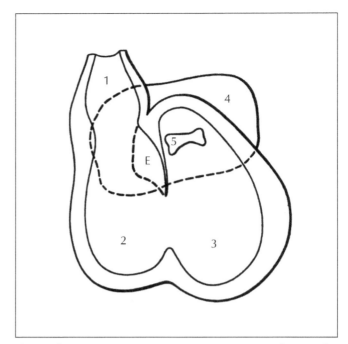

Fig. 51.1b – *Coração primitivo. E - Esporão coneventricular; 1) Bulbo aórtico; 2) Bulbo cardíaco; 3) Ventrículo primitivo; 4) Átrio primitivo; 5) Conduto atrioventricular.*

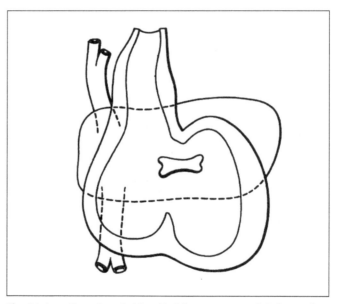

Fig. 51.1c – *Coração primitivo. Posicionamento medial do conduto atrioventricular. (5)*

a forma de duas lâminas, unem-se para formar o septo intermédio. Desta forma, o conduto atrioventricular é dividido nos orifícios atrioventriculares direito e esquerdo.

Formação das Valvas Atrioventriculares

As cúspides da valva mitral, da mesma forma que as da valva tricúspide, originam-se de três tubérculos endocárdicos que se delimitam nas paredes internas dos orifícios atrioventriculares.

O primeiro destes tubérculos nasce da base do coxim endocárdico dorsal; o segundo, da base do coxim ventral e o terceiro, da parede lateral do conduto atrioventricular. Os tubérculos originários dos coxins endocárdicos são responsáveis pela formação das cúspides septais das valvas, enquanto os coxins originários da parede do conduto são responsáveis pela formação de suas cúspides murais.

Septação dos Ventrículos

Por ocasião do 30º ao 32º dia de DE, o ventrículo primitivo (futuro ventrículo esquerdo) e o bulbo cardíaco (futuro ventrículo direito) são delimitados, na face externa do tubo cardíaco, pelo sulco bulboventricular e, na face interna, pelo esporão coneventricular (Fig. 51.1b). Com a progressiva involução do esporão coneventricular, o bulbo aórtico, que primitivamente comunicava-se com o bulbo cardíaco, passa a comunicar-se também com o ventrículo primitivo, ocasião em que o conduto atrioventricular ganha posição medial (Fig. 51.1c).

No 34º dia de DE, da face ventricular interna, oposta ao primitivo esporão, ergue-se uma crista que, ao crescer em direção craniodorsal, inicia a formação do septo muscular interventricular. Seu crescimento progride sem contudo atingir a zona do esporão coneventricular. A complementação do fechamento do septo interventricular se fará no 48º dia de DE com a formação do septo membranoso.

Concorrem para a formação deste, de textura conjuntiva, o próprio septo interventricular, os coxins atrioventriculares ventral e dorsal e as cristas do tronco-cone primitivas, formadoras do septo interaórtico-pulmonar.

Septação do Tronco-Cone

Por ocasião do 38º dia de DE, a região situada entre o bulbo cardíaco e a origem das aortas ventrais primitivas, com o desaparecimento da delimitação entre o bulbo cardíaco e o bulbo aórtico pelo apagamento do sulco interbulbar, passa a constituir o tronco-cone. Sua porção proximal, ao fim da embriogênese cardíaca, dará origem à via de saída do ventrículo direito, a ele se incorporando; sua porção distal dará origem à artéria pulmonar e à aorta ascendente. A delimitação entre estas duas porções será feita pelo plano de implantação dos folhetos vai vares aórticos e pulmonares.

A septação do tronco-cone é feita pelo septo tronco-conal, cuja formação se inicia no 39º dia de DE com o aparecimento de duas cristas na parede interna do tronco-col)e, em posição dextro-dorsal e sinistro-ventral. Crescendo uma para a outra em direção à luz do tronco-cone, elas se fundem no 42º dia de DE para formar o septo. No sentido cranial, o desenvolvimento do septo tronco-conal se faz em helicóide que, com rotação anti-horária, faz um giro de aproximadamente 225º até atingir o ápice do tronco-cone. Assim, o septo tronco-conal biparte o tronco-cone em duas porções tubulares que se individualizam pelo aprofundamento de um sulco em sua parede externa, cuja direção se identifica com a do septo.

Em sua base, o septo tronco-conal confronta-se com o septo interventricular. Assim sendo, sua porção dextro-ventral ligará o ventrículo direito, situado à direita e ventralmente, com o sexto par de arcos aórticos, formador das artérias pulmonares, situadas em posição póstero-lateral esquerda. Sua porção sinistro-dorsal ligará o ventrículo esquerdo, dorsalmente colocado, com o quarto arco aórtico esquerdo, formador da croça da aorta. Serão, respectivamente, o tronco pulmonar e a aorta ascendente.

À direita e à esquerda, na base de ambas as cristas tronco-conais primitivas, surgem dois brotos endocárdicos, dada sua clivagem ocasionada pelos sulcos que acompanham externamente as cristas. Estes dois brotos, juntamente com dois outros situados nas paredes internas da aorta e do tronco pulmonar primitivos em oposição ao septo tronco-conal, denominados coxins intermédios, darão origem aos folhetos das valvas aórtica e pulmonar.

Septação Atrial

O átrio primitivo é inicialmente constituído por uma ampla cavidade situada atrás do ventrículo primitivo, com ele se comunicando através do conduto atrioventricular primitivo.

A septação atrial (Fig. 51.ID) se inicia no 35º dia de DE pelo aparecimento, na zona mediana de sua parede pósterosuperior, de um delgado tabique cujos extremos crescem convergindo para diante e para baixo em direção ao septo intermédio. Este tabique, por ser o primeiro formado, é denominado *septum primum*, sendo responsável pela divisão do átrio primitivo em duas porções, direita e esquerda.

O *septum primum*, antes de alcançar o septo intermédio, delimita em sua proximidade um orifício temporário denominado *ostium primum* cujo diâmetro diminui rapidamente. Por volta do 42º dia de DE, durante a delimitação do *ostium primum*, o *septum primum* sofre adelgaçamento em sua região súperoventral, formando-se pequenas ilhas de absorção. Estas ilhas, confluindo-se, dão formação a um segundo orifício no *septum primum*: o *ostium secundum*. Quando o *ostium primum* se fecha, por ocasião do 48º dia de DE, o *ostium secundum* torna-se a única comunicação entre

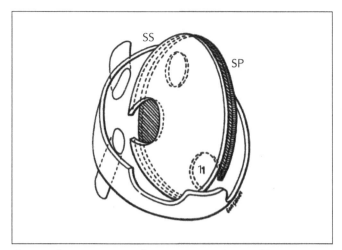

Fig. 51.1d – *Septação atrial. SP - Septum primum; SS - Septum secundum; 1) Ostium primum; 2) Ostium secundum; 3) Forame oval.*

os dois átrios já delimitados. Na parede ântero-superior do átrio direito, nas proximidades do *septum primum*, inicia-se, em seguida, a formação de um grosso tabique em forma de semilua – o *septum secundum* – cujas extremidades crescem para baixo e para trás, em direção ao orifício da veia cava inferior. Dado o crescimento de suas bordas laterais ser mais rápido que o de sua borda mediana, elas se fundem rapidamente delimitando um orifício de localização póstero-inferior denominado forame oval ou forame de Botal. Assim sendo, ao final do 42º dia de DE o átrio primitivo acha-se dividido em átrio direito e átrio esquerdo pelo septo interatrial constituído de dois tabiques contíguos o *septum primum* e o *septo secundum*. Dada a existência do *ostium secundum* no primeiro e do forame oval no segundo, durante a vida uterina, o sangue passa livremente do átrio direito ao esquerdo, visto que os dois septos não se acolam.

ANATOMIA CIRÚRGICA DO CORAÇÃO E DOS VASOS DA BASE

O estudo anatômico do coração e dos vasos da base, em seus aspectos descritivos e de relação, são importantes para o cirurgião. Atuando sobre o coração através das toracotomias, a precisão de suas manobras operatórias dependerá de seu conhecimento detalhado das estruturas cardíacas no seu contexto espacial visto através destas vias de acesso.

Anatomia Externa do Coração

Sob visão anterior, o coração e os vasos principais do mediastino, em sua maior parte, situam-se à esquerda da linha médio-esternal. Os elementos cardiovasculares situados à direita desta linha incluem: a porção direita da veia inominada, a artéria inominada, a veia cava superior, urna pequena porção da aorta ascendente, o átrio direito, a aurícula direita e o sulco atrioventricular percorrido pela artéria coronária direita. Os elementos situados à esquerda da linha médio-estenral compreendem: grande parte da veia inominada esquerda, a artéria carótida comum esquerda, a artéria subclávia esquerda, a aorta ascendente, o arco aórtico, tronco pulmonar, a parede anterior do ventrículo direito, o sulco interventricular anterior contendo o ramo descendente da artéria coronária esquerda, a aurícula esquerda e a face anterior do ventrículo esquerdo.

As linhas de projeção das pleuras, que avançam em direção à linha médio-esternal de ambos os lados, juntamente com o timo ou seus resquícios, interpõem-se entre o esterno e as estruturas cardíacas e vasculares do mediastino.

O coração, em sua posição normal, tem uma face dorsal, uma ântero-lateral direita, uma ântero-lateral esquerda e uma diafragmática. A face dorsal é quase inteiramente ocupada pelo átrio esquerdo que recebe em sua parede posterior as quatro veias pulmonares. A face ântero-lateral direita compreende a parede do átrio direito e da aurícula direita. A porção ântero-lateral esquerda do coração é ocupada pela aurícula esquerda, pela face ântero-lateral do ventrículo esquerdo – delimitada pelo ramo descendente anterior da artéria coronária esquerda e pela margem obtusa do coração – e pela parede anterior do ventrículo direito. A face diafragmática cardíaca compreende as paredes diafragmáticas de ambos os ventrículos. Somente uma pequena porção do ventrículo esquerdo, que se encontra próxima ao sulco atrioventricular, pertence à face dorsal do coração.

Aspectos Anatômicos sob Visão Anterior

A toracotomia anterior transesternal longitudinal permite observar, na face superior do mediastino, o timo residual ou seus resquícios gordurosos que avançam até a deflexão superior do pericárdio, os seios anteriores de ambas as cavidades pleurais que o recobrem até as proximidades da linha mediana e blocos gordurosos sobrepondo-se aos ângulos pleurodiafragmáticos de ambos os lados.

Afastando-se as estruturas tímicas, na face ântero-lateral do mediastino superior (Fig. 51.2) delineia-se a veia cava superior, formada pela junção das veias inominadas esquerda e direita. A primeira cruza o mediastino superior em sentido transversal, com ligeira indicação dextro-inferior, para juntar-se à veia inominada direita e dar origem à veia cava superior que, no sentido descendente, penetra na cavidade pericárdica após um percurso de 2 a 3 cm. Caminha no interior dela, numa pequena extensão, desembocando-se no átrio direito no nível da terceira vértebra torácica. Na porção ântero-medial da junção entre a cava superior e o átrio direito situa-se o nó sinoatrial.

Medialmente em relação à cava superior, na direção da linha médio esternal, localiza-se a aorta ascendente, situada em sua grande extensão dentro da cavidade pericárdica, onde é encoberta na sua nascente ventricular pela aurícula direita.

O arco aórtico, continuação da aorta ascendente, curva-se dorso-lateralmente para a esquerda passando sobre a origem das artérias pulmonares e do brônquio esquerdo colocado posteriormente à zona de bifurcação do tronco pulmonar. Este arco dá origem à artéria inominada, medialmente colocada no mediastino superior, que se bifurca para formar a ar-

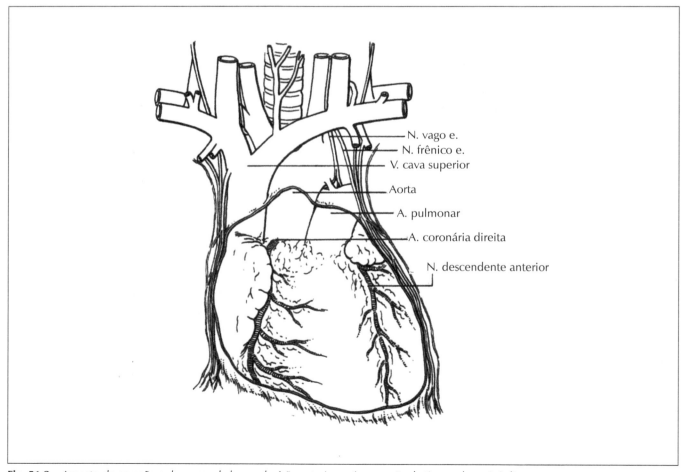

Fig. 51.2 – *Aspecto do coração e dos vasos da base sob visão anterior após remoção do timo e do pericárdio.*

téria carótida direita e a artéria subclávia direita. Em seguida, dá nascente à carótida e à artéria subclávia esquerdas.

O tronco pulmonar, dando continuação à via de saída do ventrículo direito, tem posição mais ventral que a aorta ascendente, corre no sentido ventro-dorsal, para dar origem às artérias pulmonares direita e esquerda. A primeira dirige-se ao hilo pulmonar direito passando dorsalmente à aorta ascendente e à veia cava superior. A segunda tem posição ântero superior ao brônquio esquerdo, paralelamente ao qual se dirige ao hilo pulmonar esquerdo. O ligamento arterioso, elemento fibroso resultante da involução do canal arterial, a conecta à região ístmica da aorta implantando-se em sua parede póstero-superior.

Aspectos Anatômicos sob Visão Ântero Lateral Direita

Aberta a cavidade pleural através da toracotomia intercostal ântero-lateral direita, o pulmão é afastado dorsalmente, deixando visível o hilo pulmonar e a face ântero-lateral direita do pericárdio e do mediastino superior, tendo a pleura a recobri-los (Fig. 51.2a).

Na borda dorso-cranial do mediastino superior, próximo à primeira articulação costo-vertebral, sob o pleura mediastínica, o nervo vago inicia seu percurso intratorácico. Correndo ventralmente à artéria subclávia direita, percorre a face lateral da traquéia em direção craniocaudal, dando origem a seus ramos brônquico e esofágico à altura da bifurcação traqueal. Em seguida, mergulha sob a veia ázigos indo percorrer a face lateral direita do esôfago, encoberto pelo hilo pulmonar.

O nervo frênico direito é visto em todo o seu trajeto intratorácico que se inicia dorsalmente à veia subclávia direita e se estende pela face lateral da veia cava superior e do pericárdio, anteriormente ao hilo pulmonar, até atingir o diafragma, sendo seu segmento mais distal encoberto pela gordura normalmente presente no ângulo pericárdio-frênico. A porção extrapericárdica da veia cava superior, tendo uma extensão de 2 a 3 cm, é vista na porção ântero-superior do mediastino, juntamente com o segmento distal da veia inominada.

Abrindo-se longitudinalmente o pericárdio à frente do nervo frênico, observam-se as deflexões pericárdicas craniais que circundam a veia cava, a aorta e o tronco pulmonar. Na face dorso-lateral direita, o pericárdio deflete-se ao redor das veias pulmonares direitas e da cava inferior. Entre a veia cava superior e a aorta ascendente, as deflexões pericárdicas delimitam um pertuito que dá acesso ao seio transverso do pericárdio. O segmento intrapericárdico da veia cava é mais curto que o aórtico ou o do tronco pulmonar, tendo em média 1,5 cm de extensão.

A parede do átrio direito juntamente com uma pequena porção da parede atrial esquerda constituem a face direita do coração. O limite entre os dois átrios é estabelecido externamente pelo sulco interatrial que tem direção correspondente à da borda dorsal de ambas as veias cavas, e que corresponde internamente à implantação posterior do septo interatrial. Em posição ventro-medial à veia cava superior, estão colocados a aorta e o tronco pulmonar. A aurícula direita, projetando-se ântero-medialmente, recobre a nascente da aorta ascendente.

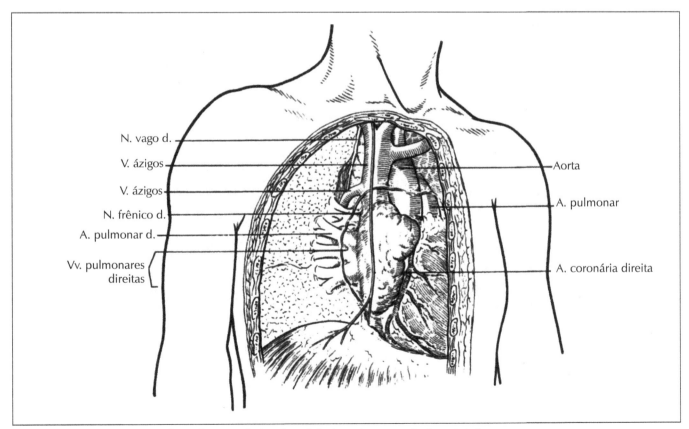

Fig. 51.2a – *Aspecto anatômico do mediastino sob visão lateral direita após reessecção do pericárdio.*

A via de saída do ventrículo direito ocupa a área Antero-inferior do mediastino. A artéria coronária direita, aparente desde a borda inferior da aurícula direita até a borda diafragmática do coração, percorre o sulco atrioventricular direito seguindo um trajeto ventro-dorsal inferior.

A veia cava inferior ocupa a posição dextro-dorsal mais inferior da cavidade pericárdica.

TRATAMENTO CIRÚRGICO DAS CARDIOPATIAS CONGÊNITAS

INTRODUÇÃO

No tratamento cirúrgico dos defeitos cardíacos congênitos são utilizadas técnicas diversas, apropriadas à correção de cada anomalia, pelo que descrevemos as técnicas operatórias das cardiopatias congênitas separadamente.

Devemos considerar, no entanto, que, embora as técnicas possam ser individualizadas, as cirurgias reparadoras das cardiopatias congênitas contam uma série de procedimentos operatórios comuns à maioria delas.

Assim é que a circulação extracorpórea é necessária aos procedimentos operatórios de todas as cirurgias cardíacas intracavitárias bem como àqueles empregados no tratamento das coronariopatias obstrutivas.

INCIDÊNCIA DAS CARDIOPATIAS CONGÊNITAS

A incidência das cardiopatias congênitas é estimada em 0,2 a 0,5 por 1.000 crianças nascidas vivas.

Dentre as cardiopatias congênitas mais encontradas estão a comunicação interventricular (CIV), a persistência do canal arterial (PCA), a comunicação interatrial (CIA), a tetralogia de Fallot e a drenagem anômala parcial das veias pulmonares. As mais encontradas durante necrópsias de recém-nascidos são: a transposição dos grandes vasos da base, a comunicação interventricular e a coarctação da aorta.

A letalidade das cardiopatias, observadas durante o primeiro ano de vida, é alta: Richards e col. (1955) analisando um grande número de casos encontraram 32% de óbitos, dos quais 23% ocorreram dentro do primeiro mês de vida e 9% entre o primeiro e o décimo segundo mês após o nascimento.

CLASSIFICAÇÃO DAS CARDIOPATIAS CONGÊNITAS

As cardiopatias congênitas têm sido classificadas de várias formas. Os diversos critérios adotados para tais classificações não conseguem estabelecer grupos homogêneos se considerados sob os pontos de vista embriológico, morfológico, fisiopatológico e clínico. Assim sendo, adota-se uma classificação simplista que reúne as cardiopatias congênitas em dois grandes grupos, dentro dos quais elas têm um único fator clínico comum: a presença ou não de cianose.

Cardiopatias Acianóticas

Neste grupo, as cardiopatias congênitas acianóticas são subdivididas em dois subgrupos:

1) cardiopatias congênitas acianóticas com fluxo arteriovenoso;
2) cardiopatias congênitas acianóticas com sobrecarga de resistência.

O primeiro subgrupo reúne as cardiopatias com defeitos dos elementos estruturais do coração ou dos vasos da base que apresentam a característica anatomopatológica de permitir a mistura de sangue arterial no sangue venoso. Dentre as cardiopatias deste subgrupo, as mais importantes, dada sua maior freqüência, são: a persistência do canal arterial (PCA), a comunicação interatrial (CIA), a drenagem anômala parcial das veias pulmonares (DAPVP) e o *atrioventricularis communis* (AVC).

No segundo subgrupo, as cardiopatias mais importantes são: a coarctação da aorta, as estenoses congênitas do tronco pulmonar e as estenoses congênitas da aorta.

Cardiopatias Cianóticas

As cardiopatias congênitas cianóticas são subdivididas em três subgrupos, levando-se em conta a quantidade de sangue dirigido ao pulmão, dada a existência do defeito:

1) cardiopatias congênitas cianóticas com fluxo pulmonar aumentado;
2) cardiopatias congênitas cianóticas com fluxo pulmonar normal;
3) cardiopatias congênitas cianóticas com fluxo pulmonar diminuído.

Destas cardiopatias são mais importantes, pela freqüência com que são encontradas na clínica cirúrgica, a tetralogia de Fallot (10,2%), a transposição dos grandes vasos da base (5,4%) e a atresia da valva tricúspide (2,0%). A primeira e a terceira pertencentes ao terceiro subgrupo e a segunda pertencente ao primeiro subgrupo.

CARDIOPATIAS CONGÊNITAS ACIANÓTICAS

Serão descritos os aspectos do tratamento cirúrgico atual do canal arterial persistente, da comunicação interatrial, da comunicação interventricular e da coarctação da aorta.

PERSISTÊNCIA DO CANAL ARTERIAL (PCA)

Conectando o ramo esquerdo do tronco pulmonar ao istmo da aorta, o canal arterial, durante a vida embrionária, permite que o sangue seja levado do ventrículo direito diretamente à circulação sistêmica, sem passar pelos pulmões.

Algumas horas após o nascimento, o canal arterial normalmente deixa de atuar funcionalmente para, dias ou meses mais tarde, ocluir-se definitivamente, transformando-se no ligamento arterioso.

Em algumas crianças, sem que se saiba a causa exata, o canal arterial permanece aberto e funcionante, permitindo a passagem de sangue da aorta para o tronco pulmonar, o que ocasiona hiperfluxo sangüíneo na pequena circulação, com conseqüente sobrecarga do ventrículo direito. O canal arterial persistente constitui 10 a 15% de todas as cardiopatias congênitas, com uma incidência de 1 para cada 2.500 a 5.000 indivíduos da população geral.

Os pacientes portadores desta cardiopatia, dado estarem sujeitos a um alto fluxo sangüíneo através dos pulmões, são acometidos por freqüentes infecções pulmonares, exibem uma maior fatigabilidade e uma menor resistência aos exercícios. Sua ausculta cardíaca demonstra a existência de um sopro contínuo, audível no foco pulmonar. Ao exame radiológico, o aumento da área cardíaca e da vasculatura pulmonar estão presentes na maioria dos pacientes. Estes elementos clínicos, no geral, são suficientes para que o diagnóstico de persistência do canal arterial seja feito. Os dados obtidos do cateterismo cardíaco e da cineangiografia levam à definição conclusiva do diagnóstico além de permitirem observar as características anatômicas e funcionais do canal.

A correção cirúrgica do canal arterial persistente é sempre indicada logo após o primeiro ano de vida. A partir daí, os fenômenos infecciosos pulmonares repetitivos ocasionam fibrose, friabilidade, calcificação ou mesmo dilatações aneurismáticas da parede do canal. Estas lesões, associadas à insuficiência cardíaca progressiva, agravam sobremaneira a evolução natural dos pacientes, encurtando sua vida média a cerca de 24 anos.

Assim sendo, admite-se hoje que a interrupção cirúrgica do canal arterial persistente deva ser feita, mesmo nos pacientes assintomáticos.

Tratamento Cirúrgico

A Técnica Cirúrgica utilizada atualmente no tratamento do canal arterial persistente foi aprimorada a partir da primeira ligadura do canal feita por Strieder (1937) e por Gross em 1938.

Dado ocorrer recanalização em aproximadamente 9% dos canais arteriais tratados por simples ligadura, o seu tratamento cirúrgico atual consta de sua secção e sutura de seus cotos.

Técnica Cirúrgica

A via de acesso que permite melhor abordagem cirúrgica do canal arterial persistente é a toracotomia póstero-lateral esquerda através do 4º espaço intercostal.

O pulmão é afastado inferiormente, expondo o hilo pulmonar. Desta forma visualiza-se o nervo vago que, no sentido súpero-inferior, inicia o seu percurso junto à borda anterior da artéria subclávia esquerda, caminha sobre ela e cruza a aorta, passando dorsalmente ao hilo pulmonar esquerdo (Fig. 51.3).

O nervo frênico, juntamente com a artéria e veia pericardiofrênicas, é visto sob a pleura mediastínica 2 a 3 cm à frente do nervo vago. Palpando-se a base da artéria pulmonar esquerda, um frêmito contínuo, com reforço sistólico, caracteriza a presença do canal arterial funcionante.

A abordagem do ducto tem início com a abertura da pleura mediastínica no sentido ínfero-superior, lateralmente ao nervo vago. Nas imediações do ducto localizam-se, algumas vezes, pequenos linfonodos intumescidos que são retirados.

Segue-se a dissecção do ramo recorrente do nervo vago esquerdo, que dele se origina junto à borda inferior do istmo da aorta, contorna inferiormente o canal, tomando em seguida o sentido cranial em direção à laringe. Reparado o nervo recorrente, segue-se a dissecção do canal arterial. Atenção especial deve ser dada às manobras de divulsão empregadas para liberá-lo do tecido conjuntivo que lhe é adjacente, pois. muitas vezes, as infecções bacterianas que acometem sua parede a tornam predisposta a roturas.

Inicia-se a dissecção do canal arterial por sua extremidade aórtica que, reparada com um cadarço apropriado, permite que ele seja tracionado suavemente dando melhor acesso à sua extremidade pulmonar.

Tendo-se dissecado totalmente o canal (Fig. 51.3a), duas pinças arteriais de Potts são aplicadas às suas extremidades. Tal pinçamento exige cuidado adequado naqueles canais de parede friável ou de pequena extensão. O canal é então seccionado entre as pinças (Fig. 51.3b), e suas extremidades são suturadas com fio de *nylon* 5-0, utilizando um acolcheio para o fechamento de seu coto aórtico e um chuleio simples para seu coto pulmonar. Terminadas as suturas, as pinças são removidas.

A rotura do canal por ocasião do pinçamento é a complicação cirúrgica mais temida. Isto acontecendo, procura-se evitar a hemorragia, comprimindo o coto sangrante com a polpa digital. Em se tratando de rotura de sua extremidade aórtica, a dissecção rápida deste vaso e o seu pinçamento acima e abaixo da implantação do canal permite o controle do sangramento. A rotura da extremidade pulmonar do canal exige o pinçamento temporário da artéria pulmonar para o bloqueio da hemorragia, o que é mais facilmente conseguido com a aplicação de uma pinça no segmento intrapericárdico deste vaso.

Quando o paciente é operado na idade adulta, condição em que o canal geralmente tem paredes friáveis e calcificadas, ou quando o canal é muito curto, procede-se inicialmen-

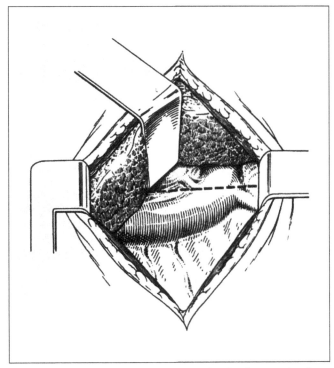

Fig. 51.3 – *Canal arterial persistente; linha de abertura da pleura para dissecção do canal.*

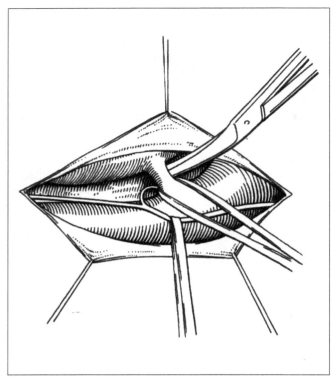

Fig. 51.3a – *Aspecto da dissecção do canal arterial.*

te à dissecção da aorta em todo o seu contorno, pinçando-a lateralmente com pinça de Potts-Smith. Este procedimento permite que a sutura do colo aórtico seja feita em melhores condições de visibilidade.

Complicações Cirúrgicas

A hemorragia por escape das pinças ou por rotura do canal durante o pinçamento é a complicação que mais ocorre durante a cirurgia do canal arterial. A endocardite bacteriana e a hipertensão arterial ocorrem no pós-operatório imediato. Antibióticos e hipotensores são utilizados para o seu controle clínico.

Nas cirurgias do canal arterial persistente, a mortalidade atinge 2,5% dos pacientes nos quais ocorre acidente hemorrágico.

COARCTAÇÃO DA AORTA

Denomina-se coarctação da aorta a anomalia congênita desta artéria, caracterizada por um estreitamento segmentar, localizado na maioria das vezes na sua região ístmica. Quando associada ao canal arterial persistente, pode estar localizada antes da implantação aórtica do canal, sendo então denominada pré-ductal ou do tipo infantil. Quando a coarctação se localiza abaixo do canal arterial ela é denominada pós-ductal ou do tipo adulto.

A coarctação da aorta determina alterações circulatórias fisiopatológicas que dependem do diâmetro de sua luz coarctada.

Em quase todos os pacientes existe hipertensão arterial no segmento aórtico situado acima da coarctação e hipotensão no segmento que lhe é distal. Aqueles com longa evolução da

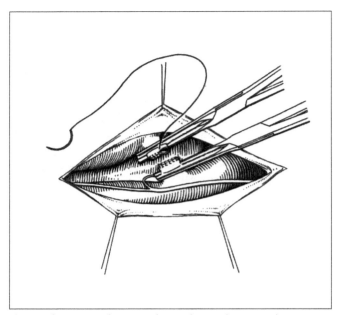

Fig. 51.3b – *Sutura dos cotos do canal arterial seccionado.*

enfermidade desenvolvem hipertrofia do ventrículo esquerdo, quase sempre resultante da sobrecarga sistólica ventricular ocasionada pelo obstáculo mecânico. Impossibilitado de passar livremente através da coarctação, o fluxo de sangue aórtico é derivado para a circulação colateral que torna-se abundante, interligando os segmentos aórticos proximal e distal à coarctação. Nestas condições, o desvio colateral do fluxo sangüíneo se faz em maior intensidade através das artérias torácicas internas e de seus ramos intercostais que se tornam progressivamente tortuosos, calibrosos e de paredes delgadas.

Muitas vezes as paredes do segmento aórtico, situado próximo à zona de coarctação, tornam-se friáveis e sofrem processo degenerativo que são causadores de dilatações aneurismáticas.

O diagnóstico da coarctação da aorta se baseia em sinais clínicos e dados eletrocardiográficos e radiológicos encontrados durante o exame do paciente, que dependem diretamente das características anatômicas da coarctação ao estabelecer obstáculo mecânico ao fluxo sangüíneo. Assim, hipertensão arterial nos membros superiores, hipotensão e diminuição ou ausência de pulsos arteriais nos membros inferiores são quase sempre encontradas nos pacientes portadores de coarctação da aorta. Um sopro sistólico é audível à ausculta precordial, e sinais de hipertrofia ventricular esquerda são observados no traçado eletrocardiográfico.

À radiografia do tórax são visíveis os sinais de corrosão da borda inferior das costelas (sinal de Roesle), ocasionada pela pulsação das artérias intercostais dilatadas, submetidas a um regime de alto fluxo sangüíneo. A cineangiografia da aorta permite observar sua zona de coarctação além de evidenciar a presença do canal arterial persistente, suas características anatômicas e seu exato local de implantação.

Indicação do Tratamento Cirúrgico

A indicação do tratamento cirúrgico da coarctação da aorta diagnosticada na infância é feita geralmente no final da primeira década de vida (oito a 10 anos), idade em que o paciente tem um diâmetro aórtico adequado à cirurgia, inexistindo dilatações aneurismáticas ou lesões graves da parede aórtica que dificultam a aplicação das suturas cirúrgicas.

O diagnóstico sendo feito na idade adulta, a cirurgia é indicada de imediato. Nos pacientes de pouca idade, quando portadores de insuficiência cardíaca rebelde ao tratamento clínico, a correção cirúrgica da coarctação da aorta é também logo indicada.

A história natural da coarctação aórtica permite observar que os pacientes portadores desta anomalia congênita geralmente falecem por insuficiência cardíaca, hemorragia cerebral, rotura da aorta ou endocardite bacteriana, sendo sua vida média de 30 a 35 anos.

Tratamento Cirúrgico

A cirurgia corretiva da coarctação da aorta consiste na ressecção do segmento aórtico coarctado e subseqüente anastomose término-terminal dos cotos aórticos. Em alguns casos torna-se necessário a utilização do enxerto tubular de *teflon* em substituição à porção ressecada.

Técnica Cirúrgica

A via de acesso utilizada na cirurgia corretiva da coarctação da aorta é a toracotomia látero-posterior através do 4º espaço intercostal esquerdo. Afastando-se o pulmão, o istmo da aorta é observado delineando-se o aspecto da coarctação. Alguns aspectos anatomopatológicos são importantes de serem destacados: a artéria subclávia quase sempre tem diâmetro aumentado e por vezes apresenta-se bastante dilatada na sua porção torácica, podendo atingir as dimensões da aorta descendente; o segmento coarctado da aorta pode ser curto (1 a 2 cm) ou bastante longo (5 a 6 cm); nos primeiros centímetros distais à coarctação, a aorta geralmente é dilatada; os ramos intercostais, nascidos logo abaixo da zona de coarctação, são dilatados e de paredes bastante finas, fato que requer extremo cuidado durante a dissecção para evitar sua rotura; o anal arterial, quando persistente, é de diâmetro aumentado, assemelhando-se por vezes àquele da aorta.

Inicia-se a cirurgia com a abertura da pleura mediastínica, dorsalmente ao nervo vago, expondo adequadamente a artéria subclávia e a aorta (Fig. 51.4). Segue-se a dissecção da aorta e de seus dois ou três pares de ramos intercostais, que deve ser cuidadosa para evitar roturas. Após a dissecção do segmento aórtico inferior à coarctação e eventual ligadura de seus dois primeiros pares de ramos intercostais para melhor mobilidade aórtica, disseca-se a artéria subclávia, sendo ambas reparadas com cadarço. A dissecção da zona de coarctação da aorta quase sempre é fácil, a ão ser em pacientes adultos, onde a parede aórtica é bastante friável.

A dissecção do segmento distal da croça aórtica muitas vezes é tecnicamente difícil, exigindo que se exerça tração s ve dos cadarços que perpassam a artéria subclávia e a aorta des endente para permitir sua vizualização adequada. Um cadarço é passado ao seu redor entre as origens da carótida e artéria subclávia esquerda. Na presença de canal arterial persistente, ele é dissecado e reparado, tomando-se cuidado para não lesar o ramo recorrente do nervo vago.

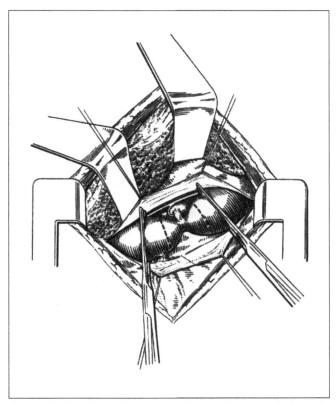

Fig. 51.4 – *Coarctação da aorta. Pinçamento da aorta após dissecção de seu segmento coarctado.*

Completadas as dissecções, os cadarços colocados como reparos permitirão tracionar suavemente a aorta para proceder-se ao seu pinçamento transversal, proximal e distal à coarctação, utilizando para tanto pinças vasculares de "Potts". O canal arterial, se persistente, é também pinçado próximo à sua implantação na artéria pulmonar e seccionado. Resseca-se em seguida o segmento coarctado da aorta. Quando este segmento for curto, a liberação do segmento aórtico distal, previamente feita, permitirá, sem tração excessiva, a feitura de uma anastomose término-terminal entre seus cotos (Fig. 5l.4a). Para tal anastomose é utilizada a sutura "tipo Blalock" na sua porção posterior e sutura contínua na sua porção anterior, ambas com fio inabsorvível- 4-0 (Fig. 5l.4c). Em se tratando de criança com menos de 10 anos de idade, a sutura entre as bordas anteriores dos cotos aórticos deve ser feita com pontos separados, o que permitirá mais tarde o crescimento diametral da aorta.

O coto pulmonar do canal arterial persistente é suturado com chuleio simples de *mononylon* 5-0, antes que se proceda a sutura dos cotos aórticos.

Em se tratando de coarctações aórticas longas, fato que ocorre em 38% dos pacientes, cuja ressecção resulta em cotos aórticos muito distanciados entre si, impedindo sua anastomose direta, próteses tubulares de *teflon* ou *dacron* são utilizadas.

Detalhes Técnicos da Cirurgia da Coarctação da Aorta

O pinçamento da aorta, por ocasião da ressecção da coarctação e das suturas que estabelecem a continuidade de

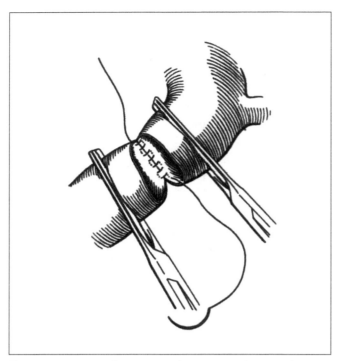

Fig. 51.4a – *Aspecto da sutura contínua, em guarda grega, dos cotos aórticos após a ressecção da zona coarctada.*

fluxo sangüíneo aórtico, pode ser suportado durante longo tempo por aqueles pacientes portadores de circulação colateral abundante.

Nos pacientes onde a coarctação se localiza muito próxima à artéria subclávia, a colocação da pinça aórtica proximal oclui obrigatoriamente esta artéria, fato que leva à interrupção do fluxo sangüíneo da extensa rede arterial colateral dependente da artéria torácica interna dela originária. Nestes pacientes, há necessidade, durante o pinçamento da aorta, da utilização de circulação extracorpórea para permitir a irrigação do segmento inferior da aorta. Isto é obtido heparinizando-se o paciente e utilizando um tubo de *teflon* siliconizado, cuja extremidade proximal é conectada à aurícula esquerda e cuja extremidade distal é introduzida na aorta torácica descendente abaixo da coarctação. Uma incisão na extremidade da aurícula esquerda e outra na face ântero-lateral da aorta descendente, ambas circunscritas por suturas em bolsas de fio inabsorvível 2-0, permitem a introdução das extremidades do tubo de *teflon*. Após a cirurgia da coarctação, o tubo é retirado e os orifícios auricular e aórtico, são suturados.

Nos pacientes portadores de coarctação da aorta associada a canal arterial persistente, cuja implantação aórtica se faz abaixo da coarctação, a suplência sangüínea da aorta distal é feita pelo canal, não havendo desenvolvimento de circulação colateral. Da mesma forma que nos pacientes anteriores, durante a cirurgia da coarctação faz-se necessária a utilização de circulação extracorpórea.

Complicações da Cirurgia

Hemorragias, arterites mesentéricas necrotizantes e hipertensão arterial são descritas como complicações imediatas da cirurgia da coarctação da aorta.

A arterite mesentérica necrotizante parece resultar de espasmos do sistema arteriolar esplâncnico, como resposta à hipertensão arterial súbita que se instala após a correção da coarctação, sem que se possa explicar sua causa.

A hipertensão arterial é debelada satisfatoriamente com medicação anti-hipertensiva.

A mortalidade imediata dos pacientes submetidos à correção da coarctação da aorta não ultrapassa a 1%, sendo a hemorragia sua causa principal.

COMUNICAÇÃO INTERATRIAL (CIA)

As anomalias congênitas resultantes de defeitos de formação dos septos interatriais representam 10,6 a 18% de todas as cardiopatias congênitas.

O anormal desenvolvimento da septação atrial resulta em enorme variedade de comunicações interatriais que vão desde a ausência completa de qualquer elemento septal, caracterizando o átrio único, até pequenos orifícios que podem estar localizados em qualquer de suas regiões.

Do grande número de defeitos do septo atrial, três tipos fundamentais são comumente encontrados:

Comunicação interatrial do tipo ostium primum. Normalmente, durante a septação do átrio primitivo, o *septum primum,* ao final de seu desenvolvimento, deve alcançar o septo intermédio, divisor do canal atrioventricular, com ele se fundindo. Da mesma forma o *septum secundum* também se fundirá com o septo intermédio. Se estas fusões não ocorrerem, irá persistir uma comunicação entre os dois átrios, localizada em sua porção caudal, que se denomina *ostium primum* (Fig. 51.5).

Comunicação interatrial do tipo ostium secundum. Nesta anomalia o *ostium secundum* tem dimensões normais, havendo absorção de porções do *septum secundum* que defrontam com aquele *ostium,* dando-se a comunicação interatrial direta (Fig. 51.5a). Uma segunda condição pode levar ao aparecimento deste tipo de comunicação: havendo desenvolvimento insuficiente das porções medianas do *septum secundum,* o forame oval será de grandes dimensões, o que permite o seu confrontamento com o *ostium secundum*

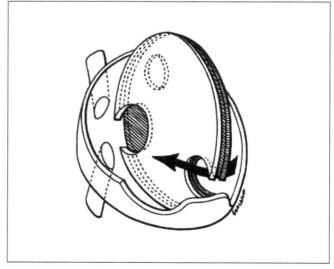

Fig. 51.5 – *Comunicação interatrial do tipo* ostium primum.

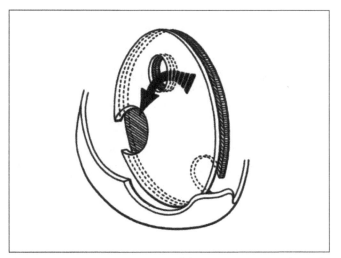

Fig. 51.5a – *Comunicação interatrial do tipo* ostium secundum *(absorção de porções de* septum secundum *defrontantes com o* ostium secundum*)*.

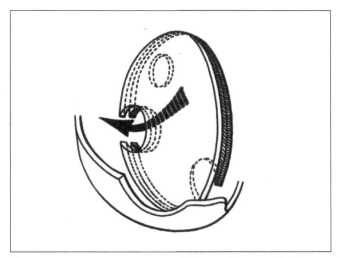

Fig. 51.5c – *Comunicação interatrial do tipo forame oval (absorção ectópica do* septum primum*)*.

normalmente constituído, ocasionando a persistência de um pertuito direto entre os átrios (Fig. 51.5b).

Comunicação interatrial do tipo Forame Oval. O aparecimento deste tipo de comunicação interatrial, localizada no nível da fossa oval, se dá em duas condições distintas: a) absorção ectópica do *septum primum* determina perfuração em sua área confrontante com o orifício da fossa oval, permitindo a comunicação direta entre os dois átrios (Fig. 51.5c); b) a formação de um *ostium secundum* de dimensões exageradas faz com que sua área inferior seja confrontante com o forame oval, dando-se aí a comunicação direta entre os dois átrios (Fig. 51.5d).

Características Fisiopatológicas das Comunicações Interatriais

Através das comunicações interatriais, o sangue arterial do átrio esquerdo passa ao átrio direito em virtude do gradiente pressórico existente entre as duas cavidades, oca-

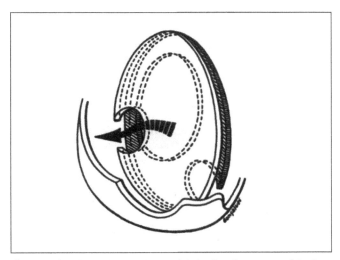

Fig. 51.5d – *Comunicação interatrial do tipo foram e oval* (ostium secundum *de dimensões exageradas*).

sionando sobrecarga diastólica do ventrículo direito e hiperfluxo pulmonar. Submetido a hiperfluxo, o sistema arterial pulmonar, através de hipertrofia progressiva da camada média de suas arteríolas, aumenta sua resistência à passagem do sangue, o que gera, em conseqüência, hipertensão atrial direita e inversão do fluxo sangüíneo através da comunicação interatrial, quando a pressão no átrio direito sobrepuja à do átrio esquerdo.

Indicação Cirúrgica nas Comunicações Interatriais

A indicação da cirurgia reparadora das comunicações interatriais se baseia nas características evolutivas dos distúrbios hemodinâmicos delas decorrentes.

Os pacientes com comunicações interatriais de pequenas dimensões são, na sua grande maioria, assintomáticos, acreditando alguns autores que não devam ser operados de rotina.

As comunicações de dimensões médias, que ocasionam hiperfluxo pulmonar, com sintomatologia caracterizada por infecções pulmonares repetitivas, são comumente operadas.

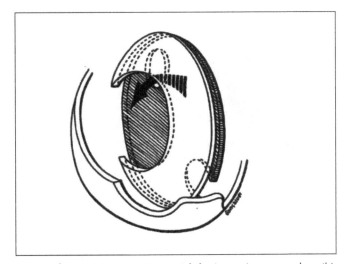

Fig. 51.5b – *Comunicação interatrial do tipo* ostium secundum *(hipodesenvolvimento da porção mediana do* septum secundum*)*.

A presença acentuada de hiper-resistência pulmonar com inversão de fluxo sangüíneo através do defeito, ocasionando cianose, contra-indica a cirurgia.

Tratamento Cirúrgico

O tratamento cirúrgico das comunicações interatnals tem por finalidade o fechamento do pertuito entre os dois átrios.

Técnica Operatória

A correção cirúrgica da comunicação interatrial é feita atualmente com utilização de circulação extracorpórea.

A via de acesso mais adequada à abordagem do septo atrial é a toracotomia ântero-lateral direita. Aberta a cavidade torácica, o pulmão é afastado dorsalmente, visualizando-se a face lateral direita do mediastino. O pericárdio é aberto no sentido longitudinal desde as proximidades da aorta até o diafragma, ventralmente ao nervo frênico direito. Fixam-se as abas do pericárdio às bordas da incisão da parede torácica.

Concomitantemente, a artéria femoral esquerda é dissecada para inserção do cateter atrial do circuito de circulação extracorpórea. Os cateteres para drenagem do sangue venoso são introduzidos nas veias cavas através de suturas em bolsa aplicadas na aurícula e no átrio direitos.

Estabelece-se a circulação extracorpórea e pinça-se transversalmente a aorta ascendente para que a parada cardíaca anóxica seja obtida. A cavidade atrial direita é então aberta por incisão longitudinal de sua parede. A aspiração de seu conteúdo sangüíneo permite a visualização do defeito septal. Identificadas as bordas da anomalia interatrial e observado o seu diâmetro, decide-se pela técnica cirúrgica a ser utilizada no fechamento do defeito septal. Em se tratando de comunicação de pequenas dimensões, sutura com pontos separados de *mononylon* 4-0, aplicados às bordas do defeito, permitirá sua oclusão. Sendo a comunicação interatrial de diâmetro superior a 1 cm, há necessidade do emprego de um retalho de *teflon,* para que seja evitada tração excessiva do septo (Fig. 51.5e), o qual é suturado às bordas do defeito, com pontos separados ou contínuos de fio inabsorvível.

Para evitar que o ar fique retido no átrio esquerdo, antes do fechamento total do defeito, a pinça que oclui a aorta é removida para que o coração retome seus batimentos, expulsando o ar porventura contido na câmara atrial esquerda. Só então os últimos pontos que fixam o retalho de *teflon* são amarrados.

Durante o fechamento dos defeitos do tipo *ostium primum* ou do átrio único, cuidados especiais devem ser tomados ao se passar os pontos que fixam a borda inferior do retalho de *teflon* ao topo do septo interventricular, para evitar a lesão do nó átrio-ventricular localizado em suas proximidades. Segue-se a sutura da atriotomia em pontos contínuos de *mononylon 5-0*.

O fechamento da toracotomia é feito com a técnica usual, após drenagem da cavidade pleural direita com dreno tubular de polivinil.

Complicações Cirúrgicas

As complicações mais temidas durante a cirurgia da correção das comunicações interatriais são a embolia gasosa arterial e o bloqueio atrioventricular.

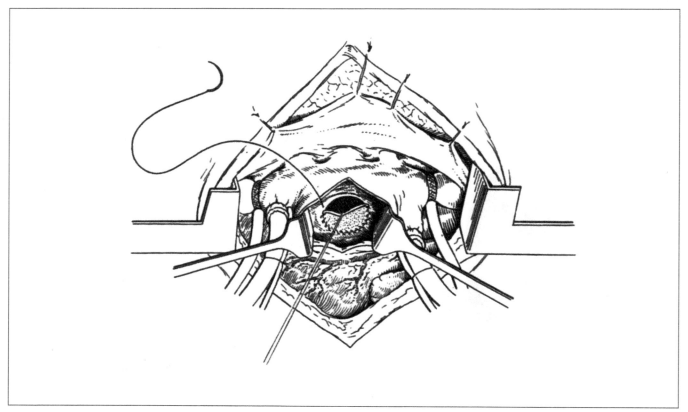

Fig. 51.5e – *Fechamento da comunicação interatrial utilizando retalho de* teflon.

A mortalidade operatória na cirurgia dos defeitos do septo atrial é baixa; Zerbini e col. em 420 casos operados, observaram 0,5% de óbitos pós-operatórios imediatos.

Comunicação Interventricular (CIV)

As malformações congênitas, denominadas comunica-interventriculares, caracterizam-se por defeitos de formação embriogenética do septo ventricular primitivo ou de sua fusão incompleta com os elementos dos coxins endocárdicos ou das cristas do septo tronco-conal.

A comunicações podem ter dimensões que vão desde pequenos pertuitos interventriculares anômalos, localizados nas porções basais do septo ou nas suas porções apicais, até a falta total do septo ventricular. As basais são as mais freqüentes por resultarem da associação de defeitos estruturais dos elementos do canal atrioventricular, do septo aortopulmonar e do septo interventricular primitivo.

Quando existe falha no crescimento do septo interventricular primitivo, não havendo sua fusão adequada com as cristas dextro-dorsal e sinistro-ventral formadoras do septo tronco-conal, origina-se a comunicação interventricular localizada na área basal anterior do septo, comunicando a via de saída de ambos os ventrículos.

Com o desenvolvimento inadequado do coxim endocárdico ventral e da crista dextro-dorsal do cone e suas fusões incompletas com o septo interventricular primitivo, estabelece-se uma comunicação na região basal-média do septo, caracterizada pela formação incompleta da região interventricular do septo membranáceo.

Por outro lado, não havendo desenvolvimento da porção dorsal do coxim endocárdico, que concorre para a formação da região dorsal da base do septo interventricular, haverá persistência de uma comunicação localizada abaixo da cúspide septal da valva tricúspide.

Classificação

As comunicações interventriculares são classificadas segundo sua localização no septo interventricular.

Becu e col. (1959) distinguem quatro tipos fundamentais de comunicações interventriculares e para tanto as relacionam aos elementos anatômicos do ventrículo direito:

Tipo I - agrupa aquelas comunicações situadas na região basal posterior do septo, cuja posição é posterior à cúspide septal da valva tricúspide.

Tipo II - comunicações situadas na porção basal média do septo interventricular, entre a crista supraventricular e o músculo papilar do cone.

Tipo III - comunicações situadas entre a crista supra-ventricular e a valva pulmonar. São também denominadas comunicações interventriculares interinfundibulares.

Tipo IV - reúne aquelas comunicações situadas nas porções musculares do septo interventricular, nas proximidades do ápice cardíaco.

As comunicações dos tipos I, II e III são também denominadas, respectivamente, basais posteriores, basais médias e basais anteriores, conforme sua localização na base do septo interventricular. As comunicações septais do tipo II (basais médias) são as mais freqüentes, constituindo 75 a 80% das comunicações interventriculares. As comunicações do tipo IV são geralmente de pequenas dimensões, não raro sendo encontradas em associações com comunicações interventriculares dos outros tipos.

As comunicações interventriculares podem ser isoladas ou estar associadas a outros defeitos embriogenéticos do coração tais como a estenose pulmonar, a comunicação interatrial, a transposição dos grandes vasos, o canal arterial persistente, a coarctação da aorta ou a atresia da valva tricúspide.

Aspectos Hemodinâmicos

A comunicação interventricular permite que haja passagem de sangue do ventrículo esquerdo ao ventrículo direito.

Normalmente o ventrículo esquerdo bombeia o sangue contra a resistência arterial sistêmica que é quatro a seis vezes maior que aquela oferecida ao ventrículo direito pelo sistema arterial pulmonar. Tal fato implica a existência, durante a sístole ventricular, de gradiente pressórico entre as duas câmaras cardíacas, responsável pela existência de fluxo sangüíneo interventricular através da comunicação septal anômala.

A magnitude do fluxo não depende somente do grau do desnível pressórico entre os dois ventrículos, mas também das dimensões da comunicação interventricular.

Através das comunicações de médias e grandes dimensões, urna quantidade significante de sangue flui do ventrículo esquerdo para o ventrículo direito que, passando à pequena circulação, ocasiona hiperfluxo sangüíneo pulmonar.

O hiperfluxo pulmonar, inicialmente amortizado pela dilatação do sistema vascular do pulmão, tende progressivamente a ser bloqueado pela hipertrofia das arteríolas pulmonares. Estas, sofrendo estreitamento de sua luz, dado o espessamento de sua camada média e proliferação celular de sua íntima, geram aumento da resistência ao bombeamento ventricular direito.

As tendências adaptativas iniciais são caracterizadas por dilatação dos vasos pulmonares e das câmaras cardíacas esquerdas, submetidas à sobrecarga de volume, dado o alto fluxo sangüíneo que recebem dos pulmões.

Com o aumento da resistência pulmonar, há elevação da pressão sangüínea na artéria pulmonar e da pressão sistólica ventricular direita, que tende a se igualar à pressão ventricular esquerda. Ao desaparecer o desnível pressórico entre os dois ventrículos há diminuição, ou mesmo interrupção, do fluxo sangüíneo através da comunicação interventricular. Se a pressão ventricular direita ultrapassar a do ventrículo esquerdo, o fluxo sangüíneo sofre inversão de sentido.

Estas características fisiopatológicas das comunicações interventriculares são de grande importância na indicação e no prognóstico de suas cirurgias corretivas ou paliativas.

Aspectos Clínicos

A sintomatologia ocasionada pelas comunicações interventriculares é dependente do tamanho da lesão e do grau de resistência pulmonar que delas resulta.

O hipodesenvolvimento somático, as infecções pulmonares repetitivas, a dispnéia e a insuficiência cardíaca são os sintomas e sinais mais comuns das comunicações interventriculares. Ao exame clínico do paciente, um sopro pansistólico de alta freqüência é audível ao longo da borda esternal esquerda, acompanhado de frêmito em 90% dos casos. Nas comunicações interventriculares amplas pode haver desdobramento da segunda bolha cardíaca em área pulmonar quando a hiper-resistência pulmonar começa a se instalar.

O cateterismo cardíaco permite medir as pressões nas câmaras direitas e na artéria pulmonar, enquanto a oximetria sangüínea permite a avaliação da magnitude do fluxo sangüíneo dirigido do ventrículo esquerdo ao direito através da comunicação.

Pressões elevadas no átrio direito e na artéria pulmonar, associadas à saturação elevada do sangue ventricular direito, indicam a existência de passagem de sangue arterial do ventrículo esquerdo ao direito.

A cineangiocardiografia define o diagnóstico, permitindo observar a localização e os diâmetros da comunicação interventricular.

Tratamento Cirúrgico

A indicação cirúrgica para o tratamento das comunicações interventriculares é baseada na sintomatologia clínica, nas características da hiper-resistência vascular pulmonar e nas dimensões do defeito septal.

As comunicações interventriculares de pequena dimensão, localizadas geralmente na porção ântero-apical do septo, não produzem sintomatologia, dado ocasionarem pequeno fluxo sangüíneo da esquerda para a direita, que não provoca alterações hemodinâmicas significantes. Assim sendo, não são tratadas pela cirurgia.

Nos pacientes portadores de comunicações de médias ou grandes dimensões, cujo diagnóstico é feito em períodos tardios de sua evolução clínica, quando já houve instalação de grande resistência arteríolo-pulmonar, com pressão sistólica ventricular direita igualou superior à do ventrículo esquerdo, a cirurgia reparadora da lesão é contra-indicada.

Em crianças de baixo peso, portadoras de comunicação interventricular com sintomatologia acentuada e insuficiência cardíaca clinicamente incontrolável, a cirurgia paliativa, constituída da constrição do tronco pulmonar, permite sua boa evolução. Mais tarde, estes pacientes são tratados através de técnicas cirúrgicas corretivas.

Técnica Cirúrgica

Operação Corretiva. A técnica utilizada na correção definitiva da comunicação interventricular consta do fechamento do defeito septal sob visão direta, com o uso de circulação extracorpórea.

A via de acesso empregada é a toracotomia anterior transesternal longitudinal. O pericárdio é aberto no sentido longitudinal e circulação extracorpórea total é instalada, Segue-se a indução de parada cardíaca anóxica pelo pinçamento da aorta ascendente e drenagem do átrio esquerdo. A incisão transversa ou oblíqua da parede ântero-medial do ventrículo direito permite o acesso à lesão do septo ventricular.

Para a obliteração das comunicações interventriculares de pequenas ou médias dimensões, são utilizadas suturas simples em pontos separados de fio 3-0 inabsorvível (Fig. 51.6).

Na comunicação do tipo basal médio, dada sua proximidade ao feixe de condução e ao folheto da valva aórtica, a aplicação dos pontos de sutura em sua vertente súpero-dorsal deve receber cuidados especiais para evitar a lesão do feixe ou a fixação do folheto aórtico.

Antes do fechamento completo da lesão, o ar existente no ventrículo esquerdo deve ser retirado para evitar embolia gasosa arterial. Para isto, antes que a sutura do defeito septal seja completada com a amarração de seu último ponto, a aorta é despinçada e os batimentos cardíacos são recuperados, dando condições à expulsão do ar contido na câmara ventricular esquerda. Só então o último ponto da sutura é amarrado. Novamente a aorta ascendente é pinçada, obtendo-se nova parada cardíaca para que a ventriculotomia seja suturada. Duas suturas em chuleio superpostas, utilizando fio 2-0 inabsorvível, permitirão o adequado fechamento da incisão da parede ventricular direita. Os batimentos cardíacos são recuperados e a circulação extracorpórea é interrompida. Os cateteres das veias cavas são retirados e o pericárdio é suturado com pontos simples distanciados entre si de 3 a 4 cm. A toracotomia é fechada após drenagem do espaço pré-pericárdico com dreno tubular de plástico.

As suturas em pontos simples, empregadas para o fechamento das comunicações interventriculares de médias ou grandes dimensões têm o inconveniente de produzir tração excessiva de suas bordas, que ocasiona esgarçamento e soltura dos pontos. Tal complicação é evitada utilizando placas de tecido de *teflon* para a oclusão do defeito septal. A placa

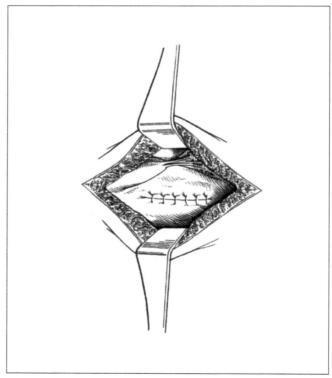

Fig. 51.6 – *Sutura da comunicação interventricular de pequenas dimensões.*

de *teflon* é fixada com pontos em, "u" de fio 2-0 inabsorvível, às bordas da comunicação interventricular (Fig. 51.6a).

Operação Paliativa. Constrição Cirúrgica da Artéria Pulmonar. A via de acesso à artéria pulmonar é feita através de toracotomia ântero-lateral no quarto espaço intercostal esquerdo. O pulmão é afastado dorsalmente e o pericárdio é aberto por incisão longitudinal anterior ao nervo frênico. O tronco pulmonar é isolado da aorta pela secção do pericárdio visceral que os recobre. Uma pinça tipo "Mixter" é inserida por baixo do tronco pulmonar para permitir a passagem de um cadarço de tecido de *teflon* ao seu redor (Fig. 51.6b).

Uma agulha conectada a um mediador de pressão sangüínea é introduzida na luz do tronco pulmonar para permitir a medida da pressão sangüínea acima do cadarço. Este é progressivamente apertado em torno do tronco pulmonar até que sua pressão sangüínea seja reduzida a um terço da pressão inicialmente obtida e então é fixado definitivamente por pontos de *mononylon* 4-0, mantendo a constrição do tronco pulmonar (Fig. 51.6c). Segue-se a aproximação das bordas do pericárdio através de dois a três pontos simples. A incisão torácica é fechada após drenagem da cavidade pleural.

Nos pacientes portadores de constrição cirúrgica da artéria pulmonar, quando por ocasião da cirurgia corretiva da comunicação interventricular, o cadarço de *teflon* é removido deixando o tronco pulmonar estenosado, havendo necessidade de sua correção cirúrgica. Para tanto, uma incisão longitudinal através da estenose é feita em sua parede anterior. A sutura de suas bordas, em sentido transversal, permitirá o alargamento de sua luz. Nas estenoses muito acentuadas, a inclusão de uma pequena placa de *teflon* de formato losangular dará condições à adequada correção da estenose.

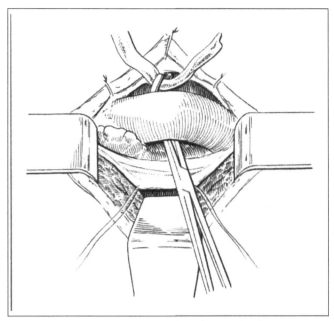

Fig. 51.6b – *Aspecto da passagem de cadarço utilizado para constrição do tronco pulmonar.*

Complicações

Complicações advindas da cirurgia definitiva da comunicação interventricular ou da cirurgia paliativa de constrição do tronco pulmonar, relativas à técnica cirúrgica ou às alterações fisiológicas delas advindas, são freqüentemente relatadas.

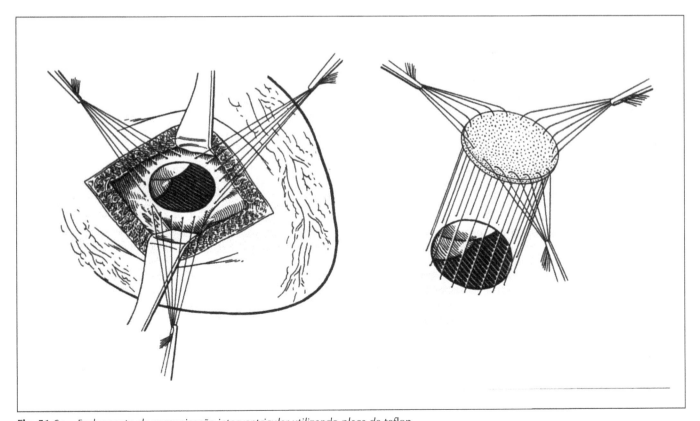

Fig. 51.6a – *Fechamento da comunicação interventricular utilizando placa de* teflon.

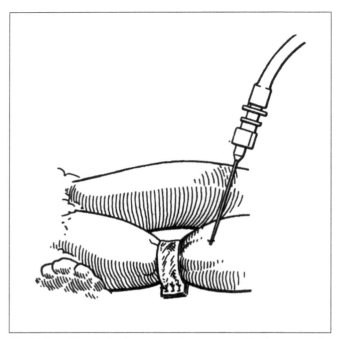

Fig. 51.6c – *Constrição do tronco pulmonar e medida de sua pressão.*

Hemorragia pode ocorrer na zona de sutura da ventriculotomia.

Pacientes com resistência pulmonar alta têm tendência a desenvolver edema agudo do pulmão após a correção definitiva, dada a dificuldade de adaptação aguda do ventrículo esquerdo às novas condições hemodinâmicas.

Bloqueios atrioventriculares transitórios ou definitivos podem resultar de lesões do feixe de condução pelo mau posicionamento dos pontos aplicados na borda da comunicação interventricular quando da sua sutura. Tais bloqueios ocorrem em até 40% dos pacientes submetidos à correção do defeito septal. Estando presentes logo após o fechamento da ventriculotomia, eletrodos de marcapasso cardíaco são implantados na parede ventricular para permitir a estimulação adequada do coração.

A mortalidade de 9% dos pacientes submetidos à operação corretiva da comunicação interventricular relaciona-se diretamente ao grau de hipertensão arterial pulmonar de que são acometidos. Nos pacientes com pressão arterial pulmonar superior à sua pressão arterial sistêmica, a mortalidade se eleva a 20% dos casos operados.

CIRURGIA DAS CARDIOPATIAS CIANÓTICAS

As cardiopatias congênitas cianóticas são graves não só pelos transtornos fisiopatológicos que determinam, mas também pela complexidade de defeitos que exibem, implicando, sua correção, detalhes técnicos de difícil execução.

Assim sendo, a correção cirúrgica completa de determinadas cardiopatias cianóticas não é possível ora pela gravidade das condições clínicas do paciente ora pela impossibilidade técnica de sua execução. Nestes casos, a cirurgia visa o tratamento paliativo da cardiopatia, através do qual correções parciais e melhoria da evolução clínica dos pacientes são conseguidas.

Sendo a tetralogia de Fallot a cardiopatia cianótica mais encontrada na clínica (10,2%), passaremos a descrever seu tratamento cirúrgico.

TETRALOGIA DE FALLOT

Descrita por Fallot em 1888, a cardiopatia que mais tarde recebeu o seu nome compõe-se de quatro deformidades: estenose pulmonar, comunicação interventricular, dextroposição da aorta e hipertrofia da parede ventricular direita. As três primeiras são malformações congênitas, enquanto a última é de caráter adquirido, instalando-se após o nascimento.

Anatomicamente, a estenose pulmonar é caracterizada ora por estenose infundibular ora por estenose da valva pulmonar, hipoplasia ou mesmo por agenesia do tronco pulmonar.

Associação entre estes elementos estenóticos ventrículo-pulmonares ocorre freqüentemente; assim, a displasia ou a estenose da valva pulmonar está comumente associada à hipoplasia do tronco pulmonar ou à estenose do infundíbulo. Zerbini e col. (1969) encontraram estenoses infundíbulo-valvares em 70% de seus pacientes operados.

A comunicação interventricular, geralmente do tipo basal-média, é ampla, não oferecendo resistência à passagem de sangue do ventrículo direito ao esquerdo. O contingente dextroposto da aorta tem dimensões variáveis, dado o diâmetro deste vaso ser inversamente proporcional àquele tronco pulmonar estenosado.

Aspectos Embriológicos

As anomalias congênitas presentes na tetralogia de Fallot podem ser consideradas como resultantes de um único defeito embriogenético: a septação assimétrica do tronco-cone a expensas do tronco pulmonar.

Na embriogênese normal do coração, a septação tronco-conal tem início pelo aparecimento das cristas sinistro-ventral e dextro-dorsal, localizadas, diametralmente opostas, na face interna do tronco-cone. Ao crescerem e se fundirem, dão origem ao septo tronco-canal, que o divide em duas porções de diâmetros aproximadamente iguais que se constituirão na aorta e no tronco pulmonar.

Na gênese da tetralogia de Fallot, a crista dextro-dorsal nasce à esquerda de sua posição normal, em grau variáveis, chegando mesmo, em condições extremas, a originar-se junto à crista sinistro-ventral. Esta disposição anormal da crista posterior dá ocasião à formação angustiada do tronco pulmonar, originário que é da porção esquerda-anterior do tronco-cone. Este angustiamento embriogenético, associado ou não à malformação dos ramos da crista supraventricular, caracteriza a estenose pulmonar da tetralogia, cujo grau máximo é representado pela atresia do tronco pulmonar.

A crista supraventricular, elemento muscular anatômico, localizada na porção súpero-medial do ventrículo direito, tem sua origem na crista tronco-conal dextro-dorsal. Na tetralogia de Fallot, dada a rotação desta crista primitiva para a esquerda, a crista supraventricular é hipoplásica e torcida no sentido súpero-anterior fundindo-se com seu ramo parietal. Tal disposição da crista supraventricular faz com que ela seja o fator principal na estenose infundibular.

O septo tronco-conal, formado em posição excêntrica, deixa de se afrontar com os elementos centrais dos coxins endocárdicos e, por conseguinte, com o topo do septo interventricular primitivo. Assim sendo, torna-se impossível o' fechamento total do septo interventricular em sua região súpero-medial, ocasionando o aparecimento de uma comunicação interventricular do tipo basal média.

A septação anômala do tronco-cone dá origem, portanto, à formação de uma aorta de maior diâmetro a expensas do tronco pulmonar. O contingente aórtico, que normalmente pertenceria ao tronco pulmonar, vê-se então situado, na base, frente à desembocadura do ventrículo direito, caracterizando a dextroposição da aorta que será tanto mais acentuada quanto menor for o diâmetro do tronco pulmonar.

Aspectos Fisiopatológicos

Os defeitos cardíacos da tetralogia de Fallot, durante a vida embrionária, não ocasionam transtornos circulatórios hemodinâmicos.

No feto, o sangue arterializado que chega ao átrio direito passa ao ventrículo direito e ao átrio esquerdo através do forame oval e daí ao ventrículo esquerdo e à aorta. O contingente sangüíneo do ventrículo direito é bombeado para a aorta dextroposta, para o tronco pulmonar (em menor quantidade devido à estenose), e para o ventrículo esquerdo através da comunicação interventricular. A presença do canal arterial permite a complementação do fluxo sangüíneo necessário à irrigação dos pulmões. Desta forma não existe cianose e o sangue ejetado pelo ventrículo direito não sofre a resistência oferecida pela estenose pulmonar. Nos casos de atresia do tronco pulmonar ou de extremas obstruções da via de saída do ventrículo direito, a presença do canal arterial garante o aporte de sangue à circulação pulmonar. Assim, as paredes do ventrículo direito não sofrem hipertrofia durante a vida intra-uterina. Após o nascimento, fecha-se o forame oval, e o canal arterial persistente, funcionando por algum tempo, constitui-se na única via capaz de levar sangue aos pulmões. Com o fechamento fisiológico do canal arterial, que ocorre durante os primeiros meses de vida, iniciam-se os transtornos circulatórios da tetralogia de Fallot.

Embora o grau de dextroposição da aorta e as dimensões da comunicação interventricular sejam importantes, é a estenose pulmonar a principal causadora dos transtornos hemodinâmicos e clínicos que estão presentes nos pacientes.

Nas estenoses pulmonares extremas, todo o sangue do ventrículo direito alcança a aorta, seja através do seu contingente dextroposto, seja através do ventrículo esquerdo via comunicação interventricular. O sangue chega aos pulmões para hematose somente através do canal arterial persistente ou através das artérias brônquicas. O grau de cianose é então pronunciado. O ventrículo direito rapidamente sofre hipertrofia, dada a sobrecarga de resistência a que fica submetido, e as artérias brônquicas e capilares pulmonares tornam-se dilatadas e tortuosas, devido ao fluxo sangüíneo aumentado, a que ficam necessariamente obrigados.

Os graus intermediários de estenoses infundíbulo-valvares permitem a passagem de maior quantidade de sangue aos pulmões, ocasionando cianose menos intensa. Nas estenoses discretas, a cianose pode ser inaparente. Mesmo nestes casos, o ventrículo direito se hipertrofia, dada a presença da comunicação interventricular e da aorta dextroposta que lhe impõem resistência sistêmica por ocasião de sua sístole.

Aspectos Clínicos

A cianose e a dispnéia de esforço são os principais sintomas encontrados nos pacientes portadores de tetralogia de Fallot.

Durante o primeiro ano de vida há aumento progressivo da cianose que se intensifica aos esforços e que mais tarde dá ensejo ao aparecimento de hipocratismo digital. Nos casos em que há estenose infundíbulo-valvar severa, as crianças são cianóticas desde o nascimento, podendo ser acometidas de crises de anoxia cerebral após o segundo mês de vida, quando do fechamento do canal arterial.

Ao exame radiológico é evidente a hipertrofia do ventrículo direito, a hipoplasia da artéria pulmonar (caracterizada pela presença de um arco médio escavado) e a pobreza do desenho da vasculatura pulmonar.

A cineangiocardiografia permite a visualização da comunicação interventricular, dos aspectos da estenose pulmonar e do grau de dextroposição da aorta.

Tratamento Cirúrgico

O tratamento cirúrgico da tetralogia de Fallot, cardiopatia cianótica que determina baixo fluxo sangüíneo pulmonar, teve início com os trabalhos de Blalock e Taussig em 1945, quando propuseram a feitura de anastomose entre a artéria subclávia e a artéria pulmonar para conseguir maior aporte de sangue sistêmico ao pulmão. Anastomose entre a aorta ascendente e a artéria pulmonar foi proposta mais tarde por Potts com a mesma finalidade.

Estas técnicas, empregadas no tratamento paliativo da tetralogia, têm atualmente indicação precisa.

A cirurgia corretiva desta cardiopatia tem por finalidade o ataque direto a seus defeitos, caracterizando-se pela remoção da estenose pulmonar, fechamento da comunicação interventricular e limitação da aorta à via de saída do ventrículo esquerdo.

Indicação Cirúrgica

Pacientes de pouca idade ou recém-nascidos, portadores de tetralogia de Fallot, com cianose e policitemia acentuadas, quando acometidos de crise de hipoxemia cerebral, são submetidos a tratamento cirúrgico paliativo. Tal procedimento baseia-se no fato de que os pacientes com idade abaixo de quatro anos suportam mal a cirurgia corretiva por serem propensos no pós-operatório a arritmias ventriculares e estarem sujeitos à insuficiência cardíaca refratária ao tratamento medicamentoso.

As anastomoses sistêmico-pulmonares permitem que a sintomatologia, ocasionada pela cianose, seja controlada, dando condições a que o tratamento cirúrgico corretivo seja instituído mais tardiamente.

A diminuição da cianose, a interrupção da ocorrência das crises de hipoxia cerebral e a melhora da insuficiência cardíaca dão ensejo ao melhor desenvolvimento ponderal do paciente de tal forma que possa ser submetido à circulação extracorpórea com parada cardíaca, necessária à correção da tetralogia. Menor morbidez e mortalidade cirúrgicas têm lugar nos pacientes operados após os seis anos de idade.

O atual desenvolvimento técnico dos circuitos de circulação extracorpórea e dos tratamentos clínicos de suporte pós-operatório tem permitido que pacientes com baixa idade e pequeno desenvolvimento ponderal sejam submetidos, com hipotermia profunda, ao tratamento cirúrgico corretivo com bons resultados.

Nos pacientes portadores de tetralogia de Fallot, com idade acima de seis anos ou já adultos, a cirurgia corretiva é sempre indicada. Naqueles pacientes previamente submetidos a uma cirurgia paliativa, ao se proceder à correção total da tetralogia, a anastomose sistêmico-pulmonar é desfeita. Via de regra, as cirurgias paliativas não são indicadas em pacientes adultos, a não ser que a sintomatologia, dependente de acentuada cianose, exija sua indicação.

Técnica Cirúrgica

Anastomose Subclávio-pulmonar (Operação de Blalock-Taussig). A via de acesso utilizada para a anastomose entre a artéria subclávia esquerda e o ramo esquerdo do tronco pulmonar é a toracotomia póstero-lateral, através do quarto espaço intercostal esquerdo. Afastando-se o pulmão, a face lateral superior do mediastino é visualizada. A abertura longitudinal da pleura mediastínica, posteriormente ao nervo vago, permite a dissecção da artéria subclávia, desde sua nascente aórtica até a origem de seus ramos torácico e vertebral. Segue-se a dissecção da artéria pulmonar esquerda, que é reparada com dois cadarços, os quais permitirão sua ligadura hemostática provisória. A artéria subclávia, após colocação de pinça hemostática em sua base, é seccionada em sua extremidade distal, próximo a seus ramos, sendo preparada para a anastomose. A face superior da artéria pulmonar, após sua hemostasia provisória, obtida pela tração dos cadarços que circundam seus segmentos proximal e distal, é aberta longitudinalmente entre eles, numa extensão igual ao diâmetro da artéria subclávia. Procede-se à anastomose látero-terminal entre ambas, utilizando pontos simples de *mononylon* 5-0 (Fig. 51.7).

Ao término da sutura, as ligaduras provisórias da artéria pulmonar são liberadas e a pinça hemostática da artéria subclávia é removida. A toracotomia é fechada após drenagem da cavidade pleural.

Cirurgia Corretiva. A cirurgia corretiva da tetralogia de Fallot tem por finalidade a correção total de seus defeitos congênitos, sob visão direta, utilizando circulação extracorpórea e parada cardíaca anóxica.

O ato operatório consta do fechamento da comunicação interventricular, do desvio do contingente aórtico dextroposto para sua posição ventricular esquerda e da desobstrução da via de saída do ventrículo direito (ressecção da musculatura infundibular hiperdesenvolvida, ampliação do anel valvar ou do próprio tronco arterial pulmonar quando necessário e comissurotomia da valva pulmonar estenosada).

Técnica Cirúrgica. O paciente, sob anestesia geral, é colocado em decúbito dorsal horizontal, sendo seu tórax aberto por toracotomia anterior longitudinal transesternal, ao

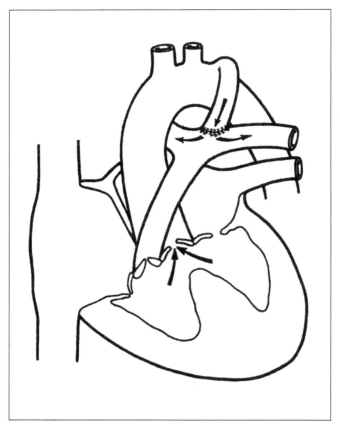

Fig. 51.7 – *Aspecto da anastomose entre as artérias subclávia esquerda e pulmonar. Operação de Blalock-Taussig.*

mesmo tempo em que a artéria femoral esquerda é dissecada para receber o cateter arterial do aparelho de circulação extracorpórea. As deflexões pleurais pré-mediastínicas e o timo persistente ou seus resquícios gordurosos são dissecados e afastados lateralmente. O pericárdio é aberto na direção longitudinal desde sua deflexão diafragmática até sua deflexão junto à aorta ascendente, sendo suas bordas fixadas à parede torácica. Suturas em bolsa são feitas no átrio e aurícula direitos para introdução dos cateteres das veias cavas destinados ao desvio do sangue venoso para o circuito extracorpóreo.

Estabelecida a circulação extracorpórea total o átrio direito é aberto por incisão transversal, visualizando-se o septo interatrial. Através de uma pequena incisão na lâmina da fossa oval, um aspirador é introduzido no átrio esquerdo para aspiração do sangue das câmaras cardíacas esquerdas que se tornam hipertensas assim que a aorta é pinçada.

Uma pinça apropriada é colocada transversalmente na aorta ascendente, interrompendo a chegada de sangue arterial às coronárias, o que ocasiona a parada cardíaca anóxica.

A fase anterior do ventrículo direito é identificada, escolhendo-se sua área livre de ramos coronários, onde é feita uma incisão transparietal de 3 a 4 cm de extensão. A ventriculotomia transversa acompanha a direção dos ramos da coronária direita sem que sejam lesados. A incisão sendo feita na região média da parede ventricular anterior evita a secção dos elementos parietais da crista supraventricular (Fig. 51.8a). Afastando-se as bordas da ventriculotomia, inspeciona-se cuidadosamente as características anatômicas da crista supraventricular, da trabécula septo-marginal, do músculo papilar do cone, das cúspides da valva tricúspide e da comunicação interventricular.

Os ramos septal e parietal da crista supraventricular são hipertrofiados causando a estenose infundibular, sendo o óstio infundíbulo-pulmonar por vezes bastante angustiado. A comunicação interventricular de média ou grande amplitude permite a visualização das lascínias da valva aórtica dextroposta. A borda superior da comunicação interventricular é formada em parte pela base da cúspide septal da valva tricúspide. O músculo papilar do cone geralmente se encontra inserido dorso-inferiormente à comunicação interventricular.

Observados os aspectos anatomopatológicos dos elementos malformados do ventrículo direito, inicia-se a infundibulectomia do ventrículo direito pela secção dos ramos parietal e septal da crista supraventricular removendo-se em seguida toda a musculatura hipertrofiada que angustia sua via de saída.

Liberado o infundíbulo de sua musculatura estenosante, o anel e os folhetos da valva pulmonar são visualizados. Existindo estenose valvar, a tração de suas lascínias permite que a comissurotomia valvar seja feita através da ventriculotomia (Fig. 51.8bI). Sendo o anel valvar estreito, a comissurotomia é feita por arteriotomia longitudinal do tronco pulmonar (Fig. 51.8bII).

A comunicação interventricular, na maioria dos casos, ampla e do tipo basal média, tem forma e disposição variável, dependentes do grau de dextroposição da aorta e da hipertrofia da musculatura do topo do septo interventricular.

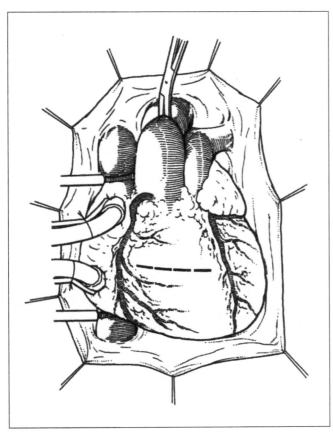

Fig. 51.8a – *Linha de incisão da ventriculotomia utilizada na correção da tetralogia de Fallot.*

A obliteração da comunicação é feita pela sutura de uma placa de tecido de *teflon* sobre o orifício anômalo. Fios de *mersilene* 3-0 são aplicados às bordas da comunicação, sob a forma de pontos em "u", e em seguida passados nas bordas da placa de *teflon* para permitir sua fixação. As dimensões e formas da placa são semelhantes às do orifício da comunicação. Cuidados adequados devem ser tomados quando da aplicação dos pontos nas vertentes póstero-inferior e superior da comunicação interventricular. A primeira fica nas proximidades do feixe de His e a segunda constitui-se na borda esquerda do anel valvar aórtico.

Ao término da sutura da placa às bordas da comunicação, antes de se amarrar os dois últimos pontos, remove-se o aspirador do átrio esquerdo e a pinça da aorta, recuperando-se os batimentos cardíacos. Tal manobra permite a saída de todo o ar porventura retido no ventrículo esquerdo. Com o subseqüente fechamento total da comunicação, novamente a aorta é pinçada, induzindo-se uma segunda parada cardíaca para que a ventriculotomia seja suturada sem que haja esgarçamento da musculatura de suas bordas. Utiliza-se, para tanto, sutura dupla em chuleio de *mersilene* 2-0.

Na existência de hipoplasia acentuada do infundíbulo, do anel e do tronco pulmonar, a incisão do ventrículo direito é feita obliquamente, sendo prolongada através do anel e do tronco pulmonar. Após a infundibulectomia, a comissurotomia valvar e o fechamento da comunicação interventricular, uma placa de tecido de *teflon* é suturada às bordas da incisão ventrículo-pulmonar, para permitir o alargamento destas estruturas (Fig. 51.8c).

Segue-se a sutura da incisão do septo interatrial feita para descompressão das câmaras esquerdas. A aorta é despinçada e os batimentos cardíacos são recuperados. A atriotomia direita é suturada com chuleio simples de *mononylon* 5-0. A circulação extracorpórea é interrompida após o equilíbrio pressórico e metabólico do paciente. As bordas do pericárdio são aproximadas com pontos simples distantes entre si, para evitar a compressão do coração. O espaço retroesternal é drenado com dreno tubular de poli vinil. A síntese do esterno é feita com pontos separados de fio de aço nº 3 e o subcutâneo e a pele são suturados com fio de *nylon* 4-0 em pontos separados.

Resultados Cirúrgicos

As cirurgias paliativas da tetralogia de Fallot no geral não são seguidas de complicações graves. Nas operações corretivas, porém, a insuficiência cardíaca e o bloqueio atrioventricular são suas complicações mais graves. A primeira dependente da adaptabilidade deficiente do ventrículo esquerdo, submetido, após a correção, a um fluxo sangüíneo maior, ou ainda à insuficiente desobstrução do infundíbulo do ventrículo direito.

O bloqueio atrioventricular é ocasionado transitoriamente pelo edema da região do feixe de condução ou definitivamente por lesões causadas por pontos mal aplicados na vertente póstero-inferior da comunicação interventricular. A insuficiência cardíaca é tratada com digitálicos e diuréticos.

Os bloqueios atrioventriculares, quando observados durante a cirurgia, são tratados pela implantação de eletrodos de marcapasso na parede ventricular para a adequada manutenção dos batimentos cardíacos. Os bloqueios transitórios so-

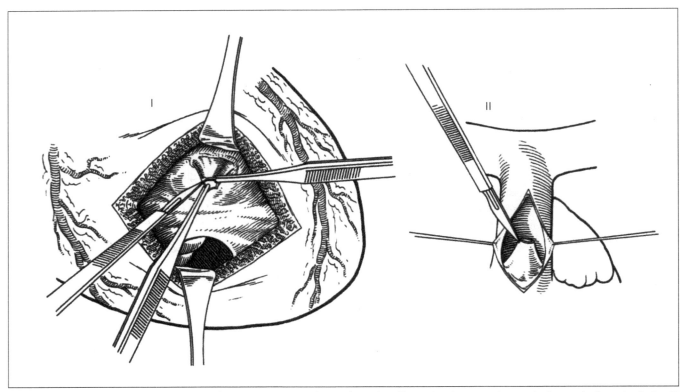

Fig. 51.8b – *Aspectos de comissurotomia pulmonar na correção da tetralogia de Fallot. I) Comissurotomia através da ventriculotomia direita; II) Comissurotomia através da arteriotomia pulmonar longitudinal*

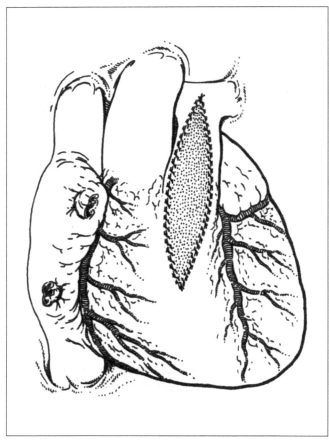

Fig. 51.8c – *Ampliação da via de saída do ventrículo direito e da artéria pulmonar com placa de teflon na correção da tetralogia de Fallot.*

frem reversão ao cabo de alguns dias, enquanto os bloqueios definitivos exigem implantação de marcapasso definitivo.

A mortalidade pós-operatória nas correções totais da tetralogia de Fallot alcança níveis de 7 a 10%. Nos casos de tetralogia com estenose pulmonar do tipo infundíbulo-valvar a mortalidade é de 25%, enquanto nas estenoses somente infundibulares, ela é de 10%.

BIBLIOGRAFIA

1. Bailey CP, Downing GD, Likoff W, Goldberg H, Scou JC, Janton O e Redondo RHP. Congenital interatrial comunications: clinical and surgical considerations with a description of a new surgical techiniqueatrio-septo-pexy. Ann. Internal. Med. 37:888, 1952.
2. Becu LM, Fontana RS, Du Shane JW, Kirklin JW, Burchell HG, Edwards JE. Anatomic and pathologic studies in ventricular septal defect. Circulation 14:349, 1959.
3. Blades B. Surgical diseases of the chest. pp. 447-488 - The C.V. Mosby Company - SI. Louis, 1961.
4. Blalock A, Park EA. Surgical treament of experimental coartation (atresia) of the aorta. Ann. Surg. 119:445,1944.
5. Blalock A, Taussig H. The surgical treatment of malformations of the heart in wich there is pulmonary stenosis or atresia. JAMA 128:189, 1945.
6. Blount SG, Balchum OJ e Gensini G. The persistent ostium primum atrial septal defect. Circulation, 13:499, 1956.
7. Childe AE, Mackenzie ER. Calcification in the ductus arteriosum. Amer. J. Roentgenol. 54:370, 1945.
8. Crafoord C, Nylin G. Congenital coartation of the aorta and its surgical treatment. J. Thorac. Surg., 14:347, 1945.
9. Conceição AN, Marcial MB, Lagreca JR, Verginelli G, Bittencourt D, Snitcovsky R, Ebaid M, Zerbini EJ. A operação

de Blalock-Taussig na Tetralogia de Fallot. Estudo de 112 casos. Arq. Bras. Cardiol. 27:535, 1974.
10. Cooley DA, Garret HE, Howard HS. The surgical treament of ventricular septal defect: An analysis of 300 consecutive surgical cases. Progr. Cardiov. Dis. 4:312, 1962.
11. Cooley DA, Hallman GL. Surgical treatment of congenital heart disease. Lea & Febiger - Philadelphia, 1966.
12. Cruz MV. An ontogenic theory for the explanation of congenital malformations involving the truncus and conus. Am. HeartJ. 51:782, 1956.
13. Evans, J R.; Rowe, R. D. e Keith, J. D. The clinical diagnosis of atrial septal defect in children. Amer. J. Med 30:345, 1961.
14. Fallot, E. Contribution a l'anatomie patthologique de la maladie bleu (cyanose cardique). Marseille Med. 25:418, 1888.
15. Glass, r. H.; Keith, 1. O. Coartation of the aorta: A review of twelve years experience. Pediatries 26:109,1960.
16. Glenn, W. W. L.; Bloomer, W. E.: Spear: H. Operative clousure of the Patent Ductus Arteriosus. Ann. Surg., 143:471, 1956.
17. Graybiel, A.; Strieder, J. W. e Boyer, N. H. Attempt to obliterate patent ductus arteriosas in patient with subacute bacterial endarteritis. Am. Heart J. 15:621, 1938.
18. Gross, R. E. Surgical approach for ligation of a patent ducts arteriosas. New Engl. J.Med. 220:510, 1939.
19. Gross. R. E.; Hubbard, J. P. Surgicalligation ofpatent ductus arteriosas. JAMA 112:729, 1939.
20. Gross, R. E. The patent ductus arteriosas. Am. J. Med. 12:472, 1952.
21. Helsingen, N.; Huson, O.; Efskind, L. A follow-up study of250 patent ductus arteriosas. Thorax 13:210, 1959.
22. Imperial, E. S.; Nogueira, c.; Kay, E. B. e Zimmerman, H. A. Isolated ventricular septal defects: An anatomic·hemodinamic correlation. Amer. 1. Cardiol. 5:176,1960.
23. Jatene, A. D.; Fontes, V. F.: Souza, L. C. B.; Paulista. P. P.; Abdul-Massih. C. e Sousa, J. E. M. Anatomical correction of transposition of the great arteries. J. Thorac. Cardiov. Surg. 83:20, 1982.
24. Kirldin, J. W.; Harshbager, H. G.; Donald, D. E.; Edwards, 1. Surgical correction of ventricular septal defect: Anatomic correction of ventricular septal defect: Anatomic and technical considerations. J. Thorac. Cardiov. Surg. 33:45, 1957.
25. Lawrie, G. M.: Debakey, M. E.; Morris Jr., G. c.; Crawford, G.S.; Wagner, W. F. e Glaeser, D. H. Late repair of coarctation of the descending thoracic aorta in 190 patients: results up to 30 years after operations. Arch. Surg. 116:1557, 1981.
26. Leachman, R. D.; Hallman G. 1.; Coole" D. A. Relationship between polycythemia and surgical mortality in patients undergoing total correction for tetralogy of Fallot. Circulation 32:65, 1965.
27. Leberg, D.B.; Hardesty, R. L.; Siewers. R.D.; Bahnson, H. T. Coarctation of the aorta in infants and children: twenty-five years of experience. Ann. Thorac. Surg.; 33:159, 1982.
28. Loredo, J.; Cruz, M. V.; Espino Vela, 1.; Pliego, G. Anatomia quirurgica de la tetralogia de Fallot, Arch. Inst. Cardiol. México 27:264, 1957.
29. Mc Goon, D. c.; Swan, H. J. c.; Branderberg, R. O.: Connally. D. C.; Kirldin, J. W. Atrial septal defect: Factors affecting the surgical mortality rate. Circulation 19:195, 1959.
30. Potts, W. J.; Smith, S.; Gibson, S. Anastomosis of the aorta to pulmonary artery. JAMA 132:627,1946.
31. Ribg, D. W.; Lewis, F. J. Abdominal pain following surgical correction of coarction of the Aorta: a syndrome. J. Thorac. Surg. 31:7 I 8, 1956.
32. Robicsek, F.: Sanger, P. W.; Taylor. F. H. The repair of ventricular septal defct: A technical modification for the prevention of recurrence and heart block. J. Thorac. Cardiovasc. Surg. 41:782, 1961.
33. Sauia, N. Embriologia do coração e grandes vasos. Ed. Nacional, São Paulo, 1970.
34. Scott, H. W. Closure of the patent ductus by suture ligation: Surg. Gynec. & Obsto 90:91, 1950.
35. Sealy, W. C. Indications for surgical treatment of coarctation of the aorta. Surg. Gynec. & Obsto 97:301, 1953.
36. Solêre, M. E Haegel P. Embriologia, Cuadernos Prácticos Ed. Toray-Masson, S. A. - Barcelona, 1969.
37. Steinberg, M. F.; Grishman, A. e Sussman, M. L. Angiocardiography in congenital heart disease, III, Patent Ductus Arteriosas. Am. 1. Roentgenol. 50:306, 1943.
38. Testut, L. e Jacob, O. Anatomia topográfica. Salvat Editores S. A. Barcelona - Madrid - Buenos Aires - México - Caracas - Rio de Janeiro, 1956.
39. Zerbini, E. J. Resultados tardios do tratamento cirúrgico do complexo de Fallot. Tese - Faculdade de Medicina da Universidade de São Paulo, 1969.
40. Zerbini, E. J. The surgical treatment of the complex of Fallot: late result. J. Thorac. Cardiovasc. Surg. 58:158, 1969.
41. Zerbini, E. J.; Macruz, R.; Curia, N.; Saad. J.; Jatene, A.; San Juan, E.; Conceição, D. S.; Dêcourt, L. V. Tratamento cirúrgico da comunicação interventricular sob visão direta com circulação extracorpórea. Arq. Bras. Cardiol. 13:44, 1960.

52

Cardiopatias Congênitas Complexas – Aspectos Atuais do Tratamento Cirúrgico

Aparecida Afif Elossais
Miguel Barbero-Marcial

INTRODUÇÃO

Com o evoluir da cirurgia cardíaca, principalmente nas duas últimas décadas, o tratamento cirúrgico das cardiopatias congênitas mais complexas tornou-se possível graças aos progressos da técnica operatória e do tratamento pós-operatório das crianças da mais tenra idade.

O tratamento cirúrgico das cardiopatias congênitas complexas, geralmente caracterizadas por diversos defeitos elementares associados – dos septos, das valvas e dos grandes vasos da base do coração e de seus ramos proximais, é, pois, a preocupação da cirurgia cardíaca de nossos dias.

Assim sendo, neste capítulo, serão discutidos os aspectos atuais da indicação e do tratamento cirúrgico dessas cardiopatias.

TETRALOGIA DE FALLOT

Atualmente, prefere-se, no Instituto do Coração da FMUSP, a abordagem átrio pulmonar na correção definitiva. A atriotomia direita é realizada para avaliar a anatomia do ventrículo direito (porção mais inferior) e a delimitação da comunicação interventricular (CIV). O alívio da estenose infundibular baixa é realizado então pela valva tricúspide, com incisão e retirada das trabeculações grosseiras próximas às bandas da crista. A CIV é fechada, pelo átrio direito (Fig. 52.1), com a utilização de enxertos de pericárdio bovino, sutura interrompida de propileno 6-0, tomando-se os devidos cuidados com o sistema de condução, e abertura longitudinal do tronco pulmonar até a bifurcação, para análise da valva pulmonar e da porção mais alta do infundíbulo. Se a valva pulmonar é estenótica, mas de anel adequado, medido com dilatadores de acordo com o peso da criança, é realizada apenas a comissurotomia e ressecada a musculatura hipertrofiada da porção alta do infundíbulo. Se o anel pulmonar é hipoplásico ou displásico, a abertura do tronco pulmonar é ampliada em direção ao ventrículo direito, o suficiente para que a via de saída seja ampliada; utilizamos, então, para ampliação um enxerto de pericárdio bovino com monocúspide. Esta é colocada em posição o mais alta possível, para reduzir o grau de insuficiência pulmonar. A sutura do pericárdio é contínua com fio de propileno 6-0. Se há estenose de artéria pulmonar, a incisão é ampliada e estendida distalmente à bifurcação do tronco pulmonar e ampliada com enxerto de pericárdio bovino. Retornando-se ao átrio direito, o aspirador é retirado do forame oval, e este é fechado. É realizado então o fechamento do átrio direito, e o reaquecimento do paciente.

Nos pacientes portadores de *shunt* sistêmico-pulmonar, há necessidade de se dissecar e realizar a ligadura do mesmo antes do início do *bypass* cardiopulmonar.

Complicações. Pode ocorrer insuficiência pulmonar pós-operatória, de grau variado, além de defeito do septo ventricular residual ou bloqueio atrioventricular total.

Discussão. A abordagem pelo átrio direito oferece adequada exposição para dissecção e ressecção da estenose infundibular e reparo da CIV. Isto evita a incisão de ramos

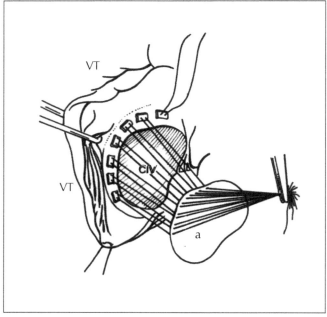

Fig. 52.1 – *Fechamento da CIV através do átrio direito.*

de coronárias e áreas discinéticas no pós-operatório após a ventriculotomia direita. Deve-se ter cuidado apenas com a manipulação da valva tricúspide, evitando, assim, disfunção posterior. Outro ponto importante é a utilização de tubos valvulados extracardíacos nos pacientes com tetralogia de Fallot extrema (atresia pulmonar). É preferível o enxerto de pericárdio bovino com monocúspide por vários motivos: o trajeto do tubo não fica adequado atrás do esterno, além da necessidade de reoperação após alguns anos para troca do tubo, por estenose ou obstrução.

ATRESIA PULMONAR COM CIV

Um grupo de pacientes do complexo de Fallot a ser citado é dos pacientes portadores de tetralogia de Fallot com atresia pulmonar. A tetralogia de Fallot com atresia pulmonar é um termo equivalente à atresia pulmonar com CIV; existe com um espectro muito grande de variações na anatomia das artérias pulmonares.

Para providenciar um tratamento cirúrgico racional, em 1986, foram estabelecidos critérios com classificação em três diferentes tipos, de acordo com a anatomia:

– Grupo A. Todos os segmentos broncopulmonares (SBP) estão conectados com as artérias pulmonares centrais (Fig. 52.2A).

– Grupo B. Alguns SBP estão conectados com as artérias pulmonares centrais e, outros, com as artérias colaterais sistêmico–pulmonares.

– Grupo C. Todos os SBP estão conectados às colaterais sistêmico-pulmonares, sem evidências de tronco pulmonar ou artérias pulmonares centrais (chamado *truncus* tipo IV).

Tipo A

AI – As artérias pulmonares esquerda e direita são normais em tamanho, e sem estenose.

Cirurgia Paliativa

Quando o diagnóstico de tetralogia de Fallot com atresia pulmonar é feito em neonatos, independentemente da presença de hipoxia ou insuficiência cardíaca congestiva, a feitura de um Blalock-Taussig modificado está indicada. Geralmente um *shunt* do lado direito é preferido, porque seu fechamento na operação definitiva é mais simples. Além disso, de maior importância é a mobilização necessária da artéria pulmonar esquerda na cirurgia corretiva, na qual a conexão ventrículo-pulmonar direita é realizada, preferido por nós, em lugar do uso de tubo extracardíaco. Quando o *shunt* é realizado do lado esquerdo, sua mobilização fica algo restrita e a possibilidade da correção definitiva é comprometida.

Cirurgia Definitiva

É preferível a realização de anastomose direta entre as artérias pulmonares e o ventrículo direito. A operação é realizada em torno do primeiro ano de vida. O acesso é por esternotomia mediana. Uma incisão é feita na face anterior da bifurcação do tronco pulmonar e uma pequena abertura vertical na via de saída do ventrículo direito. Através desta, a CIV é reparada com um enxerto de pericárdio bovino. A borda inferior da incisão pulmonar é aproximada à borda superior da ventriculotomia com sutura interrompida. A continuidade tronco pulmonar – ventrículo direito é completada com o uso de um enxerto de pericárdio bovino com válvula monocúspide (Fig. 52.2B).

A2 – Todos os SBP são supridos pelas artérias pulmonares centrais, mas estas são estenóticas ou não confluentes. Quando a estenose ou não confluência da artéria pulmonar é corrigida no momento da feitura da operação de Blalock-Taussig, uma distribuição mais uniforme do fluxo sangüíneo pulmonar ocorre, evitando fluxo apenas para um pulmão e alterações vasculares pulmonares.

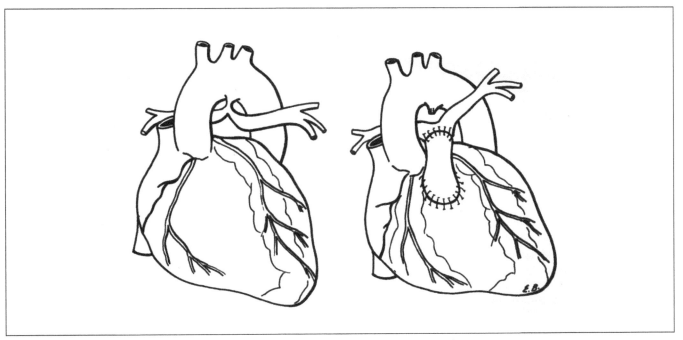

Fig. 52.2A – *Atresia pulmonar do grupo A. B – Reconstrução do tronco pulmonar na atresia pulmonar.*

Cirurgia para artérias pulmonares com segmentos estenóticos: quando está presente um segmento de artéria pulmonar com estenose, esta pode ser tratada pela incisão e ampliação com enxerto, retirada do segmento com reconstrução por anastomose direta ou excisão com interposição de um tubo. O acesso é por toracotomia lateral esquerda. No início, fazia-se a operação de Blalock-Taussig modificada. Posteriormente, com saturação de O_2 adequada e com pinçamentos da artéria pulmonar esquerda, proximal e distal, a área estenótica é incisada e ampliada com enxertos de pericárdio bovino.

Cirurgia para artérias pulmonares não-confluentes: opta-se pela operação de Blalock-Taussig modificada, feita entre artéria subclávia direita e artéria pulmonar direita com tubo de PTFE de 5 mm. É realizada completa dissecção da artéria pulmonar esquerda e a estenose próxima à região do dueto é ressecada. Realiza-se anastomose direta entre a artéria pulmonar esquerda e o tronco pulmonar, com suturas interrompidas.

Tipo B

Neste grupo, alguns SBP são supridos por artérias pulmonares centrais e outros por artérias colaterais aortopulmonares. Os dois importantes objetivos são: inicialmente unificar as duas fontes de suprimento arterial pulmonar, depois estimular o crescimento da artéria pulmonar realizando um *shunt* sistêmico-pulmonar.

As artérias colaterais aortopulmonares são histologicamente diferentes das artérias pulmonares centrais, devido às suas origens na aorta descendente.

É essencial que um estudo angiográfico completo da anatomia das artérias pulmonares seja realizado nos primeiros meses de vida, com o objetivo de se evitar o desenvolvimento de alterações pulmonares irreversíveis.

O objetivo inicial do tratamento cirúrgico é oferecer adequado, uniforme e completo fluxo sanguíneo a todos os segmentos, a um pulmão no primeiro estágio, e, se necessário, ao outro pulmão num segundo estágio. Isto é acompanhado pela ligadura das artérias colaterais na sua origem na aorta e sua conexão às artérias pulmonares para unificar o suprimento sanguíneo arterial pulmonar. Associada à unifocalização, no mesmo ato cirúrgico, é realizado um *shunt* sistêmico-pulmonar com tubo de PTFE de 5 mm ou 6 mm. O estudo hemodinâmico posterior permite identificar a idade ideal para a correção total, geralmente entre os dois e cinco anos de idade.

Cirurgia

A ligadura das grandes artérias colaterais sistêmico-pulmonares e feitura da operação de Blalock-Taussig (Fig. 52.3) modificada com a artéria pulmonar correspondente, por toracotomia, está indicada apenas na evidência de conexões intraparenquimatosas entre as artérias colaterais e as artérias pulmonares centrais. Estas conexões têm sido demonstradas angiograficamente por Faller e col[1]. Há o risco de infarto pulmonar após a ligadura dessas grandes artérias colaterais, quando as conexões intraparenquimatosas são inadequadas ou não estão presentes[1]. A unifocalização do suprimento sanguíneo pulmonar foi conseguida estabelecendo-se a continuidade entre as grandes artérias colaterais, geralmente na porção distal ou próximo ao hilo com as artérias pulmonares centrais. Inicialmente, as estruturas arteriais eram mobilizadas, identificadas. A feitura de uma grande anastomose látero-lateral com monofilamento de fio inabsorvível 7-0 e ligadura proximal das colaterais é preferida, mas, quando não viável, as colaterais eram seccionadas e uma anastomose término-lateral realizada, com sutura interrompida. Quando mais de uma colateral existia, uma incidência freqüente na nossa experiência, duas ou mais anastomoses eram realizadas látero-lateral ou término-lateral. Geralmente, a artéria colateral era anastomosada com a artéria pulmonar. Um tubo de PTFE de 5 mm ou 6 mm era interposto entre a artéria subclávia correspondente e a artéria pulmonar. Várias técnicas na unifocalização eram necessárias devido às variações anatômicas. Quando a artéria pulmonar e as colaterais eram de pequeno calibre, a face posterior da anastomose látero-lateral era realizada, sendo ampliada a anastomose anterior com um enxerto de pericárdio bovino. A artéria colateral era ligada proximalmente, e um tubo PTFE interposto entre a artéria subclávia e a artéria pulmonar no ápice do enxerto pericárdico.

Quando um lobo pulmonar é perfundido pela artéria pulmonar e o outro lobo pela artéria colateral, o brônquio correspondente pode estar interposto entre esses vasos e a anastomose direta pode não ser viável. Esta situação é mais comum no lado esquerdo e a interposição de um tubo de PTFE de 6 mm a 8 mm é necessário para completar a unifocalização. Após a unifocalização unilateral ou bilateral, o paciente geralmente torna-se assintomático e com pouca cia-

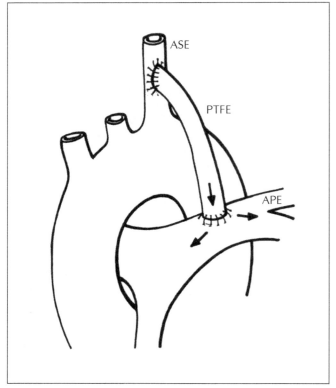

Fig. 52.3 – *Blalock-Taussig modificada.*

nose. A decisão de se realizar a correção total é feita após um estudo angiográfico pós-operatório detalhado, e é baseado no diâmetro das artérias pulmonares centrais, a adequação da árvore pulmonar e uma relação do pico de pressão entre o ventrículo direito e esquerdo após o reparo. Em alguns casos, a decisão de realizar a correção total é difícil, e quando dúvidas existem quanto à decisão, consideramos o tratamento paliativo inicial como o procedimento cirúrgico definitivo. Quando ambos os pulmões são homogeneamente perfundidos, a qualidade de vida é geralmente boa.

Tipo C

Pacientes desse grupo têm todos os SBP supridos exclusivamente por artérias colaterais aortopulmonares. Artérias pulmonares centrais não estão presentes; no passado esta lesão era classificada como *truncus arteriosus* tipo IV. Há várias controvérsias quanto à nomenclatura e classificação para este tipo de lesão. Apesar disso, a maior parte dos investigadores concorda que malformações cardíacas com atresia pulmonar e anomalias das artérias pulmonares devem ser incluídas no espectro da tetralogia de Fallot. Como nos pacientes do grupo B, o tratamento cirúrgico precoce e a unifocalização da circulação pulmonar são necessários.

O objetivo cirúrgico é unificar a circulação pulmonar e distribuir o fluxo de baixa pressão a ambos os pulmões. Hipertensão pulmonar pode estar presente na maioria das artérias colaterais aortopulmonares, e pode resultar em doença vascular pulmonar tardia[2]. Algumas colaterais têm acentuadas estenoses e hipoplasia distal, podendo resultar em trombose e fibrose de ramos pulmonares intraparenquimatosos[3]. A interposição de um tubo de PTFE usado como intermediário entre o *shunt* de Blalock-Taussig e as artérias unificadas lobares facilita o acesso à circulação pulmonar, no momento do reparo tardio via esternotomia mediana.

Cirurgia

O estudo angiográfico detalhado das artérias. colaterais aortopulmonares é essencial para um plano cirúrgico adequado. O procedimento inicial consiste em toracotomia no quarto espaço intercostal do lado da aorta descendente. As artérias colaterais são dissecadas e mobilizadas. A pleura visceral é incisada no hilo e as veias pulmonares dissecadas e retraídas anteriormente. As artérias pulmonares lobares intraparenquimatos as são identificadas. Um segmento arterial pulmonar intermediário é feito com um tubo de PTFE de 10 mm a 12 mm. O tubo é suturado de maneira a formar um funil, de 20 mm a 25 mm, e o final anastomosado à artéria lobar. Um tubo de PTFE de 5 mm é interposto entre a artéria subclávia e a porção terminal estreita do PTFE da porção do segmento da artéria pulmonar intraparenquimatosa. As artérias colaterais que suprem este pulmão são ligadas. Fios de monofilamento são colocados ao redor do Blalock-Taussig modificado para falicitar sua posterior identificação.

Após um período pós-operatório entre 28 dias e três meses, o segundo estágio é realizado com os mesmos objetivos, por uma toracotomia contralateral. Antes da operação, um novo estudo angiográfico é realizado, para completar a avaliação da anatomia arterial pulmonar e estimativa dos riscos e benefícios do tratamento corretivo.

O reparo corretivo é realizado através de esternortomia mediana. A inspeção intrapericárdica mostra a ausência de tronco pulmonar e artérias pulmonares esquerda e direita centrais em cada paciente. O segmento intermediário arterial pulmonar, previamente anastomosado às artérias lobares intraparenquimatosas, é facilmente exposto. O *bypass* cardiopulmonar é estabelecido em 20°C, com fluxo intermiteme quando necessário. O *shunt* de Blalock-Taussig modificado uni e bilateral é ocluído. Uma janela de aproximadamente l2 mm de diâmetro é feita na face anterior do tubo (em forma de funil) e um tubo valvulado extracardíaco, pré-coagulado, de 14 a 18 mm é anastomosado distalmente nesta janela. Um tubo de PTFE de 8 mm a 10 mm de diâmetro é usado para conectar a porção distal do tubo às artérias lobares contralaterais. É realizada ventriculotomia direita, o defeito do septo ventricular é corrigido com um enxerto de pericárdio bovino. A porção proximal do tubo é então anastomosada ao ventrículo direito. Quando o *bypass* cardiopulmonar é interrompido, a relação entre pressão de VD e VE é medida. Um estudo angiográfico pós–operatório não demonstra *shunt* interventricular residual e mostra boa anatomia da árvore arterial pulmonar.

Discussão

Apesar da heterogeneidade da anatomia pulmonar encontrada neste grupo de malformação, a classificação anatômica proposta é racional e auxilia no plano cirúrgico proposto para esses defeitos complexos[4,5].

Pacientes do grupo A têm artérias pulmonares com anatomia que permite a correção completa, com ou sem a necessidade de procedimento paliativo inicial.

Pacientes do grupo B têm anomalias mais complexas e heterogêneas, e necessitam de maior variabilidade nos métodos cirúrgicos. Para a maioria, é possível unifocalizar a circulação pulmonar e permitir o crescimento das artérias pulmonares centrais.

O maior desafio cirúrgico diz respeito aos pacientes do grupo C, nos quais as artérias pulmonares centrais estão ausentes, e cada pulmão é suprido por grandes artérias colaterais. A possibilidade de correção tardia depende da existência de artérias pulmonares intraparenquimatosas de tamanho adequado, e do número de colaterais.

TRUNCUS ARTERIOSUS

O *truncus arteriosus* é a malformação congênita cardiovascular na qual um grande vaso se origina da base do coração e dá origem à circulação sistêmica, coronária e às duas artérias pulmonares. Abaixo da valva truncal há uma comunicação interventricular.

Quanto à classificação, pode ser dividido em quatro tipos:

– Tipo I. O tronco arterioso comum dá origem a um pequeno tronco pulmonar que se bifurca em artérias pulmonares esquerda e direita.

– Tipo II. As artérias pulmonares têm origem comum diretamente do tronco arterioso.

– Tipo III. As artérias pulmonares se originam de orifícios bem separados do tronco arterioso comum.

– Tipo IV. O suprimento sangüíneo pulmonar se dá através de colaterais provenientes da aorta descendente, portanto, não há origem das artérias pulmonares do tronco arterioso comum.

Indicações. O diagnóstico já é indicação do tratamento cirúrgico, e este deve ser realizado antes que a insuficiência cardíaca se desenvolva de forma grave. Se o recém–nascido estiver compensado, a cirurgia eletiva pode ser realizada em torno dos três meses de idade. Em crianças maiores que seis meses, a operação geralmente é contra-indicada, devido à presença de importante hipertensão pulmonar.

Técnica. Nos casos de *truncus* tipo I e II utilizamos a técnica de Barbero-Marcial[6,7], sem o uso de tubos extracardíacos. A cirurgia é realizada através de esternotomia mediana, com *bypass* cardiopulmonar de rotina, utilizando-se Hipotermia a 20°C e baixo fluxo de perfusão. A aorta ascendente é canulada bem acima da bifurcação do *truncus* e o sistema de drenagem venosa é pelas veias cavas. Ao iniciar o *bypass* cardiopulmonar, as artérias pulmonares são ocluídas. É analisada a anatomia. A aorta ascendente é pinçada e administrada a cardioplegia. O ventrículo esquerdo é drenado através do forame oval e os cadarços das artérias pulmonares são retirados. É realizada incisão longitudinal na face anterior do *truncus* em direção à artéria pulmonar esquerda. Avaliada a anatomia das artérias coronárias, artérias pulmonares e valva truncal, é realizada septação entre a aorta e artérias pulmonares, criando-se uma neoaorta, com a utilização de um enxerto de pericárdio bovino. Através da ventriculotomia direita, a CIV é reparada com enxerto de pericárdio bovino em sutura contínua de propilene 6-0. A parede posterior do trajeto VD-TP é criada através de sutura entre a parte posterior do tronco pulmonar e a porção superior da ventriculotomia direita, com pontos interrompidos de propilene 6-0. A parede anterior é criada, utilizando-se de um enxerto de pericárdio bovino com monocúspide, com sutura contínua de propilene 6-0. O forame oval é fechado, após injeção de solução salina no átrio esquerdo para a retirada de ar, e o reaquecimento é iniciado. Realizada a atriorrafia direita, procede-se a retirada do *bypass* cardiopulmonar.

Complicações. A insuficiência da valva truncal pode se desenvolver com o passar dos anos. Pode haver progressão da doença vascular pulmonar, quando o reparo cirúrgico é realizado nas crianças maiores ou nas quais a pressão pulmonar já era elevada. Complicações com os tubos utilizados e necessidade de posterior reoperação para troca dos mesmos têm sido observadas.

Discussão. Os tubos extracardíacos, quando utilizados em recém-nascidos e crianças de baixo peso, causam freqüentes problemas imediatos ou tardios e dificuldades técnicas estão relacionadas à inserção do tubo extracardíaco. Dificuldades de ganho ponderal, cardiomegalia, dilatação do tronco arterioso comum e fatores que restringem a sua colocação (presença do pulmão esquerdo, do próprio tronco e do esterno) estão presentes. Estes fatores fazem com que o cirurgião utilize um tubo extracardíaco de pequeno diâmetro, para evitar compressão pelo esterno. Por outro lado, a anastomose distal nas artérias pulmonares pode distorcer as mesmas.

Complicações tardias com os tubos são a calcificação valvular ou a estenose nos tubos de Dacron, que contribuem para a posterior troca.

Com a técnica descrita, a probabilidade de estenose pulmonar é rara, porque a parede posterior da anastomose é construída com os tecidos do próprio paciente, o que permite seu crescimento.

Alguns contratempos na correção do *truncus* sem o uso de tubos extracardíacos têm sido relatados. Apesar da utilização de válvula monocúspide, a insuficiência pulmonar foi considerada causa do mau resultado. Devido ao aumento da resistência vascular pulmonar, a presença de monocúspide é particularmente necessária, no período de pós-operatório imediato, até a normalização da pressão pulmonar.

A técnica proposta[7] é indicada para recém-nascidos e crianças com *truncus* tipos I e II com insuficiência cardíaca e baixo peso, nos quais a bandagem do tronco pulmonar ou a correção com tubos extracardíacos é acompanhada de elevada mortalidade. Baseada nos resultados clínicos, hemodinâmicos e ecocardiográficos, a técnica descrita é bastante adequada para este grupo de pacientes.

TRANSPOSIÇÃO DAS GRANDES ARTÉRIAS

É uma mal formação congênita na qual a aorta se origina inteiramente ou em grande parte do ventrículo direito e o tronco pulmonar inteiramente ou em grande parte do ventrículo esquerdo (discordância ventrículo-arterial).

Indicações. Feito o diagnóstico de TGA, é realizada a atriosseptostomia com cateter-balão na sala de hemodinâmica. A cirurgia corretiva depende basicamente da presença ou ausência de lesões cardíacas associadas. Nos recém-nascidos portadores de TGA simples (só com CIA) a correção anatômica deve ser realizada o mais cedo possível, dentro das duas primeiras semanas de vida. Nas crianças com mais de 15 dias de vida, após a avaliação ecocardiográfica e hemodinâmica do ventrículo esquerdo, decidimos o tipo de operação. Se o VE estiver ainda adequado, realizamos a correção anatômica; se o VE já se tornou morfologica e funcionalmente inadequado para suportar as altas pressões do território sistêmico, damos preferência para a correção no nível atrial, utilizando-se a operação de Senning. Já nos pacientes portadores de TGA associada à CIV, a correção anatômica está indicada o mais precocemente possível, acompanhada do fechamento da CIV.

Técnica

Correção em nível atrial (Fig. 52.4). Damos preferência à operação de Senning. O acesso é por esternotomia mediana, com canulação da aorta ascendente e das veias cavas superior (no nível da veia inominada) e inferior. Antes de iniciar o *bypass* cardiopulmonar, é dissecado e feita a ligadura do canal arterial. Dissecção ampla da veia cava superior, com ligadura da veia ázigos, e dissecção da veia cava inferior. São feitas suturas para marcar o local da abertura no átrio direito (5mm anterior ao sulco terminalis) (Fig. 52.4). Iniciada a circulação extracorpórea e a temperatura até 20°C. A aorta é pinçada e cardioplegia infundida na aorta ascendente. O

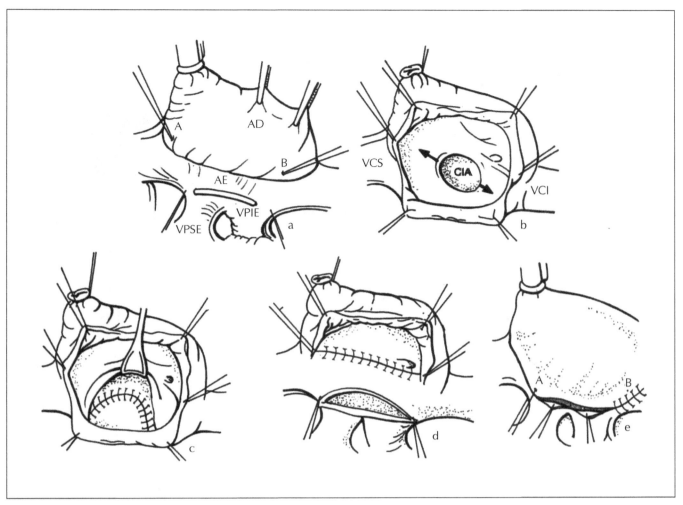

Fig. 52.4 – *Transposição das grandes artérias: correção em nível atrial.*
a. São colocadas marcas, com sutura (A,B), no átrio direito, para definir a extensão da atriotomia direita.
b. Ampliação da CIA em direção cefálica e caudal.
c. Confecção do túnel para o retorno venoso pulmonar esquerdo, com enxerto de pericárdio bovino.
d. Sutura da borda inferior do átrio direito à borda livre do septo interatrial, direcionando o sangue das veias cavas em direção à valva mitral.
e. Sutura da borda livre do átrio direito à borda do átrio esquerdo, completando o túnel do retorno venoso pulmonar.
AD: átrio direito; AE: átrio esquerdo; VPSE: veia pulmonar superior esquerda; VPIE: veia pulmonar inferior esquerda; VCS: veia cava superior; CIA: comunicação interatrial; VCI: veia cava inferior.

átrio direito é aberto e a incisão estendida superior e inferiormente às marcas feitas anteriormente. O bordo livre do átrio direito é reparado. O septo atrial é inspecionado, e ampliada a CIA em direção superior e inferior (Fig. 52.4b). Com um enxerto de pericárdio bovino, é iniciada a sutura do enxerto na borda inferior da CIA em direção ao orifício do apêndice atrial esquerdo, de tal maneira que o enxerto recubra as veias pulmonares esquerdas, criando-se assim um teto para as veias pulmonares ou um novo assoalho para o neo-átrio direito (52.4c). O próximo passo é a sutura da borda livre do átrio direito com a outra borda da CIA, com fios PDS 6-0, criando-se assim um túnel que drena o sangue venoso, das veias cavas, em direção à valva mitral (Fig. 52.4d) e daí ao tronco pulmonar. É importante lembrar que o seio coronário passa a drenar no lado esquerdo do coração. O átrio esquerdo é aberto e a incisão ampliada até 1,0 cm da veia pulmonar superior direita. A sutura é feita, então, entre as veias pulmonares (borda lateral do átrio esquerdo) e a borda superior do átrio direito, criando-se, assim, uma passagem do sangue venoso pulmonar em direção à valva tricúspide e daí ao ventrículo direito e aorta (Fig. 52.4e). Esta sutura é realizada com propileno 6-0. É iniciado o reaquecimento do paciente.

Complicações. Arritmias no pós-operatório, por lesão direita do nó sinusal. Além disso, obstrução do retorno sistêmico ou pulmonar.

Discussão. Devemos tomar alguns cuidados na ampliação do septo atrial, para que não seja muito ampla. Além disso, cuidados com a manipulação na região próxima ao nó sinusal, evitando-se assim arritmias no pós-operatório. É importante a criação de túneis amplos para as drenagens venosa e pulmonar, evitando-se obstruções posteriores.

Correção em nível arterial (correção anatômica), com a operação de Jatene[8] (Fig. 52.5). É realizada sob hipotermia profunda, com o auxílio do *bypass* cardiopulmonar e baixo fluxo de perfusão. É importante, antes de se iniciar o *bypass*, dissecar a aorta e separá-la do tronco pulmonar, além de dis-

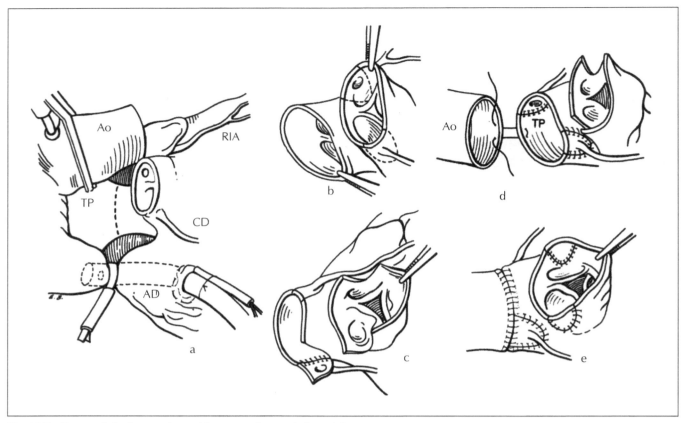

Fig. 52.5 – *Transposição das grandes artérias: correção em nível arterial.*
a. secção da aorta e do tronco pulmonar.
b. remoção dos óstios coronários.
c. implante dos óstios coronários no tronco pulmonar (neo–aorta).
d. anastomose do coto pulmonar com o coto aórtico.
e. enxerto de pericárdio bovino nos locais de onde se removeu os óstios coronários.

secar as artérias pulmonares. Deve-se realizar a secção e sutura do canal arterial. É estudada a anatomia das coronárias[9]. Dois pontos de reparo são colocados no tronco pulmonar, para marcar o melhor local para implantar os óstios coronarianos. Quando a aorta ascendente é pinçada, cardioplegia sangüínea fria é infundida e a aorta e o tronco pulmonar são seccionados (Fig. 52.5a). O tronco pulmonar é seccionado no nível da bifurcação das artérias pulmonares e a aorta a 1,0 cm acima do anel valvar. É feita a manobra de Lecompte, para passar a aorta para a disposição posterior em relação ao tronco pulmonar. É realizada, então, a transferência das coronárias para o tronco pulmonar (neo-aorta). Os óstios são ressecados com porção da parede adjacente da aorta ao seu redor (Fig. 52.5b). A sutura é feita com PDS 7-0, contínua. Isso é feito com os óstios coronarianos, o esquerdo e depois o direito (Fig. 52.5c). Devemos ser cuidadosos no reimplante dos óstios coronarianos na neo-aorta para evitar cotovelos ou dobras, sendo os mesmos implantados em locais bem altos. Em seguida, anastomose da aorta com o coto distal é realizada, em sutura contínua de PDS 7-0 (Fig. 52.5d). Após as suturas, utilizamos cola biológica com o objetivo de diminuir o sangramento. Os locais de onde foram ressecados os óstios coronarianos são corrigidos com enxertos de pericárdio bovino (Fig. 52.5e). Finalmente, é feita a anastomose entre a neopulmonar e o seu coto distal, com PDS 7-0. Caso o paciente apresente um defeito do septo ventricular, damos preferência para sua correção pelo átrio direito, com enxerto de pericárdio bovino e suturas interrompidas de propileno 6-0 antes da correção anatômica.

Complicações. Podemos citar a estenose supravalvar pulmonar, a insuficiência aórtica e o *shunt* residual em nível atrial ou ventricular.

Discussão. A incidência de estenose supravalvar tem diminuído com a utilização de enxertos de pericárdio bovino para reconstrução dos óstios coronarianos, além do uso de fios absorvíveis na anastomose do tronco pulmonar.

BIBLIOGRAFIA

1. Faller K, Haworth SG, Taylor JFN et al. Duplicate sources of pulmonary blood supply in pulmonary atresia with ventricular septal defect. Br. Heart J., 46:263-68, 1981.
2. Haworth SG, Macartney FJ. Growth and development of pulmonary circulation in pulmonary atresia with ventricular septal defect and major aortopulmonary collaterals arteries. Br. Heart J. 44:14-24,1980.
3. Barbero–Marcial M, Jatene A. Surgical management of the anomalies of the pulmonary arteries in the Tetralogy of Fallot with pulmonary atresia. Seminars in Thorac and Cardiovasc. Surgery 2:93, 1990.
4. Barbero–Marcial M, Riso A, Lopes AAB et al. Correction of pulmonary atresia with ventricular septal defect in the ab-

sence of the pulmonary trunk and the central pulmonary arteries. (So called truncus type IV). J. Torac. Cardiovasc. Surg., 94:911–14,1987.

5. Barbero-Marcial M, Atik E, Baucia JA, Pradel HOV, Macruz R, Jatene A. Reconstruction of steriotic or noncongenital pulmonary arteries simultaneously with a Blalock-Taussing shunt. 1. Thorac. Cardiovasc. Surg., 95:82–9,1988.

6. Kirklin JW, Barrat–Boyes BG. Truncus arteriosus. In: Cardiac surgery 2ed. New York. Churchill Livingstone. vol. 2, cap. 28, p. 1131.

7. Barbero-Marcial M, Atik E, Jatene A. A technique for correction of' truncus arteriosus types 1 and 11 without extracardiac conduits. J. Thorac. Cardiovasc. Surgery 99:364–9, 1990.

8. Jatene AD, Fontes VF. Paulista PP, Souza LCB, Neger F. Galantier M. Souza JE. Anatomic correction of transposition of de great vessels. J. Thorac. Cardiovasc. Surg., 72:364, 1976.

9. Quaegebeur JM, Rohmer J, Ottenkamp J, Tuis T, Kirklin JV. Blacks-tone EM, Grom AG. The arterial switch operation. An eight year experience. J. Thorac. Cardiovasc. Surg. 92:361, 1986.

53 Cirurgia das Valvas Cardíacas

Pedro Carlos Piantino Lemos
Noedir G. Stolf
Pablo M. A. Pomerantzeff
Euryclides J. Zerbini

As valvas do coração e dos vasos da base, atuando como reguladoras do fluxo sangüíneo unidirecional durante o ciclo cardíaco, estão sujeitas a dois tipos fundamentais de disfunção: a estenose e a insuficiência.

A estenose valvar ocasiona a limitação do fluxo sangüíneo através da valva, enquanto a insuficiência permite o refluxo sangüíneo.

A associação de estenose e insuficiência, muitas vezes, está presente numa única valva, podendo duas ou mais valvas de um mesmo paciente ser acometidas de um ou de ambos os tipos de disfunção.

Estas lesões valvares, causadas, na sua grande maioria, pelos processos cicatriciais fibróticos, resultantes de ataques recorrentes agudos de febre reumática, são caracterizadas por retrações, coalescências, perda de elasticidade e deposição de cálcio em suas cúspides e cordoalhas.

Embora a febre reumática seja responsável por mais de 60% das lesões adquiridas das valvas cardíacas, a endocardite bacteriana ou virótica, a sífilis e a necrose de músculos papilares resultantes do infarto miocárdico concorrem com percentuais significativos na gênese destas lesões.

Os defeitos congênitos de formação dos elementos anatômicos do aparelho valvar, caracterizados por fendas, atresias, displasias e fusões de cúspides e cordoalhas, constituem, em pequeno número de casos, os substratos congênitos das disfunções.

As valvas aórtica e mitral são as mais comumente lesadas pelos processos inflamatórios ou degenerativos, pelo que serão mencionados os aspectos fisiopatológicos e o tratamento de suas lesões.

ESTENOSES VALVARES

Os processos cicatriciais estenosantes das valvas cardíacas condicionam a sínfise de suas comissuras e o endurecimento de suas cúspides com subseqüente deposição de cálcio, que ocasiona obstáculo anatômico ao fluxo sangüíneo.

As decorrências hemodinâmicas desta restrição à passagem de sangue através das valvas têm características próprias, dependentes da valva acometida.

A estenose aórtica impede a ejeção livre de sangue do ventrículo esquerdo para a aorta, o que resulta em débito sistólico diminuído e sobrecarga do ventrículo esquerdo, que progressivamente se hipertrofia.

A estenose mitral limita o fluxo atrioventricular esquerdo, ocasionando estase e hipertensão sangüínea no átrio esquerdo e no sistema venocapilar pulmonar. Em resposta, o átrio sofre hipertrofia e dilatação de suas paredes, enquanto as arteríolas pulmonares, através da hipertrofia de sua camada muscular, passam a oferecer maior resistência ao fluxo sangüíneo pulmonar.

INSUFICIÊNCIAS VALVARES

A retração fibrótica dos folhetos vai vares aórticos ocasiona a impossibilidade de sua coaptação, permitindo o refluxo sangüíneo da aorta para o ventrículo esquerdo durante a diástole e determinando sua dilatação e hipertrofia.

Na insuficiência mitral, durante a sístole ventricular, parte do sangue do ventrículo esquerdo é ejetado de volta para o átrio esquerdo, através da valva mitral insuficiente. Há aumento do teor sangüíneo do átrio esquerdo e da pequena circulação, onde progressiva hipertensão se instala. Em conseqüência, a parede atrial e a camada muscular das arteríolas pulmonares se hipertrofiam, determinando o aparecimento de hiper-resistência pulmonar.

MANIFESTAÇÕES CLÍNICAS

As manifestações clínicas das disfunções valvares são dependentes das alterações fisiopatológicas.

A insuficiência aórtica acarreta insuficiência circulatória sistêmica com aparecimento de isquemia cerebral, coronária ou sistêmica, cujos sintomas são caracterizados por tonturas, vertigens, desmaios, escotomas, *angina pectoris* e fadiga.

A angina, também encontrada nas estenoses aórticas, é resultante do baixo débito sangüíneo ventricular imposto pela lesão, associado ao aumento de consumo de O_2 pelo miocárdio ventricular hipertrofiado.

Nas lesões da valva mitral, o sintoma mais importante é a dispnéia que advém da hipertensão venocapilar pulmonar que delas resulta.

Indicação Cirúrgica

Constituindo-se em alterações estruturais, na maioria das vezes de natureza cicatricial, as lesões valvares têm na cirurgia sua única forma de tratamento corretivo.

Dois tipos fundamentais de tratamento cirúrgico são aplicados às lesões valvares: a comissurotomia e a substituição valvar por enxertos ou próteses.

Tratamento Cirúrgico das Valvopatias

O tratamento moderno das valvopatias teve seu início com o advento das técnicas de circulação extracorpórea, que permitiram as operações do coração a céu aberto.

As estenoses das valvas cardíacas começaram então a ser corrigidas pelas comissurotomias sob visão direta, enquanto o tratamento das insuficiências vai vares tornou-se possível através de restaurações plásticas, ou através da substituição valvar por próteses mecânicas e por válvulas homólogas ou heterólogas confeccionadas com tecidos biológicos.

A primeira prótese valvar, idealizada por Harken[3] em 1960, para a substituição da valva aórtica insuficiente, era constituída por um cilindro de plástico que continha aprisionada em seu interior uma bola, cuja movimentação, a cada ciclo de batimentos cardíacos, permitia a passagem do sangue do coração para a aorta durante a sístole ventricular, impedindo o seu retorno ao ventrículo esquerdo durante a diástole (Fig.53.1).

Starr e Edwards[12], em 1961, publicaram os resultados das primeiras substituições da valva mitral por uma prótese artificial por eles idealizada a partir do modelo de Hanken.

A válvula de Starr-Edwards (Fig. 53.1), também chamada "válvula de bola", tem como elementos fundamentais uma gaiola de aço que contém, livre em seu interior, uma bola de silicônio. Seu mecanismo valvular é obtido através da movimentação desta bola a cada batimento cardíaco que impede o refluxo do sangue ao se ajustar ao anel basal da gaiola[13].

Estas válvulas, ainda bastante utilizadas atualmente dado suas características funcionais adequadas às condições cardiocirculatórias, têm como inconvenientes o relativo obstáculo ao fluxo sangüíneo ocasionado pela bola e a elevada trombogenicidade dos materiais utilizados em sua fabricação, que impõem aos pacientes o uso diário e constante de anticoagulantes. Novos modelos de próteses valvares, onde a bola é substituída por um disco basculante de carvão vitrificado, foram idealizados com a finalidade de evitar a trombogênese e permitir o livre fluxo do sangue.

Embora a medicação anticoagulante seja fundamental para evitar a trombogênese das próteses valvares, índices de até 22% de tromboembolismo são observados em pacientes portadores de "válvulas de bola" ou de válvulas de disco.

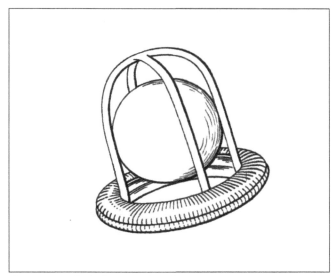

Fig. 53.1 – *Válvula de Starr-Edwards.*

Paralelamente às modificações das próteses valvares, a partir de 1964, os cirurgiões procuraram utilizar válvulas heterólogas de porco[2,6], ou válvulas confeccionadas com tecidos biológicos para as substituições das valvas cardíacas insuficientes. Van Der Spuy[14] idealizou as válvulas de pericárdio homólogo, Senning[11] as de fáscia lata[4], Ionescu as de pericárdio bovino[5], Puig e Verginelli as de dura-máter homóloga[10].

Todas estas válvulas, denominadas válvulas biológicas, montadas em anéis de aço recobertos por *teflon*, permitiram abolir quase que totalmente o tromboembolismo próprio das próteses valvares mecânicas[2]. No entanto, sua utilização, bastante freqüente em nossos dias, tem ainda como inconveniente sua duração, limitada pela degeneração do tecido biológico desvitalizado[7].

As válvulas de bola foram largamente utilizadas em nosso maio até 1970, quando passaram a ser utilizadas preferencialmente as válvulas biológicas de dura-máter conservadas em glicerol[8] e as válvulas de porco ou de pericárdio bovino conservadas em glutaraldeído e formaldeído.

A alta freqüência do tromboembolismo observada por diversos autores, tanto nos pacientes portadores de válvulas de bola (3 a 27,3%) ou naqueles portadores de válvulas de disco, bem como o próprio risco de complicações hemostáticas inerentes ao uso dos anticoagulantes (3% de óbitos), foram as principais razões para o desenvolvimento e a utilização das valvas biológicas.

O glicerol (98% de pureza) é empregado na conservação e esterilização das válvulas de dura-máter enquanto as válvulas de porco e as de pericárdio bovino são conservados em solução de formaldeído e glutaraldeído.

As soluções de formaldeído a 4% e **pH** 5,6 fixam e esterilizam o tecido biológico das válvulas enquanto as soluções de glutaraldeído[1] (concentrações entre 0,1 e 0,5% e **pH** 7,4) em temperatura ambiental produzem na superfície da valva de porco ou do pericárdio bovino a estabilização do tecido conectivo através da intermediação de ligações inter ou intramolecular *(cross-link)* de suas proteínas.

Assim sendo, o tecido biológico torna-se estável e altamente resistente à digestão proteolítica.

Comissurotomia Mitral

Técnica Cirúrgica

A via de acesso utilizada para a abordagem isolada da valva mitral é a toracotomia ântero-lateral direita ao longo do quarto espaço intercostal. O pulmão é afastado dorsalmente e o pericárdio é aberto por incisão longitudinal, ventralmente ao nervo frênico, sendo suas bordas fixadas às paredes do tórax, o que permite a exposição conveniente da face direita do coração.

Suturas em bolsas são feitas na parede auricular e atrial direitas, ao mesmo tempo que a artéria femoral é dissecada para a instalação de circulação extracorpórea. O paciente é heparinizado e cateteres são introduzidos nas veias cavas e na artéria femoral. A circulação extracorpórea é iniciada. A aorta é pinçada transversalmente, interrompendo-se a chegada de sangue arterializado às coronárias, o que condiciona a parada cardíaca anóxica.

A cavidade atrial esquerda é aberta por incisão longitudinal, cerca de 0,5cm dorsalmente ao sulco interatrial e ventralmente à desembocadura das veias pulmonares direitas. O sangue contido no átrio esquerdo é aspirado continuamente para mantê-lo vazio.

Trombos colados à parede atrial esquerda, eventualmente existentes, são cuidadosamente removidos.

A valva mitral é então acuradamente examinada levando-se em conta o tamanho de sua fenda estenosada, o grau de fusão comissural, as características da fibrose e da calcificação que a acometem.

Concrescências de cálcio existentes sobre as cúspides são retiradas com pinças goivas de tamanhos adequados.

A localização exata das comissuras permite que suas cúspides sejam desfeitas por incisão a bisturi (Fig. 53.3), sem contudo alcançar o anel mitral, evitando-se assim o desabamento das cúspides que criaria condições para a insuficiência valvar iatrogênica.

Após a comissurotomia, o afastamento cuidadoso das cúspides mitrais permite a observação de sua cordoalha e músculos papilares. Na existência de fusão das cordas, ela é desfeita por incisão das zonas de aderência. Algumas vezes torna-se necessário seccionar longitudinalmente os músculos papilares para permitir adequada abertura das comissuras valvares (Fig. 53.3a).

Obtida a correção dos elementos valvares, os batimentos cardíacos são recuperados com a liberação da pinça aórtica, ocasião em que a valva mitral é mantida insuficiente pela introdução de uma pinça no interior do ventrículo esquerdo, dando condições à saída do ar nele contido. A aorta ascendente é puncionada ou nela praticada uma pequena incisão, antes de seu despinçamento para retirada do ar nela contido, o que evitará a embolia gasosa arterial.

Expulso o ar do ventrículo, a pinça que torna a valva mitral insuficiente é retirada. O sangue contido no átrio é aspirado, permitindo a visão das cúspides vai vares distendidas pelo sangue contido na cavidade ventricular esquerda. Observa-se assim a boa qualidade da comissurotomia, que é caracterizada pela perfeita coaptação das bordas das cúspides mitrais, impedindo o refluxo sangüíneo.

A aorta é novamente pinçada obtendo-se nova parada cardíaca. Cuidados são tomados para que as cavidades esquerdas sejam mantidas cheias de sangue e sem ar.

A atriotomia é então fechada com dupla sutura em chuleio de *mersilene* 2-0, a cujo final os batimentos cardíacos são recuperados com a remoção da pinça da aorta.

Os cateteres das veias cavas são removidos, sendo atadas as suturas em bolsa. O cateter da artéria femoral é retirado após a estabilização do equilíbrio presso-volêmico sangüíneo do paciente.

Com a finalidade de reverter a incoagulabilidade sangüínea do paciente, induzida pela heparina, administra-se sulfato de protamina por via venosa.

O pericárdio tem suas bordas aproximadas com pontos simples de algodão 2-0.

A toracotomia é fechada após drenagem adequada da cavidade pleural direita.

Substituição da Valva Mitral

Técnica Cirúrgica

Os procedimentos cirúrgicos de acesso à valva mitral são idênticos àqueles utilizados para sua comissurotomia.

O paciente é submetido à circulação extracorpórea e à parada cardíaca anóxica.

A valva mitral insuficiente é ressecada obedecendo-se à seguinte seqüência técnica:

Suas cúspides são pinçadas pelas bordas e uma pequena incisão a bisturi é feita em uma delas, nas proximidades do anel valvar. Utilizando em seguida uma tesoura de "Mayo" curva, a incisão inicial é estendida circularmente através das cúspides, deixando-se, delas, uma estreita borda junto ao anel mitral. Sua exérese é completada pela secção de sua cordoalha juntamente com as porções apicais dos músculos papilares.

Retiradas as cúspides mitrais, pontos em "U" de *mersilene* 2-0, dotados de agulhas atraumáticas em suas extremidades, são aplicados às bordas do anel valvar em toda a sua circunferência (Fig. 53.4).

Segue-se a passagem destes fios através do "colarinho" de tecido de *teflon* que envolve o anel da prótese. Após serem todos os pontos aplicados, a válvula protética é baixada até o nível do anel valvar mitral, sendo então atados os pontos. A prótese é mantida insuficiente enquanto os batimentos cardíacos são recuperados e o ar é retirado das câmaras cardíacas e da aorta.

Comissurotomia e Substituição da Valva Aórtica

Técnica Cirúrgica

A cirurgia da valva aórtica, feita com auxílio de circulação extracorpórea e parada cardíaca anóxica, utiliza como via de acesso a toracotomia mediana longitudinal transesternal.

Após a parada cardíaca, uma incisão transversal da parede anterior da aorta, 3 a 4 cm acima do limite externo aorto-ventricular, permite a visualização de sua valva.

Nas estenoses da valva aórtica procede-se sua comissurotomia.

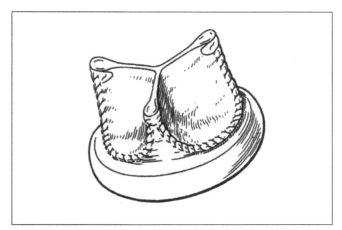

Fig. 53.2 – *Válvula biológica.*

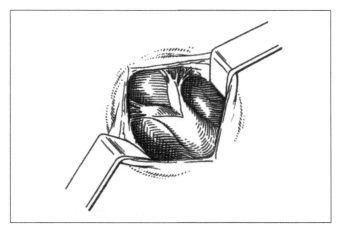

Fig. 53.3a – *Papilotomia.*

Nas insuficiências, os folhetos valvares são ressecados próximo à sua implantação na parede aórtica. Cuidados especiais devem ser tomados durante a manipulação dos folhetos quando, sobre eles, existem concrescências de cálcio, evitando-se que seus fragmentos caiam na cavidade ventricular e provoquem, mais tarde, embolias arteriais sistêmicas.

Tal qual na técnica de implante de próteses mitrais, pontos em "U" de *mersilene* 2-0 são utilizados para a fixação da válvula ao anel valvar aórtico (Fig. 53.5).

Após comissurotomia ou a implantação da prótese, a aorta é suturada com duplo chuleio de *mononylon* 4-0, dirigidos dos extremos para o ponto mediano da incisão. Ao final da sutura, a pinça oclusiva da aorta é retirada, permitindo a recuperação dos batimentos cardíacos. O ar contido no ventrículo esquerdo e na aorta é expulso através do pertuito existente entre os dois últimos pontos das suturas, que são atados em seguida.

O pericárdio e a toracotomia são fechados pelos métodos clássicos já descritos.

Quando mais de uma valva está lesada, a via de acesso utilizada é a toracotomia anterior longitudinal. Procede-se inicialmente à cirurgia da valva mitral, seguindo-se, no mesmo ato operatório, à correção da valva aórtica.

COMPLICAÇÕES E RESULTADOS DA CIRURGIA DAS VALVAS MITRAL E AÓRTICA

As observações, a longo prazo, dos pacientes submetidos a comissurotomias e a substituições vai vares, operados no Hospital das Clínicas da Faculdade de Medicina da USP, permitem uma visão objetiva de sua evolução e do comportamento das válvulas artificiais.

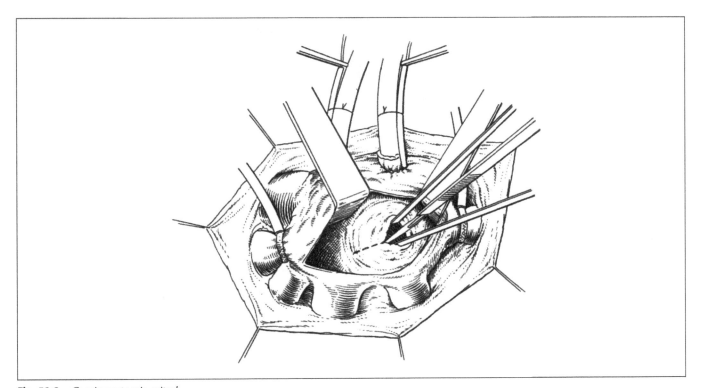

Fig. 53.3 – *Comissurotomia mitral.*

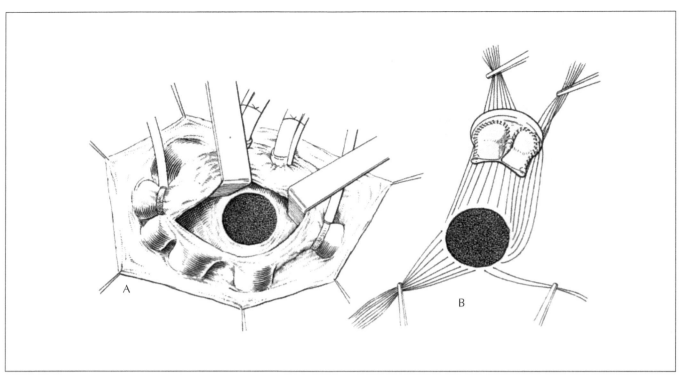

Fig. 53.4 – *Implante de válvula biológica em posição mitral. A – orifício mitral após ressecção de suas cúspides; B – aspecto da fixação da válvula.*

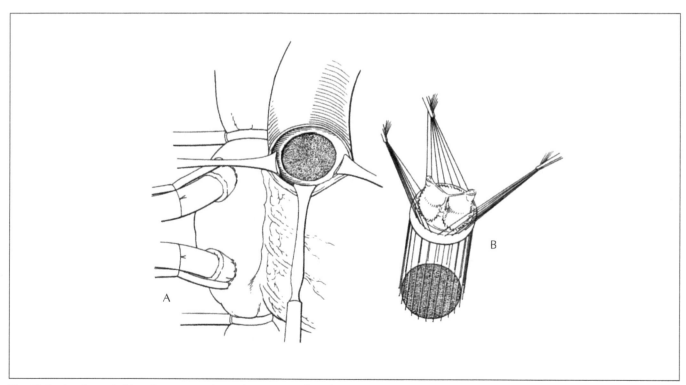

Fig. 53.5 – *Implante de bioprótese em posição aórtica. A – orifício da valva aórtica após ressecção de seus folhetos; B – aspecto da fixação da válvula.*

No decorrer de 15 anos foram submetidos a comissurotomia mitral 1.613 pacientes com mortalidade imediata de 2,1% e tardia de 2,3%. Os resultados cirúrgicos foram considerados excelentes em 16,4%, bons em 75% e regulares em 5,1% dos pacientes.

A substituição valvar por "válvulas de bola" foi levada a efeito em 998 pacientes. Em 459 destes pacientes procedeu-se a substituição da valva mitral, em 373 pacientes a da valva aórtica e em 154 pacientes a substituição concomitante das valvas aórtica e mitral. A ocorrência de tromboembolismo teve lugar em 20,2% destes pacientes.

As válvulas biológicas de dura-máter conservadas em glicerol foram utilizadas, desde janeiro de 1971, para a correção das insuficiências valvares de 2.338 pacientes (1.062 valvas mitrais, 959 aórticas, 45 tricúspides, cinco pulmonares e 267 mitrais e aórticas concomitantemente). Dos primeiros pacientes operados, de 1971 a 1973, 147 foram submetidos a substituição da valva mitral e 88 a substituição da valva aórtica. Estudados atualmente, 10 anos após terem sido operados, constatou-se que, dos 147 portadores de válvulas mitrais, quatro tiveram endocardite, dois tromboembolismo e 19 tiveram disfunção da válvula de dura-máter, em 13 deles caracterizada por retrações de tecido biológico e em três por rotura da válvula.

Dos 88 pacientes portadores de válvula aórtica, seis tiveram endocardite, 26 tiveram disfunção da válvula (13 roturas e 10 retrações) e nenhum paciente teve tromboembolismo.

Dado a elevado número de complicações inerentes à válvula de dura-máter, principalmente a rotura e a retração do tecido biológico das válvulas aórticas, atualmente tem sido utilizada a válvula de pericárdio bovino conservada em glutaraldeído. Nos cinco anos de sua utilização, de 260 válvulas implantadas (140 em posição mitral e 120 em posição aórtica), três tiveram seus folhetos calcificados, cinco foram destruídas por endocardite, no entanto, nenhuma delas teve disfunção por rotura de seus folhetos.

De março de 1982 a março de 1990 foram implantadas bioproteses de pericárdio bovino em 1.314 pacientes. (Pomerantzeff e col.[9]). As complicações imediatas mais comuns são: baixo débito transitório (10,29%), sangramento (0,9%), acidente vascular cerebral (0,9%); embolia arterial (0,3%) endocardite bacteriana (0,3%).

Embora não exista ainda a válvula ideal para a substituição das valvas cardíacas, as válvulas biológicas conservadas em glutaraldeído e formaldeído parecem oferecer, atualmente, os melhores resultados.

O tromboembolismo ocorreu em menos de 1% dos pacientes.

BIBLIOGRAFIA

1. Carpentier A, Oeloche A, Relland J, Fabiani JN, Forman J, Camilleri IP, Soyer R, Oubost C. Six-year follow-up of glutaraldehyde-preserved heterografts. J. Thorac. Cardiovasc. Surg. 68:771, 1974.
2. Cohn LH, Collins JJ Jr, Oisessa VI, Couper GS, Peigh PS, Kowalker W, Alfred E. Fifteen-year experience with 1678 Hancock porcine bioprosthetic heart valve replacements. Ann. Surg. 210:435-443, 1989.
3. Harken DE, Ellis LB, Ware PE, Norman LR. The surgical treatment of mitral stenosis. I- Valvuloplasty. New Engl. J. Med. 239:801, 1948.
4. Ionescu MI, Ross OM. Heart valve replacement with autologous fascia lata. Lancet 1:355, 1969.
5. Ionescu MI, Tandom AP, Mary DAS, Abid A. Heart valve replacement with Ionescu-Shiley pericardial xenograft J. Thorac. Cardiovasc. Surg. 73:43, 1977.
6. Jamieson WRE, Allen P, Miyajishima RT, Gerein AN, Munro AI, Burr LH, Tyers GFO. The Carpentier-Edwards standard porcine bioprosthesis: a first-generation tissue valve with excellent long-term clinical performance.J. Thorac. Cardiovasc. Surg. 99:553-561, 1990.
7. Lindblom O, Lindblom U, Qvist J, Lundstrom H. Long-term relative survival rates after heart valve replacemenl. J. Amer. Coll. Cardiol. 15:566-573, 1990.
8. Pomerantzeff PMA, Zerbini EJ, Verginelli G, Jatene AO. Valve replacement in the Heart Institute, University of São Paulo, Brazil. Ann Thorac Surg 48:541-44, 1989.
9. Pomerantzeff PMA, Azevedo JG, Moraes A V, Amato M, Grinberg M, Montoro AC, Puig LB, Stolf NAG, Verginelli G, Jatene AO. Plástica da valva mitral em pacientes consecutivos. Como é a evolução tardia? Avaliação clínica e ecocardiográfica. Rev. Bras. Cir. Cardiovasc. 6:6379, 1991.
10. Puig LB, Verginelli G, Irya K, Kawabe L, Belloti E, Sosa E, Pileggi F, Zerbini EJ. Homologous dura mater cardiac valves. J. Thoraé. Cardiovasc. Surg. 69:722, 1975.
11. Senning A. Fascia lata replacement of aortic valves. J. Thorac. Cardiovasc. Surg. 54:465, 1967.
12. Starr A, Edwards ML. Mitral replacement: clinical experience with a ball valve prosthesis. Ann Surg 154:726, 1961.
13. Starr A. Valve replacement with valve prosthesis. Bril. Heart. J. 33:47, 1971.
14. Van Der Spuy Jc. Completely anatomical autogenous whole mitral valve. Thorax 19:526, 1964.

54 Cirurgia das Artérias Coronárias

Sérgio Almeida de Oliveira
Pedro Carlos Piantino Lemos
Luís Alberto Oliveira Dallan

As artérias coronárias são freqüentemente sede de processos patológicos degenerativos, dos quais a aterosclerose é miais importante.

As placas de ateroma, localizadas predominantemente nos segmentos proximais dos ramos coronários, ocasionam sua progressiva obstrução, com conseqüente diminuição do aporte de sangue ao miocárdio.

A hipoxia do músculo cardíaco nem sempre resulta em lesões necróticas definitivas. Tal fato se subordina à existência de inúmeras anastomoses naturais entre as artérias coronárias direita e esquerda através de suas arteríolas terminais e entre estas e os sinusóides miocárdicos, permitindo razoável compensação no afluxo de sangue às áreas isquêmicas, mesmo quando o tronco arterial, responsável pela irrigação destas áreas, esteja obstruído em até 75% de sua luz.

Assim, o conhecimento adequado da distribuição anatômica do sistema coronário arterial e de seus aspectos topográficos, observados em estudos cinecoronariográficos, é de fundamental importância para o diagnóstico e para o tratamento cirúrgico das coronariopatias obstrutivas.

ANATOMIA DAS CORONÁRIAS

As artérias coronárias originam-se na base da aorta tendo seus óstios localizados nos seios da Valsalva, logo acima da implantação de suas cúspides valvares.

Os seios de Valsalva são delimitados pelas três fissuras comissurais da valva aórtica, que têm situação topográfica póstero-lateral direita (comissura posterior), ântero-lateral esquerda (comissura esquerda) e ântero-lateral direita (comissura direita). Desta forma, eles se localizam em posição ântero-lateral direita, póstero-lateral esquerda e anterior.

Da parede aórtica, que limita o seio de Valsalva anterior, nasce a artéria coronária direita, e do seio póstero-lateral esquerdo nasce a artéria coronária esquerda. Dado a presença dos óstios coronários, estes seios são denominados coronarianos, enquanto o 3º seio, situado em posição ântero-lateral direita, é chamado seio não coronariano.

ARTÉRIA CORONÁRIA ESQUERDA

Nascida da região mediana do seio coronariano pósterolateral esquerdo, a artéria coronária esquerda, com um diâmetro médio inicial de 2,0 mm, sob a forma de curto tronco (10 mm em média), toma direção perpendicular à parede aórtica, fazendo um percurso em arco pelo sulco situado entre o tronco da artéria pulmonar e a base da aurícula esquerda (Fig. 54.1).

Logo em seguida bifurca-se, dando origem a seu ramo descendente anterior e ao ramo circunflexo esquerdo, comumente denominados artéria interventricular ou descendente anterior e artéria circunflexa.

Embora constante na maioria dos indivíduos, o tronco da artéria coronária esquerda pode não existir, ocasião em que a artéria descendente anterior e a artéria circunflexa nascem diretamente da aorta em óstios separados.

Artéria Interventricular Anterior (Descendente Anterior)

A artéria interventricular anterior circunda a base da artéria pulmonar em curva contínua com a do tronco coronário esquerdo que lhe deu origem, alcança o sulco interventricular anterior e caminha sobre ele. Ao atingir a ponta do coração, contorna-a em direção ao sulco interventricular posterior (diafragmático) e caminha em quase toda a extensão do seu terço distal.

No seu trajeto sobre o sulco interventricular anterior, a artéria emite três ramos importantes denominados primeiro, segundo e terceiro ramos diagonais que, originados de seus terços proximais, caminham em paralelo sobre a parede anterior do ventrículo esquerdo. No seu terço distal, a artéria interventricular emite vários ramos ventriculares curtos.

Além desses ramos superficiais, a artéria interventricular anterior dá origem a três ou cinco ramos grossos que mergulham no miocárdio em direção ao septo interventricular, denominados ramos perfurantes septais anteriores.

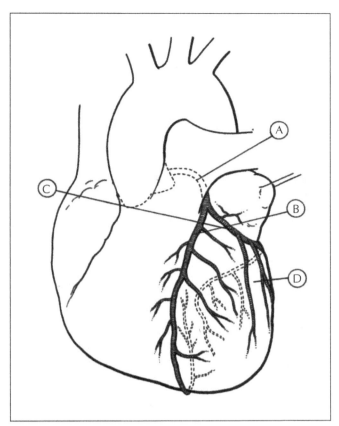

Fig. 54.1 – *Artéria coronária esquerda e seus ramos. A - tronco da artéria coronária esquerda; B - artéria interventricular anterior esquerda; C - artéria circunflexa esquerda; D - ramos diagonais.*

Muitas vezes os segmentos proximal e médio da artéria interventricular anterior são encobertos por fibras do miocárdio.

Artéria Circunflexa Esquerda

A artéria circunflexa, em geral, nasce perpendicularmente do tronco da artéria coronária esquerda, porém, algumas vezes, aparece como continuação do próprio tronco. Dirigindo-se para a esquerda, passa sob a aurícula esquerda e caminha em direção ao sulco atrioventricular. Próximo à margem obtusa do coração curva-se posteriormente, acompanhando este sulco até a *crux cordis*. Em alguns casos ela se prolonga por sobre o sulco interventricular posterior (diafragmático), aí recebendo a denominação de ramo coronário descendente posterior (ou diafragmático).

A artéria circunflexa, próxima a sua nascente no tronco da coronária esquerda, em aproximadamente 40% dos indivíduos, dá origem à artéria do nó sinusal.

Dois a três ramos arteriais nascem, em ângulo agudo, da porção lateral da artéria circunflexa, próximo à margem obtusa do coração, e tomam a direção do ventrículo esquerdo para irrigar sua face anterior e parte do septo interventricular. Outros dois a três ramos nascem de sua porção distal dirigindo-se à parede diafragmática do ventrículo esquerdo.

Os segmentos proximais da artéria circunflexa têm seu trajeto encoberto pela grande veia cardíaca desde sua nascente no tronco da coronária esquerda.

Artéria Coronária Direita

Nascendo do seio coronário anterior, a artéria coronária direita logo atinge a porção anterior do sulco atrioventricular direito, passando sob a aurícula direita, onde é recoberta pela gordura subepicárdica nos seus terços proximal e médio (Fig. 54.2). Caminha em seguida pelo sulco atrioventricular direito, em sua porção posterior (diafragmática). Até atingir a *crux cordis*. Neste ponto, curva-se em "U", dirigindo-se ao sulco interventricular posterior (diafragmático).

O primeiro ramo emitido pela artéria coronária direita é denominado artéria do cone, a qual, nascendo próximo a sua origem, caminha sobre a face anterior do cone do tronco pulmonar. Por vezes a artéria do cone nasce diretamente do seio coronário anterior.

A artéria do nó sinusal é o segundo ramo da artéria coronária direita que, nascida de seu terço proximal, passa sob a aurícula direita e circunda a veia cava superior junto a sua desembocadura no átrio, indo em direção a este nó.

No seu trajeto pelo sulco atrioventricular, a artéria coronária direita dá origem a vários ramos curtos que se dirigem ao átrio direito e a ramos mais longos que se dirigem às paredes do ventrículo direito. Destes, o mais importante é o ramo marginal (artéria marginal direita), de calibre semelhante ao da própria coronária direita, que nasce próximo à margem aguda do coração e curva-se para a frente tomando a direção da face ântero-lateral do ventrículo direito.

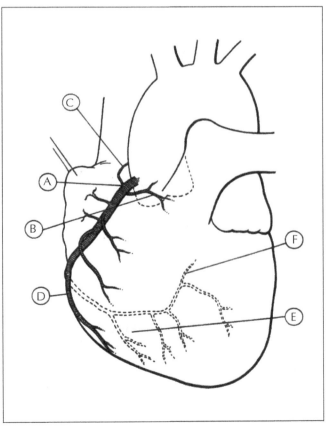

Fig. 54.2 – *Artéria coronária direita e seus ramos. A – artéria coronária direita; B – artéria do cpne; C – artéria do nó sinusal; D – artéria marginal; E – ramos ventriculares; F – artéria do nó atrioventricular.*

A artéria coronária direita prossegue seu trajeto pelo sulco atrioventricular dando origem, ainda, ao ramo interventricular posterior e, subseqüentemente, a alguns ramos que se dirigem à face diafragmática do ventrículo direito. Próximo à *crux cordis,* onde a artéria coronária direita toma a direção do sulco interventricular, dá origem à artéria do nó atrioventricular. Em 10% dos casos, esta artéria nasce do ramo circunflexo da artéria coronária esquerda.

ANASTOMOSES ENTRE AS ARTÉRIAS CORONÁRIAS

A ponta do coração recebe irrigação tanto da artéria interventricular anterior como da artéria circunflexa (ambas originárias da artéria coronária esquerda), através de seus ramos diafragmáticos. Neste nível, os dois ou três ramos que nascem lateralmente da artéria circunflexa junto à margem obtusa do coração anastomosam-se com os ramos terminais da artéria interventricular anterior.

Os três ou cinco ramos perfurantes curtos da interventricular anterior, no interior do septo interventricular, se anastomosam com os ramos perfurantes da artéria interventricular posterior que, em 90% dos casos, originam-se da artéria coronária direita.

A maior parte do ventrículo esquerdo e do septo interventricular, que compreende aproximadamente 80% da massa muscular cardíaca, é irrigada pela artéria coronária esquerda, sendo, portanto, a carreadora da maior parte do fluxo sangüíneo coronário.

A artéria do cone (primeiro ramo da artéria coronária direita), anastomosa-se com ramos da artéria interventricular anterior, formando o círculo anastomótico de Vieussens.

A artéria marginal perfunde a porção baixa da parede ântero-lateral do ventrículo direito e, algumas vezes, certa porção de sua parede diafragmática.

A parede diafragmática de ambos os ventrículos, normalmente dependente dos ramos das duas artérias coronárias, direita e esquerda, pode, no entanto, ser predominantemente irrigada pelos ramos de uma ou de outra destas artérias.

É dessa distribuição da irrigação das paredes diafragmáticas ventriculares que advém o conceito cinecoronariográfico de dominância arterial. Fala-se em artéria coronária esquerda dominante quando seus ramos são os responsáveis pela irrigação da parede diafragmática ventricular esquerda e, para tanto, se estende até ela.

Da mesma forma, a artéria coronária direita será dominante se dela for a responsabilidade da irrigação desta parede ventricular esquerda.

A artéria coronária direita é o vaso dominante na maioria dos casos.

Quando a artéria coronária direita é dominante, não só dá origem à artéria interventricular posterior (diafragmática), como também a vários ramos que, em paralelo, perfundem as paredes diafragmáticas de ambos os ventrículos.

Quando a artéria coronária esquerda é dominante, a artéria coronária direita termina na porção diafragmática do sulco átrio ventricular direito, emitindo somente pequenos ramos à parede diafragmática do ventrículo direito, os quais se anastomosam, com ramos terminais da artéria interventricular anterior esquerda. Nestas condições, ela contorna a ponta do coração e caminha sobre o sulco interventricular diafragmático, sendo responsável pela irrigação das paredes diafragmáticas de ambos os ventrículos.

IRRIGAÇÃO MIOCÁRDICA

Durante o desenvolvimento cardíaco embrionário, o miocárdio é banhado pelo sangue que circula pelas câmaras cardíacas em formação, intrometendo-se através de um amplo leito de espaços trabeculados que constituem as faces internas de suas paredes.

A circulação coronária, cujas artérias se formam posteriormente, estabelecerá comunicações com estes espaços trabeculados.

Vieussens, em 1706, demonstrou a existência de comunicações entre a artéria coronária esquerda e as câmaras cardíacas atrial e ventricular esquerdas. Em 1708, Tebesius encontrou comunicações similares àquelas, entre as veias coronárias e as câmaras cardíacas (veias de Tebesius).

A demonstração definitiva das comunicações existentes entre o sistema coronário e as cavidades cardíacas foi feita mais tarde por Wearn e col., em 1933, ao observarem que ramos das artérias coronárias, penetrando no miocárdio, progridem até o endocárdio e abrem-se nas câmaras cardíacas. Estes vasos, a que denominaram comunicantes arterioluminares, foram vistos em maior número nos ventrículos que nos átrios.

Ao corte histológico (Fig. 54.3), algumas colaterais das artérias coronárias, ao penetrarem no miocárdio, perdem suas túnicas média e adventicial, enquanto sua túnica íntima se adelgaça, desaparecendo, portanto, suas características arteriais. Logo em seguida subdividem-se em estreitos canais de lúmem irregular e paredes constituídas unicamente por endotélio revestido por delgada capa de tecido conjuntivo. Estes canais, denominados sinusóides, tendo diâmetro que varia entre 50 e 250 micra, anastomosam-se entre si e com os capilares miocárdicos, além de se comunicarem com as cavidades ventriculares.

Da mesma forma, as veias de Tebesius se interanastomosam e comunicam-se com as veias cardíacas através dos capilares.

Assim, o sangue das artérias coronárias pode tomar, no interior do miocárdio, quatro vias diferentes que são intensamente interligadas: 1) passa aos capilares, toma a direção das vênulas e destas, através das veias cardíacas, deságua no átrio direito pelo seio coronário; 2) dos capilares, através das veias de Tebesius, ganha as cavidades cardíacas; 3) dos ramos arteriais, flui pelos vasos arterioluminares e destes às câmaras cardíacas; 4) dos pequenos colaterais coronários, passa aos sinusóides e às câmaras cardíacas.

CORONARIOGRAFIA E VENTRICULOGRAFIA

A utilização das técnicas cirúrgicas destinadas ao tratamento da insuficiência coronária exige a exata localização da lesão obstrutiva e dos vários ramos coronários, tendo por base a distribuição anatômica das artérias.

Somente com o conhecimento das características individuais da circulação arterial coronária e da capacidade con'trátil do ventrículo esquerdo é possível um correto planejamento cirúrgico para o tratamento da insuficiência coronária.

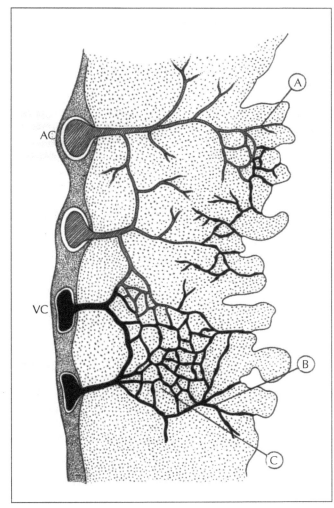

Fig. 54.3 – *Esquema da circulação miocárdica. AC - artéria coroária; VC - veia coronária; A - comunicações arteriocavitárias; B - comunicações venocavitárias; C - sinusóides.*

Coube a Sones e Shirey (1962) estabelecerem a padronização da técnica de cinecoronariografia seletiva, que veio a ser o mais valioso meio de diagnóstico das lesões obstrutivas das artérias coronárias. Ao localizá-las, permite a observação de sua magnitude, além de evidenciar o grau da circulação colateral intercoronária peculiar a cada caso.

A cineventriculografia esquerda oferece os subsídios necessários para a determinação da função contrátil do mioárdio ventricular esquerdo isquêmico e permite estabelecer os conceitos de hipocontratilidade e de acinesia de suas paredes, que se baseiam na eficiência de esvaziamento da avidade ventricular ao final da sístole.

TRATAMENTO CIRÚRGICO DA INSUFICIÊNCIA CORONÁRIA OBSTRUTIVA

Evolução nas Técnicas de Revascularização Miocárdica

Os métodos atualmente utilizados para o tratamento das obstruções ateromatosas das coronárias visam à revascularização cirúrgica direta da artéria estenosada.

Métodos indiretos, que buscavam obter comunicações entre ramos arteriais sistêmicos e as artérias sua anastomose direta, estão em desuso.

As primeiras tentativas cirúrgicas de correção da insuficiência coronária, feitas por Jonnesco, em 1920, e por B gart e col., 1933, visavam eliminar a dor anginosa conseqüente à isquemia do músculo cardíaco, ora através da interrupção da via nervosa sensitiva do coração, ora através da produção de mixedema. Este último, induzido pela tireoidectomia total ou por bloqueio da atividade desta glândula com iodo radioativo, permitiria a diminuição do metabolismo corpóreo do paciente e, em conseqüência, a diminuição do trabalho cardíaco.

Outras técnicas foram utilizadas por Moritz e col. (1933) Beck (1937), Thompson e col. (1942) e Vineberg (1946), visando produzir anastomoses entre o sistema coronário e as artérias mediastínicas à custa de neoformação vascular advinda de aderências pericárdio-epicárdicas obtidas por meio da introdução de substâncias irritantes no saco pericárdio (talco, asbestos, silicatos), ou ainda, pela pericardiectomia e concomitante fixação de omento sobre o coração.

Em 1946, Vineberg propôs o implante do segmento distal da artéria mamária interna esquerda na parede anterior do ventrículo esquerdo, demonstrando experimentalmente o estabelecimento de anastomoses entre a artéria implantada e os ramos das artérias coronárias. Utilizado em clínica a partir de 1950, sua funcionalidade foi demonstrada em 1962 por Sones e Shirey, através de estudos cineangiográficos.

A despeito da demonstração da perviabilidade das anastomoses, nas décadas seguintes o método foi abandonado por sua restrita indicação, lenta instalação das anastomoses e, especialmente, pela possibilidade de se conseguir a revascularização direta do miocárdio na maioria dos pacientes.

Essas técnicas indiretas de revascularização do miocárdio estão completamente ultrapassadas, fazendo parte apenas da história das tentativas iniciais levadas a efeito para o alívio da *angina pectoris*.

As técnicas diretas de revascularização miocárdica também evoluíram muito desde seu início. Bailey e col. (1957), Gottesman (1958), Cannon e cal. (1959) e Dubost e col. (1960) realizaram a endarterectomia coronária como forma de remover a obstrução nas artérias do coração, com resultados pouco animadores. Observou-se que estas técnicas, quando realizadas na coronária esquerda, resultaram em mortalidade de 65% dos pacientes e de 10,5% deles quando realizadas na coronária direita. Favaloro (1970) observou reestenose ou oclusão da artéria em 41% de seus pacientes submetidos a endarterectomia coronária.

Da mesma forma, a ampliação do segmento estenosado da artéria coronária, utilizada por Effler (1963), cuja técnica era caracterizada pela incisão longitudinal do segmento estenosado e alargamento de sua luz pela sutura de um retalho de veia autóloga ou de pericárdio, não obteve adequado sucesso.

A interposição de segmento de veia safena autógena para substituir segmentos coronários obstruídos por ateromas, utilizada por vários autores entre 1957 e 1967, constituiu o primeiro passo para a posterior utilização de segmentos da veia safena, anastomosadas em ponte, desde a aorta ascendente até os ramos coronários.

Coube aos cirurgiões da Cleveland Clinic (USA), a partir de 1967, a difusão do emprego de enxertos de segmentos longos de veia safena, anastomosadas, em ponte, entre a aorta ascendente e as artérias coronárias portadoras de ateromas obstrutivos.

As pontes de veia safena, propostas por Favaloro em 1967, utilizadas inicialmente para o tratamento das obstruções da artéria coronária direita, passaram a ser anastomosadas também à coronária esquerda. Duas ou mais pontes foram sendo usadas subseqüentemente com bons resultados.

A anastomose direta entre a artéria torácica interna e as artérias coronárias, ou seus ramos principais subocluídos, foi proposta experimentalmente por Murray em 1940. O seu emprego clínico, difundido inicialmente por Green e col. (1970), foi levado a efeito por vários outros autores, permitindo sua aceitação definitiva na prática cirúrgica.

Apesar das inúmeras técnicas propostas para o tratamento da insuficiência coronária, foi com o desenvolvimento das técnicas de cinecoronariografia seletiva, a partir de 1962, que surgiu o grande interesse por procedimentos cirúrgicos capazes de prover fluxo sangüíneo diretamente às áreas isquêmicas do miocárdio.

O planejamento cirúrgico adequado e os bons resultados destas técnicas operatórias de revascularização do miocárdio têm por base peculiaridades inerentes ao desenvolvimento da aterosclerose nas artérias coronárias e à estrutura anatômica do sistema coronário arterial. Foi graças ao desenvolvimento e à padronização dos exames cinecoronariográficos seletivos que a avaliação dinâmico-funcional do fluxo sangüíneo coronário deficiente, a localização das placas de ateroma nas artérias e seu comportamento obstrutivo puderam ser seguramente delineados.

Na atualidade, as técnicas utilizadas rotineiramente para o tratamento da insuficiência coronária obstrutiva incluem os enxertos de artérias torácicas internas e as pontes de veia safena autógena.

Outros substitutos arteriais empregados *in situ* ou como enxerto livre, tais como a artéria gastroepiplóica direita, a artéria epigástrica inferior e a artéria radial, vêm sendo progressivamente usados na revascularização do miocárdio. Seus bons resultados clínicos, a médio e longo prazos, já se fazem sentir.

PONTE AORTOCORONÁRIA DE VEIA SAFENA

O sucesso obtido com o uso de enxertos venosos autólogos nas reconstruções arteriais fêmoro-poplíteas, levou os cirurgiões a reestudarem a aplicabilidade destas técnicas para o tratamento das obstruções arteriais coronárias.

A interposição de segmentos de safena autógena, para substituir segmentos coronários obstruídos por ateromas, constituiu o primeiro passo para a posterior utilização de veia safena, anastomosada em ponte desde a aorta ascendente até os ramos coronários.

As pontes de safena, utilizadas inicialmente para o tratamento das obstruções da artéria coronária direita, passaram a ser anastomosadas também à coronária esquerda. Duas ou mais pontes foram sendo usadas subseqüentemente com bons resultados.

Indicação Cirúrgica

As técnicas diretas para o tratamento da insuficiência coronária desenvolveram-se rapidamente com a criação da cinecoronariografia seletiva.

As anastomoses aortocoronárias com ponte de safena são indicadas para os pacientes que, portadores de dor anginosa, exibem, à cinecoronariografia, obstruções ateromatosas do segmento proximal de ramos coronários principais, cuja luz esteja estenosada em mais de 70% de seu diâmetro, estando permeável seu leito distal.

Com o evoluir da técnica cirúrgica inicial das aplicações das pontes de safena, estas passaram a ser exeqüíveis em ramos coronários mais finos, desde que demonstrada sua importância funcional através da cinecoronariografia e a ventriculografia.

Técnica Cirúrgica

A técnica cirúrgica utilizada atualmente para a execução das pontes de safena aortocoronária constitui-se na modificação da operação proposta por Favaloro em 1967.

As operações inicialmente realizadas na artéria coronária direita eram executadas sem necessidade de circulação extracorpórea, que só era utilizada como suporte circulatório na vigência de arritmias ou hipotensão arterial.

A intervenção sobre os ramos da artéria coronária esquerda e os segmentos distais da coronária direita obrigou o emprego rotineiro da circulação extracorpórea e da parada cardíaca anóxica ou a indução de fibrilação ventricular, com a finalidade de permitir a mobilização cardíaca, necessária para a feitura de tais anastomoses.

A via de acesso utilizada é a toracotomia anterior longitudinal transesternal.

A exposição conveniente do coração é obtida pela incisão mediana longitudinal do pericárdio, ampliada transversalmente nas suas extremidades superior e inferior.

O preparo e a instalação da circulação extracorpórea são feitos pelas técnicas clássicas, ao mesmo tempo em que segmentos de veia safena são obtidos de um ou de ambos os membros inferiores do próprio paciente. Estes segmentos são retirados através de incisões longitudinais sobre o percurso da veia safena magna. Com o paciente anestesiado, geralmente ela se apresenta dilatada na área do maléolo medial, local ideal para se iniciar sua dissecção. A veia da perna é preferível por ter menor diâmetro e maior regularidade de calibre, sendo por isso um enxerto mais adequado. A importância de sua remoção sem traumas, seja por dissecção, tração ou queimadura com bisturi elétrico, é tão significativa que muitos cirurgiões experimentados preferem retirá-las pessoalmente, enquanto seus assistentes realizam a toracotomia. Exames com o microscópio eletrônico revelam ruptura de sua camada íntima imediatamente após sua remoção quando feita sem maiores cuidados.

A realização de pequenas incisões na pele muitas vezes obriga ao excesso de tração da veia quando ela é retirada através dos túneis subcutâneos mantidos entre duas incisões. Os ramos venosos colaterais devem ser cuidadosamente ligados junto à veia, evitando-se a constrição da veia safena ou sua angulação. A ligadura frouxa, especialmente se realizada com fio grosso, ou a falta de ligadura dos ramos colaterais, poderá provocar sangramento grave no pós-operatório imediato.

A safena removida é canulada através de sua extremidade distal e perfundida com sangue heparinizado do próprio paciente ou com solução isotônica de cloreto de sódio gelada. Ao ser preparada, deve-se evitar a distensão excessiva de sua parede, cuja lesão endotelial pode acarretar a oclusão precoce da ponte ou propiciar o aparecimento de lesões degenerativas. As válvulas existentes na veia safena poderão ser cuidadosamente seccionadas com o auxílio de valvulótomo específico.

Sua extremidade proximal é então preparada para a anastomose com a artéria coronária, sendo cortada em bisel (45°) e ampliada através de pequena incisão longitudinal de 2 a 3 mm de extensão que parte de sua borda mais curta (Fig. 54.4).

A veia safena parva ou as veias superficiais do braço poderão ser utilizadas na ausência da veia safena magna. Invariavelmente, o calibre e a estrutura parietal dessas veias são inadequados para seu uso como enxertos aortocoronários. Além disso, a perviabilidade dessas veias a longo prazo é menor do que a da safena magna. Enxerto homóloga preservada não têm apresentado bons resultados.

As anastomoses safenocoronárias e safenoaórticas são feitas na vigência de circulação extracorpórea. A parada cardíaca pode ser obtida pelo simples pinçamento intermitente da aorta durante alguns minutos, ou através de solução cardiplégica infundida na raiz da aorta ou, retrogradamente, no seio venoso coronário. Um cateter fino introduzido na **luz** da aorta permite a aspiração contínua do sangue ventricular esquerdo, o que evita sua hipertensão e distensão durante a parada anóxica.

Após a parada cardíaca, o sítio de anastomose da artéria coronária é identificado. Uma incisão longitudinal de 8 a 10 mm de extensão permite a abertura de sua luz. Nos casos em que a artéria é recoberta por gordura ou por fibras miocárdicas, estas são seccionadas para permitir a visibilidade da face anterior da parede arterial coronária.

A primeira anastomose é feita entre a extremidade proximal do segmento de veia safena e a artéria coronária (Fig. 54.5). A sutura, em chuleio simples, é feita com fio de prolene 7-0, iniciando-se no ângulo proximal da artéria e da veia

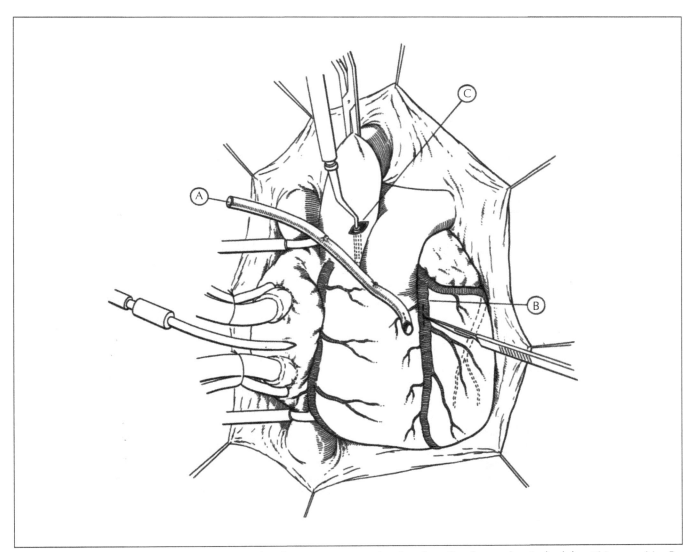

Fig. 54.4 – *Anastomose aortocoronária com ponte de safena. A – segmento da veia safena; B – abertura longitudinal da artéria coronária; C – abertura da aorta.*

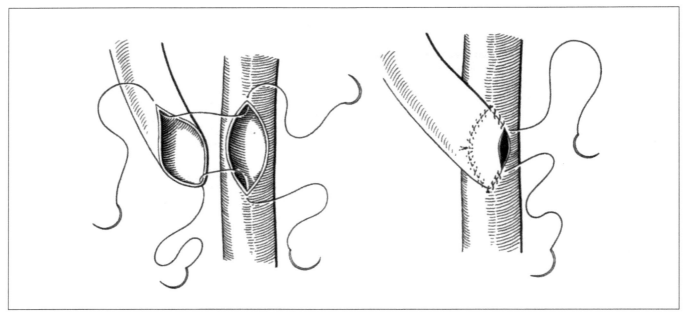

Fig. 54.5 – *Aspectos da técnica de sutura utilizada na anastomose safenocoronária.*

e caminhando-se em direção ao centro das abas vasculares, condição que permite melhor visibilização de suas bordas. Em casos de maior dificuldade devida ao pequeno calibre da coronária, ou à presença de grandes placas calcificadas de ateroma, alguns pontos adicionais permitem que as placas de ateroma sejam melhor fixadas.

Anastomoses seqüenciais são utilizadas para tratar, com uma mesma ponte, obstruções de dois ramos de uma mesma artéria, tais como os ramos marginais da artéria circunflexa, os ramos diagonais da artéria descendente anterior ou os ramos ventriculares da artéria coronária direita.

A estimativa do comprimento da ponte de veia safena deve ser cuidadosa, evitando sua tensão ou torção. Para tanto, solicita-se ao perfusionista que retenha um certo volume de sangue no coração, por alguns segundos, enquanto se ajusta, entre a aorta e a coronária, o trajeto da veia.

O local de anastomose da safena na aorta ascendente deve ser previamente marcado para se evitar que haja má disposição do trajeto da ponte.

A anastomose safenoaórtica é realizada habitualmente com pinçamento total da aorta.

Um orifício ovalado é feito na parede da aorta para receber a extremidade proximal da ponte de safena, sendo a sutura feita, em chuleio, com fio de prolene 6-0 (Fig. 54.6).

Anastomose entre a Artéria Torácica Interna e a Coronária

A anastomose direta entre a artéria torácica interna e as artérias coronárias, ou seus ramos principais subocluídos, foi proposta experimentalmente por Murray em 1940. Seu emprego na prática clínica iniciou-se a partir da década de 60. Nos anos que se seguiram, um lento e gradual aumento em seu uso foi observado em todo o mundo. A resistência inicial dos cirurgiões em empregá-La estava baseada em presumível dificuldade da dissecção da artéria torácica interna, na sua fragilidade, nas limitações de seu fluxo inicial e nas restrições impostas por seu comprimento. Hoje, no entanto, a artéria torácica interna é considerada, em muitos centros de cirurgia cardíaca, como o melhor enxerto para a revascularização do miocárdio.

As artérias torácicas internas foram inicialmente utilizadas para a revascularização da artéria descendente anterior, de seus ramos diagonais e dos segmentos proximais da artéria circunflexa.

A utilização das duas artérias torácicas internas foi proposta por Edwards (1972), sendo a artéria torácica direita anastomosada à artéria descendente anterior, e a esquerda, à artéria circunflexa.

O emprego desta técnica baseia-se no fato de que as artérias mamárias raramente são sede de ateromas e seu diâmetro é semelhante ao das artérias coronárias principais.

Mais recentemente, Puig e col. (1984) descreveram a técnica da anastomose da artéria torácica interna direita nos ramos da artéria circunflexa, sendo, para tanto, passada por trás da aorta.

Dentre as desvantagens do uso das artérias torácicas internas na revascularização miocárdica, talvez a maior seja o fato de existirem apenas duas. Raramente o diâmetro da artéria torácica interna é inadequado. Outra desvantagem é seu comprimento limitado, o que pode ser contornado pelo seu emprego como enxerto livre.

A artéria torácica interna esquerda é particularmente adequada para ser anastomosada à artéria descendente anterior e seus ramos diagonais, ou para os ramos mais proximais da artéria circunflexa. A artéria torácica interna direita atinge confortavelmente as proximidades da bifurcação da coronária direita. Ela pode também ser usada, por via retroaórtica, para ramos marginais da artéria circunflexa. Sua anastomose na artéria descendente anterior, embora viável, pode trazer problemas, numa eventual reoperação, por cruzar a face anterior do coração.

Em decorrência do aumento da experiência cirúrgica com as revascularizações do miocárdio, as contra-indica-

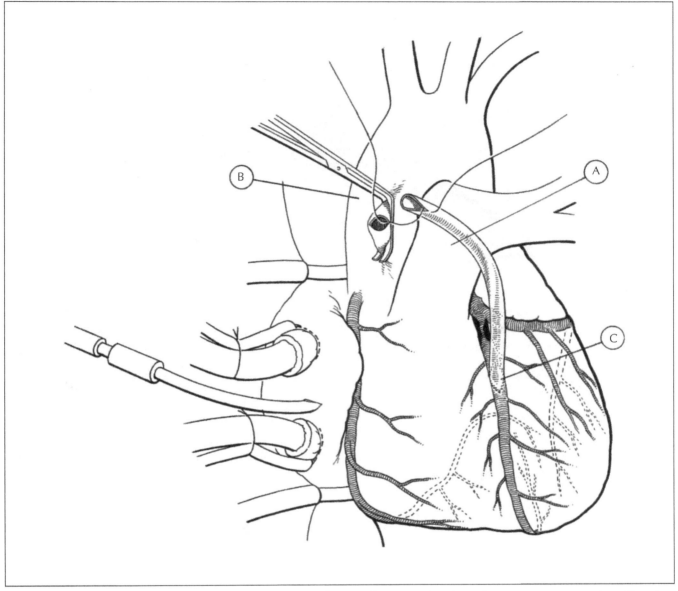

Fig. 54.6 – *Aspecto da anastomose entre a aorta e o segmento da veia safena. A - veia safena; B - anastomose aorto-safena; C - sutura safenocoronária.*

ções ao uso das artérias torácicas internas foram se escasseando. Dentre elas, destacamos a existência de doença obstrutiva das artérias subclávias, de infarto agudo do miocárdio e de estenoses discretas das artérias coronárias a serem revascularizadas.

Técnica Cirúrgica

Através da toracotomia anterior longitudinal transesternal é obtido o acesso ao mediastino anterior.

Com a utilização de um afastador adequado, as bordas esternais são tracionadas lateralmente, permitindo a dissecção e soltura das artérias torácicas internas direita e esquerda de seus leitos torácicos. A abertura da pleura parietal junto á artéria torácica interna permite a dissecção de seus ramos intercostais e esternais, os quais são ligados proximalmente e cauterizados junto à pleura, bem como os ramos da veia mamária que corre junto à artéria. Esse procedimento é realizado com o auxílio de bisturi elétrico apropriado, evitando-se as queimaduras da parede arterial (Fig. 54.7).

Em seguida, a artéria torácica interna é liberada de seu leito subesternal juntamente com a veia torácica interna que a acompanha e com o tecido gorduroso que as envolve. Então, todo este pedículo vascular é embebido com papaverina que atua como vasodilatadora local.

O pericárdio, à esquerda do coração é seccionado, próximo do nervo frênico, numa extensão de 5 em, criando um orifício longitudinal para a passagem do pedículo arterial torácico. Essa manobra permite sua perfeita interposição entre a pleura mediastinal e o pulmão, impedindo que seja mobilizado pela hiperinsuflação pulmonar. Caso a artéria torácica interna seja anastomosada aos ramos marginais mais posteriores do coração, sua passagem através da parede do pericárdio poderá ser retrofrênica.

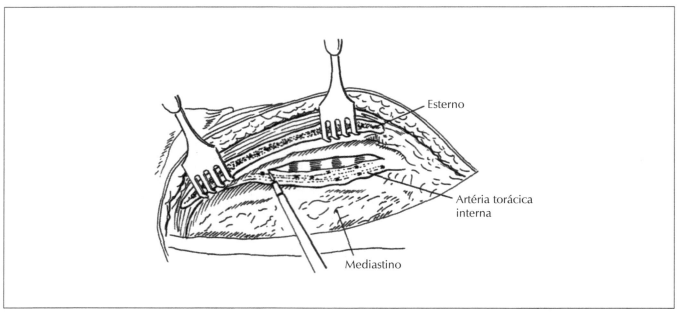

Fig. 54.7a – *Aspectos da dissecção da artéria torácica interna.*

A circulação extracorpórea é então instalada, sendo obtida a parada cardíaca anóxica pelo pinçamento da aorta e a descompressão cardíaca pela aspiração do sangue da luz da aorta ascendente.

O isolamento da extremidade da artéria torácica interna dos tecidos conectivo e gorduroso que a circundam é levado a efeito. Uma pequena pinça vascular permite interromper seu fluxo sangüíneo. A extremidade da artéria é então seccionada em bisel (45°) e sua boca ampliada através de uma pequena incisão longitudinal (Fig. 54.7b).

O segmento da artéria coronária que receberá a anastomose da artéria torácica interna é identificado.

Abaixo da estenose, a artéria coronária é aberta por incisão longitudinal.

A anastomose, do tipo término-lateral, entre a artéria torácica interna e a coronária é iniciada. Um fio de prolene 7-0 é passado entre a extremidade do bisel da artéria e o ângulo distal da coronária, e um outro fio é passado no ângulo proximal da coronária e da boca da artéria torácica interna, o que permite o ajuste das bordas vasculares a serem anasmo-

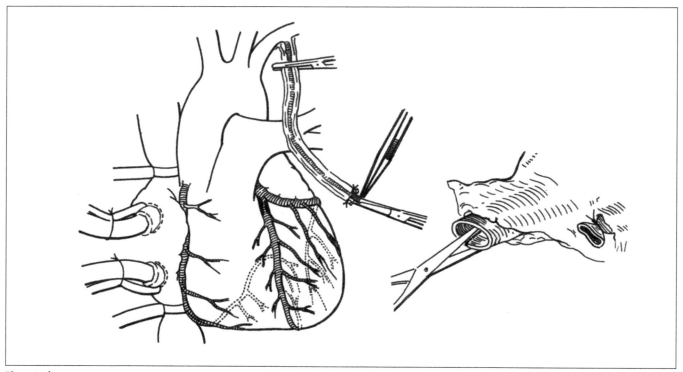

Fig. 54.7b

sadas. Com estes mesmos pontos, suturas e chuleio simples envolvendo as bordas laterais de ambas as artérias permitem completar toda a anastomose (Fig. 54.7c).

Completada a anastomose, segue-se a restauração dos batimentos cardíacos, a interrupção da circulação extracorpórea e o fechamento da toracotomia após drenagem das cavidades pleurais e do mediastino anterior.

As anastomoses seqüenciais de uma mesma artéria torácica interna com duas ou mais artérias coronárias são possíveis, especialmente se a artéria torácica for calibrosa. Elas são realizadas preferencialmente com a artéria descendente anterior e seus ramos diagonais.

As artérias torácicas internas também podem ser utilizadas como enxerto livre.

ANASTOMOSE DA ARTÉRIA GASTROEPIPLÓICA DIREITAS CORONÁRIAS

A artéria gastroepiplóica direita (AGED) constitui uma opção na revascularização miocárdica. Os resultados favoráveis obtidos com os enxertos de artéria torácica interna têm demonstrado as vantagens da artéria sobre a veia, especialmente os pacientes jovens e nos portadores de doença periférica da artéria coronária. Na ausência da veia safena, anteriormente removida, ou sua má qualidade, nos pacientes diabéticos 10sos e nos portadores de extensas calcificações da aorta endente, a AGED *in situ* constitui uma alternativa valiosa.

O acesso à AGED é obtido com o prolongamento de 5 a 0 cm da incisão torácica mediana. Uma sonda nasogástrica importante para a aspiração do estômago. A ligadura dos amos colaterais da artéria gastroepiplóica deve ser criteriosa, devido à fragilidade dos vasos e à extensa gordura comumene encontrada nesta região do omento. A dissecção é iniciada na porção distal da AGED, caminhando-se pela grande curratura do estômago em direção ao pilora, até atingir-se a artéria pancreático-duodenal. O pedículo alterial é então seccionado distalmente e passado através do diafragma em direção ao mediastino, podendo situar-se diante ou atrás do estômago.

O pedículo da AGED, na maioria das vezes, é longo e atinge sem dificuldade o ramo descendente anterior da coroJária esquerda e os ramos coronários da face inferior e lateral do coração.

A grande desvantagem da utilização da AGED constitui na necessidade de se adentrar a cavidade peritoneal. Desvantagens relativas, como o aumento do tempo cirúrgico, o sangramento intra-abdominal, os hematomas ou a torção do pedículo arterial vão sendo superadas pela aquisição de maior experiência cirúrgica. A perviabilidade da AGED a longo prazo ainda não está estabelecida.

RESULTADOS CIRÚRGICOS DA REVASCULARIZAÇÃO DO MIOCÁRDIO

A crescente experiência cirúrgica adquirida e os avanços da técnica de revascularização do miocárdio contribuíram para diminuir de forma significativa a mortalidade dos pacientes submetidos à cirurgia das artérias coronárias. Hoje, a cirurgia de revascularização miocárdica direta tem baixo risco de complicações operatórias (1 a 3%).

Ao longo dos 25 anos da evolução da cirurgia de revascularização do miocárdio, observou-se interessante mudança dos fatores determinantes da mortalidade imediata dos pacientes operados.

Cosgrove e col. (1984), analisando 24 mil pacientes operados entre 1970 e 1982, observaram que a má função ventricular, as lesões obstrutivas do tronco da coronária esquerda e o número de pontes implantadas contribuíram de maneira decisiva para o aumento do risco operatório dos pacientes na década de 70. Para os pacientes operados na década de 80, os principais fatores de risco foram as operações de emergência, as reoperações, a insuficiência cardíaca congestiva e a idade avançada dos pacientes.

Estudos controlados, levados a efeito em portadores de aterosclerose de múltiplos vasos coronarianos, mostram que a sobrevida dos pacientes, até cinco anos, obtida com o tratamento cirúrgico ultrapassa, de modo significativo, a sobrevida que se observa somente com o tratamento clínico (Loop e col., 1981).

O tratamento cirúrgico da insuficiência coronária crônica tem-se revelado bem superior ao tratamento clínico no que diz respeito ao alívio das manifestações anginosas. Estudos prospectivos randomizados demonstram melhora desses pacientes, implicando diminuição dos sintomas durante a atividade sexual e menor uso de medicação coronariodilatadora (Chavez e col., 1986). Existe correlação linear entre o alívio angina e a perviabilidade das pontes (Jones e col., 1983). A

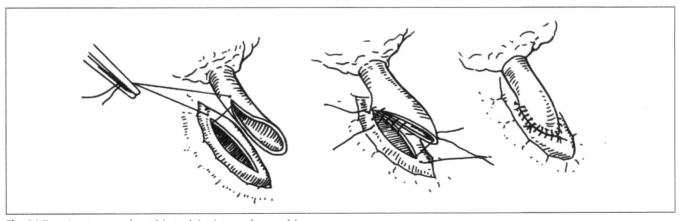

Fig. 54.7c – *Anastomose da artéria torácica interna à coronária.*

melhora da sintomatologia também está relacionada à revascularização completa do miocárdio.

As oclusões tardias das pontes de veia safena ocorrem a uma taxa de 2% ao ano, entre o primeiro e o quinto ano pós-operatório, elevando-se para 5% ao ano entre o sexto e o décimo ano (Campeam e col., 1979). A maioria dos estudos demonstra perviabilidade do enxerto venoso, entre 80 e 90% ao final do primeiro ano do pós-operatório.

Chaves e col. (1986) observaram sinais sugestivos de aterosclerose em 17% das pontes de veia safena cinco a sete anos após terem sido implantadas e em 49% delas após 10 a 12 anos. Maiores cuidados no preparo do enxerto visando preservar seu endotélio, a adequada relação entre o diâmetro da artéria coronária e da veia safena, a evolução da técnica operatória e da terapêutica que visa impedir a agregação plaquetária têm contribuído para elevar a longevidade das pontes.

Os enxertos da artéria torácica interna levam grande vantagem sobre as pontes de veia safena quanto à longevidade. Indices de perviabilidade entre 92 e 97% ao final de um ano e 90% ao final de cinco anos elegem as artérias torácicas internas como os enxertos ideais para a revascularização do miocárdio.

O alívio dos sintomas anginosos e a adequada reabilitação funcional fazem com que cerca de 95% dos pacientes submetidos a revascularização do miocárdio retornem a suas atividades profissionais (Niles e col., 1980).

REOPERAÇÕES

O sucesso das cirurgias de revascularização do miocárdio teve como conseqüência um número considerável de pacientes que passaram a necessitar de um segundo procedimento cirúrgico, devido à evolução da doença aterosclerótica na artéria anteriormente tratada ou nas demais, à falência do enxerto venoso ou, mais comumente, à associação desses dois eventos (cerca de 70% dos casos). Recente levantamento realizado por Dallan e col. (1992), envolvendo mais de 1.070 reoperações coronárias em nosso meio, demonstrou que, hoje, elas constituem 6,8% do total das revascularizações do miocárdio. Tem-se, inclusive, observado um pequeno número de pacientes já submetidos a uma terceira e, mesmo, a uma quarta operação.

A experiência crescente adquirida com as reoperações tem permitido minimizar suas dificuldades técnicas.

Especial atenção deve ser dada ao manuseio cardíaco durante a reoperação. Até mesmo as mínimas manipulações podem levar a embolizações coronárias pelos detritos ateroscleróticos comumente acumulados no interior dos enxertos venosos, especialmente se não estiverem totalmente ocluídos. Nesses casos deve-se estabelecer precocemente a circulação extracorpórea e obter a parada cardíaca com injeção de cardioplegia, tanto através da aorta quanto do seio venoso (cardioplegia retrógrada). As pontes venosas degeneradas devem ser desconectadas, tanto da aorta como das artérias coronárias. Alguns cirurgiões recomendam a substituição dos enxertos venosos a partir do quinto ano após a revascularização miocárdica. Esses autores baseiam-se na observação dos diferentes graus da aterosclerose que se desenvolve na camada íntima dos enxertos venosos, que invariavelmente são subestimados pelos estudos angiográficos.

Cuidado especial deverá ser dado aos pacientes anteriormente submetidos a revascularização miocárdica com as artérias torácicas internas, que algumas vezes podem ser sua única fonte de irrigação miocárdica. O simples pinçamento aórtico não interrompe o fluxo sangüíneo coronário, que persiste através da artéria torácica, que nasce na artéria subclávia. Assim, torna-se necessário o pinçamento temporário do pedículo da artéria torácica, que deve ser cuidadoso devido a sua extrema fragilidade estrutural e ao elevado risco que envolve a sua dissecção.

BIBLIOGRAFIA

1. Bailey CP, May A & Lemmon WM. Survival after coronary endarterectomy in man. J. Am. M. Ass., 164:641, 1957.
2. Bamer HB, Swartz MT, Mudd JG & Tyras DH. Late patency of the internal mammary artery as a coronary bypass conduit. Ann. Thorac. Surg., 34: 408, 1982.
3. Beck CS & Tichy VL. The production of a collateral circulation to the heart: an experimental study. Am. Heart J., 9: 17, 1934.
4. Beck CS. The production of a collateral circulation of the heart. Am. Heart J., 10:849, 1935.
5. Beck CS. Coronary sclerosis and angina pectoris: treatment by grafting a new blood supply upon the myocardium. Surg. Gynec. & Obst., 64:270,1937.
6. Blumgart HI, Levine SA & Berlin DD. Congestive heart failure and angina pectoris; the therapeutic effect of thyroidectomy on patients without clinical and pathologic evidence of thyroid activity, Arch. Int. M., 51:866,1933.
7. Campeam L, Lesperance J, Hermann J, Corbara F, Grondin CM, Bourassa ME. Loss of the improvement of angina between I and 7 years after aorto-coronary bypass surgery. Correlations with changes in vein grafts and in coronary arteries. Circulation 60 (Suppl. I): 105, 1979.
8. Cannon JA, Longmire WP Jr & Kattus AA. Considerations of the rationale and technique of coronary endarterectomy for angina pectoris. Surgery, 46:194, 1959.
9. Chavez AM, Loop FD. Surgical treatment of coronary artery disease. In Cheng TO. Comprehensive cardiology international, Pergamon Books Inc., New York, 38:651-660,1986.
10. Cosgrove DM, Loop FD, Lytle BW, Baillot R, Gill CC, Golding LAR, Taylor PC & Goormastic MPH. Primary myocardial revascularization - Trends in surgical mortality. J. Thorac. Cardiovasc. Surg., 88:673-684,1984.
11. Dallan LA, Oliveira SA, Souza JM, Jatene MB, Iglésias JC, Lemos PC, Auler Jr JO, Verginelli G, Pileggi F & Jatene AD. Análise de 1.071 reoperações para revascularização do miocárdio: resultados obtidos e conduta sugerida com base nessa experiência. Rev. Circo Cardíovasc. 7(2): 61-77, 1992.
12. Effler DB, Groves LK, Sones FM Jr & Shirey EK. Increased myocardial perfusion by internal mammary artery implante: Vineberg's operation. Ann. Surg., 158:526, 1963.
13. Favaloro RG. Saphenous vein autograft replacement of severe segmental coronary artery occlusion. Operative Technique. Ann. Thor. Surg., 5:334,1968.
14. Favaloro RG. Surgical treatment of coronary arteriosclerosis. Baltimore, Williams & Wilkins, p. 132, 1970.
15. Favaloro RG. Tratamento quirúrgico de la arteriosclerosis coronaria. Ed. Inter-Médica S.A.I.C.I. Buenos Aires, 1973.
16. Fergusson DJ, Shirey EK, Sheldon WC, Effler DB & Sones FM Jr: Left internal mammary artery implant - Postoperative Assessment. Circ., 38:24, 1968.
17. Gottesman L. Direct surgical relief of coronary artery occlusion. Am. J. Cardiol., 2:315,1958.

18. Hamby RL, Aintablian A, Handler M & Voleti C. e col. Aortocoronary saphenous vein bypass grafts: long-term patency, morphology, and blood flow in patients with patent grafts early after surgery. Circulation, 60:901, 1979.
19. Hellman CK, Kamath ML, Schmidt OJ, Anholm J, Blau F & Johnson WO. Improvement in left ventricular function after myocardial revascularization: assessment by first-pass rest and exercise nuclear angiography. J. Thorac. Cardiovasc. Surg., 79:645, 1980.
20. James TN. Anatomy of the coronary arteries. New York, Paul B. Hoeber, Inc. 1961.
21. Jones EL, Chaves JM, Guyton RA, Bone OK, Hatcher CR & Reichwald N. Importance of complete revascularization performance of the coronary bypass operation - Ann. J. Cardiol., 51:7-12, 1983.
22. Jonnesco T. Traitement chirurgical de l'angine de poitrive par la resection du sympathique cervicothoracique. Buli. Acad. Med. Par., 84:93, 1920.
23. Landymore RW, Tice O, Trehan N & Spencer F. Importance of topical hypothermia to insure uniform myocardial cooling during coronary artery bypass. J. Thorac. Cardiovasc. Surg., 82:832, 1981.
24. Loop FD, Cosgrove OM, Lytle BW & Oolding LR. Life expectancy after coronary artery surgery. Am. J. Surg., 141:665, 1981.
25. McEnany MT, SalzmanEW, Mundth EO & De Sanctis RW ecol. Effect of antithrombotic therapy on patency rates of saphenous veins coronary artery bypass grafts. J. Thorac. Cardiovasc. Surg., 83:81, 1982.
26. Moritz AR, Hudson CL & Orgain ES. Segmentation of extracardiac anastomosis of the coronary arteries through pericardial adhesions. J. Exp. M., 56:927, 1932.
27. Nilesil NWW, Salm JJV & Cutler BS. Return to work after coronary artery bypass operation. 1. Thorac. Cardiovasc. Surg., 79:916, 1980.
28. Puig LB, França Neto L, Rati M, Ramires JA, Da Luz P & Jatene AO. A technique of anastomosis of the right internal mammary artery to the circunflex artery and its branches. Ann. Thorac. Surg. 38:533-534, 1984.
29. Seweel WH & Koth OR. A basic observation on the ability of newly formed capillaries to develop into coUateral arteries. Surg. Forum, 9:227, 1958.
30. Sones Jr., FM & Shirey EK. Cinecoronary arteriography. Modern Concepts of Cardiov. Disease, 31:735, 1962.
31. Thompson SA. Development of pericardial adhesions following use of talc. Proc. Soc. Exp. Biol. N. Y., 40:260, 1939.
32. Thompson SA & Raisbeck MJ. Cardiopericardiopexy: surgical treatment of coronary arterial disease by establishment of adhesive pericarditis. Ann. Int. Med., 16:495, 1942.
33. Vineberg AM. Development of anastomosis between coronary vessels and transplanted internal mammary artery. Canad. M. Ass. J., 55:117, 1946.
34. Vineberg AM. Coronary vascular anastomosis by internal mammary implantation. Canad. M. Ass. J., 78:871,1958.
35. Weam JT, Mettier SR, Lkumpp TO & Zschiesche U. Nature of the vascular communications between the coronary arteries and the chambers of the heart. Am. Heart. J., 9:143, 1933.

55 Cardiomioplastia

Pedro Carlos P. Lemos
Luiz Felipe P. Moreira

INTRODUÇÃO

As miocardiopatias estão relacionadas a alta mortalidade desde os primeiros anos após o seu diagnóstico, a despeito dos recentes avanços alcançados no campo da terapêutica medicamentosa, como o uso dos nitratos, vasodilatadores arteriolares e inibidores da enzima de conversão[1].

O tranplante cardíaco oferece bons resultados no tratamento das miocardiopatias em fase avançada[2], mas apresenta sérias limitações, como o número restrito de doadores[3], contra-indicações médicas ou psicossociais e os efeitos adversos da terapêutica imunossupressora.

Em decorrência desses fatos, a utilização de enxertos musculares esqueléticos pediculados, estimulados em sincronia com o coração, com o objetivo de substituir parcialmente ou auxiliar a contração miocárdica, tem sido estudada por vários autores. Este procedimento, conhecido com o nome de cardiomioplastia, foi empregado clinicamente pela primeira vez por Carpentier e Chachques, em 1985, no tratamento de uma paciente portadora de um extenso tumor do ventrículo esquerdo[4].

CRITÉRIOS DE INDICAÇÃO

A cardiomioplastia tem sido indicada em pacientes portadores de cardiomiopatia dilatada idiopática, ou de miocardiopatias secundárias à doença coronária ou à doença de Chagas, com o objetivo de melhorar a contratilidade das câmaras ventriculares. Este procedimento tem sido também descrito, associado à ressecção de grandes aneurismas ou tumores do ventrículo esquerdo, com a finalidade de substituir parcialmente o miocárdio[5,6].

Os critérios de indicação da cardiomioplastia incluem, principalmente, pacientes com um risco de elevada mortalidade em um ano, sendo semelhantes às indicações atuais do transplante cardíaco? De modo geral, a cardiomioplastia tem sido indicada em pacientes que se mantêm com sintomas importantes de insuficiência cardíaca apesar do uso de terapêutica clínica otimizada e que apresentem sinais de mau prognóstico evolutivo[1,7]. Estes sinais incluem o comprometimento funcional avaliado como classe funcional III ou IV, segundo os critérios da New York Heart Associaton, e fatores relacionados ao grau de disfunção miocárdica, como a fração de ejeção de ventrículo esquerdo menor do que 30% (ventriculografia com radiosótopos) e a presença de hipertensão em território pulmonar (pressão capilar pulmonar > 15 mmHg).

Apesar de ser indicada em pacientes com miocardiopatias graves, a cardiomioplastia, no entanto, depende de um período de adaptação do enxerto muscular de cerca de 2 a 3 meses[5,6]. Nesse período, o músculo grande dorsal se torna resistente à fadiga a partir de modificações da cinética do cálcio e da transformação da miosina, que deixa de ter as características das fibras musculares do tipo II, de ação rápida, para assumir as características das fibras de contração lenta do tipo I. A estimulação muscular prolongada também proporciona o aumento da capacidade de fosforilação oxidativa das fibras musculares, que é acompanhado de um aumento de densidade dos capilares e do sistema mitocçmdria1[5,6].

Como a cardiomioplastia é um procedimento que visa apenas auxiliar o desempenho miocárdico, ela depende também da existência de algum grau de preservação da função miocárdica[5,6]. Esse procedimento, portanto, deve ser contra-indicado em pacientes dependentes do uso de drogas inotrápicas endovenosas e que tenham um grande risco de necessitarem de suporte circulatório mecânico pós-operatório. Pacientes em classe funcional IV, segundo os critérios da New York Heart Association (NYHA), devem, se possível, ser manejados clinicamente antes da operação, com o objetivo de retomarem à classe funcional 111[8,9]. São também consideradas contra-indicações à cardiomioplastia a existência de resistência vascular pulmonar muito elevada (>5 unid. Wood), a existência de grande cardiomegalia, a presença de insuficiência mitral de importante ou grave repercussão e as arritmias cardíacas que sejam refratárias à terapêutica clínica convencional. O comprometimento importante da função pulmonar e as doenças musculares degenerativas são fatores que também contra-indicam a realização desse procedimento[5,6].

Procedimento Cirúrgico

O músculo grande dorsal esquerdo tem sido o músculo esquelético normalmente utilizado na cardiomioplastia[5,6], sendo também descrita a utilização do músculo grande dorsal essa operação[10]. O músculo grande dorsal apresenta pedículo vasculonervoso principal no nível da região axilar, permitindo a sua completa desinserção e rotação para o interior do tórax. Além disso, o grande dorsal é um músculo de grandes dimensões, fato que possibilita o envolvimento completo da parede livre das câmaras ventriculares pelo enxerto muscular obtido.

Na cardiomioplastia, são normalmente utilizadas vias de acesso diferentes para a dissecção do enxerto muscular e para o acesso ao coração[5,6]. O músculo grande dorsal é dissecado através de uma incisão oblíqua na face lateral do tórax, enquanto que o acesso ao mediastino é obtido através de uma esternotomia mediana. Nos casos em que a cardiomioplastia é realizada como um procedimento isolado, no entanto, o acesso ao coração pode também ser obtido através de uma toracotomia lateral esquerda, utilizando-se a mesma incisão cutânea empregada para a dissecção do músculo grande dorsal esquerdo.

A dissecção do músculo grande dorsal é realizada separando-se o tecido muscular dos tecidos vizinhos e seccionando-se as suas inserções lombares e humeral. O pedículo vasculonervoso principal, constituído pelo nervo e pelos vasos toracodorsais, é mantido intacto na região axilar. A seguir, os eletrodos de estimulação muscular são implantados longitudinalmente na face costal do enxerto muscular. O catodo é implantado junto à ramificação proximal do nervo toracodorsal e o anodo, paralelamente, a cerca de 8cm de distância. O músculo grande dorsal é então rodado para o interior da cavidade torácica através de uma janela obtida pela ressecção da porção anterior do segundo ou terceiro arco costal[5,6].

O envolvimento do músculo grande dorsal ao redor das câmaras ventriculares (Fig. 55.1) é realizado fixando-se o enxerto muscular ao miocárdio ventricular ou ao pericárdio parietal através de suturas separadas. O músculo grande dorsal esquerdo é fixado inicialmente na porção posterior do ventrículo esquerdo, seguindo-se ao envolvimento das câmaras ventriculares pelo enxerto muscular no sentido horário. Com esse procedimento, mais de 90% da superfície externa do ventrículo esquerdo é recoberta pelo enxerto muscular e apenas os pacientes portadores de grande cardiomegalias têm menos de 50% da parede livre do ventrículo direito envolvida pelo músculo grande dorsal[5,6].

O implante de um eletrodo epimiocárdico de sensibilidade no ventrículo direito ou esquerdo e o implante do marcapasso para cardiomioplastia na parede abdominal encerram o procedimento cirúrgico, cuja representação esquemática está na Fig. 55.1.

O marcapasso utilizado na cardiomioplastia é capaz de deflagrar uma série de pulsos elétricos no enxerto muscular, com amplitude e freqüência programáveis a partir da detecção da onda de despolarização ventricular através do eletrodo epimiocárdico[5,6].

A cardiomioplastia, quando é realizada isoladamente, não necessita da utilização de circulação extracorpórea. Esse procedimento é utilizado, contudo, nos casos em que a cardiomioplastia é associada à revascularização cirúrgica do miocárdio ou à correção de aneurismas do ventrículo esquerdo ou de outras alterações intracardíacas.

Protocolo de Estimulação do Enxerto Muscular

A estimulação elétrica do enxerto muscular na cardiomioplastia é normalmente iniciada duas semanas após a operação[5]. Esse intervalo entre o procedimento cirúrgico e o

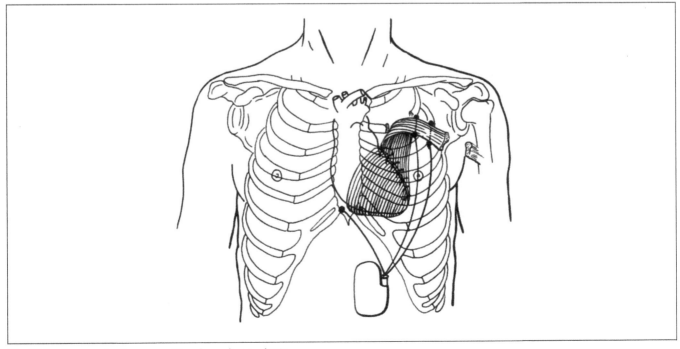

Fig. 55.1 – *Representação esquemática da cardiomioplastia.*

início da estimulação muscular tem como objetivo permitir a adequada recuperação da perfusão tecidual do músculo grande dorsal, que é prejudicada pela interrupção das anastomoses distais dos ramos da artéria toracodorsal com a circulação periférica proveniente dos vasos intercostais e lombares. Além disso, aderências mais firmes entre o músculo grande dorsal e a parede ventricular também se desenvolvem nesse período, proporcionando um melhor aproveitamento da contração do enxerto muscular.

Com o objetivo de promover a adaptação do enxerto muscular à estimulação elétrica no pós-operatório, tem sido utilizado o protocolo de estimulação progressiva proposto por Carpentier e col.[5], que é mostrado na Fig. 55.2. Nesse protocolo, os estímulos musculares começam com pulsos isolados, sincronizados a cada dois batimentos cardíacos. O número de pulsos elétricos por contração muscular é aumentado a cada duas semanas, atingindo, após dois meses de condicionamento, a freqüência de 30 Hertz. Cronicamente, a contração do enxerto muscular pode ser mantida sincronizada a todos os batimentos cardíacos ou a cada dois batimentos.

A adequada sincronização entre a contração do músculo grande dorsal e a sístole ventricular também é um fator importante para os resultados desse procedimento. O ajuste do intervalo entre a detecção do QRS pelo cardioestimulador e o estímulo muscular é realizado através de estudo ecocardiográfico. Procura-se fixar o início da estimulação muscular logo após o fechamento da valva mitral[11] ou a abertura da valva aórtica.

Resultados

A experiência internacional com a utilização da cardiomioplastia no tratamento de pacientes portadores de miocardiopatias reúne mais de 500 casos operados até dezembro de 1993. Esse procedimento tem sido indicado, principalmente, no tratamento de pacientes portadores de miocardiopatias de origem idiopática ou secundária à doença coronária. Essa operação tem sido eventualmente utilizada no tratamento de outras afecções, como a miocardiopatia chagásica e os aneurismas do ventrículo esquerdo.

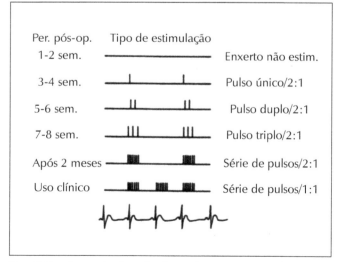

Fig. 55.2 – *Protocolo de estimulação do enxerto muscular no pós-operatório da cardiomioplastia.*

No Instituto do Coração, 38 pacientes foram submetidos à cardiomioplastia no período de maio de 1988 a junho de 1994. A indicação do procedimento foi a cardiomiopatia dilatada em 33 pacientes e o comprometimento miocárdio secundário à cardiopatia isquêmica em três, ou à doença de Chagas em dois pacientes. Em 30 casos, os pacientes estavam em classe funcional III e, em oito, em classe funcional IV.

A mortalidade hospitalar após a realização da cardiomioplastia tem sido variável. Quando esse procedimento é associado a outras intervenções, sendo necessário o uso de circulação extracorpórea, têm sido relatados índices de mortalidade de até 25% no primeiro mês de pós-operatório[8,12]. Por outro lado, quando a cardiomioplastia é realizada isoladamente, são descritas experiências até sem mortalidade nesse período[9].

A melhora dos sintomas e sinais clínicos de insuficiência cardíaca tem sido documentada em pacientes submetidos à cardiomioplastia, geralmente após o terceiro mês de pós-operatório. Pacientes portadores de miocardiopatias isquêmicas ou dilatadas, operados em classe funcional III ou IV, retornam à classe funcional I ou II, muitas vezes fazendo uso de menor quantidade de diuréticos e vasodilatadores[8-12]. As alterações da função ventricular após a cardiomioplastia também têm sido documentadas nesse período e se verificam em decorrência da melhora da função sistólica do ventrículo esquerdo, que tem como resultado a melhora do desempenho hemodinâmico[9-12]. Além dos efeitos hemodinâmicos, é importante se destacar que a melhora do desempenho sistólico do coração com a cardiomioplastia ocorre através da ação de um tecido externo ao miocárdio. Não se eleva, portanto, o consumo de oxigênio pelo miocárdio, uma vez que o trabalho ventricular é parcialmente transferido para o músculo auxiliar. Esse fato, associado à queda da tensão sobre a parede ventricular[13], pode ser responsável pela recuperação parcial da contratilidade do miocárdio e pela interrupção da progressão da miocardiopatia de base após a cardiomioplastia.

As curvas de sobrevida no pós-operatório tardio da cardiomioplastia mostram, por outro lado, uma sobrevida entre 55 e 65% aos dois anos de seguimento e entre 40 e 50%, dos três aos quatro anos de pós-operatório[8,9,12]. As causas dos óbitos tardios têm sido, principalmente, a progressão da insuficiência miocárdica ou a morte súbita. A progressão da insuficiência cardíaca ocorre geralmente em pacientes que não apresentam uma melhora significativa da função ventricular após a cardiomioplastia[9]. A respeito da morte súbita, é importante se destacar a existência de uma alta incidência de arritmias ventriculares e de fenômenos tromboembólicos em pacientes portadores de miocardiopatias, não tendo a cardiomioplastia qualquer influência sobre esses eventos[9]. A sobrevida observada em pacientes submetidos à cardiomioplastia nos primeiros anos de pós-operatório tem sido, por outro lado, significativamente superior à sobrevida observada em pacientes mantidos em tratamento clínico. Esse fato foi demonstrado em um estado comparativo, realizado em pacientes portadores de cardiomiopatia dilatada que foram submetidos à cardiomioplastia ou mantidos clinicamente por terem recusado a realização desse procedimento[14].

Em conclusão, a experiência atual com a utilização da cardiomioplastia no tratamento das miocardiopatias sugere ser esse procedimento uma alternativa cirúrgica promissora no tratamento de pacientes que apresentem um certo grau de preservação da função miocárdica e hipertensão pulmonar de leve ou moderada intensidade. A baixa mortalidade hospitalar observada nesses pacientes e o fato de a cardiomioplastia não impedir a realização posterior do transplante cardíaco reforçam a indicação dessa operação em fases mais precoces de comprometimento da função miocárdica.

BIBLIOGRAFIA

1. Pitt B, Cohn JN e Francis GS. The effect of treatment on survival in congestive heart failure. Clin. Cardiol: 15:323-329, 1992.
2. The registry of the International Society for Heart and Lung Transplantation: tenth oficial reporto.1. Heart Lung Transplant, 12:541-548, 1993.
3. Stevenson LW, Warner SL, Steimle AE et al. The impending crisis awaiting cardiac transplantation. Modeling a solution based on sele ction. Circulation, 89:450-457, 1994.
4. Carpentier A, Chachques JC. Myocardial substitution with a stimuled skeletal muscle: first successful clinical case (letter). Lancet, I: 1267, 1985.
5. Vagelos R, Fowler MB. Selection of patients for cardiac transplantation. Cardiol. Clin. 8:23-28, 1990.
6. Carpentier A, Chachques JC, Grandjean PA. Cardiomyoplasty. Futura Publishing Co., Mount Kisco, New York, 280 p., 1991.
7. Magovern GJ. Cardiomyoplasty. Sem. Thorac. Cardiovasc. Surg . 3:95163, 1991.
8. Grandjean PA, Austin L, Chan S, Terpstra B, Bourgeois I. Oynamic cardiomyoplasty: clinical follow-up results. J. Cardiac. Surg., 6(suppl):80-88,1991.
9. Moreira LFP, Bocchi EA, Stolf NAG, Pileggi F, Jatene AO. Current expectations in dynamic cardiomyoplasty. Ann. Thorac. Surg., 55:299303, 1993.
10. Magovern JA, Park SE, Cmolik BL, Trumble OR, Christlieb IY, Magovern GJ. Early effects of right latissimus dorsi cardiomyoplasty on left ventricularfunction. Circulation, 88(suppl): II-298-II-303, 1993.
11. Jatene AO, Moreira LFP, Stolf NAG et l Left ventricular function changes after cardiomyoplasty in patients with dilated cardiomyopathy. J. Thorac. Cardiovasc. Surg., 102:132-139, 1991.
12. Carpenter A, Chachques JC, Acar C et al. Oynamic cardiomyoplasty at seven years. J. Thorac. Cardiovasc. Surg., 106:42-53, 1993.
13. Bellotti G, Moraes AV, Bocchi EA et al. Late effects of cardiomyoplasty on left ventricular mechanics and diastolic filling. Circulation, 88(suppl): II-304-II-308; 1993.
14. Moreira LFP, Seferian P Jr, Bocchi EA et al. Survival improvement with dynamic cardiomyoplasty in patients with dilated cardiomyoplasthy. Circulation, 84(suppl): III-296-III-302, 1991.

56 Implante de Marcapasso Cardíaco Artificial

Pedro Carlos P. Lemos
Roberto Costa

INTRODUÇÃO

Distúrbios da formação ou da condução do ritmo cardíaco podem provocar episódios de bradicardia, permanente ou reversível, conforme a etiologia do processo. Dependendo da região anatômica onde ocorra a disfunção do sistema excito-condutor do coração, podem-se verificar episódios de bradicardia associados a sintomas de baixo débito cerebral, como síncopes, pré-síncopes ou tonturas, insuficiência cardíaca congestiva ou até mesmo a morte súbita do paciente.

O tratamento mais eficiente para a bradicardia é o implante de marcapasso, podendo-se utilizar, nos distúrbios reversíveis ou em emergências, a estimulação cardíaca artificial provisória ou, nos transtornos irreversíveis, o implante de marcapasso permanente.

MODOS DE ESTIMULAÇÃO CARDÍACA ARTIFICIAL

O estágio atual da estimulação cardíaca artificial tem permitido aos profissionais de saúde contar com equipamentos implantáveis pequenos e duráveis, de alta confiabilidade, com larga programabilidade e, principalmente, com capacidade de reconstituir totalmente o ritmo cardíaco dos enfermos. Propiciam o restabelecimento do sincronismo atrioventricular nos pacientes portadores de bloqueios da condução atrioventricular e o ajuste da freqüência cardíaca na disfunção do nó sinusal. Nesse último caso, o marcapasso pode utilizar informações como a movimentação corporal, a freqüência respiratória, a temperatura sangüínea ou a impedância torácica, dentre outros, para inferir a freqüência cardíaca que o paciente necessita.

Os marcapassos atuais têm a capacidade de estimular e sentir os batimentos cardíacos próprios do paciente, podendo ser construídos com a capacidade de comandar apenas uma cavidade cardíaca (átrios ou ventrículos, dependendo do distúrbio do ritmo), ou duas câmaras seqüencialmente no caso dos marcapassos atrioventriculares. A escolha do tipo de marcapasso leva em consideração **um** conjunto de fatores como a idade e o estado geral do paciente, o estado funcional dos átrios, a função ventricular e a irrigação coronária.

ESTIMULAÇÃO CARDÍACA PROVISÓRIA

A estimulação cardíaca artificial provisória é utilizada em casos de emergência ou distúrbios reversíveis do ritmo cardíaco.

Estimulação Transcutânea. Nos casos de emergência, tem-se empregado modernamente a estimulação cardíaca transcutânea, que, através do uso de dois eletrodos de grande superfície, apostos, um na região pré-esternal, e outro na região dorsal, permite que se estimule o coração de maneira não-invasiva. Como para estimular o coração através da parede torácica é necessária corrente elétrica relativamente elevada, freqüentemente ocorre estimulação muscular esquelética, principalmente dos músculos peitorais, que é tolerada por alguns pacientes e em outros exige sedação.

Estimulação Transvenosa. Nos transtornos reversíveis, como intoxicações medicamentosas, infarto agudo do miocárdio ou distúrbios hidroeletrolíticos, a melhor opção para a estimulação temporária é o uso de eletrodos bipolares transvenosos, ligados a um gerador de pulso externo. Esse tipo de estimulação traz como principal vantagem o fato de ser absolutamente indolor, por utilizar os dois pólos de estimulação (positivo e negativo) no interior do coração. Embora, em muitos serviços onde não exista a estimulação transcutânea, ela seja considerada erroneamente como opção para terapia de emergência, em face das complicações que podem advir de sua realização intempestiva, esse tipo de procedimento deve ser realizado sempre por profissionais capacitados e sob condições ideais: ambiente cirúrgico dotado de radioscopia.

A instalação do cabo-eletrodo bipolar, que habitualmente mede quatro, cinco ou seis French de diâmetro (1 a 2 mm), é feita através de um acesso venoso obtido por dissecção de veia no braço direito ou esquerdo, ou punção transcutânea da veia subclávia, jugular interna ou femoral, nestes casos com o auxílio de um introdutor de cateter ou agulha grossa. Com o acesso venoso estabelecido e sob visão radioscópica, o cabo-eletrodo é dirigido menos freqüentemente ao átrio direito (nos casos de disfunções sinusais isoladas), e mais comumente à ponta do ventrículo direito, tomando-se o cuidado de dirigir a sua extremidade distal através das trabéculas musculares para se obter boa estabilidade. Em seguida fixa-se o cabo-eletrodo à pele, como um cateter venoso qualquer, e conecta-se ao gerador de pulsos. Considera-se que o eletrodo tem boas condições de estimulação quando existe comando do marcapasso com energia menor que 1 Volt (2 mA por convenção).

As complicações mais comumente observadas são o pneumotórax e o hemotórax (nos casos de acesso venoso por punção), o desposicionamento do cabo-eletrodo e a perfuração miocárdica, com ou sem tamponamento cardíaco. Processos infecciosos cutâneos pouco importantes estão freqüentemente associados ao mau cuidado do cateter. Infecções sistêmicas e endocardite bacteriana podem ocorrer, geralmente relacionadas à contaminação no ato do implante.

Quando realizada em condições ideais, essa estimulação pode ser mantida por períodos superiores a um mês.

Estimulação Epimiocárdica Temporária. Esse método tem sido empregado unicamente em pacientes submetidos a cirurgia cardíaca a céu aberto, onde transtornos do ritmo cardíaco, permanentes ou reversíveis, ocorrem pelo manuseio das regiões vizinhas ao sistema de condução. Utilizam fios condutores de pequeno diâmetro que têm uma de suas extremidades implantada diretamente no miocárdio e a outra exteriorizada através da pele. Em caso de necessidade, são conectados ao gerador externo durante o período pós-operatório imediato e, posteriormente, removidos por tração.

ESTIMULAÇÃO CARDÍACA PERMANENTE

O estabelecimento da estimulação cardíaca artificial permanente é obtido pelo implante no organismo humano de dois componentes básicos do marcapasso: o gerador de pulsos e um ou dois cabos-eletrodo (Fig. 56.1).

Os geradores de pulsos atuais são compostos por bateria de lítio com capacidade para ser utilizada entre cinco e 10 anos, em média, ligada a um circuito eletrônico com larga capacidade de programação. Modificações dos parâmetros programáveis são realizadas externamente, por comunicação através de radiofreqüência entre o sistema implantado e programadores externos. Informações em tempo real sobre o estado da bateria, a integridade dos cabos-eletrodo, as condições da interface eletrodo-miocárdio e a análise do ritmo cardíaco espontâneo do paciente também são transmitidas pelo gerador ao programador externo. Esses componentes ficam encapsulados em uma carcaça de titânio lacrada hermeticamente onde não há o risco de liberação de gases ou líquido. Pesam entre 20 e 30 gramas (Fig. 56.2).

Os cabos-eletrodo, são constituídos de condutor elétrico multifilamentar (NP-35), com comprimento suficiente para conectar o gerador de pulsos ao coração. Revestidos por isolante elétrico inerte ao organismo (silicone ou poliuretana), têm em uma de suas extremidades o eletrodo de platina ou carbono que irá estimular o coração e na outra extremidade um conector para ser adaptado ao gerador de pulsos. Medem geralmente entre 35 e 60 cm de extensão e 1 a 2 mm de diâmetro.

IMPLANTE DE MARCAPASSO EPIMIOCÁRDICO PERMANENTE

Esse tipo de abordagem, que permite a instalação do cabo-eletrodo na superfície externa do coração, e que requer anestesia geral, tem sido progressivamente abandonado devido à maior simplicidade dos implantes endocavitários. Tem,

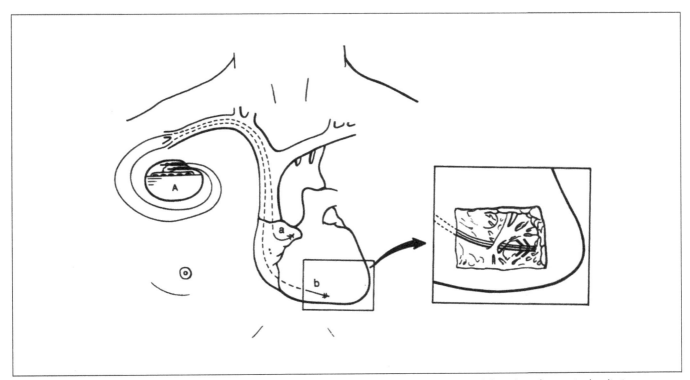

Fig. 56.1 – *Marcapasso cardíaco: aspectos de seu implante. A - Gerador de pulso; a – eletrodo atrial; b – eletrodo ventricular direito.*

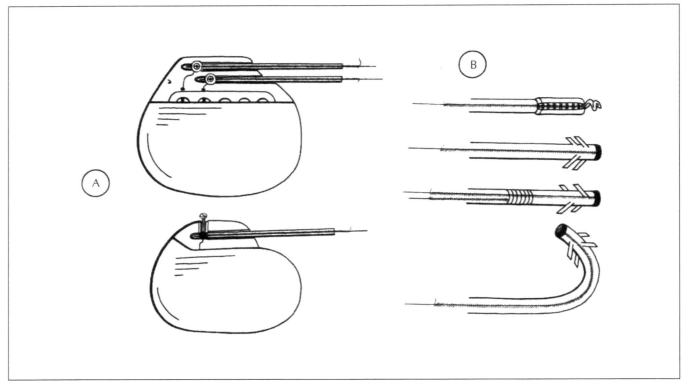

Fig. 56.2 – *Marcapassos cardíacos. A - Geradores de pulso. B - Pontas de cabos-eletrodo.*

entretanto, indicações precisas, como a ausência de acesso venoso e a existência de cardiopatia associada, que permita a passagem de sangue venoso para as cavidades esquerdas do coração. Nesta última situação, trombos formados junto ao eletrodo poderiam ser ejetados como êmbolos para território sistêmico.

Duas abordagens principais têm sido utilizadas: a toracotomia ântero-lateral esquerda e o acesso subxifóide.

A abordagem por toracotomia esquerda, geralmente com 10 a 15 cm de extensão, permite fácil acesso tanto ao ventrículo direito quanto ao ventrículo esquerdo. Nesse tipo de implante tem-se utilizado cabos-eletrodo com ponta em forma de saca-rolhas, que são parafusados no miocárdio, preferencialmente do ventrículo esquerdo, que é mais espesso.

O acesso subxifóide é obtido por incisão longitudinal mediana de aproximadamente 10 cm, iniciando-se no apêndice xifóide, e dirigindo-se à cicatriz umbilical. Incisando-se pele; tecido celular subcutâneo e aponeurose dos músculos abdominais e rebatendo-se o peritônio caudalmente, realiza-se incisão em cruz no pericárdio, a qual permite a exposição das faces anterior e diafragmática do ventrículo direito. A técnica de implante do cabo-eletrodo é a mesma utilizada para o acesso por toracotomia.

Após a conexão do cabo-eletrodo ao gerador de pulsos, este pode ser implantado em loja subcutânea ou submuscular, dependendo da espessura do tecido celular subcutâneo. Quando se utiliza toracotomia, temos preferido loja submuscular na região submamária homolateral. No acesso subxifóide temos implantado o gerador em loja subcutânea no hipocôndrio esquerdo, com o objetivo de evitar a contaminação do marcapasso em casos de apendicite ou colecistopatia aguda.

IMPLANTE DE MARCAPASSO ENDOCÁRDICO PERMANENTE

Atualmente, mais de 95% dos implantes de marcapasso definitivos realizados no mundo são transvenosos. A idade avançada da maioria dos pacientes, associada à benignidade desse procedimento, que dispensa anestesia geral ou abertura de cavidades, justificam essa preferência. Outra vantagem é o fácil acesso que a abordagem permite ao átrio direito e ao ventrículo direito indistintamente, dado que, atualmente, mais de 50% dos implantes de marcapasso permanente realizados em serviços especializados são atrioventriculares.

Tanto o acesso venoso quanto a confecção da loja do gerador utilizam a mesma incisão, de aproximadamente quatro a seis centímetros, transversa na região infraclavicular ou longitudinal sobre o sulco delto-peitoral. A loja do gerador é realizada, habitualmente, sobre o músculo peitoral maior. O acesso venoso em pacientes adultos é realizado habitualmente por dissecção da veia cefálica (no sulco delto-peitoral) ou punção da veia subclávia. Menos freqüentemente pode-se utilizar, com incisão independente, a dissecção da veia jugular externa ou punção da veia jugular interna.

Implante do Eletrodo Atrial

Para o implante atrial são utilizados comumente eletrodos com ponta em forma de saca-rolhas, o que permite a fixação em qualquer região atrial direita. Pode-se, entretanto, optar pelo uso de eletrodos que apresentam "barbas" em sua extremidade e com o formato de um "J", que obrigam o cirurgião a fixá-lo na aurícula direita, única região atrial que apresenta trabéculas exuberantes.

Após a boa fixação do eletrodo à parede atrial, sempre sob visão por radioscopia, o cabo-eletrodo é fixado à musculatura peitoral, ou cervical, para evitar seu desposicionamento por tração indevida.

Implante do Eletrodo Ventricular

No ventrículo direito, em face da grande quantidade de trabéculas musculares dessa câmara cardíaca, utilizam-se habitualmente cabos-eletrodo retos, com fixação por "barbas", fixados com o auxílio da radioscopia à parede diafragmática ou à ponta do ventrículo direito. Em casos de corações muito dilatados, com extensas áreas de fibrose endocárdica e poucas trabéculas, pode-se optar por cabos com fixação do tipo saca-rolhas.

Da mesma forma que os cabos atriais, os ventriculares também devem ser fixados junto ao acesso venoso para evitar a tração indevida.

ANÁLISE DAS MEDIDAS ELÉTRICAS INTRA-OPERATÓRIAS

Uma vez implantado um cabo-eletrodo, independentemente da via de acesso utilizada, câmara cardíaca ou tipo de fixação, deve-se proceder à análise das medidas do limiar de excitabilidade, da resistência elétrica do sistema e da captação do sinal intracavitário espontâneo.

O limiar de excitabilidade é a menor energia que consegue estimular o coração. Acreditamos que o ideal é a obtenção de valores menores que 0,7 Volt desde que se fixe a duração do pulso elétrico em 0,5 milissegundo.

O valor da resistência elétrica obtida deve oscilar entre 400 e 1.000 ohms, o que permitirá drenagem ideal da corrente elétrica, permitindo maior longevidade da bateria e ausência de estimulação muscular esquelética ou diafragmática.

O potencial elétrico espontâneo ideal, para que o gerador de pulsos reconheça adequadamente o ritmo cardíaco próprio do paciente, deve ser maior que 1,5 m V para a câmara atrial e maior que 4,0 m V para a ventricular.

Após a conexão do cabo, ou dos cabos, ao gerador de pulsos, o excesso de fio deve ser posicionado sob o gerador, e o gerador fixado ao músculo peitoral, longe da linha de sutura que, acreditamos, deve-se realizar com mais de um plano.

CUIDADOS COM O PORTADOR DE MARCAPASSO ARTIFICIAL

As principais e mais graves complicações a que o portador de marcapasso está sujeito estão relacionadas diretamente ao procedimento de implante. Hemotórax, pneumotórax e perfuração miocárdica, com ou sem tamponamento, devem ser sempre pesquisados. Foi observado que o desposicionamento do cabo-eletrodo geralmente ocorre nas primeiras 48 horas após o implante, período em que se recomenda a permanência do paciente hospitalizado. E recomendável, entretanto, solicitar-se repouso relativo no primeiro mês após o implante, a partir de quando o cabo-eletrodo raramente se desloca.

Processos infecciosos devem ser sempre suspeitados quando ocorre febre. As principais portas de entrada são a contaminação direta no ato operatório, a necrose da pele com ulceração crônica por mau posicionamento do gerador e a contaminação por via hematogênica por processo infeccioso a distância. O tratamento da complicação infecciosa é, quase sempre, a remoção do marcapasso.

Problemas relacionados aos componentes do marcapasso são pouco freqüentes e têm sido relatados entre 2 e 5% dos casos. A avaliação eletrônica do marcapasso, entretanto, é procedimento obrigatório a cada três a seis meses, dependendo do tipo de aparelho e do ritmo cardíaco basal apresentado pelo paciente.

Cirurgia das Paredes Abdominais – Bases

Ikurou Fujimura
Erasmo Magalhães Castro de Tolosa

INTRODUÇÃO

Inúmeras implicações de ordem anatômica e funcional fazem do estudo da parede abdominal um assunto de real importância e de grande aplicabilidade na prática médica.

Abrigando no seu interior órgãos e sistemas de fundamental significância, a parede abdominal constitui um verdadeiro invólucro protetor que se adapta às alterações de volume da cavidade que delimita, desempenhando papel essencial na manutenção da pressão intra-abdominal – destacado fator na manutenção da topografia e no funcionamento de várias vísceras abdominais. Ademais, a parede abdominal faz sentir sua influência em órgãos de cavidades contíguas.

A semiologia abdominal, importante abordagem clínica de numerosas afecções médicas e cirúrgicas, vale-se de uma série de conhecimentos morfológicos e funcionais da parede abdominal.

A cirurgia intracavitária, compulsoriamente, tem na parede abdominal suas vias de acesso, cuja formulação ideal baseia-se em dados anatômicos e fisiopatológicos.

A parede abdominal é sede de inúmeras afecções de natureza congênita ou adquirida. Em ambas as circunstâncias, o conhecimento de anatomia é fundamental para a feitura do diagnóstico e para o equacionamento terapêutico. Exemplo marcante é a questão dos pontos de menor resistência da parede abdominal, por onde podem se desenvolver herniações.

O estudo da embriologia da parede abdominal facilita a compreensão da fisiopatologia e das soluções cirúrgicas de várias das suas alterações. Do mesmo modo, auxilia o entendimento de certos fenômenos peculiares, como aqueles relacionados com o constituição metamérica do segmento abdominal.

É indiscutível o papel que representa a parede abdominal no sistema músculo-esquelético como um todo (Jonescu, 1936). A repercussão do esforço originado em vários pontos do organismo, nas situações cirúrgicas ou na região inguinal, é um dos vários aspectos que ressaltam o valor do estudo da fisiologia da parede abdominal.

Enfim, vastas aplicações podem ser inferidas no decorrer do enfoque anatômico da parede abdominal.

EMBRIOLOGIA

Embriologia da Região Umbilical

O cordão umbilical começa a tomar forma no embrião de 3,5 mm. O talo do corpo e o talo do saco vitelino alongados, juntamente com o alantóide, formam o primitivo cordão umbilical.

O conduto onfalomesentérico começa a se individualizar, originando-se do talo do saco vitelino (localizado no celoma extra-embrionário). Ainda no cordão, numa posição mais inferior, incluídos no mesênquima, encontram-se a veia umbilical, o par de artérias umbilicais e o alantóide.

A veia umbilical se bifurca logo antes de penetrar no embrião, e se dirige para a circulação hepática. Com 10 semanas de desenvolvimento embrionário, desaparece a veia umbilical direita, mantendo-se a umbilical esquerda permeável até o período perinatal, quando se oclui e se transforma em ligamento redondo do fígado (Fig. 57.1). No adulto podem-se dilatar as veias paraumbilicais, tendo como referência o ligamento redondo, permitindo o estudo contrastado do sistema venoso portal, através da umbilicografia.

Após o nascimento, as artérias umbilicais se obliteram e se transformam nos ligamentos umbilicais mediais que fazem saliência na face peritoneal da parede abdominal em forma de prega, participando de um dos limites das fossas suprapúbicas.

Em torno da sexta semana de vida embrionária, o celoma (primitiva cavidade peritoneal) não apresenta dimensão suficiente para acomodar as vísceras em crescimento. Assim, parte do intestino ocupa o prolongamento celomático na base do cordão umbilical. Por volta da décima semana, observa-se que, com o progressivo desenvolvimento da cavidade celomática, o intestino já retomou para o seu interior e sofreu o fenômeno de rotação. Também nesta fase, o conduto onfalomesentérico, que num certo estádio embrionário aparece como um conduto permeável ligando o intestino ao vestígio do saco vitelino, desapareceu por completo.

O alantóide participa da formação da bexiga, e o segmento, compreendido entre o umbigo e a cúpula desta, forma o úraco, que se oblitera, dando origem à prega umbilical mediana.

No fim do terceiro mês, a parede abdominal está completamente fechada com a fusão da somatopleura, exceto no anel umbilical por onde passa o cordão umbilical.

Após o nascimento, com a queda do coto do cordão umbilical ligado, forma-se a cicatriz umbilical. A obliteração do úraco e dos vasos umbilicais, que se transformam em formação fibrosa na região umbilical, contribui para a limitação do anel umbilical.

O processo embrionário desta região, desenvolvido de forma inadequada ou incompleta, origina inúmeras alterações ongênitas. Como conseqüência do retorno incompleto do intestino à cavidade abdominal, formam-se a onfaiocele e a gastrosquise. As vísceras em graus variados ocupam, na base do cordão umbilical, uma posição extraperitoneal, cobertas pela substância gelatinosa de Wharton e a membrana amniória. A incompleta oclusão do anel umbilical propicia a formação de hérnia umbilical.

Os diversos tipos de anomalias ao longo do úraco e do onduto onfalomesentérico (divertículo de Meckel, pólipo da mucosa umbilical, cisto vitelino, fístula entérica urinária, fístula urinária umbilical, cisto do úraco, divertículo vesical do úraco etc.) são conseqüências de obliteração incompleta desses elementos durante o desenvolvimento embrionário.

EMBRIOLOGIA DO DIAFRAGMA

Muito precocemente (embrião de 2 a 3 mm) começa a esboçar o diafragma, com o aparecimento do septo transverso (septo transverso de His) que separa a parte ventral da cavidade celomática. Dorsalmente ao septo transverso, a cada lado do primitivo tubo digestivo, a cavidade celomática continua amplamente comunicada através dos canais pleuroperitoneais.

Por volta da quinta semana formam-se os septos dorsais (membranas pleuroperitoneais ou pilares de Uskow), um em cada lado da parede posterior do embrião, que crescem em direção ventral. Com a fusão dos septos dorsais com o septo transverso está esboçado o diafragma.

Interessante lembrar que a separação da cavidade celomática se faz primitivamente na região cefálica. A musculatura do diafragma desenvolve-se das duas massas pré-musculares derivadas do quarto miótomo cervical, que cresce para dentro do diafragma membranoso, enquanto ainda se encontra na região cervical. Só mais tarde, sofre o fenômeno da migração, para tomar a posição definitiva. Por isso, o nervo frênico se origina do terceiro e quarto nervos cervicais.

O esboço muscular se divide em uma porção dorsal e outra ventrolateral que dão origem respectivamente à porção lombar e esternocostal do diafragma. Estas vão ao encontro uma da outra, mas respeitam sempre uma parte dorsal, que é o futuro trígono lombocostal, que, mesmo no adulto, está desprovido de fibras musculares e a pleura está praticamente em contato direto com a gordura retroperitoneal.

Qualquer anomalia no desenvolvimento dos diversos componentes do diafragma propicia a formação de hérnias diafragmáticas congênitas.

A mais comum das hérnias congênitas está relacionada com a ausência total ou parcial do componente pleuroperitoneal e constitui a persistência do hiato pleuroperitoneal (forame de Bochdalek) situado em cada lado da porção pósterolateral do diafragma (seis vezes mais freqüente no lado esquerdo). Pode variar desde pequenas hérnias, por falta de desenvolvimento muscular entre a pleura e o peritônio (geralmente presença de saco herniário), até a ausência total do segmento pleuroperitoneal. Neste caso, há uma ampla comunicação das duas cavidades do tronco, não havendo saco herniário (falsa hérnia). A grande maioria das hérnias pelo forame de Bochdalek é desprovida de saco herniário.

Entre a porção costal e esternal do diafragma fica uma fendidura ou trígono esternocostal (forame de Morgagni ou espaço de Larrey), por onde passam vasos mamários acompanhados de alguns gânglios linfáticos. O deficiente desenvolvimento do músculo em torno deste espaço dá origem à hérnia paraesternal de Morgagni. Geralmente este tipo de hérnia apresenta saco herniário.

O desenvolvimento muscular incompleto em torno do orifício esofágico é uma das causas de hérnia do hiato esofágico.

EMBRIOLOGIA DA PAREDE ABDOMINAL

Os músculos abdominais têm origem segmentária, nos somitos torácicos inferiores e lombares superiores. Nascem por diferenciação das células de miótomos que sofrem multiplicação e migração em direção a somatopleura. Com o progredir do desenvolvimento, as fibras musculares de segmentos adjacentes se fundem e sofrem laminação em camadas. Finalmente, as fibras de diversas camadas modificam sua direção, que era paralela ao longo eixo, para adotar a disposição de fibras semelhantes a que se observa no adulto. Já na sétima semana, o embrião perde a sua primitiva disposição segmentar de miótomos.

A última etapa de embriogênese da musculatura abdominal é a substituição da parte das áreas musculares em fáscias, ligamentos e aponeuroses. Alguns músculos migram bem quanto distantes da sua original posição segmentar, como, por exemplo, o diafragma, que é originário do miótomo da região cervical. A atresia de parede abdominal é um evento raro.

Certos fatos observados na parede abdominal estão relacionados com sua embriogênese.

Em torno da terceira semana, o embrião humano começa a sofrer o fenômeno conhecido por segmentação ou metamerização. Consiste na segmentação da massa mesodérmica axial em 40 pares de somitos que vão formar as vértebras, costelas e os músculos do pescoço e do tronco. Cada somito, por sua vez, se diferencia em: *miátomo,* que origina os músculos estriados, *esclerátomo,* o esqueleto e *dermatômero,* parte da derme.

Como conseqüência descrevem-se no corpo humano cerca de 34 segmentos, ditos metâmeros, divididos· pelos planos transversais e superpostos convencionalmente no sentido crânio-caudal.

No homem, assim como em vertebrados de um modo geral, a metameria é bastante imperfeita e apresenta uma individualidade pouco evidente. Mesmo no nível do esqueleto axial, onde existe disposição segmentar mais acentuada, trata-se de metameria secundária. Isto porque os segmentos embrionários sofrem fenômeno de confluência, acentuadas diferenciações e mudanças topográficas complexas para dar origem aos órgãos e tecidos definitivos.

Contudo, é possível reconhecer no abdome resquício da disposição metamérica, tomando por base as raízes nervosas. Os miótomos e os dermatômeros recebem precocemente os seus respectivos nervos que se distribuem obedecendo esta disposição segmentar. Assim, um nervo espinal inerva o dermatômero e o miótomo originados de um mesmo somito, que no adulto estão representados por pele e músculo. Desta maneira, cada segmento da medula espinal relaciona-se por meio de seus nervos raquianos com um segmento do corpo compreendido por víscera, músculo e pele.

As dores provenientes de vísceras podem se refletir na estrutura somática (pele e músculo) e produzir zonas de hiperalgesia e contraturas musculares. O capítulo não comporta discussão das hipóteses fisiopatológicas da dor referida. Apenas deve-se lembrar que a teoria de convergência e a teoria da facilitação (diminuição do limiar doloroso do nervo somático) são aventadas (Fig. 57.2). Encontram-se ainda restos da primitiva metameria no nível dos vasos do tronco (vasos intercostais e lombares).

EMBRIOLOGIA DOS ÓRGÃOS GENITAIS E DA REGIÃO INGUINAL

Alguns pontos da embriologia dos órgãos genitais e da região inguinal estão relacionados com a etiologia das hérnias inguinais.

A inserção alta dos músculos oblíquos interno e transverso é uma das causas da fraqueza dessa região, dando condições para a formação de hérnias diretas.

Por outro lado, o defeito no processo embriológico dos órgãos genitais internos constitui a causa mais importante das hérnias inguinais oblíquas externas. A falta de obliteração do processo vaginal, formando divertículos peritoneais ou mesmo resultando em persistência do conduto peritônio-vagal, pode dar origem a hérnias e cistos do cordão espermático. Ligado com a incompleta migração dos testículos (criptorquia) está sempre presente uma hérnia do tipo oblíquo externo. A migração se faz através do trajeto inguinal e a formação do conduto peritônio vaginal deve-se ao fato de os testículos se originarem do folheto visceral do mesoderma.

ANATOMIA

Abdome é a cavidade do tronco situada abaixo do diafragma e acima de um plano arbitrário que passa pela linha arqueada na pelve óssea. A parede abdominal que envolve essa cavidade, principalmente na sua parte ântero-lateral, apresenta aspectos morfofuncionais de importância na prática médica. A parte dorsal, menos móvel, desempenha um papel mais destacado na manutenção da posição ortostática do homem, sendo constituída fundamentalmente pela coluna vertebral e fortes massas musculares.

A região da parede ântero-lateral do abdome apresenta como limites: cranialmente as saliências das margens costais e do processo xifóide; caudal mente as cristas ilíacas, pregas inguinais, tubérculos púbicos e sínfise púbica; lateralmente duas linhas verticais traçadas das margens costais até as porções mais elevadas das cristas ilíacas.

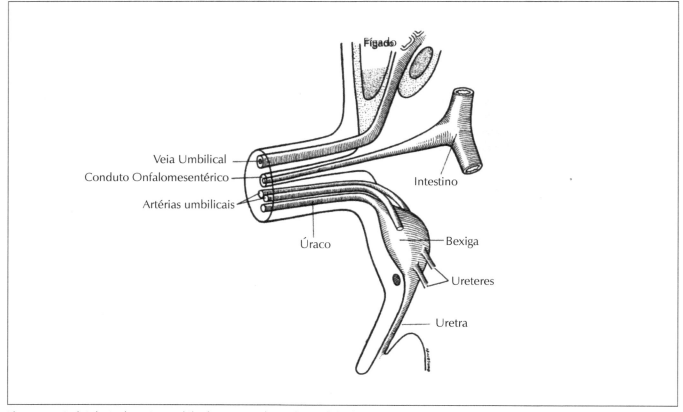

Fig. 57.1 – *Embriologia da região umbilical. Esquema do cordão umbilical num embrião humano de 5,2 cm (aproximadamente 10 semanas).*

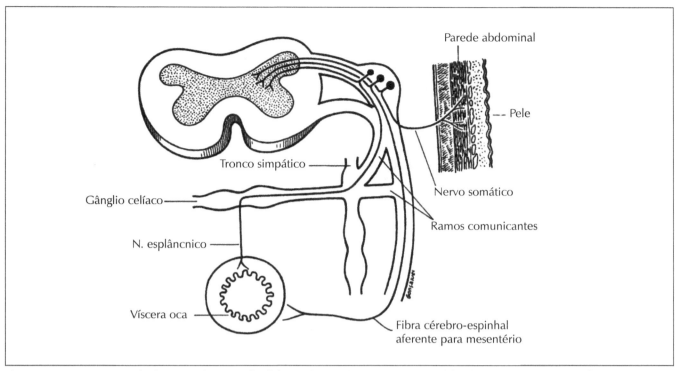

Fig. 57.2 – *Representação da dor visceral na parede abdominal. Correlação víscero-parietal fundamentada no princípio da metamerização, tomando como base um nervo espinhal tipo.*

ANATOMIA DE SUPERFÍCIE

Alguns relevos da superfície abdominal, cuja nitidez varia com a conformação individual, merecem ser descritos.

Linha mediana é uma depressão no sentido longitudinal, estendendo-se da apófise xifóide em direção à sínfise púbica. Corresponde à linha alba, rafe tendínea rija de fibras entrelaçadas. Está dividida pelo umbigo nos segmentos supra e infra-umbilicais. Na sua porção infra-umbilical o sulco se torna menos acentuado, sendo substituído por uma linha que se destaca por apresentar uma pigmentação cutânea mais acentuada.

As digitações dos músculos retoabdominais podem ser percebidas no relevo desses músculos na parte supra-umbilical. Este evento deve ser interpretado devidamente no exame semiológico da região.

No nível das bordas laterais dos músculos retoabdominais observam-se duas linhas longitudinais como suaves curvaturas de concavidade medial, que se estendem das rebordas cartilagíneas das nonas costelas até o púbis. São as linhas semilunares (linha semilunar de Spiegel) onde podem se desenvolver hérnias, principalmente na parte infra-umbilical, uma vez que na região supra-umbilical geralmente há a proteção das porções cárneas dos músculos oblíquo interno e transverso abdominal.

Lateralmente à sínfise púbica estão os tubérculos púbicoso Imediatamente para fora destes passam os funículos espermáticos no homem, e no plano do ligamento inguinal pode-se palpar o orifício externo do canal inguinal. Na mulher o orifício externo é mais difícil de ser palpado por ser menor e menos definido, além da pele da região não ser móvel.

Na parte média do abdome nota-se uma depressão, a cicatriz umbilical. Localiza-se discretamente mais próximo do púbis do que do processo xifóide, e corresponde à área de fechamento do orifício umbilical por onde passam os elementos do cordão umbilical no período intra-uterino. É geralmente uma cicatriz deprimida (fosseta umbilical), tanto mais profunda quanto mais avantajado for o panículo adiposo do indivíduo, em cujo fundo encontra-se um mamilo delimitado pelo sulco umbilical.

Topograficamente, a parede ântero-lateral do abdome pode ser dividida em nove regiões por duas linhas horizontais e duas verticais. A linha transversal superior passa bordejando as margens inferiores do gradeado costal e a linha inferior passa na altura dos tubérculos das cristas ilíacas. As linhas horizontais dividem o abdome em três andares: superior médio e inferior.

As duas linhas verticais passam no nível do meio do ligamento inguinal, dividindo cada um dos três andares em três regiões.

1º andar superior ou epigástrico – região epigástrica ou epigástrio, e os hipocôndrios direito e esquerdo.

2º andar médio ou mesogástrico – região umbilical, regiões laterais ou flancos direito e esquerdo.

3º andar inferior ou hipogástrico – região hipogástrica ou hipogástrio e as fossas ilíacas direita e esquerda.

ESTRUTURAS SUPERFICIAIS

Pele e Tela Subcutânea

A pele do abdome é relativamente espessa e está pouco aderida às estruturas subjacentes, exceto no umbigo e nas pregas das virilhas, onde está firmemente aderida.

O panículo adiposo nas porções superiores da parede abdominal é mais fino, enquanto que caudalmente ele se torna mais espesso, assumindo características especiais. Na parte baixa do abdome são bem evidentes três camadas: uma de tecido adiposo superficial, a fáscia areolar (de Camper), a outra profunda com menos tecido gorduroso, a fáscia lamelar (de Scarpa) e entre as duas camadas a fáscia superficial ou intermediária. A fáscia superficial forma uma membrana que adquire muitas vezes aspecto aponeurótico. Na parte mais inferior da linha alba sofre uma condensação, desce em frente da sínfise púbica e participa da formação do ligamento fundiforme do pênis.

Na criança a fáscia superficial pode ser tão desenvolvida a ponto de ser confundida com a própria aponeurose do músculo oblíquo externo.

A fáscia superficial adere em toda extensão da crista ilíaca e da arcada inguinal, havendo portanto uma interrupção da camada lamelar do abdome em relação à camada correspondente dos membros inferiores. Daí a dificuldade de difusão de processos supurativos da camada lamelar do abdome para os membros inferiores. A fáscia superficial também se acha fortemente aderida à pele na linha branca. Abaixo da fáscia lamelar, junto à aponeurose do músculo oblíquo externo, encontra-se um plano relativamente pouco vascularizado que permite fácil descolamento, sem sangramento.

Artérias Superficiais

Superiormente encontram-se as ramificações da artéria epigástrica superior e da artéria musculofrênica originárias da artéria torácica interna (mamária interna).

A parte inferior é irrigada pelas ramificações das artérias circunflexa ilíaca superficial, epigástrica-superficial e pudenda externa superficial, todas originárias da artéria femoral.

Lateralmente ainda existem as ramificações das artérias lombares e de algumas ramificações das artérias intercostais.

Não são inteiramente desprovidas de interesse prático, pois têm importância no planejamento de enxertos pediculados da pele.

Veias Superficiais

A porção do abdome abaixo do umbigo é drenada pelas veias circunflexa ilíaca superficial, epigástrica superior e pudenda extensa superficial, que são tributárias da veia safena magna e drenam para a veia cava inferior. As veias superficiais acima do umbigo drenam para a veia cava superior através das veias torácico-epigástrica e torácico lateral, torácica interna.

Ambos os grupos de veias se anastomosam amplamente. Portanto, essas veias superficiais supra e infra-umbilicais constituem uma importante via de circulação colateral, quando na obstrução da veia cava (circulação colateral do tipo cava-cava, com dilatações venosas predominantemente nas regiões laterais do abdome).

Na região umbilical, o sistema venoso superficial comunica-se indiretamente com o sistema venoso portal, através de anastomoses com as veias paraumbilicais (veias de Sappey) que ligam o ramo esquerdo da veia porta com o sistema venoso superficial, pelo ligamento redondo. Em regime de hipertensão portal, essas veias se dilatam e tornam-se varicosas ao redor do umbigo, formando as, assim chamadas, veias em *caput medusae*. Também na hipertensão portal nota-se a turgência nas veias supra-umbilicais que derivam o sangue pela veia xifoidiana mediana para a torácica interna.

Nervos Cutâneos

Os nervos cutâneos da parede ântero-lateral do abdome estão dispostos em uma série anterior e outra lateral.

Constituem a série anterior os nervos cutâneos anteriores dos últimos seis nervos intercostais (toracoabdominais), ramo cutâneo do nervo íleo-hipogástrico e nervo íleo-inguinal. A série lateral é constituída de ramos cutâneos laterais dos seis últimos nervos intercostais e ramo cutâneo lateral do íleohipogástrico (Fig. 57.3).

Linfáticos Superficiais

Apresentam dois territórios. Os linfáticos que estão abaixo do umbigo convergem todos para os linfonodos inguinais superficiais, e os que estão acima do umbigo convergem todos para os nodos axilares, peitorais e subclávios.

Alguns linfonodos da região do processo xifóide drenam para a cadeia da torácica interna.

Linhas de Fenda da Pele

Essas linhas exprimem a direção dos feixes conjuntivo-elásticos da derme e indicam a direção para a qual a pele está continuamente sob certa tensão elástica. Assim sendo, as suturas da pele apresentam melhores resultados estéticos quando o sentido das incisões coincide com o das linhas de fendal (linhas de Langer ou de clivagem).

Na parede abdominal, essas linhas são aproximadamente transversais como concavidade cranial, de graus variáveis.

Na zona supra-umbilical são transversais na parte mediana e ligeiramente oblíquas nas regiões laterais. Na zona infra-umbilical, nas partes mais laterais, são oblíquas, enquanto que próximo à linha média têm obliquidade menos acentuada.

PLANOS PROFUNDOS

Plano Muscular

Cinco pares de músculos e suas respectivas aponeuroses de inserção constituem a camada músculo-aponeurótica da parede ântero-lateral do abdome.

Anteriormente situam-se os músculos retoabdominais e os músculos piramidais (nem sempre constantes) ocupando uma posição paramediana.

Lateralmente, a parede abdominal é constituída de três estratos músculo-aponeuróticos que são, respectivamente, da superfície para a profundidade: músculo oblíquo externo, músculo oblíquo interno e músculo transverso do abdome.

A direção dos feixes musculares destes músculos é distinta.

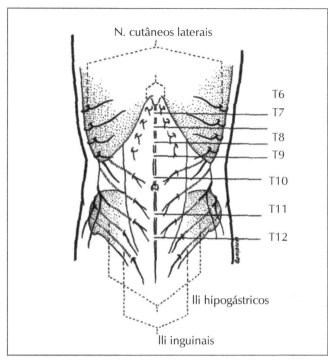

Fig. 57.3 – *Distribuição cutânea dos nervos toracoabdominais. Imitado de Gardner E e col., 1971.*

Músculo Oblíquo Externo do Abdome (MOE)

Apresenta inserção na margem inferior e face externa das sete ou oito últimas costelas, por digitações musculares que se embricam com as dos músculos serrátil anterior e grande dorsal. Seus feixes musculares apresentam direção caudal e para frente, com obliqüidade variável. Os feixes musculares mais superiores são menos oblíquos, enquanto que os feixes mais posteriores são aproximadamente verticais. Os feixes posteriores se inserem nos 3/4 anteriores do lábio externo da crista ilíaca, e os feixes superiores e os médios se continuam por um tendão lamelar que vai participar na formação da linha alba, medialmente, e pela sua porção inferior contribui para formar o ligamento inguinal.

O ligamento inguinal está inserido súpero-lateralmente na espinha ilíaca ântero-superior. Na parte ínfero-medial, sua principal inserção se faz no tubérculo púbico. Contudo apresenta ainda duas expansões, o ligamento lacunar (Gimbernar) e o ligamento inguinal reflexo (Colles), que inserem na crista pectínea.

O ligamento lacunar, portanto, é uma expansão superior e posterior e do ligamento inguinal na sua porção medial que alcança a crista pectínea. Aqui forma, entremeado com os elementos do periósteo, o ligamento pectíneo (Cooper) de grande importância cirúrgica.

O ligamento inguinal reflexo é uma fita habitualmente pouco desenvolvida ou mesmo inconstante (presente apenas em 3% dos casos), mas algumas vezes bem individualizada, que se estende da inserção púbica do pilar lateral para cima e, medialmente, atrás do pilar superior e confunde-se com a aponeurose do oblíquo externo oposto.

Logo acima e lateralmente ao tubérculo púbico a aponeurose do MOE se divide em dois contingentes em forma de condensação: os pilares medial ou superior e o pilar externo ou inferior. A divergência dos pilares forma o anel inguinal externo, geralmente permeável à polpa digital. Mas existe grande variação no tamanho do anel inguinal externo de tal modo que o achado isolado deste anel dilatado não tem significado no diagnóstico de hérnia inguinal.

Na região inguinal o MOE é praticamente aponeurótico, pois somente uma diminuta extensão da sua porção carnosa se faz representar na parte súpero-lateral.

O músculo oblíquo externo tem os feixes dirigidos obliquamente para baixo e para diante, enquanto os feixes do oblíquo interno se abrem em leque a partir da crista ilíaca. Portanto, os feixes destes dois músculos são aproximadamente perpendiculares entre si na metade superior da parede abdominal anterior e quase paralelos nas regiões inguinais.

Os feixes musculares do transverso do abdome são aproximadamente horizontais (Fig. 57.4).

Os três músculos largos do abdome prolongam-se até a lha média sob a forma de aponeurose, participando da formação da bainha do reto. A união das aponeuroses, que se faz em forma de entrecruzamento na linha média, forma a linha alba, resultando numa resistente rafe fibrótica que vai do processo xifóide à sínfise púbica (Fig. 57.5).

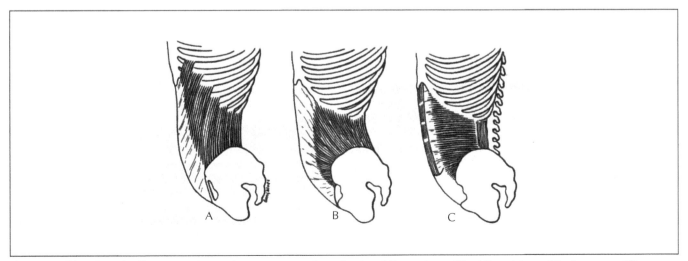

Fig. 57.4 – *Disposição das fibras musculares e das aponeuroses dos músculos oblíquo externo (A), oblíquo interno (B) e transverso (C)..*

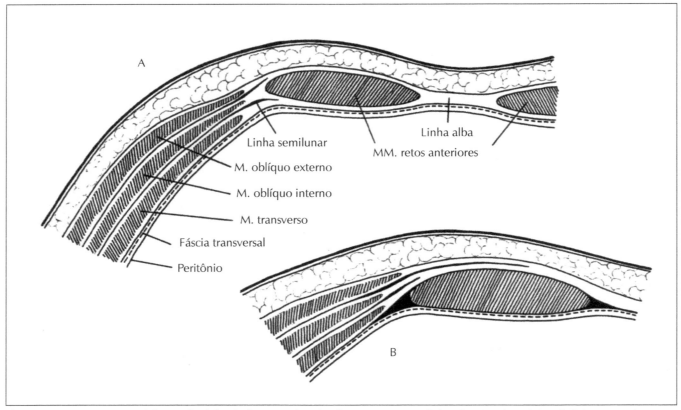

Fig. 57.5A – *Corte transversal da parede abdominal mostrando músculos, aponeuroses e linha alba. B - Idem abaixo da linha arqueada.*

A aponeurose do (MOE) é mais larga inferiormente, estreitando-se no nível do umbigo e alargando um pouco em direção das costelas.

A fáscia externa que cobre a aponeurose do MOE apresenta espessamento no sentido perpendicular das suas fibras, cruzando comumente a parte superior do orifício externo do trajeto inguinal, constituindo as fibras intercrurais e determinando a real dimensão do ânulo superficial. O orifício externo grande por si só não significa fraqueza de parede ou presença de hérnia.

As fáscias externa e interna da aponeurose do MOE fundem-se no nível do anel inguinal superficial e prolongam-se em forma de bainha para o funículo espermático, vindo constituir a fáscia espermática externa.

Músculo Oblíquo Interno do Abdome (MOI)

Está situado logo profundamente ao músculo precedente. Tem origem na metade lateral do ligamento inguinal, 2/3 anteriores da linha intermediária da crista ilíaca e da fáscia toracolombar.

Os feixes musculares do oblíquo interno apresentam uma disposição irradiada em leque a partir das suas origens, sendo a sua direção geral para cima e para frente. Os feixes mais posteriores dirigem-se para cima e se inserem na borda inferior das três últimas costelas verdadeiras, continuando com os três músculos intercostais inferiores. Os feixes musculares medialmente se continuam em larga aponeurose e têm uma obliqüidade menor. As fibras mais inferiores, que têm origem no ligamento inguinal, têm uma disposição arqueada para baixo e medialmente, onde uma parte entra na formação da linha alba e outra parte se superpõe com as fibras caudais do transverso, podendo constituir o impropriamente chamado tendão conjunto e lateralmente à linha branca inserir-se na crista do púbis e na crista pectínea, atrás do ligamento lacunar e do ligamento inguinal reflexo.

A porção carnosa do MOI se faz representar na região inguinal de forma variável.

Pesquisando o comportamento do MOI na região inguinal em portadores de hérnia inguinal, verificou-se que as fibras deste músculo atingem o púbis em apenas 4,8% dos portadores de hérnia direta e em 32% nos portadores de hérnia oblíqua externa. Esta inserção alta do músculo seria uma das causas de formação de hérnia.

De fato, a inserção alta das fibras inferiores do MOI resulta na formação de uma área triangular de menor resistência (triângulo de Hessert), delimitada acima pela borda inferior do MOI, medialmente pela borda externa do músculo reto abdominal e ínfero-lateralmente pelo ligamento inguinal. Esta área é tanto maior quanto mais alta for a inserção do MOI.

As fibras médias desse músculo se continuam por uma longa aponeurose de inserção que, ao encontrar a margem lateral do músculo retoabdominal nos seus 3/4 superiores, se delamina e dois folhetos, envolvendo-o. O que passa na frente do músculo, funde-se à aponeurose do MOE e o que passa por trás com a do músculo transverso. No quarto inferior, a aponeurose do MOI não se delamina e passa inteiramente pela frente do reto abdominal.

O funículo espermático, na região inguinal, atravessa obliquamente a parte muscular do MOI. Este músculo dá origem à parte do músculo cremaster e à fáscia cremastérica do cordão espermático.

Músculo Transverso do Abdome (MT)

É o mais profundo das três camadas musculares que compõem os músculos largos do abdome.

Tem origem no terço lateral da arcada inguinal, nos 2/3 anteriores do lábio interno da crista ilíaca, da face interna da cartilagem costal das seis últimas costelas e da fáscia toracocmbar.

A fáscia toracolombar é essencialmente a aponeurose r s-eriar do músculo transverso. Está delaminada em três lâmina aponeuróticas, com as seguintes inserções: a *lâmina posterior,* nos processo espinhosos das vértebras lombares e do ligamento supra-espinhoso; a *lâmina anterior,* na superfície anterior e na raiz dos processos costo-transversos lombares e a *lâmina média,* da extremidade e face posterior dos e processos costo-transversos lombares. Desta maneira formam dois compartimentos: o posterior, ocupado pelo volumoso conjunto de músculos lombossacros, que ocupam as goteiras vertebrais, e o anterior, pelo músculo quadrado lombar.

Em linhas gerais, os feixes musculares do MT se orientam transversalmente. Para frente, os feixes musculares do MT terminam em uma forte aponeurose a qual se insere na linha alba, crista do púbis e na crista pectínea. As fibras mais inferiores têm uma disposição curva para baixo e para frente, sendo a margem inferior arciforme (arco aponeurótico do transverso). Em 5% dos casos pode se unir com uma formação semelhante do MOI, constituindo o "tendão conjunto" (foice inguinal). Na região inguinal, o músculo transverso é representado predominantemente pelos seus componentes aponeuróticos e pelas suas fáscias. Em 67% dos casos os fascículos musculares do MT cobrem apenas um terço cranial da região inguinal, e, em 20%, um quarto cranial. Apenas em 14% dos casos o músculo atinge o limite superior do canal inguinal, mesmo assim na parte mais lateral. Considerando a borda medial da parte carnosa, em nenhum caso o músculo atinge a margem lateral do reto.

Músculo Reto do Abdome

É um músculo em forma de tira longa situado em cada lado da linha alba. Inferiormente o músculo tem origem na crista do púbis e nos ligamentos da sínfise púbica. Em direção ao tórax o músculo se alarga e se adelgaça ligeiramente. Insere-se através de três tiras largas na face anterior da cartilagem costal da 5ª, 6ª e 7ª costelas e por uma pequena tira no processo xifóide do esterno.

O músculo reto é interrompido por interseções tendinosas irregulares, no sentido transversal (digitação do músculo reto), geralmente em número de três, situadas acima do umbigo. Essas digitações apresentam aderências no folheto anterior da bainha, porém não apresentam inserções no folheto posterior. O músculo é inervado pelos seis últimos nervos intercostais.

Músculo Piramidal

É um pequeno músculo triangular localizado na parte anterior e inferior do músculo reto. Tem origem na frente do púbis e dos ligamentos da sínfise púbica e insere-se na linha alba. Sua função seria a de tensionar a linha alba e está inervado pelo nervo subcostal e ocasionalmente pelo nervo íleo-hipogástrico. É ausente em cerca de 11% dos casos.

Bainha do Músculo Reto

Da margem inferior do tórax até a meia distância entre o umbigo e o púbis, a bainha envolve o músculo reto. O folheto anterior da bainha é formado pela aponeurose do oblíquo extenso fundida com a divisão anterior da aponeurose do músculo oblíquo interno, enquanto que o folheto posterior é formado pela fusão da lâmina posterior da aponeurose do músculo oblíquo interno com a aponeurose do músculo transverso (Fig. 57.5A).

Aproximadamente da meia distância umbílico-púbica para baixo, todas as aponeuroses dos três músculos largos passam ventralmente ao músculo reto. Neste nível, somente a fáscia transversal, reforçada pela aponeurose umbílico-prévesical, e o peritônio cobrem a face dorsal do músculo reto. Esse ponto de transição forma um acidente anatômico conhecido por linha arqueada (de Douglas).

Na região inguinal a aponeurose do músculo oblíquo externo insere próximo da linha alba, quase não participando do folheto anterior da bainha. Este fato permite, nas hernioplastias, e realização de incisão relaxadora por baixo dela (Fig.57.5B).

Linha Alba

O entrecruzamento das fibras aponeuróticas dos músculos largos do abdome, na linha mediana, dá formação a uma densa faixa tendínea que se estende do processo xifóide à sínfise púbica, e é conhecida como linha alba (Fig. 57.5). No nível do corpo do púbis prende-se o ligamento pubiano superior por meio de uma expansão triangular – *adminiculum lineae albae.*

A linha alba é mais larga na sua porção supra-umbilical. Pressões intra-abdominais elevadas podem afastar os músculos retos e alargar a linha alba (diástase dos músculos retoabdominais).

Acima da arcada de Douglas, a linha branca é constituída por um entrelaçamento de fibras tendíneas nos planos frontal e sagital. Há, portanto, fibras que de superficiais se tornam profundas e de um lado passam para o outro lado. Abaixo da arcada de Douglas, como todas as aponeuroses passam pela face ventral do músculo reto, o cruzamento só se faz no plano frontal.

Na porção supra-umbilical, as fibras que se entrecruzam deixam pequenos espaços elípticos através dos quais transitam vasos perfurantes e nervos. Estes espaços podem se alargar, dando passagem ao tecido pré-peritoneal, propiciando a formação de hérnias epigástricas.

Na linha alba, em correspondência com a cicatriz umbilical, encontra-se o anel fibroso do umbigo, geralmente de forma elíptica, preenchido por um nódulo fibroso denso resultante da cicatriz de cordões fibrosos, restos dos vasos umbilicais e do úraco.

Nervos Profundos

Os nervos profundos caminham entre os músculos oblíquo interno e transverso. São os seis últimos nervos toracoabdominais, o nervo íleo-hipogástrico e o íleo-inguinal (os dois últimos derivam dos ramos anteriores do primeiro nervo lombar). Na região inguinal os nervos íleo-hipogástrico e íleo-inguinal estão entre os MOE e MOI.

Os nervos intercostais, em particular o sétimo e o oitavo, mudam de direção ao atingirem o abdome, tornando-se ligeiramente ascendentes em direção à linha mediana. Do 10º nervo em diante a obliqüidade torna-se para baixo e medial.

Todos esses nervos perfuram a bainha do reto pela borda lateral.

O conhecimento do trajeto desses nervos permite evitar sua lesão nas incisões laparotômicas, pois ela pode acarretar paralisia e atrofia da musculatura abdominal, facilitando a eventração pós-operatória.

Para que a secção desses nervos produza danos, há necessidade de lesar pelo menos três nervos vizinhos.

Vasos Profundos

As artérias profundas são representadas principalmente pelas epigástrica superior (da torácica interna), epigástrica inferior (da ilíaca externa), circunflexa ilíaca profunda (da ilíacaexterna).

A artéria epigástrica inferior caminha no conjuntivo pré-peritoneal, entra na bainha do músculo reto passando por baixo da linha arqueada de Douglas, perfura o músculo e na sua espessura se anastomosa com a artéria epigástrica superior por meio de finas ramificações terminais. Por isso geralmente o músculo reto, no nível do espaço entre o 9º e 8º nervos intercostais (aproximadamente na metade da altura xifo-umbilical), pode ser cortado transversalmente com menor sangramento.

A artéria circunflexa ilíaca profunda corre ao largo do ligamento inguinal, profundamente, dirigindo-se para a espinha ilíaca, fornecendo, habitualmente, nas vizinhanças desta, um ramo superior que sobe pela parede abdominal (artéria epigástrica externa).

Essas artérias constituem o sistema longitudinal que no adulto representa a principal fonte de irrigação da parede anterior.

Ainda existe um outro sistema denominado transversal, formado pelas artérias intercostais e lombares, com nítida distribuição segmentar, mas que somente são bem desenvolvidos nas crianças.

Veias Profundas

Geralmente acompanham o trajeto das artérias. Elas se comunicam amplamente com os sistemas superficiais e constituem também importantes vias de circulação colateral.

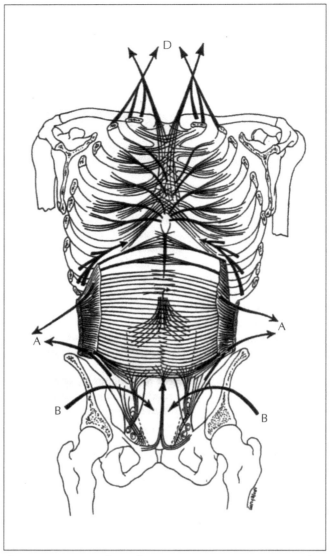

Fig. 57.6 – *Esquema baseado em Jonescu E.J. (1936), mostrando a direção das resultantes da contração muscular. Vista posterior. A - Direção da tração dos componentes laterais do músculo transverso. B - Direção da pressão das vísceras. C - Linhas de força inferiores do músculo transverso. As duas flechas verticais do xifóide da sínfise púbica, ao longo da linha alba, indicam as direções variáveis da tração dos músculos retos segundo o ponto de fixação esteja localizado nas cartilagens costais ou no púbis. D - Músculo do pescoço.*

Linfáticos Profundos

Ainda há pontos obscuros. Os coletores acompanham os vasos profundos, atingindo os linfonodos inguinais femorais profundos a aórticos ou atingindo os nodos subaxilares e mamários internos. Não são bem conhecidas as conexões e mesmo a direção da corrente linfática no abdome.

Não é fato incomum aparecer metástase ganglionar, na região umbilical, de tumores das vísceras intra-abdominais, particularmente os de localização hepática. Contudo as conexões dos linfáticos do umbigo com o fígado são mal conhecidas.

A drenagem linfática da parede abdominal tem importância em relação à difusão de infecções e de metástases.

Não há anastomoses importantes entre os linfáticos superficiais do lado direito e do esquerdo da parede abdominal, exceto no nível da região umbilical, o mesmo acontecendo o sistema linfático profundo. Portanto, a região umbilical é intermediária entre as regiões parietais do abdome e o sistema linfático intraperitoneal.

Fáscia Transversal

Faz parte de um extenso extrato fascial, encontrado em toda a cavidade abdominal, situado entre os extratos músculo-aponeuróticos e o tecido subperitoneal.

Cobre a superfície profunda do músculo transverso do abdome, donde o nome fáscia transversal. Continua com as fáscias lombar, ilíaca, do psoas e obturadora. Medialmente continua-se com a fáscia que reveste a face posterior do MRA e, depois, com a correspondente do lado oposto.

Nas partes mais craniais a fáscia transversal é delgada, do muito resistente na região inguinal onde é um importante constituinte da parede posterior do canal inguinal. No anel inguinal profundo apresenta uma expansão que se continua no funículo espermático, constituindo a fáscia espermática inferna.

Em determinadas regiões, a fáscia transversal apresenta diferenciações que são suas dependências ou condensações.

Na região umbilical forma uma condensação laminar, a fáscia umbilical (de Richet), presa de cada lado da linha mediana na face posterior da bainha do músculo reto abdominal. Cobre em grau variável o anel fibroso umbilical e os cordões fibrosos desta região (ligamento redondo, ligamentos umbilicais laterais e medial) reforçando-a.

Subjacente ao ligamento inguinal, sofre um espessamento que vai da crista ilíaca ântero-posterior até o púbis, recebendo a denominação trato ileopúbico (ligamento de Thompson). Sua extremidade medial sofre uma expansão em forma de "meia-lua", semelhante ao ligamento lacunar, denominada fibras refletidas no trato ileopúbico, que insere na crista pectínea participando do ligamento pectíneo. Sua concavidade livre, voltada lateralmente, ultrapassa o limite da borda livre do ligamento lacunar, portanto, situando-se mais próxima da veia femoral, cobrindo parcialmente a comunicação abdominal do canal femoral.

Posteriormente ao ligamento inguinal e imediatamente aolado da borda lateral do ligamento lacunar, a fáscia transverrsal emite um prolongamento em forma de funil em direção ao trígono femoral da coxa, envolvendo os vasos femorais. É a bainha dos vasos femorais que se estende cerca de 2,5 cm do ligamento inguinal e distalmente continua fundindo-se com a adventícia desses vasos.

No plano da fáscia transversal, localiza-se o ânulo profundo do canal inguinal, uma abertura em fenda a **1,5 cm** acima do ponto médio do ligamento inguinal. O contorno tédio-inferior é reforçado por uma condensação fascial denominada ligamento interfoveolar (ligamento de Hasselbach).

Peritônio Parietal e Tecido Extraperitoneal

Peritônio parietal é uma membrana serosa que reveste internamente a parede abdominal, separada desta por uma camada de tecido areolar, a gordura subperitoneal (pré ou retroperitoneal, de acordo com a sua localização), cuja quantidade determina maior ou menor aderência do peritônio. Assim, no nível do diafragma ou no nível do umbigo, o peritônio parietal é intimamente aderido à parede abdominal, por ser escasso o tecido subperitoneal, sendo extremamente difícil a sua separação.

Na parte inferior do abdome o tecido subperitoneal torna-se abundante e o peritônio adquire uma mobilidade relativamente grande, tendo facilitada sua saída pelos interstícios das paredes, para constituir o saco herniário dos diferentes tipos de hérnias.

Na região inguinal, devido a uma diferença de nível de reflexão da fáscia transversal, e do peritônio, forma-se um espaço mais ou menos amplo (espaço de Bogros). O mesmo espaço atrás do púbis, na parte média, recebe a denominação de espaço pré-vesical (espaço de Retzius). Esse espaço é facilmente atingido mediante uma incisão imediatamente acima do púbis e do ligamento inguinal e permite pesquisar as estruturas extraperitoneais da região, sem entrar na cavidade peritoneal.

Trajeto Inguinal

Corresponde ao trajeto de migração dos testículos na fase fetal e localiza-se na porção mais caudal da fossa inguinal média, com cerca de 4 cm de extensão (menor no sexo feminino) entre o ânulo profundo (anel profundo) e o ânulo superficial (anel externo), dispondo-se paralela e imediatamente acima do ligamento inguinal. Esse trajeto oblíquo dá passagem a estruturas provenientes do extrato subperitoneal do abdome, ao escroto e vice-versa. No homem o conteúdo é o funículo espermático com seus elementos constituintes, e, na mulher, o ligamento redondo. O canal inguinal também é o lugar por onde passam os nervos íleo-inguinal e o ramo genital do genitofemoral. O ânulo profundo localiza-se na fossa lateral, junto à artéria epigástrica inferior, que passa rente ao seu contorno medial, constituindo-se num importante referencial anatômico para sua localização. Nesse ponto o ducto deferente dispõe-se em gancho ao redor do contorno lateral da artéria epigástrica inferior. O assoalho do conduto é o próprio ligamento inguinal, com participação do ligamento lacunar no extremo medial. O teto do canal é a borda inferior arqueada dos músculos oblíquo interno e transverso abdominal (inclusive o arco tendíneo do transverso). A parede posterior constituída pela fáscia transversal, com estreito reforço na extremidade lateral pelo ligamento interfoveolar e medialmente, no nível do orifício externo, pelo ligamento de Henle. A parede anterior do canal é constituída pela porção aponeurótica do músculo oblíquo externo.

Canal Femoral

O tecido extraperitoneal do abdome estende-se ao longo dos vasos femorais no interior da sua bainha e contribui para sua subdivisão em três compartimentos longitudinais: lateral para a artéria, média para a veia e medial ou linfático que aloja vasos linfáticos, alguns linfonodos, tecido conectivo frouxo e tecido adiposo. O compartimento linfático permite a expansão da veia femoral e corresponde ao canal femoral que tem uma extensão de cerca de 1,3cm. Estende-se de uma pequena abertura abdominal, o anel femoral, até a proximidade do contorno proximal do hiato safeno que é coberto pela fáscia cribriforme. A hérnia femoral se exterioriza através desse hiato que é um ponto frágil do revestimento fascial da coxa.

O anel femoral nas clássicas descrições tem como limite posterior o ligamento pectíneo (de Cooper), anteriormente o ligamento inguinal coberto pelo trato ileopúbico, lateralmente a veia femoral e medialmente a borda livre côncova do ligamento lacunar. As fibras refletidas do trato ileopúbico ultrapassam o contorno livre do ligamento lacunar, sendo por este fato sua borda côncava considerada como limite medial do anel femoral. O espaço que resta é ocluído pela condensação do tecido extraperitoneal atravessado pelos vasos linfáticos. Na presença de hérnia femoral as fibras refletidas são deslocadas para dentro e o limite medial do anel femoral fica sendo o ligamento lacunar. O septo femoral é a formação que cobre o anel femoral, cuja conceituação varia conforme a definição do limite medial desse anel.

Pontos Fracos da Região Lombar

Há duas áreas triangulares da região lombar limitantes com a região em estudo. São pontos de menor resistência, onde podem se formar eventualmente hérnias lombares.

1º) Trígono lombar inferior (de Petit).

Está limitado anteriormente pela borda posterior do oblíquo maior; posteriormente pela borda anterior do músculo grande dorsal; e inferiormente pela crista ilíaca. O assoalho deste trígono é o MOI.

2º) Trígono lombar superior (de Grynfeltt-Lessahaft)

É mais constante e maior que o descrito anteriormente.

Está limitado: superiormente pela 12ª costela e a borda inferior do músculo serrátil póstero-inferior; anteriormente pela borda posterior do MOI; e posteriormente pela borda anterior do músculo quadrado lombar. O assoalho deste trígono é a aponeurose do transverso e está coberto pelo músculo grande dorsal, que neste local é bastante adelgaçado.

Limite Superior da Cavidade Abdominal

É delimitado por um forte músculo laminar – o diafragma. Este se dispõe em cúpula de concavidade inferior e apresenta uma parte tendínea (centro tendíneo) e outra carnosa periférica formada por três porções: costal, esternal e lombar, que se inserem, respectivamente, nas seis últimas costelas, no processo xifóide do esterno e na coluna vertebral. As inserções lombares são músculo-tendíneas e compreendem, de cada lado, os pilares medial, intermédio e lateral, sendo o medial do lado direito o mais longo.

Os vasos, nervos e tubo digestivo atravessam o diafragma pelos orifícios: aórtico, da veia cava inferior e esofágico, bem como pelo arco lombocostal medial (componente do pilar lateral).

O hiato aórtico é limitado pelos pilares mediais direito e esquerdo e por ele passam a aorta e o ducto torácico.

O hiato esofágico é limitado geralmente pelos feixes carnosos do pilar medial direito, por onde também passam os nervos vagos.

O forame da veia cava localiza-se na metade direita do centro tendíneo.

Pelos arcos lombocostais mediais passam a veia ázigos à direita e a hemiázigos à esquerda e, quase sempre, o tronco simpático e os nervos esplâncnicos maior e menor.

No diafragma se distribuem as terminações do nervo frênico. Quando se faz necessária uma incisão no diafragma deve-se respeitar ao máximo essas terminações, para evitar sua paralisa (paralisa segmentar) (Fig. 57.7).

Os ramos terminais dos nervos frênicos obedecem uma distribuição segmentar relacionada com a embriogênese das três partes do diafragma: esternal, costal e lombar ou pilar. O nervo frênico direito alcança o diafragma na cercania lateral do forame da veia cava ou pelo próprio forame. O nervo frênico esquerdo penetra no diafragma lateralmente ao pericárdio, logo adiante do centro tendíneo, já na porção carnosa. Os ramos terminais são: esternal ou anterior, ântero-lateral, póstero-lateral e posterior ou pilar. Na realização de frenotomia deve-se evitar a secção desses ramos. O único que lesado não traz grandes alterações funcionais é o ramo esternal. Na toraco-freno-laparotomia esquerda há necessidade de dissecar e afastar o nervo frênico esquerdo do pericárdio para se evitar sua lesão (Fig. 57.7).

Paredes da Pelve

A cavidade pélvica está em direta continuidade com a cavidade abdominal, separada arbitrariamente por um plano que passa pela linha tendínea ou arqueada (estreito superior), e por isso suas paredes sofrem todas as conseqüências das pressões intra-abdominais.

Existem na parede pélvica alguns pontos mais débeis por onde podem ocorrer herniações, se bem que a sua incidência é muito pequena. São as hérnias isquiáticas, obturatórias e perineais, com suas modalidades.

A hérnia mais comum se faz através do fundo-de-saco posterior (de Douglas) e saindo pela vagina (enterocele).

Fisiologia da Parede Abdominal

A atividade funcional da parede abdominal interfere na sua própria estrutura, na dos órgãos nela contidos e na dos órgãos de cavidades contíguas.

É conhecida a influência da contratura e tonicidade da musculatura abdominal nos diversos atos fisiológicos como a micção, a defecação, o parto e a respiração, mormente na expiração forçada.

Ainda o tônus muscular, através da manutenção da pressão intra-abdominal, concorre na sustentação dos órgãos abdominais em suas respectivas topografias.

É indiscutível o papel protetor da parede abdominal às vísceras. Muitas das suas roturas podem ocorrer, mesmo que a intensidade do agente contundente não seja de grande magnitude, se este agir coincidentemente numa fase de relaxamento muscular.

Fundamental ainda é a participação da parede abdominal na movimentação do tronco e na manutenção da postura.

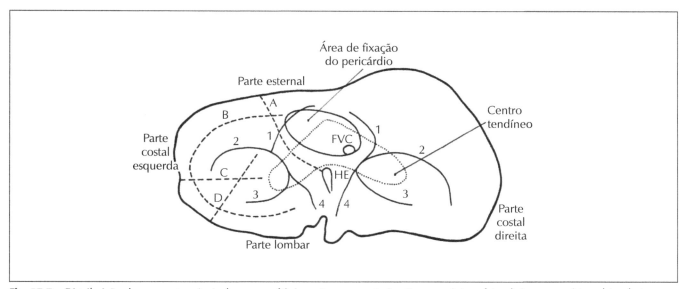

Fig. 57.7 – *Distribuição dos ramos terminais dos nervos frênicos. 1 - ramo anterior, 2 - ramo ântero-lateral, 3 - ramo pástero-lateral, 4 - ramo pilar. A - incisão complementar de toraco-freno-laparotomia esquerda rente ao pericárdio com lesão apenas do ramo esternal, B – incisão circunferencial, C - incisão lateral, D - incisão posterior. FVC - foram e da veia cava, HE - hiato esofágico.*

Destacam-se, claramente, as significativas influências de fatores como o vômito, o soluço, a deambulação, a tosse sobre as incisões abdominais recentes.

A musculatura abdominal sempre atua conjuntamente, de maneira harmônica, sinérgica ou antagonicamente, para atingir determinado fim. Portanto, a musculatura abdominal forma uma unidade funcional que age tanto sobre o sistema ósseo onde se insere, como sobre o conteúdo da cavidade abdominal.

Os músculos do abdome contribuem na manutenção da natural inclinação da bacia. A diminuição da sua tonicidade pode favorecer a acentuação da lordose fisiológica do segmento lombar da coluna.

O músculo reto abdominal tem como principal função, ao se contrair, a flexão do tórax sobre o abdome e a elevação da bacia. Na posição supina participa da elevação do tronco e indiretamente exerce a mesma ação sobre a cabeça. Na contração do músculo reto é importante a participação dos músculos largos do abdome que provocam a retração do ventre, encurvando os retos para dentro, favorecendo, assim, o seu trabalho muscular. A bainha dos retos tem desempenho notável no rendimento da contração do músculo reto. Ela evita que este músculo se disponha como corda de arco. As digitações fibrosas do MRA, pelas firmes aderências no folheto anterior da sua bainha, além de possibilitarem a ação contensora da referida bainha, têm importante papel no arqueamento do tronco, pois é no nível delas que o músculo se dobra nos seus diversos segmentos, mantendo, durante a contração, a mesma distância que apresenta em repouso.

Os músculos retoabdominais têm ação insignificante no mecanismo respiratório.

Os músculos oblíquo externo e oblíquo interno também produzem a flexão ventral da coluna e do tronco quando se contraem bilateralmente. Nesta função, os dois músculos agem sinergicamente.

Estes dois músculos largos do abdome apresentam, de maneira geral, feixes musculares com disposição ortogonais entre si. Seus tendões laminares se cruzam na linha mediana e se continuam com os respectivos do lado oposto. Assim, a ação de um dos músculos só pode ser exercida conjuntamente com a do outro.

Funcionalmente consideram-se os músculos oblíquo externo e o oblíquo interno como um músculo digástrico, cuja partetendínea é a aponeurose mediana desses músculos.

A contração unilateral do músculo oblíquo externo produz a rotação do tronco para o lado oposto. Por outro lado a contração unilateral do músculo oblíquo interno produz torção do tronco para o mesmo lado da contração. É fácil verificar-se que os feixes musculares do MOE. guardam uma disposição paralela com os do MOI do lado oposto, explicando assim esse comportamento. Portanto, no movimento de rotação do tronco esses dois músculos oblíquos dos lados opostos agem sinergicamente.

Certos fascículos do músculo oblíquo externo, junto com a parte caudal do músculo reto, provocam flexão ventral da coluna vertebral, sendo sinérgicos com o músculo retoabdominal. Nesta ação flexora há também componente de fascículos do músculo oblíquo interno, que tomam apoio na parte cranial do músculo do reto.

Os músculos transversos abdominais, do ponto de vista funcional, comportam-se como único músculo que se estende das apófises costiformes, de um lado às do outro lado, sendo, as partes dorsal e ventral, aponeuróticas. Atuando como uma faixa elástica do abdome o seu tônus muscular tem importante função na estática das vísceras abdominais, concorrendo efetivamente para a manutenção da pressão intra-abdominal. Esta aumenta extraordinariamente quando da contração, pois a contratura do músculo transverso produz a diminuição dos diâmetros transversal e sagital do abdome.

A contração simultânea dos feixes laterais dos músculos oblíquos externo e interno, de ambos os lados, anula o componente de flexão lateral tendo-se como resultante a força horizontal, semelhante à do músculo transverso (Fig. 57.6). Nesta situação, todos os três músculos largos do abdome agem sinergicamente, inclusive com uma diminuta participação do músculo reto, contribuindo para o aumento da pressão intra-abdominal. Se o diafragma estiver na fase de relaxamento é empurrado para cima, agindo portanto como os músculos expiradores, particularmente nas expirações forçadas. Por outro lado, a contração dos três músculos largos abdominais, juntamente com os músculos do assoalho pélvico, se opõe ao movimento do diafragma, para baixo, durante o esforço da tosse por exemplo.

Esta compressão, que a musculatura abdominal exerce sobre as vísceras, tem um papel valioso na manutenção da posição ereta do homem.

Vale a pena salientar o curioso comportamento dos músculos abdominais em relação ao diafragma, pois eles têm direta implicação com os fenômenos respiratórios. A musculatura abdominal é antagônica ao diafragma. Na inspiração, quando o diafragma se contrai e abaixa, diminui a tonicidade dos músculos abdominais. Por sua vez, quando o diafragma se eleva, a parede abdominal se retrai, o que se verifica no movimento de expiração.

Jonescu (1936) em um minucioso trabalho anatômico estabeleceu as bases morfofuncionais que condicionam a direção de propagação das forças musculares. As linhas de forças dos músculos do abdome se dirigem predominantemente para fora, para cima e para baixo, tendo como conseqüência a redução dos diâmetros transverso e ântero-posterior do abdome.

Pela direção das forças, pode-se compreender que as bordas de uma incisão transversal tendem a se aproximar, quando se contraem os músculos abdominais, ao contrário do que acontece com as incisões longitudinais (Fig. 57.6)

Os músculos abdominais, além dos fenômenos mecânicos de contração, desempenham importante papel na condução das tensões que se originam do segmento superior do tronco para o inferior e vice-versa.

Através dos músculos da parede abdominal se transmitem tensões originadas pela deambulação. No movimento da marcha, quando a perna é deslocada para frente, aparece ligeira torção do tronco. Simultaneamente o ombro é levado ligeiramente para frente produzindo tensão do músculo grande peitoral. Essas tensões propagam-se mais acentuadamente na parte superior da parede abdominal. As tensões originadas no músculo grande peitoral se cruzam na linha mediana e seguem a direção dos músculos oblíquos do lado oposto. Portanto há um cruzamento das tensões geradas no ato da marcha, no sentido crânio-caudal.

As contrações dos músculos abdominais influem ativamente na circulação do retorno venoso e na circulação linfática da região.

O advento da eletromiografia, possibilitando o registro das atividades,elétricas do trabalho muscular, trouxe maiores esclarecimentos sobre o tema.

Verificou-se que existe uma diferença entre as atividades dos músculos dos dois lados, atribuída a uma assimetria básica funcional.

Através de estudo eletromiográfico, verifica-se que praticamente inexiste atividade muscular na parede abdominal, quando se coloca um indivíduo em posição supina.

O movimento de levantar a cabeça (utilizado para o fortalecimento dos músculos abdominais) produz intensa atividade nos músculos retos, enquanto que nos músculos oblíquos externo e interno apenas aparece uma leve ativação. Portanto o levantar da cabeça, como exercício, somente beneficia os músculos retos, ainda que classicamente este exercício seja recomendado para aumentar o tônus da parede abdominal. Ainda pode se inferir que este tipo de movimento tem repercussão desprezível na região inguinal dos pacientes submetidos a herniorrafia.

A elevação bilateral dos membros inferiores ativa toda musculatura da parede abdominal, visando fixar a pelve. A elevação unilateral resulta numa ativação menos efetiva, assimétrica, com predominância na metade do lado correspondente ao membro elevado.

Nos indivíduos em posição ereta, e em descanso, apenas nota-se atividade no músculo oblíquo interno. Este músculo, aparentemente, oferece constante proteção à região inguinal.

Nos indivíduos eretos ou deitados, com expiração forçada estando a glote fechada, o músculo oblíquo externo e as porções mais caudais do oblíquo interno se contraem na razão direta do esforço, enquanto que não se nota atividade no músculo retoabdominal.

Quando se realizam esforços como micção, defecação, tosse ou parto as fibras arqueadas dos músculos oblíquo interno e transverso do abdome contraem-se e retificam o teto encurvado do canal inguinal aproximando-o do seu assoalho, reforçando a parede posterior deste canal. A contração do músculo transverso do abdome, agindo nos pilares do ânulo profundo desloca-se para cima e para fora. Além de estreitá-lo em torno do funículo espermático pela tração dos pilares o anel profundo é deslocado para trás da musculatura do oblíquo interno sofrendo sua ação protetora.

BIBLIOGRAFIA

1. Anson BJ, Morgan EH e McVay CB. Surgical anatomy of the inguinal region based upon a study of 500 body-halves. Surg. Gynec. Obstet. 111:707-725, 1960.
2. Basmajian GV. Muscles Alive: Their functions revealed by eletromyography 2 ed William & Wilkins Baltimore, 1967.
3. Callander CL Surgical Anatomy. 2 ed. W. B. Saunders, 1948.
4. Dodds GS. The essentials of human Embryology. 3 ed. John Wiley & Sons, New York, 1974.
5. Gardner E, Gray DJ e O'Rahilly R. Anatomia: estudo regional do corpo humano. Guanabara-Koogan 3ª ed., Rio de Janeiro, 1971.
6. Goffi FS e Guimarães JS. Tratamento cirúrgico das hérnias inguinais. Rev. Paul. Med. 60:369-380,1962.
7. Jonescu El. FUJ1ctionelle struktur der voderen Korperwand Morphologisches Gahrbuch. 78:188-233,1936.
8. Llorca FO. Anatomia humana. 2ª ed. Editorial Científico-Médica. Barcelona, 1960.
9. Merendino KA, Jonhson RJ, Skinner HH e Maguile RX. The intradiaphragnatic distribution of the phrenic nerve with particular reference to the placement of diaphragmatic incisions and controlled segmental paralysis. Surgery 39:189-198,1956.

10. Monteiro A. Tática cirúrgica abdome. Editora Borsoi, Rio de Janeiro, 1957.
11. Nyhus LM, Condom RE e Harkins H. N. Clínical experiences with preperitionial hernial repair for ali types of hernia of the groin, with particular reference to the importance of transversalis fascia analogues. Amer. J. Surg. 100:234-244, 1960.
12. Nyhus LM. An anatomic reappraisal of the posterior inguinal wall. Special consideration of the ileo pubic tract andits relation to groin hemias. Surg. Clin. N. Amer. 44:1305-1313,1964.
13. Sabiston DC JR ed. Davis Cluistopher, Text book ofsurgery, 10 ed. — W.B Saunders, Philadelphia, 1972.
14. Skandalakis JE, Gray SW e Akin JT. The surgical anatomy of hemial rings. Surg. Clin. N. Amer. 54:1227·1246, 1974.
15. Testut L e Jacob O. Tratado de anatomia topográfica com aplicaciones medico·quirurgicas. 8ª ed. Salvat Eds. Barcelona, 1952.
16. Zimmerman **LM** e Anson BJ. Anatomy and surgery of hemia. 2 ed. The Willians & Wilkins. Baltimore, 1967.

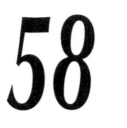

Laparotomias

Álvaro Dino de Almeida
Alcino Lázaro da Silva
Fábio Schmidt Goffi

CONCEITO

Laparotomia (laparon = flanco + tome = corte + ia) significa, na acepção exata do termo, "secção no flanco"; tem, entretanto, a significação de "abertura cirúrgica da cavidade abdominal" no conceito da maioria dos cirurgiões. *Celiotomia* (celion = abdome + tome = corte + ia) seria o termo mais correto, pois quer dizer, precisamente, incisão da parede abdominal em qualquer região.

A denominação de "laparotomia" como sinônimo de celiotomia é geralmente aceita, sendo consagrada pelo uso.

GENERALIDADES

A abertura cirúrgica da cavidade abdominal com fins diagnósticos ou terapêuticos é prática que nos vem desde a Antigüidade. No Brasil Arnaldo Vieira de Carvalho, citado por Guimarães, em 1898, na Sociedade de Medina e Cirurgia de São Paulo, teceu considerações sobre 100 laparotomias e no 6º Congresso Médico Brasileiro, realizado em setembro de 1907, apresentou a casuística baseada em 1.600 laparotomias (5% de mortalidade). França Filho, em 1910, defendeu tese inaugural na Faculdade de Medicina do Rio de Janeiro com o título "Laparotomia Exploradora".

LAPAROTOMIAS

A introdução na prática cirúrgica rotineira, após o segundo conflito mundial, das drogas curarizantes e da intubação traqueal durante a anestesia para cirurgia abdominal facilitou sobremaneira as manobras de abertura e fechamento da parede abdominal. O "silêncio abdominal" assim obtido, contrapondo-se ao que antes ocorria representado pela evisceração conseqüente à tensão da musculatura parietal enquanto se executava a operação intracavitária, transformou as manobras relacionadas com a via de acesso em ato simples e confortável.

O melhor conhecimento da anatomia funcional da parede abdominal e dos mecanismos íntimos do processo de cicatrização da ferida cirúrgica, incluindo o adequado uso dos fios de sutura, também contribuiu para reduzir a freqüência e gravidade das complicações pós-operatórias das laparotomias.

A partir de 1988 o rápido avanço da tecnologia permitiu o desenvolvimento da vídeo-laparoscopia, realizada através de mini-incisões, em substituição às laparotomias convencionais. Vários procedimentos intracavitários, especialmente sobre as vias biliares, passaram a ser executados por meio desse recurso técnico, sendo de se prever que ele terá ampliadas progressivamente suas indicações. O cirurgião completo, no entanto, deverá se adestrar igualmente com o uso das vias de acesso clássicas e das mini-incisões para o emprego de equipamentos ótico-eletrônicos, escolhendo para cada doente aquilo que a este for mais benéfico.

CLASSIFICAÇÃO

As laparotomias podem ser:

Longitudinais

A) mediana
   a) supra-umbilical
   b) infra-umbilical

B) paramediana
   a) pararretal interna (Lennander)
      1) supra-umbilical
      2) paraumbilical
      3) infra-umbilical
      4) xifopúbica
   b) transretal
   c) pararretal externa
      1) supra-umbilical
      2) intra-umbilical (Jalaguier)

Transversais

a) supra-umbilical
    1) Parcial (Sprengel)
    2) Total
b) infra-umbilical
    1) Parcial (Pfannenstiel; Cherney)
    2) Total (Gurd)

Oblíquas

    a) subcostal
    b) diagonal epigástrica
    c) estrelada supra-umbilical
    d) estrelada infra-umbilical (Mc Burney)
    e) lombo-abdominais.

Toraco-Laparotomias

Toraco-Freno- Laparo tomias

Incisões Combinadas

INDICAÇÕES

As laparotomias têm as seguintes finalidades:
1 – como via de acesso a órgãos intra-abdominais em operações eletivas;
2 – como via de drenagem de coleções líquidas;
3 – como método diagnóstico – laparotomias exploradoras.

DESCRIÇÃO

A *incisão mediana* é feita em extensão variável, na linha que vai do apêndice xifóide à sínfise púbica, passando pela cicatriz umbilical. Acima desse ponto corresponde à lâmina aponeurótica resultante do entrecruzamento das fibras da bainha dos músculos retoabdominais; abaixo dele corresponde à linha de contato medial desses músculos (Fig. 58.1).

Pode ser considerada "incisão universal"; permite a realização de qualquer cirurgia intra-abdominal, nos andares supramesocólico e inframesocólico e cavidade pélvica; denomina-se incisão mediana supra-umbilical quando se estende do apêndice xifóide ao umbigo e incisão mediana infra-umbilical quando vai desse reparo ao púbis.

As *incisões paramedianas* (Fig. 58.1) situam-se 1,5 a 2cm à direita ou à esquerda da linha mediana. Podem ser traçadas do rebordo condral até 1cm acima de cicatriz umbilical, ou ter início 1cm abaixo desta e chegar até o tubérculo do púbis. Situam-se, também, ao lado da referida cicatriz (incisão paraumbilical). Secciona-se a lâmina anterior da bainha do músculo reto do abdome, paralelamente à linha mediana, contornando medialmente esse músculo, afastando-o para fora, e abrindo a lâmina posterior e o peritônio na mesma direção e extensão que a incisão da lâmina anterior (Lennander, 1897).

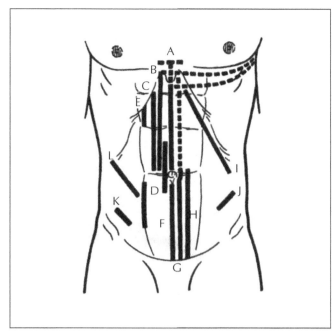

Fig. 58.1 – *Incisões laparotâmicas. A - Incisão mediana; em pontilhado, o traçado para a ressecção do apêndice xifóide; B Paramediana pararretal interna (Lennander); em pontilhado o traçado para toracolaparotomia; C - Transretal; O - Paramediana pararretal externa; E - Para piloromiotomia (Robertson); F - Mediana infra-umbilical; G - Pararretal interna infra-umbilical; em pontilhado a extensão cranial; H - Transretal infra-umbilical; I - Subcostal (Kocher); J - Para sigmoidostomia, K - Oblíqua baixa (McBurney); L - Oblíqua alta.*

Também é incisão "universal" pois permite acesso a qualquer órgão ou víscera.

A incisão paramediana paraumbilical, em situações de urgência, quando não há diagnóstico preciso, é das melhores, pois permite fácil e rápida ampliação em direção cranial ou caudal, de acordo com a afecção encontrada.

A *incisão transretal* é feita sobre o músculo reto anterior do abdome que é atravessado, por afastamento das fibras (divulsão), após a abertura da lâmina anterior; a lâmina posterior e o peritônio são abertos no mesmo sentido que o músculo. É pouco usada.

A *incisão pararretal externa* segue, na pele, a linha de projeção da borda externa do músculo reto anterior do abdome; pode ser supra, médio ou infra-umbilical. A lâmina anterior da bainha desse músculo é incisada 1cm para dentro, na mesma direção; a borda muscular externa é dissecada e afastada; a lâmina posterior e o peritônio são abertos do mesmo modo que a lâmina anterior; os nervos intercostais, geralmente, são sacrificados, sobretudo quando a incisão é extensa. No segmento infra-umbilical é conhecida como *incisão de Jalaguier*; por alguns é indicada na apendicite aguda, quando a contratura muscular ou o tumor doloroso estiver localizado mais próximo da linha média que na fossa ilíaca direita.

As *incisões transversais* (Fig. 58.2) são perpendiculares ao plano sagital. Podem ser simétricas, isto é, com extremos eqüidistantes da linha mediana, ou as simétricas, ficando a maior extensão à direita ou à esquerda dessa linha; podem ser supra-umbilicais ou infra-umbilicais, sendo a extensão, a simetria ou predominância lateral condicionadas pela ope-

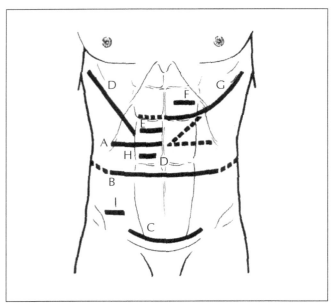

Fig. 58.2 – Incisões laparotômicas. A - Transversa parcial (Sprengel); em pontilhado o traçado para passar a total; B - Transversa infra-umbilical; em pontilhado os prolongamentos para os flancos (Gurd); - Pfannenstiel; D - Toracolaparotomia direita; E - Transversa para colostomia; F - Para gastrostomia; G - Toracolaparotomia esquerda; em pontilhado o traçado da extensão horizontal e oblíqua; H - Para transversostomia; I - Para apendicectomia (Elliot-Babcock). Utilizada para exploração bilateral da adrenais.

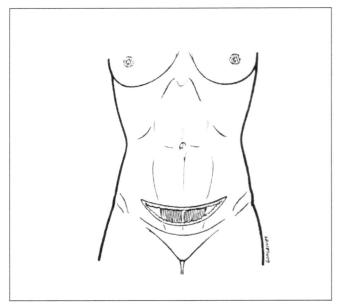

Fig. 58.3 – Incisão cutânea aponeurótica de acordo com Pfannenstiel.

ração proposta. Os músculos retos anteriores do abdome são seccionados transversalmente; os músculos oblíquo externo e oblíquo interno são seccionados com ângulo muito próximo à direção das fibras, sendo nesse mesmo sentido a abertura do músculo transverso e do peritônio.

A cavidade abdominal pode ser aberta por incisão transversa ampla, total, estendendo-se de flanco a flanco, a linha média abdominal sendo cruzada acima ou abaixo do umbigo (Gurd) (colectomia, pancreatectomia etc.); na primeira situação, o segmento central do traçado pode ter a forma que lembra a letra "U" invertida, segundo Hume. Quando ocupa a região epigástrica ou o quadrante superior direito, detendo-se no rebordo condral ou ultrapassando-o no limite inferior, recebe o nome de incisão de Sprengel, usada na cirurgia das vias biliares.

Na mulher, a incisão transversa tem indicação na cirurgia ginecológica. O traçado é feito na linha limítrofe dos pêlos pubianos (Pfannenstiel); a aponeurose da região é seccionada transversalmente (em relação à linha mediana, porém, na direção das fibras e, por isso, em arco sob o ponto de vista anatômico), sendo os retalhos rebatidos na extensão máxima, de modo a expor a linha mediana, desde o púbis até próximo à cicatriz umbilical (Fig. 58.3). Os músculos retos anteriores são afastados; aparecem no terço cranial da incisão a lâmina posterior da bainha dos músculos retoabdominais e nos dois terços inferiores o tecido pré-peritoneal e o peritônio (arcada de Douglas). Incisado o plano posterior, a cavidade abdominal é aberta. A colocação de afastadores torna o campo operatório amplo, permitindo a maioria das intervenções genecológicas.

Outra alternativa é, após a incisão da pele, o cirurgião rebater ao máximo os retalhos cutâneos e incisar a aponeurose longitudinalmente, do púbis ao umbigo, indo diretamente ao plano aponeurótico peritoneal (cesarianas). Já de início ou para ampliação do campo os músculos retos anteriores do abdome podem ser seccionados transversalmente acima do púbis (Cherney).

Elliot preconizou e Babcock divulgou a incisão transversa curta, na linha bicrista ilíaca, a 2cm para dentro da espinha ilíaca anterior superior direita, para a abertura da pele nas apendicectomias.

A incisão transversa infra-umbilical oferece excelente via de acesso à aorta abdominal e artérias ilíacas.

Nas *incisões oblíquas* o nome já está definindo a direção do traçado, referindo-se ao plano sagital ou transverso (Figs. 58.1 e 58.2).

A *incisão subcostal* ou paracostal de Kocher segue paralelamente e próxima ao rebordo costo-condral, desde o apêndice xifóide até o flanco; à direita permite o acesso à vesícula e às vias biliares e à esquerda está indicada nas esplenectomias e nas adrenalectomias. Com menor extensão pode ser empregada no tratamento da hipertrofia do pilaro e na drenagem do abscesso subfrênico (subdiafragmático, subepático, da loja esplênica).

A *incisão estrelada* ou *alternante* caracteriza-se por seccionar os músculos na direção de suas fibras. É chamada "incisão estrelada" porque a abertura dos planos musculares é feita em direções que se cruzam. Quando situada na fossa ilíaca direita, recebe o nome de incisão de McBurney, sendo empregada nas apendicectomias. O traçado cutâneo cruza a união do terço lateral com os dois terços mediais da linha que vai da espinha ilíaca anterior e superior à cicatriz umbilical; tem a direção oblíqua para baixo e para dentro.

Como a incisão é pequena, variando de 2,5 a 5cm, somente a porção aponeurótica do músculo oblíquo externo é seccionada a bisturi ou tesoura, na direção das fibras; os músculos oblíquos internos e transverso são atravessados por "divulsão".

A incisão de Elliot ou Elliot-Babcock, já referida, é transversal somente na pele; nos demais planos é aberta na direção das fibras por divulsão, de modo semelhante ao da incisão de McBurney. A *incisão lombo-abdominal* tem início no ângulo costo-muscular ou sobre a 12ª costela, cruza a região costo-ilíaca, passa à face anterior do abdome e termina junto à borda lateral do músculo reto anterior, um pouco acima ou um pouco abaixo do umbigo. É indicada essencialmente para acesso ao retroperitônio (rim, bacinete, ureter, veia cava, aorta, cadeia simpática e tumores retroperitoneais).

A *toraco-laparotomia* consiste na abertura da cavidade torácica e abdominal, simultaneamente (Fig. 58.2), com secção do rebordo costo-condral e incisão do diafragma. Ohsawa, em 1933, foi o primeiro cirurgião a empregá-la para a ressecção, com sucesso, do terço inferior do esôfago, por câncer. Feita do lado esquerdo permite amplo acesso ao esôfago distal, à cárdia, ao estômago em toda sua extensão; à direita possibilita o acesso ao fígado, ao hilo hepático, à veia porta e à veia cava inferior (anastomose portocava). Ampliando-se o segmento abdominal em direção à prega inguinal, concede amplo acesso aos linfonodos retroperitoneais para o esvaziamento linfonodal por tumor do testículo.

A *toraco-freno-laparotomia* consiste no acesso ao abdome através de toracotomia exclusiva e abertura do diafragma, sem que a incisão do tórax ultrapasse o rebordo costo-condral; é empregada somente no lado esquerdo, na cirurgia do esôfago distal e da cárdia.

As *incisões combinadas* associam direções verticais oblíquas e transversais; em traçados retilíneos ou curvilíneos eram praticadas, geralmente, no quadrante superior direito do abdome, para o acesso às vias biliares extra-hepáticas. Hoje praticamente abandonadas, se justificavam em um tempo em que a inexistência dos meios que possibilitam o bom relaxamento da musculatura abdominal tornava difícil o acesso àquelas estruturas. Das incisões combinadas, a que se usa atualmente, com freqüência, é a toracolaparotomia, direita ou esquerda, com o ramo torácico oblíquo e o abdominal transversal (Fig. 58.2).

Escolha da Incisão

A escolha da incisão, em princípio, se resume na opção pelas incisões longitudinais, transversais, oblíquas ou combinadas, dependendo da preferência da escola cirúrgica e da maior experiência pessoal do cirurgião.

É de interesse apresentar os princípios anatomofisiológicos das incisões laparotômicas e algumas críticas para que, os que se iniciam, possam avaliar as qualidades ou vantagens de umas e os defeitos ou inconvenientes de outras, por raciocínio próprio.

As bases anatômicas e fisiológicas já estão expostas em outra parte deste livro. A guisa de recapitulação, serão analisados alguns pontos:

Requisitos

A incisão abdominal ideal é a que permite o acesso fácil do órgão visado, oferecendo espaço suficiente para que as manobras cirúrgicas sejam executadas com segurança; deve possibilitar a reconstituição da parede de maneira perfeita, sob o aspecto anatômico, funcional e estético, permitindo ampliação rápida e pouco traumatizante.

Princípios Anatomofisiológicos e Crítica

Quanto mais perto do órgão for feita a incisão da parede abdominal, com maior rapidez ele será atingido. Esse critério topográfico nem sempre respeita a anatomia e a fisiologia, norma indispensável em qualquer diérese; muitos cirurgiões preferem a *linha mediana* para realizar o desejado; proporciona acesso mais rápido e menos hemorrágico; a incisão pode ser longa, de início, ou ampliada depois, sem maior traumatismo das partes moles; permite, pelo afastamento conveniente das margens, que qualquer órgão seja trabalhado, tanto em situação intra-abdominal como retroperitoneal. No segmento supra-umbilical, entretanto, a secção longitudinal da linha branca, lâmina aponeurótica resultante da fusão das lâminas das bainhas dos músculos retoabdominais, condiciona maior incidência de eviscerações pós-operatórias e de eventrações (hérnias incisionais), pois nela se concentram as linhas de força resultantes da contração dos músculos largos do abdome, por si mesmos, ou fazendo parte da sinergia funcional obrigatória, determinada pela movimentação dos membros e do tronco. Os músculos largos tracionam a linha branca para ambos os lados e exercem apreciável força de separação nas bordas da sutura aí praticada. No paciente sob anestesia superficial uma incisão mediana supra-umbilical exige 13,5kg de força para aproximação das margens, aumentando-a proporcionalmente ao quadrado do seu comprimento. Os músculos retoabdominais contrabalançam essa tração lateral atuando no sistema, de modo a aliviar a linha branca; pode-se facilmente verificar esse fato nas diástases e nas eventrações; quando se manda o doente elevar os membros inferiores sem fletir os joelhos, as bordas mediais dos músculos retoabdominais aproximam-se, reduzindo o espaço entre elas.

Sendo a linha branca supra-umbilical uma lâmina aponeurótica com irrigação sangüínea pobre, a cicatrização é demorada e precária; as fibras aponeuróticas, embora entrecruzadas, deixam-se cortar ou cedem nos pontos de penetração dos fios pelo insuficiente apoio que oferecem.

Não constitui, pois, a linha mediana supra-umbilical boa localização para a incisão abdominal; é o local submetido a maior tensão, com apoio inseguro; oferece, ainda, más condições para a cicatrização.

Não se pode dizer o mesmo da *linha mediana infra-umbilical*, onde as forças que atuam são mais fracas devido ao apoio lateral das cristas ilíacas e da arcada crural; 4cm abaixo da cicatriz umbilical as aponeuroses dos músculos largos passam unidas adiante dos músculos retos que ficam encostados um ao outro. Há entre eles apenas uma separação linear e não laminar; a reconstituição pode, então, ser feita em três planos: na profundidade, o plano peritônio-aponeurótico (arcada de Douglas); no meio, o plano muscular e na superfície a aponeurose de inserção dos músculos largos, bem vascularizada e firme.

É aceitável a incisão mediana infra-umbilical e condenável a incisão mediana supra-umbilical, a menos que nesta se proceda a *abertura sistemática das bainhas dos músculos retos e se faça a reconstituição da parede em três planos,* o peritônio-aponeurótico, neste caso, em toda a extensão da incisão, constituído pelo peritônio e lâmina posterior, o plano muscular que é aproximado lado a lado e o plano superficial, constituído pela lâmina anterior da bainha dos músculos retoabdominais. Dessa maneira, embora a incisão tenha se localizado na linha de maior tensão abdominal compensam-se os inconvenientes, já referidos, com a reconstituição reforçada, em três planos; além disso a aproximação muscular apresenta cicatrização favorecida e sólida.

A *incisão paramediana pararretal interna,* descrita por Lennander, em 1897, já não agride a parede abdominal na linha branca; é lateral a ela, desviando-se, pois, da zona de maior tensão; permite acesso fácil, pouco sangrante; a lâmina anterior da bainha do músculo retoabdominal é incisada longitudinalmente, a 1 1/2cm para fora (Fig. 58.4); a borda medial ou interna do músculo reto pode ser dissecada sem dificuldade e afastada de modo a expor o terço da lâmina posterior da bainha que é, juntamente com o peritônio, aberta no mesmo sentido e extensão que a lâmina anterior da bainha (Fig. 58.5). Essa incisão pode ser ampliada cômoda e rapidamente; pode excepcionalmente ser longa de início, estendendo-se do rebordo condral ao púbis; o acesso é tão bom e amplo como o que proporciona a incisão mediana; a reconstituição é feita pela sutura de dois planos resistentes, as aponeuroses da bainha dos músculos retos, com a vantagem de ter de permeio o músculo que volta à sua posição primitiva, interpondo-se entre a sutura anterior e a posterior; é refeita a anatomia; não secciona nervos nem vasos importantes; não secciona músculos. Pode ser à direita ou à esquerda da linha alba, acima ou abaixo da cicatriz umbilical.

A *incisão pararretal externa* tem o risco de lesão dos nervos que penetram no músculo pela borda lateral. Quando executada no segmento infra-umbilical, com possibilidade de poupança dos nervos ou com lesão apenas de um tronco,

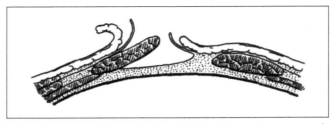

Fig. 58.5 – *Descolamento do músculo retoabdominal na incisão de Lennander.*

a incisão pararretal externa é aceitável, pois permite acesso fácil ao ceco, ao apêndice vermiforme e aos anexos uterinos direitos, se feita à direita, e ao colo sigmóide e anexos uterinos esquerdos, se à esquerda. No entanto, a incisão transversa feita no mesmo nível, ou seja, 3 a 5cm abaixo do umbigo, concede o mesmo fácil acesso, porém obedece mais à estética e à anatomia funcional.

A musculatura abdominal é inervada pelos nervos intercostais, cujas terminações trocam amplas anastomoses; penetram, porém, nos músculos retos anteriores pelas bordas laterais, ainda sob a forma de finos ramos; a lesão de mais que dois deles é prejudicial ao músculo correspondente. Quanto mais conspícuo for o nervo seccionado maior será a massa muscular que perderá a inervação e maiores os prejuízos em relação à integridade da parede; as incisões subcostais lesam troncos nervosos mais espessos que as pararretais externas e os lesam em maior número. Por isso são altamente prejudicais à parede abdominal pela atrofia muscular que determinam.

O músculo não responderá aos estímulos; transforma-se em fina lâmina conjuntiva distensível e fraca. Eis por que a parede abdominal se deforma e, às vezes, com características de hérnia ou eventração.

As incisões longitudinais, apesar das boas qualidades já referidas, quando em situação paramediana interna, não deixam de estar situadas na posição onde as forças antagônicas se fazem em direção perpendicular à abertura, tendendo sempre a afastar as bordas suturadas; esse fato condiciona risco de deiscência pós-operatória; é mais dolorosa aos mínimos esforços, repercutindo no reflexo de defesa protetor, na diminuição da amplitude respiratória e no ato defensivo de evitar a tosse; sobrevêm as complicações pulmonares conhecidas (atelectasia pós-operatória, acúmulo de secreção brônquica etc.).

As *incisões transversais,* nesses aspectos, apresentam vantagens sobre as longitudinais, pois, sendo a abertura na direção das linhas de tensão predominantes no abdome, resguarda as bordas suturadas da tendência ao afastamento condicionado, situação adversa à deiscência. As lesões dos nervos intercostais são mínimas ou nenhuma, pois o traçado lhes é quase paralelo; a secção muscular, mesmo em direção transversal, cicatriza-se perfeitamente, formando, em relação ao músculo reto anterior, nova interseção aponeurótica; as suturas ao ficarem perpendiculares à direção das fibras, prendem melhor essas estruturas; o resultado estético é ótimo, pois o traçado da incisão cutânea acompanha as pregas naturais ou situa-se perpendicularmente à direção da contração dos músculos subjacentes (músculos retoabdominais); a abertura é mais demorada e o sangramento é maior. São essas desvantagens compensadas pelo pós-operatório suave,

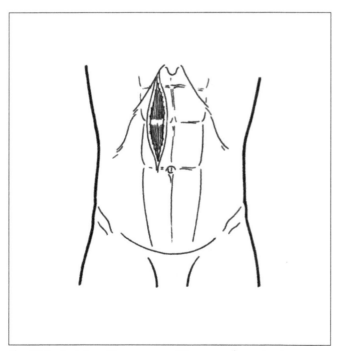

Fig. 58.4 – *Incisão cutânea aponeurótica para a laparotomia paramediana direita supra-umbilical.*

menos dolorido; há menor incidência de complicações respiratórias e, o e é mais importante, são quase nulas as eviscerações e as érnias incisionais (Greenall e col., 1980).

Os pacientes com arco costal amplo, ângulo de Charpy, bem aberto e com diâmetro abdominal transverso grande, o diafragma, estômago, baço, fígado e vesícula biliar estão mais baixos e menos escondidos sob o gradeado costo-condral; em tais situações as operações abdominais supramesocólicas podem ser feitas com mais facilidade pela incisão transversa; por outro lado, a obesidade é mais freqüente e as manobras se tornam mais difíceis.

Nos pacientes com ângulo costal fechado agudo, eixo transversal curto, eixo vertical abdominal longo, diafragma (o, diâmetro ântero-posterior reduzido, a incisão vertical dá melhor exposição; esses pacientes, longilíneos, são em geral magros. A mulher, com esse tipo constitucional, possui, com freqüência, o ângulo suprapúbico amplo e pequena distância entre as costelas e a crista ilíaca; nessas condições, a incisão transversa é melhor para as intervenções no abdome inferior ou na pélvis; para o abdome superior seria inadequada.

As incisões oblíquas amplas, subcostais, que sacrificam músculos e nervos, são inconvenientes; além de não respeitarem a anatomia e a fisiologia da parede abdominal dão, com freqüência, exposição inadequada; as incisões combinadas são trabalhosas e nem sempre oferecem bom campo.

Fácil agora é reconhecer que há vantagens e desvantagens, tanto para as incisões longitudinais como para as incisões transversais; o cirurgião deve conhecer bem todas elas, a fim de fazer a indicação de acordo com o paciente; pode ser adepto de um ou de outro tipo, porém, deve ter o suficiente bom senso para não ser sistemático.

Ressecção Do Apêndice Xifóide

Apesar do que foi referido a propósito da incisão mediana supra-umbilical e levando-se em conta o que dissemos a propósito da escolha, deve-se reconhecer situações em que essa incisão se afigura a mais indicada, sobretudo se o objetivo for a cárdia ou os pilares diafragmáticos; pode-se, então, aproveitá-la ao máximo, fazendo a ressecção total do apêndice xifóide, recurso preconizado por Lefévre em 1946 que amplia surpreendentemente a incisão mediana; está indicada, essa manobra, na gastrectomia total, esôfago-gastrostomia infradiafragmática, esôfago-jejunostomia, vagectomia, hérnia do hiato diafragmático, esplenectomia etc.; pode até, em algumas situações, substituir a toraco-laparotomia esquerda.

Toraco-Laparotomias e Toraco-Freno-Laparotomias

No segmento torácico são preferíveis o 8º ou 9º espaços intercostais, sem ressecção da costela; o diafragma pode ser suturado aos músculos intercostais para que a cavidade abdominal fique isolada da cavidade pleural; rotineiramente esse tempo cirúrgico não é feito; o diafragma é aberto no sentido radial em direção ao hiato.

No segmento abdominal a continuação do traçado torácico pode ser horizontal até a borda lateral do músculo reto anterior direito ou pode descer em direção à cicatriz umbilical como incisão paramediana interna ou mediana, pela linha branca; pode, também, cruzar em diagonal a região epigástrica.

Muitas vezes a toraco-laparotomia é iniciada pelo segmento abdominal (para avaliação primeira das condições de extirpabilidade do tumor) e depois continuada em direção ao tórax.

A secção do rebordo costo-condral altera um pouco a estética do tórax e condiciona maior número de compbcações; prefere-se, por isso, o 9º espaço intercostal pois a 9ª costela, em geral, não está fundida com a 8ª, permitindo fazer incisão sem secção da cartilagem.

DEISCÊNCIA DA PAREDE ABDOMINAL

Deiscência é o afastamento total ou parcial de um ou de todos os planos suturados; quando tem lugar nos primeiros dias do pós-operatório, com visualização ou exteriorização do conteúdo abdominal, chama-se *evisceração;* se a pele ficou íntegra e as conseqüências do afastamento das estruturas suturadas aparecerem tempos depois, surgem *a fraqueza da parede* e a *hérnia incisional* ou *eventração*.

A deiscência da parede abdominal representa sempre insucesso operatório, motivo por que sempre foi a preocupação dos cirurgiões evitá-la a todo custo.

Moynihan, em 1916, dizia "ser da maior importância a abertura e o fechamento da cavidade abdominal; apesar do que já tinha sido apresentado a respeito, qualquer estudo nesse sentido seria de grande valia para toda a cirurgia abdominal". Devemos, ainda hoje, respeitar o modo de pensar desse grande cirurgião do passado.

Etiologia

A deiscência resulta do desequilíbrio entre a resistência da sutura e a força a que é submetida; ocorre entre o 6º e o 11º dia pós-operatório. Não é fácil estabelecer a causa pelos múltiplos fatores que entram em jogo: metabólicos, bioquímicos, farmacológicos, endócrinos, mecânicos, técnicos.

Nas incisões verticais e oblíquas influem os fatores mecânicos, a força tênsil das bordas aponeuróticas e as condições do paciente (nutrição, estado geral, doença principal).

Não seria adequado analisar aqui, minuciosamente, cada um deles, o que já foi feito em várias publicações. Apenas deve-se salientar que do 1º ao 6º dia pós-operatório os pontos estão aproximando a aponeurose sem auxílio do processo da cicatrização, cuja força tênsil, nesse período, é quase nula; toda a tensão deve ser contrabalançada pela ação da sutura, interferindo o tipo de ponto, o material de sutura, a boa técnica e a solidez dos tecidos onde os fios se prendem. As incisões que condicionam maior afastamento das bordas (inclusive mediana), bem como todas as condições que colaboram nessa ação (vômitos, tosse, distensão abdominal) concorrem para a deiscência nesse período crítico.

Normas Básicas para Evitar a Deiscência

1) O paciente deve ser colocado na mesa em posição adequada e confortável.

2) A pele da região a ser incisada deve estar limpa, livre de pêlos e de germens. Tricotomia eficiente, não escarificante e limpeza com água e sabão, na véspera, anti-sepsia local na sala operatória; delimitação ampla do campo; fixação dos panos à pele com pinças de Backhaus ou pontos de algodão.

3) Esvaziamento gástrico por meio de jejum e sondagem; intestinal, pelo uso de laxante ou enema; vesical, por micção ou cateterismo.

4) Incisão precisa, feita no local exato, executada com segurança, de comprimento adequado, respeitando ao máximo a anatomia e a fisiologia da região.

5) Diérese por planos, de modo preciso e anatômico, já com vistas à boa reconstituição (síntese).

6) Hemostasia cuidadosa, progressiva e metódica, comprometendo o mínimo de tecido em torno do vaso.

7) Observância rigorosa da técnica asséptica; não confiar na ação profilática dos antibióticos; tudo o que favorece a infecção prejudica a reparação, portanto, reduzir ao mínimo a contaminação; proteger com compressas as bordas cutâneas, fixando-as à tela subcutânea sem incluir a derme e a epiderme; forrar as margens da abertura com compressas, antes da colocação dos afastadores auto-estáticos ou das manobras intra-abdominais; proteger cuidadosa e eficientemente a cavidade peritoneal e novamente a parede abdominal antes da eventual abertura da cavidade séptica. Nesta condição, o instrumental contaminado não deve ser utilizado no fechamento; as luvas devem ser trocadas e, conforme as circunstâncias, também os aventais da equipe cirúrgica.

8) Sempre que houver contaminação, antes da sutura da pele, lavar a incisão com solução salina aquecida, colocada sob a forma de jatos intermitentes; usar aspirador não contaminado.

9) Não colocar os dedos na ferida operatória; usar sempre pinças para preensão e afastadores para a exposição; tratar os tecidos com a maior delicadeza possível; evitar afastamentos agressivos ou traumatizantes.

10) Reconstituir, anatomicamente, os planos, identificando as estruturas; não usar a superposição das aponeuroses ("jaquetão"), pois tal expediente condiciona maior afastamento ulterior das bordas.

11) Operar com técnica aprimorada; nas aponeuroses, sutura contínua com fio absorvível interrompida cada três passadas, ou pontos separados com fio inabsorvível, de menor espessura possível, com três nós retos cada ponto, e secção do excesso rente ao nó.

12) Não apertar demasiadamente os nós e não situá-los afastados um do outro mais que 1cm nem menos que 0,5 cm; os pontos muito apertados prejudicam a circulação; os muito afastados favorecem o esgarçamento das lâminas aponeuróticas (Fig. 58.6).

13) Evitar "espaços mortos"; se obrigatórios, usar a drenagem aspirativa contínua ou intermitente; os "seromas" e as coleções hemáticas e os hematomas devem ser reconhecidos e esvaziados precocemente; o penso elástico compressivo é de grande valia nessas circunstâncias; a serosidade, meio ideal de cultura, inibe a fibroplasia pelo aumento dos fermentos proteolíticos; deve ser retirada o quanto antes.

14) Sempre fazer a reconstituição da parede abdominal nas condições de relaxamento muscular perfeito; solicitar a colaboração do anestesista; combater a pressa, a descurariza-

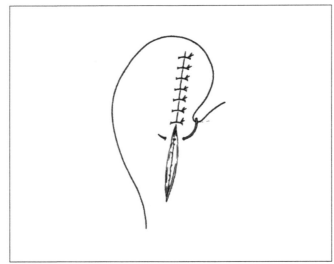

Fig. 58.6 – *Proteção da pele passando os fios da sutura subtotal dentro de tubos de polietileno. Esses pontos são empregados raramente.*

ção precoce e a posição operatória desfavorável por ocasião do fechamento do abdome.

15) Não exteriorizar drenos pela incisão e sim "por contra-abertura"; não deixá-los em contacto com o diafragma a fim de evitar o soluço.

16) Nas coagulopatias, nas deficiências do fator XIII de coagulação, na hiperfibrinólise, tomar precauções especiais pré e pós-operatórias em colaboração com o hemoterapeuta ou com o hematologista.

17) Não esquecer que todos os fatores que inibem o processo inflamatório também perturbam a cicatrização (corticosteróides; fenotiazidas etc.)

18) Executar a abertura e o fechamento da incisão laparotômica com boa técnica, aliada à perfeita metodização e sincronização cirúrgicas; as incisões laparotômicas podem ser padronizadas de modo a tornar rápido, preciso, elegante e seguro esse importante ato cirúrgico.

REPARAÇÃO DA DEISCÊNCIA

Constatada a deiscência pós-operatória imediata deve o paciente ser levado à cirurgia o quanto antes, assim que as condições gerais permitam.

A ferida operatória, dentro das normas de assepsia, deve ser revista; todos os fios retirados. As estruturas abdominais expostas devem ser reintroduzidas na cavidade; as vísceras e os epíploos aderentes são libertados da parede por dissecção romba. Aqui o "dedo" se revela um dos mais úteis instrumentos. Refeito o campo operatório, a ferida é lavada com solução salina aquecida. Não é necessário isolar os planos aponeuróticos; a reconstituição é feita com pontos totais, "em massa", com fio de seda nº 2, à maneira de Lambotte, isto é, apanha a pele longe da margem, atravessa todos os planos, apanha a aponeurose e os músculos do lado oposto, perto da borda livre; volta a prender a aponeurose e o músculo que lhe fica defronte, também perto da borda, e volta para transfixar todos os planos e sair longe da margem, no lado oposto, em posição simétrica à penetração inicial. Para lembrar usa-se designar o gesto: "longe-perto-perto-longe" (Bucknall, 1982).

Todos os pontos são dados e os fios reparados; após o último, colocado cranialmente, o assistente junta todos eles, eleva-os para afastar a parede das vísceras, e o cirurgião amarra um a um, de baixo para cima, sempre com o cuidado de verificar se não houve apreensão de intestino ou de epíploo na laçada profunda; antes de amarrar passa uma das pontas pelo interior de um pequeno tubo de plástico, a fim de evitar que a pele se corte pela pressão; esse apoio pode ser feito em botões ou sobre talas.

É desaconselhável o fechamento por planos; as manobras para identificá-los são traumatizantes e prolongam a operação. Algumas vezes a separação dos planos é fácil e as condições locais estão boas; nesse caso, além dos pontos totais: pode ser feita a reconstituição por planos, com bom resultado.

Apesar das condições desfavoráveis da segunda operação, a cicatrização se faz mais rapidamente do que por primeira intenção. Esse resultado pode ser causado pelo "efeito estimulante cicatrizador" exercido pela ferida primária, sobre o novo fechamento.

Suturas de Apoio

São as que se colocam para prevenir a deiscência, com o objetivo de reforçar a aproximação dos tecidos e proteger as suturas contra as forças de separação das margens.

Os pontos atravessam todos os planos anatômicos de ambos os lados, proporcionando, quando amarrados, uma sutura de modo a garantir a feita por planos, anatômica e de rotina.

Há cirurgiões que aprovam, outros que condenam tal método; a sutura de apoio ou de reforço diminui a incidência de deiscência. Raramente devem ser empregados os pontos de apoio; eles protegem a evisceração mas não evitam a deiscência. Na criança, no velho, nos portadores de carcinoma ou de moléstias consuntivas, na vigência da terapêutica por corticosteróides ou de infecção, em doentes em mau estado geral ou desnutridos, os pontos de apoio estão indicados e não prejudicam o doente se tecnicamente bem-feitos.

Podem ser simples ou descrever "figuras" diversas, na trajetória (em 8, em U ou E); geralmente têm "apoio" na pele, que é protegida por botões, tubos de borracha ou de plástico, talas de madeira, armações metálicas etc. (Fig. 58.6).

LEVANTAR PRECOCE ENFAIXAMENTO

Está perfeitamente aceita hoje a noção de que o laparotomizado, de modo geral, pode sair do leito quando estiver recuperado da anestesia; essa providência faz cessar o íleo aralítico e diminui o risco das complicações pulmonares; apressa a estabilização metabólica e influi beneficamente no estado psicológico do operando; não prejudica em nada o processo de reparação da ferida cirúrgica.

O levantar precoce não é orientação recente: já em 1903 Kümmel apresentou trabalho a respeito, tendo incluído um capítulo específico sobre o assunto em seu tratado de Técnica Operatória.

O *enfaixamento do abdome*, conduta sistemática dos tempos passados, está hoje abandonado; traz desconforto ao paciente, imobiliza a base do tórax e dificulta as incursões do diafragma. Essa precaução é útil quando bem-feita, em casos especiais usando cintas tipo velcro.

A tensão em determinado ponto da parede é proporcional ao diâmetro abdominal nesse nível (lei de Laplace); os indivíduos obesos, ou com abdome volumoso, então mais sujeitos à deiscência, porque o diâmetro abdominal é grande. Nesses casos o enfaixamento cuidadoso será útil; deve ser usada faixa elástica (crepe) e não de linho ou de algodão.

REABERTURA DA CAVIDADE ABDOMINAL

Há circunstâncias em que é necessária e urgente a reabertura da cavidade abdominal para tratar uma intercorrência aguda; essa nova intervenção pode ser denominada *relaparotomia precoce*. O cirurgião deve, então, abrir a ferida operatória desfazendo e refazendo as suturas dentro das normas já estabelecidas.

Em outras situações, a afecção que determina a reintervenção manifesta-se dias depois; a nova operação chama-se agora de *relaparotomia retardada*. As condições locais e da cavidade peritoneal já oferecem dificuldade para a exploração e tratamento da complicação; há processo inflamatório fibrinoso bloqueando a ferida e os órgãos antes manuseados; a primeira via de acesso pode ser seguida, porém, sem delongas deve ser ampliada, se necessário, para maior segurança e melhor exposição.

Às vezes o abdome precisa ser reaberto após completa cicatrização; nesse caso soem ocorrer dificuldades imprevisíveis causadas pelas aderências fibrosas que bloqueiam o caminho a ser percorrido até o órgão a tratar. A reabertura pode ser feita pela mesma incisão, com ressecção ou não da cicatriz, ou ser praticada em outro sítio para facilitar as manobras cirúrgicas. Essa nova intervenção pode ser denominada de relaparotomia tardia; não raramente há hérnia incisional concomitante, circunstância que exigirá do operador cuidados redobrados, sobretudo se houver encarceramento ou intestino aderente. A eventração deve ser corrigida, mesmo que não tenha sido o objetivo da segunda intervenção.

Na relaparotomia precoce e na tardia, o fechamento da parede pode ser por planos; já na relaparotomia retardada, face às condições locais desfavoráveis (processo inflamatório, supuração, peritonite) ou gerais pouco animadoras, a síntese deve ser feita "em massa", com suturas apoiadas.

Em certas ocasiões o abdome não pode ou não deve ser fechado ao término da operação intracavitária. Atualmente, com os recursos anestésicos que propiciam bom relaxamento da musculatura abdominal, a primeira eventualidade praticamente não ocorre. Entretanto, a partir de 1980 avolumaram-se as publicações que recomendam nos casos de sepse abdominal grave ou de traumatismo abdominal com insuficiência de múltiplos órgãos (Morris e col., 1993), tanto a peritoneostomia (Duff e col., 1981; Andrus e col., 1986) como a relaparotomia iterativa. Nesta, também dita reoperação programada (Schein, 1991), o abdome é fechado da maneira convencional ou são adotados artifícios, como o emprego de telas de material sintético inerte fixadas às bordas da ferida para revestirem em ponte as alças intestinais (Hedderich e col., 1986; Margarido, 1991). A necrose pancreática aguda infectada, sendo uma doença de alta gravidade e de evolução rápida, constitui uma das indicações dos referidos procedimentos. Estes, porém, só devem ser adotados por equipes com ampla experiência em cirurgia da sepse peritoneal, as quais saberão decidir quando, como e se a conduta tem de ser tomada.

BIBLIOGRAFIA

1. Adams G. A safe method of closure with retention sutures. Surg. Gyn. Obst. 136:981, 1973.
2. Amann E, Larbek W, Salem G. Die Wunddehiszenz nach Laparotomie. Der. Chirurg. 42:133, 1971.
3. Andrus C, Doering M, Herrmann VM, Kaminski DI. Planned reoperation for generalized intrabdominal infection. Am. J. Surg. 152:682-686, 1986.
4. Axhausen W. Zur postoperativen Wundruptur. Zentralblatt für Chirurgie 81:1297, 1956.
5. Bowden REM. Changes in human voluntary muscle in denervation and reinvervation. Brit. Med. J. 2:487, 1945.
6. Bucknall TE. Burst abdomen and incisional hemia: a prospective study of 1129 major laparotomies. Brit. Med. J. 284:931, 1982.
7. Chemey LS. Modified transverse incision for low abdominal operations. Surg. Gyn. Obst. 72:92, 1941 (jan.) in Cole "Operat. Techn."Tomo I, pp. 359. Appleton, N. York, 1949.
8. Constantini N. Valeu r de I' incision combinée de l'abdomen et du thorax dans l'exploration chirurgicale de l'hypocondre gauche. Jouro. Chir. 18: 130, 1921.
9. Cooper JF. The thoracoabdominal approach for retroperitoneal gland dissection: its application to testes tumors. Surg. Gyn. Obst. 90:486, 1950.
10. Dennis C & Ara E. The figure of eight through-and-through monofilament abdominal wound closure with wound splints. Surgery, 73:171, 1973.
11. Duff JH, Moffat J. Abdominal sepsis managed by leaving abdomen open. Surgery 90:774-778, 1981.
12. Elliot JW. A modification of the Mc Bumey incision for apendectomy. Boston M & SJ. 135:433 (oct.) 1896, in Cole W.N. Operative Technic. Appleton, N. York, Tomo I, p. 359, 1949.
13. Forsell C. Wound healing. A study on post-operative separation of the fascial edges in upper abdominal incisions. Chir. Scandin. 120:258, 1960.
14. França Filho AF. Contribuição ao estudo da laparotomia e exploradora. Tese de Doutoramento. Fac. Med. Rio de Janeiro, 1910.
15. Goldbach M & Curril DJ. Retention suture technique using bultons. Surg. Gyn. Obst. 141:931, 1975.
16. Greenall MJ, Evans M, Pollock AV. Midline or transverse laparotomy? A random controlled clinical trial. Influence on healing. Br. J. Surg. 67:188, 1980.
17. Gross RE & Furguson Cc. Abdominal incisions in infants and children. Ann. Surg. 137:349, 1952.
18. Guillou PJ, Hall TJ, Donaldson DR, Broughton AC, Brennan TG. Vertical abdominal incisions: a choice? Brit. 1. Surg. 67:395, 1980.
19. Guimarães AP. Amaldo Vieira de Carvalho - Biografia e Crítica. Edição Comemorativa Centenário Nascimento. FAc. Med. USP, 1967, S. Paulo - 6º Congresso Brasileiro de Med. e Cir., setembro 1907Laparotomias em S. Paulo, Bahia e Rio de Janeiro. Revista Médica de S. Paulo 10:38, 1907.
20. Gurd FB. Fundamentals of technic in the transverse abdominal incision. Surgery, 20:217, 1946.
21. Hamer ML. Quantitative bacterial analysis of comparative wound irrigations. Ann. Surg. 181:819, 1975.
22. Hart RH. Thoracoabdominal incisions. A review. Surgery 34:773, 1953.
23. Heancy Jp & Humphreys GN. The right thoracoabdominal approach. Ann. Surg. 128:948, 1948.
24. Hedderich GS, Wexler MJ, Mc Lean AD, Meakins JL. The septic abdomen: open management wity marlex mesh with zipper. Surgery 99:399-407, 1986.
25. Hoerr SO. The closure of the abdominal incision. A comparison of mass closure with wire and layer closure with silk. Surgery. 30: 166, 1951.
26. Hume DM. Pheocromocytoma in the adult and in the child. Am. Journ. Surg. 99:458, 1960.
27. Karnbaum S & Parhofer R. Experimentelle Untersuchungen zur Wundruptur nach Laparotomie. Langenbucks Arch. Klin. Chir. 302:77, 1963.
28. Kraissl CJ. Th selection of appropriate lines for elective surgical incisions. Plat and Reconstrutive Surgery, 8: 1, 1951.
29. Kümmel H. Abdürzung des Heilvjahrens Laparotomierter durch frühes AufstehenIassen. Verh. des Deutsch. Ges. f. Chir. 1909 in: Bier. A. Chirurgische Operations lehre - III-55, Johann Ambrosius Berth. Leipzig,I923.
30. Lefevre H. La gastrectomie totale. Nouvelle technique operatoire. Rev. Academie de Chirurie 72:580, 1946.
31. Lennander KG. Über drainage und über. Bauchschmitt besonders. In: Fállen von Peritonitis. Deutsch. Zeitschr. f. Chir. 91:1, 1908.
32. Mayo CW & Lee MJ Jr. Separations of abdominal wounds. Arch. Surg. 62:883, 1951.
33. Margarido NF. Laparostomia e reoperações programadas. In: Rasslan S ed. Aspecto,; Técnicos na Cirurgia do Aparelho Digestivo, São Paulo, Robe 1991, capo 34, p. 361,1991.
34. Mc Bumey C. The incision in the abdominal wall in cases of appendicitis with a description of new method of operating. Ann. Surg. 20:38, 1894 (july) in: Cole, W.H. Operative Technic. Appleton Century Crofts Inc. N. York, tomo 1- p. 325, 1949.
35. Morris JA JR, Eddy V A, Blinman TA, Rutherford EJ, Sharp KW. The staged celiotomy for trauma; issues in unpacking and reconstruction. Ann. Surg. 217:576-586,1993.
36. Michot F, Hay JM, Dazza F, Flamant Y, Maillard JN. Laparotomies blanches poursyndrome abdominal aigu. J. Chir. (Paris), 118:637, 1981.
37. Moyniham B. Abdominal Operations. vol. 1- 3ª Ed. W.B. Saunders, USA, 1916.
38. Ohsawa T. Surgery ofthe oesophagus. Arch. f. Jap. Chir., 10:605, 1933.
39. Orator V. Experience with high costal margin incision in surgery of the stomach and of gallblader J. Int. Col. Surg. 17:671, 1952.
40. Rees VL & Coller F. Anatomic an clinical study of the transverse abdominal incision. Arch. Surg. 47:136,1943.
41. Ripstein EB. Tye right thoraco-abdominal approach to lesions of common bile ducts. Surg. 30:398, 1951.
42. Rogers JC. A diagnonal incision for the upper abdomen. Surg. Gyn. Obsto 92:698, 1951.
43. Satinsky VP. Thoraco-abdominal approach for portocaval anastomosis. Ann. Surg. 128:938, 1948.
44. Savlov ED & Anderson MA. The healing of the disruptçd and resutured wound. Surgery 36:362, 1954.
45. Scheibe O. Relaparotomie bei Intensiven patienten. Der Chirurg. 45:216, 1974.
46. Schein M. Planned reoperation and open management in critical intraabdominal infections: prospective experience in 52 cases. World J. Surg. 15:537-545, 1991.
47. Schlosser V. Die Querlaparotomie als Zugangsweg in der reconstrutiven Gegasschirurgie. Der. Chirurg. 43:482, 1972.
48. Sei dei W & Trauber R. Untersuchungen zur Fastigkeit der chirurgischen Nähte und der Wundheilung nach Laparotomien. Langenbeck Arch. Klin. Chir. 329:245, 1971.
49. Seisdedos GR & Heredia JB. La lesion nerviosa periferica considerada en su repercusion muscular. Int. Surgery 53:450, 1970.
50. Sloan GA. A new upper abdominal incision. Surg. Gyn. Obsto 45:678, 1927.
51. Sprengel O. Kristche Betrachtungen über Bauchdeckennahte and Bauchsnitt. Arch. f. klin. Chir. 92:536,1910, in: Cole. Operative Tech. Appleton, N. York, Tomo III, p. 261,1949.
52. Stewart JD & Mallo JP. The importance of anatomical variations in abdominal surgery. Ann. Surg. 143:498, 1956.

59

Bases da Cirurgia Laparoscópica

Eduardo Carlos Grecco
Kiyoshi Hashiba

INTRODUÇÃO

A cirurgia laparoscópica (CL) constitui-se num dos maiores avanços da cirurgia nesta década. Apoiando-se nos princípios do tratamento minimamente invasivo, o procedimento laparoscópico objetiva tratamento cirúrgico com menor grau de agressão se comparado com as técnicas cirúrgicas convencionais[3].

CONCEITO DE CIRURGIA MINIINVASIVA

É definida como cirurgia miniinvasiva, aquela em que o acesso às cavidades corpóreas se faz através de incisões mínimas. A realização de procedimento cirúrgico com a exposição mínima das vísceras parece diminuir significativamente a dor e o trauma metabólico pós-operatório. Suas vantagens são: menor desconforto pós-operatório, alta hospitalar precoce e retorno mais rápido do paciente às suas atividades. Adicionalmente, tem-se redução sensível das complicações relacionadas com a parede (hérnias, infecções etc.).

A CL não deve ser encarada como uma nova especialidade, mas como uma via de acesso alternativa, uma nova abordagem para procedimentos cirúrgicos conhecidos.

ADESTRAMENTO À CIRURGIA LAPAROSCÓPICA

A CL deve respeitar os mesmos princípios preconizados aos, já consagrados, procedimentos convencionais. Contudo, à CL associa-se o método laparoscópico, que traz no seu bojo modificações à abordagem cirúrgica tradicional, exigindo portanto, do cirurgião, adestramento específico.

Devem fazer parte de um programa mínimo de adestramento:
– treinamento em modelos, com o intuito de acostumar o cirurgião a atuar olhando em uma tela de monitor;
– treinamento em animais de experimentação, onde as várias etapas do procedimento poderão ser simuladas;
– acompanhamento de um serviço ou centro de CL onde os vários procedimentos sejam realizados;
– tutoramento das primeiras cirurgias por cirurgião laparoscopista experiente.

EQUIPAMENTO

O procedimento cirúrgico laparoscópico necessita de equipamento sofisticado que produza excelente qualidade de imagem, mantenha o pneumoperitânio de forma constante e segura e possibilite realização de documentação. O instrumental apropriado para a videolaparoscopia é abordado nos Capítulos 7, 8 e 9.

Microcâmera

Encontram-se no mercado, microcâmeras com sistema de imagem baseado em um ou três *chips*, denominado CCD *(charge-couple device)*, que tem a capacidade de conter de 300 mil a 1.300 mil *pixels* (o menor elemento de imagem de uma figura). Este sistema produz uma imagem de alta resolução que compensa parcialmente a perda da noção de profundidade. Com esta finalidade, já se encontra à disposição, um sistema de videocâmera em 3-D que surge como uma opção interessante, porém de custo mais elevado e de uso menos confortável, já que exige a utilização de óculos especiais, pela equipe cirúrgica, para produzir o efeito desejado.

Laparoscópio ou Telescópio

É o equipamento óptico que, acoplado à microcâmera, capta as imagens da cavidade peritoneal. Ele apresenta construção óptica específica, que permite foco constante. Além disso, produz imagem magnificada, em torno de 20 vezes a original. Pode ser encontrado com vários ângulos de lentes. O laparoscópio mais utilizado é o de 0 grau, pois se adapta aos vários procedimentos e é de manuseio mais fácil. Os telescópios de 30 e 45 graus têm seu maior emprego nos procedimentos em que o campo operatório se encontra tangencial à visão do cirurgião (ex:. vagotomia superseletiva).

Monitor

Há necessidade de utilização de um ou dois monitores de videoimagem de alta resolução, que irão receber as imagens captadas pela minicâmera. Esses monitores devem apresentar em média 700 linhas de resolução horizontal.

Fonte de Luz

Existem à disposição vários tipos de fontes de luz, com lâmpada de halogênio ou de xenônio. É importante que produzam potência luminosa da ordem de 300W e contenham sistema de controle automático de intensidade de brilho.

Insuflador Eletrônico

Para a realização dos procedimentos laparoscópicos é fundamental dispor-se de um insuflador de boa qualidade que produza uma velocidade de fluxo do gás para o interior da cavidade peritoneal, superior a 7l/min. Durante os procedimentos cirúrgicos, a freqüente mudança de instrumentos através dos trocartes e a utilização de aspiradores acarretam perda significativa de gás, que, se não for reposta rapidamente, provocará queda da pressão intraperitoneal e conseqüente perda do campo visual. Principalmente em procedimentos avançados (correção de RGE, colectomias etc.), a utilização de insufladores com velocidade mínima de fluxo em torno de 9l/min se impõe.

É importante lembrar ainda que o *design* desses aparelhos deve conter mostradores de pressão intraperitoneal e velocidade de fluxo bem visíveis e de fácil leitura, pois esses indicadores são fundamentais para a segurança do procedimento laparoscópico.

BASES FISIOPATOLÓGICAS DO PNEUMOPERITÔNIO

Para a realização do procedimento laparoscópico há necessidade de tornar real a cavidade virtual do abdome. Para tanto, injeta-se um determinado gás dentro da cavidade, que promove a distensão da parede abdominal e o afastamento das alças intestinais. Na cirurgia toracoscópica, a simples introdução do trocarte no tórax já cria o pneumotórax, que é suficiente para permitir a visualização dos órgãos torácicos e a execução do procedimento.

Técnica de Realização do Pneumoperitônio

À feitura do pneumoperitônio e à introdução do primeiro trocarte através da parede abdominal denomina-se fase "cega" da CL, pois nesta fase a cavidade peritoneal é atingida por estes instrumentos sem a visualização direta do cirurgião. Por esta razão, é considerado um dos momentos mais perigosos do procedimento, por albergar a possibilidade de lesões inadvertidas das estruturas intra-abdominais[2,13].

Com a intenção de minimizar estes riscos, utiliza-se a agulha de Veress, que tem, como característica, um mecanismo de proteção retráctil de sua extremidade cortante.

O paciente deve estar em decúbito dorsal e a mesa em posição de Trendelenburg, com o objetivo de se deslocar as vísceras para o andar superior do abdome. A sondagem vesical pode ser necessária se o paciente não esvaziou a bexiga imediatamente antes do procedimento (Fig. 59.1).

A região umbilical é o sítio preferencial para a introdução da agulha de Veress, em face das suas características anatômicas:
– é o local de menor espessura da parede abdominal, praticamente pele e peritônio;
– é região pouco vascularizada, sendo, portanto, menor o risco de lesões de vasos maiores;
– permite resultado estético mais favorável.

Outros locais – hipocôndrio direito e fossa ilíaca esquerda – podem ser utilizados principalmente quando há a possibilidade de existirem vísceras aderidas à região mediana do abdome, por exemplo, em caso de cirurgias prévias infra-umbilicais. No entanto, nestas situações, deve-se evitar a região dos músculos retoabdominais, em face da chance de lesão de ramos da artéria epigástrica.

Após incisão de aproximadamente 1,0cm na região umbilical, a parede é tracionada verticalmente, de sorte a promover uma separação entre a mesma e as vísceras abdominais. Em seguida, introduz-se a agulha de Veress, direcionando-a preferencialmente para a fossa ilíaca direita. Neste momento, é fundamental certificar-se de que a extremidade da agulha esteja realmente dentro da cavidade peritoneal. Para isso alguns testes podem ser feitos:

Teste da Aspiração. Uma seringa com soro fisiológico é conectada à agulha de Veress. Uma certa quantidade do líquido injetado dentro da cavidade não poderá ser aspirada de volta. Se isto ocorrer, ou o aspirado for conteúdo intestinal ou sangue, constata-se que a agulha está incorretamente posicionada. A agulha deve ser imediatamente retirada e uma nova introdução deve ser feita. Em algumas situações, a escolha de outro sítio na parede deve ser considerada.

Teste da Gota. Uma gota de soro fisiológico é colocada na extremidade externa da agulha de Veress. Se a ponta da agulha estiver corretamente posicionada, a gota será imediatamente aspirada pela pressão negativa da cavidade peritoneal.

Teste do Insuflador. Conecta-se o insuflador, em regime de baixo fluxo, à agulha de Veress. Pressões baixas, nunca superiores à 8mmHg, deverão ser observadas, se a extremidade da agulha estiver livre dentro da cavidade.

Após constatar-se que a agulha de Veress atingiu corretamente a cavidade peritoneal, o insuflador deve ser conectado e inicia-se a injeção de CO_2. Inicialmente, em baixa velocidade de fluxo até a injeção de aproximadamente 1 L de gás. Em seguida, passa-se o aparelho a um regime de alto fluxo, completando-se assim o preenchimento da cavidade peritoneal, até atingir-se a pressão preestabelecida. Neste momento, o insuflador cessa automaticamente a injeção de gás, iniciando novamente se houver escape de gás da cavidade, restabelecendo-se, assim, o pneumoperitônio nos níveis pressóricos iniciais. Pressões de pneumoperitônio em torno de 12 ou 13mmHg são suficientes para permitir uma boa visualização dos órgãos intraperitoneais; contudo, em pacientes obesos, pressões de aproximadamente 15mmHg podem ser necessárias.

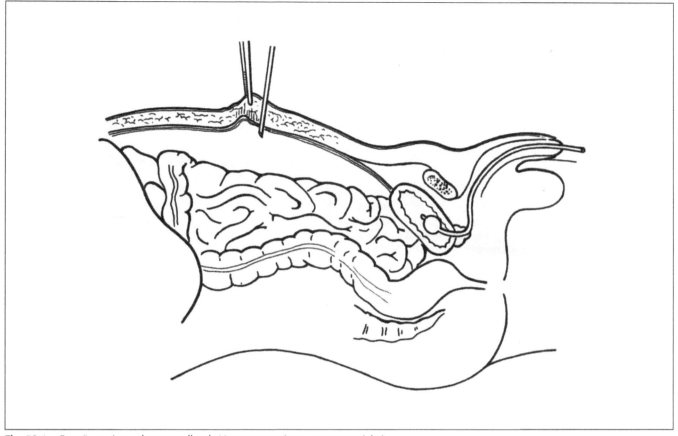

Fig. 59.1 – *Punção peritoneal com agulha de Veress para criar o penumoperitônio.*

Para se evitar a fase "cega" da cirurgia e, principalmente nos pacientes em que a possibilidade de quadro aderencial é potencialmente grande, tem-se como método alternativo a chamada laparoscopia aberta.

Laparoscopia Aberta

Este método permite a abordagem da cavidade peritoneal, pelo primeiro trocarte, sob visão direta.

Inicia-se pela incisão de apr0ximadamente 1,5cm na região umbilical. Através de dissecção romba, atinge-se o peritônio que é aberto. Promove-se a liberação das aderências da região, se existirem. Em seguida, introduz-se o trocarte de Hasson, que apresenta como características a conformação crônica e a presença de duas abas laterais. Alguns pontos com fio inabsorvível são aplicados em torno do trocarte e amarrados às referidas abas, fixando-o, assim, ao plano aponeurótico. O insuflador é conectado e a cavidade peritoneal é insuflada da forma habitual.

Alterações Fisiológicas do Pneumoperitônio

As alterações fisiológicas provocadas pelo pneumoperitônio sobre os aparelhos cardiovascular e respiratório são complexas e ainda incompletamente compreendidas[12]. Muitas variáveis interagem para produzir um resultado fisiológico final, como o nível da pressão intra-abdominal, alterações na posição do paciente, o efeito farmacológico das drogas anestésicas e a presença de doença cardíaca ou pulmon prévia.

O gás mais utilizado na CL é o dióxido de carbono (CO_2). A escolha se deve ao fato de este gás ser não combustível e apresentar alta difusibilidade sangüínea. A primeira propriedade é extremamente importante nos procedimentos onde se utilizam o eletrocautério e o *laser*. O alto poder de difusão do CO_2 diminui a possibilidade da ocorrência de embolia gasosa; por outro lado, pode resultar em aumento da pCO_2.

Inicialmente, o aumento da pressão intraperitoneal sobre o fígado e o baço provoca afluxo de sangue destes órgãos para a circulação, promovendo aumento momentâneo da volemia. Com a continuidade do procedimento, a veia cava inferior começa a ser comprimida ocorrendo diminuição do retorno venoso e, em conseqüência, queda da volemia. Esse fenômeno pode ser agravado quando o paciente é submetido pressões superiores a 15mm de Hg. É interessante lembrar que, a partir de 20mm de Hg, pode haver colapso dos grandes vasos abdominais.

O aumento progressivo da pressão intraperitoneal empurra o diafragma e dificulta a sua mobilização originam um quadro pulmonar restritivo. A ocorrência de aumento absorção de CO_2, ou queda da eliminação por alteração pulmonar, pode provocar o incremento da pressão parcial do CO_2 sangüíneo e conseqüente acidose respiratória por hipercapnia[6].

Há estudos mostrando, também, que o CO_2 isoladamente apresenta características simpaticomiméticas, podendo provocar vasoconstricção da artéria renal e alterações do batimento cardíaco.

Pelo que foi exposto, observa-se que o aumento da pressão intraperitoneal provoca uma série de alterações fisiológicas que, em conjunto, podem culminar em colapso circulatório de resultados imprevisíveis. Há descrição de casos de parada cardíaca durante a realização do pneumoperitônio que, embora não tenham ficado bem esclarecidos, provavelmente estivessem relacionados às alterações provocadas pelo pneumoperitônio. Pacientes que irão se submeter a um procedimento laparoscópico devem passar antes por uma rigorosa avaliação cardiorrespiratória. O cirurgião e o anestesista deverão estar atentos às alterações da pressão intraperitoneal, com atenção constante ao mostrador do insuflador e monitorização do paciente através de um capnógrafo. Durante o procedimento cirúrgico, se qualquer indício de hipercapnia ocorrer, a evacuação rápida do gás intraperitoneal geralmente é suficiente para retomar o paciente a um quadro fisiológico normal.

Suspensão Abdominal Mecânica

Com o intuito de evitar as complicações correlacionadas ao pneumoperitônio, centros de pesquisas têm desenvolvido aparelhos de tração abdominal que permitem criar um espaço real intraperitoneal, sem a necessidade de insuflação intra-abdominal de gás carbônico[9].

Esses aparelhos podem ser de confecção simples como o idealizado por Akimaru e cols.[1], que utilizam dois fios de Kirschner colocados na tela subcutânea. Esses fios são fixados a argolas de metal por onde se passam tirantes que, tracionados verticalmente, suspendem a parede abdominal. Outro equipamento que se encontra à disposição, porém de construção mais elaborada, é o Laparofan (Origin, 1992). Trata-se de instrumento que, quando fechado, assume a disposição' de uma letra "L". Através de pequena incisão no abdome, introduz-se o equipamento fechado. A seguir, aciona-se pequena alavanca colocada no cabo do aparelho que promove a abertura das suas lâminas como se fosse um leque. Uma vez aberto, o Laparofan é acoplado a dispositivo próprio de tração.

Os defensores da suspensão abdominal mecânica advogam o seu uso pelas seguintes vantagens: a) evita-se o pneumoperitônio; b) não há necessidade de trocartes valvulados e nem de redutores; c) não necessita de aparelhos de insuflação; d) utiliza sempre a laparoscopia aberta que é mais segura, porém mais demorada.

Por outro lado, os métodos de suspensão mecânica sempre envolvem maior grau de traumatismo da parede abdominal. Além disso, esses métodos necessitam demonstrar praticidade e eficiência.

Locação e Introdução de Trocartes

Locação e Número

Os locais de posicionamento, assim como o número de trocartes dependem do tipo de cirurgia, da preferência do cirurgião e até da escola – a européia apresenta variações em relação à americana. Os diversos posicionamentos de trocartes serão discutidos detalhadamente nos capítulos referentes a cada cirurgia; no entanto, alguns aspectos devem ser abordados:

– a região dos músculos retoabdominais deve ser evitada, devido ao risco de lesões vasculares;
– os trocartes manuseados pelo cirurgião devem formar entre si um ângulo compreendido entre 60 e 90 graus em relação à estrutura a ser abordada, de modo que suas pinças não fiquem nem paralelas, nem abertas demais;
– a quantidade de trocartes não influi no resultado final do método laparoscópico. A afirmação de que o somatório das várias incisões de trocartes resultaria numa incisão de laparotomia carece de fundamento, como pode ser observado no período pós-operatório desses pacientes. No entanto, deve-se observar que trocarte em excesso pode resultar em verdadeira luta de espadas dentro da cavidade. Geralmente quatro ou cinco trocartes são suficientes para se realizar qualquer tipo de procedimento (Fig. 59.2).

Técnica de Introdução

A introdução dos trocartes deve ser realizada de forma extremamente cuidadosa, já que são relatadas lesões em alças intestinais, bexiga, vasos mesentéricos e até mesmo nos grandes vasos abdominais. O abdome deve estar bem distendido e a mesa posicionada em Trendelenburg.

Escolhido o sítio de introdução do trocarte, ou portal, faz-se uma incisão de 1,0 ou 0,5cm, dependendo do diâmetro do trocarte.

O cirurgião deve empalmar o trocarte de forma que o dedo indicador atue como obstáculo à introdução brusca do instrumento (Fig. 59.3). A seguir, realizando movimentos de rotação para a direita e para a esquerda, o cirurgião, exercendo pressão sobre a parede, vai introduzindo o trocarte até perceber que atingiu a cavidade peritoneal. Este fato pode ser confirmado com a abertura da válvula da cânula que permitirá a saída de gás. Somente o trocarte umbilical, que geralmente é o primeiro, é introduzido "às cegas". Os demais trocartes são posicionados sob observação direta do laparoscópio.

Para a manutenção do pneumoperitônio, o insuflador é conectado à válvula de um dos trocartes, promovendo a injeção de CO_2 sempre que ocorrer queda da pressão intraperitoneal preestabelecida.

É interessante lembrar a possibilidade de utilização de trocartes descartáveis, que geralmente são mais seguros, mas apresentam como inconveniente, dado seu uso freqüente, o alto custo.

Inspeção Laparoscópica

Após a introdução do primeiro trocarte e do telescópio, a cavidade peritoneal deve ser inspecionada cuidadosamente com os seguintes objetivos:

1. *Detecção de lesões inadvertidas ocorridas durante a insuflação e a inserção do primeiro trocarte.*

Felizmente essas lesões não são freqüentes e, quando ocorrem, são em geral de pequena magnitude. No entanto, atenção especial deve ser dada para prováveis lesões vasculares do mesentério, epíploo e a possibilidade de enfisema em retroperitônio.

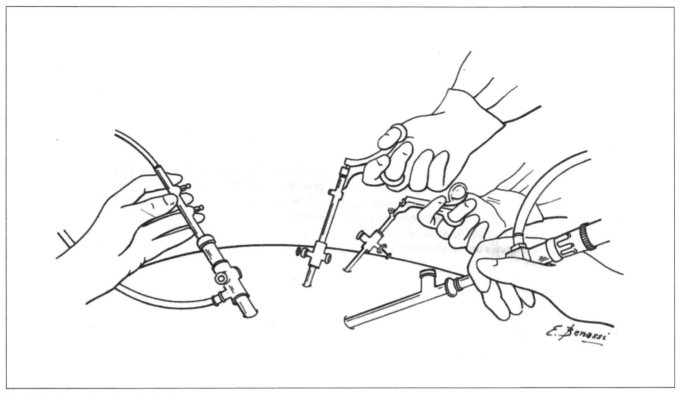

Fig. 59.2 – *Locação e introdução de trocartes.*

2. *Exclusão de outras afecções intra-abdominais não diagnosticadas previamente.*

A presença de doenças concomitantes não é, por si só, contra-indicação à CL; porém a existência de afecção de natureza maligna deve levar o cirurgião a considerar a possibilidade de alteração do procedimento, de conversão do método à cirurgia aberta, ou à suspensão da cirurgia para melhor avaliação e estadiamento da doença.

3. *Verificação da factibilidade da CL.*

A presença de aderências inflamatórias ou tumorais pode constituir um verdadeiro desafio à execução da cirurgia. No entanto, na maioria dos casos, o cirurgião experiente, com paciência e delicadeza no manuseio das estruturas, conseguirá levar a cabo o procedimento. Tem-se observado que, mesmo com o aumento do tempo cirúrgico, o paciente continua a beneficiar-se das vantagens do método laparoscópico. Por outro lado, caso a alteração existente seja tão intensa que não permita ao cirurgião identificar com segurança os elementos anatômicos, a conversão do ato para o método aberto deverá ser considerada.

FINALIZAÇÃO DO PROCEDIMENTO

Ao término da cirurgia um exame final do abdome é realizado para assegurar a ausência de sangramento. Pode-se irrigar a cavidade com soro para avaliar-se qualquer sítio potencial de sangramento. O instrumental e os trocartes são retirados da cavidade sob visão direta, e os locais de punção são observados com atenção à hemostasia. Retira-se o laparoscópio, e o pneumoperitônio é esvaziado por abertura da válvula do trocarte umbilical. Em seguida, este trocarte é retirado, tomando-se o cuidado de dirigir sua extremidade para a parede, de forma a evitar herniações.

Os locais da parede abdominal onde introduziram-se trocartes mais calibrosos devem ser avaliados e, se necessário, são dados pontos na aponeurose. Nos outros sítios, uma simples aproximação da pele com fitas adesivas é suficiente.

MANOBRAS FUNDAMENTAIS

A CL, como toda cirurgia, utiliza-se das manobras fundamentais – diérese, hemostasia e síntese – para a realização de procedimentos.

Diérese

Esta manobra se baseia, fundamentalmente, nas pequenas incisões realizadas na parede abdominal para a introdução de trocartes e nos movimentos de divulsão utilizados para a dissecção e isolamento de estruturas internas. Para estas últimas têm-se utilizado pinças apropriadas, já discutidas nos Capítulos 7, 8 e 9, sendo também interessante lembrar a importância do uso do eletrocautério em forma de gancho e de pinças bipolares.

Hemostasia

Na CL a hemostasia pode ser realizada por:

1. Grampos metálicos: estes clipes, geralmente de titânio, podem ser colocados por clipadores permanentes ou descartáveis; neste caso, o instrumento já vem munido de uma carga de grampos que são posicionados a cada disparo. Os grampos, existentes no mercado, são encontrados em três

medidas – pequeno, médio e grande – para se adequar à necessidade. A hemostasia por grampagem é rápida e eficiente; contudo, o manuseio inadvertido pode deslocar o grampo e promover a sua soltura. Por outro lado, o maior custo deve ser levado em consideração.

Os grampos também podem ser utilizados para a ligadura de estruturas como o duto cístico e a trompa de Falópio. Para este último, há grampos com travas especiais que permitem a sua soltura, possibilitando à paciente engravidar novamente.

2. Ligaduras (nós): os grampos metálicos, sem dúvida, se apresentam como opção rápida e versátil para a realização da hemostasia na CL; no entanto, os nós oferecem mais segurança e têm menor custo. Um dos tipos de nós utilizados é o "Nó de Roeder", homenagem a um otorrinolaringologista que idealizou este nó para hemostasia de amígdala. Este é constituído de um fio - geralmente categute – que corre por dentro de um tubo plástico oco, que apresenta uma de suas extremidades afiladas. Um nó confeccionado previamente, ao ser tracionado contra a extremidade afilada, ficará firmemente apertado. O "Nó de Roeder" pode ser encontrado pronto à venda no comércio ou ser confeccionado pelo cirurgião (Fig. 59.4).

Síntese

A síntese em CL pode ser realizada de duas maneiras: mecânica e manual.

As anastomoses mecânicas, com a utilização de grampeadores, são uma forma fácil e prática de realização das suturas; no entanto, apresentam custo elevado para o nosso meio. Elas têm sido aplicadas, principalmente, na cirurgia colorretal laparoscópica onde, com freqüência, são necessários dois ou mais grampeadores. Motivo pelo qual estes procedimentos são considerados os mais dispendiosos.

As anastomoses manuais ainda estão em uma fase experimental. Além de serem de confecção mais difícil e trabalhosa, exigem treinamento específico. Por outro lado, apresentam custo relativamente baixo, por isso mesmo, interessante.

Recentemente, pôde-se observar o surgimento do *endo-stitch*, instrumento à semelhança de um porta-agulha, com agulha e fio acoplados, que permite a realização de sutura manual automática, sem a necessidade da retirada do instrumento do interior do abdome.

Algumas suturas podem ser utilizadas com freqüência pelo cirurgião, como: sutura do fundo gástrico durante as

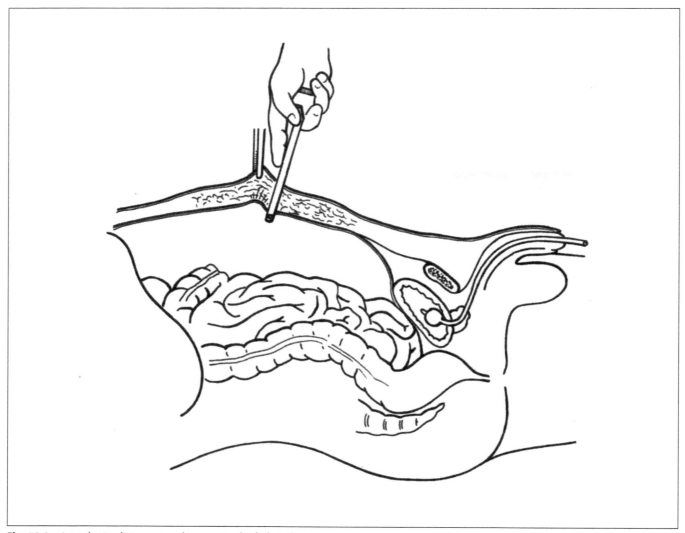

Fig. 59.3 – *Introdução de trocarte sob proteção do dedo indicador.*

fundoplicaturas para a correção do refluxo gastroesofágico, sutura de colédoco durante as coledocotomias para EVB, sutura de perfuração gástrica etc.

As suturas podem ser contínuas ou com pontos separados. Em ambos os casos os nós devem ser dados internamente com porta-agulha e pinça apropriados. As pinças devem formar entre si um ângulo compreendido entre 60° e 90°; caso contrário, por se apresentarem abertas ou paralelas demais, trarão dificuldade para o seu manuseio pelo cirurgião. Os fios utilizados devem ter como características, deslizamento fácil e memória fraca, para não ficarem muito armados dentro da cavidade e, além disso, não afrouxarem com facilidade após a confecção do nó.

Ao fim da sutura, ou de cada ponto dado, faz-se um nó que pode ter as seguintes seqüências: um nó verdadeiro um nó falso – um nó verdadeiro ou um nó falso – um nó falso. A segunda seqüência parece ser mais fácil de ser aplicada; no entanto, as duas oferecem segurança quanto à manutenção do nó.

Fontes de Energia

Também na CL, como na cirurgia convencional, utilizam-se equipamentos produtores de energia térmica, com a finalidade de dissecção e hemostasia. São eles: os eletrocautérios e o *laser*.

Eletrocautério

Pode ser monopolar ou bipolar. O primeiro tipo é o mais utilizado em nosso meio, porém com maior possibilidade de produzir efeitos adversos. O bipolar é o equipamento mais seguro, pois a corrente não precisa percorrer todo o corpo (os dois pólos encontram-se próximos, na extremidade do instrumento); no entanto, a complexidade de sua construção nem sempre permite a confecção de instrumental com desenho apropriado para cada tipo de uso.

As vantagens desses equipamentos são:
- tecnologia bem desenvolvida, oferecendo efeito preciso e seguro;
- aparelhagem compacta, que permite a sua fácil mobilização;
- fácil manuseio; não exige adestramento específico;
- custo baixo.

As desvantagens são:
- lesão térmica: a aplicação de corrente elétrica em uma estrutura aumenta sua temperatura que será transmitida aos órgãos adjacentes. É o caso da lesão térmica de colédoco, por uso do eletrocautério no duto cístico.
- lesão elétrica:

a) centelhamento

b) efeito capacitor: a passagem da corrente elétrica por um condutor isolado, circundado por camadas de material condutor, transforma-o em um capacitor. Este fenômeno carrega eletricamente o trocarte, que a qualquer momento pode descarregar a corrente em um órgão próximo (Fig. 59.5).

É importante observar que essas lesões geralmente ocorrem a distância e fora do campo visual do cirurgião. Além disso, as manifestações clínicas, geralmente tardias, ocorrem quando o paciente já não se encontra mais hospitalizado.

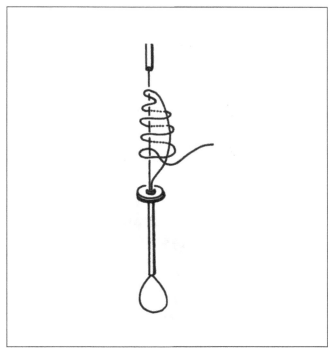

Fig. 59.4 – *Realização do "Nó de Roeder".*

c) fumaça: o aparecimento de fumaça exige perda de tempo para a sua evacuação.

Laser

Enquanto nos eletrocautérios a energia térmica é produzida por elétrons, o *laser* utiliza-se de fótons. Pela estimulação energética de determinados materiais, estes produzem um tipo de emissão luminosa que tem como característica ser:

- coerente – comprimentos de onda na mesma fase;
- monocromática – um único comprimento de onda;
- colimada – todos os fótons viajam na mesma direção.

Alguns tipos de *lasers* mais utilizados e as suas características são:

CO_2 (10.600nm)
- invisível
- absorvido pela água
- corta bem
- pouco efetivo como coagulador
- não pode ser transmitido por fibra óptica

Nd:YAG (1.064nm)
- invisível
- excelente coagulador
- corta com pouca precisão
- necessita de pontas especiais (safira)
- conduzido por fibra óptica

Argônio (488 – 515) KTP (532)
- visível (verde)
- corte preciso
- bom coagulador
- permite o uso de fibras de contato

Desvantagens do uso do *laser:*
- custo alto
- equipamento volumoso
- exige treinamento específico
- cuidados especiais com a área física e a equipe
- possibilidade de lesões atrás do alvo desejado
- efeito de longo prazo desconhecido
- Efeitos deletérios: – pele – eritema e carcinogênese
- olho – fotoqueratite
- catarata
- lesão térmica da retina

COMPLICAÇÕES DA CIRURGIA LAPAROSCÓPICA

Muito provavelmente, na história da cirurgia geral, nenhum procedimento causou tanto impacto quanto o surgimento da cirurgia laparoscópica. Os resultados satisfatórios iniciais criaram um clima de tal euforia no meio cirúrgico, que estimulou o desejo de vários cirurgiões a se iniciarem no métodos. Desafortunadamente, este entusiasmo inicial tem sido reprimido pelo reconhecimento de que estes procedimentos podem ser acompanhados por índices significantes de complicações. Embora pareça que uma grande proporção dessas complicações ocorra durante o início do período de aprendizado *(learning curve)* do cirurgião, este fato não diminui a importância destas complicações[8,10].

Didaticamente, as complicações da CL podem ser apresentadas em dois grupos: aquelas relacionadas diretamente ao método laparoscópico e as relacionadas ao procedimento cirúrgico propriamente dito. Neste capítulo, trataremos apenas das primeiras, já que em outros capítulos serão feitas as discussões pertinentes.

Agulha de Veress e Trocartes

Em ambos os casos, as complicações ocorrem principalmente na "fase cega" da CL, quando o manuseio destes instrumentos se faz sem controle visual.

As lesões produzidas podem ser de várias naturezas:

Lesão Vascular. Tem-se relato de lesões de vasos da parede, assim como dos vasos mesentéricos e dos grandes vasos retroperitoniais. Provavelmente, a principal causa deste tipo de lesão seja o manuseio inadequado deste instrumental. Introduções bruscas e movimentação exagerada podem atingir acidentalmente qualquer um dos vasos referidos, provocando hemorragias das mais diversas intensidades.

A embolia gasosa pode ser outra intercorrência observada na lesão vascular; contudo, seus efeitos clínicos são minimizados pelo uso de CO_2.

Lesão Visceral. As lesões em alças intestinais e na bexiga são as mais freqüentes. As primeiras geralmente estão associadas a quadro aderencial, e, no segundo caso, o simples esvaziamento prévio da bexiga pode evitar a ocorrência.

Essas lesões podem ser prevenidas com a utilização de técnica correta na introdução da agulha de Veress e do 1º trocarte. Além disso, nos pacientes com cirurgias prévias e provável quadro aderencial, a mudança do local de punção deve ser sempre considerada.

Enfisemas. Os enfisemas, geralmente, ocorrem quando a extremidade da agulha de Veress encontra-se mal posicionada. O mesentério e o retroperitônio podem ser insuflados e a dissecção destes espaços em direção cefálica pode provocar pneumomediastino ou pneumotórax[4,7]. Outro local de ocorrência de enfisema é o fomento maior, que pode distender-se em grandes bolhas gasosas, prejudicando a visualização dos órgãos internos.

Os trocartes também podem ser responsabilizados pela formação de enfisemas. Quando mal ajustados nos orifícios da parede, permitem a infiltração de gás para a tela subcutânea, provocando seu descolamento. Estes enfisemas são passíveis de assumir grandes proporções, podendo estender-se da cabeça às estremidades inferiores.

A insuflação inadvertida do espaço pré-peritoneal é outro fato observado, principalmente, na fase inicial da experiência do cirurgião (Fig. 59.6). Esse quadro resulta em grande dificuldade em se obter o pneumoperitônio, exigindo, com freqüência, a realização de uma segunda punção com a agulha de Veress em outro local da parede.

Pneumoperitônio

Já referidas quando foram abordadas as alterações fisiológicas do pneumoperitônio.

Lesões Termoelétricas

O pneumoperitônio cria uma verdadeira atmosfera, dentro da cavidade abdominal, constituída principalmente de CO_2 e vapor de água. Esta situação parece facilitar a propagação da corrente elétrica dentro do abdome, e, provavelmente, este seja o motivo do surgimento de fenômenos como o centelhamento e o efeito capacitor. Estes podem gerar lesões inadvertidas de órgãos intra-abdominais. Felizmente essas complicações parecem apresentar incidência muito pequena, visto que na literatura as referências a respeito são mínimas. Contudo, é bom lembrar que estes trabalhos são publicações

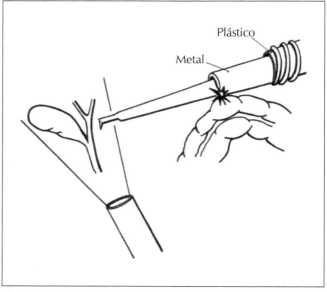

Fig. 59.5 – *Corrente elétrica descarregada no intestino produzindo escara.*

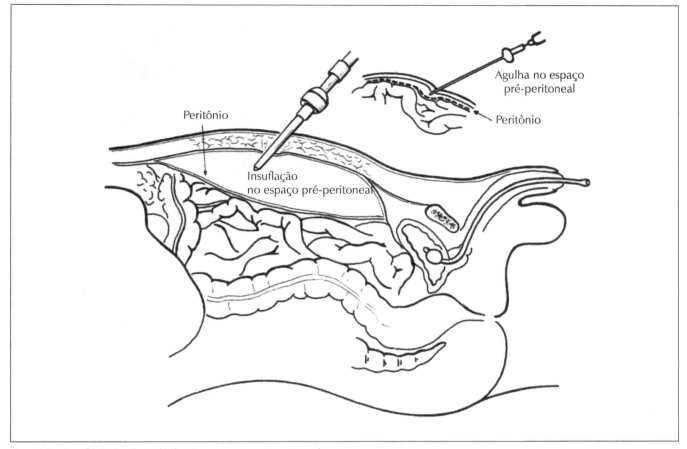

Fig. 59.6 – *Insuflação inadvertida de gás no espaço pré-peritoneal.*

de autores estrangeiros, que podem ter à mão eletrocautério de excelente qualidade, portanto, com sistemas de bloqueio automático de correntes erráticas. Em nosso meio, nem sempre é possível contar com aparelhos desta qualidade e, destarte, a ocorrência deste tipo de lesão deve ser considerada.

As lesões ditas térmicas são provocadas pela utilização do eletrocautério, principalmente em estruturas que tenham sido previamente dissecadas. A dissecção de uma determinada estrutura retira seu envólucro de gordura e, por isso, diminui seu conteúdo de água, tornando-a mais resistente à passagem da corrente elétrica e, em conseqüência, causando aumento de temperatura. Esta se transmite ao longo da estrutura causando lesões a distância.

Este tipo de complicação pode ser evitado pela utilização criteriosa do eletrocautério, principalmente para hemostasia e dissecção de áreas não nobres.

Tanto as lesões elétricas como as de origem térmica parecem, também, ser minimizadas pelo uso do eletrocautério bipolar. Este é, freqüentemente, utilizado em cirurgia ginecológica, apendicectomias e, atualmente, nas vagotomias super-seletivas.

Complicações Infecciosas

Nos vários trabalhos publicados, as complicações de caráter infeccioso aparecem como as mais incidentes, em geral de pequena magnitude. Elas dizem respeito, principalmente, às infecções que ocorrem no local de introdução de trocartes. Nestes, a predileção se faz nos locais dos trocartes que sofrem maior manipulação, como, por exemplo, a região umbilical na colecistectomia laparoscópica, por onde é introduzido o laparoscópio e retirada a vesícula e seus cálculos.

Hérnias

As hérnias são uma complicação específica da CL. Geralmente são decorrentes da falta de aproximação do orifício aponeurótico por onde passou o trocarte. Nos pontos em que, por algum motivo, houve a necessidade de dilatação ou ampliação da abertura – extração da vesícula e/ou de cálculos – pode ser necessária a colocação de alguns pontos para o total fechamento da brecha.

BIBLIOGRAFIA

1. Akimaru J et al. Subcutaneous wire traction technique without CO_2 insufflation for laparoscopic cholecystectomy: technical reporto J. Laparoendosc. Surg., 3,1 :59-62, 1993.
2. Bailey RW & Flowers JL. Complications of laparoscopic surgery. QMP: St. Louis, 1995.
3. Colver RM. Laparoscopy: basic technique, instrumentation andcomplications. Surg. Laparosc. Endosc., 2:35-40, 1992.
4. Cuschieri A & Berci G. Laparoscopic biliary surgery. Blackwell Scientific Publications: London, 1990.
5. Dubois F, Berthelot G, Levard H. Cholecystectomie par coelioscopie. La Presse Med., 18, n. 19:980-2, 1989.

6. Hashiba K, Grecco EC, DePaula AL, Bafutto M. Complicações da colecistectomia laparoscópica. In: DePaula AL, Hashiba K, Bafutto M. Cirurgia videolaparoscópica, Goiânia, cap.1:37-43, 1993.
7. Hodgson C, Mcgleland RMA e Newton JR. Some effects of peritoneal insufflation of carbon dioxide at laparoscopy. Anaesthesia, 25: 382-90, 1970.
8. Kent RB. Subcutaneous emphysema and hypercarbia following cholecystectomy. Arch. Surg. 126:1154-6, 1991.
9. Margarido NF et a!. Vídeo-Cirurgia. Robe Editorial: São Paulo. 1994.
10. Scott TR, Zucker KA, Bailey RW. Laparoscopic cholecystectomy: a review of 12.397 patients. Surg. Laparosc. Endosc., 2: 191-8. 1992.
11. Voyles CR & Tucker RD. A better understanding of monopolar electrosurgery and laparoscopy. In: Brooks De. ed. Current techniques in laparoscopy. Philadelphia, Current Medicine, cap, 4, pp. 1-10, 1994.
12. Wittgen CM et a!. Analysis of hemodynamic and ventilatory effects of laparoscopy cholecystectomy. Arch. Surg., 126:997-1000, 1991.
13. Zucker K. Surgicallaparoscopy. QMP: SI. Louis, 1991.

60

Cirurgia das Hérnias Inguinais

Fábio Schmidt Goffi

Bases

INTRODUÇÃO

Entre as hérnias, em geral, as inguinais ocupam folgadamente o primeiro lugar por ordem de freqüência. Nos serviços de cirurgia do aparelho digestivo, que incluem as afecções das paredes abdominais, a hérnia inguinal figura entre as mais comuns. As bases de seu tratamento, que é eminentemente cirúrgico, foram estabelecidas solidamente em fins do século passado por Bassini[4] e Andrews[1,2], fundamentando-o sobretudo em dados anatômicos, embriológicos e fisiopatológicos. Inúmeras contribuições e novos conceitos foram acrescentados sucessivamente, de modo que hoje os resultados da cirurgia corretiva são altamente satisfatórios. No entanto, as percentagens de recidivas são variáveis e os insucessos podem estar relacionados a condições do próprio doente (afecções respiratórias crônicas, obesidade, senilidade ou defeitos de cicatrização), ou a falhas técnicas de responsabilidade exclusiva do cirurgião.

As técnicas de tratamento não podem ser adotadas indiscriminadamente, devendo a conduta ser norteada pelas características de cada caso em particular. A orientação terapêutica apóia-se em conhecimentos da topografia da região inguinal, da fisiopatologia e da etiopatogenia das hérnias, no uso adequado das estruturas anatômicas para o reforço da parede e no emprego conveniente dos fios de sutura. Estes aspectos são abordados em seguida.

FUNDAMENTOS ANATÔMICOS

A região inguinal apresenta os seguintes limites: caudalmente, a prega inguinal; medialmente, o relevo da borda externa do músculo reto do abdome; cranialmente, a linha horizontal que une as duas espinhas ilíacas anteriores superiores. A estratigrafia da região, seguindo da superfície para a profundidade, consiste em:

Pele. Muito elástica, apresenta linhas de força oblíquas caudal e medialmente, com tendência a se curvarem para formar, com as do lado oposto, a figura da letra U (Kaissl[8]). Assim sendo, as incisões cutâneas estéticas deveriam seguir aquela orientação, fato de interesse secundário em vista da presença de pêlos pubianos que escondem a cicatriz. Por isso, pode-se usar as incisões retilíneas (paralelas à prega inguinal, 2cm medialmente a ela) as quais propiciam melhor acesso.

Tela Subcutânea. Possui três folhetos: superficial ou fáscia areolar (Camper), profundo ou fáscia lamelar (Scarpa), e intermediário. Estas fáscias, quando desenvolvidas, o que se observa geralmente nas crianças, podem ser confundidas com a aponeurose do músculo oblíquo externo. Entre esta aponeurose e a fáscia lamelar há um plano de clivagem avascular, que permite dissecar os lábios da incisão, medialmente até a borda do músculo reto do abdome e lateralmente até o ligamento inguinal.

Músculo Oblíquo Externo (M.O.E.). Na região inguinal é constituído exclusivamente por sua aponeurose de inserção, repartida em três fascículos.

a) Fascículo superior: passa pela frente do músculo reto anterior do abdome (M.R.A.), com direção transversal, terminando na linha branca.

b) Fascículo médio: suas fibras dirigem-se obliquamente ao púbis, onde se inserem. Antes disso, se condensam em três formações ditas pilares – superior (interno), inferior (externo) e posterior – ligamento reflexo (de Colles), as quais delimitam o anel inguinal subcutâneo. O pilar posterior é inconstante, sendo encontrado em, apenas, cerca de 3% dos casos, e é desprovido de interesse cirúrgico.

c) Fascículo inferior: suas fibras são também oblíquas, paralelas à prega inguinal, e formam o ligamento inguinal, estrutura que tem sido usada para a fixação das suturas de reforço da pele inguinal. A extremidade medial e caudal desse ligamento se expande em leque e se insere no pécten do púbis, com o nome de ligamento lacunar (de Gimbernat), contribuindo para reforçar o ligamento pectíneo (de Cooper). A autenticidade anatômica do ligamento inguinal (de Fallopio) tem sido constatada por alguns autores (Moisao[12]), que consideram sua individualização com o resultante de artifício de técnica.

Músculo Oblíquo Interno (M.O.I.). Este músculo é carnoso nos dois terços externos e aponeurótico no terço interno, apresentando disposição extremamente variável na região inguinal. a M.O.I. pode ser curto, tanto na direção transversal, como na vertical, conquanto, na maioria das vezes, se estenda inferiormente até o cordão espermático (Anson e McVay[3]). Geralmente as fibras mais inferiores se curvam para baixo, passam sobre o funículo espermático e se prendem no tubérculo e no pécten do púbis (Chandler)[5].

Nos indivíduos com hérnia a disposição anatômica é diversa. As fibras do M.O.I. atingem o púbis apenas em 4,8% dos casos de hérnia direta e em 32% dos portadores de hérnia oblíqua externa, o que representa uma discordância sensível do que se tem descrito para os indivíduos normais (Goffi e col.[7]) (Fig. 60.1). Este fato poderia se atribuído ao deslocamento para cima das fibras do M.O.I. pela presença do saco herniário. Entretanto, o M.O.I. pode terminar em nível alto, também nas hérnias oblíquas externas, com saco herniário pequeno e colo estreito. Turck[15] observou, em indivíduos com hérnia unilateral, que a margem inferior do M.a.l. se encontrava altamente situada em ambas as regiões inguinais. Por isso, é provável que esta disposição das fibras musculares não seja o efeito, mas sim a causa das hérnias (Ferguson[6]).

Da inserção alta das fibras inferiores do M.O.I. resulta, na região inguinal, uma área de menor resistência, de forma triangular (triângulo de Hessert) delimitada superiormente pela borda do M.O.I., medialmente pela borda externa do M.R.A. e abaixo e lateralmente pelo ligamento inguinal. Não se deve confundi-la com outro espaço triangular (de Hesselbach) delimitado pela artéria epigástrica inferior, borda lateral do M.R.A. e ligamento inguinal (Fig. 60.1). Nesta área formam-se as hérnias diretas.

Músculo Transverso do Abdome (M.T.A.). Sua porção carnosa, na região inguinal, é menos extensa que a do M.O.I. e logo origina a aponeurose de inserção, a qual medialmente contribui para formar a bainha do M.R.A. e caudalmente se continua com a fáscia transversal fibrosa. Compreende-se, assim, por que a antiga designação de "tendão conjunto" deve ser abandonada, uma vez que não há um verdadeiro tendão de inserção.

Fáscia Transversal. Distinguem-se duas fáscias transversais na região inguinal. Uma, a mais profunda, de natureza célulo-fibrosa, reveste posteriormente o M.R.A. (fáscia transversal celulosa). Adiante desta, há uma lâmina conjuntiva larga, fina, disposta paralelamente à anterior e que constituiria a verdadeira parede posterior do trajeto inguinal (fáscia transversal fibrosa) (Martino[10]). É derivada da lâmina perimísio aponeurótica do músculo transverso e tem importância para a reconstrução do trajeto inguinal na correção cirúrgica das hérnias, sobretudo quando diretas.

Peritônio. A superfície peritoneal, vista pela face posterior da parece abdominal anterior, apresenta, nas regiões inguinal e hipogástrica, algumas pregas e depressões. As pregas resultam da existência de três estruturas dispostas de fora para dentro, da seguinte maneira: a) artéria epigástrica inferior – oblíqua cranial e medialmente, em direção ao músculo retoabdominal; b) ligamento umbilical lateral (artéria umbilical obliterada), dirige-se da parede lateral da bexiga

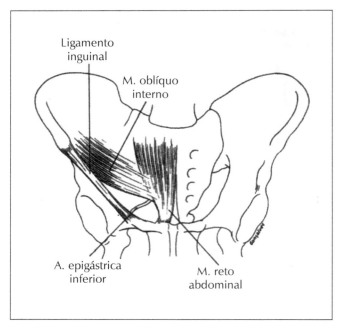

Fig. 60.1 – *Inserção alta do músculo oblíquo interno.*

até a cicatriz umbilical; c) ligamento umbilical médio (resquício do úraco obliterado), cordão mediano e único, que se dirige do vértice da bexiga à cicatriz umbilical (Figs. 60.3 e 60.4).

Estas saliências delimitam depressões que são a fosseta inguinal lateral, situada lateralmente à artéria epigástrica inferior, a fosseta inguinal média, situada entre o ligamento umbilical lateral e a artéria epigástrica inferior, e a fosseta vesicopúbica, situada entre os ligamentos umbilicais médio e lateral.

A fáscia transversal exibe espessamentos fibrosos que correspondem a algumas das citadas saliências ou pregas peritoneais.

O trato íleo-púbico é uma estrutura que resulta da condensação da fáscia endo-abdominal sobre o m. psoas; origina-se na espinha ilíaca anterior superior, segue paralelamente ao ligamento inguinal e se insere no tubérculo púbico e porção medial do ligamento de Coopero Tem particular importância na cirurgia da hérnia inguinal por laparoscopia, servindo como ponto de referência. Os grampos inseridos caudalmente ao trato íleo-púbico e lateralmente aos vasos femorais podem incluir o ramo femoral do nervo gênito-femoral ou o nervo cutâneo lateral da coxa, produzindo nevralgias intensas (Redmond e col.[13]).

O ligamento interfoveolar (Hesselbach), possivelmente acrescido pelo tecido extraperitoneal que circunda os vasos espigástricos inferiores, se estende da borda interna do anel inguinal profundo para cima, até a linha arqueada. O ligamento de Henle está situado no nível da borda lateral do músculo reto do abdome, formando o limite medial do anel femoral. O ligamento pectíneo, situado sobre a linha pectínea, recebe contingentes fibrosos de várias origens: fáscia transversal, ligamento lacunar, ligamento inguinal reflexo (Colles) e periósteo do osso púbis (Skandalakis e col[14]) Essa estrutura é bastante robusta e resistente, sendo usada para a ancoragem de pontos na reconstrução da parede tanto nas herniorrafias inguinais como femorais.

No nível da fosseta lateral encontra-se o orifício interno o trajeto inguinal (anel inguinal profundo). Neste local, – mente o peritônio separa a cavidade abdominal dos elementos do funículo espermático. É, por isso, um ponto débil por onde se formam as hérnias inguinais oblíquas externas (indiretas), cujo saco herniário progride por dentro do funículo, podendo atingir a bolsa escrotal (Fig. 60.2).

A fosseta inguinal média corresponde à parede posterior trajeto inguinal – triângulo de Hesselbach – constituindo-se, assim, em outro ponto fraco, por onde se formam as hérnias chamadas diretas. Desse modo, ao contrário das hérnias indiretas, em que o saco herniário é constituído apenas pela lâmina peritoneal, nas diretas ele, além de peritônio, apresenta-se revestido pelas duas fáscias transversais (Fig. 60.3).

A formação da hérnia pela fosseta vesicopubiana não existe na prática e tem, por isso, interesse apenas acadêmico.

Conteúdo do Trajeto Inguinal

Na mulher o trajeto inguinal contém o ligamento redondo e no homem o funículo espermático, os quais se apresentam revestidos pela túnica fibrosa comum (fáscia espermática externa), dependência da fáscia transversal fibrosa. Como as hérnias inguinais são muito mais freqüentes nos homens do que nas mulheres, deve-se ter sempre presente que, nos primeiros, a dissecção do saco herniário das hérnias oblíquas externas traz o risco de lesar elementos importantes contidos ao funículo espermático (conduto deferente, artéria espermática interna e plexos venosos).

Eriopatogenia

Para se entender a etiopatogenia das hérnias – inguinais oblíquas externas deve-se conhecer o processo de descida dos testículos e de obliteração do conduto peritônio-vaginal.

Os testículos, na vida fetal, se desenvolvem na região lombar e migram no sentido crânio-caudal através do espaço troperitoneal. Passando ao longo do trajeto inguinal, por trás da evaginação peritoneal ou processo vaginal, atingem o escroto, alojando-se em uma cavidade cuja membrana de revestimento – túnica vaginal – é comparável ao revestimento peritoneal da cavidade abdominal.

Quando as gônadas chegam finalmente, após essa migração, à sua posição escrotal, o processo vaginal ainda se comunica com o peritônio, porém, no feto a termo a luz do conduto normalmente se oblitera na extensão entre o anel inguinal profundo e o pólo superior do testículo. Se o processo vaginal permanecer permeável podem o omento, ou alças intestinais, deslizar até o fundo do saco, para constituir o tipo de hérnia oblíqua externa mais propriamente chamada "persistência do conduto peritônio-vaginal".

Conforme se depreende da descrição, aquela variedade de hérnia corresponderia ao "tipo infantil", porque decorre da falta de obliteração do conduto peritônio-vaginal, enquanto as demais seriam do "tipo adulto". Entretanto, perdeu a atualidade o antigo conceito que fazia chamar as hérnias oblíquas externas de "congênitas" e as diretas de "adquiridas". Na verdade, as hérnias do adulto e da criança são conseqüentes de defeitos congênitos da região inguinal, podendo, de outra parte, o fator ou fatores desencadeantes se manifestar em qualquer época da vida.

Desde há algum tempo se concretizou a idéia de que a musculatura da região inguinal desempenha papel importante no fenômeno de obliteração do conduto peritônio-vaginal, bem como no aparecimento das hérnias diretas. Vários autores salientaram o papel dos músculos oblíquos interno e transverso que, ao se contraírem, fariam reduzir a altura do trajeto inguinal, comportando-se como o ramo de uma pinça, cujo outro ramo seria constituído pelo ligamento inguinal e pelo pécten do púbis. Esse mecanismo muscular, nos indivíduos normais, teria o efeito de reforçar os esforços físicos. McGregor[11] mencionava mesmo a existência de um esfíncter no nível do anel inguinal interno. Mais recentemente, Lagrot e Py[9] atribuíram importância à obliquidade do funículo espermático ao longo do trajeto inguinal, na prevenção das hérnias oblíquas externas. Segundo os autores citados, aquela obliquidade aumentaria, nos indivíduos normais, durante a contração muscular. Nesses casos também o ligamento

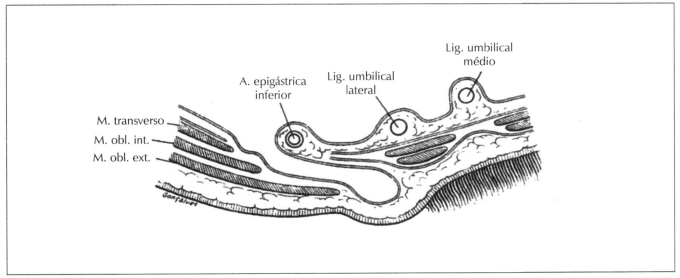

Fig. 60.2 – *Formação do divertículo peritoneal nas hérnias inguinais oblíquas externas (indiretas): o colo do saco herniário encontra-se lateralmente à artérias epigástrica inferior.*

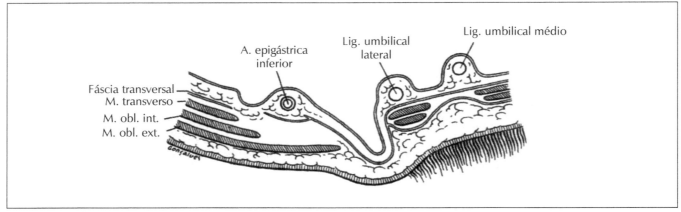

Fig. 60.3 – *Formação da hérnia inguinal direta. O saco herniário encontra-se medialmente à artéria epigástrica inferior.*

de Hesselbach se deslocaria para cima durante o esforço, o que teria como resultado o angustiamento do anel inguinal profundo.

É evidente, por outro lado, que não basta haver permeabilidade do conduto peritônio vaginal ou insuficiente musculatura inguinal para aparecer a hérnia oblíqua externa ou direta. É necessário o concurso de "fatores desencadeantes" que determinem o aumento da pressão intra-abdominal (esforço físico exagerado, tosse, gravidez, choro em crianças) para que o processo herniário se efetue.

Quanto à etiopatogenia da hérnia direta, não há dúvidas de que o fator constitucional representado pela inserção alta da porção caudal do M.O.I. tem papel importante, conforme já foi mencionado. Por outro lado, Wagh e col.[16] atribuíram a presença de hérnia inguinal direta a uma doença do colágeno, reconhecida não apenas pelos aspectos ultra-estruturais das fibras, mas pelas modificações das propriedades físico-químicas, isto é, precipitabilidade alterada e deficiência de hidroxiprolina.

BIBLIOGRAFIA

1. Andrews EW. Imbrication or lap joint method. A plastic operation for hernia. Chicago Med. Rec. 9:67, 1895.
2. Andrews EW. Major and minor technique of Bassini operation as performed by himself. Med. Rec. 56:622-4, 1899.
3. Anson BJ, McVay CB. Inguinal hernia. The anatomy of the region. Surg. Gynec. Obstet. 66:186, 1938.
4. Bassini E. Citado por Andrews EW.
5. Chandler SB. Studies on the inguinal region. The anatomy of the inguinal (Hesselbach) triangle. Ann. Surg. 124:156, 1946.
6. Ferguson AN. Oblique inguinal hernia. Typic operation for its radical cure. J. Amer. Med. Ass. 33:6-14, 1899.
7. Goffi FS, Leite GM, Pinto PEL. Alguns aspectos da etiopatogenia das hérnias inguinais. Rev. Paul. Med. 43:1-17, 1953.
8. KraissI CJ. The selection of appropriate lines for elective surgical incisions. Plast. Reconstr. Surg. 8: 1, 1951.
9. Lagrot TF, Py N. Physiologie du canal inguinal. Deductions therapeutiques. Presse Med. 64: 1768, 1956.
10. Martino L. Sulla parete posteriore dei canale inguinale. Ric. Morfol 15:209-231,1936.
11. McGregor WW. The demonstration of a true internal sphincter and its etiologic role in hernia. Surg. Gynec. Obstet. 49:510, 1929.
12. Moisao R. Contribution à l'étude anatomo-chirurgicale de l'arcade de Fallope. C. R. Ass. Anal. 48º réunion. pp. 748-751,1957.
13. Redmond ES, Salemo GM, Annabali R, Fitzgibbons Jr RJ. Laparoscopic herniorrhaphy. In: Brooks DC ed. Current tecnniques in laparoscopy. Philadelphia, Curret Med., capo 18, p. 1-11, 1994.
14. Skandalakis JE, Colborn GL, Androulakis JA, Skandalakis U, Pemberton LB. Embryologic and anatomic basis ofinguinal herniorraphy. Surg. Clin. North Am. 73:799-836, 1993.
15. Turck RC. Surgical anatomy of hernia. Observations thereon, with results of fifty dissectons. 1. Amer. Med. Ass. 32:793-800, 1899.
16. Wagh PV, Leverich AP, Sun CN, White HJ, Read RD. Direct inguinal hemiation in men: a disease of collagen. J. Surg. Res. 17:423-33, 1974.

61 Cirurgia das Hérnias Inguinais

Fábio Schmidt Goffi

Técnicas

A correção das hérnias inguinais exige a dissecção cuidadosa e delicada dos elementos anatômicos, para a sua "vida identificação. Aponeurose do músculo oblíquo extero, anel inguinal externo, ligamento inguinal, funículo espermático e seu conteúdo, borda inferior do músculo oblíquo interno, anel inguinal interno (limitado pelos vasos epigástricos), fáscia transversal e ligamento pectíneo (de Cooper) devem ser postos à mostra, alguns deles para eventual aproveitamento no decurso da operação. Assim, o tratamento das hérnias inguinais tem muito de cirurgia plástica, por ser uma operação reparadora e reconstrutiva, buscando corrigir defeitos à custa de artifícios técnicos, próteses ou enxertos. Tratando-se de operação plástica, os cuidados de assepsia devem ser rigorosos, não faltando a lavagem da pele da região com escova, água e sabão na véspera do ato cirúrgico, tal como já recomendava Basini (cit. por Andrews)[3], no fim do século passado.

A operação para tratamento das hérnias inguinais é constituída de três partes 1º) dissecção das estruturas inguinais; 2º) tratamento do saco herniário; 3º) reconstrução da parede inguinal.

VIA DE ACESSO

A incisão cutânea pode seguir a bissetriz do ângulo formado pela prega inguinal e a borda extrena do músculo reto anterior do abdome, ou então ser paralela à prega inguinal, 2cm medialmente a ela. É preferível esta última, que será retilínea, com cerca de 8cm de comprimento, com uma das extremidades no nível do tubérculo púbico. A incisão curvilínea, seguindo as linhas de tensão da pele, é desnecessária. O bisturi cortará a pele e a tela subcutânea até a lâmina profunda da fáscia superficial procedendo-se à ligadura preventiva dos vasos subcutâneos calibrosos. Entre esta e a aponeurose do músculo oblíquo externo será feita a dissecção os lábios da ferida operatória, medialmente até a borda externa do músculo retoabdominal e lateralmente até expor o ligamento inguinal pela sua face superficial. Este descolamento é fácil e exangue, desde que se progrida junto à aponeurose do músculo oblíquo externo. A hemostasia dos vasos subcutâneos é feita preferivelmente por ligaduras com fio fino absorvível, em vez de eletrocoagulação.

A aponeurose do músculo oblíquo externo é seccionada no sentido de suas fibras, ao longo da incisão cutânea, a partir do anel inguinal externo. Melhor será fazer passar a linha de secção pela borda externa do pilar medial (Fig. 61.1). As bordas da aponeurose são fixadas cada uma com duas pinças de reparo, seguindo-se a dissecção do tecido frouxo que une esta aponeurose aos planos subjacentes, medialmente até a sua fusão com a aponeurose do músculo oblíquo interno, e lateralmente até a face profunda do ligamento inguinal e de sua expansão sobre o púbis (ligamento lacunar). O funículo espermático é evidenciado e seu contorno é descolado: superiormente da borda inferior do músculo oblíquo interno, inferiormente do ligamento inguinal e posteriormente da fáscia transversal (parede posterior do trajeto inguinal). Um afastador de Farabeuf, passado sob o funículo, servirá para alçá-lo, facilitando, assim, a exposição do anel inguinal profundo, que será individualizado pela constatação dos vasos epigástricos inferiores (Fig. 61.2). Essa manobra é indispensável, qualquer que seja o tipo de hérnia a ser tratada. A borda inferior do músculo oblíquo interno é, em seguida, descolada da fáscia transversal e da aponeurose do músculo transverso. O tubérculo púbico e o ligamento pectíneo (de Cooper) são identificados, sem que isso implique, de início, a secção da fáscia transversal.

TRATAMENTO DO SACO HERNIÁRIO

Na hérnia oblíqua externa o saco herniário está junto com os elementos do funículo espermático, contido pela túnica fibrosa comum e músculo cremaster. Estas duas estruturas são seccionadas ao longo do funículo espermático. O saco herniário é facilmente reconhecível pelo seu aspecto branco nacarado, Sua dissecção é conduzida até o anel inguinal

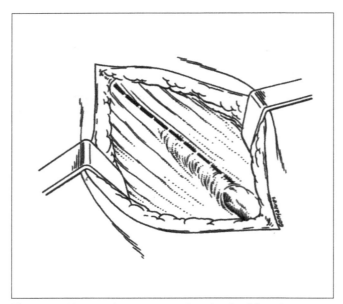

Fig. 61.1 – *Abertura da aponeurose do músculo oblíquo interno.*

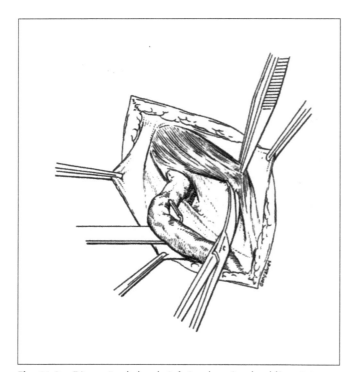

Fig. 61.2 – *Dissecção da borda inferior do músculo oblíquo interno.*

profundo, ou seja, até o nível dos vasos epigástricos inferiores, onde deverá ser ligado e ressecado (Fig. 61.3). Antes, porém, terá que ser aberto e, se contiver vísceras, elas serão reduzidas para a cavidade abdominal. A ligadura do colo do saco é feita por transfixação com fio de algodão 2-0 (Fig. 61Aa e b). Desde que se obedeça ao princípio de ligar o colo do saco herniário no nível dos vasos epigástricos inferiores, é desnecessária qualquer manobra adicional.

Nas hérnias diretas o saco herniário está situado medialmente aos vasos epigástricos, consistindo, geralmente, de um abaulamento difuso ou globoso de fáscia transversal (Fig. 61.3). Seu tratamento poderá constar do sepultamento por meio de sutura em bolsa, não havendo necessidade de abri-lo. As hérnias diretas são também tratadas quando se faz a reconstrução da parede posterior do trajeto inguinal. Este assunto será abordado mais adiante.

Reconstrução Da Parede Inguinal

A literatura registra grande número de técnicas para o reforço da parede inguinal. Descrevê-las seria repetir uma série de manobras similares, algumas de valor, outras inconsistentes.

Basicamente, a reconstrução da parede inguinal consiste em se realizar a sutura entre si, de algumas estruturas anatômicas, com o fito de suprimir pontos débeis, por onde possam fazer protrusão, recessos peritoneais, formando novas hérnias. As estruturas que podem ser utilizadas são, de um lado, o ligamento inguinal e o ligamento pectíneo (Cooper) e, de outro, a aponeurose do músculo oblíquo externo, a borda inferior do músculo oblíquo interno (que na região é predominantemente carnoso) e a fáscia transversal fibrosa. Compete ao cirurgião, de posse de juízo crítico sobre o valor de cada um desses elementos, escolher quais os que devem ser aproveitados para a correção de um determinado tipo de hérnia.

A aponeurose do músculo oblíquo externo geralmente se apresenta com suficiente resistência, podendo ser utilizada, com vantagens, para o reforço da parede inguinal. Coube a Edward Wyllys Andrews[3], em 1895, a primazia de sugerir o imbricamento dos lábios daquela aponeurose com o fito de garantir maior firmeza à região. Idealizou, assim, quatro modalidades para se efetuar a superposição (Fig. 61.5), mostrando-se favorável àquela que deixa o funículo espermático entre os

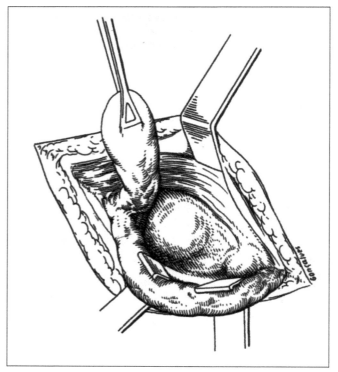

Fig. 61.3 – *Dissecção do saco herniário.*

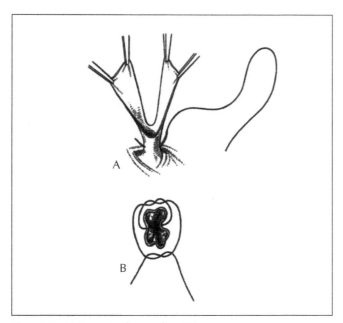

Fig. 61.4 – *Tratamento do saco herniário.*

dois lábios da aponeurose (Fig. 61.5-4), passando o medial por trás e o lateral pela frente, sendo esta maneira ainda agora conhecida como "técnica de Andrews". Em 1938, Zimmerman[22] padronizou e divulgou a modalidade de imbricamento de Andrews, que consiste em suturar o lábio lateral de aponeurose do músculo oblíquo externo, por trás do funículo espermático, fixando o lábio medial ao ligamento inguinal pela frente do funículo (Figs. 61.5-3 e Fig. 61.7). É preferível esta última conduta, pois é sempre realizável, sem haver risco de compressão exagerada do funículo espermático, tal como às vezes sucede, quando a variante aconselhada por Andrews é usada.

O imbricamento dos lábios da aponeurose do músculo oblíquo externo deve ser recomendado nos casos em que a parede posterior do trajeto inguinal é frágil e o músculo oblíquo interno não atinge o púbis, estando sua borda livre situada em nível alto. Isto sucede, de regra, nas hérnias diretas e nas oblíquas externas com sacos herniários de colo alargado.

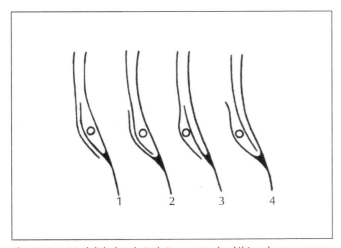

Fig. 61.5 – *Modalidades de imbricamento dos lábios da aponeurose do músculo oblíquo externo segundo E. W. Andrews*[3].

O músculo oblíquo interno não deve ser usado para reconstrução da parede inguinal. Quando esse músculo se insere no púbis, não há razão para se pensar em reforço. Em caso de inserção alta, sua sutura ao ligamento inguinal e ao ligamento de Cooper será feita sob tensão e as fibras musculares assim desfocadas poderão atrofiar-se, perdendo sua capacidade contrátil. Acresce, além disso, que vários cirurgiões reputados duvidam da eficácia das suturas músculo-aponeuróticas, argumentando que, na maioria das vezes, a cicatrização seria defeituosa. Koontz[11] demonstrou experimentalmente que os músculos podem unir-se às aponeuroses, sendo, porém, necessário que ambos sejam desprovidos do tecido areolar para que se suture um ou outro. Melhores resultados serão obtidos, ainda, quando se escarificam as superfícies dessas duas estruturas. Assim, se alguma vez o músculo oblíquo interno for usado para a reconstrução da parede inguinal, é aconselhável que as estruturas a suturar sejam antes atritadas com uma gaze.

Desde Bassini (cit. por Andrews[3]) vem-se utilizando a fáscia transversal nas inguinorrafias. Aquele notável cirurgião recomendava sutura dessa fáscia, juntamente com o que se chamava "tendão conjunto", ao ligamento inguinal. Entretanto, pertence a Edmund Andrews[2] o mérito de haver insistido, em 1924, na importância da fáscia transversal, cuja sutura no ligamento inguinal, ademais do imbricamento dos lábios da aponeurose do músculo oblíquo externo, bastaria para garantir o bom êxito da operação, sendo desnecessário, e mesmo condenável, o uso do músculo oblíquo interno.

Compartilhando da preferência da fáscia transversal para reforço, McVay e Anson[15] preconizaram, para a reparação das hérnias inguinais diretas e das grandes hérnias indiretas, a sutura dessa fáscia ao ligamento pectíneo (de Cooper), estrutura bastante resistente que se encontra diretamente fixada ao pécten do púbis. Criticavam, dessa maneira, a utilização do ligamento inguinal, afirmando que esse elemento, além de não ser o ponto de inserção normal da fáscia transversal, era demasiadamente frouxo e por isso impróprio para a fixação dos pontos. Na verdade, o ligamento inguinal pode ser útil, desde que seja encurtado, abaixado e posto em tensão mediante pregueamento de sua expansão medial (ligamento lacunar de Gimbernat).

Qualquer que seja a técnica cirúrgica adotada ou a estrutura anatômica utilizada para o reforço da parede inguinal, as suturas devem ser feitas sem tensão a fim de se diminuir a dor pós-operatória e o risco de recidiva.

Material de Sutura

Variadas são as opiniões sobre a escolha do tipo de fios de sutura mais adequados para a correção das hérnias. Fios de categute, seda, tântalo, algodão, linho, náilon, mersilene, prolene e aço inoxidável, são alguns dos materiais mais usados. É do conceito da maioria que os fios inabsorvíveis, sobretudo o algodão e os sintéticos, são os mais adequados. Meade e Ochsner[17] demonstraram, e outros autores comprovaram, que a seda, o linho e o algodão, quando usados para a sutura de tecidos, proporcionam um tipo de "cicatrização seca" traduzida pelo aparecimento precoce de fenômenos proliferativos, muito diversamente do que se passa quando o material de sutura é o categute, onde a abundante exsudação justifica o nome de "cicatrização úmida", condição essa propícia ao aparecimento de infecção.

No caso particular da cirurgia das hérnias, Bassini (cit. por Andrews[3]), em 1889, já usava fios de seda para as suturas, salientando os bons resultados obtidos. Longacre[12], num interessante estudo comparativo entre fios de sutura para as herniorrafias, revendo numerosa casuística, demonstrou a menor incidência de recidivas, quando foi usada a seda, do que quando se empregou o categute. Bastos[4] prefere os fios de algodão, material que revela resultados comparáveis aos da seda, sendo, entretanto, de preço sensivelmente menor.

Conduta Técnica

De posse dos conhecimentos já expostos, pode-se eleger a conduta mais acertada de conformidade com as várias eventualidades que costumam surgir no decorrer da operação para tratamento das hérnias inguinais. As possibilidades mais comuns são as seguintes:

Hérnia oblíqua externa, saco herniário com colo estreito, músculo oblíquo interno inserindo-se no púbis.

Dissecção do saco herniário, ligadura e ressecção no nível dos vasos epigástricos inferiores; angustiamento do anel inguinal interno por meio de pontos entre a fáscia transversal e o ligamento inguinal naquele nível.

Hérnia oblíqua externa, saco herniário grande com colo alargado, músculo oblíquo interno não atingindo o púbis.

Dissecção do saco herniário, ligadura e ressecção no nível dos vasos epigástricos inferiores; sutura da fáscia transversal no ligamento inguinal, sendo que os pontos no extremo Ínfero-medial da sutura apanham também a inserção do ligamento de Gimbernat ao púbis (Fig. 61.6); imbricamento dos lábios da aponeurose do músculo oblíquo externo. O lábio externo é suturado à fáscia transversal por trás do funículo espermático (Fig. 61.7), e o lábio interno é suturado ao ligamento inguinal pela frente do funículo (Fig. 61.8).

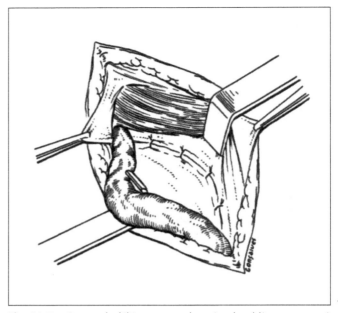

Fig. 61.7 – *Sutura do lábio externo do músculo oblíquo externo à fáscia transversal por trás do funículo espermático.*

Hérnia Direta

Incisão oblíqua da fáscia transversal desde o tubérculo púbico até o anel inguinal interno; ressecção do excesso de fáscia; descolamento do peritônio para cima e exposição do ligamento de Cooper, ao qual é suturada a borda livre da fáscia transversal; em sua porção lateral esta fáscia é suturada à fáscia femoral e ao ligamento inguinal até angustiar satisfatoriamente o anel inguinal profundo; imbricamento dos lá-

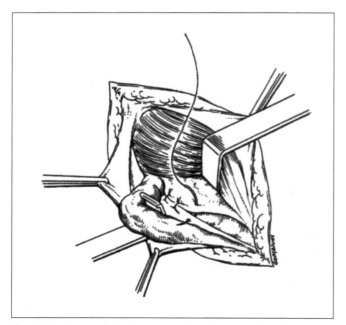

Fig. 61.6 – *Sutura da fáscia transversal ao ligamento inguinal.*

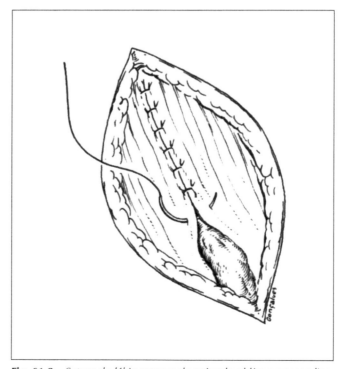

Fig. 61.8 – *Sutura do lábio externo do músculo oblíquo externo ligamento inguinal pela frente do funículo espermático.*

bios da aponeurose da maneira igual à descrita anteriormente (Fig. 61.7). (Ver Figs. 4, 5 e 6 do Capítulo 58.)

Hérnia Recidivada

Tratamento do saco herniário de acordo com sua natureza; reconstrução da parede inguinal de maneira igual a anterior.

Casos Especiais. Em indivíduos obesos com hérnias antigas e particularmente, em hérnias reiteradamente recidivadas, as estruturas anatômicas úteis se encontram, com freqüência, parcial ou totalmente destruídas. Desse modo, a reconstrução da parede inguinal pelos métodos habituais nem sempre pode realizar-se de maneira satisfatória, sendo necessário complementá-la com outros artifícios. Retalhos aponeuróticos de vizinhança, enxertos de fáscia-lata, pele total, ou derme, telas de tântalo, aço inoxidável e dura-máter[1,5,6,10,13,16,18,20,21], têm sido usados com aquela finalidade. Hoje prefere-se usar telas de material sintético – polipropileno ou poliéster.

HERNIORRAFIA POR VIDEOLAPAROSCOPIA

Os resultados satisfatórios do acesso pré-peritoneal para a cirurgia das hérnias inguinais e a aceitação do uso de material protético justificaram a aplicação da videolaparosopia para a correção dos defeitos da parede inguinal.

Os cirurgiões que recomendam esse procedimento em substituição a uma técnica segura e eficiente como é a herniorrafia clássica apontam os seguintes argumentos: 1 – redução da dor pós-operatória e encurtamento do período de tempo de ausência ao trabalho; 2 – redução dos índices de recidiva; 3 – realização sob custo razoável[7].

Técnica Cirúrgica

Basicamente a técnica clrurgica consiste em acesso transperitoneal por videolaparoscopia (Capítulo 59) e, após dissecção do peritônio que reveste a parede posterior da região inguinal (Fig. 61.9), e tratamento do saco herniário, é feita a fixação de tela de material sintético no local para reforço. Entre os materiais mais usados destacam-se o polipropileno (prolene e marlex) o poliéster (dácron e mersilene), tendo o primeiro a vantagem de ser monofilamentar e, teoricamente, apresentar menor risco de sediar a infecção[19].

Crítica

A via transperitoneal empregada para o reparo de defeito da parede inguinal pode ser causa de problemas imediatos resultantes da lesão de alças intestinais, ou tardios, conseqüentes à formação de aderências peritoneais[14]. O uso rotineiro de corpo estranho para a prótese, ainda que constituída de material sintético inerte, é razão para o sensível aumento dos índices de infecção da ferida operatória. Some-se aos fatos apontados a necessidade de o procedimento ser feito através de pneumoperitônio e de anestesia geral e ver-se-á que a herniorrafia por videolaparoscopia apresenta limitações que não acompanham a cirurgia convencional.

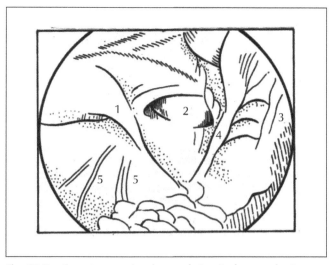

Fig. 61.9 – *Aspecto posterior da parede inguinal esquerda vista por laparoscopia. Imitado de Redmond EJ e col[19]. 1 – vasos epigástricos inferiores; 2 – recesso de hérnia direta; e – ligamento umbilical médio; 4 – ligamento umbilical lateral; 5 – estruturas do funículo espermático vistas através do peritônio.*

A herniorrafia videolaparoscópica tem suas melhores indicações em pacientes obesos com grandes hérnias diretas e, principalmente, nas reiteradas recidivas em pacientes anteriormente operados pelas técnicas tradicionais. O uso do método nas hérnias indiretas (oblíquas externas) é mais limitado, sobretudo na variedade inguinescrotal, quando a ampla mobilização pode levar a elevado risco de complicações testiculares e do funículo espermático. No entanto, em pacientes com hérnia indireta que possuem o colo do saco herniário estreito, Ger e col.[8], entre outros, praticam a obliteração do colo por meio do grampeamento laparoscópico com grampos metálicos.

A técnica videolaparoscópica deve ser ainda considerada em desenvolvimento. As complicações podem ser reduzidas à medida que aumenta a experiência mas apenas após seguimento a longo tempo a verdadeira taxa de recidiva será conhecida[14].

BIBLIOGRAFIA

1. Abel AL, Clain A. Surgical treatment of large incisional hernias using stainless wire. Brit. J. Surg. 48:42, 1960.
2. Andrews E. A method of herniotomy utilizing only white fascia. Ann. Surg. 80:225, 1924.
3. Andrews EW. a) Major and minor technique of Bassini's operation as performed by himself. Med Rec (N.Y.) 56;622,1899. b) 1mbrication or lap joint method. A plastic operation for hernia. Chicago Med Rec 9:67, 1895.
4. Bastos ES. O fio de algodão como material de sutura cirúrgica. Hospital. Rio de Janeiro, 24:697, 1943.
5. Burton Cc. Classification and techniques of fascial grafts in repair of inguinal hernia. Surg. Gynec. Obstel. Int. Abstr. Surg. 105:521, 1957.
6. Dales HC, Kyle J. Late results of using tantalum gauze in the repair of large hernias. Surgery, 43:294, 1958.
7. Filipi CJ, Fitzgibbons RJ Jr, Salerno GM, Hart RO. Laparoscopic herniorraphy. Surg. Clin. North Am. 72:1109-24,1992.

8. Ger R, Monroe JK, Duvivier R e col. Management of indirect inguinal hernia by laparoscopic c10sure of th neck of the saco Am. J. Surg. 159:371-3,1990.
9. Goffi FS, Guimarães *JS*. Tratamento cirúrgico das hérnias inguinais. Rev. Paul Med. 160: 369-80, 1962.
10. Hass A, Ritter SA. Use of stainless steel ring chainnet for reinforcement on the repair of large and recurrente hernias of the anterior abdominal wall. Amer. J. Surg. 95:87,1958.
11. 11. Koontz AR. Muscle and fascia suture with relation to hernia repair.
12. Longacre AB. Follow-up of hernia repair. Surg. Gynec. Obstet. 68:238, 1939.
13. Ludingto LG, Woodward ER. Use of teflon mesh in the repair of musculofascial defects. Surgery, 46:364,1959.
14. MacIntyre IMe. Laparoscopic herniorraphy. Br. J. Surg. 79: 1123-4, 1992.
15. McVay CB, Anson B1. a) A fundamental error in current methods of inguinal herniorrhaphy. Surg. Gynec. Obstet., 74:746, 1942. b) Inguinal and femoral hernioplasty. Surg. Gynec. Obstet, 88:643, 1949.
16. Mair GB. The use of whole skin graft as a substitute for fascial sutures in the treatment of hernias. Amer. J. Surg. 69:352, 1945.
17. Meade WH, Ochsner A. Relative value of catgut, silk, linen and cotton as suture materiais. Surgery 7:485, 1940.
18. Moloney GE. Results of nylon darn repair of hernia. Lancet, 1:273, 1958.
19. Redmond EJ, Salerno GM, Annabali R, Fitzgibbons RJ Jr. Laparoscopic herniorraphy. In Brooks De. Current tecnhiques in laparoscopy. Philadelphia, Current Medicine. p. 18, 2-11, 1994.
20. Usher FC, Gannon JP, Fries JG, Ochsner JL, Tutle Jr. LL. Marlex mesh, a new plastic mesh for replacing tissue defects. Experimental and clinical studies. Arch. Surg. 78:131, 1959.
21. Usher FC, Hill JR, Ochsner JR. Hernia repair with marlex mesh, a comparison of techniques. The surgi cal treatment of direct inguinal hernia. Surg. Gynec. ObsteI. 66: 192, 1938.
22. Zimmerman LM. Inguinal hernia; surgical treatment of direct inguinal. Surg. Gynec. Obst. 66: 193, 1938.

62

Cirurgia da Hérnia Femoral

Fábio Schmidt Goffi
Luiz Alberto Soares

A hérnia femoral se forma pela projeção de recesso peritoneal por trás e sob o ligamento inguinal, através da *lacuna vasorum* (anel femoral). O saco herniário, desse modo, situa-se entre a borda livre do ligamento lacunar e o contorno medial da veia femoral, progredindo para baixo na região femoral. Este espaço normalmente está obliterado pela fáscia *transversalis*. Esse tipo de hérnia é pouco comum, correspondendo a 4,5% do total das hérnias da parede abdominal. Em contrapartida, a freqüência relativa de encarceramento e de obstrução intestinal é maior na hérnia femoral do que nas demais, porque o colo do saco herniário é estreito e alojado no interior de um anel osteofibroso inelástico.

Sendo a correção da hérnia uma cirurgia restauradora, compreende-se a importância de conhecimentos anatômicos aplicados que alicercem o estudo crítico das técnicas de tratamento.

ANATOMIA

A região femoral anterior, situada abaixo do ligamento inguinal, apresenta-se revestida por pele bastante elástica, cujas linhas de força são oblíquas para baixo e medialmente e, por isso, acompanham a direção da prega inguinal. A tela subcutânea, composta de um estrato areolar, mais superficial, e outro laminar, profundo, possui abundantes vasos sangüíneos, linfáticos e nervos. Os vasos sangüíneos dependentes das artérias e veias epigástricas superficial e pudenda externa, são conspícuos, exigindo ligadura quando seccionados durante o acesso cirúrgico à região, sob pena de hemorragia abundante e formação de hematoma pós-operatório. Os ductos linfáticos dimanam de várias origens – região glútea, períneo, hipogástrico, região inguinal e membro inferior e desaguam nos linfonodos que se grupam ao redor da desembocadura da veia safena magna. Com freqüência há dificuldade em se distinguir a hérnia femoral encarcerada de linfonodos enfartados do local. Por outro lado, o ingurgitamento inflamatório desses linfonodos pode prejudicar as manobras cirúrgicas na região. A fáscia-lata, que se continua com as fáscias musculares das regiões vizinhas, fixa-se, em cima e à margem anterior do ligamento inguinal. Em sua porção média possui numerosos orifícios que intercomunicam a tela subcutânea com os planos profundos, deixando passar artérias, veias e linfáticos, chamando-se, por isso, fáscia crivosa. Um orifício mais alargado, o hiato safeno, abriga a crossa de veia safena magna, pouco antes de sua desembocadura na veia femoral.

O plano muscular superficial apresenta interesse porque, sobretudo nos indivíduos musculosos e magros, permite o estabelecimento de referências para o acesso à região. Há dois músculos com direção vertical que demarcam os limites lateral e medial da região femoral anterior: o primeiro é o tensor da fáscia-lata e o outro é o músculo grácil. O músculo sartório cruza em diagonal de cima para baixo e de fora para dentro, enquanto que o músculo adutor longo é oblíquo no sentido contrário; ambos se avizinham mutuamente no limite inferior da região como se fossem os ramos de um V, contribuindo para formar os lados do trígono femoral, cuja base, voltada para cima, é constituída pelo ligamento inguinal.

O plano muscular profundo, no nível do trígono femoral, é representado lateralmente pelo íleo-psoas e medialmente pelo músculo pectíneo, os quais, revestidos pelas respectivas fáscias, se inclinam um para o outro em ângulo diedro voltado para diante. A goteira assim formada, com direção vertical, se estende desde a *lacuna vasorum* até o ápice do trígono femoral, delimitando o canal femoral. Este e seu conteúdo, os vasos femorais, são os elementos mais importantes da região, do ponto de vista cirúrgico.

A *lacuna vasorum* é um anel com contorno ósseo e fibroso cujos limites são: anterior e superiormente o segmento interno do ligamento inguinal; lateralmente o arco íleopectíneo, condensação da fáscia transversal; medialmente a borda livre e côncava do ligamento lacunar (Gimbernat), expansão em leque do ligamento inguinal sobre a crista pectínea posterior e inferiormente o ligamento pectíneo (Cooper). Esta última estrutura, bastante resistente, resulta da condensação sobre a crista pectínea de fibras emanadas da fáscia transversal, fáscia pectínea, ligamento reflexo e *adminiculum linae albae.* Sua importância como elemento de sustentação de suturas de reforço na cirurgia das hérnias inguinais e femorais tem sido justamente realçada por inúmeros cirurgiões. Importante é o conhecimento anatômico da fáscia *transversalis* nesta região. Nyhus e col. (1960) chamam a atenção que freqüentemente os elementos utilizados na herniorrafia são grupos de ligamentos e estruturas aponeuróticas intimamente associadas à fáscia *transversalis,* por eles denominados análogos da fáscia *transversalis.* Em relação à hérnia femoral, interessa saber que o ligamento íleo-púbico, análogo da fáscia *transversalis,* logo após passar sobre os vasos femorais espraia parte de suas fibras que vão se inserir no ligamento de Cooper. Dessa maneira, o anel femoral teria sua borda medial formada por essas fibras e não pelo ligamento lacunar, como está descrito classicamente.

Através do referido anel osteofibroso tramitam vasos do abdome para a coxa ou vice-versa. Lateralmente está a artéria ilíaca externa, que nesse nível passa a denominar-se femoral, separada do nervo femoral pelo arco íleo-pectíneo. Este nervo, portanto, se situa na *lacuna musculorum,* medialmente ao músculo íleo-psoas. Medialmente à artéria acha-se a veia femoral, que se mantém à distância da borda livre do ligamento lacunar; há entre este e a veia um espaço ocupado parcialmente por vasos linfáticos e, eventualmente, linfonodos. Neste ponto a *lacuna vaso rum* é obliterada pela fáscia *transversalis* celulosa, a qual, revestindo os vasos femorais na pelve, os acompanha por curta distância em sua passagem para a região femoral e, ao evaginar-se, forma-lhes uma verdadeira bainha. Esse septo é separado da cavidade abdominal apenas pelo peritônio e gordura peritoneal. O saco herniário, ao se formar, passa na maioria das vezes medialmente à veia femoral, porém pode ocupar outros locais dentro da *lacuna vasorum.* Através do canal femoral o saco herniário progride no sentido crânio-caudal, medialmente à veia femoral, acomodando-se no infundíbulo. A base desta loja alongada é dirigida para o alto e corresponde à parte mais medial da *lacuna vasorum;* seu ápice, dirigido para baixo, termina em fundo cego no ponto em que a veia safena magna perfura a fáscia crivosa e a bainha dos vasos femorais. Este nível estabelece o limite inferior de progressão do saco herniário ao longo do infundíbulo. Desse modo, o aumento da massa herniária só pode continuar pelos pertuitos da fáscia crivosa, em especial pelo hiato safeno, projetando-se para a tela subcutânea.

ETIOPATOGENIA

Além de um fator familiar, provavelmente ligado a distúrbios do mesênquima, outros devem figurar como causadores das hérnias abdominais. Também o tipo constitucional é incriminado e no que concerne às hérnias femorais são apontadas alterações da conformação da bacia. Esta modalidade de hérnia é mais freqüente na mulher que no homem, na proporção de 4:1. Porém quando comparada a incidência entre homens e mulheres nulíparas parece haver predominância em relação aos homens. Quanto à idade, a maioria dos casos concentra-se após a 4ª década, sendo o lado direito acometido duas vezes mais que o esquerdo (Rogers[20]). A bacia feminina é mais larga, menos alta e mais inclinada do que a masculina. O plano que passa pelo estreito superior forma com o plano horizontal um ângulo de 54° no homem e de 58° na mulher. A inclinação é tal que a última peça sacral produz com a coluna vertebral um ângulo aberto para trás (ângulo sacrovertebral ou promontório) com cerca de 110° no homem e 107° na mulher (Charpy[4]). Resulta que o plano da *lacuna vaso rum* (anel femoral) acha-se mais próximo da horizontalidade na mulher do que no homem.

Desde há muito se tem pensado que os portadores de hérnia crural abrigam, desde o desenvolvimento fetal, uma evaginação do peritônio que mais tarde pode ser habitada. Esta resultaria da adesão anômala do folheto peritoneal aos vasos femorais que, ao acompanharem o alongamento dos membros inferiores, arrastariam consigo o recesso peritoneal. McVay e Savage[13] encontraram tais divertículos em 26% de peças dissecadas de necrópsia.

O diâmetro do anel femoral está na dependência do contingente de fibras que concorrem para a formação dos ligamentos lacunar e pectíneo. A maior fragilidade dessas estruturas, que pode ter origem congênita, resulta no aumento das dimensões da lacuna vascular, o que torna mais provável o aparecimento de hérnia.

CLASSIFICAÇÃO

As hérnias femorais se grupam de acordo com dois critérios gerais: 1) situação do colo do saco no interior da lacuna vascular; 2) constituição do saco herniário. Na grande maioria das vezes o recesso peritoneal se localiza medialmente à veia femoral. No entanto, têm sido descritas outras eventualidades: látero-vascular, pré-vascular e retrovascular.

A hérnia pode ser completa e neste caso o saco herniário é constituído por fáscia transversal, gordura pré-peritoneal e peritônio, contendo, às vezes, alça intestinal, epíploo, ou outras vísceras abdominais (anexos). Em cerca de metade dos casos não existe um verdadeiro recesso peritoneal e o saco é constituído por fáscia e gordura pré-peritoneal (Glassow[7]).

TRATAMENTO CIRÚRGICO

VIAS DE ACESSO

A cirurgia da hérnia femoral pode ser realizada através de vários acessos, cada um apresentando vantagens e inconvenientes: 1) via inguinal; 2) via femoral; 3) via combinada; 4) via pré-peritoneal.

Via Inguinal. O acesso inguinal se faz de modo semelhante ao usado para a correção das hérnias inguinais. A incisão cutânea é retilínea, 2cm medialmente e paralela à prega inguinal. São abertos, assim, sucessivamente, pele, tela subcutânea e aponeurose do músculo oblíquo externo. O funículo espermático é descolado e afastado medialmente, expondo-se a parede posterior do trajeto inguinal. A fáscia transversal é incisada paralelamente ao ligamento inguinal, 2cm medialmente a ele (Fig. 62.1). Atinge-se o espaço pré-peritoneal e a dissecção romba dirigida para baixo expõe o colo do saco herniário, a veia femoral e os ligamentos lacunar e pectíneo. Outra modalidade de acesso inguinal, mais alto e transmuscular, é o descrito com o nome de "via pré-peritoneal", defendida entre outros por Nyhus[15]. A mesma dissecção pré-peritoneal já havia sido preconizada por Henry[11] em 1936, que preferia o acesso transparietal até o peritônio por incisão mediana suprapúbica. A via pré-peritoneal, no entanto, é mais difícil nos doentes obesos, além

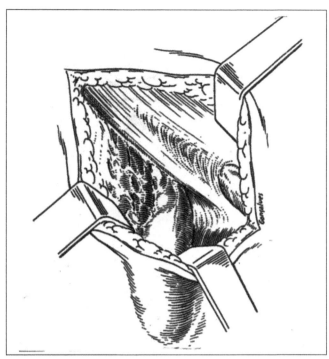

Fig. 62.1 – *Exposição do saco herniário, que se encontra medialmente à veia e artéria femorais.*

de não permitir descolamento adequado do saco herniário quando este é volumoso.

A via inguinal direta com exposição do trajeto inguinal tem várias vantagens e deve ser usada preferentemente. Ela possibilita a identificação e a ligadura alta do colo do saco herniário sem o risco de que permaneça recesso peritoneal. O ligamento pectíneo (de Cooper), a fáscia transversal e a aponeurose do músculo transverso, quando sua inserção for baixa, podem ser manipulados facilmente. A incidência de hérnia inguinal associada à femoral é elevada, o que justifica a exploração cirúrgica da região inguinal (Halverson e Mcay[9]).

Via Femoral. A incisão cutânea é retilínea, oblíqua para baixo e para dentro, acompanhando a prega inguinal 2cm abaixo dela. Os planos ultrapassados, além da pele, são: tela subcutânea com vasos sangüíneos e sobretudo linfáticos e linfonodos, fáscia superficial e fáscia crivosa. O acesso ao saco herniário é mais direto do que pela via inguinal, e sua dissecção é mais fácil. A presença de linfonodos subcutâneos inflamados pode dificultar a abertura do plano aponeurótico. Entre as desvantagens do método cita-se: a ressecção do saco herniário é insuficiente, pois não se consegue chegar acima da lacuna vascular (anel femoral); a sutura de reforço é feita entre o ligamento inguinal e a fáscia pectínea, sendo esta estrutura pouco resistente; o conteúdo intestinal estrangulado não pode ser tratado convenientemente (Lázaro da Silva[22]).

Via Combinada. Nos doentes com hérnia femoral volumosa, principalmente quando se suspeita da coexistência com hérnia inguinal (direta ou oblíqua externa), pode-se proceder à via combinada, onde se associam as vantagens dos acessos inguinal e femoral. A incisão cutânea é retilínea, cruzando a prega inguinal ou em forma de Z em que os dois ramos paralelos acompanham as linhas de força da pele.

Dessa maneira se obtém, na região femoral, boa exposição do saco herniário e, na região inguinal, fácil identificação das estruturas destinadas ao reforço da parede (Fig. 62.2).

Via Pré-Peritoneal. Preferida por alguns cirurgiões 16, consiste em realizar acesso mediano extraperitoneal à parede posterior da região inguinal.

TRATAMENTO DO SACO HERNIÁRIO

O descolamento do saco herniário se faz por dissecção romba, separando-o do tecido frouxo que o circunda em sua sede no infundíbulo femoral. Aí ele se encontra medialmente à veia femoral, podendo ser cruzado por pequenas artérias e veias que produzem sangramento incômodo quando lesadas. Raramente o saco herniário se encontra em posição diferente em relação aos vasos femorais, o que dificulta seu isolamento.

A) A redução do saco herniário para cima do ligamento inguinal é manobra indispensável quando se usa o acesso inguinal. Isto nem sempre é fácil, pois a lacuna vascular é um anel osteofibroso relativamente estreito, sendo por isso necessário ampliá-lo pela secção do ligamento lacunar no nível de sua base de inserção no ligamento pectíneo. Uma vez luxado o saco herniário para a região inguinal a hérnia femoral se transforma em hérnia inguinal direta e assim deve ser tratada (Fig. 62.3). A secção do ligamento lacunar deve ser cuidadosa pois há o risco de lesar a parede da bexiga.

B) Se o acesso for femoral o saco herniário, depois de descolado, é aberto para tratamento de seu conteúdo. Existindo alça intestinal encarcerada deve-se cuidar que ela não se reduza durante a manipulação, antes de se afastar a possibilidade de que a mesma se encontra em sofrimento isquêmico.

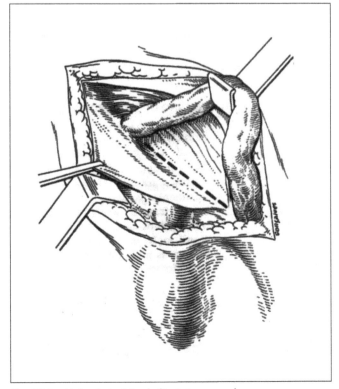

Fig. 62.2 – *Linha de incisão da fáscia transversal.*

487

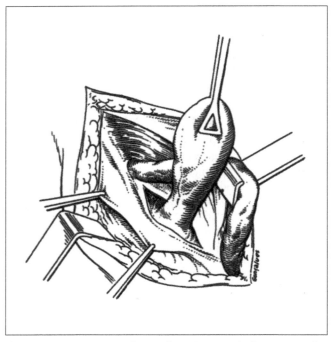

Fig. 62.3 – *Exteriorização do saco herniário através da via inguinal.*

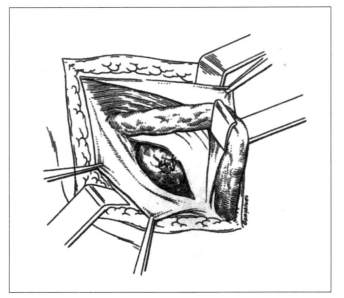

Fig. 62.4 – *Ligadura do saco herniário.*

Com freqüência, para se conseguir redução do conteúdo herniário e a ligadura alta do colo, é preciso cortar o ligamento inguinal ou o ligamento lacunar em sua inserção púbica.

Uma vez dissecado completamente o saco herniário, qualquer que seja a via de acesso, o tratamento depende de sua natureza. Quando for constituído apenas por gordura, a massa herniada é simplesmente ressecada após ligadura transfixante de sua base. Sendo representado por acesso peritoneal, ele é aberto em seu ápice; o conteúdo deve ser cuidadosamente inspecionado para que seja comprovada sua integridade, e depois reduzido para a cavidade abdominal. Faz-se a ligadura do colo do saco herniário com ponto transfixante e ressecção do excedente (Fig. 62.4).

REFORÇO PARIETAL (INGUINO OU FEMOROPLASTIA)

As técnicas de obliteração parcial da lacuna vascular variam de acordo com a via de acesso empregada.

A) Quando é adotada a *via inguinal,* além do ligamento pectíneo (de Cooper) e da fáscia transversal, cuja utilização é obrigatória, são eventualmente usadas a aponeurose do músculo transverso, a bainha femoral, a borda inferior do músculo oblíquo interno e os lábios da aponeurose do músculo oblíquo externo. A utilização do ligamento pectíneo, como ponto de apoio das suturas no tratamento das hérnias inguinais e femorais, tem sido valorizada desde há muito tempo (Halsted[8], Ruggi[21], Moschcowitz[14], Dickson[5], Barros[3], McVay[12]). A importância da fáscia transversal para esse fim também tem sido realçada (Capítulo 60). As estruturas têm sido aproveitadas de diferentes maneiras pelos cirurgiões para a obliteração parcial do anel femoral e restauração da região inguinal.

Técnica. Atingido o espaço pré-peritoneal por via inguinal, após a abertura da fáscia transversal paralelamente ao ligamento inguinal e ressecção do saco herniário, cuida-se da obliteração do orifício da lacuna vascular. Este situa-se medialmente à veia femoral e corresponde ao local onde se encontrava o colo do saco herniário. A obliteração desse ponto frágil é conseguida pela sutura do lábio súpero-medial da fáscia transversal ao ligamento pectíneo (de Cooper) e depois à bainha femoral (Fig. 62.5). Deve-se lembrar que o ligamento pectíneo tem direção de diante para trás e de dentro para fora e, por isso, se aprofunda à medida que se distancia do tubérculo púbico. Dessa maneira, a fáscia transversal, ao ser a ele suturada, deve sofrer uma deflexão para diante no nível da veia femoral, a qual contorna, e a cuja bainha é unida por pontos (Fig. 62.6). Como a recidiva das hérnias femorais se faz mais freqüentemente, sob a forma de hérnia inguinal direta, é conveniente fazer-se, concomitantemente, o reforço da parede posterior do trajeto inguinal. Isto é obtido por meio do imbricamento dos lábios da aponeurose do músculo oblíquo externo de acordo com a maneira preconizada por Andrews[2] e Zimmerman[23]. Assim, o lábio externo daquela aponeurose passa por trás do funículo espermático para ser suturado à bainha do músculo reto e o lábio interno é levado para frente do funículo, sendo fixado à face externa do ligamento inguinal. Durante esta sutura deve-se cuidar de que o novo anel inguinal externo não fique demasiadamente angustiado.

A fáscia superficial é suturada com fio absorvível. Os demais planos, inclusive a pele, são reconstituídos com pontos separados com fio inabsorvível – algodão, *mononylon* ou *mersilene.*

B) Quando é empregada a *via femoral,* depois de ligado e ressecado o saco herniário, é feita a obliteração do ponto frágil da lacuna vascular, usando-se o segmento mais medial do ligamento inguinal, a fáscia pectínea e, se possível, o ligamento pectíneo. Este, no entanto, é dificilmente atingido pela via femoral, pois se encontra em plano mais alto e posterior, parcialmente escondido pelo ligamento lacunar e pela fáscia transversal.

Técnica. A obliteração parcial da lacuna vascular é feita suturando-se ao ligamento pectíneo o segmento medial do

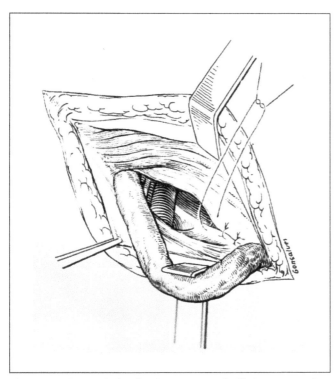

Fig. 62.5 – *Sutura da borda súpero-interna da fáscia transversal ao ligamento pectíneo (Cooper).*

ligamento inguinal ou suas extremidades quando tiver sido seccionado. Esta sutura com fio inabsorvível em pontos separados é efetuada desde o ligamento lacunar até o contorno medial da veia femoral. Deve-se cuidar para que esse vaso não seja comprimido. Com freqüência os pontos que passam na profundidade do ligamento pectíneo alcançam, também, a fáscia pectínea. A fáscia crivosa e a pele são suturadas com pontos separados com fio inabsorvível.

Fios de Sutura. Com exceção da tela subcutânea, onde as ligaduras vasculares e a sutura são feitas com fio absorvível – categute ou sintético –, para os demais planos deve-se usar

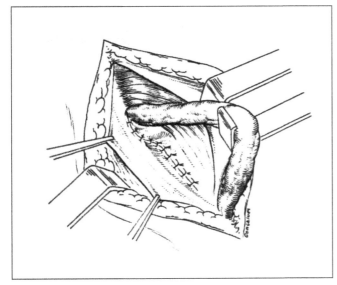

Fig. 62.6 – *Sutura completada.*

fio inabsorvível. Algodão, seda, *mollonylon, mersilene* e fio de aço inoxidável, repartem as preferências dos cirurgiões.

Alguns cirurgiões com grande experiência (Glassow[7]) referem bons resultados com o uso de fios de aço inoxidável na reparação das hérnias. Este material de síntese não produz quase reação tecidual quando implantado (Postlehwait e col.[19]), porém seu manuseio é difícil e os nós não se ajustam bem. Em nosso meio é preferível o emprego do algodão pois, além de ser de baixo custo, produz escassa fibroplasia. Os fios de sutura devem ser finos e resistentes, pois a freqüência e intensidade da infecção dependem da quantidade de corpo estranho implantado. Por isso os fios trançados e grosseiros não só são desnecessários como nocivos.

Material de Prótese. Raramente há necessidade de implantar tecidos homólogos ou telas de material sintético para auxiliar a correção das hérnias femorais. Têm sido usados, entre outros, fragmentos de fáscia-lata[10], pele total, dura-máter[17], telas de tântalo[1] e de *marlex* (polietileno). Quando as estruturas anatômicas usadas para a reconstrução parietal forem insuficientes, em especial na presença ipsi-lateral de hérnias inguinal direta e femoral, pode ser usado enxerto de pele total autógena inteiramente desprovida de gordura subcutânea. Este é facilmente obtido das bordas da incisão cutânea, porém, a morbidez cirúrgica aumenta devido à possibilidade de infecção e da formação de cistos dermóides (Piper[18], Gilbert e col.[6]).

O implante de dura-máter homóloga conservada em glicerina (Pigossi e col.[17]) e de telas de *marlex* (Halverson e McVay[9]), apesar de serem de obtenção mais difícil, reduzem aquele risco.

Complicações. As complicações imediatas mais comuns à cirurgia das hérnias crurais são o hematoma subcutâneo, decorrente de hemostasia inadequada, e a infecção. A supuração da ferida freqüentemente resulta de: 1) inobservância das regras de assepsia; 2) hematomas; 3) ligaduras em massa; 4) presença de espaço morto subcutâneo; 5) uso de fios grosseiros.

A lesão da veia femoral ou da bexiga não ocorre quando o cirurgião conhece bem a anatomia da região e realiza dissecções cuidadosas.

Recidivas. As recidivas ocorrem em cerca de 3% dos casos, porém quase sempre como hérnia inguinal direta ou indireta. A possível concomitância de hérnia femoral e inguinal deve ser considerada no momento da primeira cirurgia para que uma delas não passe despercebida.

BIBLIOGRAFIA

1. Alves JBR. A tela de tântalo nas hérnias e eventrações abdominais. Rev. Ass. Med. Bras., 4:349,1958.
2. Andrews EW. Imbrication or lap joint method. A plastic operation for hernia. Chicago Med. Rec., 9:67, 1895.
3. Barros Fº NM. Conceito atual sobre o tratamento das "hérnias crurais. Técnica de Dickson modificada. Arq. Cir. Clin. Exper., 4:72, 1940.
4. Charpy. Citado por Testut L e Jarcob O. Trattato di Anatomia Topográfica. Torino. Unione Tip., Ed. Torinese, 1933.
5. Dickson AR. Femoral hernia. Surg. Gynec. & Obst., 63:665, 1936.
6. Gilbert AI, Felton LL. Infection in inguinal repair considering biomaterials and antibiotics. Surg. Gynec. Obst. 177:126-130, 1993.

7. Glassow F. Surgical repair of inguinal and femoral hernias. Cano Med. Assoc. J., 108:308, 1973.
8. Halsted WS. The radical cure of herrua. Bull. Johns Hopkins, 1:12; 1889.
9. Halverson K, McVay CB. Inguinal and femoral hernioplasty, 22-year study of authors' methods. Arch. Surg. 101: 127; 1970.
10. Hamilton JE. Repair of large or difficult hernias with mattressed onlay graft of fascia lata: a 21-year experience. Ann. Surg., 167:85, 1968.
11. Henry AK. Operation for femoral hernia by midline extraperitoneal approach. Lancet, 230:521, 1936.
12. McVay CB. The anatomic basis for inguinal and femoral hernioplasty. Surg. Gynec. & Obst., 139:931, 1974.
13. McVay CB, Savage LE. Etiology of femoral hernia. Ann. Surg. 154:25; (Supl 1961.).
14. Moschcowitz AV. Femoral hernia: a new operation for the radical care. New York J. Med., 7:396, 1907.
15. Nyhus LM. The preperitoneal approach and iliopubic tract of all groin hernias. In Nyhus LM e Harkins HL. Hernia. Philadelphia, JB Lippincott Co., 1964.
16. Nyhus LM, Condon RE, Harkins HN. Clinical experience with preperitoneal hernia repair for ali types of hernia of the grain. Amer. J. Surg. 100:234-44,1960.
17. Pigossi N, Raia A, Lex A e col. Estudo experimental clínico sobre o emprego, como implante da dura-máter homogênea conservada em glicerina à temperatura ambiente. Rev. Assoe. Med. Bras., 17:263, 1971.
18. Piper JV. Comparison between whole-thickness skin graft and Bassini methods of repair of inguinal hernia in men. B. Brit. J. Surg., 56:345, 1969.
19. Postlethwait RW, Willigan DA, Ulin A. Human tissue reaction to sutures. Ann. Surg. 181:144, 1975.
20. Rogers FA. Strangulated femoral hernia. Ann. Surg., 149:9-20, 1959.
21. Ruggi G. Metodo operativo nuovo per la cura dell'ernia crurale. Boll Sei. Med. Bologna, 7:223,1892.
22. Silva AL. Hérnia. In Alves JBR. Cirurgia Geral e Especializada. Ed. Vega-MEC, 1973.
23. Zimmerman LM. Inguinal hernia: surgical treatment of direct inguinal hernia. Surg Gynec. & Obstr., 66:193; 1938.

63 Cirurgia das Hérnias Umbilicais e Incisionais

Ruy Geraldo Bevilacqua
Luiz Alberto Soares
Fausto Figueira de Melo Jr.

HÉRNIAS UMBILICAIS

As hérnias umbilicais são frequentes tanto na infância como na vida adulta.

Durante o período embrionário, a parede abdominal anterior apresenta inicialmente uma ampla abertura que permite a passagem dos vasos umbilicais e é ocupada por parte das vísceras abdominais. Com o desenvolvimento, os componentes músculo-aponeuróticos, a pele, o tecido celular subcutâneo e o peritônio avançam centripetamente. Deste modo, no terceiro mês de vida intra-uterina, o orifício umbilical torna-se relativamente estreito, dando passagem aos vasos e demais elementos do cordão umbilical.

O progressivo desenvolvimento dos músculos do abdome causa o processo contínuo de estreitamento relativo do orifício. Após o nascimento, com a ligadura do cordão umbilical, os vasos se ocluem e o cordão se mumifica e cai. Após a cicatrização da pele o umbigo assume suas características definitivas. Outros dados sobre o tema são referidos no Capítulo 53.

ANATOMIA DO UMBIGO

O umbigo tem a aparência de uma depressão com uma saliência no seu interior. Superficialmente é revestido por pele e tela subcutânea. A pele, na porção central da cicatriz, encontra-se intimamente aderida ao plano aponeurótico. Daqui para a periferia o subcutâneo se espessa progressivamente.

O plano aponeurótico corresponde à linha alba, que neste nível forma o anel umbilical. No adulto, este anel tem diâmetro normal entre 8 e 10 milímetros.

O anel umbilical, em sua porção caudal, é obliterado por tecido fibroso, resultante da fusão dos vasos umbilicais, úraco e borda do anel. O terço cranial é fechado pela fáscia umbilical, que separa o plano peritoneal da tela subcutânea.

A fáscia umbilical é constituída por fibras transversais que, lateralmente, se inserem no folheto posterior das bainhas dos músculos retos. Superiormente inserem-se também na face posterior da linha alba, atingindo 4 a 5 centímetros acima do anel umbilical. Sua borda inferior é livre e levanta interiormente o peritônio, formando uma prega. Menos freqüentemente a fáscia umbilical inser-se inferiormente e tem sua borda superior livre. A borda inferior desta fáscia e a porção inferior do anel dão entrada à estrutura denominada conduto umbilical, que se situa entre a fáscia e a face posterior do plano aponeurótico.

HÉRNIA UMBILICAL NA INFÂNCIA

As hérnias umbilicais decorrem do fechamento incompleto do anel umbilical pela fáscia correspondente. Trata-se de condição freqüente na infância, sendo maior sua incidência na raça negra e em prematuros.

As hérnias umbilicais infantis são mais evidentes quando a criança chora. À palpação percebe-se anel, geralmente pequeno, com diâmetro entre 0,5 e 3 centímetros. A probabilidade de encarceramento é muito baixa, o que justifica as divergências sobre a seleção dos casos de indicação cirúrgica e da melhor época para a operação.

A indicação cirúrgica depende da análise de cada caso. Nos primeiros meses de vida justifica-se a operação em hérnias com anel maior do que um centímetro de diâmetro. Quando o anel é menor, aguarda-se idade entre sete e 12 meses, quando então deve-se preferir a operação nos casos em que não tenha ocorrido o fechamento, a não ser que se possa perceber que ele é iminente. Os curativos com esparadrapo aproximando as porções laterais do abdome parecem não ter efeito no sentido de propiciar maior incidência de fechamentos espontâneos.

Recomenda-se o tratamento cirúrgico principalmente para as crianças do sexo feminino, devido a possibilidade de recorrência do defeito umbilical que poderá ocorrer durante a gravidez (Hutchin, 1965).

O tratamento cirúrgico consta da dissecção do saco herniário, redução do seu conteúdo e fechamento do defeito aponeurótico no sentido transverso (técnica de Mayo) conforme será descrito adiante.

Hérnia Umbilical no Adulto

Tem incidência menor do que as hérnias inguinais e crurais. Ocorrem com maior frequência em mulheres, principalmente obesas ou após gestações repetidas.

Do ponto de vista anatômico existem dois tipos de hérnias umbilicais. As hérnias diretas desenvolvem-se por progressivo enfraquecimento da fáscia umbilical ao lado de dilatação do anel umbilical, por onde a hérnia se projeta. Pela palpação percebe-se um anel que pode permitir a passagem de um ou vários dedos. As hérnias indiretas se fazem através do conduto umbilical, existindo um trajeto e dois orifícios, sendo o mais externo menor do que os observados nas hérnias diretas.

Por um dos trajetos assinalados projeta-se para o exterior um saco herniário de dimensões variáveis e constituído por peritônio parietal, que apresenta zonas mais delgadas ao lado de outras espessadas. Geralmente este saco se estreita no nível do seu colo, na porção que ultrapassa o anel fibroso. Dentro do saco encontram-se alças intestinais e epíploo, que podem estar aderidos entre si e ao peritônio parietal.

As hérnias umbilicais podem permitir encarceramento e estrangulamento do epíploo e alças intestinais. Raramente, em casos de contusão abdominal, podem romper-se.

Ao contrário das hérnias infantis, as hérnias umbilicais dos adultos, assim que diagnosticadas, têm indicação cirúrgica. O tratamento recomendado é a clássica operação de imbricamento de folhetos aponeuróticos, proposto por Mayo em 1907 e aqui apresentada com modificações.

Os pacientes devem ser operados sob anestesia geral ou raquidiana. Nas hérnias volumosas prefere-se a anestesia geral com curarização, por possibilitar maior relaxamento abdominal, o que facilita a redução do conteúdo do saco herniário.

Embora os princípios técnicos sejam sempre os mesmos, deve-se adaptar a tática operatória ao tamanho da hérnia umbilical. Trataremos de dois extremos representados por hérnias pequenas e hérnias de grande volume.

Quando se trata de uma hérnia pequena pode-se empregar uma incisão semicircular feita na margem inferior do umbigo ou um centímetro abaixo deste (Fig. 63.1). Esta incisão deverá atingir a pele e a tela subcutânea, chegando-se, assim, ao plano aponeurótico representado pelos folhetos anteriores das bainhas dos músculos retos e pela linha alba. Pinças de Allis ou pontos para tração são colocados na borda superior da incisão, procurando-se tracionar apenas a tela subcutânea e a derme, evitando-se o traumatismo desnecessário da pele. A pele e o subcutâneo correspondentes à cicatriz umbilical são isolados do plano aponeurótico e do pequeno saco herniário por dissecção com tesoura. Deve-se procurar não perfurar o retalho de pele e subcutâneo, mas se isto acontece o furo pode ser fechado com um ponto cutâneo com fio de algodão 3-0.

O saco herniário é reparado com duas pinças hemostáticas colocadas uma de cada lado (Fig. 63.2). O anel é isolado em toda sua circunferência. Praticam-se duas incisões transversais com aproximadamente 0,5 a 1,0cm, de cada lado da aponeurose, a partir do anel herniário (Fig. 63.2). A seguir o anel é isolado internamente do peritônio parietal, em toda a circunferência, por uma extensão de aproximadamente 0,5 cm. Abre-se, então, o saco herniário até 1,0cm do colo; seu conteúdo é reduzido para a cavidade abdominal, dissecando-se, se necessário, as vísceras ou peritônio aderente. A seguir fecha-se o saco herniário com sutura contínua (Fig. 63.3) de categute cromado 3-0 ou fio poliglicólico equivalente. Na primeira linha de sutura aponeurótica todos os pontos em "U" são passados antes de se proceder à tração e se darem os nós (Fig. 63.4).

Para fechamento e reforço do plano aponeurótico procura-se imbricar os dois retalhos de aponeurose que foram isolados. Para isto, com o emprego de duas linhas de sutura, o retalho superior é fixado sobre o inferior, com pontos separados de algodão 2-0 (Fig. 63.5).

O tecido fibroso subjacente à cicatriz umbilical é fixado ao plano aponeurótico com dois ou três pontos de *mononylon* 4-0. A incisão pode ser fechada com pontos separados de algodão 4-0 ou com sutura intradérmica de *mononylon* 5-0.

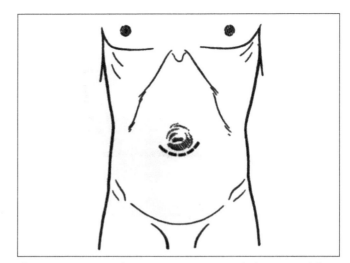

Fig. 63.1 – *Técnica de Mayo para correção de hérnias umbilicais pequenas. Para explicações vide texto.*

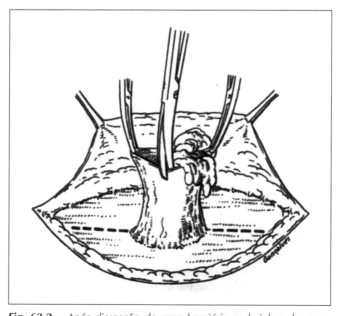

Fig. 63.2 – *Após dissecção do saco herniário as bainhas dos mm. Retos são abertas transversalmente.*

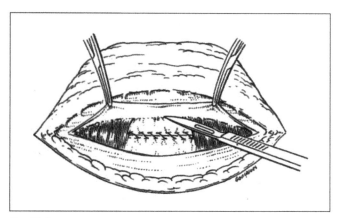

Fig. 63.3

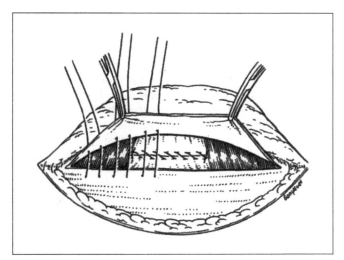

Fig. 63.4

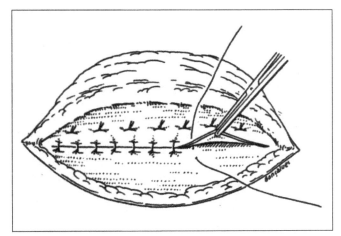

Fig. 63.5

Faz-se pequeno curativo compressivo colocando-se gaze dobrada sobre a cicatriz umbilical, que, nestes casos, fica com aparência praticamente normal (Fig. 63.6).

No caso de hérnias volumosas as etapas correspondentes às aqui descritas são conduzidas de modo diferente. Deve-se ressecar, com o emprego de uma incisão elíptica que circunda toda a hérnia, a pele e o tecido subcutâneo corresponden-

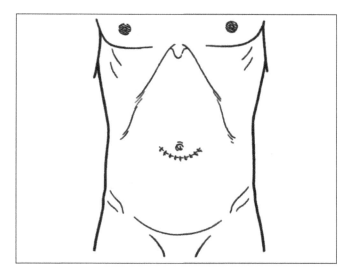

Fig. 63.6

tes à região (Fig. 63.7). Trata-se, portanto, de uma verdadeira dermolipectomia, cuja extensão deve ser proporcional ao tamanho da hérnia e à espessura da camada de gordura.

O cirurgião inicialmente avalia o tamanho da hérnia e a extensão de tecido a ser ressecada segurando a hérnia entre os dedos e tracionando-a para cima. Faz-se a incisão elíptica na pele aprofundando-a verticalmente até o plano aponeurótico. A partir daqui a dissecção é feita em sentido centrípeto até ser atingido o anel e o colo do saco herniário. Em todo este tempo a hemostasia deve ser rigorosa.

O auxiliar, então, levanta os tecidos isolados, expondo-se, assim, todo o contorno do colo. Abre-se inicialmente a metade inferior do saco, a aproximadamente 2 a 3cm do anel. Repara-se a porção do saco a ser conservada com pinças hemostáticas. A seguir, as vísceras aderentes são cuidadosamente identificadas, dissecadas e reduzidas. Pode-se, depois, completar a secção do saco herniário, na porção superior, aqui também reparando-se a porção a ser conservada. Com

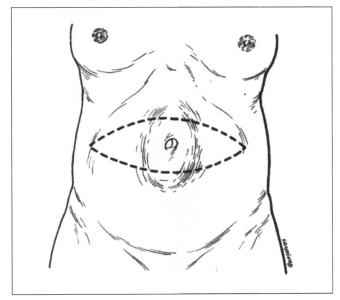

Fig. 63.7 – *Traçado de incisão cutânea em hérnia umbilical.*

isto libera-se em bloco o segmento ressecado, formado pelo conjunto pele, subcutâneo e peritônio herniado.

Quando o colo do saco herniário não puder ser identificado com clareza incisa-se a linha alba longitudinalmente acima ou abaixo da hérnia. Abrindo-se o peritônio, um dedo é colocado no interior do saco herniário. Usando-se este dedo como guia, o anel e o colo herniário são dissecados com segurança.

Também no caso das hérnias volumosas praticam-se as duas incisões transversas laterais, embora por extensão maior de 3 a 4cm e se disseca interiormente o anel herniário do peritônio parietal por uma extensão de 1 a 2cm. O colo do saco herniário é fechado com pontos separados de algodão 2-0.

O plano aponeurótico é fechado de modo idêntico ao já descrito para as hérnias pequenas, obviamente empregando-se número maior de pontos de algodão 2-0.

Após cuidadosa revisão da hemostasia procede-se ao fechamento subcutâneo com duas ou três camadas de pontos separados de categute 2-0, a fim de evitar a coleção serosa subcutânea, procurando-se obter hemostasia rigorosa, e fechar os espaços vazios com sutura. A pele é fechada com pontos separados de algodão 3-0. Aplica-se curativo simples. Note-se que os doentes deixam de ter cicatriz umbilical.

Quando as hérnias têm volumoso conteúdo intestinal, quando a dissecção das mesmas é extensa, ou quando há necessidade de ressecções intestinais os doentes são mantidos com aspiração gástrica, jejum e hidratação parenteral.

A técnica de Mayo, tanto para hérnias pequenas como volumosas, permite correção simples, segura e com índice de recidivas mínimo.

HÉRNIAS INCISIONAIS

As hérnias incisionais, também conhecidas como eventrações, laparoceles ou hérnias pós-operatórias, surgem como complicação da abertura da cavidade peritoneal, sejam incisões cirúrgicas, orifícios de drenagem ou ferimentos acidentais. Sua incidência é relativamente elevada e têm alto potencial de complicações.

Ocorrem sempre que o plano músculo-aponeurótico permanece sob tensão exagerada ou a sutura é defeituosa, ou, ainda, a cicatrização foi incompleta. A Tabela 63.1 fornece as principais causas que têm sido apontadas na etiologia das hérnias incisionais. Blomsted e Welin-Berger revendo 279 casos de colecistectomia operados eletivamente demonstraram a importância do tipo de incisão. Estes autores encontraram diferença estatisticamente significativa entre a incidência de hérnias incisionais observadas após incisões oblíquas (3,8%) e aquelas conseqüentes às incisões longitudinais medianas ou transretais (13,9% e 9,5% respectivamente). Neste mesmo estudo a hérnia incisional estava relacionada com a infecção da ferida operatória em 31,1% dos casos enquanto que nos casos sem infecção a incidência foi de 6,3%. Na verdade, as incisões abdominais transversas proporcionam menores índices de deiscência do que as longitudinais.

Embora seu aparecimento seja tardio, manifestando-se após meses, ou anos, tudo indica que as eventrações, em geral, têm início no pós-operatório imediato. Uma vez que isto aconteça, a tendência é de aumento progressivo, podendo chegar a conter grande parte do omento e dos intestinos.

Tabela 63.1
Causas das Hérnias Incisionais

1) Pré-operatórias (preexistentes)
   Obesidade
   Diabetes
   Desnutrição
   Debilidade da parede abdominal
2) Intra-operatórias
   Tipo de incisão
   Falhas técnicas
   Contaminação da ferida, hemostasia insuficiente, erro na colocação dos pontos, afrontamento inadequado dos planos, material de sutura inadequado, corpos estranhos.
   Drenagem pela incisão
3) Pós-operatórias
   Hematoma de parede
   Infecção da ferida
   Distensão abdominal
   Tosse
   Vômitos
   Soluços

Quando se palpa uma eventração identifica-se o anel por onde se projeta o saco herniário, que geralmente é multiloculado e apresenta conteúdo aderido. Eventualmente existem mais do que um anel e vários sacos herniários.

A evolução progressiva das hérnias incisionais não é interrompida pelo emprego de cintas ou fundas. As aderências podem provocar a irredutibilidade ou obstrução intestinal. Raramente surge encarceramento, em virtude de os anéis em geral, serem amplos. Tudo isto indica que as eventrações são de tratamento eminentemente cirúrgico.

A obesidade aumenta o risco operatório, sendo os doentes mais sujeitos a complicações pulmonares, tromboflebite e infecção da ferida operatória (Moore e col.). Pode-se, em alguns doentes, diminuir o risco de complicações pela redução do peso corpóreo. Entretanto, a aplicabilidade desta medida é freqüentemente limitada pela necessidade de operação em curto prazo. É o que acontece quando existem sinais de dificuldades de trânsito intestinal, com crises repetidas de suboclusão.

Algumas operações para correção de hérnias infra-umbilicais poderão ser praticadas com raquianestesia. A anestesia geral com curarização é preferível, por produzir melhor relaxamento muscular, facilitando a redução do conteúdo do saco herniário.

O tratamento cirúrgico das eventrações obedece aos mesmos princípios empregados em outras herniorrafias. Após ressecção da cicatriz cirúrgica anterior, isola-se e resseca-se o saco herniário, reduzindo seu conteúdo para a cavidade abdominal. A abertura pela qual a hérnia se exterioriza é fechada com fio inabsorvível.

A técnica recomendada é a proposta por Cattell em 1949, com pequenas modificações.

Dá-se preferência à incisão elíptica em torno da cicatriz cirúrgica anterior (Fig. 63.8), tomando-se cuidado para não atingir o saco herniário, visto este situar-se logo abaixo da pele. Quando se trata de incisões infra-umbilicais, em pacientes com panículo adiposo abundante, prefere-se uma grande incisão elíptica com maior eixo de sentido transversal e associada à dermolipectomia (Fig. 63.9).

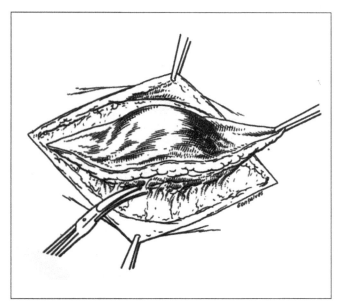

Fig. 63.8 – *Técnica de tratamento das hérnias incisionais.*

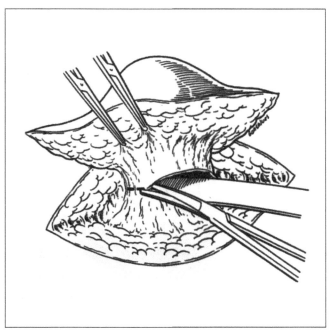

Fig. 63.10

Prossegue-se a dissecção no interior da cavidade peritoneal, libertando-se todo o peritônio parietal correspondente à porção adjacente ao anel herniário (Fig. 63.11).

O primeiro plano de sutura é longitudinal, passando-se pontos separados com fios de material grosso e inabsorvível (seda nº 1, *mersilene* 0) que penetram internamente pelo peritônio parietal e ultrapassam a espessura da borda fibroaponeurótica que constitui o anel herniário (Fig. 63.12). Passados todos os pontos, estes são amarrados, ressecando-se a porção redundante do saco herniário, deixando-se bordas com aproximadamente um centímetro (Fig. 63.13). Estas são unidas com sutura interrompida com fios de algodão ou

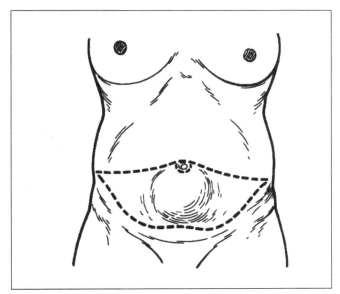

Fig. 63.9

A incisão é aprofundada verticalmente até ser atingido o plano aponeurótico. Depois disto a dissecção é feita junto à eponeurose e na direção do anel e do colo herniário, que é isolado em toda sua circunferência.

Faz-se uma pequena abertura no saco herniário, alguns centímetros acima do seu colo, e por este orifício introduz-se a espátula com a qual se procura proteger as alças intestinais aderidas (Fig. 63.10). Com isto se possibilita o prolongamento da abertura inicial, que é feito paralelamente ao anel herniário. Uma vez que a abertura tenha tamanho suficiente, everte-se o saco herniário, libertando-se e reduzindo-se seu conteúdo. Em algumas circunstâncias serão necessárias ressecções de parte do grande epíploo ou de segmentos de intestino. A secção do saco herniário é completada em toda sua circunferência libertando-se, então, um retalho constituído por pele, subcutâneo e peritônio herniado.

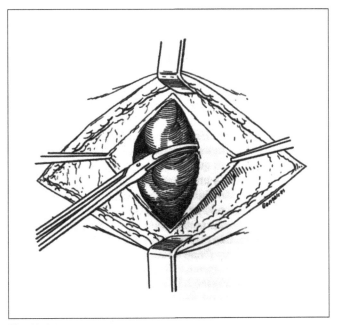

Fig. 63.11

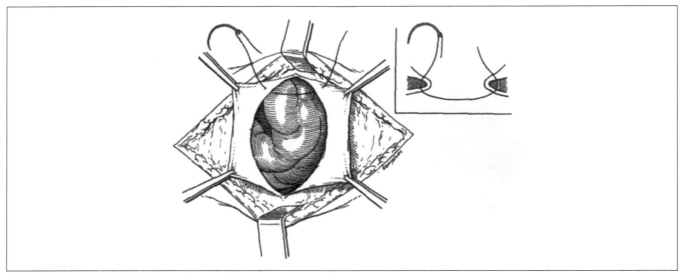

Fig. 63.12

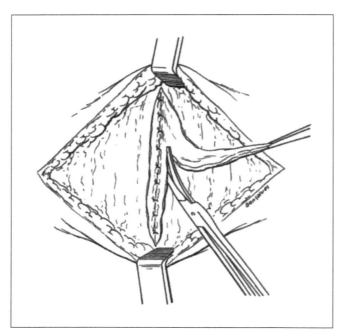

Fig. 63.13

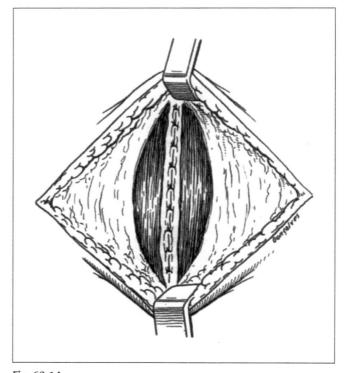

Fig. 63.14

contínua de categute cromado. Esta sutura constitui mais um plano de reforço, reduz o volume representado pelas bordas de peritônio e facilita a sutura que será feita a seguir.

Duas incisões, a uma distância de 1 a 2 centímetros da sutura anterior, são feitas, de modo a interessar o plano aponeurótico, expondo-se os músculos retos (Fig. 63.14). As bordas mediais destas incisões são aproximadas com pontos separados de algodão ou *mersilene* 2-5 (Fig. 63.15), de modo a constituir o terceiro plano de sutura. O quarto plano é obtido por sutura, com o mesmo fio, das bordas laterais destas mesmas incisões (Figs. 63.16 e 63.17).

Após rigorosa revisão da hemostasia, a tela subcutânea é fechada com dois ou três planos de sutura com categute simples 2-0. A hemostasia bem-feita e a inexistência de espaços mortos tornam desnecessária a drenagem subcutânea.

A pele é fechada com pontos separados de algodão ou *mersilene* 3-0. A incisão é coberta com curativos simples (Fig.63.18).

Na tentativa de não utilizar material sintético para correção do defeito herniário, ou evitar suturas sob tensão, Lázaro da Silva propõe a utilização da técnica da superposição peritônio-aponeurótica. Em síntese, após dissecção do saco herniário e das aponeuroses anteriores dos músculos reto abdominais, pratica-se a abertura longitudinal do saco herniário seguida da lise das aderências que possam ser encontradas, formando dois retalhos peritônio-fibrosos. Com o anel herniário todo dissecado, livre de aderências, realizam-

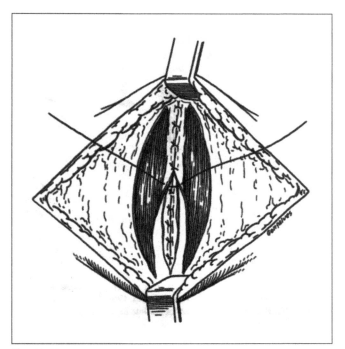

Fig. 63.15

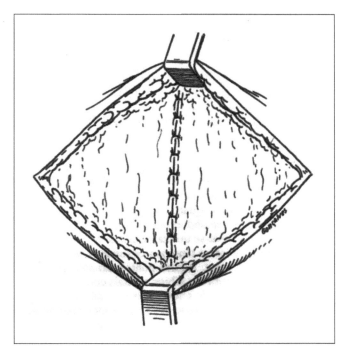

Fig. 63.17

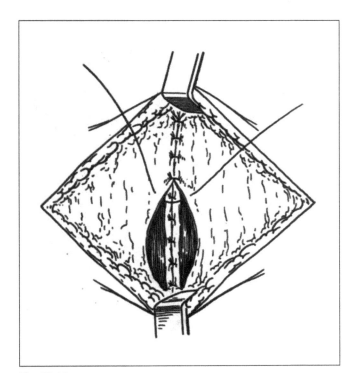

Fig. 63.16

se incisões relaxadoras nas aponeuroses dos retoabdominais, sendo que uma incisão é feita na aponeurose anterior de um lado e a outra incisão na aponeurose posterior do músculo retoabdominal do lado oposto à primeira. Assim, a reconstrução do defeito herniário se faz através de três planos de suturas: primeiro plano – sutura-se a borda do retalho peritônio-fibroso do saco herniário na borda lateral da aponeurose posterior do retoabdominal incisada; segundo plano – faz-se a sutura da borda medial da aponeurose posterior incisada com o lábio medial da aponeurose anterior, refazendo-se dessa maneira a **linha** alba; terceiro plano – o segundo retalho peritônio-fibroso do saco herniário é suturado no lábio lateral da aponeurose anterior, cobrindo a área cruenta deixada pela incisão na aponeurose.

Essa técnica caracteriza-se pela utilização do saco herniário para cobrir as áreas cruentas deixadas pelas incisões relaxadoras que são praticadas nas bainhas dos retoabdominais e pela reconstrução da **linha** alba.

Ocasionalmente o cirurgião enfrenta a tarefa de corrigir uma hérnia incisional em que o anel herniário tem dimensões tais que tornam impossível o seu fechamento primário. Nesses casos está justificado o emprego de malhas sintéticas tipo Marlex (R), telas de polipropileno ou outro material sintético.

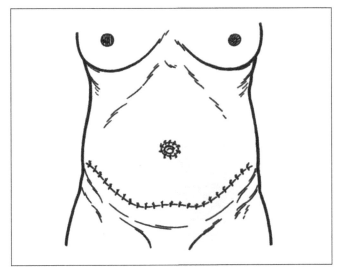

Fig. 63.18 – *Dermolipectomia e correção de eventração.*

Estas malhas são usadas de várias maneiras ora substituindo algum plano da parede abdominal, ora substituindo toda a parede abdominal, fazendo contensão dos órgãos abdominais. Na maioria dos casos, as telas sintéticas são empregadas como substituto do plano aponeurótico, evitando-se sutura sob tensão que poderiam ser causa de fracasso nas herniorrafias. Tal situação poderá ser enfrentada no reforço da parede posterior do canal inguinal nas hérnias diretas ou na sutura dos lábios laterais do folheto anterior da bainha dos retoabdominais, na técnica de Cattell.

Tecnicamente a fixação das telas sintéticas se faz com pontos separados de fio monofilamentar de *nylon* ou polipropileno nas aponeuroses na região. Nos casos de herniorrafia pela técnica de Cattell, quando a sutura dos lábios laterais das aponeuroses dos retoabdominais for extremamente difícil devido à tensão, deve-se utilizar a tela de Marlex (R), a qual é suturada a esses lábios com pontos separados, conforme foi descrito anteriormente. Alguns pontos são aplicados entre o meio da tela e a sutura dos lábios medi ais com a finalidade de diminuir o espaço morto entre a tela e os músculos expostos. Outra justificativa para o uso de malhas sintéticas é a infecção necrotizante de parede abdominal. Nessa circunstância o tratamento imperativo é o desbridamento amplo de todo o tecido necrosado que resultará na formação de grande falha na parede abdominal. Esse defeito na parede abdominal poderá ser tratado com tela sintética fixada nas bordas aponeuróticas, a fim de conter as vísceras abdominais. Após algumas semanas, o tecido de granulação oriundo do grande aumento e das margens da ferida permeia as malhas da tela, incorporando todo o material sintético. Nessa ocasião poder--se-á deixar a ferida prosseguir a sua cicatrização por segunda intenção ou, quando não houver mais foco de infecção e nem área de tela sintética exposta, optar pelo uso de enxertos cutâneos ou pela rotação de retalhos miocutâneos.

BIBLIOGRAFIA

1. Blomsted B, Welin-Berger T. Incisional hemia. A comparison between midline oblique and transretal incisions. Acta Chir. Scand. 138:275, 1972.
2. Bevilacqua RG, Birolini D, Morimoto R. Infecções graves da ferida operatória. In: Manual de Controle de Infecções em Cirurgia. Editor: E. Perraz. Ed. Pedagógica Universitária - S. Paulo, pp. 85-101, 1982.
3. Condon RE. Incisional hernia. In: Nyhus LM e Condon RE. Ed. Hernia 4 ed. Philadelphia, JB Lippincott, capo 20, 1995.
4. Escarlate JR, Diogo Pilho A, Andrade II, Paria LP, Pacheco RC, Nascimento RS, Correa MES. Tratamento das hérnias incisionais volumosas pela técnica de Lázaro da Silva. Rev. C. Brasil de Civ. 10:24, 1983.
5. Hershey PB, Butcher HR. Repair of defect after partial resection of abdominal wall. Amer. J. Surg. 107:586, 1964.
6. Hunter RR. Anatomical repair of midline incisional hernia. Brit J. Surg. 58:888, 1971.
7. Hutchin P. Somatic anomalies of the umbilicus and anterior abdominal wall. Surg. Gynec. Obst. 120:1075, 1965.
8. Knight IA, Davis GN, Morgenstern L. The repair of large incisional hemias. Am. Surg., 34:791,1968.
9. Lázaro da Silva A. Surgical correction of longitudinal media or paramedian incisional hernia. Surg. Gynec. Obst. 597-83, 1979.
10. Moore SW, Conn J, Guida PM. Recurrent abdominal incisional hérnias. Surg. Gynec. Obst., 126:1015, 1968.
11. Usher Pc. A new technique for repairing large abdominal wall defects. Arch. Surg., 82: 108, 1961.

64 Cirurgia do Cisto Pilonidal Sacrococcígeo

José Hyppolito da Silva

INTRODUÇÃO

Inúmeros procedimentos cirúrgicos têm sido utilizados no tratamento do cisto pilonidal sacrococcígeo.

Os métodos de excisão ainda são os mais conhecidos, pois, até o término da II Guerra Mundial, acreditava-se que o isto fosse de origem congênita. Desses, vários foram sucessivamente propostos com o intuito de se obter melhores resultados. Entre eles, o da excisão do cisto pelo método aberto, no qual a ferida cicatriza por segunda intenção, é o mais difundido (Figs. 64.1 e 64.2). Apesar de proporcionar resultados satisfatórios, é motivo de algumas restrições devido ao longo tempo requerido para cicatrização da ferida, a qual demanda a feitura de prolongados e cansativos curativos diários.

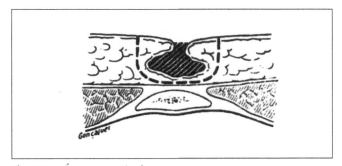

Fig.64.2 – *Área a ser retirada.*

Com a finalidade de reduzir o tempo de cicatrização, os autores propuseram o fechamento primário da ferida (Figs. 64.3, 64.4 e 64.5). Várias objeções, contudo, foram feitas ao método em apreço; a primeira, à possibilidade de deiscência da sutura, pela contínua tensão que a mesma sofre nos movimentos de sentar levantar; a segunda, à ocorrência de infecção, seja pela formação de um "espaço morto", seja pela proximidade da ferida à região anal; a terceira, ao desconforto e à dor resultante da tensão na ferida; a quarta, à recidiva em apreciável número de casos.

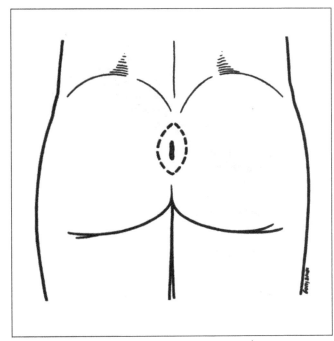

Fig.64.1 – *Excisão.*

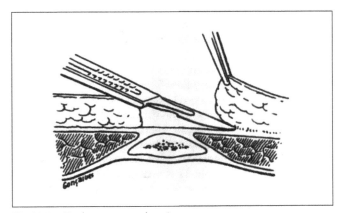

Fig.64.3 – *Deslocamento subcutâneo.*

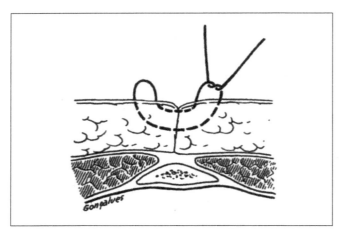

Fig.64.4 – *Sutura simples.*

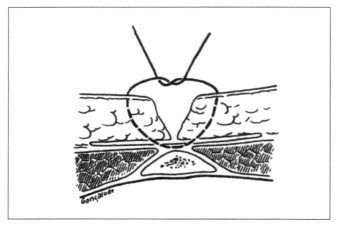

Fig. 64.5 – *Ponto de Donatti.*

Com o intuito de diminuir o longo tempo de cicatrização dos métodos abertos e eliminar as complicações do método fechado, foram propostos métodos semi-fechados, de resultados nem sempre satisfatórios.

Foram, também, descritos artifícios técnicos com a finalidade de diminuir a tensão nos diferentes planos da ferida operatória; alguns autores aconselham procedimentos plásticos para facilitar a aproximação dos planos de sutura, ou recobrir, parcial ou totalmente, com retalhos cutâneos as áreas correspondentes à excisão do cisto. Contudo, não obstante a multiplicidade dos meios utilizados, os resultados freqüentemente deixam a desejar; além disso, na ocorrência de deiscência de sutura, o tempo de cicatrização aumenta consideravelmente.

Recentemente, outras técnicas foram propostas: na primeira, descrita por Karydakis[8,9] e modificada por Mann e Springal[10], faz-se uma excisão semilateral do cisto. A pele do lado mediano da ferida é mobilizada como um retalho e suturada à outra da porção lateral e transfixada à fáscia sacrococcígea. O objetivo desse método é a remoção da rafe e posicionamento lateral da linha de aproximação cutânea, resultando em uma pele sã e intacta na linha mediana; na segunda, descrita por Bascon[1,2,3,4,5], procede-se à excisão e sutura dos orifícios medianos (folículos alargados e perfurados) e à incisão lateral por onde se esvazia o conteúdo do cisto. Apesar dos bons resultados relatados, são técnicas pouco utilizadas em nosso meio, em virtude de serem mais trabalhosas e pouco divulgadas.

Patey e Scarff[11,12] em 1946 e 1948, impressionados com o insucesso dos métodos cirúrgicos de excisão e com a ausência de folículos e glândulas na parede do cisto, aventaram a hipótese de a moléstia resultar da penetração de pêlos na tela subcutânea da região e concluíram ser a doença de natureza adquirida, cujo substrato anatomopatológico consistia numa reação granulo matos a de corpos estranhos ao pêlo aprisionado.

Duas técnicas, ambas de grande simplicidade, têm sido utilizadas com o objetivo de simples retirada do pêlo e do tecido de granulação que o circunda: na primeira, incisa-se a pele, cureta-se o tecido de granulação e aproximam-se as bordas da ferida cutânea às do cisto (marsupialização); na segunda, realiza-se apenas a incisão e curetagem.

Dentre as vantagens desses métodos destacam-se: a ampla indicação, mesmo nos casos complicados; dispensa de cuidados pré-operatórios especiais; consistirem em técnicas de fácil execução, não exigindo atuação sobre a fáscia sacral ou periósteo; pouparem tecido normal; resultarem em feridas de pequenas dimensões com mínimo desconforto pós-operatório; dispensarem dietas especiais e constipantes intestinais; necessitarem curta permanência no leito e evoluírem com cicatrização rápida da ferida operatória com cicatriz não dolorosa ou fixa e mínima incidência de recidivas[13,15,16].

PATOLOGIA

O cisto pilonidal típico consiste em um ou mais minúsculos orifícios situados na linha mediana do terço caudal da região sacrococcígea e distante cerca de 3,5 a 5,0cm da rima anal. Outros orifícios ditos secundários são encontrados proximalmente em localização lateral, dando vazão a secreção purulenta ou piosangüinolenta. Em numerosos casos, observam-se pêlos emergindo dos orifícios. Às vezes, o cisto pode apresentar-se sob a forma de abscesso.

O exame microscópico mostra que o orifício primário, revestido por epitélio escamoso, continua em direção interna, comunicando-se com uma dilatação cística ou simplesmente com um sinus recoberto por tecido de granulação maduro. Os anexos da pele, como folículos pilosos, glândulas sudoríparas e sebáceas não são encontrados na parede interna do cisto. O conteúdo do cisto é representado por pêlos soltos imersos em tecido de granulação jovem[6,7].

Infecção e inflamação do cisto são constatadas pela presença de polimorfonucleares, linfócitos e plasmócitos; em numerosos casos, observam-se células de corpo estranho contendo microscópicos fragmentos de pêlos[13].

TÉCNICA DA INCISÃO E CURETAGEM

Pode ser empregada para todos os casos, inclusive para os abscedados[14]. A operação é realizada sob anestesia peridural ou local.

1. O paciente é colocado em decúbito ventral com a região sacrococcígea ligeiramente proeminente. A exposição da região é facilitada pela tração lateral das nádegas com tiras largas e esparadrapo.

2. Anti-sepsia da região e colocação de campos.

3. Inspeção da região e identificação do orifício primário e secundário(s) se presente(s).

4. Palpação da área correspondente à lesão.

5. Introdução de estilete ou tentacânula através do trajeto fistular, quando presente (Fig. 64.6).

6. Incisão da pele com bisturi ao longo do trajeto principal e eventuais trajetos secundários identificados e reparados com estilete ou tentacânula, ou sobre a tumoração da ausência de trajeto (Fig. 64.7).

7. Curetagem de todo tecido granulomatoso (Fig. 64.8) até exposição da parede do cisto (Fig. 64.9).

8. Ressecção da pele, com tesoura, em mínima extensão, dos pontos correspondentes aos orifícios fistulares.

9. Tamponamento da ferida com gaze furacinada e curativo compressivo.

Como particularidade deve ser mencionada a desnecessidade de substâncias corantes para identificação do trajeto fistular. Não são utilizados antibióticos. Os curativos são realizados diariamente e consistem na limpeza da ferida com substâncias anti-sépticas e proteção com gaze seca. Em al-

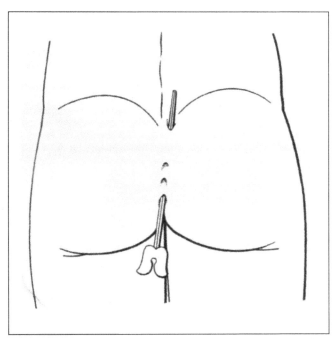

Fig. 64.6 – *Introdução do estilete ou tentacânula através do orifício primário.*

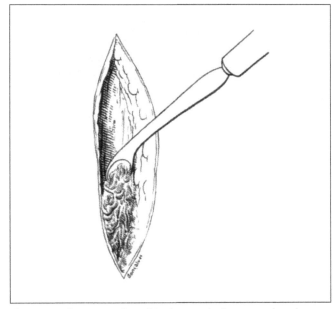

Fig. 64.8 – *Curetagem do tecido de granulação contendo pelos.*

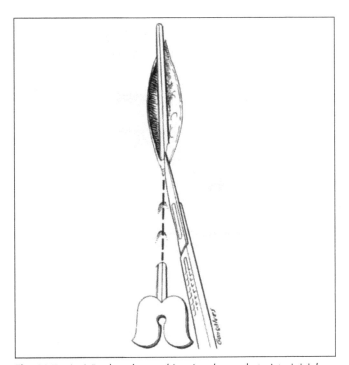

Fig. 64.7 – *Incisão da pele com bisturi ao longo do trajeto inicial.*

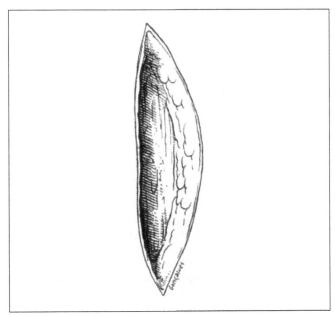

Fig. 64.9 – *Leito do cisto após curetagem.*

guns casos, faz-se a curetagem do tecido de granulação para facilitar a cicatrização. A tricotomia dos pêlos da região é realizada periodicamente até a cicatrização total da ferida, que ocorre entre 15 e 30 dias.

Este método é associado com pouca dor e complicações, mortalidade nula e índice de curabilidade próximo a 100%.

BIBLIOGRAFIA

1. Bascon J. Pilonidal disease: Origin from follicles of hairs and results of follicle removal as treament. Surgery 87:567-572, 1980.
2. Bascon J. Pilonidal disease: long-term results of follicle removal. Dis Colon Rectum 26:800·807, 1983.
3. Bascon JU. Pilonidal disease: correcting overtreatment and undertreatment. Contemporary Surgery 18: 13-18, 1981.
4. Bascon JU. Cirurgia Pilonidal: Como adequar o tratamento à enfermidade. Rev. Bnis. Colo-Proct. 6:89-94,1986.
5. Bascon JU. Repeat pilonidal operations. Am. J. Surg. 154:118-122, 1987.
6. Davage ON. The origin of sacrococcygeal pilonidal sinuses; based on an analysis of four hundred sixty-three cases. Am. J. Path. 30:11911205, 1954.
7. Franckowiak JJ & Jackman RJ. The etiology of pilonidal sinus. Dis. Colon Rectlim 5:28-415, 1962.
8. Karydakis GE. New approach to the problem of pilonidal sinus. Lancet 2:1414-1415, 1973.
9. Karydakis GE. Easy and successful treatment of pilonidal sinus after explanation of its causative processo Aust. N.Z. J. Surg. 62:385-389, 1992.
10. Mann CV & Springall R. "D" excision for sacrococcygeal pilonidal sinus disease. J. Royal Soc.Med. 80:292-295, 1987.
11. Patey DH & Scarff RW. Pathology of postanal pilonidal sinus: its bearing on treatment. Lancet 2: 484-486, 1946.
12. Patey DH & Scarff RW. Pilonidal sinus in a barber's hand: with observations on post anal sinus. Lancet 2:13-14,1948.
13. Silva JH. Cisto pilonidal sacrococcígeo. Contribuição ao tratamento cirúrgico pela técnica da incisão e curetagem. Tese. Faculdade de Medicina da Universidade de São Paulo, 1972.
14. Silva JH. Tratamento cirúrgico do cisto pilonidal abscedado. Ars Cvrandi 6:38-40, 1973.
15. SilvaJH. Tratamento cirúrgico do cisto pilonidal pelo método da incisão e curetagem. Rev. Hosp. Clin. Fac. Med. S. Paulo 29:199-203,1974.
16. Silva JH. Tratamento cirúrgico do cisto pilonidal. In Pinotti HW. Atualização Cirúrgica. São Paulo, Livraria Manole, pp. 461-475, 1975.

65 Cirurgia do Peritônio – Bases

Nelson Fontana Margarido

INTRODUÇÃO

As doenças inflamatórias do peritônio (peritonites) são ocorrências clínicas graves e não poucas vezes fatais. O conhecimento das peritonites data de aproximadamente cinco séculos antes da era cristã; e ainda hoje, apesar dos inúmeros avanços representados pelo uso de antibióticos, associados a sofisticados métodos diagnósticos, recursos anestésicos, nutrição parenteral, cuidados intensivos e sistemas de suporte, são doenças graves no paciente idoso e/ou quando as defesas imunológicas estão comprometidas (Margarido[9,10,12]).

Outro aspecto fundamental é o representado pela fonte de contaminação da cavidade peritoneal. Hau e cols.[5] demonstram que a mortalidade nas peritonites aumenta com a elevação da faixa etária e com o nível mais distal da perfuração ao longo do tubo digestivo. Estes autores salientam que a mortalidade é maior se a contaminação, via tubo digestivo, ocorre no período pós-operatório.

FUNDAMENTOS EMBRIOLÓGICOS

A partir da quarta semana de vida, a cavidade celomática é desenvolvida no interior do mesoderme, como cavidade única[8]. Com o aparecimento do septo transverso, que progride no sentido ântero-posterior, a cavidade celomática fica dividida em duas: a anterior, pleuro-pericárdica, e a posterior, peritoneal. O complexo desenvolvimento do septo transverso dará origem ao diafragma.

A cavidade peritoneal passa a ser dividida em dois compartimentos paralelos: direito e esquerdo, uma vez que o intestino primitivo é dotado de dois mesentérios, o dorsal e o ventral, os quais dividem a referida cavidade (Fig. 65.1).

Com o evoluir do desenvolvimento ocorre reabsorção da maior extensão do mesentério ventral e assim a cavidade perintoneal passa a ser a única, e se constituir na propriamente dita cavidade peritoneal primitiva (Fig. 65.2). Em seguida o folheto visceral do celoma (esplancnopleura) adere ao tubo digestivo, ou seja, o peritônio visceral, enquanto que o fo-

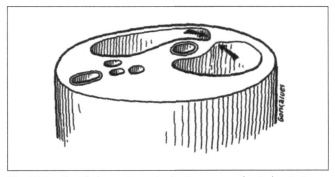

Fig. 65.1 – *Cavidades peritoneais direita e esquerda ainda não transformadas em cavidade única. Entre elas há o intestino primitivo, o mesentério dorsal e o ventral (flechas) que será em grande parte reabsorvido.*

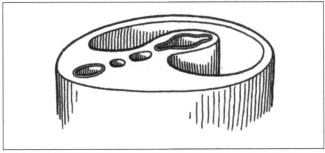

Fig. 65.2 – *Cavidade peritoneal primitiva, após reabsorção do mesentério ventral.*

lheto parietal (somatopleura) recobre a face interna de toda a parede abdominal, que corresponde ao peritônio parietal.

As alterações embriológicas, que passam a ocorrer com o tubo digestivo na direção da sua morfologia e topografia definitivas, vão ser responsáveis pela complexa septação parcial da definitiva cavidade peritoneal. Assim a permanência do mesentério ventral da bolsa gástrica forma o pequeno omento e o ligamento falciforme do fígado[8]. Por outro lado, as rotações parciais do estômago e a de 360º do intestino grosso acarretam modificações da localização das vísceras.

Finalmente, as coalescências retroperitoneais juntamente com o pequeno e grande epíploo determinam o aparecimento das cavidades e recessos da definitiva cavidade peritoneal (Fig. 65.3). Na conformação final do peritônio deve-se considerar, ainda, o desenvolvimento do fígado, baço e pâncreas.

Fundamentos Morfológicos

A história revela que o folheto peritoneal é constituído por duas camadas. A mais superficial é representada por células mesoteliais, com um extrato de células escamosas, que na vigência da reação inflamatória podem se modificar estruturalmente em células cubóides. A camada profunda é constituída por tecido conectivo frouxo, com fibras elásticas, colágenas e células reticulares, adipócitos e macrófagos.

O folheto visceral do peritônio (esplancnopleura) está aderido ao tubo digestivo, enquanto o folheto parietal (somatopleura) recobre a face interna da parede abdominal. Dessa forma, os órgãos chamados "intraperitoneais", como estômago, intestinos, fígado, baço e útero, são na verdade retroperitoneais como os rins e ureteres. Os únicos órgãos que realmente ocupam posição intraperitoneal são os ovários da mulher.

No homem a cavidade peritoneal é fechada, enquanto que na mulher é aberta através dos óstios internos das tubas uterinas, cavidade uterina e vagina.

Após as diferentes rotações do tubo digestivo e fixação à face posterior do abdome, formam-se as coalescências. No ser humano identificam-se as seguintes coalescências: retrohepáticas, raiz do mesocolo transverso, coalescências dos colos ascendente e descendente, e raiz do mesentério e mesosigmóide.

Com a disposição final do tubo digestivo e o desenvolvimento das vísceras parenquimatosas e coalescências, podemos dividir a cavidade peritoneal em seis principais espaços, a saber:
– espaço pélvico
– espaço infracólico direito
– espaço infracólico esquerdo
– goteira paracólica externa direita
– goteira paracólica externa esquerda
– espaço supracólico ou subfrênico

O espaço supracólico, por ser o de maior volume e ocupado pelo fígado e estômago, merece análise mais detalhada.

Assim, o espaço supracólico pode ser dividido em duas metades: direita e esquerda. Uma visão lateral direita permite identificar um espaço supra-hepático e outro infra-hepático direitos, que se intercomunicam pela frente e pelo lado, bastando apenas contornar o lobo direito do fígado. Ainda nesta visualização se reconhece o espaço infra-hepático direito, dotado de um recesso posterior em direção cranial denominado bolsa de Morison.

A análise do espaço supracólico pela esquerda permite identificar também dois espaços supra-hepático e infra-hepático, porém com uma importante diferença na parte inferior,

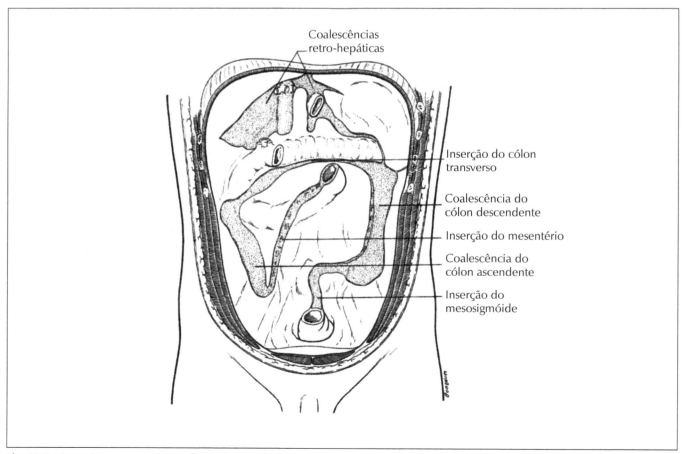

Fig. 65.3 – *Inserções mesentéricas e reflexões peritoneias.*

uma vez que a presença do estômago a subdivide num espaço infra-hepático esquerdo anterior e outro posterior, que recebe ti denominação bolsa omental. Esta se comunica com o restante da cavidade peritoneal através do forame epiplóico de Winslow, cujo limite anterior é definido pelo pedículo hepático.

O conhecimento e o domínio anatômico destes espaços e recessos são de capital importância para o cirurgião poder estabelecer o diagnóstico e a correta via de acesso.

Outro tópico morfológico importante do peritônio são os jnfáticos diafragmáticos que foram estudados inicialmente por Von Recklinghausen[22].

Os linfáticos diafragmáticos depuram a cavidade peritoneal de bactérias e outros elementos. Estudos experimentais Steinberg[19] e Courtice[3]) demonstram a recuperação de bactérias e glóbulos vermelhos em linfáticos torácicos, quando estas células ou microrganismos tinham sido recém-injetados na cavidade peritoneal.

O mecanismo de depuração de bactérias do peritônio por linfáticos diafragmáticos é essencial ao sistema de defesa do organismo. A presença de substâncias no peritônio pode alterar a função dos linfáticos. Assim, a presença de hemoglobina na cavidade perintoneal inverte a situação, uma vez que pode ocorrer proliferação bacteriana, em lugar da referida depuração efetuada pelos linfáticos (Hau e cols.[5]).

Fundamentos Fisiológicos

O peritônio é estrutura dotada de grande atividade fisiológica, representada por cavidade de absorção e secreção. A fisiologia do peritônio passou a ser estudada com maior profundidade a partir da utilização clínica da diálise peritoneal como uma das vias de tratamento de pacientes renais crônicos.

Homem adulto, com 70 quilos de peso e com superfície corpórea em torno de 1,73 m^2, tem sua superfície peritoneal estimada em 2,0 m^2. Em decorrência das variações do suprimento sangüíneo, reentrâncias e recessos, a área de trocas de substâncias fica em torno de 1 m^2; a partir desta constatação é que se extrapola o conceito de que um paciente com peritonite generalizada se comporta, do ponto de vista hemodinâmico, como um queimado com comprometimento de 50% de sua superfície corpórea.

O líquido peritoneal em condições normais apresenta volume aproximado de 100 mililitros e com celularidade de 2.000 a 2.500 células por mililitro cúbico.

Dixon e Rixford[4] estimam que em condições de normalidade as células do líquido peritoneal são representadas em 50% por linfócitos, 40% por macrófagos, sendo o restante constituído por eosinófilos, mastócitos e raras células mesoteliais. Habitualmente não há bactérias.

Finalmente, a troca de substâncias entre o peritânio e o plasma depende do volume de líquido peritoneal, temperatura local, concentração de solutos, presença de substâncias vasoativas e perfusão sangüínea local. A peritonite generalizada determina aumento de volume do fluido peritoneal em até 20 vezes; no entanto, as reações inflamatórias acarretam diminuição das aludidas trocas; por outro lado, como foi salientado, a presença de suco gástrico, bile ou secreção pancreática na cavidade peritoneal pode potencializar as referidas trocas (Margarido[10]).

Fisiopatologia

No interior da cavidade peritoneal os líquidos apresentam movimentos em direções preferenciais. Autio[1] constatou forte tendência do líquido peritoneal em se dirigir para os espaços subfrênicos e para o espaço pélvico. Em nosso meio Strassmann[20] realizou estudo semelhante confirmando as informações.

A inflamação peritoneal apresenta três componentes metabólicos: a seqüestração de fluidos, o íleo paralítico e a infecção. O seqüestro de líquidos se faz em diferentes territórios: na cavidade peritoneal, na espessura do peritônio, na raiz do mesentério, na parede dos intestinos e na luz das alças intestinais. Esta seqüestração conduz à redução do espaço extracelular funcionalmente ativo. O íleo paralítico, que se constitui num fator de defesa do organismo, determina distensão abdominal e favorece a seqüestração de líquidos para o interior dos intestinos. A distensão abdominal decorrente do íleo paralítico acarreta elevação das cúpulas diafragmáticas, levando à menor ventilação pulmonar e conseqüentemente à infecção pulmonar.

O processo infeccioso determina absorção de toxinas, que em conjunto com a infecção pulmonar conduzem à toxemia.

A redução do espaço extracelular e a toxemia produzem alterações na microcirculação e prejuízo na perfusão dos tecidos. Caso estas alterações hemodinâmicas sejam mantidas e em crescendo, o paciente será levado ao estado de choque. Se o choque e a toxemia não forem revertidos, haverá insuficiência de múltiplos órgãos e sistemas, que, persistindo, acarretá a morte do paciente. Na Fig. 65.4 está representada de maneira esquemática a fisiopatologia de inflamação peritoneal (Margarido[9]).

Outro tema de importância é a lesão peritoneal propriamente dita.

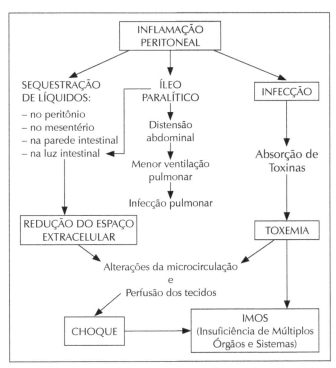

Fig. 65.4 – *Representação esquemática da fisiopatologia da inflamação peritoneal (Margarido, 1982).*

Hau e cols.[5] analisaram de forma sucinta a fisiologia da lesão peritoneal. A célula mesotelial quando lesada libera histamina, serotonina e outras substâncias vasoativas que promovem aumento da permeabilidade de vênulas mesoteliais, com exsudação conseqüente de proteínas e, em especial, de fibrinogênio. Concomitantemente, a lesão das células mesoteliais possibilita que a tromboplastia atue sobre a protrombina, que se transforma em trombina e esta, interagindo sobre o fibrinogênio, leva ao aparecimento de aderências fibrinosas e depois aderências fibrosas.

Benzer e col.[2] constataram que as células mesoteliais em condições normais têm ação fibrinolítica através do plasminogênio ativado, que sob a forma de plasmina degrada a fibrina eventualmente formada. A lesão de célula peritoneal determina bloqueio dessa atividade fibrinolítica, e começam a predominar os fenômenos de aderências fibrinosas e fibrosas, o que irá determinar formação de lojas e septos múltiplos que sempre estão contaminados, o que leva a uma das mais temidas complicações das peritonites, ou seja, os múltiplos abscessos.

A contaminação da cavidade peritoneal em geral é polimicrobiana devido à proximidade do tubo digestivo. Os microrganismos mais freqüentes nas peritonites conseqüentes à contaminação são: *Escherichia coli,* estreptococus, *Proteus aeruginosa, Proteus vulgaris,* bacteróides e outros anaeróbios (Marksoud[8]). A prevalência de bactérias anaeróbicas e bacteróides tem aumentado, sobretudo, quando a infecção peritoneal se desenvolve em ambiente hospitalar.

Outro aspecto a ser considerado é que a virulência ou patogenicidade dos microrganismos aumenta com a presença concomitante de sucos digestivos ou sangue na cavidade peritoneal. Este fato parece estar ligado ao bloqueio da ação dos agentes responsáveis pela fagocitose[8].

Aderências, Bridas e Abscessos

O traumatismo de peritônio apresenta como resposta uma reação inflamatória primária inespecífica. É evidente que a intensidade dessa resposta será modulada na proporção direta com a magnitude da lesão desencadeante. Assim, contaminação excessiva do peritônio, extensas lesões de órgãos intraperitoneais ou do próprio peritônio representam grandes agressões, e como conseqüência há exagerada reação inflamatória.

A integridade das células mesoteliais é essencial para a ativação do plasminogênio, que, via plasmina, age sobre a fibrina, determinando a sua degradação. Caso a lesão inicial seja pequena a de duração curta, a reação será pouco significativa e o fenômeno sofrerá resolução espontânea. Ao contrário, frente a intenso e prolongado trauma, ocorre aumento progressivo de produção de fibrina e o bloqueio dos ativadores do plasminogênio; portanto, aumenta o teor de fibrina, que não será reabsorvida, e as placas de fibrina resultantes serão invadidas por fibroblastos com a formação de tecido fibroso[8]. A partir daí começarão a surgir aderências entre a superfície peritoneal e as alças intestinais, que se deslocam em direção da sede do processo inflamatório, no sentido de bloquear e circunscrever a infecção. Estas aderências dão origem a traves fibrosas, que serão responsáveis por complicações precoces ou tardias, levando ao aparecimento de quadros de suboclusão ou de obstrução intestinal. As aderências e bloqueios de alças intestinais podem resultar em septação de cavidade peritoneal em lojas que, contaminadas, causam a formação de abscessos.

Os abscessos podem ter origem em conseqüência da reação localizada próxima à víscera doente ou como resultado de peritonites generalizadas. Pode-se formar loja com paredes bem firmes, em cujo interior se desenvolve um abscesso encapsulado. Esta é uma situação pouco freqüente e surge em decorrência de processo prolongado, o que possibilita o bloqueio das alças intestinais.

Mais freqüentes são os abscessos intraperitoneais que em geral são múltiplos.

Como já foi ressaltado anteriormente[1,20] o líquido peritoneal de preferência se acumula nos espaços subfrênicos e pélvico. Uma vez localizada a coleção purulenta, ocorre intensa reação inflamatória que compromete os órgãos vizinhos. Os abscessos subfrênicos, com evolução arrastada em face da falta de diagnóstico precoce, podem evoluir até para perfurações do diafragma, empiema pleural, abscesso pulmonar, fistulização para a árvore respiratória ou mesmo comprometer o fígado através do aparecimento de abscesso hepático.

O tratamento dos abscessos localizados ou das peritonites generalizadas consiste no controle do foco de contaminação, seguido de ampla limpeza e drenagem da região.

Condições Particulares

As peritonites são dotadas de elevado caráter dinâmico. Por isso, algumas vezes uma única etapa de tratamento cirúrgico não é suficiente, sendo necessárias reoperações. Nesta condições pode-se recorrer a uma conduta de exceção denominada laparostomia, que possui indicações bem definidas[10].

– quando o abdome não pode ser fechado, por ser tecnicamente impossível,

– nas peritonites agudas graves e difusas com nítido caráter evolutivo,

– nas peritonites multiloculadas com formação desorganizadade septos, resultando em múltiplos abscessos entre as alças intestinais e em recessos preexistentes,

– quando o peritônio tem comprometidos seus mecanismos locais de defesa,

– na peritonite com lesão intestinal isquêmica,

– nos abscessos pancreáticos,

– na vigência de intensa necrose tecidual, com nítido caráter progressivo,

– na impossibilidade de remoção de todos os corpos estranhos,

– na impossibilidade de se evitar o porejamento contínuo de grandes volumes de exsudato,

– na vigência de peritonite estercoral ou deiscência de suturas,

– quando a infecção está parcialmente controlada, mas não totalmente debelada,

– quando a drenagem da cavidade peritoneal é insuficiente pelos métodos convencionais,

– nos pacientes portadores de peritonite com intensas manifestações sistêmicas,

– quando os planos da parede abdominal têm sua vitalidade e integridade comprometidas por infecção e/ou necrose isquêmica.

As ocorrências enumeradas muitas vezes são concomitantes na prática clínica.

A laparostomia pode ser efetuada de múltiplas maneiras: desde o uso de simples compressas cirúrgicas, telas de Marlex, meias de seda, até próteses dotadas de mecanismos de abertura e fechamento do tipo zíper (Margarido[10]). Este é o fundamento inteligente e versátil da prótese preconizada por Utiyama e col[21].

É importante relembrar que a laparostomia é na verdade ma alternativa válida, mas sempre de exceção. O cirurgião precisa avaliar todos os aspectos a que os doentes portadores e peritonites estão conjuntamente submetidos para adotar a melhor conduta em cada momento. Os aspectos técnicos do fechamento da parede abdominal são fundamentais e devem ser sempre considerados em todas as circunstâncias (Margarido e Rasslan[13]) (Cap. 58).

Sutura do Folheto Peritoneal

Quando se realiza uma via de acesso a órgãos "intrapeitoneais", provoca-se solução de continuidade em todos os planos constituintes da parede, inclusive do folheto peritoneal. Por outro lado, quando se pratica uma cirurgia pélvica permanece área significativa da pequena bacia desnudada do folheto peritoneal.

A partir das situações então apresentadas surge a pergunta: o peritônio deve ser fechado ou não?

No passado a maioria das escolas cirúrgicas optava pelo fechamento rotineiro do peritônio e/ou peritonização das áreas desnudadas. Os argumentos apresentados eram que, em condições normais, o folheto peritoneal é íntegro, e as superfícies cruentas favoreceriam o aparecimento de aderências, com as complicações já assinaladas, que redundariam em suboclusão e obstruções intestinais.

Na atualidade existem importantes e conceituadas escolas cirúrgicas nacionais e estrangeiras que permanecem advogando a importância da reconstrução em primeira intenção do folheto peritoneal. No entanto, existem na literatura inúmeros trabalhos experimentais (Soares e col.[16]; Soares[15]) ao lado de significativas séries clínicas que limitam a importância do fechamento do peritônio (Pietrantoni e col.[14]; Hull e Varner[6], Spernol e col.[17], Lange e col.[7], Stark[18]). Estes autores se apóiam nas idéias de que a sutura do peritônio parietal não confere qualquer firmeza no fechamento da parede abdominal. Soares e col.[16] demonstraram que a sutura do peritônio parietal possibilita maior aderência à linha de sutura, pela provável menor vascularização da região. Quando se sutura o folheto parietal do peritônio o processo inflamatório é mais exuberante e, como conseqüência, há menor resistência tênsil à cicatriz.

Tais fatos sugerem que o fechamento do peritônio parietal é etapa desnecessária na reconstrução da parede abdominal.

BIBLIOGRAFIA

1. Autío V. The spread of intraperitoneal infection. Acta Chir. Scand., p. 321, Supplement, 1964.
2. Benzer HV, Hunel G, Piza F. Uber zusammenhange zwischen fibrimolyse und intraperitonealen adhasionen. Wien. Klin. Wochenschr., v. 75, p. 881, 1963.
3. Courtice FC, Harding J, Steinbeck A W. The removal of free red blood cells from the peritoneal cavity of animals. Aust: J. Exp. Biol. Med. Sci., v. 31, p. 215, 1953.
4. Dixon CF, Rixford EL. Cytologic response to peritoneal irritation in man: a protective mechanism. Am. J. Surg., v. 25, p. 506, 1937.
5. Hau T, Ahrenholz DH, Simmons RL. Secondary bacterial peritonitis: the biologic basis of treatment. Curr. Probl. Surg., v. 16, n. 10, pp. 1-65, 1979.
6. Hull DB, Vamer MW. A randomized study of c10sure of the peritoneum at cesarean delivery. Obste!. Gynecol., v 77, n. 6, pp. 818-21, 1991.
7. Lange M, Schmidt J, Tatschl S, Denison U, Salzer H. Is internal peritonealization after cesarean section necessary? Results of a randomized study. Gynakol. Geburtshilfliche Rundsch. Supp. 33, p. 264, 1993.
8. Maksoud JG. Cirurgia de peritônio: bases. In: Goffi FS. Técnica cirúrgica. Rio de Janeiro, Atheneu, pp. 597-604, 1979.
9. Margarido NF. Peritonites: bases anatômicas e fisiopatológicas e implicações no tratamento. Ginecol. Obstet. Bras., v. 5, n. 2, pp. 251-83, 1982.
10. Margarido NF. Laparostomias e reoperações programadas. In: Rasslan S. Aspectos técnicos da cirurgia do aparelho digestivo. São Paulo, Robe Editorial, pp. 361-75, 1991.
11. Margarido NF. Controvérsias na apendicite aguda. In: Rasslan S. Controvérsias em cirurgia. São Paulo, Robe Editorial, pp. 249-68, 1992.
12. Margarido NF. Abdome agudo no idoso. In: Barroso FL. Abdome agudo não traumático: novas propostas. São Paulo, Robe Editorial, Brasil, pp. 709-20, 1995.
13. Margarido NF, Rasslan S. Evisceração pós-operatória: aspectos técnicos no fechamento da parede abdominal. In: Rasslan S. Aspectos críticos do doente cirúrgico. São Paulo, Robe Editorial, pp. 181-90, 1988.
14. Pietrantoni M, Parsons MT, O'Brien WF, Collins E, Knuppel RA, Spellacy WN. Peritoneal c10sure or non-c1osure at cesarean. Obstet. Gynecol. v. 77, n. 2, pp. 293-6, 1991.
15. Soares LA. Processo de cicatrização das feridas na parede abdominal: influência da sutura do plano peritoneal com fio de categute: estudo experimental. São Paulo, 1991. 104 p. Tese (Doutorado) - Faculdade de Medicina, Universidade de São Paulo.
16. Soares LA, Camargo CP, Margarido NF, Tolosa EMC. Avaliação da sutura peritoneal: estudo experimental. Rev. Col. Bras. Cir., v. 15, n. 2 p. 191, 1988.
17. Spernol R, Hecher KI, Gorzer H, Szalay S. Complications of radical operation of uterine cancer. Closure of the peritoneal defects - yes or no? Geburtshilfe Frauencheilkid., v. 52, n. 4, pp. 210-3, 1992.
18. Stark M. Clinical evidence that suturing the peritoneum after laparotomy is unnecessary for healing. World. J. Surg., v. 17, n. 3, p. 419, 1993.
19. Steinberg B. Infectious of the peritoneum. New York, Paul Hocber, 1994.
20. Strassman V. Distribuição de líquidos na cavidade peritoneal no período pós-operatório. São Paulo, 1992. Tese (Doutorado) - Faculdade de Medicina, Universidade de São Paulo.
21. Utiyama EM, Fontes B, Mori ND, Akaishi EH, Bevilacqua RG. Utilização de "zíper" no fechamento temporário de parede abdominal em reoperações programadas. Rev. Col. Bras. Cir., v. 15, n. 2, p. 198, 1988.
22. Von Recklinghausen FT. Zur fettresorptoin. Arch. Palhol. Anal. Physiol., v. 26, p. 172, 1863.

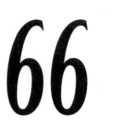

Cirurgia do Peritônio

João Gilberto Maksoud

Abscessos Intraperitoneais

INTRODUÇÃO

Após ter sido completado o desenvolvimento embrionário do peritônio, as vísceras e membranas peritoneais se dispõem de tal modo a formar lojas e recessos, os quais apresentam especial tendência a coletar líquidos e secreções da cavidade peritoneal. Por este motivo são esses os locais onde mais freqüentemente surgem abscessos.

Tal tendência decorre de fenômenos puramente físicos – aspiração diafragmática, drenagem por gravidade – que facilitam o acúmulo de secreções e impedem sua livre e espontânea mobilização.

Os espaços subfrênicos esquerdo e direito, o subepático, as goteiras paracólicas direita e esquerda e a escavação prétetal (fundo de saco peritoneal de Douglas) representam os locais onde mais freqüentemente ocorrem os abscessos intraperitoneais.

O espaço subfrênico direito, também denominado suprahepático, é separado pelo ligamento falciforme em duas porções: a que ocupa a parte direita e que corresponde ao lobo direito do fígado e à parte esquerda. O ligamento falciforme, bem como o triangular e o coronariano atuam como elementos de bloqueio e defesa contra a disseminação da coleção purulenta, fazendo com que, na maioria das vezes, o abscesso fique restrito a uma destas zonas do espaço subfrênico.

O espaço subepático direito comunica-se livremente com o espaço paracólico da direita, através da bolsa de Morison. Por este motivo os abscessos destas regiões mais dificilmente ficam restritos, podendo se estender de um espaço a outro.

Além destas localizações mais freqüentes, é possível surgirem abscesso intraperitoneais em torno de vísceras ocas, entre os folhetos do mesentério, no retroperitônio, perivesicular, apendicular, tubário e outros. Estes abscessos mais localizados são resultado de uma contaminação pequena associada à boa capacidade de defesa do organismo.

MANIFESTAÇÕES CLÍNICAS

A sintomatologia dos abscessos intraperitoneais é discreta, contrastando com a observada na peritonite difusa aguda. O processo é de evolução lenta, provocando um progressivo comprometimento do estado geral. A evolução na maioria dos casos é insidiosa, sem manifestações clínicas muito exuberantes. A principal manifestação clínica é a dor localizada, acompanhada de palidez, toxemia, anorexia e, dependendo da localização, distensão abdominal, íleo paralítico e vômitos.

Outro tipo de manifestação clínica freqüentemente observada diz respeito ao aparecimento de tumor abdominal. Nem sempre é possível palpar massas abdominais, em particular nas fases iniciais. Das localizações descritas, os abscessos pélvicos e os mesentéricos, entre alças de delgado, são os que com mais freqüência levam à formação de massas palpáveis.

Do exposto fica clara a importância do toque retal ou vaginal para o diagnóstico e localização de abscessos pélvicosos. É exame simples que muitas vezes esclarece um diagnóstico duvidoso.

Os abscessos subfrênicos, em decorrência de sua profunda localização, abaixo da arcada costal, são os mais difíceis de serem localizados precocemente pela palpação. Ao contrário do que ocorre com os abscessos do fundo do saco e os mesentéricos, raramente existe tumor palpável. Dor espontânea e à compressão dos hipocôndrios e base do tórax, dor referida no ombro e dificuldade à inspiração profunda são os sintomas mais habitualmente observados nestes abscessos. A radiografia simples e a radioscopia são muito úteis no diagnóstico dos abscessos subfrênicos. Podem mostrar comprometimento pleurallaminar, atelectasia dos segmentos basais dos lobos inferiores dos pulmões, ao lado de elevação e mobilidade diminuída do diafragma. Nível hidroaéreo associado aos sinais radiológicos aqui apontados fecha o diagnóstico de abscesso subfrênico.

Os abscessos peritoneais múltiplos assim como a peritonite generalizada são tratados nos Caps. 19 e 58 ("Infecções em cirurgia" e "Laparotomias").

Abscessos subfrênicos não tratados evoluem para graves complicações de difícil tratamento: abscesso hepático por contigüidade, com extensas necroses do parênquima, rotura e disseminação em peritônio livre, lesão diafragmática com aparecimento de empiema e fístula broncopleural.

Embora rara, deve-se suspeitar da existência de abscessos intraperitoneais toda vez que houver saída de pus (drenagem espontânea de necessidade) através de feridas operatórias em cicatrização.

A administração de antibiótico produz efeitos variáveis em pacientes portadores de abscessos intraperitoneais. Freqüentemente diminui o processo, principalmente se no início, mas não é capaz de debelá-lo totalmente. A melhora do estado geral não implica obrigatoriamente em cura. Pode, pelo contrário, mascarar a sintomatologia, sendo que muitas vezes é preferível suspender a antibioticoterapia a fim de tornar os sintomas e sinais mais evidentes e permitir o diagnóstico mais rápido e seguro. No entanto, quando a contaminação é relativamente pequena e as defesas suficientes, pode-se conseguir ura através de medidas conservadoras. Os demais devem ser sempre tratados cirurgicamente atendendo ao princípio genérico da terapêutica das coleções purulentas, qual seja, ampla e efetiva drenagem.

A ultra-sonografia e a tomografia computadorizada constituem valiosos recursos para a localização e avaliação do tamanho dos abscessos peritoneais.

Abscessos Subfrênicos

A drenagem dos abscessos subfrênicos deve ser realizada referentemente por via extraperitoneal. Esta via pode ser programada desde que o diagnóstico e a exata localização anterior ou posterior sejam previamente estabelecidos.

Muitas vezes, no entanto, o diagnóstico só é realizado durante uma laparotomia, o que implica maior risco de contaminação da cavidade peritoneal.

O abscesso subfrênico direito anterior deve ser **drenado** através da via extraperitoneal anterior, por meio de incisão subcostal oblíqua de pequena extensão (via de acesso de Clairmont) (Fig. 66.1). Após abertura dos planos superficial atinge-se o espaço subfrênico por dissecção romba extraperitoneal. A loja de pus é desbridada e esvaziada, realizando-se a limpeza mecânica com solução salina para finalmente drená-la. Prefere-se o dreno de Penrose quando a extensão do abscesso e a quantidade de pus forem pequenas. Caso contrário, usa-se um dreno de Malecot ou Pezzer, sempre de grande calibre, a fim de facilitar a limpeza por meio de solução salina, nos dias subseqüentes.

Os abscessos localizados na face posterior do espaço subfrênico são mais dificilmente alcançados pela via anterior. Devem ser drenados através de via posterior, transdiafragmática (via de acesso de Trendelemburg) ou infradiafragmática (via de acesso de Ochsner) no nível de arco posterior da 12ª costela (Fig. 66.2). Esta última é mais apropriada.

A cúpula diafragmática nesta região posterior forma um profundo recesso no sentido caudal, às vezes impedindo que a loja subfrênica posterior seja alcançada sem secção do diafragma. Através de incisão oblíqua no nível do arco posterior da 11ª ou 12ª costela, atinge-se a zona comprometida com facilidade. Às vezes é necessário ressecar uma porção da costela para obtenção de mais amplo acesso. Quando se utilizar a via através do diafragma e da pleura parietal contígua estes são previamente suturados em toda a extensão da incisão cirúrgica (marsupialização), isolando-se, desta maneira, a cavidade pleural da contaminação.

Os abscessos subfrênicos, esvaziados por laparotomia devem ter os drenos exteriozados em local o mais próximo possível. Quando drenos, particularmente os não tubulares – Penrose, por exemplo –, são exteriorizados em local distante da loja comprometida, freqüentemente a drenagem se torna ineficaz em prazo relativamente curto.

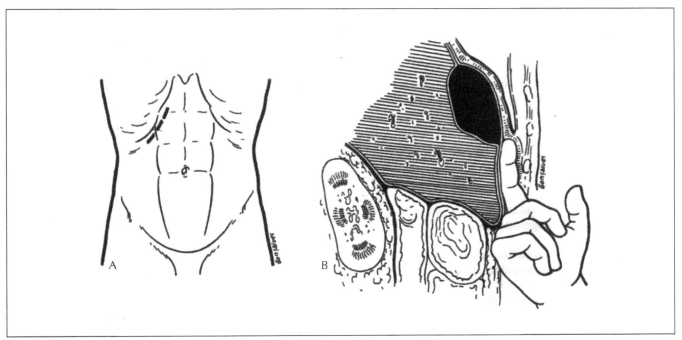

Fig. 66.1 – *Drenagem de abscesso subfrênico direito anterior. Incisão subcostal oblíqua (via de Clairmont) dissecção romba extraperitoneal.*

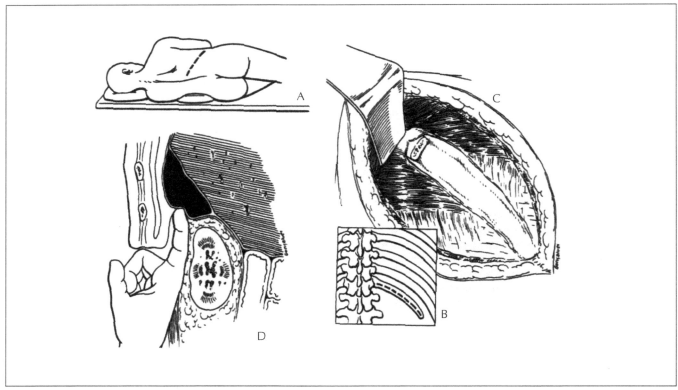

Fig. 66.2 – *Drenagem de abscesso subfrênico direito posterior. Ressecção da 12ª costela (via de Ochsner). Dissecção digital.*

Drenos exteriorizados através de orifícios localizados no andar inframesocólico são precocemente bloqueados pelo colo transverso e mesocolo correspondente, refazendo-se a coleção purulenta. É, pois, preferível que o trajeto do dreno seja perpendicular à pele, mesmo se for necessário abrir via de acesso intercostal.

A proteção do restante da cavidade abdominal com compressas é manobra de segurança adicional sempre útil.

Abscessos Pélvicos; Abscesso do Fundo de Saco de Douglas

Os abscessos pélvicos geralmente resultam de processos inflamatórios situados na proximidade – apendicite aguda, diverticulites, anexites –, mas podem decorrer de afecções cranialmente localizadas, mesmo no andar supramesocólico, como por exemplo a úlcera péptica gastroduodenal perfurada. Provocam sintomas locais de dor, disúria, polaciúria, puxo, tenesmo, diarréia e sintomas gerais de febre, inapetência e mal-estar geral. Podem ser palpados sob forma de uma massa hipogástrica de contornos incertos, apenas quando atingem extensões razoáveis, fugindo aos limites da bacia óssea. São, porém, precocemente diagnosticados através de toque retal ou vaginal.

Os abscessos pélvicos são drenados por via vaginal, retal ou abdominal anterior, suprapúbica (Fig. 66.3). Às vezes é preferível a drenagem por via baixa. Com isso evita-se manipulação de alças intensamente inflamadas e contaminação de uma incisão abdominal.

Nas mulheres não virgens a drenagem por via vaginal da escavação reto-uterina, com dreno de Malecot ou de Foley

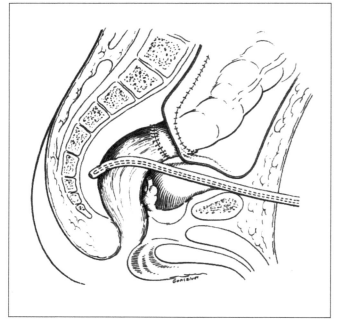

Fig. 66.3 – *Drenagem profilática suprapúbica de loja pélvica após anastomose colorretal extraperitoneal. Usa-se tubo com duplo lume para irrigação e aspiração concomitante.*

com diâmetro suficiente, é manobra cirúrgica simples e geralmente eficaz.

Nos homens e meninas, é utilizada a via retal, realizando-se a drenagem através de retotomia anterior. Com o doente em posição ginecológica, é colocado afastador de Pitanga no ânus, expondo-se a parede posterior do reto. Nos grandes rede mostra-se abaulada e a região a ser drenada esta forma, de fácil acesso.

Nos abscessos menores costuma-se fazer punção exploradora com agulha longa: após obtenção do material purulento, o qual é enviado para estudo microbiológico, introduz-se na mesma loja, através de injeções repetidas, solução salina em volume suficiente para obter evidente abaulamento na parede retal anterior. Como sempre há firme bloqueio por alças, o líquido injetado não extravasa e não há contaminação do peritônio livre. Com essa manobra, mesmo abscessos de pequenas dimensões podem ser drenados com segurança sem o risco de lesão acidental de alças intestinais.

BIBLIOGRAFIA

1. Bastos ES, Pareja JC e Struben KD. Abscessos subfrênicos. In Rumos Modernos da Cirurgia, E.S. Bastos ed. São Paulo, Procienx, 1969.
2. Beal JM. The acute abdomem. In Text book of Surgery. D.C. Sabiston Jr. ed. Philadelphia, W.B. Saunders Co., 1972.
3. Boyce FF. Acute appendicitis and its complications, New York, Oxford Univ. Press, 1949.
4. Debesse B, Cherkaoui e col. Le treitement des péritonites aigues diffuses par perforation d'um ulcere gastro-duodenal et ses suites. Ann. Chir., 27:963,1973.
5. Golden GT e Shaw A. Primary peritonitis. Surg. Gynec. & Obstet., 135:513, 1972.
6. Ochsner A e De Bakey M. Subphrenic abscesso Collective review and an analysis of 3.608 collected and personal cases. Internat. Abstr. Surg. in Surg. Gynec. & Obstet., 66:426, 1938.
7. Stone HH e Fabian TC. Clinical cornparison of antibiotic combinations in treatment of peritonitis and related mixed aerobic-anaerobic surgicalsepsis. World J. Surg., 4:415, 1980.
8. Storer EH. Peritonitis and intraabdominal abscesses. In Principles of Surgery, S. Schwartz ed. vol. I, New York, Mc Graw-Hill Book CO., 1969.
9. Swenson RM, Lorber B e col. Bacteriology of intraabdominal infections. Arch. Surg., 109:398, 1974.
10. Voigt J e Hantschmann N. Die gallige Peritonitis nach Perforation der Gallenblase. Dtsch. Med. Wochenschr., 99:133, 1974.

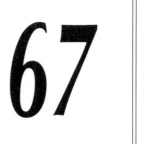

Cirurgia do Esôfago

Joaquim José Gama Rodrigues

Anatomia, Fisiologia e Fisiopatologia

INTRODUÇÃO

A cirurgia do esôfago é atualmente realizada com segurança, tendo morbidez e mortalidade relativamente baixas. Evoluiu através de vários obstáculos até atingir o grau de desenvolvimento em que se encontra.

Dois fatores retardaram seu progresso: a posição anatômica intratorácica do órgão, cujo acesso cirúrgico só foi possível após o aperfeiçoamento de métodos capazes de manter adequada ventilação pulmonar durante o ato operatório, e a falta de revestimento seroso do esôfago, ao contrário do que ocorre com as vísceras ocas abdominais, dificultando e tornando mais precárias as anastomoses praticadas.

Inicialmente os cirurgiões limitavam-se somente às intervenções sobre o esôfago cervical e o abdominal, cabendo a Billroth, em 1872, iniciar com sucesso as ressecções de lesões malignas do esôfago cervical. Em 1907 Voelkler e a seguir Kümmell[38] conseguiram extirpar com sucesso por via abdominal carcinomas de cárdia.

Devido às dificuldades para abordar o esôfago torácico, por via transpleural, os cirurgiões recorreram a alguns artifícios para contorná-las. Nasiloff[47] procurou alcançá-lo por via posterior extrapleural. Sauerbruch[57] usou uma câmara de hipopressão e Rehn[55] empregou uma câmara hiperbárica. Denk[18] descreveu uma técnica de extirpação do esôfago, sem abrir tórax, expondo seus segmentos cervical e abdominal através de cervictomia e laparotomia. A seguir, após seccioná-lo em ambas as extremidades, extirpava-o por telescopagemo Esta técnica não foi mais utilizada. Ferreira[21] em nosso meio, voltou a empregá-la com bons resultados para realizar esofagectomias subtotais em caso de afecções benignas do esôfago.

Em 1913, Torek[61] conseguiu realizar com sucesso a primeira esofagectomia subtotal, por via transpleural, em um paciente portador de câncer. Exteriorizando o coto proximal do esôfago através da esofagostomia cervical, estabeleceu sua comunicação com a sonda de gastrostomia para que por meio de um tubo de borracha os alimentos ingeridos atingissem o estômago.

Posteriormente outros cirurgiões procuraram evitar o uso de tubos de borracha praticando esofagoplastias com tubo de pele (Bircher[9]), segmento de intestino delgado (Roux[56]) ou de intestino grosso (Vulliet[63] e Kelling[34]) inseridos sob a pele da face anterior do tórax.

Ohsawa[49], Marshall[43] e Phemister em 1938 praticaram ressecções do esôfago seguidas de anastomose esôfago-gástrica direta.

Durante a Segunda Guerra Mundial, com o desenvolvimento de métodos de anestesia inalatória endotraqueal e de respiração controlada, a cirurgia do esôfago sofreu uma grande evolução, firmando-se em bases mais sólidas e mais seguras. Garlock[26,27] padronizou esse tipo de operação, tornando-a, desde então, uma intervenção de rotina, para cujo aperfeiçoamento técnico e melhoria dos resultados cirúrgicos contribuíram Sweet[58,59,60] e Nakayama[46].

ANATOMIA

O esôfago é um tubo cuja túnica muscular é constituída por uma camada circular situada internamente a uma camada longitudinal externa.

É responsável pelo transporte dos alimentos desde a hipbfaringe até o estôesôfago, possuindo um segmento cervical, um torácico e outro abdominal.

No seu percurso, entra em contato com vários elementos anatômicos importantes: nervos vagos e seus ramos recorrentes, grandes vasos do pescoço, arco aórtico, aorta descendente, artéria pulmonar esquerda, brônquio esquerdo, pericárdio, veias pulmonares inferiores, ducto torácico e veia ázigos.

Estende-se em forma de "S" reverso, junto à coluna vertebral, desde a 6ª vértebra cervical até a 12ª vértebra torácica, mergulhado no mediastino posterior.

Seu comprimento é de cerca de 25cm, sabendo-se que a distância entre a arcada dentária superior e a cárdia, no adulto, tem em média 40cm.

Na sua porção inicial segue anteriormente a coluna vertebral, até a quarta vértebra torácica, descrevendo depois uma curvatura de concavidade anterior. No sentido lateral apresenta duas curvaturas: a primeira ao se dirigir para a esquerda em direção ao arco aórtico voltando em seguida à posição mediana; a segunda, à altura da 7ª vértebra torácica, quando desvia-se para a esquerda tomando direção longitudinal até atingir o estômago.

A parede do esôfago é constituída pelas túnicas mucosa, submucosa, muscular e adventícia. Segundo Köberle[37], as duas camadas musculares do esôfago normal apresentam dois terços de seu peso total, sendo a massa da camada longitudinal pouco maior que a da camada circular, na proporção de 1:0,87.

O tecido muscular da extremidade proximal do esôfago é do tipo estriado, cujas fibras, sem delimitação muito nítida, imbricam-se com a musculatura estriada da faringe. O número de fibras estriadas diminui progressivamente nas porções mais caudais do esôfago constituindo, juntamente com fibras musculares lisas, as duas camadas musculares esofágicas.

A participação das fibras estriadas está limitada, no esôfago humano, à sua porção mais cranial. A transição entre a musculatura estriada e a musculatura lisa é mais inferior na camada longitudinal do que na camada circular. A camada muscular interna do esôfago, além de suas fibras circulares, possui também fibras de direções oblíqua, elíptica e cliocoidal. Nas extremidades do esôfago, a musculatura longitudinal não é completa, existindo na extremidade cervical uma área situada logo abaixo do músculo crico-faríngeo, denominada triângulo de Laimer, onde o imbricamento das fibras longitudinais é particularmente mais frouxo, constituindo-se em ponto de passagem para divertículos da mucosa.

Entre as duas camadas musculares, há pequena quantidade de tecido conjuntivo frouxo, onde se localiza a vasculatura da parede do esôfago e onde se encontram os plexos nervosos da Auerbach, que têm importante participação na sua fisiologia.

Ao longo do esôfago existem quatro áreas de constrição: a primeira localizada à altura da transição entre a faringe o esôfago, logo abaixo do músculo crico-faríngeo; é constituída por um pequeno estreitamento chamado crico-faríngeo ou cricóide. No ponto em que o esôfago é cruzado anteriormente pela aorta, situa-se a segunda constrição mais evidente na borda esquerda do esôfago, denominada constrição aórtica; logo abaixo desta, à altura da 4ª e 5ª vértebra torácica, encontra-se a terceira constrição esofágica produzida pela compressão exercida pelo brônquio esquerdo. Finalmente, a quarta constrição denominada diafragmática situa-se 1 ou 2cm acima do hiato esofágico do diafragma. Segundo alguns anatomistas (Laimer[39], Lerche[41], Zaino e col.[65]) esta última constrição é produzida pela presença de um espessamento muscular que teria função de esfíncter, cuja existência anatômica no entanto tem sido negada por outros (Lendrum[40], Curti[17], Nauta[48]). As quatro zonas de constrição do esôfago são demonstráveis mediante estudo radiológico contrastado.

A inserção das fibras longitudinais nas paredes laterais do esôfago constitui-se em espessamentos musculares que dão consistência especial ao órgão e permitem a manutenção de seu tônus, de tal forma que, quando o esôfago se encontra em repouso, seu diâmetro transverso é maior que o ântero-posterior. Sua luz encontra-se normalmente patente sendo virtual no seu segmento mais caudal.

Na zona de transição entre a hipofaringe e o esôfago sua luz é também virtual devido à contração tônica do esfíncter faríngeo-esofagiano ou esfíncter superior do esôfago, constituído predominantemente pelo músculo crico-faríngeo, por fibras do músculo constrictor inferior da faringe, e por fibras da camada muscular circular esofágica.

Fixando a parede anterior do esôfago à membrana posterior da traquéia existe uma série de ligamentos fibrosos e algumas fibras musculares responsáveis pela manutenção da posição do esôfago.

O esôfago é revestido externamente por fina camada adventicial e internamente por uma camada mucosa constituída de epitélio escamoso estratificado, cujas células mais superficiais contêm finos grânulos de queratina. A transição entre o epitélio escamoso esofagiano e o epitélio colunar próprio da mucosa gástrica se faz de maneira abrupta seguindo uma linha irregular em ziguezague.

Sob o epitélio do esôfago há uma camada de tecido conjuntivo frouxo, que constitui a lâmina própria da mucosa, na qual são encontradas as papilas epiteliais.

A lâmina própria assenta-se sobre *muscularis mucosae,* formada por fina camada de fibras musculares lisas e fibras elásticas, que constitui a continuação natural da aponeurose faringeana, sendo particularmente mais densa no segmento distal do esôfago.

Separando a mucosa do esôfago de sua camada muscular circular existe a túnica submucosa formada por tecido conectivo denso, constituído por fibras colágenas e elásticas que abrigam nos seus interstícios os plexos nervosos de Meissner, vasos sangüíneos e glândulas racemosas produtoras de muco, cujos ductos principais, atravessando a *muscularis mucosae* e o epitélio mucoso, desembocam na luz esofágica.

Nas duas extremidades do esôfago encontra-se outro tipo de glândulas produtoras de muco, chamadas glândulas superficiais ou glândulas cárdicas, dado sua semelhança com as glândulas cárdicas do estômago.

A irrigação arterial do esôfago é bastante variável: seu segmento cervical, embora receba ramos acessórios das artérias vertebral e subclávia, tem irrigação dependente, sobretudo, da artéria tireóidea inferior que lhe envia vários ramos ascendentes e descendentes; seu segmento torácico recebe ramos das artérias brônquicas, das artérias intercostais direita e da própria aorta; seu segmento abdominal recebe ramos da artéria gástrica esquerda, das artérias gástricas curtas e da artéria subdiafragmática esquerda.

A drenagem venosa do esôfago tem especial interesse já que se constitui em via de comunicação entre os sistemas porta e cava superior. Adquire particular importância na vigência de hipertensão portal, ocasião em que as veias do plexo venoso submucoso sofrem dilatação constituindo as varizes do esôfago, sujeitas a sangramento.

Estudando a angioarquitetura da junção esôfago-gástrica, Carvalho[11,12,13] confirmou as observações de Pietri e Guntz[51], demonstrando que as comunicações entre os sistemas porta e cava superior, nesta região, são feitas normalmente através de três vias, designadas como anastomóticas superficial, profunda e paraesofágica. As veias que compõem a via anastomótica superficial, na transição esôfago-gástrica, assumem distribuição em paliçada e perfuram em dois níveis a *muscularis mucosae,* par-ticularmente desenvolvida nesta área, criando condições para à formação de coxins venosos, os quais, segundo Carvalho, poderiam participar ativamente na contenção do refluxo gastroesofágico.

O plexo submucoso, que compreende a via anastomótica profunda, drena para o plexo venoso periesofagiano ou via anastomótica paraesofágica.

Este último, por meio de vários ramos venosos, dirige-se para o sistema ázigo e hemiázigo, na região torácica, e para a veia tireóidea inferior, na região cervical. No segmento abdominal do esôfago a drenagem venosa se faz para as veias gástricas esquerdas, gástricas curtas e subdiafragmáticas esquerdas.

A drenagem linfática esofágica é feita por meio de uma rede "linfática iniciada, principalmente na lâmina própria e na submucosa do esôfago cujos ramos se estendem por longa distância na parede do órgão, antes de buscarem os nódulos linfáticos. Este fato explica por que não existe segmentação topográfica do esôfago, fato que impede sua ressecção regional em casos de neoplasia maligna (Akiyama e col.[1]). A partir desta rede linfática, a drenagem da linfa do segmento abdominal do esôfago é feita principalmente para os linfonodos pericárdicos (Fig. 67.1); a do segmento torácico para os linfonodos traqueais, mediastinais posteriores, intercostais e diafragmáti-

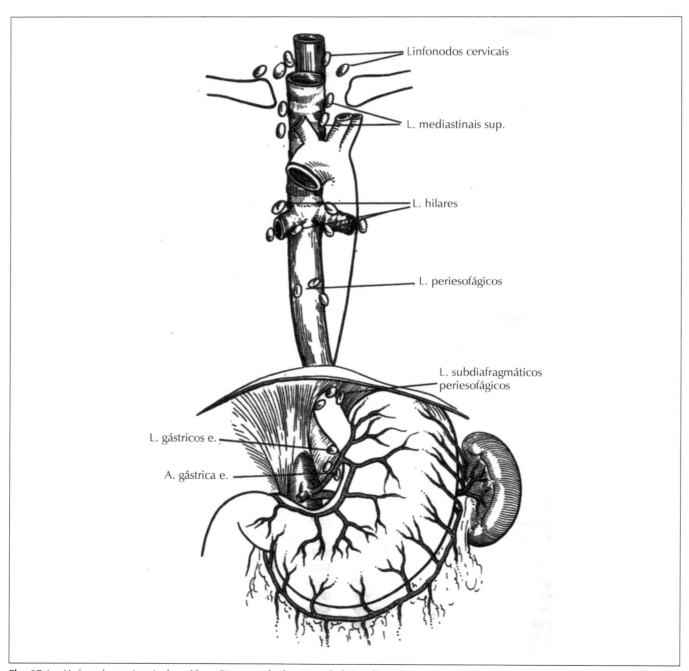

Fig. 67.1 – *Linfonodos regionais do esôfago. Esquema da drenagem linfática do esôfago – distribuição topográica dos principais lifonodos.*

cos e destes diretamente para o ducto torácico ou para o ducto linfático direito; a linfa do segmento cervical drena para os linfonodos da veia jugular interna e traqueais superiores.

A inervação extrínseca do esôfago (Fig. 67.2) é formada pelos sistemas parassimpáticos (nervos vagos) e simpático. As fibras parassimpáticas aferentes e eferentes são contidas nos nervos vagos e as simpáticas pré-ganglionares originam-se principalmente nos segmentos IV, V e VI do trato intermédio lateral da medula. As fibras pós-ganglionares são oriundas de gânglios paravertebrais, desde os cervicais, destinadas ao esôfago superior, até os torácicos, que inervam os segmentos médio e inferior através dos nervos esplâncnicos.

No segmento torácico de esôfago, as fibras parassimpáticas aferentes e eferentes, provenientes dos núcleos dorsais dos vagos, se juntam com os ramos simpáticos para constituir o plexo nervoso esofagiano.

O plexo esofagiano mantém sinapses numerosas com a inervação intrínseca do esôfago.

O papel da inervação simpática na motilidade esofagiana não está ainda perfeitamente compreendido.

O esfíncter superior do esôfago recebe inervação vagal por meio de fibras originárias dos núcleos ambíguos e dos núcleos dorsais medulares (Ingelfinger[31]).

A inervação intrínseca do esôfago é formada por células ganglionares interligadas por rede de fibras (Fig. 67.3), localizadas tanto na submucosa, onde constituem o plexo de Meissner, como na camada de tecido conectivo situado entre as duas túnicas da musculatura própria do órgão, onde são encontrados os plexos da Auerbach.

Os plexos nervosos de Meissner e de Auerbach contêm fibras simpáticas pós-ganglionares, fibras simpáticas pré e pós-ganglionares, fibras aferentes e células ganglionares próprias que são mais freqüentes no terço distal do esôfago.

O conjunto da inervação intrínseca e extrínseca do esôfago é importante para sua movimentação harmônica, embora ainda não seja conhecido com exatidão o papel que cada uma delas desempenha.

A região esofágica inferior e a transição esôfago-gástrica constituem um complexo anatomofuncional de grande importância na fisiologia da deglutição.

Fisiologia

A função do esôfago é exclusivamente relacionada à deglutição dos alimentos. O bolo alimentar, ao ser forçado pela ação dos músculos constritores da faringe, penetra no esôfago sendo levado, por movimentos peristálticos, até a cárdia. Esta se relaxa 1,5 a 7,5 segundos após o início da deglutição, franqueando a passagem para o estômago. As modificações de tônus e da motilidade da musculatura esofágica dependem da ação do sistema nervoso. As contrações espontâneas do esôfago ocorrem quando suas paredes são distendidas, o que permite o estudo da motricidade durante o ato da deglutição.

Na observação da fase esofágica da deglutição, é utilizada além de métodos radioscópicos, radiográficos e cinerradiográficos a manometria do esôfago. Os estudos da motilidade do esôfago, empregando este método, adquiriram especial importância nos últimos 25 anos dado os trabalhos de Kramer e Ingelfinger[35], Fike e col.[22], Bettarello e col, Pinotti[52] e Gama-Rodrigues[25].

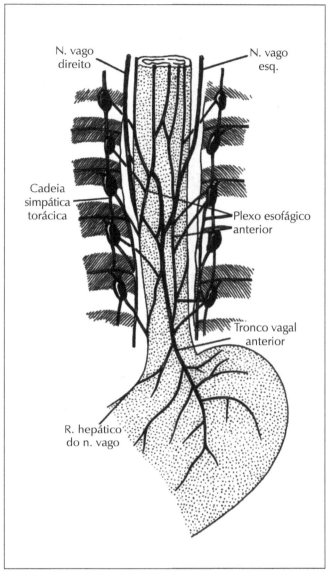

Fig. 67.2 – *Inervação extrínseca do esôfago. Esquema da constituição do plexo nervoso esofagiano.*

As medidas da pressão luminar dos vários segmentos do esôfago (Fig. 67.4), quando em repouso ou durante a deglutição, permitem observar que sua pressão basal em repouso é mais baixa que a pressão basal da hipofaringe e do estômago:

Tal condição pressórica é possível pela presença de "zonas de pressão elevada" interpostas entre o corpo do esôfago e a faringe e entre o esôfago e o estômago. Tais "zonas de pressão elevada" são a expressão manométrica da ação do esfíncter faringo-esofagiano (esfíncter superior do esôfago) e do esfíncter inferior do esôfago.

O esfíncter faringo-esofagiano, quando em repouso, permanece em estado de contração tônica que impede a entrada espontânea de ar no esôfago. Particularmente durante a inspiração, a diminuição da pressão na cavidade torácica provoca redução da pressão no interior do órgão, que se torna inferior à pressão atmosférica.

Iniciada a deglutição, há pronta resposta reflexa do esfíncter superior do esôfago que se abre antecipadamente à

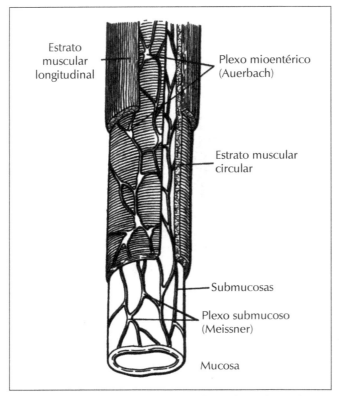

Fig. 67.3 – *Inervação intrínseca do esôfago. Plexos de Auerbach e de Meissner.*

contração da hipofaringe e se fecha imediatamente após a passagem do bolo alimentar para o esôfago cervical. Com isto, há empecilho ao refluxo de alimento e criação de gradiente pressórico entre a hipofaringe e o esôfago proximal, que possibilita a propulsão peristáltica do bolo alimentar.

O esfíncter superior do esôfago tem extensão que varia de 2 a 5cm, e a pressão basal média do segmento proximal do esôfago é de 30cm de água.

O registro das pressões geradas pelo ato da deglutição assinala **um** conjunto de ondas, designado complexo de deglutição, que tem características próprias, embora seu aspecto correspondente. a cada **um** dos segmentos esofágicos seja variável (Fig. 67.4).

Observando-se os elementos do complexo da deglutição, comparados com a linha basal que corresponde à pressão do esôfago em repouso, distingue-se uma primeira onda negativa, de curta duração, inscrita logo após o início da deglutição. Ela está presente em 36% dos registros, ocorrendo mais freqüentemente nos terços superior e inferior, com duração de 0,4 segundo e com a pressão máxima negativa de 8,4cm de água. Essa primeira onda é provocada pela elevação de palato mole ou pelo alongamento do esôfago durante o ato da deglutição.

Seguem-se a ela três ondas positivas, presentes em 87% dos registros, que são inscritas 0,5, 0,8 e 1,5 segundo após o início da deglutição, correspondendo, respectivamente, a pressões desenvolvidas nos terços superior, médio e inferior do esôfago, cujas intensidades variam entre 6 e 8em de H_2O. A primeira onda pressórica é provocada pela entrada brusca do alimento no esôfago. A segunda onda, de elevação lenta, incide em 59% dos registros, mais freqüentemente na porção distal do esôfago. Inicia-se 1,5, 2,5 e 4,4 segundos depois que começa a deglutição, correspondendo, respectivamente, aos terços superior, médio e inferior do órgão. A sua duração é de 2,3 segundos no terço superior e de 3 segundos no terço distal. Sua maior amplitude ocorre no terço superior do esôfago, onde a pressão atinge 66cm de água.

A propagação da onda peristáltica se dá com velocidade que varia entre 2 e 4cm por segundo (Hightower[29]). Na porção terminal do esôfago ela caminha mais lentamente (0,7 a 1,2cm/s).

O esfíncter inferior do esôfago, ao se iniciar a deglutição, recebe estímulo de ordem reflexa e se relaxa durante cerca de 5,5 segundos, de forma que, ao se aproximar a onda de contração peristáltica, que propulsiona o bolo alimentar através do esôfago, não existe barreira à sua entrada no estômago.

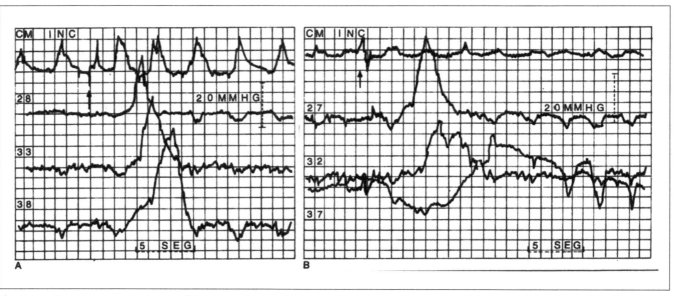

Fig. 67.4 – *Registros manométricos esofágicos e esôfago-gástricos simultâneos em indivíduo normal durante a deglutição. A Eletrodos situados nos níveis do esôfago superior, médio e inferior. B. Eletrodos situados nos níveis do esôfago médio e inferior e do esfíncter esôfago-gástrico.*

Após a passagem do bolo alimentar, o esfíncter se contrai, ocasionando, temporariamente, pressão mais elevada que sua pressão habitual quando em repouso (Fig. 67.4).

O esfíncter inferior tem uma extensão de 3,30 ± 0,34cm e ocasiona pressão máxima, quando em repouso, de 13,90 ± 1,64cm de água (Gama-Rodrigues[25]). Parte do esfíncter inferior do esôfago ocupa o hiato diafragmático, mas seu segmento mais longo e de maior importância funcional está no esôfago abdominal, estendendo-se, em geral, a pequena extensão do segmento esofágico torácico.

O funcionamento harmônico do esfíncter inferior do esôfago, relaxando-se para dar passagem ao bolo alimentar e contraindo-se imediatamente após, ou mantendo-se em contração tônica, estabelece, na transição esôfago-gástrica, uma barreira funcional extremamente importante, que age no sentido de impedir o refluxo do conteúdo gástrico, altamente agressivo para o esôfago. Sua ação mecânica, juntamente com outros fatores, constitui um complexo mecânico que impede o refluxo gastroesofágico.

Além da atuação do esfíncter inferior do esôfago, estudado por Dornhorst e cop[9] e Fike e col.[23], a direção oblíqua assumida pelo esôfago ao atingir o estômago, condicionando a formação do ângulo de His e da prega de Gubaroff (Barret[4], Collis e col.[15],); a roseta de mucosa gástrica existente na região da cárdia (Magendie[43], Mosher e col.[45]; Botha[10]) o pinçamento ocasionado pelo pilar direito do diafragma sobre a porção do esôfago situada ao nível do hiato (Jackson[33], Habibulla[28]) e a presença das veias da camada submucosa da transição esôfago-gástrica (Carvalho[11]), são os elementos mais importantes do mecanismo de contenção do refluxo gastroesofágico.

FISIOPATOLOGIA

As modificações da fisiologia do esôfago se prendem aos distúrbios relacionados à sua participação no trânsito alimentar, assim como às alterações anatomofuncionais que podem ocorrer na transição esôfago-gástrica, favorecendo o refluxo para o esôfago de secreções digestivas do estômago e do duodeno.

As alterações da motilidade esofágica, cuja sintomatologia é caracterizada pela disfagia, podem ser estudadas por métodos radiológicos e pela manometria das pressões luminares do esôfago condicionadas pela ação de sua musculatura e de seus esfíncteres.

À luz dos estudos monométricos as alterações da motilidade esofágica se reduzem a dois grupos: aquelas que causam hipermotilidade, como o espasmo difuso do esôfago e do esfíncter gastroesofágico, e as que ocasionam hipomotilidade, como o megaesôfago ou a esclerose sistêmica progressiva.

A coordenação motora entre a contração faríngea, própria da 2ª fase da deglutição, e a abertura do esfíncter superior do esôfago pode não se fazer de maneira adequada, circunstância esta denominada de acalasia do esfíncter crico-faríngeo (Corrêa Netto[16], Asherson[3]).

Esta incoordenação funcional, além de determinar disfagia alta, com freqüentes episódios de aspiração de alimentos para a árvore respiratória, tem sido apontada como causa do divertículo faríngeo-esofagiano (Jackson[32], Vasconcellos[62], Corrêa Netto[16], Ellis Jr.[20]).

Esta incoordenação motora, cuja causa é dificilmente estabelecida, pode ser dependente de transtornos musculares tais como a distrofia muscular, a miastenia grave, a miopatia tireotóxica ou tem origem hematológica, como na poliomielite bulbar e na lesão do tronco cerebral que geralmente decorre de acidente vascular cerebral.

Os distúrbios cinéticos do corpo do esôfago, mais freqüentemente encontrados, são decorrentes de degeneração do sistema nervoso autônomo que ocorre na inervação intrínseca do órgão, com destruição sobretudo das células ganglionares dos plexos de Auerbach e de Meissner.

Tal destruição ocorre no megaesôfago adquirido, que em nosso meio tem como causa predominante a moléstia de Chagas. Em face da lesão do sistema nervoso autônomo do esôfago, independentemente das manifestações clínicas ou da dilatação do esôfago dele decorrentes, ocorrem distúrbios do peristaltismo esofágico e aparecimento de contrações sincrônicas ou iterativas no corpo do esôfago durante a deglutição que caracterizam a discinesia esofágica e ondas espontâneas motivadas pela estase alimentar.

Kéiberle[36,37] demonstrou que o número de neurônios do esôfago começa a diminuir a partir do 30º ano de vida, reduzindo aos 80 anos a quase 50% de seu número inicial. A degeneração neuronal dos plexos esofágicos, própria das pessoas idosas, é a causa das alterações cinéticas que ocorrem no esôfago nesta fase da vida, freqüentem ente associadas a modificações morfológicas.

As alterações motoras do esôfago podem ser ainda decorrentes da neuropatia diabética, da esclerose lateral amiotrófica, da moléstia de Parkinson, ou de neuropatias periféricas (Ramon- N ogueira[54]).

Certas colagenoses como a dermatomiosite, o lúpus eritematoso e, em particular, a esclerose sistêmica progressiva, devido às alterações que determinam na musculatura lisa do esôfago, podem causar distúrbios da motricidade do órgão. Bettarello[8] comprovou através de estudos manométricos, levados a efeito em doentes portadores de esclerose sistêmica progressiva, a ocorrência de alterações no esôfago, sobretudo durante a deglutição, caracterizadas por falta de peristaltismo, aparecimento de ondas de baixa pressão e iterativas, entalhadas e espontâneas.

Pressão intraluminar baixa na região do esfíncter inferior do esôfago é freqüentemente encontrada na esclerose sistêmica progressiva (Bettarello[6]).

As lesões dos plexos autonômicos do esôfago com freqüência atingem a inervação do esfíncter inferior do esôfago, determinando o fenômeno chamado por (Hurst[30]) de acalasia. No megaesôfago de origem chagásica o fenômeno da acalasia, caracterizado pela falta de relaxamento do esfíncter inferior do esôfago é uma constante (Pinotti[53]), e independe da discinesia, no entender de Corrêa Netto[16] sendo a causa determinante da estase alimentar verificada no esôfago.

As alterações relacionadas ao mecanismo de contenção do refluxo gastroesofagiano são devidas à insuficiência esfincteriana pura, às alterações topográficas da região da transição esôfago-gástrica, ocasionadas pela hérnia hiatal por deslizamento (Allison[2]), ou pela má posição da região cardiotuberositária (Lortat-Jacob e Maillard[42]).

Em pacientes portadores de hérnia hiatal o esfíncter inferior do esôfago tem comportamento manométrico quase sempre alterado (Code e col.,[14], Gama-Rodrigues[25]).

BIBLIOGRAFIA

1. Akiyama H, Tsurumaru M, Kawamura T e Ono Y. Principles of surgical treatment for carcinoma of the esophagus. Analysis of lymph node involvement. Ann. Surg., 194:438, 1981.
2. Allison PR. Peptic ulcer of esophagus. Thorax, 3:20, 1948.
3. Asherson N. Achalasia of cricopharyngeal sphincter: record of cases with profile pharyngograms. J. Laring., 64:747, 1950.
4. Barrett NR. Hiatus hemia. A review of some controversial points. Brit. J. Surg., 42:231,1954.
5. Bettarello A. Teste do refluxo ácido e teste de perfusão de ácido: sua importância na propedêutica do refluxo gastroesofágico e da esofagite de refluxo. São Paulo, 1960. (Tese - Faculdade de Medicina da Universidade de São Paulo.)
6. Bettarello A. Estudo motor do esôfago na esclerose sistêmica progressiva. São Paulo, 1967 (Tese - Faculdade de Medicina da Universidade de São Paulo).
7. Bettarello A, Pinotti HW, Corrêa Netto A, Raia A e Pontes JF. Fisiopatologia do megaesôfago. Rev. Ass. Méd. Bras., 8:231, 1962.
8. Bettarello A, Cordeiro F e Pontes JF. Hérnia hiatal. Estudo clínico e evolutivo de 250 casos. Arq. Gastroent., 4:45, 1967.
9. Bircher E. Ein Beitraze zur pçastichen Bildung eines neuen. Oesophagus. Zentralbl. f. Chir, 34:1479,1907.
10. Botha GS. Mucosal folds at the cardia as a component of the gastroesophageal closing mechanism. Brit. J. Surg., 45:569, 1958.
11. Carvalho CAF de. Contribuição para o estudo da angioarquitetura da zona de transição esôfago-gástrica e sua interpretação funcional. São Paulo, 1963 (Tese - Faculdade de Medicina da Universidade de São Paulo).
12. Carvalho CAF de. Considerações sobre o valor funcional das veias do segmento de transição esôfago-gástrica. Rev. Hosp. Clín. Fac. Med. S. Paulo, 20:1,1965.
13. Carvalho CAF de. Aspectos morfo-funcionais da túnica mucosa, da tela submucosa e de suas veias na zona de transição esôfago-gástrica no homem. São Paulo, 1968 (Tese - Faculdade de Medicina da Universidade de São Paulo).
14. Code CF. Detection of hiatal hernia during esophageal motility tests. Gastroenterology, 43:521, 1962.
15. Collis JL, Kelley TD e Willey AM. Anatomy of the crura of diaphragm and the surgery of hiatus hernia. Thorax, 9: 175, 1954.
16. Corrêa Netto A. Alterações cinéticas do tubo digestivo conseqüentes a lesão do seu sistema nervoso autônomo. In Zerbini EJ. Clínica Cirúrgica Alípio Corrêa Netto. 3' ed. São Paulo, Sarvier, 1974.
17. Curti P. Piloro ("Esfíncter") esôfago-gástrico: estudo anatômico e importância cirúrgica do comportamento muscular. São Paulo, 1955 (Tese - Faculdade de Medicina da Universidade de São Paulo).
18. Denk W. Zur Radikaloperatiom des oesophaguskarzinoma. Zbl. Chir., 40:1965,1913.
19. Dornhorst AC, Harrison K e Pierce JW. Observations on the normal oesophagus and cardia. Lancet, 1 :695, 1954.
20. Ellis Jr. FH. Divertículos faringoesofágicos e incoordenación cricofaríngea. In: Bayless TM. Tratamientos Modernos. Barcelona, Editorial Cientifico-Médica, V.5, n° 6, 1970.
21. Ferreira EAB. Esofagectomia subtotal e esofagogastroplastia transmediastinal posterior sem toracotomia no tratamento do megaesôfago. São Paulo, 1975 (Tese - Faculdade de Medicina da Universidade de São Paulo).
22. Fike Jr. FE e Code CF. Resting and deglutition pressures in the pharyngo-esophageal region. Gastroenterology. 29:24, 1955.
23. Fike Jr. FE, Code CR e Schlegel JF. The gastroesophageal sphincter in healthy human beings. Gastroenterology, 86:135,1956.
24. Gama-Rodrigues n. Motilidade esofagiana e refluxo gastroesofágico em portadores de varizes do esôfa'go na hipertensão portal esquis tossomótica. São Paulo, 1972 (Tese - Faculdade de Medicina da Universidade de São Paulo).
25. Gama-Rodrigues 11. Hérnia hiatal por deslizamento. Esofagofundogastropexia associada à hiatoplastia. Avaliação clínica, morfológica e funcional. São Paulo, 1974. (Tese - Faculdade de Medicina da Universidade de São Paulo).
26. Garlock JH. Surgical treatment of carcinoma of the esophagus. Arch. Surg., 41: 1184, 1940.
27. Garlock JH. Combined abdominothoracic approach for carcinoma of cardia and lower esophagus. Surg. Gynec. Obstet., 83:737, 1946.
28. Habibulla KS. The diaphragm as an anti-reflux barrier. A manometric oesophagoscopic, and transmucosal potential study. Thorax, 27:692, 1972.
29. Hightower Jr. NC. Applied physiology of the esophagus. In Paulson M. Gastroenterology. Philadelphia, Lea Feb., 1969.
30. Hurst AF. The sphincters of the alimentary carnal and their clinical significancy. The Brith. Med. Forum, 1:150, 1925.
31. Ingelfinger FJ. Esophageal motility, Physiol. Rey., 38:533, 1958.
32. Jackson C. The diaphragmatic Pinchocok in so called cardiospasm. Laringoscope, 32:129,1922.
33. Jackson CH. Etilogy of diverticulum of the oesophagus. Proc. path. Soc. Philad., 26:33, 1923.
34. Kelling G. Oesophagoplastik mit halfe der Querkolonzent. Chirurg., 38: 1209, 1911.
35. Kramer P e Ingelfinger FL. Esophageal sensitivity to Mecholyl in cardiospasm. Gastroenterology, 19:242, 1951.
36. Kóberle F. Patogênese dos megas. Rev. Goaiana Med., 2:101, 1956.
37. Kóberle F. Patogenia do megaesôfago brasileiro e europeu. Ribeirão Preto, 1962 (Tese - Faculdade de Medicina da Universidade de São Paulo).
38. Kümmell R. Carcinoma des Kardia. Verbandl. d. deutsch, Gesellsch. f. Chir., 39:96,1910.
39. Laimer E. Beitrag zllr anatomie der oesophagus. Jahrd, E., Med. Jahrbucher, Viena, 1883 .
40. Lendrum F. Anatomic features of the cardiac orifice of the stomach. Arch. Intern. Med., 59:474, 1937.
41. Lerche W. The esophagus and pharynx in action. Springfield, Thomas, 1950.
42. Lortat-Jacob JL e Maillard JN. Le traitement chirurgical des mal adies du reflux gastro-oesophagien. Malpositions cardiotuberositaires, hernies, hiatales, brachyoesophages. Presse Méd., 65:455, 1957.
43. Magendie E. apud Vantrappen G e col. Decreasing mecanism and the gastroesophagealjunction. Amer. J. Med., 28:564,1960.
44. Marshall SF. Carcinoma of esophagus S. Clin. North. Amer., 18:643, 1938.
45. Mosher HP e McGregor GW. Study of lower end of esophagus. Ann. Otol. Rhinol. Laryng., 37:12,1928.
46. Nakayama K. Approach to midthroracic esophageal carcinoma for its radical surgical treatment. Surgery, 35:574, 1954.
47. Nasiloff n. Oesophagotomia et resectio oesophagiendo thoracica. Vroch. S. Petersburg, 9:481,1888.
48. Nauta J. The closing mechanism between the esophagus and the stomach. Gastroenterologia, 86:219, 1956.
49. Ohsawa T. Thesurgery of the esophagus. Arch. Jap. Chir., 10:605, 1933.
50. Phemister DB.Transthoracic resection for cancer of the cardiac end of the stomach. Arch. Surg., 46:915,1943.

51. Pietri H e Guntz M. Les varices oesophagiennes et le courant veineux oesophagien: les particularités anatomiques qui singularisent le courant gastro-oesophagien. Arch. Mal. Appar. Dig., 48:1333,1959.
52. Pinotti HW. Contribuição para o estudo da fisiopatologia do megaesôfago. São Paulo, 1964 (Tese - Faculdade de Medicina da Universidade de São Paulo).
53. Ramon-Nogueira J. Aplicacion clinica de los estudios de manometria esofágica. Galicia Clin., 9:831, 1973.
54. Rehn E. Oesophagus chirurgie. Jena, Gustav Fischer, 1914.
55. Roux JC. L'oesophago-ejuno-gastrostomose nouvelle operation pour retrecissement infranchissable de l'oesophage. Semaine Méd., 27:37, 1907.
56. Sauerbruch F. Experimentelle Beitrage zur Oesophagus Chirurgie. Verhardl, d. deutsch Gesselshc. f. Chir., 34: 140, 1905.
57. Sweet RH. Transthoracic resection of the esophagus and stomach for carcinoma: analysis of the post operative complications, causes of death and late results of operations. Ann. Surg., 121 :272, 1945.
58. Sweet RH. Carcinoma of the midthoracic-esophagus its trealrnent by radical resection and high intrathoracic esophago gastric anastomosis. Ann. Surg., 124:653, 1946.
59. Sweet RH. The results of radical surgical extirpation in the treatment of carcinoma of esophagus and cardia with five years surgical statistics. Surg. Gynec. Obstet., 94:46, 1952.
60. Torek F. The first succesfull case of resection of the thoracic portion of the esophagus in the treatment of carcinoma. Surg. Gynec. Obstet., 16:614, 1913.
61. 61. Vasconcelos E. Divertículos do esôfago. São Paulo, 1928 (Tese - Faculdade de Medicina da Universidade de São Paulo).
62. 62. Vulliet H. De l'oesophagoplastie et des ses diverses modifications. Sem. Méd.., 31:529, 1911.
63. Wookey H. The surgical treatment of carcinoma of the pharynx and upperesophagus. Surg. Gynec. Obstet., 75:499, 1942.
64. Zaino C e col. The lower esophageal vestibular complex. Springfield, Thomas, 1963.

68 Cirurgia do Esôfago

Eugênio A. B. Ferreira
Dino A. O. Altmann

Vias de Acesso ao Esôfago. Ressecção de Diverlículo Faringoesofagiano. Esofagectomia Subtotal

VIAS DE ACESSO AO ESÔFAGO

A via de acesso ao esôfago varia em função do segmento a ser abordado, da natureza e extensão da lesão a ser tratada e da operação proposta.

Cirurgicamente o esôfago pode ser dividido em cervical, torácico (superior, médio e inferior) e abdominal, de acordo com reparos anatômicos que a ele se relacionam e que são: cricofaringe, fúrcula esternal, croça da aorta, carina e hiato esofagiano.

O esôfago cervical é abordado através de cervicotomia esquerda ao longo da borda anterior do músculo esternocleidomastóideo, devido à situação topográfica do órgão neste nível. O doente é posicionado em decúbito dorsal, com a cabeça em ligeira hiperextensão e um pouco voltada para a direita. A incisão é realizada ao longo da borda anterior do músculo esternocleidomastóideo, estendendo-se da fúrcula esternal à altura da quilha da cartilagem tireóide, limite este que dependerá da cirurgia a ser realizada. Após a incisão da pele, do subcutâneo e do platisma, rebate-se lateralmente o músculo esternocleidomastóideo junto com o feixe vásculo-nervoso cervical. à lobo esquerdo da tireóide e o conjunto laringotraqueal são afastados medialmente após a ligadura e secção da veia tireoidiana lateral ou média. A secção do músculo omo-hióideo deve ser feita o mais distal possível e facilita a abordagem do esôfago. Após exposição do órgão, identifica-se o nervo laríngeo recorrente, ao longo do sulco traqueoesofágico, preservando-o. Em algumas situações, principalmente quando se planeja a realização de esofagoplastia por via retroesternal, os músculos esterno-hióideo e esternotireóideo podem ser seccionados, evitando-se a compressão do órgão interposto.

O esôfago torácico médio é melhor exposto através da toracotomia direita, realizada preferencialmente através do sexto espaço intercostal. O posicionamento do doente na mesa operatória depende de a operação restringir-se ao tórax ou associar-se a laparotomia ou cervicotomia. Na operação restrita ao tórax, o doente é posicionado em decúbito lateral esquerdo 90 graus em relação à mesa cirúrgica. A toracotomia póstero-lateral é a escolhida por permitir melhor exposição do esôfago.

Aberta a cavidade pleural, o pulmão é colapsado e afastado. A intubação seletiva do brônquio fonte esquerdo facilita esta manobra e a exposição do mediastino. Incisa-se longitudinalmente a pleura que reveste o esôfago. A secção e ligadura da croça da veia ázigos facilita a exposição. O esôfago é dissecado e liberado mediante dissecção romba após ter sido reparado com dreno de Penrose. Poucos são os vasos que necessitam de cauterização ou de ligadura.

Quando as cavidades torácica e abdominal são abordadas concomitantemente, o paciente é mantido em posição supina, com coxim dorsal elevando entre 15 e 30 graus o lado direito do tórax. Nesta situação utilizam-se a toracotomia ântero-lateral direita, através do sexto espaço intercostal, e a laparotomia xifo-umbilical. A mesma posição é utilizada quando há necessidade de cervicotomia.

Para a realização da esofagectomia por via transpleural direita com anastomose em nível cervical, procede-se à toracotomia direita póstero-lateral com o doente em decúbito lateral esquerdo conforme já descrito anteriormente. Completado o tempo torácico, o tórax é fechado e o doente é reposicionado na mesa operatória, agora em decúbito dorsal horizontal com a cabeça em ligeira hiperextensão e rotação lateral direita.

A toracotomia esquerda, também no sexto espaço intercostal, é preferida para a abordagem do terço inferior do esôfago torácico. A transição esofagogástrica também pode "Ser abordada por esta via, que pode estender-se à cavidade abdominal através de toracofrenolaparotomia. O doente é colocado em posição supina, com coxim dorsal elevando entre 15 e 30 graus o lado esquerdo do tórax. O prolongamento da incisão para o abdome pode ser feito através de laparotomia mediana supra-umbilical ou de laparotomia oblíqua subcostal direita. A secção do diafragma em direção do hiato esofagiano completa a via de acesso.

O acesso ao esôfago abdominal e transição esofagogástrica pode ser feito mediante laparotomia xifo-umbilical. A secção do ligamento triangular esquerdo do fígado facilita a exposição que é completada com a incisão e abertura da membrana frenoesofágica.

A abordagem do esôfago infracarinal pode ser feita por via trans-hiatal. O acesso ao hiato esofagiano é feito da mesma maneira descrita para a abordagem do esôfago abdominal. O hiato esofágico é ampliado mediante secção de seu contorno anterior numa extensão variável, podendo alcançar o apêndice xifóide. Nesta manobra, são necessárias a secção e a ligadura da veia diafragmática inferior. Com o auxílio de afastadores, consegue-se visualização adequada do esôfago até o hilo pulmonar. A via trans-hiatal combinada com a cervicotomia permite a realização das técnicas de esofagectomia sem toracotomia.

Recentemente o esôfago passou a ser abordado cirurgicamente também através da videocirurgia com o intuito de minimizar o trauma operatório. Basicamente sua dissecção pode ser realizada por três vias distintas: cérvico-mediastínica, toracoscópica ou laparoscópica.

Na via cérvico-mediastínica, idealizada por Buess e col. (1991), o descolamento é feito rente ao esôfago, não permitindo ressecções ampliadas. Dallemagne (1993) introduziu o descolamento mediante toracoscopia, o que permite a ablação de tecidos periesofágicos incluindo linfonodos. De Paula e col. (1995) sistematizaram a abordagem por via abdominohiatal, empregando-a para o tratamento de afecções benignas e de câncer. Nesta proposta, a mobilização do estômago, necessária para a restauração do trânsito alimentar, também é realizada por via laparoscópica.

Devemos citar ainda as operações videoassistidas, que integram técnicas convencionais com os recursos da videocirurgia e são particularmente importantes durante a dissecção do esôfago mediastínico na ausência de toracotomia. A introdução da óptica pode ser feita por via cervical, torácica ou hiatal, ou ainda variar de posição de acordo com a fase do procedimento.

RESSECÇÃO DE DIVERTÍCULO FARINGOESOFAGIANO

Divertículo faringoesofagiano origina-se na face posterior do esôfago, na transição faringoesofágica, e à medida que vai aumentando posiciona-se, geralmente, à esquerda do esôfago; no entanto, algumas vezes apresenta-se do lado direito. Sua localização pode ser determinada pelo exame radiológico contrastado ou mediante exame clínico, como preconizado por McNealy e McCallister (1951). Com o paciente sentado em frente ao examinador e depois de ter deglutido ar repetidas vezes, o examinador comprime cada lado do pescoço com os polegares, na altura da cartilagem cricóide. Quando a pressão é feita do lado onde se situa o divertículo, nota-se um ruidoso borborigmo. Esta localização é importante para a escolha da abordagem cirúrgica que se faz geralmente por cervicotomia esquerda (Fig. 68.1a); porém, quando o divertículo se situa à direita, ela é também realizada à direita.

O paciente é posicionado em supino com ligeira hiperextensão e rotação da cabeça no sentido contrário ao lado da incisão. Uma sonda de Levine introduzida por uma das narinas e com sua extremidade alcançando o estômago ajuda localizar o esôfago durante a dissecção do saco divertícular ao qual está aderido.

A anestesia local com bloqueio nervoso regional tem sido usada com sucesso e defendida por alguns, porque mantém os reflexos do paciente, prevenindo a aspiração do conteúdo do divertículo. A maioria dos cirurgiões prefere, no entanto, a anestesia geral com intubação endotraqueal que também é eficaz na prevenção da aspiração.

Completada a cervicotomia, o divertículo é localizado, apreendido com uma pinça Babcock e tracionado delicadamente para facilitar sua liberação dos tecidos da retrofaringe e do esôfago mediante dissecção romba (Fig. 68.1b). Com o colo do divertículo dissecado traciona-se o divertículo lateral e cranialmente, o que facilita a identificação da borda superior do músculo cricofaríngeo que se situa na borda inferior do saco divertícular e torna a dissecção da submucosa adjacente e sua secção mais fáceis. A miotomia estende-se por 3cm na direção caudal.

O divertículo é seccionado no nível do colo, tomando-se o cuidado para não haver ressecção excessiva da mucosa, o que ocasionaria estenose do esôfago. A sutura da mucosa pode ser feita à medida que se procede a secção com pontos separados (Fig. 68.2), ou então pode ser feita depois de completada a secção, com sutura contínua. Usa-se fio monofilamentar, de preferência 4-0 absorvível. A sutura linear mecâ-

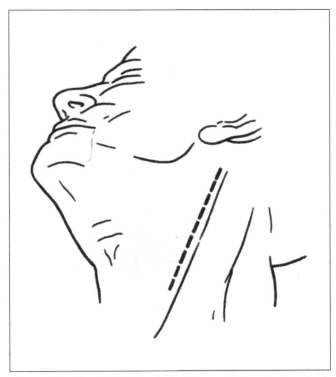

Fig. 68.1A – *Cirurgia de divertículo-faringoesofágico. A. Traçado da incisão cutânea.*

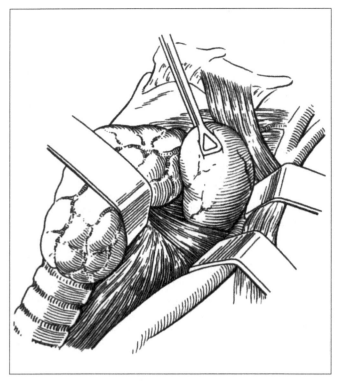

Fig. 68.1B – *Dissecção do divertículo.*

nica também pode ser utilizada na fechamento da mucosa esafagiana. Neste caso, aplica-se primeira a sutura e a seguir secciona-se o divertículo.

Quando o saco diverticular é pequena, não é necessária excisá-lo, bastando seccionar a músculo. cricafaríngea. Nesta situação, a miatamia é realizada na porção mediana do músculo cricafaríngea (Fig. 68.3).

Um dreno de Penrase é deixado junta à sutura do esôfago e exteriorizada pela própria incisão., que é fechada com aproximação da subcutânea e sutura da pele.

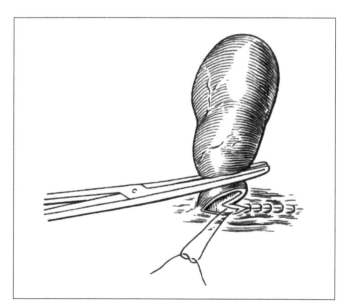

Fig. 68.2 – *Ressecção progressiva do divertículo e sutura concomitante das bordas faringoesofágicas.*

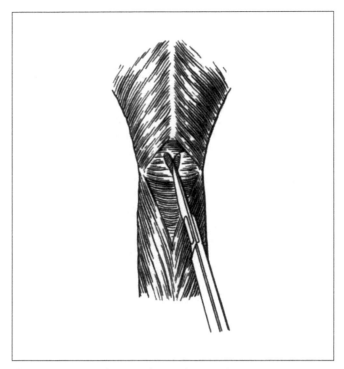

Fig. 68.3 – *Secção do músculo cricofaríngeo.*

A principal complicação da cirurgia do divertículo faringoesofágico é a fístula, seguida de infecção; porém a evolução é benigna e a resolução espontânea desde que não haja obstrução esofágica distal.

Atenção deve ser dada à dissecção do colo do divertículo e durante a miotomia para que não haja perfuração inadvertida da mucosa. O esôfago deve ser cuidadosamente inspecionado antes do fechamento da incisão cervical para se ter certeza de que nenhuma perfuração ficou sem ser vista.

Durante a cirurgia deve-se ter cuidado com o nervo laríngeo recorrente. A maioria das lesões deste nervo, nesta cirurgia, faz-se na sua entrada na faringe. É recomendado o exame da mobilidade das cordas vocais antes e depois da cirurgia.

ESOFAGECTOMIA SUBTOTAL

A indicação mais freqüente para a esofagectomia subtotal é o tratamento do câncer ressecável do esôfago, razão pela qual será dada ênfase à esofagectomia subtotal nesta eventualidade. A indicação, atualmente, inclui o tratamento de afecções benignas como o dólico-megaesôfago, as estenoses pépticas ou cáusticas, ou, e ainda, as lacerações e ferimentos extensos do órgão.

O grande traumatismo decorrente da esofagectomia subtotal tem sido minimizado em razão de definições técnicas e também com o progresso havido na anestesiologia, terapia intensiva, fisioterapia e nutrição. Assim, devemos tratar o paciente com patologia esofagiana em centros que reúnam recursos humanos e materiais adequados. O preparo pré-operatório deve atender de maneira particular aos problemas nutricionais e cardiopulmonares.

A dissecção do esôfago é feita desde a cárdia até o vértice do tórax ou próximo à faringe (Fig. 68.4), retirando-se,

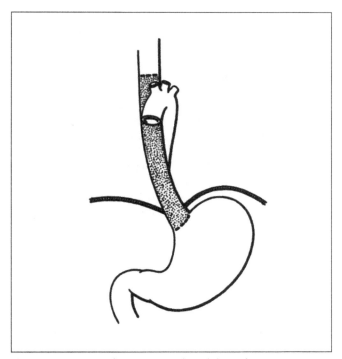

Fig. 68.4 – *Extensão da ressecção subtotal do esôfago.*

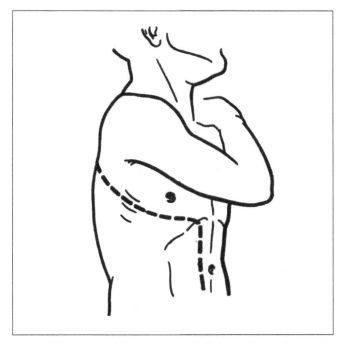

Fig. 68.5 – *Toracofrenolaparotomia direita para esofagectomia parcial.*

quando se trata de tumor maligno, o órgão juntamente com o tecido celular gorduroso e os linfonodos adjacentes. O estômago proximal, junto à cárdia, é incluído no monobloco, facilitando a retirada dos linfonodos celíacos e ainda a tubulização do estômago usado na restauração do trânsito.

A extensão da linfadenectomia é objeto de controvérsia. Akiyama e col. (1981), no Japão, e Skinner (1983), nos EUA, preconizam a linfadenectomia em três níveis: cervical, torácico e abdominal. Para realizá-la, há que se adotar obrigatoriamente a via transpleural direita, juntamente com cervicotomia e laparotomia (Fig. 68.5). Por outro lado, Orringer (1984) defende a via cérvico-abdomino-trans-hiatal, incluindo apenas os linfonodos adjacentes ao tumor e aqueles do tronco celíaco. Este autor entende que a ampliação anatômica da ressecção não melhora o prognóstico. Sem dúvida, a linfadenectomia ampla permite melhor estadiamento do tumor e resultados mais recentes (Akiyama e col., 1994) sugerem melhor prognóstico dos pacientes a ela submetidos.

A restauração do trânsito alimentar, como norma, deve ser feita no mesmo tempo cirúrgico em que é feita a exérese, usando-se preferencialmente o estômago, sendo a anastomose feita em nível cervical ou no ápice do tórax. Não se deve realizar anastomoses infra-aórticas por não atender aos princípios oncológicos de radicalidade e ainda possibilitar esofagite de refluxo de difícil controle. Reserva-se o uso do cólon para situações de exceção em que não se pode contar com o estômago. A restauração em dois tempos é reservada para situações especiais.

A transposição da víscera, para reconstrução do trânsito, é feita pelo mediastino posterior quando a anastomose é intratorácica. Para anastomoses em nível cervical, a transposição pode ser feita por via mediastinal posterior ou retroesternal. A via posterior constitui a melhor opção quando se trata de doença benigna. Nos casos de câncer não há consenso quanto à melhor alternativa. A via mediastinal posterior não necessita de dissecção complementar para a transposição do estômago e permite que os cotos anastomóticos permaneçam alinhados (facilitando eventual manobra de dilatação caso haja estenose), porém a víscera transposta fica mais vulnerável à invasão tumoral por recidiva local e dificulta o uso de radioterapia pós-operatória. Na via retroesternal há uma área de descolamento adicional e os cotos anastomóticos não permanecem alinhados. Por outro lado, não há os inconvenientes da invasão por recidiva local e há maior facilidade para o emprego de radioterapia pós-operatória.

Para o tratamento de afecções benignas, são preferidas as técnicas de esofagectomia sem toracotomia realizadas por via cérvico-abdomino-trans-hiatal. Para o tratamento cirúrgico das neoplasias, a via de acesso vai depender da convicção do cirurgião e de objetivos preestabelecidos, relacionados principalmente com a extensão da linfadenectomia. Aqueles que preferem a anastomose intratorácica (Lewis, 1946), bem como aqueles que realizam a linfadenectomia ampla, com dissecção em três níveis, devem optar pela toracotomia direita, associada à laparotomia e cervicotomia. A indicação de acesso transpleural esquerdo ou por toracofrenolaparotomia fica restrita aos tumores do terço inferior. Esta opção vem sendo menos utilizada à medida que aumenta a indicação da via trans-hiatal.

A localização topográfica da lesão deve ser considerada quando da proposta cirúrgica. A esofagectomia, sem toracotomia, teria indicação mais segura nos tumores localizados acima do arco aórtico, ou abaixo da carina traqueal. Poderia ainda ser indicada nas neoplasias do esôfago torácico médio quando estas não penetrassem além da túnica muscular. O tratamento cirúrgico dos tumores do esôfago cervical é mais complexo, em razão do comprometimento freqüente das vias respiratórias. Por esta razão, muitas vezes é necessária a realização de faringolaringoesofagectomia, ficando o paciente com traqueostomia definitiva.

Esofagectomia por Toracotomia Direita

Quando se utiliza a toracotomia direita inicia-se a dissecção do esôfago com incisão da pleura parietal que o recobre. Quando se pretende realizar ressecção com linfadenectomia mais ampla, a abertura pleural se faz lateralmente aos corpos vertebrais. Neste caso, a incisão deve estender-se do diafragma à clavícula. Os vasos intercostais localizados sobre os corpos vertebrais são ligados e seccionados; as vértebras são expostas na linha média, com a elevação da veia ázigos do ducto torácico e do esôfago. Conforme a dissecção progride medialmente, a aorta é visualizada, e as artérias intercostais da direita e as artérias broncoesofágicas são ligadas e seccionadas. Deve-se ter cuidado com os ramos intercostais da esquerda e, quando se aproxima do arco aórtico, com o nervo laríngeo recorrente esquerdo.

Na seqüência, o esôfago é separado da porção membranosa da traquéia. Os linfonodos subcarinais, bem como aqueles ao longo do brônquio principal direito e esquerdo são retirados. Outros tecidos que circundam o esôfago, como o pericárdio e o ligamento pulmonar esquerdo ao longo do mediastino, são retirados junto com o esôfago.

Esofagectomia sem Toracotomia

De acordo com a descrição de Ferreira (1973, 1975 e 1976), o esôfago é abordado por via cérvico-abdomino-transhiatal. O acesso abdominal é feito por laparotomia mediana supra-umbilical. Secciona-se o ligamento triangular esquerdo do fígado e a membrana frenoesofágica expondo o esôfago abdominal. Isola-se e seccionam-se os nervos vago direito e esquerdo e, após circundar o esôfago, este é reparado com dreno de Penrose. Com tração caudal do dreno de Penrose, mediante dissecção romba, mobiliza-se 5 a l0cm do esôfago. O acesso ao mediastino é feito mediante secção do contorno anterior do hiato esofágico; neste procedimento, a veia diafragmática inferior é seccionada entre pinças, e ligada com ligaduras transfixantes. A ampliação do hiato é feita numa extensão variável podendo se estender até o apêndice xifóide. O uso de afastadores longos e estreitos no hiato permite a visualização e a dissecção do esôfago até o hilo pulmonar. A abordagem do esôfago cervical é feita mediante cervicotomia ântero-lateral esquerda; o esôfago é enlaçado por dreno de Penrose; através da fúrcula esternal, o esôfago torácico proximal é descolado, mediante dissecção romba, até o arco aórtico. A exérese do esôfago pode ser feita completando-se a dissecção no nível do hilo pulmonar, ou, então, com auxílio de um extrator semelhante a um venoextrator. Esta alternativa é mais útil quando se trata de doença benigna. A tração é feita no sentido craniocaudal, e o esôfago é extraído com a mucosa evertida.

Esofagogastroplastia

A mobilização gástrica é iniciada com a secção e ligadura dos ramos epiplóicos da arcada gastroepiplóica no nível médio da mesma e dirigida inicialmente em direção ao fundo gástrico até a artéria gastroepiplóica esquerda, que é seccionada. A liberação da curvatura maior é completada com a secção e ligadura dos vasos em direção ao piloro. A artéria gastroepiplóica direita é preservada.

Exposta a face posterior do estômago, procede-se à ligadura da artéria e veia gástrica esquerda junto ao tronco celíaco. Na linfadenectomia são englobados os gânglios do tronco celíaco e da artéria gástrica esquerda. O epíploo gastro-hepático é seccionado, tomando-se o cuidado de preservar a arcada vascular da curvatura menor.

Os vasos gástricos curtos são também seccionados e ligados até que a junção esofagogástrica seja atingida. Maior mobilização do estômago pode ser conseguida com a manobra de Kocher.

A piloroplastia é realizada em razão da secção dos nervos vagos. Este procedimento visa evitar a estase gástrica.

Nas lesões benignas o esôfago é seccionado distalmente junto à cárdia. A abertura gástrica é suturada em dois planos (total e seromuscular) com fio absorvível 2-0. Pode-se também proceder ao fechamento com sutura linear mecânica.

Quando se trata de neoplasia, a pequena curvatura proximal ao quarto ou preferencialmente ao quinto ramo da artéria gástrica esquerda deve ser ressecada. A linha de ressecção inclui o ponto em que os vasos da pequena curvatura entram na parede gástrica, de modo que os lifonodos ao longo dos vasos são removidos e a rede vascular intramural é preservada. Preferencialmente o fechamento do estômago é feito com sutura linear mecânica para que não haja encurtamento do tubo gástrico.

O estômago é transposto ao ápice do tórax, ou ao pescoço, irrigado na pequena curvatura pela artéria gástrica direita e na grande curvatura pela artéria gastroepiplóica direita. A rede vascular intraparietal mantém a irrigação necessária para o fundo gástrico.

Anastomose Esofagogástrica

A anastomose esofagogástrica pode ser intratorácica (Fig. 68.6) ou cervical, sendo a última mais segura e com menor morbidade. Pode ser feita em um ou dois planos, pre-

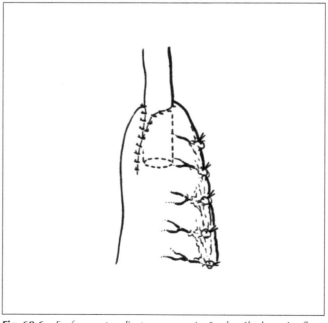

Fig. 68.6 – *Esofagogastroplicatura para criação de válvula anti-refluxo nas anatomoses intratorácicas.*

ferencialmente, com fio monofilamentar absorvível sintético 4-0. A mucosa deve ser incluída sistematicamente, por ser a túnica mais resistente e por estar intimamente presa à submucosa.

Akiyama (1973) descreve os passos de sua técnica para a anastomose cervical esofagogástrica como segue:

1. As camadas externas das paredes posteriores das duas vísceras são suturadas de modo que os nós permaneçam na superfície externa da linha de sutura.

2. A incisão circunferencial do esôfago é feita inicialmente através da adventícia-muscular; a musculatura se retrai expondo a submucosa que é seccionada de modo a permanecer uma superfície de mucosa exposta. Procedimento similar "realizado no estômago. Isto proporciona um amplo manguito de mucosa em ambos os órgãos. Se este procedimento não é feito, quando o esôfago é seccionado, a mucos a retrai-se, ornando difícil sua inclusão na linha de sutura.

3. É realizada anastomose em dois planos sendo um mucosa com mucosa e o outro seromuscular com adventícia-muscular. Ambos são realizados com pontos separados.

Complicações

As complicações pós-operatórias mais freqüentes das esofagectomias são as pulmonares e aquelas relacionadas à anastomose: fístulas e estenoses.

A gravidade das fístulas guarda relação com o nível da anastomose (cervical ou torácica) e com o tempo em que surgiram. As fístulas mais precoces são mais graves porque levam à mediastinite e, freqüentemente, à morte. Quando tardias, já houve tempo para que o mediastino se organizasse, impedindo o derrame do conteúdo digestivo no seu interior.

Visando minimizar ou abolir o risco de fístula precoce, foi proposta a restauração do trânsito com anastomose retardada (Ferreira, 1993). O estômago é transposto à região cervical, ajustado ao coto esofágico mediante sutura adventícia-muscular com seromuscular posterior e esofagostomia. O estômago permanece fechado. A anastomose é completada após sete dias. Esta conduta estaria indicada em situações de risco em que os cotos anastomóticos não são ideais.

A transposição do cólon será tratada em outro capítulo.

Esofagectomia Parcial com Interposição de Alça Jejunal Exclusa

A operação proposta por Merendino e Dillard (1955) consiste em praticar-se a ressecção do terço inferior do esôfago restabelecendo a continuidade do trânsito alimentar por meio de alça exclusa de jejuno, interposta entre o coto esofágico e o estômago (Fig. 68.7). Pouco utilizada atualmente, tem indicação em algumas afecções benignas do esôfago distal.

O paciente é colocado em decúbito lateral direito com inclinação dorsal num ângulo de 45°. Pratica-se toracofrenolaparotomia esquerda no nível do oitavo ou nono espaço intercostal. A incisão da pele e do subcutâneo inicia-se na face posterior do tórax, a cerca de 10cm da linha das apófises espinhosas esquerdas e progride em direção anterior até atingir a linha mediana longitudinal do abdome sobre a qual se dirige no sentido caudal. Em seguida, seccionam-se os músculos da parede abdominal anterior e da parede torácica. Expondo-

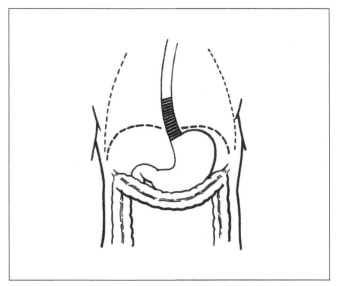

Fig. 68.7 – *Esquema da ressecção do esôfago distal.*

se a nona e a décima costelas, os músculos intercostais do nono espaço são seccionados, obtendo-se o acesso às cavidades abdominal e pleural. O diafragma é seccionado até que o hiato esofagiano seja atingido. A hemostasia dos vasos diafragmáticos é praticada com pontos de algodão. A pleura mediastinal é incisada em sentido longitudinal, expondo-se o esôfago que é dissecado. Em se tratando de doença benigna, deve-se ter o cuidado de dissecar os troncos vagais até sua penetração no abdome, evitando-se sua secção. Disseca-se e isola-se a cárdia. Passa-se à inspeção do andar inframesocólico e examina-se o jejuno. Escolhe-se dentre suas primeiras alças aquela que deverá ser isolada e interposta entre o esôfago e o estômago. Verificando-se que seu pedículo vascular permite sua mobilização de forma a atingir o nível em que se pretende praticar a secção proximal do esôfago, a alça jejunal é isolada numa extensão de cerca de 15cm, seccionando-se as arcadas vasculares que unem aos segmentos intestinais vizinhos, preservando-se seu pedículo vascular nutriente. Secciona-se a alça entre pinças de coprostase e se restabelece a continuidade jejunal por anastomose términoterminal dos cotos restantes feita em dois planos de sutura: **um** total e outro seromuscular invaginante.

A alça assim preparada, devido ao pequeno comprimento de seu pedículo, não possui grande mobilidade, e por vezes não atinge com facilidade e sem tensão o nível do esôfago torácico ao qual se pretende anastomosá-la. Por este motivo, é preferível empregar um artifício técnico descrito por Kasai e col. (1965), que permite obter pequeno segmento do jejuno com pedículo longo, o que confere à alça assim preparada grande mobilidade (Raia e col., 1975). Escolhida a alça jejunal a ser transposta, ligam-se junto à porção proximal do mesentério três ou quatro ramos jejunais da artéria mesentérica que a ela se dirigem, deixando somente um ramo arterial jejunal que é isolado através de ligadura e secção de suas comunicações distais com o ramo anastomótico seguinte. O pedículo vascular assim preparado nutre **um** grande segmento do intestino, que, entretanto, não será usado na sua quase totalidade; somente os 12cm proximais serão aproveitados, sendo o restante ressecado após ligadura de seus ramos retos (Fig. 68.8a).

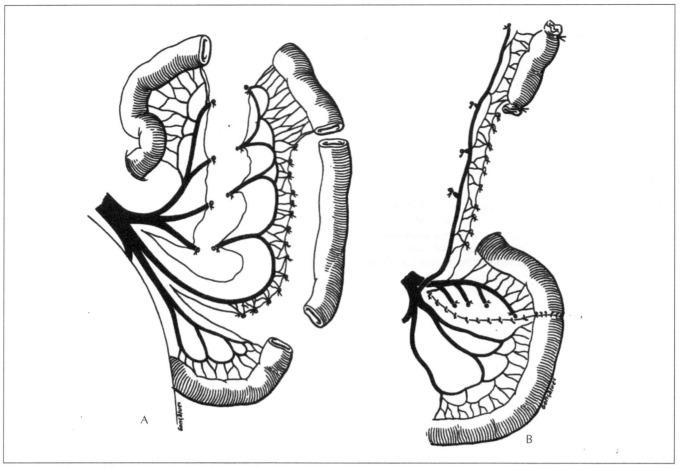

Fig. 68.8 a e b – *Mobilização de alça jejunal com pedículo longo (técnica de Kasai e col., 1965).*

Ao ser praticada essa técnica, os seguintes cuidados devem ser observados:

1. Ligar os ramos da artéria mesentérica depois de bem identificados, dissecando-se primeiramente os dois folhetos peritoneais e o tecido gorduroso.

2. A ligadura dos ramos retos terminais deve ser feita junto à parede intestinal, para permitir um alongamento maior do mesentério.

3. O comprimento do segmento de intestino a ser isolado depende da altura em que se deseja praticar sua anastomose com o coto esofágico e com o estômago (Fig.68b).

A alça isolada é transposta para o andar supramesocólico através de uma fenda feita no mesocolo transverso e no pequeno omento, passando por trás do estômago. Deve-se ter cuidado para não torcer o pedículo vascular durante este procedimento.

A anastomose entre o esôfago e o jejuno transposto é feita inicialmente em suas faces posteriores e em seguida em suas faces anteriores.

Após seccionar-se o esôfago no nível da junção esofagogástrica, sua porção distal é rebatida para cima, de forma a permitir a sutura adventícia-muscular com seromuscular esofagojejunal posterior utilizando pontos separados de fio monofilamentar 4-0.

A operação pode ser ampliada ressecando-se o fundo gástrico. Com isso, a acidez gástrica é reduzida e, em caso d& neoplasia, a radicalidade é aumentada (Fig. 68.9).

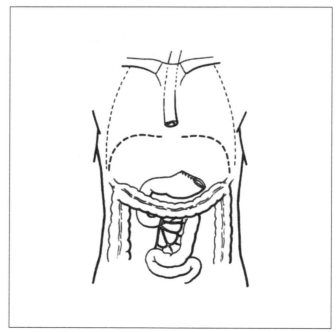

Fig. 68.9 – *Esofagogastrectomia parcial.*

Terminada a sutura posterior, o esôfago é seccionado em toda sua circunferência e retirado a fim de proceder à sutura esofagojejunal com plano mucoso-mucoso com o mesmo fio

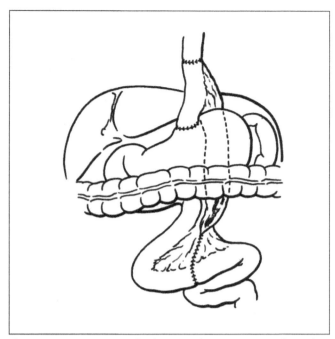

Fig. 68.10 – *Interposição de alça jejunal após ressecção do esôfago distal (técnica de Merendino e Dillard, 1954).*

sutura adventícia-muscular com seromuscular é completada na face anterior.

Esta anastomose é feita de forma que a alça jejunal permaneça em sentido isoperistáltico, funcionando como meanismo anti-refluxo. A seguir é feita a anastomose jejunogástrica entre a extremidade distal do jejuno transposto e o estômago (Figs. 68,10 e 68.11). Esta anastomose também é feita em dois planos de sutura: um seromuscular com pontos separados de algodão 4-0 e outro total, também com pontos separados e com o mesmo fio. Ao serem praticadas estas anastomoses, deve-se passar uma sonda nasogástrica de Levine nº 14 através da alça transposta que servirá inicialmente para aspiração de suco gástrico e, posteriormente, para alimentar o paciente. Esta sonda pode ser retirada no sexto dia pós-operatório.

Entre as complicações desta cirurgia destacam-se as deiscências e estenoses das múltiplas anastomoses, a necrose e as ulcerações pépticas da alça interposta, e a obstrução devida à torção da alça, quando muito longa.

Sob o ponto de vista técnico, o tempo mais delicado da operação é o isolamento da alça de jejuno a ser colocada entre o esôfago e o estômago. Este segmento deverá ter pedículo vascular com artéria e veia de calibre suficiente para permitir sua mobilização até o tórax, sem que fique submetida à tensão para não acarretar trombose vascular.

BIBLIOGRAFIA

1. Akiyama H. Esophageal anastomosis. Arch. Surg., 107:512, 1973.
2. Akiyama H, Tsurumaru M, Kawarnura T e Ono Y. Principies of surgical treatment for carcinoma of the esophagus. Ann. Surg., 194:438, 1981.
3. Akiyama H, Tsurumaru M, Kawarnura T e Kajiyarna Y. Radicallymph node dissection for cancer of the esophagus. Ann. Surg., 220:364, 1994.
4. Buess GF, Becker HD e Nahun MB. Endoscopic esophagectomy without thoracotomy. Problems in General Surgery, 8:478, 1991.
5. Dallemagne B. Laparoscopic resection for neoplastic lesions of the esophagus and stomach. In: Postgraduate Course, Phoenix, Arizona, 1993. Phoenix, Arizona, Society of American Gastrointestinal Endoscopic Surgeons. Session 2, p. I, 1993.
6. De Paula AL, Ferreira EAB, Hashiba K, Paula RA e Grecco E. Laparoscopic transhiatal esophagectomy. Surgical Laparoscopy Endoscopy, jan. v. I, 1995.
7. Ferreira EAB. Esofagectomia subtotal e esofagogastroplastia transmediastinal posterior sem toracotomia no tratamento do megaesôfago. São Paulo-SP, 1975-. (Tese livre. doc. Faculdade de Medicina da USP.)
8. Ferreira EAB. Fístulas esofágicas. In Margarido N. F., et aI. Complicações em Cirurgia. São Paulo, SP, Robe Ed., p. 25-31, 1993.
9. Ferreira EAB, Paula RA, Branco PD & Raia AA. Esophagectomy followed by esophagogastroplasty through the posterior mediastinum without thoracotomy. Chir. Gastroent. (Surg. Gastroent.), 10:347-50, 1976.
10. Goffi FS, Bevilacqua RG, Ferreira EAB. e col. Cirurgia do câncer do esôfago. Conduta e resultados. Rev. Ass. Med. Bras., 15:37, 1969.
11. Kasai M, Shichisaburo A, Makino K. e col. Reconstruction of the cervical esophagus with a pedicled jejunal graft. Surg. Gynec. Obstet., 121:102,1965.
12. Lewis 1. Surgical treatment of carcinoma of esophagus, with special reference to new operation for growths of midle third. Br. 1. Surg., 34:' 18-23, 1946.
13. McNeally RW e McCallister JW. The surgical management of esophageal diverticula. Surg. Clin. North. Am., 31:71,1951.
14. Merendino KA e Dillard DH. The concept of sphincter substitution by an interposed jejunal segment for anatomic junction with special reference to reflux esophagitis, cardiopasman esophageal varices. Ann. Surg., 142:486,1955.
15. Orringer MB. Transhiatal esophagectomy without thoracotorny for carcinoma of the thoracic esophagus. Ann. Surg., 200:282, 1984.
16. Raia A, Pinotti HW, Garna-Rodrigues JJ e Ellenbogen G. Resultados do tratamento cirúrgico do megaesôfago pela ressecção distal do esôfago e interposição de alça jejunal. Rev. Paul. Med., 85:100, 1975.
17. Skinner DB. En bloc resection for neoplasms of the esophagus and cardia. J. Thorac. Cardiovasc. Surg., 85:59, 1983.

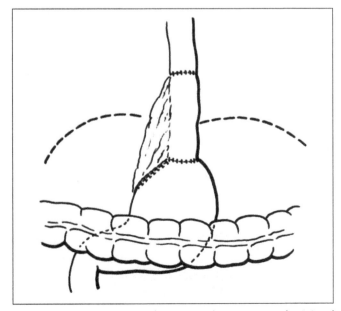

Fig. 68.11 – *Reconstituição do trânsito alimentar com alça jejunal após esofagogastrectomia parcial.*

69 Cirurgia do Esôfago

Joaquim José Gama Rodrigues
Alexandre Iwao Sakano
Arrigo Antonio Raia

Esofagocardiomiotomia. Correção da Hernia Hiatal. Esofagocoloplastia. Esofagogastroplastia

ESOFAGOCARDIOMIOTOMIA

Em 1913 o cirurgião alemão Heller, pretendendo realizar em um paciente portador de megaesôfago a operação de Heyrovsky (anastomose esofagogástrica), devido à dificuldade desviou-se do plano original e executou apenas uma cardioplastia extramucosa, seccionando as camadas musculares, longitudinal e circular, das faces posterior e anterior do esôfago, numa extensão de 8cm de comprimento a partir do fundo gástrico. Nasceu, assim, a operação de Heller cujo emprego teve grande difusão, seja na sua forma técnica original, seja nas formas modificadas, propostas por outros cirurgiões: Gnard (1915), Groeneveldt (1918), Mattos (1938), Curti (1955) e Vasconcelos (1949 e 1966).

A simples incisão das camadas musculares do esôfago, da forma realizada originalmente (Heller), ou da maneira como é realizada pelos diversos autores que a modificaram, provoca redução considerável da ação constritora do esfíncter do esôfago, porém, é seguida de esofagite de refluxo em cerca de 20% dos pacientes operados (Atkinson, 1959).

Para evitar esse inconveniente, tem sido aconselhado associar à incisão da musculatura do segmento inferior do esôfago, a esofagofundogastropexia (Dor e col. 1967; Jeckler e Lhotka, 1967; Pinotti e col., 1974).

INDICAÇÕES CIRÚRGICAS

A técnica da esofagocardiomiotomia é indicada para o tratamento do megaesôfago de graus I, II e III, cujos doentes não tenham se beneficiado com o tratamento dilatador da cárdia pelo balão hidrostático.

Cardiomiotomia Associada à Esofagofundogastropexia

Técnica Cirúrgica

O doente é colocado em decúbito dorsal horizontal. Um coxim situado sob a região dorsal inferior do seu tórax permite melhor acesso à cárdia. Pratica-se laparotomia mediana, iniciada junto ao processo xifóide de esterno e prolongada até 3cm abaixo da cicatriz umbilical, que é contornada pela esquerda. Quando necessário, o processo xifóide deve ser ressecado.

Afastando-se, com uma valva, o lobo esquerdo do fígado para a direita, expõe-se a região de transição esofagogástrica e, parcialmente, o ligamento gastro-hepático numa extensão de 5 a 6cm, evitando-se lesar o ramo hepático do nervo vago e os vasos gástricos esquerdos.

Dissecase o esôfago junto ao hiatodiafragmático e isola-se os braços do pilar medial do diafragma. Traciona-se delicadamente o estômago e o esôfago no sentido caudal. Esta manobra é facilitada pela colocação de um cadarço largo ou de um dreno de Penrose enlaçando a região da junção esofagogástrica, juntamente com os nervos vagos, cuja integridade deve ser conservada. Isola-se, desta forma o esôfago inferior numa extensão de 10cm.

Libera-se o fundo gástrico, mediante ligadura de seus vasos breves e secção parcial do ligamento gastrolienal, evitando-se tracioná-lo para não lesar o baço. Secciona-se a reflexão peritoneal que estabelece relação entre o fundo gástrico e a cauda do pâncreas.

Nesse momento o anestesista introduz por via oral uma sonda gástrica grossa, tipo Fouchet, para facilitar o tempo cirúrgico seguinte.

Estando convenientemente exposta a face anterior do esôfago, pratica-se uma incisão longitudinal com cerca de 9cm de comprimento, a qual secciona as camadas musculares do esôfago e do estômago numa extensão de, respectivamente, 6cm acima da zona de transição esofagogástrica e 3cm abaixo da mesma. Esta incisão deve ser feita, inicialmente, com bisturi e cuidadosamente completada com tesoura, a fim de evitar a perfuração da mucosa esofagiana. Os pequenos vasos que são seccionados devem ser imediatamente ligados a fim de manter a adequada visibilidade do campo operatório, evitando-se, dessa forma, a lesão inadvertida da mucosa.

Normalmente as bordas da musculatura seccionada afastam-se ligeiramente deixando à mostra a camada submucosa. Utilizando-se dissecção romba, toda a extensão da borda direita da musculatura seccionada é dissecada da mucosa que lhe é subjacente, liberando-se uma faixa muscular de 1cm de largura que é em seguida excisada (Fig. 69.1).

Caso haja lesão da camada mucosa, ela deve ser suturada com pontos separados, utilizando-se fios de *nylon* 5-0, montado em agulha atraumática; uma segunda sutura, em bolsa, é aplicada em torno da perfuração.

Subseqüentemente à cardiomiotomia passa-se aos procedimentos técnicos da esofagogastrofundopexia.

A face posterior do fundo gástrico é elevada até atingir a face posterior do esôfago, a uma altura que coincida com a altura da incisão da miotomia praticada na sua face anterior.

A aplicação de pontos separados de algodão 2-0 permite a sutura entre as paredes gástrica e esofágica. Tal sutura é feita ao longo do eixo longitudinal mediano do esôfago, de forma que os pontos englobem sua camada muscular e as camadas serosas e muscular do estômago, sem contudo atingirem a camada mucosa de ambos os órgãos. A seguir, a face anterior do fundo gástrico é suturada, da mesma maneira, às bordas direita e esquerda da musculatura anteriormente seccionada do esôfago, de modo a cobrir toda a extensão da mucosa gastroesofágica exposta (Figs. 69.2, 69.3 e 69.4).

Nos casos em que o hiato esofágico do diafragma se apresenta com diâmetro superior a 4cm, deve-se proceder à aproximação parcial dos braços de seu pilar medial utilizando pontos separados de seda 2, de modo a ajustá-lo ao calibre do esôfago. Ao final da aplicação destes pontos, o diâmetro do hiato deve permitir penetração de uma polpa digital pa-

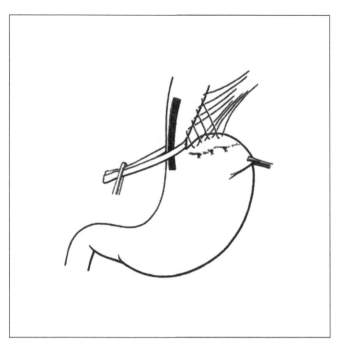

Fig. 69.2 – *Esofagofundogastropexia; fixação da face posterior do fundo gástrico à face posterior do esôfago (primeira sutura).*

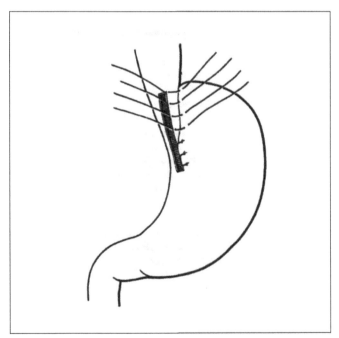

Fig. 69.3 – *Segunda sutura da esôfago fundogastropexia fixando o fundo gástrico à borda esquerda da cardiomiotomia.*

ralelamente à parede esofágica. Procede-se, em seguida, à revisão da hemostasia e ao fechamento da parede abdominal, por planos.

Esofagocardiomiotomia e Esofagofundogastropexia por Via Laparoscópica

Com o paciente em decúbito dorsal, em posição de litotomia, a operação é realizada sob anestesia geral.

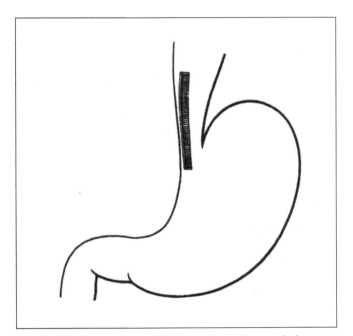

Fig. 69.1 – *Aspecto da exérese de uma faixa de 1cm de largura e 10cm de extensão na face anterior do estômago.*

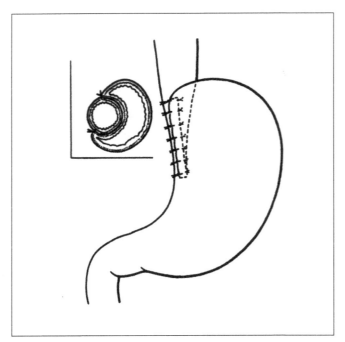

Fig. 69.4 – *Terceira fileira de pontos de sofagofundogastropexia fixando o fundo gástrico à borda direita da cardiomiotomia. Note-se que o fundo gástrico envolve parcialmente o esôfago distal.*

O cirurgião se posiciona entre os membros inferiores do paciente, o que permite adequada amplitude de movimentos e visão frontal da área de intervenção. Os auxiliares se posicionam nas laterais do paciente, sendo que aquele responsável pela ótica permanece à esquerda do paciente.

Após anti-sepsia adequada seguindo os mesmos padrões da cirurgia convencional, realiza-se punção da cavidade abdominal com agulha de Veress, que em geral é irttroduzida na linha mediana, 3 a 5cm acima da cicatriz umbilical, dependendo da estatura do paciente. Após a punção, a agulha é utilizada para a realização do pneumoperitônio. Uma vez estabelecido pneumoperitônio adequado, prossegue-se a operação com a colocação dos trocartes que darão acesso à cavidade abdominal.

São colocados em geral cinco trocartes no abdome para permitir o acesso adequado, porém o número de portas de entrada é variável de acordo com o grau de dificuldade da operação ou da experiência de cada cirurgião. Os trocartes são posicionados da seguinte maneira:

– trocarte de 10mm na linha média, 3 a 5cm acima da cicatriz umbilical (introdução da ótica);
– trocarte de 5 mm na linha clavicular média direita, 1 cm abaixo do gradeado costal;
– trocarte de 5mm na linha média pouco abaixo e à esquerda do apêndice xifóide;
– trocarte de 10mm na linha clavicular média esquerda, 1cm abaixo do gradeado costal;
 trocarte de 10mm na linha axilar anterior junto ao gradeado costal esquerdo, no nível da linha transversa que passa pela cicatriz umbilical.

Após o posicionamento dos trocartes, inicia-se exploração da cavidade abdominal, afastando-se o fígado e seccionando-se parcialmente o ligamento gastro-hepático, identificando-se o estômago, o qual é tracionado em sua grande curvatura no sentido caudal de modo a expor as estruturas da transição esofagogástrica e permitir o acesso ao esôfago distal.

Introduz-se sonda nasogástrica para aspirar o conteúdo gástrico e orientar a dissecção do esôfago.

Promove-se o descolamento do esôfago distal abrindo-se a membrana frenoesofágica com tesoura e cauterização dos vasos sangrantes. Identificam-se os braços do pilar direito do diafragma e o vago anterior.

Após isolar a porção posterior do esôfago através de dissecção romba e identificar-se o vago posterior, repara-se a transição esofagogástrica com dreno de Penrose em torno do esôfago, facilitando a tração e apresentação do órgão, o que permite a dissecção dos braços do pilar diafragmático do fundo gástrico.

Prossegue-se a liberação do fundo gástrico através da ligadura de vasos breves com clipes metálicos, em extensão suficiente para se realizar a fundoplicatura de cerca de 5cm sem tensão na linha de sutura.

Liberado o fundo gástrico, segue-se a dissecção identificando-se a transição esofagogástrica, com esôfago dilatado em sua porção distal.

Inicia-se a cardiomiotomia, incisando-se a muscular própria do esôfago com eletrocautério ou tesoura até o nível da submucosa esofágica. Estende-se a cardiomiotomia por cerca de 6cm acima de transição esofagogástrica e 3cm abaixo da mesma.

Com o emprego da sonda nasogástrica, insufla-se ar no interior do estômago para comprovar a integridade das camadas mucos a e submucosa na extensão da cardiomiotomia. Em caso de perfuração inadvertida, deve-se suturar o local da perfuração para evitar a ocorrência de fístulas.

A fundoplicatura é então realizada com o objetivo de impedir o refluxo gastroesofágico, uma vez que após a miotomia, a cárdia se torna incontinente. Nesse momento da operação retira-se o dreno de Penrose previamente posicionado na transição esofagogástrica.

O fundo gástrico, no primeiro plano de sutura, é suturado à parede posterior do esôfago na mesma altura em que foi realizada a miotomia na parede anterior, com três a quatro pontos, seguindo-se a fixação da borda lateral esquerda da miotomia com quatro a seis pontos no fundo gástrico e a borda lateral direita da mesma forma, tomando-se o cuidado de englobar nas suturas apenas as camadas serosa e muscular do estômago e muscular do esôfago, preservando a camada mucosa de ambos os órgãos, finalizando-se a fundoplicatura com três linhas de sutura, posterior, lateral esquerda e lateral direita, tecnicamente idêntica à cirurgia por via aberta. As suturas da fundoplicatura são sempre realizadas com fio inabsorvível, podendo ser através de sutura contínua ou com pontos separados.

Prossegue-se a operação com revisão cuidadosa da cavidade abdominal e hemostasia rigorosa, com destaque para os sítios de entrada dos trocartes.

Desfaz-se o pneumoperitônio abrindo-se as válvulas dos trocartes, o que permite a saída de ar da cavidade peritoneal. Retira-se a seguir os trocartes.

Realiza-se o fechamento dos orifícios dos trocartes podendo-se fechar ou não o plano aponeurótico, a critério do cirurgião, considerando-se o tamanho da incisão.

COMPLICAÇÕES

As complicações mais comumente observadas na correção cirúrgica do megaesôfago são a fístula de esôfago, resultante de lesão inadvertida do esôfago; o abscesso subfrênico, advindo de contaminação do campo cirúrgico ou concomitante à fístula esofágica; a esofagite, que se instala quando a técnica de esofagogastropexia utilizada não impede completamente o refluxo gastroesofágico e a disfagia pós-operatória que tem lugar sempre que a técnica operatória for mal conduzida.

O procedimento por via laparoscópica traz outras complicações diversas às observadas na cirurgia convencional, entre as quais podemos citar lesão de órgãos parenquimatosos, sangramentos de difícil controle, enfisema de subcutâneo, sendo que a complicação mais freqüente observada foi a perfuração de esôfago, como ocorre na cirurgia por via aberta. O índice de conversão para laparotomia e a mortalidade foi zero nos trabalhos analisados, e a morbidade entre 1,6% e 2%.[4,17]

CRÍTICAS E COMENTÁRIOS

Cardiomiotomia extramucosa, de Heller, em sua técnica original e suas variantes são largamente indicadas para o tratamento do megaesôfago. Com seu emprego observa-se porcentagem variável de recidiva da disfagia que atinge até 25% dos doentes operados. A causa principal destas recidivas é atribuída à secção incompleta das camadas musculares da região cárdica. As fibra musculares que constituem o esfíncter funcional do esôfago inferior distribuem-se em forma de espiral numa extensão de 4 a 5cm. Devido à elasticidade de paredes, quando o estômago é tracionado durante a cirurgia, o segmento de transição esofagogástrica sofre estiramento. Praticando-se uma miotomia com 4 a 5cm de comprimento sobre as fibras musculares, assim estiradas, na realidade, procede-se a uma miotomia de menor extensão, o que pode ser responsável pela persistência da disfagia.

Tendo isto em mente torna-se necessário que o cirurgião, ao seccionar as fibras esofágicas, pratique a incisão da musculatura numa extensão maior (cerca de 9 a 10cm).

Outro fator causal da recidiva da disfagia é a cicatrização retrátil que se faz na porção situada entre as duas bordas da musculatura incisada. Com a finalidade de prevenir esta ocorrência, realiza-se sempre a justaposição do fundo gástrico sobre a faixa exposta de mucosa, suturando a parede gástrica às bordas da musculatura incisada do esôfago.

Esta manobra não tem apenas este objetivo. Ela cria, com o envolvimento do segmento inferior do esôfago pelo fundo gástrico, um mecanismo valvular que impede o refluxo gastroesofagiano. Para ser eficiente, a fundopexia deve ter uma extensão que alcance cerca de 5 a 6cm do esôfago terminal. A operação original de Heller e suas variantes proporcionam, ao reduzirem consideravelmente a pressão exercida pelo esfíncter inferior do esôfago, o aparecimento da esofagite de refluxo em cerca de 20% dos doentes operados (Camara-Lopes e Perreira Santos, 1958; Atkinson, 1959; Rassi, 1965). Por isso aconselha-se a realização da operação de Heller, associada sempre à esofagofundogastropexia, segundo a técnica descrita

Considerando-se que a cirurgia por via laparoscópica segue os mesmos passos da cirurgia convencional, supõe-se que os resultados funcionais em longo prazo sejam semelhantes, apesar de ainda não haver dados concretos disponíveis pelo curto período de tempo de seguimento pós-operatório.

Devemos destacar ainda que a cirurgia laparoscópica é passível de realização na grande maioria dos pacientes, mesmo com cirurgia abdominal prévia, seguindo portanto os mesmos critérios de indicação da cirurgia convencional.

Conclui-se, portanto, que o tratamento cirúrgico do megaesôfago por via laparoscópica tem indicação na maior parte dos casos, desde que realizados por cirurgiões experientes e, importante destacar, que tenham certa experiência com cirurgia por via aberta para estar bem familiarizados com a anatomia da região, uma vez que a maioria das complicações pós-operatórias e grande parte dos insucessos são devidos a falhas técnicas.

CORREÇÃO DE HÉRNIA HIATAL

A indicação do tratamento cirúrgico da hérnia hiatal, qualquer que seja a técnica empregada, ainda é controvertida. Embora os índices de mortalidade e morbidez sejam baixos, a porcentagem de recidiva da hérnia e de persistência do refluxo gastroesofágico pós-operatório é significante. Os processos cirúrgicos convencionais que visam apenas à redução da hérnia, mantendo o estômago em sua posição anatômica, levados a efeito tanto por via torácica (Allison, 1951) ou por via abdominal (Harrington, 1938) como por via tóraco-abdominal (Boyd, 1959), têm revelado índices de recidivas da hérnia hiatal por deslizamento de até 49%; tais recidivas, associadas ou não a refluxo gastroesofágico, elevam-se a até 60% nos doentes operados.

Estes resultados levaram os cirurgiões a buscar processos mais eficientes para o tratamento da hérnia hiatal por deslizamento. Assim, têm sido propostas técnicas que visam à redução de hérnia, associada a procedimentos capazes de impedir o refluxo gastroesfágico, mediante a criação de um mecanismo valvar na trimsição esofagogástrica (Nissen, 1956; Hiebert e Belsey, 1961; Lind e col., 1965).

De todas as técnicas cirúrgicas propostas para a correção da hérnia hiatal, a preferível é a hiatoplastia associada a esofagofundogastropexia da maneira proposta por Lind e col.

HIATOPLASTIA ASSOCIADA A ESOFAGOFUNDOGASTROPEXIA (OPERAÇÃO DE LIND)

Indicações

a) Hérnia hiatal por deslizamento;
b) Hérnia hiatal por deslizamento com a esofagite ulcerativa, estando conservada a elasticidade da parede muscular do esôfago;
c) Hérnia hiatal paraesofagiana.

Descrição da Técnica Cirúrgica

O paciente é colocado em decúbito dorsal horizontal. Realiza-se uma incisão mediana xifo-umbilical ressecando-se, quando necessário, o processo xifóide. Após afastamento adequado dos órgãos do andar supramesocólico, secciona-se o ligamento triangular para liberação do lobo esquerdo do fígado, o que permite o afastamento deste para a direita e boa exposição da região do hiato esofágico do diafragma. Durante esta manobra deve-se tomar o cuidado de não lesar a veia supra-hepática esquerda. Em seguida secciona-se o peritônio e a membrana frenoesofagiana; secção parcial do ligamento gastro-hepático numa extensão de 5 a 6cm, evitando-se lesar o ramo hepático do nervo vago, bem como seus ramos gástricos esquerdos.

Disseca-se a região do hiato diafragmático, isolam-se os braços do pilar medial do diafragma e traciona-se o estômago no sentido caudal, o que permite a redução da hérnia gástrica hiatal e recolocação do segmento esofágico abdominal em sua posição normal. Estas manobras são facilitadas pela aplicação de um cadarço largo ou dreno de Penrose em torno do segmento terminal do esôfago, tomando-se cuidado com a integridade dos nervos vagos que devem ser reconhecidos (Fig. 69.5).

Libera-se o fundo gástrico mediante ligadura de alguns vasos gástricos curtos e secção parcial do ligamento gastrolienal, evitando-se tracioná-lo excessivamente para não lesar o baço. Faz-se a exérese da gordura justaposta à junção esofagogástrica e aos braços do pilar diafragmático presentes nos indivíduos obesos. Secciona-se a reflexão peritoneal que estabelece relação entre o fundo gástrico e a cauda do pâncreas.

Expostos os braços do pilar diafragmático, mediante afastamento do esôfago para a esquerda e para diante, pratica-se a hiatoplastia, que compreende a aproximação dos braços do pilar utilizando pontos separados de seda 2 com a finalidade de ajustar o hiato diafragmático ao calibre do esôfago, tendo-se cuidado de deixar espaço suficiente para penetração de uma polpa digital entre o esôfago e a borda hiatal (Fig. 69.6).

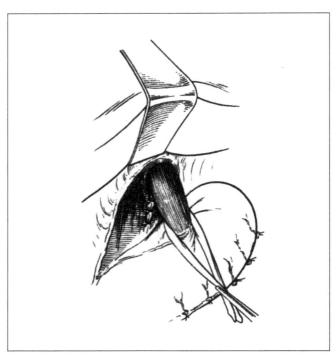

Fig. 69.6 – *Aspecto da aproximação dos braços do pilar medial do diafragma com pontos de seda 2, de maneira a ajustar o hiato diafragmático ao calibre do esôfago.*

Completada a hiatoplastia, procede-se à realização da esofagofundogastropexia. Envolve-se a face posterior do esôfago pelo fundo gástrico fixando-se este à borda direita do segmento abdominal do esôfago, numa extensão de 6cm mediante sutura com pontos separados de algodão 2-0; estes pontos de sutura devem englobar a camada muscular do esôfago e as camadas serosa e muscular do estômago, sem contudo atingirem a camada mucosa (Fig. 69.7).

O fundo gástrico é fixado à borda esquerda do segmento abdominal do esôfago, mediante sutura com pontos separados de algodão 2-0 de modo que o fundo do estômago seja acomodado, sem contudo, estenosá-lo.

Uma terceira sutura, semelhante às anteriores, é aplicada com o fim de fixar a face anterior do fundo gástrico à face anterior do esôfago. Entre a primeira e a terceira sutura deve permanecer livre uma faixa látero-anterior direita do esôfago, com largura de cerca de 1cm (Fig. 69.8).

As suturas gastroesofágicas, assim procedidas, devem condicionar o envolvimento do esôfago abdominal pelo fundo gástrico numa extensão de 6cm.

Seguem-se a revisão da hemostasia da cavidade abdominal e o fechamento da parede abdominal por planos.

ESOFAGOFUNDOGASTROPEXIA POR VIA LAPAROSCÓPICA

O paciente é colocado em decúbito dorsal, em posição de litotomia sob anestesia geral.

O cirurgião se posiciona entre os membros inferiores do paciente, o que permite maior amplitude de movimentos e visão frontal da área de ação. Os auxiliares se posicionam nas laterais do paciente, sendo que o responsável pela ótica permanece à esquerda.

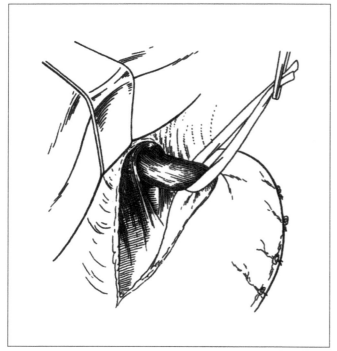

Fig. 69.5 – *Dissecção da região do hiato esofágico do diafragma isolando-se os braços do pilar medial.*

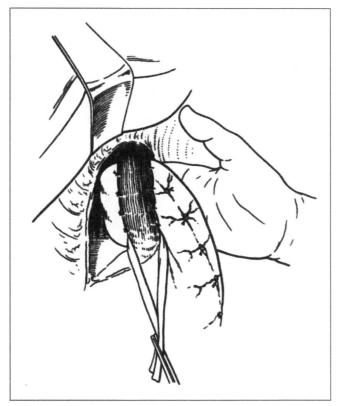

Fig. 69.7 – *Envolvimento da face posterior do esôfago pelo fundo gástrico e fixação deste às bordas direita e esquerda do segmento abdominal do esôfago, numa extensão de cerca de 6cm.*

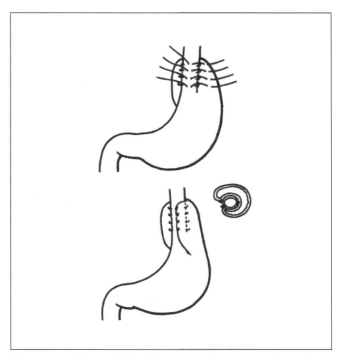

Fig. 69.8 – *Aplicação do fundo gástrico à face anterior do esôfago e fixação do mesmo com pontos separados de algodão, dispostos paralelamente à primeira linha de sutura. No corte sagital, nota-se que o fundo gástrico envolve parcialmente o esôfago.*

Após anti-sepsia adequada, realiza-se punção da cavidade abdominal com agulha de Veress, introduzida na linha mediana, 3 a 5cm acima da cicatriz umbilical, dependendo da estatura do paciente, permitindo acesso para realização de pneumoperitânio. Uma vez estabelecido pneumoperitânio adequado, prossegue-se à operação com a colocação dos trocartes que darão acesso à cavidade abdominal.

São colocados em geral cinco trocartes no abdome para permitir o acesso adequado, porém o número de portas de entrada é variável de acordo com o grau de dificuldade da operação ou da experiência de cada cirurgião. Os trocartes são posicionados da seguinte maneira:
- trocarte de 10mm na linha média, 3 a 5cm acima da cicatriz umbilical (introdução da ótica);
- trocarte de 5mm na linha clavicular média direita 1cm abaixo do gradeado costal;
- trocarte de 5mm na linha média pouco abaixo e à esquerda do apêndice xifóide;
- trocarte de 10mm na linha clavicular média esquerda 1cm abaixo do gradeado costal;
- trocarte de 10mm na linha axilar anterior junto ao gradeado costal esquerdo, no nível da linha transversa que passa pela cicatriz umbilical.

Após o posicionamento dos trocartes, inicia-se a exploração da cavidade abdominal, afastando-se o fígado e identificando-se o estômago, o qual é tracionado em sua grande curvatura no sentido caudal de modo a expor as estruturas da transição esofagogástrica e permitir o acesso ao esôfago distal.

Promove-se, então, o descolamento do esôfago distal abrindo-se a membrana frenoesofágica com tesoura e cauterização dos vasos sangrantes, reparando-se a transição esofagogástrica com dreno de Penrose em torno do esôfago, facilitando a tração e apresentação do órgão, o que permite a dissecção dos braços do pilar diafragmático direito e do fundo gástrico.

Após a identificação do esôfago distal, identificam-se os ramos anterior e posterior do nervo vago que são preservados durante a dissecção.

Prossegue-se com a liberação do fundo gástrico através da ligadura de vasos breves com clipes metálicos numa extensão aproximada de 5cm.

Nesse tempo da operação introduz-se sonda de Fouchet pelo esôfago com o objetivo de moldar e calibrar a luz esofágica durante a realização da fundoplicatura. Orientado pela sonda de Fouchet, realiza-se a aproximação dos pilares musculares do diafragma com pontos separados de fio inabsorvível.

Realiza-se, a seguir, a válvula anti-refluxo através da fundoplicatura. Introduz-se pinça de preensão pelo trocarte situado à direita, passando-o por trás do esôfago e saindo pelo lado esquerdo do mesmo, realizando-se a preensão do fundo gástrico, que é tracionado e posicionado por trás do esôfago de forma a envolver todo o esôfago distal.

A pexia do fundo gástrico é executada tracionando-se a transição esofagogástrica através do reparo previamente posicionado nessa região (dreno de Penrose), permitindo a realização de sutura longitudinal na extensão de 5 a 6cm sobre a transição esofagogástrica usando-se fio inabsorvível com pontos separados fixando o fundo gástrico em torno do esôfago distal, podendo ser a fundoplicatura parcial (Lind) ou total (Nissen), sempre calibrado pela sonda de Fouchet para que não haja redução exagerada do calibre, o que poderia provocar estenose da válvula. Nesse tempo da operação, retira-se a sonda de Fouchet.

Após realizada a válvula anti-refluxo, prossegue-se com inspeção criteriosa da cavidade abdominal, observando-se os locais da punção dos trocartes com o objetivo de coibir eventuais sangramentos. Revisada a cavidade, os trocartes são retirados sob visão direta, é desfeito o pneumoperitôneo, e as incisões feitas para a entrada dos trocartes são fechadas com sutura simples de pele, sendo o fechamento do plano aponeurótico facultativo, dependendo do tamanho da incisão e da preferência pessoal do cirurgião.

COMPLICAÇÕES

a) Fístula esofágica ou gástrica: pode ocorrer desde que os pontos de fixação do fundo gástrico ao esôfago, mal aplicados, perfurem a mucosa gástrica ou esofagiana.

b) Abscesso subfrênico: concomitante com as fissuras ou em decorrência de contaminação.

c) Disfagia: tem lugar quando o ajustamento do estômago ao esôfago, excessivamente tracionado pelas suturas, produz estrangulamento esofágico.

d) Estenose do esôfago.

e) Recidiva da hérnia hiatal: quando ocorre deiscência da sutura que une os polares do diafragma.

f) Recidiva do refluxo gastroesofágico: resulta da deiscência da esofagofundogastropexia ou quando sua extensão não for adequada (menor que 6cm).

As complicações observadas na cirurgia laparoscópica foram semelhantes às observadas na cirurgia convencional. A estenose da válvula anti-refluxo voltou a ser observada, pois a técnica mais comumente utilizada nas intervenções laparoscópicas foi a de Nissen, que apresenta maior incidência de complicações segundo dados da literatura. Além disso, observaram-se complicações comuns a todos os procedimentos laparoscópicos, como lesão de órgãos parenquimatosos, sangramento de difícil controle, enfisema subcutâneo. O índice de conversões foi baixo em todos os estudos já realizados, sempre por dificuldades técnicas.

CRÍTICAS E COMENTÁRIOS

A hiatoplastia associada à esofagofundogastropexia, à maneira de Lind, é um método eficiente para o tratamento da hérnia hiatal por deslizamento, pelo fato de corrigir a hérnia, reduzir o calibre do hiato esofágico do diafragma e criar um mecanismo de contenção do refluxo gastroesofagiano no nível da junção esofâgogástrica.

O mecanismo normalmente existente na junção esofagogástrica, responsável pela contenção do refluxo gastroesofagiano, é complexo, sendo constituído por múltiplos componentes dentre os quais são apontados como mais importantes: o esfíncter inferior do esôfago, a obliqüidade com que o esôfago desemboca no estômago formando o ângulo de Hiss e a prega de Gubaroff, a posição anatômica infradiafragmática do segmento esofagiano inferior e o pinçamento do esôfago no nível do hiato produzido pelo pilar direito do diafragma.

A ação destes elementos que impedem o refluxo gastroesofágico depende da permanência da junção esofagogástrica em sua posição anatômica normal. Como a pressão no interior da cavidade abdominal é maior que a pressão intrapleural, o estômago sofre tração exercida pelo esôfago, quando suas fibras longitudinais se contraem durante a deglutição. Dada a sua elevação durante a inspiração, sua região fúndica tem a tendência a migrar para o tórax, através do hiato esofágico do diafragma. Este fato não ocorre normalmente, devido à ação de vários elementos anatômicos, dentre os quais se destacam: a membrana frenoesofágica, a foice da artéria gástrica esquerda, o ligamento frenogástrico que fixa o fundo gástrico à cúpula diafragmática esquerda, e a *pars condensa* do omento menor.

Mais recentemente passou-se a reconhecer a participação fundamental do segmento abdominal do esôfago no mecanismo de contenção do refluxo gastroesofagiano. Na vigência de elevação da pressão abdominal durante a evacuação, a tosse, a flexão do tronco ou os esforços físicos, concomitantes ao aumento da pressão intragástrica, o conteúdo gástrico é forçado em direção ao esôfago. No entanto, a pressão abdominal aumentada exerce sobre o segmento inferior do esôfago ação oclusiva ao produzir o colapso de suas paredes, dificultando o refluxo gastroesofágico.

Nissen (1937), inspirando-se na plástica valvar criada por Witzel, empregou pela primeira vez sua técnica para criar um mecanismo visando evitar o refluxo do conteúdo gástrico para o esôfago. Todavia, sua técnica promove o envolvimento de toda circunferência do segmento inferior do esôfago pelo fundo gástrico, o que ocasiona disfagia em um certo número de pacientes operados. A esofagofundogastropexia proposta por Lind e col. (1965) não ocasiona estreitamento esofágico, visto se caracterizar pelo envolvimento parcial do segmento abdominal do esôfago pelo fundo gástrico.

A realização adequada da esofagofundogastropexia por esta técnica busca reintegrar a função dos três elementos fundamentais que atuam na prevenção do refluxo gastroesofágico: segmento abdominal do esôfago, ângulo esofagogástrico e esfíncter inferior do esôfago.

Os resultados funcionais da cirurgia hlparoscópica se assemelham aos da cirurgia convencional por via aberta, uma vez que todos os passos da fundoplicatura são idênticos em ambos os procedimentos.

O método laparoscópico mostrou-se viável em todos os casos, mesmo em pacientes com cirurgias prévias, o que dificulta, porém não inviabiliza, o procedimento. Observou-se menor incidência de complicações como infecção de parede e lesão esplênica quando comparados com os dados de literatura em relação à cirurgia convencional.

A grande vantagem da cirurgia por via laparoscópica é a redução significativa do tempo de internação, menor dor pós-operatória reduzindo os custos de internação hospitalar, rápido restabelecimento do paciente às suas atividades habituais e ainda excelente resultado estético[11,13,17,54].

Conclui-se que o tratamento do refluxo gastroesofágico por via laparoscópica substitui com vantagens o tratamento clínico e o cirúrgico por via convencional e é exeqüível em todos os pacientes, e apesar de o tempo de seguimento ainda ser curto, os resultados devem ser semelhantes aos da cirurgia aberta, uma vez que todos os passos são idênticos na realização da fundoplicatura nos dois tipos de cirurgia.

ESOFAGOCOLOPLASTIA

Um dos grandes problemas atuais da cirurgia do esôfago é o restabelecimento do trânsito alimentar após esofagectomias parciais ou totais.

Empregavam-se tubo de pele, segmento de intestino delgado ou de intestino grosso que mantidos com seus pedículos vasculares eram colocados em túnel cavado no tecido celular subcutâneo da face anterior do tórax sendo sua extremidade superior suturada ao coto esofágico cervical e a inferior ao estômago. Também um tubo gástrico pediculado foi usado para o mesmo fim. Com o evoluir das técnicas cirúrgica e anestésica tornou-se possível a prática de ressecções do esôfago por via transpleural e subseqüente utilização do estômago que, mobilizado para o tórax, era anastomosado diretamente ao coto proximal do esôfago.

Verificou-se, todavia, que a anastomose esofagogástrica direta, sobretudo quando praticada na porção inferior do esôfago, era seguida de esofagite de refluxo em cerca de 20% dos casos. Por isso os cirurgiões preferem, atualmente, utilizar o colo ou o intestino delgado para substituir segmentos esofágicos ressecados.

Emprega-se uma alça exclusa de jejuno quando se pratica a ressecção do terço inferior do esôfago e um segmento de intestino grosso quando esta é subtotal ou total (Raia e col., 1971). Por outro lado Belsey (1965) sempre emprega segmentos de colo para o restabelecimento do trânsito alimentar.

A introdução do segmento de colo, através do espaço mediastínico deixado pelo esôfago ao ser ressecado, constitui um inconveniente grave, pois, havendo deiscência da anastomose esofagocólica, que ocorre com certa freqüência nesse tipo de esofagocoloplastia, o conteúdo alimentar extravasa diretamente para o mediastino causando mediastinite e empiema graves, que podem ocasionar a morte do paciente.

Para corrigir este inconveniente Robertson e Sarjeant (1950) preconizaram a colocação do segmento de intestino grosso num túnel extrapleural cavado no mediastino anterior, logo atrás do esterno.

Embora possa ser utilizado o colo direito ou o esquerdo é preferível empregar o colo transverso juntamente com um segmento de colo ascendente e do descendente (Raia e col., 1971).

Indicações

A esofagocoloplastia é indicada no tratamento da estenose cáustica do esôfago, nas seguintes eventualidades:

1) quando há grandes áreas de retração cicatricial, localizadas especialmente na hipofaringe e no esôfago cervical;

2) quando existem fístulas esofagopleurocutâneas, esofagotraqueais ou esofagobrônquicas que não se fecham, mesmo que o esôfago seja mantido em repouso, pela feitura de gastrostomia ou pela colocação de sonda nasogástrica para alimentação;

3) quando o mecanismo contensor da cárdia, destruído por agentes cáusticos, permite o refluxo gastroesofagiano que ocasiona a esofagite de refluxo;

4) quando as condições psíquicas dos pacientes portadores de estenose cáustica do esôfago contra-indicam o emprego do tratamento dilatador que é sempre penoso e de resultado incerto;

5) nos pacientes que não suportam o tratamento conservador, cujas dilatações esofágicas sucessivas provocam hemorragias graves, surtos febris e dor intensa;

6) quando a situação socioeconômica do doente não é compatível com o emprego de tratamento conservador, que geralmente é muito prolongado;

7) nos casos em que o paciente recusa submeter-se ao tratamento conservador.

A esofagoplastia é utilizada ainda no tratamento da esofagite de refluxo quando existe fibrose extensa do esôfago e no câncer do esôfago nas seguintes eventualidades:

1) quando o tumor está localizado no seu terço superior;

2) estando o tumor localizado na junção de seus terços superiores e médio;

3) quando o tumor for extenso e irressecável, ocasião em que a interposição do segmento de colo, entre o esôfago cervical e o estômago, permite o desvio do trajeto alimentar.

Nos doentes com estenose cáustica do esôfago não se pratica a esofagectomia.

O esôfago é seccionado na região cervical, sendo seu coto proximal anastomosado ao coto proximal do segmento cólico, e seu coto distal fechado por meio de sutura com pontos separados de fio de algodão e abandonado no mediastino. Em seguida, o coto distal do segmento cólico é suturado à face anterior do fundo gástrico. A operação é feita em uma só sessão cirúrgica. Estes pacientes, em geral, possuem gastrostomia que é fechada 15 a 20 dias depois da intervenção.

Nos portadores de câncer do esôfago a operação é feita em duas sessões. O paciente recebe tratamento radioterápico prévio durante uma semana e, em seguida, é submetido ao primeiro tempo da operação que consiste na feitura da esofagectomia e subseqüente esofagostomia cervical. Cerca de três semanas depois desta sessão operatória, realiza-se a esofagocoloplastia.

A operação é realizada por duas equipes de cirurgiões que trabalham simultaneamente no abdome e na região cervical.

Descrição da Técnica

Parte Abdominal

Como o segmento do colo a ser mobilizado para o tórax permanece irrigado por um único pedículo vascular, é necessário cuidadosa observação ao individualizá-lo, dada a necessidade de conservar a arcada vascular marginal em toda a sua extensão ao longo do segmento do intestino grosso a ser isolado. Infelizmente isto nem sempre ocorrer, verificando-se que em 5% dos casos a arcada marginal está interrompida ou mesmo inexiste. Algumas vezes a interrupção da arcada ocorre em local que não impede a mobilização do segmento de colo desejado. Outras vezes, dado a suas variações anatômicas, a mobilização do segmento cólico torna-se impossível.

A cirurgia inicia-se com uma incisão mediana que se estende desde o apêndice xifóide até cerca de 5cm abaixo da cicatriz umbilical (Fig. 69.9).

Aberta a cavidade peritoneal, o colo transverso é exposto e sua irrigação é observada cuidadosamente. Verificada a viabilidade da mobilização do segmento cólico pratica-se o descolamento intercolo-epiplóico, desde a flexura esquerda até a flexura direita do colo ligando-se os pequenos vasos que são seccionados. Secciona-se o ligamento esplenocólico e incisa-se o peritônio da goteira cólica na sua metade superior, a fim de mobilizar a flexura esquerda do colo e a parte superior de seu segmento descendente.

A seguir secciona-se o peritônio da goteira parieto-cólica direita, desde o ceco até a flexura direita do colo. Descola-se o mesocolo direito da parede posterior do abdome até atingir a artéria mesentérica superior, expondo-se a face anterior do duodeno. Em seguida, os vasos cólicos direitos e médios são ligados. Marca-se o limite de secção do colo ascendente, que é feita a cerca de 15cm acima de válvula íleo-cecal e secciona-se a arcada vascular neste nível. Permanece, assim, nutrindo o segmento cólico a ser mobilizado, a artéria cólica esquerda. Praticada a secção do colo ascendente, certifica-se que sua extensão seja suficiente para permitir que sua extremidade proximal atinja a região cervical, onde será anastomosada ao esôfago.

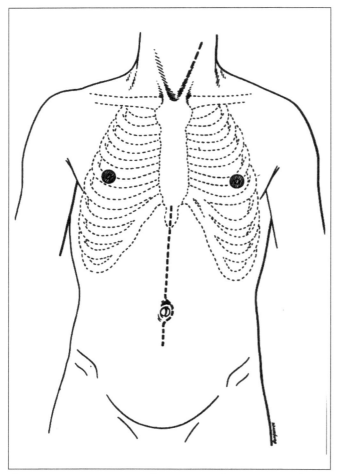

Fig. 69.9 – *Esquema mostrando as incisões: laparotomia mediana e cervicotomia ao longo da borá anterior do músculo estemoclidomastóideo esquerdo, empregados na esofagocoloplastia..*

Escolhe-se o ponto do colo descendente que será utilizado para a anastomose cologástrica. Nesse nível se inicia a ligadura dos vasos retos que caminham entre a arcada marginal cólica e a parede visceral, progredindo-se distalmente até uma distância de 6-8cm (Fig. 69.10). As ligaduras devem ser feitas rente à borda intestinal, cuidando-se de não lesar a artéria e a veia marginal (Goffi, 1973). Restará, assim, um segmento cólico desvascularizado com 6-8cm, o qual será logo a seguir ressecado. Com isso busca-se preservar um pedículo a mais de suprimento sangüíneo para a alça cólica usada para a plastia. Além disso, o mesocolo da alça preparada, em vez de assumir o aspecto de leque, como ocorre quando a técnica convencional é adotada, terá em seu pedículo a forma de lâmina quadrangular, sendo, por, isso, mais resistente às trações.

Secciona-se, a seguir, o colo descendente, logo abaixo da flexura esquerda, no ponto mais distal da desvascularização entre duas pinças de Martel, sendo a linha de incisão inclinada a um ângulo de 45° em relação ao seu maior eixo. O intestino, assim liberado, é passado por trás do estômago e por uma abertura previamente praticada no pequeno omento (Fig. 69.11).

O pedículo vascular deve ficar atrás do estômago (Fig. 69.11), pois, quando em posição anterior, pode causar obstrução gástrica, ou seus vasos são comprimidos pelo estômago distendido, ocasionando a necrose do segmento do colo mobilizado.

Parte Mediastinal

A face posterior do processo xifóide é dissecada. Procura-se um plano de clivagem situado logo atrás do esterno e, com o dedo indicador ou com uma espátula, descola-se do esterno e pleura parietal com a finalidade de se cavar um túnel retroesternal. Da mesma forma, na região cervical, o cirurgião procura afastar o tecido conjuntivo da face posterior do manúbrio esternal com o dedo indicador ou uma espátula, caminhando em direção ao processo xifóide até completar a dissecção do túnel retroesternal (Fig. 69.12).

Completado o túnel, por ele deverá passar o segmento de colo mobilizado. Seu coto proximal é protegido com um dreno de Penrose a ele amarrado com um fio de seda nº 3, com cerca de 60cm de comprimento.

Com uma pinça de Cheron, introduzida através da extremidade superior do túnel retroesternal, pinça-se a extremidade do fio de seda.

Este ao ser tracionado traz consigo o segmento de colo para o interior do túnel até que sua extremidade proximal atinja a região cervical, onde é exteriorizada para permitir sua anastomose à extremidade do esôfago.

Pratica-se em seguida a anastomose da extremidade distal do colo às bordas de uma fenda, abertura na face Antero-superior do estômago, ressecando-se, antes, o segmento cólico desvascularizado.

Esta anastomose é feita em dois planos de sutura: um deles totalmente constituído por chuleio, com categute 1-0 cromado montado em agulha atraumática, e outro seromuscular constituído por pontos separados de algodão 2-0.

Nos doentes portadores de câncer do esôfago ou de esofagite de refluxo em que a esofagectomia subtotal é pratica-

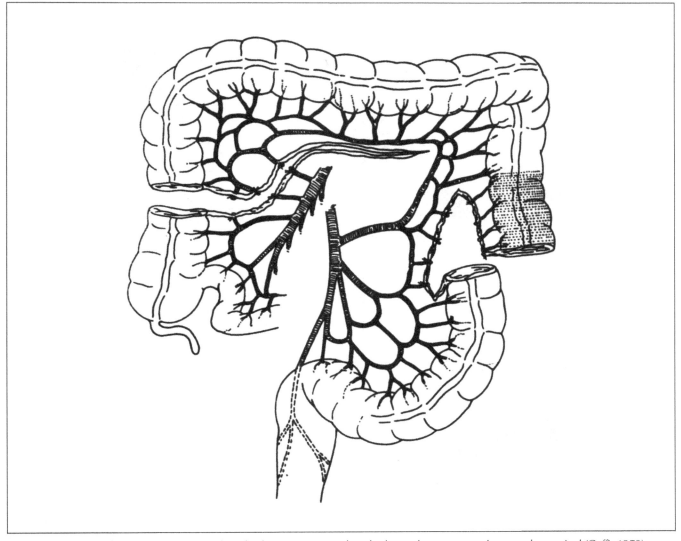

Fig. 69.10 – *Preparo do colo transverso. Ligadura de alguns vasos retos do colo descendente, poupando a arcada marginal (Goffi, 1973).*

da, faz-se necessário completar a cirurgia com a feitura de piloroplastia, para a qual utiliza-se a técnica de Finney.

O coto proximal do colo é anastomosado ao coto distal do colo descendente com sutura em dois planos, restabelecendo-se a continuidade cólica. Em seguida, as bordas do mesocolo são aproximadas com pontos separados de fio de algodão 2-0 tendo-se o cuidado de não englobar nesta sutura o pedículo vascular do colo mobilizado, que aí se localiza.

Parte Cervical

Pratica-se cervicotomia ao longo da borda anterior do músculo estemoclidomastóideo esquerdo. Afasta-se este músculo para fora e secciona-se o músculo omo-hióideo, e os músculos esterno-hióideo e esterno-tireóideo, junto a suas inserções no esterno. Os vasos tireóideos inferiores e a veia tireóidea média são seccionados para permitir o afastamento da tireóide para a linha mediana. Disseca-se em profundidade até atingir a fáscia pré-vertebral, expondo o segmento cervical do esôfago.

Ao se proceder estas manobras é conveniente dissecar o ramo recorrente esquerdo do nervo vago a fim de evitar sua lesão. Em se tratando de estenose cáustica do esôfago, ele é dissecado até a hipofaringe.

O esôfago é então seccionado e seu coto distal é fechado com sutura total de pontos separados de algodão 2-0. Sobre esta primeira é aplicada outra sutura invaginante. Nos casos de câncer do esôfago o paciente já possui esofagostomia cervical, bastando, portanto, dissecar somente o colo proximal do esôfago. Este será, então, anastomosado à extremidade proximal do segmento do colo já introduzido no interior do túnel subesternal utilizando-se dois planos de sutura com pontos separados de fio de algodão 4-0, planos estes mucos o e seromuscular (Fig. 69.13).

COMPLICAÇÕES

As complicações da esofagocoloplastia são: deiscência de sutura esofagocólica; deiscência da sutura colo gástrica; deiscência da sutura colocólica; necrose parcial ou total do colo; estenose da anastomose esofagocólica; úlcera péptica do segmento de colo; diverticulose e diverticulite.

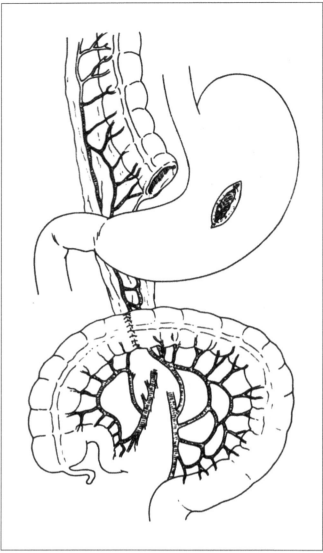

Fig. 69.11 – *O esquema mostra o segmento do colo utilizado na esofagocoloplastia, cuja irrigação é mantida pela artéria cólica esquerda, já posta em posição retrográstrica. Reconstrução da continuidade do colo mediante anastomose término-terminal..*

COMENTÁRIOS

O colo, dado ao seu calibre, seu comprimento e conformação de suas arcadas vasculares que permitem sua grande mobilização, é a víscera escolhida para substituir o esôfago, sobretudo quando há necessidade de substituição esofágica total.

Os alimentos ingeridos descem por gravidade através do segmento do colo, não provocando aparecimento de contrações peristálticas. Os alimentos levam um espaço de tempo para atingir o estômago, pouco maior que aquele observado nos indivíduos normais.

É aconselhável interpor o colo obedecendo seu sentido isoperistáltico. Battersby (1958) e Belsey (1965), interpondo o colo em sentido anisoperistáltico, observaram em seus pacientes refluxo gastrocólico e regurgitação noturna.

O colo suporta, sem danos de sua mucosa, o contato da secreção cloridropéptica. É necessário, entretanto, nos pa-

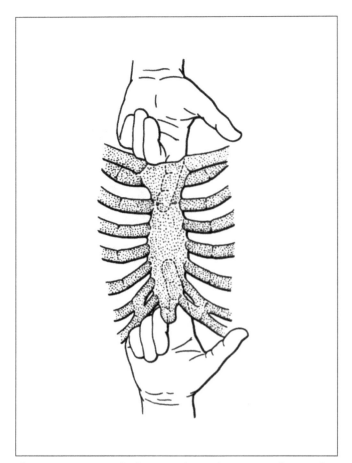

Fig. 69.12 – *Aspecto da dissecção do túnel retroesternal por onde o segmento de colo é introduzido.*

cientes em que é praticada a esofagectomia com vagectomia concomitante, proceder-se à piloroplastia. Caso contrário, a estase gástrica pode provocar refluxo gastrocólico contínuo que acaba por causar ulceração péptica dá mucosa do colo.

ESOFAGOGASTROPLASTIA

Outra alternativa para a reconstituição do trânsito alimentar, após ressecção parcial ou total do esôfago, é o emprego da anastomose direta entre seu coto cranial e o estômago.

Indicações

a) Dolicomegaesôfago;
b) câncer do esôfagotorácico;
c) estenose cáustica do esôfago.

DESCRIÇÃO DA TÉCNICA DA ESOFAGOGASTROPLASTIA

A técnica é semelhante àquela descrita para a esofagocoloplastia. Após a feitura da esofagectomia, o estômago é preparado e mobilizado para o tórax, onde ocupa posição póstero-mediana na cavidade pleural direita, tendo seu ápice anastomosado ao coto cranial do esôfago. Sempre que a esofagogastroplastia é feita, torna-se necessário associá-la à piloroplastia.

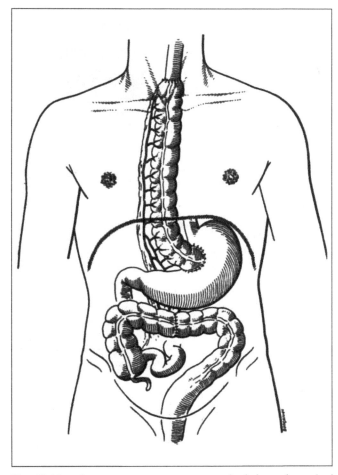

Fig. 69.13 – *O esquema mostra o aspecto final da esofagocoloplastia.*

CRÍTICAS E COMENTÁRIOS

O emprego do estômago como substituto do esôfago tem lugar quando a constituição das arcadas vasculares do colo não permite sua mobilização ou quando o paciente, em cirurgia anterior, foi submetido a colectomia do transverso ou ainda naqueles pacientes chagásicos portadores de megaesôfago e lesão dos plexos rilioentéricos do colo, o que impede sua utilização para a substituição esofágica.

A piloroplastia, sistematicamente realizada nesses casos, permite um bom esvaziamento do estômago, afastando a possibilidade do refluxo do conteúdo gástrico para o esôfago.

BIBLIOGRAFIA

1. Acquarone D. Hérnia do hiato esofagiano. Contribuição para seu estudo. São Paulo, 1967 (Tese - Faculdade de Medicina da Universidade de São Paulo).
2. Allison PR. Reflux esophagitis, sliding hiatal hemia, and the anatomy of repair. Surg. Gynec Obstet., 92:419-431, 1951.
3. Atkinson M. The esophagogastric sphincter after cardiomiotomy. Thorax, 14:125, 1959.
4. Bagnato VJ. Laparoseopie Nissen fundoplieation. Surg. Laparose. En. dose., 2(3): 188-90, 1992.
5. Battersby JS. Citado por Neville WE e Clowes GH. Reeonstruetion of the esophagus with segment of the colon. J. Thoraeie Surg., 35:2, 1958.
6. Belsey RHL. Reeonstruetion of the esophagus with left colon. J. Thoracie and Cardiovase. Surg., 49:33, 1965.
7. Boyd DP. Thoraco-abdominal repair esophageal matus hemia. Surg. Gynec. Obstet., 110:245-248, 1959.
8. Camara Lopes LH, Ferreira Santos R. Aplicação seletiva do processo de Heller e da ressecção subtotal do esôfago no tratamento cirúrgico do megaesôfago. Rev. Paul. Med., 52:269,1958.
9. Curti P. Esfíncter esôfago-gástrico, estudo anatômico e importância cirúrgica do componente muscular. Tese - São Paulo, 1955.
10. Dallemagne B, Weerts JM, Jehaes C, Markiewicz S & Lombard R. Laparoscopic Nissen fundoplication. Preliminary reporto Surg. Laparosc. Endosc., 1 (3): 138-43, 1991.
11. Dallemagne B, Weerts JM & Jehaes C et al. Laparoscopic management of gastroesophageal refluxo In Zucker KA ed. Laparoscopic Surgery Update. St. Louis, 217-39,1992.
12. De Paula AL, Hasmba K, Dafuto M, Zago R & Grecco E. Tratamento laparoscópico do megaesôfago chagásico. In: Cirurgia laparoscópica e Laparoscopia Diagnóstica do Aparelho Digestivo, Bresciani CJC, Gama-Rodrigues n, Habr-Gama A, Carrilho FJ & Lech J. Ed. independente, São Paulo, 135-142, 1992.
13. De Paula AL & Hashiba K. Tratamento laparoscópico da hérnia hiatal de deslizamento. In: Congresso Brasileiro de Cirurgia Laparoscópica. São Paulo, 1992.
14. Dor J, HumbertP, Paolli JK, Noiclerck M, Aubert J. Traitmentdu reflux pour Ia technique dite de Heller-Nissen modifié. La Presse Medicale, 75:563, 1967.
15. Finney JMJ, Frieden Wold S. Thirteen years experience with pyloroplasty. Surg. Gynec. ObsteI., 18:273, 1914.
16. Gama-Rodrigues n. Hérnia hiatal por deslizamento. Esofagofundogastropexia associada à hiatoplastia. Tese. Faculdade de Medicina da Universidade de São Paulo, 1974.
17. Gama-Rodrigues n, Bresciani CJC, Pinto Jr PE, Arab-Fadul T, Maia M & Jureidini R. Esofagite de refluxo e hérnia do mato por deslizamento - Tratamento por vídeo-laparoscopia. In: Cirurgia Laparoscópica e Laparoscopia Diagnóstica do Aparelho Digestivo, Bresciani CJC, Gama-Rodrigues n, Habr-Gama A, Carrilho FJ & Lech J. Ed. Independente, São Paulo, 126-34, 1992.
18. Gama-Rodrigues n, Bresciani C, Sousa Jr AHS, Arab-Fadul R & Habr-Gama A. A vídeo-Iaparoscopia nas afecções cirúrgicas do aparelho digestivo. In: Clínica Cirúrgica Alípio Corrêa Neto. Raia A & Zerbini EJ. 4 ed. revista e ampliada, São Paulo, ed. Sarvier, pp. 979-990, 1994.
19. Gnard M. Citado por Chaib SA. Tratamento do rnegaesôfago. Tese São Paulo, 1968.
20. Goffi FS, Hashiba K, Ushikusa H, Mattar Fo. JA e Bastos ES. Tratamento cirúrgico da esofagite por refluxo. Estudo crítico de algumas técnicas. Rev. Ass. Med. Brasil., 14:175, 1968.
21. Goffi FS, Altenfelder-Silva PF. Técnica para esofagocoloplastia. Preservação de pedículos vasculares cólicos. Rev. Ass. Med. Brasil., 20:201, 1973.
22. Goligher JC e Robin JG. Use of left colon for reconstruction of pharinx and esophagus after pharingectomy. Brit. J. Surg., 42:283,1974.
23. Groeneveldt FR de B. Over. Cardiospasmus. Nederl TI. Genesik. 2:1281, 1918.
24. Harrington SW. Esophageal hiatus diaphragmatic hernia. Etiology diagnosis and treatment in 123 cases. J. Thorac. Surg., 8:127-149, 1938.
25. Heller E. Extremukose Cardioplastik beim Chionischeu Cardiospasmus mit Dilatation des Oesophagus. Mutt a d. Grezgeb. d. Med. Und. Chir., 27:141-149, 1913.

26. Hiebert e Belsey R. Incompetency of the gastric cardia without radiologic evidence of hiatal hernia. 1. Thorac. Cardio Vasc. Surg., 42:352362, 1961.
27. Hong FW, Seel DJ, Dietrick RB. The use of colon in the surgical treatment of benign strictures of the esophagus. Ann. Surg., 160:202, 1964.
28. Jeckler J, Lhotka J. Modified Heller procedure to prevent postoperative reflux esophagitis in patients with achalasia. Ann. Surg., 133:251, 1967.
29. Lind FJ, Burns MC, MacDougall TJ. Physiological repair for hiatus hernia. Manometric study. Arch. Surg., 91:233-237,1965.
30. Mahoney LB e Sherman. Total esophagoplasty using intrathoracic colon. Surgery, 35:937,1954.
31. Mattos JO. Tratamento do megaesôfago (acalasia da cárdia) pela esfincterotomia. Rev. Ass. Med., 4:217-233,1938.
32. McKernan JB. Laparoscopic antireflux surgery. Int. Surg., 79:342-5. 1994.
33. issen R. 1937 in Cecconello r. Anastomose esôfago-gástrica com valvuloplastia em cães. Estudo da motilidadee do refluxo gastroesofágico. Tese - São Paulo, 1973.
34. Nowzaradan Y & Bames P. Laparoscopic Nissen fundoplication, J Laparoendosc Surg., 3:429-38, 1993.
35. O'Reilly MJ & Mullins SG. Laparoscopy fundoplication. In: Surgical Technology International II, Braveman MH, Tawes RL. 73-8, 1993.
36. Pearson JB & Gray JG. Oesophageal hiatus hemia: long term results of the conventional operation. Brit. J. Surg., 54:530-533,1967.
37. Petrov BA Retrostemal artificial esophagus from jejunum and colono Surgery, 45:890,1959.
38. Pinotti HW, Gama-Rodrigues n, Ellembogen G, Raia A. Nova técnica no tratamento do megaesôfago - esofagocardiomiomia associada com esofagofundogastropexia. Rev. Goaiana Med., 20: 1-13, 1974.
39. Pinotti HW, Nasi A, Domene CE, Santo MA e Libanori HT. Tratamento do megaesôfago por vídeo-Iaparoscopia. In: Cirurgia Laparoscópica e Laparoscopia Diagnóstica do Aparelho Digestivo (Bresciani CJC, Gama-Rodrigues n, Habr-Gama A, Carrilho FJ, Lech J. Ed. Independente, São Paulo, 143-156, 1992.
40. Postlelhwait RW. Colonic interposition for esophageal substitution. Surg. Gynec. Obstet., 156:377, 1983.
41. Raia AA, Habr-Gama A, Pinotti HW, Gama-Rodrigues n. Diverticular disease in the transposed colon used for esophagoplasty. Ann. Surg., 177:70, 1973.
42. Raia AA, Gama-Rodrigues n. Úlcera péptica em intestino utilizado para esofagoplastia. Rev. Hosp. Cli. Fac. Med. São Paulo, 2:46, 1973.
43. Raia AA, Mattos-Barreto P, Gama-Rodrigues n. Colon esophagoplasty to restablish continuity of the alimentary tract. Chir. Gastroent., 5:22, 1971 (b).
44. Raia A, Mattos-Barreto ~, Gama-Rodrigues JJ, Harb-Gama. Oesophagocoloplasty. A report in 156 cases. Chir Gastroent., 5:132, 1971 (b).
45. Rassi L. Resultados do tratamento cirúrgico do megaesôfago com uma variante de Heller. Rev. Goiana Med., 11:49, 1965.
46. Robertson R & SarjeantTR. Reconstruction ofthe esophagus. J. Thoracic Surg., 20:689, 1950.
47. Scanlon EE & Staley CJ. The use of ascending colon and right half of the transverse colon in esophagoplasty. Surg. Gyn. Obst., 107:99, 1958.
48. Sieber M & Sieber WK. Colon transplants as esophageal replacement: Cinerradiographic and manometric studies in children. Ann. Surg., 168:116, 1968.
49. Silva PF. A Esofagocoloplastia - Contribuição ao estudo da sua utilização no tratamento da estenose cáustica do esôfago no homem. Tese - São Paulo, 1972.
50. Vasconcelos E. Comunicação à Associação Paulista de Medicina. Sessão de 25 de agosto de 1966. In: Simpósio de Cirurgia. Ed. J. B. Mello - Carlo Erba do Brasil S.A. São Paulo, 1966.
51. Vasconcelos E. 1949. Apud Chaib. SA Tratamento cirúrgico do megaesôfago. Tese - São Paulo, 1968.

Cirurgia Gastroduodenal – Bases

Julio Cezar Uili Coelho

INTRODUÇÃO

O conhecimento detalhado da fisiologia e fisiopatologia da secreção ácido-péptica foi fundamental para o aparecimento de novos procedimentos cirúrgicos gastroduodenais menos extensos, mais eficazes e associados a menos complicações pós-operatórias (síndromes pós-operações gástricas ou pós-trectomias). Concomitantemente, com a introdução de medicamentos extremamente potentes na redução da secreção ácido-péptica e na redução da incidência do carcinoma gástrico, houve uma grande diminuição no número de operações gastroduodenais.

ANATOMIA

O estômago é um órgão sacular em forma de "J" expansível, que se comunica superiormente com a porção terminal do esôfago e inferiormente com a primeira porção do duodeno. A principal função do estômago é fornecer um receptáculo para a comida ingerida, enquanto a mesma é preparada para digestão pela ação do ácido e pepsina produzidos no estômago. A comida é gradativamente liberada no duodeno, onde é misturada com o suco pancreático e bile antes de prosseguir para o jejuno.

O estômago pode ser dividido tanto anatômica (macroscopicamente) como funcionalmente. Anatomicamente é dividido em fundo, corpo e antro. Fundo é a parte localizada acima e à esquerda da junção esofagogástrica (cárdia). Corpo é a área localizada entre o fundo e o antro. Apesar de não existirem limites anatômicos macroscópicos entre o corpo e o antro, os mesmos podem ser divididos por uma linha oblíqua imaginária que liga a incisura *angularis* na pequena curvatura (angulação na pequena curvatura formada pela junção dos segmentos vertical e horizontal do estômago) à grande curvatura. O antro é a parte do estômago localizada entre o corpo e o piloro (Fig. 70.1).

Funcionalmente, o estômago é dividido em fundo e antro. O fundo corresponde ao fundo e corpo da divisão anatômica e é revestido pela mucosa parietal ou oxíntica, que contém células parietais (células oxínticas) e principais secretoras de ácido e pepsina respectivamente. O antro corresponde ao antro da divisão anatômica e é revestido pela mucosa antral, que contém células mucosas e as células G, secretoras de um muco espesso e viscoso, e do hormônio gastrina respectivamente. As células parietais e principais são raras na mucosa antral. Ao contrário da superfície ácida da mucosa fúndica, a da mucosa antral é neutra ou levemente alcalina.

A junção do estômago com o duodeno é formada pelo pilora, que é um espessamento muscular' circular. Pilora significa porteiro, devido à sua função de abrir e permitir a passagem do alimento para o intestino delgado somente quando o mesmo foi misturado com a secreção ácida e o duodeno estiver pronto para recebê-lo. Quando o piloro não é facilmente palpável durante o ato operatório, pela presença de edema ou fibrase, ele pode ser prontamente localizado pela identificação da veia pilórica (veia de Mayo), que é constante e percorre a superfície anterior do piloro.

O duodeno começa no piloro e termina na junção duodeno-jejunal à esquerda da segunda vértebra lombar. Duodeno é assim chamado porque o seu comprimento médio é de 12 dedos transversos. O duodeno é dividido em quatro partes: superior ou primeira parte; descendente, vertical ou segunda parte; transversa ou terceira parte; ascendente ou quarta parte. A porção proximal da primeira parte do duodeno é moderadamente dilatada e por isso é denominada bulbo duodenal.

A parede do estômago é formada por quatro camadas de fora para dentro: serosa, muscular, submucosa e mucosa. A serosa ou peritônio visceral consiste numa camada única de células mesoteliais que recobre toda superfície do estômago. A muscular é formada por três camadas de fibras musculares: longitudinal (camada externa, é contínua com o estrato muscular longitudinal do esôfago e duodeno e é mais concentrada na pequena e grande curvaturas), circular (estrato intermediário, continuação do muscular circular do esôfago, recobre todo o estômago e se concentra na porção terminal para formar o piloro) e oblíqua (camada interna, é mais desenvolvida próxima à cárdia, dirige-se para baixo, paralela à pequena curvatura. Esta curvatura é desprovida de fibras musculares oblíquas). A submucosa consiste em tecido areolar frouxo, que conecta a mucosa com a muscular.

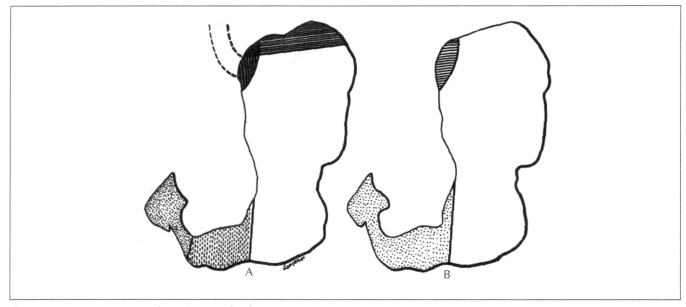

Fig. 70.1 – *Divisão anatômica do estômago e duodeno.*

A mucosa do estômago é composta de epitélio colunar secreto r simples, o qual tem um aspecto de favo de mel devido à presença de um grande número (3,5 milhões) de pequenas depressões de aproximadamente 0,2mm de diâmetro. Essas depressões são denominadas depressões gástricas (fovéola gástrica) e contêm as glândulas gástricas (Fig. 70.2). Recobrindo a superfície de toda mucosa, inclusive a superfície das depressões gástricas, estão as células mucosas superficiais, que secretam muco para a luz gástrica, que age como lubrificante e protetor contra a secreção ácida péptica do estômago. As células mucosas superficiais se originam das porções mais profundas e do colo das glândulas gástricas e são completamente renovadas a cada um a três dias[1].

Apesar de o epitélio ser uniforme em todo o estômago, as glândulas gástricas são diferentes, dependendo da região do estômago onde são encontradas, e podem ser de três tipos: cárdicas, fúndicas e antrais.

As glândulas gástricas cárdicas são confinadas a uma pequena área próxima à cárdia e são constituídas quase totalmente por células secretoras de muco.

As glândulas gástricas fúndicas ou oxínticas são encontradas no fundo e corpo do estômago e um número de três a sete glândulas abre em cada depressão gástrica. Cada glândula contém pelo menos quatro tipos diferentes de células que têm função específica (Fig. 70.2): 1) célula parietal ou oxíntica – produz ácido clorídrico e fator intrínseco; 2) célula principal ou zimogênica – produz pepsinogênio; 3) célula mucosa – produz muco; 4) células endócrinas – provavelmente secretam enteroglucagon, serotonina e outros hormônios[9,17].

As glândulas antrais são localizadas na mucosa antral e são, geralmente, ramificadas e profundas, e contêm células mucosas, células G (produtoras de gastrina), células D (produtoras de somatostatina) e outras células produtoras de outros hormônios[20]. Em 20% dos indivíduos normais, as glândulas antrais de todo o antro (até o piloro) também contêm células parietais[19].

A parede do duodeno é também formada por quatro camadas: serosa, muscular, submucosa e mucosa. A serosa não reveste a parede posterior do duodeno, que é retroperitoneal.

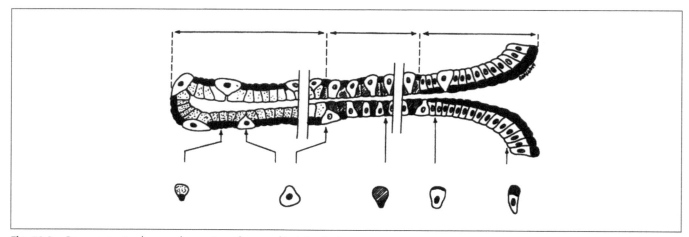

Fig. 70.2 – *Representação de uma depressão e de uma glândula gástrica.*

A muscular é constituída de duas camadas, longitudinal. externa e circular interna. A mucosa da primeira porção é desprovida de pregas, enquanto que as três outras porções apresentam pregas circulares. A mucos a duodenal que se estende do piloro até aproximadamente a papila de Vater é caracterizada pela presença das glândulas de Brunner, as quais produzem um, muco alcalino que protege a mucosa duodenal proximal da secreção ácido-péptica do estômago[13].

Vascularização

O estômago tem um rico suprimento sangüíneo e drenagem venosa.

Arterial. O suprimento sangüíneo do estômago é particularmente rico e é proveniente principalmente dos três ramos do tronco celíaco: as artérias gástrica esquerda, esplênica e hepática. Essas artérias formam duas arcadas, uma na pequena e outra na grande curvatura (Fig. 70.3). A arcada da pequena curvatura é formada pela artéria gástrica direita (ramo da artéria hepática) e artéria gástrica esquerda (ramo direto do tronco celíaco). A arcada da grande curvatura é formada pela artéria gastroepiplóica direita (ramo da artéria gatroduodenal, que é ramo da artéria hepática) e artéria gastroepiplóica esquerda (ramo da artéria esplênica). A porção proximal da grande curvatura recebe suprimento sangüíneo dos vasos curtos do estômago *(vasa brevia),* que são ramos da artéria esplênica. Geralmente existem dois a quatro vasos curtos, mas o número varia de um a nove. A porção proximal do estômago também recebe suprimento sangüíneo adicional das artérias esofágicas e da artéria frênica inferior.

Seis outras artérias contribuem com importância secundária para a vascularização do estômago: artéria pancreatoduodenal superior, artéria supraduodenal, artéria retroduodenal, artéria pancreática transversa, artéria pancreática dorsal e artéria frênica inferior esquerda.

Todas estas artérias formam uma grande rede de anastomose dentro da parede do estômago (Fig. 70.4). As paredes anterior e posterior do estômago têm uma distribuição vascular similar. Os ramos originam das arcadas arteriais em intervalos de 1cm, tanto na grande como na pequena curvatura e perfuram a camada muscular, onde eles dão um ramo menor. Posteriormente, os ramos se subdividem em outros ramos menores na submucosa. Esses se anastomosam entre si, formando o plexo anastomótico artério-arterial principal ou arcada primária de artérias de 34-58µ de diâmetro. Esses ramos dão origem a ramos menores de 21-41µ de diâmetro, que se interconectam para formar uma arcada secundária. O plexo submucoso é contínuo em todo estômago, mas é muito menos extenso na pequena curvatura. Além do mais, nesta localização, a mucosa é suprida por artérias terminais que se originam diretamente da artéria gástrica esquerda, sem comunicação com o plexo submucoso. Tem sido sugerido que esta disposição dos vasos predispõe a formação de úlcera na incisura *angularis*. A contração da musculatura gástrica obliteraria essas artérias terminais e causaria isquemia na área da incisura *angularis*.

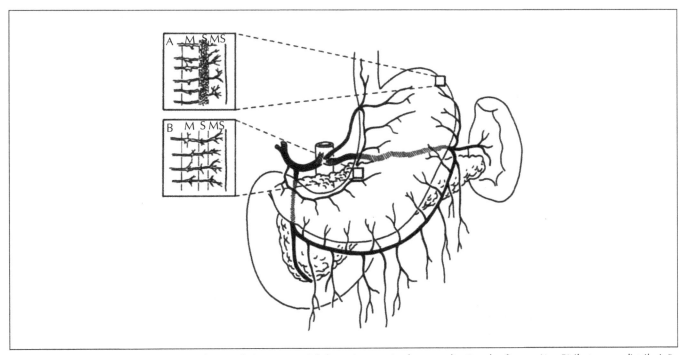

Fig. 70.3 – *Representação esquemática da vascularização arterial do estômago. As duas ampliações das figuras (A e B) ilustram a distribuição parede arterial. A mucosa é suprida por artérias que se originam do plexo submucoso (A), exceto na pequena curvatura, onde a mucosa é suprida por artérias terminais que se originam diretamente da artéria gástrica esquerda, sem anastomose com o plexo submucoso (B). A contração muscular em todas as regiões gástricas (A), exceto na pequena curvatura, não oclui o fluxo sangüíneo nas artérias da mucosa devido à circulação colateral. A contração muscular na pequena curvatura (B) oclui as artérias terminais e causam isquemia da mucosa, predispondo esta área a úlcera péptica. (M = camada muscular; S = submucosa; Me = mucosa; 1 = aorta; 2 = artéria gástrica esquerda; 3 = artéria gastrica direita; 4 = artéria gastroduodenal; 5 = artéria gastroepiplóica direita; 6 = artéria gástrica esquerda; 7 = artérias gástricas curtas; 8 = artéria esplênica; 9 = artéria hepática; 10 = artéria e veia mesentéricas superiores).*

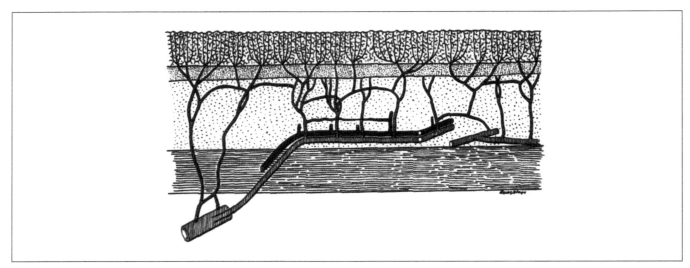

Fig. 70.4 – *Vasos da túnica submucosa com comunicação arteriovenosa.*

A arcada secundária dá origem a ramos arteriais de 14-19μ de diâmetro que vascularizam a mucosa. Cada artéria da mucosa divide-se em três ou quatro ramos, os quais se subdividem em três a seis capilares na base da mucosa para formar uma rede de capilares em forma de colméia. A presença de comunicações arteriovenosas na submucosa e mucosa gástricas é controversa (Fig. 70.4).

O suprimento sangüíneo do duodeno é derivado das artérias pancreatoduodenal anterior (ramo da artéria gastroduodenal), pancreatoduodenal posterior (ramo da artéria mesentérica superior), gástrica direita, gastroepiplóica direita e supraduodenal. A artéria gastroduodenal vasculariza o piloro.

Venosa. A drenagem venosa do estômago e duodeno é análoga às artérias e se dirige ao sistema porta. A veia gastroepiplóica direita drena na veia mesentérica superior, enquanto que as veias gástricas direita e esquerda e a esplênica drenam diretamente na veia porta. Anastomoses venosas entre o sistema porta e veias sistêmicas são comuns na junção esofagogástrica. Estas anastomoses são de extrema importância na patogênese das varizes esofagogástricas em pacientes com hipertensão portal.

Linfática. A drenagem linfática do estômago e duodeno segue o suprimento arterial e é ilustrada na Fig. 70.5.

Inervação

O estômago e o duodeno são inervados tanto por nervos simpáticos como parassimpáticos.

Nervos Simpáticos. As fibras pré-ganglionares eferentes, que se dirigem ao estômago e duodeno, deixam a medula espinhal do 5º ou 6º ao 9º ou 10º segmentos torácicos e atravessam seus respectivos gânglios simpáticos sem fazer sinapses[29] Posteriormente, as fibras pré-ganglionares se dirigem aos gânglios celíacos, onde formam sinapse com as fibras pós-ganglionares que vão ao estômago e duodeno junto aos ramos da artéria celíaca. O sistema aferente simpático consiste num único neurônio que retoma através da mesma via, cuja principal função é percepção de estímulos dolorosos.

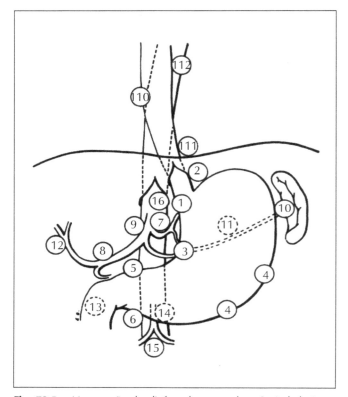

Fig. 70.5 – *Numeração dos linfonodos segundo a Sociedade Japonesa de Pesquisa do Câncer Gástrico. 1. Linfonodos cárdicos direitos; 2. Linfonodos cárdicos esquerdos; 3. Linfonodos da pequena curvatura; 4. Linfonodos da grande curvatura; 5. Linfonodos suprapilóricos; 6. Linfonodos subpilóricos; 7. Linfonodos da artéria gástrica esquerda; 8. Linfonodos da artéria hepática comum; 9. Linfonodos do tronco celíaco; 10. Linfonodos do hilo esplênico; 11. Linfonodos da artéria esplênica; 12. Linfonodos do ligamento hepatoduodenal; 13. Linfonodos retropancreáticos; 14. Linfonodos mesentéricos; 15. Linfonodos da artéria cólica média; 16. Linfonodos paraórticos abdominais; 110. Linfonodos paraesofágicos torácicos baixos; 111. Linfonodos diafragmáticos; 112. Linfonodos mediastinais posteriores.*

Os nervos simpáticos contêm fibras motoras para o esfíncter piloro.

Nervos Parassimpáticos. A inervação parassimpática do estômago, intestino delgado e parte do intestino grosso, do ceco à flexura esplênica, é proveniente dos nervos vagos posterior (direito) e anterior (esquerdo). Os nervos vagos são compostos de fibras aferentes (90%) e eferentes (10%). As fibras aferentes são importantes para a transmissão dos reflexos vagovagais entre regiões do estômago ou destas para outras vísceras. As fibras eferentes aumentam a secreção ácido-péptica e a motilidade gastroduodenal. Os nervos vagos direito e esquerdo descendem paralelos ao esôfago e formam o plexo vagal esofagiano entre o nível da bifurcação da traquéia e o nível do diafragma. Deste plexo, formam-se dois troncos vagais, o posterior e o anterior, que passam pelo hiato esofagiano do diafragma. Assim, os nervos vagos anterior e posterior localizam-se anterior e pos-teriormente ao esôfago e à pequena curvatura gástrica[10]. O nervo vago anterior divide-se no ramo hepático (inerva o fígado e a vesícula biliar) e no nervo Latarjet anterior (Figs. 70.6 e 70.7). O nervo vago posterior divide-se no ramo celíaco (inerva o intestino delgado, parte do intestino grosso e pâncreas) e no nervo de Latarjet posterior[29]. Os nervos de Latarjet localizam-se no pequeno omento, 1 a 2cm lateral à pequena curvatura do estômago, e dão pequenos ramos ao estômago do fundo ao antropiloro, onde terminam em forma de pata de ganso ou de corvo. Os ramos gástricos fazem sinapse com as fibras pós-ganglionares nos gânglios localizados na submucosa (plexo de Meissner) ou na camada muscular (plexo de Auerbach). As fibras pós-ganglionares inervam tanto as glândulas (componente secretor) como os músculos (componente motor).

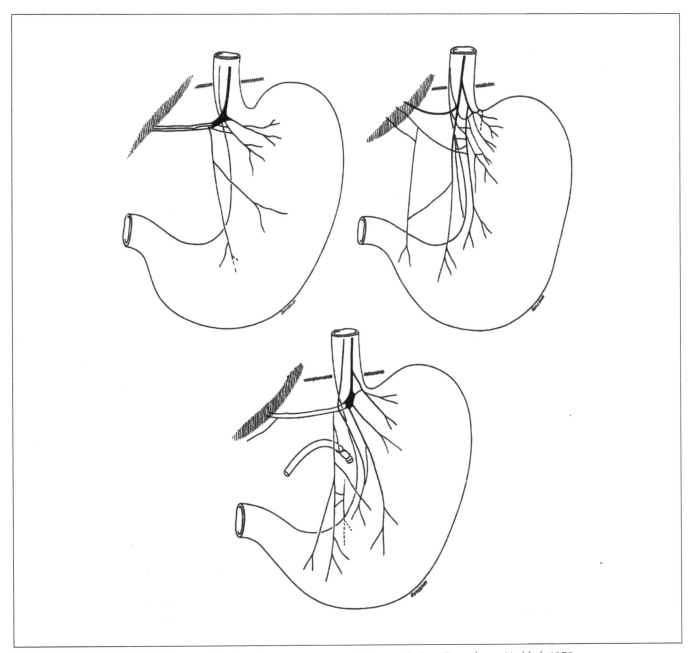

Fig. 70.6 – *Inervação parassimpática anterior do estômago com suas variações anatômicas. Baseado em Haddad, 1972.*

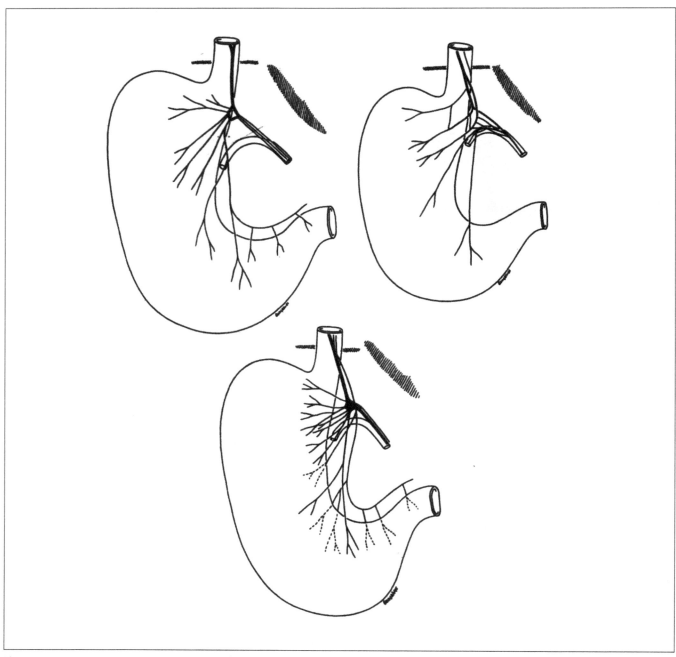

Fig. 70.7 – Inervação parassimpática posterior do estômago com suas variações anatômicas. Baseado em Haddad, 1972.

EMBRIOLOGIA

Durante a quinta semana de desenvolvimento do embrião, o estômago primitivo se desenvolve como uma dilatação do intestino anterior, distal aos botões do pulmão e proximal aos botões hepáticos. Nas semanas seguintes, o estômago sofre rotação de 90 graus para a direita no seu eixo longitudinal, de modo que a borda esquerda torna-se a parede anterior e a borda direita, a parede posterior[6,16]. Os nervos vagos também sofrem a rotação, de modo que o esquerdo passa a ser anterior e o direito passa a ser posterior[29].

O duodeno é formado da porção mais distal do intestino anterior e da porção mais proximal do intestino médio, as quais se unem distalmente ao local onde se formará a ampola de Vater. O duodeno também sofre rotação para a direita junto com a rotação gástrica e forma uma alça em "C" de posição retroperitoneal. O lúmen intestinal é obliterado e posteriormente canalizado. Estenose ou atresia do duodeno ocorre quando a canalização não ocorre parcial ou totalmente.

FISIOLOGIA

A principal função do estômago é armazenar e preparar o alimento para digestão. Para tanto, o alimento é misturado mecanicamente com a secreção gástrica e transformado numa forma mais líquida. No estômago, os alimentos sofrem uma proteólise pequena pela ação da pepsina antes de passar em pequenas quantidades para o duodeno.

O suco gástrico consiste em ácido clorídrico, pepsina, muco, fator intrínseco e eletrólitos (Na+, K+, Cl-) e a sua composição é variável.

Secreção Gástrica

A secreção gástrica pode ser interdigestiva ou prandial:

Secreção Interdigestiva ou Espontânea. Ocorre na ausência de qualquer estímulo gástrico externo como aroma, visão ou ingestão de alimentos. Esta secreção está provavelmente relacionada .com a secreção de gastrina e acetilcolina em pequenas quantidades.

Secreção Gástrica Prandial ou Digestiva ou Estimulada. É classicamente dividida em três fases, denominadas cefálica, gástrica e intestinal, que não são distintas ou separadas. Pode haver superposição das três fases e uma fase pode potencializar outra.

1) Fase Cefálica. O pensamento, cheiro, visão e mastigação de alimentos podem estimular a secreção gástrica via nervo vago, mesmo sem a deglutição de comida. O nervo ago produz secreção gástrica por: 1) estimular diretamente as células parietais e principais a secretarem ácido e pepsina, respectivamente; 2) estimular a mucos a antral a secretar gastrina, que por sua vez estimula as células parietais e principais a produzirem ácido e pepsina[21,22].

O centro vagal pode também ser estimulado pela hipoglicemia e, portanto, a administração de insulina e tolbutamida estimula a secreção gástrica via nervo vago. A vagotomia reduz a secreção gástrica após a administração de insulina e é um teste (teste de Hollander) útil para determinar se a agotomia realizada foi completa ou não.

2) Fase Gástrica. O contato direto de alimentos (principalmente de aminoácidos e pequenos peptídeos) com a mucosa gástrica libera a acetilcolina por estímulo vagal, que estimula a liberação de gastrina pelo antro. A distensão gástrica pelo alimento também causa liberação de gastrina, que estimula a secreção gástrica.

3) Fase Intestinal. A presença de alimentos no intestino delgado alto, mesmo após o completo esvaziamento do estômago, estimula a secreção ácida gástrica pela liberação de um hormônio intestinal ainda não identificado[27]. Derivações portocava provocam uma secreção exagerada da fase intestinal, sugerindo que o hormônio responsável pela fase intestinal seja metabolizado no fígado[23].

Inibição da Secreção Gástrica

A secreção gástrica é reduzida pela acidificação do antro, que inibe a liberação de gastrina. A inibição é total quando o pH no antro está abaixo de 1,0-1,5 e parcial com pH entre 1,5-3[21].

A presença de ácido, gordura e soluções hipertônicas no duodeno inibe a secreção gástrica, possivelmente pela liberação de hormônios do intestino delgado alto, que inibem a secreção de gastrina. Vários hormônios foram sugeridos como: secretina, colecistoquinina, somatostatina, glucagon, VIP (peptídeo vasoativo intestinal) e GIP (polipeptídeo gástrico inibidor)[14,15,28,30]. A ocorrência de hipergastrinemia e hipersecreção gástrica após ressecções extensas do intestino delgado é provavelmente secundária à remoção da produção desses hormônios intestinais, que inibem a secreção de gastrina.

Secreção de Ácido Clorídrico

O ácido clorídrico tem as funções de: 1) contribuir na conversão de tripsinogênio em tripsina, que para tanto necessita de pH abaixo de 5. De uma maneira geral, um inibidor o estimulador da secreção de ácido tem o mesmo efeito secreção de pepsinogênio, exceto a secretina que estimula secreção de pepsinogênio e inibe a secreção ácida; 2) desrrumicroorganismos deglutidos com a saliva ou alimentos: facilitar a absorção de ferro e cálcio.

A secreção ácida basal é geralmente 7 %-10% da máxima e pode ser estimulada por três substâncias: 1) acetilcolina, q e é liberada pelo estímulo do nervo vago e ocorre pelo pensamento, cheiro, visão e mastigação de alimentos; 2) gastrina: 3) histamina. As células que contêm histamina (mastócitos estão localizadas na lâmina própria, próximas às células parietais[25].

Secreção de Pepsinogênio

A mucosa gástrica secreta pepsinogênios, que são pró-enzimas inativas. Estes são convertidos na forma ativa, pepsina, pelo ácido clorídrico (pH abaixo de 5; pH ótimo 1,8-3,5). Pelo menos sete pepsinogênios foram identificados no suco gástrico humano. A estimulação do nervo vago produz um grande aumento na secreção de pepsinogênio, enquanto que a gastrina e a histamina produzem um aumento moderado. A secretina é particular porque estimula a secreção de pepsinogênio e inibe a secreção ácida[7].

Gastrina

A gastrina foi descoberta por Edkins, em 1905, e é produzida principalmente no antro gástrico. Pequenas quantidades podem ser produzidas no intestino delgado alto, corpo-fundo gástrico e pâncreas. A proteína do alimento é o estímulo mais potente para a liberação da gastrina, pois uma das principais funções do estômago é auxiliar na proteóli e dos alimentos; Estímulo vagal, cálcio, magnésio, alumínio e alcalinização do antro também libera gastrina. A presença de ácido no lúmen do antro inibe a liberação da gastrina. Várias gastrinas foram isoladas e todas elas contêm os mesmo quatro aminoácidos terminais, que são os responsáveis pelo seu efeito fisiológico. A G 17 (gastrina pequena) é a gastrina predominante (80%-90%) no antro e a G34 (gastrina grande) é a predominante no soro[2]. Outras gastrinas isoladas incluem a G14 (minigastrina), a gastrina grande-grande e o componente I de Rehfeld.

Os principais efeitos da gastrina são estimulação da secreção ácida e péptica, aumento do fluxo sangüíneo da mucosa gástrica e efeito trófico no estômago e pâncreas. A gastrina também estimula a secreção enzimática pancreática a motilidade do trato gastrintestinal e esfíncter de Oddi, mas não se sabe se esses efeitos são farmacológicos ou fisiológicos.

Hipergastrinemia moderada é observada em pacientes com insuficiência renal crônica (redução do metabolismo de gastrina)[15], síndrome de Zollinger-Ellison (produção aumentada de gastrina por tumor pancreático), hiperplasia das células G do antro (produção aumentada de gastrina no antro), anemia perniciosa e carcinoma gástrico (perda da inibição ácida da liberação antral de gastrina), síndrome do antro retido (retenção da mucosa antral junto ao duodeno pós-gastrectomia BII), síndrome do intestino curto (redução da liberação de hormônios intestinais que inibem a secreção de gastrina). Causas de aumento discreto e moderado de gastrina incluem úlcera gástrica, vagotomia (troncular, seletiva e superseletiva), gastrectomia BI e obstrução intestinal.

Os níveis de gastrina basal são normais em pacientes com úlcera péptica, mas a liberação de gastrina é mais rápida após a ingestão de alimentos nesses pacientes[31].

Secreção de Muco

O muco é secretado Relas células epiteliais superficiais e pelas células mucosas (produtoras de muco) nas glândulas de todo o estômago. O muco é uma camada fina de um material gelatinoso e viscoso que adere a toda superfície da mucosa gástrica. É composto de 95% de água e 5% de glicoproteína. É constantemente renovado, de modo que sua produção e degradação estão em equilíbrio.

As funções do muco incluem: 1) lubrificar a mucos a e facilitar o movimento dos alimentos no estômago; 2) proteger a mucosa das forças mecânicas da digestão; 3) proteger a mucosa contra a ação de pepsina e ácido clorídrico; 4) manter um ambiente aquoso para as células subjacentes.

Prostaglandinas

Prostaglandinas E, F e I são encontradas na mucosa gástrica e duodenal e podem ter função citoprotetora através dos seguintes mecanismos: 1) estimulação da secreção de muco e bicarbonato; 2) aumento do fluxo sangüíneo da mucosa; 3) aumento da regeneração da mucosa após a sua lesão.

ETIOPATOGÊNESE DA ÚLCERA PÉPTICA

A úlcera péptica é uma solução de continuidade que ultrapassa a *muscularis mucosae* de qualquer segmento do tubo digestivo que contenha ácido clorídrico e pepsina. As localizações mais comuns são o bulbo duodenal e o estômago, mas pode também ocorrer nos demais segmentos do duodeno, esôfago distal, jejuno e mesmo no íleo (pacientes com divertículo de Meckel). Apesar do grande avanço no conhecimento da sua etiopatogênese, alguns aspectos permanecem indeterminados. Atualmente, acredita-se que a etiopatogênese da úlcera péptica seja multifatorial, sendo que um ou mais fatores possam desempenhar papel mais importante em um determinado paciente com úlcera péptica. Vários fatores são considerados importantes na etiopatogênese da úlcera pépti-. ca, sendo os principais:

1) Secreção de Ácido Clorídrico

A úlcera péptica não ocorre na ausência de ácido. A quantidade de ácido clorídrico produzida por pacientes com úlcera péptica varia muito. Como um grupo, os pacientes com úlcera gástrica secretam menos ácido do que indivíduos normais e pacientes com úlcera duodenal e pré-pilórica secretam mais do que indivíduos normais. Entretanto, quando considerados individualmente, a maioria dos pacientes com úlcera gástrica ou duodenal secreta quantidades normais de ácido clorídrico. Pacientes com síndrome de Zollinger-Ellison, mastocitose sistêmica e síndrome do antro retido apresentam úlcera péptica devida ao aumento da secreção de ácido clorídric0[2]. Ao contrário, alguns indivíduos sem úlcera péptica secretam quantidades elevadas de ácido clorídrico. Portanto, a presença de ácido clorídrico é necessária, mas não suficiente para produzir úlcera péptica.

2) *Helicobacter pylori*

Várias evidências clínicas e experimentais sugerem que o *Helieobaeter pylori* predispõe ao desenvolvimento da úlcera péptica[26]. Quase todos os pacientes com úlcera duodenal e aproximadamente 80% dos pacientes com úlcera gástrica apresentam *Helieobaeter pylori* no estômag0[5]. Entretanto, vários indivíduos com *Helicobaeter pylori* no estômago nunca tiveram úlcera péptica. Assim, a presença de *Helicobacter pylori* é importante, mas não suficiente para o desenvolvimento de úlcera péptica.

3) Muco Gástrico e Bicarbonato

O muco gástrico forma uma camada que reveste as células da mucosa e impede a difusão de íons de hidrogênio do lúmen gástrico para dentro das células da mucosa. O bicarbonato mantém a região do lúmen próxima às células superficiais da mucosa alcalina e assim neutraliza os íons de hidrogênio que se aproximam das células da mucosa. Alterações na produção de muco e bicarbonato podem predispor a formação de úlcera péptica.

4) Fluxo Sangüíneo

A redução de fluxo sangüíneo localizada ou de toda a mucos a gastroduodenal pode predispor a formação de úlcera péptica, como discutida anteriormente na circulação do estômago e duodenal.

5) Medicamentos Antiinflamatórios não Hormonais

Antiinflamatórios não esteróides causam úlcera péptica por inibirem a síntese de prostaglandinas. A prostaglandina endógena gástrica aumenta a secreção de muco e bicarbonato, aumenta o fluxo sangüíneo da mucos a gastroduodenal e aumenta a capacidade de regeneração da mucosa gastroduodenal.

6) Tabagismo

A maior incidência de úlcera péptica, de recidiva e complicações da úlcera péptica em fumantes quando comparada com a de indivíduos que não fumam está bem estabelecida. Além do mais, a taxa de cicatrização da úlcera péptica é menor nos tabagistas. O mecanismo pelo qual o tabagismo contribui para a patogênese da úlcera péptica ainda não está esclarecido, mas é possivelmente relacionado com a redução na produção endógena de prostaglandina.

7) Fatores Psicossomáticos

Ainda permanece controverso o papel do estresse na patogênese da úlcera péptica. Vários estudos demonstraram que pacientes com úlcera péptica, como um grupo, não estão expostos a situações mais estressantes do que indivíduos sem úlcera. Esta claro que a "personalidade ulcerosa" não existe. Entretanto, alguns estudos sugerem que pacientes com úlcera péptica percebem ou sentem as situações de estresse da vida mais negativamente.

8) Fatores Hereditários

Fatores hereditários são possivelmente importantes na patogênese da úlcera péptica em alguns pacientes. A prevalência da úlcera péptica é maior em indivíduos com história familiar positiva para esta condição. Além do mais, a prevalência é maior em pacientes que possuem gêmeo univitelíneo do que os que têm gêmeo bivitelíneo. Alguns estudos sugerem que indivíduos com predisposição genética podem ter secreção de ácido clorídrico e pepsina aumentada e/ou defesa da mucosa diminuída. Alguns pacientes com neoplasia endócrina múltipla tipo 1 podem desenvolver gastrinoma (síndrome de Zollinger-Ellison), que aumenta a produção de gastrina e, conseqüentemente, de ácido clorídrico.

9) Refluxo Gastroduodenal

Permanece controverso se a pato gênese da úlcera gástrica é relacionada à presença de refluxo do conteúdo duodenal para o estômago em alguns pacientes. A presença do conteúdo duodenal no estômago, principalmente de sais biliares e lisolecitina, poderia reduzir a defesa da mucosa gástrica e facilitar a lesão da mucos a pelo ácido clorídrico.

10) Outros Fatores

O papel do álcool, alimentos condimentados, café e outros fatores dietéticos na etiopatogênese da úlcera péptica permanece controverso.

BIBLIOGAFIA

1. Baker BL. Cell Replacement in the stomach. Gastroenterology, 46:202, 1964.
2. Berg CL & Wolfe MM. Zollinger-Ellison syndrome. Med. Clin. North Am., 75:903, 1991.
3. Berson SA & Yalow RS. Nature of immunoreactive gastrin extracted from tissues of gastrointestinal tracl. Gastroenterology, 60:215, 1971.
4. Blair JA III. Detailed comparison of basal and food-stimulated gastric acid secretion rates and serum and gastrin concentrations in duodenal ulcer patients and normal subjects. J. Clin. Invesl., 79:582,1987.
5. Blaser MJ. Hypotheses on the pathogenesis and natural history of Helicobacter pylori-induced inflammation. Gastroenterology, 102:720, 1992.
6. Botha GSM. Organogenesis and growth of the gastroesophageal region in mano Anal. Rec., 133:219, 1959.
7. Brooks AM, Isenberg J & Grossman MI. The effect of secretin, glucagon and duodenal acidification on pepsin secretion in mano Gastroenterology, 57:159,1968.
8. Coelho JCU. Microcirculation of the stomach.ln Barker JH. Microcirculation in Clinical Medicine. CRC, New York, 1994. (No prelo.)
9. Dawson AB. Argentophile and argentaffin cells in the gastric mucosa of the ral. Anal. Rec., 100:319, 1948.
10. Feldman M & Barnett C. Fasting gastrin pH and its relationship to time hypochlorhydria in humans. Dig. Dis. Sci., 36:866, 1991.
11. Goldschmiedt M. Effect of age on gastric acid secretion and serum gastrin concentration in heaithy men and women. Gastroenterology, 101:977, 1991.
12. Griffilh CA. Anatomy. In: Nyhus LM & Wastell, Surgery ofthe stomach and duodenum. Little, Brown and Co, Boston, pp. 47-88, 1986.
13. Grossman MI. The glands of Brunner. Phisiol. Rev., 38:675, 1958.
14. Hansky J. Effect of renal failure on GI hormones. World J. Sur., 3:463, 1979.
15. Hansky J, Soveny C & Korman MG. The effect of glucagon on serum gastrin. Gut, 14:457, 1973.
16. Hawass NE. Morphology and growth of the fetal stomach. Invest Radial, 26:998-1004,1991.
17. Holcemberg J & Benditt EP. A new histochemical technique for demonstration of enterochromaffin cells. J. Histochem Cytochem, 7:303, 1959.
18. Hunt RH. Peptic ulcer disease. Gastroenterol. Clin. North Am., 19:1, 1990.
19. Kelly EJ, Lagopoulos M, Prirnrose JN. Immunocytochemicallocalisation of parietal cells and G cells in lhe developing human stomach. Gut, 34:1057-1059, 1993.
20. Mc Guigan JE. Gastric mucosal intracellular localization of gastric by immunofluorescence. Gastroenterology, 55:315, 1968.
21. Nilsson G, Simon J, Yalow RS & Berson SA. Plasma gastrin and gastric acid responses to sham feeding and feedings in dogs. Gastroenterology, 63:51, 1972.
22. Olbe L & Haglund U. Gastroduodenal physiology and pathophysiology. In: Nyhus LM & Wasttel C. Surgery of the stomach and duodenum. Litlle, Brown and Co, Boston, pp. 89-126,1986.
23. Orloff MJ, Hyde PVB, Kosta LD, Guillemin RCL & Bell RH. Jr. The intestinal phase hormone. World J. Surg., 3:523,1979.
24. Parsonnet J. Helicobacter pylori and the risk of gastric carcinoma. N. Engl. J. Med., 325: 1127, 1991.
25. Petersen H. Histamine and the stomach: introduction. Scand J. Gastroenterol (Supl.), 180:2-3, 1991.
26. Peterson WL. Helicobacter pylori and peptic ulcer disease. N. Engl. J. Med., 324:1043,1991.
27. Rayford PL, Miller TA & Thompson JC. Secretin, cholecystokinin and newer gastrointestinal hormones. N. Engl. J. Med., 294: 1093, 1976.
28. Rayford PL, Villar HV, Reeder DD & Thompson JC. Effect of GIP and VIP on gastrin release and gastric secretion. Physiologist, 17:319, 1974.
29. Skandalakis U, Donahue PE & Skandalakis JE. The vagus nerve and its vagaries. Surg. CI. N. Am., 73:769-84,1993.
30. Thompson JC, Reeder DD, Bunchman HH et al. Effect of secretion on circulating gastrin. Ann. Surg., 176:384, 1972.
31. Thompson JC & Swierczek JS. Acid and endocrine responses to meals varying in pH in normal and duodenal ulcer subjects. Ann. Surg., 186:541,1977.

71 Cirurgia Gástrica*

Lúcio Galvão

Gastrostomia

É a comunicação direta do estômago com o exterior, criada artificialmente pela cirurgia.

INDICAÇÕES

Há duas indicações principais: descompressão gástrica e alimentação.

A descompressão gástrica é principalmente pós-operatória; a alimentação pode ser por prazo determinado, quando a gastrostomia faz parte do preparo para dilatação esofágica ou como tempo de operações complexas, como a esofagectomia, ou definitiva, quando não há propósito de restabelecer o trânsito normal.

TÉCNICA

GASTROSTOMIA DESCOMPRESSIVA

É temporária e não precisa de manobras que assegurem a continência, como nos casos em que é definitiva e em que a primeira condição é de não necessitar sonda ou cateter, a não ser para a introdução de alimentos.

A decompressão gástrica se justifica no pós-operatório em que se prevê gastrectasia ou quando há contra-indicação da aspiração nasogástrica, como ocorre em pacientes idosos, agitados ou com doença pulmonar restritiva.

Sempre deverá ser feita fora da via de acesso da operação principal, colocada à sua esquerda, vertical ou transversal, fora da bainha do reto, a cerca de 3cm da borda costal.

TÉCNICA DE STAMM-SENN

O cateter usado é o de Foley nº 22, invaginado com duas suturas em bolsa feitas de modo concêntrico à sonda. Fixa-se, depois, por quatro pontos cardeais à parede gástrica anterior, próximo à sonda, ao peritônio parietal.

Terminada a segunda sutura em bolsa, que invagina a primeira pela pressão exercida no cateter para dentro do estômago, incisa-se a pele na extensão de 1 a 1,5cm e com pinça hemostática tipo Rochester-Pean ou Kelly, transfixa-se a parede abdominal, e a penetração peritoneal é auxiliada por meio de pequena incisão no peritônio saliente pela pressão e afastamento das duas extremidades da pinça, que farão a preensão da ponta da sonda, a ser exteriorizada.

GASTROSTOMIA PARA ALIMENTAÇÃO

Pode ser temporária, como nos doentes em coma prolongado ou com traumatismo craniano, em que o fechamento do estoma se faz espontaneamente após a retirada da sonda. Nestes casos recorre-se à técnica de Stamm-Senn.

Quando a gastrostomia não tiver duração prevista ou quando for definitiva, ela deve ser continente, o que se alcança com as técnicas de criação de túnel à custa da própria parede gástrica anterior. A preferida é a de Witzel, com a seqüência igual à descrita no capítulo de "Jejunostomia".

Bolsa na porção proximal do estômago, em cujo centro introduz-se a sonda alimentar. A sonda é deitada sobre a parede anterior do estômago e recoberta por sutura seromuscular da parede gástrica, deixando-se longos os fios que são usados para completar o fechamento do peritônio parietal.

GASTROSTOMIA NAS ESOFAGOPLASTIAS PRÉ-TORÁCICAS

Gastrostomia Simples na Operação de Torek (1913). Após a ressecção do câncer do esôfago torácico, faz-se também a esofagostomia cervical. Ambos os estomas – cervical

---
* Revisto por Orlando Marques Vieira.

e abdominal – são conectados por meio de tubo de borracha durante as refeições.

Gastrostomia Tipo Beck-Jianu. A finalidade da construção de um tubo pediculado na grande curvatura gástrica com pedículo proximal é levá-lo adiante da caixa torácica, o mais alto possível. Assim, a continuidade do tubo digestivo é restabelecida com um tubo obtido com a pele da face anterior do tórax, interposto entre o esôfago cervical e o gástrico.

Sem dúvida, esofagogastrostomia direta, como fazem hoje vários cirurgiões, tem preferência da maioria e, por isso, as esofagoplastias pré-torácicas citadas estão hoje abandonadas.

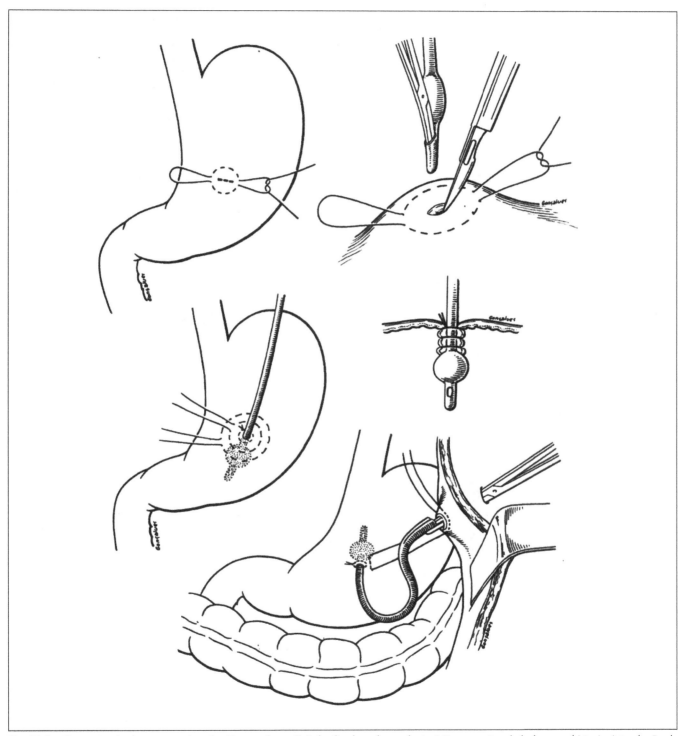

Fig. 71.1 – *Gastrostomia descompressiva, tipo Stamm-Senn. 1) Bolsa fixadora da sonda. Incisão no centro da bolsa com bisturi e introdução da sonda de Foley, estica da por pinça introduzida no orifício. 2) Sonda de Foley introduzida no estômago e mantida por duas suturas bolsas invaginantes. Balão distendido. 3) Corte para mostrar sonda introduzida e duas bolsas invaginantes amarradas. 4) Preensão extremidade da sonda por pinça hemostática introduzida por pequena incisão subcostal da pele, para dirigir a extremidade do Foley pala exterior. Já foi dado o primeiro ponto cardeal à esquerda, que será amarrado à medida que o estômago chegar à parede.*

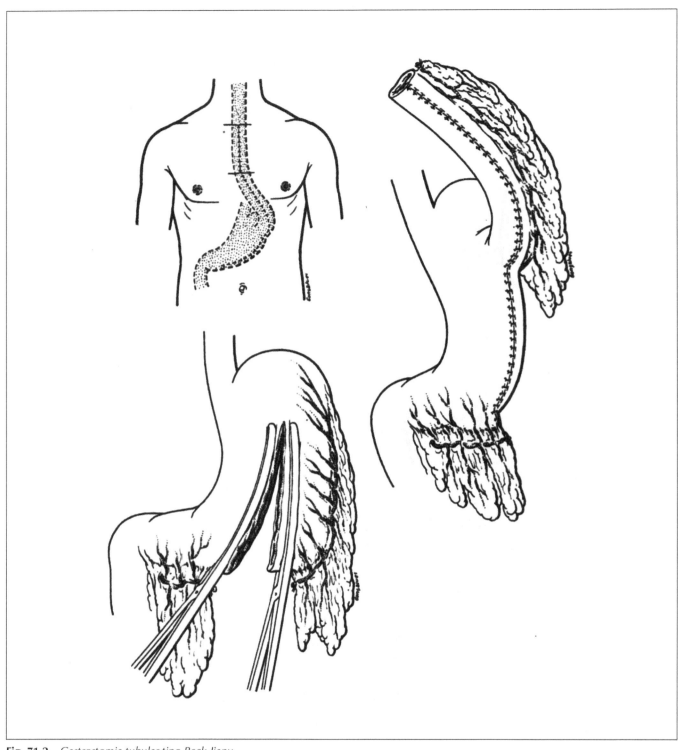

Fig. 71.2 – *Gastrostomia tubular tipo Beck-Jianu.*

BIBLIOGRAFIA

1. Beck C e Carrel A. Demonstration of specimens illustrating a method of formation of a prethoracic esophagus. Illinois. M. J., 7:463, 1905.
2. Degni Me Goffi FS. Novo método de gastrostomia permanente. Estudo experimental. Rev. Paul. Med., 24:367, 1949.
3. Iianu A. Gastrostomie und Oesophagoplastik. Deutsche Ztshr. f. Chir., 118:383, 1912.
4. Senn El. Gastrostomy by a circular valve method. JAMA, 27:1142, 1896.
5. Stamm M. Gastrostomy by a new method. Medical News, 65:324, 1894.
6. Torek M. The first successful case of resection of the thoracic portion of the esophagus in the treatment of carcinoma. Surg. Gynec. Obst., 16:614, 1913.

72

Cirurgia Gástrica*

Lúcio Galvão

Anastomoses Gastrentéricas

É a anastomose do estômago ao intestino delgado, em suas porções duodenal e jejunal. As com íleo são inadvertidas. Não vamos estudar as que se seguem à ressecção gástrica, em suas várias indicações.

GASTRODUODENOSTOMIA

É a comunicação criada cirurgicamente entre o estômago e o duodeno, na segunda e na terceira porção duodenal. Com mais freqüência, é usada com a segunda porção (Jaboulay), sendo mais rara a anastomose com a terceira porção (Rienhoff).

INDICAÇÕES

1) Operações de drenagem gástrica definitiva associada à vagotomia, no tratamento da úlcera duodenal, em que haja contra-indicação da pilorosplatia;

2) obstáculo mecânico congênito na primeira porção do duodeno (imperfuração ou atresia, diafragma).

Técnica de Jaboulay

1) Manobra de Kocher-Vautrin, para mobilização na segunda porção do duodeno;

2) ressecção do grande omento, desinserindo-o da grande curvatura do antro gástrico, onde será feita a anastomose, em extensão aproximadamente de 6 a 8 centímetros;

3) ponto de aproximação entre a segunda porção do duodeno e a grande curvatura do antro, para facilitar a anastomose.

4) sutura seromuscular posterior na concavidade da segunda porção duodenal, bem junto ao limite da cabeça do

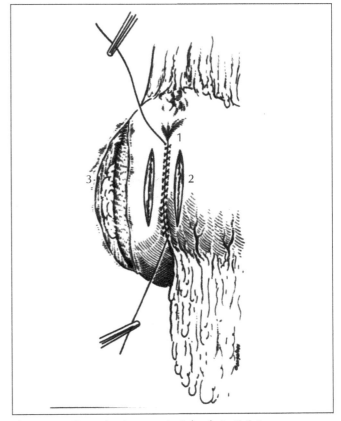

Fig. 72.1 – *Gastroduodenostomia (Jaboulay). 1) Sutura seromuscular posterior. 2) Incisão da parede anterior da segunda porção do duodeno e do antro gástrico. 3) Manobra de Kocher feita previamente para mobilização da segunda porção do duodeno.*

pâncreas e o antro gástrico (Fig. 72.1). Esta sutura é feita com fio absorvível montado em agulha atraumática em chuleio simples ou em pontos de Cushing;

5) sutura total com fio de categute cromado em chuleio simples posterior e pontos de Schmieden na sutura anterior;

6) sutura seromuscular anterior com fio inabsorvível.

---

* *Revisto por Orlando Marques Vieira.*

GASTROJEJUNOSTOMIA

Há duas modalidades principais de gastrojejunostomia, em relação ao colo transverso.

INDICAÇÕES

1) Ultrapassagem pilórica, quando há obstáculo ao esvaziamento gástrico (estenose pilórica benigna por úlcera, câncer irressecável do antro e canal pilórico) ou de tumores duodenais ou pancreáticos com obstrução da segunda porção;

2) operação de drenagem gástrica, associada à vagotomia, quando não puder ser praticada a piloroplastia ou a gastroduodenostomia.

Técnica

Gastrojejunostomia Pré-cólica. É preferível a técnica proposta por Lahey, que será resumida.

Ressecção do Grande Omento. Inicia-se a gastrólise da grande curvatura, excedendo de cerca de 4cm a extensão da boca anastomótica, programada para aproximadamente 6cm. Terminada a gastrólise, resseca-se o grande omento (Fig. 72.2).

Anastomose Pré-cólica na Grande Curvatura do Estômago. A anastomose não é feita na face anterior do estômago (Woelfler) e sim na grande curvatura gástrica.

A alça jejunal é disposta em sentido isoperistáltico com o estômago (alça proximal à esquerda, alça distal à direita). A alça aferente tem, em média, 20cm; a boca anastomótica, aproximadamente 6cm, feita em dois planos de sutura. Terminada a feitura do estoma, fixa-se a alça ao estômago com um ponto cerca de 1cm de cada extremidade.

Anastomose Transmesocólica ou Retrocólica. A técnica de Von Hacker, colocando a anastomose verticalizada na parede posterior do estômago, não deve ser usada pelo mesmo motivo que não se faz a anastomose na parede anterior quando da técnica pré-cólica: mau esvaziamento gástrico. Coloca-se a anastomose na grande curvatura do estômago.

Os tempos se seguem na seguinte seqüência: desinserção do grande omento da grande curvatura do estômago. Incisão sagital do mesocolo transverso em área avascular. Sutura dos lábios da incisão tornada transversal pela tração de suas bordas para esquerda e para direita. Fixação da borda dorsal criada à face posterior do estômago. Preensão da alça jejunal, em seu início, cerca de 6 a 10cm, do ângulo duodeno-jejunal em distância suficiente para alcançar em sentido isoperis-

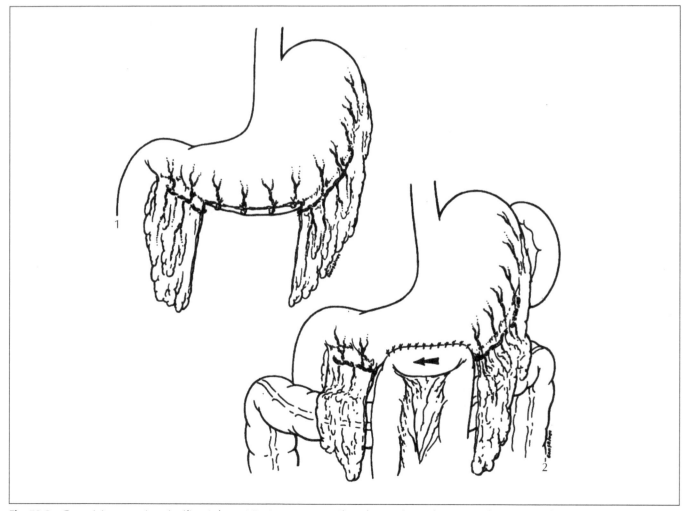

Fig. 72.2 – *Gastrojejunostomia pré-cólica, Lahey. 1) Desinserção (gastrólise) do grande epíploo na grande curvatura do estômago. 2) Anastomose gastrojejunal pré-cólica isoperistáltica, colocada na frente do colo transverso, na porção correspondente à ressecção do grande epíploo.*

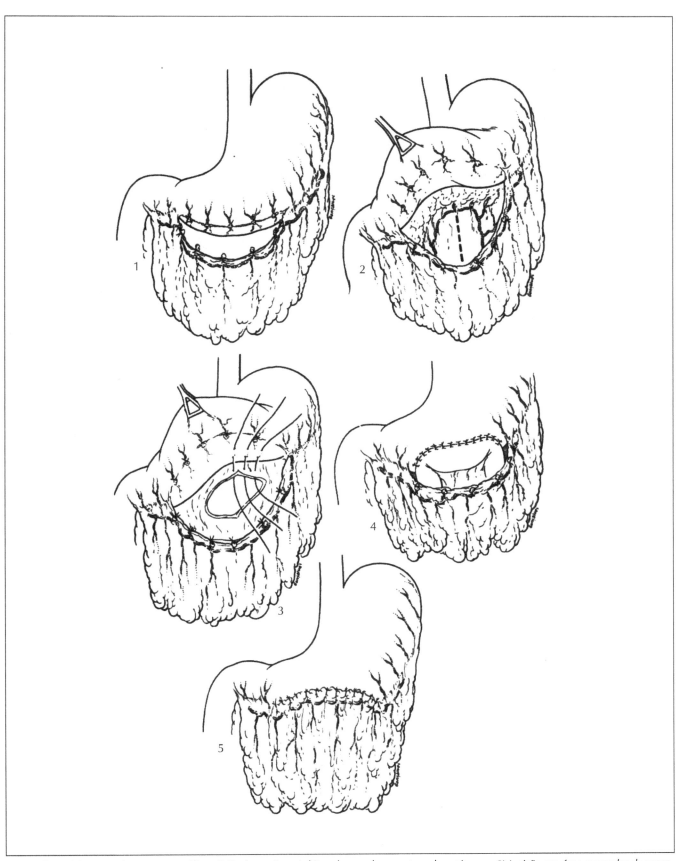

72.3 – *Gastrojejunostomia transmesocólica. 1) Desinserção epiplóica da grande curvatura do estômago. 2) Incisão em área avascular de mesocolo transverso e afastamento lateral das bordas, que são transformadas em laterais, em dorsal e ventral (tornada transversal para tração lateral). 3) Fixação da borda dorsal da incisão do mesocolo à face posterior do estômago. 4) Gastrojejunostomia na grande curvatura do estômago. 5) Reinserção do grande epíploo à face anterior, acima da fixação da borda ventral da incisão do mesocolo transverso.*

táltico a grande curvatura gástrica. Suturas seromuscular e total contínuas com fio absorvível com categute cromado.

Nos dois tipos de anastomose, fazem-se duas carreiras de ligaduras dos vasos da túnica submucosa do estômago, sendo incisada a mucosa entre as duas fileiras.

Terminada a anastomose, reinsere-se o grande omento na face anterior do estômago, distando um centímetro da seromuscular anterior (Fig. 72.3).

Gastrojejunostomia Roux. Praticamente não é usada como operação simples e isolada. Sua descrição é feita no capítulo das gastroduodenectomias.

COMPLICAÇÕES DAS GASTRENTERANASTOMOSES

Estão relacionadas à técnica e à fisiopatologia criada pela aleração anatômica, que a operação condiciona.

RELACIONADAS À TÉCNICA

Mau Funcionamento da Boca Anastomótica

a) Boca colocada muito acima do ponto declive, que é a grande curvatura entre corpo e antro;
b) alça anisoperistáltica;
c) tamanho da boca muito reduzido;
d) edema e hematoma no nível da boca anastomótica;
e) invaginação enterogástrica.

Obstáculo Mecânico

Na própria alça jejunal, longe da anastomose. Pode ocorrer por torção, nas anastomoses pré-cólicas, por aderências ou bridas ou por hérnias internas, como através da brecha mesocólica.

Deiscência da Anastomose

Pode haver peritonite difusa ou circunscrita e formação de fístula digestiva.

RELACIONADAS À FISIOPATOLOGIA

Úlcera péptica pós-operatória: sua freqüência pode alcançar até 30%, principalmente se a gastrenteranastomose

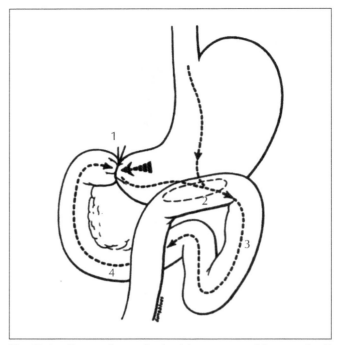

Fig. 72.4 – *Como evitar o círculo vicioso na gastrojejunostomia. 1) Ligaduras no nível do piloro (Kellogg). 2) Anastomose na grande curvatura, isoperistáltica, com cerca de Bem. 3) Alça aferente de comprimento suficiente que não produza angulação. 4) Círculo vicioso, podendo se fazer da boca anastomótica para o piloro, através da alça aferente ou no sentido inverso.*

foi indicada por úlcera duodenal e se os níveis de acidez são elevados. O fator responsável é o estímulo de produção de gastrina pela ação alcalina do bicarbonato de sódio do suco pancreático.

Gastrite biliar: por refluxo de bile, rotura da barreira protetora do muco e retradifusão de H+.

Dumping syndrome: por esvaziamento sem ritmo, por ultrapassagem pilórica.

Curto-circuito: criado pela permanência da permeabilidade pilórica, possibilitando o retorno ao estômago por via retrógrada. Não só da permeabilidade do piloro depende a formação do círculo vicioso; também resulta de obstáculo ao esvaziamento da alça eferente. Outra causa que pode ser responsabilizada é a posição incorreta, anisoperistáltica da alça. Kellogg propôs a ligadura do piloro para impedir esta complicação (Fig. 72.4).

73 Gastroduodenectomia Parcial

Fares Rahal
Victor Pereira
Carlos Alberto Malheiros
Francisco César Martins Rodrigues

INDICAÇÕES

A úlcera péptica duodenal e a gástrica são doenças diferentes. A duodenal é de longo tratamento clínico e de indicações operatórias precisas. A gástrica é de curto tratamento e, se não houver a cura endoscópica, após esse período, a operação é obrigatória.

A experiência mostra que a lesão gástrica ulcerada que não cicatriza em cerca de 6 a 8 semanas de tratamento tem possibilidade de ser lesão neoplásica maligna e, portanto, impõe-se a operação. Do mesmo modo, os pacientes com hemorragia digestiva por úlcera gástrica devem ser operados precocemente, pois é possível que o sangramento não responda ao tratamento conservador ou recidive. A localização habitual da úlcera junto à incisura angular, irrigada por ramo calibroso da artéria gástrica esquerda, é responsável pelo fato. A úlcera gástrica perfurada merece do cirurgião atitude agressiva: gastrectomia. A gastrorrafia muitas vezes é seguida de deiscência, além da possibilidade, antes citada, de tratar-se de perfuração de neoplasma gástrico maligno. Pela mesma razão, operações de exclusão de úlceras gástricas – por exemplo as justacárdicas – devem ser exceção e precedidas de biópsias endoscópicas e respectivos exames anatomopatológicos.

A úlcera duodenal é de longo tratamento clínico. A indicação cirúrgica é precisa e indiscutível na estenose, perfuração e hemorragia não coibida.

Neoplasmas Gástricos

Benignos

Os mais comuns são os adenomas – da linha epitelial – e os miomas, da linha mesenquimal. Os adenomas pequenos, sésseis ou pediculados, podem ser submetidos a extirpação endoscópica com exame anatomopatológico por congelação e, após, inclusão em parafina. Nos grandes e na polipose múltipla localizada, é aconselhável a gastroduodenectomia parcial. Nos miomas e nos demais da linha mesenquimal deve-se praticar a ressecção da parede gástrica sede do tumor e a gastrorrafia. Eventualmente, na dependência da localização e dimensões do tumor, a gastroduodenectomia.

Malignos

É indiscutível a indicação cirúrgica, obedecendo-se aos critérios de operabilidade e extirpabilidade curativa ou paliativa. Na curativa impõe-se radicalidade. A paliativa para resolver obstrução, hemorragia ou perfuração, exige apenas extirpação do tumor gástrico mediante gastrectomia total ou gastroduodenectomia parcial ou subtotal.

Outros Transtornos do Estômago e Duodeno

1) Estenose cáustica do antro gástrico.
2) Lesões agudas da mucos a gástrica ou duodenal refratárias ao tratamento conservador.
3) Traumatismo do duodeno.
4) Úlcera duodenal recidivada ou não curada, por:
– vagotomia gástrica proximal;
– vagotomia troncular ou seletiva com piloroplastia;
– vagotomia troncular ou seletiva com gastroenteroanastomose.

TÉCNICA CIRÚRGICA

Vias de Acesso

A incisão mediana xifo-umbilical e a paramediana pararretal interna direita são as mais empregadas. A escolha da incisão deve levar em conta o tipo constitucional do indivíduo, a adequada exposição do campo cirúrgico e ter extensão suficiente para permitir a exploração completa dos órgãos intracavitários.

Tempos da Gastroduodenectomia Parcial

1) Abertura e inventário da cavidade

2) Liberação da curvatura gástrica maior, procedendo-se à secção e ligadura dos ramos gástricos ou dos epiplóicos, ou seja, por dentro ou por fora das arcadas das gastroepiplóicas. Ir em direção ao baço até o 1º ou 2º ramo gástrico que mudam de direção, delimitando-se assim o nível de ressecção de cerca de 60% do estômago. Prosseguir distalmente liberando-se o restante da curvatura maior. Cuidado com o mesocolo. No duodeno prosseguir cuidadosamente sempre rente a sua parede. Praticar uma brecha no omento menor, amarrar uma gaze ao redor do antro para mantê-lo ocluído, pois tracionada pelo assistente, permitirá melhor exposição do duodeno. Completar a dissecção entre o duodeno e a cabeça do pâncreas até cerca de 1cm abaixo da úlcera, se for o caso, sempre junto à serosa, para evitar a lesão dos dutos biliar e pancreáticos. Seccionar e ligar a artéria e veias gástricas da direita. Ligar e seccionar,ou seccionar, o coto duodenal

3) Tratamento do Coto Duodenal

a) Técnica de Doyen ou de Doyen-Finsterer

Esmagar, transfixar a amarrar o duodeno. Sutura em bolsa seromuscular, com agulha atraumática curva.

Secção do duodeno acima da amarração e sepultamento do coto. Pontos separados seromusculares apanhando a túnica serosa do pâncreas ou o omento podem ser utilizados para proteção.

b) Sutura em plano único invaginante (Fig. 73.2)

Consideramos esta técnica muito segura. Preferimo-la e a recomendamos sempre que possível, particularmente nos duodenos de diâmetro largo e/ou de paredes espessas e edemaciadas. Seccionado o duodeno, pratica-se a ligadura dos vasos da mucosa e submucosa. Invaginação minuciosa da seromuscular com pontos separados, com atenção especial para os ângulos. A ausência do "esporão" representado pelo plano de sutura total facilita sobremaneira o fechamento perfeito do duodeno. Esta técnica "a céu aberto" permite inclusive a identificação da papila duodenal maior e evita a sua oclusão pelos pontos de sutura.

c) Técnica de Nissen (Fig. 73.3)

Utilizada para o fechamento do coto nos casos de úlcera da parede posterior do duodeno, "terebrante" no pâncreas, em que é impraticável o descolamento de sua porção distal, pela possibilidade de lesão da via biliar ou desinserção da papila. Secciona-se transversalmente a parede anterior do duodeno no nível da borda inferior da úlcera (se na cratera ulcerosa desembocar o canal pancreático, cateterizá-lo deixando a extremidade distal do tubo de polietileno na luz duodenal). Suturar a margem distal na parede anterior do duodeno seccionada à borda inferior da úlcera, com pontos separados de fio de algodão. Executar o segundo plano de sutura entre a seromuscular da parede duodenal anterior e a borda superior da úlcera.

d) Técnica de Montenegro.

As mesmas indicações da técnica de Nissen. Seccionado o duodeno acima da úlcera, pinçam-se as bordas livres da mucosa e submucosa e procede-se ao descolamento entre a mucosa e a camada muscular em toda circunferência possível da parede duodenal na extensão de cerca de 1cm. Amarra-se ou fecha-se o manguito mucoso-submucoso com sutura contínua com categute cromado 00 atraumático. Sobre ele executa-se o plano seromuscular com pontos separados e, eventualmente, "capitonagem" com omento, com algodão fino.

4) Situações especiais

a) Duodenostomia: pode ser utilizada caso o fechamento do coto duodenal tenha sido precário (isolamento insatisfatório e fechamento em tecido inflamatório). A duodenostomia por contra-abertura aliviará a pressão no lume do coto duodenal e evitará a deiscência. Não obtivemos bons resultados quando a empregamos e não a recomendamos (Fig. 73.4).

b) Úlceras duodenais terebrantes hemorrágicas ou perfuradas, bloqueadas pelo omento menor, englobando via biliopancreática.

É prudente isolar o ducto colédoco e, se necessário, cateterizá-lo identificando-se a papila duodenal maior. Seccionar então o duodeno e tratá-lo "a céu aberto" mantendo a papila sob visão direta. Evitar-se-á destarte lesão ou ligadura da via biliar e/ou pancreática.

c) Drenagem da cavidade abdominal

Não evita a deiscência do coto, mas permite diagnosticá-la precocemente. A drenagem da secreção biliopancreática previne a peritonite que fatalmente ocorreria coletando-se esta secreção na cavidade peritoneal. Deve ser utilizada sempre que houver dúvidas quanto à segurança do fechamento do coto duodenal. Drenagem bem-feita com dreno túbulo-laminar.

d) Operação de finsterer-Bancroft

Nos duodenos "difíceis", ou "úlceras duodenais difíceis", não perfuradas em peritônio livre ou hemorrágicas, tidas como inextirpíveis, terebrantes na cabeça do pâncreas com intensa fibrose duodenal e reação inflamatória periduodenal, comprome)ido também o piloro e impedindo o seguro fechamento doJduodeno acima da úlcera e com alteração das relações anatômicas com as vias biliar e pancreática, a operação de Finsterer-Bancroft é a alternativa válida.

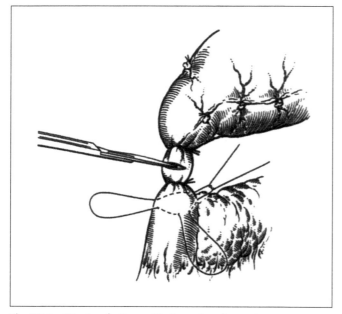

Fig. 73.1 – *Técnica de Doyen-Finsterer. Sepultamento por sutura em bolsa.*

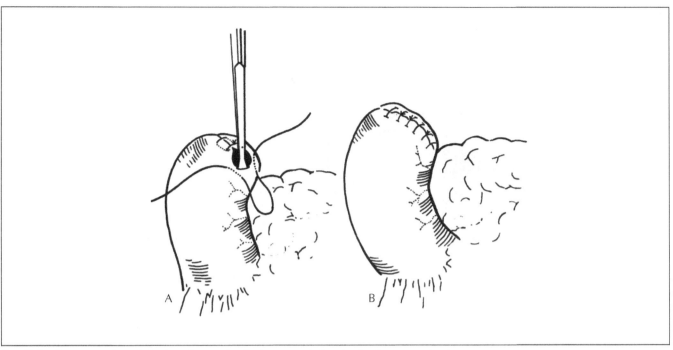

Fig. 73.2 – *Sutura em plano único invaginante. A – Fechamento do ângulo. B – Sutura terminada.*

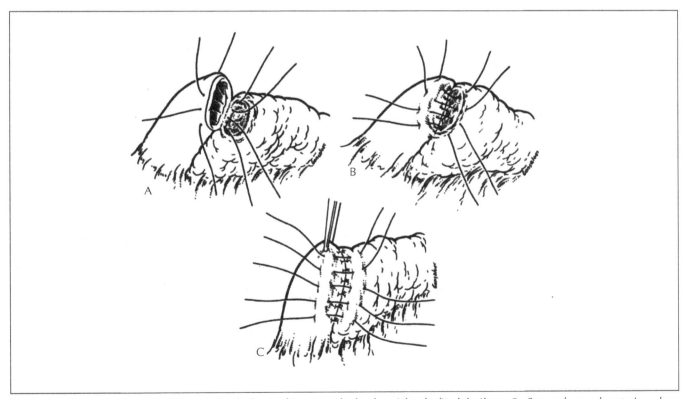

Fig. 73.3 – *Técnica de Nissen. A - Sutura da borda da parede anterior do duodeno à borda distal da úlcera. B - Sutura da parede anterior odeno à borda proximal da úlcera na superfície do pâncreas. C - Sutura da parede anterior do duodeno ao peritônio que cobre o eas.*

A decisão para praticá-la deve ser tomada após a abertura e inventário da cavidade abdominal, antes de iniciar-se a liberação da curvatura gástrica maior e a dissecção do duodeno, para respeitar a irrigação do antro gástrico. Para tal a desvascularização das curvaturas maior e menor deve determinar-se a aproximadamente 4cm acima do piloro, limites previamente demarcados.

Procede-se a seguir à secção da túnica seromuscular do antro em toda a circunferência gástrica, no limite da desvascularização praticada. A seguir, faz-se o descolamento da

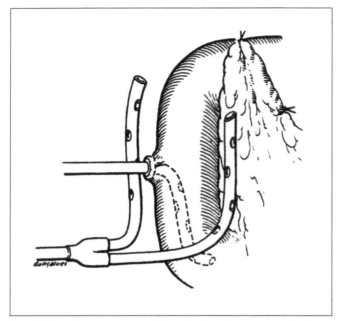

Fig. 73.4 – *Duodenostomia. Epiploplastia sobre o coto duodenal: duodenostomia com sonda na 2ª porção.*

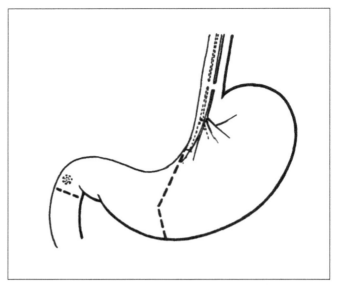

Fig. 73.5 – *Secção do estômago à maneira de Shoemaker.*

mucosa e da submucosa até o piloro, a sua ligadura por transfixação neste nível e secção acima dela e a sutura do manguito seromuscular antral por cima, em um ou dois planos. Completa-se a operação com gastro-jenuno-anastomose término-lateral, boca total e ressecção de cerca de 60% do estômago.

5) Tratado o duodeno, o estômago é rebatido para a esquerda expondo-se os vasos gástricos da esquerda. Rodear o omento menor com a mão esquerda e identificar entre o polegar e o indicador a borda da curvatura gástrica menor no nível em que se pretende ligá-los, para evitar alesão da parede do estômago. Pinçar, seccionar e ligar os vasos com todo cuidado.

6) Reconstituição do trânsito

a) Gastro-jejunostomia (Billroth II)

A gastro-jejuno-anastomose, término-lateral, boca total, é mais utilizada, quer pré-cólica (operação de Kronlein-Balfour), quer transmesocólica (operação de Reichel-Poya). A operação de Hoffmeister-Finsterer é *oralis parcialis* à maneira de Schoemaker (Fig. 73.5) (fechamento de cerca de metade do lume gástrico junto à pequena curvatura) e transmesocólica. A anastomose tanto pode ser isoperistáltica como anisoperistáltica.

– Operação de Kronlein-Balfour (Fig. 73.6)

Seccionadas e ligadas a artéria e veias gástricas da esquerda, levanta-se o colo transverso e apanha-se a primeira alça jejunal tendo, como reparo, a flexura duodeno-jejunal e os vasos mesentéricos superiores. A boca anastomótica deverá ser executada a cerca de 20cm daquela flexura. A alça aferente curta, menor que 20cm, poderá sofrer oclusão parcial ou total, quer por compressão pelo colo transverso, quer por rotação e acotovelamento da própria alça. A rotação e acotovelamento da alça eferente, ou a sua invaginação para o coto, levará à obstrução da boca anastom<5tica. Levada a alça para o andar supramescólico, é colocada a pinça de Abbadie, justapondo-se o jejuno e o estômago. Neste, entre o nível de ressecção delimitado por ocasião da desvascularização da curvatura gástrica maior e a ligadura dos vasos gástricos da esquerda. O segmento proximal (aferente) do jejuno deve ficar junto à pequena curvatura gástrica, e o distal (eferente) junto à grande curvatura (Fig 73.6). Sutura gastro-jejunal em dois planos, total e seromuscular. Sutura seromuscular contínua. Coprostase. Secção do estômago e abertura da alça jejunal. Sutura posterior contínua com pontos ancorados. Abertura do Abbadie e ligadura de vasos eventualmente sangrando. Sutura total anterior contínua, invertendo-se a mucosa. Retirada a pinça de Abbadie, sutura total anterior contínua. Verificação da permeabilidade das bocas da alça aferente e eferente pela palpação entre o polegar e o indicador.

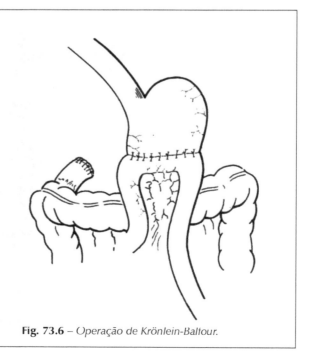

Fig. 73.6 – *Operação de Krönlein-Baltour.*

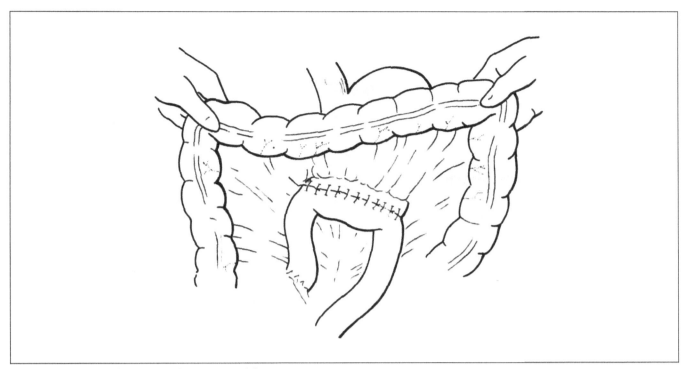

Fig. 73.7 – *Operação de Reichel-Polya. Anisoperisláltica.*

– Operação de Reichel-Polya (Fig. 73.7)

Após o tratamento do duodeno, secção e ligadura dos vasos gástricos da esquerda, levanta-se o colo transverso, expõe-se a face inferior do seu meso e numa área avascular pratica-se uma brecha de 6-8cm de extensão. Por ela leva-se a primeira alça jejunal para o andar supramesocólico. Colocação da pinça de Abbadie, e anastomose em dois planos de sutura como na operação de Krönlein-Balfour. Levantamento do colo transverso e transposição da anastomose pela brecha do mesocolo, para o andar inframesocólico. Fixação das ordas da ferida do mesocolo às paredes gástricas com pontos eparados. Cuidado para não fixá-las às alças aferente e eferente, obstruindo-as.

b) Gastroduodenostomia (Billroth I) (Fig. 73.8)

Empregada preferencialmente nas úlceras gástricas localizadas no nível da incisura angular e no antro. De regra a anastomose é término-terminal, *oralis parcialis*. Pean prati-:ou-a pela primeira vez em 1879. Billroth a empregou na primeira gastrectomia realizada com êxito em 1881, daí ser conhecida com a denominação Billroth I.

Liberar cuidadosamente o duodeno rente à sua parede. Praticar uma brecha no omento menor, amarrar uma gaze ao redor do antro. Pinçar, seccionar e ligar a artéria e veias gástricas da direita. Completar a dissecção do duodeno junto à cabeça do pâncreas e seccioná-lo. Na úlcera duodenal prosseguir a dissecção até, pelo menos, 1cm abaixo da lesão e fazer a secção neste nível. Empregar a manobra de Kocher, se julgada necessária para liberação ampla do duodeno e evitar a anastomose sob tensão. Completar a liberação da curvatura gástrica menor.

Ressecção do estômago à maneira de Shoemaker. Sutura em dois planos do coto gástrico a partir da curvatura menor deixando-se a boca com diâmetro idêntico ao do duodeno eccionado e reparando-o com a pinça de Kocher.

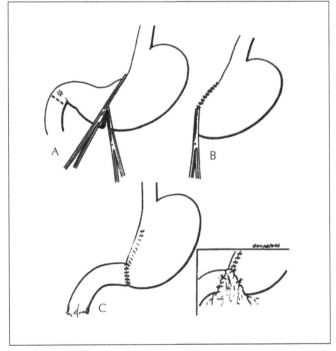

Fig. 73.8 – *Billroth I. A - Secção do estômago. B - Estoma gástrico do lado da grande curvatura. C – Aspecto final da gastroduodenostomia.*

Anastomose gastroduodenal com pontos separados de fio inabsorvível. Cuidado especial com o "ângulo da morte", local de encontro da sutura de fechamento do coto gástrico com a anastomose. Reforçá-lo com um ponto apanhando a parede posterior do duodeno e a do estômago e depois a anterior do estômago e a do duodeno para evitar as deiscências da anastomose que, em geral, nele ocorrem.

As anastomoses devem ser feitas delicadamente. Executá-las com pontos equidistantes cerca de 5mm e, no máximo, a 5mm das bordas das vísceras justapostas, evitando a formação de "esporão". Nas suturas contínuas manter o fio sob tensão, permitindo pontos ajustados para prevenir sangramento no pós-operatório.

BIBLIOGRAFIA

1. Corrêa Neto A. Clínica Cirúrgica. Sarvier, São Paulo, 4:229-354, 1988.
2. Galvão L. Cirurgia gástrica. Gastroduodenectomia parcial. In: Goffi F. Técnica cirúrgica. Livraria Atheneu, São Paulo, Capo 65, pp. 713-720, 1978.
3. Goffi FS, Ferrarini E, Hashiba K & Bastos ES Lesões das vias biliares pancreáticas nas gastroduodenectomias. Rev. Paul. Med., 63:377-382, 1963.
4. Malheiros CA. A operação de Finsterer-Bancroft no tratamento das úlceras duodenais crônicas inextirpáveis. Dissertação de mestrado apresentada e aprovada no Curso de Pós-Graduação em Cirurgia Geral da Faculdade de Ciências Médicas da Santa Casa de São Paulo, 1989.
5. Montenegro B. Úlceras gástricas duodenais terebrantes. Rev. Cir. S. Paulo, 9:325-329, 1938.
6. Rahal F. Gastrectomia por exclusão. Arq. Hosp. Sta. Casa S. Paulo, 15:173-184, 1969.
7. Rahal F. Aspectos técnicos no fechamento do coto duodenal. In: Aspectos técnicos na cirurgia do aparelho digestivo. São Paulo, Robe Livraria e Editora, 1992.
8. Rahal F & Pereira V. Estudo atual do tratamento cirúrgico da úlcera péptica. Arq. Hosp. Sta. Casa S. Paulo, 6:69-78, 1973.
9. Vasconcelos E. Técnica de gastrectomia parcial por úlceras gástricas ou duodenais. Arq. Cir. Clin. Exp., 12:260-279, 1949.

Cirurgia Gástrica – Vagotomias

Carlos Alberto Malheiros
Francisco César Martins Rodrigues
Fares Rahal

CONSIDERAÇÕES GERAIS

Vagotomia consiste na secção dos nervos vagos, ou de seus ramos no abdome. Seu objetivo principal é anular o estímulo aos receptores de acetilcolina das células do corpo e fundo gástrico, promovendo assim acentuada diminuição da produção ácida por essas células. Tem, portanto, indicação em situações de hipercloridria, ou quando tenciona-se minimizar a produção ácida, mesmo que normal.

Conforme o nível da secção nervosa, a vagotomia pode ser troncular, seletiva ou gástrica proximal.

VAGOTOMIA TRONCULAR

É a secção vagal na altura do segmento torácico inferior do estômago, ou logo após a entrada dos nervos na cavidade abdominal.

INDICAÇÕES

- úlcera duodenal: sempre associada à ressecção gástrica ou à operação de drenagem (piloroplastia, gastroduodenostomia ou gastroenterostomia).
- úlcera de boca anastomótica, quando a degastrectomia é tecnicamente difícil ou impraticável (nestes casos, pode ser realizada por via transtorácica).
- nas gastroduodenectomias parciais ou subtotais com reconstrução em "Y" de Roux.
- nas desconexões ázigo-portais com esqueletização da transição esôfago-gástrica.
- como manobra tática nas correções de hérnias hiatais volumosas ou recidivadas, com a finalidade de facilitar o retorno do estômago à cavidade abdominal e conseguir-se boa fundoplicatura com o esôfago.

TÉCNICA CIRÚRGICA

Em 1943, Dragstedt introduziu a vagotomia troncular transtorácica no tratamento das úlceras duodenais. Como não se realizava nenhum procedimento de drenagem, muitos pacientes apresentaram complicações relacionadas à estase gástrica. Assim, o próprio autor passou a preconizar a vagotomia troncular abdominal transiatal, associada à drenagem gástrica, em substituição ao método original. A vagotomia transtorácica não deve, no entanto, ser esquecida. Há situações em que é opção valiosa de tratamento, como, por exemplo nas úlceras de boca anastomótica em doentes com múltiplas operações abdominais anteriores.

Com o paciente em decúbito lateral direito, realiza-se toracotomia póstero-lateral esquerda baixa, no nível do sétimo espaço intercostal. Pulmão e coração são rebatidos anteriormente, expondo-se assim o mediastino posterior. A pleura mediastinal é então incisada, e o esôfago torácico inferior isolado com dissecção cuidadosa. A tração do órgão promove o estiramento dos troncos vagais direito e esquerdo, que são facilmente reparados e seccionados.

Vagotomia troncular abdominal transiatal

– Posição: decúbito dorsal, com coxim aplicado no dorso, região infra-escapular. Sondagem nasogástrica para esvaziamento completo do estômago e para facilitar a apresentação da víscera.

– Via de acesso: incisão mediana xifo-umbilical ampla, contornando o apêndice xifóide, ressecando-o se necessário (manobra de Léfevre). Caso haja necessidade também, inferiormente, pode-se contornar a cicatriz umbilical e prolongar a incisão até 2 a 3cm abaixo do umbigo.

– Após o inventário da cavidade, é aplicado afastador autostático de Gosset ou de Balfour. O auxiliar traciona caudalmente o estômago, escorado à sonda gástrica. O lobo esquerdo do fígado é delicadamente afastado para cima e para a direita do paciente com válvula de Doyen. Se necessário, pode-se seccionar o ligamento triangular do fígado para facilitar este afastamento e a exposição da membrana frenoesofagiana anterior. Algumas vezes é também preciso afastar o baço para adequada exposição; nestes casos a válvula deve ser colocada delicadamente sobre o órgão, se possível protegido por compressa, com atenção constante por parte de toda equipe para não lesá-lo.

– Isolamento do esôfago abdominal (Fig. 74.1): secção e abertura da membrana frenoesofagiana anterior. Em algumas situações (p. ex.: hipertensão porta, hérnia hiatal), a vascularização da região encontra-se aumentada, havendo necessidade de secções e ligaduras destes vasos. Procede-se então ao isolamento do esôfago, que deve ser feito através de dissecção romba digital, com o indicador e o polegar. Uma vez contornado o órgão, este é reparado com dreno de Penrose largo. O isolamento é complementado através de dissecção cuidadosa com gaze montada, até a visualização completa do esôfago abdominal e da alça muscular correspondente ao pilar diafragmático direito.

– Identificação dos troncos vagais: o tronco vagal esquerdo tem esta posição na altura do esôfago torácico. No nível do diafragma, normalmente passa a anteriorizar seu trajeto descendente, sendo por isso também chamado tronco anterior. Deve, portanto, ser procurado na face anterior junto à borda esquerda do esôfago. Quando o estômago é tracionado caudalmente, esse nervo, por ser menos elástico que a musculatura esofagiana, produz impressão na superfície deste órgão, sendo mais facilmente localizado. Repara-se o tronco nervoso com fio e procede-se à sua dissecção numa extensão de 8 a 10cm, seccionando-se pequenos ramos que penetram na musculatura do esôfago abdominal. O tronco vagal direito, ao contrário, assume posição posterior no nível do hiato. Pode ser localizado tracionando-se para a esquerda o esôfago reparado com dreno de Penrose, expondo seu trajeto descendente medialmente à porção direita do pilar diafragmático direito. A tração caudal do estômago promove a tensão do nervo que, quando não visualizado em sua posição, pode ser sentido à palpação como uma "corda de violino". Da mesma maneira, o tronco deve ser reparado com fio e ser dissecado por cerca de 8 a 10cm.

– Secção dos troncos (Fig. 74.2.1): pode ser feita de maneira simples com auxílio do cautério, ou ser acompanhada de pinçamento e ligadura com fio. Após a secção, com o esôfago tracionado, é conveniente palpar minuciosamente a região à procura de pequenos ramos nervosos e seccioná-los também. Esses achados são relativamente freqüentes, já que em muitos indivíduos as ramificações vagais iniciam-se na altura do esôfago torácico. Apesar de o procedimento poder ser considerado encerrado neste tempo, e como os mecanismos de contenção da cárdia foram alterados, é prudente proceder-se a uma fundoplicatura, evitando-se o refluxo gastroesofágico iatrogênico.

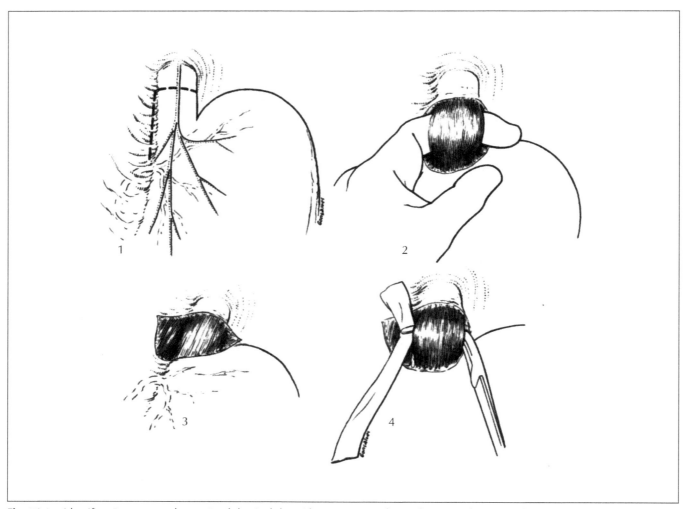

Fig. 74.1 – *Identificação e reparo da porção abdominal do esôfago. 1) Incisão do epíploo gastro-hepático, abaixo do nervo hepático do vago anterior. 2) Contorno digital do esôfago. 3) Exposição dos pilares, quando há hérnia hiatal associada. 4) reparo do esôfago com cadarço ou lâmina de borracha (dreno de Penrose).*

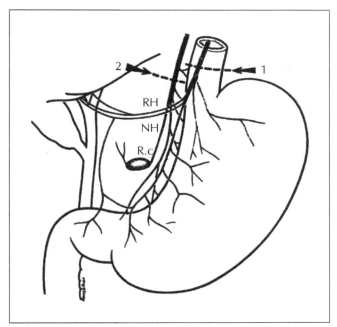

Fig. 74.2.1 – *Vagotomia troncular. 1) Secção do tronco vagal anterior acima do nervo hepático ou ramo hepático (R.H.N.H.) 2) Secção do tronco vagal posterior acima do r. celíaco (R.C.).*

COMPLICAÇÕES

Intra-operatórias:
- lesão esplênica
- perfuração do esôfago
- abertura inadvertida de pleura

Pós-operatórias:
- disfagia: por mecanismo ainda incerto, é complicação transitória.
- estase gástrica: **um** dos efeitos óbvios da vagotomia troncular, pode apresentar-se em graus variados, sendo raramente **um** problema sério e de resolução com reoperação.
- diarréia: atribuída a alterações da flora intestinal e da secreção pancreática promovidas por estase após a desnervação do ramo celíaco do vago posterior. Apesar de freqüente, em geral é transitória. A diarréia incapacitante é rara, incidindo em menos de 1% dos pacientes.
- colelitíase: relacionada à atonia da vesícula biliar após a desnervação do ramo hepático do vago anterior.

VAGOTOMIA SELETIVA

É a secção dos ramos gástricos dos troncos vagais, reservando-se O ramo hepático do tronco vagal anterior e o ramo celíaco do tronco vagal posterior. A vantagem teórica deste tipo de operação sobre as vagotomias tronculares é de, com desnervação exclusivamente gástrica, evitarem-se as complicações intestinais e biliares.

INDICAÇÕES

- úlcera duodenal: sempre associada à ressecção gástrica ou à operação de drenagem (piloroplastia, gastroduodenostomia ou gastroenterostomia).
- nas gastroduodenectomias parciais ou subtotais com reconstrução em "Y" de Roux.

TÉCNICA CIRÚRGICA

- Vagotomia seletiva no nível do hiato: observar os itens das vagotomias tronculares. Reparados os troncos vagais, proceder à dissecção inferior até o nível da cárdia, seccionando-se os ramos gástricos localizados à esquerda dos troncos. Incluir a secção do nervo de Latarjet, preservando-se assim o pequeno epíploo, que contém os ramos hepático e celíaco dos vagos.
- Vagotomia seletiva infra-hiatal (Fig. 74.2.2): observar os itens das vagotomias tronculares. Abertura do pequeno epíploo junto ao nervo de Latarjet. Na altura da cárdia, proceder à ligadura do mesmo e de ramos vagais direcionados ao fundo gástrico, tanto anterior como posteriormente. Nesta variante técnica, não há necessidade de isolamento do esôfago abdominal, tornando desnecessário qualquer procedimento anti-refluxo após a desnervação gástrica.

COMPLICAÇÕES

- Vagotomia seletiva no nível do hiato diafragmático: são similares às das vagotomias tronculares, à exceção da diarréia e da colelitíase, cuja incidência é, ao menos teoricamente, menor.
- Vagotomia seletiva infra-hiatal: não apresenta as complicações da dissecção do esôfago abdominal. Em contrapartida, o risco de vagotomia incompleta é maior. Como já citado anteriormente, em muitos indivíduos as ramificações vagais iniciam-se em posição alta, no nível do esôfago torácico. Nesses casos fica muito difícil proceder à uma vagotomia gástrica completa sem o total isolamento dos troncos vagais do esôfago abdominal.

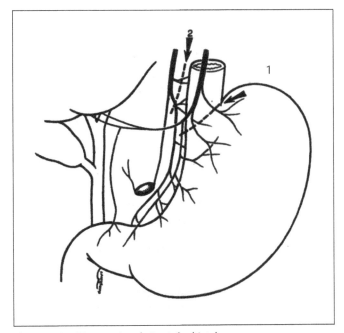

Fig. 74.2.2 – *Vagotomia seletiva infra-hiatal.*

VAGOTOMIA GÁSTRICA PROXIMAL

É a secção apenas dos ramos vagais que inervam corpo e fundo gástrico, regiões cuja mucosa é composta por células parietais, produtoras de ácido. Tem vasta sinonímia na literatura: vagotomia superseletiva, vagotomia altamente seletiva, vagotomia de células parietais, vagotomia corpo-fúndica, entre outras. Seu objetivo é, além da preservação dos ramos hepático e celíaco, manter intactos os nervos de Latarjet, anterior e posterior, conservando-se, assim, a inervação antropilórica. Dessa maneira, a propulsão e o esvaziamento gástricos permanecem com funcionamento próximo do normal.

Indicações

– úlcera duodenal não estenosante.

Após a divulgação desta operação no mundo, muitas e indiscriminadas foram suas indicações. Foi praticada em úlceras gástricas, esofagites por refluxo e até mesmo em casos de gastrite associada à hipercloridria. Atualmente é contraindicada nas úlceras gástricas de qualquer etiologia. Nas úlceras duodenais, deve ser evitada quando há alto risco de recidiva e ser substituída por uma ressecção gástrica, associada ou não à uma vagotomia troncular ou seletiva.

Técnica Cirúrgica

Observar os itens das vagotomias tronculares.

– Identificação do nervo de Latarjet: com o estômago tracionado caudalmente, observa-se por transpatrêntcia no pequeno epíploo um tripé nervoso que termina no antro gástrico. O ramo mais proximal, normalmente, termina pouco abaixo da incisura angular. O ramo mais distal, na maior parte dos casos, termina próximo ao piloro. Este tripé nervoso, também reconhecido como "nata de corvo", corresponde à porção terminal do nervo de Latarjet. Os ramos nervosos que se dirigem às células parietais partem do nervo de Latarjet acompanhando os pedículos vasculares, ramos dos vasos gástricos esquerdos.

– Pinçamento, secção e ligadura dos ramos vasculares anteriores da pequena curvatura gástrica, juntamente com os ramos nervosos, iniciando imediatamente acima do ramo proximal da "pata de corvo", rebatendo o nervo de Latarjet para a direita até o nível da cárdia (Fig. 74.2.3).

– Na altura da cárdia, prossegue-se com a dissecção em direção ao esôfago abdominal, ainda rebatendo as estruturas para a direita, e seccionando-se todas as ramificações vagais que se dirigem para a esquerda (fundo gástrico e esôfago). Esta dissecção é realizada até desnudar aproximadamente 7cm de esôfago abdominal.

– Repetem-se os procedimentos para os ramos vasculares posteriores da pequena curvatura gástrica. O acesso a estes ramos pode ser duas maneiras: através da brecha aberta no pequeno epíploo pelas ligaduras dos ramos anteriores, ou abrindo-se o ligamento gastrocólico e rebatendo-se o estômago cranialmente. No nível do esôfago abdominal, tem-se o cuidado de seccionar os ramos do vago posterior que se dirigem ao fundo gástrico, conhecidos como ramos "criminais" de Grassi. Ao final da dissecção, o esôfago abdominal encontra-se completamente exposto. Há ramos nervosos na

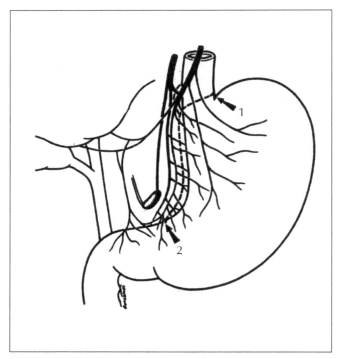

Fig. 74.2.3 – *Vagotomia gástrica proximal.*

grande curvatura gástrica, provenientes do antro em direção ao corpo e fundo, que devem ser interrompidos através de ligadura e secção dos vasos gastroepiplóicos, na altura da transição antro-corpo.

– Devido à manipulação do hiato e da transição esofagogástrica, é conveniente associar uma fundoplicatura antirefluxo, à maneira de Lortat-Jacob.

Há que se mencionar ainda três variantes técnicas da vagotomia gástrica proximal. Hill propôs a vagotomia gástrica proximal anterior, associada à vagotomia troncular posterior, relatando que a preservação apenas do nervo de Latarjet anterior é suficiente para a manutenção da motilidade antropilórica. Mais recentemente, Taylor defendeu a seromiotomia gástrica, anterior e posterior, realizada entre 1,5 e 2cm abaixo da pequena curvatura, com o objetivo de seccionar todos os ramos vagais intramurais. A terceira variante deriva dessas duas primeiras e consiste na seromiotomia gástrica anterior associada à vagotomia troncular posterior, o que se convencionou denominar método de Taylor-Hill.

Complicações

Intra-operatórias:
– lesão esplênica
– perfuração gástrica
– perfuração do esôfago
– lesão do nervo de Latarjet

Pós-operatórias:
– estase gástrica: complicação passageira, podendo ocasionar dor no ombro esquerdo (síndrome do ombro esquerdo). Quando não reversível, pode ser atribuída a lesão do nervo de Latarjet.
– disfagia: corno nas vagotomias tronculares, tem mecanismo incerto e caráter transitório.

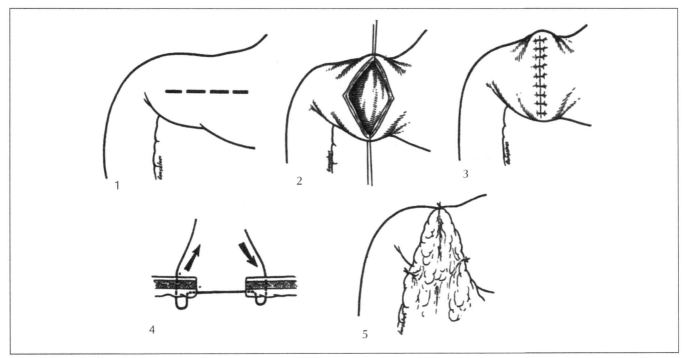

Fig. 74.3 – *Piloroplastia pela técnica de Heinecke-Mikulicz.*

– necrose da pequena curvatura: complicação rara, por desvascularização da mesma.

DRENAGEM GÁSTRICA

As operações de vagotomia troncular e seletiva devem, obrigatoriamente, se associar à drenagem gástrica, porque a função de "bomba" de esvaziamento desempenhada pelo antro gástrico foi anulada pela desnervação vagal (Galvão). A derivação tem a finalidade de evitar a estase alimentar que causa a elevação dos níveis séricos de gastrina, responsável pela recidiva ou ausência de cicatrização da úlcera.

Há três técnicas de drenagem gástrica: piloroplastia, anastomose do antro com a segunda porção do duodeno e gastrojejunostomia. Estas duas últimas são objeto de descrição em outro capítulo (Cap. 72).

PILOROPLASTIA

A técnica de Heinecke-Mikulicz, recomendada por Weinberg, consiste em fazer incisão longitudinal no nível da transição gastroduodenal. Após ligadura dos vasos da túnica submucosa, isoladamente, a sutura das bordas da incisão é feita no sentido transversal, em plano único, usando-se pontos separados com fio inabsorvível. Terminada a sutura pode-se, por segurança, ancorar um pedículo de epíploo sobre ela, conforme aconselha Galvão (Fig. 74.3).

BIBLIOGRAFIA

1. Amdrup E, Andersen D, Jensen HE. Parietal cell (highly selective or proximal gastric) vagotomy for peptic ulcer disease. World J Surg 1:18, 1977.
2. Dragstedt LR, Harper PV, Toree EB, Woodward ER. Section of the vagus nerve to the stomach in the treatment of peptic ulcer. Ann Surg 126:687, 1947.
3. Galvão L. Cirurgia gástrica. Vagotomias. In: Goffi FS ED. Técnica cirurgica. Bases anatômicas, fisiopatológicas e técnicas da cirurgia. 3 ed. Rio de Janeiro. Livraria Atheneu, pp. 721-727, 1986.
4. Grassi G. Highly selective vagotomy with intra-operative acid secretive test of completeness of vagal section. Surg Gynecol Obstet 140:259, 1975.
5. Grassi G. The technic of proximal selective vagotomy. Chir Gastroenterol 5:399, 1971.
6. Griffith CA, Stavney LS, Kato T, Harkins HN. Selective gastric vagotomy. Am J Surg 105:13, 1963.
7. Griffith CA. Selective vagotomy plus suprapyloric antrectomy: an alternative antidumping operation. In: Nyhus LM, Wastell C. Surgery of the stomach and duodenum. 4ed. Boston. Little, Brown and Company, 1986, capo 12, p. 337.
8. Griffilh CA, Harkins HN. Partial gastric vagotomy: al! experimental study. Gastroenterology 32:96, 1957.
9. Hill GL, Barker Me. Anterior highly selective vagotomy with posterior truncal vagotomy: a simple technique for denervating the parietal cell mass. Br J Surg 65:702, 1978.
10. Johnson AG. Truncal vagotomy. In: Nyhus LM, Wastell C. Surgery of the stomach and duodenum. 4ed. Boston. Little, Brown and Company, cap. 11, p. 323, 1986.
11. Johnston D, Wilkinson AR. Selective vagotomy with innervated antrum without drainage procedure for duodenal ulcer. Br J Surg 56:626, 1969.
12. LataJjet A. Preliminaire sur I' innervation et l'enervation de l'estomac. Lyon Med 130:166, 1921.
13. Latarjet A. Resection des nerfs de l'estomac. Buli Acad Nat!'1 Med (Paris) 87:681, 1922.
14. Rahal F, Cápua Jr A. Vagotomias Tronculares. In: Mello JB, Moraes IN, Arruda RM, Abrão N. Progressos em cirurgia. 1 ed. São Paulo. Farmion, v.l, p. 114, 1979.
15. Wastell e. Proximal gastric vagotomy. In: Nyhus LM, Wastell e. Surgery of the stomach and duodenum. 4ed. Boston. Little, Brown and Company,cap. 13, p.365, 1986.
16. Weinberg JA. Vagotomy and pyloroplasty in treatrnent of duodena) ulcer. Amer. J. Surg. 105:347, 1963.

75

Gastrectomias Subtotais e Totais

Fábio Schmidt Goffi
Sansom Henrique Bromberg

INTRODUÇÃO

As gastrectomias subtotais e totais têm sua maior indicação para o tratamento do câncer gástrico. A incidência desta afecção varia de acordo com a região geográfica, porém ela figura entre as mais comuns nas pessoas adultas, principalmente do sexo masculino.

As estatísticas disponíveis dos Estados Unidos e da Europa Ocidental têm mostrado significativa redução da freqüência dessa neoplasia, sem que para isso exista explicação convincente.

No entanto, no Japão, Chile e Islândia as cifras continuam elevadas, atribuindo-se tal fato, entre outras causas, a hábitos alimentares[29].

O tratamento do câncer gástrico pela gastrectomia foi encetado em fins do século XIX, cabendo a Billroth[4] o mérito de haver realizado com sucesso em 1881 a primeira ressecção parcial do estômago. Em 1887, Schlatter[21,28] praticou a primeira gastrectomia total por câncer.

O conceito de que os carcinomas têm sua principal via de disseminação pelos efluentes linfáticos deu margem a que na primeira metade do século XX surgissem numerosos estudos sobre a drenagem linfática do estômago. Baseados nessas pesquisas anatômicas renomados cirurgiões criaram a idéia, na década de 50, de que todos os carcinomas extirpáveis do estômago deveriam ser tratados pela gastrectomia total acrescentada pela exérese em uma única peça do baço, cauda do pâncreas, grande epíploo e linfonodos regionais[15,17,25]. A experiência que resultou dessa conduta não correspondeu à expectativa[8,10], em que pese ao fato de cirurgiões japoneses e alguns europeus defenderem atualmente a conduta.

A marcante prevalência do câncer gástrico no Japão e o aperfeiçoamento dos aparelhos óticos para exame endoscópico possibilitaram a instituição, naquele país, de recenseamentos de massa para populações de risco. A medida tem permitido surpreender lesões gástricas malignas assintomáticas de pequenas proporções, as quais resolveu-se impropriamente denominar cânceres precoces. Melhor seria chamá-las lesões incipientes, ou superficiais, já que elas nada têm de prematuras ou antecipadas. Na verdade, tais lesões podem permanecer inalteradas durante longo tempo, na dependência do equilíbrio malignidade do tumor/resistência imunitária do hospedeiro.

O tratamento cirúrgico do câncer gástrico resume-se a dois procedimentos genéricos: operações radicais e operações paliativas. Tanto os carcinomas avançados como os *in situ* são manejados observando-se os mesmos princípios oncológicos: gastrectomia, linfadenectomia e omentectomia, embora a extensão da gastrectomia e da linfadenectomia seja diferente em cada caso[18].

PATOLOGIA

Na maioria das vezes o câncer gástrico é de linhagem epitelial, iniciando-se na túnica mucosa. Sua expansão se faz de vários modos: 1) por continuidade, nos sentidos radial, circunferencial e axial (esôfago e duodeno); 2) por permeação e embolismo dos vasos linfáticos até os linfonodos; 3) por embolismo através das raízes da veia porta, alcançando o fígado; 4) por contigüidade, invadindo órgãos vizinhos: pâncreas, lobo esquerdo do fígado, mesocólon e cólon transverso e baço; 5) por semeadura peritoneal, quando as células tumorais ultrapassam, em profundidade, a túnica serosa do estômago. Tais células, pelos movimentos viscerais, podem se fixar e proliferar em qualquer ponto do âmbito peritoneal[2].

A progressão do tumor se dá rapidamente por via submucosa e subserosa até uma distância de 5cm além dos limites macroscópicos da lesão no nível da mucosa. Essa é, por isso, a margem de segurança para a ressecção gástrica da neoplasia avançada, enquanto que na lesão incipiente o limite é de 2cm.

Baseando-se na histologia e citologia, no tipo de crescimento tumoral e na capacidade de produzir muco, Lauren[16] classificou os carcinomas gástricos em dois tipos: difuso e o chamado intestinal. Conquanto alguns autores discordem[12], essa classificação parece ter significado prognóstico e a probabilidade de o paciente conseguir sobrevivência longa será maior quando a neoplasia for do tipo intestinal. Curiosamente, o tipo intestinal de câncer gástrico se associa freqüentemente à participação de infiltrado mononuclear peri e intraneoplásico mais abundante[7]. Tal fato se coaduna com os dados de algumas publicações que referem maior sobrevivência dos pacientes quando sua neoplasia apresenta reação linfocitária abundante. Esse melhor prognóstico prevalece mesmo quando os linfonodos regionais se encontram tomados pela neoplasia, desde que a estrutura nodal esteja conservada e hiperplásica[5,7,11].

A existência de células imunocompetentes no infiltrado reacional sugere que elas podem liberar anticorpos tumor-específicos, o que é corroborado pela presença da imunoglobulinas no estroma tumoral e nos linfonodos regionais[20,3].

Classificação

O emprego rotineiro da gastrofibroscopia permitiu o melhor conhecimento dos cânceres incipientes, ditos "precoces", e a Sociedade Japonesa de Endoscopia Gastrenterógica, adotou, em 1962, uma classificação macroscópica deixando três tipos: tipo I – protuso; tipo II – superficial; tipo III – escavado. O tipo II possui três subtipos: IIa – elevado; IIb - plano; IIc – deprimido. Pode haver associação de tipos e subtipos II. São mais comuns os tipos IIc, IIc+III, IIa, I, IIa+IIc.

A classificação de Borrmann[6] para cânceres avançados, proposta em 1926, é ainda válida como índice prognóstico. Distinguem-se os tipos I - polipóide não ulcerado; II – ulcerado, com bordas elevadas bem definidas; III - parcialmente infiltrativo; IV - infiltrativo difuso. O grau de malignidade cresce do tipo I para o IV.

Por outro lado, se o câncer avançado tem prognóstico pouco favorável, variando a sobrevida de 30% a 50%[7], no câncer incipiente esta alcança 90% ou mais.

Estadiamento

Entre os fatores de prognóstico em relação ao carcinoma gástrico destacam-se: a profundidade de infiltração neoplásico comprometimento dos linfonodos e o tipo histológico[13].

A indicação do tratamento cirúrgico e a escolha do procedimento técnico estão na dependência do estadiamento do câncer gástrico[18] de acordo com o sistema TNM proposto em 1970 pelo Comitê da Junta Americana para Estadiamento do Câncer e revisado em 1977. O critério TNM avalia a profundidade da penetração do tumor primário na parede gástrica pela letra T, o grau de comprometimento linfonodal representado pela letra N, e as metástases a distância, identificadas pela letra M. De acordo com as características enumeradas, o câncer pode ser classificado em quatro estádios, aumentando a malignidade de acordo com o valor numérico da classificação.

GASTRECTOMIA SUBTOTAL AMPLIADA

Indicações

As lesões neoplásicas limitadas à mucos a gástrica são tratadas por gastrectomia menos extensa. É conveniente acrescentar, apenas, a exérese do ligamento gastroepático e do grande omento.

A gastrectomia subtotal ampliada é feita nos doentes com câncer avançado localizado no antro ou eventualmente, no corpo gástrico, observando-se o limite de 5cm distante da borda macroscópica do tumor para a ressecção. Para que a gastrectomia seja considerada subtotal é necessário retirar-se toda a pequena curvatura gástrica (Fig. 75.2).

Técnica

1) Incisão paramediana, pararretal interna, à esquerda da linha mediana, começando no nível da base do processo xifóide do externo e terminando no nível da cicatriz umbilical.

2) Afastamento do músculo reto anterior esquerdo, lateralmente, exposição e ressecção, se necessário, do processo xifóide do esterno.

3) Abertura do folheto posterior da bainha do reto e peritônio.

4) Exteriorização do estômago e descolamento coloepiplóico.

5) Secção do ligamento triangular esquerdo do fígado visando à mobilização do seu lobo esquerdo, manobra indispensável para a ressecção de todo o pequeno omento e tratamento dos pedículos vasculares principais do estômago.

6) Ligadura dos vasos gástricos direitos e gástricos esquerdos nas proximidades de suas origens e extirpação de todo o pequeno omento desde o ligamento gastrolienal até o duodeno.

7) Ligadura dos vasos gastroepiplóicos direitos rente à cabeça do pâncreas.

8) Dissecção do pedículo hepático e retirada eventual de linfonodos enfartados ao longo da artéria hepática.

9) Secção do duodeno, 2cm caudalmente ao piloro, ligadura e sepultamento do coto duodenal (Fig. 75.1).

10) Ressecção de quatro quintos do estômago incluindo toda a pequena curvatura e o grande omento (Fig. 75.2).

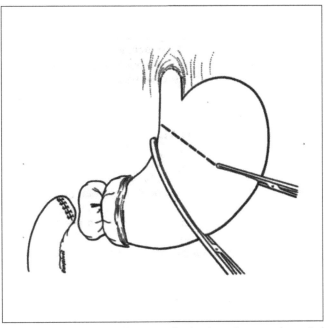

Fig. 75.1 – *Secção e sepultamento do duodeno. Demarcado o nível da ressecção gástrica.*

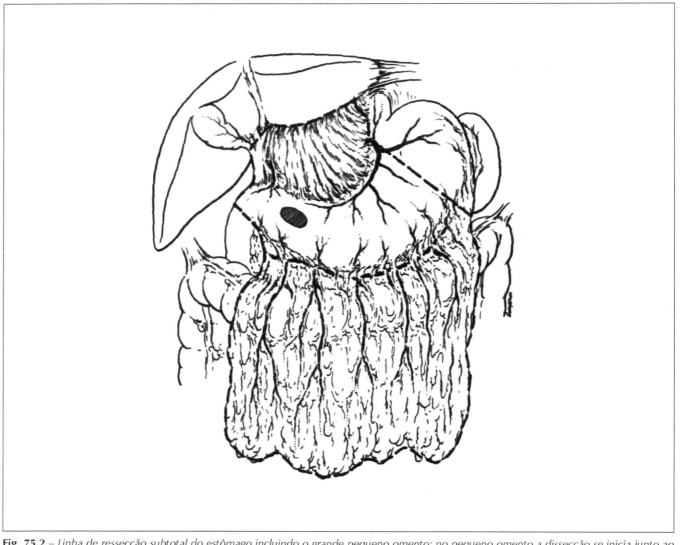

Fig. 75.2 – *Linha de ressecção subtotal do estômago incluindo o grande pequeno omento: no pequeno omento a dissecção se inicia junto ao hilo hepático para retirada dos linfonodos da pequena curvatura freqüentemente comprometidos pela neoplasia.*

11) Fechamento parcial da brecha gástrica em sua porção aproveitando-se o segmento junto à grande curvatura para restabelecimento do trânsito alimentar (Figo 75.3).

12) Anastomose gastrojejunal pré-cólica, anisoperistáltica, usando-se apenas parte da secção gástrica, como vem representado na Figo 75.4.

GASTRECTOMIA TOTAL

Indicações

1) Neoplasias malignas que se localizam ou invadem o corpo e fundo gástrico.

2) Síndrome de hipersecreção gástrica por tumor gastrinogênico (Zollinger-Ellison).

3) Certas formas da gastrite hemorrágica difusa.

Técnica

1) Posição do doente – Decúbito dorsal, ligeiramente inclinado para a direita por meio de coxins debaixo do ombro

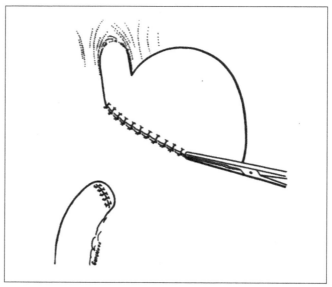

Fig. 75.3 – *Fechamento parcial da brecha gástrica deixando-se pinça junto à grande curvatura para anastomose gastrojejunal.*

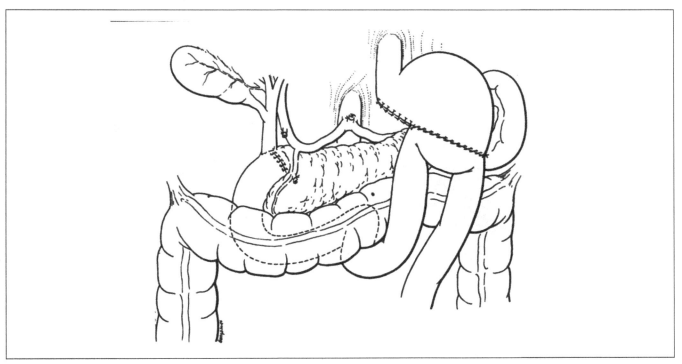

Fig. 75.4 – *Reconstituição do trânsito alimentar por anastomose gastrojejunal pré-cólica anisoperistáltica oral parcial.*

esquerdo e da bacia. Braço esquerdo elevado, ficando o antebraço preso ao arco da mesa operatória.

2) Demarcação da incisão cutânea tóraco-abdominal (8º intercosto).

3) Incisão cutânea abdominal e secção dos planos músculo-aponeuróticos e peritoneal. **Em** determinados casos rumores respeitando o esôfago em doentes possuindo um ângulo costal bastante largo – prefere-se via de acesso exclusivamente abdominal, semelhante à usada nas gastrectomias subtotais alargadas, por incisão paramediana esquerda com eventual extirpação do apêndice xifóide.

4) Inspeção da cavidade abdominal e verificação da lesão.

5) Descolamento intercolo-epiplóico.

6) Ligadura dos vasos gastroepiplóicos direitos e gástricos direitos.

7) Libertação do duodeno, pinçamento e secção com bisturi.

8) Incisão cutânea torácica, secção dos músculos interostais e abertura do tórax.

9) Secção da arcada condrocostal com bisturi.

10) Secção do diafragma com tesoura, no sentido de suas fibras, numa extensão de 10 a 12cm.

11) Sutura das bordas do diafragma às bordas da parede torácica, fechando, assim, a cavidade pleural esquerda. Aplicação do afastador de Finocchietto.

12) Secção do ligamento triangular esquerdo do fígado.

13) Secção do ligamento gastroepático, rente à sua inserço no fígado (Fig. 75.5).

14) Ligadura dos vasos gastroepáticos direitos rente à cabeça do pâncreas.

15) Ligadura dos vasos gástricos esquerdos, o mais diste possível do estômago, no nível, da trifurcação celíaca.

16) Luxação do baço e libertação do esôfago abdominal.

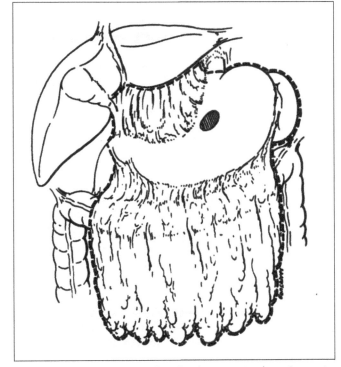

Fig. 75.5 – *Gastrectomia total. Linha de ressecção do estômago incluindo o grande e pequeno omento e o baço.*

17) Secção do esôfago abdominal cerca de um centímetro acima da cárdia.

18) Descolamento da face posterior do pâncreas pela fáscia de Toldt (Fig. 75.6).

19) Ligadura e secção da artéria e da veia esplênicas no limite entre a cabeça e o corpo do pâncreas.

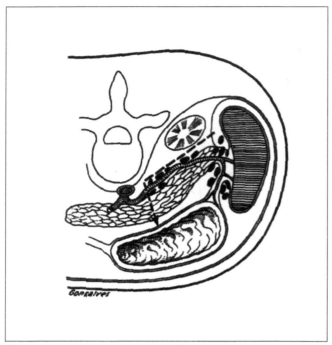

Fig. 75.6 – *Gastrectomia total. Descolamento do pâncreas pela fáscia de Toldt para ressecção de seu corpo e cauda, a fim de retirar linfonodos da cadeia esplênica.*

20) Secção do pâncreas neste mesmo nível e ligadura do ducto pancreático principal.

21) Revestimento da superfície cruenta do pâncreas, suturando o peritônio da superfície anterior ao conjuntivo retropancreático.

22) Isolamento de alça jejunal junto ao ligamento de Treitz, com cerca de 15cm de comprimento, seccionando tranversalmente o intestino nos limites escolhidos. A esses dois níveis as arcadas vasculares são ligadas e seccionadas, permanecendo a alça nutrida pelo seu pedículo. Na reconstituição do trânsito alimentar podem ser usadas também outras técnicas (Fig. 75.11).

23) Enteroenteroanastomose término-terminal fechada com duas pinças hemostáticas retas de Rochester, e sutura contínua seromuscular com fio de categute atraumático.

24) Secção do mesocolo transverso na área avascular, numa extensão de 2 a 3cm, através da qual a alça jejunal é levada para o andar supramesocólico.

25) Fechamento da brecha mesocólica ao redor do pedículo da alça.

26) Anastomoses esôfago-jejunal término-lateral e jejuno-duodenal término-terminal (Fig. 75.11) em dois planos, com pontos separados de fio de algodão. A extremidade proximal da alça é suturada ao esôfago e a distal ao duodeno (Figs. 75.7, 75.8 e 75.9).

27) Sutura da borda do folheto peritoneal que se reflete do diafragma sobre o esôfago abdominal à alça transplantada, com pontos separados (Fig. 75.10).

28) Fechamento do diafragma, após serem cortados os fios que o prendem à parede torácica.

29) Fechamento da parede tóraco-abdominal por planos, com drenagem da loja esplênica com Penrose tubular exterio-. rizado por contra-abertura.

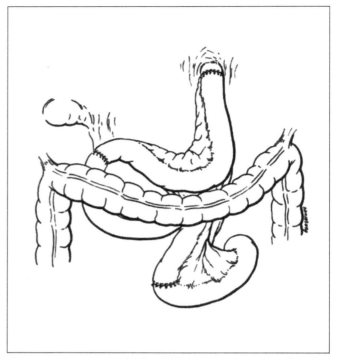

Fig. 75.7 – *Interposição de alça jejunal para reconstituição do trânsito alimentar entre o esôfago e o duodeno por meio de anastomoses término-terminais. Quando o mesentério for curto a anastomose esôfago-jejunal deve ser término-lateral.*

CRÍTICA

O tratamento cirúrgico do câncer gástrico gira em torno de dois procedimentos genéricos – operações radicais e operações paliativas. As últimas consistem de técnicas de drenagem interna ou externa, em especial da gastroenterostomia, que são objeto de descrição em outro capítulo.

O carcinoma *in situ* localizado no antro gástrico pode ser tratado por meio de gastrectomias semelhantes às usadas para as úlceras pépticas[2], e os resultados tardios quanto à sobrevida são bons[1].

Com vistas à radicalidade, três procedimentos podem ser adotados para tratar as neoplasias que ultrapassam a túnica mucosa e a lâmina própria, dependendo da localização e extensão: gastrectomia proximal, gastrectomia distal e gastrectomia total. As primeiras, reservadas às lesões circunscritas situadas no fundo gástrico, carecem de embasamento fisiológico. O segmento residual do estômago, constituído pelo antro, não possui função importante, tanto secretora enzimática como de reservatório. O esvaziamento do seu conteúdo resta prejudicado pela necessária secção dos nervos vagos, o que impõe a feitura da piloroplastia complementar. Assim, para o tratamento dos carcinomas proximais do estômago, ainda que circunscritos, é recomendável realizar a gastrectomia total.

Após a ressecção gástrica distal nos doentes com carcinoma *in situ* o restabelecimento do trânsito alimentar pode ser feito através do duodeno[1]. A reconstituição que se segue à gastrectomia subtotal deve ser feita por gastrojejunostomia término-lateral oral parcial (Fig. 75.4) ou utilizando uma alça jejunal em Y (Roux) e a anastomose em ambas as eventualidades deve ser pré-cólica.

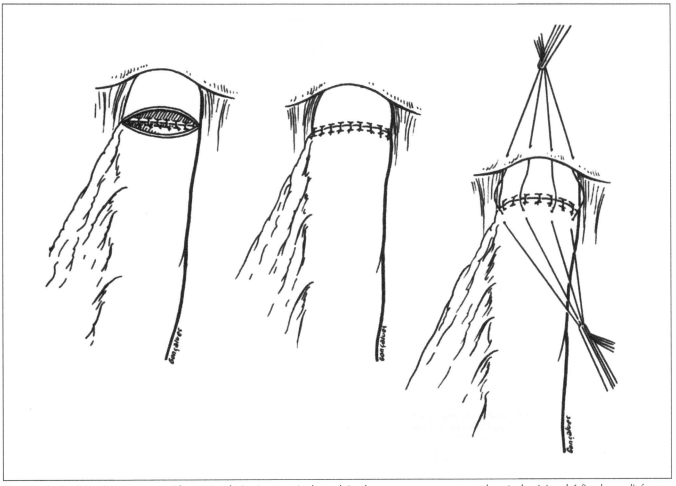

Figs. 75.8, 9 e 10 – *Anastomose esôfago jejunal término-terminal em dois planos com pontos separados. A alça jejunal é fixada ao diafragma para evitar tensão na sutura.*

A exérese total do estômago inclui a retirada da cárdia, havendo múltiplas modalidades de restaurar a continuidade digestiva (Fig. 75.11).

A esôfago-jejunostomia com alça em Y oferece bons reultados funcionais, e a sua realização por mãos experientes com instrumentos grampeadores é rápida e segura. No entanto, a estenose da boca anastomótica quando se usa grampeador, na experiência de Fujimoto e col.[9], é seis vezes mais freqüente que quando se usa a sutura manual, embora a morbidade seja igual nos dois casos.

A síntese esôfago-jejunal pode ser término-terminal ou término-lateral. Esta última é mais recomendável porque o mesentério tem menos possibilidade de permanecer estirado.

A interposição de um segmento jejunal pediculado entre o esôfago e o duodeno, como defendem Longmire[17], Bastos[2] e outros, tem fundamentos fisiológicos sólidos (Miholic e col.[23]). No entanto, ela requer a execução de três anastomoses e por isso, além de mais trabalhosa é mais arriscada. Cabe ao cirurgião, ponderando a probabilidade de sobrevida tardia do paciente, escolher a conduta mais adequada.

Atualmente divergem os cirurgiões japoneses e americanos no que concerne à radicalidade da operação. Os primeiros, ao lado de alguns europeus[22,26,27], são mais agressivos porque julgam ser indispensável a minuciosa e completa linfadenectomia regional, o que beneficiaria a sobrevivência prolongada dos pacientes. Os americanos utilizam a linfadenectomia para o estadiamento e, por isso, a extensão da limpeza linfonodal é limitada.

A esplenectomia e a pancreatectomia esquerda, que foram praticadas rotineiramente associadas à gastrectomia total, têm valor para o estadiamento, porém até o momento parecem não interferir nos resultados tardios do tratamento (Machi e col.[18], Machara e col.[19]).

A gastrectomia total pode ser praticada por uma das duas vias de acesso – laparotomia exclusiva ou toracolaparotomia esquerda. Na maioria das vezes a laparotomia longitudinal ou transversal possibilita que as manobras intracavitárias procedam-se confortavelmente. No entanto, quando a lesão gástrica estiver altamente situada e, em especial, havendo suspeita de infiltração do esôfago terminal é preferível realizar a toracolaparotomia esquerda.

O valor da quimioterapia e da imunoterapia como adjuvantes da cirurgia radical para o tratamento do câncer gástrico avançado tem sido controvertido. Kim e col.[14] empregaram pós-operatoriamente com bons resultados em longo prazo a quimioterapia representada por 5-fluorouracil, mitomicina C e citosina, além da imunoterapia com OK 432, uma preparação de *Streptococcus pyogenes*. São necessários outros estudos prospectivos e prolongados para se ter uma resposta convincente.

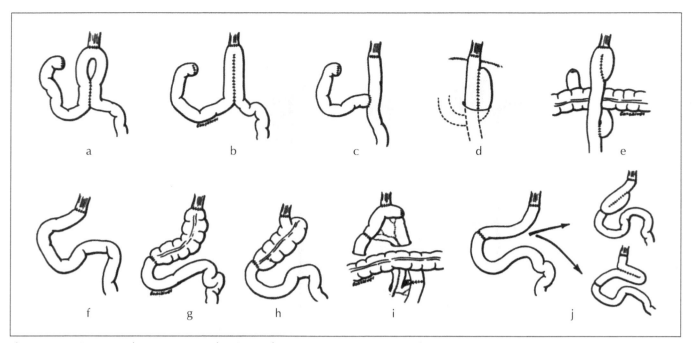

Fig. 75.11 – *Vários tipos de reconstituição do trânsito alimentar após gastrectomia total.*

BIBLIOGRAFIA

1. Azevedo JRS. Fatores de prognóstico do câncer gástrico. Especial referência aos linfonodos regionais. Tese de Doutorado. Fac. Med. Univ. Federal do Rio de Janeiro, 294 p., 1979.
2. Bastos ES. Cirurgia gástrica. Gastrectomia subtotal e gastrectomia total. In: Goffi FS Ed. Técnica Cirúrgica. Bases anatômicas, fisiopatológicas e técnicas da cirurgia. 3ed. Rio de Janeiro, Liv. Atheneu, v. 2, capo 70, pp. 729-36, 1986.
3. Bento JA. Produção de imunoglobulinas nos linfonodos regionais dos pacientes portadores de adenocarcinoma gástrico. Tese de Mestrado. Fac. Cienc. Med. Santa Casa de São Paulo, 42 p. 1991.
4. Billroth T. Uber einen neuen fali von gelungener Resektion des Carcinomatosen Pylorus. Wein. Med. Wschr., 31:1427, 1881.
5. Black MM, Opler SR & Speer FD. Microscopic structure of gastric carcinomas and their regionallymph nodos in relation to survival. Surg. Gynecol Obst. 98:725-34, 1954.
6. Borrrnann R. Geschwulste des Magens und Duodenums. In: Henke F & Lubarsch o. Handbuch der speziellen pathologischen Anatomia und Histologie. Berlin, I Springer, v. 4, pp. 812-1.054, 1926.
7. Bromberg SH, Souza-Dias JC, Zanolto A & Goffi FS. Carcinoma gástrico. Significado prognóstico da classificação de Laurén e sua relação com o infiltrado mononuclear do estroma. Rev. Col. Bras. Cir. 21:319-23, 1994.
8. Curran FI' & Hill GL. Failure of nutrition recovery after total gastrectomy. Br. J. Surg. 77:1015-17,1990.
9. Fujimoto S, Takahashi M, Endoh F, Takai M, Kobaiashi K, Kiuchi S, Konno C, Obata G & Okui K. Stapled or manual suturing in esophagojejunostomy after total gastrectomy: a comparison of outcome in 379 patients. Am. J. Surg. 162:256-9, 1991.
10. Goffi FS, Maltar JA Jr, Lima EWL & Salomão LP. Gastrectomia total no câncer gástrico. Análise de 34 casos. An. Paul. Med. Cir., 99:40-312, 1972.
11. Gupta S, Seth SK, Udupa KN et al. Immunological significance of Imphoreticular infiltration in gastrointestinal cancer. J. Surg. Oncol. 16:205-13, 1981.
12. Hawley PR, Westerholm P & Morson BC. Pathology and prognosis of carcinoma of the stomach. Br. J. Surg. 57:877-83, 1979.
13. Hirota T. Conceito classificação e evolução do câncer gástrico precoce. In: Habr-Gama A, Gama-Rodrigues 11, Betarello A. Câncer do estômago e do intestino grosso. Prevenção e detecção. São Paulo, EDU Edusp, pp. 62-72, 1980.
14. Kim JP, Kwon OJ, Oh ST, Yang HK. Results of surgeryon 6589 gastric câncer patients and immunochemosurgery as the best treatment of advanced gastric câncer. Ann. Surg. 216:269-79, 1992.
15. Lahey F. Total gastrectomy for ali patients with operable câncer of the stomach. Surg. Gynec. ObsteI. 90:246-8, 1950.
16. Lauren F. The two hystological main types of gastric carcinomas: diffuse and so called intestinal type carcinoma. Acta Pathol. Microbiol. Scand. 64:31-49, 1965.
17. Longmire WP Jr. Total gastrectomy for carcinoma of the stomach. Surg. Gynec. Obstet. 84:21-30, 1947.
18. Machi J, Takeda J, Kakegawa T. Tumores do estômago e duodeno. In: Coelho J ED. Aparelho Digestivo. Clínica e Cirurgia. Rio de Janeiro, Medsi, vol. I, cap 48, pp. 307-24,1990.
19. Maehara Y, Moriguchi S, Yoshida M, Takahashi I, Korenaga D, Sugimachi K. Splenectomy does not correlate with length of survival in patients undergoing curative total gastrectomy for gastric carcinoma: univariate and multivariate analysis. Cancer 67:30069, 1991.
20. Mehrotra ML, Gupta 1M, Khanna S et aI. Host response and tumor biological behaviour in the two types of gastric carcinoma. Histopathology, 2:373-82, 1978.
21. Menguy R. Estômago. In: Schwartz SI ED. Princípios de Cirurgia. Rio de Janeiro, Guanabara-Koogan, capo 26, pp. 1205-48, 1981.
22. Meyer HJ, Jaehne J, Pilchmayr R. Surgical treatment of gastric carcinoma: a retrospective analysis with special regard to the value of total gastrectomy as the operation of choice. JR Coll. Surg. Edinb. 34:25862, 1989.

23. Miholic J, Meyer HJ, Muller MJ, Weimann A & Pilchmayr R. Nutritional consequences of total gastrectomy: the relationship between mode of reconstruction, postprandial symptoms, and body composition. Surgery 108:488-94, 1990.
24. Nakamura K, Ueyama A, Yao T, Xuan ZX, Ambe K, Adachi Y, Yakeishi Y, Matsukuma A & Enjoji M. Pathology and prognosis of gastric carcinoma: findings in 10.000 patients who underwent primary gastrectomy. Câncer 70:1030-7, 1992.
25. Pack GT MC, Neer G, Booher RS. Principies goveming total gastrectomy: report of 41 cases. Arch. Surg. 55:457-87, 1947.
26. Paelli F, Doglielto GB, Bellantone R, Alfieri S, Sgadari A, Crucitti F. Extensive versus limited lymph node dissection for gastric cancer: a comparative study of 320 patients. Brit. 80: 1153-56, 1993.
27. Roder ID, Bottcher K, Stewart JR, Busch R, Herrnanek P & Meyer HJ. Prognostic factor in gastric carcinoma. Results of. Gerrnan Gastric Carcinoma Study, 1992, Cancer 72:2089-97, 1993.
28. Schlatter. Cit. por Menguy R[21].
29. Wynder EL, Weisburger **JH** & Reddy BS. Padrões de indicência e aspectos etiológicos do câncer do estômago e do cólon. In: Habr-Gama A, Gama-Rodrigues JJ, Betarello A. Câncer do estômago e intestino grosso. Prevenção e detecção. São Paulo, EPU-Edusp, pp. 6-37, 1980.

76 Cirurgia do Intestino Delgado

Ernesto Lima Gonçalves

Bases

Anatomicamente e em sentido amplo, entende-se que o intestino delgado é a porção do tubo digestivo que se estende do piloro até a valva ileocecal, incluindo, por conseguinte, o duodeno, o jejuno e o íleo. Contudo, o duodeno relaciona-se muito estreitamente com porções mais altas do trato digestivo – estômago, pâncreas e vias biliares – formando com elas um complexo, dos pontos de vista anatômico, funcional, anatomopatológico, fisiopatológico e cirúrgico. Por essa razão, do ponto de vista cirúrgico, o intestino delgado constitui-se do jejuno-íleo, isto é, da porção que se inicia no ângulo duodeno-jejunal, fixo à esquerda da 2ª vértebra lombar, alcançando o ceco. Nesse sentido será usada aqui a expressão intestino delgado.

Por sua localização intermediária no tubo digestivo, a distância das correspondentes aberturas naturais, tem sido difícil apreciar adequadamente os diferentes aspectos de sua atividade e de sua patologia. Ainda hoje, com os progressos dos meios de explorações não cirúrgicas, ligados à endoscopia, à bacteriologia e à radiologia seletiva, permanece o delgado como órgão de acesso e manipulação diagnóstica difíceis.

Tal dificuldade está ligada também a outras situações. Basta ver que, sendo seu principal encargo a absorção de nutrientes, sua fisiologia depende da complexa integração de diferentes fatores estruturais, químicos, enzimáticos e endócrinos. A regulação neurormonal das secreções gástrica, biliar, pancreática e intestinal, bem como da motilidade do órgão, representa condição essencial para que, ao epitélio intestinal, especializado para as tarefas de absorção, seja apresentado o produto da digestão em condições de ultrapassar aquela barreira epitelial. Em consequência da posição que ocupa o intestino delgado e da complexa dependência em relação a outros órgãos, já referida, torna-se muitas vezes difícil definir se a deficiência de absorção observada em determinado doente corre por conta de disfunções do delgado, ou de outro órgão associado. É suficiente verificar a complexa composição do conteúdo intestinal – bile, enzimas digestivas, muco, bactérias, células epiteliais descamadas, água, eletrólitos, gorduras, açúcares e proteínas em diferentes estágios de digestão – para se avaliar a exatidão do que se está dizendo.

ASPECTOS EMBRIOLÓGICOS

O tubo digestivo origina-se da alça intestinal primitiva, onde se distingue o intestino anterior (que se estenderá da boca ao ângulo duodeno "jejunal"), o intestino médio (que originará o tubo, desde a junção duodeno-jejunal, até o meio do colo transverso) e o intestino posterior (que dará origem à alça que vai do colo transverso ao ânus).

O intestino médio, que interessa no momento, sofre sucessivas rotações durante sua evolução, ao mesmo tempo que se alonga consideravelmente. Inicialmente essa alça está alojada na cavidade celomática, dispondo-se sagitalmente, tendo como eixo a artéria mesentérica superior; o crescimento da alça é mais acentuado do que o da cavidade, o que faz com que ela faça uma protrusão através do orifício umbilical, formando temporariamente uma hérnia umbilical fisiológica. Simultaneamente a alça realiza uma rotação de 90° em sentido contrário ao dos ponteiros do relógio. Posteriormente, já em torno da 10ª semana de vida embrionária, o crescimento do celoma é bastante acentuado, o que permite que a alça intestinal retorne à cavidade, ao mesmo tempo que sofre uma segunda rotação, esta de 180°, sempre em torno do eixo representado pela artéria mesentérica superior. Os defeitos de rotação da alça e sua permanência fora da cavidade celomática (originando a onfalocele) representam a base embriológica de malformações de importância cirúrgica.

A evolução posterior da alça intestinal compreenderá o deslocamento do ceco, da posição subepática que ocupava, para sua situação normal, na fossa ilíaca direita. Ao mesmo tempo, realiza-se a coalescência dos mesocolos ascendente e descendente à parede posterior do abdome, o que conduz à fixação do mesentério, cuja raiz assume a posição de implantação normal, do quadrante abdominal superior esquerdo até quadrante inferior direito. O ceco subepático ou livre, o apêndice retrocecal, o ascendente ou o descendente móveis, são todas rodas situações de importância cirúrgica, cuja origem encontra-se em evolução embriológica defeituosa. A mesma origem tem diferentes tipos de hérnias internas que podem acarretar quadros de obstrução intestinal.

Outro aspecto embriológico importante a ser considerado refere-se à evolução do epitélio intestinal; este prolifera intensamente a partir da 5ª semana de vida embrionária, o que faz com que a luz do tubo intestinal fique obliterada, desde o piloro até a valva ileocecal, transformando-se num cordão sólido. Rapidamente, em seguida, começam a surgir vacúolos na espessura desse cordão, os quais coalescem para formar espaços cíticos que vão se fundindo até restabelecer a luz intestinal; o processo todo completa-se em torno da 12ª semana. Defeitos de desenvolvimento da vacuolização descrita originam diferentes tipos e diferentes graus de malformações intestinais, particularmente as atresias, as estenoses e as duplicações (Fig 76.1).

ASPECTOS MORFOLÓGICOS E ESTRUTURAIS

Para atender às suas necessidades funcionais, ligadas ao exercício da absorção, o intestino delgado apresenta algumas adaptações estruturais destinadas a aumentar a superfície pela qual os diversos nutrientes são absorvidos. Basta dizer que o comprimento do jejuno-íleo é estimado em 3/5 do total do digestivo e 8/5 da altura total do corpo humano; esse índice corresponde a cerca de 280cm de comprimento para homem de 1,70m de altura. É fácil calcular que a superfície interna de um cilindro de cerca de 4cm de diâmetro e m de comprimento é de aproximadamente 3.300cm^2; entretanto, a superfície de absorção apresentada pelo delgado é da ordem de 2.000.000 cm^2 (Fig. 76.2), o que significa um aumento de 600 vezes decorrente da existência de diversas estruturas especializadas, isto é, as válvulas coniventes, as vilosidades e as microvilosidades que caracterizam a mucosa jejuno-ileal.

As válvulas coniventes já se encontram no duodeno e são bem marcadas no jejuno, mas continuam presentes no íleo. As vilosidades são saliências em forma de dedo, com 0,5 a 1,5mm de comprimento, revesti das por células epiteliais colunares, encarregadas de absorção ao lado de células produtoras de muco. Entre as vilosidades, encontram-se as criptas de Lieberkühn, onde se localizam as células "generativas" (ver capítulo sobre *Cicatrização)* do epitélio intestinal, além de células argentafins (aparentemente destinadas a preparar substâncias lançadas diretamente na corrente circulatória) e células chamadas Paneth, de função ainda não esclarecida. As microvilosidades correspondem a projeções microscópicas encontradas na face das células epiteliais voltadas para a luz do delgado, em número calculado em 600 por células, o que significa cerca de 50 milhões de microvilosidades por milímetro quadrado da superfície intestinal.

Estruturalmente, a membrana das microvilosidades é contínua, sem fenestrações discerníveis mesmo ao microscópio eletrônico. É preciso lembrar que o epitélio colunar do intestino delgado apresenta estruturas bem desenvolvidas, encarregadas de manter a junção entre as células; distinguem-se, do ápice para a base das células, a zona de oclusão, a zona de aderência e mácula aderente. As duas primeiras são contínuas, rodeando inteiramente cada célula, enquanto que a mácula é descontínua, formada de microestruturas chamadas desmossomos (Fig. 76.3). Em conseqüência, os alimentos devem, para ser absorvidos, passar pela face luminar das células; disso resulta que a absorção fica sujeita a mecanismos específicos que regulam a atividade da membrana celular, os quais serão analisados mais tarde.

Altas concentrações de enzimas digestivas, principalmente dissacaridases, são encontradas na região das microvilosidades. Atribui-se a produção dessas enzimas a pequenas estruturas que a microscopia eletrônica e as técnicas histoquímicas revelaram em diversas células, os chamados glicocálices. Sua função apenas agora começa a ser desvendada; em alguns tecidos, participação no "reconhecimento" de células estranhas; nas hemácias, deposição das substâncias responsáveis pela caracterização dos grupos sangüíneos (A, B, AB); no epitélio jejuno-ileal, secreção das enzimas digestivas já referidas.

Aspecto importante a ser ressaltado corresponde à regeneração celular do epitélio do intestino delgado; a atividade mitótica ocorre nas células generativas localizadas nas criptas de Lieberkühn. A partir daí, as células migram até a extremidade da vilosidade, onde acabam por se destacar, caindo na luz intestinal. O estudo dessa atividade de regeneração epitelial tem sido feito por injeção de timidina tritiada, marcada isotopicamente, seguida de radioautografia em biópsias seriadas. Observou-se, no duodeno e jejuno humano, que 12 horas após a injeção de timidina, as células marcadas estão ainda nas criptas; 24 horas depois aparecem já na base das vilosidades, ao longo das quais migram, para chegarem ao topo entre cinco e sete dias. Calcula-se, pois, que a população das células epiteliais intestinais é substituída cada três a sete dias. O fato é importante porque a intensidade da descamação celular faz com que sejam lançadas na luz intestinal cerca de 250g de resíduos celulares por dia; essas célu-

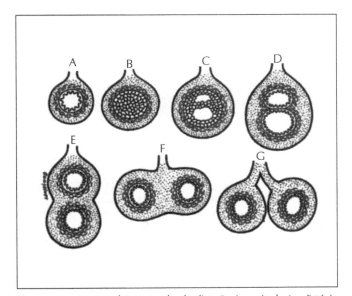

Fig. 76.1 – *Desenvolvimento de duplicação intestinal. A - Estágio inicial do tubo alimentar. B - Estágio sólido. C - Dois vacúolos na massa celular. D - Dois lumes epiteliais unidos por uma membrana. E – camadas de musculatura circular entre suas estruturas tubulares. F – O mesmo aspecto anterior, porém disposição horizontal, podendo evoluir para a situação seguinte. G - Dois tubos independentes, cada um com paredes intestinais complexas, e mesentérios separados.*

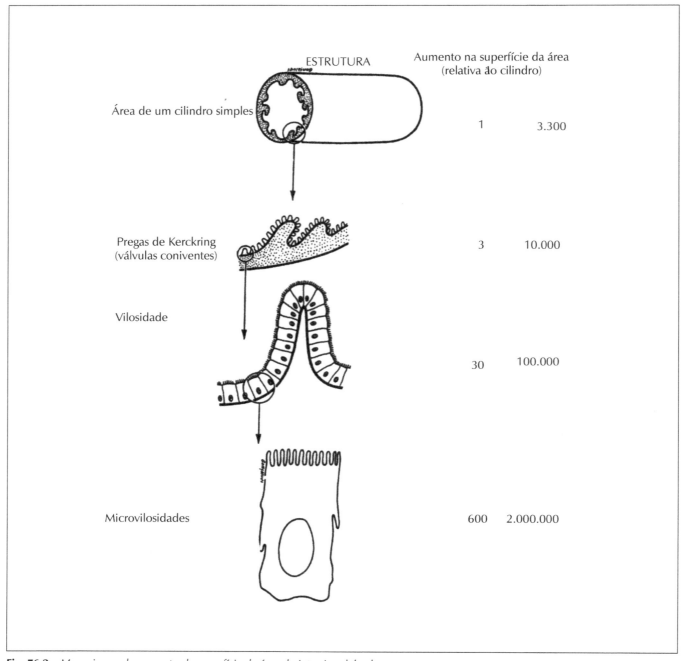

Fig. 76.2 – *Mecanismos de aumento da superfície da área do intestino delgado.*

las descamadas interferem naturalmente com a avaliação do conteúdo enzimático e protéico do chamado "suco entérico".

Abaixo da mucosa intestinal de epitélio cilíndrico típico já analisado, encontra-se a submucosa, dotada de tecido conectivo areolar onde se localizam vasos, nervos e nódulos linfáticos e uma forte camada fibroelástica. Por suas características estruturais, de irrigação sangüínea e de resistência, a submucosa não pode jamais ser esquecida em qualquer método de sutura intestinal cirúrgica que seja utilizada.

A túnica muscular da parede do delgado conta com uma camada externa' de fibras longitudinais e outra interna, de fibras circulares. Em seu conjunto representa o melhor suporte para as suturas cirúrgicas, graças à sua estrutura e resistência.

Externamente, situa-se a última camada da parede, que é a serosa peritoneal; esta não deve igualmente ser esquecida nas suturas cirúrgicas, porque representa importante fator de sua impermeabilização.

Entre as diferentes túnicas da parede intestinal localizam-se os diversos plexos nervosos, que podem ser identificados: 1) plexo subseroso, que forma a transição entre fibras do nervo mesentérico e o plexo mioentérico; 2) plexo mioentérico, situado entre as túnicas musculares circular e longitudinal; 3) plexo submucoso, composto de uma rede de fibras e gânglios; 4) plexo mucoso, constituído apenas de fibras nervosas.

Muito importantes, por suas implicações, são aspectos ligados às estruturas vasculares do intestino delgado. Seu suprimento arterial provém da artéria mesentérica superior,

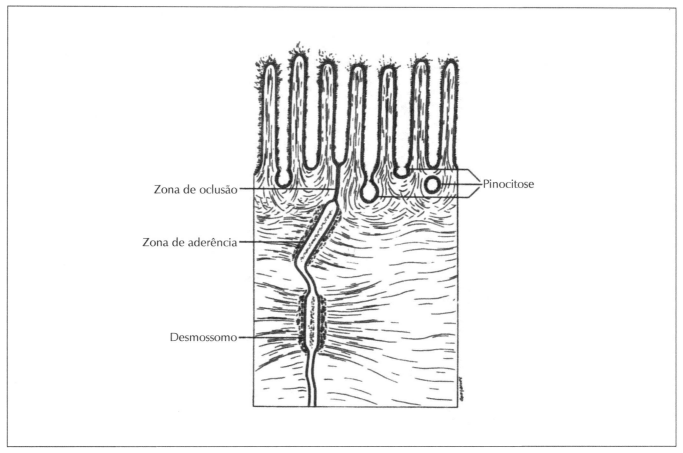

Fig. 76.3 – *Esquema do complexo juncional existente entre as células epiteliais do intestino delgado (Junqueira, Carneiro, 1973).*

o segundo grande ramo da aorta abdominal, a qual distribui ramos para o pâncreas, o duodeno, todo o jejuno-íleo, bem como o colo ascendente e o transverso. Este fato explica as extensas repercussões que pode ter a trombose da artéria mesentérica superior, ou de seus ramos, obrigando às vezes a ressecções maciças de delgado e colo com graves repercussões fisiológicas.

Tem importância prática a distribuição característica das ramificações das artérias intestinais. Estas originam-se diretamente da mesentérica superior, e seus ramos dispõem-se em arcadas cada vez mais numerosas, à medida que se passa das porções proximais do jejuno para que as porções distais do íleo (Fig. 76.4). Trata-se de disposição anatômica que pode orientar na identificação de determinado segmento do intestino delgado.

As veias do delgado drenam para a veia mesentérica superior, uma das grandes raízes da veia porta; daí repercussões funcionais naqueles casos de hipertensão do território portal, embora mais discretas do que acontece em outras áreas do tubo digestivo, em conseqüência de disposições anatômicas.

A trama das vascularizações arterial e venosa corresponde a sucessivas arcadas, que garantem excelente nutrição a todo o longo comprimento de cerca de 3m do jejuno-íleo. O fato permite sua fácil manipulação e mobilização, com possibilidade de ser utilizado na substituição de outras porções do tubo digestivo, previamente ressecadas.

Os capilares sangüíneos apresentam apenas uma camada de células endoteliais, com uma membrana basal; a parede é dotada de pequenas fenestrações. A espessura mínima dos capilares linfáticos é cinco a seis vezes maior do que a dos correspondentes sangüíneos; são destituídos de fenestrações e de membrana basal. Os linfáticos, passando por diversas séries de nodos, chegam ao tronco intestinal e à grande cisterna abdominal; daí a corrente linfática chega ao dueto torácico e à veia cava superior.

Os capilares sangüíneos e linfáticos estruturam-se de modo a constituir pequenos troncos em cada vilosidade, os quais formam, um conjunto com pequenas fibras de músculo liso, uma espécie de eixo da vilosidade. As referidas estruturas musculares provavelmente participam da movimentação das vilosidades, responsáveis pelo mecanismo de bomba envolvido na circulação linfática, como veremos adiante.

ASPECTOS FUNCIONAIS

Deverão ser analisados aqui basicamente a absorção, a motilidade e a secreção endócrina do intestino delgado.

A *absorção intestinal* desenvolve-se, basicamente, no que se refere a componentes plasmáticos e energéticos no intestino delgado; deve-se esclarecer que, já no estômago, realiza-se alguma absorção de glicídios, e que no colo desenvolve-se apreciável absorção de água destinada a reduzir o volume do resíduo final a ser eliminado sob forma de fezes. Mas a absorção de água e eletrólitos e, basicamente, toda a absorção de protídios, lipídios e glicídios faz-se ao longo de sua passagem pelo jejuno-íleo.

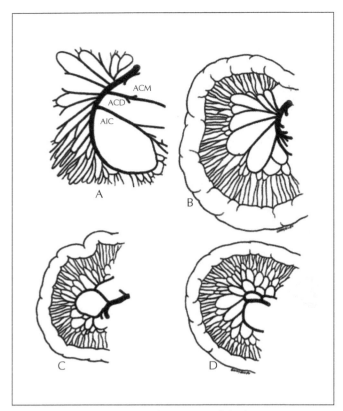

Fig. 76.4 – *Irrigação arterial do intestino delgado. A - Artéria mesentérica superior com seus ramos intestinais: artéria cólica média, artéria cólica direita e artéria ileocólica. B - Segmento proximal, com suas arcadas e ramificações longas. C - Segmento intermediário, com arcadas com padrão mais complexo e ramificações mais curtas. D - Segmento distal, com arcadas completas e ramificações muito curtas.*

É fácil imaginar que a realização dessa tarefa exige algumas condições não ligadas especificamente à absorção, mas certamente capazes de interferir com ela. Assim, é indispensável que os alimentos ingeridos sejam digeridos adequadamente, fragmentados até o nível de poderem ser absorvidos pela mucosa do intestino delgado; essa digestão exige condições de pH do meio ambiente, bem como a secreção adequada de enzimas digestivas de alta especificidade. De outro lado é necessário que a velocidade com que se desenvolve o trânsito ao longo do delgado seja compatível com a possibilidade do estabelecimento da absorção. É essa a razão pela qual, nos casos de trânsito acelerado, encontra-se entre os resíduos eliminados apreciável quantidade de substâncias que são normalmente absorvidas.

Os *mecanismos de absorção* têm sido amplamente discutidos durante decênios, entre grupos que acreditam que as leis de simples difusão explicam os fenômenos observados, enquanto que outros' preferem invocar alguma forma de atividade "vital" do epitélio absorvente. A discussão coloca logo a existência de duas ordens de fenômenos que podem ser invocados: a difusão simples e o transporte "ativo". Mas, talvez sua compreensão possa ser facilitada pela prévia análise de estrutura físico-química da membrana celular.

Já em 1925 Overton tinha verificado que, quanto mais solúvel em lipídios é uma substância, tanto mais facilmente ela penetra nas células; o fato permitiu atribuir à membrana celular uma estrutura lipídica. Mais tarde, quando se pôde mediar a tensão superficial das membranas, encontrou-se um valor menor do que o previsto para uma estrutura exclusivamente lipídica. Como as proteínas baixam a tensão superficial e são abundantes nas células, foi proposto um modelo lipoprotéico para a membrana, com proporções variáveis entre 60% a 75% de proteínas de 25% a 40% de lipídios. Estes possuem moléculas longas, com uma extremidade polar e hidrófila, e outra apoiar, insolúvel na água, porém lipossolúvel.

Segundo o modelo hoje aceito, a membrana contém uma lâmina ou folheto central, constituído por uma camada lipídica de espessura bimolecular, sobre cujas duas faces estão absorvidas moléculas protéicas. Na lâmina lipídica as moléculas organizam-se com os grupos polares para fora, e os grupos apolares para o centro da membrana. Dessa maneira, as cadeias apolares dos lipídios ficam ligadas por sua solubilidade mútua, enquanto as proteínas ligam-se às extremidades polares e hidrófilas dos lipídios. Distribuídas pela membrana existem micelas protéicas que, em alguns pontos, atravessam toda a sua estrutura; tais micelas representam verdadeiros pólos funcionais, desde que por elas possa transitar água e íons.

A *difusão simples* ou *passiva* parece ser o mecanismo de absorção de algumas substâncias fundamentais, como vitaminas hidrossolúveis, derivados do ácido nucléico e algumas substâncias lipossolúveis. Entende-se que, como a distribuição do soluto tende a ser uniforme em todos os pontos do solvente, o soluto penetra na célula quando sua concentração é menor no interior celular do que no meio externo, saindo dela em caso contrário. A força que impulsiona o soluto para dentro ou para fora da célula é, nestes casos, a agitação térmica das moléculas do soluto na solução. Trata-se de um processo físico de difusão, em que não há consumo de energia pela célula.

O processo de difusão simples é matematicamente expresso pela equação de Fick, e é condicionado pela diferença de concentrações externa e interna da substância a ser absorvida, a qual caracteriza o respectivo gradiante de concentração. Na verdade, entretanto, a equação de Fick é aplicável apenas a substâncias não eletrolíticas; de outro lado, a existência de uma relação linear entre a média de absorção e o gradiente de concentração, embora consistente com a difusão simples, não exclui a absorção por mecanismos enzimáticos ou outros.

Algumas substâncias atravessam a membrana celular a favor de um gradiente, porém o fazem em velocidade maior do que seria de esperar do seu tamanho molecular e de sua solubilidade nos lipídios. Este tipo de transporte é chamado *difusão facilitada,* presente na absorção de certos aminoácidos e algumas vitaminas. É um fenômeno estéreo-específico, o que faz com que os compostos isômeros geralmente penetrem na célula com velocidades muito diferentes. Embora se realize sem consumo de energia, a difusão facilitada apresenta algumas analogias com o transporte ativo, como é o fenômeno de saturação: elevando-se gradualmente a concentração da substância penetrante, logo se atinge um ponto de saturação, além do qual a velocidade de penetração não aumenta mais. O fato sugere a existência de uma molécula transportadora ou permease localizada na membrana e com a qual se combina a substância penetrante. Quando todas as moléculas transportadoras estão mobilizadas, a velocidade de penetração não pode aumentar.

A simples difusão passiva certamente não proveria qualquer célula de todos os nutrientes indispensáveis à sua atividade e à manutenção de seu meio interno em situação adequada. As células vivas desenvolveram, então, mecanismos de transporte especiais para a passagem de substâncias através da membrana celular; tais mecanismos são genericamente ominados de *transporte ativo*. Desenvolvem-se com consumo de energia pela célula e permitem o transporte da substância de um local de baixa concentração para outro de elevada concentração, o que significa um transporte contra um gradiente. Este pode ser apenas de natureza química, no caso de solutos não eletrolíticos; mas pode também ser um gradiente elétrico e químico, quando o soluto é ionizado. No caso da absorção intestinal, o transporte ativo faz-se geralmente com consumo de oxigênio, o que faz com que o fenômeno se interrompa em condições de anaerobiose. A energia necessária à realização do transporte ativo é fornecida pela hidrólise de adenosinatrifosfato (ATP) transformada em adenosinadifosfato (ADP), por uma enzima lipoprotéica, provavelmente localizada na superfície interna da membrana, porque o ATP só é hidrolisado quando está dentro da célula. A atividade dessa ATPase provavelmente é dependente da presença e da relação dos íons sódio e potássio.

A Tabela 76.1, adaptada de Wilson (1962), apresenta algumas das substâncias absorvidas por transporte ativo, bem como procura situar o principal ponto de sua absorção.

Ao lado dos processos descritos de difusão simples e facilitada e de absorção ativa, existem alguns outros mecanismos de absorção chamados de massa ou em bloco, por causa da quantidade de substância que é absorvida de uma só vez. Distinguem-se aqui a pinocitose e a fagocitose, embora tenham ambas algumas características em comum.

A *pinocitose* é filo geneticamente o mais primitivo mecanismo de ingestão de alimento, correspondendo ao mecanismo pelo qual partículas ou substâncias dissolvidas são engolfadas por um processo de vesiculação. Até há alguns anos, acreditava-se que apenas na vida embrionária dos mamíferos superiores o processo fosse encontrado; mas, hoje, parece indiscutível a presença da pinocitose entre os mecanismos de absorção intestinal de determinadas substâncias, em especial lipídios e certos anticorpos heterólogos.

A *fagocitose* correspondente ao processo pelo qual a célula, graças à formação de pseudópodos, engloba no seu citoplasma partículas que, por suas dimensões, são visíveis ao microscópio ótico.

Outro aspecto importante a ser considerado é o representado pelos *fluxos de absorção* que se observam na intimidade do intestino delgado. Já vimos que as vilosidades intestinais são dotadas de uma rica trama de vasos sangüíneos e linfáticos, indiscutivelmente envolvidos no transporte de substâncias absorvidas. Resta analisar como e por que estas se distribuem pelos componentes sangüíneo e linfático da circulação. Uma dúvida inicial resulta do exame das conseqüências muito pobres que tem sobre a absorção de gorduras, a ligadura do ducto torácico; o fato sugere de início a condução dessas substâncias por via sangüínea. Contudo, a estrutura dos capilares sangüíneos já analisada não é coerente se caracterizam pela existência de uma membrana basal contínua, que representaria sempre uma barreira a ser ultrapassada. O que acontece, após a ligadura do ducto torácico, é que a absorção de lipídios pode continuar inalterada, porque existem possibilidades de circulação colateral pelo ducto linfático direito, que se abre na veia subclávia direita, bem como por conexões linfático-venosas entre o ducto torácico e a veia ázigos.

Existe uma preferência pela absorção e condução linfática de substâncias de estrutura molecular complexa, como os lipídios, as proteínas íntegras, o colesterol. O fato deve-se, provavelmente, à ausência da membrana basal na estrutura dos capilares linfáticos, o que possibilita a penetração de moléculas de maior porte; esta é facilitada pela freqüente separação das células endoteliais resultantes da constante movimentação das vilosidades intestinais. Essa atividade desempenha papel importante no fluxo linfático à custa de um fenômeno semelhante ao de bombeamento.

Está claro que, se os capilares linfáticos são permeáveis a moléculas de grande porte, devem sê-lo também para moléculas menores; em regra geral, porém, estas são transportadas por via sangüínea, preferentemente, seja elas de natureza glicídica, protéica ou até lipídica. A razão desse fato é que, atendida a exigência do pequeno porte da molécula, o que a torna capaz de ultrapassar as barreiras estruturais dos

Tabela 76.1 Principais Pontos de Absorção de Substâncias Absorvidas por Transporte Ativo				
	Intestino Delgado			
Substâncias	Alto	Médio	Baixo	Cólon
Açúcares (glicose, galactose)	+	+++	+	0
Aminoácido neutros	+	+++	+	0
Aminoácidos básicos	+	+	+	?
Gamaglobulina (recém-nascidos)	+	+	+++	-?
Triglicerídeos	+	+	+	?
Ácidos graxos e conversão a triglicerídeos	+++	+	+	0
Sais biliares	0	+	+++	-
Vitamina B12	0	+	+++	0
Sódio	+++	+	+++	+++
Cálcio	+++	+	+	?
Ferro	+++	+	+	0
Cloro	+++	+	+	0

capilares sangüíneos, o fluxo sangüíneo é muito mais intenso e mais rápido do que o linfático. Qualquer que seja o porte do animal, o fluxo sangüíneo é cerca de 600 vezes mais intenso do que o linfático; em conseqüência, ainda que a glicose ou aminoácidos possam ser absorvidos com igual facilidade por capilares linfáticos ou sangüíneos, essas substâncias acabam tendo 99% de seu total transportado pela veia porta.

Examinados, assim, aspectos básicos relativos aos mecanismos de absorção e aos fluxos sangüíneos e linfáticos que se seguem, pode-se analisar peculiaridades da *absorção dos diferentes nutrientes* de que o organismo necessita.

É indiscutível o papel fundamental que o intestino delgado desempenha na absorção de gorduras, carboidratos e proteínas. Vale a pena examinar separadamente o que acontece em cada uma das diferentes categorias de nutrientes.

Em relação aos *glicídios,* calcula-se que um adulto ingere cerca de 350g por dia, representados basicamente por amido (em especial amilopectina e amilase, que são polímeros da glicose), sacarose e lactose.

A digestão do amido provavelmente ocorre na luz do trato digestivo quase que de maneira integral. O achado de altas concentrações de enzimas digestivas junto à face luminal das células epiteliais sugere que a maltose, maltotriose e a dextrina, bem com os dissacarídeos da dieta – lactose, formada de uma molécula de glicose, e uma de galactose, ao lado da sacarose, constituída de uma molécula de glicose e outra de frutos e – são completamente digeridos junto às microvilosidades, provavelmente no nível dos glicocálices, como já vimos. Os monossacarídeos resultantes dessa digestão são, a seguir, facilmente absorvidos. É possível que alguns dissacarídeos sejam absorvidos intactos, provavelmente facilitados pelo transporte de monossacarídeos.

A glicose e a galactose são objetos de transporte ativo, contra o gradiente de concentração; esse mecanismo de absorção envolve consumo de energia e de oxigênio, com participação de íons sódio, ainda que em pequena concentração. A frutose, que representa o terceiro monossacarídeo de alguma significação, não é objeto de transporte ativo, sendo absorvida provavelmente por difusão facilitada.

A digestão dos *protídios* é iniciada no estômago, graças ao meio ácido, que colabora na desnaturação das proteínas e à atividade enzimática da pepsina, que as hidrolisa até polipeptídios. O trabalho é completado por peptidases pancreáticas, lançadas no duodeno, ainda em forma de precursores enzimáticos: o tripsinogênio é ativado pela enteroquinase de origem intestinal e a tripsina resultante ativa a quimiotripsina, a carboxipeptidase e a elastase pancreáticas.

A tripsina, a quimiotripsina e a elastase são endopeptidases que atuam sobre a porção central das moléculas protéicas, ao passo que a carboxipeptidase e a aminopeptidase de origem intestinal são exopeptidases que atuam sobre a porção terminal das mesmas moléculas. Os aminoácidos resultantes são, então, rapidamente absorvidos por mecanismo de transporte ativo, que também exige oxigênio e a presença de íons sódio; existem pequenas diferenças no mecanismo de absorção entre os aminoácidos neutros e os básicos.

Recentemente, evidências experimentais e clínicas indicam que o intestino participa ativamente do metabolismo dos aminoácidos, participação esta de maior importância após o estresse cirúrgico. Assim, é muito grande a captação intestinal da glutamina, demonstrando ser este aminoácido o principal combustível respiratório para o intestino. A atividade da enzima glutaminase, que catalisa a hidrólise da glutamina em glutamato e amônia, é muito alta nas células epiteliais da vilosidade jejunal, apontando ser o metabolismo intestinal da glutamina parte da regulação do metabolismo nitrogenado.

A glutamina tem importância peculiar por ser o aminoácido mais abundante no sangue, por ser precursor para a síntese de purinas e pirimidinas e por ser carreador de nitrogênio da periferia para os órgãos viscerais. Chama a atenção que, em trauma e estados catabólicos, a concentração tissular do músculo-esquelético e sangüínea da glutamina encontram-se reduzidas mais intensamente e por período maior que as concentrações de outros aminoácidos. Isto ocorre porque sob estresse há liberação da glutamina muscular para suprir a quantidade de glutamina circulante, combustível dos esterócitos e substrato para a gênese renal de amônia. Nos estados catabólicos, o consumo elevado de glutamina intestinal pode ser responsável pelos baixos níveis de glutamina circulante. Portanto, apesar de freqüentemente em condições hipercatabólicas o aporte alimentar oral estar reduzido, o intestino não diminui a sua atividade metabólica.

Em acréscimo à proteína ingerida, está presente no intestino certa quantidade de proteína endógena, representada por 10-30g de substrato protéico das secreções e 25g que resultam dos 250-300g de células descamadas diariamente. De qualquer maneira, a digestão e a absorção de protídios é predominantemente alta; 60% já se realizam no duodeno e 80% a 90% se completam até o jejuno.

No que se refere aos *lipídios,* embora as gorduras já sofram emulsificação no estômago, sua digestão só ocorre no delgado; a passagem do quimo gástrico para o duodeno é em boa parte regulada por um sistema de *feedback* negativo, pelo qual a presença de gordura no duodeno inibe o esvaziamento gástrico.

Em condições anormais, de ausência de bile e de ausência de enzimas pancreáticas, fosfolipídios presentes na dieta podem colaborar na emulsificação das gorduras e sua digestão pode ser parcialmente realizada por enzimas provenientes das células descamadas da parede intestinal. Contudo, normalmente a emulsificação e o transporte dos lipídios ingeridos exige a presença de sais biliares, ao passo que sua digestão completa-se apenas pela atividade da lipase pancreática.

Os sais biliares são substâncias detergentes, caracteristicamente hidrossolúveis numa parte da molécula e lipossolúveis em outra: quando em solução, as moléculas de sais biliares organizam-se em micelas, onde as porções lipossolúveis voltam-se para o centro do agregado, ficando as porções hidrossolúveis voltadas para a periferia. Esse fenômeno permite a solubilização dos lipídios em meio aquoso, resultando numa solução micelar.

A lipase pancreática hidrolisa os triglicerídios em monoglicerídios e ácidos graxos que se integram, então, em micelas juntamente com os sais biliares. Essas micelas podem colaborar na solubilização de outros lipídios, em particular colesterol, os fosfolipídios e as vitaminas lipossolúveis. A atividade de lipase pancreática é condicionada por pH alcalino, garantido pela produção pancreática de bicarbonato, o qual favorece também a ionização dos ácidos graxos e dos sais biliares, aumentando sua integração nas micelas.

Quando estas são postas em contato com as microvilosidades das células epiteliais do delgado, os ácidos graxos e os monoglicerídios são absorvidos por um mecanismo que não consome energia, provavelmente de difusão simples. As referidas substâncias são a seguir ressintetizadas em triglicerídios, por atividade do retículo endoplasmático, graças à participação de ATP, de íons magnésio e de coenzima A. A etapa final da elaboração é a formação de quilomicra, que entram na circulação linfática; essa formação faz-se com a participação de fosfolipídios e de uma lipoproteína específica.

Todos os lipídios de cadeia molecular longa são absorvidos da maneira descrita; entretanto, os de cadeia média, com oito a dez átomos de carbono, podem ser absorvidos sem hidrólise e passar diretamente à circulação portal, como já foi referido.

A absorção de lipídios faz-se principalmente no jejuno. Os sais biliares conjugados, que formam as micelas, são quase completamente absorvidos no íleo, por um mecanismo de porte ativo, chegando ao fígado pela circulação portal; aqui são de novo secretados pela bile produzida. Apenas uma pequena porção dos sais biliares, 500 a 600mg por dia, escapa esse ciclo entero-hepático, sendo eliminados pelas fezes; sua substituição faz-se por síntese hepática, a partir do colesterol.

A absorção de *água e eletrólitos* assume considerável importância tanto em condições normais, quanto e situações de desequilíbrio orgânico. Normalmente, estima-se que cada dia 5 a 10 litros de líquido chegam ao intestino delgado, dois quais apenas cerca de 500ml passam do íleo para o colo. Em condições pós-traumáticas, como no pós-operatório, essa capacidade de absorção está prejudicada em grau variável.

Em que pese a opinião de alguns, que querem ver na absorção de água a influência de uma atividade vital do epitélio intestinal, a maioria dos autores acredita que o fator fundamental que regula o fenômeno são gradientes osmóticos estabelecidos pelo transporte ativo de solutos, como íon, sódio, glicose ou aminoácidos. Aparentemente pelo menos, a mucosa intestinal comporta-se como se existissem poros, que permitem a passagem de água ou substâncias hidrossolúveis por simples difusão. Esse é o papel representado pelas micro-estruturas denominadas micelas protéicas, descritas anteriormente.

A absorção de sódio ocorre no jejuno, contara um modesto gradiente de concentração, sendo fortemente influenciado pelo fluxo de absorção de água, glicose, galactose e bicarbonato. No íleo, o sódio é absorvido contra gradientes eletroquímicos, ao que parece por um mecanismo de transporte ativo, porque independe da absorção de glicose, galactose ou bicarbonato.

No que se refere ao potássio, parece haver absorção passiva, de acordo apenas com gradientes eletroquímicos.

O cálcio é absorvido principalmente no duodeno e jejuno por um processo de transporte ativo, facilitado pelo meio do em comparação com o alcalino; este fato talvez explique a absorção do cálcio nas porções altas do delgado.

Quanto ao ferro, é importante lembrar que uma das importantes funções do intestino delgado é a regulação do orgânico de ferro. Assim, na presença de estoques normais de ferro existe apenas uma discreta absorção e passagem para a corrente sangüínea. Em condições de deficiência de ferro no organismo, deixa de haver qualquer bloqueio, tanto à entrada do íon nas células, quanto a sua passagem para a corrente sangüínea.

A *motilidade intestinal* é outro aspecto fundamental que precisa ser analisado; distinguem-se diversos tipos de atividade muscular visível do delgado.

As *contrações segmentares* são localizadas e limitadas à musculatura circular em pequenas extensões de cerca de 1cm; são bastante intensas, dividindo a luz do intestino. Têm caráter rítmico, com freqüência de cerca de **11** por minuto no delgado superior e 8 por minuto no íleo. Ocorrendo regular e ritmicamente, permitem a perfeita mistura do conteúdo intestinal, bem como sua exposição à mucosa absorvente.

Os *movimentos pendiculares* são semelhantes aos anteriores, abrangendo apenas extensões maiores do intestino.

O *peristaltismo* corresponde a ondas contráteis que percorrem o delgado e todo o seu comprimento, colaborando decisivamente para o deslocamento de seu conteúdo. A freqüência das ondas peristálticas varia bastante, de acordo com condições de nutrição e do estado da parede intestinal.

A motilidade do intestino delgado é regulada por diferentes condicionantes. Os *fatores miogênicos* compreendem dois tipos de atividade elétrica que podem ser registrados no intestino delgado: um tipo independente dos plexos nervosos intrínsecos e não relacionados com a atividade motora; outro tipo, que ocorre espontaneamente durante a despolarização e que é associado com a atividade motora.

Os *fatores neurogênicos* manifestam-se por inibição da motilidade por via simpática e estimulação por via parassimpática. A regulação nervosa intrínseca é iniciada por estimulação da mucosa, particularmente por distensão, a qual causa contração das túnicas musculares circular e longitudinal.

Os fatores hormonais são basicamente representados por substâncias de origem gastrintestinal. Assim, a gastrina estimula a motilidade gástrica e intestinal e relaxa o esfíncter ileocecal. A colecistoquinina também estimula a motilidade do intestino, podendo reduzir a duração do trânsito. A secretina e o glucagon inibem a motilidade intestinal.

O intestino delgado desempenha também *alguma função endócrina*. Sua mucosa é capaz de originar substâncias peptídicas de atividade hormonal, com atuação sobre diferentes áreas do trato digestivo. A *secretina* foi o primeiro hormônio gastrintestinal a ser descrito; é produzida pela mucos a duodenal e jejunal, sobestimulação ácida, desencadeando a secreção de água e bicarbonato pelo pâncreas, com o que facilita a digestão dos lipídios. Age também como colerético, estimulando a secreção de água e eletrólitos pelo fígado. Inibe a secreção de ácido pelo estômago e reduz a motilidade intestinal.

A *colecistoquinina* (pancreozimina) é liberada pela mucosa intestinal, quando estimulada por aminoácidos ou ácidos graxos. Facilita a digestão de proteínas e gorduras, estimulando o esvaziamento da vesícula biliar, a motilidade da árvore biliar, aumentando a secreção de enzimas pancreáticas e relaxando o esfíncter de Oddi. Alguns autores consideram válida a distinção entre as duas substâncias, uma que age principalmente sobre as vias biliares (colecistoquinina) e outra que age sobre a pancreática (pancreozimina).

A introdução de gordura no duodeno e delgado inibe a secreção ácida e a motilidade do estômago, o que levou à sugestão de produção de um hormônio, a *enterogastrona;* trata-se de um aspecto ainda carente de confirmação indiscutível.

Recentemente tem sido atribuída ao intestino delgado alguma *atividade imunológica,* uma vez que parece que ele pode participar da elaboração de uma imunoglobulina, particularmente a IgA. Acredita-se que essa substância seja preparada por células plasmáticas situadas na lâmina própria da mucosa e que, depois de ligada a uma proteína sintetizada pelas células epiteliais, é lançada na luz intestinal.

ASPECTOS BACTERIOLÓGICOS

Animais de laboratório que se desenvolvem em condições estéreis apresentam anormalidades anatômicas e fisiológicas: tecido linfóide pouco desenvolvido, parede intestinal delgada e indiferenciada, produção baixa de gama-globulina, vitaminas K e C e talvez alguns aminoácidos. Torna-se evidente que a presença de bactérias no intestino é essencial para o desenvolvimento normal, embora os conhecimentos sejam ainda qualitativa e quantitativamente incompletos, e não existem ainda critérios claros de distinção entre a flora normal e a patogênica. A dificuldade talvez resida no fato de que quase todos os integrantes da chamada flora normal, considerada como não patogênica, podem exercer papel patológico em determinadas condições, especialmente terapêutica antirnicrobiana, deficiências nutritivas, obstrução intestinal e choque.

As porções altas do intestino delgado contêm principalmente microrganismos Gram-positivos, em particular estreptococos, estafilococos, lactobacilos e cogumelos; raramente encontram-se germens anaeróbios nesta porção do intestino. A quantidade de bactérias é, aqui, da ordem de 10^1 a 10^4 por **ml** de líquido intestinal.

A região média e terminal do íleo representa uma zona de transição, com flora variável: alguns indivíduos apresentam bacilos de tipo fecal, em especial coliformes (10^4 por grama). Nesta porção distal do íleo podem também ser identificados, por cultura, bacteróides biliorresistentes e clostrídios.

Os microrganismos podem ser encontrados na luz do intestino; em biópsias realizadas em indivíduos normais, eles foram localizados em aderência à porção superficial do epitélio intestinal.

Diversos fatores de regulação previnem o crescimento desordenado das bactérias intestinais. No estômago e porções altas do intestino o principal fator é o ácido do suco gástrico, o que faz com que nos casos de acloridria a flora bacteriana apresente um crescimento luxuriante. Propriedades antibacterianas têm sido atribuídas à bile e ao muco gastrintestinal, o que carece de comprovação definitiva.

Grande importância no controle das bactérias intestinais tem sido atribuída à motilidade do delgado; basta ver o crescimento da população bacteriana que se liga às condições de estas e intestinal, como acontece na diverticulose, na esclerodermia e nas alças cirúrgicas cegas.

Os efeitos fisiopatológicos da flora bacteriana intestinal podem manifestar-se por diferentes mecanismos; Um primeiro é a redução da capacidade absortiva do intestino, de que podem resultar perturbações de alguma gravidade; é o que acontece com certos casos de anemia megaloblástica, em que existe dificuldade de absorção de vitamina B^{12}, mesmo em presença de fator intrínseco. A administração de antibióticos de largo espectro pode corrigir essas situações, o que demonstra a participação da flora bacteriana no estabelecimento do quadro.

Em outros casos, os problemas resultam de prejuízos da digestão e, conseqüentemente, da absorção de nutrientes indispensáveis. No caso de lipídios, é fácil compreender o prejuízo, diante das conhecidas alterações que sofrem os sais biliares sob ação da população bacteriana aumentada; em conseqüência, não há possibilidade de formação das micelas indispensáveis à absorção dos lipídios. Em certos casos, particularmente os ligados à formação de alças excluídas em gastrectomias, o crescimento exagerado da flora bacteriana é simultâneo e paralelo à desnutrição protéica que se desenvolve. Em determinadas situações, o desenvolvimento exagerado da flora bacteriana pode prejudicar também a absorção de glicídios, ao que parece por mecanismos de competição.

O diagnóstico do desenvolvimento exagerado da flora bacteriana intestinal é feito por dados clínicos (emagrecimento, fraqueza, diarréia, dores abdominais), por distúrbios funcionais e por achados bacteriológicos.

O tratamento é basicamente ligado ao uso de antibióticos; até há algum tempo a preocupação neste campo voltava-se para os chamados agentes de largo espectro. O desenvolvimento de cepas antibiótico-resistentes e, sobretudo, a participação crescente que vêm assumindo nesses casos por germens antibióticos, que continua fundamental, assuma hoje exigências de conhecimento muito seguro das indicações e possibilidades do agente antimicrobiano que deve ser usado.

Em determinadas situações mais freqüentes ligadas a complicações de operações cirúrgicas anteriores, o uso de antibióticos não tem se mostrado suficiente. Em conseqüência, pode ser impositiva a correção cirúrgica, representada pela reconstrução de uma alça aferente inadequada, por interposições ou ressecções.

BASES PATOLÓGICAS

Os diferentes processos patológicos que atingem o intestino delgado podem ser reunidos em: malformações, processos inflamatórios, processos tumorais, distúrbios vasculares, processos obstrutivos e traumatismos.

As malformações mais importantes são: as atresias, mais freqüentes no íleo, o mesmo acontecendo com as duplicações; os defeitos de rotação da alça intestinal, originando desenvolvimento inadequado e localização anômala de segmentos intestinais; as deficiências de coalescência da serosa dos mesos intestinais, permitindo a formação ou a permanência de orifícios, de que resulta com freqüência o aparecimento de hérnias internas. Em todas as situações apontadas a resultante clínica é basicamente de natureza obstrutiva. Também ligada a um substrato embriológico é a presença de divertículos que se localizam com mais freqüência no jejuno alto e, em boa porcentagem, simultaneamente em outras partes do tubo digestivo; sua origem prende-se a desenvolvimento inadequado da parede intestinal, junto ao ponto de entrada dos vasos sanguineos. Outro tipo de divertículo do delgado é o que resulta do fechamento incompleto do ducto onfalomesentérico; recebe o nome de divertículo de Meckel e pode ser local de processo inflamatório agudo.

Processos inflamatórios agudos e crônicos podem atingir o delgado, com conseqüências proporcionais à sua extensão e intensidade. Os processos agudos vão desde uma simples diverulite de Meckel, em que a dificuldade maior reside as no diagnóstico exato e em momento oportuno, até a ação que se pode assestar sobre uma abundante diverticulose, mais freqüente no jejuno. O diagnóstico aqui pode ser dificultado, porque o quadro clínico é mascarado por manifestações ligadas a alterações da flora microbiana, em especial anemia megaloblástica e prejuízos de absorção de vitamina B$_{12}$, ao lado de esteatorréia. Os processos crônicos podem atingir a extensões consideráveis do jejuno-íleo, com prejuízos proporcionais; o melhor exemplo aqui é o da doença de Crohn. Neste caso, a hipótese de tratamento cirúrgico radical é a ressecção; contudo, a considerável extensão que o processo, com freqüência, assume obrigando a enterectomias muito amplas, ao lado das recidivas freqüentes, faz com que muitas vezes se dê preferência a uma simples operação de derivação interna.

Vale a pena lembrar no capítulo de infecções intestinais a febre tifóide, cujas lesões ulcerativas podem, com freqüência, sofrer perfurações de que resulta peritonite de gravidade variável. A contaminação peritoneal e a dificuldade de delimitação da extensão do processo fazem com que o tratamento operatório varie desde o fechamento da perfuração por sutura cirúrgica até a ressecção com ileostomia.

Os processos tumorais podem ser benignos ou malignos; menos freqüentes do que em outras localizações, têm sintomatologia pálida, sendo o diagnóstico muitas vezes quase casual. O tratamento eletivo é representado pela ressecção intestinal.

Os distúrbios vasculares são conseqüentes, na maioria das vezes, a fenômenos de trombose dos vasos mesentéricos, em diferentes níveis de sua distribuição. Resultam graus diferentes de comprometimento, embora sejam bastante freqüentes os processos de extensão considerável; em conseqüência da extensa distribuição dos ramos da artéria mesentérica superior, a necrose que se segue à interrupção do fluxo sanguíneo pode ser extremamente ampla. O tratamento só pode ser a ressecção cirúrgica, que acarreta graves distúrbios metabólicos. Diante da possibilidade de desenvolvimento de mecanismos morfológicos e fisiológicos de adaptação, após a ressecção, até que isso aconteça, a manutenção do doente em condições satisfatórias de nutrição tem papel fundamental. Daí o relevo que assumem as técnicas de alimentação parenteral prolongada. A desobstrução e a restauração arterial têm indicação limitada. A isquemia intestinal de origem funcional e, por isso, sem obstrução vascular, não é de tratamento cirúrgico.

Os processos obstrutivos têm diferentes causas, podendo distinguir-se três tipos fundamentais: os processos funcionais, os mecânicos e os vasculares.

Os processos funcionais correspondem basicamente à paralisia intestinal (íleo adinâmico ou paralítico) e à contração espática a musculatura intestinal (íleo dinâmico). O tratamento é eminentemente conservador.

Os processos mecânicos são os mais freqüentes e compreendem essencialmente os seguintes mecanismos de desenvolvimento: 1) estreitamento da luz, seja por estenose intestinal (congênita, como nas atresias, ou adquiridas, como nas lesões inflamatórias e neoplásicas), seja por obstrução (cálculos, vermes, corpos estranhos), seja por compressão extrínseca; 2) aderências, que podem ser congênitas, inflamatórias, traumáticas (pós-operatórias) ou tumorais; 3) hérnias, tanto internas quanto externas; 4) vólvulo; 5) intussuscepção. O tratamento é essencialmente cirúrgico, envolvendo a abertura da cavidade abdominal, ainda que inicialmente se pretenda apenas a manipulação de alças intestinais, para tentar superar a obstrução.

Os processos vasculares já foram considerados; o tratamento é sempre de natureza cirúrgica;

Os traumatismos abdominais podem ou não chegar acarretar ferimentos penetrantes; de qualquer maneira, o intestino delgado é muito freqüentemente atingido, em razão de sua situação ubíqua na cavidade abdominal, em conseqüência de extensão do mesentério. Nos ferimentos penetrantes, é comum a perfuração de alças, muitas vezes de numerosas delas, ao lado das lesões vasculares possíveis. Nos ferimentos não penetrantes são comuns as explosões do intestino e as dilacerações do mesentério, com lesões vasculares de gravidade variável. O tratamento é essencialmente operatório, representado pela laparotomia exploradora, completada com as iniciativas cirúrgicas que os achados exigirem.

ASPECTOS FISIOPATOLÓGICOS

É importante a lembrança de aspectos fisiopatológicos ligados a afecções ou processos específicos do intestino delgado ou que se estendam a ele; a razão é que os prejuízos funcionais podem ser de molde a exigir uma intervenção cirúrgica, decisão que precisa ser bem pesada do ponto de vista clínico.

Em primeiro lugar, é preciso lembrar que certas características anatômicas facilitam a lesão do intestino delgado. Assim, o comprimento do mesentério permite que as alças do delgado distribuam-se praticamente por todo o andar inframesocólico do abdome; em conseqüência, elas são atingidas em elevada proporção dos ferimentos penetrantes do abdome. A grande mobilidade das alças do delgado permite com facilidade o desenvolvimento de torções ou de hérnias internas, que conduzem à interrupção do fluxo sangüíneo, com conseqüente sofrimento das alças, podendo chegar à necrose.

Esta, que é limitada nos casos descritos, pode estender-se amplamente nos casos de trombose dos vasos mesentéricos. Uma vez que o tronco arterial que irriga o intestino delgado – a artéria mesentérica superior – é também responsável pela irrigação do colo ascendente e do transverso, em alguns casos de trombose, o sofrimento das alças pode ampliar-se muito; em conseqüência, ao se optar por uma ressecção das alças necrosadas, a extensão do tubo digestivo a ser ressecado pode chegar a ser quase impeditiva da sobrevida. Este é um dos campos onde as técnicas modernas de alimentação enteral/parenteral prolongada podem colaborar decididamente para a sobrevida do doente, uma vez que este pode ser mantido enquanto se desenvolvem os mecanismos morfológicos e fisiológicos de adaptação, capazes de garantir sua sobrevivência futura.

A nutrição enteral tem sido um método seguro na administração de nutrientes como suporte de apoio na reabilitação de pacientes em que está indicada.

A boa aceitação do paciente, baixa relação custo/eficiência e fácil manipulação são razões suficientes e muito atrativas para se utilizar o suporte nutricional enteral sempre que o intestino estiver funcionando, nas variadas doenças e situações pré e pós-cirúrgicas.

De forma geral, pode-se classificar as fórmulas enterais disponíveis em: dietas naturais, dietas industrializadas nutricionalmente completas, dietas quimicamente definidas, dietas oligoméricas e dietas especiais. (Ver capítulo especial sobre Nutrição Enteral.)

Existem dois métodos para administração de dieta enteral por sonda intermitente e contínuo.

No método intermitente administra-se dieta em intervalos que podem variar de duas a seis horas. A administração pode ser feita em bolos (injeções de dieta com seringa) no volume de 100 a 350ml ou por gotejamento no volume de 100 a 350ml/h. Este método de administração é mais indicado para pacientes com esvaziamento gástrico normal ou para pacientes com nutrição enteral domiciliar; esta tem a vantagem de permitir deambulação. No método contínuo, a administração se faz através de bomba de infusão num período de 12 a 24 horas, onde o controle de gotas vai de 50 a 125ml/hora. Este método diminui o risco de aspiração e a distensão abdominal; é mais indicado a pacientes graves e/ou em coma neurológico.

A escolha do método depende da qualidade da função gastrintestinal e da localização da sonda. Quando a sonda está localizada no estômago, seja nasoenteral, seja por gastrostomia ou esofagostomia e a função gastrintestinal está normal, utiliza-se o método em bolo ou por gotejamento gravitacional intermitente. Se a função gastrintestinal encontra-se anormal (exemplo: dificuldade no esvaziamento gástrico), o método utilizado deve ser o contínuo, com bomba de infusão.

Na jejunostomia e quando a sonda nasoenteral está localizada no jejuno ou duodeno, o melhor método é o contínuo através de bomba de infusão ou então o intermitente gravitacional.

Não cabe em livro deste tipo a discussão dos aspectos clínicos das afecções que se podem assestar no intestino delgado. Tratando-se de obra destinada basicamente a cirurgiões, é importante considerar com mais cuidados alguns aspectos de ordem fisiopatológica ligados a intervenções cirúrgicas realizadas sobre o intestino delgado ou que se relacionam de alguma maneira com seu funcionamento.

Uma das mais freqüentes causas, ligadas à cirurgia, de alterações funcionais do intestino delgado são as operações realizadas para tratamento de afecções gástricas, em particular, as ressecções, associadas ou não à vagotomia.

A falta de motilidade do coto gástrico, após a gastrectomia, ou seu rápido esvaziamento resultam na emulsificação insuficiente do alimento que chega ao delgado. Naqueles casos em que se prefere a anastomose gastrojejunal, em lugar da gastroduodenostomia, os fatores hormonais responsáveis pela estimulação das secreções pancreática e biliar podem ser inadequadamente desencadeados; é fácil entender que daí pode resultar deficiência da mistura, da emulsificação, da formação de micelas, da digestão e da posterior absorção dos nutrientes.

O quadro pode chegar a exigir a correção cirúrgica, representada pela conversão da anastomose em uma gastroduodenostomia.

Outra complicação devida ao rápido esvaziamento do coto gástrico é a passagem de grandes volumes de fluido intersticial ou intravascular para a luz do intestino delgado, procurando corrigir a hipertonicidade do conteúdo. Os sintomas resultantes caracterizam o *dumping*, que pode ser controlado freqüentemente com medidas conservadoras, mas que pode chegar a exigir uma correção cirúrgica.

Com alguma freqüência observa-se também a complicação representada pelo que se denomina síndrome de alça aferente, presente nas gastrectomias seguidas de gastrojejunostomia. Esta síndrome, cuja sintomatologia pode também ser observada em casos de esvaziamento imperfeito da alça aferente da anastomose gastrojejunal, corresponde ao aspecto mais geral daí' alças cirúrgicas cegas (ou de difícil esvaziamento). Os distúrbios devem-se, aqui, mais freqüentemente a alterações da flora bacteriana do intestino delgado, que apresenta anormalidades quantitativas e qualitativas: ao lado de considerável aumento do número de microrganismos, desenvolvem-se de maneira predominante os de tipo anaeróbico.

Ainda outra conseqüência de intervenções cirúrgicas, ligadas inicialmente ao tratamento de afecções gástricas, é a alteração funcional do delgado que se segue às vagotomias. Estas acarretam um retardo do esvaziamento gástrico e do trânsito do jejuno-íleo. Este último fato facilita a multiplicação de bactérias do delgado, acarretando com freqüência diarréias que podem assumir alguma gravidade.

Realizada a ressecção gástrica durante a gastrectomia, sempre que se opta pela gastrojejunostomia, existe um risco que nem sempre é evitado: o de se confundir a primeira alça jejunal, fixa no ângulo duodeno-jejunal, para com ela se fazer a anastomose gástrica, com a última alça ileal, fixa também, agora à valva ileocecal. Em conseqüência, realizada a anastomose gastroileal, estabelece-se uma exclusão, de todo o intestino delgado, do trânsito alimentar, com conseqüências fáceis de imaginar.

Outras situações cirúrgicas podem também interferir com a realização satisfatória das funções que devem ser desenvolvidas no nível do intestino. Assim, na cirurgia pancreática, em especial as ressecções, pode haver redução substancial das enzimas digestivas, com conseqüente diarréia e esteatorréia. Fenômeno semelhante ocorrerá quando houver ausência ou redução substancial da quantidade de bile que chega ao delgado, o que acontece nas fístulas biliares externas e nas obstruções biliares.

PRINCÍPIOS TÉCNICOS

O mais significativo refere-se à questão das suturas e anastomoses do intestino delgado.

A formulação clássica das suturas intestinais descreve as vantagens da sutura em dois planos, sendo um total e outro seroso. O plano total, englobando todas as túnicas, representa duplo fator de segurança: de um lado porque inclui a submucosa, por onde transitam os ramos vasculares, o que permite perfeita hemostasia e pela presença de abundantes fibras elásticas garante um suporte extremamente eficiente para a sutura. O plano seroso, que na prática inclui a serosa e a muscular, representa importante fator de garantia para a sutura, porque, pela facilidade com que a serosa peritoneal produz fibrina, rapidamente se atinge uma apreciável impermeabilização que sela a linha anastomótica. De acordo com tipo de material de síntese utilizado, serão empregados pontos separados (no caso de fio inabsorvível) ou sutura contínua (no caso de fio absorvível).

Esta sistemática tradicional vem sendo posta em xeque ultimamente, com a divulgação de técnicas de sutura em um plano único, com a utilização de diferentes tipos de material de síntese. Toda a argumentação desenvolvida, porém, não parece ser ainda de molde a desaconselhar a utilização da tradicional sutura em dois planos. As vantagens apresentadas para a sutura em um plano fundam-se, no caso de pacientes humanos, na simplicidade envolvida na realização de um só plano de sutura, o que não parece em si mesma uma razão suficiente. No caso em que se utilizam animais de laboratório, particularmente o cão, a vantagem seria referente à invaginação de porção mais reduzida da parede intestinal, com redução do esporão que naturalmente se volta para a luz do intestino. É importante lembrar, contudo, a fundamental diferença na relação entre a espessura da parede e o diâmetro da luz intestinal no homem e no cão: neste, a parede é espessa e a luz é reduzida, o que acarreta necessariamente a formação e um esporão considerável, no caso da sutura em dois planos; no homem, ao contrário, a luz do intestino é consideravelmente maior e a espessura da parede é proporcionalmente menor, o que afasta o inconveniente apontado. As publicações de insucessos na utilização da sutura em um plano único, mesmo em condições experimentais, contribuem para a conclusão, que representa a posição de bom senso: a manutenção da posição tradicional de se dar preferência ainda à sutura intestinal em dois planos.

Quando às anastomoses do intestino delgado, partindo do princípio de que seu conteúdo é pouco contaminado, tem se valorizado as vantagens da anastomose aberta; aqui novamente deve-se usar a posição de bom senso: se em muitas situações não há inconveniente no emprego de anastomose abertas, com a exclusiva cautela de proteger a cavidade contra eventual contaminação quando se suspeita de estase ou trânsito reduzido pelo delgado, deve-se dar preferência às anastomoses fechadas. A razão é a proliferação bacteriana considerável que se desenvolve nessas condições.

BIBLIOGRAFIA

1. Astaldi G e Strosselli E. Biopsy of the small intestine, Amer. J. Dig. Dis., 5:175-212, 1960.
2. Broido PW, Gorbaeh SL e Nyhus LM. Microflora of the gastrointestinal tract and the surgical malabsorption syndromes. Surg. Gyn. Obst., 135:449-460, 1972.
3. Jordan P. Physiology of the small intestine. Surg. Gyn. Obst., 124:1313-1338, 1967.
4. Rossi TM, Lee PC, Young C, Tjota A. Small intestinal mucosa changes, including epithelial cell proliferative activity, of children receiving total parenteral nutrition (TPN). Dig. Dis. Se. 38:1608-13, 1993.
5. Tinkler LF e Kulke W. Postoperative absorption of water from the small intestine. Gut, 4:8-12, 1963
6. Tsujinaka T, Lijmas, Kido Y, Homma T, Ebisui C, Imamura I, Fukui H, Mori T. Role of nucleosides and nucleotide mixture in intestinal growth under total parenteral nutrition. Nutrition 9:532-5, 1993.
7. Wilson TH. Intestinal absorption. London, W.B. Saunders Co., 1962.

77 Cirurgia do Intestino Delgado – Técnicas

Saul Goldenberg
Ivan H. J. Koh
Alexandre Bakonyi Neto

As operações no intestino delgado têm o objetivo de restabelecer o trânsito intestinal para proporcionar a nutrição enteral do paciente, podendo estar associadas ou não à ação curativa da doença primária.

Dessa forma, as operações no intestino delgado podem ser executadas com a finalidade de:

– *restabelecer o trânsito intestinal,* em obstrução extrínseca por bridas e aderências adquiridas ou congênitas.

– *proporcionar uma via de nutrição enteral,* em circunstâncias que impeçam a ingesta alimentar por via oral;

– *tratar doença intestinal primária,* como perfuração intestinal, estenoses intramurais ou extramurais, duplicação intestinal, isquemia vascular, atresia de intestino, doenças inflamatórias e neoplásicas;

– *proporcionar desvio do trânsito alimentar,* transitório ou definitivo em circunstâncias que impeçam a reconstituição primária do tubo digestivo proximal com o distal;

– *substituir* o esôfago quando houver necessidade de ressecção do órgão; *reservatórios* gástrico, ileal e vesical após gastrectomia total, ileostomia definitiva ou microbexiga respectivamente;

– *proporcionar o aumento da superfície de absorção,* como na síndrome de intestino curto, por meio do transplante de intestino delgado.

Didaticamente, podem-se classificar as manobras técnicas mais comumente utilizadas nas operações do intestino delgado em:

1) operações sem a abertura da luz intestinal (ex.: manipulação para destorção ou desinvaginação, lise das aderências);

2) operações com abertura da luz intestinal (ex.: enterotomias, estomias com ou sem confecção de reservatórios, ressecções e anastomoses, transposições e transplantes).

OPERAÇÃO SEM ABERTURA DA LUZ INTESTINAL

Esta modalidade técnica compreende a manipulação das alças intestinais sem enterotomia, podendo estar associada à hemostasia, diérese e síntese das estruturas adjacentes ao intestino delgado.

Indicação. Obstrução intestinal de causa extrínseca, avaliação da viabilidade intestinal, pesquisa de focos infecciosos.

Descrição. Após a abertura e inspeção da cavidade abdominal, a identificação do sítio de obstrução é determinada, exteriorizando-se o intestino dilatado e inspecionando-se o segmento distal à dilatação. O reconhecimento da causa determinante direciona a conduta cirúrgica. Esta conduta pode ser uma simples lise das aderências ou bridas, destorção da alça torcida ou síntese do orifício de uma hérnia interna, todas seguidas de reposicionamento do intestino na cavidade abdominal. No(s) abscesso(s) na cavidade abdominal, realiza-se a drenagem do(s) mesmo(s).

Complicações. Em geral quase ausentes, quando obedecidos os princípios de técnica cirúrgica a fim de minimizar a lesão celular, tecidual, estrutural e vascular. A manipulação deve ser cuidadosa e delicada, com mínima tração das estruturas, objetivando um planejamento cirúrgico que apresente início, meio e fim.

A secção pouco cuidadosa de aderências pode conduzir a complicações decorrentes da perda de substâncias da parede intestinal.

Em algumas situações de aderências pós-operatórias de repetição, todo o preceito cirúrgico é desafiado ao apresentarem necessidade de reoperações devido às recorrências das mesmas, com conseqüente obstrução intestinal. Nestas situações, o cirurgião pode optar pela enteroplicatura proposta por Noble (Fig. 77.1). Vale aqui ressaltar que um terço de todas as obstruções intestinais são atribuídas às aderências e, aproximadamente, 60% destas ocorrem no intestino delgado[1].

Críticas. Atitudes intempestivas ou despreparo profissional podem ocasionar perfurações ou lesões estruturais, requerendo enterorrafias e relaparotomias desnecessárias. Na operação de Noble, a formação de ângulos muito agudos no local de curvatura das alças pode acarretar novas obstruções.

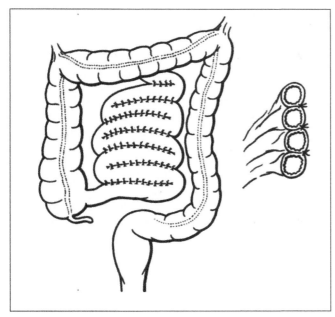

Fig. 77.1 – *Enteroplicatura (operação de Noble).*

PERAÇÕES COM ABERTURA DA LUZ INTESTINAL

Esta modalidade técnica implica condutas cirúrgicas com necessidade de abertura da luz intestinal, compreendendo desde uma simples enterotomia como as estomias com ou sem confecção de reservatórios, ressecções e anastomoses, transposições e transplante de intestino delgado, com finalidade curativa ou paliativa.

ENTEROTOMIA

Denomina-se enterotomia toda abertura cirúrgica da luz intestinal com finalidade exploratória ou curativa.

Indicação. A enterotomia pode ser indicada para o acesso à luz intestinal com a finalidade diagnóstica (tumores polipóides e vegetantes) ou para a remoção de corpos estranhos (objetos deglutidos, cálculos biliares).

Descrição. Realizada a laparotomia, o isolamento com compressas e a identificação do segmento intestinal em questão, a enterotomia é feita na borda antimesentérica em sentido longitudinal, após a luxação do conteúdo intraluminal seguida de colocação de pinças de coprostase. O fechamento da enterotomia pode ser realizado no mesmo sentido da incisão (longitudinal) ou no sentido transversal, a fim de reduzir a possibilidade de estenose da luz intestinal. Para isso, são colocados: pontos, um a cada lado da borda da incisão, à meia distância do seu comprimento e que, uma vez tracionados, transformam a abertura longitudinal em transversal (Fig. 77.2).

Complicações. As complicações, como deiscência de sutura, fístulas e estenoses, são decorrentes de falhas técnicas.

ENTEROSTOMIAS (JEJUNOSTOMIA E ILEOSTOMIA)

Indicações

a) jejunostomia é realizada como via de acesso à nutrição enteral, em situações de impedimento da utilização das porções altas do tubo digestivo, como nos processos estenosantes do esôfago e do estômago; interrupção alimentar temporária do esôfago após operações extensas sobre os mesmos;

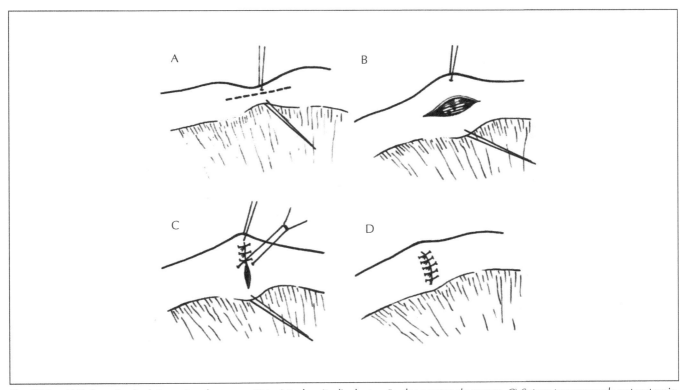

Fig. 77.2 – *A) Colocação de dois pontos de reparo. B) Incisão longitudinal e tração dos pontos de reparo. C) Sutura transversa de enterotomia. D) Aspecto final.*

descompressão luminal, após a correção cirúrgica de traumatismos que envolvem o confluente biliopancreático-duodenal; recuperação de portadores de fístulas decorrentes de deiscências em anastomoses gastrintestinais.

A opção pela gastrostomia ou pela jejunostomia para a nutrição enteral depende da doença e do planejamento operatório. A opção pela jejunostomia em pacientes com estenose inflamatória ou neoplásica do esôfago é baseada na possibilidade de utilização do estômago como substituto esofagiano;

b) a ileostomia pode ser temporária ou definitiva. As ileostomias temporárias estão indicadas nas situações em que se pretende manter o segmento distal à ileostomia livre do trânsito entérico por um tempo determinado, como após procedimentos de abaixamento do íleo com ou sem reservatório ileal, e definitivas, após a proctocolectomia total, com ou sem reservatório ileal.

Descrição

a) Jejunostomia. Duas técnicas podem ser realizadas: a técnica de Witzel e a de Stamm e, destas, a primeira é utilizada com maior freqüência. A via de acesso é a mesma, independentemente da técnica, sendo geralmente decidida durante a intervenção principal, com a cavidade abdominal já aberta ou, então, como única intervenção. Ambas as técnicas se iniciam com uma incisão supra-umbilical paramediana e pararretal interna esquerda.

Técnica de Witzel

Realizada a abertura de todos os planos da parede abdominal, identifica-se e expõe-se a alça jejunal situada a 20-25cm do ângulo duodeno-jejunal (Treitz), com mobilidade adequada para se justapor, sem tensão, ao local selecionado para a fixação da jejunostomia à parede abdominal. As Figs. 77.3, 77.4 e 77.5 mostram os tempos da técnica.

A exteriorização da sonda jejunal é feita através da contra-abertura na pele de 1cm, no quadrante superior e esquerdo do abdome. Perfura-se a parede com pinça hemostática reta, exteriorizando-se a sonda com a mesma pinça. Realizam-se quatro a cinco pontos com o fio monofilamentar de náilon quatro zeros, fixando a seromuscular do jejuno, linearmente, ao peritônio parietal. A sonda é fixada à pele com um ponto, seguido de curativo (Fig. 77.6).

Na confecção de jejunostomia com o objetivo de descompressão biliopancreático-duodenal, a sonda é introduzida no sentido cranial (antiperistáltico), com progressão suficiente para alcançar a região desejada, sendo as outras etapas da técnica semelhantes às descritas anteriormente.

b) Ileostomia. O tipo mais comum de ileostomia terminal consiste na exteriorização do coto distal do íleo no quadrante inferior direito da parede anterior do abdome, a meia distância entre a cicatriz umbilical e a espinha ilíaca ântero-superior, para não haver dificuldades na colocação da bolsa de ileostomia.

Nesse nível faz-se a ressecção de um segmento circular de pele com 2,5cm de diâmetro. O íleo terminal é exteriorizado através da abertura recém-criada, com extensão aproximada de 6 a 8cm, a ponto de, após realizada a eversão, termos uma estomia com aproximadamente 3 a 4cm. O íleo exteriorizado com respectivo mesentério é fixado cuidadosamente ao folheto anterior da aponevrose do músculo reto anterior do abdome. A seguir, realiza-se a eversão para a maturação da ileostomia, conseguida por meio de sutura da parede ileal com a pele. A goteira paraileostômica criada deve ser fechada através da incisão principal para evitar formação de hérnias internas (Fig. 77.7).

Embora a ileostomia simples, sem a colectomia ou proctocolectomia total simultânea, tenha quase desaparecido da prática cirúrgica, tem havido utilização da mesma na forma

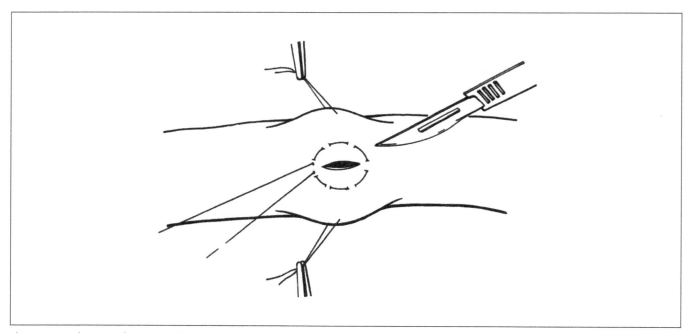

Fig. 77.3 – *Aplicam-se dois pontos de reparo na alça jejunal. Sutura em bolsa e pequena incisão com bisturi, na borda antimesenterial. A abertura jejunal deve ser a menor possível, suficiente apenas para a introdução da sonda de Levine ou de Silastic.*

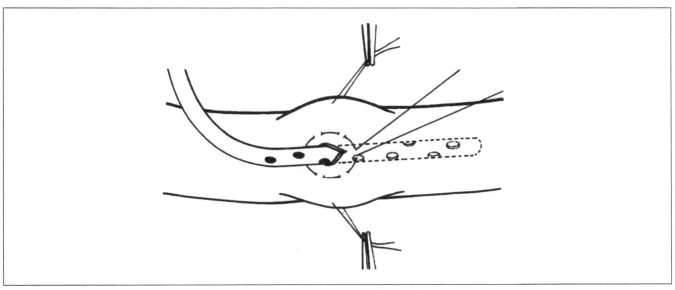

Fig. 77.4 – *Introdução de cerca de 20cm da sonda multiperfurada, no sentido do peristaltismo.*

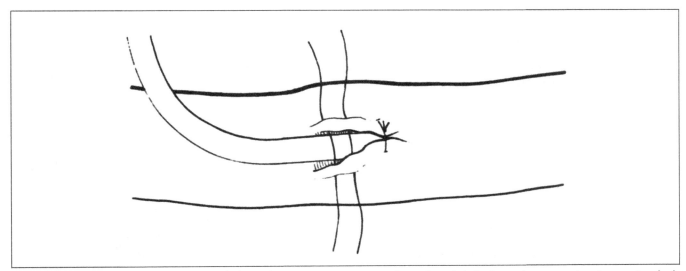

Fig. 77.5 – *Após o fechamento da sutura em bolsa, aplicam-se pontos seromusculares, de cada lado de sonda, numa extensão aproximada de seis a oito cm, com fio monofilamentar de náilon quatro zeros, em agulha atraumática, para o sepultamento da sonda, constituindo-se um túnel seromuscular.*

de uma ileostomia em alça, particularmente em pacientes graves que são submetidos a operação para tratamento de megacolo tóxico ou como medida de segurança proximalmente a uma anastomose ileoanal com reservatório (Cap. 80).

c) *Ileostomia com reservatório ileal.* Com a finalidade de permitir continência da ileostomia. Koch idealizou a confecção **de reservatório ileal.**

A confecção deste reservatório foi efetuada utilizando-se segmento do íleo terminal dobrado sobre si mesmo, com abertura antimesentérica e anastomose entre as suas bordas. Dessa forma, as atividades motoras antagônicas das suas paredes produziriam um reservatório relativamente aperistáltico e incapaz de esvaziar-se, a não ser por cateterização intermitente.

Entretanto, a sua utilização com ou sem modificações da técnica original ainda não constitui uma prática cirúrgica rotineira.

Complicações

Em relação às jejunostomias, a complicação mais freqüente decorre da retirada inadvertida da sonda. Manobras intempestivas para sua reintrodução podem levar a perfurações da alça intestinal. Estas complicações podem ser evitadas fixando-se adequadamente a sonda à pele. A suboclusão e a oclusão resultam do uso incorreto do sonda ou do seu excessivo sepultamento.

Quanto às ileostomias, no período pós-operatório inicial, podem surgir complicações de natureza técnica (afundamento ou isquemia da ileostomia). As outras complicações se relacionam ao grande volume de perdas líquidas pela ileostomia. Torna-se, assim, importante um suporte parenteral adequado às necessidades do paciente quanto ao equilíbrio hidroeletrolítico, ácido-básico e nutricional, além dos cuidados locais com a ileostomia, para a prevenção de lesões cutâneas decorrentes da eliminação do conteúdo entérico.

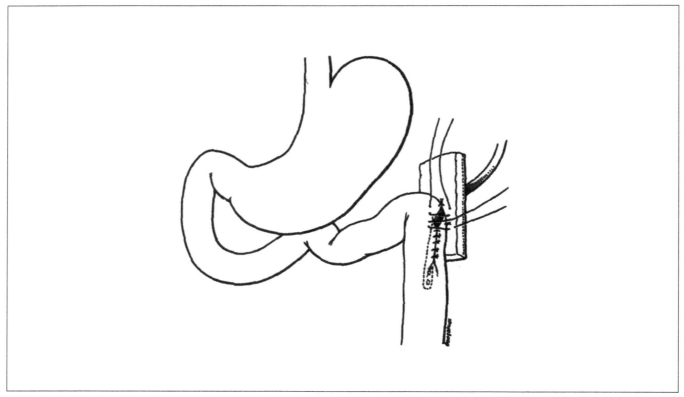

Fig. 77.6 – *Fixação da alça jejunal à parede abdominal.*

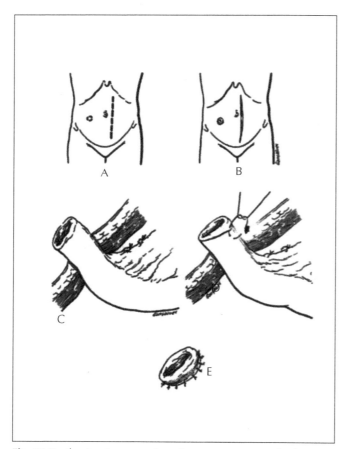

Fig. 77.7 – *Ileostomia com maturação precoce por eversão da mucosa após proctocolectomia total.*

Críticas

O suporte nutricional adequado pela jejunostomia demanda uma estrutura para o preparo e manuseio das dietas, Uma vez que esta via de alimentação apresenta particularidades em função da exclusão dos mecanismos da digestão existentes na via orogástrica e duodenal.

Quanto à ileostomia, a confecção de "neo-ânus abdominal" é de difícil aceitação pelo paciente, mesmo sendo de caráter temporário, podendo levar a restrições da capacidade laborativa, recreativa e mesmo psicológica do paciente. Além disso, o paciente ileostomizado necessita de orientação constante relativa ao cuidado e manuseio das bolsas ileais.

RESSECÇÕES E ANASTOMOSES INTESTINAIS

As ressecções e anastomoses intestinais consistem na remoção de um segmento intestinal doente com subseqüente anastomose das bordas seccionadas para reconstituição do trânsito intestinal.

Indicações. *A ressecção intestinal ou enterectomia.* consiste na retirada de determinado segmento do intestino delgado, sendo sua extensão dependente da doença que motivou a ressecção (tumores, malformações congênitas, isquemia, infecção, traumatismos fechados ou penetrantes, fístulas). Já as *anastomoses intestinais* estão indicadas em todas as situações em que houve enterectomias ou enterostomias prévias, que demandam a reconstrução do trânsito intestinal; nas derivações internas para transposição de obstáculos (obstrução intestinal por tumor irressecável) ou nas reconstruções do trato digestivo após exérese de outra víscera (gastrectomias).

Descrição

a) Ressecção Intestinal. Uma vez identificado o segmento a ser ressecado, colocam-se dois pontos de reparo das extremidades para a sua delimitação. A seguir, efetua-se o isolamento e ligadura dos pedículos vasculares, associado à secção dos folhetos do mesentério, em toda a extensão do segmento intestinal delimitado.

Realiza-se a mobilização digital do conteúdo intraluminal no sentido peristáltico e a coprostase é efetuada através da colocação de duas pinças coprostáticas em cada uma das extremidades delimitadas, um pouco além do limite da ressecção. A seguir, colocam-se duas pinças intestinais nos limites da ressecção e faz-se a secção do intestino com tesoura reta ou bisturi de um e de outro lado do segmento a ser resseccionado. Dessa forma, a secção e remoção do intestino desvascularizado pode ser efetuada sem o extravasamento do conteúdo intestinal na cavidade peritoneal.

A reconstrução do trânsito entre os cotos intestinais seccionados é realizada por meio de anastomose.

b) Anastomoses Intestinais. As anastomoses intestinais mais utilizadas são: término-terminais (T-T) e látero-laterais (L-L). As anastomoses T-T compreendem a aproximação das duas bordas seccionadas e anastomose das mesmas com suturas, realizadas sistematicamente após as enterectomias.

Nas anastomoses L-L, diferente da modalidade anterior, as paredes intestinais são posicionadas lado a lado e anasromosadas. Esta técnica é utilizada após derivações ou exclusões e nas gastroenteroanastomoses.

Na terceira modalidade técnica, término-lateral (T-L), uma das extremidades do intestino seccionado é fechada e na sua borda antimesenterial realiza-se uma enterotomia adequada ao diâmetro da estrutura a ser anastomosada.

Anastomoses T-T

Uma vez aproximados os cotos intestinais a serem anastomosados, colocam dois pontos nas bordas mesenterial e antimesenterial, para reparo. Realiza-se sutura em plano único extramucoso, com pontos interrompidos, com intervalos de 0,5cm, nas paredes posterior e anterior, reconstituindo-se assim o trânsito intestinal. Deve-se ter cuidado rigoroso com a hemostasia. A seguir, realiza-se o fechamento das fendas mesenteriais (Fig. 77.8).

Alguns preferem fazer a anastomose com dois planos de sutura (Fig. 77.9).

Anastomoses L-L

As duas alças são postas lado a lado e mantidas assim por meio de dois pontos de reparo. A seguir, realiza-se a enterotomia e a sutura em plano único extramucoso (Fig. 77.10).

Anastomoses T-L

Uma vez fechada a extremidade da alça jejunal seccionada, a mesma é mobilizada até a víscera com a qual vai ser anastomosada. Realiza-se a enterotomia na borda antimesenterial, com a dimensão apropriada e as suturas entre as duas estruturas realizadas, com pontos separados, obedecendo-se a mesma sistematização técnica empregada nas anastomoses T-T.

Numerosas técnicas têm sido descritas quanto aos planos de sutura intestinal. No entanto, a avaliação da eficácia de cada uma de acordo com a situação imposta, é difícil. Pesquisas experimentais em ratos, coelhos e cães sugerem que a sutura em plano único tem apresentado vantagens quanto ao processo de cicatrização do local anastomótico quando comparada à sutura em dois planos[2]. No entanto, cada cirurgião deve utilizar a técnica com a qual esteja mais familiarizado.

Quanto aos tipos de fio de sutura, os trabalhos experimentais em animais têm mostrado a superioridade dos fios monofilamentares de náilon sobre os demais[3,4].

Complicações. As complicações inerentes à ressecção e anastomoses intestinais também são de ordem técnica (deiscência, fístula, estenose e hemorragia), semelhantes às das enterotomias e enterostomias, já descritas anteriormente.

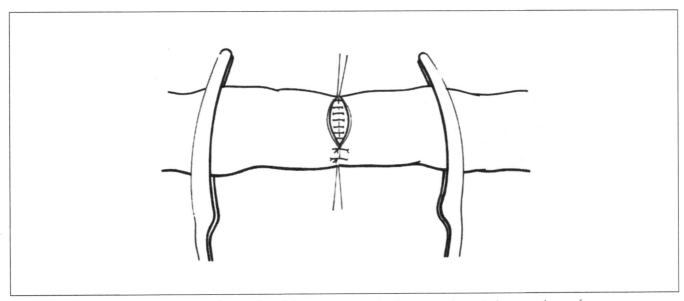

Fig. 77.8 – *Anastomose com pontos separados em plano único extramucoso. A – Sutura anterior posterior com nós para fora.*

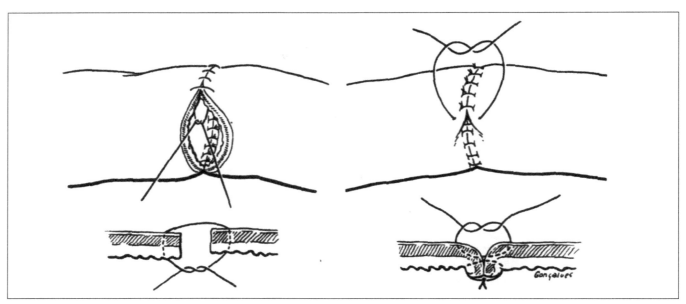

Fig.77.9

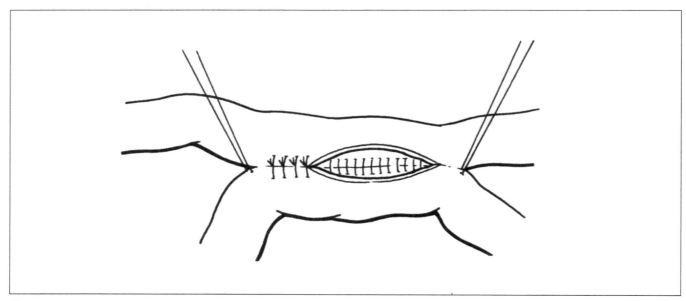

Fig.77.10

Além das complicações habituais em intervenções intestinais nas ressecções extensas do intestino delgado observam-se sinais e sintomas que caracterizam a *síndrome do intestino curto*, com alterações nutricionais e do equilíbrio hidroeletrolítico e ácido-básico, podendo necessitar de uma nutrição parental total permanente. A capacidade do paciente tolerar a perda de grande parte do intestino delgado depende da resposta adaptativa do intestino remanescente.

TRANSPOSIÇÕES INTESTINAIS

Esta modalidade técnica compreende a utilização de um segmento intestinal com seu pedículo vascular, associado ou não às manobras técnicas de alongamento do seu pedículo vascular, que permite o transporte do segmento isolado para outros sítios anatômicos.

Indicação. Substituição do esôfago ou criação de reservatórios digestivos ou urinários. Ex.: o emprego de segmentos do intestino delgado, sob a forma de alça interposta, para substituir o esôfago após esofagectomias distais ou o estômago após gastrectomias totais; nas derivações biliodigestivas ou pancreato-digestivas; na criação de reservatório urinário ou derivação urinária.

Neste aspecto, a utilização de intestino delgado tem mostrado grande versatilidade, graças à sua vascularização exuberante, permitindo extensas mobilizações.

Descrição

Pode-se utilizar a alça do intestino delgado sob duas formas: a) alça interposta; b) alça em Y de Roux.

a) Alça interposta. A partir do ângulo duodeno-jejunal, identifica-se a alça jejunal que mais facilmente se aproxima dos cotos esofágico e duodenal seccionados, sem tração do seu mesentério. A alça é seccionada entre pinças com comprimento adequado, após ligadura das arcadas marginais que estabelecem comunicação com alças vizinhas, conservando-se o pedículo vascular que corresponde à alça a ser transposta. Para substituir o estômago a alça é levada ao andar supramesocólico do abdome através de abertura feita no mesocolo transverso, interposta e anastomosada ao esôfago e duodeno, término-terminalmente, em sentido isoperistáltico. As extremidades remanescentes de jejuno são anastomosadas entre si, fechando-se a seguir as aberturas do mesentério e do mesoverso (Cap. 75).

Já para as substituições do esôfago, há necessidade em se alongar o pedículo vascular para possibilitar a transposição do intestino delgado ao tórax (Cap. 68).

b) Alça em Y de Roux: a partir do ângulo duodeno-jejunal, identifica-se a alça jejunal que mais facilmente se aproxima com a estrutura a ser anastomosada (vias biliares, pâncreas, esôfago terminal), tendo-se como base o pedículo da mesma. A arcada marginal é ligada e seccionada neste nível e o intestino cortado transversalmente entre duas pinças retas. O alongamento do mesentério deste segmento é conseguido ligando e seccionando-se alguns ramos do mesentério correspondente, que estabelecem comunicações com alças adjacentes.

O trânsito intestinal é restabelecido por meio de anastomose término-lateral entre o coto proximal seccionado e a alça distal, após prévia abertura na borda contramesenterial de alça distal a uma distância de 30 a 40cm da sua extremidade. Esta abertura, com 3 a 4cm de comprimento, destina-se à realização da anastomose término-lateral referida.

O coto distal seccionado é, então, levado ao andar supramesocólico e anastomosado com a estrutura desejada (via biliar, pâncreas, esôfago) (Fig. 77.11).

A utilização do segmento do intestino delgado com intuito de criar um *reservatório urinário* (Bricker) implica o isolamento de um segmento intestinal com aproximadamente 20cm de comprimento à maneira descrita anteriormente. A extremidade proximal é fechada e a extremidade distal exteriorizada na pele à maneira de uma estomia, após a implantação dos ureteres na parede intestinal com a formação de um trajeto submucoso para prevenção do refluxo urinário.

Complicações. As complicações relacionam-se basicamente à deficiência de nutrição vascular da alça interposta, quer por avaliação inicial incorreta da sua vascularização ou então nas torções do pedículo vascular no momento da transposição. As conseqüências destes eventos pós-operatórios vão desde as deiscências de anastomose com fístulas até necrose completa do segmento intestinal transposto. Quanto às derivações urinárias, as complicações se relacionam principalmente à grande capacidade absortiva do intestino, resultando em distúrbios eletrolíticos decorrentes da absorção de urina e infecções urinárias ascendentes.

Críticas. Relacionam-se fundamentalmente à incapacidade das alças transpostas em tolerar as condições de trânsito e de conteúdo peculiares às novas funções que devem desempenhar.

Transplante de Intestino Delgado

Transplante de intestino delgado tem sido considerado como uma modalidade terapêutica atual em pacientes portadores de síndrome do intestino curto, resistente à terapêutica convencional. Consiste na obtenção de segmento intestinal

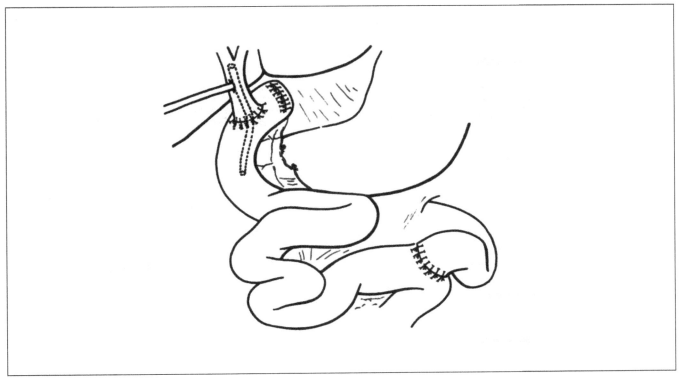

Fig.77.11

ou de todo intestino delgado (jejuno a íleo) de um doador com seu pedículo vascular arterial e venoso que é transplantado a um receptor.

Indicação. O transplante do intestino delgado tem sua indicação em pacientes portadores da síndrome de intestino curto pós-ressecção intestinal extensa, diante da ineficácia da terapêutica convencional representada pelas nutrições parenterais e enterais.

Descrição. Obtenção de todo o intestino delgado desde o jejuno até o íleo, com seu pedículo vascular arterial (artéria mesentérica superior) e venoso (veia porta) de um doador cadavérico. A seguir, o enxerto vascularizado é preservado em soluções de preservação até a efetuação do transplante do intestino no receptor, através da anastomose vascular arterial (artéria mesentérica superior do doador com aorta infra-renal do receptor) e venosa (veia porta do doador com a veia cava inferior ou veia porta do receptor) seguida de jejunostomia e ileostomia.

Esta modalidade de transplante é denominada "heterotópica", uma vez que o intestino transplantado não está em continuidade com o intestino residual do receptor. A reversão da situação heterotópica para a situação ortotópica é efetuada após a perfeita integração do enxerto ao receptor, o que ocorre principalmente nos primeiros seis meses pós-transplante intestinal, quando as extremidades do intestino transplantado são anastomosadas com o intestino remanescente do receptor e, dessa forma, inicia-se a alimentação via oral com conseqüente retirada gradativa da nutrição parenteral.

O posicionamento heterotópico do intestino transplantado numa fase inicial justifica-se pelo fácil diagnóstico da rejeição por meio de biópsias da mucosa intestinal, com a utilização do endoscópio introduzido nas estomias e pela baixa morbidade em situações de necessidade de remoção do intestino transplantado, na maioria das vezes resultante da rejeição incontrolável, apesar da terapêutica com drogas imunossupressoras empregadas atualmente (Ciclosporina A, FK-506)[6,7,8] (Cap. 20).

Complicações. A principal complicação decorrente do transplante intestinal continua sendo a rejeição pelo receptor do intestino transplantado, devido às diferenças genéticas do complexo de histocompatibilidade principal. Esta reação de rejeição parece ser mais intensa nesta modalidade de transplante, quando comparada à observada em transplantes de outros órgãos, pelas características do intestino delgado quanto à imunogenicidade, devida ao seu grande contingente de células linfóides.

Com o intuito de controlar o processo de rejeição, novas drogas têm sido utilizadas. No entanto, a rejeição nesta modalidade de transplante continua sendo de difícil controle. Baseados neste fato, pesquisadores têm direcionado as pesquisas no sentido de melhor compreender as reações imunológicas envolvidas[9,10,11,12] e tentar detectar a rejeição numa fase precoce para melhor terapêutica imunossupressora. Com essa finalidade novos métodos de avaliação da rejeição têm sido estudados[13,14,15].

Além da rejeição, as lesões decorrentes da preservação, reperfusão e da infecção podem levar a complicações após o transplante do intestino delgado, influindo no sucesso do mesmo.

Críticas. Apesar do índice de êxito observado nesta modalidade de transplante, a partir de 1991, se assemelhar aos obtidos com o transplante de outros órgãos, a pequena casuística mundial não permite definir o transplante de intestino delgado como uma modalidade terapêutica de rotina.

As tentativas anteriores a este período resultaram invariavelmente em insucessos devidos à falta de conhecimento dos fenômenos imunológicos envolvidos no processo da rejeição, bem como da ausência de drogas imunossupressoras eficazes para seu controle.

BIBLIOGRAFIA

1. Ellis H. The causes and prevention of intestinal adhesions. Brit. J. Surg., 69:241-3, 1982.
2. Rosenberg D, Nasser A, Regen JB, Behmer OA. Suturas intestinais: estudo comparativo entre a sutura clássica em dois planos e sutura extramucosa num plano único com emprego de um novo fio absorvível, ácido poliglicólico. Rev. Ass. Med. Bras., 19:249, 1973.
3. Hering FLO, Gabor S, Rosenberg D. Bases técnicas e teóricas de fios de suturas. led. São Paulo, Roca, p.232, 1993.
4. Faria PAJ, Pasqualucci MEA, Medeiros RR, Mantovani M, Vieira RW. Estudo comparativo de materiais de sutura no estômago de cães com técnica de síntese extramucosa. Rev. Ass. Med. Bras., 15:3, 1969.
5. Bricker EM. Substitution for the urinary bladder by use of the isolated ileal segments. Surg. Clin. North Am., 36:1117, 1956.
6. Thompson AW. The immunosupressive macrolides FK-506 and rapamycin. Immunol. Lett., 29:105-12,1991.
7. Christians U & Sewing KF. Cyclosporin metabolism in transplant patients. Pharmacol. Ther., 57:291-345, 1993.
8. Kahan BD. Cyclosporin: the base for immunosuppressive therapy-present and future. Transplant. Proc., 25:508-10, 1993.
9. Kim P, Levy GA, Koh IHJ, Cohen Z. Immunologic basis of small intestinal allograft rejection. Transplant. Proc., 23:830-2, 1991.
10. Koh IHJ, Cohen Z, Levy G, Gorczynski RM. Altered cell trafficking in mesenteric lymphoid tissue following syngeneic heterotopic small bowel transplantion in rodents. Transplant. Proc., 24: I 146-7, 1992.
11. Koh lHJ, Cohen Z, Levy G, Plapler H, Gorczynski RM. Altered cell trafficking of mesenteric lymphocytes after heterotopic small bowel transplantation using venous drainage. Transplant. Proc., 25:1210-1,1993.
12. Gorczynski RM, Cohen Z, Plapler H, Levy G, Wojcik D, Koh IHJ. Functional activity in host and graft lymphoid tissue of rats receiving syngeneic heterotopic SBT with portal or systemic drainage. Immunol. Lett., 38:3-9, 1994.
13. Koh IHJ, Kim PCW, Chung SW, Waddell T, Wong PY, Gorczynski R, Levy GA, Cohen Z. The effects of 16,16 dimethyl prostaglandin E:2 therapy alone and in combination with low dose cyclosporin A on a rat small intestinal transplantation. Transplantation, 54:592-8, 1994.
14. Bakoniy-Neto A, Koh IHJ, Silva MHG, Goldenberg S. The validity of mal tose absorption in the heterotopic small bowel transplant (SBT) mode1. Transplant. Proc, 26: 1670-72, 1994.
15. Koh IHJ, Taha MO, Smaili S, Ferreira R, Andrade P, Goldenberg S, Jurkiewicz A. Evaluation of intestinal mucos a barrier using a pharrnacological functional approach. Transplant. Proc., 26: 1663-4, 1994.
16. Grant D, Wall W, Mimeault R, Zhong R, Ghent C, Garcia B, Stiller C, Duff J. Successful small-bowellliver transplantation. Lancet, 335: 1814,1990.

17. Todo S, Tzakis A, Reyes J, Abu-Elmagd K, Fukurama H, Nour B, Kadry Z, Fung J, Starzl TE. Clinical intestinal transplantation three-year experience. "In: Third Internacional Syposium on Small Bowel Transplantation, 3., Paris, novembro de 1993. [Resumo, 02].
18. Grant D, Wall C, Atkinson P, Williams B, Garcia R, Zhong R, Duff 1. Small bowel transplantation at university hospital, London, Ontario, Canada. Starzl TE. Clinical intestinal plansplantation: three-year experience. "In: Third International Symposium on Small Bowel Transplantation, 3., Paris, novembro de 1993." [Resumo, 03].
19. Deardon D, Pollard S, Bianchi A, Calne R. The Manchester and Cambridge (UK) experience of clinical small bowel transplantation. Starzl TE. Clinical intestinaltransplantation: three-year experience. "In: Third International Symposium on Small Bowel Transplantation, 3., Paris, novembro de 1993." [Resumo, 04]
20. Grewe HE & Kremer K. Operations on de Small and Large Bowel. In: Grewe HE & Kremer K. Atlas of Surgical Operations. 2ed. StUtlgart, Georg Thiere Verlag., 1980. v.2, p.156-221.
21. Goldenberg S. Jejunostomia. In: Goldenberg S & Nigro AJT. At\ils de técnicas operatórias em cirurgia geral. 1 ed. São Paulo, Manole, Capo 14, p. 231-4, 1989.
22. Bakonyi Neto A. Retocolite ulcerativa idiopática. In: Goligher 1. Cirurgia do ânus, reto e colo. 5ed. São Paulo, Manole, Capo 32, p. 874-1054, 1990.
23. Gonçalves EL, Goffi FS. Cirurgia do intestino delgado. Técnicas. In: Goffi FS. Técnica cirúrgica. Bases anatômicas, fisiopatológicas e técnicas da cirurgia. 3ed. São Paulo, Atheneu, Cap. 72, p. 753-63, 1990.

78 Cirurgia do Intestino Grosso

Fábio Schmidt Goffi
Nagamassa Yamaguchi

Bases

A cirurgia do intestino grosso teve seu desenvolvimento atrasado durante longo tempo em vista de peculiaridades anatômicas e funcionais. Quando a cirurgia de outros órgãos abdominais já tinha alcançado maturidade, as intervenções sobre o ceco, o colo e o reto apresentavam ainda cifras de insucesso inteiramente inaceitáveis. Vários fatos contribuíram para a melhoria dos resultados: 1) introdução de conduta técnica baseada na exteriorização temporária do intestino e anastomose retardada em lugar do restabelecimento primário do trânsito; 2) utilização de operações complementares (colostomias) para a derivação temporária do trânsito intestinal, aliviando as tensões sobre a linha de anastomose; 3) melhor conhecimento das características estruturais, fisiológicas e bacteriológicas do intestino grosso; 4) melhor conhecimento sobre as deficiências hidroeletrolíticas, vitamínicas, sangüíneas e protéicas, ligadas à cirurgia; 5) uso da limpeza mecânica do intestino grosso e da esterilização de sua flora bacteriana. Atualmente a exteriorização cólica deixou de ser usada e as colostomias têm indicações mais limitadas.

O estudo desses vários itens é fundamental para o aprimoramento técnico na cirurgia ceco-colorretal.

ANATOMIA

O intestino grosso, representado pelo ceco, colo e reto, tem a forma global de um ponto de interrogação. Sob o aspecto exclusivamente anatômico distinguem-se o ceco com o apêndice vermiforme, na fossa ilíaca direita, o colo ascendente no flanco direito, o ângulo hepático no hipocôndrio direito, o colo transverso no epigástrio e às vezes no mesagástrio, o ângulo esplênico no hipocôndrio esquerdo, o colo descendente no flanco esquerdo, o colo sigmóide na fossa ilíaca esquerda e o reto, em seu segmento pélvico ocupando o hipogástrio e no segmento perineal, situando-se no períneo posterior.

DIVISÃO ANATOMOCIRÚRGICA

Do ponto de vista cirúrgico o intestino grosso é dividido em *colo direito,* representado pelo ceco, ascendente, ângulo hepático e metade proximal do transverso, *colo esquerdo,* constituído pela metade distal do transverso, ângulo esplênico, e descendente, *colo sigmóide* e *reto.* Freqüentemente o sigmóide é considerado como integrante do colo esquerdo. Enquanto o colo direito é derivado do intestino primitivo médio, o colo esquerdo, sigmóide e maior parte do reto promanam do intestino posterior ou terminal. Estes dois segmentos recebem, por isso, irrigação de troncos independentes, apenas comunicando-se através da arcada marginal (Riolan): artéria mesentérica superior e artéria mesentérica inferior. O colo direito tem calibre maior do que o esquerdo e a espessura de sua parede é menor. Sendo o conteúdo do primeiro líquido e do segundo pastoso ou sólido, compreende-se por que as obstruções mecânicas são mais comuns frente às neoplasias situadas no colo esquerdo do que as do colo direito.

DIVISÃO FISIOLÓGICA

O colo direito possui conteúdo líquido, tem leve função de absorção e apresenta movimentos antiperistálticos fisiológicos. O colo esquerdo é segmento de passagem ou de armazenamento de fezes (sigmóide). O limite entre esses dois segmentos cólicos estaria assinalado por um anel funcionalmente comparável a um esfíncter, e situado na origem da alça móvel do colo transverso. Este ponto corresponde ao local onde o colo transverso cruza a segunda porção do duodeno e a divisão assim conceituada tem a seu favor, também, fundamentos embriológicos.

EMBRIOLOGIA

O intestino médio primitivo ou alça umbilical realiza uma curvatura ventral, portanto com concavidade dorsal, tendo como eixo a artéria mesentérica superior (Fig. 78.1). A terminação dessa artéria corresponde ao ponto onde o ducto

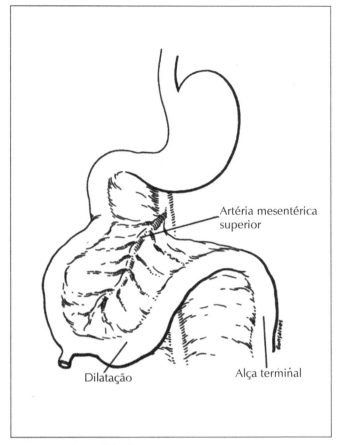

Fig. 78.1 – *Alça umbilical primitiva.*

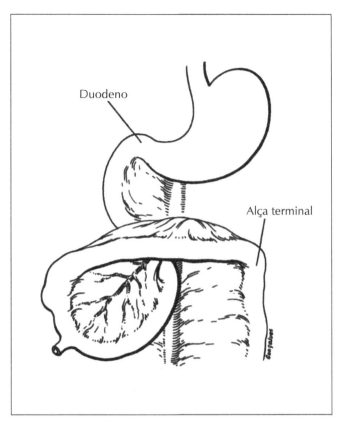

Fig. 78.2 – *Primeira fase de torção.*

vitelino se insere na alça intestinal. Distingue-se, assim, nesta alça, um segmento descendente pré-vitelino e outro pós-vitelino ascendente que, no conjunto, sofrem uma rotação no sentido anti-horário em torno do eixo arterial. A alça umbilical, inicialmente situada em posição sagital, se dispõe no sentido transversal, o ramo intestinal pré-vitelino situando-se à direita e o pós-vitelino à esquerda (Fig. 78.2). A rotação continua de maneira que o segmento pós-vitelino, compreendido entre a dilatação cecal e o ângulo esplênico, já fixado, esteja orientado, sem acotovelamentos, de baixo para cima e da direita para a esquerda (Fig. 78.3). Neste momento não existe, ainda, o colo ascendente, porém a extremidade cecal, continuando a rodar para a direita, bloqueada na parte cranial pelo fígado e lateralmente pela parede abdominal, dobra-se para baixo, originando o ângulo hepático e o colo ascendente (paitre e col.[37]).

Coalescência. Terminada a torção da alça umbilical, inicia-se a soldadura do colo e de seu meso com o peritônio parietal posterior. Esta coalescência se faz ao longo de uma área triangular com base superior, cujo limite direito é dado pelo colo ascendente; o limite esquerdo (interno) é representado pela inserção posterior do mesentério, cuja direção corresponde a uma linha oblíqua para baixo e para a direita, que do ângulo duodeno-jejunal alcança o ângulo ileocecal; o limite superior é demarcado por uma linha traçada do ângulo cólico direito até a borda esquerda da segunda porção do duodeno, onde se inicia o segmento flutuante do mesocolo transverso (Fig. 78.4). O ceco geralmente permanece móvel, fugindo à soldadura, comportando-se como um conspício

divertículo do intestino grosso. Outra área de fixação cólica à parede posterior do abdome situa-se à esquerda. Seus limites são dados lateralmente pelo colo descendente, desde o ângulo cólico esquerdo até sua junção com o sigmóide, e medialmente pelo tronco da artéria mesentérica inferior. Para cima a referida área se estende até uma linha transversa que corresponde à inserção do mesocolo transverso, e para baixo continua como ramo esquerdo externo da linha de inserção do meso sigmóide. Esta é uma linha quebrada, como um acento circunflexo, tendo um ramo interno, vertical, que acompanha a artéria retal superior e outro ramo externo, oblíquo, que da artéria mesentérica inferior chega até a junção descendente-sigmóide.

Os referidos planos de coalescência têm importância cirúrgica, pois através deles pode ser feita a mobilização cólica, tornando flutuantes os segmentos anatomicamente fixos. Para tanto basta seccionar o folheto peritoneal que do contorno cólico se reflete sobre a parede abdominal posterior, caminhando, por meio de dissecção romba, através desses planos avasculares de clivagem, representados por tecido conjuntivo frouxo.

O intestino terminal apresenta seu segmento caudal fechado em fundo cego. Nesse nível formam-se dois recessos dos quais um, de curta duração, dirige-se para baixo e para trás sob o nome intestino pós-anal; o outro se desenvolve no contorno ventral e denomina-se evaginação alantóidea (Fig. 78.5). Nesta fase, o intestino pós-anal e o esboço alantóideo constituem a cloaca, cavidade endodérmica única, que se encontra separada caudalmente do exterior por um tabique espesso. Este, formado de início por tecido mesodérmico revestido por ectoderma, sofre sucessivas modificações,

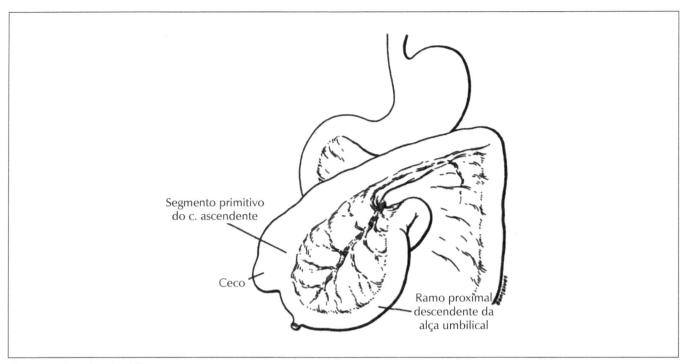

Fig. 78.3 – *Fase de colo oblíquo.*

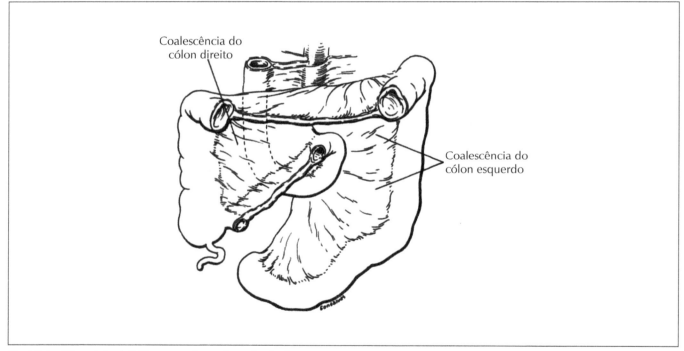

Fig. 78.4 – *Disposição definitiva com planos de coalescência.*

reduzindo-se a uma membrana pelo adossamento das duas túnicas, ectodérmica e endodérmica, entre as quais depois se interpõe um aglomerado epitelial. Essa formação recebe, assim, sucessivamente, os nomes de tabique cloacal, membrana cloacal e tampão cloacal.

No decurso do terceiro mês embrionário a cloaca e o tampão cloacal são divididos por um tabique frontal resultante da descida, em sentido crânio-caudal, do esporão perineal ou septo urogenital. A cloaca, nesse momento, se apresenta dividida em dois compartimentos, um posterior, anorretal, fechado caudalmente pela membrana anal, e outro anterior, uro-genital, encerrado pela membrana urogenital. As células centrais do tampão cloacal, incluídas na membrana anal, a seguir se desagregam, abrindo progressivamente uma luz para formar o conduto anal e sua comunicação externa, o ânus. O mesmo processo de absorção dá lugar, anteriormen-

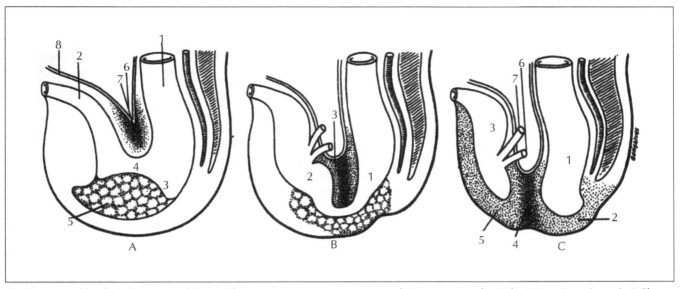

Fig.78.5 – *(Modificada de Paitre F. e col.[17]). A - Cloaca primitiva: 1) Intestino terminal; 2) Evaginação alantóide; 3) Intestino pós-anal; 4) Cloaca; 5) Tampão cloacal; 6) Fundo-de-saco peritoneal (Douglas); 7) Esporão perineal; 8) Peritônio. B - Descida do esporão perineal: 1) Cloaca; 2) Conduto urogenital; 3) Esporão perineal (septo uro-genital). C - Divisão da cloaca: 1) Reto; 2) Membrana anal; 3) Bexiga; 4) lambrana de Rathke; 5) Membrana urogenital; 6) Ureter; 7) Ducto de Wolff.*

te, à abertura do orifício uretral ou uretro-vaginal, à custa da membrana urogenital (Fig. 78.6).

Esses dados embriológicos esclarecem a maior parte das malformações congênitas anorretais, cada qual correspondendo a um vício de de desenvolvimento da membrana cloacal e frontal.

Estrutura da Parede. Como os demais segmentos do tubo gastrintestinal, o intestino grosso possui sua parede constituída de serosa, muscular, submucosa e mucosa. No entanto, esses estratos, aqui, apresentam certas peculiaridades. Sob a túnica serosa formam-se conglomerados de gordura, os apêndices epiplóicos, que são mais desenvolvidos ao nível do colo esquerdo e, sobretudo, no sigmóide. Com menor frequência encontram-se na face inferior do colo transverso, sendo escassos no colo ascendente. Essas estruturas têm formas variadas: podem ser pediculadas ou sésseis, simples, bífidas ou em tridente. Em sua base há sempre um vaso reto de modo que a ressecção de vários apêndices em um mesmo nível pode comprometer a irrigação arterial da parede cólica.

O estrato longitudinal, externo, da túnica muscular ceco-cólica é descontínuo, estando suas fibras reunidas em três fitas denominadas tênias, as quais servem como uma das características dessa porção do tubo intestinal. Essas tênias são lisas, esbranquiçadas e tensas, de modo que a porção da parede ceco-cólica que se encontra entre elas faz saliência abaulada. O ponto de origem dessas tênias no ceco é comum e situa-se na base do apêndice cecal. Assim, esse ponto de confluência das fitas musculares serve de referência ao cirurgião que pretende realizar a apendicectomia. No colo sigmóide as três fitas se reduzem progressivamente a duas e, fi-

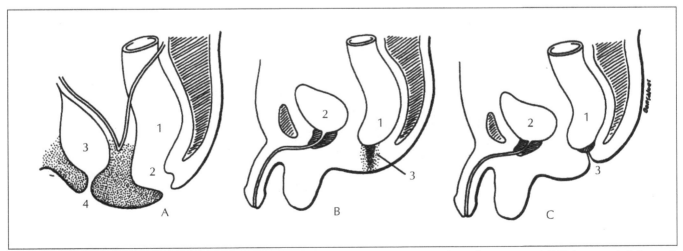

Fig. 78.6 – *(Modificado de Paitre F. e col.) A - Absorção da membrana Cloacal: 1) Reto; 2) Orificional: 3) Bexiga; 4) Orifício urogenital. B – anal: 1) Reto imperfurado; 2) Bexiga; 3) Conduto anal atrésico (absorção incompleta da membrana anal). C - Atresia anorretal; 1) Reto; 2) Bexiga; 3) Conduto anal atrésico.*

nalmente, no reto estas se fundem para constituir um estrato contínuo de fibras longitudinais (Fig. 78.7).

O estrato circular de fibras musculares apresenta, no intestino grosso, particularidades interessantes. A simples observação feita no intestino grosso de cadáveres humanos tem demonstrado várias áreas de estreitamentos segmentares que os estudos radiológicos sugerem tratar-se de esfíncteres ou de mecanismos de fechamento (Di Dio e col.[15]). No local desses esfíncteres (ou mais acuradamente piloros) a musculatura exibe um espessamento conspícuo: o estrato circular torna-se mais denso e as tênias fornecem maior número de fibras longitudinais ao componente circular. Essa disposição formando "complexos musculares" com componentes de fechamento e abertura caracterizam e justificam o nome genérico de "piloro" (Di Dio,[14]).

Tais estruturas, cujo significado segundo Haubrich[26] tem sido superestimado, existiriam em vários níveis: junção ceco-cólica; limite entre a porção proximal fixa e a móvel do colo transverso; logo abaixo do ângulo cólico esquerdo; junção descendente-sigmóidea; junção sigmóide-retal. Conquanto a comprovação anatômica desses "esfíncteres" não tenha ainda sido convincente, é provável que alguns deles apresentem, pelo menos, individualidade funcional.

A túnica submucosa, composta por tecido conjuntivo frouxo, rico em fibras elásticas, abriga, na sua espessura, as redes vascular sangüínea e linfática. Essa túnica possibilita o deslizamento fácil da mucosa sobre a muscular. A túnica mucosa está disposta em pregas longitudinais e transversais, carecendo de válvulas coniventes, de vilosidades e de placas ou folículos linfáticos (De Peyer). Seu epitélio é constituído

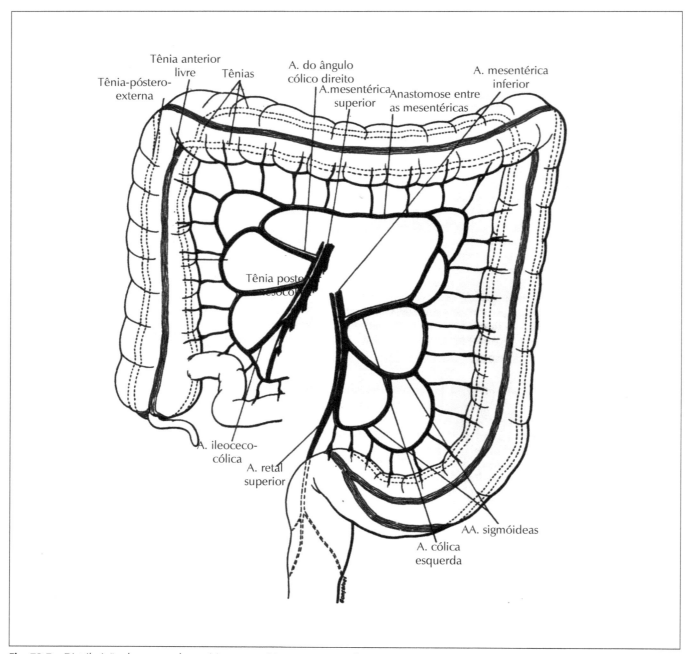

Fig. 78.7 – *Distribuição dos ramos das artérias mesentéricas superior e inferior.*

por uma única fileira de células cilíndricas e caliciformes e no córion há glândulas tubulosas secretoras de muco.

O intestino grosso, em sua maior parte, apresenta dilatações saculares denominadas haustros; parecem resultar da presença das tênias, que são tensas e mais curtas que o comprimento do colo e também da tonicidade do estrato circular de fibras musculares.

Vascularização. A irrigação arterial do intestino grosso, comparativamente com a gástrica e a do delgado, é mais pobre. Isto é explicado pelo desempenho funcional menos importante da porção terminal do tubo digestivo. A escassez vascular é responsável, em parte, pelos resultados menos favoráveis das suturas e anastomoses colorretais quando comparadas com os da cirurgia gastroduodenal e jejuno-ileal. Os pedículos vasculares do intestino grosso se resumem a três mananciais: vasos mesentéricos superiores, vasos mesentéricos inferiores e vasos dependentes da artéria e veia hipogástricas: retais médias e inferiores. Esses três pedículos correspondem a origens embriológicas distintas: a artéria mesentérica superior irriga o ceco, apêndice, colo ascendente e parte do colo transverso, oriundos do intestino primitivo médio ou alça umbilical; a artéria mesentérica inferior irriga o segmento distal do colo transverso, descendente, sigmóide e segmento proximal do reto, derivados do intestino primitivo terminal; as artérias que dimanam da hipogástrica irrigam o reto perineal, o canal anal e o ânus.

Do ponto de vista cirúrgico importa conhecer os tipos de ramificação arterial do intestino grosso, suas anastomoses e variações anatômicas, pois esses aspectos interessam às manobras de ressecção segmentar, de mobilização nas ressecções extensas, de abaixamento abdômino-perineal e, sobretudo, de substituição esofágica pelo colo (Michaels e col.; Goffi[21])

Artéria mesentérica superior. Seus efluentes cólicos, que nascem no contorno direito do tronco, são variáveis segundo os indivíduos, podendo existir duas, três ou quatro artérias cólicas direitas. A mais constante é a ileocecoapendicocólica, que fornece a irrigação do ceco, apêndice e de parte do colo ascendente, anastomosando seus ramos em arcada com os das artérias vizinhas. As demais, artérias cólicas direita média, cólica direita superior e cólica média, são variáveis em freqüência e disposição, substituindo-se, às vezes, umas às outras (Fig. 78.7).

Artéria mesentérica inferior. Como a primeira, nasce diretamente da aorta. Sua origem se encontra logo abaixo do ângulo duodeno-jejunal, no limite entre o segundo e terceiro corpos vertebrais. Proporciona separadamente, ou por intermédio de um ou dois troncos colaterais, duas ou três artérias cólicas esquerdas. A mais constante destas é a artéria cólica esquerda superior, que emerge do contorno esquerdo da artéria mesentérica inferior, ascendente obliquamente para o ângulo cólico esquerdo e seu ramo cranial de bifurcação se anastomosa em arcada como ramo caudal da artéria cólica média para formar a comunicação arterial intermesentérica (arcada de Riolan). Outro ramo constante é a artéria cólica inferior ou tronco das sigmóideas, destinada à vascularização do colo sigmóide, o que é feito através de arcadas que lembram o sistema arterial do intestino delgado. O ramo terminal da artéria mesentérica inferior é a artéria retal superior, que se divide em duas, direita e esquerda, ao nível da terceira peça sacra.

As artérias cólicas se dicotomizam a alguma distância do intestino, fornecendo ramos em arco que se anastomosam com os vizinhos. Disso resulta a formação de arcada marginal ou paracólica, que corre ao longo do tubo intestinal, apresentando considerável importância prática. A ligadura de um, dois e às vezes três troncos de artérias cólicas pode ser feita sem risco, desde que a irrigação do correspondente segmento cólico seja garantida pela arcada marginal. O resultado funcional dessas ligaduras está na dependência do calibre do pedículo vascular residual, na integridade das paredes da artéria paracólica e da eficiência das arcadas anastomóticas.

Na maior parte do território vascular do intestino grosso faltam arcadas de segunda ordem. Elas existem em escasso número ao nível dos ângulos cólicos direito e esquerdo, enquanto que na espessura do mesossigmóide se encontram arcadas de várias ordens, como ocorre no intestino delgado.

As arcadas marginais, via de regra, são funcionalmente suficientes. Apenas em alguns pontos seu pequeno calibre pode comprometer a irrigação cólica em casos de ligaduras pediculares para mobilização.

O território do colo direito se comunica cranialmente com o território do intestino delgado por anastomose entre a artéria ileocecocólica com a terminação da artéria mesentérica superior. Por isso, o segmento terminal do íleo está vinculado ao ceco e colo ascendente, e a colectomia direita deve incluir a retirada dos últimos centímetros de delgado que podem ser prejudicados pela necessária ligadura da artéria ileocecocólica. Outros pontos considerados "críticos" são a anastomose entre as artérias ileocecocólica e a cólica direita, bem como a anastomose entre a última artéria sigmóidea e a terminação retal da artéria mesentérica inferior (ponto de Südeck) (Degni[12]; Nahas[33]).

Das arcadas paracólicas partem vasos retos que se dirigem às paredes cólicas, existindo dois tipos: vasos retos longos e vasos retos curtos.

Veias. O território venoso cecocólico pertence inteiramente ao sistema porta; o território venoso do reto se reparte entre o sistema porta e o sistema cava inferior. As veias que se originam no território cólico seguem de perto as artérias homônimas. Apenas algumas fazem exceção: a veia do ângulo cólico direito abandona o trajeto arterial e se lança à veia gastroepiplóica direita; a veia mesentérica inferior se distancia precocemente da artéria mesentérica inferior, segue trajeto verticalmente ascendente, cruza a artéria cólica esquerda superior, dirigindo-se medialmente para desembocar na veia lienal, por trás do corpo do pâncreas. Há variações desta disposição mais comum da veia mesentérica inferior descritas por Almeida[1] Kelner[29].

Sistema linfático. O conhecimento da circulação linfática do intestino grosso é da maior importância para o cirurgião, pois ela está intimamente ligada aos princípios que regem a cirurgia do carcinoma colorretal.

Os ductos linfáticos originados na parede intestinal se grupam em redes com situações subserosa, intramuscular e submucosa. Sobretudo esta última é conspícua e responsável pela propagação intramural dos cânceres, no sentido axial. Os coletores linfáticos abandonam a parede cólica pela borda mesenterial, acompanhando os vasos sangüíneos retos e se lançam em uma arcada marginal paracólica (Fig. 78.8). Antes, porém, podem desaguar em linfonodos epicólicos situa-

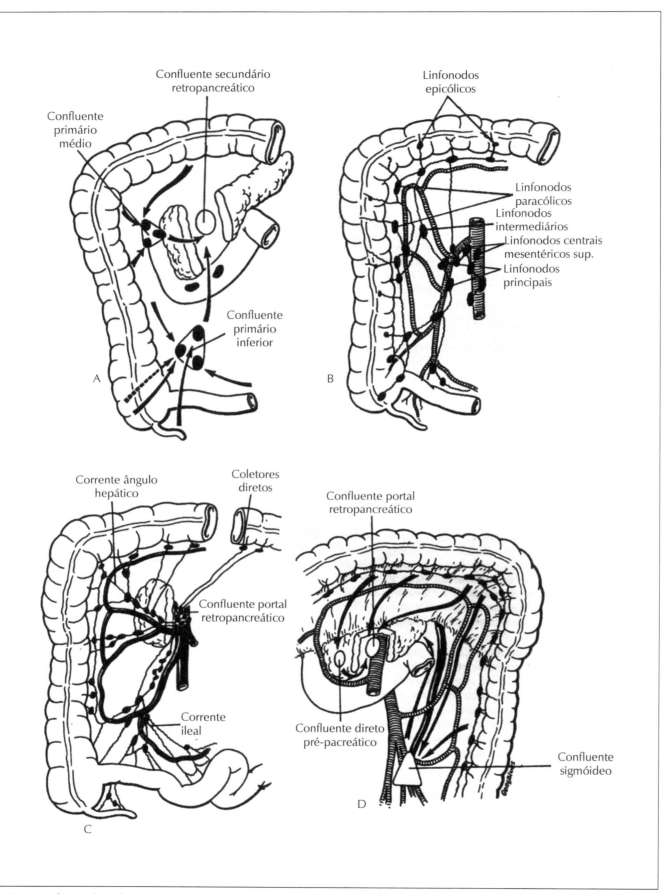

Fig. 78.8 – *Linfáticos dos colos.*

dos sobre as paredes do intestino ou em linfonodos paracólicos, grupados ao redor da arcada marginal. Esses nodos constituem a primeira barreira linfática para a propagação neoplásica (Jamieson[28]).

Da arcada marginal partem correntes linfáticas dispostas em leque na espessura do mesocolo, para cuja raiz convergem por meio de confluentes primários, satélites dos coletores venosos. Ao longo dos confluentes encontram-se linfonodos classificados como *periféricos,* próximos da arcada marginal, *intermediários,* na espessura das folhas do mesocolo, e *centrais,* no nível da emergência das artérias cólicas.

Dos confluentes primários partem de quatro a seis coletores eferentes que constituem as correntes pediculares satélites dos dois pedículos venosos mesentéricos. Essas correntes linfáticas, segundo Descomp e Turnesco[13], desembocam no confluente secundário ou grande confluente portal retropancreático. Esta opinião não é subscrita por outros, como Rouvière[40], para quem a corrente pedicular esquerda contorna a aorta e termina em parte no tronco lombar esquerdo e, em parte, nos linfonodos látero-aórticos infra-renais.

Goldenberg[22] encontrou coletores linfáticos oriundos da parede do colo ascendente, que passam pela cápsula adiposa do rim direito e se dirigem para o pedículo renal; o mesmo fato não foi encontrado à esquerda, onde não se demonstraram conexões linfáticas entre o colo descendente e o pedículo renal esquerdo. A distribuição linfática do reto obedece, em linhas gerais, à descrição acima. As peculiaridades serão tratadas mais adiante.

Inervação. Os colos direito e transverso são inervados pelos plexos celíaco e mesentérico superior e nervo vago direito. O colo esquerdo recebe fibras nervosas, ademais dos plexos mencionados, do plexo mesentérico inferior e nervo pré-aórticos. A inervação cólica se faz por meio de filetes que acompanham as artérias cólicas formando plexos ao redor delas. A complexidade da inervação do intestino grosso aumenta ao nível de seu segmento terminal. Aos filetes do sistema autônomo se juntam outros emanados do sistema cérebro-espinhal, através dos nervos sacros, passando pelo gânglio hipogástrico. Topograficamente a inervação do intestino grosso se distribui por ordem decrescente de riqueza pelo reto, sigmóide e ceco.

Elevada importância assume a inervação intramural autônoma do intestino grosso, em especial do sigmóide e do reto. Essa é dada por plexos nervosos submucosos (Meissner) e mioentéricos (Auerbach) constituídos por células ganglionares que, como em outras partes do tubo digestivo, são responsáveis pela contratilidade da fibra muscular lisa e pela continuidade dos estímulos motores. Aqui, porém, a ausência congênita desses elementos celulares no segmento terminal do reto (megacolo congênito) ou sua destruição no adulto por processos tóxico- infecciosos (megacolo adquirido) pode causar sérios distúrbios da motilidade colorretal.

O intestino grosso é inervado, dessa maneira, por fibras simpáticas e parassimpáticas. As fibras parassimpáticas, derivadas do nervo vago direito, destinam-se ao colo direito, enquanto que as que promanam dos nervos pélvicos, através das raízes de S^2 e S^4 inervam o colo distal a partir do terço médio do colo transverso. O estímulo experimental dos nervos vagos e pélvicos aumenta a motilidade cólica, sendo o efeito dos primeiros mais nítido no colo direito e o dos nervos pélvicos no colo distal.

A inervação simpática, originada no trato intermédio-lateral dos segmentos medulares de L^1 a L^4 e caminhando pelos plexos mesentéricos e hipogástricos, é tida como responsável pela depressão dos movimentos cólicos. No entanto, esses conceitos não estão ainda suficientemente confirmados. Além disso, as respostas aos estímulos nervosos diferem nas espécies animais. A vagotomia no homem pode produzir, às vezes, aceleração do trânsito intestinal traduzida por diarréia.

FISIOLOGIA

O segmento intestinal situado entre a válvula ileocecal e o ânus aparentemente possui pequena importância funcional. O colo direito tem discreta atividade de absorção, pois a maior parte dela se efetua no intestino delgado. O colo esquerdo é via de passagem da matéria fecal, enquanto que o sigmóide serve predominantemente como reservatório e expulsão. O colo sigmóide, reto e esfíncteres anais, auxiliados pela contração dos músculos abdominais, atuam de maneira sincrônica no trabalho de evacuação.

Não obstante, o cirurgião deve conhecer a fundo a fisiologia ceco-colorretal, pois, após a cirurgia do intestino grosso, podem surgir graves perturbações funcionais. Lembre-se, ainda, que apesar de sua escassa capacidade de absorção, em pacientes com grandes ressecções ou exclusões do intestino delgado, o colo sofre processo de adaptação funcional representado por dilatação e provavelmente por hipertrofia das células da mucosa, tentando compensar aquela deficiência.

Absorção de Água. Conquanto a quantidade de água absorvida no intestino delgado, nas 24 h, alcance 8 litros, o conteúdo ao nível do ceco ainda é líquido, representado por 400 a 500ml de quimo. No colo direito, em especial no ascendente, são absorvidos cerca de 250 a 350ml de água, restando apenas 150ml de massa fecal a ser eliminada em 24 horas (Glass[19]).

Em condições anormais, onde há aceleração do trânsito no intestino delgado ou diminuição da superfície de absorção, o volume de quimo que chega ao intestino grosso aumenta consideravelmente.

Fluxo de Eletrólitos. No nível do colo direito, juntamente com a absorção de água, são absorvidos íons, cloro e sódio. Concomitantemente há fluxo inverso de bicarbonato e de potássio, ou seja, ocorre extrusão destes elementos da parede intestinal em direção ao lúmen. Em conseqüência as fezes humanas exibem elevada concentração de potássio, mais alta do que o teor desse elemento no quimo do intestino delgado.

A secreção do muco, regulada pelo sistema nervoso autônomo, é bastante discreta e o produto consiste de material viscoso em forma de estrias.

Motilidade. O transporte do conteúdo cólico da direita para a esquerda ocorre periodicamente. Durante esses movimentos de massa, o bolo fecal é amassado e deslocado para diante e para trás entre os haustros, o que facilita a absorção de água. Contrariamente ao intestino delgado, não há movimentos propulsivos permanentes, pois estes parecem ocorrer apenas uma ou duas vezes ao dia. Esses movimentos, pouco freqüentes, resultam da contração simultânea de um segmento inteiro de 20 a 25cm, transportando grandes quantidades de conteúdo fecal, por uma extensão de 1/3 a 3/4 do intestino grosso, em poucos segundos. Esses movimentos podem ser desencadeados por reflexos como o gastrocólico e o duodenocólico.

No colo sigmóide as ondas contráteis, quando rítmicas, ocorrem com freqüência de dois minutos e com amplitude de 5 a 100cm H_2O. Há períodos de atividade e de repouso que se alternam em espaços de 30 minutos, sendo raras as ondas de condução, cuja finalidade parece ser a de retardar o fluxo (Brooks[5]).

Esfíncter Ileocecal (Válvula Ileocecal). Constitui-se pela fusão das fibras circulares e longitudinais da porção terminal do íleo e das vizinhanças do ceco. Em casos de cecostomia ou de fístula cecal pode-se ver essa estrutura como uma papila que se sobressai cerca de 1cm da mucosa do ceco. Seu orifício se encontra habitualmente fechado.

No homem, a função principal do esfíncter é regular o trânsito através do íleo, impedindo que seu conteúdo passe para o ceco de maneira demasiadamente rápida, antes que se processe adequada absorção. Nos animais de laboratório observam-se periodicamente ondas antiperistálticas que impulsionam o conteúdo do colo proximal para o ceco. No homem esses movimentos são raros e de fraca intensidade, tendo início no ângulo cólico direito. O esfíncter ileocecal nem sempre é capaz de impedir o refluxo ceco-ileal. No entanto, em algumas pessoas ele é muito resistente a esse refluxo, o que pode assumir considerável importância nos casos de obstrução do colo esquerdo. Nesta eventualidade se estabelece uma alça fechada, com excessiva tensão gasosa intraluminar no ceco, que pode romper-se por necrose isquêmica.

Bacteriologia. Van Der Reis[44], em 1943, através de sondagem (flora normal ou patológica do tubo gastrintestinal), observou que o conteúdo gástrico é praticamente estéril, em vista da elevada acidez do meio. No duodeno a flora também é bastante escassa, porém no jejuno proximal já "existem algumas bactérias gram-positivas, principalmente do tipo lactobacilo. À medida que se avizinha da válvula ileocecal, a flora se torna mais abundante e mais patogênica predominando os germens gram-negativos. Íleo terminal e ceco são os lugares onde há maior concentração de bactérias de alta patogenicidade.

A flora do tubo gastrintestinal pode ser classificada em fixa e móvel. A primeira existe habitualmente como comensal, não causando danos ao organismo hospedeiro, desde que circunscrita à luz intestinal. Pelo contrário, esta flora fixa participa de importantes processos bioquímicos ligados ao metabolismo de ácidos biliares, bilirrubina e síntese de vitamina K. A flora móvel é representada por gerrnens ingeridos com os alimentos ou oriundos do orofaringe e das vias aéreas por deglutição do catarro. A maioria desses microrganismos é destruída no estômago por ação do ácido clorídrico, porém, uma parte é transportada para o delgado e colo, onde pode causar enterocolite.

A flora bacteriana do intestino foi estudada por Bishop e Allcok[3], em portadores de obstrução intestinal. Observaram que nas oclusões do intestino delgado a víscera acima do obstáculo se enche precocemente de líquido fecalóide altamente contaminado. Conquanto se acredite que esse líquido se torna inoculado pela propagação retrógrada de germens a partir do intestino grosso, os autores afirmam que a origem dessa flora profusa é dada pela ingestão. Os germens mais encontradiços no líquido colhido acima do local ocluído são *E. coli, Bacteroides, Proteus mirabilis, Cl. welchi, Paracolobactrum aerogenoides, Streptococcus faecalis.*

Esses germens, além de enterococos e pseudomonas, foram praticamente os mesmos registrados por Cohn Jr.[7] ao observar a incidência de microrganismos na flora fecal de 200 pacientes hospitalizados consecutivamente.

O valor da esterilização da flora intestinal, previamente à cirurgia do intestino grosso, ainda constitui objeto de discussão, porém alguns fatos são irrefutáveis. O colo é o maior reservatório habitual de bactérias patogênicas no homem. A abertura acidental ou inadvertida da luz do intestino grosso não preparado pode causar peritonite grave ou infecção da parede abdominal, comprometendo a cicatrização das feridas em geral e do intestino em particular. A cirurgia do intestino grosso iniciou seu progresso a partir de condutas técnicas visando evitar a contaminação da cavidade peritoneal. Assim, apesar das objeções apontadas por alguns ao uso de antimicrobianos para a esterilização pré-operatória da flora bacteriana intestinal, essas drogas são úteis e devem ser empregadas isolada ou associadamente. A limpeza mecânica do intestino grosso por meio de laxativos, de clisteres da administração de manitol a 10% por via oral ou de solução eletrolítica contendo politilenoglicol é outra medida importante antes de qualquer cirurgia ceco-colorretal (Brenner e col.[4], HabrGama[25]). Ela e a esterilização da flora não se substituem mutuamente mas se completam. Ambas são fundamentais quando se almejam bons resultados técnicos da cirurgia. Neomicina, cloranfenicol, metronidazol, eritromicina, canamicina, bacitracina, anfotericina, netilmicina são as drogas mais usadas para esse fim. Os antimicrobianos devem ser usados por via oral no máximo durante dois dias consecutivos. Este período não pode ser ultrapassado, sob pena de se desenvolver flora resistente e de alta patogenicidade. Por esse motivo a administração de antimicrobianos nos processos suboclusivos ou em portadores de megacolo só é iniciada quando a limpeza mecânica já estiver assegurada. Além do uso de antimicrobianos por via oral é útil associar um antibiótico por via parenteral (Coppa e col.[10]).

FISIOPATOLOGIA DO CÂNCER DO INTESTINO GROSSO

Os carcinomas do intestino grosso se propagam através de várias vias:

1) Por continuidade ao longo da parede intestinal, tanto no sentido radiado como no axial – partindo da mucosa para a periferia, o tumor atravessa as várias túnicas e a serosa representa uma barreira temporária à progressão. Os segmentos intestinais desprovidos de revestimento seroso – colos ascendente e descendente e reto abaixo da reflexão peritoneal – favorecem a invasão precoce da gordura perivisceral. Baseado nesse fato e analisando os resultados tardios da cirurgia do câncer do intestino grosso, Dukes[16] formulou sua classificação, ainda hoje válida, onde também são levados em conta os linfonodos regionais comprometidos. Os tumores são rotulados em três tipos – A, B, e C – conforme estejam limitados à parede intestinal, alcancem a gordura perivisceral, contaminem os linfonodos vizinhos.

2) Implantação peritoneal – os tumores que ultrapassam a serosa desprendem células neoplásicas na luz peritoneal, as

quais, sobrenadando o líquido aí existente, se implantam na superfície de outras vísceras.

3) Embolia venosa – a infiltração da parede intestinal pode alcançar a luz de uma veia produzindo trombo micótico. Barringer e col.[2] chamaram a atenção para a freqüência desse tipo de propagação onde as células tumorais, sob a forma de êmbolos, atingem o fígado produzindo metástases.

4) Via intraluminar – a exposição da superfície tumoral ao constante atrito do conteúdo cólico possibilita o desprendimento de células neoplásicas que se diluem e se disseminam pela luz intestinal. Quase todos esses elementos se tornam inviáveis, porém a existência de áreas cruentas, tal como acontece nas linhas de anastomose intestinal, dá oportunidade à implantação neoplásica. A freqüência de recorrência local, após as ressecções colorretais por câncer, seguida de anastomose primária foi estudada, entre outros, por Morgan e Lloyd-Davis[32], Goligher e col.[23] Southwick e col.[42], os quais aconselharam medidas profiláticas durante a cirurgia.

5) Via linfática – a disseminação linfática pode se processar de duas maneiras (Gilchrist e David[18]), por crescimento progressivo em continuidade das células neoplásicas dos ductos linfáticos (permeação) ou através de êmbolos celulares que se destacam do tumor e, pela corrente linfática, alcançam os linfonodos (embolia).

Os duetos linfáticos diferem dos vasos sangüíneos pelo fato de que são proporcionalmente mais numerosos em relação à área drenada e formam plexos ao redor dos troncos vasculares. Cada linfonodo possui numerosos ductos eferentes, o que explica a observação de que vários linfonodos contíguos a um contaminado podem não estar comprometidos por metástases. Como regra, os linfonodos epicólicos são os primeiros a serem tomados por êmbolos metastáticos. Contudo, estes podem saltar aquela etapa, atingindo diretamente a cadeia paracólica ou intermediária. O êmbolo neoplásico atinge o linfonodo pelos ductos peri e subcapsulares, e a metástase permanecendo viável origina um novo foco neoplásico. Ocorre, assim, a obstrução dos ductos aferentes, que se dilatam e se abarrotam com linfócitos (Coller e col.[9]). A corrente linfática se estagna ou se inverte, dando oportunidade ao estabelecimento de metástases paradoxais.

Correspondentes ao ceco e colo há cinco cadeias linfáticas: 1) ileocólica; 2) cólica direita; 3) cólica média; 4) cólica esquerda; 5) mesentérica inferior. A drenagem dessas cadeias se faz para os linfonodos retropancreáticos (colo direito) e também para os látero-aórticos, ao nível da emergência da artéria mesentérica inferior (colo esquerdo).

No que se refere ao reto, de modo esquemático, pode-se dividir sua rede linfática em três territórios correspondentes a três grupos de coletores e a três pedículos: 1) território inferior, cutâneo, da margem do ânus, drenado pelo pedículo retal (hemorroidal) inferior e cujas correntes desembocam nos linfonodos inguinais femorais; 2) território médio do canal anorretal, desaguado pelo pedículo retal médio e cujas correntes desembocam nos linfonodos hipogástricos; 3) território superior, situado acima da prega transversa (terceira válvula retal) e, portanto, acima da linha de reflexão peritoneal, drenado pelo pedículo retal superior e cujas correntes desembocam nos linfonodos que acompanham a artéria mesentérica superior. Esta divisão esquemática não corresponde à realidade, como demonstraram os trabalhos de Villemin e col.[45]; Oliveira[36] e de outros. Na opinião desses autores não há mais do que duas redes linfáticas de origem bem delimitada, sendo a terceira válvula que estabelece essa demarcação. Há, assim, um território superior, correspondente ao reto situado acima da reflexão peritoneal, cujas metástases linfáticas têm direção ascendente para linfonodos mesentéricos superiores e outro território inferior, envolvendo o segmento subperitoneal do reto pélvico, o reto perineal e ânus. Deste território as metástases neoplásicas podem alcançar os três pedículos: superior, médio e inferior. Ao longo do trajeto da artéria mesentérica inferior encontram-se grupos de linfonodos: na bifurcação da artéria retal superior, nas emergências do tronco das sigmóides, da cólica esquerda e da origem aórtica da mesentérica inferior. Esses linfonodos recebem coletores curtos, médios e longos que, segundo a concepção de Villemin e col.[45], podem conduzir metástases que não respeitam as etapas intermediárias. Grinnell e col.[24] valorizaram esse tipo de propagação linfática, advogando, nas ressecções do colo esquerdo e do reto, a ligadura da artéria mesentérica inferior no nível de sua emergência na aorta e a retirada das cadeias linfonodais correspondentes.

Os coletores primários da rede inferior anorretal convergem à direita e à esquerda do ânus para formar os pedículos retais inferiores. O trajeto destes se faz sob a pele perineal, cruzando a prega inguinal para se lançar nos grupos súpero-interno e ínfero-interno dos linfonodos femorais. Há duas outras correntes acessórias, satélites das artérias sacra média e pudenda interna.

Os coletores que constituem o pedículo linfático médio recorrem o compartimento pelvi-retal superior, acompanhando os vasos retais médios, e desembocam em linfonodos situados na emergência da artéria retal média e na hipogástrica, no nível da asa do sacro.

No nível do reto encontram-se bainhas fibrosas impermeáveis a metástases em alguns trechos, incompletas e perfuradas em outros. Através dos músculos elevadores do ânus passam anastomoses, bem estudadas por Sauer e Bacon[41], que estabelecem conexão entre os linfáticos do reto e os das paredes endopélvicas. Através das bainhas fibrosas perirretais passam as anastomoses entre os linfáticos do reto e os dos órgãos gênito-urinários.

Princípios Gerais de Cirurgia Cólica Oncológica. As ressecções cólicas por câncer obedecem aos mesmos princípios da cirurgia oncológica. Deve ser feita exérese em monobloco incluindo o tumor primitivo, uma extensão mínima de 7cm de cada lado das bordas macroscópicas do tumor e a área regional de drenagem linfática. No intestino grosso, entretanto, em vista de algumas peculiaridades, outros itens merecem ser levados em conta. A profilaxia da implantação neoplásica na linha de sutura por via intraluminar recomenda a ligadura prévia oclusiva da alça intestinal alguns centímetros acima e abaixo do tumor, a excisão da parede intestinal esmagada pelas pinças de coprostasia e a irrigação da luz da víscera com soluções citostáticas, antes da execução da anastomose. As ligaduras vasculares – artéria e veia – são realizadas no nível dos pedículos, e a manipulação do tumor só será iniciada após terem sido observados os referidos cuidados. A superfície tumoral é envolvida por compressas de gaze ou lâmina de plástico. Não obstante essas medidas, alguns autores têm referido apreciável incidência de recidivas no nível da linha de anastomose bem como implantes peritoneais a distância, o que valoriza a necessidade de cuidados redobrados.

As ressecções cólicas acompanhadas de ampla e meticulosa exérese de linfonodos retroperitoneais e de gordura, que estiveram muito em voga há duas décadas, têm perdido seus adeptos. Hoje, as atenções se orientam no sentido de estimular mecanismos de defesa, uma vez que numerosos estudos têm demonstrado o papel de fatores imunitários atuando contra a progressão do câncer do intestino grosso (Nathamson e col.[34], Hellstrom e col.[27], Zamcheck e col.[46], Elias e col[17]).

A avaliação da competência imunitária inespecífica em portadores de neoplasia maligna colorretal por meio de testes cutâneos de leitura tardia parece ser um método simples, prático e com aceitável grau de eficácia (Reis Neto e cop9, Godoy e col.[20]).

É possível que as provas cutâneas referidas, associadas a dosagens repetidas e periódicas de antígeno carcinoembriônico (ACE), iniciando-se logo após a exérese tumoral cirúrgica, se constituam em bom índice evolutivo e também em elemento indicativo da oportunidade do emprego de medidas terapêuticas adjuvantes – imunoterapia e quimioterapia – ou, eventualmente, da reintervenção cirúrgica *(second look)* (Steele Jr.[43], O'Dwyer e col[5]).

A adoção do aumento dos valores de ACE, como critério para reintervenção cirúrgica reduziu significantemente o número de laparotomias desnecessárias, pois a porcentagem de pacientes nos quais a recidiva foi confirmada subiu de 45% para cerca de 92% (Ladenson e col.[30]).

A ressecção da neoplasia primária não está necessariamente contra-indicada pela presença de metástases a distância. Ela é justificada, desde que as condições gerais do doente permitam, pois elimina ou evita a obstrução intestinal, a expoliação por sangramento, a toxemia por infecção e as exonerações mucopurulentas pelo reto. Conquanto o prognóstico se ensombreça, é possível, e às vezes aconselhável, a ressecção do colo juntamente com estruturas vizinhas não vistas. Têm sido relatados casos de sobrevida longa. A ressecção de metástases hepáticas concomitante ou após a colectomia ou retocolectomia por câncer é hoje prática rotineira.

SUTURAS E ANASTOMOSES COLORRETAIS

As suturas e anastomoses no intestino grosso apresentam certas características próprias. A inexistência de revestimento seroso completo nos cólons ascendente, terço proximal do transverso e descendente, põe em risco as suturas feitas nesses segmentos já que é sabido o papel impermeabilizante exercido pela túnica serosa. Este fato ganha realce quando se trata da porção extraperitoneal do reto, inteiramente desprovida de serosa.

A presença de apêndices epiplóicos na parede cólica, sobretudo no nível do sigmóide, dificulta as anastomoses, devendo os mesmos ser retirados das bordas a suturar. Esta manobra, no entanto, demanda prudência pois na base desses apêndices epiplóicos passam arteríolas cuja lesão pode comprometer a vitalidade da parede intestinal.

Quase todo o intestino grosso, com exceção do reto e segmento distal do sigmóide, é carente de um estrato longitudinal contínuo da túnica muscular. Aí as fibras musculares longitudinais encontram-se condensadas em tênias, entre as quais a espessura cólica é menor. Por isso a secção da parede intestinal deve ser feita sobre uma tênia livre quando se deseja realizar uma colotomia ou uma anastomose lateral.

As suturas devem ser feitas com fios inabsorvíveis delicados e os pontos separados. São equivalentes os resultados quando se usam dois planos de sutura – seromuscular e total – ou um único plano extramucoso. O que importa é que a sutura seja hemostática, e a anastomose seja estanque e não estreitada.

SUTURAS MECÂNICAS

De há muito os cirurgiões perseguem a possibilidade de construção de aparelhos e equipamentos que permitam a sutura mecânica das partes moles. Somente na última década a tecnologia obteve resultados práticos e hoje encontram-se em uso rotineiro aparelhos grampeadores automáticos de modelos e para múltiplas finalidades. O princípio baseia-se na utilização de grampos de metal maleável transfixam os tecidos para a síntese e se fecham simultaneamente por meio de um disparador tipo alavanca.

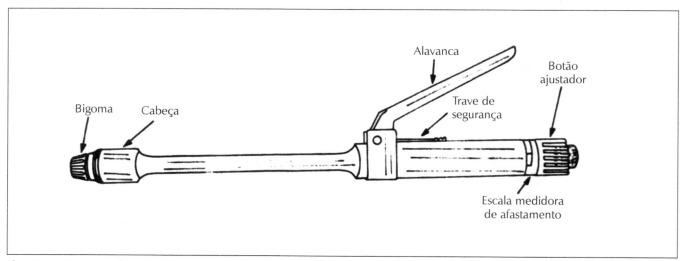

Fig. 78.9 – *O grampeador automático.*

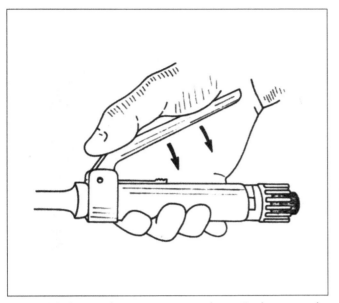

78.10 – *Movimento de grampeamento e de secção do excesso dos tecidos das bordas e juntas – a alavanca é apertada para baixo.*

Tais grampeadores são particularmente úteis nas anastomoses colorretais baixas, principalmente em pacientes obesos com a pelve estreita e afunilada (Ravitch e col[38], Cutait e col.[11], Carvalho e col.[6]).

TÉCNICA

O aparelho para anastomoses do tubo digestivo consiste fundamentalmente de uma haste cilíndrica contendo um eixo que se movimenta no sentido longitudinal à custa de uma rosca sem-fim (Fig. 78.9). Esta é comandada por um botão rotatório ajustador de distância situado numa das extremidades da haste (cabo). Na outra extremidade encontra-se uma porção dilatada – cabeça – que aloja os grampos metálicos dispostos em duas fileiras circulares concêntricas. Também nesse local, está um cilindro lamelar com borda cortante à maneira de guilhotina, com diâmetro pouco menor do que o da fileira mais interna de grampos. Correspondendo à cabeça da haste acha-se a bigorna, presa ao eixo móvel e destinada a servir de anteparo aos grampos de sutura, dobrando-os.

Os movimentos de grampeamento e de secção de excesso de tecidos das bordas a suturar são simultâneos e disparados pelo cirurgião ao soltar a trave de segurança e apertar a alavanca situada no cabo do aparelho (Fig. 78.10).

Para proceder à anastomose colorretal após a ressecção da peça, são feitas suturas em bolsa na extremidade dos segmentos cólico e retal. A seguir o cirurgião introduz a bigorna e a cabeça do aparelho aproximadas através do ânus do paciente, que deve estar em posição ginecológica. Após a inserção, rodando o botão ajustador, afasta-se a bigorna da cabeça numa distância aproximada de 4-5cm. Colocam-se os dois segmentos a anastomosar ao redor, respectivamente, da bigorna e da cabeça do grampeador e então as suturas em

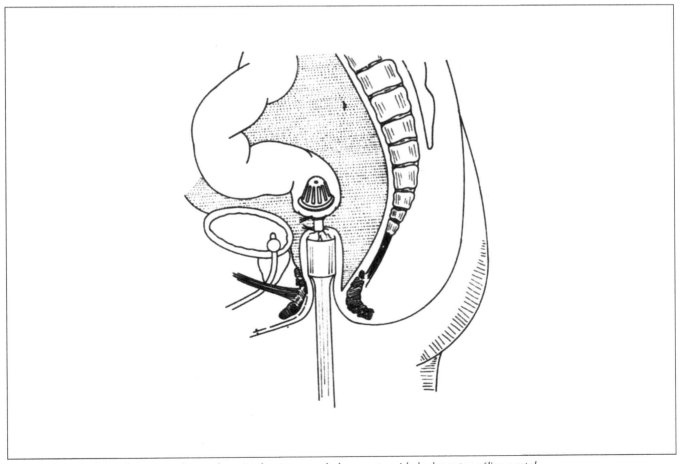

Fig. 78.11 – *Introdução do grampeador e colocação de suturas em bolsa na extremidade dos cotos cólico e retal.*

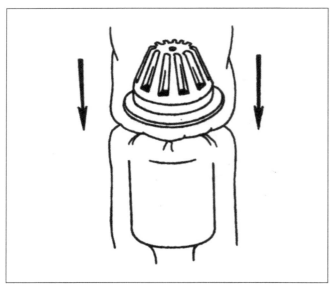

Fig. 78.12 – *Ajustamento do grampeador à espessura das bordas intestinais.*

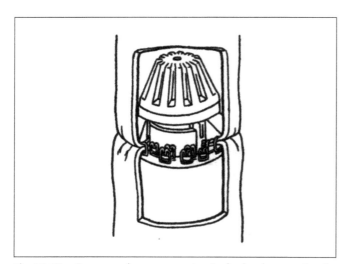

Fig. 78.13 – *Passagem dos grampos através das bordas aproximadas e seu dobramento de encontro à bigorna.*

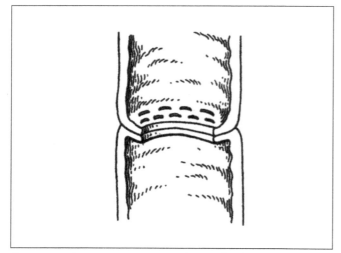

Fig. 78.14 – *Segmentos anastomosados – as bordas invaginadas.*

bolsa são amarradas em torno do eixo móvel, cortando-se os fios excedentes (Fig. 78.11). Aproxima-se a bigorna e a cabeça rodando o botão ajustador no sentido horário, cuidando-se de manter os segmentos intestinais segundo uma orientação apropriada. A bigorna e a cabeça do grampeador devem estar convenientemente ajustadas, de acordo com a espessura das bordas intestinais a serem anastomosadas (Fig. 78.12). O grampeador é disparado liberando-se a trave de segurança e pressionando-se a alavanca contra o cabo. Nesse momento os grampos passam através das bordas aproximadas e se dobram de encontro à bigorna, ao mesmo tempo em que a lâmina da guilhotina circular corta o diafragma de tecido circunscrito pela linha mais interna de grampos (Fig. 78.13). O instrumento é aberto girando-se o botão ajustador no sentido anti-horário, aproximadamente dez rotações completas. Retira-se o aparelho aberto rodando delicadamente o seu corpo para liberar as bordas anastomosadas do contorno da bigorna.

Os segmentos anastomosados permanecem, assim, com suas bordas invaginadas e unidas por duas fileiras circulares concêntricas de grampos metálicos (Fig. 78.14).

A perfeição da anastomose é comprovada pela presença de dois anéis íntegros de tecido correspondentes às bordas seccionadas das alças suturadas, localizadas ao redor do eixo móvel do aparelho, entre a cabeça e a bigorna.

BIBLIOGRAFIA

1. Almeida AD. O tratamento cirúrgico da hipertensão do sistema porta por anastomose venosa direta. Tese de Docência Livre Fac. Med. Univ. S. Paulo, São Paulo, 1945.
2. Barringer PL, Dockerty MB, Waugh JM e Bargen JA. Carcinoma of the large intestine. A new approach to the study of venous spread. Surg. Gynec. Obst., 98:67, 1954.
3. Bishop, RF e Allcock EA. Bacterial flora of the small intestine in acute intestinal obstruction. Brit. Med. J., 5175:766, 1960.
4. Brenner S, Souza FJ, Andriguetto PC, Moraes RS e Artigas GV. Limpeza mecânica e antissepsia do cólon. Rev. Col. Bras. Cir. 8:231, 1981.
5. Brooks FP. Control of gastrointestinal function. An introduction to the physiology of the gastrointestinal tract. Mcmillan Co., London, 1970.
6. Carvalho FS, Carvalho A, Carvalho AS e Pinto M. Anastomoses mecânicas em cirurgia do cólon e reto: análise de 20 casos. Rev. Col. Bras. Cir., 9:174, 1982.
7. Cohn JR I. Intestinal antisepsia. C.C. Thomas Publ., Springfield, 1968.
8. Cole WH. Recurrence in carcinoma of the colon and proximal rectum following resection for carcinoma. Arch. Surg. 65:264, 952.
9. Coller FA, Kay EB e McIntyre RS. Regional lymphatic metastasis of carcinoma of the colon. Ann. Surg., 114:56, 1941.
10. Coppa GF, Eng K. Factors involved in antibiotic selection in elective colon and rectal surgery. Surgery 104:853-9, 1988.
11. Cutait DE, Cutait R, Silva m, Manzione A, Kiss DR, Lourenção JL e Cal ache JE. Stapled anastomosis in colorectal surgery. Dis. Col. & Rect., 24:155,1981.
12. Degni M. Estudo anátomo-cirúrgico das artérias do colo sigmóide e do segmento reto-sigmóideo. Tese de Cátedra. F.M. Porto Alegre, São Paulo, 1947.
13. Descomp P e Tumesco, D. La circulation lymphatique du gros intestino Rev. Clin. 61:329, 1923.

14. Di Dio, LJA. Piloros do sistema digestório. Ann. Fac. Med. Univ. M. Gerais, 17:5, 1957.
15. Di Dio LJA e Anderson Me. The "sphincters" of the digestive system. Anatomical, functional and surgical considerations. Williams & Wilkie CO., Baltimore, 1968.
16. Dukes CE e Bussey JJR. The spread of rectal cancer and its effects on prognosis. Brit. J. Cancer, 12:309, 1958.
17. Elias EG e Elias LL. Some immunologic characteristics of carcinoma of the colon and rectum. Surg. Gynec. & Obst. 141:715, 1975.
18. Glchrist RKe David VC. Lymphatic spread of carcinoma of the rectum. Ann. Surg., 108:621, 1938.
19. Glass GBJ. Introdução à fisiologia gastrintestinal. Trad. de O.R. Leitão. -- Paulo, Sarvier, 1973.
20. Godoy AC, Crema E, Goffi FS, Aun WCT, Salles VLF e Mello JF. Tratamento cirúrgico do câncer colorretal. Valor das provas cutâneas je competência imunológica na avaliação prognóstica e imunoterápica. Y. Paul. Med., 101:91, 1983.
21. Goffi FS e Altenfelder-Silva PF. Técnica para esofagocoloplastia. Preservação de pedículos vasculares cólicos. Rev. Ass. Med. Bras., 20:201, 4.
22. Goldenberg S. Das conexões linfáticas dos colos ascendente e descendente com os vasos linfáticos perirrenais. Tese de Doutorado. Escola Paulista de Medicina, São Paulo, Ed. Graf. "Rev. Tribunais", 1958.
23. Goligher JC, Dukes CE e Bussey JJR. Local recurrence after sphincter saving excisons for carcinoma of the rectum and retosigmoid. Bril. J. tng.,39:199,1951.
24. Grinnell RS e Hyatt RB. Ligation of the inferior mesenteric artery at the aorta in resections for carcinoma of the sigmoid and rectum. Surg. Gynec. & Obst., 94:1952.
25. Habr-Gama A, Alves PRA, Vieira MJF, Bertevello PL, Gama-Rodrigues J. Prophylatic short course of metronidazole and netilmicin used - two schemes for elective colorectal surgery. Arq. Bras. Cir. Dig. -:33-39, 1992.
26. Haubrich WS. Anatomy of the colon. In Gastroenterology. H.L. Boc- ins. Ed. I. Vol. I J. W.S. Saunders CO., Philadelphia, 1963.
27. Hellstrom I, Hellstrom, KE. New concepts of cancer of the colon and rectum: celular immunity to human colonic carcinoma. Dis. Col. Rect., 15:100, 1972.
28. Jamieson JL e Dobson JE. The lymphatics of the colon. Ann. Surg., 50:1077, 1909.
29. Kflner S. V. mesentérica superior: contribuição anatômica às anastomoses cirúrgicas com o sistema cava inferior. Tese de Docência Livre. Fac. Med. Univ. Recife, Recife, 1953.
30. Ladenson JH e Donald J M. Colorectal carcinoma and carcinoembryonic antigen (CEA). Clin. Chem., 26:1213,1980.
31. Michels NA, Sidhardth P, Komblilh PL e Parke WE. The variant blood suply to the descending colon, rectosigmoid and rectum based on 400 dissections. Its importance in regional resections: A review of medical literature. Dis. Colon Rect., 8:251,1965.
32. Morgan CN e Davis OL. Discussion on conservative resection in carcinoma of the rectum. Proc. Roy Soc. Med., 43:701, 1950.
33. Nahas P. Contribuição para o estudo da irrigação intraparietal do intestino grosso e suas implicações médico-cirúrgicas. Tese de Doutorado F.M.V.S.P., São Paulo, 1970.
34. Nathamson JC Fishman WH. New observations on the Reagan isoenzyme of alkaline phosphatase in cancer patients. Cancer, 27: 1388, 1971.
35. O'Dwyer PJ, Mojzisk C, McCabe DP, Farrar WB, Carey LC, Martin EW Jr. Reoperation directed by carcino embryonic antigen level: the importance of a thorough preoperative evaluation. Am. J. Surg. 155:227-31,1988.
36. Oliveira E. Observações sobre os linfáticos anorretais. Tese de Docência Livre, São Paulo, Tipo. Edanee Ltda., 1947.
37. Paitre F, Giraud D e Dupret S. Prática anatomo-quirurgica ilustrada. Abdome, fasc II. Primeira ed. Salvat Ed., Barcelona, 1973.
38. Ravitch MM e Steichen FM. A stapling instrument for end-to--end inverting anastomosis in the gastrointestinal tract. Ann. Surg., 189-791, 1979.
39. Reis Neto JA, Quilici FA e Pedro RJ. Imunoterapia ativa inespecífica no tratamento do câncer de cólon e reto. Rev. Assoc. Med. Brasil., 26:324, 1980.
40. Rouviere H. Anatomie des Iymphatiques de I'homme. Paris, Masson et Cie., 1932.
41. Sauer I e Bacon HE. Influence of lateral spread of cancer of the rectum on radicability of operation and prognosis. Am. 1. Surg., 81:111, 1951.
42. Southwick HW, Harridge WH e Cole WH. Recurrence at the suture line following resection for carcinoma of the colon. Am. J. Surg., 103:86, 1962.
43. Steele Jr G. Results of CEA initiated second-look surgery for recurrent colo-rectal cancer. Am. J. Surg., 139:544, 1980.
44. Van Der Reis V. Considerações sobre a flora microbiana intestinal em condições normais e patológicas. An. Inst. Pinheiros, 6: 17, 1943.
45. Villemin, Huard e Montagne. Recherches anatomiques sur les lymphatiques du rectum et de l'anus: leur applications dans le traitement chirurgical du cancer. Rev. Chir., 63:39, 1925.
46. Zamcheck N, Moore TL e Dhar P. Immunologic diagnosis and prognosis in human digestive tract cancer carcinoembryonic antigens. New Engl., J Med., 286:83,1972.

79 Apendicectomias – Colostomias – Colectomias

Marcelo Averbach
Paulo César Ribeiro

APENDICECTOMIA

Indicações

A apendicectomia é um procedimento cirúrgico freqüente, sendo que nos Estado Unidos são realizadas aproximadamente 250 mil apendicectomias por ano[1].

Indica-se a exérese do apêndice cecal nos processos inflamatórios agudos e crônicos, sendo a apendicite aguda a indicação mais comum de apendicectomia.

Macroscopicamente, o apêndice inflamado pode apresentar-se em fases distintas do processo inflamatório: apendicite edematosa, úlcero-flegmonosa, gangrenosa e perfurada.

As complicações que podem advir da apendicite aguda podem ser perfuração, abscesso, ou, ainda, peritonite localizada ou generalizada.

A apendicite pode apresentar-se sob a forma hiperplásica, sendo este diagnóstico baseado no exame físico, quando se palpa massa endurecida na fossa ilíaca direita. Nessa situação, o tratamento inicial deve ser clínico, sendo indicada a apendicectomia após o desaparecimento do quadro, em torno de 60 dias.

A apendicite crônica não é uma entidade aceita universalmente, sendo considerada por alguns cirurgiões como uma fase quiescente de processo agudo. A apendicectomia pode estar indicada quando houver reincidência freqüente do quadro clínico.

A apendicectomia incidental é aquela executada concomitantemente a procedimentos sobre outros órgãos abdominais (cirurgia ginecológica, colecistectomia, colectomia etc.), em pacientes com apêndice normal. Esta indicação não é consensual entre os cirurgiões devido ao aumento da taxa de infecção da parede abdominal que pode acarretar.

Para evitar-se confusão diagnóstica futura, sempre que um paciente é operado com diagnóstico de apendicite aguda, o apêndice deve ser removido, mesmo quando apresentar aspecto normal.

Técnica Cirúrgica

Pré-operatório

O paciente deve estar em jejum. Administra-se antimicrobiano pré-operatório, por via endovenosa, podendo-se optar pela suspensão no primeiro dia pós-operatório nas apendicites não complicadas, ou manutenção por sete a 10 dias nas formas complicadas. A droga a ser utilizada deve ser de amplo espectro, eficaz contra bactérias anaeróbicas e Gram-negativas.

Nos casos graves deve-se corrigir os distúrbios hidroeletrolíticos e utilizar sondagens nasogástrica e vesical.

Anestesia

Pode-se empregar a anestesia geral, a raquianestesia ou o bloqueio peridural. A anestesia geral, por permitir maior relaxamento muscular, é a mais adequada.

É muito importante realizar, após a anestesia, apalpação do abdome, pois a presença de eventual plastrão pode orientar o local mais apropriado da incisão. Nesse sentido, a ultrasonografia pré-operatória é, também, de valor.

Vias de Acesso

O apêndice pode ser abordado por diversas incisões. A de McBurney é a mais utilizada. Trata-se de uma incisão oblíqua, perpendicular a uma linha que une a cicatriz umbilical à crista ilíaca ântero-superior, na junção do terço lateral com os dois terços mediais (Fig. 79.1). Após a abertura da pele e do tecido celular subcutâneo, a aponeurose é incisada na direção de suas fibras, permitindo assim a exposição dos músculos oblíquo interno e transverso que têm suas fibras divulsionadas (Fig. 79.2). O peritônio é incisado dando acesso à cavidade peritoneal.

A incisão pode ainda ser transversa (incisão de Rockey-Davis) e, desta forma, acompanhar as linhas de força da pele

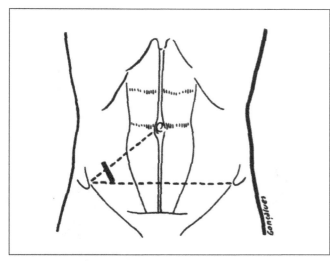

Fig. 79.1 – *Localização da incisão de McBurney.*

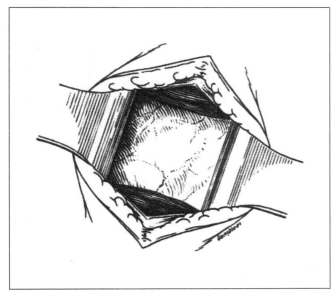

Fig. 79.2 – *Exposição do peritônio parietal após difusão das fibras mm oblíquo interno e transverso.*

(Fig. 79.3). Se necessário, será ampliada para a direita ou esquerda.

Incisões verticais são utilizadas principalmente quando há dúvida diagnóstica, ou quando existem sinais clínicos de peritonite generalizada.

A abordagem por via laparoscópica exige equipes treinadas para realizar esse procedimento. Suas vantagens são mais evidentes em pacientes obesos e quando há dúvida óstica[8].

Pesquisa do Apêndice

Após a abertura da cavidade abdominal, o apêndice deve ser realizado. Para tanto pode-se, com a utilização de pinças, seguir o trajeto das tênias cólicas, pois a base do apêndice localiza-se no seu ponto de confluência. Pode-se ainda localizar o apêndice através da palpação digital, sentindo-se a estrutura apendicular de forma cordonal e consistência endurecida, orientada caudal, posterior e medialmente em relação ao ceco.

Embora esta situação anatômica do apêndice seja a mais freqüente, é importante reconhecer as diversas topografias que ele pode assumir.

O apêndice pode estar em posição lateral externa, lateral interna ou retrocecal. O cirurgião deve conhecer estas variações, a fim de orientar-se durante o ato cirúrgico.

Ressecção do Apêndice

Aberta a cavidade peritoneal e, exposto o apêndice, sua ressecção é levada a efeito da seguinte forma:

1. Exposição do mesoapêndice e visualização da artéria apendicular que é pinçada, seccionada e ligada (Fig. 79.4). Dissecção do mesoapêndice até o ceco, liberando-se totalmente o apêndice.

2. Esmagamento da base do apêndice e ligadura com fio de categute 2-0.

3. Sutura em bolsa aplicada à camada seromuscular do ceco, cerca de 1cm distalmente à base apendicular (Fig. 79.5), deixando-se reparadas três alças desta sutura em pontos opostos.

4. Secção e exérese do apêndice (Fig. 79.6).

5. Invaginação do coto apendicular, tendo-se como apoio as alças reparadas da sutura em bolsa, que ao ser amarrada mantém o coto invaginado (Fig. 79.7). Caso haja necessidade, pode-se executar uma nova sutura em bolsa realizando-se assim nova invaginação.

A invaginação do coto apendicular é o procedimento comumente realizado. No entanto, alguns cirurgiões, baseados em estudos comparativos, executam a simples ligadura seguida de secção da base do apêndice[3]. Esta técnica é utilizada na apendicectomia laparoscópica, havendo a possibilidade do emprego de grampeadores.

5. Limpeza da cavidade abdominal, com o auxílio de gazes montadas que devem ser introduzidas pela incisão na goteira parietocólica direita, e deslocadas até o fundo-de-saco, verificando-se a hemostasia e removendo-se coágulos e secreções.

6. Fechamento da cavidade por planos. Curativo.

7. Drenagem. A drenagem da cavidade abdominal é reservada para aqueles casos que apresentam um abscesso formado e quando o cirurgião não está seguro da perfeição do fechamento do coto apendicular. São utilizados drenos laminares ou túbulo-laminares. Deve-se evitar a lavagem da cavidade abdominal quando a incisão utilizada for a de McBurney, pois o líquido instilado dificilmente será recuperado propiciando assim a disseminação da infecção.

COMPLICAÇÕES

A complicação mais freqüente é a infecção da incisão cirúrgica, que ocorre em cerca de 18% dos casos. Tal incidência é menor nos procedimentos laparoscópicos, provavelmente porque o contato da peça cirúrgica com a ferida cirúrgica é evitado.

Os abscessos pélvicos e subfrênicos são a segunda complicação mais freqüente, ocorrendo em até 20% dos pacientes que apresentam apendicite aguda com perfuração.

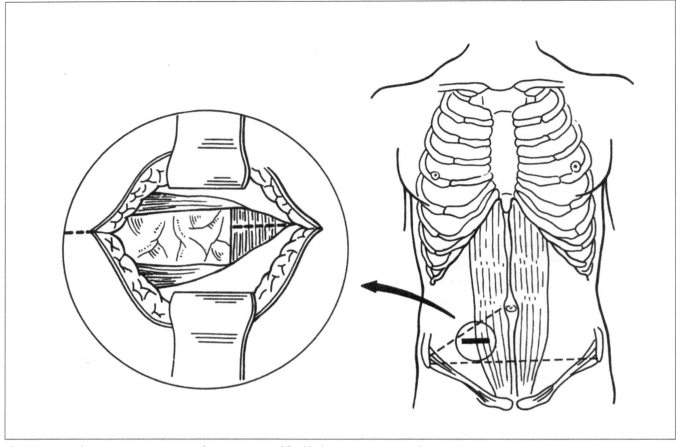

Fig. 79.3 – *Via de acesso transversa quando são previstas dificuldades técnicas na apendicectomia.*

A deiscência do coto apendicular é complicação pouco comum, podendo estar associada ao processo inflamatório e à necrose da parede do ceco. A possibilidade de tratar-se de Doença de Crohn deve ser lembrada nestas situações. As fístulas decorrentes destas deiscências habitualmente têm evolução favorável, resolvendo-se espontaneamente, quando adequadamente drenadas, em curto intervalo de tempo.

COLOSTOMIAS

Colostomias são aberturas realizadas na parede cólica e exteriorizadas através da parede abdominal, por onde passam a ser eliminados os gases e as fezes.

Sua finalidade básica é desviar o trânsito fecal, estando, portanto, indicada em várias situações como:
- ferimentos anorretocólicos;
- obstrução mecânica de causas diversas como ânus imperfurado, neoplasias, processos inflamatórios
- perfurações não traumáticas de segmentos cólicos, como na diverticulite;
- na amputação abdominoperineal do reto;
- proteção de anastomoses colocólicas, colorretais e coloanais;
- lesões inflamatórias do cólon distal, reto e ânus (lesões actínicas, fístulas de grandes proporções, fístula retovaginal);
- lesões perineais extensas como na síndrome de Fournier.

CLASSIFICAÇÃO

O segmento do cólon a ser exteriorizado depende do local comprometido do intestino, do tipo de afecção, da cirurgia, das condições clínicas do doente e da preferência do cirurgião.

Os segmentos mais freqüentemente utilizados, em virtude da mobilidade de seu mesentério, são a porção proximal do cólon transverso e o sigmóide.

Quando a colostomia for realizada eletivamente, o cólon deve estar preparado segundo os conceitos vigentes – a serem discutidos adiante – de acordo com as condições do doente e com a afecção presente.

Técnica Cirúrgica

Transversostomia em Alça com Eversão das Bordas do Segmento Cólico Exteriorizado (Maturação Precoce)

1. Laparotomia transversa no hipocôndrio direito, com 7 a 8cm de extensão, permitindo a abertura da cavidade peritoneal e a localização do cólon transverso (Fig. 79.8).

2. O cólon tranverso é identificado tendo como ponto de raparo a inserção do grande omento. A porção do transverso a ser exteriorizada é a mais próxima à flexura hepática, naturalmente fixa pelo ligamento frenocólico direito. Apenas os apêndices epiplóicos exuberantes e que dificultem tecnicamente a realização da colostomia devem ser retirados.

Tabela 79.1
As Colostomias Podem Ser Classificadas Segundo Vários Critérios (Manzione,[4]):

1. Segundo o modo de exteriorização	terminal	boca única	Com fechamento da boca distal Com amputação do segmento distal (reto)	
	em alça	boca dupla	Próximas Afastadas	na mesma incisão em incisões diferente
2. Segundo o período da abertura	per-operatório pós-operatório (24 a 48 horas)			
3. Segundo a tática cirúrgica	com eversão da borda do coto cólico exteriorizado (maturação precoce) sem eversão da borda do coto cólico exteriorizado (maturação tardia)			
4. Segundo o tempo de sua permanência	provisórias definitivas			

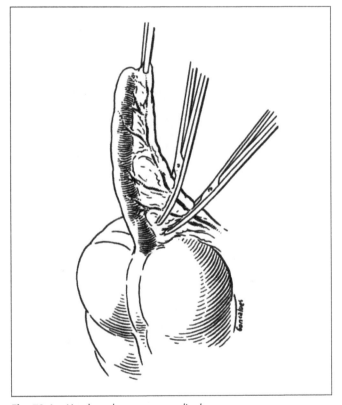

Fig. 79.4 – *Ligadura dos vasos apendiculares.*

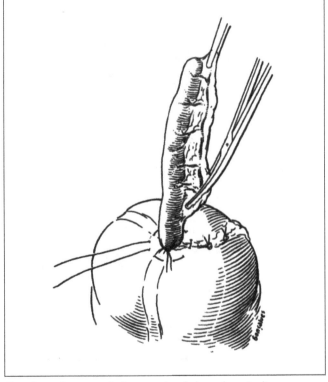

Fig. 79.5 – *Sutura em bolsa ao redor da base do apêndice.*

3. Uma área avascular no mesocólon transverso é transfixada no ponto médio do segmento a ser exteriorizado, com auxílio de uma pinça Kelly ou similar, que guiará a passagem e uma sonda retal dura ou de uma sonda de borracha maleável. O conteúdo fecal do cólon é mobilizado distalmente, e a tração da sonda mesocólica exterioriza o segmento desejado. O segmento exteriorizado não deve ficar sob tensão (Fig. 9.9). Se foi utilizada uma sonda dura, ela própria deve ter suas extremidades fixadas uma à outra formando um anel em torno do segmento exteriorizado que o apóia contra a parede abdominal. Quando se emprega uma sonda maleável, suas extremidades devem ser conectadas a um bastão de vidro que dará suporte ao cólon exteriorizado (Fig. 79.10).

4. Fecham-se os planos parietais do abdome com fio inabsorvível ou lentamente absorvível, em torno do segmento exteriorizado, deixando-se o espaço de uma polpa digital entre o cólon e a parede.

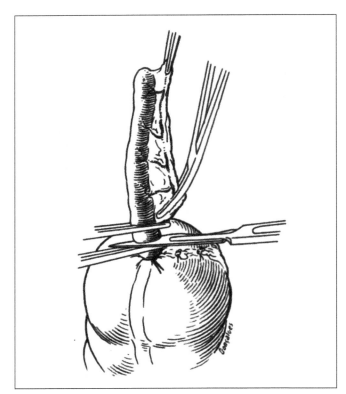

Fig. 79.6 – *Secção da base do apêndice.*

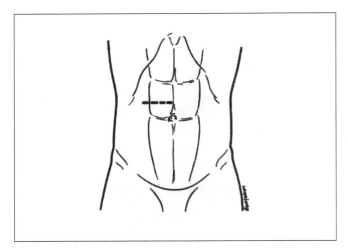

Fig. 79.8 – *Incisão cutânea para transversostomia.*

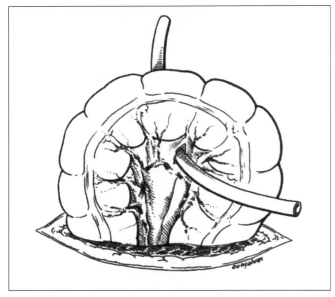

Fig. 79.9 – *Exteriorização do segmento do colo transverso proximal para colostomia em alça.*

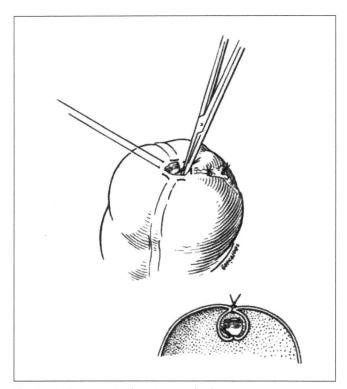

Fig. 79.7 – *Invaginação do coto apendicular.*

5. A abertura da colostomia é feita com bisturi elétrico, através de incisão transversal, na borda contramesentérica, estendendo-se por dois terços da parede anterior do segmento. Até aqui, como descrita, temos a técnica para realização de transversostomia em alça sem eversão da parede cólica, ou seja, com maturação tardia.

6. A eversão da parede cólica e sua fixação às bordas da ferida cutânea, utilizando-se pontos separados de fio absorvível em médio prazo, constitui-se na maturação precoce da colostomia (Fig. 79.11). Estes pontos incluem a borda do cólon incisado e a derme da incisão cutânea. Em quatro pontos cardeais, os pontos também são passados na túnica seromuscular do cólon, a dois centímetros da borda, promovendo, assim, a eversão da parede cólica, quando da tração e amarração dos fios.

7. As fezes são coletadas em bolsas próprias aderidas à pele em torno da estomia, e a sonda de apoio deve permanecer por 10 dias aproximadamente, tempo geralmente suficiente para que haja fixação do estoma à parede abdominal.

É discutível o valor da colostomia em alça para desfuncionalizar totalmente os segmentos distais do cólon. No entanto, trata-se de procedimento extremamente útil e de ampla utilização (Fig. 79.12).

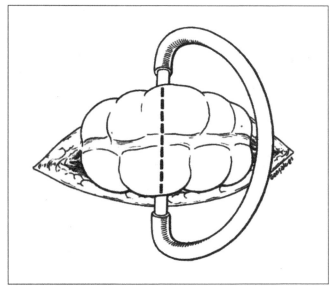

Fig. 79.10 – *Alça cólica exteriorizada mantida por bastão de vidro preso a tubo de borracha.*

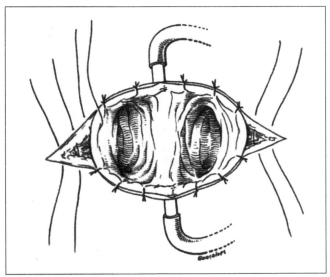

Fig. 79.11 – *Maturação precoce da transversostomia.*

Uma maneira de se conseguir melhor desfuncionalização dos segmentos distais através da colostomia em alça é fazer-se a incisão de abertura da alça mais próxima à porção distal do segmento exteriorizado, permitindo assim que a boca proximal da colostomia, ao ser evertida, fique mais protusa que a distal.

A colostomia em alça pode ser executada através da laparoscopia, sendo possível a exploração da cavidade abdominal.

Colostomia Terminal com Eversão das Bordas do CotoCólico Exteriorizado (Maturação Precoce); (Sigmoidostomia Terminal como Complemento da Amputação Abdominoperineal do Reto)

1. O ponto de exteriorização da colostomia é, geralmente, na fossa ilíaca esquerda, na linha umbílico-espinal, entre os

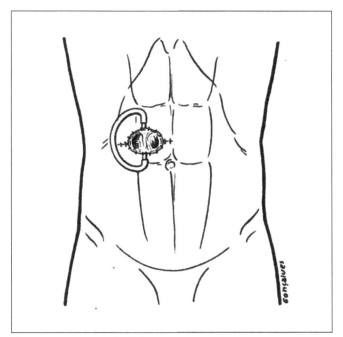

Fig. 79.12 – *Aspecto final da transversostomia em alça.*

dois terços externos e o interno. No entanto, tratando-se de estomia permanente, deve ser tomado todo o cuidado em se determinar tal ponto, dando preferência à área mais proeminente da parede e mais uniforme para colamento perfeito da bolsa, livre da compressão por cintas, elásticos, etc., assim como o local que menos perturbe o paciente em suas atividades costumeiras.

2. Faz-se excisão circular na pele, com mais ou menos 2cm de diâmetro. O plano aponeurótico pode ser aberto de modo semelhante ou por incisão em cruz. Divulsiona-se o plano muscular e abre-se o peritônio, o que permite o acesso ao cólon a ser exteriorizado. Os vasos do mesocólon são ligados, são retirados os apêndices epiplóicos exuberantes, e o cólon é seccionado entre duas pinças. Os cotos cólicos são limpos e protegidos.

3. O coto cólico proximal é, então, exteriorizado através da abertura circular feita previamente, ficando 3 a 5cm para fora da superfície cutânea. O segmento cólico exteriorizado não deve estar tenso, mantendo-se um espaço de meia a uma polpa digital entre a abertura da parede e a parede da alça.

4. A borda do mesocólon deve ser fixada com pontos absorvíveis em longo prazo ou inabsorvíveis ao peritônio da goteira parietocólica, para evitar hérnia interna. Opcionalmente, o cólon pode ser exteriorizado de forma subperitoneal, evitando-se assim espaço entre o cólon e a parede abdominal.

5. Após o fechamento da laparotomia mediana, procede-se à retirada da proteção do coto cólico exteriorizado e executa-se a maturação precoce do coto, através da sutura das bordas do cólon às bordas cutâneas da incisão. A colostomia não deve ficar plana, mas sim protusa uns 2 a 3cm, o que facilita a adaptação das bolsas e permite que o conteúdo fecal seja despejado diretamente na bolsa, sem escorrer pela pele.

6. A bolsa de colostomia pode ser colocada imediatamente ou depois de proteger-se a colostomia com o curativo usando rayon vaselinado nas primeiras 24 horas.

Cecostomia

Serve para descompressão de obstruções do cólon ascendente e ângulo hepático. É utilizada raramente, pois é pouco eficiente como meio de derivação fecal. Através de uma incisão de McBurney, na fossa ilíaca direita, exterioriza-se o ceco, aplica-se uma sutura em bolsa em seu fundo, o qual é aberto para que se lhe introduza uma sonda grossa de Petzer ou similar. O ceco é fixado então ao peritônio parietal, junto às bordas da incisão e a sonda exteriorizada pela ferida cirúrgica, ou por contra-abertura.

Complicações das Colostomias

Embora as colostomias sejam procedimentos cirúrgicos relativamente simples, apresentam várias complicações, desde simples irritações cutâneas até problemas potencialmente letais:

- Irritação cutânea – causada freqüentemente pelo material adesivo das bolsas, mas, também, pelo contato entre o material fecal e a pele. É fundamental, para o seu controle, uma colostomia tecnicamente bem-feita, que permita boa adaptação da bolsa. A evolução técnica dos materiais usados pelos estomizados, aliada a uma técnica cirúrgica adequada e à orientação qualificada de uma estomaterapeuta reduziram em muito a ocorrência desta complicação.
- Estenose ocorre em diversas situações:
- abertura insuficiente da parede abdominal, causando constrição do cólon exteriorizado. É necessário complementar a abertura;
- angulação do cólon exteriorizado por passagem sinuosa pelos diferentes planos da parede abdominal. É complicação rara, pois resulta de erro técnico grosseiro;
- estenose temporária decorrente do edema da boca cólica, geralmente quando houver manipulação excessiva da mesma. É autolimitada, regredindo espontaneamente, sem seqüelas;
- processo inflamatório que ocorre na serosa da alça exteriorizada (serosite), evoluindo com rigidez e estreitamento da luz do órgão. Este fator torna-se menos importante quando se faz a maturação precoce que evita o processo.

Por vezes, a dilatação digital ou instrumental da boca estenosada traz alívio dos sintomas. Há situações, no entanto, que requerem correção cirúrgica, retirando-se o anel cutâneo cicatricial fibrótico que angustia a colostomia, ou, refazendo a colostomia quando a estenose é da própria parede cólica.

- Infecção – num pequeno número de casos, principalmente quando se usa a maturação precoce, pode ocorrer infecção da pele e do tecido celular subcutâneo, causando celulite pericolostômica. É complicação rara e de resolução geralmente simples, seja pela drenagem espontânea ou instrumental do pus coletado. Excepcionalmente pode formar-se flegmão mais extenso cuja resolução final pode acarretar estenose cicatricial do coto cólico.
- Hérnia paracolostômica – é uma complicação freqüente, atingindo até 50% dos casos após 6 anos de colostomia[5]. Na maior parte da vezes limita-se a um pequeno abaulamento espontâneo ou ao esforço. Há situações, entretanto, que a hérnia atinge proporções grandes, produzindo dor e desconforto e trazendo risco de encarceramento. Acontece por diversos motivos: falha técnica na feitura da colostomia, fraqueza dos tecidos, aumento da pressão abdominal, deiscência das suturas ou cicatrização defeituosa por infecção da parede. As hérnias de maior vulto exigem correção cirúrgica, mudando-se o local da colostomia e corrigindo-se o defeito da parede, ou mantendo-se o mesmo local para o estoma e reforçando-se a parede com material sintético. Nesta última alternativa não há necessidade de laparotomia[6,7,8,9].
- Necrose e retração do coto cólico – ocorre por falta de suprimento sangüíneo no coto exteriorizado. As causas podem ser várias:
- ligadura inadvertida das artérias que irrigam o segmento:
- exteriorização do coto cólico com tensão tal que prejudique sua irrigação;
- abertura muito estreita na parede abdominal, causando constrição do coto cólico.

A conduta para a solução do problema vai desde a simples observação, quando a necrose se limita apenas à porção mais superficial do coto cólico, ou somente à mucosa, até a reintervenção cirúrgica de urgência e feitura de novo estoma viável nas necroses mais extensas.

- Fístula – é evento raro, ocorrendo como resultado da fixação da alça à parede abdominal (plano aponeurótico ou peritônio parietal) ou a partir de pequenos focos de necrose na parede da alça. As fístulas superficiais não requerem geralmente tratamento. As mais profundas, com infiltração de fezes nos planos da parede abdominal, exigem a feitura de uma nova colostomia a montante que permanecerá até que o processo inicial se tenha resolvido e a fístula seja corrigida. Quando as fístulas profundas causam processos inflamatórios de parede pouco importantes, refaz-se apenas a colostomia original.
- Procidência – a eversão do coto cólico com saída de todas as camadas do cólon pela boca do estoma é complicação mais freqüente nas colostomias em alça (transversostomia direita e sigmoidostomia). Embora possa haver procidência da boca proximal do estoma, a porção que mais freqüentemente é procidente é a boca distal. Um detalhe técnico que previne o problema é realizar a transversostomia próxima à flexura hepática e a sigmoidostomia próxima à porção fixa do cólon descendente, ambos, pontos naturalmente fixos. Abertura muito larga na parede abdominal para a passagem do segmento cólico, assim como bolsas mal adaptadas podem ser apontadas como causa menos importante de procidência. As pequenas procidências não necessitam tratamento. As maiores podem ser tratadas cirurgicamente através da simples fixação da seromuscular do segmento cólico ao peritônio parietal – técnica pouco eficiente – ou pela ressecção do segmento redundante do cólon, refazendo-se a colostomia sem necessidade de laparotomia.

Fechamento da colostomia

Indica-se o fechamento da colostomia temporária quando cessam as condições que determinaram sua abertura. É fundamental comprovar-se esse fato antes que se realize o fechamento, lançando-se mão de exames radiológicos contrastados, proctológicos, endoscópico etc.

O intervalo de tempo que se espera para o fechamento do estoma depende da situação que determinou sua abertura. Por exemplo, se a colostomia foi aberta para desfuncionalizar temporariamente uma anastomose a jusante, ela pode ser fechada tão logo se comprove a integridade definitiva dessa anastomose. Nestas situações tende-se a fechar a colostomia cada vez mais precocemente, havendo autores que preconizam seu fechamento até na mesma internação hospitalar (20º pós-operatório)[4]. No entanto, o intervalo mínimo que se deve esperar é de 30 dias. O fechamento da colostomia é, em última análise, uma anastomose colocólica ou colorretal, e, portanto, todos os cuidados dispensados a este procedimento devem ser tomados.

Nas colostomias em alça o preparo mecânico do cólon proximal pode ser anterógrado, retrógrado, ou misto, e o biológico, de acordo com o costume do cirurgião (VO ou EV). O cólon distal, no entanto, será limpo através de enteroclismas que deverão conter os antimicrobianos utilizados por via oral caso tenha sido este o preparo biológico escolhido.

Nos fechamentos de colostomias em alça, onde a manipulação é pequena, freqüentemente as sondagens vesical e nasogástrica são dispensáveis. Tornam-se importantes, no entanto, quando a manipulação for grande, principalmente através de laparotomia, com dissecção do coto retal ou sigmoideano sepultado ou exteriorização pela incisão.

Fechamento da Colostomia em Alça (Técnica)

Incisa-se circunferencialmente a pele em torno da colostomia a 0,5 – 1,0cm da zona de fixação da parede cólica à borda cutânea. Libera-se o cólon dos planos parietais até o peritônio. A boca do coto cólico deve ser fechada com pinças de Allys antes da liberação do peritônio, evitando-se contaminação da cavidade. O cólon liberado é, então, exteriorizado. Grampeia-se a região mais inferior do segmento cólico com pinça de coprostase, reaviva-se e hemostasia-se a borda da abertura cólica, procedendo-se ao seu fechamento, segundo a tendência do cirurgião:

- sutura em dois planos, com pontos separados, fio inabsorvível 4-0;
- sutura em plano único extramucoso, com pontos separados, fio inabsorvível fino;
- sutura total contínua com fio absorvível de longo prazo e plano seromuscular com pontos separados, fio inabsorvível fino.

O fechamento da parede é feito por planos ou em plano único.

A drenagem da cavidade ou do tecido adiposo subcutâneo só se justifica em situações de anastomoses difíceis ou contaminação da parede respectivamente.

Fechamento da Colostomia em Duas Bocas

Quando as bocas são contíguas, a técnica não difere muito da do fechamento das colostomias em alça.

Quando as bocas estão distantes uma da outra, faz-se necessária a laparotomia para a liberação dos segmentos cólicos proximal e distal. Suas bocas são então reavivadas e hemostasiadas, procedendo-se à anastomose colocólica ou colorretal, obedecendo aos princípios e preferências já referidos. Quando a boca distal da colostamia é o coto retal sepultado, são necessárias a identificação e a dissecção do mesmo durante a laparotomia, o que geralmente se faz sem dificuldade. No entanto, quando o coto retal é curto, sepultado sob o peritônio pélvico, a sua identificação e dissecção podem ser auxiliadas pela introdução de uma sonda dura retal ou mesmo do retossigmoidoscópio conectado a uma fonte de luz.

Uma vez dissecado o coto, este é aberto em seu pólo carnial, reparado, fazendo-se a anastomose com a boca proximal. Muitas vezes tais anastomoses são difíceis tecnicamente pela localização na cavidade pélvica. Nestas situações, o uso de grampeadores mecânicos facilita a tarefa.

É cada vez mais freqüente o restabelecimento do trânsito cólico através da laparoscopia, utilizando-se sempre grampeador mecânico, a partir de uma colostomia com coto distal sepultado na pelve.

Complicações do Fechamento das Colostomias

Decorrem fundamentalmente da anastomose cólica ou da manipulação da parede abdominal.

A complicação mais temível é a deiscência da anastomose, que pode ser mínima, sem conseqüências clínicas, ou mais importante redundando em fístulas cólicas para o exterior (quando devidamente drenadas) ou em peritonite fecal, potencialmente letal.

Todos os preceitos técnicos devem ser seguidos, portanto, com rigor, objetivando uma sutura bem-feita, sem tensão das bordas, com suprimento sangüíneo adequado, e sem infecção.

A estenose da boca anastomótica é outra complicação possível. Pode ser de grau variável, indo desde um angustiamento pequeno que não interfere no trânsito fecal até graus mais acentuados que impedem o trânsito intestinal efetivo. As estenoses mais graves que ocorrem em anastomoses mais baixas (coloanal, colorretal) podem às vezes sofrer dilatação digital ou instrumental cuidadosa quando factível.

A estenose importante em anastomoses mais altas requer que estas sejam refeitas.

As complicações referentes à manipulação da parede abdominal são basicamente a infecção da parede, principalmente do tecido celular subcutâneo, e eventração pós-operatória.

COLECTOMIAS

Colectomias são as ressecções do cólon ou de parte dele. Elas podem ser classificadas segundo a sua extensão em:
1. Colectomia segmentar

2. Parcial: colectomia direita
transversectomia
colectomia esquerda
3. Colectomia subtotal
4. Colectomia total

A colectomia segmentar é a ressecção de uma pequena extensão do cólon, enquanto as colectomias parciais referem-se às ressecções de um segmento do cólon na sua totalidade, isto é, do cólon direito, esquerdo ou transverso.

A colectomia subtotal é a colectomia parcial ampliada, onde vários segmentos são ressecados em um só tempo cirúrgico, e a colectomia total caracteriza-se pela ressecção de todo cólon, isto é desde a válvula ileocecal até o reto.

Indicações:

As principais indicações das colectomias são:
1. Neoplasias benignas e malignas do intestino grosso.
2. Moléstias inflamatórias do cólon.
3. Moléstia diverticular complicada.
4. Alterações mecânicas do cólon (megacólon, volvo e invaginações).
5. Ferimentos.
6. Lesões isquêmicas ou angiodisplásicas.
7. Hemorragia digestiva baixa.

Preparo Pré-Operatório

Além do preparo relacionado aos procedimentos cirúrgicos de uma forma geral, as cirurgias que envolvem ressecção cólica necessitam, sempre que possível, de uma atenção especial devido ao fato de o cólon ser colonizado por um número expressivo de bactérias, em torno de 10 bactérias por grama de fezes, sendo necessária a redução desta população bacteriana para evitar complicações de ordem infecciosa. Estes cuidados envolvem o preparo mecânico e biológico do cólon.

O preparo mecânico pode ser realizado através de enteroclismas, ou através de soluções hipertônicas como o manitol e o polietilenoglicol, que promovem uma diarréia osmótica e assim a limpeza intestinal.

Associado ao preparo mecânico, é indicada a utilização de antimicrobianos que visam reduzir a flora composta principalmente por bactérias Gram-negativas e anaeróbicas, sendo empregados mais freqüentemente, o sulfato de neomicina e o metronidazol.

A antibioticoprofilaxia em cirurgias cólicas eletivas, potencialmente contaminadas, pode ser feita com a utilização de uma cefalosporina de segunda geração, ou de uma associação entre um aminoglicosídeo e metronidazol. Tais antibióticos devem ser ministrados junto com a indução anestésica e suspensos em até 48 horas. Já as cirurgias executadas de forma emergencial, com contaminação da cavidade peritoneal, os antibióticos devem ser prescritos de forma terapêutica, estendendo-se por sete dias.

Anestesia

Utiliza-se de rotina a anestesia geral (inalatória e endovenosa) e eventualmente a associação da anestesia peridural.

Posição

O paciente é colocado em decúbito dorsal horizontal, podendo-se utilizar o céfalo-declive para auxiliar a apresentação em colectomias esquerdas.

Nas oportunidades que forem indicadas anastomoses colorretais baixas, o paciente deverá ser colocado em posição semiginecológica, com pequeno coxim sob a região sacral, de forma a permitir a introdução de grampeadores através do ânus para a execução de anastomose mecânica.

Técnicas

Embora as colectomias tenham indicações genéricas, existem particularidades técnicas em função das indicações. Assim, as cirurgias para o câncer do intestino grosso devem obedecer a alguns preceitos:

1. Ressecções amplas do tumor, juntamente com estruturas que eventualmente estejam envolvidas, em bloco único, evitando-se assim a secção de tecidos neoplásicos.

2. As ressecções devem incluir os elementos vasculares e linfáticos, retirando-se, desta forma, as cadeias linfonodais que podem estar comprometidas pela neoplasia.

3. Medidas preventivas para impedir a difusão ou implante de células tumorais:

a) ligadura prévia dos pedículos vasculares, junto a suas origens;

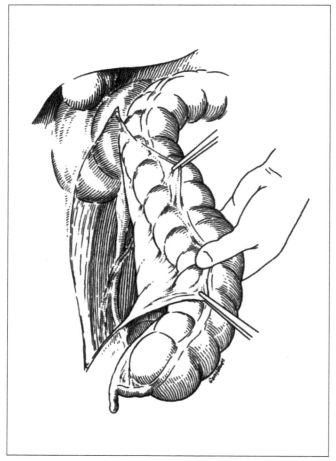

Fig. 79.13 – *liberação do cólon direito.*

b) oclusão do segmento cólico por ligaduras proximal e distal ao tumor, evitando-se a circulação intraluminar de células neoplásicas;

c) evitar a manipulação do tumor, e recobri-lo com compressas para evitar o implante de células neoplásicas na cavidade abdominal.

A cirurgia das afecções inflamatórias do cólon é menos extensa não sendo necessárias a exérese de cadeias linfonodais e a ligadura das estruturas vasculares junto a suas origens.

As ressecções para a Doença do Crohn devem, quando indicadas, ser bastante econômicas, devido ao aspecto recidivante e progressivo da doença.

Os traumas, quando estiver indicada a ressecção cólica, esta pode ser econômica, incluindo apenas o segmento traumatizado.

Colectomia Direita

1. As vias de acesso utilizadas são a laparotomia longitudinal mediana, a laparotomia paramediana direita, ou a otomia transversa direita supra-umbilical.

2. Após a abertura da cavidade abdominal, deve-se executar exame minucioso dos órgãos abdominais, para estadiamento da neoplasia e/ou reconhecimento de eventuais afecções associadas.

3. Estuda-se cuidadosamente a lesão em questão, tomando-se o cuidado de evitar manipulação excessiva no caso de neoplasia.

4. A conduta cirúrgica é planejada, evitando-se ressecções maiores nas situações não curativas, quando há comprometimento peritoneal ou metástases não tratáveis. Neste caso as ressecções são restritas e de caráter paliativo.

5. A apresentação do campo cirúrgico pode ser obtida com o isolamento e afastamento medial das alças intestinais envoltas em uma compressa umedecida, permitindo assim o acesso ao íleo terminal, ceco e cólon ascendente. Incisa-se a reflexão peritoneal da goteira parietocólica direita, descolando-se o ceco e o cólon ascendente do tecido areolar retroperitoneal (Fig. 79.13). Nesta etapa deve-se reconhecer o ureter direito e a segunda porção do duodeno, que podem estar envolvidos pela neoplasia.

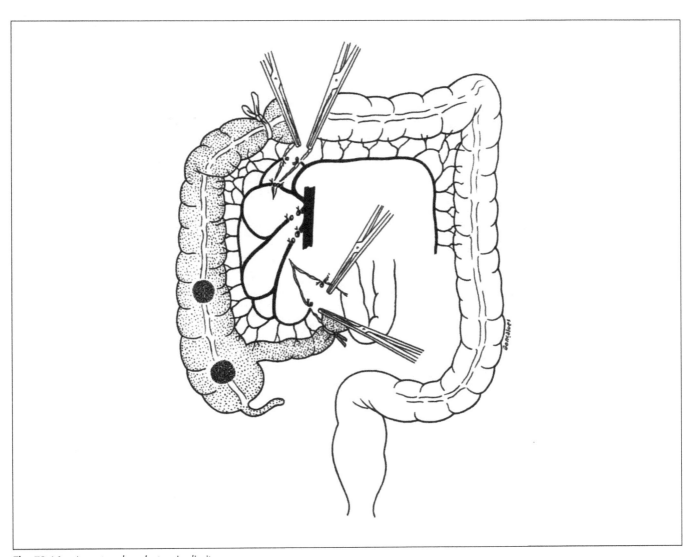

Fig. 79.14 – *Aspectos da colectomia direita.*

6. Procede-se ao descolamento intercoloepiplóico do segmento proximal do cólon transverso, incluindo a secção do ligamento hepatocólico.

7. Ligadura e secção das veias e das artérias ileoceco-apêndico-cólica e cólica direita. Nos casos de lesões malignas, estas ligaduras devem ser realizadas junto de suas origens, propiciando ampla remoção do mesocólon (Fig. 79.13).

8. A seguir os segmentos intestinais são preparados para a anastomose, ligando-se a artéria marginal, e clampeando-se o local a ser anastomosado. Nota-se que o posicionamento oblíquo do clampe no íleo promove a ampliação da boca do coto ileal, habitualmente mais estreito do que o cólico.

9. Proteção do campo cirúrgico com compressas, evitando-se contaminação, e secção do cólon e do íleo após colocação de pinças de coprostase.

10. Antes de se proceder à reconstrução do trânsito devem ser realizadas a hemostasia e anti-sepsia das bocas intestinais.

11. A anastomose é preferencialmente término-terminal, reservando-se as término-laterais e látero-laterais para quando existir uma desproporção muito acentuada dos calibres das bocas.

A anastomose pode ser realizada em dois planos ou plano único, não havendo diferença quanto ao resultado, podendo-se utilizar fios inabsorvíveis ou absorvíveis de longo prazo, sendo importante que não haja tensão na anastomose e que a sutura não seja isquemiante.

12. Segue-se aproximando o mesocólon ao meso do íleo com sutura contínua, evitando-se assim a formação de hérnias intensas.

13. A revisão criteriosa da hemostasia precede o fechamento da parede abdominal. A drenagem é reservada àquelas situações nas quais a hemostasia não foi considerada satisfatória.

Transversectomia

1. A via de acesso utilizada é a laparotomia mediana por incisão transversal.

2. A transversectomia é reservada aos tumores que se localizam na porção média do cólon transverso, tendo em vista que os próximos ao ângulo esplênico são tratados de forma adequada através da colectomia esquerda, enquanto as lesões junto ao ângulo hepático são ressecadas através da colectomia direita.

3. O grande omento é liberado da grande curvatura do estômago e dos ângulos hepáticos e esplênicos do cólon.

4. A artéria cólica média é ligada e seccionada junto à sua origem, e o mesocólon é liberado.

5. São delimitados os pontos onde será realizada a anastomose, sendo ligadas as artérias marginais.

6. O cólon é seccionado após clampeamento (Fig. 79.14), sendo então executada a anastomose segundo as opções técnicas já mencionadas.

7. Aproximadas as bordas do mesocólon através de sutura contínua.

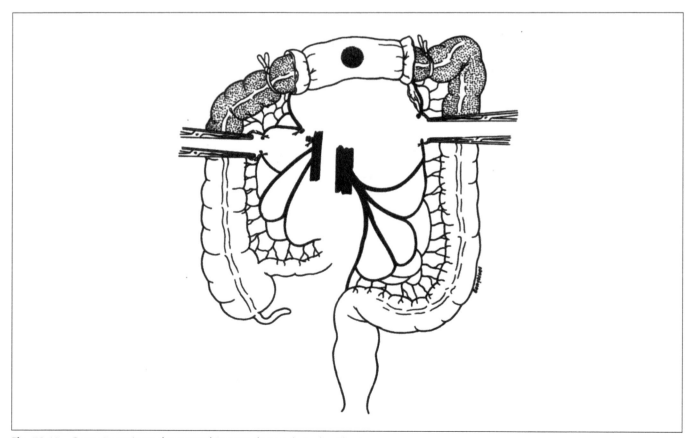

Fig. 79.15 – *Proteção peritoneal por envolvimento de neoplasia do cólon transverso.*

Colectomia Esquerda

1. A via de acesso é a laparotomia mediana ampla ou laparotomia paramediana esquerda.

2. Após a abertura da cavidade procede-se à inspeção dos órgãos intra-abdominais, para estadiamento da lesão. Definindo-se o caráter curativo do procedimento, inicia-se com a abertura do peritônio que recobre a goteira parietocólica esquerda, liberando-se o cólon descendente e sigmóide exposição das estruturas retroperitoneais, sendo importante o reconhecimento do ureter esquerdo e dos vasos espermáticos ou ováricos.

3. Identificam-se os vasos mesentéricos inferiores que são ligados. A artéria junto à sua origem e a veia em sua desembocadura, permitindo assim a retirada dos linfonodos regionais.

4. Secção do mesocólon cranial e caudalmente, junto à parede posterior do abdome.

5. A liberação da flexura esplênica do cólon é freqüentemente necessária, para que a anastomose possa ser feita sem tensão.

6. Retirada da peça cirúrgica após clampeamento proximal e distal do cólon e ligadura da artéria marginal (Fig. 79.15).

7. A anastomose é realizada, e a brecha do mesocólon é fechada.

Nas lesões da região retossigmoideana, muitas vezes é necessária a abertura da reflexão peritoneal e dissecção de um segmento do reto extraperitoneal, permitindo assim uma margem de segurança apropriada (Figs. 79.16 e 79.17).

Nestas situações, quando a anastomose for muito baixa e tecnicamente difícil, poderá ser realizada com o auxílio de grampeadores circulares que, introduzidos através do ânus, permitem anastomoses seguras e de execução rápida.

8. A drenagem após a colectomia esquerda estará indicada quando a hemostasia não for considerada suficiente, ou quando a anastomose for tecnicamente difícil, gerando insegurança ao cirurgião. Nestas situações, podem-se utilizar drenos laminares ou túbulo-laminares, exteriorizados por contra-abertura no flanco esquerdo.

9. As anastomoses que apresentam falha técnica ou que foram realizadas sem preparo adequado do cólon, podem ser protegidas através de colostomia a montante da anastomose, a fim de evitar a passagem de fezes pelo local da zona anastomosada. Em situações emergenciais, quando o cirurgião não julgar prudente a realização da anastomose, deve-se realizar a exteriorização da boca proximal e sepultamento ou

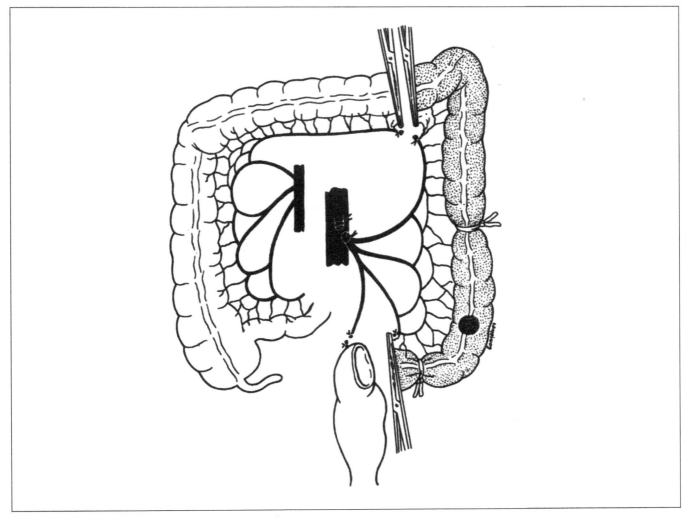

Fig. 79.16 – *Sutura em bolsa ao redor da base do apêndice.*

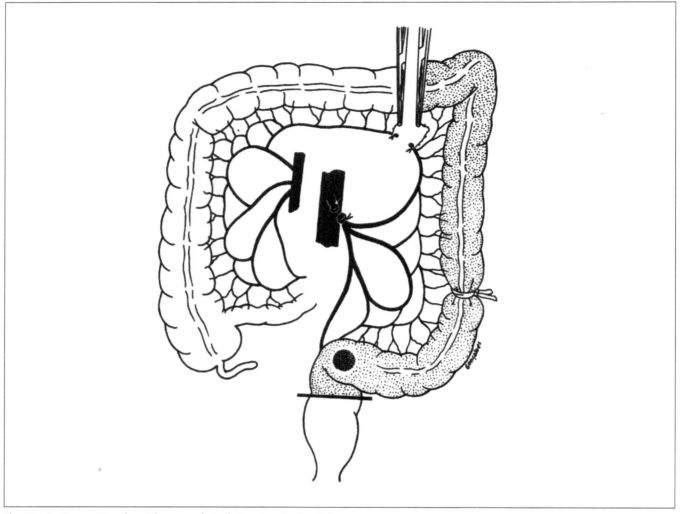

Fig. 79.17 – *Ressecção colorretal em neoplasia da junção retossigmóide.*

exteriorização da distal. A exteriorização da boca distal poderá ser feita junto com a proximal ou em incisões separadas.

10. Revisão da cavidade e fechamento da parede abdominal por planos.

Colectomia Subtotal

São as ressecções mais amplas que envolvem vários segmentos cólicos.

Colectomia Total

Consiste na ressecção de todo intestino grosso, sendo indicada em situações específicas, como nas hemorragias digestivas baixas sem diagnóstico preciso do local de sangramento, em determinados pacientes portadores de moléstia inflamatória do cólon, nas obstruções do cólon esquerdo com comprometimento isquêmico do ceco. É ainda uma opção para o tratamento dos tumores obstrutivos do cólon esquerdo.

A técnica cirúrgica envolvida é o somatório das mencionadas para as colectomias parciais, sendo a anastomose realizada entre o íleo e o reto. As bocas intestinais podem apresentar calibres diferentes, sendo necessária, nestas situações, a ampliação da boca ileal, através de uma incisão longitudinal na sua borda contramesenterial.

O mesentério do íleo deve estar voltado para a direita e, ao término da anastomose, ser suturado ao peritônio posterior.

A drenagem fica reservada para quando a hemostasia não for satisfatória, ou persistir dúvida quanto à viabilidade da anastomose.

Complicações das Colectomias

As complicações decorrentes das colectomias incluem aquelas relacionadas à cirurgia abdominal de uma forma geral, e as associadas especificamente às ressecções cólicas, merecendo estas últimas alguns comentários.

Sem dúvida a mais temida complicação é a deiscência da anastomose, que pode cursar de forma subclínica não sendo diagnosticada, ou causar quadro abdominal exuberante com peritonite generalizada.

Existem algumas circunstâncias que predispõem à deiscência, como a tensão da anastomose e a desvascularização das bordas anastomosadas, porém algumas vezes as deiscências ocorrem mesmo sem haver quebra dos princípios técnicos.

O tratamento destas complicações dependerá de suas conseqüências. Assim, quando a drenagem da anastomose for adequada e, portanto, a peritonite for localizada, é possível o tratamento clínico com antibioticoterapia, jejum e eventualmente nutrição parenteral. Nos pacientes que desenvolverem um quadro infeccioso mais grave com peritonite generalizada, além dos cuidados mencionados, estará indicada a intervenção cirúrgica para limpeza da cavidade abdominal, drenagem e derivação do trânsito intestinal através de colostomia.

Colectomias Laparoscópicas

Após a introdução da laparoscopia como forma de abordagem cirúrgica em pacientes portadores de colecistopatias, esta via de acesso passou a ser empregada para a realização dos mais diversos procedimentos sobre o aparelho digestivo, ficando assim demonstrado que várias cirurgias são exeqüíveis por via laparoscópica, incluindo-se neste rol as ressecções cólicas.

Do ponto de vista técnico, as colectomias laparoscópicas são trabalhosas, exigindo uma equipe afeita ao método e instrumental que permita executar os diversos tempos cirúrgicos com facilidade e segurança.

A indicação de ressecções cólicas em pacientes portadores de afecções malignas nos quais a cirurgia deve ter um caráter curativo é ainda controversa, devido à redução da sensibilidade palpatória e eventual prejuízo do estadiamento intra-operatório.

De qualquer forma, a laparoscopia cirúrgica atualmente tem lugar de destaque no tratamento de afecções do aparelho digestivo e deverá ter seu papel assegurado na cirurgia colorretal.

BIBLIOGRAFIA

1. Addios DG, Shaffer N, Fowler BS e Tauxe RV. The epidemiology of appendicitis and appendectomy in the United States. Am. J. Epidemiol, v. 132: p. 910-925, 1990.
2. Barry MR, Feliciano D e Sherman R. Same admission colostomy closure. Ann. Surg., 218:279-93, 1993.
3. Engstrom L e Fenyo G. Appendicectomy: Assessment of stump invagination versus simple ligation: a prospective, randomized trial. Br. J. Surg., v. 27: p. 971-972, 1985.
4. Manzione A. Apendicectomias, colostomias, colectomias. In: Goffi FS. Ed. Técnica Cirúrgica. Bases anatômicas fisiopatológicas e técnicas da cirurgia. 3 ed. Rio de Janeiro, Atheneu Ed., v. 2, capo 74, p. 783-801, 1986.
5. Marks CG e Ritchie JK. The complications of synchronous combined excision for adenocarcinoma of the rectum at St. Mark's Hospital. Br. J. Surg., 62:901, 1975.
6. Prion GW, Sawyer RB e Sawyer KC. Repair of peritoneal colostomy hernia. Am. J. Surg., 130:694-6, 1975.
7. Sugarbaker PH. Prosthetic mesh repair of large hernias at the site of colonic stoma. Surg. Gynecol. Obstet., 150:577-78, 1980.
8. Tate JJT, Chung SCS, Dawson J e cols. Convencional versus laparoscopic surgery for acute appendicitis. Br. J. Surg., 80:761-764, 1993.
9. Thorlakson PH. Technique of repair of herniation associated with colonic stomas. Surg. Gynecol. Obstet., 120:347-50, 1965.

80 Cirurgia do Intestino Grosso

Daher Cutait
José Hyppólito da Silva
Raul Cutait

Ressecção Colorretal. Amputação Abdominoperineal

A cirurgia do reto é amplamente realizada para o tratamento de inúmeras afecções colorretais. A escolha da técnica operatória depende da afecção em si, do segmento do reto comprometido, da experiência do cirurgião e dos recursos tecnológicos disponíveis. Nos últimos anos, foram desenvolvidas diferentes técnicas que visam promover a conservação dos esfíncteres, tanto para afecções benignas, quanto para malignas, em especial estas últimas, o que veio mudar condutas relacionadas às afecções que envolvem o reto.

INDICAÇÕES

As indicações mais comuns de cirurgia sobre o reto estão listadas na Tabela 80.1.

OPÇÕES TÉCNICAS

A escolha de uma determinada técnica operatória é feita essencialmente em função dos resultados funcionais e/ou oncológicos que ela pode oferecer. Nos últimos anos, vêm sendo valorizados os procedimentos que promovem a preservação do mecanismo esfincteriano (Tabela 80.2).

Quando não é possível a preservação esfincteriana, executam-se as cirurgias mutiladoras, que implicam a exérese do mecanismo esfincteriano (Tabela 80.3).

ASPECTOS ANATÔMICOS RELEVANTES PARA A CIRURGIA DO RETO

Anatomicamente, o reto é dividido em reto intra e extraperitoneal, sendo a divisão definida pela reflexão peritoneal. Já do ponto de vista cirúrgico, o reto é dito superior (corresponde ao retossigmóide, no nível e acima da reflexão peritoneal), médio (de S a 11 ou 12cm da linha pectínea) e inferior (até Scm acima da linha pectínea). A drenagem linfática acompanha os pedículos hemorroidários superior, médio e inferior (Fig. 80.1).

Tabela 80.1 Indicações de Cirurgia sobre o Reto	
Condição	Afecção
Malignidade	Adenocarcinoma
Linfoma
Outras neoplasias
Benignidade	Megacolo chagásico
Megacolo congênito
Pólipos volumosos
Polipose familiar
Moléstias inflamatórias
Atresia de reto
Trauma

Tabela 80.2 Cirurgias Conservadoras sobre o Reto	
Via	Técnicas
Abdominal	Ressecção anterior com anastomose manual
Colectomia total
Abdominoperineal	Ressecção anterior com anastomose mecânica
Cirurgias de abaixamento
*anastomose colorretal retardada (Cutait)
*anastomose coloanal retardada (Simonsen)
*anastomose retrorretal retardada (Duhamel)
Proctocolectomia com reservatório ileal
Local	Ressecção local
Eletrofulguração

Tabela 80.3 Cirurgias Mutiladoras sobre o Reto	
Via	Procedimento
Abdominoperineal	Amputação do reto
Proctolectomia total com ileostomia definitiva

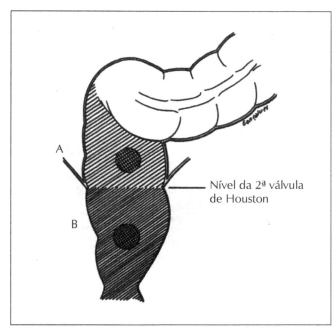

Fig. 80.1 – *Segmentos retais de acordo com as vias de propagação linfática das neoplasias. A – Propagação através do pedículo superior. B – Propagação em três direções.*

A abordagem do reto intra-abdominal é realizada prolongando-se a excisão do mesocolo até o nível desejado, acima da reflexão peritoneal. Já a dissecção do reto extraperitoneal se inicia seccionando-se a reflexão. No plano anterior, procura-se identificar as vesículas seminais no homem e a cúpula vaginal na mulher. Posteriormente, encontra-se um tecido conjuntivo frouxo, que permite uma fácil liberação do reto da fáscia pré-sacra. Lateralmente, são identificadas as asas laterais do reto, pelas quais adentram na parede retal os vasos hemorroidários. Quando necessário, disseca-se o reto até o plano dos músculos elevadores do ânus.

ASPECTOS TÉCNICOS RELEVANTES PARA A CIRURGIA DO CÂNCER DO RETO

Conservação Esfincteriana

A atual tendência da cirurgia do câncer do reto é executar, sempre que possível, a chamada cirurgia conservadora, que poupa o mecanismo esfincteriano, reservando-se a cirurgia de amputação do reto apenas para aqueles casos em que a lesão está muito próxima dos esfíncteres. As operações realizadas de maneira conservadora devem, contudo, observar os princípios de técnica operatória que minimizem o risco de recidiva local. Assim, cabe ao cirurgião obedecer às seguintes orientações:

Margens de Segurança

1. Margem proximal: estabelecida como de 2 a 5cm, é sempre fácil de ser obtida.
2. Margem distal: mínima de 2cm, uma vez que a disseminação pela parede do reto excepcionalmente ultrapassa essa extensão[22]. Este é um dos mais importantes critérios para se optar entre cirurgia conservadora, isto é, aquela que mantém os esfíncteres, e cirurgia amputativa, que implica a ressecção do ânus e confecção de uma colostomia definitiva.
3. Margens laterais: são conseguidas com a ressecção de todo o mesorreto, aspecto esse realçado por Heald, que atribui a essa conduta os seus baixos índices de recidiva local[15].
4. Margem anterior: na mulher, corresponde à parede posterior da vagina, que, nos casos de aderências, deve ser ressecada em monobloco com a peça cirúrgica, pelo fato dessas aderências serem habitualmente de caráter tumoral, e não inflamatório. Já no homem, o limite de ressecção é a cápsula prostática.
5. Margem posterior: para alguns cirurgiões, implica a ressecção da fáscia pré-sacra[12].

Ressecção Linfonodal

Os linfonodos que acompanham o pedículo hemorroidário superior drenam em direção aos linfonodos que acompanham o trajeto da artéria mesentérica inferior[19], sendo atualmente questionada a necessidade de sua ligadura na emergência[21]. Já os linfonodos que seguem os pedículos médio e inferior drenam para os linfonodos aortoilíacos, aspecto este valorizado pela escola japonesa, que preconiza o esvaziamento aortoilíaco como rotina na cirurgia do câncer do reto[17].

Preservação da Inervação Autônoma Pélvica

A lesão dos nervos simpáticos e parassimpáticos, que adentram lateral e posteriormente na escavação pélvica, deve ser evitada sempre que possível, uma vez que acarreta a instalação temporária, ou eventualmente definitiva, de bexiga neurogênica e impotência sexual[17].

RESSECÇÃO ANTERIOR COM ANASTOMOSE MANUAL

Nesta cirurgia, é observada a seguinte seqüência de tempos operatórios:

1. Paciente em decúbito dorsal horizontal.
2. Incisão mediana desde alguns centímetros acima da cicatriz umbilical até o púbis.
3. Avaliação sistemática da cavidade, com o intuito de identificar lesões associadas.
4. Incisão das folhas ventral e dorsal do mesocolo, em sua base, prolongada até a porção média da reflexão peritoneal.
5. Identificação e exposição do ureter esquerdo.
6. Ligadura dos vasos. Em doenças benignas, ligam-se os vasos sigmóideos ou mesentéricos, enquanto que nas neoplasias, a artéria mesentérica é ligada na sua emergência, com a finalidade de remover o grupamento de linfonodos principais.
7. Liberação do colo descendente e, se necessário, do ângulo esplênico, a fim de se obter a mobilização necessária para levar o colo até o coto retal.
8. A dissecção do reto é feita até o nível desejado, levando-se em conta que em afecções benignas a dissecção deve ser o mais próximo possível da parede retal, enquanto que

em casos de câncer todo o mesorreto deve ser extirpado com a peça.

9. A anastomose pode ser realizada em um ou dois planos, com suturas contínuas ou de pontos separados, com fios absorvíveis, como o polivicril, ou inabsorvíveis, como o algodão.

10. A brecha peritoneal é fechada por meio de sutura contínua de fio absorvível.

11. Para anastomoses extraperitoneais, é prudente deixar um dreno laminado de Silastic no espaço pré-sacro, devido à possibilidade de deiscência da anastomose, o qual pode ser retirado após cinco a sete dias.

12. A parede abdominal é fechada por planos, dando-se preferência à sutura contínua da aponeurose com fio monofilamentar absorvível.

13. A colostomia de proteção é reservada basicamente para os casos de anastomoses colorretais muito baixas ou coloanais. Essa derivação é feita no nível do colo transverso proximal.

RESSECÇÃO ANTERIOR COM ANASTOMOSE MECÂNICA

Nesta cirurgia, os tempos operatórios são equivalentes àqueles da cirurgia com anastomose manual, exceto quanto à confecção da anastomose propriamente dita. A boca do colo é preparada com a pinça para sutura em bolsa, através da qual se passa o fio. Após a secção do colo, introduz-se em sua luz a ogiva do grampeador circular que, nos modelos mais recentes, destaca-se do corpo do grampeador.

O coto retal pode ser preparado para a anastomose de quatro maneiras distintas: 1) fazendo-se a sutura em bolsa com a pinça apropriada; 2) executando-se a bolsa manualmente; 3) empregando-se o duplo grampeamento, que consiste em fechar o coto retal com um grampeador linear, para posterior feitura da anastomose com grampeador circular; e 4) evertendo-se o coto retal e preparando-o para a anastomose mecânica por via perineal. A sutura em bolsa consiste na opção inicial, embora a escolha dependa de cada caso, em função da dificuldade técnica.

A anastomose propriamente dita é realizada por meio de um grampeador circular. O colo é disposto sobre a ogiva e a sutura em bolsa é fechada em torno da haste do aparelho. O grampeador é introduzido pelo reto, o qual é também fechado em torno da haste (Fig. 80.2). Quando se usa o duplo grampeamento, a haste atravessa o coto retal previamente fechado a ogiva é acoplada ao aparelho e, por meio de um movimento de rotação, aproximada da cápsula. Com o disparo do aparelho, os grampos, dispostos em duas fileiras, atravessam a parede do alo e do reto, grampeando-as uma contra a outra. Uma faca circular corta o excesso central das duas paredes[7]. Colostomia de proteção pode ser indicada quando das anastomoses coloanais.

CIRURGIAS DE ABAIXAMENTO

Nas cirurgias de abaixamento, a continuidade do trânsito intestinal é obtida por meio de anastomose colorretal ou coloanal realizada por via perineal. Tem sido opção para o tratamento definitivo do megacolo chagásico, em que o gram-

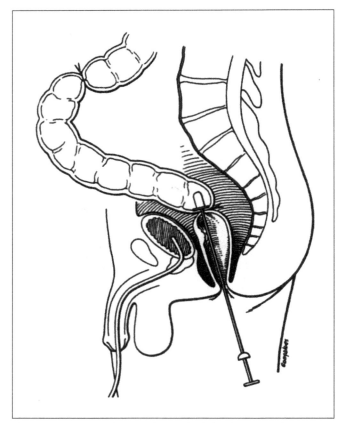

Fig. 80.2 – *Aspecto da retocolectomia abdominoperineal com anastomose colorretal imediata. Fase perineal: introdução do mandril de retrossigmoidoscópio e sua fixação à parede retal.*

peamento nem sempre é uma opção adequada, em função da maior espessura da parede retal, o que dificulta ou mesmo impede os grampos de juntarem o colo com o reto. A seguir, serão apresentadas as técnicas mais empregadas.

RETOCOLECTOMIA ABDOMINOPERINEAL COM ANASTOMOSE COLORRETAL RETARDADA (TÉCNICA DE CUTAIT)

Esta técnica foi descrita para o tratamento do megacolo chagásico e do câncer do reto baixo, e possibilita a confecção de uma anastomose colorretal baixa, até 1 a 2cm acima da linha pectínea[3,4,9,10]. Nos casos de megacolo, permite a retirada de segmento que funciona como o obstáculo funcional, que é o reto. Essa técnica veio substituir a cirurgia de abaixamento com anastomose colorretal imediata, associada a um alto índice de deiscência[8]. A técnica em dois tempos é baseada na capacidade de coalescência entre a camada muscular do reto evertido e a serosa do colo abaixado, o que praticamente elimina o risco de deiscência anastomótica.

PRIMEIRO TEMPO

Consta das fases abdominal e perineal.

Fase Abdominal. A dissecção do colo e do reto é semelhante à descrita para ressecção anterior, sendo, no entanto, necessário completar-se a dissecção até o plano dos músculos elevadores, o que possibilita a eversão adequada do coto retal. É recomendável, após a liberação do colo e antes da dissecção do reto, que se faça a ligadura oclusiva do colo no nível a ser abaixado, o que facilitará a delimitação do segmento isquêmico.

Fase Perineal. Um mandril de retossigmoidoscópio é iarroduzido através do ânus e fixado ao reto. Sua tração permite a eversão e secção da parede retal, bem como o abaixamento do colo até o nível em que a ligadura oclusiva ultrapasse em 3cm o nível de secção retal. O colo é então pinçado e seccionado, com tesoura (Fig. 80.3A). A camada seromuscular do colo é em seguida fixada à borda retal por meio de quatro pontos de fio de algodão: um anterior, um posterior e dois laterais. Os dois pontos laterais são aplicados à pele perineal, a 2cm da linha pectínea (Fig. 80.3B), e amarrados com a finalidade de evitar eventual retração do colo retocólico. Este é protegido com gaze vaselinada.

A reconstrução do assoalho pélvico, o fechamento da parede abdominal e a drenagem do espaço pré-sacro são levados a efeito tal qual anteriormente descritos.

No dia seguinte são seccionados os fios de fixação cutânea do coto retocólico e o fio que oclui o colo abaixado, que passa então a funcionar como uma colostomia perineal temporária. O dreno de Silastic é retirado após dois a três dias.

A retocolectomia abdominoperineal com anastomose colorretal retardada pela técnica descrita é de execução fácil quando a neoplasia tem dimensões relativamente pequenas. Nas neoplasias volumosas, a eversão do reto é difícil e na maioria das vezes impossível, devendo a técnica, por isso, ser ligeiramente modificada, como se segue:

a) Após a dissecção e mobilização colorretal até o plano dos músculos elevadores do ânus, uma pinça tipo Wertheim é aplicada distalmente ao tumor e o reto é seccionado cerca de 2cm abaixo do tumor, após prévia desinfecção do coto retal (Fig. 80.4A).

b) Eversão do coto retal utilizando uma pinça de Allis, aplicada à sua borda de secção, introduzida através do canal anal (Fig. 80.4B).

c) Preensão do colo proximal com uma pinça introduzida através do canal anal e aplicada ao fio de amarração, e subseqüente exteriorização do mesmo (Figs. 80.5A e B).

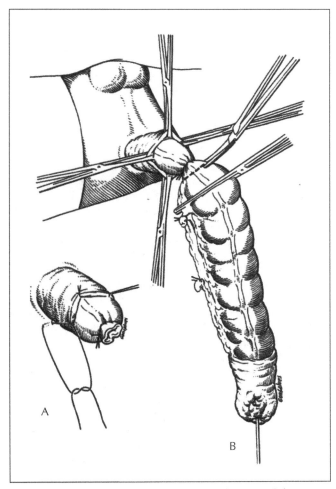

Fig. 80.3 – *Aspecto da fase perineal da retocolectomia abdominoperineal com anastomose colorretal retardada. A – Eversão e ressecção do colo; B – Fixação da camada seromuscular do coto à borda retal e à pele perineal.*

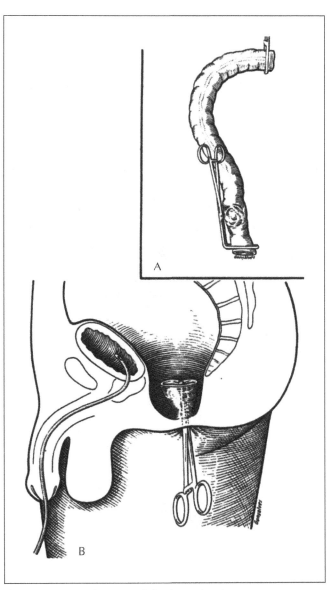

Fig. 80.4 – *Retocolectomia abdominoperineal com anastomose colorretal. Eversão do coto retal - fase perineal, após ressecção colorretal por via abdominal quando a neoplasia é volumosa.*

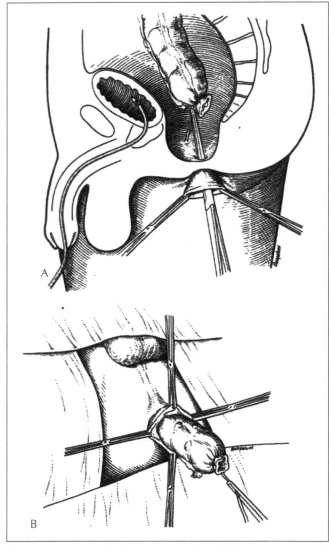

Fig. 80.5 – *Aspectos do abaixamento endoanal do colo. A - Tração do colo; B - Exteriorização do coto cólica.*

d) Fixação do colo ao coto retal e à pele perineal, da forma acima descrita.

A serosa do segmento cólico exteriorizado torna-se sede de um processo inflamatório, caracterizado pela presença de exsudato serofibrinopurulento, que se torna nitidamente evidente a partir do terceiro ou quarto dia pós-operatório. Esta serosite não constitui inconveniente algum, porquanto o segmento atingido pelo processo inflamatório é ressecado na seguinte fase da operação.

Segundo Tempo

É realizado, salvo juízo clínico em contrário, uma a duas semanas após o primeiro tempo. Este período é mais do que suficiente para que se processe o colamento perfeito entre as camadas muscular do reto evertido e a serosa do colo abaixado. Os procedimentos técnicos deste segundo tempo cirúrgico são de grande simplicidade e dispensam anestesia, embora seja conveniente uma leve sedação do paciente. Caracterizam-se por:

a) Preensão do colo com pinça de Allis ou de Babcock e sua secção no nível da borda do coto retaI (Fig. 80.6A). A secção é feita em profundidade até a mucosa do colo, a qual é dissecada distalmente numa extensão de cerca de 0,5cm.

b) Secção da mucosa no nível de sua extremidade distal.

c) Fixação da mucosa do colo à mucosa do reto, com pontos separados de fio de algodão fino (Fig. 80.6B).

d) Redução digital do coto retocólico à cavidade pélvica, com manobras digitais (Fig. 80.6C). Alta hospitalar dois ou três dias após a cirurgia.

Complicações

Várias são as complicações relacionadas com as cirurgias de abaixamento. De um modo geral, elas são relacionadas com o pós-operatório imediato ou tardio.

Necrose do Colo Abaixado. Constitui complicação grave e pode ocorrer ocasionalmente após retocolectomia com anastomose retardada ou em qualquer outro tipo de operação de abaixamento, mesmo quando realizada por cirurgiões experientes. Black e Botham[1] referem incidência dessa complicação em 18% de seus pacientes, enquanto que Goligher a refere em 20% de seus casos[13]. Esta complicação acontece sempre em abaixamento de colo cuja suplência sangüínea é inadequada, quando o colo é baixado sob tensão, ou quando ambas situações estão presentes. A compressão do colo e de seus vasos pelos músculos esfinctéricos tem sido responsabilizada por esta complicação, fato que não parece corresponder à realidade, porquanto, na grande maioria dos casos, o nível limítrofe da necrose não corresponde aos esfíncteres, localizando-se abaixo ou acima dos mesmos. Quando houver dúvida sobre a circulação do colo sigmóide ou do colo descendente a ser abaixado, é de boa norma abaixar o colo transverso, o qual apresenta mobilidade maior e irrigação sangüínea mais adequada.

A necrose pode atingir apenas· o segmento distal do colo exteriorizado, o que não acarreta preocupação, ou estender-se ao colo intrapélvico, determinando a formação de um abscesso pélvico extenso ou mesmo peritonite. Quando o diagnóstico de necrose do segmento intrapélvico do colo é estabelecido, impõe-se a reoperação de urgência, com a finalidade de se executar o rebaixamento. Contudo, quando as condições anatômicas dos colos são impróprias ou quando existe infecção grave, é aconselhável na primeira eventualidade a feitura de colostomia definitiva e ressecção do reto remanescente, ou o estabelecimento da colostomia e drenagem da cavidade pélvica na segunda eventualidade.

Deiscência da Anastomose. A deiscência na retocolectomia abdominoperineal com anastomose colorretal imediata ocorre, nos diferentes serviços especializados, com elevada incidência (20% a 50% dos casos), mesmo realizando-se colostomia proximal de segurança, fato esse que limita o valor deste tipo de operação. Esta complicação é seguida de abscesso pélvico, de fístula estercoral e às vezes de peritonite que, na maioria das vezes, cedem com tratamento conservador. Em alguns casos, contudo, se a infecção adquire caráter persistente e insolúvel, impossibilitando o fechamento da colostomia, ela deve permanecer em definitivo. Pelo contrário, na retocolectomia abdominoperineal com anastomose colorretal retardada, na qual não há necessidade de feitura da colostomia proximal, a deiscência tem índice

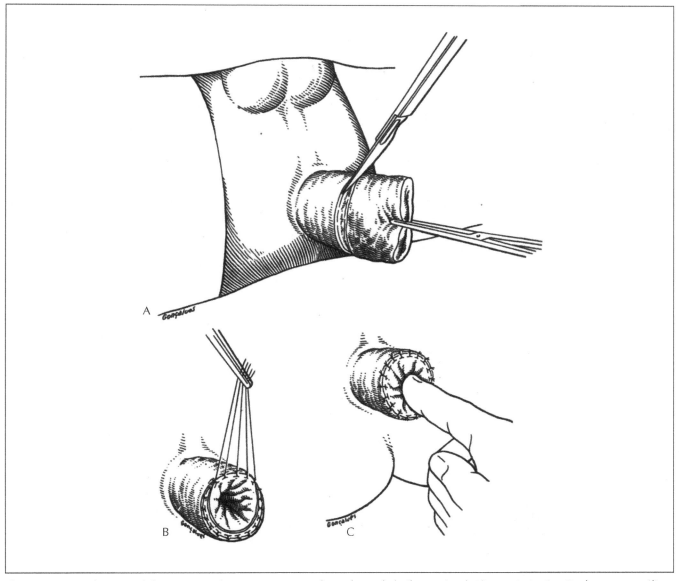

Fig. 80.6 – *Retocolectomia abdominoperineal com anastomose colorretal retardada (fase perineal- 2º tempo). A - Secção do coto retocólico. B - Sutura das paredes retal e cólica do coto perineal. C - Redução digital do coto retocólico perineal.*

muito reduzido, cerca de 2% dos casos, e sua solução é quase sempre fácil. Este tipo de operação tem sido executado, por isso, com freqüência cada vez maior.

Retração do Coto Colorretal. É uma complicação muito rara do primeiro tempo da retocolectomia com anastomose colorretal retardada. Pode ocorrer nos casos em que a dissecção do reto não é estendida até o plano dos músculos elevadores do ânus. Nesta eventualidade, parte do reto remanescente permanece dentro da cavidade pélvica. O manguito colorretal pode, assim, sob a influência da pressão negativa da cavidade abdominal, durante os movimentos inspiratórios, sofrer retração.

Ocorrendo esta complicação, deve-se imediatamente submeter o paciente à proctoscopia para se proceder à tração do coto colorretal, o qual é então envolvido com espessa camada de gaze vaselinada sob observação rigorosa até a ocasião de execução do segundo tempo da cirurgia. Nos casos onde não se consegue a exteriorização do coto colorretal, pode ocorrer infecção pélvica e posterior estenose da anastomose que, às vezes, demanda a feitura de uma colostomia proximal temporária ou, excepcionalmente, definitiva.

Infecção Pélvica. O líquido sero-hemorrágico que se acumula no espaço pré-sacro após as operações de abaixamento, oriundo da superfície cruenta da parede pélvica deixada pela dissecção do reto, constitui excelente meio de cultura para microrganismos, e deve, por isso, ser drenado. Seu escoamento é feito por meio de dreno de Penrose, exteriorizado na extremidade caudal da ferida operatória ou por contra-abertura em uma das fossas ilíacas. O índice de infecção é mínimo quando se toma esta precaução, sendo, contudo, um pouco maior quando ocorre durante a dissecção do reto, lesão inadvertida da parede vaginal ou sobretudo da retal. Na maioria das vezes a infecção é prevenida ou tratada com o uso de antibióticos de largo espectro. Em alguns casos, há necessidade de drenagem cirúrgica, executada preferentemente por via parassacrococcígea.

Nos de necrose do colo abaixado, a infecção adquire suma gravidade, demandando medidas mais agressivas, conforme foi mencionado. Nas deiscências da anastomose ou na retração do coto colorretal, a gravidade da infecção é variável, sendo seu tratamento, na maioria das vezes, de caráter conservador passando-se ao tratamento cirúrgico quando necessário, conduzido de acordo com as normas já referidas.

Estenose. Em alguns pacientes observa-se, no pós-operatório imediato, discreta diminuição da luz no nível correspondente à anastomose colorretal, que desaparece espontaneamente em poucas semanas. A estenose pode ser intensa e persistente nos casos em que ocorre deiscência da anastomose. Sua dilatação digital ou instrumental geralmente tem bons resultados. Na presença de estreitamento acentuado, de aspecto "diafragmático", faz-se a retotomia interna. Em alguns casos extremos, onde há absoluta impossibilidade de resolução local, impõe-se a feitura de colostomia proximal.

Incontinência Anal. Na maioria dos casos ocorre diarréia e pseudo-incontinência pós-operatória, de resolução espontânea em poucas semanas na quase totalidade dos casos ou, raramente, após alguns meses. Em alguns casos há perda do controle anal de exoneração de gases intestinais e, excepcionalmente, de fezes líquidas. A incontinência permanente é extremamente rara.

Hemorragia Maciça no Espaço Pré-sacro. Resulta da lesão de vasos pré-sacros, durante a dissecção do reto. O controle da hemorragia é feito com aplicação de suturas, ou eletrocoagulação, nem sempre eficientes, ou, ainda, com compressão prolongada da parede sacral com compressas úmidas. Em alguns casos, há necessidade de manter o tamponamento, que deverá ser removido em operação subseqüente.

RETOCOLECTOMIA ABDOMINOPERINEAL COM ABAIXAMENTO RETRORRETAL E ANASTOMOSE COLORRETAL RETARDADA (CIRURGIA DE DUHAMEL-HADDAD)

Esta operação foi descrita por Duhamel[11] e modificada por Haddad[14]. É indicada para o tratamento do megacolo congênito (moléstia de Hirschprung) e do megacolo chagásico. Ela pode ser indicada também em certos casos nos quais ocorre estenose da anastomose colorretal após retossigmoidectomia abdominal. A execução do abaixamento retrorretal torna-se muito útil no tratamento de doentes portadores de vólvulo do sigmóide que foram submetidos previamente a sigmoidectomia, seguida de colostomia terminal do colo descendente e fechamento do coto retal (técnica descrita por Hartmann).

Primeiro Tempo

O primeiro tempo da cirurgia consta das fases abdominal e perineal.

Fase Abdominal

1) Doente em posição ginecológica, com flexão de 45° das coxas sobre a bacia.

2) Laparotomia mediana infra-umbilical, prolongada Sem em sentido cranial à esquerda da cicatriz umbilical.

3) Avaliação da extensão do megacolo e exame das demais vísceras abdominais. Colocação do doente em posição de Trendelenburg. Exteriorização do sigmóide. Identificação dos ureteres.

4) Secção dos folhetos do mesossigmóide, prolongada de ambos os lados até as paredes laterais do reto. Nos casos em que se pretende seccionar o reto no nível da reflexão peritoneal, prolonga-se a incisão até o fundo do saco retovesical ou reto-uterino.

5) Pinçamento, secção e ligadura dos vasos hemorroidários superiores, no nível de suas penetrações no reto.

6) Abertura do espaço retrorretal, até o plano dos músculos elevadores do ânus, por dissecção romba, através de seu tecido conjuntivo frouxo, rente à parede retal, cuidado este que tem a finalidade de prevenir a lesão dos plexos hipogástricos e das veias pré-sacrais.

7) Secção distal do colo, cerca de 6cm acima da reflexão peritoneal entre uma pinça de Wertheim, colocada distalmente e uma ligadura proximal com fio de seda 3 que transfixa, em algurjs pontos, sua túnica seromuscular. Desinfecção das superfícies de secção com álcool-iodo e proteção da extremidade intestinal proximal com compressas. Fechamento da boca retal utilizando dois planos de sutura: o primeiro total, constituído por um chuleio simples de categute 1 cromado, montado em agulha atraumática, e o segundo, seromuscular invaginante, com aplicação de pontos separados de fio de algodão 2-0. As extremidades desses fios são reparadas com uma pinça hemostática.

8) Mobilização do colo em extensão variável para cada caso. Após o estudo das arcadas vasculares, efetua-se a ligadura dos vasos sigmoidianos e, se necessário, dos vasos cólicos esquerdos, de tal forma que o colo possa ser adequadamente abaixado. Deve-se manter a integridade de sua arcada vascular marginal até o nível correspondente à extremidade do colo a ser abaixada. Secção do colo entre duas ligaduras de fio de seda 3, sendo a proximal transfixante da camada seromuscular da parede do colo, a fim de evitar o seu escape. Durante a secção cuidados adequados de proteção evitarão a contaminação da cavidade abdominal e perineal.

Fase Perineal

Os instrumentos a serem utilizados, durante o tempo perineal, deverão ser separados daqueles usados no tempo abdominal.

1) Dilatação digital do canal anal. Fixação do ânus com pinças de Allis aplicadas às suas bordas segundo os quatro pontos cardeais de maneira que o esfíncter externo do ânus seja englobado pelas pinças. Exercendo leve tração sobre as pinças, dois auxiliares mantêm o canal anal aberto. Limpeza e desinfecção do reto com gaze embebida em solução de merthiolate.

2) Secção transversal da mucos a da face posterior do reto cerca de 0,5cm acima da linha pectínea, reparando-se sua borda cranial com cinco pinças retas de Kocher. Descolamento ascendente da mucosa, respeitando-se a integridade do esfíncter interno do ânus, até que seja atingido o limite superior dos feixes puborretais dos músculos elevadores do ânus.

Neste nível, secciona-se transversalmente a musculatura da parede posterior do reto, numa extensão de 5cm, atingindo-se assim o espaço pré-sacro, dissecado previamente durante o tempo abdominal da operação (Fig. 80.7).

3) Introdução de uma pinça hemostática longa, através da abertura posterior do reto. Preensão e tração do fio que oclui a extremidade seccionada do colo. Esta manobra é orientada pelo auxiliar que permanece no campo abdominal. O colo é assim abaixado, através do espaço retrorretal e exteriorizado, através do canal anal, numa extensão de 6 a 8cm (Fig. 80.8). Aberta sua extremidade, passa a funcionar como colostomia perineal. A borda cranial da mucosa posterior do reto, reparada anteriormente com pinças de Kocher, é suturada à túnica seromuscular anterior do colo abaixado, com cinco pontos separados de fio de algodão 1-0 (Fig. 80.9). Um dreno largo de Penrose é colocado na ampola retal e exteriorizado através do orifício anal, para que o sangue e o muco, eventualmente aí retidos, possam ser drenados.

4) Drenagem do espaço pré-sacro pela extremidade caudal da incisão abdominal, com dreno de Penrose. Sutura da parede abdominal, por planos separados.

Segundo Tempo: Ressecção da Colostomia Perineal e Anastomose Retocólica

O segundo tempo da operação é realizado uma a duas semanas após o primeiro tempo, salvo o juízo clínico em contrário.

1) Doente em posição ginecológica. Desinfecção do períneo da colostomia e da ampola retal.

2) Secção longitudinal do coto cólico abaixado de um e de outro lado, a partir de sua extremidade distal até o orifício externo do ânus, de maneira a obter dois retalhos semelhan-

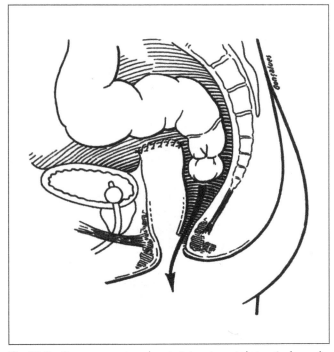

Fig. 80.7 – *Esquema mostrando o trajeto retrorretal através do qual o colo é abaixado na técnica de retocolectomia abdominoperineal com colectomia perineal (técnica de Duhamel).*

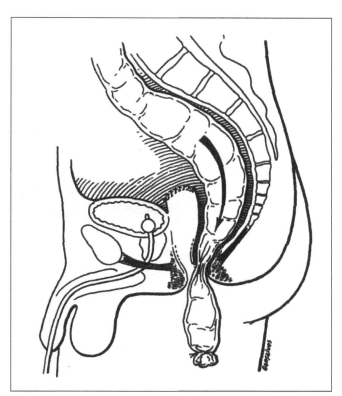

Fig. 80.8 – *Abaixamento do colo através do espaço retrorretal.*

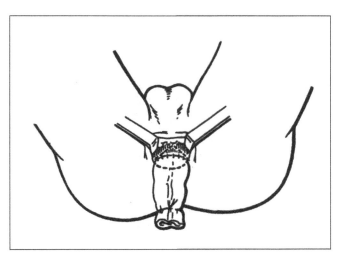

Fig. 80.9 – *Exposição do septo retocólico, mostrando a linha pontilhada, o nível de ressecção do septo e da extremidade do colo abaixo.*

tes, um anterior e outro posterior; este último é envolvido, temporariamente, por compressa.

3) Exposição do septo retocólico, por elevação da borda anterior do orifício anal, com dois afastadores (Fig. 80.10). O septo é então esmagado com duas pinças hemostáticas, longas e curvas, aplicadas a partir do orifício externo do ânus, que incluem entre seus ramos uma área em forma de "U" invertido. Secção desta área do septo, com bisturi ou tesoura, rente à curvatura interna das pinças. Retiram-se, assim, em conjunto parte do septo e o retalho anterior do coto cólico perineal. Sutura contínua é aplicada às bordas do septo, removendo-se as pinças curvas (Fig. 80.10).

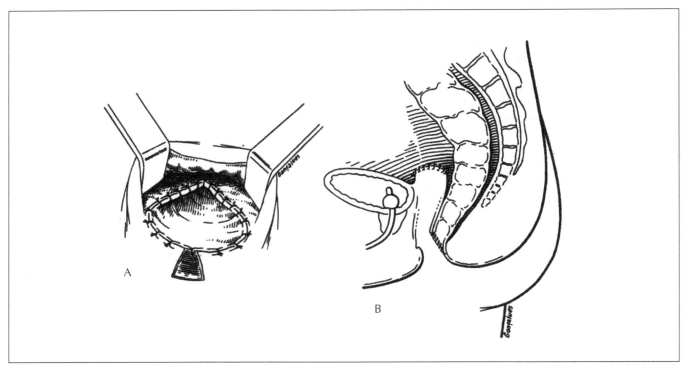

Fig. 80.10 – *Esquema mostrando a sutura que fixa o colo abaixado à parede retal (modificação da técnica de Duhamel descrita por Haddad). A – Aspecto frontal; B – Aspecto lateral.*

COMPLICAÇÕES

Além das complicações das cirurgias de abaixamento previamente comentadas, pode-se ressaltar:

a) A necrose do coto é evitada quando as ligaduras dos pedículos vasculares são colocadas adequadamente, devendo-se comprovar a vitalidade do segmento exteriorizado no períneo antes que a cavidade abdominal seja fechada.

b) Tem sido referida a deiscência do coto retal suturado, o que produz infecção da cavidade pélvica. A secção do colo, acima da reflexão peritoneal, diminui o risco de deiscência da sutura mas deixa um coto retal longo. Este fato favorece a formação de fecaloma no segmento retal remanescente.

c) A retração do coto cólico, exteriorizado no períneo, poderá ocorrer quando a alça for abaixada sob tensão, o que deve ser evitado por meio da mobilização adequada do colo. Há incontinência fecal para líquidos em um número reduzido de doentes, a qual é superada dentro de algumas semanas.

CRÍTICAS

Esta operação potencialmente não causa alterações da potência sexual e do esvaziamento da bexiga porque em sua técnica, a face anterior do reto não sendo dissecada, não há lesão da inervação pelviperineal.

REÍOCOLECTOMIA ABDOMINOPERINEAL COM ANASTOMOSE COLOANAL RETARDADA (CIRURGIA DE SIMONSEN)

Esta cirurgia, proposta por Simonsen[20], é semelhante à cirurgia de abaixamento descrita por Cutait e colaboradores[10]. A principal diferença é que o reto é seccionado a 2cm da linha pectínea, sendo o colo abaixado através desse pequeno coto remanescente. Após duas a três semanas, executa-se o segundo tempo, que consiste na ressecção do colo exteriorizado e anastomose no nível dos esfíncteres com pontos separados de fio inabsorvível ou de polivicril.

Como complicações relacionadas com essa técnica, além das já descritas para as cirurgias de abaixamento, constatam-se estenose da anastomose e incontinência fecal em um percentual relativamente elevado de pacientes[4].

AMPUTAÇÃO ABDOMINOPERINEAL DO RETO

A operação é, de preferência, executada por duas equipes de cirurgiões, que atuam simultaneamente nas fases abdominal e perineal.

Fase Abdominal

1) O paciente é colocado em decúbito dorsal horizontal, com flexão das coxas sobre a pelve.

2) Demarcação do nível proposto para a feitura da colostomia na fossa ilíaca esquerda no ponto central da linha que vai desde a cicatriz umbilical até a crista ilíaca ântero-superior esquerda.

3) Incisão mediana ou paramediana pararretal, interna direita, desde o púbis até cerca de 5cm acima da cicatriz umbilical. A incisão direita permite a intervenção operatória com grande facilidade técnica e tem a vantagem de estar afastada da área destinada à colostomia.

4) Exploração detalhada da cavidade peritoneal, para detecção de metástases hepáticas e peritoneais.

5) Colocação do paciente em posição de Trendelenburg e contenção das alças delgadas do abdome superior, com compressas úmidas.

6) Incisão das folhas ventral e dorsal do mesocolo, em sua base, com prolongamento caudocranial até a porção média da reflexão peritoneal, retovesical no homem ou reto-uterina na mulher. A incisão da folha dorsal se prolonga proximalmente à fáscia de Toldt correspondente ao colo descendente.

7) Exposição dos ureteres, sendo o esquerdo delicadamente afastado lateralmente, com a finalidade principal de evitar lesões do mesmo durante as manobras de pinçamento, secção e ligadura dos vasos mesentéricos inferiores.

8) Ligadura da veia mesentérica inferior, próxima ao duodeno, e da artéria mesentérica inferior, junto à aorta (Fig. 80.11).

9) Ligadura da arcada vascular marginal do colo, no nível escolhido para a feitura da colostomia; em geral corresponde ao colo sigmóide proximal ou ao colo descendente distal.

10) Ligadura oclusiva do colo no referido nível, com fio de seda 1.

11) Dissecção posterior e anterior do reto até o plano dos músculos elevadores do ânus. Ligadura das asas laterais (Fig. 80.12).

12) Preensão da pele abdominal, com pinças de Allis, no ponto demarcado para a colostomia e incisão circular da mesma e da sua camada gordurosa subcutânea. Incisão **circular** da aponeurose, divulsão do músculo reto anterior do abdome e abertura do peritônio.

13) Introdução de uma pinça reta, de Kelly, pelo orifício destinado à colostomia e pinçamento do colo logo acima da ligadura oclusiva.

14) Secção do colo entre a ligadura oclusiva e a pinça de Kelly. O coto distal é envolvido por uma luva de borracha à

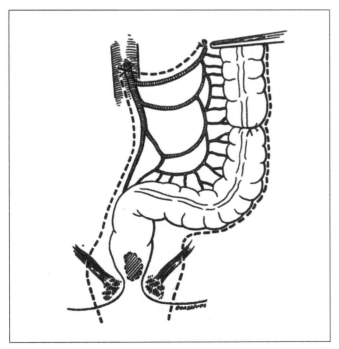

Fig. 80.11 – *Amputação colorretal. Limite da dissecção do mesocolo e do reto. Ponto de ligadura da artéria mesentérica superior.*

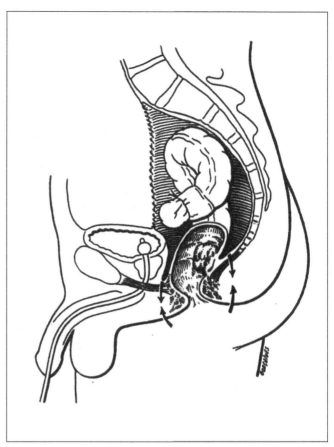

Fig. 80.12 – *Dissecção do reto na amputação colorretal.*

qual é fixado por meio de um fio de amarração, e conduzido à cavidade pélvica, para posterior exteriorização perineal pela equipe que atua na fase perineal da operação. O coto proximal é exteriorizado através do orifício destinado à colostomia, numa extensão de cerca de 4cm.

15) Reconstrução do assoalho pélvico por meio de sutura contínua que aproxima as bordas peritoneais, com fio de polivicril 3-0.

16) Quando se pretende indicar radioterapia, deve-se ocupar a escavação pélvica com epíploon ou, então, reconstruir o assoalho pélvico com uma tela de marlex, por esta prevenir enterite actínica.

17) Fechamento da brecha parietocólica esquerda, com um fio que, transfixando circularmente o peritônio parietal e a borda do mesocolo, é tracionado e amarrado.

18) Fechamento da incisão cirúrgica abdominal, por planos.

19) Maturação da colostomia: aplicação de oito pontos com fio absorvível fixando a camada subcutânea da pele à borda do colo exteriorizado (Fig. 80.13).

Fase Perineal

É iniciada após a ligadura dos vasos mesocólicos, sendo, portanto, executada simultaneamente com a dissecção abdominal do reto.

1) Fechamento do ânus com sutura em bolsa, utilizando fio de algodão 0 ou 2-0.

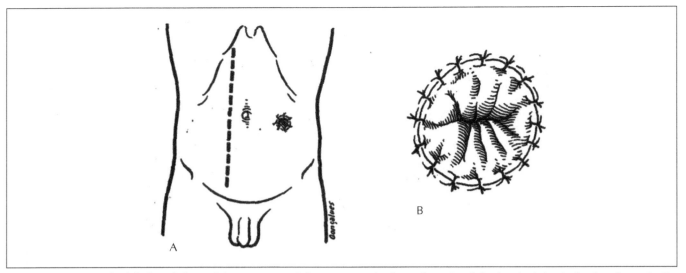

Fig. 80.13 – *Aspecto final da fase abdominal da amputação abdominoperineal colorretal. A – Local da cicatriz abdominal e da colostomia. B – Colostomia definitiva.*

2) Incisão cutânea elíptica ou triangular de base anterior englobando o ânus, a cerca de 4 a 5cm da sua borda (Fig. 80.14). A incisão é aprofundada no tecido gorduroso subcutâneo da fossa isquiorretal até o plano dos músculos elevadores do ânus, posterior e lateralmente ao reto.

3) Palpação digital da extremidade caudal do cóccix e secção transversal da rafe anucoccígea, como que se identifica a aponeurose perineal superficial. Sua secção transversal permite atingir o espaço pré-sacro.

4) Reparo digital dos músculos elevadores do ânus e secção de seus feixes posteriores e laterais, que deve ser ampla e tão próxima quanto possível de suas inserções nos ossos da bacia.

5) Introdução de uma pinça de Cheron na escavação pélvica, preensão do fio de amarração do coto cólico distal e tração do mesmo, com o que a peça cirúrgica é exteriorizada.

6) Tração manual da peça cirúrgica e secção dos feixes mais anteriores dos músculos elevadores do ânus.

7) Dissecção anterior através do espaço de Denovillier no homem e retovaginal na mulher, após secção da prega anobulbar e do músculo retouretral, após o que o espécime é retirado. Nos casos em que a lesão invade ou se fixa à parede anterior da vagina, executa-se a ressecção ampla da mesma, juntamente com o espécime retal. A reconstrução da vagina é feita com sutura que aproxima suas bordas de secção, com pontos separados de fio absorvível.

8) Fechamento da ferida perineal com pontos separados de fios de mononáilon e colocação de um dreno de sucção na cavidade pélvica (Fig. 80.15), exteriorizado, por contra-abertura (Waits e col., 1982), e que é, em geral, removido após dois a três dias. Nos casos de sangramento incontrolável da cavidade pélvica ou de sua contaminação, é aconselhável o tamponamento com compressas. A cicatrização é, nesta eventualidade, bastante demorada.

COMPLICAÇÕES

As principais complicações da amputação colorretal, por via abdominoperineal, podem ser assim esquematizadas:

Intra-Abdominais. São raras, podendo ser de ordem infecciosa nos casos de contaminação da cavidade perito-

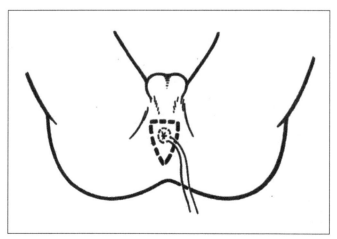

Fig. 8.14 – *Fase perineal da amputação colorretal. Fechamento da sutura em bolsa. Traçado de incisão perineal.*

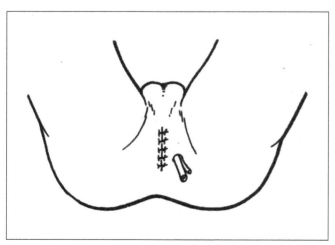

Fig. 80.15 – *Amputação colorretal. Aspecto final da fase perineal.*

neal, ocasionada por lesão inadvertida do colo ou do reto. Em geral, sua resolução clínica é conseguida com o uso de antibióticos. A complicação mais comum e grave resulta do fechamento inadequado da goteira parietocólica durante a feitura da colostomia, cuja cicatrização ocasiona a formação de bridas que estrangulam as alças intestinais. A laparotomia de urgência torna-se necessária para que seja promovida a desobstrução intestinal e a peritonização da goteira parietocólica.

Relacionadas com a Colostomia: 1) Necrose, conseqüente à exteriorização de um segmento cólico deficientemente irrigado. Constrição da colostomia e dos vasos que a irrigam. Quando a colostomia sofre estenos: parcial o tratamento é conservador, mas, quando total, impõe-se sua urgente reconstrução.

2) Retração da colostomia: ocorre quando o segmento cólico é exteriorizado sob tensão. Requer sempre correção cirúrgica de urgência.

3) Fístula, que pode ocorrer nos casos em que os pontos que fixam o colo ao peritônio, à aponeurose ou à pele, transfixam sua parede. Extravasando através dos pertultos destes pontos, o conteúdo intestinal infiltra o subcutâneo, acarretando infecção flegmonosa. A fístula pode também resultar de traumatismo provocado por toque digital ou pelo uso inadequado de bolsas de colostomia. Demanda sempre a feitura de uma nova fixação da colostomia, em geral no mesmo local.

4) Evisceração, que pode surgir nos pacientes em que o orifício aberto na parede abdominal, para feitura da colostomia, for mais amplo que o calibre da alça cólica exteriorização. Surge nos indivíduos com distensão abdominal ou tosse. Determina, em geral, obstrução intestinal por estrangulamento da alça eviscerada. Sua correção é sempre cirúrgica.

5) Estenose, que resulta da fibrose do segmento cólico exteriorizado em casos de colostomia feita com técnica de ação tardia. É de ocorrência praticamente nula nas colostomias de maturação precoce. Requer correção cirúrgica quando dificulta a exoneração do conteúdo fecal.

6) Prolapso, que ocorre quando existe "disfunção da colostomia" por atonia do intestino. Resulta da dificuldade de trânsito pelo segmento exteriorizado sem maturação precoce, sempre acometido de serosite. A dificuldade de trânsito acarreta, inicialmente, hipertrofia da camada muscular do colo intra-abdominal e, depois, sua atonia de descompensação. Esta complicação é muito rara nas colostomias de maturação precoce.

7) Hérnia, que resulta sempre da fraqueza da parede abdominal que circunda a abertura cólica. Sua correção só deve ser realizada quando causa muito desconforto ao paciente.

O edema e a hemorragia da colostomia são complicações raras, de fácil correção na maioria das vezes. A maceração da pele situada ao redor da colostomia requer cuidados especiais, aplicação local de medicamentos e o uso de bolsas apropriadas.

Perineais. As complicações mais freqüentes são a hemorragia e a infecção da ferida operatória perineal. A hemorragia pode ter caráter maciço, requerendo transfusão de sangue e revisão da ferida para ligadura dos vasos sangrantes. A infecção é combatida com antibióticos e lavagens diárias da ferida operatória.

Urinárias. A retenção urinária constitui uma das complicações mais freqüentes da amputação colorretal. A causa fundamental desta complicação é a lesão do sistema nervoso autônomo durante as manobras de dissecção do sigmóide ou, sobretudo, do reto, da qual resulta a disfunção vesical, conhecida com a denominação de "bexiga neurogênica". Em geral é de caráter passageiro, embora em alguns casos requeira cateterismo vesical durante períodos prolongados. Em grande número de pacientes a retenção urinária é causada, ou piora, por adenoma da próstata, que muitas vezes demanda tratamento cirúrgico.

PROCTOCOLECTOMIA COM ANASTOMOSE ILEOANAL E RESERVATÓRIO ILEAL

Esta tem sido a cirurgia de eleição para os casos de retocolite ulcerativa e de polipose adenomatosa familiar com intenso envolvimento do reto, por permitir a conservação do aparelho esfincteriano[18]. Compreende duas fases, a abdominal e a perineal.

Fase Abdominal

1. Paciente colocado em posição de litotomia, com flexão moderada das coxas sobre a pelve.

2. Incisão mediana, desde alguns centímetros acima da cicatriz umbilical até o púbis.

3. Avaliação detalhada da cavidade abdominal. Nos casos de câncer associado à polipose, procurar detectar eventuais metástases intracavitárias e/ou hepáticas.

4. Liberação da fáscia de Toldt à direita e à esquerda, seguida de descolamento intercoloeplicóico.

5. Ligaduras dos vasos, não necessariamente na sua emergência, a não ser que à polipose se associe um câncer. Procura-se preservar a irrigação do íleo distal, que será utilizado para a confecção da bolsa ileal.

6. Realiza-se a dissecção do reto, próximo à sua parede, até o plano dos músculos elevadores.

7. O ceco é separado do íleo bem no nível da transição ileocecal, preferencialmente com um grampeador linear. O reto é seccionado 2cm acima da linha pectínea, por meio de um grampeador linear.

8. A bolsa ileal é confeccionada com os 30cm distais do íleo, dobrado de modo a cada braço ter 15cm de extensão. No nível distal da dobra realiza-se uma abertura por onde é introduzido o grampeador linear, que, com dois ou três disparos, une os dois braços, formando assim o denominado reservatório ileal (Fig. 80.16).

9. A seguir, confecciona-se uma bolsa na abertura do reservatório, a qual é amarrada em volta da ogiva de um grampeador linear.

Fase Perineal

1. Introduz-se o grampeador linear pelo reto, que é por ele transfixado.

2. A ogiva é acoplada à haste do grampeador linear e, por meio de um movimento de rotação anti-horária, aproxima-se o íleo da cápsula e, portanto, do coto retal. É feito o disparo e, assim, completa-se a anastomose (Fig. 80.17).

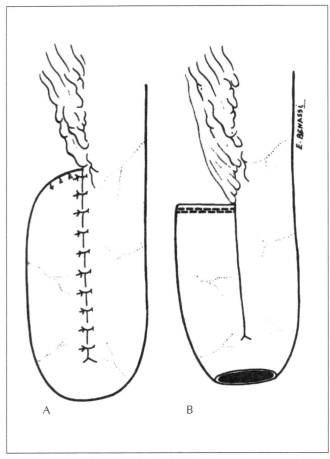

Fig. 80.16 – Confecção da bolsa ileal: A – com sutura manual; B – com grampeador.

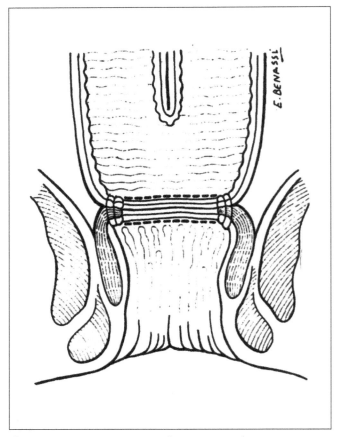

Fig. 80.17 – Anastomose ileoanal com grampeador.

A cirurgia termina com a confecção de uma ileostomia em alça de proteção, a qual é exteriorizada no flanco direito do paciente.

A ileostomia de proteção é fechada cerca de dois meses após a cirurgia de ressecção do intestino grosso.

CIRURGIA LAPAROSCÓPICA

Desde o início desta década, com a primeira colectomia laparoscópica realizada por Jacobs[16], vêm-se acumulando experiências que sugerem ser esta via de acesso uma importante opção para as cirurgias colorretais[5,6]. Do ponto de vista técnico, a grande maioria dos procedimentos realizados por laparotomia pode ser executada também por via laparoscópica. Quanto às indicações, discute-se ainda se a via laparoscópica é equivalente à laparotomia para a cirurgia de câncer com intenção curativa, tendo em vista o estadiamento intra-operatório, o procedimento cirúrgico em si e a possibilidade de implantes tumorais em sítios de introdução dos trocartes[2].

O pós-operatório tende a ser menos doloroso, com menos complicações sistêmicas, aliado a uma recuperação plena mais precoce. Outras vantagens dessa via são a praticamente inexistência de hérnias incisionais e **um** resultado estético muito superior ao da cirurgia convencional.

A dissecção do colo e do reto é mais trabalhosa por via laparoscópica, embora de **um** modo geral se obtenha uma boa visualização do campo operatório. A dissecção do reto pode ser favorecida por uma óptica de 30 graus.

Retossigmoidectomia

Os tempos operatórios obedecem à seguinte seqüência:

1. Paciente em posição semiginecológica.

2. Feitura de pneumoperitônio com agulha de Verres, através de incisão umbilical.

3. Introdução dos trocartes, em número de quatro a cinco, todos de calibre 10-12mm, em localizações que variam de acordo com a opção do cirurgião.

4. Liberação do colo sigmóide e descendente.

5. Clipamento e secção dos vasos. Alternativamente, pode-se empregar grampeador ou endoloop para tratar os vasos.

6. Dissecção do reto no nível a ser anastomosado.

7. Grampeamento e secção do reto por meio de endogrampeador linear. Para anastomoses com o reto extraperitoneal, utiliza-se o endogrampeador articulado.

8. Ampliação de uma das incisões de trocarter para retirada da peça, preferencialmente na região suprapúbica, por favorecer a avaliação da chegada do colo a ser anastomosado na escavação pélvica.

9. Preparação da boca do colo a ser anastomosado com pinça de sutura em bolsa e colocação da ogiva do grampeador circular. O colo é, então, devolvido à cavidade abdominal e a ferida abdominal é fechada.

10. Refaz-se o pneumoperitânio e introduz-se o grampeador linear pelo ânus, o qual perfura o reto previamente fechado.

11. O colo é acoplado ao reto, o grampeador é cerrado e a anastomose realizada por via perineal.

12. Em casos de anastomose extraperitoneal, deixa-se um dreno de Silastic, por cinco a sete dias.

Amputação Abdominoperineal do Reto

Os tempos operatórios são semelhantes, nos passos iniciais, à ressecção aqui descrita. Contudo, para se extirpar também o reto, promove-se sua dissecção até o nível dos músculos elevadores do ânus. A fase perineal corresponde à descrita anteriormente neste capítulo.

BIBLIOGRAFIA

1. Black BM, Botham RJ. Combined abdomino-endorectal resection. Arch Surg 76:688-696,1958
2. Cirocco WC, Schwarzman A, Golub RW. Abdominal wall recurrence after laparoscopic colectomy for colon cancer. Surgery 116:842846, 1994
3. Cutait DE. Megacolon. Nova técnica de retossigmoidectomia abdominoperineal sem colostomia. In 1º Congresso Latino-americano, 2º Internacional e IOQ Brasileiro de Proctologia. São Paulo, pp. 847-854, 1960.
4. Cutait DE. Prevention of pelvic complications in pull-through operations for cancer and benign lesions. Proc Roy Soc Med (suppl) 63: 121128, 1970
5. Cutait R, Borges JLA. Indicações, contra-indicações e limitações da cirurgia colo-retal videolaparoscópica. In: Ramos JR., Regadas FS, Souza JS. Cirurgia colo-retal por videolaparoscopia. Cirurgia prática ilustrada. Edit. Revinter, pp. 25-27, 1996.
6. Cutait R, Borges JLA, Correa PAF, A verbach M, Carone E Fo. Cirurgia colorretal por via laparoscópica. Experiência inicial. Rev Bras. ColoProct 14:172-174, 1994.
7. Cutait DE, Cutait R. Stapled anterior resection of the rectum. In: Ravitch MM & Steichen FM. Principles and practice of surgical slapling. Book, Chicago, pp. 388-401, 1987.
8. Cutait DE, Cutait R, Ioshimoto M, Silva JH, Manzione A. Abdomino-perineal endoanal pull-through resection: a comparative study between immediate and delayed colorectal anastomosis. Dis Colon Reet .28:294-299, 1985.
9. Cutait DE, Figliolini FJ. A new method of colorectal anastomosis in abdominoperineal resection. Dis Colon Rect 4:335-342, 1961.
10. Cutait DE, Figliolini FJ. Cirurgia conservadora do câncer do reto. Nova técnica de anastomose colorretal nas retocolectomias abdominoperineais. Rev Ass Med Bras 8:91-98, 1962.
11. Duhamel B. Une nouvelle operation de megacolon congenital. Presse Med 64:2249- 2250, 1956.
12. Enker WE. Potency, cure and local control in the operative treatment of rectal cancer. Arch Surg 127:1396-1401, 1992.
13. Goligher JC. Surgery of the anus, rectum and colon. 5a. edição. Bailliere Tindall, London, pp. 1186, 1984.
14. Haddad J. Tratamento do megacolo adquirido pelo abaixamento retrorretal do cólon com eolostomia perineal (operação de Duhamel modificada). Tese, Faculdade de Medicina da Universidade de São Paulo, 1967.
15. Heald RJ, Karanjia ND. Results of radical surgery for rectal cancer. World J Surg 16:848-857, 1992 .
16. Jacobs M, Verdeja JC, Goldstein HS. Minimally invasive colon resection (laparoscopic colectomy). Surg Laparosc Endosc 1:144-150, 1991.
17. Moriya Y, Sugihara K, Akasu T, Fujita S. Nerve-sparing surgery with lateral node dissection for advanced lower rectal cancer. Eur J Cancer 31:1229-1232, 1995.
18. Nicholls RJ. Restorative proctolectomy with various types of reservoir. World J Surg. 11:751-762, 1987.
19. Pemberton JH. Anatomy and physiology of the anus and rectum. In: Beck DE & Wexner SD. Fundamentais of Anorectal Surgery. McGrawHill, New York, pp. 1-24, 1992.
20. Simonsen O, Habr-Gama A, Gazal P. Retossigmoidectomia endoanal com ressecção da mucosa retal. Rev Paul Med 57:116-118, 1960.
21. Surtees P, Ritchie JK, Phillips RKS. High versus low ligation of the inferior mesenteric artery in rectal cancer. Br J Surg 77:618-621, 1990.
22. Williams NS, Dixon MF, Johnston D. Reappraisal of the 5 centimetre rule of distal excision for carcinoma of the rectum: A study of distal intramural spread and of patients survival. Br J Surg 70: 150-154, 1983.

81 Cirurgia Anorretal

Angelita Habr Gama

Bases

INTRODUÇÃO

As afecções anorretais despertaram sempre o maior interesse do cirurgião geral por sua grande incidência, por serem extremamente desconfortáveis aos doentes e pela aparente simplicidade das técnicas operatórias empregadas para sua cura.

Na época atual a ocorrência das afecções proctológicas, representadas principalmente pelas hemorróidas, fissuras e fístulas, aumenta progressivamente em conseqüência da dieta cada vez mais pobre em resíduos e das exigências sociais do homem civilizado.

O conhecimento destas doenças é muito antigo. Hipócrates foi quem chamou de hemorróidas ao fluxo de sangue das veias do ânus. Por muito tempo este sangramento foi considerado benéfico ao organismo, sendo mesmo as veias designadas "veias de ouro". A cirurgia orificial também é de prática antiga - Hipócrates recomendava para tratamento cirúrgico das hemorróidas a eversão do ânus com os dedos e queimadura dos mamilos; o doente era mantido em posição fletida, com cabeça e mãos contidas, sendo encorajado a gritar para favorecer o prolapso hemorroidário.

A cirurgia proctológica progrediu muito nos últimos anos graças aos melhores conhecimentos da patologia do intestino grosso, da anatomia e fisiologia da região anorretal, bem como ao progresso na técnica cirúrgica propriamente dita e à formação de maior número de especialistas.

Antes de proceder a qualquer intervenção cirúrgica anal, deve-se procurar examinar o doente como um todo, pois muitas afecções sistêmicas podem repercutir nesta região, representando a afecção proctológica a conseqüência e não a causa do sofrimento do paciente. Embora a maioria das afecções do canal anal apresente história clínica sugestiva para elucidação diagnóstica, o exame proctológico completo deve ser incluído na propedêutica pré-operatória, visto não ser rara a associação de patologia anal com doenças inflamatórias ou neoplásicas do intestino grosso.

Nos últimos anos foi reconhecido que a doença de Crohn acompanha-se com freqüência de processos inflamatórios anorreto-perineais, o mesmo podendo ocorrer, em menor freqüência, com a retocolite ulcerativa e tuberculose intestinal. Não raro, o sangramento imputado às hemorróidas pode ser devido à concomitância de tumor do reto, sendo o doente submetido à hemorroidectomia com desastrosas conseqüências. Omite-se apenas o exame proctológico completo em presença de afecções dolorosas como fissura anal, abscessos ou trombose hemorroidária. Este exame, entretanto, deverá ser efetuado antes do início da operação, após estar o paciente anestesiado.

A cirurgia orificial dispensa preparo intestinal com antibióticos; nos casos de cirurgia eletiva indica-se apenas lavagem intestinal, a qual deve ser feita pelo menos três horas antes da operação.

A anestesia usada para cirurgia anorretal pode ser geral, associada à local, ou anestesia regional tipo peridural ou caudal sacra. A anestesia regional oferece as vantagens de ter menos riscos e de manter analgesia pós-operatória por várias horas, principalmente quando são usadas certas drogas como a marcaína. Entretanto, tem a desvantagem de oferecer margem de falha que, embora pequena, demanda perda de tempo para a equipe médica, elevação do custo hospitalar, bem como determina maior incidência de retenção urinária no período pós-operatório imediato.

A técnica para a cirurgia orificial deve ser muito delicada, devendo o cirurgião tratar os tecidos com suavidade, não fazer ligaduras em massa, não incluir os esfíncteres nas suturas, usar material e instrumental de cirurgia plástica e fios finos absorvíveis. Como as operações anais se acompanham inevitavelmente de contaminação local, as feridas operatórias devem ser tratadas de modo a resistir à infecção e a cicatrizar satisfatoriamente. Por esta razão, a maioria dos especialistas prefere deixar as feridas abertas para cicatrização por segunda intenção, principalmente quando há ressecção da mucosa anal.

As incisões devem ter base larga e de localização externa, visto que as porções mais afastadas do orifício anal têm cicatrização mais rápida; desta maneira evita-se a formação de fissuras por cicatrização defeituosa, de fora para dentro.

No período pós-operatório é dispensável o uso de antibióticos, salvos se as feridas cutâneas tiverem sido fechadas. Deves-se prescrever analgésicos para diminuir a dor que representa o maior inconveniente destas operações, principalmente das hemorroidectomias. Evidentemente a intensidade do preparo é proporcional aos cuidados técnicos e às condições do preparo psicológico pré-operatório. A primeira exoneração, que representa motivo de preocupação para o doente, deve ser facilitada pelo uso de dieta com resíduos e de laxantes suaves a partir de 24 horas da operação; se até o terceiro dia não houver se processado a evacuação, é conveniente o uso de pequeno clister introduzido por meio de sonda fina. Os cuidados locais devem consistir em higiene representada por banhos de assento, repetidos três a quatro vezes ao dia durante o período em que se processa a granulação da superfície cruenta. Devem ser feitas dilatações anais suaves a partir do sétimo dia da operação, para evitar cicatrização defeituosa das feridas. As dilatações são realizadas, em média, uma vez por semana durante um mês.

O conhecimento da anatomia e da fisiologia anorretal é indispensável para a cirurgia orificial, pois as seqüelas que podem resultar de manobras incorretas, embora não sejam fatais, são extremamente desconfortáveis aos doentes. No dizer de Lockhart-Mummery, maior número de reputações são destruídas na cirurgia das fístulas anais do que com qualquer outro tipo de operação.

ANATOMIA

O reto se inicia no nível da 3ª vértebra sacra e mede cerca de 10 a 15cm de comprimento. Sua circunferência varia de 15cm, no nível da junção retossigmóide, até cerca de 35cm na posição mais larga da ampola. Pode ser considerado, sob o ponto de vista prático, como dividido em duas porções: ampolar e esfincteriana. A ampolar se estende da 3ª vértebra sacra até o diafragma pélvico no nível da inserção do músculo elevador do ânus; este ponto corresponde grosseiramente à borda distal da próstata e à metade da vagina; corresponde também ao fim da flexura sacral do reto. A porção esfincteriana é envolvida pelo músculo elevador, sendo às vezes considerada como porção superior do canal anal. O reto segue a curvatura do sacro e ao nível do anel anorretal une-se ao canal anal, que tem direção para baixo e para trás, criando nova curvatura. Apresenta também curvaturas laterais que correspondem às válvulas retais, primeiramente descritas por Houston, em 1830. Mais freqüentemente tais válvulas se distribuem, duas à esquerda e uma à direita; a 2ª válvula situada à direita é a mais constante, distando geralmente 7 a 11cm do ânus, sendo conhecida também como plica transversal ou plica de Kolhrausch, e corresponde à reflexão peritoneal. (Fig. 81.1). Pode ocasionalmente haver uma válvula adicional no lado direito, acima ou abaixo das principais. A válvula de Kolhrausch é particularmente importante porque, em seu nível, ocorre uma delimitação bem definida entre os linfáticos das porções cranial e caudal do reto e canal anal. Tumores situados acima da mesma podem, com freqüência ser tratados por operações que conservam o sistema esfincteriano, enquanto os situados abaixo, obrigatoriamente, são tratados por operação de amputação.

O canal anal é o segmento do tubo digestivo que se estende do reto ao orifício anal. Tem a extensão de aproximadamente 3cm e é envolvido por um sistema muscular, constituído por fibras lisas e esfriadas, que no seu conjunto formam o aparelho esfincteriano, principal responsável pelo complexo mecanismo de regulação da continência fecal. Apresenta inúmeras estruturas anatômicas perfeitamente definidas, cujo conhecimento permite melhor compreensão da sua patologia.

O plano de separação entre o reto e o canal anal é dado por uma linha que se convencionou chamar de linha pectínea, linha anorretal ou linha denteada (Fig. 81.1). O epitélio cilíndrico simples de revestimento do reto, pouco acima dessa linha, é substituído por várias camadas de células cubóides e, imediatamente abaixo da mesma, o canal anal é recoberto por epitélio de transição desprovido de glândulas e pêlos. É no nível da linha anorretal que se encontra a base de implantação de pregas longitudinais denominadas colunas retais de Morgagni; pequenas folhas semilunares, transversais, chamadas válvulas anais ou valvas de Morgagni unem as bases dessas colunas e delimitam cavidade de 3 a 5mm que constituem as criptas de Morgagni, de grande importância na patologia dessa região. Nessas criptas encontram-se os orifícios das glândulas anorretais, responsáveis pela produção do muco, destinado à lubrificação do canal anal, por ocasião das evacuações. Nas bordas das válvulas anais ou nas bases das colunas de Morgagni, existem pequenas formações triangulares, em número de duas a seis, de ápice esbranquiçado, denominadas papilas (Fig. 81.1). A linha pectínea ou anorretal delimita a circulação venosa dos sistemas porta e cava, bem como a drenagem linfática e a inervação visceral da somática.

Os músculos esfincterianos interno e externo, na borda mais distal do canal anal, são separados por expansões fibroelásticas do músculo longitudinal combinado, constituindose uma linha de transição designada linha branca de Hilton, ou linha interesfincteriana, que é reconhecida ao exame digital.

ESFÍNCTERES ANORRETAIS

A ação esfincteriana do canal anal é efetuada por um cilindro muscular que inclui a camada muscular longitudinal do reto, os músculos esfíncter interno, esfíncter externo e elevador do ânus. No nível da passagem do reto pelo diafragma pélvico, fibras de sua camada longitudinal fundem-se com fibras da porção pubococígea do músculo elevador do ânus, constituindo o músculo longitudinal combinado. As fibras deste músculo, lisas e estriadas, perdem sua individualidade, transformando-se em um feixe longitudinal bem nítido que se abre em leque, atravessando as estruturas vizinhas e estabelecendo união entre elas (Fig. 81.2). A maioria dos fascículos do músculo longitudinal combinado, em nível inferior à borda caudal do músculo esfíncter interno, transformados em tendículos elásticos, atravessa os feixes da parte subcutânea do músculo esfíncter externo, dirigindo-se para a derme da pele perineal. Estas terminações associadas às oriundas

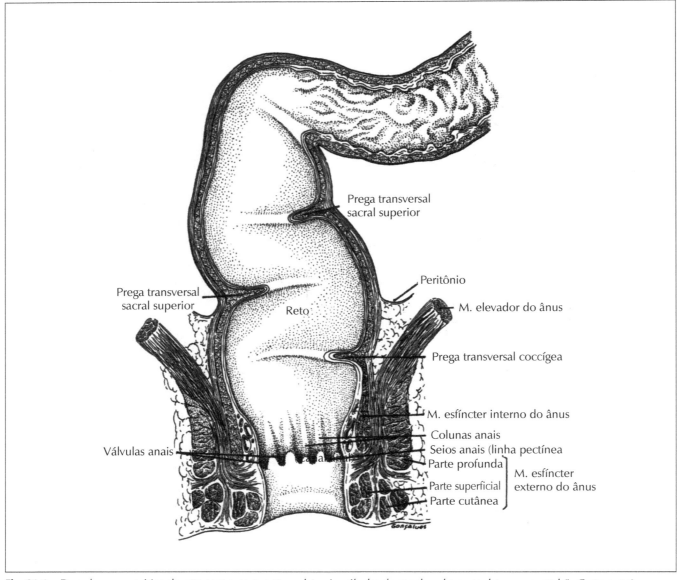

Fig. 81.1 – *Desenho esquemático do reto com suas curvaturas laterais, válvulas do canal anal e musculatura anorretal (L. Costa curta).*

da muscular da mucosa constituem o músculo corrugador do ânus.

O músculo esfíncter interno do ânus origina-se como continuação da camada circular da túnica muscular do reto. Tem limite cranial impreciso, correspondendo o nível onde a camada circular, está constituída por delgados e esparsos feixes de fibras musculares dispostas crânio-caudalmente, sendo, de modo mais evidente, atravessada por feixes da camada longitudinal do reto (Fig. 81.2). Seu limite caudal é nítido, sob a forma de proeminência de bordas arredondadas, situado 0,5 a 1cm do orifício anal. A extensão do músculo é de 3 a 4,5cm. O esfíncter externo do ânus é um músculo estriado formado por três porções diferentes (Fig. 81.3); subcutânea (músculo corrugador do ânus); superficial, que envolve o ânus e o reto mais profunda e lateralmente, aderindo atrás ao cóccix e anteriormente nas estruturas perineais; e profunda que no nível da porção cranial do ânus adere ao músculo puborretal. Atualmente distingue-se só a porção subcutânea e a profunda, esta última englobando a previamente considerada como superficial. A porção subcutânea é bem superficial no nível do septo intermuscular, e envolve o ânus. Adere ao tecido subcutâneo, sem inserção lateral, e tem função de constrição do ânus. A porção profunda do músculo esfíncter externo constitui, com o músculo puborretal, o anel anorretal.

Músculo Elevador do Ânus

É um músculo estriado bilateral e constitui o elemento muscular mais importante do diafragma pélvico. As duas porções originam-se atrás do púbis, sendo separadas no plano sagital por um espaço onde passam os órgãos genitais, uretra, vagina, reto e ânus. Atrás do reto os dois músculos se imbricam, formando a rafe de inserção. É constituído por uma porção anterior que inclui os músculos puborretal e puborcoccígeo, e uma posterior, designada músculo ileococcígeo (Fig. 81.4).

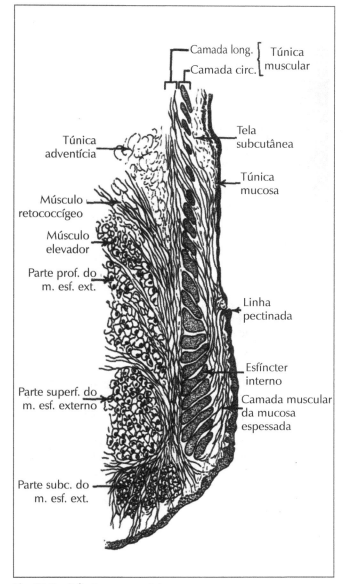

Fig. 81.2 – *Esfíncteres anorretais.*

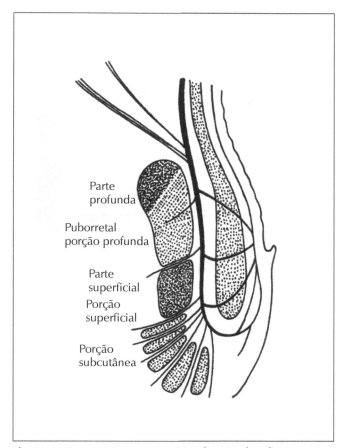

Fig. 81.3 – *Representação esquemática do músculo esfíncter externo do ânus com suas três porções – profunda, superficial e subcutânea.*

O conhecimento da anatomia do músculo elevador do ânus é importante para o cirurgião, pois constitui parte do mecanismo esfincteriano do canal anal; assim, sua divisão meticulosa é tempo fundamental na cirurgia de amputação do reto.

O anel muscular formado pela porção superior dos esfíncteres interno e externo do ânus, juntamente com o feixe puborretal do músculo elevador do ânus, foi designado por Milligan e Morgan como anel anorretal. Este anel, devido à disposição das fibras, é mais forte nas porções posterior e laterais, levando à inclinação da alça no sentido anterior. O reconhecimento deste anel muscular anorretal é importante no tratamento dos abscessos e fístulas desta região, pois sua divisão completa leva à incontinência fecal.

O músculo ileococcígeo origina-se de linha branca da fáscia obturadora, posteriormente ao nervo obturador, e une-se ao correspondente do lado oposto e com as faces laterais do cóccix para formar a lâmina caudal da metade posterior do diafragma pélvico. O músculo pubococcígeo tem inserção linear no corpo do púbis e na parte anterior da linha branca. Suas fibras têm direção póstero-medial para se inserir no corpo perineal, nas paredes do reto, e se unem às do lado oposto para formar uma lâmina mais extensa e mais cranial que a do músculo ileococcígeo. As fibras deste músculo se entremeiam com as do músculo longitudinal do reto, para formarem o músculo longitudinal combinado, que emite tendículos para todas as camadas do canal anal e seus esfíncteres. Este músculo eleva, retifica e abre o canal anal.

O músculo puborretal tem forma de estilingue (em U), tendo origem no púbis, conjuntamente com o músculo pubococcígeo ao qual é firmemente aderido. Tem situação mais profunda que as outras porções e direção para baixo e para trás ao redor das paredes laterais da próstata, vagina e reto, juntando-se com o correspondente do lado oposto para aderir ao sacro. Sua porção posterior adere intimamente à porção profunda do músculo esfíncter externo do ânus. O músculo puborretal opõe a parede posterior do reto contra a anterior, comprimindo o reto contra as estruturas fixas do ligamento triangular. O canal anal é também inclinado anteriormente, fechado e elevado, e o reto é angulado entre o canal e a ampola.

Espaços Pararretais e Paranais

O reto extraperitoneal e o canal anal estão circundados por espaços virtuais que freqüentemente são sede de processos infecciosos.

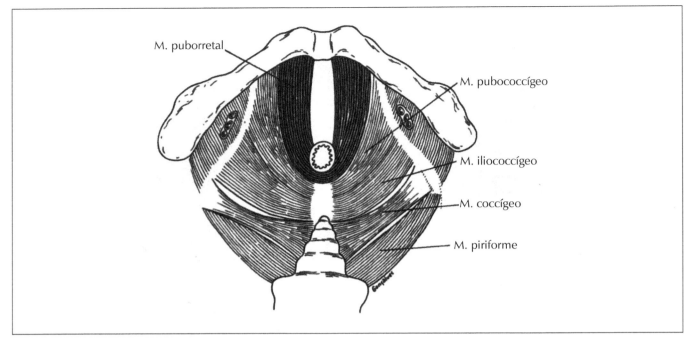

Fig. 81.4 – *Representação esquemática do músculo elevador do ânus visto de cima para baixo.*

Espaços Pararretais. Situados ao redor do reto, abaixo da reflexão peritoneal e acima do músculo elevador do ânus. Distinguem-se dois espaços pelvinetais, o direito e o esquerdo, e um espaço retronetal delimitado pela concavidade do sacro e a parede posterior do reto.

Espaços Paranais. Situados abaixo do diafragma pélvico e acima da pele peritoneal para dentro do ísquio, que está recoberto pelo músculo obturador interno. São conhecidos como espaços ou fossas isquioanais e isquionetal e incluem os designados espaços perianais, submucosos de outras classificações. Ambos os espaços podem se comunicar através do espaço retroesfincteriano, estabelecendo-se uma via de propagação da infecção que leva à formação de fístulas em fenadura.

Vascularização

Artérias

A região anonetal é inigada pelas artérias retais superior, média e inferior.

A artéria retal superior é a continuação da artéria mesentérica inferior. Esta artéria, envolvida por vasos linfáticos, linfonodos, fibras nervosas e tecido gorduroso, desce sobre a face anterior da aorta e proeminência do sacro. De início, repousa atrás do peritânio da parede abdominal posterior; mais distalmente entra na base do meso da porção superior, do colo sigmóide, junção retossigmóide e porção superior do reto. No mesorreto tem a designação de artéria retal superior, a qual divide-se em dois ramos, direito e esquerdo, que, perfurando as túnicas musculares, caminham pela submucosa até a linha pectínea. Neste trajeto o ramo direito divide-se em um ramo anterior e um posterior, anastomosando-se com as artérias retais médias e inferiores (Fig. 81.5).

As artérias retais médias originam-se das artérias ilíacas internas e se dirigem à porção inferior do reto. São em número de uma a três, de cada lado, embora possam estar ausentes. Entram no reto no nível do músculo elevador do ânus, cerca de 5cm acima da margem anal. Boxal e cols. admitem que estas artérias entram no reto, abaixo deste músculo.

As artérias retais inferiores são ramos das artérias pudendas internas e, cruzando as fossas isquionetais, dão ramos para o esfíncter interno, esfíncter externo e para os músculos elevadores do ânus, bem como para o tecido celular subcutâneo do canal anal. Apresentam anastomoses entre si e com as retais médias e superior.

Veias

As veias da região anorretal têm origem em dois plexos:

1) Plexo retal superior ou interno, situado na submucosa, acima da linha pectínea. Drena para a veia retal superior que continua com a veia mesentérica inferior, sendo, portanto, tributárias do sistema porta. São desprovidas de válvulas, razão pela qual na hipertensão portal comumente se apresentam dilatadas. As veias do plexo retal superior dão origem às hemonóidas internas.

2) Plexo retal inferior ou externo, situado abaixo da linha anorretal; drena o sangue venoso do canal anal para as veias pudendas internas, bem como através das retais médias, para as veias ilíacas internas.

As múltiplas anastomoses entre ambos os plexos favorecem a circulação colateral do sistema porta para o cava inferior, nos casos de hipertensão portal (Fig. 81.6).

Linfáticos

Os linfáticos da região anorretal acompanham os vasos sangüíneos. Devem ser consideradas, portanto, três vias de drenagem linfática (Fig. 81.7):

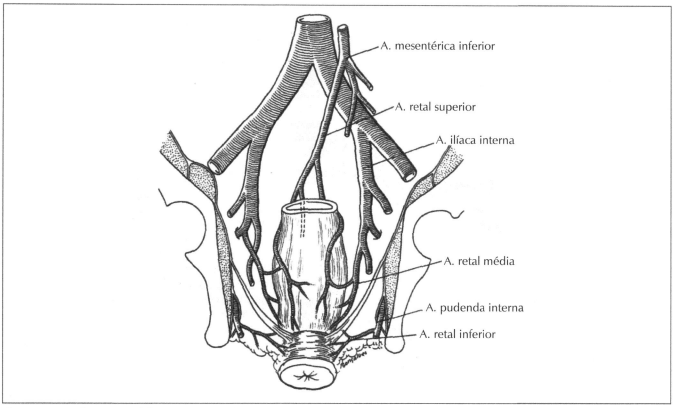

Fig. 81.5 – *Circulação arterial da região anorretal.*

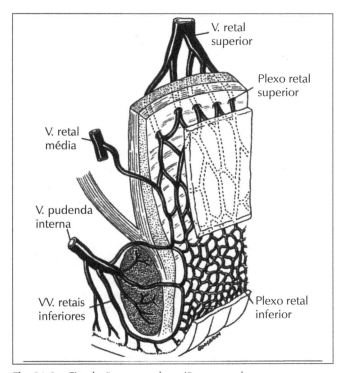

Fig. 81.6 – *Circulação venosa da região anorretal.*

1) Pedículo superior: constituído pelos linfáticos que seguem o trajeto das veias retais superiores e mesentérica inferior, drenando principalmente para os gânglios pré-aórticos e, por vezes, para gânglios paracólicos.

2) Pedículo médio: segue acompanhando as veias retais médias até os gânglios ilíacos internos correspondentes.

3) Pedículo inferior: os linfáticos do canal anal drenam para os gânglios inguinais. Entretanto, através de anastomoses com os demais plexos, poderá ocorrer a drenagem linfática para os pedículos superior e médio.

INERVAÇÃO

A região anorretal é inervada pelo sistema nervoso autônomo, o simpático e paras simpático (Fig. 81.8).

Inervação Simpática

A inervação simpática do reto é feita pelo plexo hipogástrico (ou nervo pré-sacral). Situado no nível da bifurcação da aorta, é formado por três raízes: uma central, que desce sobre a bifurcação da aorta, procedendo do plexo aórtico, e duas laterais formadas de cada lado pela junção dos nervos esplâncnicos lombares que cruzam a artéria ilíaca correspondente, próximo à sua origem. O nervo pré-sacral desce na pélvis, dividindo-se em dois ramos que se separam passando respectivamente para o lado direito e esquerdo da pélvis, onde formam os plexos ou hipogástrico inferior. Esses plexos recebem também fibras pré-ganglionares parassimpáticas sacrais (nervos erigentes). Dos gânglios dos plexos pélvicos saem fibras pós-ganglionares que inervam o reto, canal anal, bexiga e órgãos genitais pélvicos, fibras essas que, diferentemente das demais mencionadas, não seguem o curso dos vasos sangüíneos correspondentes, atingindo diretamente a parede do órgão inervado.

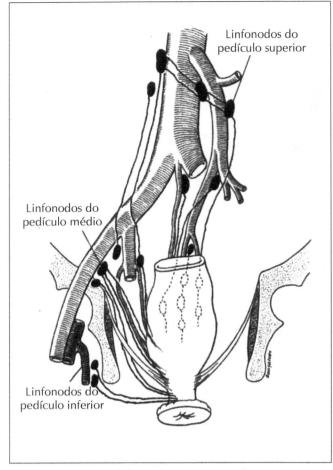

Fig. 81.7 – *Drenagem linfática da região anorretal.*

As relações do nervo pré-sacral e dos plexos pélvicos têm considerável significado cirúrgico, em vista da possibilidade de suas lesões na cirurgia de ressecção do reto. As raízes do nervo pré-sacral situam-se atrás dos vasos mesentéricos inferiores, entre os dois ureteres, intimamente relacionadas com a face posterior da aorta abdominal, artérias ilíacas primitivas, veia ilíaca esquerda, artéria sacral média e a quinta vértebra lombar. O cirurgião pode perfeitamente ligar a artéria mesentérica inferior no nível da bifurcação da aorta, ou pouco acima, sem lesar essas raízes nervosas. Os dois ramos do nervo sacral têm trajeto inferior entre o sacro e o peritônio pélvico, separando-se na porção baixa do reto, para alcançar a pélvis de cada lado, abaixo do ureter. Antes de separar-se em direção à pélvis, os dois ramos sacrais aderem à face póstero-lateral do reto, sendo facilmente lesados durante as manobras de descolamento do reto do sacro. Uma vez atingida a pélvis, e após a união com as fibras parassimpáticas, as possibilidades de lesão são menores, embora ainda possam ser cortados se os ligamentos laterais forem divididos muito lateralmente, ou se for realizada a dissecção dos nódulos linfáticos internos.

Inervação Parassimpática

As fibras pré-ganglionares parassimpáticas iniciam-Se no bulbo superiormente e na coluna anterior da medula, no nível dos 2º, 3º e 4º segmentos sacrais, formando dois contingentes, o superior e o inferior.

O contingente superior é principalmente representado pelo nervo vago, o qual desce ao longo do esôfago, ramificando-se intensamente no nível do plexo celíaco, misturando suas fibras e tornando-se praticamente indistinguível das fibras simpáticas. Dos plexos e gânglios pré-aórticos, as fibras parassimpáticas seguem o trajeto da artéria mesentérica superior, penetrando no colo através das cólicas direita e média.

As fibras do contingente inferior sacral acompanham os nervos sacrais (2º, 3º e 4º), separando-se logo dos mesmos e unindo-se em feixes nervosos (nervos erigentes) que, após trajeto para cima e para fora, alcançam os nervos pélvicos, contribuindo na formação do plexo hipogástrico inferior ou pélvico, de onde saem fibras que se distribuem às vísceras pélvicas. Todas essas fibras nervosas são pré-ganglionares, as sinapses se efetuando em células do sistema nervoso intrínseco (plexos de Auerbach e de Meissner).

O mecanismo de lesão dos nervos sacrais, durante a cirurgia em que se desloca o reto, não é bem claro. Admite-se que seja no ponto onde os nervos atingem os plexos pélvicos, quando são ligados os ligamentos laterais próximos à sua base.

Ashley e Anson descreveram os nervos erigentes como alcançando a fáscia de Waldeyer logo no começo de seu trajeto, o que não foi confirmado nas dissecções de Smiddy e Goligher (1957), os quais demonstraram que os nervos permanecem fora da fáscia pélvica lateral e que somente alguns dos últimos ramos dos plexos pélvicos, em direção às vísceras, atravessam essa fáscia. Esse fato invalida a possibilidade de lesão dos nervos sacrais parassimpáticos, quando se incisa a fáscia de Waldeyer durante o tempo perineal das amputações do reto, como foi admitido por Watson e Gabriel.

CANAL ANAL

O canal anal e sua musculatura recebem inervação cérebro-espinhal e autônoma, simpática e parassimpática.

A inervação para o esfíncter interno do ânus é dada pelo sistema nervoso autônomo, sendo as fibras simpáticas motoras, enquanto que as fibras parassimpáticas são inibidoras.

O esfíncter externo e os músculos elevadores do ânus são inervados por filetes nervosos dos nervos retais inferiores, ramos do nervo pudendo interno, bem como pelo ramo perineal da quarta raiz sacral.

A inervação sensitiva do canal anal, abaixo da linha pectínea e para a pele perineal, se efetua pelas fibras aferentes dos nervos retais inferiores e pelos ramos perineais da 2ª, 3ª e 4ª raízes sacrais.

Verifica-se, assim, que as fibras nervosas sensitivas do canal anal juntam-se aos filetes motores, para a constituição dos referidos nervos. Isso explica por que os processos patológicos dessa região comumente se acompanham de espasmo esfincteriano.

A linha pectínea delimita, portanto, a inervação autônoma da somática, o que explica a diferente sensibilidade do reto e do canal anal.

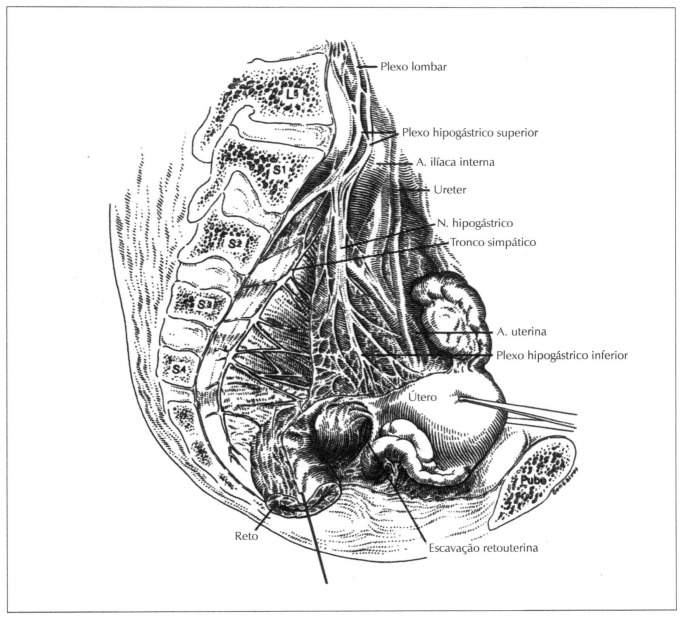

Fig. 81.8 – *Inervação autônoma da pelve (L. Costacurta).*

EMBRIOLOGIA

O desenvolvimento da porção distal do tubo digestivo é intimamente ligado ao sistema genital externo.

Nas primeiras semanas do desenvolvimento embrionário, a alça posterior termina em fundo cego na porção terminal do embrião. Enquanto a alça ainda permanece em comunicação com o alantóide (bexiga primitiva), recebe os primeiros duetos genitais e urinários e forma uma estrutura designada cloaca. Esta bolsa cega é separada do exterior pela membrana cloacal.

A camada mais interna da membrana cloacal é a endoderme e a mais externa ectoderme. O tecido mesodérmico cresce distalmente no plano frontal, no ângulo de junção entre o alantóide e a alça posterior, dividindo a cloaca nas partes retal e urinária. Este crescimento é designado como septo cloacal ou urogenital, permanecendo o reto primitivo em situação dorsal e o componente urogenital em situação ventral ao mesmo. A junção da endoderme com a ectoderme ocorre na linha anorretal que fica situada no nível das últimas valvas anais e papilas de Morgagni.

Anomalias de desenvolvimento na porção caudal do embrião determinam diversos tipos de malformações nas regiões anorretal e urogenital.

FISIOLOGIA

A principal função da região anorretal é a excreção, de maneira controlada, da massa fecal. A região anorretal não participa dos processos digestivos; a mucosa retal é capaz de absorver apenas determinadas substâncias e, através de suas células globosas, secreta muco que, lubrificando as fezes, facilita sua passagem.

Para a defecação normal são indispensáveis atos complexos, nos quais são envolvidos mecanismos como sensibilidade e continência.

DEFECAÇÃO

A defecação representa a somação de atos voluntários e involuntários coordenados, estabelecendo-se um arco reflexo cuja via eferente segue pelos nervos pudendos e pélvicos, enquanto a via aferente pertence ao simpático e parassimpático. Foi descrito um centro da defecação situado na medula no nível dos segmentos lombossacros. A secção total da medula acima deste nível não perturba a defecação. A destruição dos segmentos sacros, no entanto, acarreta incontinência fecal; o centro medular pode ser inibido por estímulos periféricos ou por emoções intensas. Desde o segundo ano de vida, o mecanismo reflexo da defecação fica submetido ao controle cerebral, passando em condições normais a ser realizado sob a ação da vontade.

Em conseqüência do movimento de propulsão em massa, as fezes periodicamente chegam ao reto, determinando sua distensão, seguindo-se a sensação no períneo interpretada como desejo de evacuação. Esta sensação pode ser também desencadeada por condições patológicas como tumores e processos inflamatórios do reto, do sigmóide, de órgãos genitais femininos e da próstata. Voluntariamente, este desejo é ou não satisfeito. Em caso positivo, segue-se o aumento da pressão intra-retal e relaxamento do músculo esfíncter do ânus que se adapta ao novo volume retal. O músculo esfíncter do ânus relaxa-se, o mesmo ocorrendo com o músculo puborretal, o qual perde sua angulação natural, facilitando a livre passagem do bolo fecal através dó orifício anal. A progressão das fezes do reto ao canal anal é determinada pelo aumento da pressão abdominal, e por um movimento de propulsão em massa que neste momento se processa em todo o colo. O aumento da pressão abdominal é conseqüência do fechamento da glote, contração dos músculos do diafragma e da parede abdominal, todos os movimentos voluntários, que atuam como uma prensa sobre o colo, facilitando a progressão do conteúdo. Radiologicamente tem sido observado que, após cada evacuação, não só o reto, como também o sigmóide e, às vezes, o descendente encontram-se vazios, o que comprova a ação eficiente da parede abdominal associada à peristalse cólica. Se o desejo de evacuação é voluntariamente repelido, os músculos esfincterianos e o elevador do ânus imediatamente se contraem: o movimento propulsivo em massa desaparece, reaparecendo a segmentação dos colos. O reto adapta-se ao seu conteúdo, desaparecendo rapidamente o estímulo sensitivo, que deixa de estimular o córtex, cessando assim provisoriamente o desejo da evacuação. O músculo esfíncter externo relaxa-se novamente, readquire seu tônus de repouso e o músculo puborretal contrai-se, voltando a angular o reto.

As fezes remanescentes sofrem posterior reabsorção de água, tornando-se de dimensões mais reduzidas. Novo reflexo da evacuação será manifestado somente quando após nova peristalse em massa, maior quantidade de fezes se acumular no reto.

SENSIBILIDADE E CONTINÊNCIA

O reto é sensível apenas à distensão. A insuflação de um balão no sigmóide determina sensação vaga de gases no colo, mal-estar e mais raramente dor; no reto, a sensação referida corresponde ao verdadeiro desejo de evacuação. Garry, em investigações experimentais, e Gaston, em seres humanos, demonstraram que a distensão do reto, por meio de um balão, acarreta contração do músculo esfíncter externo. Discutiu-se se esta contração muscular era de origem cortical ou puramente reflexa. Gaston demonstrou, em indivíduos com lesão medular no nível da 8ª vértebra torácica, que a contração esfincteriana não acompanha a distensão provocada pelo balão. Também registrou a contração em indivíduo dormindo, o qual posteriormente não guardou memória do desejo d.e evacuar, o que demonstra que a conexão entre a parte sensitiva e motora deste arco reflexo é efetuada em nível subcortical. Em pacientes anestesiados, submetidos à cirurgia proctológica, consegue-se, por estímulo retal, provocar a contração esfincteriana, assim como da porção puborretal do músculo elevador do ânus. De todas estas observações, pode-se concluir que a contração esfincteriana, em resposta ao estímulo retal, é inicialmente de origem reflexa, passando porém ao domínio da consciência quando se eleva o grau da distensão.

Continência fecal pode ser definida como a capacidade do indivíduo em reter as fezes até o momento adequado para sua eliminação. No controle da continência entram em jogo mecanismos complexos, muitos dos quais bem aceitos, outros discutidos. Gaston admite a existência de um reflexo retocórtico-anal, através do qual o estímulo exercido sobre a parede retal alcança o córtex cerebral, causando consciência do desejo da evacuação. O cérebro enviaria estímulo eferente ao esfíncter externo do ânus, principal responsável pela continência fecal consciente, o qual iniciaria sua contração ou relaxamento voluntário. O esfíncter interno do ânus teria papel pouco definido no mecanismo da continência. A contração do reto ocasionaria abertura deste músculo e, talvez, a dilatação ativa do canal, preparando-se para a passagem da matéria fecal. Na ausência do estímulo retal, o esfíncter interno seria o responsável pelo fechamento tônico do ânus. Segundo esse autor, apenas a integridade esfincteriana não é suficiente para a manutenção da continência; exercendo o reto função primordial.

De maneira esquemática, pode-se dizer que a continência depende da existência dos seguintes fatores: a) da função do colo como órgão de reservatório; b) do reto como órgão sensitivo e de reservatório, função esta conceituada como a habilidade de adaptação à chegada do bolo fecal, até que o aumento da pressão intraluminal determine estímulo suficiente para a iniciação do reflexo, que resulta no desejo de evacuação; c) da presença de receptores pressóricos e de arcos reflexos eferentes que permita transmitir as sensações e as respostas ao desejo de evacuação; d) da integridade do sistema motor ou esfincteriano, que controla a abertura e contração automática e consciente do orifício anal, permitindo ou impedindo voluntariamente o ato da defecação; e) do músculo puborretal como mediador de sensibilidade e ângulo anorretal.

Um dos aspectos fundamentais da anatomia anorretal é a manutenção do ângulo de quase 90° entre o eixo da porção caudal do reto e o canal anal, pela contração tônica do músculo puborretal. Desta angulação resulta a criação funcional de um sistema valvulado no qual a parede anterior da mucosa retal repousa sobre a porção cranial do canal anal, ocluindo-a. Qualquer aumento na pressão intra-abdominal resulta em maior compressão do canal anal, preservando assim a continência involuntária. Quando ocorre modificação na atividade tônica do músculo puborretal o funcionamento normal desta região é interrompido (Figs. 81.9 e 81. 10).

Alguns conceitos clássicos sobre os mecanismos da continência fecal têm sofrido modificações nos últimos anos. Diversos autores, baseando-se em estudos clínicos e experimentais em indivíduos normais e em doentes submetidos a diferentes tipos de cirurgia retal, admitem que a função de reservatório seja exclusiva do reto; sua retirada, total ou quase total, seria seguida de incontinência fecal, comportando-se o doente como se fosse portador de colostomia perineal. Tem sido observado, entretanto, que o colo quando abaixado ao períneo pode adquirir progressivamente a capacidade de reservatório, passando a atuar como "novo reto". Este processo de adaptação é lento, proporcional à extensão do segmento retal remanescente. É constantemente observado em clínicas que doentes submetidos à ressecção do reto, mesmo quando praticada apenas por via abdominal, com anastomose intraperitoneal, podem apresentar no pós-operatório número mais freqüente de evacuações, durante período que geralmente não ultrapassa três meses. Pesquisas de natureza clínica e experimental, em doentes submetidos a operações de abaixamento por câncer ou deformidades congênitas e em indivíduos com prolapso retal ou em estudos eletromiográficos da musculatura do assoalho pélvico, sugerem que os receptores sensitivos capazes de transmitir o desejo de evacuação podem estar presentes também nas estruturas perirretais e não só na parede retal. Quando ocorre a distensão do colo abaixado, o aumento da pressão intraluminal é transmitido aos elementos sensoriais das estruturas perineais, incluindo musculatura esfincteriana e, principalmente, os elevadores do ânus, por seu feixe puborretal, aderido ao colo transposto ao períneo, desencadeando-se o desejo de evacuação.

Além da sensibilidade retal, a mucosa anal é considerada como importante órgão sensorial, principalmente na diferenciação entre o conteúdo líquido e gasoso. O esfíncter interno do ânus, em condições normais, encontra-se em estado de contração tônica, sendo o principal responsável pelo fechamento do canal; o único estímulo capaz de determinar sua resposta é a distensão do reto, a qual determina seu relaxamento. Este relaxamento possibilita o contato do conteúdo intestinal com o canal anal, onde se processa sua diferenciação, permitindo resposta apropriada.

Apesar das numerosas investigações sobre o mecanismo da continência fecal e das diversas concepções a respeito, a conceituação de continência normal é, entretanto, difícil. A continência anal re~ulta do equilíbrio entre a consistência do conteúdo fecal, a velocidade do trânsito intestinal e a capacidade dos mecanismos de contensão anorretoesfinctéricos.

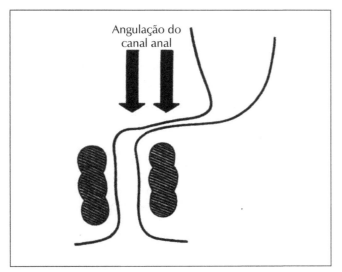

Fig. 81.9 – *Músculo puborretal e sua relação com o reto determinando angulação entre este e o canal anal.*

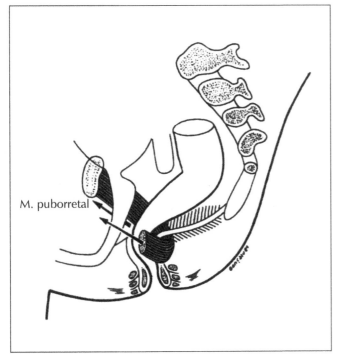

Fig. 81.10

Fisiopatologia

Considerando-se que a principal função da região anorretal é a excreção fecal, as alterações fisiopatológicas conseqüentes são representadas fundamentalmente por retenção ou por incontinência de fezes.

A retenção fecal pode ser devida a causas diversas:

a) O não atendimento ao desejo de evacuação com inibição voluntária do ato, seja por falta de disciplina ou por medo da dor determinada por patologias anais dolorosas, faz com que progressivamente quantidades maiores de fezes sejam necessárias para despertar o desejo da evacuação, com aparecimento de um tipo de constipação designado por disquesia retal.

b) Em indivíduos idosos, por alterações da sensibilidade, bem como por processos degenerativos senis da musculatura anorretal com diminuição da força expulsiva, com freqüência há retenção de fezes no reto, com formação de fecalomas.

c) No megacolo adquirido de etiologia chagásica e no megacolo congênito, forma aganglionar baixa, a destruição ou agenesia dos plexos mioentéricos leva à acalasia do esfíncter interno do ânus, isto é, falta de sua abertura sincrônica à distensão do reto, determinando estase fecal.

Incontinência fecal é uma condição freqüente, ainda não uniformemente definida, podendo ser interpretada de maneira diferente, dependendo do critério de quem estuda o assunto ou do nível social ou intelectual do doente examinado.

Pode resultar de várias etiologias, todas elas atuando na integridade das vias nervosas seletivo-motoras, ou nos componentes anatômicos da região anorretal, incluindo porção terminal do reto, músculos esfincterianos e elevadores. Pode ser devida também a desajustamentos psíquicos, sem causa orgânica, principalmente em crianças, sendo o processo denominado encopresia.

Lesões neurológicas de origem congênita (disrrafismos de coluna) ou adquirida (mielites, traumatismo, escleroses) determinam alteração da recepção dos impulsos sensitivos ou da transmissão dos impulsos motores para a musculatura anorretal estriada, resultando em distúrbios da defecação ou incontinência.

Dentre as lesões anorretais que mais comumente levam à incontinência destacam-se as anomalias congênitas, as lesões da musculatura esfincteriana, cirúrgicas ou traumáticas, bem como os processos inflamatórios anorretais; estes últimos, par ação irritativa na mucosa anorretal, desencadeiam múltiplos reflexos à evacuação, resultando na realidade uma falsa incontinência.

A secção do músculo esfíncter interno ou do esfíncter externo do ânus em toda a sua extensão determina sistematicamente incontinência para gases ou fezes líquidas, par se diminuir o grau de fechamento tônico do canal anal.

A secção do anel anorretal com perda da angulação anorretal leva à incontinência total; o reto transforma-se num segmento vertical, com perda da bolsa que, ao acumular fezes, retarda o ato defecatório, uma vez que diminui a pressão constante sobre os esfíncteres.

Discute-se atualmente se é indispensável a conservação de um segmento mínimo de 6 a 7cm de mucos a retal para a manutenção da continência, uma vez que, doentes submetidos a operações em que todo o reto é ressecado, mantendo-se o canal anal e musculatura anorretal, podem recuperar a continência em período de tempo variável. A ressecção de grande parte do reto implica indiscutivelmente graus variáveis de incontinência, dependendo da conservação dos demais componentes da continência normal.

A conservação do canal anal e das papilas, no nível da linha pectínea, é importante para a continência "fina", e para evitar o ectrópio mucoso, seja do reto, seja do colo abaixado ao períneo que se acompanha da secreção constante de muco e incontinência.

BIBLIOGRAFIA

1. Ashley FL, Anson BY. The pelvic autonomic nerves in the male. Surg. Gynec. & Obstet., 82:598, 1946.
2. Bacon HE e Recio PM. Surgical anatomy of the colon, rectum and anal canal. 18. Lippincott Company, Philadeplhia - Montreal, 1962.
3. Boxall TA et al. The blood supply of the distal segment of rectum in anterior resection. Bril. J. Surg., 50:399, 1963.
4. Courtney H. Posterior subsphincteric space, its relation to posterior horseshoe fistula. Surg. Gynec. & Obstet., 89:222, 1949.
5. Gabriel WB. The principles of practice of rectal surgery. 4th Edition, 1948, 5th Edition, 1963, Lewis, Londres.
6. Garry RC. Responses to stimulations of the caudal end of large bowel in the cal. J. Physiol., 78:208, 1933.
7. Gaston EA. Physiology of fecal incontinence. Surg. Gynec. & Obstet., 87:280, 1948.
8. Gaston EA. Physiological basis for preservation of fecal continence after resection of rectum. J. Amer. Med. Ass., 146:1486, 1951.
9. Goligher JC, Hughes CJR. Sensibility of the rectum and colon, its role in the mechanism of anal continence. Lancet, 1:543, 1951.
10. Gorsch RV. Proctologic Anatomy. 2nd. Ed. Baltimore, Williams and Wilkins, 1955.
11. Habr-Gama A. Indicações e resultados da retocolectomia abdômino-endoanal no tratamento do câncer do reto. Tese – Docência, USP, São Paulo, 1972.
12. Harb-Gama A e cols. Manometria anorreto-cólica. Arq. Gastroenl., São Paulo, 11:201, 1974.
13. Habr-Gama A e cols. Anatomia do esfíncter interno do ânus. Rev. Soc. Bras. Proct., 3:21, 1970.
14. Houston J. Dublin Hospital Rep., 5:158, 1830.
15. Kisewetter WB, Nixon HH. Imperforate anus. Its anatomy. J. Pediat. Surg., 2:60, 1967.
16. Milligan ET. Surgical anatomy and disorders of perianal space. Proc. Roy. Soc. Med., 36:365, 1954.
17. Nothmann BJ, Shucster MM. Internal anal sphincter derangement with anal fissures. Gastroenterology, 67:216, 1974.
18. Oliveira E. Observações sobre os linfáticos anorretais. Tese de Docência de Proctologia, 1947.
19. Parks AG, Porter NH, Melazk J. Experimental study of the reflex mechanism controlling the muscles of the floor. Dis. Colon. Rect., 5:407, 1962.
20. Parks AG, Swash M, Urich H. Sphincter denervation in anorectal incontinence and rectal prolapse. Gut, 18:656, 1977.
21. Porter NH. A physiological study of the pelvic floor in rectal prolapse. Ann. Roy. Coll. Surg., 31:379, 1962.
22. Scharli AP, Kiesewetter WB. Defecation and continence. Some new concepts. Dis. Colon Rect., 13:81, 1970.
23. Smiddy, Goligher. In Goligher JC. Surgery of the anus, Rectum and Colon. 2nd. Ed. Bailliere, Tindall & Castell. London, 1967.
24. Todd IP. Discussion on rectal incontinence. Proc. Roy. Soc. Med., 52:91, 1959.
25. Tuttle JB. Diseases of the Anus & Rectum and Pelvic Colon. 2nd ed. London & New York, D. Appleton & CO., 1907.
26. Watson Pc. Discussion on urological complication of excision of the rectum. Proc. Roy. Soc. Med., 44:820, 1951.

82 Cirurgia Anorretal

Angelita Habr Gama

Técnicas

HEMORROIDECTOMIA

INDICAÇÕES

As hemorróidas, dilatações varicosas anorretais, são as afecções proctológicas mais freqüentes. A hemorroidectomia está indicada no tratamento das hemorróidas internas de 2º grau, que não melhoram com o tratamento clínico ou esclerosante, nas de 3º grau e nas hemorróidas externas sintomáticas ou complicadas por trombose.

TÉCNICAS

Técnica de Milligan e Morgan (St. Mark's – Londres) ou Técnica de Dissecção e Ligadura dos Mamilos Hemorroidários. Baseia-se na ressecção dos três mamilos hemorroidários principais e ligadura alta dos pedículos vasculares correspondentes, conservando-se as pontes mucocutâneas intermediárias, para evitar estenoses. É a técnica mais difundida, podendo ser indicada para qualquer tipo de hemorróida (Fig.82.1).

Técnica. Anestesia regional tipo peridural, caudal sacra, ou geral combinada com infiltração local; posição ginecológica (por nós adotada) ou em decúbito dorsal com as pernas fletidas; dilatação anal suave e identificação dos mamilos hemorroidários; reparo dos mamilos acima da linha pectínea e da pele correspondente com pinças de Allis, com exposição adequada dos mamilos, de seus pedículos e da mucosa retal; tração leve nas pinças de reparo do primeiro mamilo a ser tratado e incisão triangular, de base externa, a partir da linha anocutânea, com bisturi, interessando pele e tecido celular subcutâneo; dissecção cuidadosa, com tesoura, do retalho cutâneo-mucoso, isolando-o das fibras do feixe subcutâneo dos músculos esfíncter externo e interno do ânus até ser ultrapassada a linha pectínea, à altura das fibras musculares que fixam a mucosa anal ao esfíncter interno e que constituem o ligamento suspensor do ânus; ligadura do pedículo hemorroidário com ponto transfixante de categute cromado atraumático e sua secção alguns milímetros abaixo da ligadura; hemostasia cuidadosa dos vasos sangrantes com fios de categute 3-0 ou 4-0 e regularização das bordas da ferida; repetição da mesma técnica para os demais mamilos, cuidando-se para manter pontes cutâneo-mucosas entre as áreas cruentas; se houver mamilos secundários, os mesmos, geralmente, podem ser incluídos na ligadura de um dos principais; quando não for possível, podem ser ressecados da mesma maneira que os demais, desde que se possa manter as pontes cutâneo-mucosas. Caso contrário, podem ser tratados apenas pelo esvaziamento submucoso dos trombos ou ligados sem ressecção de tecidos; secção parcial do esfíncter interno do ânus (se houver hipertonia, avaliada no pré-operatório), preferivelmente no leito da ferida posterior; curativo externo das feridas operatórias.

Técnica de Milligan-Morgan Associada à Variante de Ruiz-Moreno. Após o término da operação clássica de Milligan-Morgan, fixação da mucosa e da pele, em toda a superfície cortada, aos tecidos subjacentes, usando-se sutura contínua, tipo Connell, com fios de categute ou ácido poliglicólico 5-0. Este detalhe técnico visa encurtar o tempo de cicatrização da ferida operatória e diminuir a incidência de formação de plicomas.

Variante de Obando. Pode ser indicada para tratamento das hemorróidas internas volumosas, que necessitam secção muito alta da mucosa do reto para sua ressecção completa. Consiste no tratamento dos mamilos internos, não por sua ressecção, porém por sua ligadura e incisão (Fig. 82.2).

Técnica. Dilatação anal suave e identificação dos mamilos. Reparo da linha pectínea e aplicação de pontos separados de categute cromado atraumático 2-0, em número variável, a partir da linha pectínea, em toda a extensão do mamilo, interessando a mucosa e submucosa, aplicados sagitalmente ao eixo do canal anal; incisão da mucosa entre as ligaduras, a fim de evitar a congestão dos tecidos e edema pós-operatório; tratamento do mamilo externo de maneira semelhante à descrita anteriormente, por sua secção triangular até o nível da linha pectínea.

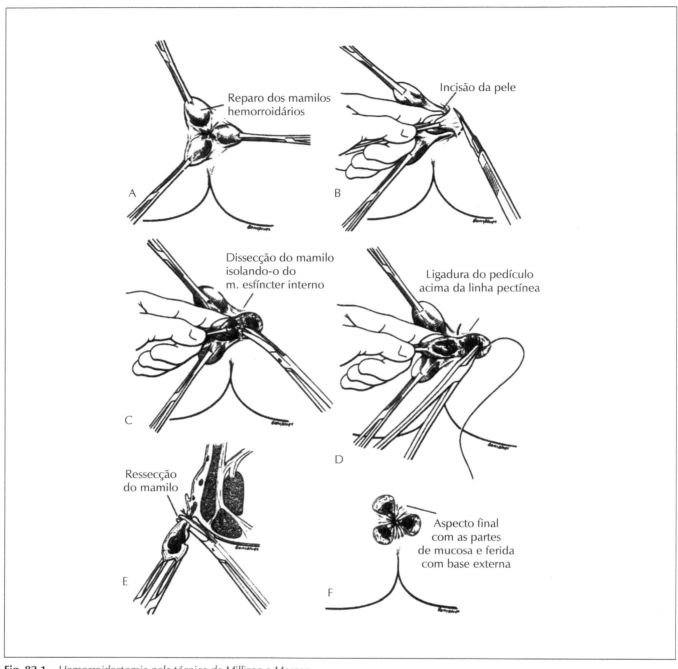

Fig. 82.1 – *Hemorroidectomia pela técnica de Milligan e Morgan.*

Método Fechado – Técnica de Ferguson. Preferivelmente indicado para tratamento de mamilos hemorroidários bem delimitados, que requerem menor ressecção de pele e mucosa. O método consiste no fechamento completo da ferida operatória, após a hemorroidectomia executada pela técnica de ressecção e ligadura dos mamilos de Milligan-Morgan. A hemostasia deve ser rigorosa e a esfincterotomia torna-se indispensável. A sutura é iniciada a partir da mucosa, sendo o primeiro ponto ancorado no coto do mamilo seccionado, usando-se fios de categute ou ácido poliglicólico 5-0, em sutura contínua. Alguns pontos devem ser ancorados nos tecidos subjacentes para evitar a formação de espaço morto (Fig. 82.3).

Técnica Amputação de Whitehead. Tem sido muito combatida em conseqüência do grande número de complicações referidas em literatura. Entretanto, quando bem indicada e executada, é técnica que tem lugar entre as demais operações para hemorróidas. Pode ser adotada, em caráter excepcional, para tratamento das hemorróidas internas volumosas prolapsadas que se assemelham ao prolapso mucoso retal, e que não se acompanham de dilatações varicosas externas.

Técnica. Incisão circular da mucosa retal poucos milímetros acima da linha pectínea e não na margem anal; dissecção cuidadosa da mucosa retal contendo os vasos hemorroidários, no plano submucoso, poupando os músculos esfincterianos; hemostasia rigorosa dos vasos sangrantes com

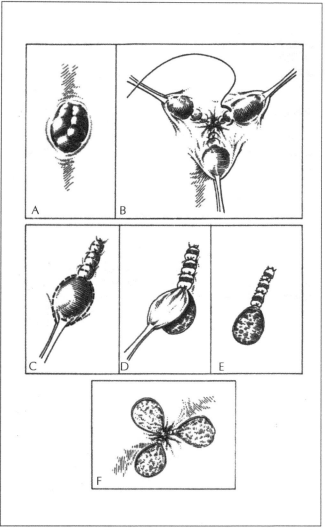

Fig. 82.2 – *Técnica de Obando para tratamento de hemorróidas volumosas (A); B – Ligaduras transfixantes dos pedículos hemorroidais; C, D, E – Ressecção da parte externa dos mamilos após secção transversal dos pedículos entre as ligaduras; F – Aspecto final da hemorroidectomia.*

categute 4-0 ou 5-0. Reparo da mucosa retal dissecada e sua secção acima dos plexos hemorroidários; sutura da mucosa retal às bordas da linha pectínea com pontos separados de categute 4-0 ou ácido poliglicólico 5-0.

Complicações

Dor. A hemorroidectomia é um processo cirúrgico que, em razoável número de doentes, se acompanha de dor intensa, referida principalmente no ato das evacuações. A intensidade da dor depende da maneira de se executar o ato cirúrgico. Ligaduras vasculares com fios finos, transfixação do pedículo bem dissecado sem incluir fibras esfincterianas, hemostasia perfeita, evitando-se tamponamentos, são medidas que diminuem sensivelmente a dor. Esta é proporcional também ao componente emocional dos doentes, sendo necessário preparo psicológico pré-operatório dos mesmos. A esfincterotomia quando bem indicada diminui a intensidade da dor.

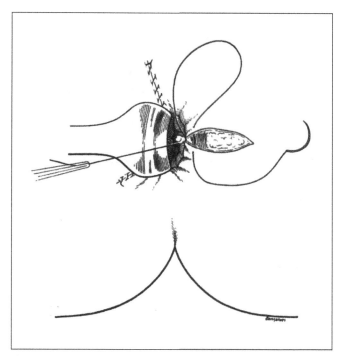

Fig. 82.3 – *Hemorroidectomia pela técnica de Ferguson. Sutura da ferida operatória após ressecção do mamilo.*

Retenção de Urina. É complicação freqüente após a hemorroidectomia; sua incidência pode ser diminuída fazendo o doente esvaziar a bexiga antes da operação, permitindo sua mobilização pós-operatória precoce, forçando ingestão de líquidos e avaliando a dor na área operada.

Hemorragia. Pode ocorrer no período pós-operatório imediato devido ao escape da ligadura de um dos pedículos e exige revisão cirúrgica de urgência; pode ser observada também do 7º ao 12º dia, devido à queda de uma escara no nível da ligadura do pedículo e cessa com tamponamento.

Formação de plicomas. É complicação relativamente freqüente e depende do cuidado ao ser tratar as pontes cutâneo-mucosas; entretanto, algumas vezes são observados mesmo após operações bem executadas. Quando presentes, se causarem desconforto ao doente, podem ser ressecados sob anestesia local.

Estenose Anal. É de ocorrência rara quando são conservadas pontes cutâneo-mucosas intermediárias adequadas, e, se no pós-operatório forem feitas dilatações anais regulares. Quando o estreitamento persiste, apesar das dilatações digitais, deve ser praticada a esfincterotomia anal posterior sob anestesia.

Formação de Fissura Residual por Cicatrização Incorreta. Seu tratamento é cirúrgico, devendo-se praticar dilatação anal forçada ou esfincterotomia.

Incontinência Anal. É de ocorrência rara e de caráter transitório, quando se pratica hemorroidectomia com técnica correta; quando presente pode ser devida à secção cirúrgica dos esfíncteres, ou à retirada excessiva de mucosa retal.

Crítica e Comentários

As hemorróidas podem ser classificadas, segundo s localização, em internas, externas e mistas. As internas, situadas acima da linha pectínea, são revestidas por epitélio colunar e correspondem à dilatação do plexo retal superior. A disposição anatômica destes vasos é responsável pela distribuição freqüente dos mamilos hemorroidários internos, dois à direita, anterior e posterior, e um à esquerda, lateral. Outros mamilos hemorroidários menores podem ocorrer, conhecidos como secundários, geralmente no quadrante esquerdo, anterior ou posterior, e ainda podem ser encontrados mamilos hemorroidários em toda a circunferência do canal anal. As hemorróidas externas situam-se abaixo da linha pectínea e correspondem à dilatação do plexo retal inferior, e são revestidas pelo epitélio estratificado de transição do canal e margem anal. Da dilatação simultânea de ambos os plexos superior e inferior resultam as hemorróidas designadas mistas.

De acordo com os sintomas e graus de prolapso, as hemorróidas internas são classificadas em 1°, 2° e 3° grau. As de 1° grau apenas sangram após a evacuação; as de 2° grau, além do sangramento, prolapsam e se reduzem espontaneamente; as de 3° grau permanecem prolapsadas, necessitando redução manual. Estas últimas podem sofrer complicação aguda representada pelo pseudo-estrangulamento ou tromboflebite.

De acordo com Gabriel, as hemorróidas externas são classificadas em agudas ou trombóticas e crônicas ou plicomas fibrosos. Podem, entretanto, ser consideradas como hemorróidas externas apenas as que se apresentam sob forma trombótica, ou hematomas perianais únicos ou múltiplos, uma vez que os plicomas são espessamentos cutâneos resultantes da evolução para a cura de processos trombóticos ou infecciosos do tecido cutâneo do canal anal.

Indica-se a cirurgia para as hemorróidas de 2° grau que apresentam sintomas persistentes ao tratamento conservador, e para as de 3° grau ou para as externas trombosadas. Nas hemorróidas internas que sofreram estrangulamento ou trombose, e nas externas trombosadas, a operação deve ser realizada na fase aguda. Da mesma maneira, quando estas complicações são observadas do 3° ao 8° mês de gravidez ou no puerpério, indica-se também a operação, visto que a vasodilatação e a hipotonia anorretoperineal, próprias desta fase, facilitam a recuperação pós-operatória.

Quanto à escolha do tipo de operação, todas as técnicas podem dar bons resultados. A técnica fechada é mais suscetível de complicações inflamatórias, podendo nestas condições ocorrer dor acentuada e deiscência dos pontos; da mesma maneira é maior a possibilidade de ocorrerem estreitamentos. A operação clássica de Milligan-Morgan é a que, em maior número de doentes, pode ser aplicada com menor número de inconvenientes.

Outros tipos de tratamento têm sido empregados no tratamento das hemorróidas, como a dilatação anal forçada, ligadura com anéis elásticos e a crio-hemorroidectomia, o que demonstra que esta patologia, apesar de sua freqüência e importância, ainda apresenta certos aspectos a serem resolvidos.

ESFINCTEROTOMIAS E FISSURECTOMIAS

INDICAÇÕES

Fissura anal é uma ulceração benigna localizada na parte mucocutânea do canal anal, respeitando a linha pectínea. É afecção protológica freqüente, principalmente em indivíduos jovens e predomina no sexo feminino. O tratamento cirúrgico tem indicação nas fissuras anais do tipo agudo que não melhoram com o tratamento clínico e nas do tipo crônico.

Técnicas

Vários têm sido os métodos de tratamento cirúrgico empregados para tratamento da fissura anal, destacando-se entre eles a dilatação forçada do canal anal, a esfincterotomia e a fissurectomia propriamente dita. A dilatação anal pode ser realizada sob anestesia geral e tem como objetivo provocar o estiramento do tecido fibroso e relaxamento do esfíncter interno em espasmo, principais responsáveis pela etiologia e cronicidade do processo, permitindo a epitelização da fissura e aumento do espaço. A esfincterotomia pode ser empregada como forma isolada de tratamento definitivo da fissura ou fazer parte de um dos tempos da fissurectomia. É realizada na linha média posterior, no leito da fissura ou na porção lateral do ânus. A esfincterotomia lateral pode ser praticada às cegas no músculo, através de uma incisão punctiforme, ou sob visão direta obedecendo à técnica seguinte (Fig. 82.4).

Introdução do dilatador anal e exame da região anorretal; incisão longitudinal de 1 a 2cm no quadrante posterior esquerdo do canal anal cerca de 1 a 2cm de sua margem; ptnçamento das bordas da pele e dissecção da mucos a anal; identificação e tração do músculo esfíncter interno do ânus com pinça de Allis. Secção deste músculo, sem ultrapassar a altura da linha pectínea; fechamento da incisão com dois ou três pontos separados de categute ou ácido poliglicólico 5-0. Quando houver plicomas e papilas sentinelas devem ser também ressecados simultaneamente.

FISSURECTOMIA

Consiste na ressecção do leito da fissura, incluindo a papila hipertrófica e o plicoma sentinela.

Técnica

Dilatação anal suave, introdução do afastador anal, exposição da fissura e seus componentes (Fig. 82.5); tração do plIcoma sentmela com pinça de Allis; incisão triangular com base externa, cerca de 2cm abaixo do plicoma, contornando-se totalmente a fissura, o plicoma e a papila, O retalho cutâneo-mucoso assim delimitado é separado dos músculos esfinc.terianos, sendo dissecado até ser ultrapassada a papila; transfixação da mucosa retal com um ponto de categute atraumatlco, seccionando-se o retalho imediatamente acima secção das fibras do músculo esfíncter interno e da fibrosa correspondente à fissura; hemostasia dos vasos sangrantes com categute 3-0.

Complicações

Alteração na Continência Fecal. A secção do músculo esfíncter interno do ânus determina alteração na continência de fezes líquidas ou de gazes, geralmente de caráter provisório quando esta secção é parcial. Após a secção do músculo

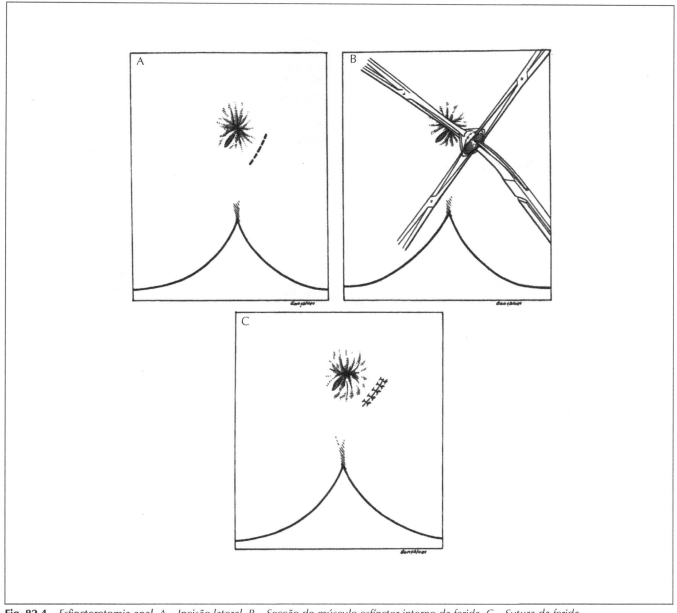

Fig. 82.4 – *Esfincterotomia anal. A – Incisão lateral. B – Secção do músculo esfíncter interno da ferida. C – Sutura da ferida.*

em sua porção posterior pode haver formação de um sulco entre as fibras divididas em sua porção menos protegida, onde podem ficar retidas fezes e secreção, responsáveis pelo sintoma descrito como *soiling* pelos autores ingleses.

Recidiva. A falta de secção, ou a secção muito superficial do músculo esfíncter interno do ânus, é o fator responsável, na maioria das vezes, pela recidiva da fissura, possível com qualquer método de tratamento.

Críticas e Comentários

A fissura anal é devida ao traumatismo mecânico no anal anal determinado pela passagem de fezes muito duras ou pela irritação química provocada por fezes diarréicas de pH muito ácido. A infecção de uma cripta anal e o espasmo esfincteriano são os fatores responsáveis pela cronificação da fissura. A fissura anal aguda é rasa, de fundo avermelhado e bordas não salientes, enquanto a crônica é mais profunda, bordas salientes, com intensa fibrose, fundo acinzentado, podendo-se visualizar as fibras do músculo esfíncter interno do ânus. Na fissura crônica o processo inflamatório acomete a papila anal contígua ao processo, a qual se torna hipertrófica; da mesma maneira a inflamação estende-se até a pele do orifício anal, com conseqüente edema local que posteriormente regride, tornando-se a pele correspondente redundante e endurecida, constituindo o plicoma, que na fissura anal recebe o nome específico de plicoma sentinela. Uma fissura anal crônica é caracterizada, portanto, por três elementos: úlcera anal, papila hipertrófica e plicoma sentinela.

A simples dilatação anal no tratamento da fissura acompanha-se de grande número de recidivas, devendo ser indicada apenas no tratamento da fissura anal aguda. A ressecção do leito da fissura acompanhada de esfincterotomia, preconizada por Gabriel, tem sido o método mais utilizado.

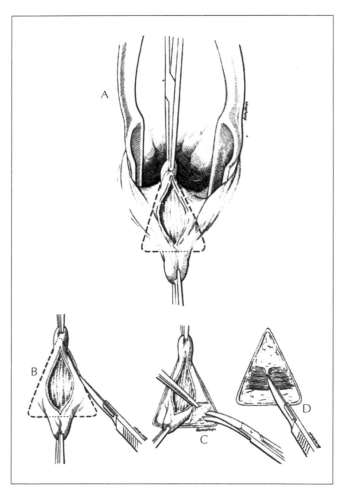

Fig. 82.5 – *Fissurectomia anal. A –Incisão triangular contornando a fissura. B e C – Ressecção do retalho cutâneo-mucoso. O Secção do músculo esfíncter interno.*

Acreditava-se que o músculo seccionado no leito da fissura fosse o esfíncter externo do ânus. Foram Eisenhammer e Goligher e col. que chamaram atenção para esta falha de interpretação anatômica, demonstrando que o músculo incisado era realmente o esfíncter interno do ânus. Os resultados obtidos com este método são satisfatórios quanto à cura da doença; entretanto, oferecem alguns inconvenientes, devidos à presença de ferida operatória relativamente grande, algumas vezes dolorosa e secretante, que demanda observação médica durante período médio de quatro a seis semanas, tempo necessário para se completar a cicatrização. Para evitar estes inconvenientes alguns cirurgiões passaram a usar modificações deste método, visando encurtar o tempo de cicatrização, seja com a utilização imediata de enxerto cutâneo - ou de retalho mucocutâneo. Considerando que, para a cicatrização da fissura, a secção do esfíncter interno é mais importante que a própria ressecção da ferida, alguns autores passaram a realizar apenas a esfincterotomia na linha média posterior, no próprio leito da fissura ou lateralmente. A secção do músculo na linha média posterior tem a desvantagem da criação de um sulco, devido ao afastamento natural dos dois esfíncteres nesta área, o qual acarreta certo grau de secreção freqüente e imperfeição na continência fecal; por esse motivo, recentemente tem-se procurado usar mais a esfincterotomia lateral. Com este método, o tempo médio de cicatrização da fissura é de 21 dias, e os resultados funcionais são bons, ocorrendo incontinência parcial para gases e fezes líquidas em cerca de 25% dos doentes, provisória, até um período máximo de três meses. A esfincterotomia lateral é um excelente método de tratamento para a fissura anal; devendo sua indicação, entretanto, ser seletiva, principalmente em adolescentes e adultos jovens, quando freqüentemente não existe processo inflamatório ou patologia hemorroidária associada; desde que existam estas condições, deve ser praticada a fissurectomia clássica ou a hemorroidectomia com esfincterotomia no leito da ressecção de um dos mamilos.

FISTULECTOMIA

Abscessos e fístulas anorretais são processos infecciosos agudos ou crônicos da região anorretal e tecidos vizinhos (Fig. 82.6a e b). São duas afecções intimamente ligadas, representando nada mais do que etapas do mesmo processo patológico que podem coincidir ou suceder-se em determinado momento do período evolutivo. Sob o ponto de vista etiopatogênico a teoria mais aceita é a criptoglandular, isto é; a que atribui o início da doença à infecção da cripta com propagação aos ductos e glândulas anais, vasos sangüíneos e linfáticos adjacentes. Os abscessos e fístulas podem, entretanto, ter etiologia específica, sendo secundários a complicações de moléstias inflamatórias dos intestinos, como doença de Crohn, tuberculose, retocolite ulcerativa, granuloma venéreo. Podem ser também congênitos, ou devidos a neoplasias, a infecções do aparelho urinário ou genital, a processos actínicos ou resultantes de operações do colo esquerdo e reto.

O tratamento dos abscessos e das fístulas é sempre cirúrgico, devendo o uso dos antibióticos ser indicado apenas como profilático de septicemias nos abscessos profundos, ou para reduzir a reação inflamatória local, após a intervenção cirúrgica.

A classificação das fístulas é feita de acordo com seu trajeto, número de orifícios e topografia. São denominadas completas quando constituídas por seus três elementos característicos, ou seja, orifícios interno, externo e trajeto, e incompletas ou em fundo cego, quando faltar um dos orifícios. Fístula simples é a que tem apenas um orifício interno ou externo e complexa, a que apresenta vários orifícios internos ou externos ou vários trajetos. As chamadas fístulas em ferradura têm um orifício interno e dois ou mais orifícios externos de situação anterior ou mais comumente posterior.

Em relação à topografia, as fístulas podem ser classificadas em:

Fístulas Perianais. Seus trajetos podem ou não penetrar na musculatura esfincteriana, porém são sistematicamente situados abaixo do anel anorretal. De acordo com a exata relação com os esfíncteres são denominadas: subcutâneas (por sob o esfíncter), e anais ou transesfincterianas, que podem ter o orifício interno abaixo ou acima da linha pectínea, ou ser do tipo incompleto.

Fístulas Isquiorretais. São fístulas transesfincterianas que ultrapassam os espaços isquiorretais, de um ou dos dois lados, sendo responsáveis pelas chamadas fístulas em ferradura desta região.

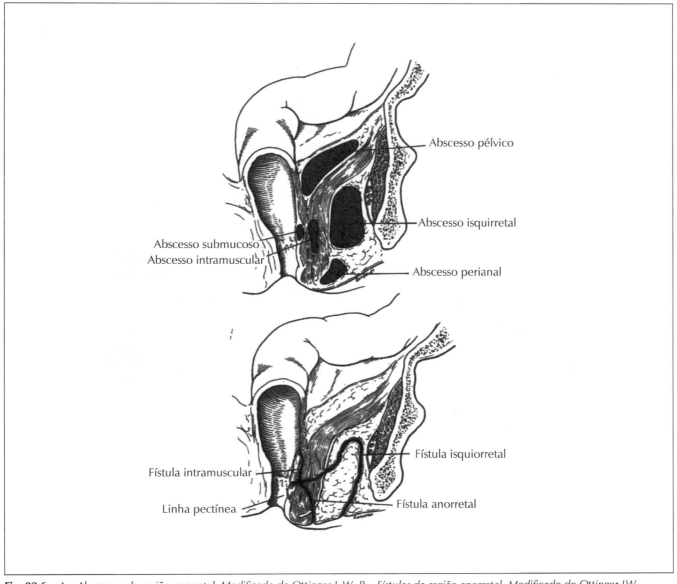

Fig. 82.6 – *A – Abscessos da região anorretal. Modificado de Ottinger L W. B – Fístulas da região anorretal. Modificado de Ottinger LW.*

Fístulas Pelvirretais. Situadas acima do anel anorretal, conhecidas também como extra-esfincterianas, não têm relação com os esfíncteres anais. O trajeto fistuloso atinge a pele do períneo, através da gordura da fossa isquiorretal e do músculo elevador do ânus, podendo ou não penetrar no reto. Raramente têm orifício interno alto no reto, sendo na maioria das vezes de fundo cego.

Fístulas Submucosas. São muito raras e se originam e terminam na mucosa retal.

Técnicas

As fístulas podem ser tratadas por fistulotomia e fistulectomia.

Fistulotomia. Consiste na ressecção de ambos os orifícios interno e externo e extirpação parcial do trajeto fistuloso em toda sua extensão, deixando parte do mesmo como leito que originará tecido de granulação.

Fistulectomia. Consiste na ressecção completa dos orifícios e de todo seu trajeto. A ferida cirúrgica é mais profunda e sua cicatrização é feita por segunda intenção.

Indicação

Fístulas Submucosas, Subcutâneas ou Intramusculares. O tratamento ideal é a fistulotomia, seguida de curetagem do leito.

Fístulas Perianais Transesfincterianas. Estas fístulas são tratadas pela fistulectomia, podendo ser a técnica assim esquematizada (Fig. 82.7): dilatação do canal anal, introdução do afastador com exposição da linha pectínea. Exame da mucosa do canal anal e do reto para visualizar as criptas. Introdução de um estilete pelo orifício externo e identificação do orifício interno. Se houver dificuldade na passagem do estilete, injeta-se corante ou água oxigenada. Incisão triangular com base externa contornando o trajeto fistuloso reparado pelo estilete e tracionado por pinça tipo Allis. O

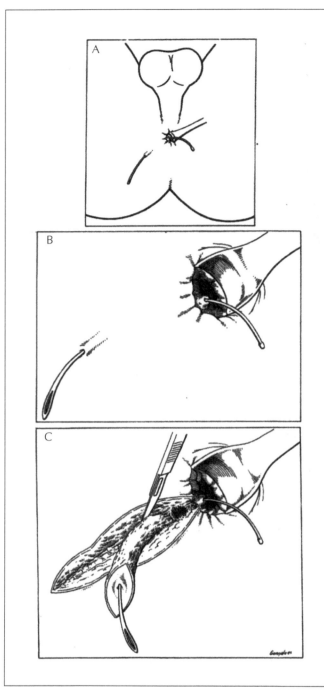

Fig. 82.7 – *Fistulectomia anal. A e B - Passagem do estilete entre os dois orifícios da fístula. C – Ressecção do trajeto fistuloso, seccionando parcialmente o esfíncter quando a fístula é superficial.*

trajeto pode ser extra ou intra-esfincteriano. Quando, nesta segunda eventualidade, englobar parcialmente os músculos esfincterianos, estes são incluídos na ressecção. A dissecção prossegue contornando a fibrose cateterizada pelo estilete, ou os tecidos impregnados pelo corante, até ser ultrapassado o orifício interno com a cripta correspondente, que deverá ser ressecada.

Quando o trajeto da fístula transesfincteriana engloba maior parte da massa esfincteriana externa, deve-se proceder a seu isolamento por dissecção romba, e não seccioná-la de imediato, pois isto levará a distúrbios da continência fecal. Nestes casos deve-se reparar o contingente muscular, isolado por meio da passagem de fio de seda 12, que será amarrado frouxamente. A seguir procede-se à fistulectomia da mesma maneira anterior (Fig. 82.8).

Dependendo da profundidade da massa esfincteriana, reparada pelo fio de seda, sua secção será efetuada após 15 ou 21 dias. A partir deste período já houve fixação das fibras musculares ao leito da ferida primária, ocorrendo retração mínima das bordas seccionadas, obtendo-se no pós-operatório melhores resultados funcionais. Esta secção pode ser feita com anestesia local, porém é preferível efetuá-la sob sedação, para nesta oportunidade rever a cicatrização da ferida cirúrgica.

Fístula Isquiorretal (em Ferradura). Este tipo de fístula pode ser tratado de modo mais conservador, não se ressecando totalmente os trajetos fistulosos. Neste método os trajetos são característicos, e como o orifício interno geralmente situa-se na linha média posterior, a fistulotomia é iniciada a partir do orifício interno em direção ao cóccix, abrindo-se o espaço pós-anal profundo. Os orifícios secundários devem ser identificados, aumentados e curetados, não sendo necessário ressecá-los totalmente, porque depois da fistulotomia na linha média posterior, o processo de cicatrização por segunda intenção fechará a comunicação entre os músculos elevador do ânus e a porção superficial do esfíncter externo. Os trajetos distais ao espaço pós-anal terão resolução espontânea. A incisão mediana inclui a ressecção em T da porção do trajeto fistuloso. Pode-se também usar método mais radical que consiste na ressecção dos trajetos, incluindo os orifícios internos e externos dos dois lados, atingindo as fossas isquiorretais. Tanto nas fístulas posteriores como nas anteriores deve-se incluir o tratamento do orifício interno situado na linha média, o qual deve ser cateterizado e ressecado, estabelecendo-se ampla comunicação entre as duas incisões laterais (Fig. 82.8). Se a massa muscular envolvida for razoável, procede-se à operação em dois tempos reparando-se a mesma com fio de seda. A área cruenta é deixada aberta para cicatrização por segunda intenção.

As fístulas com muitos orifícios, resultantes de complicação cirúrgica, são tratadas por incisões radiadas múltiplas ao redor do ânus, ou podem ser retiradas parcialmente em várias sessões cirúrgicas.

Fístulas Pelvirretais ou Extra-Esfincterianas. O tratamento destas fístulas é muito difícil, visto que qualquer tentativa em abrir completamente o trajeto fistuloso resultará em incontinência, devido à secção do anel anorretal. A correção destas fístulas deve se acompanhar de feitura de colostomia temporária.

Complicações

1) Retardo na cicatrização – é devida à proliferação excessiva do tecido de granulação. A aplicação de nitrato de prata facilita a resolução do processo.

2) Recidivas – são relativamente freqüentes e devidas a tratamento incorreto, por falta de reconhecimento do orifício interno com a cripta correspondente, origem do processo.

3) Incontinência fecal – é a complicação mais séria, devida ao fechamento incompleto do ânus, conseqüente à falta

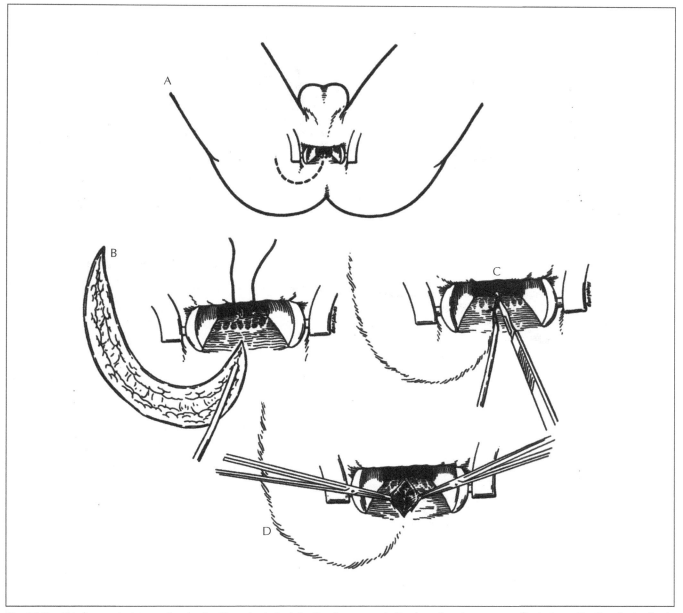

Fig. 82.8 – *Fístula com trajeto profundo. A – Traçado da incisão. B – Passagem de fio de seda sob a massa esfincteriana. C – Secção tardia do esfíncter, após cicatrização do ledo fistuloso. D – Esfíncter seccionado.*

de integridade do anel anorretal por secção cirúrgica, ou por interposição do tecido cicatricial.

Críticas e Comentários

O tratamento satisfatório das fístulas depende do conhecimento de que os abscessos e fístulas constituem uma mesma condição, representando o abscesso a fase aguda, e a fístula, a fase crônica do processo infeccioso. A simples drenagem do abscesso se acompanha, em cerca de 50% dos casos, da formação de trajeto fistuloso. Por esta razão, quando após a drenagem, for reconhecida, pela introdução de um dilatador anal e cateterização da incisão cutânea, a presença de uma cripta, pode-se proceder à fistulectomia. Entretanto, para isto, deve-se levar em conta a intensidade do processo inflamatório e sua relação com a massa esfincteriana; quando o contingente inflamatório for grande e o trajeto envolver parte razoável da musculatura anal, é mais conveniente proceder-se apenas à drenagem e esperar a resolução do processo inflamatório, antes de tratar a fístula.

O tratamento cirúrgico das fístulas nem sempre é fácil. Para ser praticada a fistulectomia devem ser conhecidos detalhes da anatomia e fisiologia anorretal, sem o que, os riscos de complicação serão grandes. Os seguintes princípios são fundamentais, devendo ser obedecidos:

1) A investigação dos sintomas intestinais é imperativo antes de ser indicado o tratamento cirúrgico, a fim de se afastarem doenças inflamatórias como tuberculose, doença de Crohn ou retocolite ulcerativa, que devem ser tratadas primariamente.

2) Durante a operação devem ser identificados os orifícios e trajetos fistulosos e sua relação com os músculos es-

fincterianos externo e interno e anel anorretal, incluindo a própria cripta, origem do processo infeccioso. A localização do orifício interno pode ser facilitada por alguns métodos como:

a) Regra de Goodsall-Salmon: embora nem sempre válida, seu conhecimento muitas vezes orienta a conduta; traça-se uma linha imaginária que divide transversalmente o ânus em duas partes, anterior e posterior; se o orifício externo for situado na metade posterior, o orifício interno correspondente estará situado na 'linha média, sendo o trajeto geralmente curvo; se 'for anterior, o orifício interno estará em sentido radiado, sendo seu trajeto quase reto.

b) Cateterismo do trajeto fistuloso com estilete: esta manobra, por ser dolorosa, deve ser efetuada sempre depois da anestesia. A introdução deve ser cuidadosa para evitar a criação de falsos trajetos ou de falsos orifícios internos. Algumas vezes é necessário introduzir dois estiletes curvos, um pelo orifício externo, outro pelo interno, para a identificação do trajeto.

c) Injeção de substâncias corantes, como azul-de-metileno, ou água oxigenada que permitem a identificação do trajeto primário e dos eventuais secundários.

No tratamento das fístulas é fundamental que o orifício interno com a cripta correspondente sejam ressecados. Discute-se a necessidade de ressecar todo o trajeto fibroso da fístula; desde que a porção epitelial mais interna do trajeto, incluindo a porção criptoglandular, seja ressecada, a fístula cicatrizará mesmo sem a retirada de toda a extensão do trajeto.

Quanto ao tratamento da ferida cutânea após a fistulectomia, a maioria dos cirurgiões usa o método aberto, havendo cicatrização por segunda intenção; alguns, entretanto, fazem sutura primária, a qual se acompanha com freqüência de deiscência, por tratar-se de ferida contaminada; outros recomendam o uso de enxertos livres, de imediato ou alguns dias depois da primeira operação. Com relação à musculatura esfincteriana envolvida no trajeto fistuloso, desde que não se seccione o anel anorretal, toda a massa esfincteriana interna e externa pode ser seccionada sem grandes conseqüências para a continência fecal. Estes músculos, entretanto, devem ser reparados com fio de seda sempre que parte significante dos mesmos seja envolvida. Não é propriamente a secção muscular a responsável pela incontinência, mas sim a interposição de tecido cicatricial entre as bordas retraídas, após a secção primária. Nas fístulas pelvirretais é conveniente o exame radiológico (fistulografia) prévio à operação, visto que muitas delas são conseqüentes às doenças inflamatórias do intestino grosso como diverticulite, doença de Crohn ou mesmo corpos estranhos. Nestas condições, o tratamento deve ser dirigido para a doença primária.

BIBLIOGRAFIA

1. Barron, J. Office ligation of internal haemorrhoids. Amer. J. Surg., 105:563, 1963.
2. Bennert RC & Goligher JC. Results of sphincterotomy for anal fissure. Brit. Med. J., 11:1500, 1962.
3. Capelhuchnik P, Krug WA & Fatte S. Hemorroidectomia na trombose hemorroidária. Rev. Ass. Med. Bras., 24:61, 1978.
4. Eisenhammer S. Proper principles and practice in the surgical management of hemorrhoids. Dis. Colon & Rect., 11:288, 1968.
5. Eisenhammer S. The surgical correction of chronic internal anal (sphincteric) contracture. S. Afr. Med. 1., 25:486,1951.
6. Eisenhammer S. The internal anal sphincter. S. Afr. Med. J., 27:266, 1953.
7. Eisenhammer S. The evolution of the internal anal sphincterotomy operation with special reference to anal fissure. Surg. Gynec. Obstet., 109:583, 1959.
8. Eisenhammer S. The anorectal fistulous abscess and fistula. Dis. Colon & Reel., 9:91, 1996.
9. Eisenstat T, Salvati EP e Rubin R1. Outpatient management of acute hemorroidal disease. Dis. Colon Rectum, 22:315, 1979.
10. Ellis M. Recurrence of infection following treatment of anorectal abscesses by primary suture. Proc. Roy. Soc. Med., 55:757, 1962.
11. Ferguson JA & Mackeigan JM. Hemorrhoids fistulae fissures: office and hospital management – A critical review. Adv. Surg., 12:11, 1978.
12. Ferguson JA & Heaton JR. Closed hemorrhoidectomy. Dis. Colon & Rectum, 2:176, 1959.
13. Frahia A. et aI. Esfincterotomia lateral no tratamento da fissura anal. Técnica e resultados. Rev. Hosp. Clin. Fac. Med. S. Paulo, 30: 161, 1970.
14. Friend WG. Surgical incisions for complicated anal fistulas. Dis. Colon & Reel., 18:652, 1975.
15. Gabriel WB. Treatrnent of pruritus anus fissure. Brit. Med. J., 2:311, 1930.
16. Gabriel WB. Principies and Practice of Reçtal Surgery. Ed. 1ª e 5ª. London, HK. Lewis & Co. Lld., 1932, p. 248, p. 739, 1963.
17. Garnz R, Rodrigues MJA & Luchetti ES. Abscessos perianales – tratamiento radical. Prensa Med. Argent., 55: 1463, 1968.
18. Goligher JC. Leacock AG. & Brossy J. The surgical anatomy of anal canal. Brit. J. Surg. 43:51.
19. Goligher JC. Surgery of the anus, rectum and colon. London, Bailiere, 1967.
20. Greca F, Hares MM, Neavah E, Alexander Williams J & Keighley MRB. Randomized lrial to compare rubber band ligation with phepol infection for treatment of hemorrhoids. Brit. J. Surg. 68:250, 1981.
21. Haddad J. Processos inflamatórios do canal anal. In: Corrêa Netto A. Clínica Cirúrgica, 3ª ed., São Paulo, Editora Savier, 1974.
22. Habr-Gama A. Afecções proctológicas na gravidez. G. O., 3:6, 1969.
23. Hamilton CN. The deep postanal space - surgical significance in horseshoe fistula and abscesso Dis. Colon & Rect., 18:643, 1975.
24. Hanley PH. Conservative surgical correction of horseshoe abscess and fistula. Dis. Colon & Rect., 8:364, 1965.
25. Hardy KJ & Cuthbertson A A. Lateral sphincterotomy. An appraisal with special reference to sequelae. Aust. N. Z. 1. Surg., 39:91, 1969.
26. Hawley PR. The treatment of chronic fissure in anus. Atrial of methods. Brit. J. Surg., 56:915, 1969.
27. Heindenreich A & Marino E. lnjertos de piel en cirurgia proctologica. Prensa Med. Argent., 54:845, 1967.
28. Hoffmann DC & Goligher JC. Lateral subcutaneous internal sphincterotomy in treatment of anal fissure. Brit. Med. J., 3:673, 1970.
29. Hughes ESR. Anal fissure. Brit. Med. J., 2:803, 1953.
30. Hughes ESR. & Cuthbertson AM. Anorectal surgery. Chapman & Hall Ltd., Londoll, Hicks Smith & Sons Pty. Ltd., Sydney.
31. Hunter A. Lateral subcutaneous anal sphincterotomy. Dis. Colon & Rect., 18:665, 1975.

32. Keighley MRB, Greca F, Nevah E, Hares M, Alexander-Williams 1. Treatment of anal fissure by lateral subcutaneous sphincterotomy should be under general anesthesia. Brit. J. Surg. 68:400, 1981.
33. Laurence AE. Patologia hemorroidal aguda. Cir. Panamer., 1:30, 1973.
34. Lockhart-Mummery HE. Treatment of abscesses. Anorectal problems. Dis. Colon & ReeI., 18:650, 1975.
35. Lord PH. A day case procedure for the cure of third-degree haemorrhoids. Br. J. Surg., 56:747, 1969.
36. Magee HR & Thompson R. Internal anal sphincterotomy as an out patient operation. Gut, 7:190, 1966.
37. McEbrain JW et aI. Experience with primary fistulectomy for anorectal abscesso A report of 1000 cases. Dis. Colon & ReeI., 18:646, 1975.
38. Milligan ETC et al. Surgical ariatomy of anal canal and operative treatment of haemorrhoids. Lancet, 2:1119, 1937.
39. Notaras MJ. Lateral subcutaneous sphincterotomy for anal fissure. Proc. Roy. Soe. Med., 62:713,1969.
40. Obando RN. Hemorroides. An. Alap., 110, 1996.
41. Ottinger LW. Fundamentals of colon surgery. Boston, Lirtle Brown Co., 1974.
42. Parks AG. Surgical treatment of hemorrhoids. Brit. J. Surg., 43:337, 1956.
43. Parks AG. The management of fissure in ano. Hosp. Med., 1:737, 1967.
44. M. Parks AG. The classification of fistula in ano. Progress in Proctology, New York, Springer Verlag, 1969.
45. Petrozzi CA. Abscessos y fistulas anorrectales. Cir. Panamer., 1:1, 1973.
46. Pope CE. An anorectal plastic operation for fissure and stenosis and its surgical principies. Surg. Gynec. Obstet., 108:249, 1959.
47. Reis Neto lA. Hemorroidectomias – Estudo comparativo entre as técnicas de ligadura – incisão com semifechamento da ferida cutânea e de dissecção e ligadura – excisão com ferida cutânea aberta. Tese de Docência, Campinas, 1974.
48. Ribeiro MC. Esfincterotomia subcutâneo-mucosa no tratamento da fissura anal. In.: Congresso Latino-Americano I, n, Internacional II e Brasileiro de Proctologia X. 1:423, 1960.
49. Ruiz-Moreno F. Sliding mucocutaneous flap for the treatment of anal ulcer. Dis. Colon & Rect., 11:285, 1968.
50. Ruiz-Moreno F. Hemorroidectomia. In.: XXI Congresso Brasileiro de Proctologia, Salvador, 1971.
51. Samenenius B. Radical treatment of anorectal abscesses. Anais do I Congresso Latino Americano e II Int. Bras. de Patologia 1960.
52. Shub HA, Salvati EP. Rubin TJ. Conservative treatment of anal fissure: unselected, retrospective and continuous study. Dis. Colon Rectum 21:582. 1978.
53. Whitehead W.Surgical treatment of haemorrhoids. Brit. Med. J., 1:149, 1882.
54. Watts J, Mak Bennett RC & Goligher, J C. Stretching of anal sphincters in treatment of fissure in ano. Brit. Med. J., 2:342, 1964.
55. Yamaguchi N. Hemorroidectomia pela técnica de Milligan-Morgan. Estudo retrospectivo dos resultados em 350 casos. Dissertação de mestrado. Fac. Med. USP., São Paulo, 1981.

83 Cirurgia do Fígado

Marcel Cerqueira Cesar Machado

Bases

INTRODUÇÃO

O interesse pela cirurgia hepática não é recente. Em 1989 existiam 76 casos de ressecção hepática parcial descritos na literatura, com 15% de mortalidade. Apesar do entusiasmo inicial os cirurgiões do início do século se mantiveram temerosos, pois a grande vascularização hepática poderia provocar hemorragias intra-operatórias incontroláveis. Além deste problema, temiam a possibilidade de provocarem insuficiência hepática em conseqüência de ressecções extensas. Recentemente, o interesse pelas possibilidades da ressecção hepática como método terapêutica, não só das doenças neoplásicas como também das hemorragias causadas por traumatismo hepático, tem crescido consideravelmente.

Contribuíram para esta situação:

1) Inúmeros e pormenorizados estudos anatômicos da vasculatura hepática e dos canais biliares intraparenquimatosos;

2) Os melhores conhecimentos da fisiologia hepática;

3) O reconhecimento da enorme capacidade de regeneração das células hepáticas;

4) A evolução dos meios diagnósticos das doenças hepáticas e possibilidade de se reconhecer no pré-operatório variações anatômicas da circulação do fígado, através da angiografia seletiva do tronco celíaco e da artéria mesentérica superior;

5) O aperfeiçoamento das técnicas anestésicas e dos cuidados intra e pós-operatório imediatos que permitiram a realização de extensas ressecções hepáticas;

6) A utilização de novas técnicas cirúrgicas que permitiram reduzir em muito a necessidade de transfusões de sangue durante o ato cirúrgico.

ANATOMIA CIRÚRGICA DO FÍGADO

O primeiro estudo da anatomia interna do fígado foi executado por Glisson, em 1654. Posteriormente, apenas alguns trabalhos esparsos foram publicados, mas em termos genéricos este assunto permaneceu esquecido por quase 300 anos, e os textos de anatomia, até pouco tempo, descreviam o fígado como se fosse uma massa amarra dividida pelo ligamento falciforme em lobos direito e esquerdo. O conceito de bilateralidade do fígado é recente e baseia-se no fato de que cada um dos ramos, direito e esquerdo, da veia porta irriga territórios hepáticos independentes. O plano que divide os dois territórios portais (lobo direito e lobo esquerdo) passa à direita do ligamento falciforme, através da fossa da vesícula biliar.

Não só os territórios de distribuição dos ramos direito e esquerdo da veia porta são separados entre si, mas, também, cada um de seus ramos irriga território próprio e independente.

Os ramos arteriais e os ramos dos duetos biliares seguem aproximadamente a mesma distribuição segmentar da veia porta. Não há, do ponto de vista macroscópico, anastomoses intra-hepáticas no que se refere aos ramos das veias, das artérias ou dos duetos biliares, embora existam comunicações microscópicas. Em alguns casos existem ramos arteriais hepáticos acessórios que, do mesmo modo, não mantêm anastomoses com os demais ramos arteriais.

Devemos, no entanto, reafirmar que, quando os estudos anatômicos se baseiam unicamente no sistema de ramos portais, arteriais e ductais biliares, uma série de segmentos hepáticos pode ser distinguida.

De outro lado, ao serem consideradas também as veias hepáticas e seus ramos aferentes, torna-se óbvio que a divisão do fígado em segmentos é irreal. Assim, a consideração dos segmentos portais deve levar a conclusões perigosas do ponto de vista cirúrgico. Cada ramo da veia hepática, que se localiza entre dois segmentos portais, drena sempre ambos os segmentos adjacentes. Na cirurgia hepática referências às ramificações portais, arteriais e ductais devem ser obrigatoriamente complementadas com considerações acerca das veias hepáticas.

ANATOMIA INTRA-HEPÁTICA DA VEIA PORTA

A distribuição intra-hepática dos ramos da veia porta pode ser apreciada na Fig. 83.1.

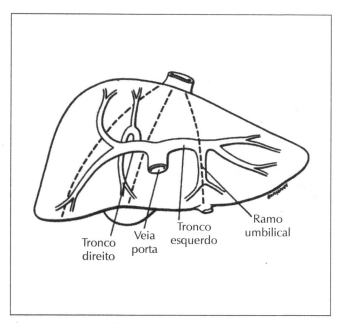

Fig. 83.1 – *Esquema das ramificações portais intra-hepáticas.*

Seu tronco principal divide-se, no hilo hepático, em dois troncos: o direito e o esquerdo.

O tronco direito é muito pequeno (0,5 a 1,5cm de comprimento), sendo inexistente em alguns casos, nos quais os ramos portais dirigidos aos segmentos hepáticos direitos nascem diretamente do tronco principal. Do tronco direito nascem, em geral, dois outros ramos, o anterior e o posterior, cada um dos quais se subdivide em ramo superior e ramo inferior.

O tronco esquerdo é mais longo que o direito e se origina do tronco principal da veia porta em ângulo reto. Caminha horizontalmente para a esquerda até a base do ligamento venoso, donde, no sentido ventrocaudal, passa a se dirigir à inserção do ligamento redondo. Esta porção da veia porta se localiza na fissura intersegmentar esquerda.

A porção proximal do tronco portal esquerdo se denomina *pars transversalis* (segmento transversal) e deriva embriologicamente da anastomose entre a veia umbilical esquerda e a veia onfalomesentérica direita. A porção do tronco esquerdo que caminha na fissura intersegmentar esquerda (ocupada concomitantemente pelo ligamento redondo e venoso) denomina-se *pars umbilicalis* ou segmento umbilical, constituindo o resquício da veia umbilical do embrião.

Da *pars transversalis* nascem, em geral, dois ramos que se dirigem para o lobo caudato: o ramo esquerdo e o direito.

Do ângulo do tronco portal esquerdo nasce um ramo venoso que se dirige para a área superior do segmento lateral do lobo hepático esquerdo. Da face esquerda do segmento venoso umbilical nascem dois ramos que suprem a parte medial e inferior do segmento lateral do lobo esquerdo do fígado.

As veias destinadas ao segmento medial do lobo esquerdo nascem da face direita da *pars umbilicalis,* podendo ser múltiplas ou geralmente em número de dois a quatro ramos.

O conhecimento da distribuição vascular no lobo esquerdo é de fundamental importância, como veremos, para a execução das hepatectomias direitas.

Anatomia Intra-hepática da Artéria Hepática

As ramificações da artéria hepática interior do fígado (Fig. 83.2) seguem o mesmo padrão de distribuição da veia porta. A subdivisão da artéria hepática, em ramo direito e esquerdo, descrita em livros básicos de anatomia, é encontrada em somente 55% dos indivíduos.

Ramificações das artérias hepáticas acessórias direitas ou esquerdas podem ser encontradas como ramos oriundos da artéria mesentérica superior e da artéria gástrica esquerda respectivamente, daí a importância do estudo arteriográfico durante o pré-operatório.

O ramo direito da artéria hepática passa, em geral, dorsalmente ao ducto hepático comum e, antes mesmo de penetrar no parênquima hepático, divide-se em dois outros ramos: anterior e posterior e cada um dos quais, por sua vez, se subdivide em ramo superior e outro inferior. No interior do fígado, estes ramos arteriais caminham junto com os respectivos ductos biliares.

O ramo esquerdo da artéria hepática, continuando-se como ramo terminal da própria artéria, caminha obliquamente em sentido sinistro-cranial para dividir-se, em seguida, em duas artérias segmentares, a medial e a lateral. A artéria segmentar medial divide-se por sua vez em dois ramos, um superior e outro inferior. A artéria segmentar lateral caminha até a fissura intersegmentar esquerda onde se divide em seus ramos, um superior e outro inferior.

Anatomia dos Ductos Biliares

Os ductos biliares hepáticos direitos seguem a mesma distribuição dos ramos arteriais. Dois ramos ductais, o anterior e o posterior, drenam o lobo direito. Ambos são formados pela junção de seus respectivos ramos superior e inferior. Os dois ductos do lobo direito ao se unirem formam o ducto biliar hepático direito. O ducto hepático esquerdo é formado

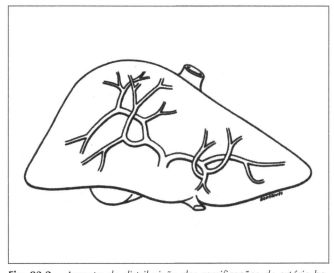

Fig. 83.2 – *Aspecto da distribuição das ramificações da artéria hepática no interior do fígado. 1) Artéria hepática; 2) Ramo direito da artéria hepática; 3) Ramo posterior da artéria hepática direita; 4) Ramo anterior da artéria hepática direita; 5) Ramo esquerdo da artéria hepática; 6) Artéria segmentar medial do ramo esquerdo da artéria hepática; 7) Artéria segmentar lateral do ramo esquerdo da artéria hepática.*

pela união de dois duetos segmentares: um oriundo do segmento medial e outro do segmento lateral do fígado. Cada um destes ramos segmentares é formado pela união de dois outros ramos: um superior e outro inferior.

Veias Hepáticas

Existem três veias hepáticas: a direita, a mediana e a esquerda. Estas veias convergem para a veia onde desembocam através de dois ou três troncos venosos (Fig. 83.3).

A veia hepática direita é a maior delas. Em muitos casos, porém, ela não constitui um tronco único, mas, sim, um feixe de veias de calibre aproximadamente igual. Caminha sempre entre os ramos posteriores e anteriores do tronco portal direito.

A veia hepática mediana localiza-se no plano interlobar principal, geralmente em direção coincidente com a de uma linha traçada desde a veia cava (porção supra-hepática) até a fossa vesicular. Freqüentemente desemboca num tronco curto formado ao fundir-se com a veia hepática esquerda. Esta drena o lobo esquerdo. As veias hepáticas e os ramos da veia porta caminham em direções que formam um ângulo reto entre si. O lobo caudato é drenado por duas veias pequenas: as veias caudatas superior e inferior, que desembocam diretamente na veia cava. Outras veias hepáticas drenam parte do segmento posterior do lobo direito e desembocam diretamente na veia cava.

SEGMENTAÇÃO HEPÁTICA

O estudo das estruturas hepáticas de distribuição segmentar (duetos biliares, artéria hepática e veia porta), utilizando moldes plásticos, permite descrever uma fissura que divide o fígado em dois lobos: lobo direito e lobo esquerdo. Esta fissura (fissura lobar principal), na superfície do fígado, corresponde a uma linha que vai desde a veia cava (segmento supra-hepático) até a fossa vesicular. Esta linha demarcatória entre o lobo direito e esquerdo não coincide com a linha habitualmente descrita nos livros de anatomia, onde sua posição é dita coincidir com o ligamento falciforme. Duas outras fissuras têm sido descritas: a fissura intersegmentar direita e a intersegmentar esquerda. A primeira divide o lobo direito nos segmentos hepáticos posterior e anterior, enquanto a segunda, passando pela inserção do ligamento falciforme, divide o lobo esquerdo em seus segmentos, o medial e o lateral (Fig. 83.4).

Cada um destes segmentos pode ser subdividido em áreas superiores e inferiores de acordo com sua drenagem biliar e suprimento vascular. As veias hepáticas caminham no interior das fissuras intersegmentares, drenando segmentos hepáticos adjacentes.

Quando pequenas porções do fígado precisam ser ressecadas, os conhecimentos da anatomia do órgão são importantes no sentido de se evitarem lesões de estruturas biliares ou vasculares intra-hepáticas de segmentos adjacentes.

Do ponto de vista cirúrgico, no entanto, a fissura interlobar e a fissura intersegmentar esquerda são as únicas referências anatômicas utilizadas durante as ressecções hepáticas. As segmentares são raramente praticadas. Desde que os ductos biliares periféricos acompanhem os ramos portais, as colangiografias pré ou intra-operatórias podem dar idéia da distribuição dos ramos portais e conseqüentemente das veias hepáticas principais. A ultra-sonografia intra-operatória permite uma correta definição da anatomia vascular hepática e tem sido cada vez mais utilizada pelos cirurgiões que se propõem a efetuar ressecções hepáticas.

Uma descrição mais detalhada da segmentação anatômica do fígado foi feita por Couinaud. Nesta descrição o lobo caudato é designado como segmento I. O lobo esquerdo é dividido em um segmento superior (II) e um segmento inferior (III). Entre estes dois segmentos corre a veia hepática esquerda, sendo a fissura que os separa denominada fissura portal-esquerda. O segmento medial do lobo esquerdo é designado como IV. O segmento anterior do lobo direito é dividido em dois outros segmentos: o inferior (V) e o supe-

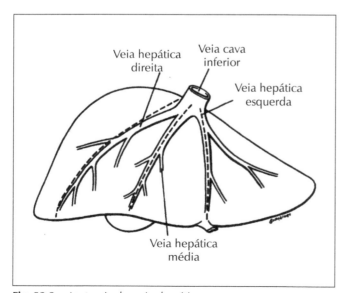

Fig. 83.3 – *Anatomia das veias hepáticas*

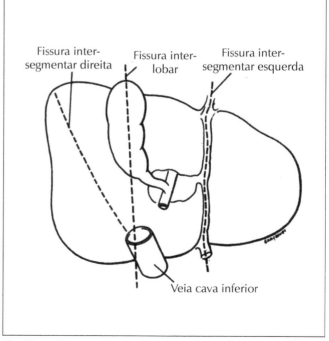

Fig. 83.4 – *Demarcação dos lobos e segmentos hepáticos*

rior (VIII). O segmento posterior do lobo direito é também dividido em segmento inferior (VI) e superior (VII). Embora esta classificação mais detalhada da segmentação hepática permita aumentar o conhecimento da anatomia hepática, ela traz pouca vantagem em relação à descrição efetuada anteriormente no tocante às grandes ressecções hepáticas. As segmentectomias utilizadas basicamente nos fígados cirróticos seguem as descrições de Counaud sendo, porém, pouco utilizadas no nosso meio. A utilização de ultra-sonografia intraoperatória e a injeção em ramos portais segmentares de corantes permitem melhor definição, durante as intervenções cirúrgicas, dos limites dos segmentos hepáticos a serem ressecados.

ANATOMIA MICROSCÓPICA DO FÍGADO

O fígado é revestido por uma camada espessa de colágeno e tecido elástico, que constitui a cápsula de Glisson, a qual penetra no parênquima hepático ao longo dos vasos sangüíneos (artéria hepática e veia porta) e dos duetos biliares. O parênquima hepático é constituído de células distribuídas em forma de lâminas através das quais passa um sistema de sinusóides. As paredes destes, ao contrário dos capilares comuns, não são contínuas, por apresentarem orifícios que comunicam sua luz com espaços perissinusoidais denominados espaços de Disse.

As paredes dos sinusóides são constituídas por células diferenciadas, as células de Kupffer, que fazem parte do sistema retículo-endotelial. Ao microscópio as células hepáticas estão dispostas em arranjo lobular pouco nítido. No centro de cada lóbulo localiza-se a veia centrolobular, tributária do sistema de veias hepáticas. Na periferia dos lóbulos hepáticos existem os espaços portais, onde se localizam os ramos da veia porta, da artéria hepática e dos duetos biliares.

Os ramos da veia porta e da artéria hepática, após várias ramificações, desembocam diretamente nos sinusóides. Os duetos biliares nascem nos canalículos existentes entre as células hepáticas e são delimitados pelas próprias membranas celulares. Estes canalículos desembocam nos duetos biliares interlobulares que, ao se unirem, formam os duetos de maior calibre localizados nos espaços portais.

SISTEMA LINFÁTICO

Entre as células hepáticas e as sinusóides, como vimos, existem espaços denominados espaços de Disse, através dos quais se dão trocas líquidas entre os sinusóides e as células hepáticas. O líquido destes espaços passa aos pequenos canais linfáticos dos espaços portais e daí aos canais maiores que abandonam o fígado, principalmente através do hilo hepático. Os canais linfáticos localizam-se ao redor das veias hepáticas, na cápsula de Glisson e ao redor dos ductos biliares.

Muitos deles atravessam o diafragma e desembocam no dueto torácico. Os gânglios linfáticos, para os quais a linfa hepática é drenada, localizam-se junto ao hilo do fígado, e estão em conexão com os gânglios da artéria gástrica esquerda e do tronco celíaco.

EMBRIOLOGIA

O desenvolvimento embriológico do fígado começa ao redor da quarta semana de vida fetal, ocasião em que se origina de um divertículo do intestino primitivo. Este divertículo dá origem a cordões tubulares hepáticos que penetram no septo transverso.

Subseqüentemente ocorrem diversas transformações, no nível dos cordões hepáticos embrionários, caracterizadas pelos desenvolvimento de lóbulos, proliferação celular e formação de sinusóides e de ductos biliares, até que o fígado assuma sua forma definitiva.

Da quinta à sétima semana de vida fetal, processam-se alterações da circulação fetal. A veia onfalomesentérica direita se oblitera, enquanto a esquerda persiste, dando origem à veia porta. A veia umbilical esquerda se atrofia na sua porção justacardíaca, enquanto sua porção distal passa a se comunicar com a circulação intra-hepática através do ducto venoso. Este, persistindo até o nascimento, permite que o sangue arterializado da veia umbilical chegue diretamente ao coração.

Por ocasião do nascimento, com a cessação do fluxo sangüíneo da veia umbilical, o ducto venoso se oclui. A veia umbilical obliterada constitui o ligamento redondo enquanto o ducto venoso obliterado dá origem ao ligamento venoso.

A introdução de um cateter na luz colabada da veia umbilical permite o acesso ao sistema portal, sendo utilizado com o propósito de administrar soros e medicamentos ao paciente.

FISIOLOGIA HEPÁTICA

O fígado é o órgão central do metabolismo orgânico. Suas funções, complexas e ainda pouco conhecidas, ultrapassam em número as funções exercidas por todos os outros órgãos.

A arquitetura do lobo hepático facilita a passagem do sangue do espaço porta até a veia centrolobular. A função de cada hepatócito depende da sua posição dentro do lóbulo e sua proximidade do espaço porta. Baseado nas diferenças anatômicas, os hepatócitos estão divididos em três zonas: zona 1 – hepatócitos localizados próximos da região periportal, sendo os hepatócitos expostos inicialmente às substâncias e substratos presentes na veia porta e artéria hepática. Nesta zona os hepatócitos contêm as mais elevadas concentrações das enzimas envolvidas na glicogênese e neoglicogênese. Estas células produzem a maioria das proteínas expostas e são responsáveis pelo metabolismo protéico.

Os hepatócitos localizados junto à veia centrolobular pertencem à zona 3 enquanto que os intermediários, entre a zona 1 e a zona 3, constituem a zona 2. Os hepatócitos da zona 3 com menor concentração de oxigênio são equipados para glicólise e lipogênese. Ureagênese ocorre nas zonas 2 e 3. Os hepatócitos da zona 3, de outro lado, são freqüentemente os mais afetados nas situações de isquemia hepática.

Além dos hepatócitos existem outras células no fígado com funções bem reconhecidas:

1) Células endoteliais: função de manutenção da integridade vascular, transporte e captação de substâncias.

2) Células de Kupffer – função macrofágica e modulação da atividade hepatocitária.

3) Células ITO: armazenam gordura e vitamina A, e são possíveis precursores dos miofibroblastos.

4) Fibroblastos: produção de colágeno na cicatrização.

5) Células ductais: produção, transporte e modificação da bile.

6) Células "pit": possível função neuroendócrina.

7) Células nervosas: transmissão e modificação neural.

As células de Kuffer constituem cerca de 80 a 90% dos macrófagos fixos no organismo e aumentam ou diminuem em número em várias situações, aumentam na sépsis, reduzem em número nas situações de derivação porto-sistêmica. São na realidade macrófagos modificados e responsáveis pela depuração de endotoxinas. São mais eficientes na fagocitose e menos eficientes na liberação de radicais de oxigênio em resposta a agentes estimulantes. Apresentam interação com os hepatócitos.

Metabolismo das Bilirrubinas e Formação da Bile

A bile é formada pelo fígado e excretada para o interior do duodeno. É constituída de sais biliares, colesterol, fosfolipídios, bilirrubinas, sais inorgânicos, água e outros metabólitos.

O colesterol e os sais biliares são secretados pelas células hepáticas através de mecanismos ativos. Os sais biliares são sintetizados a partir do colesterol e têm importância fundamental na manutenção da solubilidade das micelas de colesterol.

A bilirrubina, por outro lado, é um metabólito resultante da degradação da hemoglobina no sistema retículo-endotelial (medula óssea e baço). Pequena fração da bilirrubina é produzida na medula óssea, diretamente de produto intermediário de síntese da hemoglobina.

Na formação da bilirrubina, a partir da hemoglobina, a primeira substância a ser formada é a biliverdina, resultante de abertura do anel tetrapirrólico ligado ao ferro e à globina. Numa etapa posterior o ferro e a globina se separam, dando origem à biliverdina que, após redução, dá origem à bilirrubina não conjugada, que no plasma é transportada ligada à albumina. No fígado, a bilirrubina-albumina é captada e conjugada com ácido glicurônico, dando origem à bilirrubina conjugada.

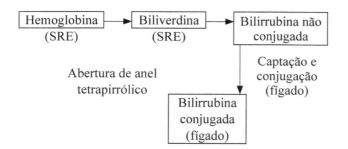

A bilirrubina não conjugada é insolúvel na água e não reage com o reativo de Van den Bergh a não ser quando previamente tratada com álcool. É a chamada bilirrubina de reação inreta.

No fígado, a enzima glucoronil-transferase (UDP) catalisa a conjugação da bilirrubina com o ácido glucurônico, dando origem à bilirrubina conjugada que é hidrossolúvel e reage diretamente com o reativo de Van den Bergh. Na realidade, esta bilirrubina é uma mistura de seu mono e diglucoronato. A bilirrubina conjugada é secretada para a luz dos canalículos biliares e daí para a luz duodenal onde, pela ação bacteriana, é reduzida por enzimas bacterianas e mesobilirrubinogênio e estercobilinogênio. Estes são oxidados à urobilina. Cerca de um terço ou metade da quantidade de urobilinogênio é reabsorvida do intestino (ciclo êntero-hepático). No fígado, grande parte desta substância é reconvertida à bilirrubina e reexcretada através dos canais biliares, enquanto pequena fração é excretada na urina.

Metabolismo dos Carboidratos

O fígado é o responsável fundamental pelo metabolismo dos carboidratos. Parte das pentoses e das hexoses absorvidas do intestino é transformada em glicogênio (forma de armazenamento de energia).

De outro lado, o glicogênio é rapidamente transformado em glicose através do mecanismo enzimático sensível a certos hormônios (catecolaminas, glucagon), provendo energia ao organismo quando se torna necessária. De outro lado, é capaz de sintetizar glicose (durante o jejum) a partir de aminoácidos provenientes do catabolismo de proteínas musculares. Para efetuar este trabalho de síntese de glicose (neoglicogênese), o fígado utiliza energia proveniente do metabolismo de ácidos graxos, provenientes dos depósitos orgânicos de gorduras.

Este mecanismo de manutenção dos níveis de glicose no organismo é fundamental no jejum para a manutenção da função do sistema nervoso central que só utiliza este carboidrato como fonte energética.

Por outro lado, o fígado é responsável pela utilização do excesso de glicose ingerida ou administrada, com a finalidade de evitar a hiperglicemia. Na presença de lesão funcional hepática, ofertas de soluções hipertônicas de glicose podem induzir hiperglicemia grave, conseqüência da falta do efeito regulador exercido pelo fígado sobre o metabolismo glicídio.

Além destas funções, o fígado converte glicose em outras substâncias utilizadas nas sínteses de ácidos nucléicos, nucleotídios e fosfato de adenosina (ATP).

O lactato, produzido durante o metabolismo anaeróbico ou pelos eritrócitos, é metabolizado quase que somente no fígado, o qual converte lactato em piruvato e daí em glicose novamente. Esta glicose pode ser utilizada por outros tecidos. Este ciclo, glicose-lactato-glicose é denominado de ciclo de Cori.

Metabolismo Lipídico

O fígado sintetiza e catabolisa ácidos graxos e gorduras neutras. Os ácidos graxos são catabolisados a produtos contendo quatro átomos de carbono (corpos cetônicos) e compostos contendo dois átomos de carbono (acetato ativo). O fígado é importante na síntese de colesterol, de fosfolipídios e de lipoproteínas.

O fígado utiliza ácidos graxos provenientes de três fontes: gordura absorvida pelo intestino, lipólise tecidual e ácidos graxos sintetizados a partir de carboidratos e aminoácidos. Os ácidos graxos são esterificados com os três grupos hidroxila do glicerol para formar os triglicerídios cuja exportação do fígado depende da síntese de VLDC (lipoproteína de muito baixa densidade). Se o suprimento de triglicerídios excede a capacidade hepática de síntese de VLDC, existe acúmulo de triglicerídios no hepatócito, o que dá origem à estenose hepática. Excesso de oferta é a causa de esteatose na gravidez, na obesidade, nos doentes que recebem corticóide, no diabetes e na nutrição parenteral total. Drogas, toxinas e anoxia podem inibir a síntese protéica e, portanto, a produção de VLDC, resultando em esteatose hepática.

Desnutrição pode resultar em esteatose hepática quando a oferta de gordura é maior que a oferta de proteína e, portanto, de aminoácidos necessários para a síntese de lipoproteínas.

Metabolismo Protéico

O fígado sintetiza e secreta 20 das principais proteínas plasmáticas, a maioria das quais são glicoproteínas.

O fígado representa papel fundamental no metabolismo das proteínas e aminoácidos. Sua situação anatômica permite receber grandes quantidades de aminoácidos derivados das proteínas ingeridas e digeridas no tubo digestivo. O fígado processa parte desses aminoácidos para produção de inúmeras proteínas. Um contingente importante de aminoácidos é processado em outros órgãos para a produção de um sem-número de substâncias, incluindo enzimas, proteínas estruturais etc. De outro lado, aminoácidos derivados de tecidos periféricos são reciclados no fígado para degradação, gliconeogênese, transaminação e outros processos.

A ureagênese hepática e renal permite a formação de compostos menos tóxicos, a partir dos produtos de degradação protéica, que são facilmente excretados pelo organismo.

As enzimas que regulam a concentração de aminoácidos plasmáticos são induzíveis, ou seja, podem aumentar sua atividade de acordo com a necessidade do organismo. Este sistema é capaz de evitar excessivas concentrações e, portanto, prevenir alterações funcionais cerebrais decorrentes do aumento de aminoácidos precursores de neurotransmissores.

A disfunção hepática e os desvios porto-sistêmicos podem alterar estas funções de regulação levando ao desenvolvimento de encefalopatia porto-sistêmica.

No jejum há liberação de aminoácidos dos tecidos periféricos principalmente alanina e glutamina, sendo a alanina utilizada no fígado para gliconeogênese e produção de uréia.

Cerca da metade das proteínas sintetizadas pelo fígado é exportada para a circulação sistêmica. A albumina representa praticamente a metade do total das proteínas sintetizadas pelo fígado. A albumina constitui a principal proteína transportadora do organismo, para ânions, cátions, hormônios, bilirrubinas e ácidos graxos.

O fígado é único órgão de síntese de albumina na razão de 120-200 mg/kg/dia e corresponde a 15% da síntese protéica total do organismo. A albumina se distribui, aproximadamente, 40% no espaço intravascular e 60% no extravascular.

Durante as situações de inflamação há uma dramática modificação da síntese protéica hepática com redução da síntese de albumina e aumento da síntese de proteína C – reativa, amilóide A e outras chamadas proteínas da fase aguda, cujas funções teleologicamente seriam a de localizar e limitar a lesão tecidual. As citoquinas, que são mediadores do processo inflamatório, influenciam a função hepática. A IL-6 (interleucina-6) parece ser o fator mais importante para o início da resposta hepática nos processos inflamatórios.

Desintoxicação

O fígado é o centro desintoxicador do organismo, função esta exercida através de inúmeras reações químicas: oxidação, redução, metilação, acetilação, esterificação e conjugação. Estas reações químicas são utilizadas para modificar uma série imensa de substâncias endógenas e exógenas.

O espectro de transformações metabólicas relacionado à desintoxicação tem sido dividido em duas categorias: Fase I – reações de oxidação, redução e hidrólise. Fase II, conjugação com produtos endógenos.

A capacidade hepática de desintoxicar drogas que somente foram produzidas neste século é intrigante, a não ser que se lembre que a maioria das drogas são derivadas de alcalóides que são produtos de plantas e, portanto, podem ter tido contato com nossa espécie há milhares de anos. A indução enzimática é fator importante na desintoxicação de uma série de substâncias.

As reações de oxidação, que constituem a maioria das transformações da fase I, utilizam o sistema do citocromo P450. Este sistema pode ser dividido em três componentes baseados nos achados cromatográficos: citocromo P450, NADPH – citocromo P450 redutase e fosfolipídio. A falta de desenvolvimento ou reduzida atividade deste sistema parece ser o responsável pela maior sensibilidade dos recém-nascidos e idosos a muitas drogas.

A relação proteína-carboidratos, desnutrição e outros fatores nutricionais alteram o metabolismo no sistema P450. Ingestão de álcool e fumo também alteram a função do sistema.

O tripeptídio glutationa, que contém uma ligação SH, tem sido considerado importante no mecanismo de desintoxicação.

Com efeito, muitos dos metabólitos gerados pelo sistema P450 são desintoxicados através de mecanismos relacionados à glutationa.

Regeneração Hepática

Dentro de três semanas após serem submetidos à ressecção hepática, ratos ou cães são capazes de regenerar seus fígados em até 80-90% do peso original. No homem, no entanto, embora os dados existentes sobre a regeneração hepática sejam limitados, é sabido que ela ocorre, porém em menor intensidade que aquela observada em animais.

No laboratório, o primeiro sinal de regeneração hepática é caracterizado pelo aumento de síntese de RNA (ácido ribonucléico). Algum tempo após, observa-se a síntese do DNA (ácido desoxirribonucléico), o que indica existir atividade mitótica celular. No rato esta atividade de síntese e máxima entre 24 e 48 horas após a ressecção hepática, descrescendo a seguir, à medida que o fígado aumenta de volume. Sabe-se, com certeza, que o sangue portal é de grande importância não só para o trofismo hepático como também para a regeneração do órgão. A derivação do sangue portal, após-ressecção do órgão, praticamente abole sua regeneração celular, enquanto o suprimento de sangue arterial ou a integridade de drenagem biliar não parece afetá-la. Estes fatos são de grande importância prática para o cirurgião. A cirrose hepática, tanto experimentalmente, como em clínica, parece comprometer seriamente a regeneração do fígado. Doentes com cirrose hepática que sobrevivem a ressecções do fígado não exibem sinais de restauração de seu estado funcional existente antes da ressecção. Nestas situações a mortalidade dos pacientes é elevada.

Discutem-se muito na literatura os fatores reguladores de regeneração hepática.

Após hepatectomia parcial ou lesão química ou infecção o fígado revela grande capacidade para regeneração, como pode ser evidenciado por trabalhos experimentais. Acredita-se que este processo é parcialmente controlado por citoquinas. EGF *(epidermal growth factor)* ou factor de crescimento epitelial constitui fator importante que inicia a regeneração hepática. EGF promove a regeneração hepática aguda sinergicamente com insulina e glucagon, efeito este que pode ser bloqueado por etanol ou inibidores da síntese de prostaglandinas.

O TGF-α *(transforming growth factor)* age de modo semelhante ao EGF, promovendo a síntese de DNA nos hepatócitos. A síntese de TGF-α aumenta durante a regeneração hepática o máximo no pico da síntese de DNA.

O fator de crescimento hepático HGF parece iniciar a regeneração hepática após lesão, sendo produzido nas plaquetas, e tem efeitos que se somam aos do EGF.

Em resumo, EGF, TGF-α e FGF *(fibroblast growth factor)* e HGF *(hepatic growth factor)* parecem ser indutores da síntese de DNA durante a regeneração hepática. TGF-β parece ser potente regulador negativo de regeneração hepática, inibindo o processo.

As citoquinas parecem ser fatores importantes na regeneração hepática desde que ratos atímicos em ambiente sem bactérias e sem componentes bacterianos apresentam retardo na regeneração hepática. Estes animais são incapazes de liberar citoquinas em respostas a endotoxinas de origem intestinal ou ambiental.

Fisiopatologia Hepática

Sendo o fígado responsável por importantes e complexas funções metabólicas, sua disfunção leva a numerosas alterações orgânicas, incluindo deterioração funcional do sistema nervoso central, do aparelho cardiovascular e do rim.

O termo "insuficiência hepática" tem sido utilizado para designar uma síndrome de grave prognóstico, resultante de deterioração das funções do fígado.

O fígado, além de sua principal função de usina metabólica do organismo, ainda desempenha papel importante como interposto entre a circulação portal e a sistêmica, de numerosos produtos tóxicos provenientes do tubo digestivo, entre as quais endotoxinas, bactérias e esporos. O fígado também regula a concentração de vários peptídeos e hormônios intestinais, muitos dos quais, como a neurotensina e o VIP *(vasoactive intestinal peptide)*, têm ação vasoativa.

Na insuficiência hepática o fígado é também incapaz de regular a concentração plasmática de aminoácidos, o que pode causar disfunção orgânica.

Diversos pesquisadores verificaram também que as células de Kupffer e os hepatócitos podem produzir óxido nítrico. Esta substância é sintetizada por vários tecidos, especialmente endotélio e macrófagos, e funciona como meio de comunicação intercelular e como vasodilatador vascular através da ativação da enzima guanilato ciclase. As células de Kupffer produzem NO em resposta a LPS (lipopolissacarídio de origem bacteriana), porém necessitam da interação com citoquinas. Hepatócitos também produzem NO quando expostos a células de Kupffer previamente submetidas a endotoxina.

O óxido nítrico produz redução da síntese protéica no hepatócito, porém sua função na sépsis não está ainda bem definida. Pode ter papel importante na vasodilatação presente na cirrose hepática.

As manifestações da insuficiência hepática aguda são dependentes da moléstia que acomete o fígado. Assim, podemos enumerar alterações que surgem tanto nas doenças hepáticas agudas quanto nas crônicas, tais como o coma, a icterícia, as alterações da coagulação e a insuficiência renal. De outro lado, ascite, disfunções endócrinas, problemas hematológicos e circulatórios são alterações mais comuns nas lesões crônicas.

Coma Hepático

As alterações do sistema nervoso central, secundárias à insuficiência hepática, são progressivas, indo desde alterações leves, como as perturbações de personalidade, apatia e irritabilidade, até a mais grave delas, ou seja, o coma profundo. Os pacientes são acometidos de tremores característicos da doença hepática, alterações eletroencefalográficas e anormalidades bioquímicas.

O coma é o resultado da incapacidade do fígado em remover da circulação substâncias tóxicas para o sistema nervoso central. A tabela a seguir enumera as diversas manifestações da insuficiência hepática grave, relativas a cada um dos sistemas orgânicos afetados.

O mecanismo fisiopatológico exato do coma hepático não está completamente elucidado, sendo conhecidos alguns de seus fatores predisponentes ou inibidores, tais como:

1) a derivação do sangue portal para a circulação sistêmica predispõe o coma;

2) a redução do número de microrganismo do tubo digestivo reduz a intensidade das perturbações neurológicas pela insuficiência hepática: isto porque as substâncias envolvidas na produção do coma hepático parecem originar-se no intestino, sobre as quais devem atuar bactérias intestinais;

3) as substâncias relacionadas com a produção do coma parecem ser compostos nitrogenados, pois o coma hepático pode ser desencadeado por sangramento gastrintestinal ou aumento das proteínas da dieta;

4) a hipotensão arterial causando hipoxia hepática agrava o coma;

5) a amônia, segundo alguns autores, é a substância mais importante na fisiopatologia do coma hepático, apesar da inexistência de correlação entre o grau de alteração cerebral e os níveis de amônia plasmática.

Alguns autores recentemente afirmaram que, nos casos de insuficiência hepática, certas aminas (octopamina) ou seus precursores originários no intestino, adentram o sistema nervoso central e acumulam-se nos neurônios adrenérgicos centrais, deslocando os neurotransmissores normais (norepinefrina e dopamina).

ICTERÍCIA

A icterícia constitui a manifestação clínica principal da insuficiência hepática aguda, sendo seu nível plasmático, em geral, proporcional à gravidade da lesão hepática. Em raras situações a lesão do fígado é tão extensa que o paciente falece antes que a bilirrubina sérica ultrapasse 5mg%. Nas lesões hepáticas crônicas a falência hepática pode acompanhar-se de icterícia leve, moderada ou intensa.

A fisiopatologia da icterícia na falência hepática não é ainda bem conhecida. A hiperbilirrubinemia não é diferente daquela encontrada na obstrução biliar no tocante a níveis de seu componente conjugado (bilirrubina direta) em relação a seu componente não conjugado (bilirrubina indireta).

A capacidade de conjugar bilirrubina permanece presente, mesmo nos casos muito graves de doenças hepáticas. Segundo alguns autores, o defeito presente na insuficiência hepática corresponde ao transporte deficiente da bilirrubina conjugada através da célula hepática em direção aos canalículos biliares.

ASCITE

A ascite, no doente portador de lesão hepática, resulta da combinação de diversos fatores, entre os quais, a hipoalbuminemia e a hipertensão portal, que representam suas causas mais importantes.

Na cirrose hepática, além destes fatores, o bloqueio pós-sinusoidal pode ser responsabilizado pela transudação da linfa do fígado. Após o estabelecimento da ascite, diversos fatores, tais como o hiperaldosteronismo, são responsáveis pela sua perpetuação.

Alguns agentes foram incriminados na gênese da ascite. Dentre eles, um polipeptídeo vasodilatador, ainda não bem estudado, alteraria a perfusão renal, provocando ativação do sistema renina-angiotensina-aldosterona. De qualquer modo, a presença de ascite num paciente cirrótico, embora indique a existência de lesão hepática grave, não é sinal de falência iminente do órgão.

INSUFICIÊNCIA RENAL

As lesões hepáticas graves são freqüentemente acompanhadas de alterações da função renal (síndrome hepatorrenal), caracterizada por oligúria, osmolaridade urinária elevada, baixos níveis de sódio urinário e elevação dos níveis de potássio na urina. Este tipo de alteração distingue-se nitidamente da insuficiência renal tubular aguda (necrose tubular aguda).

Não se conhece a fisiopatologia precisa da lesão renal, mas sabe-se que rins de doentes com insuficiência hepática crônica, transplantados para indivíduos sem alterações hepáticas, funcionam normalmente. Por outro lado, transplante de fígado em indivíduos com insuficiência hepática crônica e síndrome hepatorrenal levam à correção das alterações renais.

Estes fatos sugerem a existência de alterações renais do tipo funcional, provavelmente hemodinâmica, como causas da insuficiência renal associada a lesões hepáticas graves.

COAGULOPATIAS

As lesões hepáticas são causas freqüentes de alterações da coagulação sangüínea que podem estar ou não associadas a hemorragias clinicamente significantes. A patogênese do sangramento nas doenças hepáticas é freqüentemente obscura e pode ser conseqüente a diversas condições, tais como diminuição da síntese dos fatores de coagulação ou aumento de sua utilização, fibrinólise excessiva, plaquetopenia ou ainda combinação destas alterações.

Embora existam métodos para a avaliação individual dos diversos fatores de coagulação, na prática, utilizam-se testes laboratoriais, que medem a ação conjunta destes fatores.

Assim, o teste chamado "tempo de protrombina" ou atividade protrombínica é influenciado pelos níveis plasmáticos dos fatores V, VII e X. Nas doenças do parênquima hepático, a dificuldade de síntese dos diversos fatores constitui uma

Tabela 83.1

Órgãos ou Sistemas Afetados	Manifestações Clínicas
Fígado	Icterícia
	Ascite
Sistema nervoso central	Tremores
	Confusão mental
	Coma
Sangue	Coagulopatia
	Anemia, Leucopenia
	Plaquetopenia
Rins	Uremia
	Anormalidades do equilíbrio ácido-básico
	Hipopotassemia
Glândulas endócrinas	Ginecomastia
	Atrofia testicular
	Perda de pêlos pubianos
Aparelho digestivo	Náuseas
	Anorexia
	Hematêmese, Melena
	Esplenomegalia
Sistema circulatório	Cianose
	Estado hiperdinâmico
Organismo	Emagrecimento
	Hálito hepático
	Eritemia palmar
	Telangiectasias

das causas de alterações dos testes de coagulação, enquanto na icterícia obstrutiva estas alterações são devidas à dificuldade de absorção da vitamina K, necessária para a síntese do complexo protrombínico. Administração de vitamina K na icterícia obstrutiva provoca aumento de 30% na atividade protrombínica, ou mesmo sua normalização, constituindo-se em método útil para o diagnóstico diferencial do tipo de icterícia existente.

BIBLIOGRAFIA

1. Alison MR. Regulations of hepatic growth. Physiol. Rev. 66:499, 1986.
2. Bismuth H & Corlette MB. Intra-hepatic cholangioenteric anastomosis in carcinoma of the hilus of the liver. Surg. Gynec. Obst., 140:170, 1975.
3. Couinaud C. Principes directures des hepatectomies regless. La voie seissurale et la voie extrafasciale. Chirurgie (Paris), 106: 136, 1980.
4. Couinaud C. Hepatectomie droite, hepatectomie droite etendue ou trisegmentectomie? Considerations sur anatomie intra-hepatique et ses applications en chirurgie. Am. Chir. 33:396, 1979.
5. Fischer JE. Surgical Basic-Science, St. Louis, CV Moshy, p. 291-338, 1993.
6. Flint Jr. LM & Polk Ir. HC. Selective hepatic artery ligation: limitations and failures. J. Trauma. 19:319, 1979.
7. Fortner JG, Kim DK, MacLean B, Barrett MK e col. Major hepatic resection for neoplasia: personal experience in 108 patients. Ann. Surg. 188:363, 1978.
8. Hunguet C, Nordlinger B, Bloch P & Conard J. Tolerance of the human liver to prolonged normothermic ischemia: a biologic study of 20 patients submitted to extensive hepatectomy. Arch. Surg., 113:1448, 1978.
9. Koehler RE, Korobkin M & Lewis F. Arteriographic demonstration of collateral arterial supply to liver hepatic artery ligation. Radiology, 117:49, 1975.
10. Starzl TF, Bell RH, Beart RW & Puttrnan CW. Hepatic trisegmentectomy and other liver resections. Surg. Gynec. Obstet. 145:429, 1975.
11. Watkins PB. Role of cytochromes P450 in drug metabolism and hepato toxicity. Semin. Liver Dis. 10:235, 1990.

84 Cirurgia do Fígado

Marcel Cerqueira Cesar Machado

Técnicas

BIÓPSIA HEPÁTICA

As biópsias hepáticas constituem importantes meios para o estudo de determinadas doenças hepáticas. Não constituem, na verdade, um método rotineiro pois suas indicações são específicas. Podem ser realizadas sob visão direta, através de laparotomia ou laparoscopia.

As biópsias hepáticas podem ser praticadas através de punção percutânea do fígado. Dos vários tipos de agulha existentes a mais comumente usada é a agulha de Menghini. Sua utilização obedece à técnica específica. Após a agulha ser introduzida no fígado, um pequeno fragmento do parênquima hepático é aspirado para seu interior por meio de uma seringa conectada à sua base.

O doente deve sustar a respiração durante a punção e a aspiração do fragmento de fígado. A não obediência a este requisito pode ocasionar hemorragia. A biópsia hepática não deve ser utilizada em doentes com defeitos de coagulação do sangue.

O fígado deve ser puncionado através do nono espaço intercostal direito no nível da linha axilar mediana direita. Este método deve ser empregado apenas em doentes hospitalizados, para que possam ser mantidos em observação por um período de 24 horas.

Na biópsia feita com a agulha de Menghini o risco de hemorragia é menor do que com a agulha de Vim-Silverman. Nos doentes em que há suspeita de existência da icterícia obstrutiva, este procedimento pode acarretar extravasamento de bile para o peritônio, ocasionando peritonite.

As biópsias através de laparoscopia estão descritas em outro capítulo.

ABSCESSOS HEPÁTICOS

Os abscessos hepáticos são fundamentalmente de dois tipos: piogênico e amebiano.

A incidência dos abscessos amebianos é mais freqüente nos países tropicais, embora sua incidência não seja desprezível nos países de clima temperado. A incidência de abscessos piogênicos do fígado tornou-se menor com o advento da era dos medicamentos antimicrobianos.

ABSCESSOS AMEBIANOS

A infecção amebiana do fígado evolui insidiosamente. A *Entamoeba histolytica* penetra no parênquima hepático a partir do sistema portal, podendo a lesão do fígado estar associada à síndrome diarréica, que por sua vez depende do maior ou menor comprometimento intestinal. Diversas condições predisponentes têm sido descritas como responsáveis pela incapacidade do fígado de destruir os microrganismos que são transportados pelo sistema portal. O alcoolismo crônico é uma destas condições.

A invasão do fígado pelo protozário e sua proliferação provocam um processo inflamatório que pode ou não acompanhar-se de necrose hepática. As áreas de destruição do parênquima hepático evoluem, então, para a formação de abscessos amebianos que, na verdade, são em sua maior parte constituídos por tecido necrótico liquefeito em vez de exibirem características de verdadeiros abscessos. Com a evolução do processo abscedado pode haver desenvolvimento de uma cápsula fibrosa bem definida ao seu redor:

O quadro clínico mais comumente exibido pelo paciente consiste em hepatomegalia, dor e febre, ao contrário do que ocorre com o paciente portador de abscesso piogênico. O portador de abscesso amebiano não parece gravemente enfermo, mas pode ser acometido de diarréia; sua temperatura raramente excede a 38,5ºC e existe leucocitose pouco acentuada em seu hemograma.

Os achados radiológicos são importantes: devido à sua localização na porção medial do lobo direito do fígado, existe freqüentemente elevação do diafragma com desaparecimento do ângulo cardiofrênico direito. A elevação localizada do diafragma é altamente sugestiva da presença de abscesso hepático. Alterações radiológicas estão presentes em 85% dos pacientes portadores de abscesso hepático.

O advento dos métodos de imagem (ultra-sonografia e tomografia computadorizada) permitiu o diagnóstico muito mais preciso das lesões hepáticas. Na presença do quadro clínico suspeito, a ultra-sonografia e a tomografia devem ser solicitadas. A ultra-sonografia é operador-dependente e a tomografia exige para um diagnóstico mais preciso a injeção do contraste iodado endovenoso que pode provocar lesões renais.

Estes métodos permitem a punção e a drenagem transcutânea dos abscessos hepáticos.

O teste de fixação do complemento e outros testes imunológicos empregados para a detecção da infestação amebiana podem ser úteis para confirmar o diagnóstico.

Tratamento

O tratamento inicial, na grande maioria dos casos, é clínico, utilizando drogas antiamebianas.

A droga de escolha é o metronidazol em dose mais elevada do que a habitual. Preconizam-se, em geral, doses de 750mg a intervalos de oito horas. Outras drogas, que foram utilizadas no passado, podem ser indicadas, entre elas o cloridrato de emetina, em doses de 65mg/dia durante seis a dez dias, e a cloroquina na dose inicial de 90mg e doses subseqüentes de 30mg/dia até o total de 6,9g ao fim de 20 dias do tratamento.

A punção percutânea, guiada pelo ultra-som ou pela tomografia computadorizada, é preconizada por muitos autores como método de rotina associado aos antiamebianos.

A punção percutânea deve ser indicada, a nosso ver, nos grandes abscessos, naqueles em que a ruptura parece ser iminente, ou quando não existe resposta ao tratamento clínico.

O tratamento cirúrgico deve ser reservado para os casos de ruptura estabelecida ou em abscessos que permanecem após tratamento clínico e punção percutânea.

Complicações

A complicação mais comum é a infecção secundária.

A ruptura para a cavidade torácica, espaço pleural, parênquima pulmonar e pericárdio são complicações graves. A ruptura na cavidade peritoneal pode acarretar peritonite generalizada, que pode evoluir para a formação de inúmeros abscessos peritoneais.

Abscessos amebianos à distância podem também ocorrer, embora infreqüentemente.

A mortalidade é baixa nos abscessos hepáticos únicos, aumentando porém nos abscessos hepáticos múltiplos, que podem chegar a 40% dos casos.

ABSCESSOS PIOGÊNICOS

As bactérias podem atingir o fígado através da veia porta, em conseqüência de processos supurativos intraperitoneais, através da artéria hepática, em processos septicêmicos, ou através de ductos biliares nas colangites supurativas. Podem ainda atingir o parênquima hepático após traumatismos do fígado.

Os abscessos piogênicos do fígado são causados, mais freqüentemente, por germens intestinais *(E.coli)*. Tem-se descrito, mais raramente, a presença de germens anaeróbicos nestas lesões; no entanto, em 50% dos casos descritos na literatura o pus é estéril, sendo muito provável que estes abscessos sejam causados por microrganismos anaeróbicos de difícil recuperação quando meios habituais de cultura são utilizados.

Quadro Clínico

O quadro clínico dos abscessospiogênicos do fígado é extremamente variável, indo desde quadros febris acompanhados de anorexia, náuseas, mal-estar, perda de peso e dor abdominal (geralmente no epigástrio, hipocôndrio direito), até quadros sistêmicos graves com icterícia, febre elevada e falência de múltiplos órgãos.

Ao exame físico encontra-se dor à palpação no hipocôndrio direito, dor a punho, percussão do hemitórax direito e hipoventilação da base do hemitórax direito.

Os achados laboratoriais revelam leucocitose, podendo haver elevação da fosfatase alcalina, gama glutamil transferase, bilirrubinas e transaminases.

Diagnóstico

O diagnóstico é obtido basicamente através de métodos de imagem, entre eles a ultra-sonografia e a tomografia computadorizada do abdome. A cintilografia hepática é hoje pouco utilizada no diagnóstico dos abscessos hepáticos.

Tratamento

Nos abscessos únicos e cuja localização permite fácil acesso percutâneo, a punção guiada pela ultra-sonografia ou a tomografia computadorizada deve ser o tratamento inicial associado sempre à antibioticoterapia sistêmica.

Nas outras situações, ou quando a punção percutânea não induz à regressão do quadro clínico, está indicada a drenagem cirúrgica.

DRENAGEM CIRÚRGICA

A drenagem cirúrgica do abscesso piogênico deve ser a mais precoce possível e deve ser executada, quando possível, de modo a não contaminar a cavidade peritoneal.

A mortalidade dos pacientes, na era pré-antibiótica, era grande nas drenagens dos abscessos hepáticos piogênicos através da via transperitoneal. Com o advento da moderna antibioticoterapia esta drenagem tem índices menores de mortalidade.

Durante a cirurgia deve ser colhido material para cultura e a cavidade do abscesso deve ser esvaziada o mais completamente possível.

Os abscessos localizados anteriormente ao lobo direito do fígado podem ser drenados através de laparotomia transversa subcostal. A pele, o tecido celular subcutâneo e as camadas músculo-aponeuróticas são incisados, sem, contudo, ser atingida a cavidade peritoneal. O peritônio é então descolado do plano muscular por dissecção digital em direção à face convexa do fígado. A parede do abscesso é perfurada com o dedo e um dreno tubular é introduzido e fixado em posição adequada. Os drenos tubulares, envolvidos com dreno de Penrose e dotados de vários orifícios próximos à extremidade introduzida no interior do abscesso, têm dado resultados melhores do que os drenos tubulares não perfurados.

Para a drenagem dos abscessos situados nas regiões mais posteriores do fígado, alguns autores propõem a via de acesso extraperitoneal posterior. A técnica consiste numa incisão cutânea sobre a décima segunda costela, a qual é ressecada sem periósteo. Uma incisão no periósteo de sua face posterior permite o acesso ao abscesso.

Devido à localização lombar e subdiafragmática da décima segunda costela, não há perigo de se penetrar na cavidade pleural. Ao ser atingida a região retroperitoneal, o peritônio é dissecado em direção cranial até que a cápsula fibrosa do abscesso seja atingida, sendo então drenada 'sua cavidade.

Outros autores preferem utilizar a via transperitoneal anterior para a drenagem de todos os abscessos. Toda a superfície diafragmática do fígado pode ser atingida por esta via e, praticamente, qualquer abscesso hepático pode ser drenado. Assim sendo, durante a cirurgia, é suficiente proteger o restante da cavidade peritoneal de possível contaminação. Os drenos utilizados na drenagem posterior são os mesmos já descritos para as drenagens pré-peritoneais.

Nos casos de litíase intra-hepática, ou em casos selecionados, pode-se recorrer à ressecção hepática para tratamento dos abscessos hepáticos.

É importante frisar que o tratamento antimicrobiano, tanto nos casos de punção, como nas cirurgias, deve ser mantido por período não inferior a quatro semanas.

Complicações

A mortalidade dos pacientes portadores de abscessos piogênicos do fígado, mesmo que tratados cirurgicamente, ainda é elevada. Esta tende a diminuir com a utilização adequada dos meios diagnósticos e terapêuticos hoje disponíveis, situando-se no nível de 8 a 22% nos indivíduos com abscessos únicos, enquanto os abscessos múltiplos determinam mortalidade mais elevada.

Hepatectomias

A ressecção de parte do parênquima hepático é indicada em pacientes portadores de:

1) neoplasias primárias benignas ou malignas do fígado, quando bem localizadas;
2) neoplasias da vesícula biliar e dos canais biliares extra-hepáticos que, por continuidade, invadem os lobos hepáticos;
3) neoplasias metastáticas que surgem anos após a remoção do tumor primitivo;
4) traumatismos do fígado;
5) cistos hepáticos solitários;
6) lesões dos canais bilares intra-hepáticos unilaterais acompanhados de litíase intra-hepática irremovível.

Do ponto de vista cirúrgico as hepatectomias (Fig. 84.1) podem ser divididas em:

a) Hepatectomia direita (lobectomia direita), quando se remove todo o parênquima hepático situado à direita da fissura lobar principal;

b) Hepatectomia esquerda (lobectomia esquerda), que compreende a ressecção de todo o tecido hepático situado à esquerda da fissura lobar principal;

c) Hepatectomia direita ampliada (trissegmentectomia), que consiste na remoção de todo o parênquima hepático localizado à direita da fissura intersegmentar esquerda, ou seja, remoção dos dois segmentos do lobo direito, e do segmento medial do lobo esquerdo;

d) Hepatectomia mediana, que compreende a ressecção dos segmentos localizados entre a fissura lobar principal e a fissura intersegmentar esquerda. Este tipo de hepatectomia, raramente utilizado, tem sido substituído pela lobectomia esquerda ou pela hepatectomia direita ampliada.

AVALIAÇÃO PRÉ-OPERATÓRIA DOS PACIENTES

A arteriografia seletiva hepática é de importância fundamental no diagnóstico e na análise da operabilidade das neoplasias hepáticas.

Tem ainda valor inestimável na avaliação da extensão do tumor hepático, permitindo ao cirurgião um melhor planejamento da técnica cirúrgica a ser utilizada em seu tratamento.

A visualização do sistema portal pode ser feita através da observação da fase venosa da arteriografia ou diretamente através da esplenoportografia. A invasão neoplásica da veia porta torna a neoplasia inoperável, enquanto a obstrução de um ou mais de seus ramos intra-hepáticos não contra-indica as hepatectomias parciais.

O conhecimento das variações anatômicas dos segmentos hepáticos e da vasculatura é de grande importância prática para o cirurgião. A cavografia inferior pode dar algumas informações sobre a extensão extra-hepática do tumor.

Alguns autores acreditam que o estudo radiológico pré-operatório do sistema bilar, através de injeção de contraste por cateterismo endoscópico da papila, pode dar idéia do tipo de segmentação hepática e assim facilitar a programação das hepatectomias.

HEPATECTOMIA DIREITA

Técnica Cirúrgica

O paciente é colocado na mesa cirúrgica em decúbito dorsal horizontal. Duas veias são cateterizadas para medida da pressão venosa central e para administração rápida de sangue, caso seja necessária. Através da laparotomia subcostal direita, o fígado é visualizado e a extensão da tumoração hepática de suas possíveis metástases intraperitoneais, em gânglios do hilo de fígado ou da cadeia celíaca, é avaliada.

O tumor de um lobo hepático deve ser então analisado quanto a sua localização, proximidade e invasão da veia cava inferior e das veias supra-hepáticas, bem como quanto ao comprometimento do lobo esquerdo. Nesta fase da cirurgia considera-se o tipo de ressecção que será realizada: hepatectomia direita clássica ou ampliada.

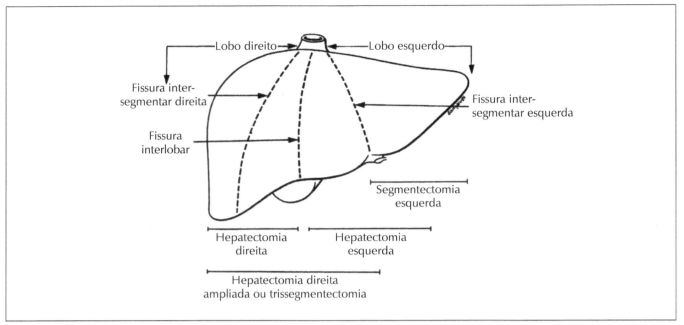

Fig. 84.1 – *Tipos de ressecção hepática regrada.*

Biópsias hepáticas nunca são feitas nos casos de neoplasia, dada a possibilidade de provocarem disseminação de células tumorais.

Há os que preferem iniciar a cirurgia através da laparotomia paramediana direita, que posteriormente é estendida ao tórax, ressecando-se a quinta costela ou através do sexto espaço intercostal direito. Em alguns casos utiliza-se a laparotomia toracofrenal no nível do oitavo espaço intercostal direito iniciada pela incisão abdominal.

Uma vez verificado, através da laparotomia subcostal direita, que o tumor é restrito ao lobo direito, e portanto ressecável, prolonga-se a incisão para o lado esquerdo do abdome. O ligamento falciforme é a seguir seccionado entre ligaduras, junto à parede abdominal, de modo a ser possível utilizá-lo ao final da ressecção do fígado para recobrir sua superfície cruenta.

O hilo hepático é a seguir dissecado e o ducto cístico isolado e seccionado entre ligaduras. O suprimento arterial para o lobo direito é interrompido pela ligadura do ramo direito da artéria hepática.

A seguir procede-se à dissecção do ducto hepático direito que é ligado e seccionado (Fig. 84.2).

Tal ligadura deve ser cuidadosa para que não haja estenose do ducto hepático esquerdo em sua junção com o ducto hepático direito. O ramo direito da veia porta, em geral extremamente curto, é dissecado e ligado. É preferível suturar o coto proximal com *mononylon* 5-0. A rotura deste vaso, cujas paredes são frágeis, pode dar origem a hemorragias graves.

Pequenos ramos venosos, oriundos do parênquima hepático adjacente, podem dirigir-se à face posterior da veia porta e, inadvertidamente, ser rompidos durante a dissecção. O fígado é em seguida tracionado para a esquerda, os ligamentos coronário e triangular direito são seccionados, bem como os ligamentos hepatorrenais. À medida que o fígado é tracionado, o rim direito, a glândula supra-renal direita e a veia cava tornam-se visíveis.

Neste momento as pequenas veias que transitam· do fígado à veia cava são ligadas. Na grande maioria dos casos, costumamos isolar e ligar a veia supra-hepática direita.

O parênquima hepático a ser ressecado após ligaduras das estruturas hilares é nitidamente demarcado pela fissura lobar principal.

A cápsula do fígado é então incisada ao longo dessa fissura e o parênquima hepático é seccionado, utilizando-se a técnica de digitoclasia. Através dessa técnica este é esmagado entre o polegar e o indicador até que as estruturas periportais resistentes sejam palpadas. Estas são então laqueadas e seccionadas.

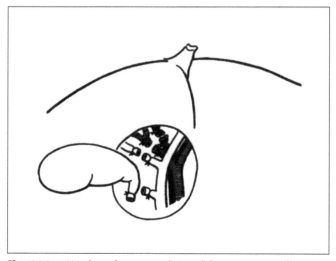

Fig. 84.2 – *Ligadura dos vasos, duetos bilares correspondentes ao lobo hepático direito e do dueto cístico. Tempos prévios à hepatectomia direita.*

A secção do parênquima hepático pode ser feita através de pinças hemostáticas que esmagam o parênquima, deixando apenas os vasos a serem ligados.

Funcionam como a digitoclasia, porém substituindo os dedos pelas pinças hemostáticas.

O bisturi ultra-sônico constitui outro método que pode ser utilizado na secção do parênquima hepático.

Este instrumento dissolve e aspira o parênquima do órgão, deixando apenas os vasos e ductos biliares que são individualmente pinçados e ligados. Este método, embora consuma mais tempo que os anteriores, resulta em superfície cruenta regular sem anfractuosidade ou tecido necrótico, o que diminui a freqüência de infecção nesta área.

Há cirurgiões que ligam a veia hepática direita nesta fase da cirurgia. Com a secção do parênquima em direção ântero-posterior, os grandes troncos venosos tornam-se visíveis ao cruzarem a fissura interlobar, onde são facilmente identificados e ligados. O tratamento da superfície cruenta do segmento restante do fígado consta, inicialmente, de cuidados na inspeção e ligadura de todos os pontos hemorrágicos.

Alguns cirurgiões aconselham recobrir a superfície cruenta com o ligamento falciforme ou com o epíploo, conduta esta que não adotamos em nossas ressecções.

Após revisão da hemostasia, a cavidade abdominal é fechada e drenada adequadamente.

Hepatectomia Esquerda

Os mesmos princípios técnicos utilizados para as ressecções do lobo hepático direito são aplicados nas hepatectomias esquerdas.

Em certos casos há necessidade de ampliação da incisão através de toracotomia no nível do sexto espaço intercostal esquerdo. Pode-se optar ainda por uma laparotomia mediana, e secção mediana do esterno ou então por uma toracolaparotomia esquerda.

O lobo esquerdo é mobilizado após secção do ligamento redondo que pode ser utilizado para tracioná-lo no sentido ínfero-lateral, facilitando a secção do ligamento triangular e do ligamento coronário esquerdo. Deve-se evitar a lesão da veia frênica ou outras colaterais próximas à veia cava.

O epíploo menor é seccionado entre ligaduras e as estruturas hilares dissecadas de modo semelhante ao descrito para a hepatectomia direita. O parênquima hepático é, a seguir, seccionado no nível da fissura interlobar. O tratamento da superfície hepática cruenta é em tudo semelhante ao executado para as hepatectomias direitas.

A ressecção do segmento lateral do lobo esquerdo é praticada, de modo semelhante ao descrito, para a esquerda, com exceção da dissecção do hilo hepático que não é realizada na segmentectomia esquerda.

A linha de secção do fígado deve situar-se à esquerda do ligamento falciforme, tendo-se o cuidado de não lesar a vascularização do segmento medial do lobo hepático esquerdo.

Hepatectomia Direita Ampliada

Compreende a ressecção dos dois segmentos do lobo direito e do segmento medial do lobo esquerdo. As incisões utilizadas para este tipo de ressecção hepática podem ser as mesmas já referidas na descrição da técnica utilizada para a lobectomia direita.

A seqüência do ato cirúrgico é variável segundo o tamanho e a localização da lesão hepática.

Em geral, inicia-se a cirurgia pela mobilização do fígado, seccionando-se seus ligamentos triangular direito e coronário, para que se possa visualizar o ponto de junção entre a veia hepática direita e a veia cava. Nos casos em que a mobilização do fígado for difícil e impeça a visualização adequada da veia supra-hepática, a incisão deve ser ampliada em direção ao tórax. As estruturas hilares são a seguir dissecadas. Tal qual nas hepatectomias direitas, o ducto hepático direito, a artéria cística e a artéria hepática direita são inicialmente seccionados entre ligaduras. O ramo direito da veia porta é seccionado entre pinças hemostáticas, sendo seu coto proximal suturado com pontos de *mononylon* 5-0.

A exata localização da fissura umbilical é então determinada, pois os ramos das estruturas hilares que se dirigem para o lobo esquerdo encontram-se na profundidade desta fissura, sendo aí dissecados. Os ramos que se dirigem para a porção esquerda do lobo caudato são preservados.

A veia hepática direita é dissecada e seccionada entre duas pinças vasculares de Potts, sendo seus cotos suturados com pontos de *mononylon* 5-0.

O afastamento do lobo direito do fígado permite a ligadura de todas as pequenas veias que se dirigem diretamente do lobo direito do fígado à veia cava. As estruturas vasculares e ductais, que se dirigem retrogradamente da fissura umbilical para o segmento medial do lobo esquerdo do fígado são identificadas e ligadas à direita do ligamento falciforme dentro do próprio parênquima hepático. Dessa forma este, excetuando o segmento lateral de seu lobo esquerdo, fica totalmente desvascularizado, o que permite sua exérese através do método da digitoclasia já descrito anteriormente.

É crucial neste tipo de cirurgia o conhecimento de que na fissura umbilical estão localizadas as estruturas vasculares e ductais do segmento medial do lobo esquerdo, cuja dissecção não deve ser feita no interior da própria fissura, mas, sim, um pouco à sua direita.

Com a secção do fígado, através da linha que se torna evidente após a desvascularização dos segmentos hepáticos a serem ressecados, atinge-se, próximo ao diafragma, a veia hepática mediana, que é então ligada e seccionada.

Após a exérese dos três segmentos hepáticos, que caracteriza a hepatectomia direita ampliada, a hemostasia é cuidadosamente revista. O espaço subfrênico direito é drenado e a parede abdominal é suturada por planos, através de técnica clássica de síntese.

Com o desenvolvimento do transplante do fígado e com o conhecimento da capacidade do órgão de resistir a anoxia, uma nova tática de ressecção hepática passou a integrar o arsenal teraupêutico.

A exclusão vascular total do fígado, com a dissecção completa dos pedículos vasculares e pinçamento da cava inferior acima e abaixo do fígado e do hilo hepático, permite a realização de ressecções antes difíceis ou impossíveis de serem realizadas.

A secção do órgão é feita em campo exsangue, permitindo a visualização perfeita das estruturas vasculares e biliares.

Tem sua indicação máxima nos grandes tumores hepáticos com aderência ou comprometimento de grandes vasos, ou naqueles cuja localização torne impossível a dissecção sem visualização perfeita das estruturas.

Seu grande óbice é o bloqueio dos retornos venosos portal e da veia cava, que não é inócuo e pode resultar em problemas hemodinâmicos sérios em determinados doentes.

BIBLIOGRAFIA

1. Andersson R, Saarela A, Tranberg KG & Bengmark S. Intra-abdominal abscess formation after major liver resection. Acta Chir Scand 156: 707-10, 1990.
2. Aun F & Birolini D. Critical maneuvers in trauma surgery. Edit. Ped. Univ. São Paulo, 1982.
3. Bismuth H, Houssin D & Castaing D. Major and minor segmentectomies "régies" in liver surgery. World. J. Surg. 6:10, 1982.
4. Elias H. "Surgical anatomy of the liver" In: Pack GT & Islami AH. Tumors of the liver. Springer- Veraly, Berlim, 116-136, 1970.
5. Healey JE. Clinical anatomic aspects of radical hepatic surgery. J. Intern. Coll. Surg. 22:542, 1954.
6. Healey JE & Schroy Pc. Anatomy of the biliary ducts within the human liver. Arch. Surg. 66.599, 1953.
7. Lange JF, Leese T, Castaing D & Bismuth H. Repeat hepatectomy for recurrent malignant tumors of the liver. Surg. Gynec. Obst, 169: 119-26, 1989.
8. McDermott WV Jr. Surgery of the liver and portal circulation. Lea & Febiger, Philadelphia, 1974.
9. Morrow GE, Grace TB, Sutherland DER & Najarian JS. Hepatic resection for secondary neoplasma. Surgery, 92:610, 1982.
10. Putman CW. Techniques of ultrasonic dissection in resection of the liver. Surg. Gynec. Obst. 157:475, 1983.
11. Starzl II, Bell RH, Beari RW & Putaman CW. Hepatic trisegmentectomy and other liver resections. Surg. Gynec. Obst. 141:429, 1975.

85 Cirurgia das Vias Biliares

Jorge Salles Guimarães

Bases

EMBRIOLOGIA

As vias biliares originam-se, juntamente com o fígado, do divertículo hepático, que se inicia como uma invaginação da endoderme do intestino primitivo do embrião, à partir da quarta semana do desenvolvimento deste. Com o fechamento progressivo do intestino, à custa da aproximação de suas paredes, o divertículo hepático tem sua localização no nível do segmento correspondente ao duodeno. O divertículo hepático primitivo cresce por proliferação celular, passando a adquirir aspecto cordonal arboriforme (Fig. 91.1, Capítulo 91). Os segmentos distais destes cordões formam os ductos biliares intra-hepáticos e suas porções proximais originam as vias biliares extra-hepáticas. Com o crescimento dos brotos hepáticos, a mesoderme que os envolve é afastada para constituir a cápsula do fígado. Na porção correspondente às vias biliares extra-hepáticas, a mesoderme acola-se ao tecido endodérmico dos brotos celulares, originando os tecidos conectivo e muscular liso destes elementos. A vesícula biliar inicia sua formação no ponto de confluência dos ductos hepáticos. Desenvolve-se, inicialmente, como pequena dilatação que se torna alongada. Vários ductos hepáticos terminam na vesícula biliar ou no segmento proximal, o qual se diferenciará no ducto cístico. O segmento proximal do divertículo primitivo que originou o broto hepático diferencia-se no ducto colédoco. As vias biliares são inicialmente tubos sólidos e compactos. A partir do segundo mês de desenvolvimento embrionário inicia-se, por processo de vacuolização, a abertura de sua luz. Esta começa simultaneamente em vários pontos, garantindo, ao completar-se, a permeabilidade das vias biliares. A interrupção do processo de vacuolização em qualquer um dos segmentos ductais causa as atresias, as quais podem ser de maior ou menor extensão, chegando às vezes a atingir todas as vias biliares. Esta anomalia nem sempre é passível de correção cirúrgica, sendo incompatível com a vida. Na vesícula biliar o processo de vacuolização, quando interrompido, determina permanência de septos intraluminares, os quais podem ser únicos ou múltiplos, prejudicando o esvaziamento vesicular. No ducto cístico formam-se normalmente os septos espiralados de Heister, os quais não se originam por defeito do processo de vacuolização, mas sim pelo bloqueio que a mesoderme que envolve o dueto faz à proliferação da endoderme, o qual, continuando seu crescimento, determina a formação das circunvoluções e septações à custa da camada mucosa. As vias biliares podem possuir outras anomalias, tais como: a existência de ductos aberrantes, a vesícula biliar dupla, bilobada, ou de localização intra-hepática, ou ainda, o cisto do ducto colédoco; todas elas capazes de dar origem a fenômenos obstrutivos. Estas deformidades estão freqüentemente associadas à disposição anômala dos pedículos vasculares hepatobiliares.

ANATOMIA

As vias biliares extra-hepáticas são constituídas por um tronco principal, o hepatocolédoco, ligado a uma formação diverticular, a vesícula biliar, por meio de um ducto, o cístico. Situam-se no espaço infra-hepático, estando recobertas pela face inferior do fígado. Iniciam-se junto ao fígado e terminam na segunda porção do duodeno, onde é lançada a secreção biliar (Fig. 85.1).

A vesícula biliar é uma formação sacular piriforme, com função de reservatório de bile. Está acolada à face inferior do fígado no ponto de transição entre o lobo direito e o esquerdo. Tem comprimento de 7 a 12cm, largura de 4 a 5cm e capacidade volumétrica de 50ml. Estas medidas podem variar em decorrência das alterações fisiopatológicas do sistema biliar. As alterações inflamatórias produzidas por processos obstrutivos vesiculares podem reduzir seu volume, levando a atrofia total da vesícula, que se transforma, às vezes, num cordão fibroso. Por outro lado, a grande capacidade de distensão de suas paredes permite a sua dilatação, que ocorre por ocasião de obstrução da via biliar principal. Esta dilatação por vezes acentuada, altera a situação anatômica da vesícula que, ao ultrapassar a face inferior do fígado, passa a fazer saliência na parede abdominal anterior,

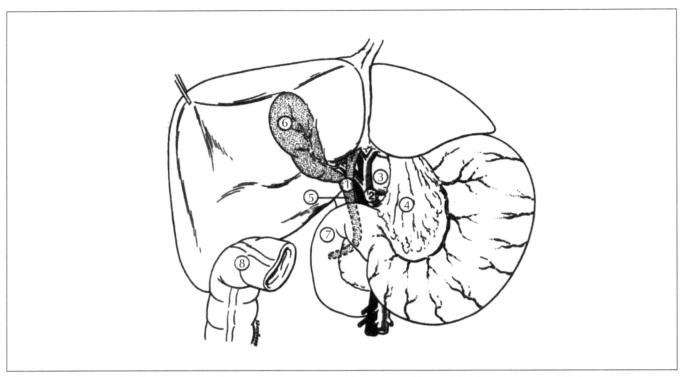

Fig. 85.1 – *Topografia das vias biliares extra-hepáticas. As vias biliares (1) junto à artéria hepática (2) e a veia porta (3) 0cupam no pequeno omento (4) a face anterior do hiato de Winslow (5), o colédolo é visto nas porções supraduodenal, retroduodenal, retropancreatlca e mtrapanetal. A proximidade de relações da vesícula biliar (6) com o duodeno (7) e o ângulo hepático do colo (8) explica seu comportamento nas afecções destas vísceras.*

junto à borda lateral do músculo reto anterior direito (sinal de Curvoisier-Terrier).

De acordo com o formato da vesícula biliar, distinguem-se nela três segmentos: o fundo, o corpo, e o colo. O fundo constitui seu segmento mais anterior, chegando, em condições normais, a atingir a borda inferior do fígado. O corpo é sua porção mais dilatada que afunilando-se progressivamente continua-se com o colo que termina no ducto cístico. Na zona de junção entre o cístico e o colo vesicular, pode haver pequena dilatação denominada infundíbulo. A vesícula biliar é revestida pelo peritônio que recobre o fígado, tendo uma face em contato direto com o parênquima hepático desprovida de envoltório peritoneal. O peritônio pode no entanto envolver a vesícula em toda sua superfície, originando uma membrana peritoneal que a conecta à cápsula hepática. Nestes casos, a vesícula não mais se apresenta aderida ao fígado, tendo sua mobilidade garantida dada a existência desse "meso" peritoneal. Ao contrário, em raras ocasiões a vesícula biliar pode estar recoberta totalmente pelo parênquima do fígado, o que caracteriza sua situação intra-hepática.

A serosa da vesícula pode ser facilmente descolada da camada muscular subjacente, permitindo sua utilização para revestir a área cruenta do leito vesicular, após a sua exérese.

Este procedimento, entretanto, é impraticável quando existe intensa fibrose da parede vesicular em conseqüência de reação inflamatória crônica.

A vesícula mantém, por sua face inferior, relação de contigüidade com o ângulo hepático do colo e com a primeira porção do duodeno. Esta situação anatômica de vizinhança explica sua participação no bloqueio inflamatório das úlceras perfuradas do colo ou do duodeno, e permite, em pacientes portadores de colecistites calculosas, o aparecimento de fístulas entre a vesícula e o duodeno ou o colo, através das quais cálculos biliares podem migrar para o tubo digestivo. Além disso, a vesícula pode ser comprometida pelas neoplasias do ângulo hepático do colo. O ducto cístico comunica a vesícula com a via biliar principal; seu ponto de implantação estabelece o limite entre o ducto hepático comum e o colédoco. Tem comprimento de 3 a 4cm e diâmetro em torno de 3mm. Apresenta trajeto sinuoso, estando seu segmento distal acolado com a parede lateral direita do ducto hepático comum, numa extensão de 1a 2cm; sua terminação forma um ângulo agudo com o colédoco. Nas manobras cirúrgicas, levadas a efeito durante as colecistectomias, este acolamento deve ser desfeito, procedendo-se à ressecção completa do cístico, pois a permanência de coto cístico longo pode ser causa de complicações pós-operatórias. Durante a ligadura do cístico deve-se evitar sua tração exagerada para não produzir o estreitamento do ducto hepático comum. O ducto cístico tem em sua luz pregas mucosas salientes, denominadas válvulas de Heister. Estas válvulas têm por função mantê-lo aberto por ocasião da contração vesicular e impedir, nos casos de calculose vesicular, a migração dos cálculos mais volumosos para a via biliar principal (Figs. 85.2 e 85.3).

A presença das válvulas de Heister dificulta a retirada, através do coto cístico, dos cálculos da via biliar principal durante a colecistectomia. Nesta eventualidade é preferível a retirada dos cálculos pelo acesso direto ao colédoco. O ducto hepático comum é o segmento da via biliar principal, que tem origem no ponto de confluência dos ductos hepáticos direito e esquerdo, junto à parede hepática, terminando no

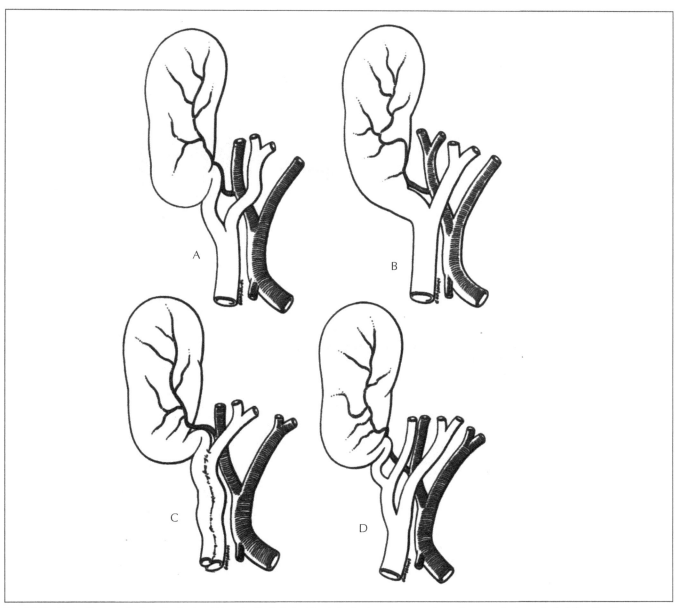

Fig. 85.2 – *Variações anatômicas do ducto cístico. A - Posição habitual do dueto sobre o qual se adere o colo da vesícula biliar. B - Ducto. cístico calibroso facilitando a migração de cálculos vesiculares para o colédoco. C - Ducto cístico aderido em grande extensão ao ducto hepático. Esta fixação dificulta sua retirada completa na colecistectomia. D - Ducto cístico terminando no ducto hepático direito, o qual pode ser ligado por engano na colecistectomia.*

nível da implantação do ducto cístico. Seu comprimento é, em média, de 4cm e o diâmetro é de 4 mm.

O colédoco, em continuação ao ducto hepático comum, constitui o segmento terminal da via biliar principal, cuja abertura se faz no duodeno. Tem 6 a 10cm de comprimento e 4 a 7mm de diâmetro. Sua porção terminal, ao atingir a parede duodenal, tem a luz estreitada a um diâmetro de 2 a 3mm. Acompanha a direção do ducto hepático comum, dirigindo-se, a princípio, obliquamente de cima para baixo e da direita para a esquerda. No seu trajeto cruza a face posterior da primeira porção do duodeno e penetra na face posterior do pâncreas, sofrendo em seguida curvatura lateral e anterior para desembocar na segunda porção do duodeno. Esta curvatura torna-se mais acentuada em pacientes portadores de afecções que determinam aumento de volume da cabeça do pâncreas, ocasião em que o colédoco é deslocado para a linha mediana. Suas relações de vizinhança com o duodeno e o pâncreas permitem dividi-lo em quatro segmentos de importância anatomocirúrgica: supraduodenal, retroduodenal, retropancreático e intraparietal. O segmento supraduodenal situa-se tal qual o ducto hepático comum, junto às demais estruturas que se dirigem ao hilo hepático. Ocupa posição lateral à artéria hepática e anterior à veia porta. Estas estruturas situadas na borda do pequeno omento limitam a parede anterior do hiato de Winslow, orifício este que estabelece comunicação entre a cavidade abdominal e a retrocavidade dos epíploos.

Durante as manobras operatórias, levadas a efeito nas cirurgias das vias biliares, introduzindo-se o dedo indicador no hiato de Winslow, as estruturas do pedículo hepático

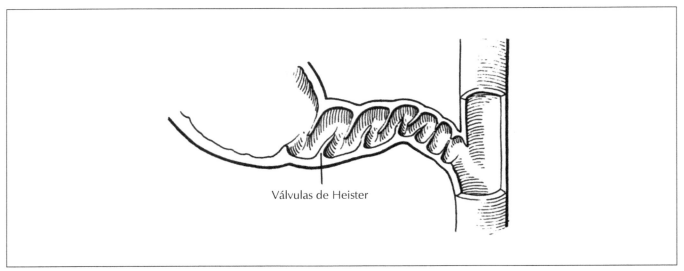

Fig. 85.3 – *Ducto cístico.*

podem ser mais facilmente identificadas ou pode-se ainda interromper eventuais sangramentos da artéria hepática. A porção retroduodenal do colédoco situa-se a uma distância de 3 a 4cm do piloro, podendo ser perfeitamente identificada quando se faz a mobilização do duodeno. As relações de proximidade com este fazem com que, em determinadas úlceras duodenais, o colédoco seja englobado no processo inflamatório e tracionado em direção ao piloro dada a retração fibrosa cicatricial. Para evitar a lesão do colédoco durante o tratamento destas úlceras, é preferível proceder à dissecção do duodeno a céu aberto, para melhor identificá-lo ou realizar seu cateterismo, evitando-se desta forma sua lesão. Na porção retropancreática o colédoco se insinua no tecido pancreático, formando um verdadeiro canal. Este canal pode não existir, ficando o colédoco mergulhado em meio ao tecido pancreático que o envolve totalmente. Estas relações colédoco-pancreáticas explicam o comprometimento do colédoco nas afecções da cabeça do pâncreas. Após estabelecer esta relação, o colédoco penetra obliquamente na parede da segunda porção do duodeno.

Ao segmento intraparietal do colédoco une-se, na maioria das vezes, o ducto de Wirsung, que constitui a via excretora pancreática, para terminarem num ducto comum que se projeta para a luz duodenal: a ampola ou papila de Vater, que dista 10cm do piloro. Ao se insinuar na parede duodenal o colédoco sofre estreitamento de sua luz, sendo englobado por feixes musculares próprios, os quais, juntamente com os fascículos que envolvem o ducto pancreático principal, constituem o esfíncter de Oddi. Este possui três porções: o esfíncter próprio do colédoco, o esfíncter do canal comum e o esfíncter do ducto pancreático. O primeiro, mais robusto, é constituído por feixes de fibras musculares circulares e oblíquas externamente aos quais correm feixes longitudinais que terminam no esfíncter do canal comum. Este é constituído também por fibras circulares que se espraiam abaixo da papila duodenal e enviam feixes que enlaçam o ducto pancreático, o qual, freqüentemente, não possui anel muscular próprio. O esfíncter do canal comum, quando existem processos inflamatórios no segmento terminal do colédoco, toma-se espessado e infiltrado por tecido fibroso. Como conseqüência pode ocorrer hipertonia da musculatura ou estenose de sua luz, as quais dificultam a drenagem das vias biliares e pancreáticas, favorecendo o refluxo biliopancreático (Fig. 85.4).

A irrigação dos elementos das vias biliares extra-hepáticas é garantida pela artéria hepática. Esta, com a denominação de artéria hepática comum, situa-se no pequeno omento no mesmo plano e à esquerda do colédoco. Após dar origem a artéria pilórica, continua com a denominação de artéria hepática própria até bifurcar nos ramos direito e esquerdo que se destinam aos lobos do fígado. O ramo direito cruza posteriormente a via biliar principal. A irrigação da porção retropancreática do colédoco é garantida pela artéria pancreato-duodenal superior e a dos demais segmentos, por finos ramos que formam rica rede capilar em suas paredes. De origem bastante variável é a artéria cística, único ramo importante da artéria hepática que se destina às vias biliares.

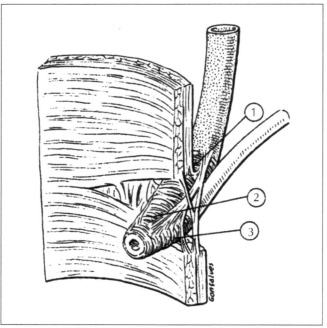

Fig. 85.4 – *Esfíncter de Oddi. 1) Esfíncter próprio do colédoco. 2) Esfíncter do canal comum. 3) Esfíncter do ducto pancreático.*

Esta artéria origina-se comumente do ramo direito da artéria hepática própria, dirigindo-se à face anterior da vesícula, junto ao colo, onde se bifurca nos ramos terminais inferior e superior, que se estendem até o fundo vesicular. Pode apresentar posição anômala, dependendo da sua origem. Ela é comumente identificada no triângulo de Calot, formado pela borda do fígado, pelo ducto cístico e pelo ducto hepático comum. Sua ligadura deve ser feita junto ao colo da vesícula biliar, para evitar que seja confundida com o ramo direito da artéria hepática própria (Fig. 85.5).

A circulação venosa das vias biliares é tributária do sistema da veia porta. Esta ocupa posição posterior ao colédoco no pequeno omento. A vesícula biliar possui, além das veias que se dirigem ao ramo direito da veia porta, rica rede capilar venosa que penetra diretamente no fígado. Estas veias participam da circulação colateral que se forma na vigência de hipertensão portal.

Os vasos linfáticos da vesícula biliar, originados nas suas camadas submucosa e subserosa, dirigem-se inicialmente para o linfonodo cístico, localizado junto à transição entre o colo da vesícula e o ducto cístico. Comunicam-se com os linfonodos pericoledocianos e retropancreáticos e acompanham o trajeto da artéria hepática, ligando-se aos linfonodos hepáticos e pre-aórticos, situados à volta do tronco celíaco. A rede linfática apresenta ampla intercomunicação, que se torna evidente quando ocorre infartamento ganglionar, tanto nas afecções vesiculares, como nas pancreáticas ou gastroduodenais (Fig. 85.6).

A inervação das vias biliares extra-hepáticas é mantida por filetes nervosos vagais e simpáticos. Os ramos vagais

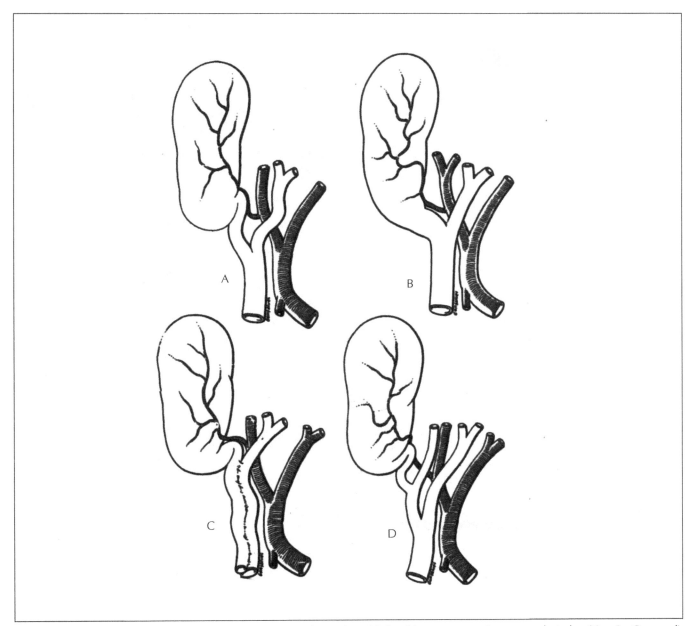

Fig. 85.5 – *Variações anatômicas da artéria cística. A – O ramo direito da artéria hepática cruza posteriormente o ducto hepático. B – O ramo direito da artéria hepática cruza anteriormente o ducto hepático. C – O ramo direito da artéria hepática, nesta situação, pode ser confundido com a cística e ligado inadvertidamente durante a colecistectomia. D – O ramo direito da artéria hepática se origina da artéria mesentérica superior.*

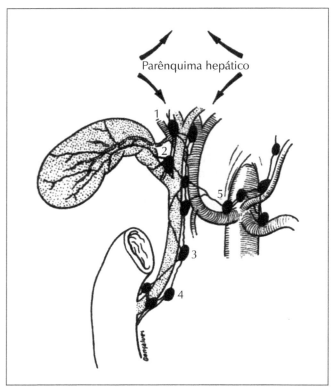

Fig. 85.6 – *Linfonodos das vias biliares. 1) Linfonodos hepáticos hilares; 2) Linfonodo cístico. 3) Linfonodos pericoledocianos. 4) Linfonodos retropancreáticos; 5) Linfonodos celíacos e pré-aórticos.*

originam-se do nervo vago direito (Fig. 85.7), o qual, ao atingir a cárdia, envia o ramo hepático para a vesícula biliar. Os filetes vagais que se dirigem para o estômago emitem ramos anastomóticos que cruzam o pequeno omento em direção às vias biliares. As fibras são predominantemente motoras, estimulando a contração vesicular. A inervação simpática é constituída por fibras nervosas mistas, de ação motora e inibidora. Os filetes nervosos originados do gânglio celíaco dividem-se em forma de plexo, acompanhando o trajeto das vias biliares. São bastante numerosos no nível do triângulo de Calot, quando se destinam à vesícula biliar.

HISTOLOGIA

A mucosa das vias biliares é pregueada, sendo revestida por epitélio cilíndrico; produz pequena quantidade de muco. No tecido conectivo subepitelial existe grande número de fibras elásticas. No colédoco, este tecido contém feixes esparsos de fibras musculares longitudinais e oblíquas, as quais tornam-se espessadas ao atingir a porção terminal para participar do esfíncter de Oddi.

A vesícula biliar tem a mucosa constituída por numerosas pregas, que fazem saliência em sua luz. O epitélio é cilíndrico, encontrando-se, no nível do colo, glândulas túbulo-alveolares produtoras de muco. Estas glândulas podem ser confundidas com pequenos divertículos (seios de Rokitansky-Aschoff), que se formam em conseqüência de processos inflamatórios. A camada muscular possui fibras longitudinais, transversas e oblíquas. Externamente à túnica muscular

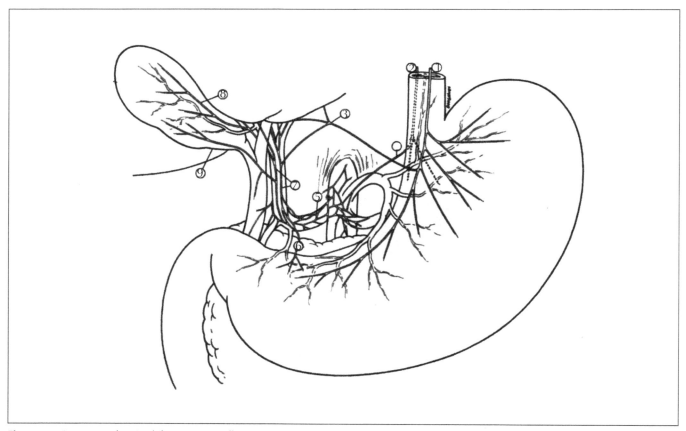

Fig. 85.7 – *Inervação das vias biliares (J. B. Mello, 1968). 1) N. vago esquerdo; 2) N. vago direito. 3) Ramo hepático. 4) Ramo celíaco. 5) Plexo hepático. 6) Ramo pilórico. 7) Plexo hepático anterior. 8) Nervo satélite da artéria cística. 9) Nervo medial da vesícula.*

encontra-se tecido conjuntivo denso, o qual, na face correspondente à superfície hepática, continua-se com o tecido interlobular do fígado. Nesta região, é atravessado pelos ductos de Luschka, os quais constituem canalículos biliares aberrantes que não chegam a atingir a luz vesicular. A presença destes canalículos torna necessária a peritonização do leito vesicular após as colecistectomias, com a finalidade de evitar o extravasamento de bile para a cavidade peritoneal. A camada mais externa da vesícula é a serosa peritoneal, rica em vasos sangüíneos e linfáticos, que se continua com a cápsula de revestimento do fígado.

Fisiologia

As vias biliares conduzem a bile produzida desde o fígado até o duodeno. Pela existência da vesícula biliar e de esfíncteres no seu trajeto, regulam o fluxo da bile e servem como seu reservatório, podendo ainda concentrá-la antes da liberação no tubo digestivo. A bile é a secreção exócrina do fígado, contendo substâncias secretadas e excretadas pelas células hepáticas. A secreção biliar é constituída principalmente pelos sais biliares, que são os elementos mais abundantes. Além destes, encontram-se na bile os fosfolipídeos, os quais participam da solubilização do colesterol. São excretados na bile biliburrina, colesterol, hormônios, vitaminas, drogas metabolizadas pelo fígado e eletrólitos. O sódio, potássio e cloro têm concentrações semelhantes às do plasma, enquanto o bicarbonato tem o dobro da concentração plasmática (Tabela 85.1). A bile hepática é solução aquosa com 95-98% de água, sendo concentrada na vesícula biliar.

A secreção biliar depende da passagem ativa de sais biliares e sódio dos hepatócitos para os canalículos biliares. A água é atraída para a luz dos canalículos por mecanismo osmótico. A bilirrubina também tem sistema ativo de transporte, mas os outros solutos, provavelmente, são lançados nos canalículos de forma passiva. Os ácidos biliares são inicialmente sintetizados no fígado pela metabolização do colesterol. Estes ácidos são denominados primários (ácido cólico e quenodeoxicólico). Os secundários (ácido deoxicólico e litocólico) resultam do retorno à secreção na bile dos ácidos biliares reabsorvidos no nível do íleo. Os ácidos biliares estão conjugados com os aminoácidos taurina e glicina, formando, com o sódio e potássio, os sais biliares taurocolatos e glicocolatos. Estes sais, na luz intestinal, pela sua alta capacidade de reduzir a tensão superficial da água, emulsionam as gorduras, facilitando a ação das lipases para a sua digestão. Ao atingir o íleo são reabsorvidos de forma ativa.

Tabela 85.1 Composição da Sile Hepática (Heaton, 1975)	
Elementos Orgânicos	*Concentração G/L*
Sais biliares	18,0
Fosfolipídios	7,1
Colesterol	1,3
Pigmentos biliares	0,9
Mucoproteínas	0,03-0,30
Eletrólitos	*Concentração mEq*
Sódio, potássio, cloro	Semelhante ao plasma
Bicarbonato	25-55

Chegando ao fígado pela veia porta, são extraídos da circulação para serem novamente secretados na bile. Apenas uma pequena parcela dos sais biliares não é reabsorvida (5%), passando ao colo onde é degradada pelas bactérias, sendo parcialmente reabsorvida, eliminando-se o restante (2-3%) nas fezes. Os fosfolipídios são representados, quase na sua totalidade, pela lecitina (90%); têm a propriedade de formar cristais líquidos que englobam o colesterol. Este é excretado na bile unido à lecitina e aos sais biliares, formando um agregado molecular, a micela (Fig. 85.8). Nesta, estando os sais biliares, a lecitina e o colesterol em proporções adequadas, ocorre a solubilização deste último. A bilirrubina é formada diariamente na quantidade de 300mg, a partir da hemoglobina liberada pela destruição das hemácias. No hepatóciro é conjugada ao ácido glicurônico, sendo excretada na bile sob a forma de glicuronato de bilirrubina. No colo este pigmento é transformado, pela ação das bactérias, em urobilinogênio, o qual é parcialmente eliminado nas fezes. Uma terça parte deste é reabsorvida, retornando ao fígado pelo sistema porta, sendo então reexcretada na bile, após sua metabolização, novamente em bilirrubina. Pequena parcela do urobilinogênio, que não foi captada pelo fígado, passa à circulação sistêmica, sendo excretada pelo rim (Figs. 85.9 e 85.10).

O fluxo biliar hepático é contínuo, sendo a bile produzida em quantidade variável, de 600 a 1000ml nas 24 horas. O volume da bile pode ser aumentado com a ministração de coleréticos, dos quais os mais importantes são os sais biliares. Nos períodos interdigestivos a pressão na luz da via biliar é inferior à do esfíncter de Oddi, o qual se mantém fechado, resistindo a pressões de 14 a 23 cm de água. Em vista disto, a bile produzida reflui para a vesícula biliar. Esta tem capacidade aproximada de 50ml, a qual pode aumentar sensivelmente, quando existe algum obstáculo ao trânsito da bile através da via biliar principal. O volume de bile contido na vesícula biliar seria desprezível não fosse seu grande poder de absorção de água; a retirada de até 90% desta torna-a bastante concentrada. A reabsorção de água é feita juntamente com sódio numa solução isotônica com o plasma. Esta reabsorção cria uma diferença de potencial eletroquímico que permite o transporte passivo para a luz da vesícula, de potássio e cálcio, dando-se o aumento de suas concentrações na bile vesicular. Os sais biliares, a bilirrubina e o colesterol em condições normais não são reabsorvidos pela vesícula biliar. O poder de concentração da bile garante à vesícula grande capacidade de armazenamento, podendo conservar a bile produzida pelo fígado em período de até 48 horas. É devido a esta propriedade que o aparecimento da icterícia, que surge nas obstruções da via biliar principal, é retardado.

A vesícula tem ainda a capacidade de secreção de muco, o qual protege sua mucosa contra a ação irritativa dos sais biliares. A presença dessa secreção é evidenciada nas obstruções do cístico, quando o muco dá ao conteúdo vesicular o aspecto cristalino que caracteriza a vesícula hidrópica. O muco também pode ser rico em cálcio, o que torna seu aspecto leitoso. O aumento da secreção de cálcio tem importância na formação dos cálculos vesiculares.

Nos períodos digestivos a bile vesicular é lançada no intestino, para o desempenho de suas funções metabólicas. O esvaziamento vesicular é produzido por mecanismo simultâneo de contração da musculatura da parede da vesícula e relaxamento do esfíncter de Oddi. Há inversão de pressões na

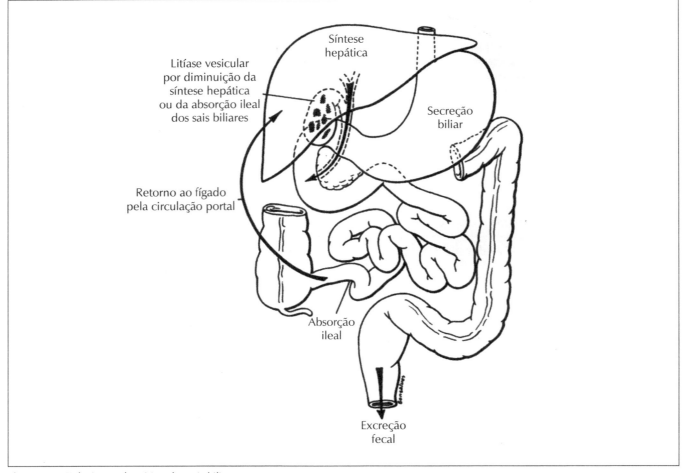

Fig. 85.8 – *Ciclo êntero-hepático dos sais biliares.*

via biliar principal, sendo que a força de contração da vesícula exerce sobre seu conteúdo biliar pressões que atingem 30cm de água, orientando, desta forma, o fluxo de bile em direção ao duodeno. Para a contração vesicular são menos importantes os estímulos nervosos transmitidos pelo sistema nervoso autônomo. É conhecido o papel dos nervos vagos como estimuladores da contração vesicular e dos nervos esplâncnicos do sistema nervoso simpático, produzindo o relaxamento de suas paredes.

A importância da inervação vagal (Fig. 85.7) tem sido reconhecida inclusive na cirurgia da úlcera péptica, onde se propõem técnicas de vagotomia seletiva que preservam os ramos hepáticos dos nervos vagos, para não alterar a função vesicular. As pesquisas realizadas, todavia, não têm apresentado uniformidade em seus resultados, quando se pretende identificar a dilatação da vesícula após a vagotomia troncular. Estas alterações, porém, não interferem no mecanismo de esvaziamento vesicular, o qual é determinado predominantemente pelo seu estímulo hormonal, a colecistocinina. Este hormônio é um polipeptídeo produzido pela mucosa do intestino delgado, com a chegada de gorduras à luz intestinal. Sua produção também é estimulada, em menor intensidade, pelos aminoácidos. A colecistocinina determina potente contração da vesícula biliar e o relaxamento do esfíncter de Oddi. As provas de esvaziamento vesicular que utilizam refeição gordurosa demonstram que 30 minutos após a ingestão de gorduras a vesícula reduz seu volume pela metade (prova de Boyden). A colecistocinina atua de forma independente do sistema nervoso autônomo, estimulando diretamente a musculatura da vesícula. Sua secreção é inibida pela chegada dos sais biliares concentrados no intestino, quando então a vesícula se relaxa no preparo para novo período digestivo. A ausência da vesícula biliar, após a colecistectomia, ou sua exclusão por fenômeno obstrutivo, alteram a fisiologia biliar. Há o fluxo constante de bile para o duodeno e a via biliar principal se dilata devido ao tônus do esfíncter de Oddi.

FISIOPATOLOGIA

As alterações fisiopatológicas das vias biliares podem surgir por múltiplas causas, desde os defeitos congênitos até as obstruções neoplásicas. O maior número de afecções, todavia, está relacionado à presença de cálculos. Os cálculos biliares na sua quase totalidade (90%) são compostos de colesterol. Este lipídio normalmente encontra-se em solução micelar junto com os fosfolipídios e com os sais biliares, os quais, pela sua ação detergente, mantêm esta solubilidade. Na colelitíase altera-se a proporção entre o colesterol, os sais biliares e os fosfolipídios, havendo excesso de colesterol. Esta desproporção modifica o estado micelar de solubilidade do colesterol, o qual se precipita formando cristais, que irão

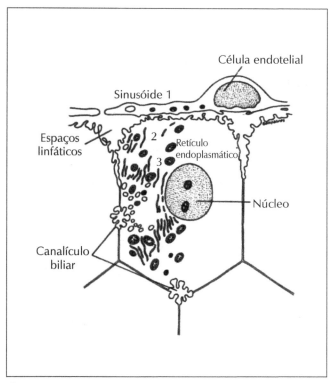

Fig. 85.9 – *Hepatócito: ciclo intracelular de bilirrubina. 1) Formação. 2) Transporte. 3) Conjugação. 4) Armazenagem. 5) Transporte.*

originar os cálculos. O desequilíbrio entre o colesterol e os sais biliares pode ocorrer por excesso da excreção biliar de colesterol ou pela menor síntese de sais biliares. O aumento de colesterol pode ser induzido pela maior atividade da 3-hidroxi-3-etil-glutaril-CoA-redutase, enzima que participa da sua formação. Os sais biliares podem ter seu ciclo êntero-hepático alterado em afecções do íleo terminal, quando há prejuízo da sua reabsorção. A diminuição dos sais biliares pode também decorrer da menor atividade da 7-a-hidroxilase, enzima que participa da sua síntese no fígado. A vesícula biliar influi no processo de colelitíase.

De longa data tem sido realçado o papel do muco vesicular e das bactérias assestadas na vesícula como núcleos formadores de futuros cálculos. O aumento da concentração da bile vesicular nos períodos interdigestivos, principalmente no período noturno, pode levar a um estado de supersaturação, que favorece a precipitação do colesterol. Por outro lado, a vesícula biliar regula o ciclo êntero-hepático dos sais biliares, fornecendo ao intestino os sais biliares que serão novamente secretados na bile após sua reabsorção. Os distúrbios do esvaziamento vesicular, por lesões anatômicas ou por insuficiência de estímulo hormonal, interferem no ciclo dos sais biliares, contribuindo, desta forma, para a colelitíase.

BIBLIOGRAFIA

1. Arnesio B, Bodvall B, Slahl E. Bile acid paltern of gallblader- and hepatic bile in patients with and without choleslerol gall stones. Acta Chir. Scand., 141: 135; 1975.
2. Benson EA, Page RE. Practical reappraisal of anatomy of extrahepatic bile ducts and arteries. Bril. J. Surg., 63:853, 1976.
3. Bissell DM. Formation and elimination of bilirrubin. Gastroenterology, 69:519, 1975.
4. Bockus HL. Gastroenterology. Vol. m, 2nd ed., W. B. Saunders Company, 1965.
5. Bouchier IAD. Gall stones. In: Topics in Gastroenterology (2) S. C. Truelove e J. Trowell ed. Blackwell Scientif. Publ., Oxford, 1975.
6. Cooper AD, Okner RK. Studies of hepatic cholesterol synthesis in experimental acute biliary obstruction. Gastroenterology, 66:586, 1974.
7. Dowling RH. Bife acids and the intestine. In: Topics in Gastroenterology (I) S. C. Truelove e D. P. Jewell ed., Blackwell Scientif. Publ., Oxford, 1973.
8. Gundersen J. Cysts of lhe bile ducts. Acta Chir. Scand., 129:606, 1965.
9. Heaton KW. Bile formation. In: Topics in Gastroenterology (2) S. C. Truelove e J. Trowell ed., Blackwell Scientific Publ., Oxford, 1975.
10. Hepner CW, Quarfordl SN. Kinetics of cholesterol and bile acids in patients with cholesterol cholelithiasis. Gastroenterology, 69:318, 1975.
11. Hulten O. Formationofgall stones II. ActaChir. Scand., 134:557, 1968.
12. Lester R, Troxler RF. Recent advances in bile pigment metabolism. Gastroenterology, 56:143, 1969.
13. Lin TM. Actions of gastrointestinal hormones and related peptides on the motor function of the biliary lracl. Gaslroenterology, 69: 1006, 1975.
14. Lindelof G, Linden W, Van Der. The role of stasis in experimental gall stone formation. Acta Chir. Scand., 130:494, 1965.
15. Maximow AA, Bloom W. Tratado de Histologia. Editorial Labor S. A. 1994.
16. McSherry CK, Morrissey KP, Javitt NB, Glenn F. Role of hepatic bile composition in gall stone formation in baboons. Ann. Surg., 178:669, 1973.

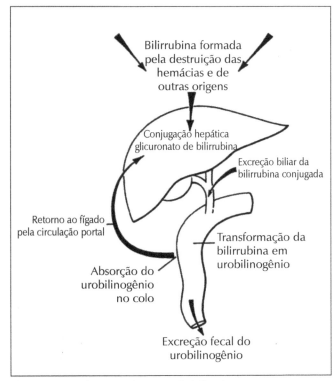

Fig. 85.10 – *Ciclo êntero-hepático da billirrubina.*

17. Mello JB, Garrido Jr. A. Contribuição para o estudo da inervação da vesícula biliar. Rev. Paul. Med., 72:163; 1968.
18. Netter FN. The Ciba Collection of Medical Illustrations. Vol. m. Ciba Pharmaceutical Products Inc., 1957.
19. Owyang C, Green I, Rader D. Colonic inhibition od pancreatic and biliary secretion. Gastroenterology, 84:470, 1983.
20. Pollack EL, Tabrisky J. The aberrantdivisional bife duct. A surgical hazard. Surgery, 73:234, 1973.
21. Salen C, Nicolau C, Snefer S, Mosbach EH. Hepatic cholesterol metabolism in patients with gall stones. Gastroenterology, 69:676, 1975.
22. Shaffer EA, Small DM. Biliary lipid secretion in cholesterol gallstone disease: effect of cholecystectomy and obesity. J. Clin. Invest., 59:828, 1977.
23. Sperling MJ. Absence ofthe cystic duct. Arch. Surg., 88:1077, 1964.
24. Testut L, Jacob O. Anatomia Topográfica. Tomo segundo. Salvat Editores S.A., 1952.
25. ThurebomE. Human hepatic bile. Acta Chir. Scand-Suppl., 303, 1962.
26. White TI, Toumut RA, Scharplatz D, Kavlie H, Olson AD, Hopton DS. The effect of vagotomy or biliary secretions and bile salt pools in dogs. Ann. Surg., 179:406, 1974.

86 Cirurgia das Vias Biliares

Plínio Bove

Colecistostomia

A colecistostomia é hoje considerada operação de exceção, embora sua indicação, em casos especiais, possa ser imperativa. Em seus objetivos imediatos o processo é perfeitamente satisfatório quando, em virtude de obstrução baixa, se objetiva esvaziar a vesícula e descomprimir a árvore biliar. Impedem-se assim os efeitos da hipertensão e da estase sobre o fígado, evita-se eventual refluxo biliar para o pâncreas e combate-se mais eficientemente a infecção biliar, quando presente. Contudo, seus resultados de longo prazo são em geral falhos, visto que ela não suprime o obstáculo, podendo ser necessária nova operação para corrigir os distúrbios da canalização biliar.

INDICAÇÕES

Na maioria dos casos a colecistostomia é uma operação planejada, com indicações específicas e durante a qual não se pretende realizar qualquer outra manobra cirúrgica. É o que pode acontecer nas obstruções biliares baixas, tumorais, inflamatórias ou litiásicas em que o paciente se encontra em estado precário e não suportaria operação de maior monta. Em menor porcentagem estão os casos em que se pretende realizar uma operação completa, porém as condições locais do sistema biliar são de tal ordem, que o cirurgião é obrigado a recuar e optar por conduta menos perigosa, deixando a operação definitiva para um segundo tempo, quando o processo já tenha regredido. É o que pode acontecer nas colecistites agudas com intenso envolvimento do pedículo hepático. Mais raramente, a colecistostomia poderá ser indicada quando no decurso de laparotomia exploradora por icterícia se constata a existência de colestase intra-hepática.

Obstrução Tumoral Baixa

A indicação da colecistostomia em pacientes com obstrução baixa causada por tumor do colédoco, da ampola de Vater, do pâncreas ou do duodeno, é legítima quando o estado do paciente impede operação radical. Nestes casos, a colecistotomia seria operação preparatória destinada a melhorar as condições gerais do paciente e tornar possível o segundo tempo da operação, que consistiria na exérese do tumor. Nos casos em que a extensão da doença torna inviável a operação radical e permite admitir expectativa de sobrevida muita curta a única justificativa para a derivação externa seria o alívio que ela pode proporcionar. Tem a desvantagem de provocar espoliação da totalidade da bile, o que não ocorre nas derivações internas, mas é de fácil execução, pouco traumatizante e, quando feita sob anestesia local, pode ser tolerada mesmo em pacientes em péssimo estado geral.

A colangiografia operatória transvesicular não deve ser dispensada: é a única maneira de se verificar sem traumatismos ou grandes dissecções que o cístico é amplo e se comunica livremente com a via biliar principal. Se a colangiografia mostrar que a junção do cístico com o hepático se acha muito próxima do tumor ou já invada por este, a colecistotomia é contra-indicada por inoperante.

Obstrução Biliar Baixa Inflamatória ou Litiásica

Em casos raros de obstrução da porção terminal do colédoco por cálculo ou papilite estenosante ou pancreatite crônica, acompanhada de infecção biliar grave, em paciente idoso e em mau estado geral, poderá ser indicada a colecistostomia descompressiva como alternativa mais segura. A mesma indicação poderá ser legítima em casos excepcionais de pancreatite aguda de origem biliar, conseqüente à presença de canal comum e infecção biliar. Em todos esses casos a colecistostomia constitui operação preparatória e só se justifica quando por motivo de segurança não é aconselhável a colecistectomia e coledocostomia. Aqui também é indispensável a colangiografia operatória.

Colecistite Aguda

Quando, no decurso de operação por colecistite aguda, o cirurgião acredita que a colecistectomia é perigosa, poderá

687

optar pela colecistostomia. A contra-indicação da retirada da vesícula poderá ser de ordem geral como idade avançada, mau estado geral ou comprometimento de outros sistemas de economia; ou de ordem local, como abscesso perivesicular, pediculite intensa, risco de hemorragia de difícil controle. Eventualmente podem existir outras contra-indicações de ordem técnica, tais como anestesia precária, iluminação deficiente, instrumental inadequado, assistentes não capacitados.

Conforme o achado cirúrgico, o cirurgião pode não conseguir executar a colecistostomia regrada e ser obrigado a adotar condutas de exceção. É o que pode acontecer se for encontrada uma vesícula em esfacelo por necrose de suas paredes. A remoção das paredes necrosadas desta pode deixar uma parte do infundíbulo ou, às vezes, até meia vesícula. A drenagem da luz da parte remanescente da vesícula poderá ser necessária e suficiente como medida de emergência. É claro que todos os cálculos porventura existentes devem ser retirados e o infundíbulo deve permanecer permeável, sem o que a drenagem biliar será deficiente. Quando o cístico está obstruído por edema é provável que a via principal esteja permeável. Em nossa experiência a obstrução da porção terminal do colédoco coincidiu sempre com cístico permeável, permitindo assim drenagem biliar aceitável através do cístico. Contudo, um cístico impermeável na vigência de obstrução do colédoco exige sempre drenagem cirúrgica da via biliar principal.

Colestase Intra-Hepática

Esta condição pode apresentar quadro clínico e laboratorial absolutamente idênticos à icterícia por obstrução calculosa do hepatocolédoco. Se nestes casos não se proceder a uma colangiografia endoscópica transpapilar, que é a única maneira de dirimir dúvidas, a laparotomia exploradora se impõe. A verificação da inexistência de processo obstrutivo extra-hepático pode induzir o cirurgião a fechar o abdome e dar a operação por terminada. Esta conduta contudo não é a mais aconselhável, visto que a experiência tem mostrado que a colecistostomia, por motivos misteriosos, traz rápida melhora da doença e abrevia consideravelmente seu tempo de evolução.

TÉCNICA CIRÚRGICA

Se a operação é planejada e feita sob anestesia local, a incisão deverá ser pequena, em geral não ultrapassando 5cm. A melhor incisão é a transversal, começando no rebordo costal. Se a vesícula é palpável, a incisão deve ser feita diretamente sobre a saliência vesicular. A ultra-sonografia prévia orienta a localização do fundo vesicular.

Quando a colecistostomia não foi previamente planejada, será necessário exteriorizar a sonda da colecistostomia por contra-abertura situada no ponto mais próximo do fundo da vesícula, de modo a permitir a sua fixação, sem tensão, à parede abdominal.

Aberta a cavidade abdominal protege-se o peritônio com compressas úmidas para impedir eventual contaminação. As bordas da incisão são igualmente protegidas para evitar futura supuração da parede. Atrai-se a vesícula para a brecha, o que geralmente é muito fácil. Mantendo-se a vesícula nessa posição, passam-se três pontos eqüidistantes e não transfi-xantes e modo a manter fixo o fundo da vesícula. Com um trocar e calibre conveniente ligado a um aspirador, punciona-se a vesícula em um ponto situado a 2 cm do fígado (Fig. 86.1). Este cuidado é necessário para possibilitar posterior sutura invaginante do fundo da vesícula. Esvaziada a vesícula de seu conteúdo líquido, pratica-se uma sutura, em bolsa, em torno o ponto de punção. Deve-se evitar que estes pontos perfurem parede vesicular (Fig. 86.2).

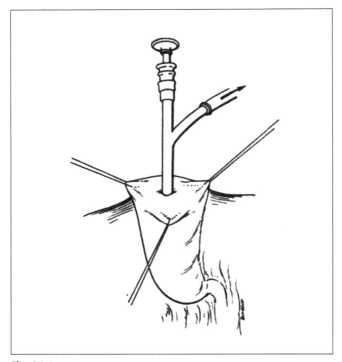

Fig. 86.1

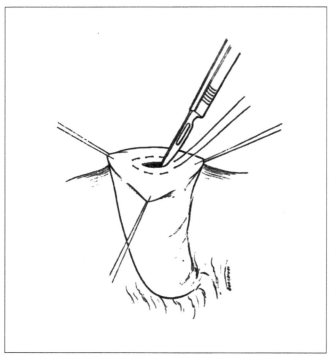

Fig. 86.2

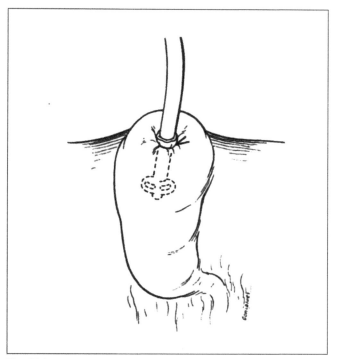

Fig. 86.3

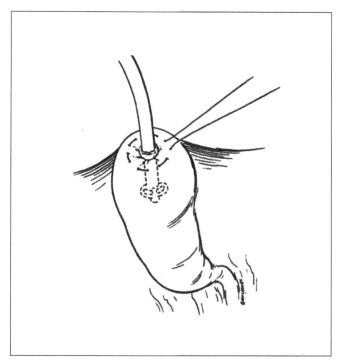

Fig. 86.4

A vesícula é aberta por uma pequena incisão feita por bisturi, exatamente no ponto onde foi praticada a punção. Pode-se também aumentar o diâmetro do furo deixado pelo trocar, introduzindo uma pinça hemostática fina e divulsionando delicadamente a parede desta. Em qualquer dos casos a abertura da parede vesicular deve ser a menor possível, o suficiente para retirada de cálculos eventualmente presentes e introdução da sonda de drenagem.

Depois de retirados os cálculos e inspecionada a cavidade vesicular para se assegurar sua completa limpeza, passa-se a sonda para dentro da cavidade e aperta-se a sutura em bolsa de modo a invaginar o bordo da abertura. A sonda deve ter calibre suficiente para permitir a fácil saída da bile, qualquer que seja seu grau de fluidez. A maioria dos cirurgiões prefere sonda tipo Pezzer, mas há quem se utilize de sonda Nelaton com vários orifícios (Fig. 86.3). Pratica-se uma segunda sutura em bolsa por fora e próxima da primeira que já foi fechada e amarrada. Obtém-se, assim, melhor continência (Fig. 86.4).

A vesícula é então fixada ao peritônio parietal de modo a evitar qualquer tensão. A fixação poderá ser feita com as pontas dos fios usados para as suturas em bolsa e complementados por mais um ou dois pontos. Esta manobra permite perfeita aderência do fundo da vesícula com o peritônio parietal em todo o contorno da sonda, garantindo a cavidade peritoneal contra possível escape de bile (Fig. 86.5). A sonda é exteriorizada por contra-abertura.

Quando não há infecção, a parede pode ser fechada sem drenagem. Nos casos infectados, a drenagem perivesicular é obrigatória e deve ser feita por contra-abertura. A sonda é fixada à pele por pontos de fio inabsorvível.

Nos casos em que a colecistostomia não foi planejada, é possível que a incisão abdominal utilizada não seja adequada para este tipo de exteriorização da sonda. Esta deverá então

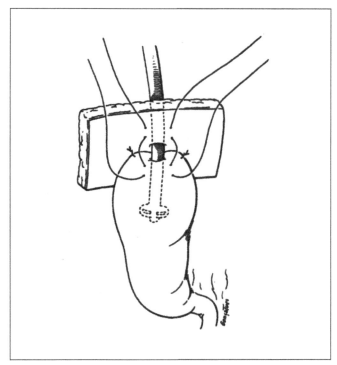

Fig. 86.5

emergir por contra-abertura situada em um ponto que permita com facilidade afixação da vesícula à parede.

Se o fundo da vesícula não atinge a parede abdominal, a sonda será exteriorizada por contra-abertura, como se se tratasse de uma coledocostomia. Deve-se cuidar para uma adequada drenagem do espaço perivesicular: dois drenos de Penrose e um dreno tubular flexível e delicado são colocados a partir da bolsa de Morrison e emergem por contra-abertura feita abaixo do ponto de saída da sonda. Estes drenos protegem também a goteira paracólica direita.

A mesma conduta será adotada nas colecistostomias por colecistite aguda: se a parede vesicular é muito friável ou se foi parcialmente retirada por esfacelo, pratica-se a drenagem da porção remanescente, bloqueando-se a sonda com epíploo. Em muitos casos, não há epíploo disponível porque a loja está bloqueada por aderências que protegem a cavidade peritoneal. Basta então drenar a região de modo a permitir a saída fácil de qualquer exsudato.

BIBLIOGRAFIA

1. Gagic N e Frey CF. The results of cholecystostomy for the treatment of acute cholecystitis. Surg. Gynec. Obst., 140:255, 1975.
2. Glenn F. Cholecystostomy in the high risk patient with biliary tract disease. Ann. Surg., 185:185, 1977.
3. Ross FP e Dunphy JE. Studies in acute cholecystitis. **II.** Cholecystostomy: indications and technic. N. Engl. J. Med., 242:359, 1950.
4. Sparkman RS. Planned cholecystostomy. Ann. Surg., 149:746, 1959.
5. Weigelt JA, Norcross JF e Aurbakken CM. Cholecystectomy after tube cholecystostomy. Am. J. Surg., 146:723, 1983.

87 Cirurgia das Vias Biliares

Fábio Schmidt Goffi
Paulo Schmidt Goffi Junior
Albino Augusto Sorbello

Colecistectomia

COLECISTECTOMIA

A colecistectomia é a operação mais freqüentemente realizada entre as intervenções do trato digestivo, devido à grande incidência de litíase vesicular, cujo tratamento definitivo consiste na exérese da vesícula.

É cirurgia de mortalidade inferior a 1% e com resultados gratificantes em mãos experientes[16]. Contudo, em função das variações anatômicas encontradas e dos graus de inflamação envolvendo sobretudo o hilo hepático, torna-se operação difícil, exigindo do cirurgião conhecimento e habilidade no manuseio das estruturas anatômicas. A ocorrência de lesões inadvertidas dos elementos vasculares e ductais determina o aparecimento de fístulas, estenoses e peritonite biliar, comprometendo o restabelecimento dos pacientes operados e causando, às vezes, danos irreparáveis.

Indicações

1. Calculose biliar.
2. Colecistite aguda ou crônica, calculosa ou alitiásica.
3. Malformação da vesícula biliar.
4. Fístula pós-colecistostomia.
5. Ruptura traumática da vesícula biliar ou ducto cístico.
6. Peritonite biliar.
7. Neoplasia de vesícula biliar, respeitando-se os critérios oncológicos de ressecção[1,2].

Técnica Cirúrgica[3,6,10]

O paciente sobre a mesa cirúrgica deverá ser posicionado de acordo com o chassi utilizado para o estudo radiológico transoperatório, de forma que o apêndice xifóide se encontre na projeção de centro do filme radiográfico. O uso de coxim sob o dorso, com o intuito de anteriorizar o pedículo hepático, é contra-indicado. A abordagem dessa região é facilitada por uma incisão conveniente, não necessariamente ampla, mas o suficiente para fornecer boa exposição.

A incisão transversa supra-umbilical direita é preferível, iniciando na linha média e terminando na extremidade anterior da nona ou décima costela (Fig. 87.1). A incisão subcostal oblíqua à direita não fornece melhor visualização do campo operatório. Nos pacientes portadores de ângulo costal fechado ou nos obesos, esta via de acesso pode prolongar-se para a esquerda. A laparotomia paramediana para-retal direita ou, em casos selecionados, a incisão mediana são outras alternativas.

A laparotomia transversa direita inicia-se pela incisão da pele e tela subcutânea. Uma vez exposto e seccionado o folheto anterior da bainha do músculo reto abdominal direito, este é descolado posteriormente. Sua secção é feita cuidadosamente, para se efetuar a hemostasia dos vasos existentes na sua espessura, no momento em que são visualizados. Impede-se com isso que se retraiam, dificultando sua apreensão.

Abrindo-se a cavidade peritoneal, através da incisão do folheto posterior da bainha do músculo reto e peritônio, a laparotomia é estendida de acordo com a necessidade, interessando as porções carnosas dos músculos oblíquos externo, interno e transverso. Medialmente, pode-se aumentar a incisão transpondo a linha alba, caso seja conveniente. O ligamento redondo do fígado é seccionado entre pinças e ligado com fio inabsorvível.

Após inspeção local, afasta-se delicadamente o fígado com uma válvula de tamanho adequado, posicionada à esquerda da vesícula. O antro gástrico e a primeira porção duodenal, assim como o ângulo hepático do cólon, são afastados por meio de compressa úmida.

A preparação e a manutenção do campo cirúrgico são atribuições dos auxiliares, sendo realizadas apenas após a verificação da existência ou não de bloqueios e aderências viscerais, que deverão ser desfeitos paulatinamente.

A punção do fundo da vesícula com agulha calibrosa, com o intuito de aspirar o conteúdo biliar, é indispensável. Facilita a palpação e evita a migração de cálculos do interior

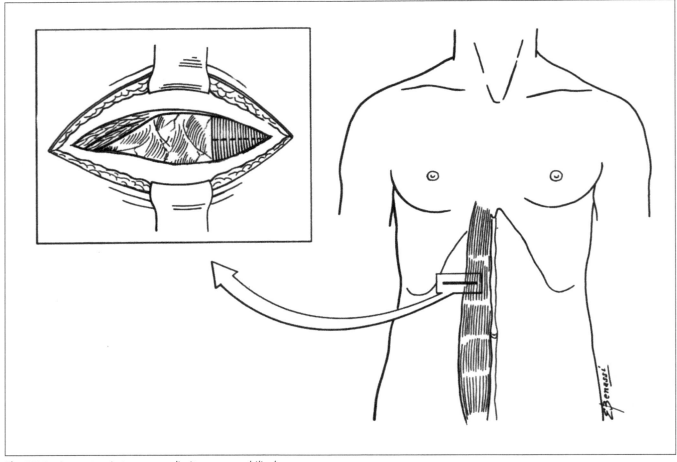

Fig. 87.1 – *Laparotomia transversa direita supra-umbilical.*

da vesícula para o hepatocolédoco, por ocasião das manipulações subseqüentes sobre o trato biliar. Além disso, a vesícula estando vazia ocupa menos espaço, facilitando a visualização do campo operatório. O orifício deixado deverá ser reparado com uma pinça de apreensão, impedindo a saída de bile, potencialmente contaminada. Esta pinça servirá para traça da vesícula, facilitando sua dissecção.

COLECISTECTOMIA FUNDOCÍSTICA

Prefere-se fazer de rotina a colecistectomia fundocística.

Após o esvaziamento da vesícula, secciona-se a serosa vesicular a 0,5 cm de distância da borda do leito hepático. Disseca-se de forma romba o fundo da vesícula, tracionado pela pinça. O tecido conjuntivo existente entre a túnica muscular da vesícula e seu leito hepático é divulsionado, permitindo identificarem-se os ramos da artéria cística, que devem permanecer juntos à parede vesicular. Suturam-se as bordas da serosa seccionada à medida que progride a dissecção da vesícula, usando-se pontos separados com fio inabsorvível 4-0, sendo os mesmos reparados com pinça hemostática única.

A identificação, secção entre pinças e ligadura da a. cística são feitas no nível do infundíbulo. A artéria freqüentemente se encontra no contorno superior direito deste e pode ser vista quando o auxiliar traciona a vesícula para baixo (Fig. 87.2A).

Procede-se à dissecção romba do infundíbulo e do ducto cístico até a junção hepatocoledociana. Pinça-se a junção infundibulocística, seccionando-se o ducto a fim de que suas bordas distais sejam reparadas com fio inabsorvível, facilitando sua cateterização posterior. Retira-se a vesícula depois que a secção do cístico for completada.

A cateterização do ducto cístico deve ser com sonda plástica de calibre adequado, flexível e preferenciálmente de ponta romba, diminuindo os riscos de perfurações e falsos trajetos no momento da permeabilização da via biliar. A sonda deve conter soro fisiológico, sem bolhas de ar que, inadvertidamente injetadas, podem dar a impressão de imagens de subtração, confundindo-as com cálculos.

A colangiografia transoperatória sempre deve ser realizada, mesmo em pacientes portadores de cálculo único, via biliar estreita e sem passado de icterícia. O contraste para a colangiografia, numa concentração a 30 ou 50%, deverá ser injetado inicialmente sem pressão excessiva, num volume correspondente à capacidade da via biliar normal, ao redor de 3 a 5 ml. Realiza-se a primeira radiografia. Três minutos após, uma segunda radiografia é feita, onde se observa o esvaziamento espontâneo da via biliar. Finalmente, uma terceira radiografia é feita com a injeção de 17 a 20 ml da solução contrastada restante, sob pressão maior, com o intuito de visualizar toda a via biliar. A análise das radiografias obtidas deve ser feita cuidadosamente. Havendo suspeita quanto à presença de cálculos ou dificuldade de esvaziamento do

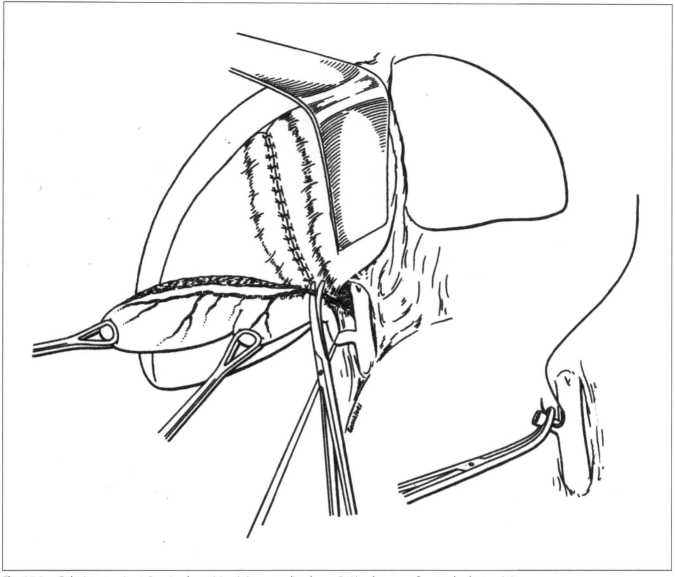

Fig. 87.2 – *Colecistectomia. A Secção da artéria cística entre ligaduras. B. Ligadura transfixante do ducto cístico.*

contraste para o duodeno, a via biliar é explorada através de coledocotomia. O uso rotineiro da radioscopia televisada intra-operatória fornece uma imagem dinâmica no monitor, permitindo com rapidez observar as condições do esfíncter de Oddi. Não possui, no entanto, a resolução obtida através da radiografia convencional. Esta deverá ser feita sistematicamente quando houver dúvidas de interpretação ou com finalidade de documentação.

A integridade da via biliar é comprovada, retira-se o cateter e procede-se à ligadura do ducto cístico, através de ponto transfixante de fio inabsorvíve12-0 (Fig. 87.2B).

Completa-se a peritonização do leito hepático e ligamento hepatoduodenal, sepultando-se o ducto cístico previamente ligado (Fig. 87.3).

A drenagem do espaço sub-hepático por meio de dreno misto, túbulo-laminar, só é feita quando não é possível a adequada peritonização do leito vesicular e está na dependência do processo inflamatório exsudativo e infeccioso envolvendo a vesícula biliar. Este dreno, exteriorizado por contra-abertura no flanco direito, deverá ser mobilizado gradativamente e retirado ao cabo do terceiro dia pós-operatório.

O fechamento da parede abdominal deverá ser feito por planos, dando-se preferência à utilização de fios inabsorvíveis.

A colecistectomia fundocística é especialmente recomendável nas colecistites complicadas, onde a identificação dos elementos do pedículo hepático é dificultada pela intensa reação inflamatória envolvente.

A dissecção da vesícula do leito hepático determina maior sangramento, pois se inicia sem a ligadura prévia da artéria cística. No entanto, a peritonização progressiva do leito vesicular, à medida que a vesícula é liberada, possibilita boa hemostasia.

Em pacientes magros, sem comprometimento inflamatório grave, o ducto cístico pode ser identificado e ligado antes de ser iniciada a colecistectomia fundocística, a fim de ser evitada a migração de cálculos (risco de pouca monta quando se esvazia completamente a vesícula por aspiração do seu conteúdo biliar).

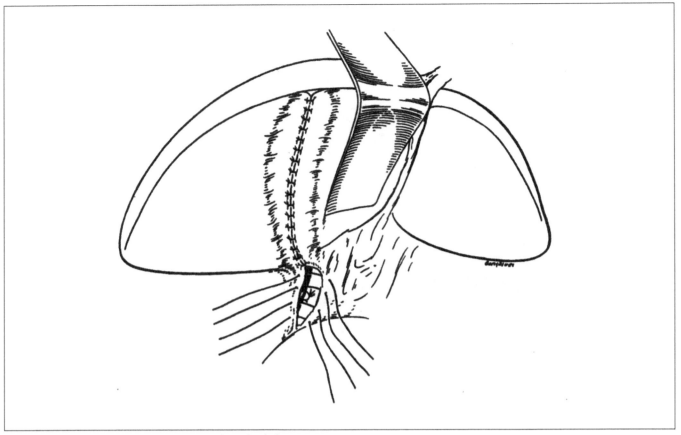

Fig. 87.3 – *Peritonização do leito vesicular e do pedículo hepático.*

COLECISTECTOMIA CISTICOFÚNDICA

A colecistectomia cisticofúndica deve ser evitada como primeira opção, devido à maior possibilidade de lesão dos elementos do hilo hepático.

Após o esvaziamento da vesícula, repara-se o infundíbulo vesicular com uma pinça hemostática longa, tracionando-o delicadamente para a direita. Ao mesmo tempo, o auxiliar, com sua mão esquerda espalmada, traciona medial e caudalmente o duodeno. Com isso, expõe-se o pedículo hepatoduodenal. Com tesoura delicada de ponta romba, a serosa peritoneal é seccionada sobre o ducto cístico e, através de dissecção cuidadosa, afasta-se o peritônio e o tecido gorduroso que envolve os elementos do pedículo.

Uma vez identificado o ducto cístico este permanecerá reparado com um fio, levemente tracionado para a esquerda pelo auxiliar, sendo depois pinçado e seccionado (Fig. 87.4).

A individualização da artéria cística, do seu tronco ou ramos anterior e posterior, deve ser feita com cautela, preferencialmente próxima do infundíbulo, certificando-se de que não se trata de artéria hepática direita. Procede-se à ligadura da artéria cística próxima à vesícula, com fio inabsorvível 2-0 (Fig. 87.5). A seguir, continua-se a dissecção proximalmente até o infundíbulo (Fig. 87.6).

A vesícula biliar encontra-se liberada do ligamento hepatoduodenal, pronta para ser dissecada do leito hepático. Sua intimidade com o fígado é variável. Em um extremo, a vesícula pode estar relacionada com o fígado através de um verdadeiro meso, tornando a dissecção fácil pela simples secção dos folhetos peritoneais. No outro extremo, encontra-se a vesícula escleroatrófica, conseqüência de episódios repetidos de inflamação com fibroplasia cicatricial exuberante. A vesícula torna-se um pequeno cordão fibroso de difícil identificação. Quando existe colecistite aguda edematosa, a dissecção é facilitada pela presença do edema afastando o plano seroso do muscular. Outras vezes, a vesícula é intra-hepática e só é localizada por punção. A dissecção da vesícula do leito hepático, com freqüência, não é difícil, havendo um plano de tecido conjuntivo frouxo entre ambos.

A peritonização do leito hepático é feita de maneira semelhante àquela realizada na colecistectomia fundocística.

Liberada a vesícula, o ducto cístico é seccionado entre ligaduras, próximo ao infundíbulo, retirando-se a peça. O coto cístico é reparado com pinça hemostática longa e delicada ou com pontos de fio fino, facilitando sua cateterização para a realização da colangiografia, conforme técnica mencionada anteriormente (Fig. 87.7).

Complicações

Basicamente, as complicações das colecistectomias restringem-se às lesões inadvertidas do hepatocolédoco que, se demonstradas na cirurgia, são passíveis de correção. Isto ocorre quando há intensa inflamação no hilo hepático dificultando a identificação dos elementos anatômicos[3]. A presença de cálculo impactado no infundíbulo alarga o ducto cístico e favorece a coalescência hepatocística. Esta eventualidade aumenta o risco da ligadura inadvertida do ducto he-

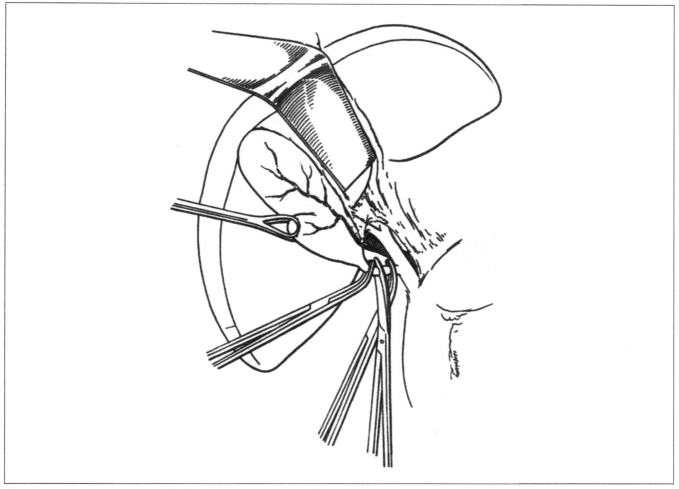

Fig. 87.4 – *Colecistectomia cisticofúndica. Pinçamento e secção do ducto cístico.*

pático ou do colédoco, e aqui se justifica ainda mais a colecistectomia pela técnica fundocística.

A tração exagerada sobre a vesícula durante a dissecção do ducto cístico determina angulação do hepatocolédoco. Nesta circunstância, a via biliar principal pode ser englobada na ligadura do ducto cístico[8].

A tentativa intempestiva de se ligar a artéria cística sangrante pode causar lesões da via biliar principal. Nessa situação apreende-se o pedículo hepático entre os dedos polegar e indicador da mão esquerda, exercendo o pinçamento das estruturas vasculares aí existentes: artéria hepática comum e veia porta. O dedo indicador passa através do hiato de Winslow e o polegar pressiona anteriormente o pedículo. Assim, consegue-se coibir temporariamente o sangramento e proceder com segurança à ligadura exclusivamente do vaso sob visão.

Acidentes com a artéria hepática direita ou acessórias são minimizados desde que se proceda à identificação da artéria cística no triângulo de Calot e se realize a sua ligadura próxima ao infundíbulo vesicular. A veia porta, pela sua posição posterior em relação ao colédoco, é raramente lesada.

A dificuldade de liberar a vesícula de órgãos adjacentes, como o colon, duodeno e eventualmente alças delgadas, pode causar lesões dessas vísceras, que deverão ser prontamente reparadas.

COLECISTECTOMIA VIDEOLAPAROSCÓPICA

Apesar de haver sido idealizada e realizada anteriormente, a colecistectomia videolaparoscópica deve sua sistematização e divulgação aos franceses Dubois e col.[5] e Perissat e col.[12] no final da década de 80. De modo independente e concomitante, Reddick e col.[14] tornaram o método um procedimento de rotina nos Estados Unidos. A partir desses feitos a técnica difundiu-se progressivamente por todos os continentes.

O trauma cirúrgico que acompanha as laparotomias convencionais, acarretando maior dor pós-operatória e, eventualmente, maior tempo de hospitalização, bem como os melhores resultados estéticos em relação à cicatrização cutânea resultante da cirurgia laparoscópica[17], deram grande crédito a esta, que já agora recebe ampla aceitação. No entanto, além de exigir equipamento e instrumental altamente sofisticados ela requer da equipe cirúrgica, como a cirurgia convencional, apurado adestramento e sólidos conhecimentos da patologia cirúrgica.

PUNÇÕES DE ACESSO À CAVIDADE PERITONEAL

Posicionados o paciente e a equipe cirúrgica e os equipamentos eletrônicos e óticos, inicia-se a escolha dos pontos

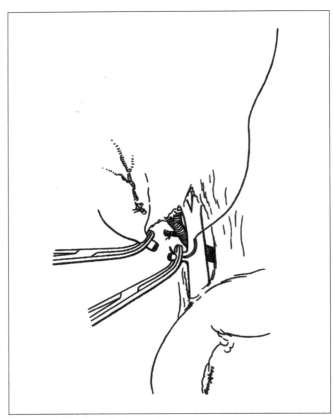

Fig. 87.5 – *Ligadura do ducto cístico.*

para serem feitas as punções que permitirão o acesso à cavidade abdominal (Cap. 59).

1 – Punção periumbilical para efetuar o pneumoperitônio. Em casos especiais, devido à existência de cirurgia prévia, a punção pode ser feita na fossa ilíaca esquerda ou entre o flanco e hipocôndrio esquerdos.

2 – Punção periumbilical com trocarte de 10mm ou mais para introdução do sistema ótico.

3 – Punção na linha axilar anterior direita entre o hipocôndrio e o flanco, com trocarte de 5 mm para introdução da pinça de apreensão do fundo da vesícula.

4 – Punção sobre a linha hemiclavicular direita, entre a fossa ilíaca e o flanco, com trocarte de 5 ou 10 mm para introdução de pinça para apresentação do infundíbulo vesicular.

5 – Punção sobre a linha hemiclavicular esquerda, entre o hipocôndrio e o flanco, com trocarte de 10 mm ou mais para introdução dos instrumentos de dissecção (tesouras, ganchos), de hemostasia (aplicador de clipes, cautério), de síntese (porta-agulhas) e auxiliares (espátulas, aspirador/irrigador) e outros.

Eventualmente pode ser feita outra punção adicional no nível do epigástrio, que servirá para introduzir um afastador do fígado.

Colecistectomia

O cirurgião efetua a apreensão do infundíbulo vesicular com pinça para iniciar a abertura do peritônio e conseguir

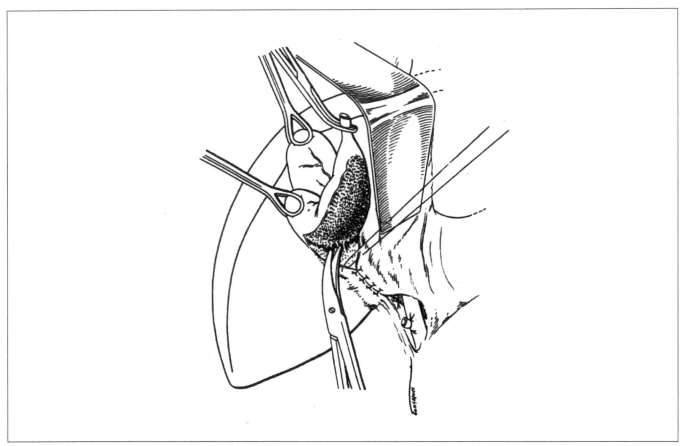

Fig. 87.6 – *Dissecção da vesícula e peritonização do leito.*

o isolamento do ducto e da artéria cística. Esta manobra deve respeitar os mesmos princípios e cuidados técnicos referidos para a colecistectomia por via laparotômica com vistas para as eventuais variações anatômicas no pedículo hepático[4,15].

Inicia-se a liberação da vesícula do leito hepático no sentido cístico-fúndico, utilizando o cautério para obtenção concomitante da hemostasia (Fig. 87.8).

Completada a dissecção do triângulo de Callot e individualizados o dueto e artéria cística, a hemostasia é feita

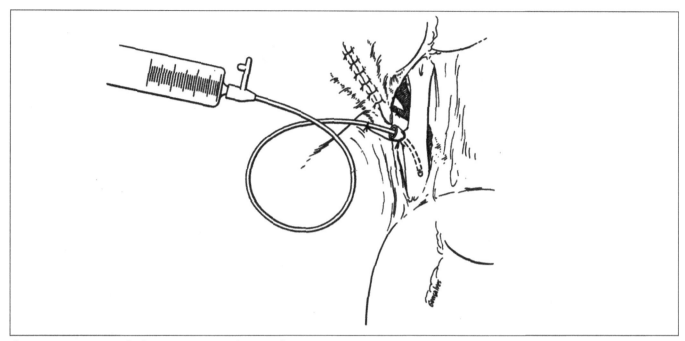

Fig. 87.7 – *Cateterismo do ducto cístico para colangiografia.*

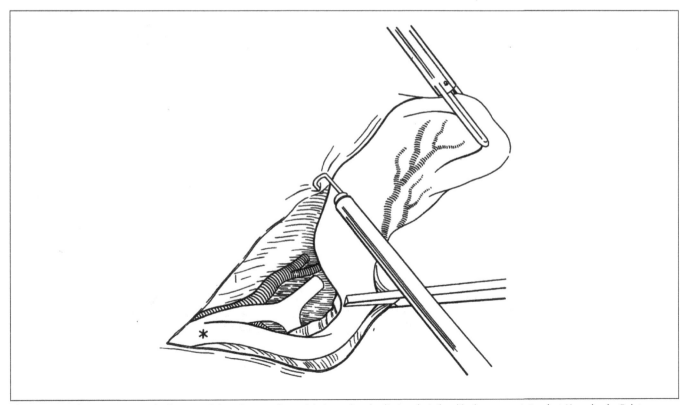

Fig. 87.8 – *Colecistectomia videolaparoscópica. Secção do peritônio na borda direita do infundíbulo e exposição do triângulo de Calot.*

por meio de clipes metálicos. Aplicam-se dois clipes proximais e um distal, e este sairá com a peça cirúrgica.

O dueto é clipado junto à vesícula (Fig. 87.9) para evitar a migração de cálculos. Depois efetua-se sua secção parcial para cateterismo e realização da colangiografia[13].

Antes de liberar totalmente o fundo da vesícula esta deve ser tracionada cranialmente para que a superfície cruenta do seu leito seja exposta e se faça a revisão cuidadosa da hemostasia. Completada a colecistectomia, a vesícula é retirada da cavidade abdominal através do trocarte umbilical. A aponeurase parietal no nível do umbigo é suturada com dois pontos simples ou em X.

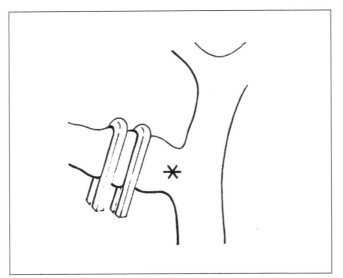

Fig. 87.9 – *Oclusão do dueto cístico com dois grampos metálicos.*

Crítica

Além dos riscos de lesão das estruturas anatômicas do pedículo hepático, inerente a todas as modalidades de cirurgia sobre as vias biliares extra-hepáticas, a colecistectomia videolaparoscópica pode apresentar complicações que lhe são peculiares (Schirmer[16]). As complicações que resultam deste tipo de cirurgia, de acordo com dados da literatura referentes a amplas estatísticas, alcançam cifras de 1% a 9%[11]. Inquérito recente feito pelo National Institute of Health dos Estados Unidos baseado em 100 mil casos de colecistectomia videolaparoscópica revelou taxas variando de 2% a 5%[16].

As complicações ligadas à prática da cirurgia videolaparoscópica estão referidas no capítulo 59.

Muitos fatores têm sido citados como responsáveis pela lesão das vias biliares durante a colecistectomia videolaparoscópica. Neste particular, a falta de experiência do cirurgião aparece como o fator de risco mais importante, isoladamente, em relação aos acidentes em cirurgia biliar. De igual modo, a necessidade de conversão para a cirurgia convencional através de laparotomia está na dependência do treino da equipe que realiza a intervenção[7,9]. Contribuindo para a maior freqüência de acidentes e de lesões inadvertidas das estruturas anatômicas, figura, com destaque, a falta da visão tridimensional que a videolaparoscopia não consegue ainda proporcionar.

BIBLIOGRAFIA

1. Bismuth H, Casting D & Traynor O. Resection or palliation: priority of surgery in the treatment of biliary cancer. World J. Surg. 12:29-47, 1988.
2. Blumgart LH. Tumors of the gallbladder and bile ducts. In: Schwartz SI & Ellis H ED. Maingot's Abdominal Operations. 8 ed., Norwalk, Appleton-Century-Croft, p. 2.015-44, 1985.
3. Bove P. Cirurgia das vias biliares. Colecistectomias. In: Goffi FS ED. Técnica Cirúrgica. Bases Anatômicas Fisiopatológicas e Técnicas da Cirurgia. 2 ed. Rio de Janeiro, Livraria Atheneu, p. 883-90, 1986.
4. 4. Davidoff AM, Pappas TN, Murray EA, Hillerin DJ, Johnson RD, Baker ME, Newman GE, Cotlon PB & Meyers Wc. Mechanism of major biliary injury during laparoscopic cholecystectomy. Ann. Surg. 215:196-202, 1992.
5. Dubois F, Icard P, Berthelot G & Levard H. Coelioscopic Cholecystectomy: preliminary report of36 cases. Ann. Surg. 211:60-2, 1991.
6. Ellis H. Cholecystostomy and cholecystectomy. In: Schwartz SI, Ellis H ED. Maingot's Abdominal Operations. 8ed. Norwalk, AppletonCentury-Crofts, p. 1.883-1907, 1985.
7. Graves HA Jr, Ballinger JF & Anderson WJ. Appraisal of laparoscopic cholecystectomy. Ann. Surg. 213:655-64, 1991.
8. Griffen WO JR. Symptoms after cholecystectomy. In: Schwartz SI, Ellis HE ED. Maingot's Abdominal Operations. 8 ed. Norwalk, AppletonCentury-Crofts. p. 1.871-81, 1985.
9. Laporte E, Sorbello AA. Colecistectomias laparoscópicas tecnicamente complicadas. CED 10;111-3,1991.
10. Mc Sherry CK. Cholecystostomy and cholecystectomy. In: Way LW, Pellegnni CA, Ed. Surgery of lhe gallbladder and bile ducts. Philadelphia, WB Saunders, p. 337-49, 1987.
11. Meyers Wc. A prospectiVe analysis of 1.518 laparoscopic cholecystectomies. N. Engl. 1. Med. 324: 1.073,1991.
12. Perissat J, Collet DR & Belliard R. Gallstones: laparoscopic treatrnent; cholecystectomy, cholecystostomy and lithotripsy. Surg. Endosc. 4: 1-5, 1990.
13. Phillips EH, Berci G, Carroll B, Daykhovsky V, Sackier J & Paz-Partlow M. The importance of intraoperative cholangiography during laparoscopy cholecystectomy. An. Surg. 56:792-5, 1990.
14. Reddick EJ & Olsen DO. Laparoscopic laser cholecystectomy: a comparison with mini-lap cholecysteétomy. Surg. Endosc. 3: 131-3, 1989.
15. Rossi RL, Schirmer WJ, Braash JW, Sanders LB & Munson JL. Laparoscopic bile duct injuries: risk factors, recognition and repair. Arch. Surg. 127:596-602, 1992.
16. Schirmer BD. Complications of laparoscopic cholecystectomy. In: Brooks DC ED. Current Techniques in Laparoscopy. Philadelphia, Current Medicine, capo 8, p. 1-13, 1994.
17. Soper N J. Laparoscopic cholecystectomy. In: Brooks DC ED. Current Techniques in Laparoscopy. Philadelphia, Current Medicine, capo 5, p. 1-14, 1994.

88

Cirurgia das Vias Biliares

Sansom Henrique Bromberg
Fábio Schmidt Goffi

Coledocofomia e Coledocosfomia

A coledocotornia consiste na simples abertura e fechamento do colédoco. Reserva-se o nome coledocostomia para quando esse ducto é drenado externamente.

Destinam-se estes procedimentos à exploração cirúrgica da luz das vias biliares, à retirada de cálculos, de elementos estranhos à arvore biliar e à drenagem externa da bile. Na maioria das vezes são realizados como complementação da colecistectomia, quando o estudo radiológico ou manométrico da via biliar principal revelar alguma anormalidade. São também necessários em portadores de cálculos residuais, colangite ou papilite.

O adequado estudo pré-operatório do enfermo é de fundamental importância para o êxito da intervenção cirúrgica, já que diagnósticos incompletos ou incorretos propiciam resultados insatisfatórios. Por esta razão, todos os meios propedêuticos disponíveis devem ser sucessivamente utilizados, optando-se primeiramente pelos não invasivos, visando ao completo esclarecimento da doença.

Assim, os exames laboratoriais, a ultra-sonografia, a tomografia computadorizada, a colangiopancreatografia endoscópica e trans-hepática e ainda a colangiografia venosa deverão estar disponíveis antes do ato cirúrgico.

Apesar de algumas opiniões contrárias, a maioria acredita ser indispensável a colangiografia operatória, visto que os dados clínicos e laboratoriais, assim como a inspeção e a palpação das vias biliares, eventualmente são insuficientes para estabelecer o diagnóstico correto.

A seqüência das manobras operatórias para estabelecer o diagnóstico completo é da maior importância.

A primeira manobra a ser executada após a abertura da parede abdominal e a retirada da vesicula biliar é a manometria ou a colangiografia operatória, feitas por cateterismo do ducto cístico. Neste momento, os artefatos – bolhas de ar, espasmo do esfíncter, barro biliar simulando cálculos – podem dificultar a interpretação diagnóstica. Só depois desses procedimentos é que se irá proceder ao exame palpatório e às dissecções que se fizerem necessárias para o conhecimento das condições do conjunto biliopancreático.

Nos doentes colecistectomizados estes procedimentos serão executados diretamente sobre o hepatocolédoco, que deverá ser puncionado com agulha fina logo após sua adequada exposição. Com isso saber-se-á da existência de cálculos, do grau de dilatação das vias biliares, da repercussão dos processos inflamatórios, das condições anatômicas e patológicas da região periampular, da existência de estenoses, de tumores e de parasitas. As alterações funcionais do esfíncter de Oddi poderão ser avaliadas pela manometria.

A colangiografia operatória clássica pode ser realizada em poucos minutos com um aparelho de RX portátil, existente em qualquer hospital. Pode também ser feita pela radioscopia televisada com amplificador de imagens, pela televisão em circuito fechado acoplada ou não a um videoteipe, o que também possibilita estudar adequadamente as alterações funcionais do esfíncter de Oddi.

Faz-se a palpação do pedículo hepático, da cabeça pancreática e de outras vísceras abdominais.

INCISÃO

A incisão pode ser transversal direita ou vertical paramediana pararretal interna direita. Qualquer delas permitirá perfeita exposição, boa visibilidade e facilidade de manobras intracavitárias, devendo ser escolhida de acordo com o tipo constitucional do paciente e a experiência do cirurgião.

Principalmente em mulheres, prefere-se a incisão transversa, que resulta em cicatriz mais estética. Nas reintervenções, procura-se utilizar a via de acesso antiga, cuidando de prolongá-la discretamente a fim de penetrar na cavidade através de área virgem.

IDENTIFICAÇÃO DO COLÉDOCO

Desde que haja indicação, procura-se encontrar o hepatocolédoco, o que nem sempre é fácil nos pacientes colecistectomizados e naqueles com seqüelas cicatriciais que dificultam a identificação das estruturas do hilo hepático.

Quando o pedículo hepático estiver livre, o colédoco poderá ser visto através do peritônio que o reveste. A partir de pequena incisão deste na borda do pedículo, ele é descolado com tesoura delicada, liberando assim o ducto biliar. Esta identificação pode ser facilitada estirando-se suavemente o pedículo com o afastamento delicado da borda inferior do fígado e tracionando-se o duodeno caudalmente. Na exploração do colédoco distal é imprescindível a mobilização duodeno-pancreática (manobra de Kocher) até o início da terceira porção duodenal, com o que se consegue bom acesso para palpar o colédoco terminal, bem como expor a veia porta e a artéria hepática.

A identificação da via biliar é facilitada pela palpação do pedículo hepático através do forame omental (hiato de Winslow), que deverá ser permeabilizado quando estiver ocluído por coalescência inflamatória. Muitas vezes prefere-se paipar o colédoco com os dedos da mão esquerda, situando-se desse lado do doente.

Acima da borda duodenal encontra-se o colédoco; a veia porta está situada mais profunda e medialmente e a artéria hepática situa-se geralmente em posição medial ao hepatocolédoco. Sempre que possível a artéria hepática deve ser palpada e reconhecida pela sensação de sua pulsação, lembrando-se da freqüência de suas situações anômalas.

O colédoco, às vezes, só pode ser localizado através de punção com agulha delicada, ao se verificar a penetração de bile na seringa de aspiração.

No entanto, numerosos são os casos em que sua identificação é bastante difícil. O pedículo hepático pode estar bloqueado por aderências firmes ou pelos órgãos vizinhos, obrigando a extensa e laboriosa dissecção, não isenta de riscos. Nestas ocasiões, o que mais conta é a habilidade e a experiência do cirurgião.

A dissecção deve sempre progredir da direita para a esquerda e de diante para trás. Os órgãos aderidos vão sendo liberados com extrema cautela; seccionando o ligamento frenocólico, afasta-se o intestino, permitindo maior liberdade de manobras até o pedículo hepático ficar exposto. Movimentos intempestivos ocasionam com freqüência lesões das estruturas hilares, lacerações hepáticas e perfuração do cólon e do duodeno.

Se houver sangramento, deve-se recorrer ao pinçamento digital da artéria hepática pela inserção dos dedos da mão esquerda no forame omental com compressão do hilo. O afrouxamento gradual da força compressora permitirá identificar o ponto sangrante e seqüente ligadura vascular.

Atingido o pedículo, procura-se encontrar o colédoco que, quando dilatado e com cálculos, é mais facilmente localizado, mesmo recoberto por aderências densas. Quando fino, sugere-se que a dissecção se faça sempre da direita para a esquerda, perto do duodeno, com pequenos golpes de tesoura romba e delicada.

Em paciente ictérico, anteriormente operado, a busca do colédoco pode resultar difícil, quer por alterações estruturais do mesmo, quer pela presença de pediculite lenhosa impossível de ser ultrapassada. Sua existência poderá ser comprovada por punção trans-hepática dos canais biliares, seguida de colangiografia.

COLEDOCOTOMIA

Obtidas as informações da colangiografia operatória e após o cuidadoso exame dos órgãos de interesse, o cirurgião estará consciente do tipo de operação que irá realizar.

A seguir faz-se a abertura do colédoco. Na feitura da coledocotomia longitudinal ou transversal, como prefere Bove, o cirurgião deverá levar em conta o trajeto intramural do conduto cístico, por vezes longo e calibroso. Geralmente será realizada próxima à desembocadura do mesmo e as bordas da incisão serão reparadas com fio fino (Fig. 88.1), o que facilitará expor a luz coledociana.

Sua extensão será a suficiente para introduzir uma sonda de lavagem e aspiração, ou dI;; pinça para retirada de cálculos (Fig. 88.2).

Manobras Intraductais

Na maioria dos casos o colédoco é aberto para retirada de concreções. Com base nos dados da colangiografia começa-se por retirar os cálculos situados acima da abertura. Deve-se utilizar pinças de cálculos com curvatura adequada para cada caso, tipo Randall ou Desjardin. Quando o cálculo estiver situado em canais de segunda ou terceira ordem, será preciso o uso de cateter biliar tipo Fogarty ou a sonda de Dormia.

Após a retirada dos cálculos é conveniente lavar os canais com jatos de soro fisiológico, removendo assim eventuais fragmentos e/ou lama biliar remanescente.

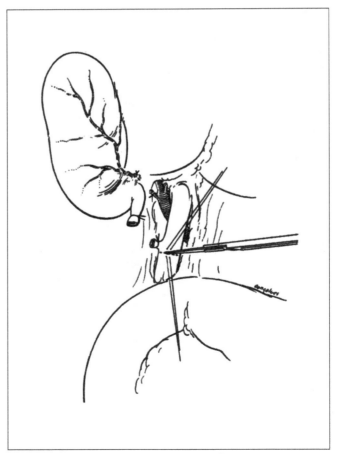

Fig. 88.1 – *Coledocotomia transversa pós-colecistectomia.*

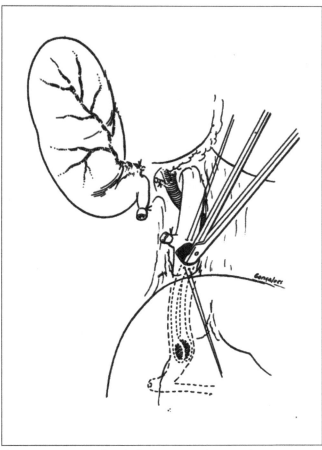

Fig. 88.2 – *Extração de cálculo com pinça de Desjardin.*

Assegurado o clareamento dos duetos hepáticos, tampona-se o hepático comum com chumaço de gaze em volume apropriado ao diâmetro do canal e passa-se à retirada dos cálculos situados na parte distal do sistema.

A extração destes cálculos é feita com os mesmos recursos empregados para a limpeza da árvore intra-hepática.

Em ambos os níveis deve-se evitar a fragmentação dos cálculos; a quebra inadvertida de concreções produz fragmentos que serão retirados através de lavagens sucessivas da via biliar com solução salina.

Outra boa opção para a retirada de cálculos é o emprego de sucção, quer através de aspirador apropriado, quer utilizando-se de sonda de claron maleável acoplada a uma seringa de 20ml com solução fisiológica, manobra essa que tem primazia em relação às anteriores. A sonda é introduzida na via biliar pelo seu pavilhão, com sua outra extremidade cortada para adaptar a seringa (Fig. 88.3). O uso dessas sondas em lugar das pinças metálicas reduz o risco de lesão às paredes ductais.

Cálculos distais ou ampulares de difícil apreensão podem ser deslocados por jatos de soro fisiológico e conduzidos cranialmente através de cuidadosa manipulação, à maneira de ordenha.

Os de difícil manuseio devem ser retirados com menos dificuldade por acesso transduodenal.

Cuidado especial deve-se ter quando da palpação de nódulo pequeno e endurecido, imóvel, na porção mais distal do colédoco, tornando difícil diferenciar um cálculo de um tumor ampular. Na dúvida, deve-se repetir a colangiografia operatória, utilizar a coledocoscopia quando disponível ou explorar a papila por duodenotomia.

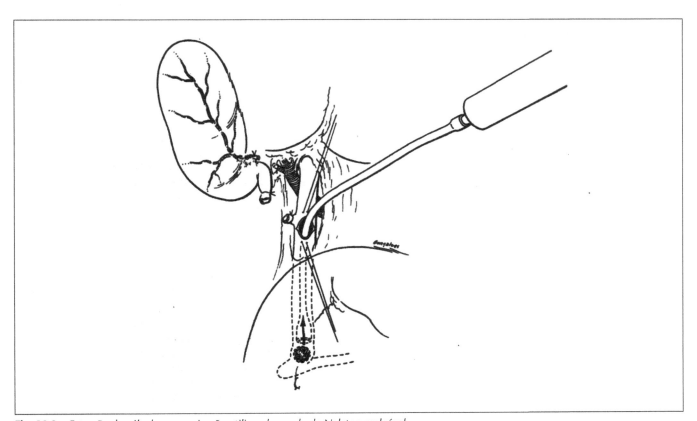

Fig. 88.3 – *Extração de cálculo por aspiração utilizando sonda de Nelaton maleável.*

Retirados todos os cálculos, faz-se progredir uma sonda tubular maleável para o duodeno, ultrapassando a papila. Deve-se lembrar que a passagem da sonda não garante a inexistência de cálculos, que podem se situar lateralmente a ela.

O colédoco deverá ser então lavado abundantemente com soro fisiológico morno.

Desnecessário se torna salientar que as manobras de exploração devem ser realizadas com extremo cuidado, evitando-se movimentos capazes de traumatizar a via biliar.

DRENAGEM DO COLÉDOCO

Conquanto existam cirurgiões que preconizam a sutura primária sistemática do colédoco, é preferível drená-lo com tubo de Kehr. A presença do dreno permite uma adequada descompressão da via biliar, principalmente quando a papila é sede de edema ou espasmo associados a colangite, passagem de cálculos e a manipulação cirúrgica. Permite ainda a realização da colangiografia pós-operatória, útil na detecção de cálculos residuais, bem como para delinear a anatomia ductal. Seu trajeto pode ser utilizado na extração de cálculos ou eventual coledocoscopia pós-operatória.

A colocação do dreno em T deve ser feita com cuidado, de modo a evitar angulações, conforme recomenda Bove (Fig. 88.4). O diâmetro da sonda deve ser conveniente ao do canal, e nunca muito calibroso, a fim de evitar traumatismos maiores no momento de sua retirada. Suas extremidades devem ser curtas, pois as longas ocasionam eventualmente a drenagem seletiva de um dos duetos hepáticos com obstrução do outro; tampouco deve franquear a papila, pela possibilidade de interferir na drenagem pancreática.

O fechamento do colédoco far-se-á em torno da sonda, com pontos separados de fio fino monofilamentar sintético absorvível, interessando toda sua parede, de modo a evitar o escape da bile (Fig. 88.5).

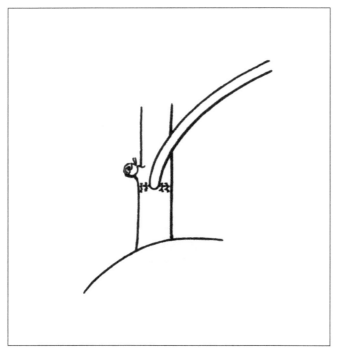

Fig. 88.4 – *Drenagem biliar com sonda em T.*

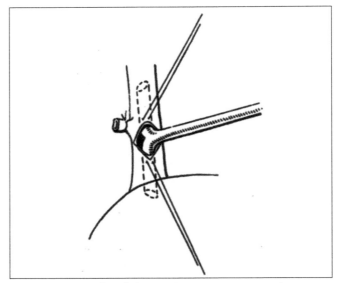

Fig. 88.5 – *Sutura da coledocotomia com pontos separados.*

Depois de fechado, verifica-se estar a sutura hermética injetando-se pelo dreno 10ml de soro fisiológico sob pressão; faz-se então a colangiografia de controle para se certificar da total ausência de concreções e da normalidade da via biliar.

Opção aceitável é a drenagem coledociana transcística com cateter de polivinil ou sonda tubular simples, passando pelo leito vesicular, onde será recoberta pela serosa vesicular remanescente quando se praticou colecistectomia concomitante.

Frente a uma colangiografia pós-operatória normal, o dreno em T deve ser retirado ao redor do 12° dia, quando já deverá estar consolidado o processo reacional ao redor do dreno, impedindo o coleperitônio. Por ocasionar fraca reação inflamatória à sua presença, os drenos em T de polivinil não devem ser utilizados.

Um obstáculo para a retirada do tubo em T está localizado na junção dos braços laterais com o ramo longo e por isso modela-se o dreno, cortando um fragmento em forma de "v" do lado oposto ao ramo longo.

Durante a colangiografia pós-operatória deve-se evitar a introdução de contraste sob alta pressão, para não provocar refluxo colangiovenoso. Este determina o aparecimento de sintomas de colangite (dor, febre, taquicardia, hipotensão) causados por toxinas ou bactérias presentes no colédoco.

COLEDOCOSCOPIA

O melhor modo de reduzir a incidência da litíase residual é realizar a mais completa exploração da árvore biliar. A introdução da coledocoscopia veio favorecer um estudo mais aperfeiçoado do complexo ductal, permitindo sua visualização direta, biópsias e procedimentos terapêuticos.

A coledocoscopia intra-operatória realizada após todos os procedimentos já descritos anteriormente ainda detecta cálculos em cerca de 10% dos doentes.

Algumas dúvidas porventura existentes na interpretação da colangiografia intra-operatória –bolhas gasosas, presença de coágulos sanguíneos, erosões mucosas – são facilmente desfeitas pelo exame.

Os coledocoscópios rígidos ou flexíveis, associados ou não a vídeo e televisão, são introduzidos através da incisão oledociana, com o cirurgião posicionado à esquerda do paciente. Sua área de ação restringe-se aos dutos com mais de 5 mm de diâmetro, visto serem de 3 a 5 mm os diâmetros dos fibroscópios.

O aparelho dispõe de um canal pelo qual é introduzido soro fisiológico, propiciando adequada distensão da árvore biliar.

A região proximal é a primeira a ser visualizada, conseguindo-se facilmente observar o início dos duetos hepáticos. À semelhança da árvore brônquica, apresenta mucosa de cor amarelo-clara, com fina rede vascular submucosa. Quando da presença de colangite, adquire aspecto hiperemiado. Dos hepáticos, o dueto esquerdo é o mais fácil de ser estudado e o que mais comumente abriga concreções.

Ao examinar o colédoco distal, deve-se manter o duodeno tracionado, com o que se retifica seu trajeto, facilitando a visão endoscópica. Para isso, torna-se indispensável a mobilização duodenal pela manobra de Kocher. Sua mucosa apresenta-se rósea, com pregas longitudinais; seu diâmetro diminui gradativamente à medida que se aproxima da papila duodenal. Quando da presença de colangite, acentua-se a hiperemia da mucosa, que adquire aspecto edemaciado e finamente granuloso. Na colangite grave pode-se ver ulcerações superficiais e exsudato inflamatório.

Na presença de cálculo, este será apreendido com o extrator através de movimentos cuidadosos e coordenados, sendo retirado pela incisão conjuntamente com o aparelho. Utiliza-se para a retirada dos cálculos a cesta de Dormia ou cateter Com balão (tipo Fogarty).

Na quase totalidade dos casos é possível adentrar ao duodeno com a extremidade distal do aparelho.

Todos esses procedimentos deverão ser executados por equipe composta de cirurgião e seu auxiliar, com movimentos coordenados, precisos e cuidadosos.

A coledocoscopia também é utilizada no período pós-operatório como método diagnóstico e para retirada de concreções, através do trajeto do dreno de Kehr, com discreta sedação endovenosa (diazepan) e cobertura antibiótica adequada. Deve ser realizada pelo menos um mês após a intervenção cirúrgica; eventualmente pode-se utilizar um broncoscópio, que, por ter menor calibre, pode servir como alternativa para o exame.

BIBLIOGRAFIA

1. Bove P. Cirurgia das vias biliares. Coledocotomia e coledocostomia. In: Goffi FS ED. Técnica cirúrgica. Bases anatômicas, fisiopatológicas e técnicas da cirurgia. 3 ed. Rio de Janeiro, Ed. Atheneu, v. 2, cap., 83, p. 891-5, 1986.
2. Dellinger EP, Kirshenbaum G, Weinstein M, Steer M. Determinants of adverse reaction foilowing postoperative T-tube cholangiogram. Ann. Surg.191:387, 1980.
3. .3. Feliciano DV, Maltox KL, Jordan Jr GL. The value of choledochoscopy in exploration of the common bile duct. Ann. Surg. 191:649, 1980.
4. Goffi FS, Goffi Jr PS. Operações sobre as vias biliares extra-hepáticas. In Coelho J. Aparelho Digestivo. Clínica e Cirurgia. Medsi Ed., Rio de Janeiro, 1990, capo 135, pp 1104-13.
5. Markowitz I, Overby JL, Káppelman MD, Webb WR. Choledochoscopy in prevention of retained common bile duct stones. Am. Surg. 53:558, 1987.
6. Rattner DW, Warshaw AL. Impact of choledochoscopy on the management of choledocholithiasis. Ann.Surg. 194:76, 1981.

89 Cirurgia das Vias Biliares

Fábio Schmidt Goffi
Jacques Waisberg

Operações Sobre a Junção Colédoco-Pancreáfico-Duodenal

INTRODUÇÃO

As operações sobre a papila maior e colédoco terminal constituem um dos assuntos mais controvertidos da cirurgia biliopancreática. A leitura de numerosos trabalhos publicados sobre a matéria mostra, de modo claro, a existência de grande confusão de conceitos, nomenclatura imprecisa, vocabulário discordante, critério de indicação variável, técnicas nem sempre apoiadas em adequada base fisiopatológica e, como conseqüência, apreciável discordância de resultados.

As operações sobre a papila duodenal maior já conquistaram posição definida na cirurgia biliar. Capazes de proporcionar bons resultados em casos bem selecionados, podem redundar em fracasso total quando mal indicadas ou mal executadas. Tais procedimentos apresentam perigos intrínsecos oriundos da natureza da região em que atuam.

As operações sobre a papila duodenal maior e colédoco terminal podem ser executadas através de cirurgia convencional ou endoscópica. Os procedimentos realizados por cirurgia convencional são: papilotomia, papiloesfincterotomia, papiloesfincteroplastia e septoplastia colédoco-pancreática. O procedimento endoscópico é representado pela esfincterotomia endoscópica.

TIPOS DE PROCEDIMENTOS

A papilotomia é uma intervenção que realiza a secção de até 5mm de extensão do esfíncter da papila, conservando íntegro o esfíncter próprio do colédoco terminal. A papiloesfincterotomia implica uma intervenção mais ampla envolvendo, além da secção do esfíncter papilar, também a do esfíncter próprio do colédoco terminal, numa extensão de até 2cm. A papiloesfincteroplastia, além da secção e retirada do fragmento que inclui os esfíncteres papilar e o próprio do colédoco terminal, consiste na sutura da mucosa duodenal à parede do colédoco terminal numa extensão correspondente ao diâmetro do colédoco supraduodenal, obtendo-se desta forma uma colédoco-duodenoanastomose interna. A septoplastia colédoco-pancreática é a secção do septo avascular que separa o colédoco terminal do ducto de Wirsung.

Indicações

As principais indicações das operações sobre a papila duodenal maior e colédoco terminal através da cirurgia convencional são:

1) processos inflamatórios da junção colédoco-pancreático-duodenal comprometendo o livre fluxo biliar e pancreático;

2) cálculo biliar encravado na porção terminal do colédoco ou na ampola duodenal;

3) colangite;

4) estenose da papila duodenal;

5) síndrome do colédoco terminal em fundo cego (síndrome do poço) após colédoco-duodenostomia látero-lateral;

6) estenose da porção terminal do ducto pancreático por processo inflamatório crônico. A septoplastia colédoco-pancreática tem sua indicação na dependência do comprometimento da árvore ductal pancreática avaliada pela pancreatografia. É indicada na presença de pancreatite recorrente sem sinais de alterações parenquimatosas evidentes ou obstruções intraductais.

Contra-Indicações

São as seguintes as situações em que as operações sobre a papila duodenal maior e colédoco terminal através de cirurgia convencional são habitualmente contra-indicadas:

1) divertículo duodenal com papila intradiverticular ou marginal;

2) hipotonia do esfíncter de Oddi, situação em que geralmente é encontrada a papila pátula e que se acompanha de ectasias canaliculares intra e extra-hepáticas;

3) ectasia congênita ou adquirida do colédoco com grande dilatação da via biliar; nestas circunstâncias a dilatação não tende a regredir e a supressão do obstáculo ao fluxo biliar não impedirá a estase biliar, pois a ausência do "vis a tergo" da bile favorece a sua estase, com consequente infecção e formação de cálculos;

4) anomalias da implantação perpendicular do colédoco na terceira porção duodenal, pois poderá ser necessário ultrapassar a parede duodenal, o que leva ao risco da perfuração.

5) estenose da porção terminal do colédoco com fibrose de suas paredes e do esfíncter de Oddi;

6) estenoses longas do colédoco terminal;

7) colangite esclerosante;

8) obstrução da papila maior por neoplasia maligna.

Técnica

Geralmente preconiza-se a incisão previamente utilizada para a colecistectomia, desde que seja compatível com o biotipo e os objetivos da intervenção cirúrgica. Caso o doente não tenha sido operado, a incisão será de acordo com o biotipo, escolhendo-se uma incisão que proporcione bom acesso ao duodeno e à árvore biliar. De preferência deve-se fazer a incisão transversa direita.

Como regra geral, é fundamental a exploração da cavidade, especialmente em doentes que estão sendo operados devido a presença de dor abdominal; tal exploração requer não somente a inspeção das vísceras ocas como também o exame cuidadoso das estruturas retroperitoneais, incluindo a região corporocaudal do pâncreas através do omento gastrocólico e a cabeça do pâncreas pela mobilização da segunda porção do duodeno da sua fixação retroperitoneal (manobra de Kocher). Esta manobra também permite um acesso melhor ao colédoco terminal.

Inicialmente devem ser identificados o ducto cístico, o colédoco e as demais estruturas no ligamento gastro-hepático. Em seguida procede-se à dissecção do ducto biliar principal e à coledocotomia supraduodenal, através da qual realiza-se manometria e a exploração radiológica das vias biliares. A colangiografia intra-operatória permite apreciar o calibre do hepatocolédoco, o estado da via biliar intra-hepática, a presença de eventuais concreções biliares e o tipo de relação entre o colédoco, ducto de Wirsung e duodeno, permitindo também a localização da papila com apreciável precisão, fazendo com que a papila possa ser abordada por uma duodenotomia de pequena extensão.

Caso disponível, a coledocoscopia preliminar permite a verificação da presença de tumor oculto do colédoco distal e obtenção de material para biópsia de congelação.

A manobra seguinte consiste na exploração instrumental da via biliar através da coledocotomia prévia para a retirada de eventuais cálculos. Em seguida, coloca-se, ainda através da coledocotomia, cateter maleável ou sonda plástica em direção ao duodeno. Não é aconselhável a introdução de sondas metálicas, pois estas podem perfurar o hepatocolédoco e produzir falsos trajetos com a consequente formação de abscessos e fístulas. A papila duodenal maior é localizada através da palpação do cateter no colédoco retropancreático ou no duodeno.

Procede-se, então, à duodenotomia (Fig. 89.1) e à papilotomia, conforme recomenda Bove. Quando houver segurança na localização da papila através da cateterização do colédoco, preconiza-se a duodenotomia transversa, pois a sua extensão é geralmente pequena, seu fechamento é mais fácil e o trânsito duodenal fica completamente livre. Por outro lado, quando não houver precisão na localização da papila através da palpação do cateter na luz duodenal que foi colocado através da coledotomia, a duodenotomia longitudinal pode ser empregada, pois permite maior campo de manobra para a localização do óstio papilar.

Após a abertura do duodeno, aspira-se o seu conteúdo. Introduz-se o dedo indicador na luz duodenal e com um movimento em gancho traciona-se o cateter e com ele a papila que é exteriorizada pela brecha duodenal através de tração com pinça hemostática delicada sobre o freio ampolar. Recomenda-se utilização de luz frontal halógena e lentes de aumento para facilitar a inspeção visual da papila.

Exteriorizada a papila, aplica-se ponto de reparo com fio fino de cada lado da borda, nas posições de três e nove horas em relação ao óstio papilar. Exercendo tração moderada sobre estes dois primeiros pontos, abre-se o óstio papilar (lábio anterior) em incrementos de três milímetros de extensão na direção do quadrante súpero-externo na orientação de 10 horas. Deve-se identificar a abertura do ducto de Wirsung logo no início da secção do esfíncter, introduzindo-se um cateter flexível, fino e de ponta romba no seu óstio. A cateterização do ducto pancreático principal, que na maioria das vezes é obtida sem a abertura da ampola, constitui manobra protetora de lesão do canal pancreático, pois tal cateterização guia a tesoura, evitando a sua secção, além de evitar que o mesmo seja envolvido nos pontos de reparo ou de sutura durante a papiloesfincteroplastia. Por vezes, a abertura do canal pancreático é tão pequena que seu diâmetro não comporta mesmo cateteres extremamente finos; ocorre que geralmente existe uma pequena depressão no local da sua abertura no duodeno e a palpação cuidadosa com o cateter pode determinar sua localização, sendo possível a dilatação progressiva para até dois milímetros através de sondas coronarianas graduadas. A cateterização do ducto de Wirsung também permite a realização de pancreatografia quando necessária.

Mantendo-se tração sobre os pontos de reparo, introduz-se na ampola um dos ramos de uma tesoura fina (Fig. 89.2), com a qual se secciona o tabique músculo-mucoso que constitui a parede da papila, bem junto a sua implantação duodenal. A secção, que começa na borda do óstio papilar, se prolonga até um pouco acima do orifício do ducto de Wirsung. Desta maneira, não se corre o risco de seccionar o esfíncter do colédoco quando se deseja realizar apenas papilotomia.

Levantando-se o retalho papilar, sutura-se a mucosa da ampola com a mucosa do duodeno (Fig. 89.3) por meio de pontos separados com fio inabsorvível ou absorvível (exceto categute) 5-0. Na papiloesfincteroplastia, a extensão da secção através do esfíncter da papila e do colédoco terminal deve ser de 15 a 20 milímetros. É necessário ter boa coadaptação das bordas. À medida que se prossegue a secção (papiloesfincterotomia), as mucosas do duodeno e o colédoco também são aproximadas com fio fino inabsorvível ou absorvível (exceto categute) (papiloesfincteroplastia). Esta su-

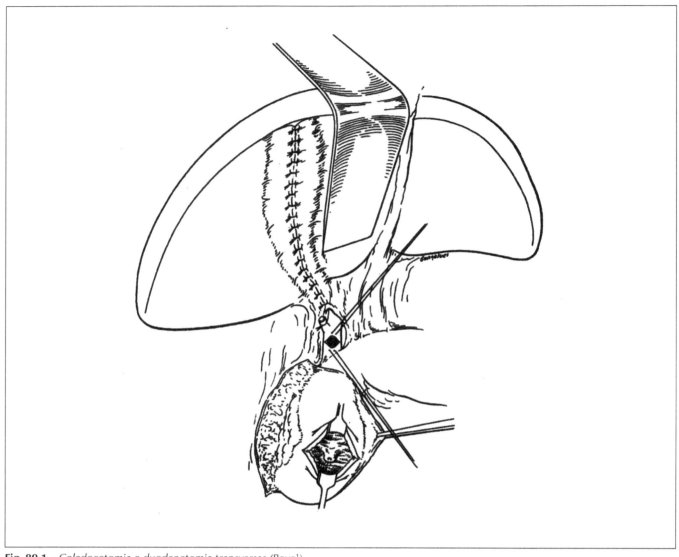

Fig. 89.1 – *Coledocotomia e duodenotomia transversas (Bove[1]).*

tura controla o eventual sangramento e serve de reparo, facilitando o próximo corte e auxiliando a manter a hemostasia.

A seguir, secciona-se o retalho papilar no lado oposto ao já seccionado. Esta secção também deve ser junto à inserção duodenal. Retira-se assim uma cunha de tecido musculoso que constitui a parede duodenal da ampola, Sutura-se com pontos separados a mucos a da ampola com a mucosa duodenal e com a do colédoco de maneira idêntica à empregada anteriormente.

A retirada de um fragmento músculo-mucoso em cunha é desejável, pois além de assegurar a permeabilidade da ampola duodenal, permite a realização de biópsia de congelação do tecido papilar para excluir a existência de neoplasia oculta.

Terminada a sutura, verifica-se a integridade do ducto pancreático e que a ampola de Vater foi suprimida com o colédoco e o ducto de Wirsung desembocando separadamente, o que torna a árvore biliar e o ducto pancreático independentes. Desaparece assim a possibilidade de refluxo biliopancreático ou pancreático-duodenal e, como o obstáculo se encontrava na papila, obtém-se a normalização da canalização pancreática e biliar (Fig. 89.4).

A esfincteroplastia deve ter amplitude suficiente para permitir **um** livre fluxo de solução fisiológica pela papila através da injeção de soro fisiológico sob pressão pela coledocostomia.

Na septoplastia colédoco-pancreática, o septo é seccionado numa extensão de 10 milímetros, retirando-se **um** pequeno fragmento para o estudo histológico. Para evitar fibrose nesta área, toma-se importante realizar uma aproximação cuidadosa do epitélio do ducto de Wirsung com o colédoco através de pontos separados do fio absorvível (exceto categute) 7-0.

O cateter utilizado para a canulização do ducto de Wirsung pode ser exteriorizado de modo a fazer uma alça no interior do duodeno, penetrando no colédoco e sendo exteriorizado pelo coto do dueto cístico. Este é ligado sobre o cateter pancreático, preferencialmente com fio absorvível.

O duodeno é suturado em dois planos no mesmo sentido de sua abertura; a mucosa é fechada com sutura contínua com fio absorvível 4-0 e a camada muscular e a serosa são suturadas com pontos separados de fio inabsorvível (Fig. 89.5). Realiza-se a coledoscotomia com dreno de Kehr (tubo

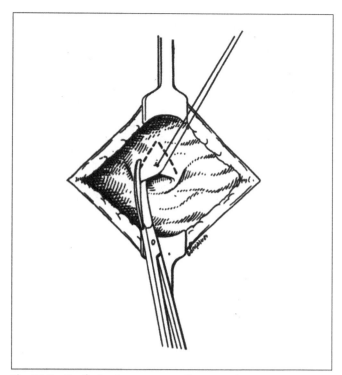

Fig. 89.2 – *Papilectomia com ressecção em cunha.*

em T), de acordo com a técnica já preconizada. Ambos os drenos de olédoco e do ducto de Wirsung podem ser exteriorizados por um mesmo orifício na parede abdominal. A região sub-hepática e o recesso paraduodenal também são drenados.

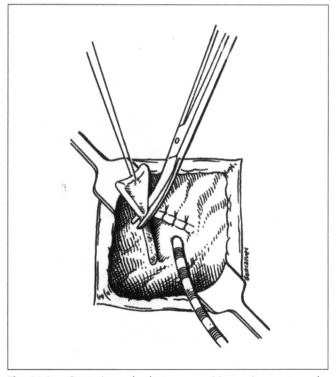

Fig. 89.3 – *Cateterismo do dueto pancreático maior e sutura das bordas mucosas com pontos separados.*

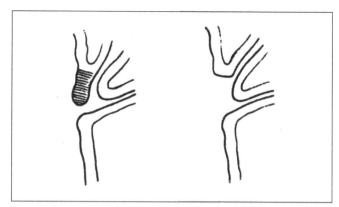

Fig. 89.4 – *Esquema da ressecção papilar mostrando o resultado da abolição do canal comum.*

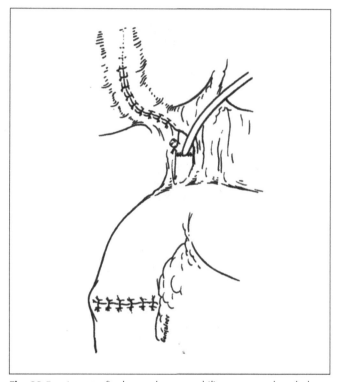

Fig. 89.5 – *Aspecto final com drenagem biliar e sutura da coledocotomia e da duodenotomia.*

No 10º dia após a intervenção, realiza-se a pancreatografia através do cateter colocado no dueto de Wirsung e, não mostrando o exame anormalidades, o cateter é retirado. Da mesma forma, no 12º dia de pós-operatório, é feita a colangiografia retirando-se o cateter no dia seguinte caso o exame seja normal.

Complicações

As mais freqüentes e importantes complicações das operações sobre a papila duodenal e do colédoco terminal através de cirurgia convencional são:

1) complicações intra-operatórias: perfuração da parede duodenal justapapilar por incisão excessivamente profunda, provocando saída de bile para dentro da cavidade abdominal

e o espaço retroperitoneal; hem?.:ragia, durante e após a cirurgia nos tecidos adjacentes da região papilar ou na parede duodenal com conseqüente necrose, perfuração e peritonite;

2) complicações pós-operatórias imediatas: pancreatite aguda de gravidade variável, fístula biliar devido a falso trajeto; deiscência da duodenostomia; abscesso ou coleção intracavitária;

3) complicações tardias: estenose persistente ou recidiva precoce da estenose após papilotomia incompleta (estenose cicatricial); calculose residual; colangite.

4) incontinência do esfíncter de Oddi (papila pátula).

Crítica

As vantagens das operações sobre a papila duodenal maior e o colédoco distal incluem a capacidade de examinar-se diretamente a papila e de se biopsiar a área do estreitamento para excluir lesões neoplásicas ocultas. Entre as desvantagens estão a necessidade de se realizar uma duodenotomia com o risco associado de fístula duodenal, o risco de pancreatite pós-operatória, a possibilidade do advento de abscessos periduodenais sub-hepáticos e subfrênicos e a realização de anastomose biliodigestiva (papiloesfincteroplastia) na região mais distal da árvore biliar. Além disso, a operação também produz traumatismo papilar de magnitude variável.

A secção do esfíncter próprio do colédoco possibilita o ingresso na árvore biliar de bactérias, enzimas e outros produtos químicos que habitualmente nela não são encontrados, sendo difícil prever os efeitos e conseqüências de tal ocorrência. Por isso, a secção da papila deve ser adequada a fim de suprimir completamente o canal comum biliopancreático, favorecendo o fluxo biliar e pancreático para o duodeno. Isto pode implicar a secção apenas do esfíncter comum da papila enquanto mantém-se a integridade dos esfíncteres próprios do colédoco e do ducto pancreático. Cerca de 70% dos doentes submetidos a esfincterotomia e 76% daqueles com esfincteroplastia podem ter a bile colonizada por bactérias entéricas.

Há autores, no entanto, que recomendam a ampla abertura da papila, realizando uma verdadeira anastomose colédoco-entérica transduodenal. Tais cirurgiões sustentam que, para evitar o risco de estenose pela cicatrização da secção do esfíncter papilar, a sutura colédoco-duodenal permitiria uma abertura mais ampla e não contrátil da papila, oferecendo uma drenagem permanente de bile. Quando houver motivo para intervenção de tal magnitude, torna-se necessário avaliar se uma anastomose biliodigestiva convencional seria mais eficaz. Quando realizada para drenagem biliodigestiva, a esfincteroplastia transduodenal é apropriada para os doentes que apresentem estenose ou estreitamento curto na extremidade distal do colédoco ou cálculo impactado nesta região e que não se consegue liberar através das manobras exploratórias pela coledocotomia.

A papilotomia de um lado e a papiloesfincterotomia de outro são, ao nosso ver, operações distintas, muito embora na prática sejam freqüentemente confundidas e suas denominações tomadas como sinônimos. A papilotomia tem indicações precisas e se apóia em bases anatômicas, fisiopatológicas e etiopatogênicas bem definidas. Ela visa corrigir os defeitos da canalização biliar e pancreática resultantes de obstáculo papilar conseqüente a processos inflamatórios crônicos dessa estrutura; atua apenas na porção do esfíncter, deixando um segmento significativo do esfíncter funcionante. Já a papiloesfincterotomia e a papiloesfincteroplastia produzem uma drenagem biliar interna com uma abertura igual ao diâmetro do canal biliar e com todos os inconvenientes da ablação do mecanismo próprio do colédoco.

Quando a papila está esclerosada, o sangramento é mínimo. O mesmo não acontece nos casos em que a papila se acha congesta; a sua secção pode provocar sangramento abundante, dificultando a operação e pondo à prova a paciência do cirurgião.

Nestes casos é preciso tomar muito cuidado para evitar traumatismo desnecessário da junção colédoco-pancreática ou a execução de sutura mal realizada.

Quando a via biliar é muito dilatada (acima de dois centímetros de diâmetro), a papilotomia ou a papiloesfincterotomia tornam-se ineficazes em relação à manutenção do fluxo biliar adequado devido à desproporção entre o tamanho do colédoco e a abertura da papila.

Existem casos de papilite estenosante em que, por circunstâncias especiais, a papilotomia é contra-indicada. Nestas eventualidades, o cirurgião terá de abandonar a papilotomia e optar por uma anastomose biliodigestiva convencional.

Deve ser evitada a realização de operações sobre a papila duodenal maior e colédoco terminal no tratamento de urgência das afecções agudas das vias biliares, à exceção das indicações táticas.

A drenagem do colédoco e do ducto de Wirsung é vantajosa sob diversos aspectos, pois o desvio da bile e do suco pancreático protege o duodeno que se, mantém com menor quantidade destas secreções e menos sujeito a deiscência. A drenagem com cateter do ducto de Wirsung evita complicações pancreáticas oriundas da obstrução do seu óstio, conseqüentes a edema pós-operatório da região. Nos casos em que se emprega a drenagem do ducto de Wirsung, a incidência de pancreatite pós-operatória diminui, assim como a ocorrência de hiperamilasemia.

A duodenotomia pode ser realizada no sentido longitudinal ou transversal, numa extensão suficiente para identificação da papila duodenal. O fechamento da parede do duodeno deve ser realizado no mesmo sentido de sua abertura para evitar tensão na linha de sutura, o que favorece a deiscência. O fechamento transversal do duodeno, quando a sua mobilidade permite, reduz a incidência de obstrução duodenal pós-operatória, assim como a do esvaziamento gástrico prolongado, situações observadas com mais freqüência quando o fechamento do duodeno é feito no sentido longitudmal, onde há maior tendência para estreitar a sua luz.

É preciso destacar que as operações sobre a papila duodenal maior e colédoco terminal e as anastomoses biliodigestivas são, na realidade, procedimentos não competitivos, pois cada um deles apresenta indicações, vantagens, limitações e riscos; a escolha da operação a ser realizada depende, entre outros fatores, também da experiência do cirurgião.

Papiloesfincterotomia Endoscópica

A secção endoscópica da papila e a extração dos cálculos do hepatocolédoco se tornaram possíveis com refinamentos incorporados ao duodenoscópio de visão lateral e ao desenvolvimento de um esfincterótomo diatérmico. Com o seu advento, a esfincterotomia endoscópica tem trazido notável contribuição em particular para o tratamento da coledocolitíase em doentes submetidos previamente à colecistectomia.

A papiloesfincterotomia endoscópica é indicada nas seguintes situações:

1) cálculos residuais ou recorrentes do hepatocolédoco;
2) litíase em pacientes com alto risco operatório e com vesícula biliar *in situ;*
3) pancreatite biliar;
4) cálculos no hepatocolédoco de difícil extração por cirurgia convencional;
5) presença de divertículo perivateriano em doente com indicação de papiloesfincterotomia;
6) colangite aguda supurativa.

Constituem contra-indicações para a papiloesfincterotomia endoscópica:

1) presença de coagulopatia;
2) estenose de longo segmento do colédoco distal;
3) cálculos coledocianos de grandes dimensões (maiores de 2,5 centímetros de diâmetro);
4) estenose da papila por neoplasia maligna.

A presença de divertículos duodenais periampolares, cálculos impactados e gastrectomia prévia com reconstrução a Billroth II não são contra-indicações para a realização de papiloesfincterotomia endoscópica. Entretanto, podem ocorrer dificuldades técnicas na identificação da papila ou para posicionar adequadamente o esfincterótomo; deste modo, quaisquer destas situações podem impedir o sucesso, mas não devem impedir a sua tentativa.

Após a papiloesfincterotomia endoscópica, cerca de 10% dos cálculos não podem ser removidos devido ao seu tamanho ou à desproporção entre o tamanho do cateter e o diâmetro do colédoco distal. Nestes casos, a ampliação da papiloesfincterotomia aumenta o risco de hemorragia e de perfuração retroduodenal.

Técnica

Inicialmente é realizada a colangiopancreatografia retrógrada endoscópica (CPRE), fundamental para decidir se a papiloesfincterotomia endoscópica é tecnicamente possível e conveniente. Os achados que influenciam a oportunidade do procedimento incluem o tamanho e número dos cálculos biliares, a presença e a localização de divertículos periampolares e a presença ou ausência de afecções associadas cujo tratamento poderia requerer cirurgia convencional. Deste modo, após a CPRE, o esfincterótomo é introduzido de maneira profunda e seletiva no colédoco distal. O esfincterótomo consiste em uma alça metálica envolvida por um cateter geralmente de teflon, um cabo de ajuste e um orifício lateral para a injeção de contraste. Cerca de dois a quatro centímetros distais desta alça metálica ficam expostos e funcionam como uma lâmina de corte eletrocirúrgico. O cabo de ajuste é usado para mobilizar a superfície de corte e é ligado a uma unidade diatérmica. Após a confirmação radiológica da localização seletiva do esfincterótomo no interior do colédoco, ele é retirado de maneira que aproximadamente 1,5cm da alça fique visível no duodeno, para fora do orifício papilar. A extensão do segmento intramural do colédoco geralmente é visível como um abaulamento superior ao orifício papilar. A alça metálica é orientada para a posição de 12 horas em relação ao óstio papilar através da flexão e manipulação da ponta direcional do duodenoscópio. Uma corrente diatérmica graduada é aplicada para a execução de um corte de extensão suficiente através dos músculos esfincterianos para permitir a passagem dos cálculos previamente identificados. O orifício assim obtido pode ser mensurado com cateter balonado; geralmente o diâmetro final da papila situa-se entre 1,0 e 1,8 centímetro.

Sempre que possível os cálculos devem ser removidos por ocasião da esfincterotomia endoscópica a fim de evitar-se a sua impactação no colédoco distal, o que favorece a instalação de colangite. O instrumento para extração de cálculos mais freqüentemente utilizado é um cateter com balão na sua extremidade. Após a sua introdução profunda no colédoco proximal, o balão é insuflado. Utilizando-se a monitorização radiológica, o balão é tracionado em direção ao duodeno, trazendo com ele o cálculo.

Quando o colédoco ou o cálculo são de grandes dimensões, a manobra de retirada do cálculo pode falhar. Nessas circunstâncias, uma cesta metálica de Dormia pode ser introduzida sob controle radiológico para aprisionar o cálculo dentro dela de modo que possa ser extraído ou fragmentado. Se com este procedimento também não se conseguir a extração do cálculo, geralmente o doente é observado por cerca de uma semana e, após este período, repete-se a CPRE. Cerca de 60% dos cálculos que permanecem na via biliar após tais procedimentos possuem diâmetro acima de dois centímetros.

Complicações

As principais complicações da papiloesfincterotomia endoscópica são representadas pela hemorragia, perfuração duodenal, pancreatite aguda, colangite e recorrência da hepatocoledocolitíase. Cerca de 90% das complicações acontecem nas primeiras 24 horas e cerca de 10% delas ocorrem nas 24 horas seguintes.

A hemorragia é a complicação mais freqüente, incidindo em cerca de 5 a 11% dos doentes submetidos a papiloesfincterotomia endoscópica. Após este procedimento, é freqüente a presença de sangramento de pequena intensidade, porém geralmente é autolimitado. A hemorragia é considerada de importância clínica quando necessita de reposição sangüínea, o que acontece em cerca de 2,5% dos casos e 18% destes doentes necessitarão de laparotomia para obter o controle do sangramento com taxa média de mortalidade de 9%. A maioria destes episódios hemorrágicos ocorre imediatamente ou em até 24 horas após o procedimento. Esta complicação é tratada através da infiltração de adrenalina e de agentes esclerosantes por via endoscópica no local da papiloesfincterotomia; nos casos mais graves pode ser necessária a embolização angiográfica do ramo nutridor proveniente da artéria gastroduodenal. Caso a hemorragia persista, pode haver a necessidade de transformar a papiloesfincterotomia endoscópica em papiloesfincteroplastia aberta pela sutura das bordas d, secção realizada por via endoscópica.

A perfuração durante a papiloesfincterotomia endoscópica geralmente ocorre najunção colédoco-duodenal, resultando em comunicação com a cavidade retroperitoneal e é resultado de uma secção excessivamente profunda da esfincterotomia, podendo ocorrer em cerca de 1 % dos casos. Habitualmente o tratamento clínico é suficiente, ficando a intervenção cirúrgica reservada para os casos que não respondem satisfatoriamente ao tratamento conservador. Na presença de abscesso retroperitoneal, a drenagem percutânea direcionada pela ultra-sonografia ou pela tomografia apresenta elevados índices de resolutividade.

A pancreatite aguda pode ocorrer em cerca de 2% dos casos. Afortunadamente, a maioria dos casos é de pequena gravidade, porém 10% dos doentes com pancreatite aguda pós-papiloesfincterotomia apresentam a forma grave da doença. As causas mais freqüentes desta complicação são: trauma no ducto de Wirsung devido à canulação forçada ou repetida; corrente eletrocirúrgica excessiva provocando edema do óstio ductal e a injeção de volume excessivo de contraste do ducto pancreático durante o posicionamento do esfincterótomo. O tratamento desta complicação é geralmente clínico; a radiologia intervencionista ou a drenagem cirúrgica ficam reservados para o tratamento de coleções e abscessos decorrentes desta complicação. Episódios assintomáticos de hiperamilasemia ocorrem freqüentemente após a papiloesfincterotomia endoscópica.

A colangite incide em cerca de 1,3% dos doentes. Na maioria das vezes a colangite pode ser evitada através da retirada de todos os cálculos do ducto biliar principal durante a papiloesfincterotomia; quando isto não é possível, deve-se posicionar na porção distal do colédoco um cateter de molde espiralado para evitar que haja impactação de cálculos nesta região da via biliar. Quando se planejam outras tentativas de extração dos cálculos do ducto biliar, recomenda-se a colocação de sonda nasobiliar no colédoco por via transpapilar para descompressão e subseqüente colangiografia transnasal.

O índice de mortalidade global da papiloesfincterotomia endoscópica situa-se atualmente entre O e 1,3%.

A taxa de bons resultados destes procedimentos é de 90%. Os sintomas do doente, e os sinais bioquímicos de colestase desaparecem rapidamente e pode haver redução do diâmetro do colédoco. Cálculos recorrentes podem ocorrer em 2,8 a 5,7% dos casos.

BIBLIOGRAFIA

1. Bove P. Cirurgia das vias biliares. Papilotomia. In: Goffi FS ED. Técnica cirúrgica. Bases anatômicas, fisiopatológicas e técnicas da cirurgia, 3 ed. Rio de Janeiro, Livraria Atheneu, v. 2, capo 84, p. 897-902, 1986.
2. Cetta F. Do surgical and endoscopic sphincterotomy prevent or facilitate recurrent common duct stone formation? Arch. Surg. 128: 329- 36, 1993.
3. Cetta F. The role of bacteria in pigment gallstone disease. Ann. Surg. 213:315-26, 1991.
4. Classen M, Leuschner U & Schreiber HW. Stenosis of the papilla vateri and common duct calculi. Clin Gastroenterol 12:203-229, 1983
5. Goffi FS e Goffi JR PS. Operações sobre as vias biliares. In: Coelho JU ED. Aparelho digestivo. Clínica. e Cirurgia. Rio de Janeiro, Medsi, cap 135, p.1104-13, 1990.
6. Goffi FS. Papiloesfincterotomia versus anastomose biliodigestiva nos processos inflamatórios do colédoco terminal. Editorial. Rev Col Bras Cir 15:1-2, 1988.
7. Gregg JA, Degirolarni P e Carr-Locke DL. Effects of sphincterotomy and endoscopic sphincterotomy on the bacteriologic characteristcs of the common bile duct. Am J Surg 140:668-71,1985.
8. Griffilh CA. Diagnosis of papillary stenosis by calibration. Follow-up 15 to 25 years after sphincteroplasty. Am J Surg 143:717-20, 1982.
9. Hill J, Martin DF e Tweddle DE. Risks of leaving the gallbladder in situ after endoscopic sphinterotomy for the bile duct stones. Br J Surg 78:554-7, 1991.
10. Johnson AS, Ferrara JJ, Steinberg SM, Gassen GM, Hollier LH e Flint LM. The role of endoscopic retrograde cholangiopancreatography. Sphincterotomy versus common duct exploration as a primary technique in the management of choledocholilhiasis. Am Surgeon 59:78-84, 1993.
11. Johnston GW. Iatrogenic chimobilia: a disease of the nineties? HPB Surg 4:187-90,1991.
12. Lambert ME, Betts CD, Hill J, Faracher EB, Martin DF e Tweedle DEF. Endoscopic sphincterotomy: the whole truth. BR J Surg 78:473, 1991.
13. Mattar p2 JA, Esgaib AS e Goffi FS. Correlação clínico-radiológica e histopatológica nos processos inflamatórios do colédoco terminal. Rev Med IAMSPE 1:9-12, 1970.
14. Moody FG, Calabuig R, Vecchio R e Runkel N. Stenosis ofl-hesphincter of Oddi. Surg Clin N Am 70:1415-28,1990.
15. Moreira VF e Sanroman AL. Endoscopic sphincterotomy and gallstone pancreatitis: some answer and more fuel for lhe flames. J Clin Gastroenterol 14:85-7, 1992.
16. Patti MGePellegrini CA. Biliarypancreatitis. SurgClin N Am 70:134766, 1990.
17. Rasslan S. A papiloesfincteroplastia na calculose das vias biliares. In: Leonardi SL ED. Controvérsias na cirurgia do aparelho digestivo. 1 ed. São Paulo, Medsi, 1991, cap.7, p. 169-75.
18. Sherman S, Ruffoo TA, Hawes RH e Lehman GA. Complications of endoscopic sphincterotomy. Gastroenterology 101: 1068-75, 1991.
19. Sivak MVJ. Endoscopic management of bile duct stones. Am J Surg 158:229-40, 1989.
20. Stephens RV e Burdick GE. Microscopic transduodenal sphincteroplasty and transampullary septoplasty for papillary stenosis. Am J Surg 152:621-7,1986.

90 Cirurgia das Vias Biliares

Fábio Schmidt Goffi
Paulo Schmidt Golfi Junior

Restauração do Trânsito Biliar

INDICAÇÕES

1. Estenose cicatricial traumática do hepatocolédoco.
2. Estenose inflamatória do hepatocolédoco: a) inespecífica; b) específica.
3. Papilite fibrosa com grande dilatação e alongamento do hepatocolédoco.
4. Calculose intra-hepática.
5. Câncer da via biliar extra-hepática.
6. Câncer irressecável da segunda porção do duodeno ou da cabeça do pâncreas.
7. Câncer irressecável da papila duodenal.
8. Pancreatite crônica cefálica com obstrução coledociana.
9. Divertículos duodenais justapapilares com obstrução biliar.

TÉCNICA

A identificação das estruturas no pedículo hepático quase sempre é difícil, principalmente nas reoperações, quando já houve tentativa de correção. As dissecções devem ser extremamente cuidadosas, por lidarem com estruturas vasculares em pedículo único, cuja lesão inadvertida terá conseqüências desastrosas. Nos portadores de neoplasia da via biliar, sobretudo localizada no nível da junção dos ductos hepáticos, a própria massa tumoral freqüentemente dificulta o acesso, o que se agrava pela presença de hepatomegalia conseqüente à estase biliar. Há enfermos com estenose cicatricial pós-cirúrgica que, submetidos a múltiplas tentativas de reconstrução de via biliar, têm as estruturas do pedículo hepático escondidas sob denso tecido fibroso, sendo às vezes impossível encontrar-se um segmento do ducto hepático que aflore do fígado. Quando há icterícia comprovada por aspectos clínicos e de exames complementares, a colangiografia transparietohepática deve ser de prática corrente e indispensável.

Não se podendo contar com este recurso, durante a intervenção cirúrgica, deve-se puncionar repetidamente o parênquima hepático no nível do hilo, até que a aspiração com seringa revele a presença de bile, o que possibilita a realização da colangiografia. O trajeto da agulha servirá de guia para que se possa, através da fibrose e do próprio tecido hepático, esculpir o ducto que será usado para restabelecer o trânsito biliar. Após a identificação do ducto biliar, inicia-se sua dissecção, regularizando a boca proximal e a distal (quando encontrada), não excedendo cinco milímetros das respectivas bordas, sob pena de comprometer a vascularização, acarretando isquemia e deiscência da anastomose a ser realizada. Opta-se entrar pela melhor alternativa de restabelecimento do trânsito biliar.

O paciente ictérico deve merecer cuidados pré-operatórios redobrados, visando corrigir eventuais desvios metabólicos e nutricionais, com ênfase especial nas alterações da coagulação e presença de infecção biliar concomitante.

ANASTOMOSE TÉRMINO-TERMINAL DO HEPATOCOLÉDOCO

Uma vez identificados os dois segmentos da via biliar, suas bordas são regularizadas e a anastomose é realizada com pontos separados com fios de polipropileno ou mononylon 5-0, montados em agulha atraumática curva. Os nós devem permanecer fora da luz ductal. É aconselhável usar a sonda em T para a drenagem biliar temporária, a qual servirá para aliviar tensão intracoledociana resultante da ação esfincteriana. O ramo longo da sonda deve emergir acima ou abaixo da anastomose, porém nunca entre as bordas suturadas, o que comprometeria a cicatrização (Fig. 90.1). O duodeno deve ser ancorado na face inferior do fígado a fim de aliviar a tensão sobre a linha de sutura.

Crítica

O aparecimento do segmento terminal do colédoco para restabelecimento do trânsito biliar tem a vantagem de conservar o mecanismo esfincteriano, importante na prevenção

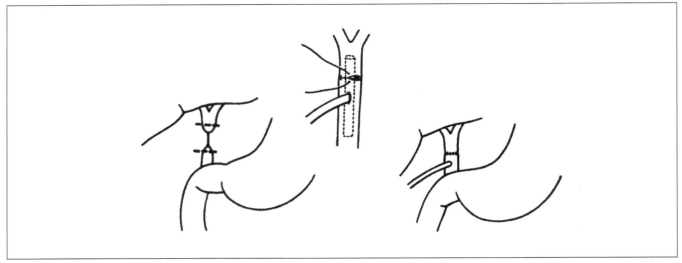

Fig. 90.1 – *Anastomose hepático-coledociana término-terminal.*

do refluxo duodenal para a árvore biliar que, segundo alguns, pode levar à colangite.

A anastomose término-terminal somente deve ser tentada quando houver lesão acidental da via biliar principal durante manobras cirúrgicas no pedículo hepático. Este acidente é mais comum durante a colecistectomia do que em outras intervenções sobre o pedículo hepático. Nesta eventualidade, os dois segmentos a suturar não se encontram dilatados e a aproximação dos mesmos deve ser efetuada sem tensão.

Nas reparações tardias das vias biliares após lesão iatrogênica, quando já ocorre a estenose cicatricial, o segmento próximo do ducto hepático se encontra dilatado, com as paredes espessadas, havendo desproporção de calibre entre este e o segmento distal desfuncionalizado. Por outro lado, a busca do segmento distal do colédoco nesta circunstância é trabalhosa e nem sempre alcança o fim desejado. Ela se faz pelo descolamento da porção descendente do duodeno e da cabeça do pâncreas por meio da manobra de Kocher. O colécodo, em seu trajeto retropancreático, passa por uma goteira escavada na face posterior do segmento céfalo-pancreático; por vezes há uma lingüeta de tecido pancreático que o recobre, à maneira de ponte, sendo necessário mobilizá-la para expor o ducto biliar. Desde que se tenha posto a descoberto o colédoco terminal, faz-se mister comprovar sua permeabilidade; não são incomuns a diminuição de sua luz por coledocite ou disfunção e a existência de cálculos ou de processo inflamatório papilar. Por isso, nestas condições, a anastomose término-terminal se torna mais difícil e seus resultados são precários, preferindo-se em seu lugar as anastomoses biliodigestivas.

Aiastomoses Biliodigestivas

Derivação Colecisto-Jejunal

É um procedimento de fácil execução, pela anastomose de fundo da vesícula com a boca distal da primeira alça jejunal, seccionada e transporta para o andar supramesocólieo, através do mesocólon transverso. Essa mobilização é feita à custa de ligaduras dos vasos da arcada mesentérica correspondente.

A anastomose é em dois planos – total e seromuscular, com pontos separados de fio 4-0. Após a realização da anastomose biliar, o restabelecimento do trânsito digestivo se faz pela anastomose jejuno-jejunal término-lateral em dois planos. Esta interessa a alça jejunal proximal e o segmento da alça exclusa do trânsito, situada a 40cm da derivação biliodigestiva. As brechas do mesocólon e mesentério são fechadas com fio 4-0 inabsorvível.

Crítica

Na prática, os ductos hepáticos próprios, o comum e o colédoco são mais freqüentemente utilizados no restabelecimento do trânsito biliodigestivo, anastomosados ao duodeno e às primeiras alças do jejuno. A vesícula raramente é usada, pois quase sempre está ausente, por ter sido retirada na operação que determinou o processo estenosante, e quando presente é menos apropriada, do ponto de vista funcional, para a derivação biliodigestiva.

A vesícula biliar pode ser utilizada em doentes com obstrução coledociana distal por câncer da cabeça do pâncreas, desde que o ducto cístico e sua junção com o ducto hepático encontrem-se amplamente permeáveis, não comprometidos portanto pelo próprio tumor (Fig. 90.2). A técnica é recomendada quando não é possível a abordagem da via biliar principal, estando a vesícula biliar normal ou dilatada em pacientes onde as más condições gerais desaconselham intervenção mais demorada.

A colecisto-jejunoanastomose não deve ser realizada nas afecções benignas, pois apresenta duração menor quanto à permeabilidade e conseqüente eficácia de drenagem quando comparada com outras técnicas de derivação biliar.

Anastomose Hepático ou Colédoco-Duodenal

Eventualmente pode ser feita a união término-lateral, mas na maioria das vezes prefere-se a anastomose colédoco-duodenal látero-lateral. Para tanto, o ducto biliar deve ser descolado com cuidado, no ângulo diedro que se forma com o contorno superior do duodeno, seccionando-se aí o folheto

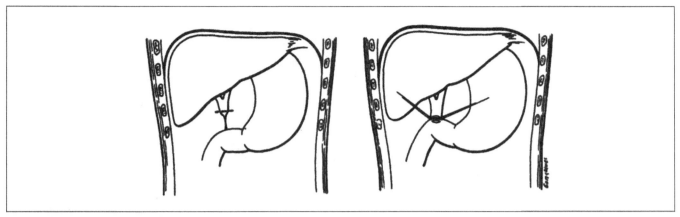

Fig. 90.2 – *Anastomose colecisto-duodenal.*

peritoneal que reveste o pedículo hepático. A segunda porção do duodeno é mobilizada pela manobra de Kocher, a fim de que não se exerça tensão sobre a anastomose.

Há numerosas variantes técnicas referentes à maneira de se abrir o colédoco e o duodeno. É preferível fazer duas incisões paralelas, sendo uma transversa no contorno anterior do colédoco e outra acompanhando o sentido da primeira porção do duodeno em seu contorno superior (Fig. 90.3).

Realizam-se dois planos de sutura: um seromuscular e outro total com fios absorvíveis de categute ou sintéticos, sendo a sutura total contínua com chuleio (Artigas[2,3]). Há os que preferem realizar a anastomose com fios de polipropileno ou de mononylon 5-0 usando pontos separados.

A anastomose colédoco-duodenal término-lateral também é realizada em dois planos. A porção distal do colédoco seccionado é fechada através de sutura contínua em um ou dois planos com fio fino.

Crítica

Essa variação técnica pode ser utilizada em pacientes com maior risco operatório, onde a rapidez de execução de anastomose única poderá ser benéfica. É uma boa opção nos portadores de gastroenteroanastomose, com o duodeno excluso do trânsito alimentar[7].

No entanto, é passível de algumas críticas. Não deve ser realizada em obstruções neoplásicas envolvendo o colédoco terminal, o pâncreas ou o duodeno, devido à possibilidade de extensão das doenças por continuidade, vindo a comprometer a derivação biliar.

Deve ser evitada, também, nos processos inflamatórios pépticos interessando o duodeno.

A passagem dos alimentos pelo duodeno favorece o aparecimento de refluxo duodeno-biliar, que seria causa de colangite ascendente. O refluxo é ocorrência constante, porém, segundo os defensores da técnica, não apresenta nenhuma importância, pois não só há esvaziamento imediato da via biliar principal, como também estudos radiológicos seriados têm demonstrado que progressivamente diminui o calibre das vias biliares após a colédoco-duodenostomia (Artigas,[2]). Desse modo a colangite que eventualmente possa se instalar seria resultante da estase conseqüente à estenose da boca anastomótica e não por causa da regurgitação. Para evitar o risco da estenose, a derivação colédoco-duodenal somente deve ser efetuada quando a via biliar tiver mais do que 2cm de diâmetro.

Nas derivações látero-laterais o colédoco distal, a jusante da anastomose, se comporta com **um** fundo cego. Há teoricamente predisposição a estase, ao acúmulo de secreções, partículas alimentares e concreções biliares, determinando co-

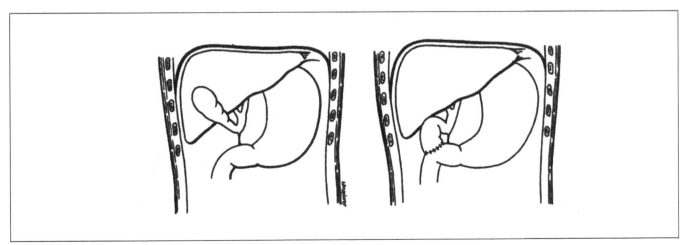

Fig. 90.3 – *Anastomose hepático-duoedenal término-lateral.*

langite e litíase recidivante (Lataste e col.[3]). Contudo, essa situação carece de comprovação e não se manifesta clinicamente quando as anastomoses são amplas, estando a colangite presente em menos de 1% dos pacientes operados.

A freqüência de fístulas é de 5%, comparável à de outras derivações bílio-entéricas. Apresentam um curso benigno, fechando espontaneamente ao cabo de alguns dias, desde que convenientemente drenadas.

ANASTOMOSE HEPÁTICA OU COLÉDOCO-JEJUNAL

A anastomose biliodigestiva à custa do ducto hepático ou do colédoco com uma alça jejunal excluída em Y, à maneira de Roux, segundo alguns[1,2,8,9,10], apesar de pouco mais trabalhosa que a anastomose com o duodeno, teria a vantagem de afastar a via biliar do trânsito alimentar, diminuindo a possibilidade de colangite por refluxo. Para que isso seja obtido, todavia, é preciso que a alça excluída tenha um comprimento entre 30 e 40cm (Fig. 90.4), sendo desnecessária a feitura de engenhosos mecanismos valvulares como recomendam alguns.

Uma vez identificado o ducto biliar a ser aproveitado, escolhe-se uma alça de jejuno proximal, com pedículo vascular suficientemente longo para que possa chegar sem tensão, através do mesocolo transverso, até o hilo do fígado. O intestino é cortado transversalmente, fazendo-se a mobilização da extremidade distal por meio da ligadura de dois a três vasos intestinais e secção do mesentério, conservando-se a arcada marginal junto à alça excluída. Procede-se à anastomose término-lateral do coto proximal do jejuno à borda contramesenterial do segmento distal, num ponto situado a 40cm da sua extremidade (Cap. 77).

Faz-se, a seguir, a anastomose término-lateral ou término-terminal do ducto biliar com a alça excluída. Neste último caso, às vezes é necessário fechar parcialmente a boca jejunal, para que os diâmetros coincidam.

Não raramente, entretanto, o calibre do ducto biliar se encontra de tal sorte aumentado que esse pormenor torna-se dispensável. A anastomose é efetuada com pontos separados totais com fios de polipropileno ou mononylon 5-0 montados em agulha atraumática curva. Quando o ducto biliar se acha bastante dilatado, é útil executar um segundo plano de sutura invaginante, com o mesmo tipo de fio. Caso contrário, a fim de evitar o angustiamento da luz, bastará um plano de sutura, ancorando-se o jejuno na face inferior do fígado, ou no tecido conectivo do pedículo hepático. Nas anastomoses biliojejunais com alça excluída faz-se a drenagem temporária da bile com sonda em T (Fig. 90.4).

Um problema que costuma ser de solução difícil é o dos estreitamentos na junção dos ductos hepáticos próprios. Depois de convenientemente dissecados, os ductos hepáticos são suturados lado a lado, de sorte que suas paredes que se tocam formem um esporão único, à maneira de cano duplo de espingarda. O esporão será, depois, seccionado com tesoura, obtendo-se, assim, uma boca única, que será usada para a anastomose.

Nas obstruções situadas no nível da junção dos ductos hepáticos podem ser adotadas as descompressões à custa do ducto hepático esquerdo na superfície inferior do lobo esquerdo do fígado (técnica de Hepp,[11]); ou através do ducto proveniente do segmento III, tributário do ducto hepático

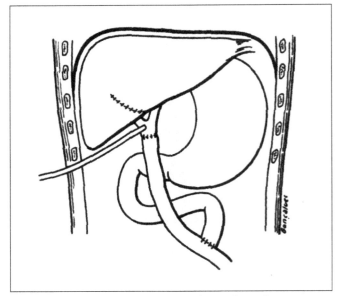

Fig. 90.4 – *Anastomose hepático-jejunal com alça exclusa em Y.*

esquerdo, através da abordagem deste pela dissecção do ligamento redondo (técnica de Soupault-Couinaud[16,17]); ou o ducto do segmento V através de hepatotomia direita (técnica de Bismuth-Corlette,[4,5]), ou, ainda, abordagens combinadas bilaterais. A derivação periférica do lobo esquerdo do fígado através de hepatectomia esquerda idealizada por Longmire[14] deve ser evitada devido ao alto índice de estenose e retenção biliar.

Quando a anastomose se fizer rente à superfície hepática, a sonda de drenagem sairá através do parênquima hepático, sendo exteriorizada por uma botoeira na parede abdominal (Fig. 90.5).

Alguns autores recomendam, nas anastomoses com os ductos hepáticos próprios, o uso de próteses perdidas com tubos de borracha, de vitalium ou de polietileno. Elas não devem ser usadas, uma vez que, com freqüência, acarretam a formação de concreções calculosas em sua superfície e obs-

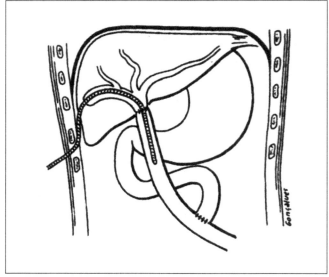

Fig. 90.5 – *Anastomose hepático-jejunal com drenagem trans-hepática.*

truem, exigindo uma reintervenção para que sejam retiradas. A drenagem das derivações biliodigestivas por jejunostomia a Witzel pode ser utilizada, embora não seja a primeira opção, pois freqüentemente ocorre a migração do cateter através da anastomose.

Crítica

A alça em Y de Roux, com ramo excluso com dimensão acima de 30cm, impede a passagem do conteúdo alimentar pela anastomose biliar. O peristaltismo de alça no sentido ab-oral representaria um movimento de ordenha biliar por um mecanismo de sucção sobre o coto ductal, impedindo o refluxo. No entanto, a exclusão do trânsito alimentar e o conseqüente aumento do pH do meio favoreceriam a instalação de flora bacteriana anômala, com eventuais conseqüências sobre a digestão e interferindo no metabolismo dos sais biliares.

Discussão

Tanto a hepático-coledocostomia, corno a colédoco-duodenostomia e a colédoco-jejunostomia com alça exclusa são intervenções seguras e eficientes. Mesmo a utilização da vesícula para a derivação biliar encontra indicações em pacientes com alto risco cirúrgico e quando houver integridade da comunicação hepático-cística[11].

Todos os processos cirúrgicos são úteis quando bem indicados. Cada um tem seu lugar no tratamento das obstruções biliares de várias causas, não sendo, por isso, competitivos. Em determinadas ocasiões, a escolha da técnica depende da preferência do cirurgião e da sua experiência (Vogt e col.,[18]).

O êxito das operações de restauração do trânsito biliar depende de vários fatores. Antes de tudo, ele está relacionado com urna técnica aprimorada, onde a anastomose deve ser feita sem tensão, em tecido bem irrigado, utilizando-se fios apropriados, sem deixar estreitamentos ou pertuitos.

Outro fator que interfere no resultado da operação é o estado funcional do parênquima hepático. Tanto a mortalidade operatória imediata como a evolução tardia podem-se agravar quando houver alteração funcional do órgão. Entretanto, mesmo a presença de hipertensão portal por cirrose biliar não contra-indica a operação, que visa reconstruir as vias biliares.

O prognóstico dos candidatos à cirurgia reparadora do hepatocolédoco se torna mais sombrio à medida que corre o tempo e que as tentativas infrutíferas de reparação do trânsito biliar se sucedem.

BIBLIOGRAFIA

1. Altman RP e Lilly Jr. Technical details in surgical correction of extrahepatic biliary atresia. Surg. Oynec. & Obst. 140:953-6, 1975.
2. Artigas OV. Coledocoduodenostomia látero-lateral. Indicações, técnica e avaliação clínica dos resultados. Tese de Titular. Setor de Ciências da Saúde da Universidade Federal do Paraná, Curitiba, 1978.
3. Artigas OV. Coelho JC, Pozzobon CE, Ouerios JRR e Ribas JA. Carcinoma dos ductos biliares extra-hepáticos. Rev. Col. Bras. Cir. 10:187, 1983.
4. Bismuth H, Corlene MB. Intrahepati cholangioenteric anastomosis in carcinoma of hilus of liyer. Surg. Oynec. & Obst., 140:170-8, 1975.
5. Bismuty H, Castaing D e Traynor O. Resection or palliation: priority of surgery in the treamem of hilar cancer. World J Surg., 12:39-47, 1988.
6. Goffi FS Estenose cicatricial do hepatocolédoco. Tratamento cirúrgico. Rev. Ass. Med. Bras. 8: 51-6,1962.
7. Doffi FS, Hashiba K, Ferrarini E e Bastos ES. Lesões das vias biliares e pancreáticas nas gastrectomias. Rev. Paul. Med. 63:377-83, 1963.
8. Doffi FS, Bromberg SH, Salomão IP e Hamada M. Anastomose biliodigestiva em doenças não malignas das vias biliares. Rev. Ass. Med. Bras. 27:278-80, 1981.
9. Doffi FS. Papiloesfincterotomia versus anastomose bílio-digestiva nos processos inflamatórios do colédoco terminal. Editoria. Rev. Col. Bras. Cirurg.15:1, 1988.
10. Doffi FS, Doffi JR PS. Operações sobre as vias biliares extra-hepáticas. In: Coelho J. Clínica e Cirurgia do Aparelho Digestivo, local de publicação, Medsi, v.2, capo 135, p. 1104-13, 1990.
11. Hepp T, Moreaux J e Lechaux JP. Les anastomoses bilio-digestives intrahépatiques dans les cancers des voies biliaires. Resuitats de 2 interventions. Presse Med 2:1829-,1973.
12. Hess W. Enferrnedades de las vias biliares y dei pancreas. 2ed. Barcelona, Editorial Científico Medica, 1968.
13. Lutaste J e Docquier JC. Les anastomoses biliodigestives extraheptiques dans les affections non tumorales. J. Chir. 92:313-30,1966.
14. Longmire Jr WP, McArthur MS, Bastounig EA e Hiatt J. Carcinoma of the extrahepatic biliary tmcl. Ann Surg. 178:339-45, 1979.
15. Ottow RT, August DA e Sugarbaker PH. Treatment of proximal biliary tract carcinoma: an overview of thecniques and results. Surgery 97:25162, 1985.
16. Soupauit R e Couinaud C. Sur un procede nouveau de derivation biliaire intrahepatique. La cholangiojejunostomia gauche sans' sacrifice hepatique. Presse Med. 5: 1157-59, 1957.
17. Traynor 0, Castaing D e Bismuth H. Left intrahepatic cholangio-enteric anastomosis (round ligament approach): an effective paliative treatment for hilar cancer. Br. J. Surg. 74:592-54, 1987.
18. Vogt DP e Herrmann RE. Choledochoduodenostomy, choledochojejunostomy or sfincterol plasty for biliary and pancreatic disease. Ann. Surg. 193:161-8, 1981.

91 Cirurgia do Pâncreas

Marcel Cerqueira Cesar Machado

Bases

INTRODUÇÃO

A crescente importância do pâncreas na patologia clínica atual deve-se não só à sua enorme capacidade de produzir sintomas bem como ao comprovado aumento de incidência dos tumores pancreáticos malignos, ainda hoje motivo de controvérsia terapêutica.

A grande evolução de métodos diagnósticos (como a pancreatografia endoscópica) e da exploração funcional do pâncreas permite hoje melhor conhecimento e planejamento terapêutico de inúmeras afecções do pâncreas. A possibilidade da determinação, através de radioimunoensaio, de hormônios produzidos por adenomas funcionantes do pâncreas constitui progresso importante para o diagnóstico destas afecções.

O tratamento cirúrgico dos processos inflamatórios do pâncreas sofreu certo progresso nos últimos anos, embora estas afecções continuem sendo causa de grande morbidez e mortalidade.

A evolução dos conhecimentos na área da metabologia cirúrgica, com aperfeiçoamento dos métodos de nutrição parenteral prolongada, a possibilidade de utilização das unidades de terapia intensiva, além de considerável evolução no terreno da técnica cirúrgica, têm reduzido substancialmente a mortalidade na cirurgia pancreática. Tais fatos tornaram possível a ampliação dos seus horizontes.

Os acenos do emprego futuro dos transplantes de pâncreas, quer do órgão total quer de ilhotas de Langerhans isoladas, no tratamento de doentes com diabete e insuficiências pancreáticas representam esperança de cura para numerosos doentes com estas afecções.

EMBRIOLOGIA

Do ponto de vista embriológico o pâncreas consiste em duas porções: o pâncreas dorsal e o pâncreas ventral.

O pâncreas dorsal nasce como invaginação – do intestino primitivo em direção ao baço. O pâncreas ventral se origina do divertículo hepático (Fig 91.1a). O pâncreas ventral dá origem ao ducto pancreático de Wirsung – segmento justaduodenal – enquanto o dueto acessório (de Santorini) é o canal de drenagem do pâncreas dorsal.

Entre a 6ª e 7ª semanas de vida embrionária o pâncreas ventral roda no sentido horário, tendo o duodeno como eixo, colocando-se por trás do pâncreas dorsal (Fig. 91.1b). Funde-se posteriormente com esta porção do pâncreas, dando origem ao processo unciforme que envolve parcialmente a veia porta. Posteriormente, os dois ductos se fundem criando um conjunto excretório único (Fig. 91.c).

O ducto pancreático de Wirsung é, na grande maioria dos casos, o canal principal de drenagem das duas porções pancreáticas. Ocasionalmente, o ducto acessório (Santorini) é o único canal de drenagem das secções pancreáticas, mas em geral ele não desemboca no duodeno (sendo ramo do ducto de Wirsung) ou, então, ambos os canais se intercomunicam e desembocam no duodeno (Fig. 91.2).

A lesão ou interrupção do ducto acessório (Santorini), durante cirurgia gástrica, na eventualidade de ser este canal o único ou drenar importante setor pancreático, pode conduzir à pancreatite aguda ou à fístula pancreática importante. Nestas circunstâncias, deve-se praticar a pancreatografia intraoperatória para análise do sistema excretor do pâncreas. A presença do Santorini como ducto único impõe o restabelecimento da drenagem pancreatointestinal.

ANATOMIA CIRÚRGICA DO PÂNCREAS

O pâncreas no homem localiza-se no espaço retroperitoneal, na bolsa omental, na qual constitui parte da parede posterior. Estende-se do duodeno ao hilo do baço. Está em contato posteriormente com a veia cava, a veia e artéria renais direitas. Apresenta relação íntima com a veia porta, sendo que uma das porções do órgão (processo uncinado) se insinua por trás da mesma. Está também em contato com a aorta, a veia renal esquerda, o rim e supra-renais esquerdas. A face

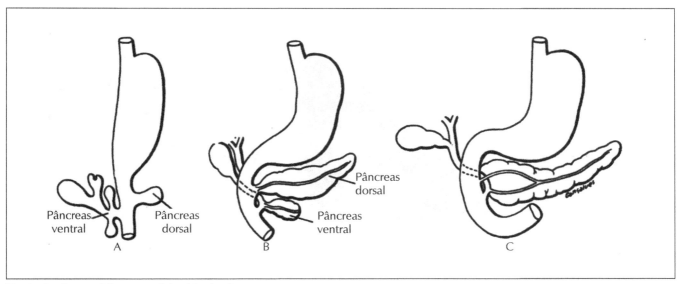

Fig. 91.1 – *Desenvolvimento embrionário do pâncreas.*

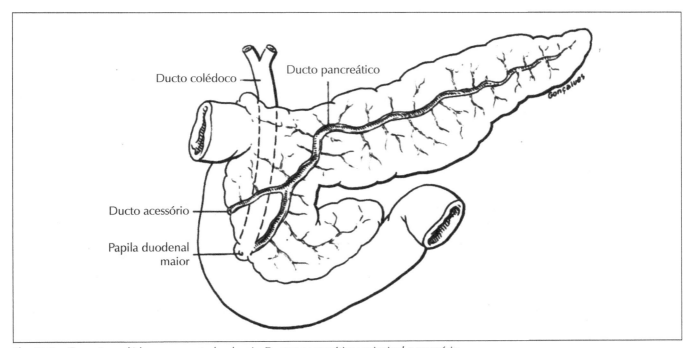

Fig. 91.2 – *Conexões colédoco-pancreatoduodenais. Duetos pancreáticos principal e acessório.*

anterior do pâncreas está em contato com o mesocolo e o estômago. A veia lienal caminha junto com a artéria homônima na face posterior do órgão.

O pâncreas pode ser dividido em cinco porções: cabeça, colo, processo uncinado, corpo e cauda.

Processos patológicos assestados, estas diferentes porções da glândula produzem manifestações diversas. O contato íntimo do pâncreas com inúmeras estruturas explica algumas das manifestações clínicas conseqüentes a doenças pancreáticas. Assim, por exemplo, a proximidade com os grandes troncos portais justifica o aparecimento de hipertensão portal segmentar nas pancreatites crônicas ou pseudocistos pancreáticos. A grande vascularização do órgão justifica a incidência freqüente de hemorragias graves nos traumatismos da glândula.

VASCULARIZAÇÃO

A cabeça do pâncreas e o duodeno estão intimamente unidos através de sua vascularização. Assim, duas arcadas vasculares fundamentais irrigam o duodeno e o pâncreas (Fig. 91.3).

A arcada anterior é formada pela artéria hepática, que dá origem à artéria gastroduodenal, da qual emerge a artéria pancreatoduodenal anterior superior que se anastomosa com a artéria pancreatoduodenal anterior inferior, ramo da artéria mesentérica superior. A arcada posterior é formada pela artéria hepática, artéria gastroduodenal e artéria pancreatoduodenal posterior superior, esta última anastomosando-se coma artéria pancreatoduodenal posterior inferior, ramo da

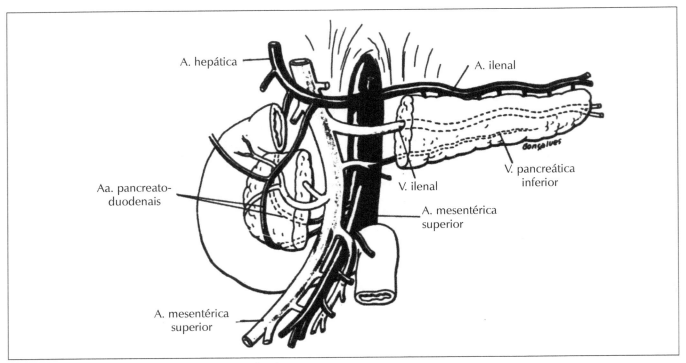

Fig. 91.3 – *Distribuição arterial e drenagem venosa do pâncreas.*

mesentérica inferior. Estas arcadas, na grande maioria das vezes, se conectam com um terceiro vaso.

A artéria pancreática dorsal ou superior pode nascer do tronco celíaco ou de seus ramos principais. Do ponto de vista cirúrgico pode-se praticar uma pancreatectomia subtotal e ligaras artérias pancreatoduodenais superiores ou inferiores sem que produza isquemia duodenal. A secção de ambas as pancreatoduodenais superiores conduz à necrose duodenal.

Em alguns casos a artéria hepática é ramo da artéria mesentérica superior e passa pela face posterior do pâncreas, podendo ser inadvertidamente ligada durante a duodenopancreatectomia causando eventualmente necrose hepática. Do mesmo modo, pancreatectomia subtotal pode conduzir à isquemia duodenal.

A artéria pancreática inferior localiza-se próxima à borda inferior do pâncreas e provém da artéria dorsal ou da artéria mesentérica superior. A artéria lienal ou esplênica localiza-se na face posterior do pâncreas próxima do seu bordo superior. Provê numerosos ramos ao órgão durante seu trajeto em direção ao baço.

A veia lienal localiza-se na face posterior do pâncreas paralela à artéria lienal. A veia pancreatoduodenal anterior e inferior corre paralelamente à artéria do mesmo nome. As outras veias da cabeça do pâncreas localizam-se entre a porção ventral e a porção dorsal do pâncreas e desembocam diretamente na face lateral da veia porta (Fig. 91.4). Não há ramos venosos e arteriais na face anterior da veia porta e artéria mesentérica superior, respectivamente, o que possibilita a dissecção do colo da glândula, neste nível, com relativa facilidade.

A artéria hepática durante a duodenopancreatectomia deve ser cuidadosamente identificada e isolada, pois, em algumas situações, tal vaso passa através do parênquima pancreático, sendo facilmente lesada em tais circunstâncias.

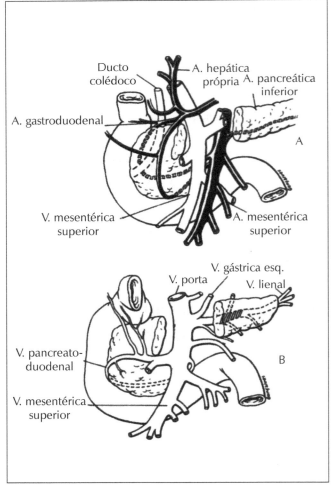

Fig. 91.4 – *Tipos de vascularização do pâncreas.*

Drenagem Linfática

Diversos grupos de linfonodos drenam o pâncreas. Eles incluem os grupos celíaco, suprapancreático, subpilórico, subepático, mesentérico superior, aórtico e esplênico (Fig. 1.5).

Estes nodos devem ser excisados durante a cirurgia de ressecção pancreática para tratamento de neoplasias malignas.

Inervação do Pâncreas

Em muitos doentes portadores de pancreatite crônica a dor decorre de distensão do dueto de Wirsung sendo, portanto, aliviada pela derivação pancreatodigestiva. Há casos, no entanto, em que o ducto é fino e a dor decorre do envolvimento de plexos nervosos pancreáticos. Nas neoplasias pancreáticas a dor pode, do mesmo modo, ser resultado do comprometimento neoplásico de plexos nervosos periglandulares. Nestas circunstâncias, o conhecimento da anatomia destes plexos assume grande importância no tratamento da dor.

Os nervos simpáticos atingem o pâncreas através dos nervos esplâncnicos e gânglio celíaco. Estes nervos nascem do 5º ao 10º gânglio torácico, unindo-se para constituir o nervo esplâncnico maior. Estes nervos passam através do diafragma atingindo o gânglio celíaco. O nervo esplâncnico menor é variável, originando-se do 9º e 10º gângliotorácico. Todas as fibras simpáticas estabelecem sinapses no nível do gânglio celíaco, havendo considerável intercâmbio de fibras entre os nervos direito e esquerdo. Dos gânglios celíacos as fibras pós-ganglionares caminham ao redor dos ramos arteriais, distribuindo-se por todo o pâncreas.

O nervo vago direito emite ramo para o plexo celíaco onde as fibras nervosas não se interrompem.

Para o alívio da dor de origem pancreática a cirurgia que se propõe se resume em secção dos troncos esplâncnicos e remoção parcial dos gânglios celíacos. Em algumas situações clínicas a alcoolização destes plexos nervosos tem sido indicada para tratamento da dor decorrente de neoplasias pancreáticas irressecáveis.

Sistema Ductal

O sistema ductal do pâncreas, como vimos, é constituído, na grande maioria dos casos, de um ducto principal desembocando na papila maior do duodeno (Fig. 91.6). Em casos raros o dueto de Santorini constitui o sistema excretor principal do órgão.

O estudo do dueto pancreático pode ser feito antes da operação através do cateterismo endoscópico da papila. Este método tem permitido não só o diagnóstico, mas inclusive o planejamento do tratamento cirúrgico dos doentes portadores de pancreopatias.

Na cirurgia, o dueto pancreático, quando dilatado, pode ser palpado e puncionado para se executar a pancreatografia intra-operatória. Em casos especiais esta pode ser feita através da papila ou da cauda do pâncreas, após esplenectomia.

O sistema ductal do pâncreas localiza-se em posição anterior aos grandes vasos pancreáticos de tal modo a poder-se fender o dueto desde a cauda até a 2 cm do duodeno, através da face anterior do órgão, sem provocar hemorragia importante ou desvascularização do parênquima. Este procedimento permite extensas anastomoses longitudinais entre o pâncreas e o tubo digestivo.

ANATOMIA MICROSCÓPICA

O pâncreas é constituído basicamente de dois tipos de tecido. A porção exócrina ou digestiva constitui-se de glân-

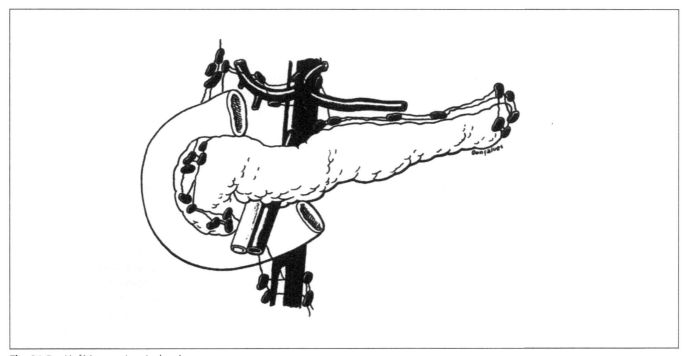

Fig. 91.5 – *Linfáticos regionais do pâncreas.*

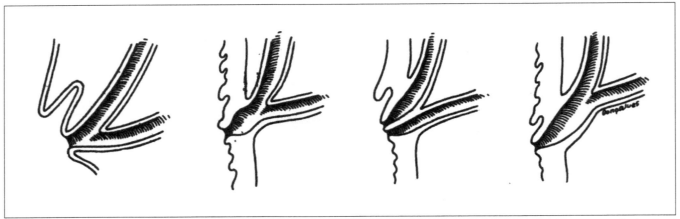

Fig. 91.6 – *Diferentes tipos de desembocadura do ducto pancreático principal, relação com o ducto colédoco terminal e com a papila duodenal maior.*

dulas acinares compostas, arranjadas em lóbulos delimitados por septos de tecido conjuntivo frouxo, nos quais estão localizados os vasos sangüíneos, linfáticos e nervos.

Os ácinos são compostos de células epiteliais piramidais com o ápice voltado para o lume e a porção oposta adjacente à membrana basal (Fig. 91.7).

A porção basilar das células acinares contém estruturas tubulares e cisternas do retículo endoplasmático, além das mitocôndrias. A superfície livre das células acinares contém inúmeros grânulos de zimogênio (pró-enzimas e enzimas pancreáticas). O lume dos ácinos continua com os dos duetos terminais. Estes são formados pelas células denominadas centroacinares. A porção terminal do sistema ductal drena proximalmente nos duetos intralobulares. Estes são limitados por células de aspecto semelhante às células centoacinares, ou seja, células cúbicas com citoplasma claro denominadas células ductais intercalares. Estas células e as células centroacinares são responsáveis pela produção de bicarbonato. Em associação íntima com os ácinos existem pequenos agrupamentos celulares correspondentes às ilhotas de Langerhans, que estão dispersas por todo o parênquima pancreático. Envolvendo as ilhotas de Langerhans encontram-se algumas fibras reticulares. Reconhecem-se pelo menos três tipos de células, que podem ser diferenciadas por métodos especiais de coloração: células alfa associadas à produção de glucagon, as células beta relacionadas à produção da insulina e as células delta, cujo significado fisiológico não está firmemente estabelecido.

VIAS DE ACESSO AO PÂNCREAS

Várias incisões abdominais podem ser executadas para atingir-se o pâncreas de acordo com a preferência do cirurgião e o tipo físico do doente.

O duodeno e cabeça do pâncreas são mobilizados em conjunto (manobra de Kocher) através de secção do peritônio à direita da segunda porção do duodeno e dissecando-se este da parede abdominal posterior; pode-se prosseguir a dissecção até expor a face anterior da veia cava e da aorta (Fig. 91.8). O tronco e os gânglios celíacos podem ser atingidos por esta via.

Toda a cabeça do pâncreas pode ser mobilizada através desta manobra, o que constitui etapa importante para verificação de ressecabilidade dos tumores pancreáticos.

A face anterior do pâncreas pode ser exposta através de secção do omento gastrocólico e tração do estômago para cima e do colo para baixo (Fig. 91.9).

A borda inferior do pâncreas pode ser mobilizada nos doentes portadores de tumores das ilhotas de Langerhans para facilitar as manobras de palpação pancreática. A cauda do pâncreas é deslocada pela secção do peritônio acima e abaixo do órgão e dissecção posterior do mesmo. O baço e a cauda do pâncreas são facilmente mobilizados da esquerda para a direita em virtude de existir na face posterior tecido conjuntivo frouxo avascular (fáscia de Toldt).

FISIOLOGIA DO PÂNCREAS

A maior parte do parênquima pancreático tem corno função a secreção exócrina. Esta é de fundamental importância não só nos processos de digestão corno também para correção do pH intestinal intraluminar.

A secreção pancreática não é contínua, mas intermitente e variável de acordo com os períodos digestivos. Existe grande elevação do volume de secreção pancreática em resposta aos estímulos resultantes da ingestão de alimentos.

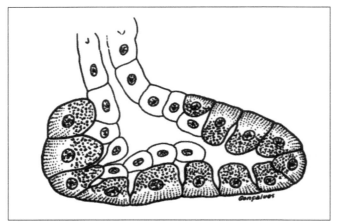

Fig. 91.7 – *Ácino pancreático: células piramidais contendo grânulos de zimogênio.*

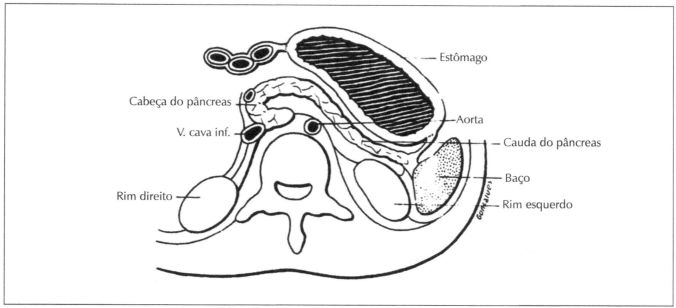

Fig. 91.8 – *Topografia do pâncreas no espaço retroperitoneal. Corte transversal.*

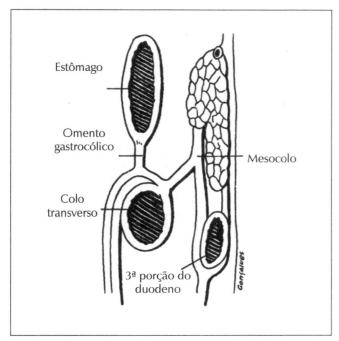

Fig. 91.9 – *Topografia do pâncreas no retroperitônio. Corte sagital.*

Dada a importância fisiológica e fisiopatológica da secreção pancreática daremos ênfase especial a seu estudo.

Secreção Pancreática

A secreção pancreática pode ser estudada clinicamente através da sondagem duodenal ou da coleta do suco pancreático no indivíduo com fístulas externas do ducto de Wirsung. O suco pancreático tem aspecto de água de rocha, sendo mais ou menos viscoso segundo o ritmo de secreção. Quando este é lento o suco pancreático é viscoso e opalescente, sendo transparente e aquoso nas situações opostas.

O pH varia de 7,0 a 8,3, sendo mais alcalino quando o ritmo da secreção pancreática está acelerado. Esta variação de pH está condicionada à maior ou menor concentração de bicarbonato, que, por sua vez, está relacionada ao volume secretado. Com o aumento do volume de secreção pancreática existe paralelamente aumento da secreção de bicarbonato, cuja concentração varia desde aquela encontrada no plasma até 140 mEq sob estimulação máxima.

A concentração de cloreto varia inversamente à do bicarbonato de modo a manter a soma de ambas aproximadamente constante.

A concentração dos outros eletrólitos permanece aproximadamente semelhante à encontrada no plasma, qualquer que seja o volume secretado.

As concentrações de cálcio no suco pancreático são aproximadamente a metade da existente no plasma (provavelmente só o cálcio iônico passa para o suco pancreático).

Os locais exatos de secreção de bicarbonato ainda hoje são discutidos, apesar do grande número de trabalhos experimentais existentes sob o assunto. As células centroacinares e as células ductais intercalares são provavelmente responsáveis pela secreção de bicarbonato, pois possuem alta concentração de enzima anidrase carbônica que produz bicarbonato via reação $H_2O + CO_2 = H^+ + HCO_3^-$.

A importância do estudo da concentração de bicarbonato no suco pancreático foi estabelecida há anos por Dreiling e Janowitz, que verificaram aumento da concentração de bicarbonato no suco pancreático após estimulação com secretina. Esta elevação não é observada nos doentes portadores de pancreatite crônica, sendo de grande valor no diagnóstico destas afecções.

Secreção Enzimática

O pâncreas constitui um órgão com intensa atividade de síntese protéica. Cada dia cerca de 2 a 8g de proteína são produzidos pelo órgão sob forma de enzimas, cuja função digestiva pode ser facilmente aquilatada quando se observam doentes com insuficiência pancreática crônica. Todas estas enzimas agem primordialmente em pH neutro ou levemente alcalino.

Quase todas as grandes moléculas existentes na dieta normal podem ser processadas pelos fermentos pancreáticos. Assim, o pâncreas produz: amilase, que digere amido a açúcar; lipase que, na presença de sais biliares, hidrolisa gorduras neutras; numerosas endopeptidases e exopeptidases que atuam sobre as moléculas de proteínas.

A tripsina e a quimiotripsina A e B são endopeptidases (agem no interior da estrutura peptídica), constituindo grande parte do conteúdo enzimático do suco pancreático. As exopeptidases, carboxipeptidases A e B e leucinoaminopeptidases agem na parte terminal da cadeia peptídica das proteínas. Além destas enzimas existem outras no suco pancreático que, embora em menor concentração, não deixam de apresentar grande importância fisiopatológica. Assim, a elastase e fosfolipase A são consideradas importantes enzimas na etiopatogenia da pancreatite aguda.

Em menores concentrações existem na secreção pancreática desoxirribonuclease e ribonuclease, que hidrolisam os ácidos nucléicos e a colagenase que atua sobre o colágeno.

A secreção das enzimas acima referidas, cuja capacidade digestiva seria suficiente para destruir rapidamente o pâncreas, pressupõe alguns mecanismos de proteção do órgão contra a autodigestão. Assim, enzimas de grande potencial digestivo são sintetizadas pelas células acinares sob forma inativa. Sua ativação depende da cisão de uma cadeia peptídica, o que acontece quando tais substâncias atingem o duodeno. Há na mucosa duodenal enzimas denominadas enteroquinases que têm a finalidade de converter as proenzimas ou enzimas inativas na sua forma ativa. Pertencem ao grupo de proenzimas as proteolíticas (tripsina, quimiotripsina, carboxipeptidase, elastase) e fosfolipase A.

A amilase, lipase e as nucleases são sintetizadas na forma ativa.

O tripsinogênio (forma inativa) é convertido em tripsina e esta pode, através de processo autocatalítico, ativar o próprio tripsinogênio. A tripsina pode ainda ativar as outras proenzimas produzidas pelo pâncreas.

Uma vez ativados, cada um destes processos procede de forma autocatalítica.

A Tabela 91.1 refere-se às enzimas pancreáticas, sua forma ativa, seu processo de ativação, os efeitos bioquímicos e os inativadores conhecidos.

As enzimas secretadas pelo pâncreas são armazenadas em grânulos de zimogênio, que são isolados do citoplasma da célula acinar por membrana fosfolipídica. Uma vez secretadas pela célula acinar, as enzimas pancreáticas antes de atingirem o duodeno permanecem, em condições fisiopatológicas, inativas.

Além dos mecanismos de proteção atrás mencionados existem no suco pancreático inibidores enzimáticos específicos que constituem outro meio de proteção do órgão.

O inibidor da tripsina também inibe a quimotripsina. Há, além destes, inibidores da elastase e das nucleases.

Uma vez no intestino, as enzimas do pâncreas se prendem a seus respectivos substratos e rapidamente os digerem. Quando ligadas aos substratos são ativas mesmo na presença de inibidores. Grande parte da proteína ingerida é digerida nas primeiras porções do delgado. No íleo e colo há inibidores enzimáticos que protegem a mucosa destes órgãos da ação enzimática.

A digestão não é, no entanto, completada apenas com as enzimas pancreáticas. Existem na mucosa intestinal dissacaridases e dipeptidases que completam o processo digestivo das proteínas e dos hidratos de carbono.

Existe, igualmente, considerável quantidade de amilase na mucosa intestinal. Na insuficiência pancreática avançada a digestão dos açúcares e amido não está tão alterada quanto a das gorduras. Estas, nos graus extremos de insuficiência pancreática, aparecem em quantidades que se aproximam das ingeridas. As vitaminas lipossolúveis não são absorvidas, aparecendo os sinais clínicos correspondentes.

A reserva funcional do pâncreas é de tal ordem que 90-95% da glândula podem ser ressecados antes que a insuficiência pancreática se torne clinicamente evidente.

Tabela 91.1
Teste de Verificação de Retícula na Tabela

Enzima Secretada	Ativada por	Forma Ativa	Efeito Bioquímica	Inibidor
Amilase	–	Amilase	Digestão de amido	-
Lipase	Ácidos biliares	Lipase	Hidrólise de Triglicerídios	-
Tripsinogênio	Enteroquinase + Ca Autocatálise	Tripsina	Proteólise Ativação de Proenzimas	Inibidor da Tripsina
Quimotripsinogênio A	Tripsina + Ca	Quimotripsina B	Proteólise	Inibidor da Tripsina
Quimotripsinogênio B	Tripsina + Ca	Quimotripsina B	Proteólise	Inibidor da Tripsina
Procarboxipeptidase	Tripsina + Ca	Carboxipeptidase	Proteólise	-
Leucinoaminopeptidase	-	Leucinoaminopeptidase	Proteólise	-
Ribonuclease	-	Ribonuclease	Hidrólise de Ácidos Nucléicos	Inibidor Específico
Desoxirribonuclease	-	Desoxirribonuclease	Hidrólise de Ácidos Nucléicos	Inibidor Específico
Proelastase	Tripsina + Ca	Elastase	Elastólise	Inibidor de Elastase
Profosfolipase A	Tripsina + Ca	Fosfolipase A	Formação de Lisofosfatides	-
Colagenase	-	Colagenase	Hidrólise de Colágeno	-

A secreção das diversas enzimas pancreáticas parece estar correlacionada com o tipo de dieta. Assim, existem trabalhos experimentais que demonstram que dietas ricas em amido provocam aumento da produção de amilase pelo pâncreas.

A administração de dietas elementares, de outro lado, conduz à diminuição do conteúdo de tripsinogênio no suco pancreático.

No diagnóstico das pancreatites e de outras doenças pancreáticas a determinação da amilase sérica ou urinária apresenta o meio laboratorial mais utilizado.

Além do pâncreas, a amilase pode ser encontrada em vários órgãos: músculo esquelético, glândulas salivares, fígado, pelve renal, ovário e trompas. A ressecção parcial do pâncreas não é seguida de diminuição importante da amilase sangüínea como se verifica em doentes submetidos à pancreatectomia total.

Alguns dados experimentais demonstram que a estimulação pancreática provoca a passagem de quantidades aumentadas de amilase para a circulação. Elevação da amilase tem sido comprovada em doentes recebendo morfina, provavelmente em conseqüência de espasmo de esfíncter de Oddi.

A amilase proveniente do pâncreas e de outros órgãos é excretada na sua grande parte pelos rins, mantendo-se níveis plasmáticos relativamente constantes num mesmo indivíduo. Doenças renais avançadas provocam elevação da amilase sérica.

A amilase liga-se, no plasma, à a globulina com a qual migra na eletroforese.

Existem situações em que a amilasemia mantém-se elevada, sem lesão pancreática ou renal. Nestas circunstâncias encontra-se no plasma complexo amilase-globulina de peso molecular elevado. Devido ao seu peso molecular esta amilase, que provavelmente é um complexo amilase-IgA, não pode ser filtrada pelos rins, sendo retida no plasma. Nestas condições, a macromilase apresenta peso molecular de 200 mil em vez de 45 mil da amilase normal.

A distinção clínica entre esta condição (macroamilasemia) e as hiperamilasemias patológicas pode ser feita através de medida da depuração renal da amilase.

Estimulação da Secreção Pancreática

O pâncreas produz pequenas, quantidades de secreção durante o período interdigestivo, com grande resposta secretora à ingestão de alimentos. Assim, quando se deixa o ducto pancreático cateterizado, verifica-se que, em geral, a secreção pancreática é pequena até o doente começar a ingerir alimentos, quando então ocorre grande aumento do volume secretado. O pâncreas é estimulado por mecanismos nervosos e humorais, reconhecendo-se, tal como em relação ao estômago, três fases distintas da secreção pancreática.

Fase Cefálica. É medida inteiramente pelos nervos vagos e é iniciada simplesmente por estímulos visuais, olfatórios e gustativos. Pode, também, ser iniciada através de estimulação vagal pela insulina ou 2-deoxiglicose. O pâncreas responde a esta estimulação secretando suco rico em enzimas. A estimulação vagal, além da ação direta sobre o pâncreas, também age indiretamente através da estimulação da gastrina que libera o ácido que, por sua vez, em contato com a mucosa duodenal, leva à liberação de secretina.

Fase Gástrica. Segundo alguns autores, estímulos provenientes do estômago podem levar a aumento da secreção pancreática através de: a) liberação de gastrina; b) estímulos nervosos através de reflexo vago-vagal; e c) aumento da secreção ácida e conseqüente liberação de secretina do duodeno.

Fase Intestinal. É mediada através de dois hormônios: a secretina e a pancreozimina-colecistoquinina. A secretina é liberada no nível da mucosa duodenal em conseqüência da presença do ácido clorídrico. Este parece ser o principal estímulo da secreção de secretina. A colecistoquinina e a pancreozimina, que os estudos bioquímicos demonstraram ser uma só substância, são liberadas no duodeno em conseqüência da presença de alimentos: ácidos graxos, proteínas, peptídios e numerosos aminoácidos. Os hidratos de carbono são fracos estimulantes de secreção pancreática.

Estes fatos são importantes para o planejamento dietético dos doentes com pancreatite.

Inibição da Secreção Pancreática

Como o estômago, o pâncreas possui mecanismos que controlam a sua secreção. Em animais com fístulas pancreáticas totais o volume de secreção é incrivelmente alto. Se, no entanto, parte do suco pancreático é derivada para dentro do intestino, existe tendência à diminuição da secreção pancreática. Estes fatos sugerem a existência, na mucosa intestinal, de mecanismo capaz de inibir a secreção pancreática. Trabalhos recentes sugerem um papel importante de tripsina ou quimiotripsina no processo de inibição da secreção pancreática. Este fato pode ter implicações clínicas. Doente com pancreatite crônica com reduzida secreção pancreática pode induzir a elevação da colecistoquinina, o que causa hiperestimulação pancreática associada à dor. A administração exógena de altas doses de enzimas pancreáticas pode reduzir a estimulação pancreática, reduzir a pressão intraductal e, portanto, diminuir a dor. A tripsina agiria diminuindo a liberação de colecistoquinina. Com base em série de trabalhos *in vitro* é possível que somatostatina, polipeptídeo pancreático, encefalinas e pancreastatina podem inibir a secreção enzimática do pâncreas através de inibição da transmissão colinérgica.

Função Endócrina do Pâncreas

As ilhotas de Langerhans produzem insulina e glucagon. A insulina é o produto das células beta das ilhotas e os grânulos destas células representam a forma de armazenamento do hormônio. As células alfa estão relacionadas à produção de glucagon, enquanto as células delta produzem somatostatina e polipeptídeo pancreático (PP). Raras células esparsas pelas ilhotas podem conter gastrina, peptídeo intestinal vasoativo e outros hormônios peptídeos.

Diversos tumores pancreáticos produtores de hormônios têm sido descritos na literatura. Estes tumores liberam não só insulina e glucagon mas outros hormônios. Assim, na síndrome de Zollinger-Ellison, tais tumores produzem gastrina. Outras substâncias relacionadas a certos tumores têm sido descritas: ACTH, serotonina e substâncias diarreiogênicas (relacionadas à secretina ou colecistoquinina).

Várias inter-relações funcionais entre o setor exócrino e o endócrino do pâncreas têm sido identificadas.

Assim, o glucagon parece constituir-se em potente inibidor da secreção exócrina do pâncreas. Este hormônio produz, além da inibição da secreção pancreática, hipocalcemia, hiperglicemia e diminuição da motilidade intestinal. O efeito inibidor da secreção pancreática tem sido usado para o tratamento de crises de pancreatite aguda.

Em trabalho experimental verificou-se efeito favorável do glucagon na evolução de pancreatite aguda. É possível que tal hormônio tenha algum papel fisiológico no controle da secreção pancreática.

Outro hormônio provavelmente relacionado com o controle da secreção pancreática é o enteroglucagon, semelhante ao glucagon pancreático. É liberado no duodeno pela instilação de glicose e parece inibir, primariamente, a secreção pancreática de água e bicarbonato, enquanto o glucagon pancreático age primariamente sobre a secreção enzimática.

A secreção de insulina é modificada por' numerosos hormônios bem como pelo nível de glicemia, por certos aminoácidos e ácidos graxos. Interessante inter-relação fisiológica entre secretina e a insulina foi descrita recentemente. A instilação de glicose no intestino do homem provoca níveis mais elevados de insulina do que os produzidos por quantidades idênticas administradas por via venosa. Simultaneamente verifica-se elevação da secretina plasmática. A glicose, no nível do intestino, parece liberar secretina, capaz de estimular a secreção de insulina pelo pâncreas.

A secreção pancreática exógena não é, no entanto, estimulada pela glicose intraluminar, talvez, pela produção simultânea de enteroglucagon, o que constitui aspecto interessante das possíveis inter-relações hormonais duodenopancreáticas e do controle fisiológico da secreção endógena e exógena do pâncreas.

Aspectos Fisiopatológicos da Cirurgia Pancreática

Fístula Pancreática

A complicação mais comum da cirurgia pancreática é, sem dúvida, a fístula pancreática. Sua freqüência e gravidade derivam do fato de que a incisão e traumatismo pancreático levam à lesão de células acinares e ductos pancreáticos com digestão de tecidos e saída de suco pancreático. Tais fístulas ocorrem mais freqüentemente em pâncreas previamente normais do que em pâncreas com processo inflamatório crônico.

Estas fístulas pancreáticas podem originar-se em conseqüência a trauma (externo ou cirúrgico), drenagem externa de pseudocistos e após ressecções pancreáticas.

O volume de secreção pancreática drenado por orifício fistuloso varia de acordo com a localização do defeito pancreático, com a existência ou não de comprometimento do ducto principal e com a presença ou não de obstrução do sistema ductal. Analisando doentes com ducto pancreático cateterizado durante a cirurgia (papilotomia), verifica-se que a drenagem basal (em jejum) do pâncreas é pequena, aumentando drasticamente (1.000-1.500 ml/dia) após a realimentação. Fístulas localizadas na cabeça do pâncreas e envolvendo o ducto principal podem drenar grande parte da secreção pancreática (700-1.000 ml/dia), enquanto fístulas da cauda, com ducto permeável, costumam dar vazão a 100-200 ml/dia.

Inúmeros estudos fisiológicos têm sido realizados em doentes com fístulas pancreáticas, incluindo efeito da dieta, de drogas, excreção de antibióticos etc.

Do ponto de vista fisiopatológico, a presença de uma fístula pancreática impõe, por si mesma, considerável perda de eletrólitos. Quando as perdas são pequenas, a própria dieta com pequena adição dos eletrólitos perdidos é suficiente. Quando, porém, os volumes perdidos são da ordem de 1.000-1500 ml/dia, graves desequilíbrios hidroeletrolíticos e ácidobásicos podem resultar de reposição parenteral incorreta. O quadro dominante é o de acidose metabólica associada à hiponatremia.

Além da perda de água e eletrólitos, outros eventos como hemorragia, infecção e alterações nutricionais e erosão de vísceras adjacentes podem complicar a evolução das fístulas pancreáticas.

Numerosas substâncias têm sido provadas com o objetivo de reduzir o volume do suco pancreático drenado pelas fístulas. Assim, glucagon, efedrina, acetozolamida (inibidor da anidrase carbônica), atropina, brometo de propantelina (probantine) e análogos foram estudados e se mostraram capazes de diminuir, pelo menos temporariamente, o volume da secreção pancreática. A alimentação parenteral parece ser o melhor método, contudo, para o tratamento destas fístulas, pois, além de fornecer os nutrientes adequados para a cicatrização, provê o necessário jejum que impede a estimulação pancreática.

O octopeptide análogo da somatostatina, octretide, usado em doses de 50 a 2.50 microgramas três vezes ao dia pode acelerar o fechamento das fístulas pancreáticas. A maioria das fístulas pancreáticas externas, porém, fecha-se sem cirurgia. Quando a secreção exócrina do pâncreas extravasa para a cavidade peritoneal (fístulas pancreáticas internas), produz-se o quadro de ascite pancreática. Quando o extravasamento se faz para o retroperitônio em direção cefálica aparecem os derrames pleurais de origem pancreática. O líquido ascítico e o líquido pleural, nestas situações, são ricos em proteínas e amilase.

Gastrectomias

Grande parte do mecanismo hormonal da estimulação da secreção pancreática localiza-se no duodeno. Estes fatos levaram alguns autores a propor a gastrectomia a Billroth a doentes com pancreatite crônica com a finalidade de impor certo repouso glandular e diminuir, portanto, a sintomatologia dolorosa. O resultado foi, contudo, decepcionante.

A diminuição da secreção pancreática provocada pela gastrectomia atinge 30%. Isto significa que gastrectomia a Billroth II, praticada em indivíduos com pancreatite crônica e, portanto, com déficit funcional preexistente, pode resultar em prejuízo mais ou menos sério da função pancreática. Nos doentes com pancreatite crônica submetidos a derivações pancreáticas, a adição de gastrectomia tem proporcionado, em geral, mau resultado funcional, pois, além da depressão da função pancreática, somam-se os prejuízos digestivos impostos pela gastrectomia em si.

Diabete

As ilhotas de Langerhans estão dispersas pelo pâncreas e diversos investigadores afirmam que 80% da glândula podem ser retirados antes que apareça diabete. A experiência de Child e col., que praticam pancreatectomia subtotal de aproximadamente 90%, indica que em muitos doentes a pequena porção do parênquima remanescente é insuficiente para evitar a diabete.

A diabete produzida pela ressecção pancreática total difere da diabete espontânea do adulto. A quantidade de insulina necessária para o controle de glicemia é menor do que a usualmente empregada no tratamento da diabete espontânea. Em alguns doentes, pequenas quantidades de insulina – 10-20 unidades – são insuficientes para manter o doente euglicêmico. O perigo maior nestes casos reside na hipoglicemia.

Esta diferença deve-se, provavelmente, ao fato de que não havendo qualquer tecido pancreático residual, desaparecem, concomitantemente, insulina e glucagon endógenos.

Problemas Nutritivos Decorrentes de Insuficiência Pancreática

A pancreatite crônica alcoólica, que no nosso meio constitui cerca de 95% das pancreatites crônicas, é um processo progressivo que pode resultar em grande diminuição da função pancreática endócrina e exógena, com o aparecimento de manifestações clínicas de esteatorréia, perda de peso e desnutrição grave. Estas mesmas alterações também decorrem de grandes ressecções pancreáticas ou pancreatectomias totais. Nestas condições existe grande perda de gordura e nitrogênio nas fezes. Doentes com duodenopancreatectomia podem evoluir com esteatorréia e desnutrição, provavelmente dependentes da ressecção gástrica e da perda de secreção pancreática. Alguns autores acreditam que, nestas circunstâncias, a anastomose pancreatojejunal freqüentemente se oclui total ou parcialmente, levando à insuficiência exócrina do pâncreas, com todas as alterações fisiopatológicas já descritas: esteatorréia, creatorréia, avitaminose A, D e K e déficit de vitamina B_{12}.

A administração de fermentos pancreáticos por via oral e a prescrição de dietas adequadas, além do necessário suplemento vitamínico, podem manter estes doentes em condições nutritivas razoáveis.

Muitos doentes poderiam ser readmitidos no hospital a intervalos para reposição nutritiva através de alimentação parenteral, conduta ainda não difundida em nosso meio.

BIBLIOGRAFIA

1. Artz CP and Hardy D. Management of surgical complications. Philadelphia, W.B. Saunders Company, 1975.
2. Carey LC. The Pancreas. Saint Louis. The C.V. Mosby Company, 1973.
3. Dreiling DA e Janowitz HD. The secretions of electrolytes by the human pancreas. Gastroenterology, 30:382, 1956.
4. Fischer JE. Surgical Basic-Science. Mosby, ST. Louis, p. 365-395, 1993.
5. Keynes WM e Keith RG. The pancreas. W. Heinemann med. Books. London, 1981.
6. Marzoli GP, Vesentini S e Mangiante G. Elements of surgical anatomy of the pancreas. In topics in acute and chronic pancreatitis. L.A. Scuro e A. Dagrad Ed., Springer-Verlag, Berlim, 1981.
7. Scratcherd T. The control of pancreatic exocrine secretion in Topic in Gastroenterology(9) D.P. Jewell e E. Lee Ed., Blackweell Se. Pub. Boston, 1981.
8. White TI, Murat JE. Les pancreatites. Paris, L'Expansion Scientifique, 1967.
9. Worning GH. Physiologic control of the external pancreatic secretion in man. In Topics in acute and chronic pancreatitis. L.A. Scuro e A. Dagradi Ed., Springer-Verlag, Berlim, 1981.

92

Cirurgia do Pâncreas

Fábio Schmidt Goffi
Paulo Schmidt

Técnicas

A cirurgia do pâncreas teve seu desenvolvimento prejudicado por vários motivos. A situação topográfica do órgão, localizado no espaço retroperitoneal, por trás do estômago e nas vizinhanças de artérias e veias calibrosas, torna difícil o acesso e as manobras de descolamento. As funções exócrina e endócrina estão intimamente ligadas aos processos metabólicos orgânicos, que podem ficar comprometidos após as ressecções pancreáticas extensas. O pequeno calibre do ducto excretor faz com que a reconstituição da drenagem pancreática seja trabalhosa, delicada e de resultados incertos. A interrupção do livre fluxo biliar por processo inflamatório ou neoplásico da papila duodenal maior ou por aumento da cabeça do pâncreas acarreta a compressão do hepatocolédoco e a perturbação do mecanismo de coagulação sangüínea. O conhecimento de tais obstáculos e inconvenientes proporcionou meios para superá-los, e hoje a cirurgia pancreática, calcada em sólidos princípios, apresenta resultados bastante aceitáveis e, às vezes, brilhantes.

As primeiras tentativas de ressecção pancreática, iniciadas ainda no fim do século passado, foram infrutíferas, conquanto bem planejadas. Codivilla realizou, em 1896, a ressecção duodeno-pancreática, por câncer da cabeça do pâncreas, tendo idealizado técnica que, em linhas gerais, se assemelha às empregadas atualmente. Essa intervenção, apesar de não alcançar êxito, abriu perspectivas para a moderna cirurgia do pâncreas, sendo a primeira duodeno-pancreatectomia bem-sucedida efetuada por Whipple e col., em 1935.

A cirurgia do pâncreas se enriqueceu com numerosas contribuições a partir de 1947, quando se passou a ter preocupação em preservar a função do órgão portador de doenças não neoplásicas, realizando operações conservadoras baseadas na derivação pancreático-digestiva.

Atualmente a cirurgia dispõe de variados recursos técnicos para o tratamento de afecções pancreáticas, desde a papiloesfincterotomia até a pancreatectomia total, passando pelas operações de derivação interna, associadas ou não à ressecção parcial do órgão. Ao cirurgião cabe conhecer as bases anatômicas, fisiológicas e fisiopatológicas da cirurgia, bem como a patologia do órgão para decidir sobre a melhor conduta a adotar.

ANASTOMOSE CISTOGÁSTRICA

Indicações

Pseudocistos não infectados, em especial localizados na face anterior ou na borda superior do pâncreas. Esta intervenção é particularmente útil quando existe coalescência inflamatória entre a parede do cisto e a face posterior do estômago, com desaparecimento parcial ou completo da bolsa omental. Às vezes a coleção de suco pancreático extravasado se faz na própria bolsa omental pela obliteração do forame epiplóico (de Winslow), sendo dessa maneira facilmente drenada internamente, através da parede gástrica posterior.

Técnica

A via de acesso preferível é a laparotomia transversa supra-umbilical, cuja extensão e altura dependerão do tamanho e situação da massa cística evidenciados pela semiologia do abdome. Aberta a cavidade abdominal, encontra-se o estômago rechaçado para diante. Conforme as dimensões do pseudocisto e suas relações com o pâncreas, ele fará protrusão através do omento menor, do omento maior ou do mesocolo transverso. A existência de adesão extensa da parede posterior do estômago ao pâncreas e ao pseudocisto é pesquisada, pois esse fato serve de base para a conduta técnica.

No cisto aderente à parede posterior do estômago faz-se gastrotomia linear transversa na parede gástrica anterior com cerca de 6cm. Afastadas as bordas da incisão, vê-se a mucosa da parede gástrica posterior, e através dela é efetuada a punção da cavidade cística. Esta é feita com agulha grossa, calibre 14 ou 16, aspirando-se o líquido acumulado, o qual é guardado em tubo estéril de vidro, de 20ml, para observação de suas características físicas, ulterior cultura e dosagem de enzimas pancreáticas, em especial a amilase. Nos pseudocistos de formação recente o conteúdo costuma ser sero-hemorrágico e raramente purulento. Os mais duradouros possuem líquido transparente, cristalino como água de rocha, com as características de suco pancreático.

Qualquer que seja a natureza do conteúdo, a cavidade é totalmente esvaziada por meio de aspirador elétrico. Em seguida é introduzido um cateter de poli vinil nº 8 ou 10 em seu interior para estudo radiológico pela injeção de contraste triodado diluído em soro fisiológico, em quantidade e concentração dependendo das dimensões do pseudocisto. Procura-se conhecer, através do exame radiográfico, a conformação interior da loja, sua comunicação com os ductos pancreáticos e eventuais recessos ou extensões. Às vezes há prolongamento do cisto em direção cranial, o qual pode ultrapassar o diafragma para atingir a cavidade torácica.

O conhecimento da comunicação entre o pseudocisto e a árvore ductal pancreática é de valia, pois quando ela existir a derivação interna do pseudocisto servirá como via permanente de deságüe de suco pancreático. Caso contrário, a derivação interna terá curta duração, ocluindo-se a boca anastomótica em prazo variável, ao redor de seis meses.

As paredes coalescentes do estômago e do cisto são incisadas com bisturi na extensão de 4 a 5 cm. O conteúdo é colhido para exame e o restante é desprezado após aspiração. Retira-se um fragmento da borda da parede cística para exame microscópico. Há controvérsias sobre a necessidade ou não de serem suturadas as bordas da incisão, recomendando alguns (Hutson e col.[24]) deixá-las livres, enquanto outros (Folk e col.[11]) aconselham a sutura circunferencial para assegurar a hemostasia (Fig. 92.1). Esta conduta é preferível, pois a parede gástrica possui abundante rede vascular sangüínea, cuja lesão pode causar sangramento profuso.

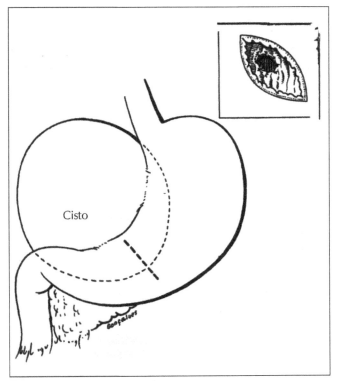

Fig. 92.1 – *Anastomose cistogástrica.*

Não é necessário deixar sonda dentro da cavidade cística. A gastrotomia é suturada da maneira convencional e a parede abdominal é fechada por planos sem drenagem.

Complicações

O acidente mais temível é a hemorragia pós-operatória, que se traduz por melena, acompanhada ou não de hematêmese. São três as principais causas desse sangramento: irritação da superfície interna do cisto por suco gástrico; irritação da mucosa gástrica por suco pancreático originando gastrite erosiva; lesão vascular da parede gástrica no nível da comunicação com o cisto. Conquanto nenhum desses mecanismos possa ser afastado eficientemente pelo cirurgião, parece que a sutura contínua circular feita nas bordas da comunicação realiza hemostasia adequada que evita o sangramento no nível do óstio. Outro risco teórico da cistogastroanastomose é a infecção da loja cística por contaminação oriunda do estômago. A presença de bile ou de suco gástrico no interior de ductos pancreáticos pode ativar fermentos pancreáticos levando à necrose do órgão. Esta ocorrência, no entanto, não tem sido assinalada nas estatísticas sobre a intervenção.

Crítica

Os pseudocistos pancreáticos foram de início tratados cirurgicamente pela derivação externa, à custa da marsupialização. Dessa maneira, a parede anterior da loja cística, depois de aberta e esvaziada, é suturada à parede anterior do abdome, comunicando-se com o exterior por meio de sonda de borracha. Essa conduta foi abandonada, em vista dos resultados incertos, implicando invariavelmente o estabelecimento de uma fístula externa, que se fecha tardiamente. Está agora reservada apenas para tratamento dos pseudocistos infectados ou com parede anterior delgada, imprópria para a sutura anastomótica.

A anastomose cisto gástrica foi empregada entre outros por Jedlicka[26], em 1923, o qual implantou no estômago a parede de um cisto pancreático residual, sendo agora usada por numerosos cirurgiões.

Este é, sem dúvida, o método mais simples para tratamento dos pseudocistos que mantêm sólidas aderências com a parede posterior do estômago. No entanto, o deságüe de suco pancreático alcalino no antro ativa a secreção cloridropéptica. A incidência de hemorragias graves pós-operatórias supera de muito a relatada para outras técnicas, devendo, por isso, ser considerada conduta de exceção. A técnica é dificilmente exeqüível quando o pseudocisto se localiza na cauda ou na cabeça do pâncreas. Nesta última eventualidade é mais prudente executar a anastomose cistoduodenal, de acordo com os princípios gerais descritos para a anastomose cistogástrica, cuidando-se, entretanto, de não lesar a papila duodenal ou os segmentos terminais dos ductos colédoco e pancreático. Os pseudocistos caudais, de acordo com seu tamanho e características morfológicas, podem ser tratados pela ressecção, pela pancreatectomia caudal ou pela anastomose cisto-jejunal.

ANASTOMOSE CISTO-JEJUNAL

Indicações

Pseudocistos não infectados, principalmente situados no corpo e na cauda do pâncreas, no nível da borda inferior, fazendo saliência através do omento maior ou do mesocolo transverso. Mais raramente, indica-se a técnica em cistos pancreáticos verdadeiros e em certos casos de cistoadenocarcinoma papilífero. Estas neoplasias, às vezes, têm evolução lenta, podendo os doentes se beneficiar com a drenagem interna do conteúdo cístico.

Técnica

A laparotomia transversa supra-umbilical oferece maior conforto ao cirurgião, pois permite o manuseio de todo o pâncreas, da cabeça à cauda, além de possibilitar a realização concomitante de eventual cirurgia biliar. A causa mais comum dos pseudocistos do pâncreas é a pancreatite alcoólica, que possui caráter progressivo, com tendência a alcançar grandes extensões do órgão. Dessa maneira, não é raro ser necessário realizar, ao mesmo tempo que a anastomose cisto-jejunal, a derivação biliodigestiva, quando é comprovado, durante a intervenção, o estreitamento do colédoco terminal pelo aumento da cabeça do pâncreas. A parede cística anterior é vista fazendo saliência através do omento maior que a recobre, ou através do mesocolo transverso. Quase sempre é mais prático e menos arriscado o acesso à cavidade cística pelo ligamento gastrocólico. Este pode estar aderente à parede do cisto pelo desaparecimento da bolsa omental. Faz-se a punção do cisto com seringa e agulha, calibre 14 ou 16, colhendo-se amostra do líquido aspirado para cultura e dosagem de enzimas. A cavidade cística é esvaziada por aspiração, sendo feita a cistografia a fim de surpreender a existência de comunicação com ductos pancreáticos. A partir do orifício da agulha de punção a parede cística é incisada numa extensão de 4 a 5cm para a anastomose cisto-jejunal. Retira-se fragmento de tecido da borda da incisão da parede cística para exame microscópico. Deve-se cuidar que esta seja suficientemente resistente para suportar a tração dos fios de sutura, garantindo a eficiência da anastomose. Caso contrário, é preferível efetuar-se a drenagem externa pela marsupialização.

É escolhida uma alça jejunal proximal, distante 15 a 20cm do ângulo duodeno-jejunal, de modo que possua pedículo mesentérico com mobilidade suficiente para permitir a anastomose cisto-jejunal sem tensão. A arcada marginal dessa alça é identificada e ligada, sendo a partir daí o mesentério, situado entre os dois pedículos vasculares contíguos, incisado até sua base. A alça é seccionada transversalmente, e a extremidade distal utilizada para a anastomose com o cisto. Realiza-se a hemostasia dos vasos submucosos por meio de ligaduras com fio fino. A alça é elevada através do mesocolo transverso ou pela frente do colo e a anastomose é feita suturando-se as bordas do cisto às da alça com pontos separados com fio fino inabsorvível. De regra basta um plano de sutura, desde que este conceda garantias de impermeabilidade (Fig. 92.2).

A extremidade do segmento proximal do jejuno é anastomosada lateralmente à alça distal à maneira de Y, permanecendo uma porção de intestino excluído entre esta anastomose e o cisto com a extensão de 30 a 35cm. Caso existam indícios de obstrução biliar atual ou iminente, deve-se fazer a anastomose colédoco ou colecisto-jejunal término-terminal e a anastomose cisto-jejunal látero-lateral, ambas usando a alça exclusa. Quando a alça exclusa passar através do mesocolo, os lábios da brecha devem ser a ela ajustados por meio de pontos de ancoragem. A borda livre do mesentério da alça elevada também tem de ser fixada ao peritônio posterior para não deixar fendas que possibilitem encarceramentos. Usa-se dreno tipo misto, isto é, um dreno laminar tipo "Penrose" contendo tubo de borracha em seu interior, cuja extremidade interna permanece junto à anastomose cisto-jejunal. Fechamento da cavidade por planos, sendo o dreno exteriorizado por contra-abertura.

Complicações

Pode ocorrer hemorragia, a qual, no entanto, é mais rara do que após a anastomose cisto gástrica. O vazamento do conteúdo cístico para a cavidade peritoneal, quando não houver drenagem adequada, favorece a formação de coleções que tendem a infectar-se. A formação de fístula externa não é comum quando a anastomose permanece funcionante. A formação de abscesso subfrênico, principalmente à esquerda ou paracólico, exige tratamento com antibióticos e drenagem adequada e oportuna.

Tardiamente surgem, às vezes, diarréia e esteatorréia, cuja principal causa é a insuficiência pancreática exócrina. No entanto, nessa eventualidade, deve-se afastar a possibilidade de desenvolvimento de flora bacteriana anômala no segmento excluído do jejuno, responsável pelas manifestações da síndrome de alça cega. O fato em apreço parece, no entanto, não representar objeção de monta para a realização da técnica.

Crítica

A anastomose cisto-jejunal é de execução mais trabalhosa do que a anastomose com o estômago, pois, além das ligaduras vasculares necessárias para a mobilização da alça intestinal, implica a realização da anastomose jejuno-jejunal para a reconstituição do trânsito alimentar. Não obstante, a confecção de um braço jejunal excluso faculta a sua utilização eventual para a derivação biliodigestiva. A freqüência com que sucede a obstrução biliar em afecções pancreáticas inflamatórias que conduzem ao aumento da cabeça do pâncreas realça aquela vantagem.

RESSECÇÃO DE PSEUDOCISTOS

Indicações

A ressecção de cistos pancreáticos é acompanhada de alta mortalidade de maneira geral. No entanto, está indicada nas seguintes circunstâncias (Moosa e col.[35]):

— pseudocistos de etiologia pós-traumática;

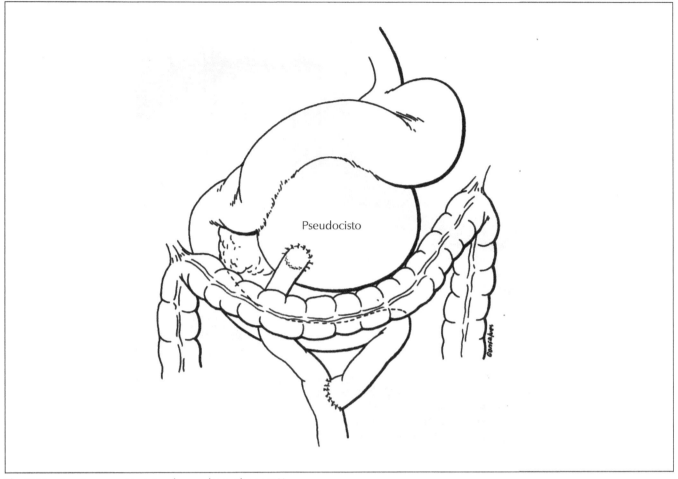

Fig. 92.2 – *Anastomose cisto-jejunal com alça exclusa em Y.*

- pseudocistos que invadem a intimidade do baço ou são responsáveis por trombose da veia esplênica, onde se realiza a esplenectomia com pancreatectomia caudal;
- pseudocistos associados a hemorragia proveniente de grande vaso;
- recorrência de pseudocisto já drenado internamente no passado.

Técnica Cirúrgica

Dependendo da sua localização e tamanho, podem ser enucleados com mínimo sacrifício do tecido pancreático adjacente. Esta situação é rara e é acompanhada de alto índice de complicações (hemorragia, fístulas e sépsis). Podem ser extirpados por meio de pancreatectomia, sobretudo distal, quando localizados no corpo e cauda do pâncreas. Deve-se sempre estabelecer a integridade da via biliar e pancreática através de estudo radiológico ou instrumental. Na possibilidade de haver estenoses proximais no ducto de Wirsung, considerar a anastomose pancreato-jejunal. A drenagem sentinela se impõe uma vez violada a cápsula pancreática.

Complicações

As recorrências se dão em 2% dos casos após as ressecções. A mortalidade devido a hemorragia, fístulas e sépsis, que acompanham as ressecções de pseudocistos na cabeça ou cauda do pâncreas, é ao redor de 10%.

ANASTOMOSE PANCREATO-JEJUNAL

Indicações

Estenoses segmentares do ducto pancreático com dilatação ductal a montante e estase. As pancreatites crônicas alcoólicas constituem a principal causa desse tipo de estenose, de vez que a pancreatite de origem biliar quase sempre resulta de obstáculo no nível da papila duodenal, sendo por isso tratada pela papilotomia. Já na pancreatite alcoólica ocorre estenose canalicular primária ou secundária e a derivação interna representa útil recurso para suprimir a estase, um dos fatores mais importantes na manutenção do círculo vicioso que caracteriza esses transtornos (Morel[36,37]). Existe a possibilidade de haver regressão de lesões pancreáticas produzidas por obstrução canalicular. Dessa maneira, a derivação pancreato-jejunal visa, além de favorecer a chegava de suco pancreático ao tubo digestivo, contribuindo para a digestão, deixar em repouso os ácinos pancreáticos, possibilitando sua regeneração. A anastomose pancreato-jejunal está, também, indicada nas estenoses ductais de origem traumática e em algumas formas de pancreatite crônica de causa desconhecida.

Técnica

Via de acesso transversa tal como para outros tipos de cirurgia pancreática. Abertura da bolsa omental, à custa de ligaduras dos ramos epiplóicos dos vasos gastroepiplóicos, expondo-se a face anterior de cabeça, corpo e cauda do pâncreas. Com freqüência há aderências vascularizadas que prendem a parede posterior do estômago à face anterior do pâncreas e à superfície superior do mesocolo transverso, tornando virtual a bolsa omental. Essas adesões devem ser desfeitas na medida do possível para que se tenha boa exposição do pâncreas. Mobilização da segunda porção do duodeno e da cabeça do pâncreas (manobra de Kocher); identificação da via biliar principal e da vesícula, pesquisando-se o estado de dilatação e de tensão biliar. Colangiografia através da vesícula após seu esvaziamento, ou pela introdução de sonda em T (de Kehr) no colédoco. Pancreatografia por meio de punção com seringa e agulha, calibre 14 ou 16; é recomendável manter, entre agulha e seringa, um segmento intermediário de borracha ou polivinil para tornar mais delicadas as manobras de punção. Esta deve ser feita no corpo do pâncreas, onde à palpação digital sinta-se sinal de flutuação. Quando isso não for possível, a punção é feita por tentativas, lembrando-se que o ducto pancreático no corpo do pâncreas se encontra mais vezes no limite entre o terço cranial e os dois terços caudais mais próximos da face posterior do que da anterior. O fracasso dessas tentativas faz com que se retire com bisturi um fragmento cuneiforme de tecido pancreático transversalmente em relação ao maior eixo do órgão, no nível do corpo. Com essa manobra, o ducto pancreático aparece no fundo da brecha com seu contorno anterior aberto, deixando escoar-se o líquido pancreático cujo aspecto varia desde o branco cristalino até o opalescente com grumos ou microcálculos de cálcio.

A pancreatografia é feita por meio de injeção de contraste iodado a 30% ou 50% em solução aquosa. Na pancreatite alcoólica a pancreatografia por via transduodenal e cateterismo da papila nem sempre oferece informações seguras.

De acordo com o aspecto morfológico do pâncreas, sua consistência e as informações dadas pela pancreatografia, é traçada a conduta cirúrgica. Qualquer que seja o tipo de anastomose pancreato-jejunal, é preparada previamente uma alça exclusa de jejuno, em Y, escolhendo-se entre as primeiras três alças jejunais a que apresente pedículo mais longo. Nesse nível o jejuno é seccionado transversalmente, a arcada vascular marginal é duplamente ligada e seccionada e o mesentério é incisado até sua raiz. Incisão do mesocolo transverso com 3 a 4cm de extensão na zona avascular entre as artérias cólica direita e cólica esquerda (arcada de Riolan), sendo a alça jejunal distal passada para o andar supramesocólico. A anastomose jejuno-jejunal para restabelecimento do trânsito alimentar é feita de maneira término-lateral, sendo a extremidade do segmento proximal anastomosada na borda contromesenterial do segmento distal, 40cm distante da extremidade livre desta. O ducto pancreático é aberto em seu contorno anterior. A presença de calculose intraductal generalizada e de estenoses múltiplas do ducto pancreático obriga a abertura ampla deste ao longo de todo o corpo do pâncreas para efetuar-se anastomose látero-lateral (Fig. 92.3a, b e c). A anastomose deverá ter ao menos 6cm de extensão, ou até

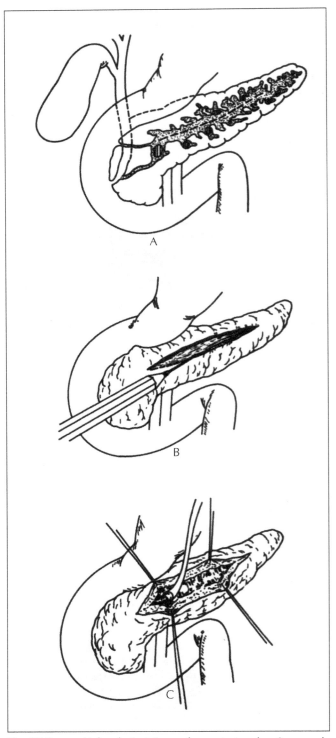

Fig. 92.3 – a. Linha de incisão na face anterior do pâncreas. b. Ressecção em cunha de tecido da face anterior do pâncreas para ampla anastomose pancreato-jejunal látero-lateral. c. Os eventuais cálculos são retirados na medida do possível com cureta.

mais que 10cm. A abertura do canal pancreático não deverá exceder um centímetro do duodeno para se evitar lesão da vascularização pancreatoduodenal. Para isso, usam-se pontos separados de fio inabsorvível 4.0, passando pelas bordas do ducto pancreático e do jejuno, bastando um plano de sutura (Fig. 92.4a, b e c).

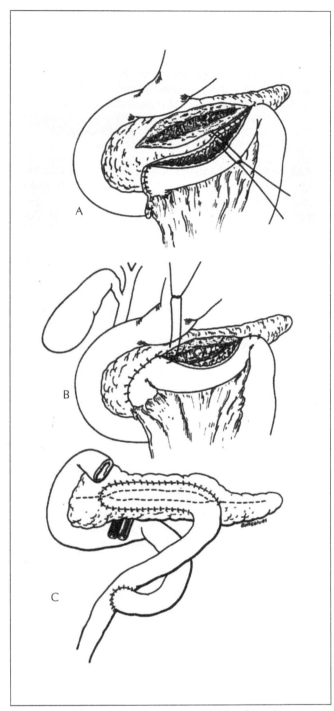

Fig. 92.4 (a e b) – *Anastomose pancreato-jejunal ampla com pontos separados. a. sutura das bordas posteriores; b. sutura das bordas anteriores. c - Anastomose pancreato-jejunal látero-lateral com alça exclusa em Y.*

Quando existe obstrução biliar concomitante, aproveita-se a mesma alça jejunal exclusa para efetuar a derivação biliodigestiva. É melhor realizar a anastomose pancreática com a extremidade da alça e a biliar lateralmente, de modo que a bile não passe pela primeira. Fechamento do abdome por planos e drenagem por contra-abertura, permanecendo a extremidade interna do dreno no nível da anastomose pancreato-jejunal.

Complicações

Os resultados da cirurgia de derivação a longo prazo, no sentido de aliviar a dor pancreática, se deterioram com o passar do tempo, mesmo estando a anastomose pérvia. A incidência de alívio da dor a curto prazo chega aproximadamente a 70%-80% dos pacientes operados, com um declínio em cinco anos para menos que 50% (Moosa e col.[34]).

De hábito a intervenção não produz complicações de monta. O sangramento intraperitoneal se manifesta quando a liberação do corpo do pâncreas é trabalhosa, e em casos difíceis as perdas sangüíneas podem levar ao choque. A pancreatite pós-operatória não é comum, desde que se execute ampla drenagem pancreática. Não tem sido relatada a deiscência da anastomose pancreato-jejunal como fato comum. É mais freqüente a formação de abscessos peritoneais, tanto por contaminação orno por coleção de suco pancreático ou bile, geralmente nos espaços subfrênicos. A estenose da anastomose e mesmo a obliteração poderão acontecer, principalmente quando a boca construída no ato cirúrgico for de pequenas dimensões.

Crítica

Os objetivos da cirurgia pancreática na pancreatite crônica são o alívio da dor, o tratamento das complicações e a preservação da função pancreática.

No que diz respeito aos benefícios da cirurgia no alívio da dor pancreática existem divergências. Ammann e col.[1] propuseram a tese de que não existe lugar para o tratamento cirúrgico no alívio da sintomatologia dolorosa. Acreditam que o alívio da dor ocorre com o passar do tempo, através da autodestruição do pâncreas à medida que a fibrose se instala substituindo o parênquima. Observaram que o alívio da dor ocorre numa taxa semelhante, quando compararam pacientes portadores de pancreatite crônica tratados clínica ou cirurgicamente numa média de 4,3 anos do início dos sintomas. O cessar da dor não estaria relacionado com a terapêutica, mas sim com a intensificação da disfunção pancreática ou com a presença de calcificações. Por outro lado, Bradley contesta a proposição da melhora da dor pela autodestruição pancreática. Observaram o alívio da dor em 62% dos pacientes cirúrgicos em 43% dos tratados clinicamente em dez anos de seguimento.

Uma das características da pancreatite crônica alcoólica é a formação de estreitamentos segmentares do ducto pancreático. Entre esses pontos o ducto se dilata, assumindo, às vezes, o aspecto de rosário. Por outro lado, a incidência de calculose pancreática naquela afecção é elevada e, segundo Sarles[42], esse fato decorre da precipitação de sais de cálcio em rolhas de proteína que se formam na luz canalicular. Disso resulta que a comunicação pancreatodigestiva deve ser suficientemente ampla para obviar todos os obstáculos, permitindo a retirada da maior parte de cálculos intraductais. Puestow e col.[39] recomendam a abertura ampla do ducto pancreático ao longo de todo o corpo para anastomose látero-lateral com o jejuno. Este desiderato nem sempre é alcançado por dificuldades técnicas. A abordagem original de Puestow, posteriormente modificada, é atualmente a derivação preferida quando há um ducto dilatado. Permite melhor drenagem sobretudo da cabeça e processo uncinado, evitando dissecções extensas do pâncreas e do tecido peripancreático e a necessidade de esplenectomia.

O resultado a longo prazo da intervenção está na dependência da abstenção alcoólica por parte do doente. Mesmo nessa eventualidade a afecção pancreática pode progredir, atingindo porções do órgão antes pouco alteradas. Não é raro, algum tempo depois da derivação pancreática interna, ocorrer icterícia obstrutiva por aumento da cabeça do pâncreas, o que demanda reintervenção para se proceder à anastomose biliodigestiva.

Na pancreatite crônica alcoólica a escolha da conduta cirúrgica resulta da análise de vários fatores: 1) grau e tipo de dilatação dos duetos pancreáticos avaliados pela pancreatografia; 2) aspecto do pâncreas à inspeção e palpação cirúrgica, detectando-se a existência de aumento circunscrito e de calculose predominantemente localizada; 3) dificuldades técnicas quanto à mobilização do órgão e causadas pela sua coalescência firme às estruturas vizinhas (Goffi[20]); 4) avaliação criteriosa do grau de comprometimento funcional do pâncreas quanto às suas funções exócrinas e endócrinas.

Esse julgamento servirá para auxiliar o cirurgião a optar entre a simples derivação pancreatodigestiva e a ressecção pancreática. Os resultados tardios parecem favorecer as ressecções em confronto com a simples drenagem interna (Hollender e col.[23]).

Como todas as intervenções que derivam a bile e suco pancreático para o jejuno, esta também corre o risco de causar o aparecimento de úlcera duodenal. Esse acidente, conquanto não seja freqüente, recomenda a associação de vagotomia com piloroplastia, sobretudo quando a taxa de ácido clorídico for elevada.

Ao redor de 25% a 35% dos pacientes operados, portadores de pancreatite crônica por etilismo, morrem num período de quatro a seis anos, 42% em 12 anos. O alcoolismo crônico persistente e as alterações metabólicas determinadas pela progressão da doença pancreática são responsáveis pelas altas taxas de mortalidade tardia.

GASTRODUODENOPANCREATECTOMIA CEFÁLICA

Indicações

Carcinoma da papila e da região peripapilar – colédoco terminal, segunda porção do duodeno e cabeça do pâncreas. Quanto a esta última indicação não há acordo de opiniões; se a cirurgia radical, representada pela ressecção do antro gástrico, duodeno, colédoco e cabeça do pâncreas, fornece resultados muito satisfatórios no câncer da papila e do colédoco terminal, no carcinoma da cabeça do pâncreas os resultados são sofríveis, sendo escassos os casos de sobrevida pós-operatória longa. Alguns cirurgiões preferem, nesta eventualidade, realizar operação paliativa consistindo apenas na derivação biliodigestiva. No entanto, nas neoplasias céfalo-pancreáticas pequenas, sem invasão de tecidos vizinhos ou metástases evidenciáveis, a pancreatectomia gastroduodenal proporciona sobrevida mais confortável, ainda que a probabilidade de cura seja pequena.

A ressecção duodeno-pancreática regrada tem indicação, ainda, em ferimentos traumáticos complexos da segunda porção do duodeno e da cabeça do pâncreas, nos tumores insulares da cabeça do pâncreas e nas formas pseudotumorais de pancreatite crônica com localização cefálica predominante.

Técnica

Inicialmente a operação era realizada em duas sessões: a primeira representada por derivação biliodigestiva e a segunda pela ressecção duodeno-pancreática. Atualmente, faz-se toda a intervenção em uma única fase, o que significa menor risco para o operado e a cirurgia radical se torna mais completa e menos trabalhosa. Apenas quando os índices de icterícia são muito elevados, a ressecção primária é arriscada, sendo recomendável proceder antes à descompressão hepática por meio de colecistostomia. A técnica de pancreatectomia gastroduodenal vem sendo realizada de diferentes maneiras, tanto no que diz respeito à etapa destrutiva de ressecção quanto à etapa reconstrutiva – de restabelecimento dos trânsitos alimentar, biliar e pancreático.

Qualquer que seja a técnica adotada, no entanto, a ressecção duodeno-céfalo-pancreática deve realizar-se obedecendo às seguintes normas gerais: 1) avaliação pré-operatória da ressecabilidade, excluindo-se a possibilidade de infiltração de estruturas vizinhas nobres: veias porta e mesentérica superior, tronco celíaco e artéria mesentérica superior; 2) dissecção anatômica cuidadosa, através de planos de clivagem avasculares, evitando lesar troncos arteriovenosos e realizando ligaduras prévias de vasos que devem ser seccionados; 3) reconstituição dos trânsitos biliar, pancreático e alimentar através de anastomoses hepático-jejunal, pancreato-jejunal e gastrojejunal, devendo as duas primeiras permanecerem a montante da última; 4) drenagem biliar e pancreática externa temporária a fim de aliviar tensão sobre as anastomoses respectivas.

A descrição que se segue da técnica se baseia em grande parte na sistematização formulada por Bastos em 1965, depois de ter acumulado apreciável experiência com esse tipo de cirurgia. As diferenças residem, principalmente, na maneira de seccionar o pâncreas, na anastomose pancreato-jejunal e na execução da anastomose gastrojejunal pré-cólica.

1) Incisão abdominal transversal, 4cm acima da cicatriz umbilical, desde o hipocôndrio direto até a borda externa do músculo reto anterior esquerdo. 2) Secção do omento maior em sua metade direita e descolamento do ângulo colo-cólico direito para exposição da face anterior da cabeça do pâncreas. 3) Exame do corpo e da cauda do pâncreas através da abertura do omento maior (ligamento gastrocólico) e de brecha feita no ligamento gastro-hepático. 4) Mobilização do duodeno e da cabeça do pâncreas depois da secção do peritônio parietal ao longo da borda direita do duodeno, sendo o descolamento feito através do plano avascular de coalescência (fáscia de Treitz). 5) Secção longitudinal do peritônio que reveste anteriormente o pedículo hepático, expondo-se o dueto colédoco. 6) Identificação e ligadura das artérias gástrica direita e gastroduodenal. 7) Secção transversal do estômago logo acima da incisura angular. 8) Colecistectomia fundo-cística, com peritonização concomitante do leito vesicular; a junção hepático-cística é identificada, o dueto hepático é contornado nesse nível e depois seccionado entre ligaduras.

9) Escolha ponto de secção do pâncreas no nível do corpo ou entre este e a cabeça, incisando-se nesse local o peritônio ao longo das margens superior e inferior do órgão. Aí é feita no sentido transversal ressecção de um fragmento do pâncreas em forma de unha para exame microscópico por congelação; caso o resultado seja positivo para células neoplásicas a ressecção do órgão deve ser ampliada. A secção do pâncreas é completada, cuidando-se de identificar o ducto de Wirsung e de não lesar as veias esplênica e mesentérica superior. O deslocamento da face posterior do corpo do pâncreas se faz da esquerda para a direita através do plano de coalescência fáscia de Toldt). 10) Mobilização do ângulo duodeno-jejunal e secção do jejuno 10cm abaixo; descolamento da terceira porção do duodeno por trás dos vasos mesentéricos superiores. 11) Libertação da cabeça do pâncreas e ligadura das numerosas tributárias das veias porta e mesentérica superior. 12) Ressecção da peça cirúrgica, constituída pelo antro gástrico, vesícula, colédoco, duodeno, 10cm de jejuno proximal e cabeça do pâncreas. 13) Anastomose hepático-jejunal término-terminal, tendo a alça intestinal passado através da brecha mesocólica; colocação de dreno em T (de Kehr) no ducto hepático, acima da anastomose. 14) Anastomose pancreato-jejunal término-lateral, suturando-se as bordas do ducto de Wirsung à mucosa jejunal previamente ancorada com duas pinças de Halsted e depois aberta em extensão suficiente. Para isso é necessário seccionar a túnica seromuscular do jejuno com bisturi pontiagudo. OS fios para aquela sutura devem ser necessariamente finos. A serosa e o tecido conetivo peripancreáticos são ancorados à serosa jejunal. Introduz-se um cateter de poli vinil no ducto pancreático, o qual passará pela luz jejunal, sendo depois exteriorizado para drenagem temporária de suco pancreático e para pancreatografia pós-operatória. 15) Anastomose gastrojejunal pré-cólica aniso-peristáltica (Fig. 92.5). 16) Drenagem peritoneal por contra-abertura com tubo dentro de Penrose.

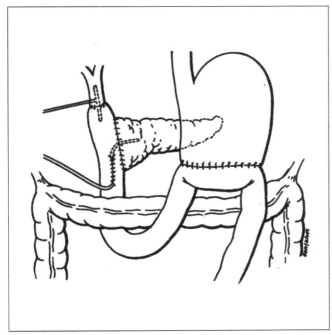

Fig. 92.5 – *Reconstrução dos trânsitos biliar, pancreático e alimentar após gastroduodenopancreatectomia cefálica.*

Complicações

O acidente imediato mais grave é a hemorragia, que reconhece várias causas. Em mãos pouco experientes, não afeitas à dissecção retropancreática, ocorre com freqüência a lesão de vasos importantes cuja ligadura ou sutura secundária é trabalhosa e difícil. Em doentes com icterícia duradoura e, principalmente, portadores de insuficiência hepática há graves distúrbios da coagulação por carência de vitamina K, fibrinogênio e de outros fatores que dependem da síntese hepática. A deiscência da anastomose biliodigestiva, seguida de fistulização externa, pode ocorrer, em que pese o fato de a via biliar estar geralmente bem dilatada. A deiscência da anastomose pancreato-jejunal não é comum e a fístula que dela resulta fecha-se espontaneamente. Mais freqüentes são a estenose e a obliteração do óstio do ducto pancreático, o que acarreta grave insuficiência pancreática externa, a qual exige complementação da dieta com enzimas. A insuficiência pancreática endócrina não é comum, uma vez que são poupadas parte do corpo e a cauda do pâncreas, onde se localizam predominantemente as ilhotas pancreáticas (de Langerhans). A longo prazo, mesmo que seja mantida a boa drenagem pancreato-intestinal, pode surgir síndrome disabsortiva. A úlcera péptica nas imediações da anastomose gastro-jejunal tem sido assinalada, atribuindo-se à ressecção gástrica econômica, associada à insuficiente neutralização do suco gástrico por causa da redução de sucos alcalinos. Para evitar essa ocorrência deve-se fazer ressecção gástrica de 2/3 ou complementar a antrectomia com vagectomia bilateral.

Crítica

Os resultados da cirurgia radical no carcinoma da papila são mais favoráveis do que no câncer da cabeça do pâncreas (Goffi e col.[19]; Kellum e col.[28]).

A mortalidade operatória é inferior a 5% em mãos experientes, atingindo 20% a 30% quando a operação é realizada por cirurgiões pouco afeitos à cirurgia pancreática.

A sobrevida em cinco anos dos pacientes submetidos a gastroduodenopancreatectomia por neoplasia de cabeça de pâncreas é de 10%, contra 50% na neoplasia de ampola de Vater.

Depreende-se ser importante efetuar o diagnóstico diferencial entre esses dois tipos de lesão durante o ato cirúrgico, antes de ter início a ressecção. Isto nem sempre é fácil, uma vez que certos tumores de papila não são visíveis nem palpáveis, mesmo após abertura do duodeno, por terem caráter infiltrativo, produzindo a obliteração da parte terminal do ducto pancreático. Aparece pancreatite de estase, com endurecimento da cabeça do pâncreas ou de todo o órgão, confundindo o diagnóstico. O exame histológico de biópsias por meio de cortes por congelação às vezes não proporciona elementos esclarecedores (Mikal[32]). A biópsia cirúrgica, além disso, deve ser feita com cuidado, pois pode produzir hemorragia, fístula pancreática, ou pancreatite reacional.

Alguns têm recomendado intervenções cirúrgicas ultra-radicais para o tratamento do câncer do pâncreas, as quais incluem a pancreatectomia total (Forrest e Longmire[12]) e a ressecção de estruturas vasculares vizinhas – tronco celíaco, artéria mesentérica superior, veias porta e mesentérica superior – as quais são substituídas por enxertos ou próteses

(Fortner[13,14]). Esta conduta, no entanto, acarreta aumento da mortalidade cirúrgica e resulta na produção de acentuado distúrbio metabólico porque são suprimidas as secreções pancreáticas exócrina e endócrina, sem que melhorem significativamente as probabilidades de sobrevida longa. A decisão de fazer a duodenopancreatectomia total ou apenas a cefálica para o carcinoma ductal deve se basear na avaliação dos seguintes fatores: 1) facilidade técnica e segurança na realização da anastomose pancreato-jejunal; 2) resultado dos exames histológicos por congelação de fragmentos retirados na margem de ressecção; 3) presença ou ausência de diabetes insulino-dependente preexistente; 4) possibilidades de o paciente obter indefinidamente medicamentos supletivos para a insuficiência pancreática (Goffi e col.[19]; Edis e col.[10]).

Como fator que pode comprometer os resultados da intervenção cirúrgica, aumentando-lhe o risco, menciona-se a hiperbilirrubinemia acentuada (acima de 40mg/100ml) principalmente quando associada a insuficiência renal crônica ou a insuficiência respiratória. Nestas eventualidades é conveniente realizar a cirurgia em duas sessões, procedendo-se na primeira apenas a colecistostomia, evitando qualquer manipulação intra-abdominal desnecessária, especialmente sobre o tumor, a fim de não favorecer a disseminação neoplásica. Não se deve prolongar demasiadamente o tempo de espera para a ressecção duodeno-pancreática, o qual não ultrapassa três semanas.

Para reduzir o perigo da deiscência das anastomoses hepático-jejunal e pancreato-jejunal é aconselhável o uso de drenagem biliar e pancreática externa temporária. Outro aspecto técnico importante refere-se à anastomose pancreato-jejunal, feita mediante sutura do tecido conectivo da face posterior do pâncreas e da serosa que reveste a face anterior ao contorno contromesenterial do jejuno. A superfície de secção do pâncreas, deste modo, não é revestida senão pela própria parede do jejuno, a qual é perfurada no local correspondente ao extremo do ducto pancreático para a sutura isolada deste à mucosa jejunal. Adotando essa técnica, visa-se evitar a aproximação das bordas da superfície de secção do pâncreas, o que pode acarretar a obliteração de canalículos pancreáticos seccionados e conseqüente pancreatite de estase.

Argumentando que na operação de Whipple a retirada da parte distal do estômago e conseqüente supressão do piloro causam o esvaziamento rápido do reservatório gástrico, Traverso e Longmire[43] preconizaram a preservação desses elementos por meio de uma técnica engenhosa. O duodeno é seccionado logo acima da cabeça do pâncreas e, após a ressecção colédoco-duodeno-pancreática, sua extremidade proximal é anastomosada lateralmente na alça jejunal, que acolhe também, a montante, as anastomoses pancreática e biliar. Apesar de o método ter sua aplicação limitada, em especial, à pancreatite crônica e aos cânceres da terceira porção do duodeno, ele apresenta fundamentos teóricos válidos. Itani e col.[25] assinalam que até a data de sua publicação (1986) foram relatadas 252 observações de pacientes, de vários centros mundiais, os quais sofreram a duodenopancreatectomia com preservação do piloro. Destes, cerca de metade apresentava tumor maligno na região da cabeça do pâncreas. A mortalidade observada foi significativamente baixa e as fístulas entérica, pancreática e biliar ocorreram em 19% dos enfermos. A úlcera péptica pós-operatória se manifestou em 3% dos pacientes, exigindo, em alguns, ulterior antrectomia e vagotomia. O retardo no esvaziamento gástrico é a complicação mais freqüente da operação e na maioria das vezes a conduta conservadora usando a sondagem nasogástrica é suficiente (Warshaw[44]). Braasch e col.[4], relatando a experiência da Clínica Lahey com este tipo de operação, manifestam seu otimismo quanto aos resultados funcionais, embora tenham observado incidência de fístulas e de úlcera péptica comparáveis às que ocorrem após a cirurgia convencional.

Por outro lado, McAfee e col.[31] publicaram a casuística da Mayo Clinic referente à duodenopancreatectomia com preservação do piloro, assinalando que ela se acompanha de incidência maior de úlcera péptica do que a operação de Whipple convencional. Por isso concluem ser necessária maior experiência, com seguimento mais prolongado dos pacientes, para que se possa fazer um juízo seguro sobre o valor do método.

ENUCLEAÇÃO DE NÓDULOS

Indicações

Adenomas insulares, principalmente resultantes da proliferação de células beta, produtoras de insulina; adenomas não funcionantes de ilhotas; cistos de retenção com paredes nítidas. Os adenomas de ilhotas causadores da síndrome de hipoglicemia pancreática representam a principal indicação desse tipo de cirurgia. No entanto, cerca de 10% dos tumores hipoglicemiantes se referem a carcinomas metastatizantes, o que requer, para escolher a cirurgia conservadora, o diagnóstico de certeza de que se trata de processo benigno. O mesmo se diga quanto às outras entidades antes referidas que, com maior freqüência ainda, podem apresentar degeneração maligna.

Técnica

Após abertura do abdome por meio de incisão tranversa supra-umbilical são 'feitas a exposição do corpo e cauda do pâncreas e a mobilização da cabeça do pâncreas juntamente com a segunda porção do duodeno (Casal[6]). Inspeção e palpação minuciosa de todo o pâncreas e abdome superior à cata de nódulos aberrantes. O nódulo pancreático apresenta consistência maior do que o resto do parênquima e coloração variável do róseo-claro ao vinhoso. Uma vez encontrado, é apreendido com pinça delicada, sendo descolado por meio de dissecção romba através de plano de clivagem, constituído por tecido conectivo frouxo, sem quase nenhum sangramento. A loja que resta após a retirada do nódulo é inspecionada, pesquisando-se a existência de canal pancreático lesado, o que se traduz pelo escoamento de suco pancreático. Se não for identificado canal aberto, são passados pontos separados nas bordas do leito nodular, que após amarrados promovem o revestimento da solução de continuidade. É recomendável deixar aí um dreno tipo "Penrose", exteriorizado por contra-abertura. Caso se encontre ducto pancreático lesado no fundo da loja do nódulo é mais prudente ressecar o segmento de pâncreas que esteja a montante da lesão ductal, procedendo-se à pancreatectomia esquerda.

Complicações

O acidente mais comum é a fístula pancreática resultante da lesão inadvertida de ducto no momento da dissecção. A pancreatite traumática tem sido referida com menor freqüência, e a hemorragia é rara e de pequena intensidade.

Crítica

No que concerne aos tumores hipoglicemiantes, deve-se assinalar a possibilidade de adenomas, imperceptíveis à cirurgia, poderem causar sintomas. Harrison e col.[22] referem que em cerca de 10% dos doentes com hipoglicemia pancreática existe adenomatose macro e microscópica, sendo, algumas vezes, impossível perceber-se tumor à palpação durante cirurgia.

Compreende-se, por isso, a necessidade de o cirurgião se basear no diagnóstico clínico, radiológico e laboratorial correto para poder traçar a orientação cirúrgica, quando não existir tumor pancreático palpável. Nessa eventualidade devem ser procurados nódulos ectópicos, que ocorrem em cerca de 2% dos tumores funcionantes, sendo sedes mais comuns o estômago, duodeno, jejunoíleo, pedículo do baço e região retroperitoneal.

A hiperplasia do tecido insular, caracterizada pelo aumento do tamanho ou do número de ilhotas, é outra causa de hiperinsulinismo. Mesmo sem hiperplasia é possível existir hipoglicemia quando há predominância funcional de células beta, produtoras de insulina, sobre células alfa, secretoras de glucagon.

Existem neoplasias de células beta que apresentam escassas figuras de mitoses atípicas, podendo ser classificadas como "tumores suspeitos de malignidade" ou de "malignidade questionável", os quais, ao contrário do carcinoma, não são metastatizantes. Os primeiros têm bom prognóstico e os doentes apresentam sobrevida longa, mesmo com tratamento paliativo. Esses argumentos justificam a conduta conservadora, limitada à enucleação de nódulo situado na cabeça do pâncreas. Explicam também as dificuldades que ocorrem durante o ato cirúrgico, quando o diagnóstico depender do exame microscópico de cortes por congelação, em vista de existirem neoplasias insulares em que a malignidade é discutível.

Infere-se que as pancreatectomias esquerdas, consistindo na ressecção de todo ou parte do corpo e cauda do pâncreas, têm as preferências sobre as enucleações nos tumores situados naqueles segmentos do órgão. A simples enucleação está reservada aos adenomas solitários localizados na cabeça do pâncreas, devendo ser levado em conta o perigo de fístula pancreática. Quando o corte por congelação durante a cirurgia, nestes casos, sugerir malignidade, a duodenopancreatectomia está indicada.

Pancreatectomia Esquerda – Esplenopancreatectomia

Indicações

Neoplasias insulares ou do parênquima exócrino localizadas no corpo ou na cauda do pâncreas. Pancreatite crônica, principalmente quando apresentar forma pseudotumoral situada na porção esquerda do órgão. Traumatismos pancreáticos com lesão irreparável do ducto excretor principal. A esplenopancreatectomia esquerda é realizada, também, como parte da gastrectomia total ampliada, quando se deseja extirpar em bloco com a peça cirúrgica os linfonodos pancreatolienais, satélites da artéria e veia lienais. Esta última indicação é questionável, uma vez que faltam na literatura dados convincentes que demonstram ter a retirada do baço e cauda do pâncreas influenciado beneficamente os resultados de sobrevida após as gastrectomias totais por câncer. No entanto, essa conduta facilita a cirurgia, parecendo não implicar conseqüências indesejáveis.

A esplenopancreatectomia esquerda é operação válida para tratamento dos cânceres situados no corpo e cauda. No entanto, como essas neoplasias geralmente são tardiamente diagnosticadas, sua ressecabilidade quase sempre é impossível.

Técnica

Via de acesso transversal supra-umbilical, iniciando-se a incisão no rebordo costal esquerdo no nível do 8º espaço intercostal, seguindo até a borda direita do músculo reto anterior direito. Secção dos ligamentos gastrocólico e gastrolienal por ligaduras sucessivas dos vasos epiplóicos e gástricos curtos. Exposição da face anterior do corpo do pâncreas através da bolsa omental. A artéria lienal é procurada por palpação digital na borda superior do corpo do pâncreas, sendo aberto o peritônio que a reveste. Ligadura dessa artéria em um ponto que coincide com o nível previsto para secção do corpo do pâncreas. A partir desse local, o peritônio que reveste a parede posterior da bolsa omental é incisado em direção à cauda do pâncreas acompanhando as bordas superior e inferior do corpo pancreático. Secção do peritônio que se reflete da cauda do pâncreas sobre o rim esquerdo; para tanto, o cirurgião traciona com a mão esquerda o baço para a direita, enquanto o auxiliar afasta o ângulo colo-cólico esquerdo para baixo. Descolamento da face posterior da cauda e do corpo do pâncreas através do plano de coalescência representado por tecido conjuntivo frouxo desprovido de vasos (fáscia de Toldt). O baço, cauda e corpo do pâncreas são assim mobilizados e deslocados para a direita, expondo-se a face posterior do pâncreas para melhor acesso à artéria e veia lienal. A artéria já ligada é seccionada (Fig. 92.6), e a veia é também duplamente ligada e seccionada no mesmo nível. Secção tranversal do corpo do pâncreas no nível previamente escolhido, cuidando-se que o dueto pancreático principal seja identificado antes de cortado; deixando-se dele um pequeno excesso de 2 a 3mm em relação à superfície de secção do pâncreas. Essa manobra facilita o cateterismo para pancreatografia e a ligadura isolada do ducto. Sutura do peritônio que reveste a face anterior do pâncreas ao tecido conjuntivo retropancreático com pontos separados com fio fino inabsorvível, a fim de revestir a superfície cruenta de secção do órgão (Figs. 92.6, 92.7 e 92.8). Drenagem da bolsa omental por contra-abertura e fechamento da laparotomia.

A não ser nos casos de pancreatite em que há indícios de obstrução do ducto pancreático, não há necessidade de se realizar a pancreatografia após a secção do pâncreas. Nas pancreatites crônicas esse exame não se prescinde; toda vez que ele demonstrar a existência de obstáculo ou estenose

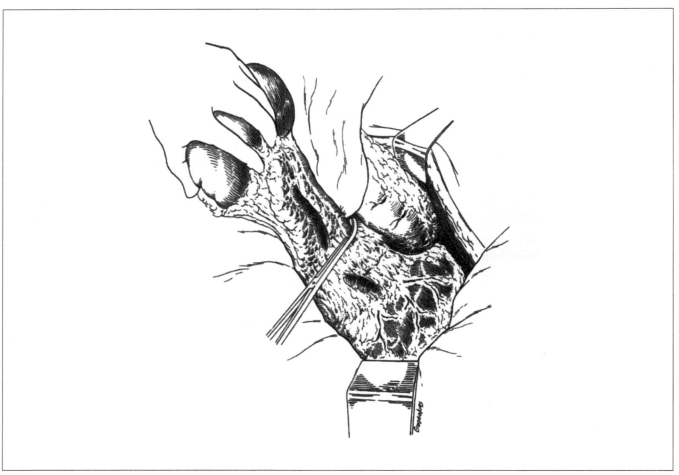

Fig. 92.6 – *Mobilização esplenopancreática e ligadura da artéria esplênica.*

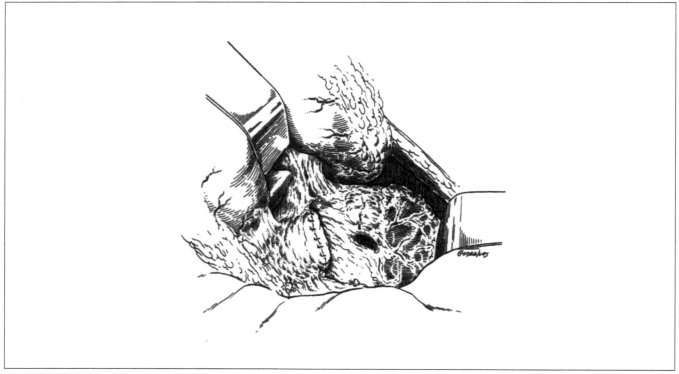

Fig. 92.7 – *Sutura do coto pancreático residual.*

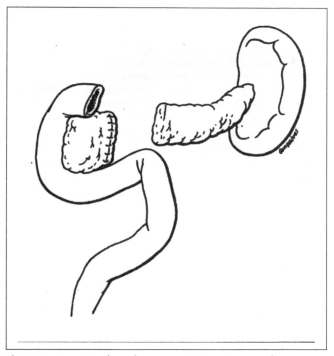

Fig. 92.8 - *Esquema da esplenopancreatectomia esquerda.*

com conseqüente dilatação ductal é indispensável associar-se à pancreatectomia esquerda a derivação retrógrada do ducto pancreático para uma alça jejunal exclusa, à custa de anastomose término-terminal, como descreveram Longmire e Wallner[30], Duval[9] e Leger e col.[29] (Fig. 92.9). Nessa eventualidade é útil fazer-se a drenagem pancreática externa temporária, introduzindo-se cateter de poli vinil no ducto principal o qual, passando pela alça jejunal, é exteriorizado em um ponto distante 10cm da anastomose.

A anastomose será mais eficiente quando se abrir o ducto pancreático longitudinalmente, ressecando-se em cunha um segmento do tecido do corpo pancreático residual (Fig. 92.10). Com isso se consegue uma ampla comunicação pancreato-jejunal (Fig. 92.11), o que torna desnecessária a drenagem externa temporária.

A pancreatectomia subtotal ou radical distal, preconizada por Frey e Child, corresponde à ressecção de aproximadamente 95% do pâncreas juntamente com o baço. Ao término da operação permanece apenas uma faixa de parênquima pancreático aderida à pequena curvatura duodenal. O ducto de Wirsung é ligado, a hemostasia da superfície do pâncreas remanescente é feita através de suturas transfixantes e as relações colédoco-duodenais são mantidas intactas. São tempos obrigatórios da cirurgia: 1. a cateterização do colédoco para se evitar lesão inadvertida da via biliar; 2. a ligadura perdida da artéria esplênica, antes da mobilização do baço e cauda e corpo do pâncreas, diminuindo a possibilidade de sangramento; 3. preservação das artérias pancreatoduodenais superior e inferior, as quais mantêm o suprimento sangüíneo e a viabilidade do duodeno.

Complicações

A hemorragia intraperitoneal pode ocorrer, mas é complicação evitável quando se adota técnica de dissecção cuidadosa com ligaduras vasculares prévias. No entanto, existindo compressão ou trombose da veia lienal conseqüente a reiterados surtos de pancreatite aguda ou por aumento de volume do órgão, desenvolve-se circulação colateral venosa que é hepatópeta e caracteriza o tipo de hipertensão portal segmentar esquerda. Nessa circunstância, a dissecção do corpo e cauda do pâncreas costuma ser trabalhosa, causando sangramento impertinente e difícil de coibir.

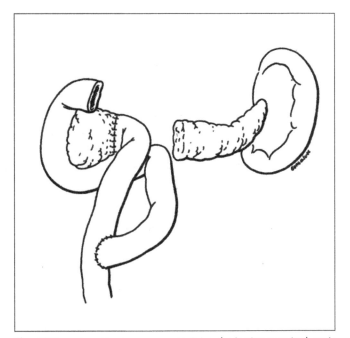

Fig. 92.9 – *Anastomose pancreato-jejunal término-terminal após esplenopancreatectomia.*

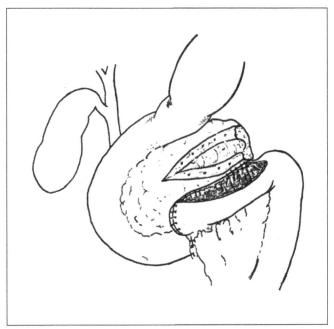

Fig. 92.10 – *Anastomose pancreato-jejunal látero-lateral após esplenopancreatectomia esquerda.*

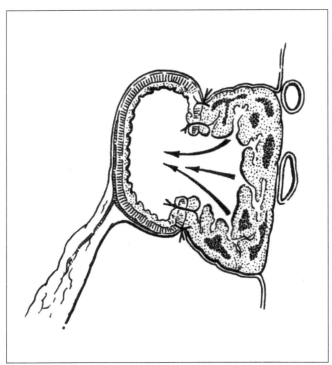

Fig. 92.11 – *Anastomose lateral permitindo ampla comunicação pancreato-jejunal.*

A ligadura ductal pode-se soltar quando existe hipertensão canalicular, originando fístula pancreática e eventualmente abscesso subfrênico.

Crítica

Os pacientes portadores de pancreatite crônica apresentam disfunção endócrina pré-operatória em aproximadamente 15% a 30% dos casos. O diabetes pós-operatório ocorre em 30% das ressecções parciais envolvendo 40% a 80% do parênquima, sendo de 60% aproximadamente quando são realizadas ressecções maiores, equivalentes a 80%-95% da glândula, contra 26% nas duodenopancreatectomias. O Índice de diabetes após a pancreatectomia subtotal foi da ordem de 72%, duas vezes mais freqüente que após as duodenopancreatectomias ou ressecções pancreáticas mais econômicas (Moosa[35]).

Óbitos tardios foram verificados em 27% dos casos, atribuídos às conseqüências metabólicas das ressecções extensas. O controle do diabetes pós-pancreatectomia exige uma manutenção dos níveis glicêmicos pouco acima dos diabéticos, pela ausência do efeito protetor do glucagon diante da hipoglicemia (Müller e col.[38]).

A dosagem média de insulina requerida por doentes que sofreram pancreatectomia total varia, segundo Remine e col.[41], de 25 a 50 unidades diariamente e o mesmo ocorre após a pancreatectomia de 95%. O que caracteriza esses doentes é a extrema labilidade do diabetes que se instala, pois a sensibilidade à insulina faz com que ocorram oscilações amplas da glicemia, o que dificulta o tratamento de rotina. Os doentes que sofrem pancreatectomia esquerda subtotal ou pancreatectomia total estão condenados a viver na dependência de exames laboratoriais constantes.

Nas pancreatectomias esquerdas por adenoma de células beta ocorre, no período pós-operatório imediato, hiperglicemia temporária, mas já na primeira semana ela cede lugar a níveis glicêmicos normais. Parece que as células adenomatosas, liberadas dos mecanismos de homeostase, produzem inibição das demais células produtoras de insulina. Estas, somente depois de alguns dias de cirurgia, retomam sua capacidade funcional, respondendo pelas exigências orgânicas de insulina.

A recidiva da dor pós-operatória na pancreatite crônica ocorre mais freqüentemente nas ressecções mais econômicas, sobretudo, nos pacientes que não abandonaram o hábito etílico. Nas pancreatectomias subtotais (80%-95% de ressecção), Frey[15] observou alívio precoce da dor em mais de 80% dos pacientes. Contudo, com um seguimento de 7-8 anos, esse índice caiu para 56%.

BIBLIOGRAFIA

1. Ammann RW, Akovbiantz A, Lagiader F et al. Course and outcome of chronic pancreatitis. Gastroenterology 86:820-28, 1984.
2. Bastos ES. Carcinoma da região da cabeça do pâncreas. Rev Ass Med 11:436, 1965.
3. Bollman RM. Surgi cal management of chronic relapsing pancreatitis. Ann Surg 193:125, 1981.
4. Braasch JW, Rossi RL, Watkins Jr, Deziel DJ E Winter PF. Pyloric and gastric preserving pancreatic resection. Experience with 87 patients. Ann Surg 204:411, 1986.
5. Bradley EL III. Long-term results of pancreatojejunostomy in patients with chronic pancreatitis. Am J Surg 153:207-13, 1987.
6. Casal MA. Tumores endócrinos dei tubo digestivo. Enfoque terapeutico. Relato oficial XXXVI Jornadas Quirúrgicas. Sociedad Argentina de Cirujanos. Buenos Aires, 1978.
7. Cattell KB, Warren KW. Surgery of the pancreas. Philadelphia, WB Saunders, xxxp, 1954.
8. Child CG, Frey CF, Fry WJ. A reappraisal of removal of 95% of the distal portion of the pancreas. Surg Gynec Obst 129:49, 1969.
9. Duval MK. Caudal pancreatico-jejunostomy for chronic relapsing pancreatitis. Ann Surg 140:775, 1954.
10. Edis AJ, Kierman PD, Taylor WWF. Attempted curative resection of ductal carcinoma of the pancreas. Mayo Clin Proc 55:531, 1980.
11. Folk FA, Freeak RJ. Reoperations for pancreatic pseudocyst. Arch Surg 100:430, 1970.
12. Forrest JF, Longnúre Jr WP. Carcinoma of the pancreas and periampullary region. Ann Surg 189: 129, 1979.
13. Fortner JG. Regional resection of cancer of the pancreas. Surgery 73, 1973.
14. Fortner JG. Surgical principies for pancreatic cancer: regional total and subtotal pancreatectomy. Cancer 47 (suppl): 171 2, 1981.
15. Frey CF. 95% pancreatectomy. In: Carey LC. The pancreas, Saint Louis, CV Mosby Co., 1973.
16. Goffi FS, Bromberg SH, Reis LC et al. Neoplasias insulares do pâncreas. Aspectos cirúrgicos. Rev Ass Med Bras 21:67, 1975.
17. Goffi FS, Bromberg SH, Silva LS, Kehdi JF, Salomão LP. Tratamento cirúrgico do câncer do pâncreas e da região periampular. Rev Paul Med 73:289, 1968.
18. Goffi FS, Mattar F° JA, Pellizon S, Ushikusa H, Ferrarini E, Quaglia S. Tratamento cirúrgico das pancreatites crônicas alcoólicas. Rev Ass Med Bras 15:42, 1969.

19. Goffi FS, Bromberg SH, Silva LC, Quaglia SR. Duodenopancreatectomia: indicações, técnica e resultados. Análise de 54 casos. Rev Ass Med Bras 24:381, 1978.
20. Goffi FS, Fonseca LAT, Quaglia SR, Bromberg SH. Pancreatites crônicas. Resultados do tratamento cirúrgico. Rev Paul Med 99:7, 1982.
21. Goffi FS. Aspectos técnicos das ressecções pancreáticas. In: Rasslan S et al. Aspectos técnicos na cirurgia do aparelho digestivo. Robe Liv. e Edit., São Paulo, capo 15, p. 143, 1991.
22. Harrison TS, Child CG, Fry WJ, Floyd JC e Fajons SS. Current surgical management of functioning islet cell tumors of the pancreas. Ann Surg 178:485, 1973.
23. Hollender LF, Meyer AM, Harris A, Costa JMS, Molki A. Et de comparative des résections. et des opérations de dérivation dans le traitement de la pancréatite chronique. J Chir (Paris) 116:401, 1979.
24. Hutson DG, Zeppa R, Warren WD. Prevention of postoperative hemorrhage after pancreatic cystogastrostomy. Ann Surg 177:689, 1973.
25. Tani KM, Coleman RE, Meyers WC, Akwari OE. Pylorus-preserving pancreatoatodenectomy. A clinical and physiologic appraisal. Ann Surg 204:655, 1986.
26. Jedlicka R. Eine neue operationsmethode der pankreascysten (Pancreato-gastrostómie) (Abst.) Zentralbl f Chir 50: 132, 1923.
27. Leger L. Technique de Ia pancréato-jejunostomie apres pancreatectomia gauche pour pancréatite chronique. Joum de Chir 76:93, 1958.
28. Kellum JM, Clark J, Miller HH. Pancreatoduodenectomy for resectable malignant periarnpullary tumors. Surg Gynec Obst 157:362, 1983.
29. Leger L, Albot G, Dupuy R. Dilatation kystique du segment céphalique. du traitement par pancréato-jejunostomie, deux observations. Arch Mal App Digest 96:201, 1957.
30. Longrnire WP, Wallner MA. Pancreatitis occuring in heterotopic pancreatic tissue. Surgery 40:412, 1956.
31. McAfee MK, van Heerden JA, Adson MA. Is proximal pancreatoduodenectomy with pyloric preservation superior to total pancreatectomy? Surgery 105:347-351, 1989.
32. Mikal S. Operative criteria for diagnosis of cancer of in a mass of me head of the pancreas. Ann Surg 161:395, 1965.
33. Monge JJ. Survival of patients with small carcinoma of the head of the pancreas Biliary-intestinal bypass vs. pancreatoduodenectomy. Ann Surg 166:908, 1967.
34. Moosa AR, Bell Ir RH. Pancreatic cysts, pseudocysts, fistulas and pancreas divisium. In: Maingot's Abdominal Operations, Connecticut, Appleton Century Crofts, 8th ed., capo 88, pp. 2077-98, 1985.
35. Moosa AR. Surgical treannent of chronic pancreatitis: an overview. Br J Surg 74:661-667,1987.
36. Morei C. Pancreatitis cronicas. Lopez Libreros, Buenos Aires, 1963.
37. Morei C. Trarrniento de los seudoquistes pancreaticos. Rev Argent Cir 15:53, 1968.
38. Muller W A, Brennan MF, Tan MH, Aoki TI. Studies of glucagon secretion in pancreatectomized patients. Diabetes 23:512-516, 1974.
39. Puestow CB, Gillesby WJ. Retrograde surgical dreinage of pancreas for chronic re1ap.,ing pancreatitis. Arch Surg 76:898, 1958.
40. Reber HA, Way LW. Pancreas. In: Way LW. Current Surgical Diagnosis e Treannent, Connecticut, Aplleton & Lange, cap.28, pp.558-84, 1991.
41. Rernine WH, Priestley JT, Judd ES, King JN. Total pancreatectomy. Ann Surg J 2:595,1970.
42. Sarles H, Sar1es JC, Camatte R et al. Observations on 205 confirmed cases of acute pancreatites, recurring pancreatities and chronic pancreatitis. Grut 6:545, 1965.
43. T raverso LW, Longrire Jr. WP Preservation of the py10rus in pancretico-duodenectomy. Surg Gynec Obstet 146:959, 1978.
44. Warshaw AL, Swason RS. Pancreatic cancer in 1988. Possibilities and probabilities. Ann Surg 208:541-553, 1988.
45. Whipple AO, Parsons WB, Mullins CR. Treatment of carcinoma of the ampulla of Vater. Ann Surg 102:763, 1935.

93

Cirurgia do Baço

Jorge Henrique Reina Neto
José Eduardo Gonçalves
Fábio Schmidt Goffi

INTRODUÇÃO

O baço, durante séculos, por ter suas funções pouco conhecidas, favoreceu a idéia entre os cirurgiões de que diante das afecções esplênicas só restaria a alternativa da extirpação total do órgão.

A generalização deste falso conceito tem suas raízes em priscas eras.

O pouco conhecimento a respeito do baço sempre levou às mais diferentes especulações quanto ao seu real papel. Citações seculares atribuíam a ele as mais diversas funções.

A referência mais antiga encontra-se no Talmud, versão babilônica, coincidente com o século III de nossa era. Cita-se a retirada do órgão para melhorar o rendimento dos atletas corredores, incomodados por dores no hipocôndrio esquerdo.

Oliveira Fausto[12] relatou, acredita-se, a primeira esplenectomia feita no Brasil, no início deste século.

Entretanto, a constatação do aumento da suscetibilidade às infecções nos esplenectomizados descrita por Morris e Bullock[19], em 1919, determinou novas reflexões e rumos à cirurgia do baço. Desde os anos 20 avolumaram-se as publicações demonstrativas de uma concreta inter-relação da função esplênica com os mecanismos de defesa imunitária, quanto mais não seja sua participação bem definida em várias doenças sistemáticas. Assim, muito embora sua função continue sendo estudada, têm-se enfatizado condutas técnicas mais conservadoras nos casos de lesões traumáticas ou de pacientes com hiperesplenismo, objetivando evitar a esplenectomia total e suas conseqüências.

ASPECTOS MORFOLÓGICOS

TOPOGRAFIA

Situa-se o baço na região lateral cranial esquerda do abdome *(par lateralis sinistra, regia abdominis cranialis)*, na altura da 9ª, 10ª e 11ª costelas. Possui uma extremidade posterior ou vertebral e outra anterior ou ventral.

A extremidade vertebral está situada entre o ângulo e o tubérculo da 10ª costela, cerca de 2cm da apófise transversa e 4cm da apófise espinhosa da 10ª vértebra dorsal. Sua face ventral é formada pela depressão correspondente aos vasos hilares, sendo que seu eixo transversal estende-se da 9ª a 11ª costela.

O baço tem dimensões variáveis, medindo no adulto 10 a 12cm no seu eixo maior e 6 a 8cm no menor, sendo sua espessura de 3 a 4cm. O peso varia entre 100 a 200g.

O baço é proporcionalmente maior na criança que no adulto, podendo ser palpado junto ao rebordo costal esquerdo, especialmente no recém-nascido. Após os 40 anos de idade o seu tamanho regride, sendo percebido somente em circunstâncias patológicas. Nestes casos pode assumir proporções de 10 a 15 vezes seu tamanho normal.

RELAÇÕES ANATÔMICAS

O baço assemelha-se a um grão de café, possibilitando sua formação ovóide identificar dois pólos: o superior dirigido para cima e para trás e o inferior para baixo e para frente.

Possui uma face diafragmática e outra visceral, delimitadas por uma borda aguda, bastante nítida anteriormente, e outra borda obtusa mal definida posteriormente.

A sua face diafragmática é lisa, recoberta pelo peritônio e relaciona-se com o diafragma na projeção da 9ª, 10ª e 11ª costelas.

A face visceral é dividida pelos vasos hilares *(hilus lienis)* em uma parte ventral e outra dorsal.

A primeira parte relaciona-se com o estômago (parte gástrica) e a outra com o rim esquerdo e a respectiva adrenal (parte renal). O ângulo esquerdo do cólon e a cauda do pâncreas projetam-se sobre a face visceral do baço em seu pólo inferior, recebendo essa área esplênica o nome de superfície pancreática (parte pancreática).

ELEMENTOS DE FIXAÇÃO

A manutenção do baço na sua topografia habitual se faz apoiada em três sustentáculos constantes: os ligamentos gastrolienal, frenolineal e lieno-renal.

Tais estruturas têm sua formação e disposição ditadas pelo movimento de anteriorização e rotação do baço para a esquerda, ocorrido na via embrionária. O estômago, antes deste movimento, é fixado posteriormente pelo mesogástrio dorsal e anteriormente pelo mesogástrio ventral.

O baço origina-se de agrupamentos celulares de mesogástrio dorsal que se divide em uma porção gastroesplênica (ligamento gastrolienal) e outra porção lienoaórtica (ligamento lienoaórtico). Este, fundido-se à parede posterior e sobrepondo-se ao rim esquerdo, forma o ligamento lieno-renal. Estes dois ligamentos têm fundamental importância cirúrgica, enquanto o frenolienal desempenha um papel essencial de sustentação. A porção do gastrolienal ou omento gastrolienal contém os vasos curtos, ramos arteriais diretos de divisões craniais da artéria esplênica, que se distribuem pelo corpo e fundo do estômago e constituem tempo obrigatório da abordagem cirúrgica, não só do baço como de estruturas contidas na bolsa omental ou mesmo nas ressecções ampliadas do estômago. Também o ligamento lieno-renal contém importantes vasos envolvendo a artéria esplênica no seu trajeto justapancreático e renal.

Algumas pregas peritoneais inconstantes são projetadas para cima em direção ao diafragma e para baixo em direção ao cólon *(sustentaculum lienis);* são avasculares e apóiam o baço, sustentando-o em parte (Fig. 93.1).

Estrutura

O baço é considerado um órgão linfo-reticular, à semelhança dos linfonodos. A polpa esplênica é formada por te-

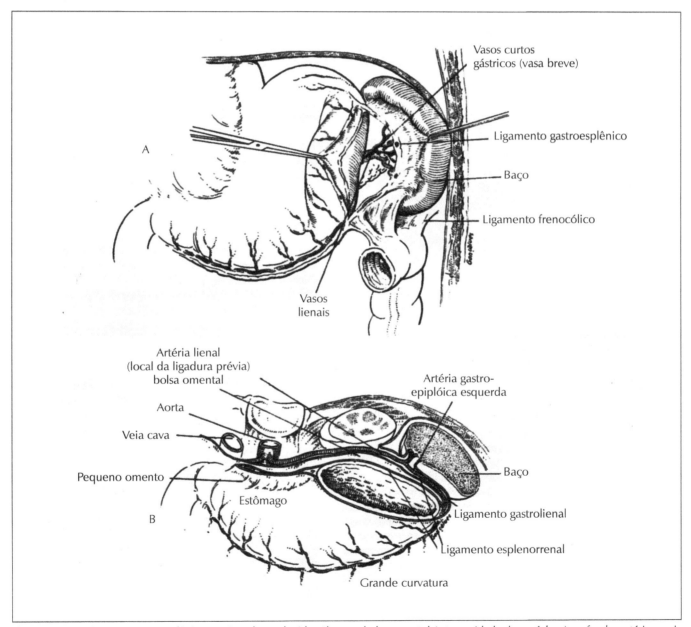

Fig. 93.1 – A - *Ligamento gastresplênico seccionado e rebatido. Aberta a bolsa omental (retrocavidade dos epíploos) ao fundo: artéria e veia esplênica – ligamento freno-cólico. B - Corte transversal da figura acima. Vasos curtos no omento gastresplênico; ligamento espleno-renal; bolsa omental em toda extensão; local de ligadura prévia da artéria esplênica. (Imitado de Thorek P. - Anatomy in Surgery.)*

cido conjuntivo reticular, sendo dividida em compartimentos mal definidos pela projeção de trabéculas fibrosas, oriundas de sua cápsula fibromuscular *(trabeculae lienis)*. Esta compartimentalização que atende à distribuição terminal de suas artérias proporciona uma arquitetura lobar ou segmentar ao órgão. Na região medular do parênquima são identificadas duas áreas anatômicas e funcionais distintas: a polpa vermelha e a polpa branca.

A polpa vermelha é composta, em sua maior parte, pelos cordões esplênicos (cordões de Billroth) situados entre os sinusóides (seios esplênicos), formando este conjunto extensos plexos sangüíneos, irregulares e dilatados. Em cortes histológicos a parte da polpa vermelha compreendida entre os seios e os cordões tem sua espessura variável de acordo com o grau de repleção sangüínea imposta ao órgão.

Neste espaço, essencialmente reticular, também são encontrados outros tipos celulares, como macrófagos fixos e móveis, plasmócitos, monócitos, linfócitos e granulócitos.

A polpa branca, identificada por zonas claras, é representada pelos folículos linfáticos ou corpúsculos de Malpighi e apresenta-se dispersa na polpa vermelha. Estas áreas representam o sítio dos linfócitos, local onde ocorre a sua proliferação.

Alguns aspectos morfofisiológicos são descritos através de estudos citoquímicos, eletroforéticos e imuno-histoquímicos, o que tem possibilitado uma melhor compreensão do comportamento dessas áreas diante das doenças esplênicas. A identificação de uma zona de transição entre a polpa vermelha e a polpa branca, onde são encontradas várias células sangüíneas, como linfócitos e granulócitos, próximos às arteríolas capilares, sugere ser o local dos processos iniciais das funções esplênicas, como filtração e reações imunológicas.

VASCULARIZAÇÃO

A irrigação do baço é feita através da artéria esplênica. Esta origina-se do tronco celíaco e segue sinuosamente da direita para a esquerda, junto à borda cranial do corpo e da cauda pancreática. Ao atingir o hilo esplênico, projeta no parênquima ramos independentes, sendo raros os casos de comunicação intersegmentar (Fig. 93.2).

A distribuição arterial não comunicante divide o baço em segmentos bem definidos anatomicamente. Campos Christo[6,7] estudou a segmentação esplênica em cadáveres humanos assinalando esta arquitetura, a exemplo do que se passa nos pulmões e no fígado. Este conhecimento lhe possibilitou realizar com sucesso esplenectomias parciais regradas.

A existência de planos avasculares ou de baixa vascularização possibilita a preservação da parte não lesada nos traumatismos esplênicos. Outro aspecto favorecedor da cirurgia conservadora do parênquima é o fato de os traumas provocarem lesões principalmente nos espaços intersegmentares pouco vascularizados, uma vez que as artérias, por serem estruturas mais rígidas, dão maior suporte e proteção ao segmento atingido.

Os ramos arteriais independentes penetram no baço seguindo o curso das trabéculas conjuntivas, originando as artérias centrais ou foliculares da polpa esplênica, caracterizando uma distribuição vascular terminal.

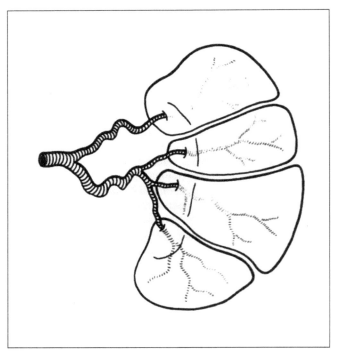

Fig. 93.2 – *Distribuição segmentar da artéria lienal.*

Da artéria central emergem arteríolas que nutrem a polpa vermelha e a polpa branca. Algumas arteríolas ao serem envolvidas por um manto de linfócitos constituem a polpa branca, com seu centro germinativo e a artéria centro lobular. Outras, quando na sua polpa vermelha, recebem o nome de artérias peniciliares, dado uma distribuição radial semelhante às cerdas de um pincel. Na sua porção distal, as artérias peniciliares por vezes terminam em estruturas delicadas denominadas elipsóides, sendo estas aglomerados celulares com intensa atividade fagocitária.

Os capilares que continuam após os elipsóides terminam nos seios venosos da polpa esplênica, cuja drenagem se faz para o sistema porta através da veia esplênica. Essa circulação do sangue, exclusivamente vascular, constitui a denominada circulação fechada ou circulação rápida, teoria proposta por Knisely[16], em 1936. Porém, há quem acredite que, pelo fato de o baço receber um volume minuto de sangue intenso, deve haver uma circulação lenta, que garanta uma via complementar de drenagem à circulação rápida, constituindo-se na denominada circulação aberta. Esta seria representada pela passagem direta do sangue das artríolas para a malha de sinusóides da polpa vermelha onde, além da menor velocidade, haveria um contato mais íntimo entre os elementos celulares e os macrófagos aí presentes. Para Chen[9], cerca de 90% do sangue seguem pela via aberta e 10% pela via fechada. Barnhart & Lusher[3] acreditam ser a circulação fechada particularmente importante para a regulação da sobrevida dos eritrócitos em certas moléstias, as quais se caracterizam por indeformabilidade celular.

Sobre o assunto cumpre referir a existência de poucas ligações diretas entre as circulações aberta e fechada, através dos denominados canais de condução ou anastomoses arteriovenosas.

A drenagem venosa do baço é representada por um tronco único (veia esplênica), próxima à artéria, junto ao baço.

A veia corre pela face posterior do pâncreas até terminar na veia porta, recebendo antes, muitas vezes, o sangue da veia mesentérica inferior.

Drenagem Linfática

Os ductos linfáticos do baço estão presentes na parede dos vasos esplênicos de grande calibre, bem como, na cápsula do órgão e em suas trabéculas mais espessas. Não são encontrados linfáticos no interior da polpa esplênica. Estes ductos drenam para os linfonodos localizados no hilo e daí para os linfáticos que acompanham os vasos sangüíneos. Por fim, acabam por alcançar os nodos celíacos.

Inervação

A inervação esplênica origina-se dos ramos do vago direito e do plexo celíaco. Estes ramos margeiam a artéria esplênica, tendo suas terminações no nível das fibras musculares da cápsula, vasos esplênicos da polpa e trabéculas conjuntivas. São fibras amielínicas do sistema nervoso autônomo. Por outro lado, podem ser encontradas na polpa esplênica redes de fibras mielínicas em meio às células reticulares. Esta arquitetura neural favorece a função mecânica de contração, fenômeno demonstrável por eletroestimulação do baço em animais. Não são descritas fibras de natureza sensitiva.

ANOMALIAS

Algumas formas de apresentação do baço merecem atenção, pois, apesar de não comuns, têm em determinadas circunstâncias significado clínico relevante. As anomalias podem advir de alterações congênitas, como lobulações atípicas, ectopias, baços acessórios, a própria ausência do órgão, ou, ainda, podem ser adquiridas como as denominadas esplenoses.

Entende-se por esplenose os nódulos esplênicos autotransplantados para o interior da cavidade peritoneal após ruptura traumática do baço. Em geral, a esplenose é rara e assintomática. Também o baço acessório constitui uma condição rara e de diagnóstico difícil. Eles ocorrem em laparotomias, numa percentagem de 11% (Cunis e Movitz[10]), a 18% (Rudowski[23]). São formados por tecido esplênico encapsulado, sendo solitários ou múltiplos e com alguns centímetros de diâmetro. Suspeita-se que os baços acessórios sejam resultantes do tecido esplênico em sua fase de desenvolvimento embrionário, que se desprenderam e através de um pedículo penetraram no hilo. Diferenciam-se das esplenoses por apresentarem pedículo vascular próprio e terem fixação menos consistente.

Os baços acessórios, embora sejam vistos com maior freqüência nas vizinhanças do hilo esplênico, corpo e cauda do pâncreas, podem estar presentes nos mais variados locais da cavidade abdominal.

Muito embora esses baços acessórios na maioria das vezes passem despercebidos, o cirurgião deve tirá-los quando estiver procedendo a uma esplenectomia por doença hiperesplênica, tendo em vista que sua permanência pode dar continuidade aos sintomas. Desta forma, ao persistir o quadro de hiperesplenismo após a esplenectomia, os baços acessórios devem ser procurados com auxílio de cintilografia abdominal (Davis e col.[11]).

FISIOLOGIA E FISIOPATOLOGIA

Ainda que estudos recentes de imuno-histoquímica, auxiliados por isótopos radioativos e microscópio óptico de transmissão, tenham propiciado melhor entendimento da função esplênica, o baço permanece com algumas características complexas e mal definidas. Entretanto, a introdução de novos conceitos e interpretações tem otimizado a indicação da esplenectomia, bem como mensurado melhor as suas conseqüências. Desta forma, uma permanente revisão sobre o assunto é obrigatória para todos que se propõem à retirada do órgão.

O fluxo sangüíneo esplênico para um indivíduo de aproximadamente 70kg de peso corresponde a 350 litros nas 24 horas. Ao redor de 90% deste volume relacionam-se intimamente com a polpa vermelha e estabelecem contato com toda a malha reticuloendotelial. O fluxo é em grande parte regulado por mecanismos neuro-humorais em comunicações arteriovenosas pré-capilares existentes no território esplâncnico. Esta característica hemodinâmica confere ao órgão uma capacidade reguladora da circulação e também de saturação de oxigênio no sistema porta. A arquitetura da polpa branca e da polpa vermelha determina o desempenho fisiológico e sua participação em diversas doenças.

Ao baço é atribuída a regulação das características morfológicas dos eritrócitos, do número de plaquetas circulantes e da atividade imunológica do organismo.

No período embrionário o órgão desempenha função eritro e leucopoética. Porém, enquanto adulto, elabora apenas linfócitos, monócitos, células plasmáticas, reassumindo as características embrionárias apenas em condições patológicas (metaplasia mielóide).

Estudos recentes conseguiram caracterizar a filtração esplênica como uma de suas mais importantes funções. Isto foi possível através do entendimento da passagem dos eritrócitos pela circulação do órgão. Durante este percurso o baço atua sobre os eritrócitos normais e alterados, por meio de suas células fagocitárias, fenômeno detectado com maior intensidade na parede dos sinusóides esplênicos.

Os glóbulos vermelhos no seu trajeto lienal são remodelados através da eliminação de depressões da superfície eritrocitária ou removidos quando alterados. Também são retiradas as inclusões e organelas do interior das hemácias quando necessário. O baço exerce sua função remodeladora sobre as hemácias imaturas, nas quais há excessiva membrana citoplasmática em relação ao volume global da célula. Os fagócitos esplênicos se incumbem de retirar este sobressalente da membrana. A função removedora refere-se à capacidade do baço de eliminar os eritrócitos envelhecidos, malformados ou recobertos por anticorpos.

Por sua vez, a polpa branca não participa dos fenômenos descritos anteriormente. Ela exerce incontestável papel imunológico, facilmente demonstrável através de estudos com antígenos radioativos injetados na circulação e captados em seus folículos germinativos, hipertrofiados no sentido de produzirem anticorpos.

Os linfócitos oriundos da polpa branca com freqüência se transformam em plasmócitos, os quais ao sintetizarem anticorpos desempenham formidável sistema de defesa.

Além de influenciar a linfocitogênese e a monocitogênese, o baço tem importante papel de armazenador de outros tipos celulares produzidos em diversos locais. Os neutrófilos, originados na medula óssea, ficam em parte retidos na rede vascular esplâncnica (neutrófilos marginalizados). Estas células marginalizadas, dado o seu papel fagocitário, parecem exercer função mais importante e eficiente do que a humoral, sobretudo na prevenção da sepse por bactérias disseminadas via sangüínea.

A atividade fagocitária esplênica é reconhecidamente maior que a de outros órgãos. Isto se deve ao fato de haver participação de anticorpos (opsoninas), bem como da tuftsina produzida no órgão. Esses anticorpos, ao envolverem as bactérias, acabam por facilitar a ação do sistema fagocitário. As bactérias encapsuladas, que normalmente resistem a essa agressão, são facilmente fagocitadas no baço quando opsonizadas. Entre elas os Pneumococos e Meningococos.

Com referência às plaquetas, admite-se que 1/3 do total da massa plaquetária esteja armazenada neste órgão. Em conseqüência, o baço é considerado um órgão regulador do número de plaquetas circulantes, dado a fácil mobilização desses elementos represados.

Por outro lado, admite-se também que o baço influencie o mecanismo de produção e liberação de plaquetas pela medula óssea, através de uma substância denominada trombopoetina. Outros hormônios generalizados como esplenínas teriam ação sobre a hematopoese medular participando no processo de maturação das hemácias e granulócitos. Em condições patológicas, como no hiperesplenismo, esses hormônios exacerbados seriam os causadores de anemia, leucopenia e trombocitopenia.

A participação do baço no controle da produção das plaquetas por via humoral é bem demonstrada experimentalmente. Em animais submetidos à esplenectomia, nota-se elevação do número de plaquetas logo após a cirurgia.

Outras funções atribuídas ao baço, como sua influência na liberação por outros tecidos de células derivadas do timo, bem como sua influência no controle secretório das glândulas de secreção interna, permanecem obscuras.

Os dados sobre a fisiologia do baço demonstram que se de um lado ele pode tornar-se hiperfuncionante e causar sérios danos à saúde, a ponto de se fazer necessária a sua ablação cirúrgica, de outro, a sua falta produz deficiências imunitárias que, às vezes, propiciam infecções graves. Entre esses dois pontos oscilam atualmente as opções da terapêutica cirúrgica das afecções e das lesões traumáticas.

DOENÇAS CIRÚRGICAS DO BAÇO

INDICAÇÕES

Exceto nas situações agudas, quando a instabilidade hemodinâmica coloca em risco a vida do paciente, a indicação da esplenectomia deve ser feita pelo cirurgião em colaboração com o hematologista (Almeida[2]).

Em uma classificação didática podem-se reunir as indicações de esplenectomia da seguinte maneira (Goffi e col.[14], 1988):

1. Ruptura
   a. Traumática
   b. Espontânea
   c. Iatrogênica
II. Afecções esplênicas e hemopatias
   a. Púrpura trombocitopênica idiopática
   b. Anemia hemolítica congênita
   c. Hiperesplenismo secundário
   d. Neutropenia esplênica primária
   e. Doenças mieloproliferativas
   f. Síndrome de Felty
   g. Leucemia linfocítica crônica
   h. Estadiamento da moléstia de Hodgkin
   i. Abscesso esplênico
   J. Tumores esplênicos
   k. Afecções inflamatórias e parasitárias
III. Outras
   a. Aneurisma de pedículo esplênico
   b. Complemento da gastrectomia total por carcinoma

De modo geral, as lesões esplênicas de natureza traumática ocorrem ou por ferimentos penetrantes (lesões abertas) ou por traumatismos fechados.

Nas lesões penetrantes do abdome, a indicação de cirurgia é imediata. Uma vez indicada a laparotomia exploradora, o cirurgião deve de pronto coibir a hemorragia intervindo sobre o pedículo esplênico no nível da cauda do pâncreas, onde a artéria e a veia lienais são pinçadas temporariamente com o polegar e o indicador da mão esquerda.

A seguir, procede-se à esplenectomia total, segundo a técnica convencional, ou a uma cirurgia conservadora do baço.

Nos traumatismos fechados, a contusão esplênica não determina necessariamente a ruptura imediata do órgão. Pode ocorrer uma laceração supeliicial com preservação da integridade capsular. A lesão mantém-se tamponada por um hematoma subcapsular, o qual ao fim de seis a oito dias poderá romper-se, e promove sangramento intraperitoneal súbito. Esta condição de ruptura "tardia" só é evidenciada por ocasião do acidente hemorrágico, situação que obriga a laparotomia imediata.

O hematoma subcapsular com ruptura "tardia" ocorre em 10% a 15% dos casos. Seu diagnóstico é dificultado pela insuficiência de dados clínicos, mesmo porque os doentes quase sempre mantêm-se hemodinamicamente estáveis. Como se não bastasse, freqüentemente, são politraumatizados, o que obscurece a identificação da lesão.

No trauma esplênico, a opção pela esplenectomia total ou por uma conduta mais conservadora pode ser orientada através de uma qualificação da lesão. Buntain e col.[4,5] propuseram a seguinte classificação, segundo o tipo de traumatismo esplênico:

Tipo I: Laceração capsular localizada ou hematoma subcapsular, sem significante trauma do parênquima.

Tipo II: Lesões simples ou múltiplas de cápsula e parênquima, em direção transversal ou longitudinal, que não se estendem até o hilo, ou envolvendo grandes vasos. Hematoma intraparenquimatoso pode ou não coexistir.

Tipo III: Lesões profundas, simples ou múltiplas, transersais ou longitudinais, estendendo-se até o hilo e envolvendo importantes vasos sangüíneos segmentares.

Tipo IV: Fragmentação completa ou separada do baço, com suprimento sangüíneo normal, através do pedículo. A essa classificação ainda acrescenta-se:

1) Sem lesões abdominais associadas
2) Com lesões abdominais – víscera sólida ou oca
3) Com lesões extra-abdominais

A ruptura espontânea dificilmente ocorre no baço normal. Mesmo na doença esplênica é rara, sendo descrita nas grandes esplenomegalias como no kalazar, malária, tifo ou na mononucleose. Discute-se a possibilidade de que uma contusão, leve ou moderada, contribua para a ruptura espontânea do baço.

As rupturas iatrogênicas são decorrentes de lesões inadvertidas, durante intervenções cirúrgicas no abdome superior. O trauma esplênico pode ocorrer durante a exposição do ampo cirúrgico pelo cirurgião auxiliar, ao afastar o baço com ompressa ou com válvula metálica.

A indicação de esplenectomia para tratamento das doenças hematológicas parece ter sua origem em fins do século XIX, quando foi proposta a retirada do órgão como terapia para a esferocitose hereditária. A partir dessa época, suas indicações têm se estendido a outras circunstâncias em que há participação comprovada do baço na hemopatia.

A púrpura trombocitopênica idiopática é uma indicação freqüente de esplenectomia, proporcionando a cura em cerca de 86% dos pacientes. O mesmo resultado, quanto à remissão completa da doença, é observado pela ablação do órgão na púrpura trombocitopênica idiopática associada ao lúpus eritematoso sistêmico.

As anemias hemolíticas de natureza congênita também apresentam sensível melhora com a supressão do baço. Na esferocitose hereditária, a mais comum das doenças hemolíticas de origem familiar, há dificuldade de o esferócito ultrapassar a polpa esplênica, devido a um defeito na membrana celular das hemácias. Nesta circunstância a célula torna-se fina e esférica, elevando o seu seqüestro e a ação hemocaterética do órgão. Com a retirada do baço esta atividade é reduzida, salvo na forma de estomatocitose, situação em que a doença costuma ser refratária.

Com relação a outros tipos de anemias, como as associadas à deficiência de enzimas hemáticas, hemoglobinopatias e as de origem auto-imune, o papel da esplenectomia, bem como seus benefícios, ficam dependentes de um estudo hematológico mais aprofundado.

O hiperesplenismo secundário ocorre em várias doenças hematológicas, porém, mais freqüentemente, é observado associado à hipertensão portal. A retirada do baço, quando existe um número reduzido de células sangüíneas, pode beneficiar os pacientes.

Nas doenças mieloproliferativas, a esplenectomia não altera o curso inexorável da moléstia, que parece ser causada pela lesão repetida à população de células hematopoéticas pluripotentes (Wilson e col.[26], 1985). Os efeitos da ablação do baço são incertos.

Na neutropenia esplênica primária, situação em que os quadros infecciosos são recorrentes, a retirada do órgão propicia melhor evolução. De forma análoga a esplenectomia pode ser favorável na síndrome de Felty, síndrome de Fanconi, doença de Gaucher, sarcoidose, linfomas e nas leucemias agudas ou crônicas.

Em relação à doença de Hodgkin, a laparotomia com esplenectomia é utilizada para o diagnóstico, estadiamento e tratamento (Taylor e col.[25]). Durante o procedimento cirúrgico devem ser colhidas biópsias dos linfonodos retroperitoneais, mesentéricos e próximos ao ligamento hepato-duodenal. Afora isso, aconselha-se a realização de biópsia da crista ilíaca ântero-superior e hepática. No paciente com linfoma não Hodgkin, dado o caráter sistêmico da doença, a laparotomia pode ser evitada. Neste caso os estudos por imagem associado à linfangiografia, biópsia de medula óssea e biópsia hepática dirigida estabelecem 80% do diagnóstico e estádio da doença. Ainda com referência à doença de Hodgkin deve-se lembrar a publicação em nosso meio de Abrão[1], em que o autor enaltece o valor do estadiamento cirúrgico para melhor estudar a amplitude da disseminação da doença. Em seu estudo, o baço estirpado encontrava-se invadido em 48,6% das vezes, não havendo diferença significativa do comprometimento esplênico quando compararam os pacientes com menos de 15 anos com aqueles acima desta idade. Houve, sim, nítida diferença entre os dois grupos etários quanto à incidência de infecção após a retirada do baço: respectivamente, 46,2% e 10,7%. Salienta-se, no entanto, que os enfermos foram submetidos também a radioterapia, quimioterapia ou corticoterapia, sendo, pois, difícil avaliar a verdadeira participação da esplenectomia naquele evento.

Os abscessos são raros no parênquima esplênico. Podem ser secundários a quadros de septicemia e, por vezes, se instalam no órgão com alterações subjacentes, como no infarto e necrose do parênquima, secundário a trombos sépticos ou não, ou ainda em infecções de hematomas pós-traumáticos. Há algumas doenças, como a malária, a febre tifóide e a anemia falciforme, que estão comumente associadas a estes abscessos. Feito o diagnóstico a retirada do baço é oportuna, embora isso nem sempre seja possível, devido ao intenso processo inflamatório que envolve o órgão, permitindo ao cirurgião praticar somente uma drenagem.

A ablação total do baço segundo princípios oncológicos é necessária nos tumores esplênicos. Estes são raros e se dividem em dois grandes grupos: linfóides e não linfóides. Entre os primeiros destacam-se pela freqüência o linfoma de Hodgkin, o plasmocitoma e o linfoma histiocítico, que podem ser originados primariamente no órgão (Morgensten e col.[18]). Nos não linfóides encontram-se os hemangioendoteliomas e os hemangiomas.

Com referência aos cistos do baço, além da etiologia congênita, os infartos, o trauma e mesmo a infestação pela *Taenia echinococcus* têm sido aventados como causas principais. O exame histopatológico, após a retirada total ou parcial do órgão, faz o diagnóstico diferencial.

As indicações para o tratamento cirúrgico dos aneurismas da artéria lienal dependem da presença de sintomas dolorosos e do risco de ruptura, que pode ocorrer em cerca de 3% dos casos. Esta possibilidade aumenta durante a gravidez e quando a dilatação vascular tiver mais do que 2cm de diâmetro. No tratamento cirúrgico de aneurisma o baço deve ser preservado, se possível, sendo a esplenectomia efetuada somente quando a formação sacular estiver nas proximidades do hilo esplênico.

A ablação esplênica como complemento à cirurgia oncológica no câncer gástrico, juntamente com a cauda do pâncreas e o omento, foi amplamente divulgada (Sunderland e col.[24]). A longo prazo porém, tal cirurgia não aumentou a sobrevida desses pacientes quando comparada com a ressecção gástrica subtotal, elevando, entretanto, a morbidade cirúrgica. Assim, essa abordagem radical ficou reservada para os tumores situados na metade proximal do estômago.

Os obstáculos ao livre fluxo portal, geradores de hipertensão, e graus variados de hiperesplenismo também são citados como indicadores de esplenectomia. É marcante a contribuição nacional no entendimento da fisiopatologia da hipertensão portal e na cirurgia para o controle da hemorragia, decorrente da ruptura das varizes esofagianas, merecendo capítulos à parte.

Técnica Cirúrgica

Esplenectomia Total

A técnica da esplenectomia total pode ser realizada por toracolaparotomia esquerda, laparotomia longitudinal supra-umbilical paramediana esquerda (Fig. 93.3), mediana ou mais recentemente por cirurgia mini-invasiva. Para os pacientes com baço de tamanho normal (traumatizados) ou discretamente aumentados (hiperesplenismo primário), a via de acesso abdominal sem toracotomia é suficiente. Entretanto, nas grandes esplenomegalias, sobretudo quando há numerosas aderências entre a superfície diafragmática esquerda e o órgão, como ocorre em alguns casos de hipertensão portal, é às vezes aconselhável proceder-se à toraco-freno-laparotomia esquerda através do nono espaço intercostal.

A técnica de esplenectomia total não apresenta dificuldades para o cirurgião que está familiarizado com as relações anatômicas do órgão. Diante da ruptura esplênica de natureza traumática, a hemorragia deve ser rapidamente controlada, ainda que seja necessária a ligadura em massa do pedículo.

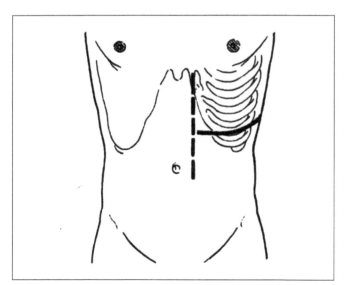

Fig. 93.3 – *Vias de acesso. A – abdominal e B – tóraco-abdominal.*

Entretanto, é mais seguro que se obedeça a uma tática anatômica e meticulosa quando em uma situação não emergencial.

A esplenectomia total regrada inicia-se com a secção do ligamento gastrolienal, por meio da ligadura dos vasos curtos do estômago (Fig. 93.4). Os vasos gastrolienais estão distanciados entre si por alguns centímetros, o que permite seu pinçamento e ligadura individualmente. Este procedimento técnico possibilita o acesso ao pedículo vascular do baço.

Após serem ligados quatro ou cinco vasos, é possível uma boa visão do pâncreas, bem como o reconhecimento do trajeto tortuoso da artéria esplênica, a menos que esta esteja encoberta por aderências ou linfonodos hipertrofiados. Nesta circunstância, ou em qualquer outra em que a visão direta esteja prejudicada, a artéria pode ser localizada através da palpação digital. Após sua localização, esta é dissecada do tecido frouxo peripancreático seccionando-se a lâmina peritoneal e sendo feita sobre ela uma ligadura perdida (Fig. 93.5). O baço é, então, afastado para a direita e para baixo, sendo o ligamento lieno-renal seccionado com tesoura em toda sua extensão (Fig 93.6).

Penetra-se, assim, no espaço retropancreático que, com seu tecido frouxo avascular, permite a mobilização do baço de seu sítio habitual. O fundo gástrico, após a ligadura dos vasos curtos (Fig 93.7), se afasta, aflorando o pedículo lienal, que é dissecado, isolando-se a artéria e veia, as quais são ligadas e seccionadas, pela ordem, individualmente (Fig. 93.8). Por vezes alguns ramos de vasos ligando o baço à cauda do pâncreas ou mesmo ao ângulo cólico esquerdo merecem ser ligados, facilitando a ablação do órgão. Uma cuidadosa hemostasia permite fechamento da parede sem drenagem da loja esplênica. No entanto, quando necessário, esse espaço é drenado visando evitar o acúmulo de sangue ou serosidade que facilitaria a proliferação de agentes infecciosos. A drenagem fechada por 24 horas não acarreta maior incidência de infecção a não ser que tenha havido também lesão de víscera oca (Patcher e col.[121]).

Esplenectomia Videolaparoscópica

Esse mesmo procedimento cirúrgico pode ser feito através da cirurgia mini-invasiva, ou seja, com o auxílio da videolaparoscopia, com material adequado e com equipe devidamente treinada.

Apesar de a esplenectomia, realizada através de generosas incisões, ser acompanhada de bons resultados, esta outra via de acesso tem mostrado baixas morbidade e mortalidade, prestando-se a pacientes com altos riscos para uma laparotomia convencional. Tal procedimento, por ser menos agressivo, leva a menor desconforto abdominal, permitindo ao paciente uma estada hospitalar mais breve e recuperação mais rápida. As primeiras considerações sobre abordagem esplênica, por via laparoscópica, levando em conta a complexidade de sua vascularização e a sua topografia peculiar, além dos inúmeros ligamentos a que está envolta, foram desencorajadoras. Em que pese avanços, é necessário que se façam indicações precisas. A esplenectomia laparoscópica, no atual estágio de desenvolvimento, tem sua indicação limitada a baços de tamanho normal (Carrol e col.[8]) como nos casos de púrpura trombocitopênica idiopática, no estadiamento

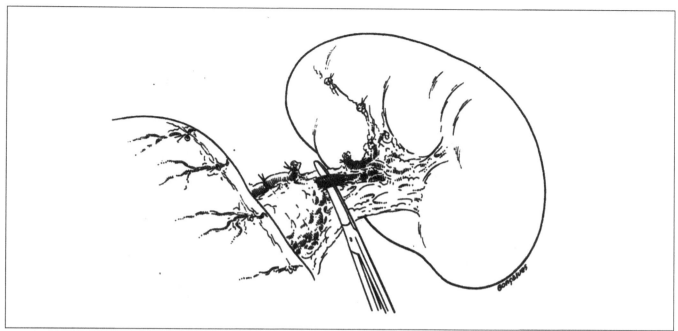

Fig. 93.4 – *Ligadura dos vasos breves do ligamento gastrolienal.*

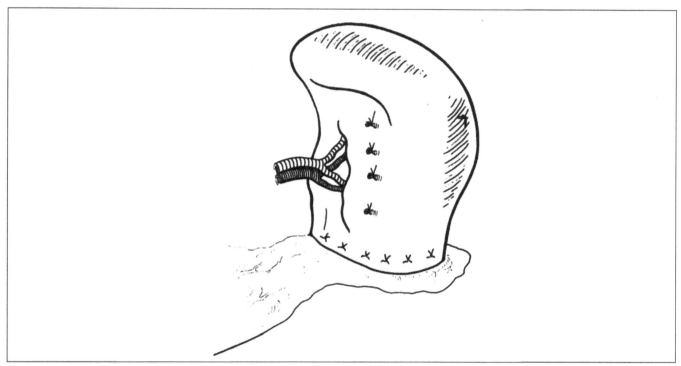

Fig. 93.5 – *Ligadura da artéria lienal.*

de doença de Hodgkin (Oza e col.[20]; Philips[22]), abrindo perspectivas nos traumas fechados.

No momento a técnica: encontra-se em fase probatória, e só deve ser executada por equipes bem equipadas e altamente treinadas.

Cirurgia Conservadora

Os procedimentos cirúrgicos que visam a preservação total ou parcial do órgão podem ser reunidos em:

A – Ressecção – 1) esplenectomia parcial
B – Sutura – 1) Esplenorrafia
              1.1) Sutura simples
              1.2) Sutura apoiada em epíploo vascularizado
              1.3) Sutura em massa com cauterização
            2) Sutura em massa com cauterização do trajeto

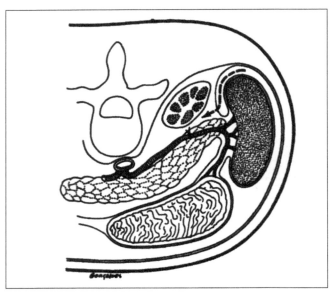

Fig. 93.6 – *Acesso ao espaço retropancreático.*

C- Tamponamento – 1) Tela ou rede em escada de Buntain
                         2) Envolvimento de baço com
                              epíploo e fixação
                         3) Compressão temporária
D – Autotransplante

Resseção

As ressecções regradas que possibilitam a preservação parcial do órgão são possíveis graças a uma arquitetura vascular, ou seja, a distribuição transversal dos ramos da artéria lienal no interior do órgão. Este conceito dos planos transversais e de segmentação propiciou a Campos Christo descrever os oito primeiros casos de esplectomia parcial regrada, nos quais, para melhor realizar a hemostasia, usou placas de "gelfoam" ou epiploplastia (Fig. 93.9). Na atualidade esta complementação é feita com auxílio de "cola", em especial cianoacrilato ou colágeno hemostático microfibrilar que, em lesões pequenas, pode constituir-se no único tratamento (Feliciano e col.[13]). A preservação de 20% a 25% do tecido esplênico é suficiente para dar proteção imunitária e fagocitária assim como manter seu papel de filtração desde que se conserve também a continuidade vascular (Greco[15]).

Sutura

Esplenorrafias. As esplenorrafias foram introduzidas na prática cirúrgica para as pequenas lesões. Recentemente, algumas novas técnicas têm propiciado uma ampliação dessas indicações, porém sempre com os bons resultados condicionados a casos selecionados.

Sutura Simples. Apesar da fragilidade do parênquima e da própria cápsula esplênica, a sutura desta é exeqüível. Sua indicação se limita a lesões superficiais ou profundas com bordas regulares. Usam-se fios absorvíveis e a mobilização do baço raramente é necessária.

Sutura com Omento Vascularizado. O omento vascularizado basicamente serve de sustentação aos fios, dada friabilidade do parênquima, assim como comprime a linha de sutura, favorecendo a hemostasia. É facilmente mobilizável sob a forma de retalhos pediculados, devido a sua rica vas-

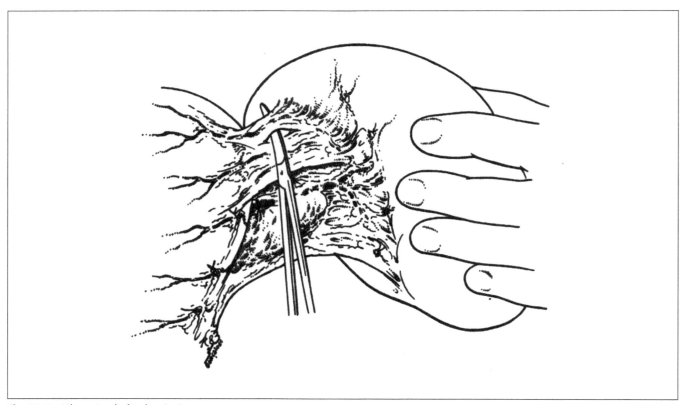

Fig. 93.7 – *Liberação do fundo gástrico.*

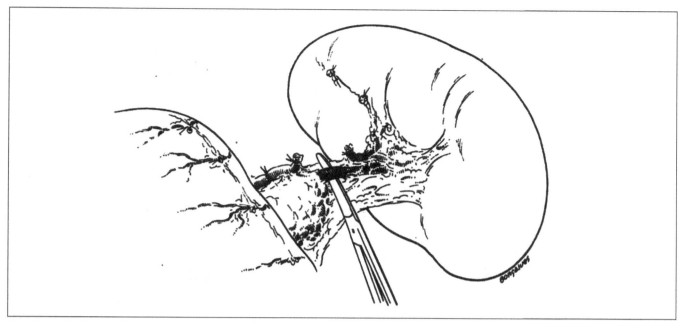

Fig. 93.8 – *Pedículo esplênico principal – ligadura isolada da artéria (já pinçada e seccionada) e da veia, sobre a ponta da tesoura. O dedo indicador da mão esquerda, sempre por trás, apoiando.*

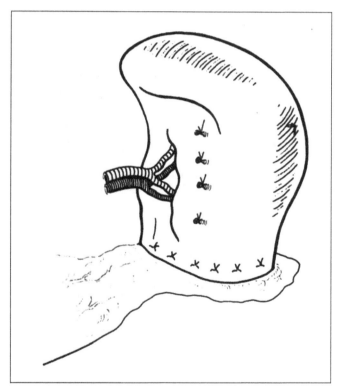

Fig. 93.9 – *Proteção da superfície cruenta do baço com retalho de omento.*

cularização. Pode ser associado a gelatinas absorvíveis ou mesmo "colas" tipo cianoacrilato.

Sutura em Massa com Cauterização do Trajeto. Este método associa à cauterização a rafia esplênica em massa. Usa-se uma agulha longa, comumente empregada para punções raquidianas, perpendicular ao sentido da lesão. Cauteriza-se seu trajeto e passa-se um fio absorvível, com o categute 2-0, pelo seu interior. A seguir procede-se a ligadura e repete-se o ato quantas vezes forem necessárias. **Tal** técnica tem resultados satisfatórios com baixos índices de complicação (Fig. 93.10).

Ligadura da Artéria Esplênica. Método geralmente associado à abordagem da lesão do parênquima. A ligadura da artéria esplênica visa conter hemorragias maciças e dar tempo ao cirurgião de planejar a melhor tática a ser utilizada, podendo, portanto, ser de maneira definitiva ou temporária.

Tamponamento

É mais um recurso hemostático que, dependendo de cada caso, pode ser usado isolado ou como complementação de métodos que objetivem conter as hemorragias.

Tela ou Rede em Escala (Buntain[4,5]). Constatado o tipo de lesão do baço, durante a operação prepara-se uma verdadeira tela de malhas largas com aspecto de escada. Dois fios absorvíveis, de ácido poliglicólico ou categute, são colocados paralelos, a uma distância média de 3cm e a eles são suturados outros segmentos do mesmo fio, formando pontes transversais ou degraus. Essa rede envolve o baço lesado, ficando suas extremidades fixas, com isto proporcionando tamponamento e evitando a esplenectomia.

Envolvimento do Baço com Omento e Fixação. Segue o mesmo princípio do método de Buntain. Leonard e col.[17] (1980) descrevem o envolvimento do baço com epíploo, fixando-o externamente com fios absorvíveis.

Compressão Temporária. Reservada para os casos de lesões superficiais. Pode ser associada ou substituída com vantagem por adesivos hemostáticos e gelatinas absorvíveis.

Autotransplante

Seria uma alternativa para a reintegração do órgão extirpado, uma vez que as técnicas de implante, principalmente

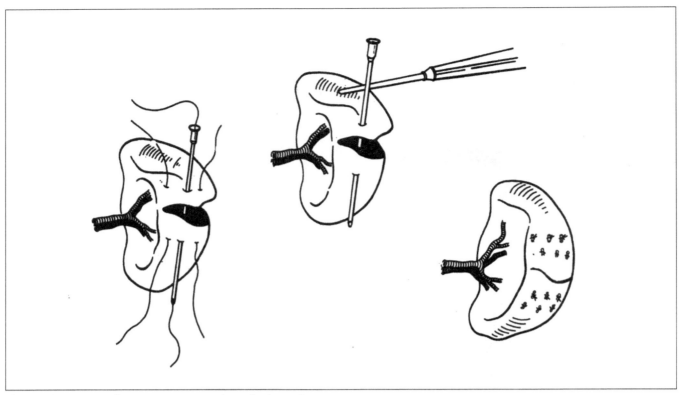

Fig. 93.10 – *Sutura esplênica em massa usando agulha longa de punção.*

no epíploo, são amplamente viáveis. No entanto, não se confirmaram ainda, mesmo experimentalmente, que as funções esplênicas com este método sejam restabelecidas.

BIBLIOGRAFIA

1. Abrão A. Estadiamento cirúrgico da doença de Hodgkin. Tese de Docência Livre. Kronos Graf. Edit. Ltda, São Paulo, 1977.
2. Alrneida AD. Cirurgia do baço. In: Goffi FS. (ed). Técnica cirúrgica, Rio de Janeiro, Atheneu, pp. 939-954, 1986.
3. Bamhart MI & Lusher J M. Structural physiology of the human spleen. Amer J. Pediatr HematlOncol 1:311-330,1979.
4. Buntain WL & Gould HR. Splenic trauma in children and techniques of splenic salvage. World J Surg 9:398, 1985.
5. Buntain WL & Lynn HB. Splenorrhaphy: changing concepts for the traumatizes spleen. Surgery 86:748-60, 1979.
6. Campos Christo M. Segmental nessections of the spleen, report on the first eight cases operated on. Hospital, Rio de Janeiro, 62:575-590, 1962.
7. Campos Christo M. Bases Anatômicas e experimentais das esplectomias parciais. Rev Bras Cir 46:80, 1963.
8. Carrol B, Philips E, Semel C et al. Laparoscopy splenectomy. Surg Endoscopy 6: 183-185, 1992.
9. Chen L T. Microcirculation of the spleen: an open or closed circulation? Science 201:157-159, 1978.
10. Curtis GN & Movitz D. Surgical significance of the acessory spleen. Ann Surg 276:123,1946.
11. Davis HH, Varki A, Heacton A & Siegel BA. Detection of acessory spleens with Indium II -Iabelled autologus platelets. Am J Haematol 81-8, 1980.
12. Fausto ARO. Esplenectomia total (caso). Rev Med S. Paulo 6:520, 1903.
13. Feliciano DV, Bitondo CG, Mauox KL, Rumisek JD, Burch JM & Jordan Jr GL. A four year experience with splenectomy versus splenorraphy. Ann Surg 201:568, 1985.
14. Goffi FS, Otoch Jp & Tolosa EMC. Cirurgia do baço. In: Jarnra M, Lorenzi T. Baço. Anatomia, Fisiopatologia, Clínica e Cirurgia. Medsi Ed., Rio de Janeiro, 1986.
15. Greco RS & Alvarez FE. Protection against pneumococcal bacteremia by partial splenectomy. Surg Gynec Obst 152:67-9, 1981.
16. Knisely MH. Spleen studies I. Microscopic studies of the circulatory system ofliving unstimulated mammalian spleens. Anat Rec 65:23-50, 1936.
17. Leonard AS, Giebink GS, Baesl TL & Brivit W. The overwhelming pot splenectomy sepsis problem. World I Surg 4:423-32, 1980.
18. MorgensternL, RosenbergJ & GellerSA. Tumoursofthespleen. World J Surg 9:468, 1985.
19. Morris DH & Bullock FD. The importance of the spleen in resistence to infection. Ann Surg 70:513-21, 1919.
20. Oza A & Lister T. Diagnosis and staging of Hodgkin's disease. Curr Opin OncoI2:832-837, 1990.
21. Patcher HL, HofsteUer SR & Spencer FC. Evolving concepts in splenic surgery. Ann Surg 194:262, 1981.
22. Phillips EH Laparoscopic splenectomy. In: Hunter IG & Sackier 1M (ed), McGraawhill, 30:309-313,1993
23. Rudowski WJ. Acessory spleens: clinical significance with particular reference to the recurrence of idiopathic thrombocytopenic purpura. World J Surg 9:422, 1985.
24. Sunderland DA, McNeer G, Ortega LG & Pearce L. The lymphatic spread of gastric cancer. Cancer 6:987, 1953.

94

Cirurgia da Hipertensão Portal

Fábio Schmidt Goffi

Bases

A cirurgia do sistema portal teve seus primórdios em 1877 com os trabalhos experimentais de Eck[9], que estudou em cães os efeitos da anastomose portocava (fístula de Eck). No entanto, somente há cerca de três décadas ganharam impulso as contribuições clínicas a respeito, com vistas ao tratamento das conseqüências da pressão portal elevada. Entre estas figuras as hemorragias digestivas, a ascite e o hiperesplenismo, sobressaindo-se as primeiras pela freqüência e gravidade.

O termo hipertensão portal teve origem praticamente no início deste século, mas a medida direta da pressão portal no homem foi obtida pela primeira vez, em 1936, por Rousselot[25] durante uma laparotomia. A associação entre hipertensão portal e sangramento de varizes esofagianas foi realçada por Whipple[32] e Blakemore[3] na década de 40, tendo esses autores elaborado valiosos relatos sobre o assunto.

No Brasil o tema assume particular importância pela elevada incidência da forma hepatoesplênica da esquistossomose, que, ao lado das cirroses hepáticas, figura entre as principais causas da hipertensão portal. A literatura médica consigna numerosas e conspícuas publicações nacionais, abrangendo, de modo original, vários aspectos da questão.

ANATOMIA

O sistema portal distingue-se dos demais sistemas vasculares orgânicos por iniciar-se em uma rica rede capilar situada na espessura da parede do esôfago terminal, estômago, intestino delgado e grosso, baço e pâncreas, terminando-se em outra abundante rede capilar representada pelos sinusóides hepáticos. Entre essas redes interpõe-se troncos venosos de calibre variável sem que haja qualquer mecanismo próprio de bomba, encarregado de garantir o livre fluxo de sangue através do sistema. Três troncos principais recolhem sangue venoso: a veia lienal do baço, corpo e cauda do pâncreas, esôfago terminal e metade proximal do estômago; a veia mesentérica superior, recebendo da cabeça do pâncreas, porção distal do estômago, intestino delgado e do colo direito; a veia mesentérica inferior do colo esquerdo e segmento pélvico do reto. Os três troncos referidos juntam-se para formar a veia porta que depois de seu trajeto no pedículo hepático de baixo para cima e ligeiramente oblíqua da esquerda para a direita, se bifurca, penetra no fígado e aí se ramifica para terminar nos sinusóides.

Há acentuada variação na maneira como se juntam os troncos venosos extra-hepáticos, principalmente em relação à veia mesentérica inferior e à gástrica esquerda. A primeira mais comumente lança-se na veia lienal, porém, às vezes, se termina na veia mesentérica superior ou mesmo na junção entre aquelas duas, formando um tripé. A veia gástrica esquerda freqüentemente desemboca na lienal, podendo outras vezes terminar na própria veia porta. Merecem destaque os trabalhos nacionais a respeito, de Almeida[1] e de Kelner[16] (Fig. 94.1).

No interior do fígado as terminações portais situam-se entre os lóbulos, ou seja, nos espaços portais, onde se acompanham dos duetos biliares, terminações da artéria hepática e duetos linfáticos. Os ramos portais e da artéria hepática mantêm comunicações abundantes e diretas com os sinusóides, os quais atravessam o lóbulo hepático em direção radiada, desaguando nas veias centrolobulares. Estas são encarregadas de receber todo o sangue de afluxo ao fígado, depois de sua passagem através dos lóbulos. Por sua vez, elas se lançam em troncos venosos maiores que dão origem às veias hepáticas, de trajeto curto, pois terminam na veia cava inferior, por detrás do fígado.

Na espessura dos espaços portais a artéria hepática e a veia porta trocam entre si anastomoses providas de esfíncteres, cuja finalidade aparente é uniformizar as pressões antes que o sangue atinja a rede sinusoidal. Os sinusóides também possuem esfíncteres, tanto no lado portal como no centrolobular.

O sistema porta não se encontra inteiramente isolado da circulação venosa sistêmica, mas, ao contrário, mantém

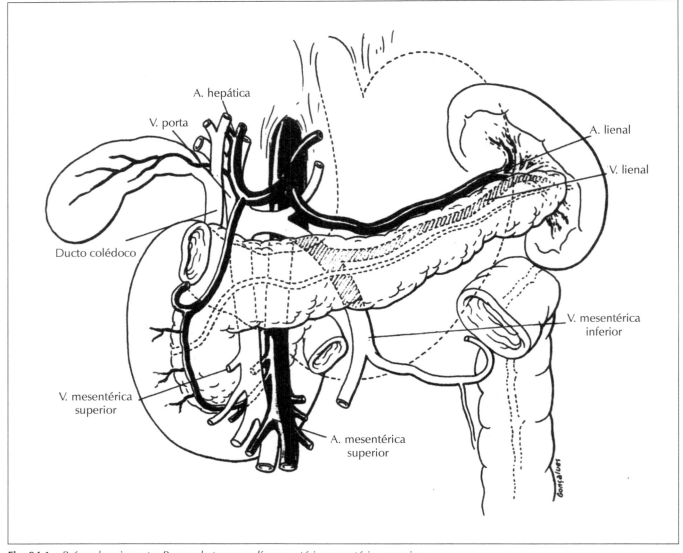

Fig. 94.1 – *Raízes da veia porta. Ramos do tronco celíaco e artéria mesentérica superior.*

normalmente com ela comunicações que se situam em diferentes níveis: junção esofagogástrica, canal anal, ligamento redondo do fígado e ligamento falciforme, parede abdominal anterior, superfície diafragmática inferior, retroperitônio. As anastomoses porto-sistêmicas normais de maior relevo são representadas pelos plexos venosos esofagogástricos. Descrevem-se a essa altura veias subepiteliais, que continuam com a rede subepitelial da faringe e o risco de plexo subglandular do estômago e algumas delas se projetando no plexo submucoso esofagiano. Este, cranialmente, se comunica com a rede venosa faringolaringiana e, caudalmente, aumentando em número, as veias cruzam a cárdia e juntam-se com o plexo submucoso do estômago. Há veias conspícuas que se originam na submocosa e, perfurando a túnica muscular do esôfago, assumem uma disposição periesofagiana. Entre nós, Carvalho[5] estudou minuciosamente a questão.

FISIOLOGIA

Fundamentalmente, a circulação portal destina-se a recolher o sangue venoso da vasta superfície de absorção gastrintestinal, para distribuí-lo ao hepatócito, onde nutrientes sofrerão delicados processos metabólicos e substâncias tóxicas serão inativadas e preparadas para a excreção renal. No entanto, o processo é extremamente mais complexo e não inteiramente conhecido, principalmente no que se refere às variações fisiológicas da pressão, do fluxo e das tensões de oxigênio portal. Há dúvidas quanto à influência de substâncias hormonais e não hormonais sobre o parênquima hepático e o papel que desempenha o sangue portal na regeneração do fígado. Não se conhece por inteiro, também a relação entre baço e fígado, e o papel que este pode ter como inativador de substâncias hemolíticas e proteolíticas produzidas pelo primeiro.

A pressão do sangue portal em condições normais oscila entre 130 e 200mm de água, dependendo da fase da digestão e das condições da medida. A abertura do abdome e a anestesia fazem reduzir os níveis pressóricos (Silva, Goffi e Bastos[26]). Essa pressão está bem acima da pressão venosa sistêmica, devendo contribuir para isso a resistência do leito capilar sinusoidal, a *vis a tergo* do sangue arterial esplâncnico, mas, sobretudo, a existência normal de anastomoses arterioportais.

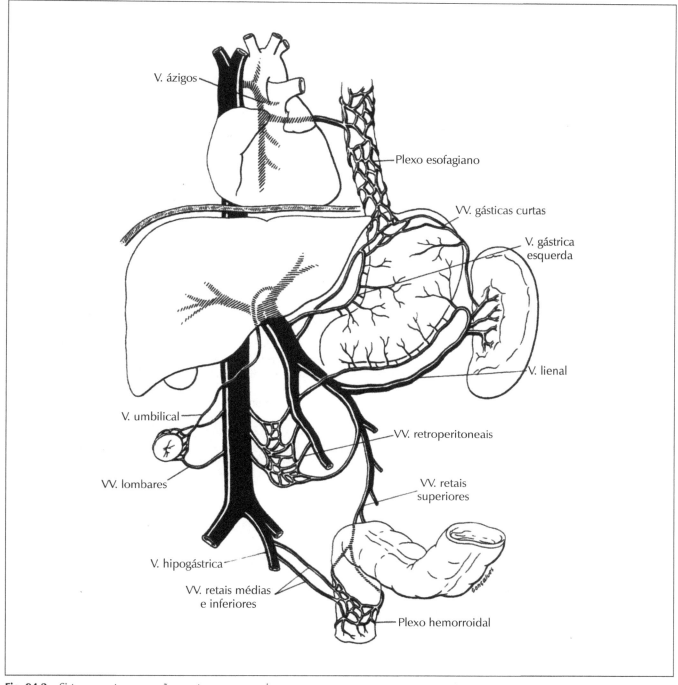

Fig. 94.2 – *Sistema porta e conexões portocavas normais.*

Spanner[28] estudou a circulação sangüínea normal no nível das vilosidades intestinais. Quando a arteríola intestinal atinge o ápice de uma vilosidade, fornece dois ramos, dos quais um supre a rede capilar e outro se projeta diretamente em uma vênula portal. Durante períodos alternantes, de jejum e de absorção, o sangue circula pelo leito capilar das vilosidades ou é lançado diretamente no sistema venoso portal através das anastomoses.

Peters e Womack[23], investigando em cães a hemodinâmica da secreção gástrica, fizeram a perfusão da artéria gástrica esquerda com várias substâncias, bem como com esférulas de vidro. Promovendo modificações da vasomotricidade por meio de injeções alternadas de adrenalina e de histamina, concluíram que, quando não ocorre secreção, a maior parte do leito capilar na mucosa se oblitera e o sangue arterial é derivado diretamente para as veias através de anastomoses arteriovenosas na túnica submucosa do estômago.

A essas anastomoses arterioportais se pode atribuir o elevado teor de oxigênio do sangue portal em condições fisiológicas. Teor que varia periodicamente durante o dia, nas fases digestivas e interdigestivas. Também de acordo com esses períodos parecem variar o contingente de sangue esplênico e gastrintestinal que recebe o fígado, sendo o sangue que dimana do baço mais abundante entre as refeições.

Desde há muito se tem salientado a dependência do fígado em relação a fatores humorais oriundos do pâncreas. Os estudos de Dragstedt e col.[8], em 1943, a esse respeito, sugeriam a existência no pâncreas de uma substância, que foi chamada "lipocaico", não relacionada com a secreção externa do órgão, a qual podia prevenir a infiltração gordurosa do fígado e prolongar a vida de animais pancreatectomizados.

Starzl e col.[29] reviveram o assunto sob um ângulo novo, realizando derivações portais seletivas em cães, de modo que o sangue intestinal, rico em nutrientes, era destinado aos lobos esquerdos enquanto o sangue pancreático e de outros órgãos supramesocólicos, rico em hormônios, passava através dos lobos direitos. Dias após a cirurgia os lobos direitos exibiam hipertrofia e hiperplasia em relação aos esquerdos. Nestes, os hepatócitos sofriam atrofia, desglicogenação, depleção e distorção do retículo endoplasmático e infiltração gordurosa. Estas observações sugerem que a insulina é o fator hepatotrófico mais importante contido no sangue portal. Parece, outrossim, que outros fatores hormonais e, possivelmente não hormonais, contribuem para a essência dos efeitos hepatotróficos.

Fisiopatologia

O conceito de que a pressão portal pode elevar-se em condições patológicas implica a idéia da existência de obstáculos à livre circulação do sangue pela veia porta. A obstrução desta de uma de suas raízes – geralmente a veia lienal – ou da veia hepática conduz àquela situação, porém a hipertensão portal resulta, na maioria das vezes, de hepatopatias crônicas fibrosantes. Entre estas figuram em primeiro plano a cirrose e a esquistossomose hepatoesplênica.

No caso de cirrose o embaraço ao livre escoamento do sangue portal dependeria, pelo menos, de três fatores: alterações do leito vascular intra-hepático; compressão exercida pelos nódulos de regeneração; presença de comunicações diretas entre os ramos terminais da artéria hepática e a veia porta, normalmente existentes, porém aqui permanentemente abertas e atuantes.

A distorção das ramificações portais foi demonstrada por McIndoe[20] que injetando celoidina em fígados cirróticos obtidos em necropsia, encontrou encurvamento e secção dos ramos mais finos, sugerindo a diminuição do leito vascular. Por outro lado, Kelty e col.[17], fazendo cortes seriados de fígados cirróticos, puderam construir modelos em três dimensões, representando os nódulos de regeneração. O crescimento desses nódulos, circundados por denso tecido conjuntivo que preenche as áreas de necrose, produziria a compressão das vênulas, dificultando principalmente a circulação de deságue do fígado para a veia cava. As comunicações arteriovenosas intra-hepáticas, que se avantajam na cirrose, fazem com que a pressão portal suba de 1mm de Hg quando a pressão da artéria hepática aumenta 6mm. Em fígados normais, para que aquela variação portal ocorra, é necessário um aumento de 40mm de Hg na pressão arterial (Fig. 94.3).

Na síndrome hepatoesplênica esquistossomótica a hipertensão portal não pode ser relacionada com aqueles fatores, porquanto faltam os nódulos hiperplásicos de regeneração, as alterações parenquimatosas difusa e, possivelmente, mais amplas comunicações arteriovenosas. O único elemento comum aos dois processos seria a fibrose, que na esquistossomose adquire importância especial em virtude de sua localização periportal e de seu aspecto característico (forma de Symmers). A transformação dos ramos portais intra-hepáticos em tubos rígidos e inelásticos e as modificações resultan-

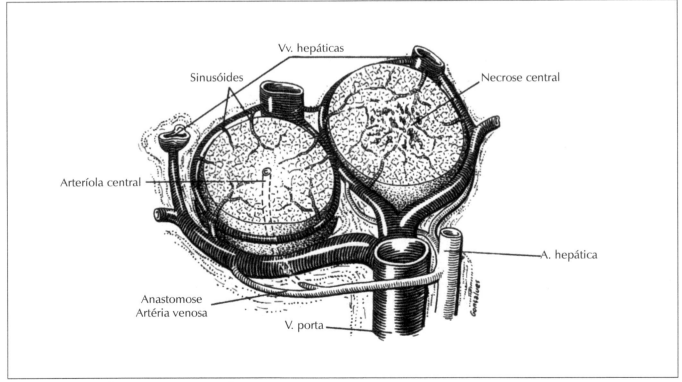

Fig. 94.3 – *Nódulos de regeneração na cirrose hepática.*

tes da recanalização e neoformação vascular dificultariam a drenagem portal, aumentando a resistência vascular e levando à hipertensão.

O quadro hepático na esquistossomose caracteriza-se por pileflebite e peripileflebite granulomatosas crônicas fibrosantes, as quais resultariam da ação dos ovos dos parasitas. A intensa neoformação vascular do tipo angiomatóide em torno dos ramos portais (Fig. 94.4) seria responsável pelo aumento do leito vascular com conseqüente redução da velocidade sangüínea e aumento da pressão portal (Bogliolo[4]). Não se pode subestimar, no entanto, a importância das lesões obstrutivas e amputações das ramificações portais mais finas causadas tanto por ovos como por vermes mortos, também responsáveis pela elevação pressórica (Tavares da Silva e col.[30], Magalhães e col.[18]).

Estudos hemodinâmicos demonstraram que a esquistossomose hepatoesplênica situa-se, do ponto de vista da Patologia Vascular, entre as síndromes de obstrução portal extra-hepática e os processos cirróticos do fígado (Coutinho[17]). Na primeira, a pressão pré-hepática (portal) é elevada, enquanto a pós-hepática, medida no nível das veias hepáticas (supra-hepáticas), é baixa, equivalendo-se à da veia cava. Na cirrose, ambas as pressões, portal e hepática, são elevadas, sendo a primeira pouco maior do que a última. O fluxo sangüíneo hepático na esquistossomose não se encontra significativamente alterado quando comparado ao de indivíduos normais. Isso leva a crer que nessa eventualidade os fenômenos obstrutivos portais devem desempenhar papel irrelevante na gênese da hipertensão portal, ou que, a diminuição do fluxo sangüíneo da veia porta, seria compensada pelo aumento do fluxo arterial (Ramos[24]).

Tem havido constante interesse em torno do significado das pressões do lado hepático e esplâncnico durante o pinçameto completo do tronco da veia porta. A interpretação mais comum é a de que a primeira representaria a pressão dos sinusóides hepáticos e a diferença entre seu valor e o da pressão portal livre daria idéia do gradiente hemodinâmico do fluxo na veia porta (McDermott[19]). Em um contexto mais elaborado, a pressão hepática da veia portal ocluída – lado hepático – e a pressão do lado esplâncnico dariam uma diferença que representaria a "pressão máxima de perfusão". Esta diferença de pressões, poderia ser considerada como o gradiente potencial do fluxo hepático. Como resultado dessas idéias, alguns autores têm pensado haver correlação entre o grau de fluxo hepático e a magnitude daquela diferença de pressões. A avaliação do fluxo hepático por meio de fluxômetro eletromagnético, no entanto, oferece dados que não corroboram essas idéias (Moreno e col.[22]). Conquanto amplamente estudado, o assunto necessita ainda de melhor esclarecimento.

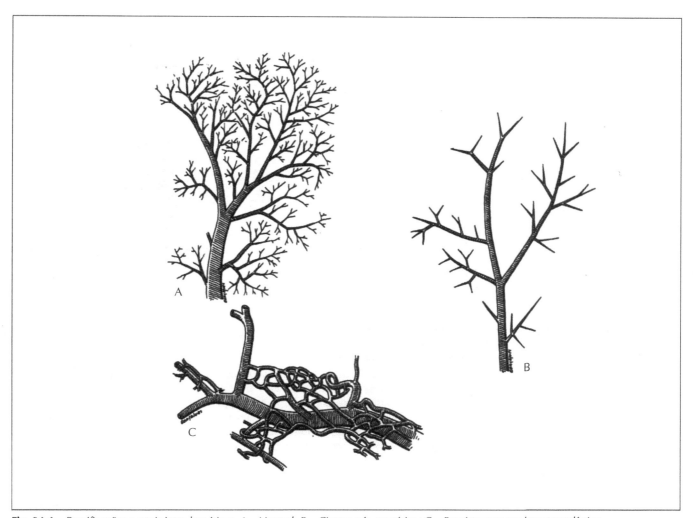

Fig. 94.4 – *Ramificações portais intra-hepáticas. A – Normal; B – Cirrose pós-necrótica; C – Esquistossomose hepatoesplênica.*

Não obstante, observa-se que em cerca de 10% dos cirróticos o pinçamento oclusivo do tronco da veia porta faz com que a pressão no lado hepático se torne maior do que a pressão do lado esplâncnico e mais alta, também, que a pressão da veia porta livre.

Na esquistossomose hepatoesplênica, aqueles fatos não soem acontecer, pois após a oclusão da veia porta a pressão no lado esplâncnico sobe acentuadamente (Goffi[13]).

É fato correntemente observado, que não há correlação entre o grau de lesão crônica do fígado e os níveis de pressão portal (Guimarães e col.[15]). Por outro lado, a experiência tem demonstrado que após as derivações cirúrgicas portocavas diretas, término-laterais, nem sempre a pressão portal baixa imediatamente em níveis considerados normais, como seria de esperar se a causa exclusiva fosse o obstáculo mecânico. Às vezes, essa queda é pouco pronunciada ou mesmo não se manifesta ao término da anastomose, sugerindo a existência de outro fator, de natureza dinâmica, responsável pela manutenção da pressão em nível elevado (Vasconcelos[31]).

Nos cirróticos a importância das conexões arterioportais tem sido realçada por numerosos autores. Ela existe não só no nível do fígado, mas também junto às vênulas que dão origem às raízes portais – gástricas, intestinais, pancreáticas e, sobretudo, esplênicas. No baço, as anastomoses arteriovenosas normalmente presentes deixam de fechar-se intermitentemente, do que resulta o enchimento da veia lienal com sangue arterial e o aumento da pressão venosa e sinusoidal, com consequente esplenomegalia. As anastomoses arteriovenosas são responsáveis pelo elevado teor em oxigênio do sangue portal tanto em condições normais como, sobretudo, em indivíduos cirróticos.

Na esquistossomose hepatoesplênica essas comunicações também representam papel importante. Tem sido assinalada a possibilidade de ocorrer hipertensão portal comprovada, esplenomegalia e varizes esofagianas em indivíduos esquistossomóticos exibindo no fígado apenas lesões discretas, insuficientes para gerar obstrução das ramificações portais (Meira[21]). É possível que a endoflebite, causada pela presença de ovos nas vênulas de raízes e terminações portais, leve à necrose da parede vascular, criando fístulas entre arteríolas e vênulas, as quais se somam às anastomoses arteriovenosas normalmente existentes.

A elevação da pressão portal, resultante, de um lado, da existência de obstáculo à passagem de sangue através do fígado e, de outro, de seu maior fluxo através de anastomoses arteriovenosas, tem como consequência a formação de numerosas vias de circulação colateral com o sistema venoso periférico. Algumas inteiramente novas, porém, na maior parte, preexistentes e que, nessa circunstância, se desenvolvem numa tentativa para dar escoamento ao sangue represado no sistema porta.

Esta circulação colateral, via de regra abundante, é, entretanto, quase sempre insuficiente, o que é atestado pelos valores pressóricos muito acima dos limites considerados normais. Os anais vicariantes de defluxo venoso portal podem se formar em vários setores, porém, os que apresentam maior importância patogênica encontram-se na espessura da junção esofagogástrica. Estas veias na vigência de hipertensão portal, tornam-se exuberantes, irregulares e as que se encontram na submucosa fazem saliência na luz esofagogástrica assumindo o clássico aspecto varicoso. O sangramento dessas veias é a causa principal e mais comum das hemorragias digestivas nos portadores de hipertensão portal.

Se a rotura de varizes é a causa mais frequente, ela não é a única. O sangramento é agravado por outros fatores que, em circunstâncias particulares podem desempenhar papel principal e mesmo exclusivo. Descrevem-se, além dos defeitos vasculares – lesões venosas parietais e dilatações – os defeitos extravasculares – lesões mucosas que levam à formação de úlceras, gastrite e esofagite – bem como os defeitos intravasculares, constituídos por trombocitopenia e hipoprotrombinemia, que impedem a formação de um coágulo eficaz no ponto da lesão, favorecendo as grandes sangrias patológicas.

O complexo mecanismo de coagulação do sangue se encontra prejudicado nas doenças hepáticas crônicas, principalmente na cirrose e nas fases finais da esquistossomose, e a hipoprotrombinemia frequentemente espelha com fidelidade o grau daquelas lesões. O mesmo se passa em relação à baixa de fibrinogênio, proascelerina e proconvertina. Também a vitamina K, de origem exógena, parece ter sua absorção comprometida nos portadores de hepatopatias crônicas. Mesmo quando absorvida, não será capaz de atuar se não for metabolizada pelo parênquima hepático.

A diminuição da resistência da mucosa esofagiana, aliada à ação cloridropéptica do suco gástrico refluído e ao traumatismo mecânico dos alimentos, poderá favorecer o desencadeamento do acidente hemorrágico.

Alguns autores buscam em mecanismos neuro-humorais, através do hipotálamo e nervos vagos, a explicação para hemorragias difusas e capilares, que seriam a principal causa de hematêmeses e melenas em doentes com hipertensão portal. Esse ponto de vista, contudo, carece de comprovação.

ESPLENOMEGALIA E HIPERESPLENISMO

Os primeiros trabalhos sobre a síndrome hepatoesplênica datam de 1883, quando Banti[2], descrevendo o que chamou "anemia esplênica" e as inter-relações fisiopatológicas de fígado e baço, concedia prioridade a este como ponto de partida das perturbações funcionais e morfológicas da entidade. Este ponto de vista tem sido contradito por grande número de autores, em que pese ainda agora ser forte a corrente partidária do conceito neobantiano.

A participação de alterações de ordem mecânica, influindo sobre o fluxo sanguíneo esplenoportal e, assim, produzindo o aumento do tamanho do baço, foi aventada há cerca de quatro décadas, tendo sido sugerido o termo "esplenomegalia congestiva", que foi valorizado após ter sido introduzida na rotina a medida direta da pressão portal.

Uma terceira corrente de ideias procura explicar a esplenomegalia pela associação de dois fatores – congestão passiva e hiperplasia reticular. Neste particular, alguns autores acreditam ser a hipertensão bastante para justificar as alterações dos baços bantianos – congestiva, esclerótica, hiperplásica e mesmo hematopoética. Outros, no entanto, admitem a possibilidade da hipertensão portal provocar estase esplênica acompanhada de esplenomegalia e, frequentemente, de nítida diminuição dos elementos figurados do sangue. A estase esplênica pura, porém, não seria suficiente para produzir o hiperesplenismo, sendo necessária a presença de modificações profundas da estrutura do órgão por reação reticular, para que sua função se torne exacerbada.

Quanto à esplenomegalia esquistossomótica, a maioria dos autores é de opinião que ela resulta da fibrose hepática e conseqüente hipertensão, bem como de outros fatores, tóxicos ou inflamatórios, que dimanam da presença de vermes e ovos, atuando seja diretamente sobre o baço, seja à distância por via sistêmica. A hipertensão portal, a própria lesão hepática e a ação tóxica dos vermes atuariam geralmente em conjunto, podendo, entretanto, em determinados casos um deles predominar sobre os demais.

Merece relevo a circunstância de que após a anastomose portocava direta a pressão portal volte em níveis normais e a esplenomegalia regrida, mas o baço freqüentemente continua aumentando e semiologicamente é palpável. Isso não deveria ocorrer se a estase fosse a causa única da esplenomegalia.

O aumento do volume do baço se acompanha, via de regra, de hiperfunção, caracterizada, entre outros fatos, por redução seletiva ou total dos eritrócitos, leucócitos e plaquetas. Essas alterações dos elementos figurados do sangue, segundo alguns, seriam conseqüentes à inibição da medula óssea por parte do baço fibroadênico. Outros, entretanto, dão grande valor à estase sangüínea no baço, do que resultaria a seqüestração e fagocitose dos glóbulos. Esse processo experimentaria uma hiperatividade no baço hiperplásico, derivando daí a hemólise aumentada e o depósito maior de ferro no órgão.

Para alguns, o baço hiperfuncionante teria a capacidade de inibir um ou mais fatores, normalmente presentes no sangue circulante e necessários para a maturação celular. Para outros, o baço seria centro formador e também destruidor de substâncias hematopoéticas, juntamente com os demais órgãos ricos em S.R.E. O baço aumentado seria capaz de destruir maior quantidade daquelas substâncias, decorrendo disso as eventuais citopenias.

Além dessa ação sobre os glóbulos sangüíneos, o hiperesplenismo estaria ligado a manifestações endócrinas através de mecanismos não suficientemente esclarecidos. No que concerne à esquistossomose hepatoesplênica é descrita uma síndrome apresentada por jovens, cujos caracteres compõem um quadro revelador de perturbações para o lado das glândulas de secreção interna, parecendo haver correlação entre o baço hipertrofiado e a deficiente atividade gonadotrófica. A retirada do baço nesses doentes possibilita a ação normal das gonadotrofinas bem como o crescimento somático adequado (Ferreira[10]).

Ascite

As trocas de líquidos através da membrana peritoneal, entre a luz vascular e a cavidade celíaca, estão na dependência dos mesmos fatores relacionados com a distribuição de água entre os compartimentos intravascular e intersticial. Este intercâmbio é determinado pelo balanço entre a pressão sangüínea capilar, forçando a passagem de líquido para os espaços teciduais e a pressão oncótica das proteínas plasmáticas, retendo-o no compartimento vascular. Por esse mesmo mecanismo, a hipertensão portal tende a facilitar a formação de derrame ascítico, conquanto essa ocorrência não seja obrigatoriamente constante toda a vez que a pressão portal esteja aumentada.

A pressão coloidosmótica do plasma está na dependência do teor de albumina, cuja deficiência é fator preponderante no processo de transudação peritoneal. O nível crítico de albumina plasmática é de 3,1g por 100ml. A ascite pode eventualmente ocorrer na presença de valores de albumina plasmática acima de 3,1g por 100ml, sendo isto explicado pela influência de outros fatores importantes e em particular de uma pressão portal bastante aumentada.

A retenção de sódio, proveniente, entre outras causas, do excesso de hormônios que regulam a reabsorção de água e de eletrólitos no nível dos túbulos renais, é apontada como elemento de importância na produção do derrame ascítico. Conquanto tenha sido observado que doentes cirróticos apresentam excreção normal de sódio urinário, os portadores de ascite retêm avaramente aquele íon.

A falta de inativação da aldosterona pelo fígado com função deficitária pode explicar a retenção de sódio correlacionada com a ascite. Uma outra possibilidade seria o aumento da produção de aldosterona conseqüente à redução do volume plasmático causada pela ascite e agravada por paracenteses repetidas. Dessa maneira, a ascite de cirrose hepática, provavelmente não se iniciaria por interferência de hormônios adrenocorticais, porém, a produção aumentada destes parece ser fator importante na sua perpetuação. Caberia ao fígado, também, inativar o princípio antidiurético produzido pelo lobo posterior da hipófise. Esse hormônio, embora não interferindo diretamente com a retenção de sódio, aumentaria a reabsorção tubular de água, contribuindo para a formação de derrame peritoneal.

Alguns autores atribuem ao aumento do fluxo linfático do fígado papel de realce na gênese da ascite. Os ductos linfáticos hilares e subcapsulares se tornariam dilatados e congestos em virtude de alterações da circulação hepática, determinando a transudação de linfa através da superfície hepática.

Do exposto se depreende que a hipertensão portal, não sendo a causa exclusiva do derrame ascítico, ocupa lugar proeminente entre os fatores que o determinam. Por outro lado, a participação de outros elementos no fenômeno, explica o feito de ser a ascite uma ocorrência muito menos freqüente na esquistossomose hepatoesplênica do que na cirrose, apesar de os níveis pressóricos em ambas as entidades serem equivalentes. Não é possível, pelo simples valor da pressão portal, distinguir entre cirrose e esquistossomose.

Encefalopatia Porto-Sistêmica

A circulação colateral que se forma na vigência da hipertensão portal, produz a derivação de quantidade variável de sangue do território esplâncnico para a circulação sistêmica. Cria-se, desse modo, um curto-circuito que contribui para a diminuição do fluxo sangüíneo através do fígado. Este assunto tem sido estudado e exaustivamente, tanto do ponto de vista experimental como clínico, mas ainda são numerosas as incógnitas (Goffi[13]).

Em cirróticos, tem sido dada particular atenção ao metabolismo do nitrogênio, cujo comprometimento está relacionado com as manifestações da encefolopatia porto-sistêmica. O sangue portal contém elevada quantidade de amônia resultante da desintegração de proteínas na luz intestinal pela ação de certas enzimas, em particular de ureases bacterianas e, possivelmente, também não bacterianas. A elevação do nível de amônia no sangue sistêmico pode ser causada pela insuficiente metabolização pelo fígado e, também, em virtude da circulação colateral. Desse modo, se reconhece a colaboração de três fatores fundamentais, ainda que de importância variável, na determinação do teor de amônia no sangue periférico: função hepática, intensidade da circulação venosa colateral e quantidade de substâncias nitrogenadas no intestino. E provável que a fixação pela célula nervosa de substâncias hitrogenadas contidas no sangue portal seja a causa principal do coma hepático.

Saliente-se, também, que as grandes hemorragias digestivas levam à hiperamoniemia e ao coma porque conduzem ao choque e conseqüente diminuição do aporte de oxigênio ao fígado. Principalmente, fornecem quantidade apreciável de matéria-prima para a produção de amônia, representada pelo sangue contido na luz intestinal.

O estado físico-químico da amônia tem importância porquanto o íon amônio (NH4+) quando o pH é normal predomina no sangue, enquanto que a amônia gasosa (NH3) existe em percentagem desprezível, aumentando na alcalose. Essa substância, no entanto, é muito mais difusível através da membrana celular, tendo por isso maior toxicidade (Silva[27]).

No cérebro a amônia reage com alfa-cetoglutarato, componente do ciclo de Krebs, produzindo ácido glutâmico e glutamina, numa reação que exige A TP para seu desenvolvimento. Desse modo, além do consumo de energia, produz-se menor quantidade de A TP porque se reduz importante substrato do ciclo. Conseqüentemente, ocorre prejuízo para a célula nervosa, a qual depende exclusivamente da glicólise aeróbica como fonte de energia.

Além da amônia, outras substâncias neurotóxicas são apontadas como causadoras da encefalopatia porto-sistêmica: alguns aminoácidos – fenilalanina, metionina e triptofano –, glutamina, ácidos graxos de cadeia curta –, butiratos, valeratos e octonatos –, serotonina e falsos transmissores neuroquímicos.

Para alguns (Fischer[11,12]) a amônia teria papel irrelevante no desencadeamento da encefalopatia porto-sistêmica. Os distúrbios neuropsíquicos seriam seoundários a perturbações no metabolismo de aminoácidos aromáticos precursores amínicos, em especial a fenilalanina, tirosina e triptofano. Os níveis desses aminoácidos neutros no plasma encontram-se elevados enquanto que diminuem os valores de aminoácidos de cadeia ramificada como a valina, leucina e isoleucina.

Estudos experimentais mostram que as concentrações de fenilalanina, triptofano, histidina, tirosina e metionina no sistema nervoso central após anastomose portocava encontram-se consideravelmente maiores do que suas concentrações plasmáticas.

Tem sido usadas com bons resultados, tanto por via oral mo intravenosa misturas enriquecidas de aminoácidos de deia rarnificada em pacientes com intolerância protética e de encefalopatia (Cerra e col.[6]).

O desvio do sangue portal através da circulação colateral repercute também sobre a secreção gástrica. É fato conhecido que os cirróticos têm maior probabilidade de apresentar úlcera péptica que a população geral. A secreção de ácido clorídico encontra-se aumentada, o que decorre de menor inativação de histamina pelo fígado insuficiente, uma vez que aquela substância é continuamente produzida no intestino à custa de proteínas. No que se refere à esquistossomose este fato não está presente, não havendo diferença entre portadores da forma hepatoesplênica e a população geral quanto à incidência de doença ulcerosa.

BIBLIOGRAFIA

1. Almeida AD. O tratamento cirúrgico da hipertensão do sistema porta por anastomose venosa direta. Tese de Livre Docência. FMUP, São Paulo, 1948.
2. Banti G. Dell'anemia splenica. Arch d Scuola D'anat Pat 2:53, 1883.
3. Blakemore AH. Portacaval anastomosis: a report of fourteen cases. Bull. NY Acad Med 22:254,1946.
4. Bogliol0 L. As bases anatômicas da esquistossomose mansônica. Resenha Clin Cient 27:86, 1958.
5. Carvalho CAF. Contribuição para o estudo da angio-arquitetura da zona de transição esofago-gástrica e a sua interpretação funcional. Tese de Doutoramento. FMUSP, 1963.
6. Cerra FB, McMillen M, Angelico R, Cline B, Lyons J, Faulkenbach 1, Paysinger J. Cirrhosis, encephalopathy, and improved results with metabolic support. Surgery 94:612, 1983.
7. Coutinho AD. A hipertensão porta na síndrome hepatoesplênica esquistossomótia. Estudo clínico e hemodinâmico. Tese de Cátedra. Fac. Med. Univ. Recife, Recife, 1960.
8. Dragstedt LR, Van Prohska J, Harms HP. Observation on substance in pancreas (fat metabolizing hormone) which permits survival and prevents tiver changes in depancreatized dogs. Am J Physiol 117: 175, 1936.
9. Eck NV. Kvoprosu o perevyakie vorotnois veni. Prodvaritelnye soobshtshjenye. Voen medm J 130: 1-1877. Tradução in Surg Gynec & Obst 96:375, 1953.
10. Ferreira JM. Aspectos endócrinos da esquistossomose mansônica hepatoesplênica. Tese de Docência Livre. FMUP, São Paulo, 1957.
11. Fischer JE. Hepatic coma in cirrhosis, portal hypertension and following portacaval shunt; its ethiologics and the current status of Reatment. Arch. Surg 108:325, 1974.
12. Fischer JE. The etiology of hepatic encephalopathy - nutritional impliations. Acta Chir Scandinav (suppl) 507 p. 50, 1980.
13. Goffi FS. Alguns aspectos metabólicos experimentais das derivações portocavas simples ou associadas à derivação aorto-portal. Tese de Livre Docência. FMUSP, São Paulo, 1955.
14. Goffi FS. Resultados das anatomoses porto-cava e espleno-renal no tratamento da hipertensão portal por esquistossomose hepatoesplênica. Tese de Livre Docência. FMUSP, São Paulo, 1966.
15. Guimarães JS, Silva LC, Goffi FS. Alguns aspectos fisiopatológicos da síndrome de hipertensão portal. Rev Ass Med Bras 14:123, 1958.
16. Kelner S. Veia mesentérica superior: contribuição anatômica às anastomoses cirúrgicas com o sistema cava inferior. Tese de Livre Docência. Fac. Med. Univ. Recife, Recife, 1953.
17. Kelty RH, Bagentoss AH, Butt HR. The relation of the regenerated liver nodule to the vascularbed in cirrhosis. Gastroenterology 15:285, 1950.
18. Magalhães F° A, Menezes H, Coelho RB. Patogênese da fibrose hepática na esquistossomose mansoni. Estudos das alterações vasculares portais mediante modelo plástico. Rev Ass Med Bras 6:284, 1960.
19. McDermont Jr WF. Evaluation of the hemodynamics of portal hypertension in the section of patients of shunt surgery. Ann Surg 176:449, 1972.

20. McIndoe A. Vascular lesions of portal cirrhosis. Arch Path 5:23, 1928.
21. Meira JA. Esquistossomose mansoni hepatoesplênica. Tese de Cádedra. FMUSP São Paulo, 1951.
22. Moreno AH, Burchell AR, Reddy RV, Panke WF, Nealon TF. The hemodynamics of portal hypertension revisited: determinants and significance of occluded portal pressures. Surgery 77:167, 1975.
23. Peters RM, Womack NA. Hemodynamics of gastric secretion. Ann Surg 148:537, 1958.
24. Ramos OL. Contribuição para o estudo da hemodinâmica do fígado na fibrose hepática da esquistossomose mansônica e sua repercussão sobre as condições funcionais do hepatócito. Tese de Livre Docência. Escola Paulista de Medicina, São Paulo, 1961.
25. Rousselot LM. The role of congestion (portal hypertension) in so-called Banti's syndrome. J Amer Med Ass 107:1788, 1936.
26. Silva LC, Goffi FS, Bastos ES. An appraisal and comparative study of the measurement of portal pressure by transparietal intrasplenic and intrahepatic manometries and laparotomy. Surgery 60: 1137, 1966.
27. 27. Silva LC. Cirrose hepática. Sarvier, São Paulo, 1969.
28. Spanner R. Neue Befund uber die Blutwege der Darmwand und ihre funktionelle Bedeutung. Morph Jb 69:394, 1933.
29. Starzl TE, Porter KA, Kashiwagi N e Putnam CW. Portal hepatotrophic factors, diabetes mellitus and acute live'r atrophy, hipertrophy and regeneration. Surg Gynec & Obst 141:843, 1975.
30. Tavares da Silva L, Menezes HL. Estudo experimental das lesões hepáticas no tratamento da esquistossomose mansoni, atribuídas ao verme morto. Rev Bras Med 2:455, 1945.
31. Vasconcelos E. Terapêurica cirúrgica da hipertensão portal. Rev Paul Med 45:577, 1954.
32. Whipple AO. The problem of portal hypertension in relation to hepatosplenopathies. Ann Surg 121:449, 1945.

95 Cirurgia da Hipertensão Portal

Fábio Schmidt Goffi
Chibbly Michel Haddad

Técnicas

As marcantes diferenças etiopatogênicas, fisiopatológicas, clínicas e evolutivas, existentes entre a hipertensão portal produzida por cirrose hepática, esquistossomose hepatoesplênica ou obstrução pré-hepática por trombose portal, mostram que os critérios para indicar a conduta cirúrgica não devem ser necessariamente os mesmos. Pelo contrário, os resultados podem ser inteiramente diferentes quando se emprega uma única técnica para corrigir, em doenças distintas, os efeitos da hipertensão portal. Por isso, para se fazer juízo adequado sobre os vários métodos disponíveis de terapêutica cirúrgica, é preciso ter em mente dados sobre a fisiopatologia da afecção que eles se destinam a tratar.

Quase todos os autores que têm experiência com a cirurgia do sistema portal concordam que as derivações portosistêmicas oferecem aos doentes razoável proteção contra a ocorrência de hemorragias por rotura de varizes esofagianas e contra a ocorrência de ascite, desde que seja eficazmente reduzida a pressão portal. Entretanto, esse tipo de tratamento não constitui a terapêutica ideal, em virtude das seqüelas funcionais que, às vezes, pode acarretar. Entre essas se sobressaem, pela gravidade, o eventual comprometimento da função hepática e a encefalopatia porto-sistêmica, conseqüentes ao desvio do sangue portal, parcial ou totalmente, para a circulação sistêmica.

Os resultados da cirurgia descompressiva portal são avaliados com base em taxas de mortalidade operatória, de sobrevida tardia e na incidência de hemorragia digestiva pós-operatória. Todavia, na apreciação dos méritos e desvantagens dos diferentes tipos de derivação venosa deve ser levado em conta, também, sua capacidade de corrigir os possíveis desvios do quadro hematológico e outras consequências do hiperesplenismo, bem como sua morbidez, medida pelo prejuízo funcional ao fígado e pela manifestação da neurocefalopatia porto-sistêmica. Para escolher a conduta cirúrgica, é imperioso ponderar as vantagens de substituir-se a possibilidade de hemorragia conseqüente à rotura de varizes gastroesofágicas pelo risco de converter um indivíduo socialmente útil em um marginal.

Nas cirroses, as tendências, principalmente dos cirurgiões norte-americanos e europeus, orientam-se para as derivações porto-sistêmicas em suas diversas modalidades, as quais variam da anastomose portocava direta (Orloff e col.) aos vários tipos de anastomose espleno-renal (Linton, Nasbeth e col., Britton e col.). Em 1967, Warren e col. relataram uma técnica para drenar exclusivamente o território esplênico e as varizes, sendo por isso conservado o baço (Fig. 95.1). A chamada anastomose espleno-renal distal ou seletiva ganhou adeptos mesmo em nosso país (Abrantes, Raia). Por outro lado, a derivação mensentericocava por meio de prótese sintética, à maneira de H, utilizada entre nós por Resende Alves, em 1960, tem tido no exterior numerosos defensores (Drapanas e col., Nay e col.). Além disso, mais recentemente, foi introduzida nova modalidade de derivação, representada por anastomose portosistêmica intra-hepática transjugular (TIPS), de caráter temporário, que constitui importante alternativa para tratamento de cirróticos, em fase terminal, com hemorragia aguda por varizes esofagogástricas, que necessitam sobreviver e ganhar tempo para posterior transplante hepático (Conn, 1993).

Quanto à hipertensão portal de origem esquistossomótica, cabe a Vasconcelos (1946) a primazia de haver introduzido as derivações porto-sistêmicas para seu tratamento. Depois de seus trabalhos pioneiros, surgiram numerosas publicações nacionais e estrangeiras sobre o assunto. Entretanto, aqui, diferentemente do que se passa com as cirroses, as opiniões divergem, com a exceção de que quase todos estão de acordo em que a anastomose portocava direta deve ser proscrita. Por outro lado, em esquistossomóticos, a anastomose espleno-renal clássica tem sido seguida de índices elevados de encefalopatia porto-sistêmica, como tem sido demonstrado em estudos comparativos (Strauss, 1989, Raia e col., 1991), além de agravamento das lesões hepáticas (Guimarães, 1969, Sperazini, 1971), de forma a não ter sido utilizada, preferencialmente, nesses doentes. Assim sendo, a tendência atual tem sido a de realizar anastomose espleno-

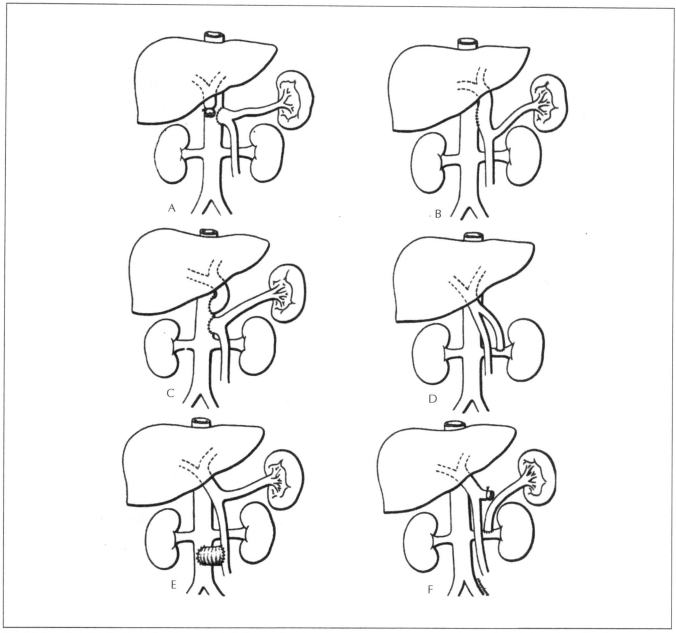

Fig. 95.1 – *Modalidade de derivação porto-sistêmica, A, B e C – Anastomoses portocavas – término-lateral, laterolateral e dupla; D e F – Anastomoses espleno-renais – convencional e seletiva; E – Anastomose mesentericocava com prótese de dácron.*

renal seletiva, a qual oferece, em geral, adequada proteção contra recidiva hemorrágica, além do que, a persistência do baço, em esquistossomóticos, não constitui problema relevante, como se pensou de início, já que, após a anastomose espleno-renal seletiva, ocorre habitualmente melhora acentuada do hiperesplenismo e da esplenomegalia (Guerra e col., 1985; Lopes Fº, 1994).

FISIOPATOLOGIA DA DESCOMPRESSÃO PORTAL CIRÚRGICA

MODIFICAÇÕES HEMODINÂMICAS

Não há acordo sobre os efeitos hemodinâmicos das derivações porto-sistêmicas. No que concerne à cirrose, é do consenso da maioria que a derivação da veia porta à cava promove queda mais expressiva da tensão portal do que a anastomose da veia esplênica à renal. Atribui-se o fato ao maior tamanho da veia porta e à feitura da anastomose com a veia cava em condições mais favoráveis, obtendo-se uma ampla boca anastomótica.

No caso da esquistossomose, a anastomose espleno-renal propicia redução pressórica tão eficiente ou mais do que a derivação troncular, porquanto aqui o calibre da veia lienal é, geralmente, avantajado e o contingente de sangue que alimenta o território portal abolido pela ligadura da artéria lienal é considerável. Os valores médios de pressão portal encontrados após a conclusão da anastomose são de 213 ± 85mm de soro fisiológico para as derivações diretas e de 211 ± 58mm para as uniões com a veia renal esquerda.

Conquanto quase sempre se observe redução ao final da síntese venosa, essa, às vezes, de imediato não é satisfatória, pois a pressão desce em níveis ainda considerados acima do normal. Esse fato representa um argumento contrário às derivações portais de urgência. Após a cirurgia, os valores pressóricos sofrem queda progressiva, atingindo, tardiamente, em média 157 ± 38mm nas anastomoses espleno-renais, e de 180 ± 88mm de soro nas anastomoses portocavas. Em cirróticos, a pressão portal, após a anastomose mesentericocava em H com prótese de dácron oscila em torno de 165mm H20 (Drapanas). Em esquistossomóticos, aquela intervenção propicia valores manométricos em torno de 200mm.

A inversão da corrente sangüínea no tronco da veia porta, quando há acentuado obstáculo pós-sinusoidal, como é o caso da cirrose, faz com que o fluxo reverso se acentue após as derivações porto-sistêmicas parciais. Isso acontece nas anastomoses portocavas dupla ou laterolateral, espleno-renal centralizada e mesentericocava em H ou lateroterminal, se bem que, mais recentemente (Rypins e Sarfeh, 1990) tem-se demonstrado que a anastomose portocava em H, utilizando-se prótese de PTFE de pequeno diâmetro (8mm), é capaz de preservar o fluxo venoso hepatopetal e evitar o fluxo reverso.

A ligadura da artéria lienal, como tempo intermediário de anastomose espleno-renal clássica, produz também queda da pressão portal, a qual depende da intensidade do fluxo arterial, do grau de esplenomegalia e da riqueza de anastomose arteriovenosa intra-esplênica. Essa diminuição pressórica é acentuada nos doentes com fibrose esquistossomótica e geralmente pouco significativa em cirróticos.

Modificações da Função Hepática

A avaliação correta das alterações da função hepática que se seguem à derivação porto-sistêmica é difícil em vista do caráter progressivo das hepatopatias crônicas fibrosantes. Esse fato é particularmente verdadeiro no que respeita à cirrose, onde as alterações funcionais tardias tanto podem ser decorrentes do curto-circuito sangüíneo como da própria evolução natural da doença.

A fibrose hepática esquistossomótica, por ter decurso mais lento, pouco modificando de início os padrões de função, possibilita a apreciação mais segura dos efeitos da derivação portal cirúrgica. Aqui a anastomose portocava direta determina queda persistente dos valores séricos de albumina, elevação da taxa de bilirrubinemia e os níveis de colesterolemia, geralmente baixos, não se alteram. Já a anastomose espleno-renal clássica mantém inalterados os valores prévios de albumina e de bilirrubina, enquanto que as cifras do colesterol sangüíneo aumentam significativamente. Essa melhoria dos valores do colesterol ocorre em esquistossomóticos como conseqüência da esplenectomia simples, não podendo, por isso, ser creditada à derivação sangüínea. Em relação à anastomose espleno-renal distal, tem sido demonstrado não ocorrerem alterações tardias dos valores séricos, tanto de albumina plasmática, como também de atamino- aminotransferase, aspartato aminostransferase e da atividade de protrombina (Strauss, 1989; Lopes F°, 1994).

O aumento pós-operatório das bilirrubinas nas derivações tronculares tem várias explicações. Para Sherlock a icterícia seria conseqüência de múltiplas transfusões de sangue, as quais dão lugar a uma sobrecarga hemática de pigmentos e a longo intervalo de catabolização por um fígado insuficiente. Parece não ser essa a causa da hiperbilirrubinemia indireta encontrada em esquistossomóticos submetidos à derivação porto-sistêmica com manutenção do baço. Os mecanismos prováveis para explicar esse achado seriam a hemólise conseqüente ao turbilhonamento do sangue, o qual ocorre tanto no nível dos sinusóides do baço como da própria anastomose venosa, e a diminuição da metabolização do pigmento biliar devido a sua passagem direta para a circulação sistêmica através da anastomose. Assim sendo, para alguns autores (Silva, 1961; Lopes FQ, 1994), o achado de hiperbilirrubina indireta, no período pós-operatório tardio de derivações venosas porto-sistêmicas, seria mesmo sinal indicativo da perviedade dessas anastomoses.

Conquanto em esquistossomóticos com anastomoses espleno-renal clássica não ocorram modificações significantes de alguns dos parâmetros plasmáticos de função hepática, processa-se aumento progressivo do tempo de excreção da bromossulfaleína pelo fígado. Em alguns doentes, parece haver agravamento das lesões hepáticas, causadas pela esquistossomose, traduzido pela intensificação da fibrose.

Modificações Hematológicas

Após as anastomoses portocava direta e mesentericocava, quase sempre a esplenenomegalia diminui e também as citopenias conseqüentes à hiperfunção esplênica. Essas reduções, entretanto, não costumam ser imediatas e nem sequer completas. Na cinose, a regressão da esplenomegalia em seguida à derivação troncular, de início acentuada, torna-se lenta, podendo continuar durante anos até que, muitas vezes, o baço deixa de ser palpável. Alguns doentes com leucopenia e trombocitopenia antes da operação mostram tendência a melhorar lentamente. Por outro lado, têm sido descritas oscilações pós-operatórias do grau de citopenia, bem como do tamanho do baço, mesmo na presença de anastomose permeável. Isso sucederia toda vez que houvesse estímulo à hiperplasia do sistema retículo-endotelial, ocorrendo tanto em cirróticos como em esquistossomóticos.

Nas derivações porto-sistêmicas em que permanece o baço, há: 1) redução da pressão portal; 2) redução da esplenomegalia; 3) melhora das cifras hematimétricas. Não há, entretanto, paralelismo entre esses eventos, o que é de se esperar, uma vez que, mesmo antes da cirurgia, não há correlação entres eles. Em outras palavras, a normalização da pressão portal não implica o desaparecimento da esplenomegalia, sendo possível persistir o hiperesplenismo, apesar de diminuir o tamanho do baço.

A esse respeito, os resultados da anastomose espleno-renal clássica, que inclui necessariamente a retirada do baço, são uniformes. A operação corrige de imediato os efeitos de hiperesplenismo sobre o quadro hematológico. Logo após a cirurgia, ocorre um definido aumento de leucócitos e plaquetas, constante em todos os casos, que atingem cifras bem acima do normal. Cessado o efeito liberatório da retirada do aço sobre a medula óssea, voltam-se as cifras, na maioria das vezes, mais próximas do normal.

A série vermelha também se normaliza após a esplenectomia, o mesmo acontecendo com a taxa de hemoglobina. No entanto, essas modificações não são tão súbitas quanto as das outras citopenias.

ALTERAÇÕES NEUROPSÍQUICAS

Em 1954, McDermott e Adams descreveram com minúcia o caso de um doente com câncer da cabeça do pâncreas, no qual, durante a duodenopancreatectomia, por causa do comprometimento da veia porta, esta foi também ressecada, sendo, por isso, realizada anastomose entre as veias mesentérica superior e cava inferior. No pós-operatório, manifestou-se uma síndrome de estupor periódico, desencadeada pela ingestão de substâncias que continham ou que liberavam amônia. Foram estudados, pelos autores, os efeitos da dieta rica em proteínas e da administração, por via oral, de amônia, observando os níveis de amônia sangüínea, as alterações eletroencefalográficas e as manifestações clínicas. A sintomatologia estava relacionada com a ascensão súbita da amônia no sangue periférico e com alterações eletroencefalográficas reversíveis. De acordo com os referidos autores, tanto a doença hepática por si só como a derivação portal, seja espontânea ou cirúrgica, podem comprometer a capacidade do organismo de metabolizar a amônia.

Depois da referida publicação, pôde-se contar com número apreciável de trabalhos, abrangendo vários aspectos da questão, os quais mostraram que, além da amônia, outras substâncias, nitrogenadas ou não, favorecem o desencadeamento da síndrome.

Uma vez estabelecida a sensibilidade à proteína, ela progride, não tolerando o doente quantidades insignificantes. A cronicidade do processo neuropsíquico leva ao aparecimento de lesões neurológicas permanentes que anuviam o prognóstico. Em cirróticos, foram descritos, após anastomose portocava direta, sinais de paraplegia espástica permanente e, na necropsia, encontraram-se lesões medulares caracterizadas pela desmielinização do trato piramidal. Tais lesões parecem resultar do efeito de alguns dos produtos de degradação protéica que normalmente são eliminados ou modificados pelo fígado.

Na verdade, doentes com cirrose avançada podem apresentar encefalopatia progressiva mesmo sem ter sofrido derivação portal cirúrgica. Têm sido referidos, nesses casos, graus variáveis de deteriorização intelectual, disartria bastante característica, ataxia locomotora e coreoatetose atingindo principalmente os músculos da língua e da face. A necropsia mostra degeneração de elementos parenquimatosos das camadas profundas do córtice cerebral e da substância branca subcortical. Por outro lado, na esquistossomose mansônica, a encefalopatia porto-sistêmica espontânea é ocorrência extremamente rara, em pacientes não operados, já que a parasitose evolui, habitualmente, sem exibir sinais significantes de disfunção hepática ou de dano parenquimatoso. Portanto, a ocorrência dessas complicações no período pós-operatório de esquistossomose deverá ser atribuída à operação efetuada, a não ser na eventualidade de haver doenças associadas, como alcoolismo ou hepatite viral. Assim sendo, a encefalopatia hepática representa a principal complicação pós-operatória das derivações venosas, com exceção da anastomose esplenorenal seletiva, em esquistossomóticos.

Do exposto, infere-se que a neuroencefalopatia que se segue à derivação porto-sistêmica é tanto mais grave e freqüente quanto maior for a lesão hepática prévia. Ela depende, também, do tipo da derivação cirúrgica e da quantidade percentual de sangue que esta seja capaz de suprimir da circulação hepática. Por tal motivo, não se observam sintomas e sinais neurológicos em doentes com anastomose esplenorenal clássica permeável, portadores de trombose portal sem lesão hepática.

Nas cirroses hepáticas, atualmente, a indicação desse tipo de operação restringe-se a doentes com hemorragia digestiva pregressa por varizes esofagogástricas, com boa reserva funcional (Child A ou B), e que não estejam respondendo adequadamente à esclerose endoscópica. Outra indicação, bem menos usual, seria nos casos iniciais da síndrome de Budd-Chiari, enquanto ainda não exista comprometimento acentuado da função hepática e desde que não haja trombose associada da veia cava inferior.

A presença de função hepática precária (Child C), trombose portal, encefalopatia hepática prévia, diabetes melito, carcinoma hepatocelular ou sangramento ativo por varizes contra-indicam a feitura desse tipo de operação.

Na esquistossomose hepatoesplênica, em vista da elevada incidência e da gravidade da encefalopatia porto-sistêmica, bem como pelo comprometimento acentuado da função hepática que a anastomose portocava direta proporciona, a intervenção está proscrita. Ela figura como última alternativa, quando todos os outros métodos disponíveis falharam e ainda resta um segmento de veia porta útil para a derivação. Esta possibilidade é extremamente rara na prática.

Técnica

A toracolaparotomia direita, pelo 9º espaço intercostal, muito utilizada no passado, foi substituída atualmente pela via de acesso exclusivamente abdominal. Assim, com paciente colocado em decúbito dorsal, com coxim para acentuar a lordose lombar, pratica-se laparotomia ampla através de incisão transversal do abdome superior.

O fígado é afastado para cima, sendo exposto seu pedículo. Aí encontram-se, revestidos pela serosa peritoneal, o dueto hepatocolédoco anteriormente e à direita da artéria hepática; à sua esquerda e por trás dessas estruturas a veia porta. O folheto peritoneal do pedículo hepático –ligamento hepatoduodenal – é incisado longitudinalmente n.o nível do contorno anterior do forame epiplóico (de Winslow) e a segunda porção do duodeno e a cabeça do pâncreas são mobilizadas após secção da lâmina peritoneal ao longo do recesso duodenoparietal (manobra de Kocher) (Fig. 95.2A). Expõe-se, assim, o contorno direito da veia porta, cuja dissecção é feita em toda sua extensão, desde sua emergência sobre o processo unciforme do pâncreas até sua penetração no fígado. Para tanto, a dissecção do dueto hepatocolédoco e seu reparo com cadarço facilitam o isolamento da veia. A veia inferior é dissecada em seu contorno anterior e direito, após abertura longitudinal da lâmina peritoneal correspondente à margem posterior do forame epiplóico. O segmento dessa situado entre a afluência das veias renais, e o lobo caudado do fígado, é preparado para a aplicação de pinça hemostática atraumática (do tipo Satinsky). O fluxo sangüíneo através da

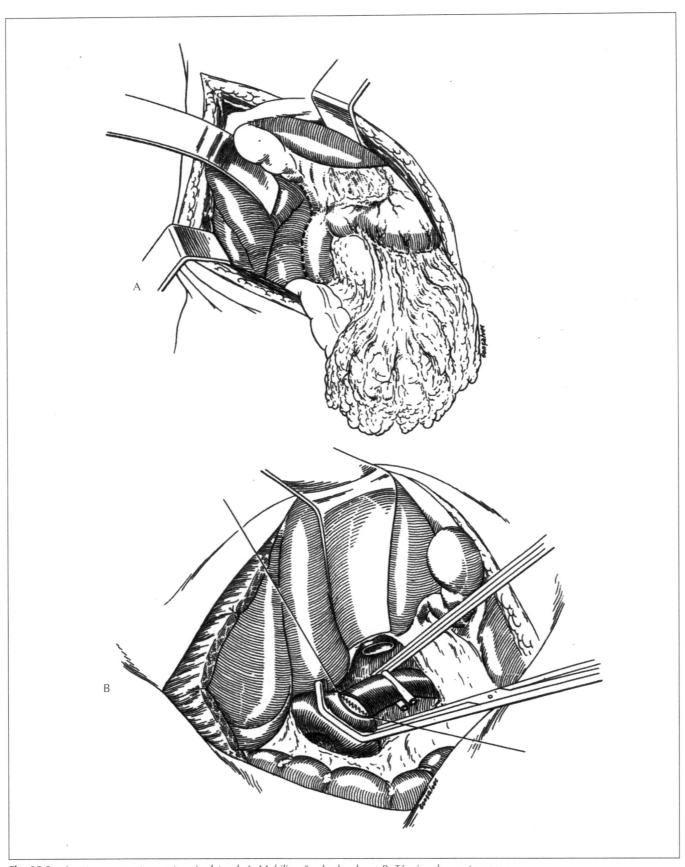

Fig. 95.2 – *Anastomose protocava terminolateral. A. Mobilização do duodeno. B. Técnica da anastomoese.*

veia cava deve permanecer garantido durante todo o tempo de pinçamento. A veia porta é pinçada transversalmente em seu segmento médio com hemostático atraumático (tipo Blalock), sendo feita a montante e a jusante da pinça a medida manométrica da pressão central (hepática) e periférica (esplâncnica), as quais servirão para decidir sobre o tipo de anastomose a ser efetuada. Se a pressão hepática for maior do que a esplênica está indicada a anastomose portocava laterolateral com a finalidade de permitir a drenagem sinusoidal retrógrada. Caso contrário, é feita a anastomose portocava terminolateral, de execução mais fácil e que apresenta maior probabilidade de permanecer permeável. Nessa eventualidade a pinça hemostática da veia porta é deslocada no sentido periférico, deixando disponível para mobilização maior comprimento daquela veia, a qual é ligada ou suturada após sua secção rente ao fígado. A secção da veia porta feita em bisel facilita a anastomose. Retirada de um segmento elíptico da parede da veia cava, tendo seu maior eixo em extensão de 20 a 25mm no sentido longitudinal. Anastomose portocava com sutura contínua – chuleio – feito em plano único com fio inabsorvível fino: náilon ou polipropileno 5-0 ou 6-0 (Fig. 95.2B). Após o término da anastomose e retirada das pinças hemostáticas é feita novamente a manometria portal para avaliar a queda da pressão. Fechamento da toracofrenolaparotomia por planos sem drenagem.

Complicações

Durante a cirurgia o acidente mais comum é a hemorragia, quando há circulação colateral abundante. Têm sido relatados raros casos de fibrinólise durante a cirurgia ou logo depois. Em indivíduos com função hepática muito comprometida, e mantidos em hipotensão durante a cirurgia, é provável o aparecimento de coma pós-operatório imediato, agravado pela supressão de sangue portal ao fígado. A insuficiência hepática, acentuando-se subitamente, leva também à icterícia. Na anastomose portocava terminolateral não é comum a trombose, porém a estenose sobrevém quando a veia cava não é convenientemente aberta para a neoboca.

Crítica

A anastomose portocava ampla e funcionante proporciona acentuada queda da pressão portal, que alcança valores normais, entre 150 e 170mm de água. Com isso há desaparecimento completo das varizes esofagianas. Têm sido relatados raros casos de reaparecimento da hipertensão portal, atribuídos à compressão da veia cava inferior pelo fígado durante a evolução do processo cirrótico.

A anastomose laterolateral nem sempre é exeqüível, em vista da dificuldade de aproximação da veia porta à cava inferior, pois elas não são rigorosamente paralelas. A dupla anastomose portocava é extremamente trabalhosa. O lobo caudado do fígado, quando muito desenvolvido, prejudica a realização da cirurgia. Nem sempre a pressão portal se reduz significativamente logo após a anastomose. A volta a valores normais ocorre freqüentemente após dias ou meses. Esse fato representa um dos argumentos contra a execução da anastomose portocava de urgência, por hemorragia de varizes esofagogástricas, em que pese alguns cirurgiões renomados adotarem a conduta.

A crítica mais contundente às anastomoses portocavas diretas se baseia ao acentuado dano à função hepática, cuja principal manifestação pós-operatória é a encefalopatia hepática que ocorre, em índices variáveis de 10% a 30%, em cirróticos. Mais recentemente, tem-se demonstrado (Rypins e Sarfeh, 1990) a possibilidade de reduzir a incidência dessa complicação, realizando-se anastomose portocava em H, com utilização de prótese de PTFE de diâmetro reduzido (8mm).

ANASTOMOSE ESPLENO-RENAL PROXIMAL

Indicações

Em cirróticos, as indicações seriam as mesmas da anastomose portocava, da qual se diferencia por apresentar índices menores de' encefalopatia pós-operatória (Fischer e col., 1981), em decorrência, provavelmente, de ser anastomose de menor diâmetro e, conseqüentemente, determinar menor redução da pressão portal.

Em indivíduos abaixo de 50 anos com esquistossomose hepatoesplênica, que referem vários episódios de hemorragia esofagiana, a anastomose espleno-renal pode ser cogitada para tratamento. Contudo, em esquistossomóticos, tem-se demonstrado (Strauss, 1989; Raia e col. 1991) ocorrência de elevados índices de encefalopatia hepática, o que praticamente contra-indica a realização desse tipo de anastomose nesses doentes.

Técnica

A toracolaparotomia esquerda pelo 9º espaço intercostal, muito utilizada no passado, foi substituída com vantagens pelo acesso exclusivamente abdominal por ampla laparotomia mediana ou paramediana esquerda. Procede-se inicialmente a palpação do baço para reconhecer sua superfície diafragmática e avaliar a presença de aderências. O acesso aos vasos lienais pode ser efetuado por via tanto supramesocólica como inframesocólica. Secção da metade esquerda do ligamento gastrocólico, por meio de ligadura de seus vasos, abrindo-se a bolsa omental. A artéria lienal, tortuosa, é palpada na borda superior do corpo do pâncreas, sendo feita sua laqueadura com fio perdido em sua curvatura mais saliente, após ser aberto o folheto peritoneal que a reveste. Secção do ligamento gastrolienal, realizando-se ligaduras sucessivas dos vasos curtos. Via de regra, a ligadura dos vasos do pólo superior do baço é difícil por serem eles curtos e profundamente situados; deve-se efetuá-la depois da mobilização do baço. Isto se faz com o cirurgião afastando, com sua mão esquerda, o baço para a direita para expor o recesso lieno-renal, cuja lâmina peritoneal (ligamento lieno-renal) é incisada com tesoura (Fig. 95.3A). Através desse plano, o tecido conjuntivo frouxo correspondente à coalescência do corpo do pâncreas à parede posterior (fáscia de Toldt) é dissecado. Após ligadura dos vasos polares, a artéria e veia lienais presas à cauda do pâncreas são duplamente ligadas e seccionadas, retirando-se o baço. Procede-se à mobilização do corpo do pâncreas através do plano de coalescência posterior até o limite da face esquerda do corpo da segunda vértebra lombar (Fig. 95.3B). A veia lienal, que se encontra geralmente contida em uma goteira na face posterior do corpo do pâncreas, é descolada, cuidando-se de ligar previamente pequenos afluentes que promanam da espessura pancreática. E mais fácil realizar a dissecção antidrômica da veia, isto é, caminhar-se do corpo para a cauda do pâncreas. O rim esquerdo é palpado, procurando-se seu hilo em cujo nível é aberta a fáscia renal a fim de buscar-se a veia renal, a qual encontra-se situada anteriormente ao pedículo renal, recoberta pela gordura perirrenal e apresentando trajeto transversal. Forma-se junto ao rim pela confluência de duas ou três raízes e recebe em seu contorno inferior a veia espermática (ovárica) e no superior a supra-renal. A veia renal é dissecada convenientemente para que seja aplicada a pinça atraumática de hemostasia lateral (Satinsky). No seguimento mais central da veia lienal é adaptado hemostático atraumático (tipo Blalock ou buldogue). A veia é seccionada transversalmente, ou em bisel com tesoura em golpe único, em um ponto previamente escolhido, após avaliar-se a distância que ela deverá cobrir a fim de atingir a veia renal sem tensão e sem acotovelamento.

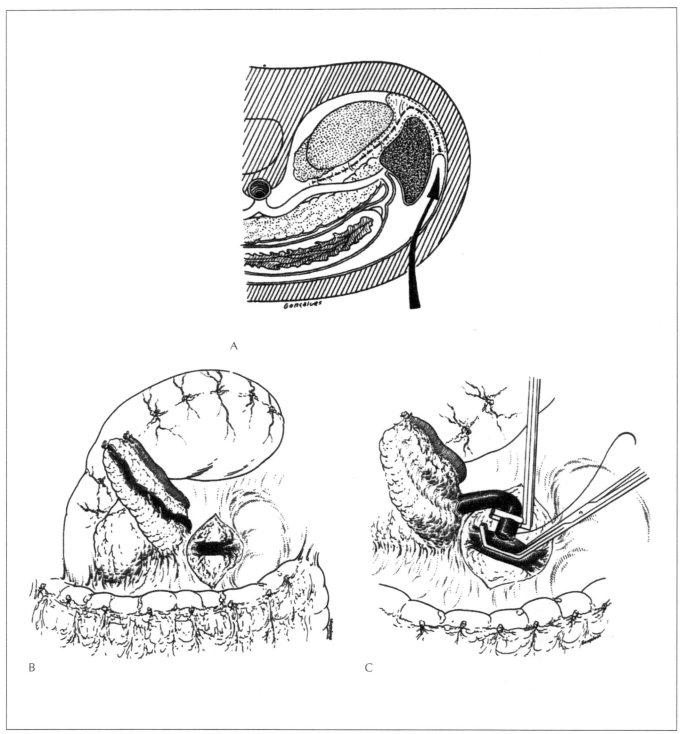

Fig. 95-3 – *Anastomose espleno-renal centralizada.*

Anastomose espleno-renal terminolateral com plano único de sutura contínua – chuleio – com fio inabsorvível (náilon ou prolipropileno 5-0 ou 6-0). Retira-se primeiro a pinça da veia renal e depois a da lienal (Fig. 95.3C).

A pressão da veia porta é medida antes e depois de terminada a anastomose para avaliar o grau de descompressão venosa. É útil retirar-se um fragmento de fígado para exame histológico após suturas hemostáticas com pontos em U. Fechamento da laparotomia por planos sem drenagem. Durante a cirurgia, quando o sangramento é intenso e difícil de ser coibido devem ser usados tubos de drenagem.

Complicações

Existindo periesplenite intensa, há risco de lesar o fundo gástrico durante a ligadura dos vasos polares ou do ângulo colocólico esquerdo na libertação da borda inferior do baço.

Se a sutura vascular apresentar falhas técnicas, ocorre sangramento entre as bordas venosas depois da retirada das pinças hemostáticas e atraumáticas. Amiúde, a hemostasia se faz pela simples compressão do local com gaze embebida em solução fisiológica morna. Os sangramentos maiores exigem a colocação de pontos adicionais de sutura, os quais comprometem o resultado da anastomose, causando estenose e frequentemente a oclusão trombótica, a qual também pode ocorrer quando não se tem o cuidado de evitar a torção ou o acotovelamento da veia lienal.

O sangramento abundante, principalmente quando há aderências vascularizadas do baço ao diafragma e no retroperitônio, dificulta a cirurgia, sendo responsável por coleções subfrênicas infectadas ou não. Não é raro o aparecimento de febre persistente pós-operatória, geralmente atribuída à esplenectomia e explicada de várias maneiras. O abscesso subfrênico, o derrame pleural esquerdo, a pileflebite resultante da trombose da veia esplênica e outras causas menos convincentes têm sido incriminadas.

Crítica

A anastomose espleno-renal clássica funcionante, pela retirada do baço, corrige de imediato a esplenomegalia e o hiperesplenismo e faz baixar a pressão portal em níveis normais. Conseqüentemente, desaparecem as varizes esofagogástricas, sendo afastada a possibilidade de hemorragia oriunda dessas veias ectasiadas. Nos doentes sem obstrução pré-hepática por trombose portal, sem comprometimento funcional do fígado, a intervenção é curativa.

No entanto, tecnicamente, a operação é difícil, demandjando treino especializado. A dissecção da veia lienal é trabalhosa e requer a ligadura de número variável de tributárias, o que, às vezes, causa o esgarçamento da parede venosa. Essa, em vista da hipertensão e nos portadores de esquistosomose por causa da endoflebite, em certas ocasiões mostra-se friável, com áreas de esclerose. Nos cirróticos, o calibre e o comprimento da veia nem sempre são adequados para a anastomose.

A incidência de encefalopatia porto-sistêmica é menor após a anastomose espleno-renal clássica do que depois da anastomose portocava direta. Esse fato é mais nítido em relação à esquistossomose hepatoesplênica, onde cerca de 70% dos tratados pela derivação radicular evoluem sem sintomas, enquanto que assim se comportam 33% dos doentes que sofreram derivação troncular.

Anastomose Espleno-Renal Seletiva

Indicações

Admite-se, atualmente, que, em cirróticos, a anastomose espleno-renal seletiva tem as mesmas indicações das anastomoses portocava e espleno-renal proximal, oferecendo, porém, como vantagens a manutenção da perfusão portal e da função hepática, e, conseqüentemente, menores taxas de encefalopatia pós-operatória, além do que não interferirá tecnicamente em eventual realização de transplante hepático ortotópico. Por essas razões, essa modalidade de anastomose tem merecido a preferência da mai011a dos autores no tratamento de cirróticos com boa reserva funcional. Em esquistossomóticos, também, a despeito da necessidade de mais estudos comparativos com seguimento a longo prazo, essa operação tem se constituído a primeira opção para tratamento cirúrgico após o episódio hemorrágico inicial, devido a sua eficácia na proteção contra recidiva hemorrágica e por determinar melhora do hiperesplenismo e regressão da esplenomegalia (Guerra e col., 1985; Ezzat e col., 1990; Lopes F°, 1994).

Técnica

Doente em decúbito dorsal. Laparotomia mediana ou paramediana esquerda, estendendo-se do apêndice xifóide até cerca de 5cm abaixo da cicatriz umbilical. Secção, entre ligaduras, dos vasos gastrepiplóicos direitos no nível do piloro. Abertura da bolsa omental seccionando-se o ligamento gastrocólico após ligadura dos vasos epiplóicos. Secção longitudinal do ligamento gastrepático na sua parte vascular e ligadura dos vasos gástricos esquerdos juntos à margem superior do corpo do pâncreas. Pode-se também expor o pâncreas e a veia lienal por via inframesocólica, rebatendo-se cranialmente o cólon transverso e praticando-se secção e descolamento do ligamento de Treitz.

Afastamento do estômago ou do cólon transverso cranialmente para exposição do pâncreas, cujo peritônio de revestimento é seccionado ao longo da sua borda inferior. Dissecção da face posterior do pâncreas para identificação da veia lienal que é descolada delicadamente em toda sua extensão, desde sua junção com a veia mesentérica superior até o hilo esplênico, efetuando-se, assim, a desconexão esplenopancreática completa, visando prevenir a formação do chamado sifão pancreático que levaria à perda tardia da perfusão portal. A veia mesentérica inferior é geralmente ligada, bem como os pequenos afluentes oriundos do pâncreas.

A veia renal esquerda é procurada e preparada, como já se descreveu anteriormente, para a anastomose espleno-renal clássica (proximal). Pinçamento da veia lienal com duas pinças de Blalock, uma em cada extremidade do segmento isolado. Secção da veia lienal transversalmente em um ponto situado cerca de 0,5cm à esquerda da pinça justamesentérica. Oclusão do coto central da veia lienal por sutura com fio inabsorvível 5-0 montado em agulha vascular atraumática. Retirada da pinça de Blalock aplicada neste coto venoso ocluído. Pinçamento lateral da veia renal esquerda com pinça de Satinsky na porção descolada correspondente ao seu contorno cranial; retirada de um fragmento elíptico da parede da veia renal com extensão pouco maior do que o diâmetro da veia lienal. A anastomose é feita de maneira idêntica à descrita para a derivação espleno-renal proxirnal, sendo, de igual modo, tomadas as pressões venosas antes e depois de retiradas as pinças hemostáticas (Fig. 95.1F).

Crítica

O descolamento da veia lienal, por essa encontrar-se na face posterior do pâncreas, geralmente alojada em uma goteira, é mais trabalhosa do que quando se faz a anastomose espleno-renal clássica. Nesse caso, o corpo e a cauda do pâncreas são mobilizados para a direita, facilitando a exposição da veia (Fig. 95.3). Talvez por isso possam ocorrer lesões pancreáticas relatadas em algumas publicações sobre a técnica de derivação seletiva, com conseqüente pancreatite ou abscessos peripancreáticos.

A secção da veia lienal deve ser feita nas imediações da veia mesentérica superior para que não reste coto venoso desfuncionalizado, o qual pode ser sede de trombose progressiva que depois alcança o tronco da veia porta, obliterando-a.

A ligadura das veias gastroepiplóica direita, gástrica esquerda e da sua anastomose com a gástrica direita visa dividir o território portal em duas áreas: uma à esquerda, de baixa pressão, por causa do deságüe para a circulação sistêmica; outro à direita, com pressão elevada, que se destina garantir o fluxo portal para o fígado.

Esse gradiente pressórico pode originar o aparecimento de veias neoformadas que restabelecem a comunicação entre as duas áreas, o que compromete os resultados da derivação espleno-renal seletiva. No entanto, é fato comprovado (Warren e col., 1982) que a anastomose espleno-renal distal descomprime efetivamente as varizes esofagianas e previne a recidiva hemorrágica. Os coeficientes de permeabilidade desta derivação, a longo prazo, se igualam aos da anastomose portocava. A perfusão portal persiste durante longo tempo, o que explica o baixo risco de encefalopatia nos pacientes em que a função hepática não se encontre muito alterada. Alguns autores (Fischer e col., 1981) discordam dessas afirmativas dizendo que seus resultados, em cirróticos, não sustentam o conceito de que a anastomose espleno-renal distal é associada a maior sobrevida e menor incidência de encefalopatia do que a derivação espleno-renal centralizada. Essa teria melhores condições de corrigir a ascite. Os autores brasileiros que têm experiência com a derivação portal seletiva na esquistossomose hepatoesplênica estão satisfeitos com seus resultados, a despeito de alguns autores (Strauss, 1989; Raia e col., 1991) não relatarem diferenças significantesentre os resultados tardios dessa operação e da desconexão azigoportal.

ANASTOMOSE MESENTERICOCAVA

Indicações

Doentes com hipertensão portal, que já apresentaram sangramento de varizes, e que não possuam disponíveis para derivação a veia lienal e a porta, e que apresentem boa função hepática. A trombose neonatal da veia porta em crianças de pequeno porte é a indicação mais comum. Na síndrome de Budd-Chiari, em alguns casos, a hipertrofia do lobo caudado é tão acentuada que dificulta a realização da anastomose portocava. Nessa situação, a anastomose mesentericocava é mais facilmente exeqüível e permite obter resultados semelhantes. Tal como em qualquer outro tipo de derivação porto-sistêmica, é fundamental a realização prévia (pré ou intraoperatória) da radiografia contrastada da árvore portal a fim de orientar a decisão sobre a conduta.

A anastomose mesentericocava, praticada há mais de uma década por vários autores e entre nós por Resende Alves, foi mais recentemente preconizada por Drapanas e col., utilizando curto-circuito por meio de prótese de dácron. Para esses últimos autores, a derivação é facilmente exeqüível e aplicada à maioria, senão à totalidade dos pacientes com hipertensão portal resultante de cirrose hepática.

Técnica

Doente em decúbito dorsal, sendo feita incisão paramediana-para-retal interna direita medioumbilical. Às vezes, há necessidade de estendê-la do rebordo costal ao púbis. O omento e o colo transverso são afastados cranialmente e o intestino delgado, protegido com compressa grande e úmida, é afastado para a esquerda. Às vezes, é preferível eviscerar o delgado, alojando-se em bolsa plástica ou de tecido embebido em solução fisiológica. A veia mesentérica superior é procurada abaixo do mesocolo transverso, no nível da terceira porção do duodeno e à direita da artéria homônima. Nesse ponto, o folheto peritoneal é incisado transversalmente, desde a borda direita do ângulo duodenojejunal até a borda esquerda da segunda porção do duodeno, a qual, assim, fica exposta. O ângulo colocólico direito é mobilizado, incisando-se o peritônio ao longo do recesso parietocólico direito, descolando-se, também, a segunda porção do duodeno por meio da manobra de Kocher. Isso permite o pinçamento digital da veia mesentérica superior, em caso de sangramento, durante sua dissecção, a qual deve ser feita cuidadosamente, pois a lesão de uma de suas tributárias produz intensa hemorragia. A pulsação da artéria mesentérica situada à esquerda serve como guia.

A mobilização do colo direito é completada, caminhando-se através do tecido conjuntivo frouxo correspondente ao plano de coalescência. Em vista da hipertensão portal, há aí numerosas veias neoformadas que devem ser ligadas. Ocasionalmente, encontra-se, durante a dissecção da face anterior da veia cava inferior, uma camada espessa de tecido fibroareolar edemaciado, contendo numerosos vasos linfáticos e sangüíneos que devem ser ligados, o que reduz o risco de sangramento e de ascite pós-operatória. A veia cava é desse modo dissecada, desde as ilíacas até a renal direita, cuidando-se de ligar algumas veias lombares a fim de facilitar aplicação da pinça atraumática para hemostasia lateral, conservando-se parcialmente o fluxo sangüíneo.

A derivação venosa é mais facilmente feita com prótese de dácron à maneira de H, com cerca de 18mm de diâmetro e 6 a 8cm de comprimento, atentando-se para que não permaneçam torções ou acotovelamentos (Fig. 95.1E). A anastomose com a cava é feita primeiro, excisando-se um segmento da parede venosa na face ântero-esquerda para abrir-se uma "janela" oval com 20mm em seu maior diâmetro. Ao término das suturas, a eficácia da anastomose é comprovada, retirando-se temporariamente a pinça da veia cava. A veia mensentérica superior é também pinçada lateralmente com hemostático atraumático e aberta longitudinalmente numa extensão e 25mm. Ambas anastomoses vasculares são feitas com sutura contínua em plano único – chuleio – usando fio inabsorvível número 5-0 de náilon ou polipropileno. Após a retirada das pinças hemostáticas, é verificado o fluxo sangüíneo através da prótese. As pressões venosas da cava e da mesentérica são medidas com manômetro de água antes e depois da derivação. Colheita de um fragmento do fígado para exame histológico após sutura hemostática com pontos em U. Fechamento da cavidade abdominal por planos sem drenagem.

Crítica

A derivação mesentericocava tem sido feita de várias maneiras. Em crianças e indivíduos jovens, é preferível realizar a anastomose direta lateroterminal, sendo para isso necessário seccionar transversalmente a veia cava inferior no nível da confluência das ilíacas (Fig. 95.4). Isso compromete a circulação de retorno dos membros inferiores por ligadura ou sutura do coto periférico da cava ou das ilíacas. Quando aquela indicação é obedecida não costuma haver inconvenientes, pois a circulação venosa colateral se desenvolve adequadamente. O edema discreto dos membros inferiores costuma desaparecer a curto prazo. Em indivíduos mais idosos, no entanto, manifestam-se sinais de estase venosa nos membros inferiores com edema, celulite e infecção. O uso de prótese entre as veias mesentérica e cava facilita a intervenção e não exige descolamento tão extenso da veia cava, nem a interrupção definitiva de seu fluxo sangüíneo. Entretanto, a possibilidade de obliteração trombótica é maior e, por isso, deve-se dispor de prótese com diâmetro apropriado e de tecido macio; as suturas requerem todo cuidado e delicadeza.

Como toda derivação porto-sistêmica, a anastomose mesentericocava, reduzindo o fluxo hepático, compromete o metabolismo do hepatócito e predispõe à neuroencefalopatia. Essa depende diretamente do grau de insuficiência hepática, sendo mais freqüente e mais grave quando as reservas funcionais do órgão são menores.

As cifras de incidência de encefalopatia são discordantes entre os autores com maior experiência, variando de 11% a 40%.

BIBLIOGRAFIA

1. Abrantes WL, Cabral GL, Carvalho MA, Nascimento T AD, Noce M. Hiperbilirrubinemia indireta após descompressão portal seletiva. Rev. Ass. Med. Bras., 24:277, 1976.
2. Bell RH, Hyde PVB, Skivolocki WP, Brimm JE, Orloff MJ. Prospective study of portasystemic encephalopathy after emergency portacaval shunt for bleeding varices. Am. J. Surg., 142;144, 1981.
3. Britton RC, Woorhees Jr. AB, Price Jr JB. Selective portal decompression. Surgery, 67:104, 1970.
4. Conn HO. Transjugular intrahepatic portal systemic shunts: the state of the art. Hepatology, 17: 148, 1993.
5. Drapanas T, Cicero LO, Dowling JB. Hemodynamics of the interposition mesocaval shunl. Ann. Surg., 181:523, 1975.
6. Ezzat FA, Abu-Elmagd KM, Aly MA, Fathy OM, Ghawly NA, El-Fiky A, El-Barbary MH. Selective shunt versus nonshunt surgery for management of both schistosomal and nonschistosomal variceal bleeders. Ann. Surg., 212:97, 1990.
7. Fischer JE, BowerRH, Atamian S, Welling R. Comparison of distal and proximal esplenorenal shunts. A randomized prospective trial. Ann. Surg., 194:571, 1981.
8. Goffi FS. Resultado das anastomoses portocava e espleno-renal no tratamento da hipertensão portal por esquistossomose hepatoesplênica. Tese de Docência Livre, FMUSP, São Paulo, 1966.
9. Guerra CCC, Haddad CM, Matsumoto M, Luzzi JR, Silva MP, Chacon JP. Comportamento do hiperesplenismo após anastomose espleno-renal seletiva, Rev. Ass. Med. Bras., 31:54, 1985.
10. Guimarães JS. Tratamento cirúrgico das hemorragias gastroesofagianas na esquistossomose hepatoesplênica. Estudo comparativo entre a esplenectomia associada à anastomose espleno-renal e a esplenectomia associada à desvascularização gastroesofagiana. Tese de Docência Livre, FMUSP, 1969.
11. Haddad CM. Desconexões azigoportais no tratamento de varizes esofagogástricas. Resultados obtidos com a desvascularização gastroesofágica associada à esplenectomia no tratamento cirúrgico eletivo e de urgência. Tese - Doutorado. Esc. Paul. Medicina, São Paulo, 1980.
12. Linton RR. A splenorenal or a portocaval shunt? Surg. Gynec. ObsteI., 121:117,1965.
13. Lopes F° OJ. Avaliação clínica, laboratorial, endoscópica e eletrencefalográfica tardia de doentes esquistossomóticos sub-

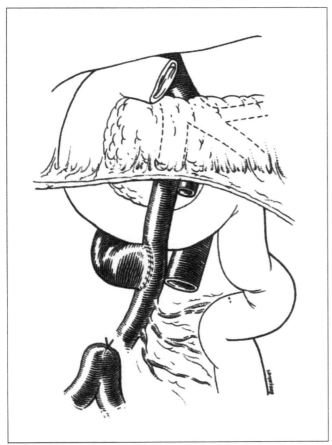

Fig. 95.4 – *Anastomose mesentericocava lateroterminal.*

metidos à anasmmose espleno-renal distal. Tese de Doutorado. Esc. Paul. Medicina, São Paulo, 1994.
14. Luz FFC. Extracorporeal filtration of portal blood for removal of "Schistosoma mansoni": analysis of 100 operations. Proceed. Roy. Soc. Med., 62:115, 1969.
15. McDermott JR WV, Adams RD. Episodic stupor associated with an Eck Fistula in thehuman with particular reference to the metabolism of ammonia. J. Clin. Invest., 33:1, 1954.
16. McDermott Jr WV. Evaluation of the hemodynamics of portal hypertension in the selection of patients for shunt surgery. Ann. Surg., 176:449, 1972.
17. Moreno AH, Burchel AR, Reddy VR, Panke WF, Nealon Jr TF. The hemodynamics of portal hypertension revisited: Determinants and significance of ocluded portal pressures. Surgery, 77:167, 1975.
18. Nasbeth DC, Widrich WC, O'Hara ET, Johnson WC. Flow and pressure characteristics of the portal system before and after splenorenal shunts. Surgery, 78:739, 1975.
19. Nay HR, Fitzpatrick HF. Mesocaval H graft using autogenous vein graft. Ann. Surg., 183:114, 1976.
20. Okumura M. Contribuição para o estudo do tratamento cirúrgico da hipertensão portal. Tese de Docência Livre. FMUSP, São Paulo, 1967.
21. Orloff MJ, Charters AC, Chandler JO, Condon JK, Orambort DE, Modafferi TR, Levin SE, Brown NB, Sviokla SC, Knox DO. Portocaval shunt as emergency procedure in unselected patients with alcoholic cirrhosis. Surg. Oynec. & Obst., 141:59, 1975.
22. Raia S. Descompressão portal seletiva na esquistossomose mansônica. Tese Doc. Faculdade de Medicina da Universidade de São Paulo. São Paulo, 1978.
23. Raia S, Mies S, Alfieri Jr F. Portal hypertension in mansonic schistosorniasis. World. J. Surg., 15:176, 1991.
24. Resende Alves JB. Hipertensão portal. Hospital, 64:275, 1963.
25. Reynolds TB, Donovan AJ, Mikkelsen WP, Redeker AO, Turrili FL, Weiner JM. Results of 12-year randornized trial of portocaval shunt in patients with alcoholic liver disease and bleeding varices. Oastroenterology, 80:1005, 1981.
26. Rypins EB, Sarfeh IJ. Small diameter portocaval H. Graft for variceal hemorrhage. Surg. Clin. North Am., 70:395-404, 1990.
27. Sherlock S. Hipertension portal. In: Popper H, Schaffner F. Progres en patologia hepática. Trad. espano Bacelar, pp. 179-198, 1963.
28. Shiroma M. Resultados da anastomose espleno-renal e da esplenectomia no tratamento da hipertensão portal esquistossomótica. Tese de Docência Livre. FMUSP, São Paulo, 1974.
29. Silva AT. Descompressão portal seletiya – Efeitos imediatos em esquistossomóticos hepatoesplênicos. Tese de Doutoramento. FMUSP São Paulo, 1973.
30. Silva LC. Estudo da hiperbilirrubinernia pós-anastomose portocava em pacientes com esquistossomose hepatoesplênica e cirrose hepática. Tese de Doutoramento, FMUSP, São Paulo, 1961.
31. Speranzini MB. Vascularização arterial do fígado na fibrose hepática esquistossomótica após anastomose espleno-renal (Estudo angiográfico). Tese de Docência Livre. FMUSP, São Paulo, 1971.
32. Strauss E. Hipertensão portal esquistossomótica: análise evolutiva de intercorrências clínicas, dados endoscópicos e laboratoriais em estudo randomizado comparando três tipos de cirurgia. Teses de Livre Docência - Universidade de São Paulo. Ribeirão Preto, 1989.
33. Vasconcelos E. Terapêutica da hipertensão portal. Rev. Paul. Med:, 45:577, 1954.
34. Warren WD, Zeppa R, Fomon JJ. Selective transplenic decompression of gastroesophageal varices by distal splenorenal shunt. Ann. Surg., 166:437, 1967.
35. Warren WD, Millikan Jr WJ, Henderson JM et al. Ten years portal hypetensive surgery at Emory: results and new perspectives. Ann. Surg., 195:530, 1982.

96 Desconexões Azigoportais

Chibbly Michel Haddad

A meta prioritária do tratamento cirúrgico, em doentes portadores de hipertensão portal, é, sem dúvida, eliminar as conseqüências das varizes esofagogástricas, ou ainda, eventualmente, fazer cessar um episódio agudo de hemorragia. Para satisfazer esses objetivos, tem sido percorrido um longo caminho em busca de resultados satisfatórios. Assim sendo, após os insucessos da esplenectomia isolada no tratamento cirúrgico da síndrome de hipertensão portal e de suas complicações, houve grande aceitação das técnicas de derivações venosas porto-sistêmicas que visam, essencialmente, reduzir a pressão do sistema venoso portal, que constitui a alteração hemodinâmica mais evidente. Com esse objetivo passaram a ser largamente praticadas anastomoses portocava e espleno-renal clássica, as quais, contudo, a despeito de promoverem acentuada redução da pressão portal e desaparecimento das varizes, têm o inconveniente de determinar sérias conseqüências metabólicas, representadas principalmente por encefalopatia hepática.

Com a anastomose espleno-renal seletiva, na qual se procura descomprimir basicamente a rede venosa do esôfago terminal e o estômago, onde habitualmente se localizam as varizes, houve acentuada redução das complicações metabólicas, as quais, no entanto, podem ocorrer, se bem que de forma menos intensa, dado principalmente à eventual perda da tão almejada seletividade da drenagem do sangue portal. Além disso, a existência de trombose ou de alterações anatômicas e patológicas no eixo venoso esplenoportal pode impedir sua realização.

A partir da década de 40, com o conhecimento da importância representada pelo fluxo venoso hepatofugal que se estabelece pelas comunicações porto-sistêmicas naturais, através das veias do estômago e do esôfago, na formação e manutenção das varizes, surgiram numerosas operações que têm como objetivo primordial interromper a circulação venosa azigoportal, seja promovendo desvascularização gastro-esofágica, seja por secção transversal do esôfago, ou, ainda, por sutura das varizes.

DESVASCULARIZAÇÃO GASTROESOFÁGICA

BASES HEMODINÂMICAS

É operação pela qual se procura interromper a circulação venosa hepatofugal que, em regime de hipertensão e de hipervolemia, percorre o estômago e o esôfago para, através das veias periviscerais e submucosas, atingir as veias ázigos e cava superior. De início, foi praticada de forma radical pela desvascularização gástrica total (Crile Jr., 1950) com ligadura de todos os vasos que atingem o estômago. Essa primeira proposição técnica foi sofrendo modificações várias até atingir o modelo aceito atualmente, representado pela desvascularização dos 2/3 proximais do estômago e do esôfago inferior, como foi proposto inicialmente por Allison (1959) que a praticava associada à ligadura de varizes do esôfago.

Indicações

A desvascularização gastroesofágica associada à esplenectomia tem sido muito utilizada em nosso meio, em esquistossomóticos, como técnica alternativa, em substituição às anastomoses porto-sistêmicas, particularmente a espleno-renal seletiva, no tratamento eletivo ou de urgência de portadores de varizes esofagogástricas. É operação que tem larga aplicação, não só por exigir mínima seleção dos pacientes, mas, principalmente, por não comprometer as funções hepáticas e não conduzir à encefalopatia. A retirada do baço, geralmente volumoso em esquistossomóticos, corrige o hiperesplenismo (Haddad e col., 1981 Strauss, 1989).

Técnica

Com o paciente em decúbito dorsal, com coxim colocado na base do tórax, pratica-se laparotomia supra-umbilical por incisão paramediana esquerda, partindo-se do rebordo costal até o nível da cicatriz umbilical, ou alguns centímetros abaixo, na dependência do tamanho do baço. Após revisão da cavidade peritoneal e liberação de eventuais aderências, pratica-se a esplenectomia, e, a seguir, completa-se a desvascularização do fundo gástrico e da curvatura maior do estômago, por meio de pinçamento, secção e ligadura de todos os vasos que atingem o estômago, junto à parede gástrica, até a união dos 2/3 proximais com o 1/3 distal, tomando-se cuidados para não incluir parede gástrica nas ligaduras. A membrana frenoesofágica é seccionada para permitir isolamento do esôfago terminal que é, então, envolto e tracionado por um cadarço, evitando-se provocar lesão dos troncos vagais. A desvascularização esofágica é praticada por ligadura das veias que penetram no esôfago, e deve ser realizada junto à parede do órgão de modo a manter íntegra a circulação venosa colateral, representada pelas veias paraesofágicas, que mantêm a drenagem de sangue portal para o sistema cava através da veia ázigos. A seguir, pratica-se a desvascularização da curvatura gástrica menor, desde a cárdia até as proximidades da incisura angular, por meio de pinçamento, ligadura e secção dos vasos que atingem a parede gástrica no segmento a ser desvascularizado. A parede gástrica posterior e a bolsa omental devem ser examinadas para ligadura de eventuais veias gástricas posteriores.

A operação deve ser complementada por fundoplicatura parcial, ou, ao menos, fechamento do ângulo de Hiss, já que a manipulação da junção esofagogástrica provoca importantes alterações anatômicas que predispõem ao refluxo gastroesofágico e suas conseqüências. Além disso, tendo em vista que a ligadura dos vasos que atingem a curvatura gástrica menor inevitavelmente provoca a secção concomitante dos ramos gástricos dos nervos vagos, deve-se associar piloroplastia (Fig. 96.1) para evitar atonia gástrica pós-operatória e até mesmo úlcera gástrica de estase, como tem sido descrito (Haddad e col., 1981). Em condições favoráveis, contudo, desde que não haja espessamento acentuado e aderências importantes do ligamento hepatogástrico, é possível praticar-se a desvascularização da curvatura gástrica menor da forma como se realiza a vagotomia superseletiva. Assim, identifica-se o nervo principal da curvatura menor e inicia-se a ligadura dos vasos, junto à parede gástrica, a partir da alça ascendente da trifurcação desse nervo, de modo a manter intacta a inervação motora do antro gástrico, o que torna dispensável associar operação de drenagem do estômago.

Comentários

A desvascularização gastroesofágica associada à esplenectomia, a despeito das reais vantagens que proporciona, particularmente em esquistossomóticos, por não prejudicar as funções hepáticas, tem o inconveniente de não oferecer a desejada proteção contra recidiva hemorrágica (Haddad e col., 1981, 1982), de vez que a persistência da hipertensão

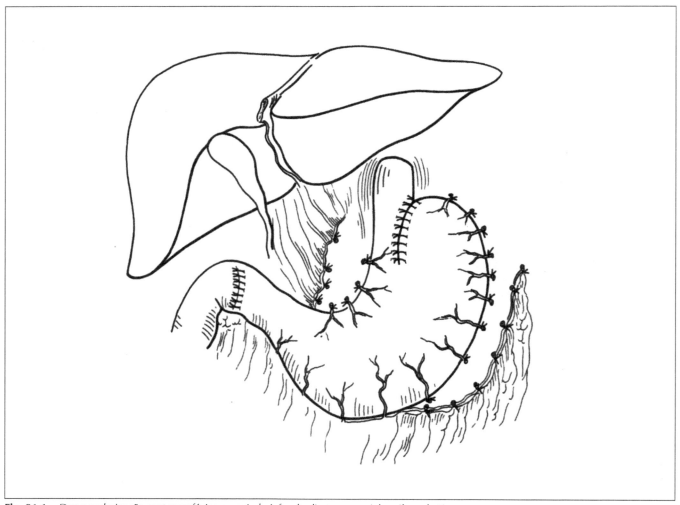

Fig. 91.1 – *Desvascularização gastroesofágica associada à fundoplicatura parcial e piloroplastia.*

favorece a formação de novas varizes pelo contínuo desenvolvimento de circulação colateral hepatofugal, havendo, contudo, nessas condições, a possibilidade de oferecer-se proteção adicional por meio da esclerose endoscópica das varizes (Pollara, 1992).

SECÇÃO ESOFÁGICA

BASES HEMODINÂMICAS

Com o objetivo ainda de promover interrupção do fluxo venoso azigoportal, que ocorre na submucosa do esôfago, responsável pela formação e manutenção de varizes, surgiu, a partir de 1950, nova proposição técnica caracterizada por secção transversal e sutura do esôfago, logo acima do hiato diafragmático (Fig. 96.2). Foi inicialmente praticada por Walker, durante fase aguda de sangramento, por toracotomia esquerda, em doente no qual múltiplas aderências impediam acesso abdominal da região esofagogástrica. Tendo em vista a facilidade encontrada na realização da operação, a boa evolução do doente, e por julgar que dessa forma realizava desconexão da circulação hepatofugal dasubmucosa do esôfago em nível acima do qual as veias estão dilatadas e sangram com maior freqüência, passou, então, a praticar e recomendar essa modalidade técnica.

Técnica

Modificações foram sendo sucessivamente propostas nessa técnica de desconexão azigoportal, dentre as quais destaca-se a introduzida por Boerema e col. (1970), que praticavam a secção completa do esôfago, utilizando aparelho de sutura mecânica colocado no terço inferior do órgão mediante gastrotomia, sem haver, portanto, exposição da luz esofágica, e complementavam a operação com vagotomia e jejunostomia. Essa técnica de desconexão por interrupção da circulação venosa da submucosa do esôfago foi posteriormente bastante difundida por Sugiura e Futagawa (1973), os quais preconizavam a associação da secção esofágica completa com desvascularização esofagogástrica e esplenectomia. Assim, esses autores, por toracotomia esquerda, praticam abertura da pleura mediastinal e procedem desvascularização completa do esôfago desde a veia pulmonar inferior esquerda até o hiato esofágico do diafragma, nível em que é realizada a secção transversal completa seguida de anastomose dos cotos esofágicoso A seguir, no mesmo ato operatório ou posteriormente, na dependência do risco cirúrgico apresentado pelo paciente, a operação é complementada pela realização, através da laparotomia mediana ou paramediana esquerda, de esplenectomia e desvascularização do esôfago abdominal e da parte alta das curvaturas gástricas maior e menor, numa extensão de 7 cm. Para facilitar a desvascularização é realizada vagotomia e, conseqüentemente, acrescentada piloroplastia. Esses autores enfatizam a importância de praticar desvascularização doesôfago, tendo-se, contudo, a precaução de não interromper a circulação venosa colateral paraesofágica dirigida ao sistema ázigos, o que se torna essencial para prevenir recorrência das varizes.

Com o advento dos modernos aparelhos de sutura mecânica, a desconexão por secção esofágica tem merecido grande destaque, particularmente durante a fase aguda de

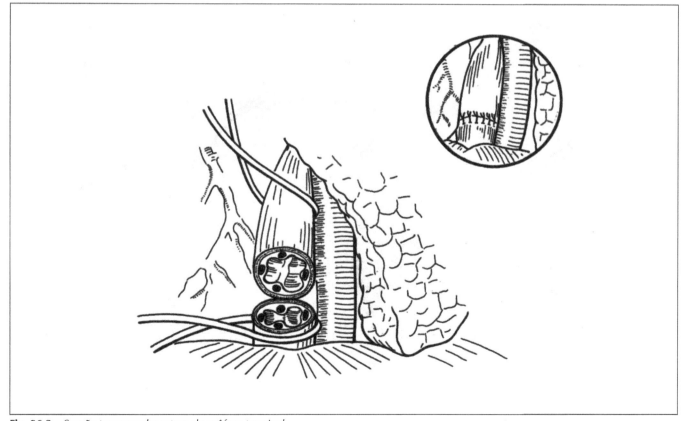

Fig. 96.2 – *Secção transversal e sutura do esôfago terminal.*

hemorragia. Nessas condições, por laparotomia, promove-se abertura do ligamento frenoesofágico e, após o esôfago abdominal ser isolado e circundado por cadarço ou dreno de Penrose, evitando-se a lesão dos nervos vagos, pratica-se desvascularização do esôfago terminal. Através de gastrotomia vertical alta: o grampeador mecânico é introduzido no esôfago, o qual é, então, amarrado circularmente sobre a haste central do aparelho, logo acima da cárdia. Após o fechamento da brecha do grampeador, o gatilho é acionado, o que provoca secção e anastomose do esôfago. Dependendo das condições gerais do doente, a operação poderá ser complementada pela esplenectomia e desvascularização da parte proximal do estômago.

Comentários

Esse método tem sido amplamente utilizado por autores japoneses, em doentes cirróticos não alcoólatras, principalmente no tratamento da fase aguda de hemorragia, nos quais têm sido relatados bons resultados (Idezuk e col., 1994), com baixos índices de mortalidade, de recidiva hemorrágica e de encefalopatia. Contudo, esses resultados não têm sido confirmados quando a operação é praticada em cirróticos com comprometimento da função hepática (Dagenais e col., 1994).

LIGADURAS VENOSAS

No tratamento da hemorragia aguda têm sido preconizadas técnicas de ataque direto por ligadura das varizes por acesso intra-esofágico, extramucoso, ou, ainda, transgástrico.

LIGADURA INTRA-ESOFÁGICA DE VARIZES

Essa modalidade técnica foi inaugurada por Boerema, em 1949, ao introduzir a ligadura intra-esofágica de varizes para tratamento da fase aguda de hemorragia, a qual teve grande aceitação na época.

Técnica

Com paciente em decúbito lateral direito, é praticada toracotomia esquerda pelo 8° espaço intercostal. Após seccionar-se o ligamento triangular do pulmão, completa-se a abertura da pleura do mediastino, o que permite identificar e isolar o esôfago, que é envolto e tracionado por dois drenos tipo Penrose, tomando-se o cuidado de não lesar a pleura mediastínica direita e os troncos vagais. Procede-se a ligadura das veias varicosas que penetram na parede esofágica, sem, no entanto, lesar a rede venosa paraesofágica. Pratica-se, a seguir, abertura longitudinal de 8 a 10cm do esôfago inferior, a partir de 2cm da cárdia (Fig. 96.3A), mantendo-se as bordas da incisão entreabertas por pontos de reparos. Faz-se a sutura contínua dupla, com fio inabsorvível, de cada tronco varicoso, em geral 3 a 4, com pontos próximos, ancorados, abrangendo a veia em todo o seu contorno (Fig. 96.3B e C), na maior extensão possível, em direção cefálica, mas, principalmente para baixo, em direção caudal. Por haver deslizamento da mucosa, é possível prosseguir até 1 a 3cm abaixo da cárdia. Havendo necessidade, deve-se ampliar inferiormente a abertura do esôfago para permitir sutura mais extensa das varizes gástricas. Repete-se a mesma manobra nos demais blocos varicosos, tendo-se o cuidado de não provocar estreitamento da luz esofágica. Por fim, a esofagotomia é suturada, em dois planos, com pontos separados por fio inabsorvível, e o tórax drenado e fechado da maneira habitual.

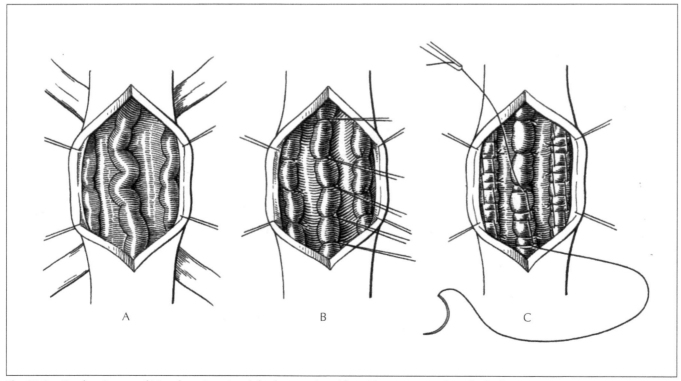

Fig. 96.3 – *Ligadura intra-esofágica de varizes. Local de abertura do esôfago (A) e sutura contínua dupla dos troncos varicosos (B).*

A cirurgia poderá ser complementada pela esplenectomia associada à ligadura das varizes esofagianas. Para tanto, em doentes com baço não muito volumoso, a esplenectomia poderá ser realizada por via torácica, praticando-se ampla abertura da cúpula diafragmática esquerda, o que possibilita atingir o baço e realizar esplenectomia da forma habitual. Em situações adversas, por tratar-se de baços volumosos, como freqüentemente ocorre em esquistossomóticos, torna-se necessário realizar laparotomia, prolongando-se a incisão torácica no hemiabdome esquerdo, até atingir a linha xifo-umbilical, e praticar abertura da cúpula diafragmática esquerda.

Comentários

A ligadura intra-esofágica de varizes associada à esplenectomia foi bastante utilizada entre nós (Kelner, 1965; Goffi e col., 1966; Haddad e col., 1975) no tratamento tanto da fase aguda de hemorragia, quanto, eletivamente, em doentes que já haviam sangrado. A complicação mais temida após essa técnica é a fístula esofágica que ocorre em cerca de 2% dos operados eletivamente (Kelner e col., 1982), podendo, porém, atingir 12% (Haddad e col., 1975) em operados de urgência, particularmente em doentes com importantes alterações funcionais hepáticas. Outra complicação inerente à técnica é a disfagia, em geral discreta, que ocorre em 10% dos casos após cirurgia eletiva (Kelner e col., 1982), a qual, contudo, geralmente cede após alguns dias, podendo, porém, evoluir para estenose esofagiana, particularmente em doentes operados de urgência (Haddad e col., 1975), quando, então, haverá necessidade de dilatação endoscópica.

LIGADURA EXTRAMUCOSA DE VARIZES DE ESÔFAGO

BASES FISIOPATOLÓGICAS

Com o objetivo de reduzir a mortalidade decorrente das complicações, particularmente a deiscência da esofagotomia, em operações nas quais haja abertura da luz esofágica para promover sutura dos troncos varicosos, Bernardes de Oliveira e col. propõem, (1961) ligadura extramucosa das varizes, praticando secção longitudinal apenas da túnica muscular do esôfago, mantendo-se, portanto, a mucosa íntegra.

Técnica

Por toracotomia ou toracolaparotomia esquerda, pratica-se inicialmente esplenectomia, e, após isolamento do esôfago terminal, realiza-se incisão longitudinal de cerca de 10cm, apenas de sua túnica muscular. Dessa forma, fica exposto o tronco varicoso, dilatado e tortuoso, sobre a mucosa íntegra, entre as bordas da túnica muscular. São, então, aplicadas ligaduras escalonadas sobre a coluna varicosa, com fio inabsorvível fino, montado em agulha curva atraumática, sem penetrar na luz esofágica (Fig. 96.4). Os mesmos fios que suturaram as veias da submucosa são utilizados para aproximar a túnica muscular, provocando a fixação do tronco varicoso contra a parede muscular, sem deixar espaço descolável na submucosa. A mesma manobra é repetida, praticando-se

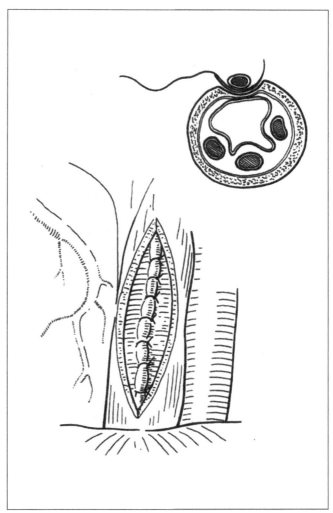

Fig. 96.4 – *Ligadura extramucosa de varizes do esôfago.*

mais duas ou três incisões da túnica muscular do esôfago, para sutura de outros troncos varicosos.

Comentários

Com essa técnica obteve-se redução acentuada de complicações e de mortalidade pós-operatória, havendo, contudo, assim como após a ligadura intra-esofágica, alta incidência de recidiva hemorragia, tanto em doentes operados eletivamente como de urgência (Goldenberg e col., 1968).

LIGADURA TRANSGÁSTRICA DE VARIZES

Com o objetivo primordial de evitar-se complicações inerentes à toracotomia e à esofagotomia, ou a ambas, Crawford e col. (1959) propõem ligadura das varizes do estômago e parte terminal do esôfago por via exclusivamente transgástrica.

Técnica

Por laparotomia mediana supra-umbilical e gastrotomia ampla da parte proximal do estômago, duas sondas nasogástricas finas são colocadas e fixadas nas extremidades proxi-

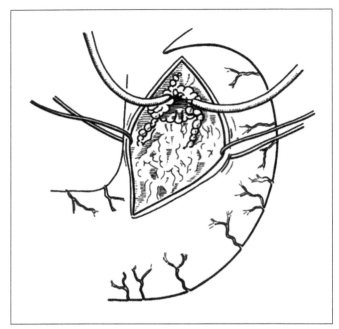

Fig. 96.5 – *Ligadura transgástrica de varizes.*

mais, de tal forma que a tração suave do estômago, para baixo, e das extremidades inferiores das sondas que passam pela cárdia, lateralmente, permite boa exposição da mucosa da parte cranial do estômago e da cárdia, bem como das varizes, que se apresentam como colunas longitudinais estendendo-se da região pericárdica para o interior do esôfago. Pratica-se a sutura contínua de cada tronco varicoso, com fio inabsorvível, iniciando-se em sua extremidade caudal até atingir a cárdia. Tracionando-se o fio de sutura, haverá, por deslizamento da mucosa, exposição do tronco varicoso da parte terminal do esôfago para ser também suturado (Fig. 96.5).

Comentários

Essa técnica tem sido praticada na fase aguda de sangramento de varizes do esôfago ou, ainda, particularmente, em doentes nos quais a hemorragia é provocada por varizes gástricas. Além de se evitarem as complicações próprias da toracotomia e da esofagotomia, essa técnica permite identificar e tratar outras lesões gástricas e duodenais, eventuais causas determinantes da hemorragia. Ela não impede a realização futura de outros procedimentos cirúrgicos, como anastomoses venosas.

BIBLIOGRAFIA

1. Allison PR. Bleeding from gastro-esophageal varices. Ann Roy Coll SurgEngl 25:298, 1959.
2. Bemardes Oliveira A, Rosenberg D, Faria PAJ. Nova técnica no tratamento das varizes do esôfago (ligadura extramamucosa). Gaz Sanit 10:3, 1961.
3. Boerema I. Bleeding varices of the liver and Banti's Syndrome. Arch Chir. Neerl., 1:253, 1949.
4. Boerema I, Klopper PJ, Holscher AA. Transabdominal ligation resection of the esophagus in cases of the bleeding esophageal varices. Surgery 67:409, 1970.
5. Crawford ES, Henley WS, Kelsey J. Ligation of esophageal varices: a new technique. Amer Surg 25:805, 1959.
6. Crile Jr G. Transesophagealligation of bleeding esophageal varices. A preliminary report of seven cases. Arch Surg 61:654, 1950.
7. Dagenais M, Langer B, Taylor BR, Greig PD. Experience with radical esophagogastric desvascularization procedure (Sugiura) for variceal bleeding outside Japan. World J Surg 18:222, 1994.
8. Goffi FS, Guimarães JS, Silva LC, Bastos ES. A sutura das varizes esofagianas no tratamento das hemorragias digestivas em doentes com síndrome de hipertensão portal. Rev. Paul. Med 69:241, 1966.
9. Goldenberg S, Oliveira E, Haddad CM. Tratamento cirúrgico de emergência nas hemorragias por varizes esofagogástricas. Rev. Ass. medo bras., 14:139, 1968.
10. Haddad CM, Dai Fabbro Neto A, Richieri TS, Goldenberg S. Ligadura intra-esofágica associada à esplenectomia no tratamento cirúrgico eletivo das varizes esofagogástricas. Rev. Paul. Med 86: 13, 1975.
11. Haddad CM, Dai Fabbro Neto A, Richieri TS, Goldenberg S. Tratamento cirúrgico da hemorragia aguda por varizes esofagogástricas (operação de Boerema Crile Jr.). Rev Ass Med. Bras 21:81, 1975.
12. Haddad CM, Chacon JP, Herani Fº B, Kobata C, Figueira A. Desvascularização gastroesofágica e esplenectomia no tratamento de varizes esofagogástricas. Rev Col Bras Cir 8:293, 1981.
13. Haddad CM, Chacon JP, Ricca AB, Toledo RFQ. Desvascularização gastroesofágica e esplenectomia no tratamento da hemorragia aguda por varizes esofagogástricas. Rev Col Bras Cir 9:107, 1982.
14. Idezuki Y, Kokudo N, Sanjo K, Bandai Y. Sugiura procedure for management ofvariceal bleeding in Japan. World J Surg 18:216, 1994.
15. Kelner S. Avaliação da esplenectomia e ligadura intra-esofagiana das varizes do esôfago na esquistossomose mansônica. Tese de Cátedra. Fac. Med. Univ. Fed. Pemambuco, Recife, 1965.
16. Kelner S, Ferreira PR, Dantas A, Lima Fº JFC et al. Ligadura de varizes esofagogástricas na hipertensão portal esquistossomótica: avaliação de 25 anos. Rev Col Brs Cir 9:140, 1982.
17. Poli ara WM. Desvascularização esofagogástrica por via transmediastinal sem esplenectomia no tratamento das varizes do esôfago. Avaliação clínica. Tese Docência Livre, FMUSP, 1992.
18. Strauss E. Hipertensão portal esquistossomótica: análise evolutiva de intercorrências clínicas, dados endoscópicos e laparotomias em estudo randomizado comparando três tipos de cirurgia. Tese de Docência Livre, Fac. Med. Ribeirão Preto, 1989.
19. Sugiura M, Futagawa S. A new technique for treating esophageal varices. J Thorac Cardiol Surg 66:677, 1973.
20. Walker RM. Transection operations for portal hypertension. Thorax 15:218, 1960.

97 Cirurgia Urológica

Marmo Lucon
Gilberto Menezes de Góes

Os rins normais estão situados na região retroperitoneal ao lado da coluna. O pólo superior fica no nível da décima vértebra torácica e o pólo inferior no nível da segunda vértebra lombar. Em 95% dos indivíduos, o rim direito é ligeiramente mais baixo que o esquerdo. A distância entre os pólos superiores é menor que a entre os inferiores, determinando uma posição oblíqua para fora e para baixo em relação à coluna.

A borda lateral dos rins é côncava e a medial, correspondente ao hilo renal, convexa (Fig. 97.1).

Os rins são envolvidos pela gordura perirrenal, pela fáscia de Gerotae pela gordura pararretal (Fig. 97.2). O conjunto formado pelos rins e gorduras peri e pararretais está situado na frente dos músculos psoas-ilíaco e quadrado lombar (Fig. 97.1) e para dentro da 11ª e da 12ª costelas (Fig. 97.3).

Na frente dos pólos superiores dos rins estão o fígado, à direita, e o baço, à esquerda. As faces anteriores dos rins estão em relação com as porções retroperitoneais dos colos ascendente e descendente e a porção retroperitoneal do duodeno situa-se sobre o hilo renal direito (Fig. 97.2).

As artérias renais emergem da aorta no nível da 2ª vértebra lombar. Em 75% dos indivíduos encontra-se uma única artéria renal, em 25% há uma artéria renal acessória e, em 1,5% há mais de uma acessória. A artéria do rim direito é mais longa e passa por trás da veia cava inferior (Fig. 97.1).

As veias renais desembocam na veia cava inferior e estão situadas na frente e abaixo das artérias renais. A esquerda é mais longa e recebe as veias supra-renal, espermática (ovariana) e diafragmática. A direita é mais curta e raramente recebe ramos colaterais. O bacinete situa-se atrás dos vasos renais e na frente do músculo psoas-ilíaco (Fig. 97.1).

Os ureteres localizam-se na gordura retroperitoneal, na frente do músculo psoas-ilíaco; cruzam os vasos ilíacos na altura da bifurcação da artéria ilíaca comum.

O ureter direito passa atrás do mesentério ileal e o esquerdo atrás do mesossigmóide. Antes de penetrarem na bexiga, os ureteres do homem cruzam os canais deferentes e os da mulher cruzam as artéria uterinas a 2cm do colo do útero.

A irrigação do ureter é constituída por um plexo arterial proveniente de três pedículos: superior, originado das artérias renal e espermática (ou ovariana); médio, originado das artérias espermática (ou ovariana) e ilíaca comum, e inferior, originado das artérias uterina, vaginal, homorroidária média, vesical inferior e vesical média. As veias formam um plexo em situação semelhante ao arterial.

A bexiga é órgão extraperitoneal que, quando vazia, se situa na pélvis, atrás da sínfise púbica e que, quando cheia, atinge a região inferior do abdome, atrás da parede abdominal anterior.

Nas crianças, até os cinco anos, a porção abdominal é maior que a porção pélvica. A região posterior e inferior, limitada pelos dois orifícios ureterais e pelo colo vesical chama-se trígono. O restante do órgão é constituído por um músculo chamado detrusor. A bexiga é revestida por dentro por um epitélio de transição. Entre a bexiga e o reto estão situadas as vesículas seminais no homem, e a vagina na mulher.

A bexiga é envolvida pela fáscia perivesical, que se torna espessa entre o reto e aquela, feita na face posterior do rim após descolamento da gordura perirretal de sua aderência à musculatura paravertebral.

As lombotomias são incisões que implicam a secção de muitos feixes musculares, sendo, por isso, trabalhosas e sangrantes. O bisturi elétrico de dupla ação, isto é, cortar os feixes musculares e cauterizar os vasos, é instrumento valioso e deve ser sempre utilizado.

O fechamento é feito em dois planos musculares com pontos separados de categute 0 ou 1 cromado, um plano de tecido celular subcutâneo com pontos separados de categute 2-0 simples e o plano da pele com pontos de algodão ou *nylon*. O plano muscular profundo interessa aos músculos pequeno oblíquo e transverso na parte anterior da incisão e fáscia lombo-dorsal e músculo pequeno denteado posterior e inferior na metade posterior da incisão. Os pontos são dados e reparados ainda com o doente em hiperextensão lateral. A seguir, retira-se o coxim, fazem-se os nós e fecha-se o segundo plano muscular, que é constituído pelos músculos grande oblíquo e grande dorsal nas metades anterior e posterior da incisão, respectivamente.

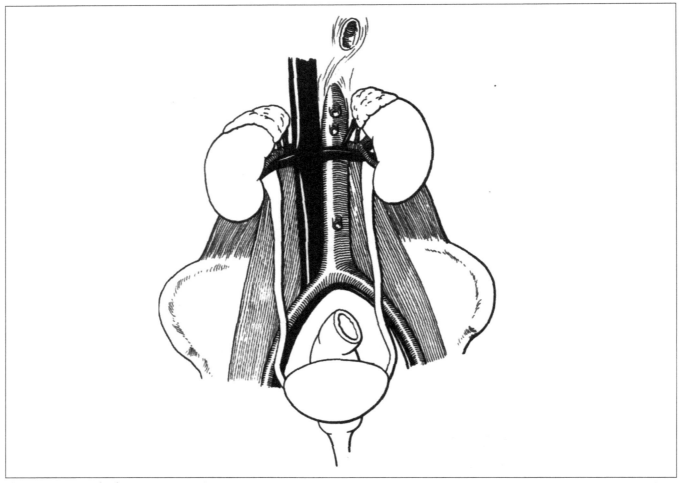

Fig. 97.1 – *Topografia dos rins, vasos renais e sistema excretor.*

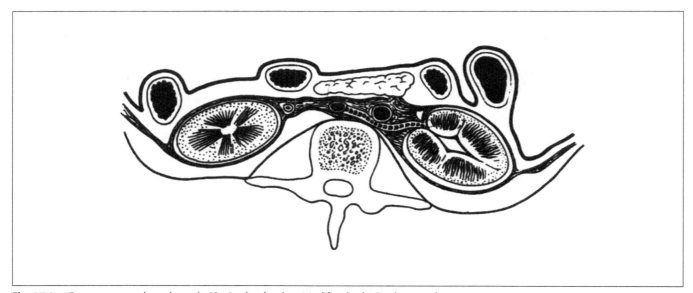

Fig. 97.2 – *Corte transversal na altura da 2ª vértebra lombar. Modificado de Gardner e col.*

NEFRECTOMIA

As nefrectomias estão indicadas nos tumores malignos do rim e bacinete, nos casos em que há destruição total do rim por infecção ou também hidronefrose, nos traumatismos graves com impossibilidade de conservação, mesmo de um pólo renal e nos casos de rim contraído secundário a pielonefrite ou glomerulonefrites, que causam hipertensão arterial ou infecção urinária.

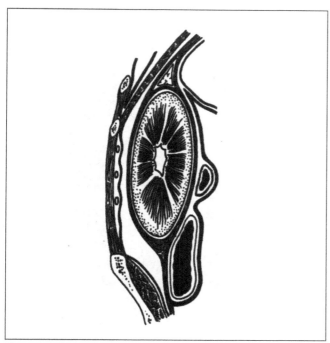

Fig. 97.3 – *Secção sagital direita. Modificada de Gardner.*

Completada a lombotomia, procede-se à liberação do rim da gordura perirrenal (Fig. 97.8). Normalmente, há um plano de clivagem fácil entre a cápsula e a gordura perirretal. Quando há pionefrose, este plano é substituído por tecido inflamatório firmemente aderido ao rim, sendo impossível a dissecção nesse nível. Nestes casos, o rim é retirado com parte da gordura que o envolve. Os vasos renais devem ser ligados individualmente. Manobra bastante segura é a dissecção dos mesmos (Fig. 97.9) e laqueadura prévia (Fig. 97.10), antes da colocação de pinças e secção dos mesmos (Fig.97.11).

Os fios usados para ligadura dos vasos renais devem ser resistentes como o categute cromado nº **1,** ou a seda nº 1. O ureter é individualizado seccionado e seus cotos são ligados com categute (Fig. 97.12).

Aspecto de importância capital na indicação da nefrectomia é a verificação da existência e da função do rim contro-lateral. É preciso que o rim restante esteja em condições de manter a homeostase. Os acidentes mais comuns ocorrem nos casos de rins malformados e fundidos e nos casos de traumatismos renais em que os doentes são operados de emergência e o cirurgião, preocupado em coibir hemorragia grave, pode retirar um rim sem a prévia verificação do restante.

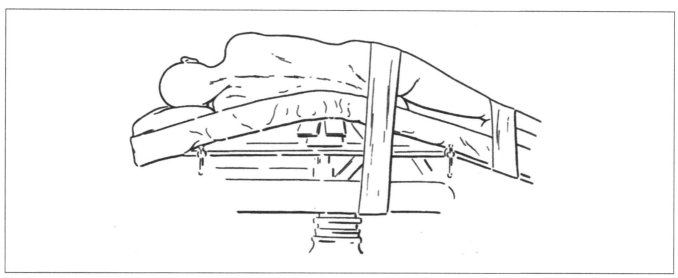

Fig. 97.4 – *Posição do doente a ser submetido a lomotomia direita.*

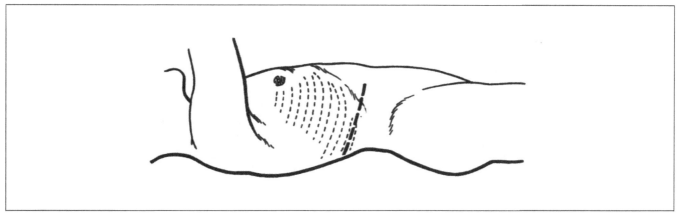

Fig. 97.5 – *Projeção cutânea da lombotomia sobre a 12ª costela.*

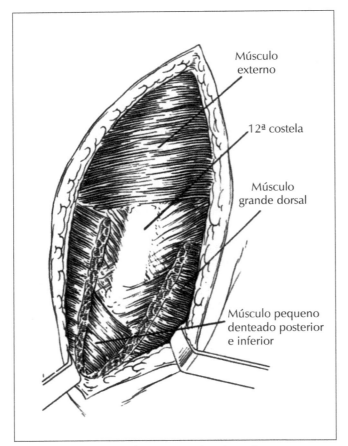

Fig. 97.6 – *Planos musculares externos à 12ª costela.*

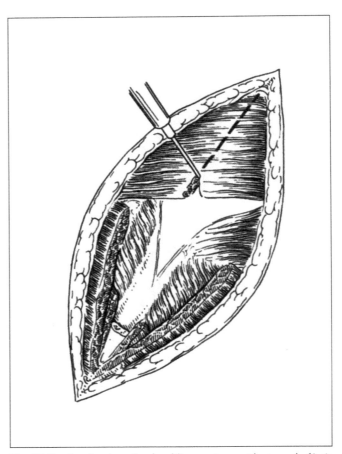

Fig. 97.7 – *Secção do músculo oblíquo externo. Abertura da fáscia lombo-dorsal após ressecção da 12ª costela.*

PIELOLITOTOMIA

As pielotomias são indicadas para retirada de cálculos piélicos ou caliciais cujo tamanho não permita a eliminação espontânea ou de cálculos menores que teoricamente possam ser eliminados, mas que causam hidronefrose ou exclusão renal.

Feita a lombotomia, procede-se à exposição da face posterior do rim. Não é necessária a liberação da face anterior. Pela face posterior o bacinete é exposto e esta manobra é facilitada pelo reparo prévio do ureter superior que é facilmente encontrado no tecido gorduroso próximo à musculatura paravertebral (Fig. 97.13).

O bacinete é incisado com bisturi e o cálculo retirado com pinças de Randall (Fig. 97.14). É importante evitar que o cálculo se fragmente; isto ocorrendo deve-se retirar os fragmentos. O bacinete deve ser lavado com solução fisiológica injetada sob pressão, para retirada dos pequenos fragmentos. A seguir é fechado com sutura contínua ou com pontos separados de categute 4-0 em agulha atraumática (Fig. 97.15).

Nunca se deve usar fio inabsorvível em via excretora urinária, porque este potencialmente ocasiona a formação de novos cálculos. Procede-se à lomborrafia deixando-se dreno de Penrose na loja renal.

A complicação mais freqüente das pielolitotomias é o vazamento de urina pelo dreno, que geralmente é de caráter transitório, com tendência a fechamento espontâneo.

NEFROSTOMIA

São realizadas nos casos em que há obstrução ureteral e não se pode remover o processo obstrutivo, seja por não sa-

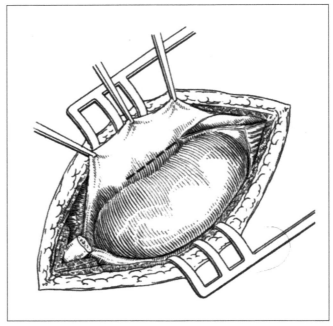

Fig. 97.8 – *Abertura da fáscia da Gerota e exposição do rim.*

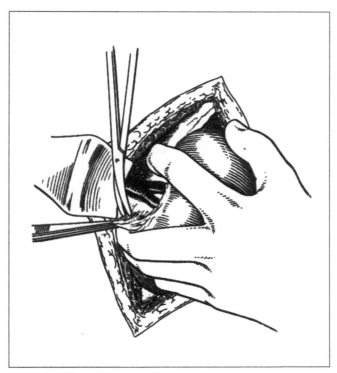

Fig. 97.9 – *Dissecção do pendículo renal.*

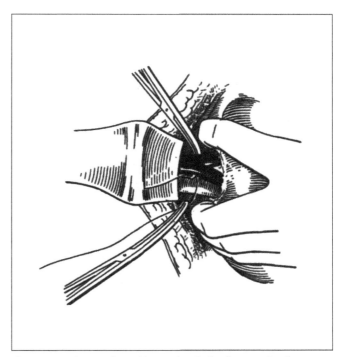

Fig. 97.11 – *Secção da artéria renal após ligadura proximal.*

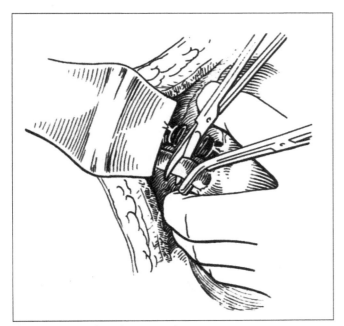

Fig. 97.10 – *Ligadura da veia renal.*

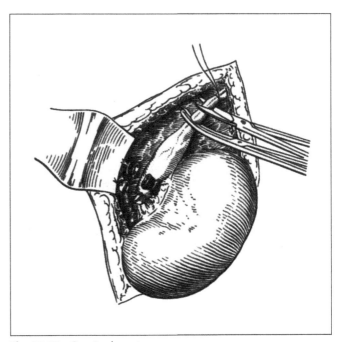

Fig. 97.12 – *Secção do ureter.*

ber exatamente sua localização, por infecção ou por falta de condições locais para a cirurgia. São particularmente dramáticos os casos de obstrução bilateral ou unilateral em rim único, causando anúria obstrutiva, onde a operação é necessária, não só para salvar o rim, mas a vida do doente. Podem ser por invasões tumorais, cálculos radiotransparentes ou decorrentes de cirurgias pélvicas, especialmente ginecológicas.

O bacinete é alcançado pela face posterior do rim. Faz-se pielotomia por onde se introduz pinça de Randall que passa por um cálice, preferencialmente o inferior, e perfura o parênquima renal (Fig. 97.16). Uma sonda de Foley ou de Malecot é amarrada na extremidade da pinça de Randall e tracionada até o bacinete (Fig. 97.17). A sonda é desconectada da pinça guia. Coloca-se a sonda em boa posição dentro do bacinete ou do cálice, se for possível (Fig. 97.18). Quando se usa sonda do Foley infla-se o balão com pequena quantidade de líquido, geralmente 1 a 2cm^3. Procede-se ao fechamento da pielotomia com fio de categute 4-0 (Fig. 97.18).

Fechada a pielotomia testa-se a posição e o bom funcionamento da sonda que são perfeitos quando 5 a 10ml de solu-

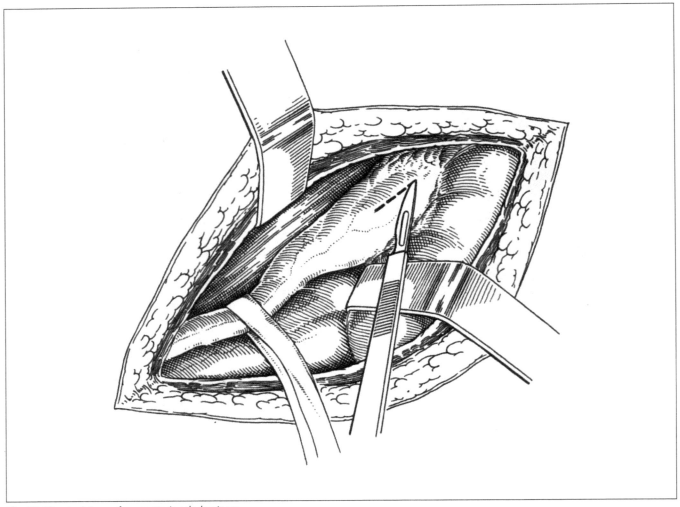

Fig. 97.13 – *Incisão na face posterior do bacinete.*

ção fisiológica são injetados e recuperados com facilidade. A drenagem contínua de urina pela sonda é também bom sinal de que a posição está correta. Não é necessária a fixação de sonda no parênquima renal. A sonda deve ser exteriorizada pelo ângulo anterior de incisão para não dificultar o decúbito dorsal do doente. Especial cuidado deve ser dedicado à fixação externa da sonda para impedir que saia de posição e que trações externas se transmitam sobre a parênquima renal.

INGUINOTOMIA

As inguinotomias são usadas para cirurgias sobre o ureter terminal e junção ureterovesical: ureterectomias, ureterolitotomias, plásticas anti-refluxo vesicoureterais e reimplantações ureterovesicais.

O paciente fica em decúbito dorsal horizontal e os tempos fundamentais são os seguintes:

– Incisão da pele e tecido celular subcutâneo, paralela à prega inguinal, 2cm acima da mesma, iniciando-se na altura da espinha do púbis e prolongando-se até a altura da espinha ilíaca anterior e superior (Fig. 97.19). Atenção aos vasos epigástricos superficiais que cruzam o terço inferior da incisão e que são sistematicamente seccionados e ligados.

– Divulsão das fibras do músculo grande oblíquo na parte superior da incisão e secção de sua aponeurose na parte inferior.

– Secção dos músculos pequeno oblíquo e transverso, cujas fibras estão dispostas no sentido inverso ao da linha da incisão.

– Abertura da fáscia transversal, com atenção especial aos vasos epigástricos profundos que cruzam o terço inferior da incisão e que devem ser ligados e seccionados.

– O cordão espermático é dissecado e afastado do campo. O ligamento redondo pode ser seccionado e ligado.

– O retroperitônio é dissecado junto ao músculo psoasilíaco, expondo os vasos ilíacos. O ureter é localizado no seu cruzamento com os vasos ilíacos, reparado e, a partir daí, dissecado até o ponto desejado.

– O fechamento das inguinotomias é feito em dois planos musculares, um plano de tecido celular subcutâneo e um plano cutâneo;

– O plano muscular profundo interessa aos músculos pequeno oblíquo e transverso e o superficial se constitui no músculo grande oblíquo. Ambos são suturados com pontos separados de categute O cromado. O tecido celular subcutâneo é aproximado com pontos de categute 2-0 simples e a pele é suturada com *nylon* ou algodão.

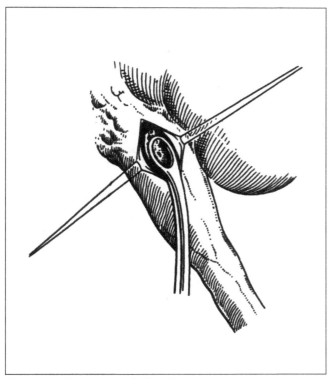

Fig. 97.14 – *Retirada de cálculo piélico.*

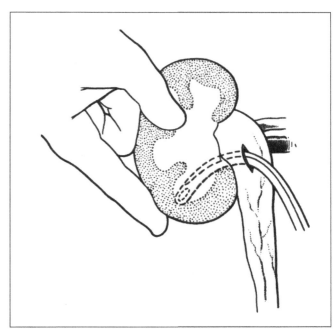

Fig. 97.16 – *A pinça de Randall penetra pelo bacinete e vai ao cálice inferior.*

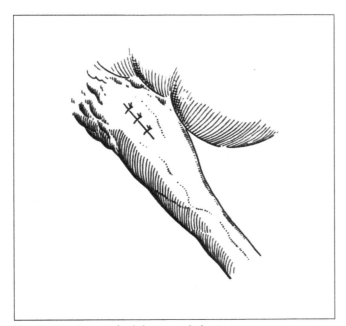

Fig. 97.15 – *Aspecto final da sutura do bacinete.*

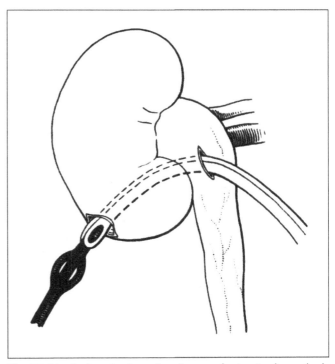

Fig. 97.17 – *Perfuração do parênquima renal e tração da sonda de nefrostomia.*

URETERECTOMIA

As ureterectomias são feitas quando existe tumor ureteral u como complementação das nefrectomias executadas para tratamento de tumores de via excretora, tuberculose renal ou de rim contraído pielonefrítico por refluxo vesicoureteral.

Completada a inguinotomia localiza-se o ureter, que é reparado. Procede-se à liberação do mesmo com ligadura dos pedículos vasculares. Disseca-se inicialmente a parte superior, que é mais fácil, até o ponto de secção feito por ocasião de nefrectomia. O reparo e tração do coto superior facilitam a dissecção da porção inferior. O ureter é ligado junto à sua implantação na bexiga, com fio de categute.

Se a ureterectomia for feita para tratamento de tumores de via excretora, deve-se remover a implantação ureterovesical e uma pequena calota vesical de aproximadamente 1,5cm de diâmetro. A brecha vesical é suturada com pontos de categute simples.

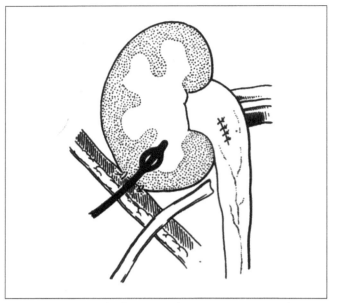

Fig. 97.18 – *Aspecto final com a sonda em posição correta e bacinete suturado.*

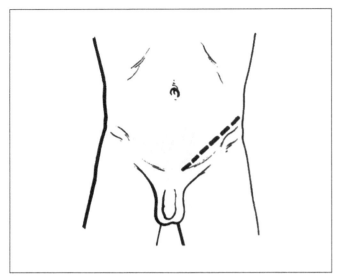

Fig. 97.19 – *Local da inguinotomia.*

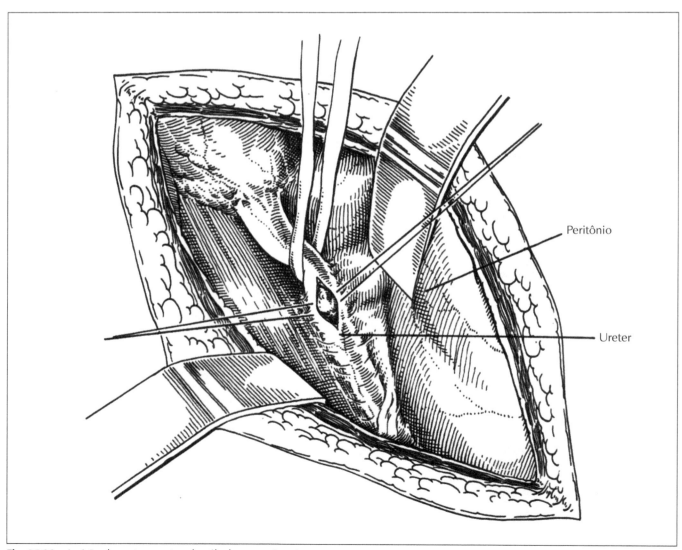

Fig. 97.20 – *Incisão do ureter mostrando cálculo no seu interior.*

URETEROLITOTOMIA

Não existem regras para indicação de ureterolitotomia. Existem princípios que norteiam o urologista e que podem variar de um para outro especialista. O dado mais importante é a repercussão causada pelo cálculo sobre o rim. Retiram-se os cálculos que acarretam exclusão funcional do rim, uretero-hidronefroses, pielonefrites ou pionefroses onde existe possibilidade de recuperação da função renal.

Quando a dilatação ureteral é discreta outros lato, entram em jogo, como o tamanho, superfície e localização do cálculo, que sugerem impossibilidade de eliminação espontânea. A presença de obstrução que causa infecção e febre é indicação absoluta e mesmo urgente de ureterolitotomia. O estado do rim oposto é também de grande importância sim, um cálculo pequeno que pode ser eliminado espontaneamente deve ser retirado de urgência, se causar anúria em pacientes portadores de rim único.

A via de acesso depende de localização do cálculo: lombotomia para cálculos altos e inguinotomias para cálculos baixos.

Realizada a via de acesso o ureter é exposto cálculo e reparado com dreno de Penrose (Fig. 97.20).

Esta manobra é de grande importância, porque o cálculo se desloque de sua posição, indo para dentro do rim. Reparado o ureter acima do cálculo procede-se à liberação do mesmo até o cálculo. Há sempre uma periureterite grande e, se a dissecção não for cuidadosa, há perigo de lesão inadvertida no ureter. Este é incisado longitudinalmente sobre o cálculo, que é então extraído (Fig. 97.21). Lava-se o leito onde estava o cálculo com solução fisiológica para remoção de pequenos fragmentos que eventualmente tenham ficado. Após a retirada do cálculo, pode-se ver a urina pelo ureter cuja permeabilidade distal é testada pela introdução de sonda de plástico nº 6, que deve alcançar a bexiga.

O fechamento da brecha ureteral é feito com pontos separados de categute 4-0 em agulha atraumática. Fecha-se a incisão deixando-se dreno de Penrose no local. Como nas pielolitotomias, são freqüentes vazamentos de urina pelo dreno que cessam espontaneamente.

Incisão Mediana Infra-Umbilical Extraperitoneal

Utilizada em cirurgias que interessam à bexiga, cistolitotomias, cistectomias parciais, cistostomias, exéreses de divertículos vesicais, exéreses de pólipos vesicais, postatectomias e outras.

A incisão é feita sobre a linha mediana, desde o púbis até as proximidades do umbigo. A aponeurose é aberta sobre a linha alba. Os retos são afastados e alcança-se a gordura pré-vesical. Para chegar-se à bexiga é necessária divulsão cuidadosa da gordura pré-vesical, tomando-se o cuidado de cauterizar as grossas veias que existem na região (Fig. 97.23).

O fechamento da linha alba é feito com pontos separados de categute 1 cromado. O tecido celular subcutâneo é aproximado com pontos separados de categute simples e a pele com pontos separados de algodão.

CISTOSTOMIAS

As cistostomias estão indiadas nos casos de obstrução abaixo do colo vesical em que a sondagem é inexeqüível e quando há processos inflamatórios intensos do nênis e ou do escroto, ocasionados por flegmão urinoso.

Após realizar-se a exposição da face anterior da bexiga, esta é separada com duas pinças de Allis. Incisa-se a parede vesical entre as pinças e introduz-se sonda que pode ser

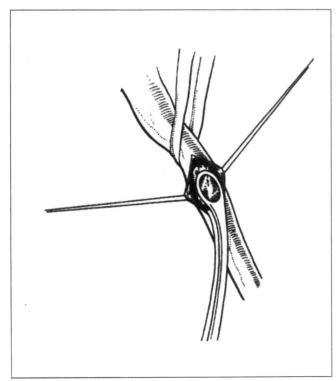

Fig. 97.21 – *Retirada do cálculo ureteral.*

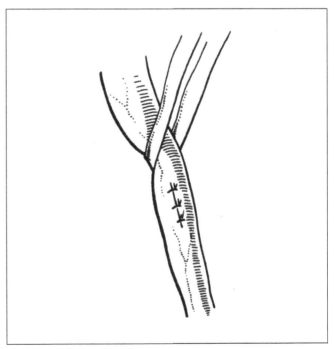

Fig. 97.22 – *Sutura da ureterotomia.*

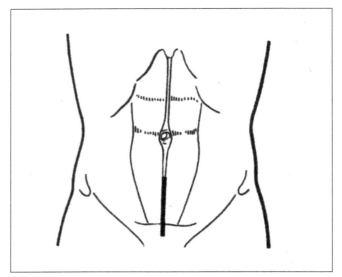

Fig. 97.23 – *Incisão suprapúbica extraperitoneal.*

de Foley, Malecot ou Nelaton. É preferível usar sonda de Foley, porque o balão facilita a manutenção da mesma dentro da bexiga. A brecha vesical é fechada com sutura em bolsa, ao redor da sonda, feita com categute simples (Fig. 97.24). Após a feitura dos nós o mesmo fio utilizado para a bolsa pode servir para fixar a bexiga no plano muscular. A sonda é exteriorizada pela incisão.

Quando se tem dúvidas sobre a causa do processo obstrutivo, ou quando não se dispõe de exames radiológicos satisfatórios, é aconselhável fazer incisão um pouco maior para que se possa inspecionar a bexiga e esclarecer o diagnóstico.

CISTOLITOTOMIAS

A incisão mediana infra-umbilical extraperitoneal pode ser pequena. E, através de incisão pequena, a bexiga é mais facilmente localizada se for preenchida com solução fisiológica minutos antes de se iniciar a cirurgia.

Localizada a face anterior da bexiga, repara-se a mesma com dois pontos de categute 2-0 simples, incisa-se entre os reparos e retira-se o cálculo. Deve-se aproveitar a oca-

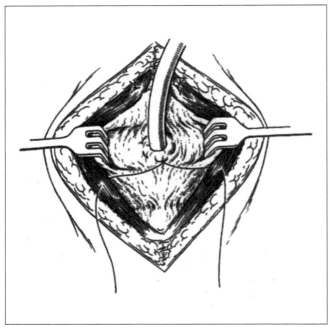

Fig. 97.24 – *Sutura em bolsa na parede anterior da bexiga; no centro é feita incisão com bisturi para passagem da sonda.*

sião para proceder-se à inspeção vesical. A cistorrafia é feita com suturas contínuas de categute 2-0 simples para o plano mucoso, e 2-0 cromado para o plano muscular. O paciente é mantido com sonda de Foley na uretra por sete dias.

BIBLIOGRAFIA

1. Couvelaire R & Cukier J. Nouveau traité de technique chirurgicale. Tome XV. Masson et Cie. Paris, 1974.
2. Gardner E, Gray DJ, O'Rahilly R. Anatomia. Trad. porto 4ª ed. Guanabara Koogan, Rio de Janeiro, 1978.
3. Glenn JF & Boyce WH. Urologic surgery. New York. Hoeber Medical Division. Harper & Row Publishers, 1969.
4. Rob C & Smith R. Operative surgery. Genito-urinary system. Butterworths. London, 1970.
5. Wolf-Heidegger G. Atlas de anatomia humana Trad. porto 3ª ed. Guanabara Koogan, Rio de Janeiro, 1978.

98 Aspectos Éticos do Exercício da Cirurgia

Fabio Schmidt Goffi
Alcino Lázaro da Silva

JURAMENTO DE HIPÓCRATES
"Juro
Considerar os meus Mestres igualmente a meus Pais;
Ensinar esta arte, generosamente, aos meus e aos seus filhos, considerando-os iguais a meus irmãos; bem como àqueles que se comprometerem a praticá-la, sujeitos a este juramento, e a nenhum outro em contrário;
Aplicar o tratamento em benefício dos doentes de acordo com a minha capacidade e consciência, evitando-lhes qualquer malefício; mesmo sob injunção de quem quer que seja;
Praticar jamais métodos que provoquem o abortamento;
Conservar a dignidade de minha vida e de minha arte;
Entrar na intimidade dos doentes tão só em seu benefício, sem corromper os costumes; nem lhes causar ofensa ou dano; Guardar segredo do que quer que eu veja, ouça ou venha a conhecer no exercício da medicina ou fora dele, que não deva ser divulgado; considerando a discrição como um dever;
Manter este compromisso até o limite das minhas forças;
Se eu cumprir este juramento, e de forma alguma o violar, seja-me permitido desfrutar de minha vida e de minha arte, gozando, perenemente, fama e honra entre os homens.
Se eu o transgredir ou perjurar
Seja o contrário o meu destino."

A influência que a tecnologia tem exercido a partir das últimas décadas do século XX é surpreendente e, até mesmo, alarmante. Medidas diagnósticas e terapêuticas convencionais são complementadas e rapidamente trocadas por conduta em que é marcante a participação de equipamentos eletrônicos, óticos, mecânicos etc.

A mão do médico que palpa, o dedo que percute e o ouvido que ausculta o paciente são substituídos por sofisticados instrumentos de propedêutica invasiva ou não, que interferem no binômio médico-paciente. A relação entre as partes torna-se mais frouxa, já que o diagnóstico passa a ser, muitas vezes, uma atribuição multidisciplinar.

A indústria de equipamentos médico-hospitalares lança ininterruptamente no mercado novos produtos que exigem alta especialização dos que se propõem a manejá-los. Por isso, o médico se despe de suas características tradicionais para se transformar em um técnico diferenciado que progressivamente perde o sentido humanístico da profissão.

As escolas médicas devem alertar os jovens iniciantes para esse risco, ainda em nível de graduação, ensinando-lhes o verdadeiro sentido da profissão médica com base nos princípios hipocráticos. Hoje, mais do que nunca, a Deontologia Médica deve ser propagada e prestigiada para que o médico do terceiro milênio não se encontre completamente despersonalizado, diante de uma Medicina robotizada e inteiramente desnaturada.

A Cirurgia ensina as indicações do tratamento cirúrgico, as bases anatômicas e fisiopatológicas e a sistematização dos vários procedimentos, os efeitos da agressão cirúrgica sobre o organismo e os resultados e consequências que essa terapêutica produz. De posse desses conhecimentos, o médico tem autorização de "aplicar o tratamento em benefício dos doentes de acordo com sua capacidade e consciência, evitando-lhes qualquer malefício". Conseqüentemente, não basta o profissional estar tecnicamente habilitado a executar o ato cirúrgico, mas é preciso que ele, ao ponderar os danos e benefícios que a intervenção pode causar, saiba escolher a melhor conduta para o doente. A Cirurgia, sendo a modalidade mais agressiva da Terapêutica, só pode ser exercida por profissionais cientificamente preparados, manualmente adestrados e moralmente idôneos.

Pela natureza do trabalho, que envolve o sigilo profissional, os atos do cirurgião escapam muitas vezes à legislação escrita e aos controles ordinários das outras atividades profissionais. É difícil estabelecer limites entre o lícito e o punível, entre o erro flagrante e o fortuito, entre a prudência e a inconsciência. Inúmeras vezes graves decisões têm de ser tomadas com base exclusivamente no senso de responsabilidade do cirurgião, que será o único juiz para resolver sobre a vida ou o destino do doente que se submete à sua atenção. Uma intervenção mal indicada ou mal conduzida pode causar maior dano do que a doença que a motivou. Por isso, não há desdouro algum para o médico que conscienciosamente, quando necessário, transfere o tratamento cirúrgico de um enfermo para outro profissional mais capacitado. Este gesto somente o engrandecerá diante de si mesmo, dos seus pares e do seu próprio doente. Ao cirurgião mais experiente e amadurecido cumpre relevar com cordura a insegurança dos mais jovens, orientando-os e "ensinando-os generosamente na arte de curar". Daí a responsabilidade dos que ensinam cirurgia, desde instrutores até mestres, nas unidades ou fora delas, de manterem uma conduta ética irrepreensível com pacientes e colegas, a qual insensivelmente será assimilada pelos discípulos até incutir-lhes o estado de equilíbrio necessário em seu saber e atuar.

A necessidade quase constante de internação do paciente faz com que o trabalho do cirurgião seja exercido em grande parte no hospital. Aí, ele atua como membro do corpo clínico de um serviço previdenciário, como integrante de uma equipe autônoma de especialistas, ou, individualmente, atendendo a sua clínica privada. Essas atividades apresentam algumas características comuns, porém variam no que se refere às relações do cirurgião com o doente, com os colegas e com o hospital.

No Brasil as delimitações do trabalho médico estão explicitadas no Código de Ética Médica publicado no *Diário Oficial da União* de 26-1-1983. Nele se encontram tópicos abrangendo múltiplos aspectos, entre os quais figura a responsabilidade profissional, a relação do médico com os pacientes e seus familiares, a doação de órgãos e tecidos, a relação entre médicos e a pesquisa médica no ser humano. A questão do emprego de animais de laboratório para a pesquisa experimental ou para o treinamento cirúrgico está mencionada nos dois primeiros capítulos deste livro.

No presente capítulo serão referidos os principais aspectos éticos do trabalho do cirurgião.

FORMAÇÃO DO CIRURGIÃO

Não se pode falar de aspectos éticos no exercício da cirurgia sem considerar, antes de tudo, a necessidade de contar com profissionais possuidores de adequado preparo técnico-cultural. Isto não significa que "capacidade profissional" e "conduta ética" caminhem necessariamente lado a lado; porém a última é, em grande extensão, dependente da primeira.

O treinamento cirúrgico em larga escala entre nós, até algumas décadas atrás, não era satisfatório. Quando não obtido por autodidatismo deficiente, era, muitas vezes, conseguido na aprendizagem com cirurgião espetaculoso que dava muita importância a gestos grandiosos na sala de operações, mas que não se interessava pelo estudo clínico do enfermo ou pelo seu conveniente preparo, nem, tampouco, *a posteriori* pelo acerto do diagnóstico e da indicação cirúrgica.

A introdução, de maneira sistemática, do regime de internato e de residência, efetuada quase que concomitantemente há mais de 50 anos pelo Hospital das Clínicas da Faculdade de Medicina da Universidade de São Paulo e pelo Hospital dos Servidores Públicos do Rio de Janeiro e depois amplamente difundida, ofereceu aos médicos recém-graduados a oportunidade para a aprendizagem cirúrgica mais objetiva e racional.

Nesses estágios é grande a responsabilidade dos elementos diferenciados do Corpo Clínico promovendo a supervisão a fim de evitar o autodidatismo e a transmissão cumulativa de erros. As atribuições do residente não são genéricas nem rigidamente programadas, merecendo obedecer à sistematização que dá prioridade ao mais simples para terminar no mais complexo. As responsabilidades do aprendiz são individuais e progressivas, na estrita dependência de suas qualidades pessoais demonstradas pelo convívio diário com os docentes orientadores ou preceptores.

Dentro desse conceito, cumpre assinalar que a técnica cirúrgica, ainda que muito importante, não é o único tema dos programas de aprendizagem. Estes devem incluir, além de noções básicas de Anatomia, Bioquímica, Fisiologia e Fisiopatologia, os fundamentos do diagnóstico e da conduta terapêutica, do preparo pré-operatório meticuloso e da conveniente atenção pós-operatória.

Os programas de residência constituem a melhor maneira para que o cirurgião alcance um nível de preparo profissional satisfatório, a fim de oferecer ao doente, candidato ao tratamento cirúrgico, aceitável segurança.

Com o desaparecimento progressivo do indigente, pelo crescimento dos institutos paraestatais de previdência e das organizações securitárias, o sistema de ensino durante a residência sofreu modificações, reduzindo-se a oportunidade de um adestramento profissional eficiente. Soma-se a isso o excesso de graduados egressos de escolas médicas desequipadas, que obrigam os hospitais a lançarem mão de métodos de estudo massificante, tais como recursos audiovisuais e situações simuladas. Mais do que em outras áreas da Medicina, a Cirurgia foi a que mais sofreu esse impacto, pois, para a formação do cirurgião, torna-se necessário considerável número de doentes cirúrgicos e o exaustivo treinamento nos laboratórios de cirurgia experimental e de técnica cirúrgica. Halsted em 1913 escrevia aos administradores do Hospital e da Universidade John Hopkins: "Devemos atrair para o serviço indivíduos de capacidade incomum e com promessa de talento excepcional, tanto para a arte como para a ciência da cirurgia; mas não podemos esperar fazer isso, a menos que possamos lhes oferecer oportunidades práticas para sua arte e para a pesquisa. A educação de um cirurgião em sua arte requer muitos anos de trabalho cirúrgico ativo. Até mesmo para o treinamento da nossa equipe atual e para instrução de nossos estudantes de Medicina é insuficiente o número de pacientes cirúrgicos." As palavras citadas são tão verdadeiras hoje quanto eram oito décadas atrás, quando foram escritas.

Para superar o impasse fazem-se necessários a reformulação dos programas de residência e o aproveitamento em larga escala da rede hospitalar previdenciária, a qual deve contar com corpo clínico de elevado nível e com aptidões docentes.

A conclusão do estágio de residência não garante a permanente aquisição futura de conhecimentos. A Cirurgia como toda a Medicina encontra-se em contínua renovação de conceitos, que, na segunda metade deste século, têm apresentado características de verdadeira "ebulição". A cada cinco anos 50% dos fatos científicos se tornam obsoletos, o que demanda, por parte dos cirurgiões, o contato reiterado com as fontes de informação especializada. Isto se faz mediante a leitura de publicações médicas, concorrência e apresentação de trabalhos em sociedades científicas e em congressos, atuação em hospitais qualificados, e eventual dedicação à docência. Na opinião de Bastos, o cirurgião autêntico nunca se realiza completamente. Sua formação profissional, por mais profunda que seja, estará sendo constantemente superada, reformulada, retificada, completada, ampliada. O cirurgião verdadeiro, mesmo consagrado pela fama, não pode e, principalmente, não deve jamais renunciar à sua obrigação ou alegria de continuar aprendendo, colega de estudos de seus discípulos, porém atendendo sempre à finalidade humanitária de sua profissão que é curar, ou, ao menos, atenuar o sofrimento do ser doente que precisa ser tratado com cuidado, atenção e amizade.

A continuidade da educação do cirurgião no exercício de sua profissão constitui um tema que interessa às Faculdades de Medicina e entidades médicas, as quais dispõem de meios para promovê-la através de cursos periódicos de atualização e de especialização e de programas de auto-avaliação de conhecimentos.

Relação Cirurgião-Colegas

Compete à equipe cirúrgica que executou a operação o tratamento de rotina durante o período pós-operatório imediato. A intercorrência de complicações estranhas à evolução natural do operado permite, e às vezes exige, a participação de outros especialistas, cuja colaboração se torna indispensável.

O internista em sua atividade privada, tem freqüentemente necessidade de promover a hospitalização de enfermos sob sua responsabilidade, tanto para tratamento clínico como para esclarecer diagnóstico de eventuais candidatos à cirurgia. A ele compete, nestas circunstâncias, indicar a intervenção e sugerir nomes de cirurgiões capacitados quando lhe solicitam o doente ou seus familiares. A prática rotineira de internação, por profissionais não cirurgiões, de clientes privados com indicação cirúrgica já estabelecida, é conduta desaconselhável. O favorecimento, pelo cirurgião, da percepção de honorários por terceiros, por serviços considerados desnecessários é injustificável. A internação do paciente cirúrgico, em nome de profissional estranho à equipe cirúrgica, pode atribuir a este uma falsa responsabilidade pelo desenvolvimento e resultado da intervenção.

A mesma crítica deve fazer-se à partição de honorários, produto dos serviços cirúrgicos prestados, entre os vários especialistas que se ocupam do doente, desde o diagnóstico até a alta hospitalar. É comum que o paciente só se interesse pelo gasto total que demandará sua assistência, sem preocupar-se com o destino que será dado ao seu dinheiro. Mesmo nesta eventualidade é recomendável que u conta comum de honorários médicos, quando exigida, deva ser desvinculada das demais despesas hospitalares – internação, exames e medicamentos –, e contenha, especificadamente, o tipo de serviço prestado, o seu montante e o respectivo nome de cada um dos médicos que participaram do tratamento.

A introdução do sistema de assistência previdenciária e de seguro social tem contribuído para que o número de pacientes chamados "indigentes" internados em hospitais-escola ou de caridade se reduza paulatinamente, tendendo a se extinguir. Estes pacientes têm sido tratados e operados por residentes, desde que tecnicamente capacitados, sem implicações éticas no que se refere a recebimento de honorários. Desde que o paciente ou a entidade que o ampara pague pelo seu tratamento é lícito que seja exigido o direito de escolher o responsável pelos cuidados cirúrgicos o que, eventualmente, poderá restringir as intervenções praticadas pelos residentes durante o desenvolvimento do programa de aprendizagem.

Em hospitais-escola, possuidores de programas eficazes de residência, é justificável que o estagiário participe da equipe como cirurgião ou como auxiliar, no primeiro caso sempre sob a tutela e orientação de um membro graduado do corpo clínico. O residente, no entanto, não deve receber compensação monetária pela atenção a tais pacientes, e a parte ou quota que lhe corresponde, a juízo do respectivo Departamento de Cirurgia, irá engrossar os fundos destinados ao ensino dos próprios residentes.

Relação Cirurgião-Hospital

Esta questão envolve dois aspectos. O primeiro concerne ao equipamento técnico do hospital e à preparação profissional do seu corpo clínico. Somente nos últimos anos entre nós se tem dado atenção ao assunto, ocupando-se o governo de classificar os hospitais de acordo com suas instalações técnicas. As entidades médicas estão vivamente interessadas em prestar auxílio na classificação dos hospitais usando vários parâmetros: qualidade profissional de seu corpo clínico, índices de infecção hospitalar, atividade científica periódica, biblioteca médica especializada, arquivo médico, serviços auxiliares – anatomia patológica, hemoterapia, laboratório, radiologia, endoscopia e enfermagem.

Outro ângulo da questão está ligado aos contratos de trabalho entre o hospital e o corpo médico. Na época atual, aumentam cada vez mais as dificuldades do público em geral no que toca às necessidades de hospitalização e de aquisição de medicamentos. Os preços elevados da assistência médica e hospitalar, sobretudo desta, assim como a tendência para a estatização do trabalho médico através dos institutos de previdência, proporcionaram motivos para que sejam ensaiadas novas formas de atendimento, algumas delas já adotadas. Os chamados "contratos globais", nos quais se incluem em um único pagamento os serviços médicos e hospitalares, são uma das maneiras de corromper a prática médica, adulterando o sentido sadio da relação "médico-paciente".

Os chamados "seguros de saúde", desde que sejam amparados por entidades idôneas, constituem uma modalidade que atende aos interesses do público em geral e dos médicos em particular. Este sistema, que põe o segurado a coberto de gastos imprevistos, não contraria normas éticas, desde que o cliente tenha inteira liberdade de escolher seus médicos e que estes, e apenas estes, recebam o justo valor pelo trabalho profissional prestado.

O aperfeiçoamento do sistema de medicina previdenciária nacional, aliado ao estímulo a entidades éticas de seguro-saúde, constitui solução válida que poderá estender a toda a população uma assistência médica e hospitalar acessível e de elevado padrão.

Relação Cirurgião-Paciente

Um dos princípios defendidos pelo American College of Surgeons, que deve ser amplamente aplaudido, é o de proporcionar todo o bem-estar e segurança ao doente cirúrgico. Parte e da orientação da certeza de que o público tem a necessidade e o direito de conhecer a qualidade dos serviços médicos que recebe. É a valorização, em alto nível, do binômio "cirurgião- operando".

Isso só é possível quando o paciente dispõe de elementos que permitam fazer uma judiciosa escolha do seu cirurgião, o qual tem de possuir título de especialista outorgado por entidades profissionais idôneas e representativas. Por essa razão, essas associações profissionais devem ser prestigiadas e aperfeiçoadas. Os próprios médicos e cirurgiões dispõem de meios para auxiliar de modo desinteressado o público leigo na escolha de práticos gerais e de especialistas categorizados.

Na relação "cirurgião-enfermo" deve ser banido o intermediário com interesses financeiros, qualquer que seja sua forma, desde o simples agenciador até o "relações públicas" representante de grupos.

O encarecimento dos serviços médicos originou o aparecimento de organizações lucrativas que se situam como mediadoras da execução de atos médicos, o que vale dizer que configuram a posição de "terceiros" na exploração comercial da doença. Os pacientes que essas organizações atendem são seduzidos com promessas através de agentes de contato e de relações públicas, os quais oferecem melhores serviços por menores preços. Um dos caminhos para evitar a proliferação dessas empresas é o estabelecimento de tabelas de honorários para os serviços cirúrgicos prestados. É imperioso que os cirurgiões, no atendimento de sua clientela, refreiem o impulso de supervalorizar seu trabalho, devendo empenhar-se em receber, pelo mesmo, tão-somente a justa recompensa. Por outro lado, pessoa alguma será privada de tratamento por não possuir meios de indenizá-lo convenientemente.

Os cirurgiões autônomos, que atuam isoladamente ou em pequenos grupos, influenciados pela onda de consolidação da indústria de cuidados com a saúde, agora estão procurando juntar forças. Poucos são atraídos pela idéia de assumirem o papel de Davi contra esse Golias representado pelas empresas que oferecem variados planos de assistência à saúde, as quais se promovem através dos meios de comunicação de massa envolvendo somas multimilionárias e com potencial de negociar vultosos contratos (Zupko, 1994).

Há várias formas pela quais esses grupos podem se organizar, seja dentro de uma única especialidade ou contando com equipes multidisciplinares. Sua ação é mais confortável quando os integrantes pertencem ao corpo clínico do mesmo hospital e o sistema de trabalho se faz sob a forma de cooperativa médica. De acordo com o conceito da instituição hospitalar e do seu corpo clínico na comunidade, o grupo médico, por meio dos seus elementos diretivos, poderá valorizar seu trabalho frente às empresas de assistência à saúde.

Qualquer que seja o sistema de trabalho do cirurgião, atuando isoladamente, em grupos legalmente constituídos ou em cooperativas, a responsabilidade de cada um frente ao paciente e seus familiares, ao colega e aos conselhos de Medicina será sempre pessoal e intransferível. A relação cirurgião-paciente, consolidada pela confiança e empatia recíprocas, não deve ser rompida, a despeito dos critérios e sistemas pelos quais ela se estabeleceu.

O bem-estar físico e mental do paciente continua a ser o objetivo principal da prática da Cirurgia e só dentro desse preceito a Medicina merece ser exercida.

CONCLUSÃO

O cirurgião deve ser antes de tudo um MÉDICO. Portanto,
Se não o sarcerdócio, a compreensão
Se não a santidade, a paciência
Se não o altruísmo, a condescendência
Se não a caridade, o amor
Se não a filantropia, a sensibilidade
Se não a liderança, a participação
Se não a bondade, a delicadeza
Se não a cultura, o conhecimento primário
Se não a elegância, o cuidado pessoal
Se não o cavalheirismo, a educação
Se não o todo ouvir, a atenção
Se não o calar, a reserva de palavras
Se não a poesia, a percepção
Se não há tempo, há que imaginá-lo e obtê-lo!

É preciso tocar e sentir o calor humano, mutuamente, para que a terapêutica, *a priori,* já seja um sucesso, quando bem indicada pela competência (Lázaro da Silva).

BIBLIOGRAFIA

1. Bastos ES. O cirurgião já nasce feito? Dia Méd, B. Aires, 39:962, 1967.
2. Brea MM. Ética profissional. Dia Méd. B. Aires 39:952, 1967.
3. Bresnahan JF. The ethicist in clinical surgical education. Am Coll Surg Buli 69:8, 1984.
4. Chesney AM. The coming of full time to the Hopkins and Halsted's attitude toward the plan. Surgery, 32:482-484, 1952.
5. Civetta JH. Medical "future shock". Surgery 74:631-633, 1973.
6. Ferreira Santos R. A formação do cirurgião. Rev Ass Med Bras 20:47, 1974.
7. Gibbon JH. The education of a surgeon. Ann Surg 142:321-328, 1955.
8. Goffi FS. Aspectos éticos do exercício da cirurgia. Dia Méd B. Aires, 39:954, 1967.
9. Goffi FS. A medicina de hoje e sempre. An Paul Med Cir 102:83, 1975.
10. Halsted WS. The training of the surgeon. Johns Hopkins Hosp 15:267-275, 1904.
11. Holmes MK. Ghost surgery. Bull NY Acad. Med 56:412, 1980.
12. Kane WJ. Ethics in surgical clerkships. Am Coll Surg Bull 69:6, 1984.
13. Lázaro da Silva A. Aspectos éticos do honorário médico. 1a. parte. J. Crememg 25:5, jan-jun, 1990.
14. Lázaro da Silva A. Aspectos éticos do honorário médico. 2a. parte. 1. Crememg 25: 7, jul-set, 1990.
15. Lázaro da Silva A. Pesquisa "in anima nobile". Acta Cir Brasil 7:172-173, 1992.
16. Lepargneur H, Santos B. Moral e medicina. Rio de Janeiro, Hachette, p. 142, 1977.
17. Linder F. Development of modem surgery Surg Gynec Obstet 140:268-270, 1975.
18. Mac Intyre A. Ethical issues in attending physician-resident relations: a philosopher's view. Bull NY Acad Med 55:57, 1979.
19. Nora PF. Ethics in housestaff training. Bull A Am Coll. Surg Bull 69:3, 1984.
20. Pessini L, Barchifontaine CP. Problemas atuais de bioética. 2ªed. São Paulo, Ed. Loyola, p. 414, 1994.
21. Snow Jr JB. The influence of recent changes in graduate medical education on undergraduate surgical education. Am Coll Surg Bull 61:21-30, 1976.
22. Uriburu JV. Nuevo enfoque de la educación médica y de la enseñanza de la cirurgia en los Estados Unidos. Academia Nacional de Medicina de Buenos Aires, 47:51, 1969.
23. Vasconcelos E. Juramento de Hipócrates. Jamb 26:8, abril, 1974.
24. West JP. The education and training of surgeon and medical ethics. Surg Gynec Obstet 138:919, 1974.
25. Zupko K, Surgeons and mergers: making the rigth choice. Am Coll Surg Bull 78:30-32, 1994.

99 Nomenclatura em Técnica Cirúrgica

Rodolpho Paciornik

INTRODUÇÃO

Neste capítulo o objetivo é o estudo da nomenclatura aplicada aos termos empregados em técnica cirúrgica, isto é, ao conjunto dos tempos operatórios que constituem uma intervenção cirúrgica.

Por nomenclatura* entende-se: 1º) os termos empregados em uma ciência, uma técnica, uma arte e 2º) a classificação desses termos.

Já operação ou intervenção cirúrgica é toda intervenção sangrenta praticada sobre o organismo vivo por meio de instrumentos, após uma incisão que permite obter uma via de acesso ao campo operatório. Pode ser praticada com finalidade terapêutica, preventiva, estética ou experimental, no animal.

Toda intervenção cirúrgica consta de três tempos fundamentais:
1) diérese dos tecidos;
2) operação propriamente dita;
3) síntese dos tecidos.

O primeiro e o terceiro tempos estão padronizados e devem realizar-se sempre de acordo com regras bem estabelecidas de uma técnica geral. O segundo tempo, porém, ou seja, a operação propriamente dita, apresenta variações consideráveis, não somente para cada afecção, mas também para cada doente.

Não obstante todas as operações praticáveis em um órgão podem reduzir-se a um certo número de manobras cirúrgicas perfeitamente definidas, que em cirurgia se designa com sufixos especiais, associados ao nome do órgão ou órgãos sobre os quais se intervém. *Deste modo, a maioria das operações pode designar-se por um termo composto.*

PRESENÇA DO VOCABULÁRIO COMUM

As intervenções cirúrgicas podem ainda designar-se por palavras do vocabulário trivial: abertura, denudação, exclusão etc.

---
* *Do latim nomenclatura, lista de nomes, chamada por nomes, de nomen, nome, + calare, chamar, convocar.*

EPÔNIMOS

Além dos recursos à sufixão e ao vocabulário comum, a denominação das operações pode ainda fazer-se por epônimos: operação de Pean, de Wertheim, de Milligan e Morgan etc. Cerca de 1.500 denominações eponímicas podem ser arroladas. Ainda em cirurgia são usados aproximadamente 100 epônimos de incisão: incisão de Mac-Burney, de Lennander, de Rio Branco etc.

Por epônimo (do gr. *epónymos*, que dá o seu nome à, de *epi-*, sobre + *-onymos*, de *ónoma*, nome) entende-se a designação de doença, estrutura, operação, processo etc., pelo nome da pessoa que supostamente a descobriu ou que em primeiro a descreveu. Em todos os ramos da medicina os epônimos proliferam, praticamente incontrolados. Centenas de exemplos poderiam ser citados. Entre eles:

célula de Leydig (célula intersticial do testículo);

coloração de Gram (método de coloração para microrganismos);

corante de May-Grünwald (corante de fixador, combinados para esfregaços de sangue);

doença de Chagas-Cruz (tripanossomíase sul-americana);

canal de Hunter (canal adutor, N.A.);

cápsula de Glisson (cápsula fibrosa perivascular, N.A.);

círculo ou polígono de Willis (círculo arterial do cérebro, NA); .

forame de Monro (forame interventricular, N.A.);

órgão de Corti (órgão espiral, N.A.);

experiência de Goltz (na rã, parada cardíaca reflexa, por percussão abdominal);

incisão de Rio Branco (incisão angular da parede abdominal, via de acesso aos hipocôndrios. Consta de uma porção vertical mediana epigástrica e de uma porção oblíqua para fora e para cima, em direção ao rebordo condrocostal direito ou esquerdo);

manobra de Heiberg-Esmarch (propulsão da mandíbula efetuada para impedir o deslizamento da língua para trás, durante a anestesia);

Manobras Mais Usadas e Sufixos Correspondentes		
Manobra	*Sufixo*	*Exemplo*
formação de passagem entre dois órgãos	-anastomoseo	gastroenteroanastomose ou gastroenterostomia
Punção, picada, ação de fechar	-centese	abdominocentese
fechamento	-clise	colpoclise
ação de romper, ruptura	-clasia ou -clase	osteoclasia ou osteoclase
aça de ligar, fixação, fusão	-dese	artrodese
extirpação, excisão	-ectomia	tireoidectomia
dissolução, liberação	-lise	neurólise
fixação	-pexia	nefropexia
moldagem, formação	-plastia	rinoplastia
sutura	-rafia	perineorrafia
composição	-síntese	osteossintese
detenção, parada	-stasia ou -stase	hemostasia ou hemóstase
criação de uma abertura (ou boca)	-stomia	
a) entre uma viscera oca e a pele		colostomia cutânea ou simplesmente colostomia
b) entre dois órgãos		gastroenteroanastomose
torção	-strofia	angiostrofia
corte, incisão, secção	-tomia	laparotomia
esmagamento	-tripsia	basiotripsia
Alguns sufixos que formam nomes de instrumentos cirúrgicos		
Ação	*Sufixo*	*Exemplo*
que corta	-tomo	costótomo
que detém	-stato	laparóstato
que rompe	-clasto	osteoclasto

Órgãos e tecidos

Para designá-los, recorre-se normalmente a algumas raízes, gregas ou latinas, que entram na composição dos termos médicos. Constituem a primeira parte do termo composto

Estrutura	*Grego*	*Latim*
ânus	proct(o)-	an(o)-
anca	cox(o)-	
articulação	artr(o)-	articul(i)-
bacinete	piel(o)-	
bexiga	cist(o)-	vesic(o)-
boca	estomat(o)-	ora-, ori-
braço	braqui(o)-	
cabeça	cefal(o)-	capit(i)-
carne	sarc(o)-	cam(i)-
cartilagem	condr(o)-	
ceco	tifl(o)-	cec(o)-
colo	col(o)-	
Coração	cardi(o)-	cord(i)-
corpo	somat(o)-	corpor(0)-
costela		cost(i)-
coxa	mer(o)-	femor-

(continua)

Estrutura	Grego	Latim
crânio	crani(o)-	digit(i)
dedo	dactil(o)-	dent(i)-
dente	odont(o)-	
diafragma	fren(o)-	
epíploo	oment(o)-	
espádua	om(o)-	
estômago	gastr(o)-	ventr-
fígado	hepat(o)-	jecor(l)-
funículo espermático		funicul(o)
glândula	aden(o)-	gland(i)-
intestino	enter(o)-	
joelho	gon(i)-, gonio-, gonat(o)-	gen(u)-
lábio	quil(o)-	lab(i)-, labi(o)-, labr-
língua	gloss(o)-	ling(u)-
mão	quir(o)-	man(i)-, man(u)-
músculo	mi(o)-	ver também carne
nariz	rin(o)-	nas(i)-
olho	oftalm(o)-	ocul(i)-
ombro	om(o)-	
osso	oste(o)-	oss(i)-
pálpebra	blefar(o)-	
pé	pod(o)-	ped(9)
pele	derm(o)-, dermat(o)-	cutan-, cut(i)-
pema	cnem(i)-	crur-
pulmão	pneum(o)-	pulm(o)-, pulmon(o)-
raque	raqu(i)-	espin(i)-
rim	nefr(o)-	ren(i)-
tecido	hist(o)-	tel(i)-
tecido adiposo	lip(o)-	
tendão	ten(o)-	
testículo	orquid(o)-	
tórax	torac(o)-, estet(o)-	
trompa	salping(o)-	
umbigo	onfal(o)-	
útero	hister(o)-, metr(o)-	
vagina	colp(o)-	
vaso	angi(o)-	
veia	fleb(o)-	ven(i)-
veia porta	psil(e)	
vesícula biliar	colecist(o)-	

método de Loreta (pilorodiose: dilatação operatória do piloro);

método de Gerota (em preparações anatômicas, método empregado para a demonstração de vasos, especialmente linfáticos);

operação de Matas (operação feita com forte pinça para fixar os tecidos ou para comprimir aqueles que sangram);

pó de Dover (pó de ópio e ipecacuanha);

ponto de Mc-Burney (ponto situado a 5cm da espinha ilíaca ântero-superior direita, sobre a linha espino-umbilical.

Corresponde à posição normal do apêndice vermiforme e é sensível nos casos de apendicite aguda);

posição de Edebohls (posição dorso-sacra);

processo de Bülau (tratamento de pleurite purulenta por drenagem e aspiração contínua);

reação de Machado-Guerreiro (reação de fixação do complemento, empregada no diagnóstico da tripanossomíase sul-americana);

reativo de Esbach (reativo utilizado para pesquisa de proteínas na urina);

sinal de Haenel (na tabe, insensibilidade à pressão do globo ocular);

síndrome de Pancoast (conjunto de perturbações observadas em caso de tumor maligno do ápice do pulmão e devidas à compressão do plexo braquial e do simpático cérvico-torácico);

sintoma de Moynihan (dor de fome que se manifesta três a quatro horas após a ingestão de alimentos, sintoma de úlcera do duodeno);

técnica de Royer (técnica de colangiografia direta, sob controle laparoscópico).

A explicação mais plausível para a vasta proliferação dos epônimos estaria na dificuldade de encontrar denominação que descreva com exatidão as novas doenças e os novos conceitos que a Medicina moderna vem multiplicando. Em conseqüência, fica mais fácil empregar o nome dos descobridores. Em contrapartida objeta-se que os epônimos provocam rivalidades nacionais, em detrimento de um entendimento internacional. Sempre que possível deve-se evitá-los.

A favor dos epônimos, alguns autores argumentam que a sua troca por nomes descritivos retiraria da medicina seus elementos humanos e culturais.

Sinônimos

Além dos epônimos, uma grande fonte de confusão é a multiplicidade de sinônimos. O ideal será "que cada coisa tenha um só nome, e que cada nome designe uma só coisa".

A existência de múltiplos sinônimos se explica pelo crescente conhecimento dos fatos, estimulando a invenção de novos nomes que fornecem uma imagem mais aproximada de suas causas ou características. Em alguns casos o nome antigo torna-se obsoleto. O termo *apendicite,* por exemplo, suplantou *tiflite* (do gr. *typhlós,* ceco) quando se descobriu que a causa estava no apêndice e não no ceco.

Mais comumente, porém, os novos nomes preferíveis tecnicamente não suprimem os velhos, de modo que os dois caminham lado a lado. Exemplo atual deste fato pode se encontrar na terminologia dos enxertos (ver no Dicionário a nota em transplante).

Termos Híbridos

Chama-se hibridismo a formação de vocábulos com elementos oriundos de línguas distintas. Este é o étimo de híbrido: do lato *hybrida,* mestiço, descendente de uma porca domesticada e um porco selvagem; do gr. *hybris,* violação, ultraje. Exemplo de termos híbridos:

venografia (do lato *vena* + gr. *gráphe);*
albuminúria (do lato *albumen* + gr. *ouron);*
apendicite (do lato *appendix* + gr. *-ítis);*
fibróide (do *lat.fribra* + gr. *eîdos);*
radioterapia (do lato *radium* + gr. *therapeía);*
endocervicite (do gr. *éndon* + lato *cervix);*
parovário (do gr. *pará* + lato *ovarium).*

O hibridismo deve ser evitado sempre que possível. No entanto, e por mais que desgostem aos puristas, os termos híbridos são muitas vezes inevitáveis.

Uma experiência nesse sentido comprova a asserção. Em 1907 a Associação Médica Americana designou uma comissão de nomenclatura à qual assim se refere o Dr. Robert Dickinson: "Era composta por distinguidos nomes. Os três autores de dicionários e um letrado em grego médico iniciaram imediatamente o estabelecimento de norma segundo a qual nenhum nome seria admitido se não fosse gramatical e descritivamente correto. Por exemplo, os termos *apendicite, endocervicite* e *laparotomia* deveriam ser excluídos, apesar de já consolidados na língua. O debate continuou até que a comissão pereceu por paralisia lexicográfica." Quase 90 anos são passados e esses termos são de uso corrente em linguagem médica.

Críticas a Várias Impropriedades na Linguagem Cirúrgica

a) Muitas palavras modernas são empregadas com total desconsideração de sua etimologia. Vejamos alguns exemplos: *laparotomia,* em grego *lapára* significa flanco, mas a incisão é realizada em qualquer ponto do abdome;

traqueotomia se empregará apenas quando se incisa a traquéia, faz-se o tempo principal (retirada de um corpo estranho etc.) e se sutura a ferida operatória. A distinguir, portanto, de traqueostomia, que designa os casos em que, após a operação, subsiste uma abertura ou boca;

autópsia, deveria ser necropsia, porque o exame é realizado no morto e não em si próprio;

litotomia deve ser litectomia, desde que o cálculo é extraído e não simplesmente cortado;

ovariotomia, ao arrepio de sua etimologia, diz-se do caso em que um fragmento ou todo o ovário é retirado (ovariectomia), e não apenas incisado.

b) Numerosos são os casos de emprego errôneo. Exemplo:
Patologia. Lógos, em grego, significa estudo, tratado, ciência, portanto patologia é o estudo ou a ciência das doenças ou sofrimentos. É empregada erroneamente quando se diz: qual a patologia encontrada? O certo é: qual a lesão ou afecção encontrada?

Etiologia. Do mesmo modo significa estudo da ou das causas (do grego *aitía,* causa). É errôneo dizer: qual a etiologia da sífilis? Bastaria dizer: qual a causa da sífilis?

Cirurgia. A expressão "o paciente foi levado à cirurgia" é inadequada, pois cirurgia designa ato e não lugar. Como poderia o paciente ser levado até lá?

DICIONÁRIO

A seguir são apresentados, à maneira de dicionário, os termos e afixas mais usuais da terminologia própria da técnica cirúrgica. Como trabalho-guia adotou-se a versão espanhola de *Classification of Surgical Operations and Other Therapeutic and Diagnostic Procedures* preparado pela Associação Americana de Hospitais. Constitui a Publicação Científica Nº 230, da Organização Pan-Americana da Saúde (OPAS), 1971.

Abertura (a-ber-TU-ra) s. f. / Do lat. *apertura*, de *apertus*, p. p. de aperire, abrir/. 1) Passagem, orifício, fenda. 2) Ação e efeito de abrir. Ex.: *abertura da parede abdominal; abertura do coração.*

Ablação (a-bla-ÇÃO) s. f. / Do lat. *ablatio, -onis*, tirar /. 1) Separação ou descolamento. 2) Remoção de uma parte, especialmente cortando.

Abrasão (a-bra-SÃO) s. f. / Do lat. *abrasio,-onis*, de *abradere*, de *ab-*, separação + *radere*, raspar /. 1) Ação de raspar. 2) Raspagem superficial da pele ou das mucosas. 3) Nos dentes, o seu desgaste natural pelo atrito da mastigação. Sinôn.: *raspagem, raspadura.*

Acanalamento (a-ca-na-la-MEN-to) s. m. / De *acanalar* + *-mento* /. 1) Ação ou efeito de acanalar. Ex.: *acanalamento do maxilar.*

Acu- el. / Do lat. *acu*, agulha. elemento de composição que denota relação com agulha Ex.: *aupuntura, acutenáculo.*

Acupuntura (a-cu-pun-TU-ra) s. f. / De *acu-* + lat. *punctura*, punção /. 1) Punção com agulha. 2) Método terapêutico usado pelos chineses e japoneses; consiste na introdução de agulhas finas de ouro ou prata no tecido celular subcutâneo (ou mais profundamente) em pontos precisos da pele. A finalidade é determinar processos irritativos de derivação. Var.: *acupunctura.*

Acutenáculo (a-cu-te-NÁ-cu-lo) s. m. / De lato *acutenaculum*,de *acu* + *tenculum*, suporte /. Porta-agulhas.

Aloenxerto (a-lo-en-CHER-to) s. m. / De *alo-* (do gr. *állos*, outro) + *enxerto* /. Ver *transplante alogênico.*

Alogênico (a-lo-GÊ-ni-co) adj. / alo - (do gr. *állos*, aetro) + gen- (do gr. *génos*, raça) + *-cio* /. Que apresenta constituição genética diferente. Ver *isogênico* e *singênico.*

Alongamento (a-lon-ga-MEN-to) s. m. / De *alongar* + *-mento* /. Ação ou efeito de alongar. Ex.: *alongamento de tendão.*

Ampliação (am-pli-a-ÇÃO) s. f. / De *ampliar* /. Ato ou efeito de ampliar. Ex. *ampliação do orifício vaginal.*

Amputação (am-pu-ta-ÇÃO) s. f. / Do lato *amputatio, -onis* de *amputare*, cortar /. Operação pela qual se retira um membro, parte de um membro, parte saliente (seio, colo uterino, pênis) ou porção terminal (reto). Quanto aos membros "existem duas espécies de amputações: umas, feitas no nível das articulações, nas quais nada mais se faz que separar as peças do esqueleto: são as *desarticulações* ou *amputações na contigüidade;* as outras, feitas através dos ossos que são serrados, constituem as amputações propriamente ditas ou amputações na continuidade" *(Farabeuf).*

Anastomose (a-nas-to-MÓ-se) s. f. / Do gr. *aná*, com + *stóma*, boca + *-ose* /. 1) Comunicação entre vasos, nervos ou condutos. 2) A formação entre dois espaços ou órgãos normalmente separados. Deriv: *anastomótico.*

Anestesia (a-nes-te-ZI-a) s. f. / Do gr. *an-*, privação + *aísthesis*, sensação + *-ia* /. Perda da sensibilidade, especialmente da tátil. O termo se emprega, contudo, para a perda de qualquer tipo de sensibilidade. É causada por estados patológicos diversos ou provocada artificialmente, por agentes ditos anestésicos.

Anteposição (an-te-po-zi-ÇÃO) s. f. / Do lato *ante*, diante de + *positio*, posição, de *ponere*, pôr I. 1) Pôr antes. 2) Deslocamento para a frente -do útero, por exemplo. 3) Cir.: por exemplo, anteposição de tendão (na operação de transplante de tendão).

Anti-sepsia (an-ti-ssep-SSI-a) s. f. / Do gr. *anti*, contra + *sêpsis*, putrefação + *-ia* /. Prevenção das infecções, por inibição ou destruição dos agentes casuais. Ver *assepsia.*

Antrectomia (an-tréc-to-MI-a) s. f. / De *antro* + gr. *ektomé*, excisão + *-ia* / Excisão cirúrgica de um antro. Ex.: a remoção das paredes do antro mastóide; a ressecção do antro pilórico do estômago.

Antrotomia (an-tro-to-MI-a) s. f. / De *antro* + gr. *tomé*, corte + *ia* /. Abertura cirúrgica de um antro.

Apicectomia (a-pi-céc-to-MI-a) s. f. / Do lato *apex, -icis*, ápice + gr. *ektomé*, excisão + *-ia* /. Ressecçãoou excisão da porção apical de um órgão; mais particularmente da raiz de um dente ou da porção apical da parte petrosa do osso temporal ou de um vértice pulmonar.

Apicólise (a-pi-CÓ-li-ze) s. f. / Do lato *apex, -icis*, ápice + gr. *lysis*, dissolução /. Operação que causa o colapso do ápice pulmonar, obliterando assim uma cavidade nessa região.

Apicostomia (a-pi-cos-to-MI-a) s. f. / Do lato *apex, -icis*, ápice + gr. *stoma*, boca + *-ia* I. I) Abertura praticada através da gengiva e do osso alveolar a fim de atingir o ápice da raiz de um dente.

Aplicação (a-pli-ca-ÇÃO) s. f. / Do lato *applicatio, -onis* de *applicare*, apoiar encostar, aplicar /. I) Ato ou efeito de aplicar. Ex.: aplicação de um agente terapêutico.

Aspiração (as-pi-ra-ÇÃO) s. f. / Do lato *aspiratio, -onis* /. I) Ato de retirar líquidos ou gases das cavidades naturais do corpo ou das cavidades produzidas por doença. Pode ser realizada para fins curativos ou diagnósticos. 2) Introdução de gases, liquídos ou sólidos na árvore respiratória pela inspiração.

Assepsia (a-ssep-SSI-a) s. f. / Do gr. *a-*, privação + *sêpsis*, putrefação + *-ia* /. 1) Estado livre de infecção. 2) Prevenção do contato com microrganismos. Ver *anti-sepsia.*

Auto-enxerto (au-to-en-CHÊR-to) s. m. / De *auto-* (do gr. *autós*, próprio) + *enxerto* /. Ver *transplante autoplástico.*

Autógeno (au-TÓ-ge-no) adj. / Do gr. *autós*, próprio + *génos*, origem /. Que deriva do próprio organismo, ou aí se origina. Em imunologia dos transplantes denota um tecido proveniente do próprio indivíduo para o qual é transferido ou transplantado.

Autólogo (au-TÓ-lo-go) adj. /. Do gr. *autós,próprio* + *lógos*, relação / 1) Que se refere a si mesmo; diz-se de um enxerto de células ou de tecido, ou de um transplante de órgão, praticados no próprio doador. 2) Autógeno.

Avulsão (a-vul-SSÃO) s. f. / Do lato *avulsio, -onis* arrancando, de *avellere*, de *a-*, separação + *vellere*, puxar /. Extração ou arrancamento de uma parte ou órgão. Sinôn.: *evulsão.* Ex.: *avulsão do nervo frênico, avulsão de dente.*

Biopsia (bi-op-SSI-a) s. f. / Do. gr. *Mos*, vida + *ópsia*, visão + *ia* /. Remoção de exame, em geral microscópico, de tecido ou outro material de um or~anismo vivo, para fins diagnósticos. Variante: biópsia (bi-OP-ssi-a).

Bloqueio (blo-QUEI-o) s. m. / Deverbal de *bloquear* /. 1) Qualquer interrupção ou obstrução. 2) Obstrução da passagem a um impulso nervoso de um neurônio para outro ou de uma terminação nervosa para o órgão efetor.

Castração (cas-tra-çÃO) s. f. / Do lat. *castratio, -onis*, de *castrare*, podar, extirpar /. 1) Remoção das gônadas. Esterilização por inativação das gônadas.

Cateterismo (ca-te-te-RIS-mo) s. m. / Do gr. *katheterismós*, de *kathetér*, cateter + *-ismás, -ismo* /. Introdução, em uma cavidade natural, de um cateter ou sonda, ora com finalidade exploradora, ora com objetivos terapêuticos.

Cauterização (cau-te-ri-za-CÃO) s. f. / De *cauterizar* /. Aplicação de um cautério ou cáustico com objetivo terapêutico.

Cel- (celi-, celio-, celo-, -celio-, -celia-); el. /Do gr. *koilia*, cavidade, abdome I. Elemento de composição que denota relação com uma *cavidade* ou com *abdome*. Ex.: *celenterado, celiectomia, celiorrafia, celosquise, colpoceliotomia, esquistocelia*.

Cel- (celo-), cele; el. / Do gr. *kéle*, tumor, *hérnia* /. Elemento de composição que denota relação com um *tumor* ou uma *hérnia*. Ex.: *celéctomo, celotomia, gastrocele*.

Centese (cen-TÉ-ze) s. f. / Do gr. *kéntesis*, punção /. Perfuração por agulha ou trocarte. Empregada também como sufixo *-centese*, indicando punção ou perfuração cirúrgica da parte assinalada pelo primeiro elemento do termo. Ex.: *abdominocentese, paracentense*.

Cerclage (cer-CLA-ge) s. f. / Termo francês masco *cerclage* = um cerco I. Envolvimento de uma parte por um anel metálico ou por uma -alça de fios inabsorvíveis (platina, aço inoxidável, *nylon*, crina-de-florença etc.). Ex.: *cerclage da rótula, do colo do útero, do ânus.* Ling.: 1) Há também o aport. *circlagem*, S. f. 2) *cerclage* emprega-se no feminino por analogia com os vocábulos porto em -agem.

Cesárea. Ver *cesariana*.

Cesariana (ce-za-ri-A-na) adj. e. S. f. / Do lat. *caesarea*, de *caesus*, seccionado / ou / de *Júlio César*, nascido por este processo (Littré) / ou / do lato *caesures*, nome dado às crianças nascidas por esta operação, praticada muito anteriormente a César (Laurousse) I. Diz-se da operaçâo que consiste em extrair o feto por secção da parede anterior do abdome e do útero; essa operação mesma. Var.: cesárea.

Circlagem. Ver *cerclage*.

Circuncisão (cir-cun-ci-ZÃO) s. f. / Do lat. *circumcisio, -onis*. de *circum-* ao redor + *caedere*, cortar /. 1) Operação cirúrgica ou ritual que consiste em excisar o prepúcio. 2) Por extensão, excisão dos pequenos lábios ou do clitóris. Deriv.: *circunciso, circuncisado*.

-clasia (cla-ZI-a) el. I Do gr. *klásis*, rotura + *-ia* /. Elemento de composição que significa fratura. Var.: *-clase*. Ex.: *osteoclasia* ou *osteoclase*.

-clise (CLI-ze) el. I Do gr. *kléisis*, ação de fechar, fechamento I. Elemento de composição que indica a idéia de fechamento. Ex.: *blefaroclise, colpoélise*.

Coagulação (co-a-gu-la-ÇÃO) S. f. / Do lato *coagulatio, -onis*, de *coagulare*, solidificar, coagular, gelificar I. 2) Precipitação de proteínas ou conversão de um *sol* em *gel.* 3) Coagulação elétrica; eletrocoagulação.

Conização (co-ni-za-ÇÃO) s. f. / Do gr. *kônos, cone* I. Remoção de um cone de tecido, como na amputação parcial do colo uterino.

Construção (cons-tru-çÃO) S. f. / Do lat. *constructio, -onis* /. Ação, arte de construir. Ex.: *construção de esôfago artificial*.

Contra-extensão (CON-tra-es-ten-SSÃO) S. f. I De *contra-* (do lat. *contra*, oposição) + *extensão* I. Tração em sentido proximal, coincidente com tração em sentido oposto. É uma manobra que se efetua durante a redução de uma luxação ou de uma fratura. Ver *extensão*.

Correção (co-rre-çÃO) s. f. / Do lat. *correctio, -onis*, de *correctus*, p. p. de *corrigere*, corrigir I. Ato ou efeito de corrigir. Ex.: *correção d6 coarctação da aorta*.

Corte (COR-te) S. m. I Deverbal de cortar I. 1) Ato ou efeito de cortar. 2) Incisão, secção.

Craterização (cra-te-ri-za-ÇÃO) S. f. I De *cratera* /. Excisão de parte de um osso, deixando um espaço oco em forma de cratera (operações na osteomielite). Aplica-se também a outros órgãos, por exemplo, estômago ou duodeno (úlcera péptica penetrante).

Criação (cri-a-ÇÃO) S. f. I Do lat. *creatio, -onis* /. Ato ou efeito de criar. Ver *formação*.

Criocirurgia (cri-o-ci-rur-GI-a) s. f. I Do gr. *kryos*, frio + *cirurgia* I. Destruição de tecidos com o auxílio de instrumentos especiais para congelação localizada, sem lesão das estruturas normais adjacentes.

Crioextração (cri-o-es-tra-çÃO) s. f. I Do gr. *kryos*, frio + *extração* I. A aplicação de baixa temperatura na remoção do cristalino, na operação da catarata. É realizada com um instrumento (crioextrator) cuja ponta, extremamente fria, provoca adesão de cristalino e permite assim sua remoção.

Curetagem (cu-re-TA-gem) s. f. I Do fr. *curetage*, de *curer*, limpar I. Raspagem com a cureta, especialmente da cavidade de certos órgãos, para remoção terapêutica de neoformações ou outros tecidos anormais, ou para obtenção de material para exame histológico.

de- (des) el. I Do lat. *de* desde; sem I. Prefixo que indica privação, separação, afastamento, de cima para baixo, negação, a partir de, mudança de estado ou de lugar. Ex.: *degastroenterostomia, desfibrilador*.

Decapitação (de-ca-pi-ta-ÇÃO) s. f. / Do lato *decapitatio, -onis* I. Extirpação da cabeça de uma pessoa, de um feto, de um osso etc.

Decorticação (de-cor-ti-ca-ÇÃO) s. f. / Do lat. *de-*, separação + *cortex, -icis*, córtex I. Remoção da porção cortical de um órgão, como o cérebro, o rim, o pulmão etc. Sinôn.: *descapsulação*.

Denudação (de-nu-da-ÇÃO) s. f. / Do lato *denudatio, -onis* I. Remoção do revestimento epitelial de uma superfície, por cirurgia, trauma ou alteração patológica. Forma paralela: *desnudação*.

Depilação (de-pi-Ia-ÇÃO) s. f. I De *depilar* + *-ção* I. Ato ou efeito da remoção de pêlos. Sinôn.: *epilação*.

Derivação (decri-va-ÇÃO) s.f / Dolat. *derivatio, -onis*, de *derivare*, desviar, derivar I. Ver *anastomose*.

des-. Ver *de-o*

Desarticulação (de-zar-ti-cu-la-ÇÃO) s. f. / Do lat. *des-*, separação + *articulação* I. Amputação ou separação no nívd de uma articulação. Ver *amputação*.

Desbridamento (des-bri-da-MEN-to) s. m. I De *desbridar* I. 1) Secção de bridas constritivas. 2) Limpeza mecânica de uma ferida infectada, pela remoção de toda a matéria estranha e tecidos desvitalizados nela contidos.

Descapsulação (des-cap-ssu-la-ÇÃO) s. f. I De *descapsular* + *-ção* I. Ato ou efeito de descapsular. 2) Sinôn.: *decorticação*.

Descolamento (des-co-la-MEN-to) s. m. De *descolar* + *-mento* I. Ato ou efeito de descolar, i. é, separar uma coisa de outra, especialmente um tecido. Forma paralela: *descolagem*.

Descompressão (des-com-pre-SSÃO) s. f. I De *des-* + *compressão* I. Ação de desfazer uma compressão exercida sobre um corpo por ar, gás ou líquido. 2) Toda técnica que visa reduzir a pressão exerci da no nível de diversos órgãos. Ex.: incisão do pericárdio para a evacuação de um hematoma, incisão da dura-máter para diminuição da pressão intracraniana etc.

-dese el. I Do gr. *désis*, ação ou ato de ligar, ligação I. Elemento de composição que significa *ligação, fixação, fusão*. Ex.: artrodese, tenodese, epifisiodese.

Desfibrilação (des-fi-bri-la-ÇÃO) s. f. I De *des-* + *fibrilação* I. 1) Supressão de fibrilação atrial ou ventricular, geralmente por eletrochoque. A intervenção consiste em fazer passar através do tórax uma descarga elétrica, cujo efeito é anular os potenciais elétricos do coração. 2) Separação das fibras de um tecido por dissecção romba.

Desinfecção (des-in-fec-ÇÃO) s. f. I De *des-* + *infecção* I. Destruição de agentes infecciosos, fora do organismo, pela aplicação direta de processos físicos ou químicos.

Destorção (des-tor-çÃO) s. f. I De *des-* + *torção* I. Manobra que consiste em torcer em sentido oposto aquele que estava torcido. Ex.: destorção do testículo.

Desnudação. Ver *denudação*.

Destruição (des-tru-i-ÇÃO) s. f. I De *destruir* + *-ção* I. Ato ou efeito de destruir, como aquele obtido por eletrocoaulação de um tecido oli estrutura.

Detenção (de-ten-çÃO) s. f. I Do lato *detentio, -onis*, de *detinere, deter/*. Ato ou efeito de deter. Ex.: *detenção do crescimento ósseo*.

Diafanoscopia (di-a- fa-nos-co- PI-a) s. f. I Do gr. *diaphanés* transparente + *skpoéo* examinar + *ia* I. Sinômino de transiluminação.

Diálise (di-Á-li-ze) s. f. I Do gr. *diálysis (diá*, através de + *lysis*, dissolução) I. 1) Processo de separar (osmose) cristalóides de colóides em solução, pela diferença na difusão através de uma membrana semipermeável (ou através de qualquer outra substância porosa). Os cristalóides passam rapidamente e os colóides muito lentamente, ou não passam de todo. 2) Solução de continuidade. Ex.: *diálise da retina* (rotura da retina no nível da *ora serrata*).

Diérese (di-É-re-ze) s. f. I Do gr. *diaíresis*, pelo latim *diaeresis* divisão (de *diá*, à parte + *hairéo*, tomar, tirar) I. Divisão, separação de tecidos orgânicos, acidental ou cirúrgica, sem perda de substância. Ver *eletrodiérese*.

Dilatação (di-la-ta-ÇÃO) s. f. I Do lat. *dilata tio, -onis* I. Operação manual ou instrumental que tem por objetivo aumentar ou restabelecer o calibre de uma abertura ou conduto. Ex.: *dilatação do esôfago*.

Discissão (dis-ci-SSÃO) s. f. I Do lato *discissio, -onis*, separação, divisão, de *dis-* à parte + *scindere*, cortar I. Separação, divisão. Especificamente, incisão da cápsula do cristalino por meio de uma agulha ou agulhas, a fim de proоear a saída do seu conteúdo e a reabsorção do cristalino.

Dissecção (di-ssec-çÃO) s. f. I Do lato *dissectio, -onis* (de *dissecare*, de *dis-* à parte + *secare*, cortm') I. Sepm'ação metódica, mediante corte das partes e órgãos do corpo, para o estudo de sua disposição e demais caracteres anatômicos.

Divisão (di-vi-ZÃO) s. f. I Do lato *divisione, -onis* (de *divisus*, p. p. de *dividere*, dividir) I. Ato de separar em duas ou mais partes; *diérese*.

Divulsão (di-vul-SÃO) s. f. I Do lato *divulsio, -onis* (de *divellere*, puxar em sentidos diversos, afastar, separar, de *dis*, à parte + *vellere*, puxar) I. 1) Ação e efeito de separar ou tracionar para os lados. 2) Em cirurgia, separação dos tecidos ao longo das linhas naturais de clivagem, sem seccionamento. O mesmo que *dissecção romba*.

Drenagem (dren-NA-gem) s. f. I De drenar + agem, pelo ingl. *to drain*, fazer escoar I. Manobra cirúrgica que consiste em facilitar o escoamento de líquidos através de um conduto natural ou artificial.

e-o Ver *ex-*.

Ectomia (ec-to-MI-a) el. I Do gr. *ektomé*, de *ek*, fora + *tomé*, corte + *-ia* I. Elemento de composição que significa *extirpação* ou *excisão*.

Eletrocoagulação (e-lé-tro-co-a-gu-la-ÇÃO) s. f. I De *eletro-* (do gr. *élektron*, âmbar) + *coagulação* I. Coagulação de tecidos vivos por meio de uma corrente elétrica de alta freqüência; constitui forma de diatermia cirúrgica. Var.: *electrocoagulação*.

Eletrodessecação (e-lé-tro-de-sse-ca-çÃO) s. f. I De *eletro-* (do gr. *élektron*, âmbar) + *dessecação* I. Coagulação e desidratação simultâneas de tecidos vivos por meio de uma corrente monopolar de alta freqüência, aplicada com um elétrodo em forma de agulha.

Elevação (e-le-va-ÇÃO) s. f. I Do lato *eleva tio, -onis* I. Ato ou efeito de elevare-se). Ex.: *elevação de fragmentos ósseos* (na cranioplastia).

Eletrólise (e-le-TRÓ-li-ze) s. f./De *eletro-* (do gr. *élektron*, âmabey) + *l)ISis*, dissolução I. 1) Decomposição de um sal ou composto químico por meio de uma corrente elétrica. 2) Destruição de tecidos, tais como folículos pilosos (epilação), verrugas etc" por meio de uma corrente elétrica.

Eletrodiérese (e-lé-tro-di-É-re-ze) s. f. I De *eletro-* (do gr. *élektron*, âmbar) + *diérese* I. Modalidade de diatermia cirúrgica em que o elétrodo ativo é utilizado como instrumento de corte. Var.: *electrodiérese*.

Eliminação (e-li-mi-na-ÇÃO) s. f. I Do lato *eliminare*, pôr para fora, de *e-* fora + *limen*, limiar, soleira I. 1) Ação ou efeito de tirar ou separar uma coisa do organismo. 2) Expulsão de substâncias residuais ou nocivas. 3) Extirpação, extração.

Elongação (e-lon-ga-çÃO) s. f. IDo lato *elongatio, -onis*, de *elongare*, afastar, distanciar, separar *(longus*, longo, dilatado) I. 1) Tração excessiva à qual é submetido um órgão: músculo, tendão, nervo etc. 2) Lesões produzidas por essa tração. 3) Outrora, luxação incompleta de uma articulação mas com distensão dos ligamentos. 4) Outrora sinônimo de *extensão*.

Elongação de nervos. Operação que consiste em estirar os nervos por uma distensão enérgica, a fim de fazer cessar dores fulgurantes ou rebeldes. O desaparecimento da dor é em geral apenas temporário.

Elongação vertebral. Processo terapêutico que consiste em praticar trações na coluna vertebral por meio de up1 dispositivo mecânico.

Encurtamento (en-cur-ta-MEN-to) s. f. / De *encurtar* + *-mento* /. Ação ou efeito de encurtar. Ex.: *encurtamento de tendão*.

Endentação (en-den-ta-çÃO) s. f. / Do lato *indentatio, -onis* /. Ato de endentar (travar, encaixar). Ex.: *endentação esclerótica para reinserção da retina*.

Enucleação (e-nu-cle-a-ÇÃO) s. f. / De *enuclear* do lato *enucleare*; de *e*, fora + *nucleus*, núcleo /. 1) Tirar o núcleo. 2) Remover (um caroço, um tumor, o globo ocular 2) etc. de seus envoltórios.

Enxerto (en-CHÊR-to) s. f. / De lato *inseritre*, introduzir -em /. I) Fragmento de pele ou outro tecido para implantação. 2) A implantação desse material.

Nota: de acordo com a relação genética entre doador e receptor existem quatro tipos de enxertos.

1) auto-enxerto;
2) isoenxerto ou enxerto singênico;
3) aloenxerto ou homoenxerto;
4) xenoenxerto ou heteroenxerto. Ver esses termos e transplante.

Enxerto singênico. Ver *transplante isoplástico. Epilação*. Ver *depilação*.

Escarificação (es-ca-ri-fi-ca-ÇÃO) s. f. Pelo lato *scarificatio*, de *scarificare*, escarificar do gr. *skaripháomai*, arranhar, riscar; de *skáriphos*, instrumento pontiagudo /. Ato de praticar pequenas incisões superficiais na pele ou outro tecido, praticadas com o escarificador, bisturi ou lanceta, com fins diagnósticos (inoculações) ou terapêuticos (revulsão, derivação).

Estabilização (es-ta-bicli-za-ÇÃO) s. f. / De *estabilizar* + *-ção* /. Ato ou efeito de estabilizar ou estabilizar-se (tornar(-se) estável, fixo). Ex.: *estabilização de uma articulação*.

Esterilização (es-te-ri-li-za-ÇÃO) s. f. / Do lato *sterilis*, estéril /. Eliminação completa da viabilidade microbiana. É obtida por a) *meios físicos*: calor úmido (vapor sob pressão a 1200C por 15 minutos), ou calor seco a I60-I80°C por três horas; b) por *meios químicos*: compostos bactericidas.

Estreitamento (es-trei-ta-MEN-to) s. ffi. / De *estreitar* + *-mento* /. Ato ou efeito de estreitare -se). Ex.: *estreitamento da fenda palpebral*.

Esvaziamento (es-va-si-a-MEN-to) s. m. / De *esvaziar* + *-mento* /. Operação que consiste em extrair o conteúdo de uma cavidade ou de uma porção de um órgão doente.

Evisceração (e-vis-ce-ra-çÃO) s. f. / Do lato *evisceratio, -onis* de *e*, fora + *viscus*, víscera /. 1) Remoção de vísceras. 2) Saída espontânea dos intestinos por rotura de uma cicatriz de laparotomia. Sinôn.: *eventração*. 3) Operação que consiste em exteriorizar os intestinos para neles pesquisar uma lesão.

Evulsão (e-vul-SÃO) s. f. / Do lato *evulsio,-onis*, arrancamento (de *e-*, separação + *vellere* puxar) /. O mesmo que *avulsão, extração, arrancamento*.

Ex- (e-) el. / Do lato e gr. *ex*, fora /. Elemento de composição que *significafora de*. Ex.: *exenteração*, evisceração.

Excisão (es-ci-zÃO) s. f. / Do lato *excisio, -onis* de *ex*, fora + *caedere*, cortar /. Operação por meio da qual se retira ou extrai, com instrumento cortante, uma parte pouco volumosa.

Exclusão (es-clu-zÃO) s. f. / Do lato *exclusio, -onis*, de *exclusus*, p. p. de *excludere* de *ex*, fora + *claudere*, fechar /. 1) Ato de expelir, rejeitar. 2) Intervenção cirúrgica na qual uma porção doente de um órgão é apenas isolada (excluída) desse órgão, não sendo portanto removida do corpo.

Exenteração (e-zen-te-ra-çÃO) s. f. /Do lato *exenterare*, tirar os intestinos + *ção* / Evisceração, especialmente intestinal.

Exérese (e-ZÉ-re-ze) s. f. / Do gr.. *exaíresis*, retirada, (de *ex*, fora + *hairéo*), tomar tirar /. Remoção ou excisão cirúrgica.

Exploração (es-plo-ra-ÇÃO) s. f. / Do lato *exploratio, -onisl*. Ato ou efeito de explorar. Ex.: exploração cirúrgica: operação, habitualmente abdominal, realizada com finaliade diagnóstica.

Expressão (es-pre-SSÃO) s. f. / Do lato *expressio, -onis*, de *expressus*, p. p. de *exprimere*, espremer /. Ato ou efeito de espremer. Ex.: *expressão de folículos tracomatosos*.

Extensão (es-ten-SSÃO) s. f. / Do lato *extensio, -onis*, de *extendere*, de *ex*, fora + *tendere*, estirar, estender, esticar /. Cir.: tração de um membro fraturado ou luxado para que volte à sua posição normal. Ver *contra-extensão*.

Exteriorização (es-te-ri-o-ri-za-CÃO) s. f. / De *exteriorizar* + *-ção* /. Ato ou efeito de exteriorizar. Cir.: manobra que consiste em expor uma estrutura interna temporariamente fora do corpo, com a finalidade de observação, operação ou experimentação.

Extirpação (es-tir-pa-çÃO) s. f. / Do lato *extirpatio, -onis*, de *extirpare*, extirpar, de *ex*, fora + *stirpis*, tronco, raiz, estirpe /. Arrancar pela raiz. Remoção completa de um órgão ou parte de um órgão.

Extração (es-tra-çÃO) s. f. / Do lato *ex*, fora + *trahere*, arrastar, puxar /. Processo ou ato de extrair, de puxar ou de arrancar.

Fechamento (fe-cha-MEN-to) s. m. / *Defechar* + *-mento* /. Ação ou efeito de fechar. Ex.: *fechamento do coto duodenal; fechamento da parede abdominal; fechamento de colostomia*.

Fenestração (fe-nes-tra-çÃO) s. f. / Do *lat.fenestra, ae*, janela /. 1) Ato e efeito de praticar uma abertura. 2) Criação cirúrgica de uma nova abertura (janela) no labirinto ósseo para substituir a janela oval obstruída, nos casos de otosclerose.

Fixação (fic-ça-CÃO) s. f. / De *fixa r* + *-ção 1.*1) Ato ou efeito de segurar ou prender um órgão ou parte dele numa posição fixa. Ex.: *fixação do testículo no escroto*.

Filipunctura (fi-li-punc-TU-ra) s. f. / Do *lat.filum*, fio + *punctura*, punctura, punção /. Inserção de um arame ou fio dentro de um aneurisma para provocar coagulação. Forma paralela: *filipunção*.

Formação (for-ma-çÃO) s. f. / Do lat.*formatio, -onis* / . Ato, efeito ou modo de formar; a criação de uma estrutura de forma definitiva. Ex.: *aformação de um ânus artificial*.

Fotocoagulação (fo-to-co-a-gu-Ia-ÇÃO) s. f. / De *foto-* (do gr. *phôs, photós,* luz) + *coagulação* /. Condensação de material protéico por ação de um feixe controlado e intenso de luz. É um método terapêutico empregado principalmente em cirurgia ocular, no tratamento do descolamento da retina e na destruição de vasos retinianos anormais ou de massas tumorais intra-oculares.

Fulguração (ful-gu-ra-çÃO) s. f. / Do lato *fulguratio, -onis, de fulgurare*, acender, relampejar /. 1) Perturbação produzida no organismo vivo por descarga elétrica, principalmente o raio. 2) A destruição dos tecidos animais por faíscas elétricas de alta freqüência e alta tensão, controladas por um elétrodo móvel.

Fusão (fu-ZÃO) s. f. / Do lat. *fusio, -onis*l. Ato ou efeito de fundir. Formação cirúrgica de uma ancilose.

Gênico (GÊ-ni-co) adj. / Do gr. *gennáo*, produzir, gerar + *ico*! Elemento de composição que denota: a) que produz, que forma; ex.: patogênico (que causa doença); b) produzido por, formado por; ex.: iatrogênico (causado pelo médico); c) que pertence aos genes ou causado por eles; ex.: isogênico (que apresenta a mesma constituição genética).

Hemodiálise (he-mo-di-Á-li-ze) s. f. / De *hemo-* (do gL *hafma*, sangue + *diálise* /. Depuração de certas substâncias do sangue, graças à diferença de velocidade em sua difusão através de uma membrana semipermeável.

Hemóstase (he-MÓS-ta-ze) s. f. / Do gr. *hafma*, sangue + *stásis*, detenção, parada /. 1) A detenção de uma hemorragia. 2) A detenção de um fluxo sangüíneo num vaso, órgão ou parte. Forma paralela: *hemos tas ia*.

Heteroenxerto (he-te-ro-en-CHÊR-to) s. m. /De *hetero*(do gr. *héteros*, outro) + *enxerto* /. Ver *transplante xenoplástico*.

Heterogênico (he-te-ro-GÊ-ni-co) adj. / De *hetero-* (do gr. *héteros*, outro) + *-gênico* /. 1) Que deriva de uma fonte ou espécie diferente. 2) Que ocorre no sexo indevido, por exemplo, a barba na mulher.

Heterólogo (he-te-RÓ-Io-go) adj. / De *hetero-* (do gr. *héteros*, diferente) + *-logo* (do gr. *lógos*, relação) /. 1) Cuja estrutura ou formação difere daquela do conjunto ao qual ela pertence. Ex.: *enxerto heterólogo, soro heterólogo*. 2) Que apresenta formas muito diferentes numa mesma espécie.

Homoenxerto (ho-mo-en-CHÊR-to) s. m./De *homo-* (do gr. *hómos*, igual) + *enxerto* /. Ver *transplante alogênico*.

Homólogo (ho-MÓ-lo-go) adj. / De *homo-* (do gr. *hómos*, igual) + *lógos*, relação /. 1) Diz-se de partes do corpo que têm correspondência de uma espécie a outra ou que possua uma origem embrionária semelhante. Ex.: a asa das aves e o membro superior (anterior) dos mamíferos. 2) Diz-se de substâncias químicas semelhantes. 3) Diz-se de dois cromosomos que formam um par. 4) Diz-se de um transplante praticado com tecido retirado de indivíduo da mesma espécie (mas de diferente constituição genética).

Imobilização (i-mo-bi-li-za-ÇÃO) s. f. / De *imobilizar* + *-ção* /. Ato ou efeito de imobilizar. Supressão temporária de todos os movimentos de uma parte, de ossos fraturados ou de articulações, a fim de tornar possível a reparação das lesões.

Implantação (im-plan-ta-çÃO) s. f. / Do lato *in*, em, dentro + *plantare*, plantar /. 1) Introdução de um medicamento sólido sob a pele. 2) Fixação, inserção ou enxerto de uma parte ou tecido, tais como pêlo, nervo, tendão, num outro local do organismo. 3) Inserção de um dente artificial natural num novo alvéolo. 4) Fixação do ovo na mucos a uterina.

Implante (im-PLAN-te) s. m. / Deverbal de *implantar* /. 1) Material destinado à implantação. 2) Implantação.

Incisão (in-ci-ZÃO) s. f. / Do lat. *incisão, -onis*, de *incidere*, cortar, de *in*, em + *caedere*, cortar /. Corte; divisão das partes moles com intrumento cortante. Ver *excisão*.

Infiltração (in-fil-tra-ÇÃO) s. f. / Do lat. *in*, em, dentro + *filtra tio*, filtração /. 1) Acúmulo num tecido de substâncias anormais, ou de substâncias normais, mas em quantidade excessiva. 2) O estado mórbido consecutivo a esse acúmulo. 3) Em cirurgia, infiltração anestésica: método de anestesia, local ou regional, que consiste em introduzir a substância anestésica diretamente ao seu local de ação por meio de uma agulha adequada.

Infusão (in-fu-ZÃO) S.f. / Do lat. *infusio, -onis* de *infundere*, de *in*, em, dentro + *fundere*, despejar, derramar /. Cir.: introdução terapêutica numa veia de um líquido, outro que não o sangue, por exemplo, uma solução salina.

Injeção (in-je-çÃO) s. f. / do lat. *injectio, -onis* (de *injecere*, de *in*, em, dentro + *jacere*, (jogar) /. 1) Introdução sob pressão de uma substância medicamentosa ou nutritiva em forma fluida, num tecido, cavidade ou vaso do organismo. 2) Substância introduzida numa parte ou órgão. 3) Repleção anormal dos vasos sangüíneos, congestão.

Inserçüo (in-sser-çÃO) s. f. / Do lat. *insertio, -onis*, de *insertl/s*, p. p. de *inserere*, inserir, de *in*, em + *serere*, plantar, semear /. Ato ou efeito de inserir. Ex.: *inserção da artéria mamária interna na parede ventricular (na revascularização cardíaca)*. Anat.: aderência íntima de um músculo, ligamento ou tendão a uma parte, especialmente a um osso. Ver também *introdução* e *implantação*.

Instilação (ins-ti-la-ÇÃO) s. f. / do lat. *instillatio, -onis* (de *in*, em, dentro + *stillare*, pingar) /. Administração de um líquido gota a gota.

Insuflaçüo (in-ssu-fla-ÇÃO) s. f. / Do lat. *insufflati, -onis* (de *insuflare*, de *in*, em, dentro + *sufflare*, soprar) /. Introdução de pó, gás, vapor ou líquido numa cavidade do organismo. Ex.: *insuflação da tuba uterina*.

Interposição (in-ter-po-zi-ÇÃO) s. f. / Do lato *interpositio, -onis* (de *interpositus*, p. p. de *interponere*, interpor) /. Ato ou efeito de interpore-se). O que se interpôs. Cir.: *a interposição do colo ou jejuno para reconstrução do esôfago*.

Introdução (in-tro-du-ÇÃO) s. f. / Do lat. *introductio, -onis* /. Ato ou efeito de introduzir. Ex.: *introdução de vela no colo uterino*. Ver também *implantação* e *inserção*.

Intubação (in-tu-ba-ÇÃO) s. f. / Do lat. *in*, em, dentro + *tubus*, tubo /. Inserção de um tubo numa cavidade ou canal do organismo. Sinôn.: *tubagem*. Ver *cateterismo*.

Invaginação (in-va-gi-na-ÇÃO) s. f. / Do lat. *invaginatio, -onis* de *in*, em, dentro + *vagina*, bainha /. Penetração de parte de um órgão em outra do mesmo órgão. Cir.: *invaginação de divertículo do estômago*.

Inversão (in-ver-SÃO) s. f. / Do lato *inversio, -onis*, de *in*, dentro + *vertere*, virar, voltar, rodar, girar /. 1) Reviramento ou versão para dentro, oposto de *eversão*. 2) Ação de pôr em sentido contrário.

Irradiação (i-rra-di-a-ÇÃO) s. f. / Do lat. *irradia tio, -onis* I. Tratamento por fótons, elétrons, nêutrons ou outras radiações ionizantes.

Irrigação (i-rri-ga-ÇÃO) s. f. / Do lat. *irrigatio, -anis,* de *irrigare,* irrigar I. Ação e efeito de lavar com umjarro de água ou outro líquido uma parte do corpo.

Isoenxerto (i-zo-en-CHÊR-to) s. m. / De *iso-* (do gr. *ísos,* igual) + *enxerto* I. Ver *transplante isoplástico.*

Isogênico (i-zo-GÊ-ni-co) adj. / De *iso-* (do gr. *ísos,* igual) + *gen-* (do gr. *génos,* raça) + *-ico* I. 1) Que apresenta a mesma constituicão genética. 2) Singênico. Ver *alogênico.*

Isólogo (I-ZÓ-lo-go) adj. / Do gr. *ísos,* igual + *lógos,* relação I. Caracterizado por uma mesma constituição genética. Ver *transplante isoplástico.*

Láparo-, lapar-; el. / Do gr. *lapára,* flanco I. Elemento de composição que significa *fianco, lombo:* por extensão *abdome.* Ex.: *laparotomia, laparectomia.*

Laqueação (la-que-a-çÃO) s. f. / do lato *laqueare,* laquear, enlaçar I. Ato ou efeito de laquear, enlaçar. Ação de enlaçar (ligar) um vaso sangüíneo com a finalidade de impedir a circulação do sangue no seu interior.

Lavagem (la-va-GEM) s. f. / de *lavar* I. 1) Ação de banhar com um líquido para limpar o que está sujo. 2) Irrigação. Ex.: *lavagem gástrica, lavagem peritoneal.*

Liberação (li-be-ra-ÇÃO) s. f. / Do lato *liberatio, -onis,* de *liberare,* libertar I. Ato ou efeito de liberar (-se). Ex.: *liberação de aderência.*

Ligadura (li-ga-DU-ra) s. f. / Do *lat.ligadura,* de *ligatus,* p. p. e *ligare,* ligar, atar / 1) Fio, arame ou outro meio para ligar um vaso, fixar ou estrangular uma parte. 2) Ato ou operação de ligar.

Lise (LI-ze) el. / Do gr. *lysis,* dissolução /. Elemento de composição que significa *dissolução, liberação, separação.* Ex.: *artrólise, corélise.*

Manipulação (ma-ni-pu-la-ÇÃO) s. f. / De *manipular + -ção* /. Ato ou efeito de manipular. Tratamento manual executado com destreza e habilidade. Em fisioterapia, o movimento passivo forçado de uma articulação, além do seu limite ativo de movimento.

Marsupialização (mar-ssu-pi-a-li-za-ÇÃO) s. f. / Do lato *marsupium,* bolsa I. Criação de uma bolsa; operação que consiste na sutura, aos lábios da incisão cutânea, dos bordos da cavidade que resta após a ressecção parcial de certos cistos hidáticos, cistos gigantes do ovário etc. Forma-se uma bolsa que, tamponada convenientemente, cura por granulação.

Massagem (ma-SSA-gem) s. f. / Do fr. *massage* I. Método terapêutico que consiste em comprimir ou friccionar com as mãos uma parte das massas musculares ou um órgão como o coração.

Microcirurgia (mi-cro-ci-rur-GI-a) s. f. / De *micto -* (do gr. *mikrós,* pequeno + *cirurgia* I. Intervenção cirúrgica praticada com o auxílio do microscópio sobre uma estrutura viva muito pequena, por vezes sobre uma célula. Ex.: *microcirurgia do ouvido ou laringe.* Sinôn.: *microdissecção.*

Microdissecção. Ver *microcirurgia.*

Mobilização (mo-bi-li-za-ÇÃO) s. f. / Do francês *mobilisation* I. 1) Ato ou efeito de mobilizar. 2) Ação de pôr em movimento um ou mais membros ou articulações. 3) Liberação de um órgão ou de uma estrutura de suas aderências. 4) Transformação no organismo de substâncias de reserva (por exemplo, o glicogênio) em substâncias solúveis (por exemplo, a glicose).

Narcose (nar-CÓ-ze) s. f. / Do gr. *nárkosis,* entorpecimento (de *nárke,* torpor + *-ose,* estado) I. Sono artificial: estado de estupor e inconsciência provocado por um narcótico.

Obliteração (o-bli-te-ra-çÃO) s. f. / Do lato *obli(t)teratio, -onis* I. Extinção de uma cavidade ou de um conduto, seja pelo seu preenchimento por um corpo sólido (obturação), seja pela aproximação e pela fusão de suas paredes (oclusão).

Obturação (ob-tu-ra-çÃO) s. f. / Do lato *obturatio, -onis* I. Ato ou efeito de obturar. Ação de preencher uma cavidade ou um conduto com uma substância sólida. Ex.: *a obturação de um dente.*

Oclusão (o-clu-ZÃO) s. f. / Do lato *occlusio, -onis,* de *occlusus,* p. p. de *occludere,* tapar, fechar, trancar *1.*1) Ato ou efeito de fechar. 2) Aproximação das bordas de uma abertura natural. 3) Obliteração de uma cavidade ou de um conduto pela aproximação e fusão de suas paredes. 4) Contato dos dentes de ambas as arcadas dentárias, superior e inferior.

Operação (o-pe-ra-çÃO) s. f. / Do lato *operatio, -onis,* de *operari,* operar, trabalhar, de *opus,* obra, trabalho /. Qualquer intervenção de um cirurgião sobre o corpo vivo com o auxílio de instrumentos ou só das mãos.

Pan- (PAN) el. / Do gr. *pán, pantós,* tudo I. Prefixo que significa *tudo* ou *todos.* Ex.: *pancolectomia, pan-endoscopia, pan-histerectomia, panproctocolectomia, pansinusectomia.*

Paracentese (pa-ra-cen- TÉ-ze) s. f. / Do gr. *pará,* ao lado de + *kéntesis,* punção, picada pelo lato *paracentesis* I. Punção de uma cavidade por uma agulha, por um trocarte e cânula ou por outro instrumento oco, com o objetivo de retirar um líquido patológico aí acumulado. A operação é denominada de acordo com a cavidade puncionada: abdome - abdominocentese; coração - cardiocentese; pericárdio - pericardiocentese; tórax - toracocentese etc.

Per (el.) / Do lato *per,* através de I. Elemento de composição que significa *através de, inteiramente.* Ex.: *peifuração.*

Peifuração (per-fu-ra-ÇÃO) s. f. / Do lato *peiforatio, -onis* I. 1) Ato ou efeito de perfurar. 2) Orifício anormal num órgão oco ou maciço.

Perfusão (per-fu-ZÃO) s. f. / Do lato *perfusio, -onis,* de *per,* através de + *jusio,* ação de espalhar, ação de derramar I. 1) Ato de verter um líquido sobre um órgão ou de o fazer passar através de um órgão. 2) Técnica de injeção intra-arterial destinada a enviar elevadas concentrações de um medicamento, por exemplo, um quimioterápico antineoplásico, precisamente ao órgão doente.

Pexia (pec-CI-a) s. f. / Do gr. *pêxis,* fixação + *ia* I. Fixação cirúrgica, geralmente por sutura. Fixação de substâncias nos tecidos.

-Pexia (pêc-CI-a) el. / Do gr. *pêxix,* fixação + *-ia* I. Elemento de composição que significajixação. Ex.: *omentopexia, nejropexia, proctopexia.*

Plastia (plas-TI-a) s. f. / Do gr. *-plastia,* formação, de *plastós,* formado + *ia* I. Procedimento cirúrgico destinado a reparar um defeito ou restaurar uma parte.

Plastia (plas- TI-a) el. / Do gr. *-plastia,* formação de *plastós,* formado + *-ia* I. Elemento de composição que significa moldagem ou formação, ou o resultado dessa ação, por exemplo, o de uma operação cirúrgica. Ex.: *artoplastia, rinoplastia*.

Plicação (pli-ca-ÇÃO) s. f. / *Deplicar* /. Técnica cirúrgica que consiste na formação de prega (ou pregas) no nível de uma estrutura anatômica ou órgão, com a finalidade de lhes modificar a posição, a forma ou a função, ou de modificar a posição, a forma ou a função de um órgão vizinho. Ex.: *cecoplicação, gastroplicação*.

Plombage (plom-BA-ge) s. f. / Termo francês (mas). Ação de chumbar, de guarnecer com chumbo / Preenchimetl-[Q de um espaço vazio do corpo com material inerte. Ex.: o uso de bolas de metilmetacrilato (lucite) para o colapso do pulmão, no tratamento cirúrgico da tuberculose pulmonar. Ling.: emprega-se no feminino, por analogia com os vocábulos porto em *-agem*.

Preparação (pre-pa-ra-çÃO) s. f. / Do lato *praeparatio, -onis* /. 1) Ato ou efeito de preparar ou de se preparar. Ex.: *preparação de um pedículo de enxerto*. 2) Anat.: peça anatômica dissecada para estudo de anatomia.

Procedimento (pro-ce-di-MEN-to) s. m. / De *proceder* + *-mento* /. Modo de praticar uma operação; método; técnica.

(pro-CE-sso) (pro-CÊ-sso) s. m. / Do lato *processus, -us*, progresso, de *procedere*, proceder /. 1) Método ou modo de agir para obtenção de um certo resultado. 2) Projeção ou proeminência de uma parte: apófise.

Prótese (PRÓ-te-ze) s. f. / Do gr. *próthesis* ou *prósthesis*, adição (de *prostíthenai*, adicionar) /. 1) Substituição de um órgão ou parte natural por uma peça artificial. 2) Órgão ou parte do corpo artificial, tal como um olho, uma perna, uma dentadura. Var.: *próstese*.

Punção (pun-çÃO) s. f. / Do lato *punctio, -onis*, picada, punção /. 1) Operação que consiste em introduzir um trocarte, agulha ou bisturi pontiagudo numa parte ou cavidade, com fins diversos, diagnósticos ou terapêuticos: esvaziamento de coleções líquidas, retirada de material para exame etc. 2) Ferida feita com instrumento punctório. 3) Paracentese.

Punctura (punc-TU-ra) s. f. / Do lato *punctura*, de *pungere*, picar /. 1) Punção. 2) Ferida provocada por instrumento pontiagudo. 3) Picada. Forma paralela: *puntura*.

Químio- (QUI-mi-o) el. / Do gr. *cheméia*, química /. Elemento de composição que denota relação com a *química* ou com uma substância *química*. Ex.: *quimiopalidectomia, quimiotalamectomia*.

Radioterapia (ra-di-o-te-ra-PI-a) s. f. / De *rádio-* (do lato *radius*, raio) + *terapia* /. 1) Tratamento pelo rádio. Sinôn.: *curieterapia*. 2) Tratamento pelos raios X. Sinôn.: *reontgenterapia*.

-Rafia (ra-FI-a) el. / Do gr. *rhaphé*, costura, sutura + *-ia* /. elemento de composição que denota a idéia de *sutura*. Ex.: *herniorrafia, neurorrafia, perineorrafia*.

Raspagem (ras-PA-gem). s. f. / De *raspar* (do germ. *hraspon* + agem) /. 1) Ato ou efeito de raspar. 2) O mesmo que *curetagem*.

Re- (RÊ) el. / Do lato *re-* ou *red-*, para trás, de novo /. Elemento de composição que designa *repetição* ou *recuo*.

Reamputação (re-am-pu-ta-çÃO) s. f. / De *re-* + *amputação* /. Amputação num membro que já havia sofrido essa operação.

Redução (re-du-ÇÃO) s. f. / Do lato *reductio, -onis*, (de *reducere*) conduzir para trás, trazer, reconduzir /. 1) Ato ou efeito de reduzir, diminuir, estreitar. 2) Correção de uma fratura, luxação ou hérnia.

Refratura (re-fra-TU-ra) s. f. / De *re-* + *fratura* (do lato *fractura, ae*) /. Operação que consiste em fraturar osso que já havia sofrido fratura, mas cujo calo se formara defeituoso.

Reinserção (re-in-sser-çÃO) s. f. / De *re-* + *inserção* /. Ação ou efeito de incluir novamente uma coisa em outra, para que torne a fazer parte de um sistema ao qual se tornara estranha. 2) Reposição de uma coroa dentária ou de uma ponte. 3) Reinserção de um membro, da retina etc.

Reparação (re-pa-ra-çÃO) s. f. / Do lato *reparatio, -onis* (de *reparare*, adquirir de novo, recuperar, recobrar) /. Ato ou efeito de reparar. Restauração física ou mecânica de tecidos traumatizados ou doentes pelo crescimento de novas células sadias ou por aposição cirúrgica.

Reposição (re-po-zi-ÇÃO) s. f. / Do lato *repositio, -onis* (de *reponere*, tornar a pôr no primitivo lugar) /. Ato ou efeito de repor. 2) Retorno de uma parte à sua posição normal. Ex.: *reposição do testículo no escroto*.

Ressecção (re-ssec-çÃO) s. f. / Do lato *resectio, -onis* (de *resecare*, de *re-* + *secare*, cortar) /. Excisão parcial de um órgão ou de outra estrutura.

Restauração (res-tau-ra-çÃO) s. f. / Do lato *restauratio, -onis* (de *restaurare*, reconstruir, refazer) /. 1) Ato ou efeito de restaurar. 2) Reparação, renovação. 3) Reconstrução parcial ou completa de uma parte do corpo; o dispositivo usado como substituto da parte natural.

Ressutura (re-ssu-TU-ra) s. f. / De *re-* + *sutura* /. Sutura secundária.

Retalho (re-TA-lho). s. m. / Deverbal de *retalhar* /. Porção de tecido parcialmente destacada, em particular aquela destacada pelo cirurgião, a ser utilizada na reparação de faltas desse tecido noutra região do corpo.

Retroposição (re-tro-po-zi-ÇÃO) s. f. / De *retro-* (do lato *retro* atrás, para trás) + *posição* /. 1) Pôr para trás. 2) Deslocamento para trás, por exemplo, do útero. 3) Cir.: retroposição de tendão (na operação de transplante de tendão).

Revascularização (re-vas-cu-la-ri-za-ÇÃO). / De *re-* + *vascularização* /. Restabelecimento do suprimento sangüíneo de uma parte, por enxerto vascular.

Secção (sêc-ÇÃO) s. f. / Do lato *sectio, -onis* (de *secare*, cortar) /. 1) Ato de cortar. 2) Superfície gerada por um corte real ou virtual. 3) N. A.: segmento ou subdivisão de um órgão. 4) de *corte*.

Sepultamento (se-pul-ta-MEN-to) s. m. / De *sepultar* + *-mento* /. Ato ou efeito de supultar. 2) Cir.: tempo operatório que consiste em recobrir com uma sutura sero-serosa a parte desperitonizada de um órgão.

Serração (se-rra-çÃO) s. f. / Do lato tardio *serrativo, ione* /. 1) Ato ou efeito de serrar especialmente em cirurgia óssea. Formas paralelas: serradura, serragem.

Singenesioplástico (sin-ge-ne-zi-o-PLÁS-ti-co) adj. /De *sin-* (do gr. S)Ill, com) + *génesis* (do gr. *génesis*, pelo lato *genesis*), origem, produção + plástico (do gr. *plastikós*, pelo lato *plasticus* que forma /. Que denota transplante de tecidos de indivíduos da mesma família, por exemplo, da mãe para o filho, ou de um irmão para outro.

Singênico (sin-GÊ-ni-co) adj. / De *sin-* (do gr. *S)Jn*, com) + *gen-* (do gr. *génos, raça*) + *ico* /. Em biologia dos transplantes, diz-se de indivíduos ou tecidos que possuem a mesma constituição genética, i. é, gêmeos monozigóticos ou animais que pertencem a uma mesma linhagem, geneticamente pura, ou seus tecidos. Ver *alogênico* e *isogênico*.

Síntese (SÍN~te-ze) s. f. / do grego *synthesis*, com posição pelo lato *synthesis, is* (de *syn*, com, junto + *thésis*, ato de pôr). *I.* 1) Composição de um todo pela reunião de suas partes. 2) Obtenção artificial de compostos químicos, pela união de seus elementos ou de compostos mais simples. 3) Processo de trazer à consciência atividades ou experiências que se fragmentaram ou dissociaram. Antôn.: *análise*. 4) Cir.: conjunto de manobras realizadas pelo cirurgião para restabelecer a continuidade de todos os tecidos, plano por plano, favorecendo a perfeita e rápida cicatrização da ferida operatória.

-Stase ou *-stasia*; el. *I.* Do gr. *stásis*, parada; ou *stásis* + *-ia I*. Elemento de composição que significa parada, detenção. Ex.: *hemóstase* ou *hemostasia*, *copróstase* ou *coprostasia*.

-Stato (s-TA-to) el. *I.* Do gr. *státos*, que detém (de *histánai*, parar) *I*. Elemento de composição com o significado de utensílio que detém ou que torna constante. Ex.: *blefaróstato, craniostato, làparóstato*.

-Stomia (s-to-MI-a) el. *I.* Do gr. *stóma*, boca + ia *I*. Elemento de composição que significa *formação de uma boca ou abertura num órgão*. Ex.: *gastrostomia, colostomia, traqueostomia*. Ver *anastomose*.

-Strofia (s-tro-FI-a) el. *I.* Do gr. *strépho*, torcer + ia *I*. Elemento de composição que denota *torção*. Ex.: *angiostrofia*.

Suspensão (sus-pen-SÃO) s. f. *I* Do lat. *suspentio, -onis*, (de *suspensus*, p. p. de *suspendere*, suspender, pendurar) *I*. Ato ou efeito de suspender ou suspender-se. Ex.: *suspensão de divertículo da faringe*.

Sutura (su-TU-ra) s.f. *I* Do lat. *sutura, ae*, costura (de *sutus*, p. p. de *suere*, coser) *I*. 1) Sinartrose dos ossos do crânio e da face. 2) Operação cirúrgica que consiste em unir duas superfícies por meio de uma costura. 3) A costura assim obtida. 4) O material- seda, categuete, fio metálico etc. - por meio do qual as duas superfícies são mantidas em aposição.

Tamponamento (tam-po-na-MEN-to) s. m. *I* De *tamponar* + *-mento I*. Introdução de tampões de gaze, algodão etc., numa ferida ou cavidade natural do organismo, a fim de deter hemorragias ou absorver secreções.

Tatuagem (ta-tu-A-gem) s. f. / Do taitiano *tatu*, sinal, pintura *I*. 1) Processo de introduzir partículas corantes, vegetais ou animais nas camadas profundas da epiderme e superficiais da derme, para produzir desenhos indeléveis. 2) O desenho assim obtido. 3) Em Oftalmologia, método de esconder leucomas: *tatuagem da córnea*.

Taxe (TAC-ce) s. f. / Do gr. *táxis*, ordem, arranjo /. Reposição manual de uma parte (ou órgão) deslocada. Ex.: a *taxe de um tumor herniário*. Forma paralela: *táxis*.

Termocauterização (ter-mo-cau-te-ri-za-ÇÃO) s. f. / De *termo* (do gr. *thérme*, calor) + *cauterização I*. Cauterização efetuada por meio do termocautério.

-Tomia (to-MI-a) el. *IDo* gr. *tomé*, corte + *-ia*l. Elemento de composição que significa *operação de incisar ou cortar*. Ex.: *colotomia*.

-Tomo- (TÔ-mo) el. *I* Do gr. *tomé*, corte *I*. Elemento de composição que significa *corte, instrumento que corta ou segmento*. Ex.: *costótomo; tómograma*.

Tração (tra-çÃO) s. f. *I* Do lat. *tractio, onis* (de *tractus*, p. p. de *trachere*, anastar, puxar) *I*. Ato ou efeito de tracionar, de puxar. Ex.: *tração cutânea e tração esquelética, na redução de fraturas*.

Trans- (TRANS) el. *I* Do lat. *trans*. através *I*. Elemento de composição que exprime a idéia de *através de, além de*. Ex.: *transfixão, tarnsfusão, transplantação*.

Transecção (tra-ssêc-ÇÃO) s. f. *I* De *trans-* + *secção*.) Secção transversal a um eixo longitudinal. Var.: *transeção*.

Transfixão (trans-fic-ÇÃO). s. f. *I* Do lat. *transfixum* (de *transfigere*, transpassar, de *trans-* + *figere*, cravar, pregar) *I*. Ato ou efeito de transfixar (atravessar de lado a lado, perfurar). Ex.: *amputação por transfixão, ligadura por transfixão*. Sinôn.: *transfixação*.

Transfusão (trans-fu-ZÃO) s. f. *I* Do lat. *transfusio, -onis* (de *transfundere*, transvasar, transfundir, de *trans-* + *fundere*, verter) *I*. Transferência de um líquido de um vaso para outro, especialmente o sangue.

Transiluminação (tran-zi-Iu-mi-na-ÇÃO) s. f. *I* De *trans-* + *iluminação I*. Método de exame no qual se faz passar uma luz intensa através de certos tecidos ou órgãos, com a finalidade de observá-Ios por transparência. Sinôn.: *dicifanoscopza*.

Transplantação (trans-plan-ta-çÃO) s. f. *I* De *trans-* + lat. *plantare*, plantar *I*. I) Ato ou efeito de transplantar ou transplantar-se, i. é, mudar de um lugar para outro. 2) O mesmo que *transplante*.

Transplante (trans-PLAN-te) s. m. *I* De *transplantar I*. I) Ato ou efeito de transplantar. 2) Porção de tecido corporal, que se extrai de uma parte para enxertar em outra parte do mesmo indivíduo ou de outro. Ver *enxerto*. Nota: a terminologia dos transplantes foi recentemente revisada e, infelizmente, o novo sistema e o velho são encontrados lado a lado na literatura. No novo sistema, os heteroenxertos são denominados *xenoenxertos*; enxertos entre membros da mesma espécie são descritos como *singênicos* quando o doador e o receptor são geneticamente iguais, e *alogênicos* quando são geneticamente distintos. Da mesma maneira, os homoenxertos tornam-se *aloenxertos*. Enxerto *ortotópico* é aquele transplantado a uma posição anatomicamente cone ta no receptor, por exemplo, a pele num leito preparado na pele. Enxerto *heterotópico* aquele que é colocado numa posição não natural por exemplo, osso no tecido subcutâneo, tecido da tireóide no cérebro.

Transplante alogênico. Transplante de tecido entre animais da mesma espécie, mas geneticamente diferentes. Sinôn.: *aloenxerto, enxerto alogênico, homoenxerto, transplante homoplástico*.

Transplante autoplástico. Transplante de tecidos e órgãos entre diferentes partes do mesmo indivíduo. Sinôn.: *autoenxerto, enxerto autólogo, enxerto autóctone*.

Transplante heteroplástico. Transplante xenoplástico.

Transplante heterotópico. Transplante de tecido típico de uma área para uma região difer~nte do organismo. Ver *transplante ortotópico*.

Transplante homoplástico. Transplante alogênico. *Transplante homotópico*. Transplante ortotópico.

Transplante isoplástico. Transplante de tecidos entre indivíduos geneticamente idênticos. Sinôn.: *isoenxerto, transplante isoplástico.*

Transplante ortotópico. Transplante de tecido de uma área para outra idêntica do paciente receptor. Ver *transplante heterotópico.*

Transplante singenesioplástico. Transplante entre indivíduos da mesma família, por exemplo da mãe para o filho, de um irmão para outro.

Transplante singênico. Transplante isoplástico.

Transplante xenoplástico. Transplante de tecido entre indivíduos pertencentes a espécies animais diferentes. Sinôn.: *xenoenxerto, transplante heteroplástico.*

Transposição (trans-po-zi-ÇÃO) s. f. / De *trans-* + I;t. *positio, -onis,* posição /. 1) Deslocamento de uma víscera para o lado oposto àquele que ocupa normalmente. Sinôn.: *situs inversus.* 2) Mudança de posição de dois átomos de uma molécula. 3) Operação que consiste em deslocar um retalho de um lugar para outro sem separá-lo completamente de sua conexão primitiva, até que se torne unido em sua nova posição.

Trepanação (tre-pa-na-çÃO) s. f. / Do lat. *trepanatio,* de *trepanum,* do gr. *trypanon,* furador, de *trypáo,* furar /. Remoção de um disco de osso ou de outro tecido compacto por meio de um trépano. Ex.: *trepanação do crânio, trepanação da córnea.*

-Tripsia (trip-SSI-a) el. / Do gr. *trípsis,* fricção + ia I. Elemento de composição que significa fricção, esmagamento. Ex.: *basiotripsia, litotripsia.*

Trituração (tri-tu-ra-ÇÃO) s. f. / Do lat. *trituratio, -onis,* (de *triturare,* triturar) /. Ato ou efeito de triturar. Ex.: *trituração de cálculo nas vias biliares.*

Tubagem (tu-BA-gem) s. f. /De *tubo* + *-agem/o* Inserção de um tubo numa cavidade ou num canal do organismo. Sinôn.: *intubação.*

Tunelização (tu-ne-li-za-ÇÃO) S. f. / Criação de um conduto artifical no seio de um tecido.

Vivisecção (vi-vi-sec-ÇÃO) S. f. / De *vivi-* (do lat. *vivus,* vivo) + lat. *sectio, -onis,* secção /. Operação num animal vivo (com ou sem anestesia), com fins experimentais.

Xenoenxerto (chê-no-en-CHÊR-to) S. m. / De *xeno-* (do gr. *xénos,* estranho) + *enxerto* /. Ver transplante *xenoplástico.*

COMISSÕES E SOCIEDADES QUE TRATAM DO ASSUNTO

A confusão que reina na terminologia de quase todas as ciências médicas torna o progresso difícil e entrava a pesquisa de informações.

Para evitar a deterioção da linguagem médica, há necessidade de prosseguir os esforços, tanto nos âmbitos nacionais, quanto nos internacionais no sentido de unificação e coerência da terminologia.

Em alguns setores – Anatomia, Botânica, Bacteriologia, Química, Zoologia – comissões internacionais conseguiram um notável trabalho de normalização; mas, para a maior parte das especialidades da Medicina, incluindo a Técnica Cirúrgica, nada foi ainda empreendido.

Numerosas instituições tomam decisões importantes em matéria de terminologia; infelizmente essas decisões tornam-se ineficientes por não se beneficiarem de uma difusão suficiente.

Cabe aqui destacar a importância do *CIOMS* (Council for Internacional Organization of Medical Sciences). Esta instituição apresentou um trabalho básico sobre Terminologia e Lexicografia Médicas, preparado por Manuila e Manuila.

CONCLUSÃO

A uniformização da nomenclatura cirúrgica, pela designação de técnicas com nomes descritivos, facilita o entendimento entre os cirurgiões e evita injustiças que podem ocorrer quando se concede, com epônimos, prioridade a quem não a merece.

BIBLIOGRAFIA

1. Churchill's illustrated medical dictionary. Churchill Livingstone Inc. New York, 1989.
2. Dickinson RI. Standardization of nomenclature of disease. Buli. Med. Lib. Assoc NS ~8: 15-19, 1929.
3. Manuila A et Manuila L. CIOMS - Terminologie et lexicographie médicales. Masson & Cie, Paris, 1967.
4. Manuila A and Manuila L. CIOMS - Medical terminology and lexicography. S. Karger, Basileia, 1968.
5. Paciomik R. Dicionário médico. 3ª ed. Guanabara Koogan, Rio de Janeiro, 1979.

Índice Remissivo

Rodolpho Paciornik

A

Abscesso, drenagem de, em mama, 320
　operação, 320
Abscesso abdominal, 137
Abscessos amebianos, 671
　complicações, 672
　tratamento, 672
Abscesso esplênico, 744
Abscesso do fundo de saco de Douglas, 510
Abscessos hepáticos, 671
Abscesso intraperitoneal, 508
　antibióticos em, 509
　manifestações clínicas, 508
Abscesso pélvico, 510
Abscessos piogênicos, 672
　complicações, 673
　diagnóstico, 672
　drenagem cirúrgica, 672
　quadro clínico, 672
　tratamento, 672
Abscesso pulmonar, 136
Abscesso subfrênico, 509
　direito anterior, 509
　face posterior, 509
Ácido clorídrico, secreção de, 547, 548
Ácido polidioxanoma, 69
Ácido poligaláctico, 69
Ácido poliglicólico, 69
Acidose metabólica e nutrição parenteral prolongada, 109
Adenoma folicular, 304
Adenoma insular, 734
Adestramento manual, 3
Adrenalina, 123
Afastador, 56
　autos táticos, 59
　manual, 58
Agentes oxidantes, 49
Agressão cirúrgica, 92, 96
　alterações hidroeletrolíticas, 96
　alterações do metabolismo orgânico, 97
　destruição de tecidos, 96
　função respiratória, 97

Água, absorção de, 583, 605
Agulhas, 67
　cortante, 68
　curvas, 67
　retas, 67
　seleção de, 68
Agulha de Veres, 55, 61
Alça interposta, 595
Alça em Y de Roux, 595
Álcool etílico, 45
Aldosterona, resposta neuroendócrina pós-traumática, 93
ALG,153
Allis,57
Alongamento e encurtamento tendinosos, 246
　autoplástico por desdobramento de um dos cotos, 246
　por deslizamento, 246
　encurtamento, 246
Alterações endócrinas no trauma, 93
Ambiente cirúrgico (ver também Centro cirúrgico), 12, 18
　acabamento, 23
　bioengenharia, 17
　　iluminação, 17
　componentes, 13
　cor, 24
　eletricidade, 23, 25
　esterilização da corrente aérea com raios ultravioleta 22
　explosões, 26
　falta de energia, 26
　fluxo, 24
　fluxo laminar, 21
　forro, 23 incêndio, 25
　infecção, 25
　janelas, 24
　paredes, 23
　piso, 23
　portas, 24
　sistemas de comunicação, 23
　sistemas de monitorização, 22
　sistemas de segurança, 25
　temperatura e umidade, 22
　ventilação, 19
　　sistema de, 20
Amidas, 29

Amilase, 722
Aminoácidos em nutrição parenteral prolongada, 101
Amputação, 180
   abdominoperineal do reto, 634, 639
      complicações, 636
         relacionadas à colostomia, 637
      fase abdominal, 634
      fase perineal, 635
   antebraço, 189
      indicações, 189
      técnica, 190
   braço, 191
      indicações, 191
      técnica, 191
         causas, 181
   dedos, 188, 192
      indicações, 188, 192
      técnica, 188, 192
         por deformidade congênita, 182
         desarticulação do joelho (ver Desarticulação), 195
         por doença vascular periférica, 181
         incidência, 180
         por infecção, 182
   membros, 188
      inferiores, 191
      superiores, 185, 188
   níveis de, 184
   pé anterior, 192
      indicações, 192
      técnica, 192
   perna, 194
      indicações, 194
      técnica, 194
         princípios gerais, 180
         princípios técnicos, 183
      nervos, 184
      ossos e periósteo, 183
      retalhos de pele, 183
      vasos, 184
   resultados funcionais, 186
   Syme, 192
      indicações, 192
      técnica, 193
         transmetatársica, 194
         traumática, 182
         trombose e, 181
         por tumor, 182
         maligno, 182
Anastomose aórtica, 230
Anastomose da artéria gastroepiplóica direita e as coronárias, 431
Anastomose entre artéria torácica interna e a coronária, 428
   técnica cirúrgica, 429
Anastomose biliodigestiva, 712
Anastomose cisto-jejunal, 728
   complicações, 728
   indicações, 728
   técnica, 728
Anastomose citogástrica, 726
   complicações, 727
   indicações, 726
   técnica, 726
Anastomose colédoco-jejunal, 714
Anastomose esofagogástrica, 524, 535
   complicações, 525
Anastomose espleno-renal proximal, 765
   complicações, 767
   indicações, 765
   técnica, 765
Anastomose espleno-renal seletiva, 767
   indicações, 767
   técnica, 767
Anastomose femoral, 232
Anastomoses gastrentéricas, 553
Anastomose hepático ou colédoco-duodenal, 712
Anastomose hepático-jejunal, 734
Anastomose intestinal, 593
Anastomose L-L, 593
Anastomose mesentericocava, 768
   indicações, 768
   técnica, 768
Anastomose pancreato-jejunal, 729
   complicações, 731
   indicações, 729
   técnica, 730
Anastomose portocava terminolateral, 764
   complicações, 765
Anastomose tendinosa, 247
Anastomose T-L, 593
Anastomose T-T, 593
Anastomose vascular, 217
   látero-lateral, 227
   término-lateral, 226
   término-terminal, 226
Anestesia
   caudal, 40
   epidural sacra, 40
      acidentes e complicações, 41
      adulto, 41
      dosagem, 41
      infantil, 40
      técnica, 40
   espinhal, 33
   intravenosa regional, 32
      técnica, 32
   local e loco-regional, 28
      bases técnicas, 28
   peridural (ver também Peridural), 37
      dosagem, 38
      efeitos, 39
      intoxicação em, 39
   raquianestesia (ver Raquianestesia), 33
Anestésicos locais, 28
   absorção, 30
   ações gerais, 29
   barreira placentária, 31
   idade, 31
   intoxicação por, 30
      prevenção e tratamento da, 31
      sintomatologia da, 31
   natureza e mecanismos de ação dos, 28, 30
   peso, 31
   reações tóxicas: prevenção e tratamento, 30
   reações aos vasoconstritores, 31
   tipos, 29
   velocidade de injeção, 31
Angioplastia com remendo, 224
Animais para experimentação, 7, 8
   drogas utilizadas para sedação, imobilização e anestesia, 10
   pré-operatório, 8
   sedação, 10
Antibióticos, 130
   uso de, na prifilaxia de infecção, 140

Anticoagulação, 218
Anti-sepsia (ver também Assepsia), 42
    do campo operatório, 43
    e esterilização, 45
    preparo da equipe, 43
Anti-sépticos líquidos, 45
Anti-sépticos voláteis, 49
Apendicectomia, 612
    anestesia, 612
    complicações, 613
    indicações, 612
    pesquisa do apêndice, 613
    pré-operatório, 612
    ressecção do apêndice, 613
    técnica cirúrgica, 612
    vias de acesso, 612
Apêndice xifóide, ressecção, 461
Apendicite, 612
Aponeurose palmar, 259
Aracnoidite adesiva, 37
Arginina, 114
Artéria autóloga, enxerto com, 227
Artéria brônquica, 352
Artéria circunflexa esquerda, 423
Artéria cística, 681
Artéria coronária, 422, 428
    anastomoses entre as, 424
    anatomia, 422
    direita, 423
    esquerda, 422
Artéria femoral, acesso a, 177
Artéria gástrica esquerda, 543
Artéria gastroepiplóica direita, 431
Artéria hepática, 543
    anatomia intra-hepática da, 663
Artéria intercostal, 328
Artéria interventricular anterior (descendente anterior), 422
Artéria mesentérica inferior, 603
Artéria mesentérica superior, 585, 603
Artéria pancreática, 718
Artéria pancreatoduodenal superior, 543
Artéria, pinçamento de uma, 223
Artéria pulmonar, 372
    constrição cirúrgica da, 401
    direita, 352
    esquerda, 351
    inferior, 351
Artéria renal, 777
Artéria retal, 644
Artéria subclávia, acesso à, 170
    morfologia cirúrgica, 170
Artéria superficial, 446
Artéria tireodiana superior, 298
Artéria torácica interna, 315, 428
    aspectos da dissecação da, 430
Artéria, transposição de (ver Transposição...), 412
Artéria ulnar, 259
Arteriectomia, 216
    técnica e operação básica, 216
Arteriocentese, 216
    técnica e operação básica, 216
Arteriopatias crônicas, 201
Arterioplastia, 217
    técnica e operação básica, 217
Arteriorrafia, 217
    técnica e operação básica, 217

Arteriotomia, 216, 223
    técnica e operação básica, 216
    transversa, 223
Árvore traqueobrônquica, 348
Ascite, 669, 757
Assepsia (ver também Anti-sepsia), 42
    cuidados para com o doente, 42
    cuidados referentes à equipe cirúrgica, 43
    das mãos, 44
Atresia pulmonar com CIV, 409
    cirurgia definitiva, 409
    cirurgia paliativa, 409
    classificação, 409
        tipo A, 409
        tipo B, 410
            cirurgia, 410
        tipo C, 411
            cirurgia, 411
Átrio
    direito, 391
    formação dos, 387
    septação atrial, 389
Autoclaves, 51
Auto-enxertos cutâneos, 272
Autotransplante de baço, 750 Axila, 317

B

Backaus, 57
Baço, 740
    anomalias, 743
    aspectos morfológicos, autotransplante de, 750
    cirurgia do, 740
    drenagem linfática, 743
    elementos de fixação, 740
    fisiologia, 743
    fisiopatologia, 743
    fluxo sangüíneo esplênico, 743
    inervação, 743
    relações anatômicas, 740
    tamponamento, 749
    vascularização, 742
Bakey, bomba de, 81
Balfour, 59
Barreira intestinal, 114
Barreira mecânica, 138
Basófilos, 148
Beck-Jianu, gastrostomia tipo, 551
Bexiga, 777
Bile, formação da, 666
Bilirrubinas, metabolismo das, 666
Bioprótese, implante de, em posição aórtica, 420
Biópsia hepática, 671
Biópsia mediastínica, 361
Biópsia pré-escalênica, 361
Biotério, 7, 8
    dados fisiológicos, 9
    de manutenção, 9
Bisturi, 55
Blalock, 63
Blalock-Taussig, operação de, 404, 410
Bloqueio
    atrioventricular, 402, 405
    dedos da mão, 32

plexo braquial, 32
    complicações, 32
    dosagem, 32
    técnica, 32
    via supraclavicular, 32
Bócio
    adenomatoso, 303
    difuso tóxico, 304
    com hiperfunção glandular, 306
    intratorácico, 306
    simples, 306
Bomba arterial, 81
Bomba de roletes, 81
Borrmann, classificação de, 569
Broncoplastia, 384
Bronquiectasia, ressecção pulmonar e, 363
Brônquio
    do lobo inferior direito, 350
    do lobo inferior esquerdo, 350
    do lobo médio, 349
    do lobo superior direito, 349
    do lobo superior esquerdo, 350
    principal direito, 348
    principal esquerdo, 348
    sutura do, 366
        esquerdo, 381
Bunnell, sutura com fio extraível de, 245
Bupivacaína, 30, 38, 41

C

Cabo-eletrodo bipolar, 438
Cadeia simpática cérvico-torácica, anatomia da, 205
Cadeia simpática lombar, 209
Cadeia traqueobrônquica, 355
Calor seco, 50
    temperaturas e tempos de utilização, 50
Calor úmido, 50
Campo operatório
    anti-sepsia do, 43
Canal anal, 646
Canal arterial persistente, 392
    complicação cirúrgica, 393, 394
    técnica cirúrgica, 393
    tratamento cirúrgico, 393
Canal femoral, 451
Câncer broncogênico, 364
Câncer gástrico, 568
    carcinoma *in situ*, 570
    classificação, 569
    estadiamento, 569
    patologia, 568
Câncer em glândula mamária, 321
Câncer de intestino grosso, 606
Câncer de mama, 318
Câncer de pulmão, 360
Cânula traqueal, 290
Carboidratos
    metabolismo dos, 666
    em nutrição enteral, 113
    em nutrição parenteral prolongada, 100
Carcinoma gástrico, 570
Carcinoma do intestino grosso, 606
Carcinoma de papila, 732
Carcinoma de tireóide, 304
Cardiomioplastia, 434
    critérios de indicação, 434
    procedimento cirúrgico, 435
    protocolo de estimulação do enxerto muscular, 435
    resultados, 436
    sobrevida, 436
Cardiopatias acianóticas, 392
Cardiopatias cianóticas, 392, 402
    cirurgia das, 402
Cardiopatias congênitas, 387
    classificação das, 392
    complexas, 408
    incidência das, 392
    tratamento cirúrgico das, 392
Carrel, *patch* de, 217
Catecolaminas, resposta neuroendócrina pós-traumática, 93
Categute, 69
Cauterização, 64
Cavidade abdominal, 452
    reabertura da, 463
Cavidade peritoneal, 503
    contaminação da, 506
Cecostomia, 618
Cefaléia
    como complicação da raquianestesia, 36
    prevenção e tratamento, 36
Células mesoteliais, 506
Centro cirúrgico (ver também Ambiente cirúrgico), 12
    administração, 16
    área de transferência, 14
    central de gasoterapia, 16
    corredores, 14
    depósito de material, 15
    dimensionamento, 13
    lavabo, 15
    localização, 13
    planejamento físico, 12
    projeto piloto, 16
    sala auxiliar, 15
    sala de conforto, 16
    sala de equipamentos, 15
    sala de operação, 15
    sala de recepção dos pacientes, 14
    sala de recuperação pós-anestésica, 16
    sala de subesterilização, 15
    serviços auxiliares, 16
    vestiários, 14
Choque em cirurgia, 118
    círculo vicioso do, 120
    complexo, 124
    conceito, 118
    diagnóstico, 118
    drogas em, 123
    fatores desencadeantes, 119
    padrões hemodinâmicos, 120
        cardiogênico, 121
        compensado, 121
        hiperdinâmico, 121
        hipodinâmico, 121
        hipovolêmico, 121
        supercompensado, 121
            profilaxia do, 124
            quadro clínico, 122
            quadro laboratorial, 122
            remoção da causa do, 124
            tratamento, 122
Cianose, 403

Cicatrização, 131
    contração, 132
    epitelização, 132
    fase inflamatória, 131
    fase de maturação, 133
    fase proliferativa, 132
Ciclosporina e FK 506, 152
Ciclo ventilatório, 331
Circulação extracorpórea, 1, 81
    acessórios dos aparelhos de, 83
    aparelhagem de, 81
    características técnicas da, 84
    circuito de, 84
    fluxo de infusão de sangue arterial, 84
    técnica do manuseio da, 83
Cirurgia anorretal, 640, 651
    anatomia, 641
    circulação arterial, 645
    circulação venosa, 645
    embriologia, 647
    espaços pararretais e paranais, 643
    fisiologia, 647
    inervação, 645
        parassimpática, 646
        simpática, 645
    musculatura anorretal, 642
    sensibilidade e continência, 648
    vascularização, 644
Cirurgia arterial, 222
    complicações precoces, 232
    complicações tardias, 233
    princípios gerais e técnicas, 222
    técnicas vasculares, 223
Cirurgia do baço (ver Baço) Cirurgia, ética em, 787
Cirurgia experimental, 1, 2
    em animais, 7, 8
        drogas utilizadas para sedação, imobilização e anestesia, 10
        pré-operatório, 8
        sedação, 10
    equipamento, 6
    importância, 5
    investigação em, 5
    metodologia, 6
    plano de pesquisa, 6
    recursos e liberdade de pesquisa, 6
Cirurgia do fígado, 662, 671
Cirurgia gástrica, 550, 553, 563
Cirurgia gastroduodenal, 541
Cirurgia laparoscópica (ver Laparoscopia), 465
Cirurgia miniinvasiva, 465
Cirurgia do pâncreas (ver Pâncreas), 716
Cirurgia pulmonar (ver Pulmão), 347
Cirurgia dos tendões (ver Tendões), 242
Cirurgia urológica, 777
Cirurgia vascular, 214
    substitutos vasculares, 220
Cirurgia de vias biliares (ver Vias Biliares)
Cirurgião, 75
    formação do, 788
    relação com colegas, 789
    relação com hospital, 789
    relação com paciente, 789
Cisalha, 56
    tetrarticulada curva, 56
Cistolitotomias, 785
Cisto pilonidal sacrococcígeo, 499

patologia, 500
    técnica da incisão, 500
Cistostomias, 785
Cisto tireoglosso, exérese de, 294
    complicações, 296
    indicação, 294
    reconstituição, 295
Citoquinas, 150
Claude-Bernard-Horner, síndrome de, 206, 312
Coagulopatia, 669
Coarctação da aorta, 394
    complicações da cirurgia, 396
    diagnóstico, 394
    mortalidade imediata, 396
    técnica cirúrgica, 395
        detalhes técnicos da cirurgia, 395
    tratamento cirúrgico, 395
        indicação de, 394
Colágeno, 132
Colangite, 704
Colecistectomia, 691
    cisticofúndica, 694
    complicações, 694
    fundocística, 692
    indicações, 691
    técnica cirúrgica, 691
    videolaparoscópica, 695, 696
Colecistite aguda, 687
Colecistoquinina, 583
Colecistostomia, 687
    indicações, 687
    técnica cirúrgica, 688
Colectomias, 619
    anestesia, 620
    classificação, 619
    complicações, 624
    direita, 621
    esquerda, 623
    indicações, 620
    laparoscópicas, 625
    posição, 620
    preparo pré-operatório, 620
    subtotal, 624
    técnicas, 620
    total, 624
Colédoco, 679
    drenagem do, 702
Coledocoscopia, 702, 703
Coledocotomia, 699, 700
    drenagem do colédoco, 702
    identificação do colédoco, 699
    incisão, 699
    manobras intraductais, 700
Colestase intra-hepática, 688
Colostomia, 614
    classificação, 614, 615
    colostomias, 618
    fechamento da, 619
        em alça, 619
        complicações do, 619
    indicações, 614
    técnica cirúrgica, 614
Coma hepático, 668
Coma hiperosmolar e nutrição parenteral prolongada, 108
Comissão de Controle de Infecção Hospitalar (CCIH), 141
Comissurotomia mitral, 418

técnica cirúrgica, 418
Compartimento mediastinal anterior, 355
Compartimento mediastinal médio, 355
Compartimento mediastinal posterior, 355
Complexo principal de histocompatibilidade (MHC), 143
Componentes biológicos da agressão, 92
    primários, 92
    secundários, 93
Comunicação interatrial, 396
    características fisiopatológicas, 397
    complicações cirúrgicas, 398
    indicação cirúrgica, 397
    mortalidade operatória, 399
    ostium primum, 396
    ostium secundum, 396
    técnica operatória, 398
    tipo forame oval, 397
    tratamento cirúrgico, 398
Comunicação interventricular, 399, 408
    aspectos clínicos, 399
    aspectos hemodinâmicos, 399
    classificação, 399
    complicações, 401
    mortalidade, 402
    operação corretiva, 400
    operação paliativa, 401
    técnica cirúrgica, 400
    tratamento cirúrgico, 400
Continência fecal, 648
    alteração da (ver também Incontinência), 654
Cooley, 63
    pinça em colher de, 65
Cooper, ligamento pectíneo de, 480, 488
Coração
    anatomia cirúrgica do, 389
    anatomia externa do, 389
        visão anterior, 390
        visão ântero-lateral, 391
Cordão umbilical, 442
Coronariografia, 424
Corpos estranhos, 129
Corticosteróides, 153
Cortisol, resposta neuroendócrina pós-traumática, 93
Costelas, 326
Costótomo, 56
    de 1ª costela, 57
Cotovelo
    acesso à região anterior do, 172
    morfologia cirúrgica, 172
    vias de acesso, 173
Coxa, amputação da, 196
    indicações, 196
    técnica, 196
Crile, 65
Curativos biológicos, 275
Curativos em feridas suturadas, 130
Cutait, técnica de (ver Retocolectomia abdominoperineal com anastomose colorretal retardada), 628

D

De Bakey, 63, 64
    pinça em ângulo reto de, 65
    tesoura de, 222
Débito cardíaco, 121

Defecação, 648
Deiscência da parede abdominal, 461
Derivação aorto-femoral, 229
    indicação cirúrgica, 229
    preparo pré-operatório, 229
    reconstrução arterial, 230
        escolha da prótese, 230
    vias de acesso, 230
Derivação colecisto-jejunal, 712
Derivação fêmoro-poplítea, 232
Desarticulação coxo-femoral, 198
Desarticulação do joelho (ver Joelho) Desborbulhador, 83
Desbridamento cirúrgico, 129
Descompressão portal cirúrgica, 761
    alterações neuropsíquicas, 763
    fisiopatologia, 761
Desconexões azigoportais, 771
Desvascularização gastroesofágica, 771
    bases hemodinâmicas, 771
    indicações, 771
    técnica, 771
Diabete, 725
Diafragma, 331
    embriologia, 443
Dicionário de termos da técnica cirúrgica, 794
Diérese, 52, 54
    instrumental, 54
    instrumentos auxiliares, 56
    via de acesso, 56
Dieta ideal, 114
    em nutrição enteral, 114
Digital, 123
Dilatação, 54
    instrumentos de, 56
Discromia, 275
Dissector curvo, 60
Divertículo faringoesofagiano, ressecção de, 521
    complicação, 522
Divulsão, 54
    instrumentos de, 55
Doador de órgãos, 159
    aspectos legais, 159
    seleção, 159
Dobutamina, 123
Dopamina, 123
Doppler, 181
Douglas, abscesso do fundo de saco de, 510
Douglas, arcada de, 449
Doyen, 56, 58
Drenagem
    de abscesso de mama, 320
    de abscesso piogênico, 672
    do colédoco, 702
    gástrica, 567
    linfática
        do baço, 743
        do esôfago, 513, 514
        do estômago, 544
        da mão, 260
        do pâncreas, 719
            pleural, 368
            pneumotórax, 335
            venosa
Drogas
    agentes antilinfoproliferativos, 152
    imunossupressoras, 154

Drogas em choque, 123
　uso de, 123
Ducto cístico, 678
Ducto deferente, cirurgia do, 91
Duhamel-Haddad, cirurgia de (ver Retocolectomia abdominoperineal com abaixamento retrorretal e anastomose colorretal retardada), 632
Dumping syndrome, 556
Duodeno, anatomia do, 541
Dura-máter, perfuração da, 39

E

Edema agudo de pulmão, 402
EGF (*epidermal growthfactor*), 668
Eicosanóides, 151
Eletricidade, 25
Eletrocautério, 65, 471
Embolectomia, 225
Embolia gasosa arterial, 398, 400
Embriologia cardíaca, 387
Empiema, 136
Emulsões lipídicas, 101
Encefalopatia porto-sistêmica, 757
Encopresia, 650
Endostitch, 470
Enfisemas, 472
Entamoeba histolitica, 671
Enterectomia, 592
Enterostomia, 589
　complicações, 591
　descrição, 590
　indicações, 589
Enterotomia, 589
　complicações, 589
　descrição, 589
　indicação, 589
Enxerto arterial, 220
Enxerto cutâneo, 272
　classificação, 272
　　pele parcial, 272
　　pele total, 272
　　　quanto à composição, 272
　　　quanto à dimensão, 272
　　　quanto à espessura, 272
　　　quanto à origem, 272
　　　　complicações, 275
　　　precoces, 275
　　　tardias, 275
　cuidados com área doadora, 275
　cuidados com área receptora, 275
　curativos biológicos, 275
　fragmentado ou em estampilha, 272
　indicações, 273
　　pele parcial, 273
　　pele total, 273
　integração, 273
　　fatores que interferem na, 273
　　　laminado ou em tira, 272
　　　em malha, 272
　　　métodos e locais para obtenção de, 274
　　pele parcial, 274.
　　pele total, 274
　　　preservação da pele para enxertia, 274
Enxerto vascular, 227
　com artéria autóloga, 227
　com veia autóloga, 227
Enxerto venoso, 220
Enzima glicoronil-transferase, 666
Eosinófilos, 148
Epiderme, cultura de, 274
Equilíbrio humoral, 92
Equipe cirúrgica, 75
　disposição da, 77
Esfíncter anorretal, 641
Esfíncter ileocecal, 606
Esfíncter de Oddi, 680
Esofagectomia subtotal, 522
　indicação, 522
　linfadenectomia, 523
　por toracotomia direita, 524
　sem toracotomia, 524
Esofagectomia parcial com interposição de alça jejunal exclusa, 525
Esôfago
　abdominal, 521
　alterações da motilidade esofágica, 517
　anatomia do, 512
　áreas de constrição, 513
　cervical, 520
　cirurgia do, 512, 520, 528
　drenagem linfática, 514
　drenagem venosa, 513
　esfíncter faringo-esofagiano, 515
　esfíncter inferior do esôfago, 516
　esfíncter superior do esôfago, 516
　fisiologia, 515
　fisiopatologia, 517
　inervação extrínseca, 515
　irrigação arterial, 513
　torácico, 520
　vias de acesso ao, 520
Esofagocardiomiotomia, 528
　associada a esofagofundogastropexia, 528
　　técnica cirúrgica, 528
　　　via laparoscópica, 529
　complicações, 531
　indicações, 528
Esofagocoloplastia, 535
　complicações, 537
　descrição da técnica, 535
　　parte abdominal, 535
　　parte cervical, 537
　　parte mediastinal, 536
　　　indicações, 535
Esofagogastroplastia, 524
　descrição da técnica, 538
　indicações, 538
Espaço intercostal, 328
Espaço paranal, 644
Espaço pararretal, 644
Espaço peridural
　dispersão das soluções anestésicas no, 38
　pressão negativa do, 37
　punção e identificação do, 38
Espaço subfrênico, 508
Esplenectomia, 744
　indicações, 744
　total, 746
　　técnica cirúrgica, 746
　　videolaparoscópica, 746
Esplenomegalia e hiperesplenismo, 756

Esplenopancreatectomia, 735
Esplenorrafias, 748
Esquistossomose hepatoesplênica, 756
Estenose, 233
    anal, 653
    pulmonar extrema, 403
    em retocolectomia, 632
    valvar, 416
        indicação cirúrgica, 417
        manifestações clínicas, 416
        tratamento cirúrgico das, 417
Esterilização
    do instrumental cirúrgico, 49
Esterno, 326
Estimulação cardíaca permanente, 439
Estimulação cardíaca provisória, 438
    epimiocárdica temporária, 439
    transcutânea, 438
    transvenosa, 438
Estômago, 541
    anatomia, 541
    drenagem venosa, 544
    embriologia, 546
    fisiologia, 546
    inervação, 544
    vascularização, 543
Estrógeno, 319
Ética, 787
Etidocaína, 30
Excisão lenticular, 271
Experimentação
    animais de, 7
    conceito, 5

F

Fagocitose, 581
Falência de múltiplos órgãos e sistemas, 94
Fallot, tetralogia de, 402, 408
    aspectos clínicos, 403
    aspectos embriológicos, 402
    aspectos fisiopatológicos, 403
    cirurgia corretiva, 404
    complicações, 408
    indicação cirúrgica, 403
    mortalidade pós-operatória, 406
    resultados cirúrgicos, 405
    técnica cirúrgica, 403, 404
    tratamento cirúrgico, 403
Farabeuf, 56, 58
Fáscia transversal, 451, 476, 486
Fator de crescimento IGF-I, 131
Fator de necrose tumoral, 143, 151
Febre reumática, 416
Felty, síndrome de, 744
Ferguson, técnica de, 652
Feridas
    abrasivas, 126
    corto-contusas, 126
    fechamento de, 130
    perfurantes, 126
    punctiformes, 126
    suturadas, curativo em, 130
Ferida cirúrgica
    contaminada, 136
    infecção de, 136
    infectada, 136
    limpa, 136
    potencialmente contaminada, 136
Ferimentos de partes moles, 126
    anestesia local, 128
    cicatrização primária, 127
    fator infecção/contaminação, 127
    fechamento primário, 128
    feridas, 126
    contusões, 126
    princípios do tratamento de, 127
        preparo da pele, 129
    profilaxia antitetânica, 131
    tratamento cirúrgico, 128
Ferro, absorção de, 583
FGF (*jibroblast growthfactor*), 668
Fick, equação de, 580
Fígado
    anatomia cirúrgica do, 662
    anatomia dos duetos biliares, 663
    anatomia microscópica do fígado, 665
    cirurgia do, 662, 671
    desintoxicação, 667
    embriologia, 665
    fisiologia hepática, 665
    fisiopatologia hepática, 668
    metabolismo das bilirrubinas, 666
    metabolismo dos carboidratos, 666
    metabolismo lipídico, 666
    metabolismo protéico, 667
    regeneração hepática, 667
        fatores reguladores da, 668
    segmentação hepática, 664
    sistema linfático, 665
Fios, 68
    absorvíveis, 69
    de algodão, 69
    não-absorvíveis, 69 de nylon, 70
    de poliéster, 70
    de polipropileno, 70
    de seda, 69
    de sutura em microcirurgia, 88
Fissura anal, 655
Fissurectomia, 654
    complicações, 654
    indicações, 654
    técnicas, 654
Fístula, 618
    anorretal, 656
        classificação, 656
    isquiorretal, 656
    pelvirretal, 657
    perianal, 656
    submucosa, 657
Fistulectomia, 656
    complicações, 658
    indicação, 657
    técnica, 657
Fístulas digestivas e nutrição enteral, 112
Fístulas digestivas e nutrição parenteral prolongada, 103
Fístula pancreática, 724
FK506, 153
Flambagem, 50
Flegmão palmar profundo, 264
Flegmão palmar superficial, 264

Flora da pele, 44
Fluxo biliar hepático, 683
Fluxo sangüíneo, 121
Fogarty, cateter de, 218, 225
Formaldeídos, 49
Fotocoagulação, 64
Função hepática, modificações na, 762

G

Gânglio estrelado, 206
Gangrena paradoxal, 213
Garroteamento, 63
Gastrectomias, 568
    secreção pancreática e, 724
    subtotal ampliada, 569
        indicações, 569
        técnica, 569
    total, 570
        indicações, 570
        técnica, 570
Gastrenteranastomose, 556
    relacionadas à fisiopatologia, 556
    relacionadas à técnica, 556
Gastrina, 547
Gastrite biliar, 556
Gastroduodenectomia parcial, 557
    indicações, 557
    técnica cirúrgica, 557
    vias de acesso, 557
Gastroduodenopancreatectomia cefálica, 732
    complicações, 733
    indicações, 732
    técnica, 732
Gastroduodenostomia, 553
    indicações, 553
Gastrojejunostomia, 554
    indicações, 554 técnica, 554
Gastrostomia, 550
    descompressiva, 550
    em esofagoplastia pré-torácica, 550
    indicações, 550
    para alimentação, 550
    técnica, 550
    tipo Beck-Jianu, 551
Gimbernat, ligamento de, 481
GIP (polipeptídeo gástrico inibido), 547
Glândula gástrica, 542
Glândula mamária, câncer da, 321
Glândula mamária, cirurgia da, 314, 320
    acesso à axila na cirurgia de cânceres de mama, 318
    bases anatômicas, 314
    fisiologia, 318
    linfáticos, 316
    vasos e nervos da mama, 315
Glândula tireóide, 297
    anatomia, 297
    cirurgia da (ver Tireoidectomia), 306
    embriologia, 297
    fisiologia, 302
    fisiopatologia, 303
    formação dos hormônios tireoidianos, 302
    histologia, 301
    inervação, 298
    linfáticos, 300
    mecanismo de ação do T3 e T4, 302
    metabolismo do iodo, 302
    regulação da secreção dos hormônios tireodianos, 302
    transporte dos hormônios tireodianos, 302
    vascularização, 298
Glicídios, 582
Glicose, 582
Glucagon, 94
Glutamina, 114, 582
Goodsall-Salmon, regra de, 660
Grampeamento, 64
Graves-Basedow, doença de, 311
Graves, moléstia de, 304
Gruber, ligamento de, 309
Guyon, canal de, 260

H

Hashimoto, tireoidite de, 304
HB-EGF, 132
Hegar, vela de, 56
Heinecke-Mikulicz, técnica de, 567
Helicobacter pylori, 548
Hematoma de baço subcapsular com ruptura "tardia".
Hemorróidas
    cirurgia de, 65
    classificação, 654
Hemorroidectomia, 651
    complicações, 653
    técnicas, 651
Hemostasia, 53, 62, 218
    compressão, 62
    definitiva, 64
        instrumentos para, 62
            etapas, 219
            instrumentos, 62
            oclusão endovascular, 64
            parada circulatória com hipotermia, 63
            com pinça curva, 80
            pinçamento, 62
            temporária, 62
            tipos, 62
Henderson-Hasselbach, fórmula de, 28
Hepatectomia, 673
    avaliação pré-operatória, 673
    direita, 673
        ampliada, 675
        técnica cirúrgica, 673
    esquerda, 675
Hérnia do coração, 377
Hérnia femoral
    cirurgia da, 485
    classificação, 486
    etiopatogenia, 486
    reforço parietal, 488
        complicações, 489
        fios de sutura, 489
        material de prótese, 489
        recidivas, 489
        técnica, 488
    tratamento cirúrgico, 486
        vias de acesso, 486
            combinada, 487
            femoral, 487
            inguinal, 486
            pré-peritoneal, 487

tratamento do saco herniário, 487
Hérnia hiatal, 531
    complicações, 534
    correção, 531
    esofagofundogastropexia por via laparoscópica, 532
    hiatoplastia associada a esofagofundogastropexia, 531
        descrição da técnica cirúrgica, 531
        indicações, 531
Hérnia incisional, 461, 494
    causas, 494
    obesidade e, 494
    técnica de tratamento, 495
Hérnia inguinal, 475
    cirurgia da, 479
        via de acesso, 479
            conduta técnica, 482
            direta, 480, 482
            etiopatogenia, 477
            fáscia transversal, 476
            fundamentos anatômicos, 475
            herniorrafia por videolaparoscopia, 483
            material de sutura, 481
            músculo oblíquo externo, 475
            músculo oblíquo interno, 476
            músculo transverso de abdome, 476
            oblíqua externa, 479, 482
            pele, 475
            peritônio, 476
            recidivada, 483
            reconstrução da parede inguinal, 480
            tela subcutânea, 475
            tratamento do saco herniário, 479
Hérnia do mediastino, 376
Hérnia paracolostômica, 618
Hérnia umbilical, 491
    na infância, 491
    no adulto, 492
Heteroenxertos cutâneos, 272
Hesselbach, triângulo de, 477
Hexaclorofeno, 49
Hiato aórtico, 452
Hiato esofágico, 452
Hiperamoniemia e nutrição parenteral prolongada, 108
Hiperesplenismo
    esplenomegalia e, 756
    secundário, 744
Hipergastrinemia, 548
Hiperglicemia e nutrição parenteral prolongada, 108
Hipertensão portal
    cirurgia da, 751, 760
Hipócrates, juramento de, 787
Hipófise, 319
Hipofosfatemia e nutrição parenteral prolongada, 109
Hipoglicemia reacional e nutrição parenteral prolongada, 108
Hipoparatireoidismo, 312
Hipotermia, 161
Histocompatibilidade, 143
HLA, lista das especificidades, 145
Hodgkin, doença de, 745
Hollander, teste de, 547
Homeostase, 92
Homoenxertos cutâneos, 272
Hormônio antidiurético, resposta neuroendócrina pós-traumática, 93
Hormônios tireoidianos, regulação da secreção dos, 302
Hormônios tireoidianos, transporte dos, 302
Horsley, 57

I

Icterícia
    insuficiência hepática aguda, 669
    obstrutiva e nutrição parenteral prolongada, 105
Ileostomia, 590
Imunoglobulinas, 146
Incêndio, 25
Incisão, 54
    camuflada, 266
    cutânea, critério de escolha de, 266
    diérese, 267
    hemostasia, 267
    linhas de contorno, 266
    linhas de dependência, 266
    síntese, 268
    torácica, 364
Incontinência anal em hemorroidectomia, 653
Incontinência anal em retocolectomia, 632
Incontinência fecal, 650
Índice de fatores de risco à infecção, 139
Infecção, 25, 94, 97
    pélvica, 631
    retocolectomia abdominoperineal, 631
Infecção em cirurgia, 135
    avaliação prognóstica, 139
    critérios de indicação de antibiótico profilático, 140
    diagnóstico, 140
    etiologia, 137
    fatores predisponentes, 139
    fatores de risco, 138
    de ferida, 136
    prevenção, 141
    profilaxia, princípios básicos da, 140
    resposta orgânica à, 137
    tipos, 135
    tratamento, 142
Infecção respiratória, 136
Infecção urinária, 136
Inguinotomia, 782
Insuficiência de múltiplos órgãos e sistemas, 138
Instrumentação cirúrgica, 78
Instrumentador, 76
Instrumental cirúrgico, 49
    esterilização, 49 limpeza, 50 nomes, 792
Insuficiência coronária obstrutiva, 425
    tratamento cirúrgico da, 425
Insuficiência hepática
    e icterícia, 669
    e nutrição parenteral prolongada, 105
Insuficiência renal, 669
    e nutrição parenteral prolongada, 104
Insuficiência valvar, 416
Insulina, resposta neuroendócrina pós-traumática, 93
Interferon, 151
Intestino delgado
    absorção intestinal, 579
        mecanismos de, 580
    anatomia, 576
    aspectos bacteriológicos, 584
    aspectos embriológicos, 576
    aspectos fisiopatológicos, 585
    aspectos funcionais, 579
    aspectos morfológicos e estruturais, 577

bases patológicas, 584
cirurgia do, 576
    operação com abertura da luz intestinal, 589
        enterostomia, 589
            complicações, 591
            descrição, 590
            indicações, 589
        enterotomia, 589
            complicações, 589
            descrição, 589
            indicação, 589
    operação sem abertura da luz intestinal, 588
        complicações, 588
        descrição, 588
        indicação, 588
    princípios técnicos, 586
    técnica, 588
        contrações segmentares, 583
        distúrbios vasculares, 585
        malformações, 584
        motilidade, 583
        processos inflamatórios, 585
        processos obstrutivos, 585
        transplante de (ver Transplante), 595
Intestino grosso, 598
    anatomia, 598
    câncer do, fisiopatologia do, 606
    cirurgia do, 598, 626
    coalescência, 599
    divisão anatomocirúrgica, 598
    divisão fisiológica, 598
    embriologia, 598
    esterilização da flora intestinal, 606
    estrutura da parede, 601
    fisiologia, 605
    flora do tubo gastrintestinal, 606
    inervação, 605
    motilidade, 605
    princípios gerais de cirurgia cólica oncológica, 607
    sistema linfático, 603
    suturas e anastomoses colorretais, 608
    suturas mecânicas, 608
        técnica, 609
    vascularização, 603
    veias, 603
Intoxicação por anestésicos locais, 30
Irrigação miocárdica, 424
Isoenxertos cutâneos, 272
Isoproterenol, 123
Isquemia intestinal, 232
Istmectomia, 308

J

Jaboulay, técnica de, 553
Jejunostomia, 589
Joelho, desarticulação do, 195
    técnica, 196
Junção colédoco-pancreático-duodenal, 704
    complicações, 707
    contra-indicações, 704
    indicações, 704
    técnica, 705
Juramento de Hipócrates, 787

K

Kelly, 65
Kocher, 58
Kronlein-Balfour, operação de, 560

L

Lacuna vasorum, 485
Langenbeck, 55
Langerhans, ilhotas de, 723
Laparoscopia, 465
    aberta, 467
    adestramento à, 465
    anastomoses mecânicas, 470
    complicações, 472
        hérnias, 473
        infecciosas, 473
    diérese, 469
    eletrocautério, 471
    enfisemas, 472
    equipamento, 465
        fonte de luz, 466
        insuflador eletrônico, 466
        microcâmera, 465
        monitor, 466
    finalização do procedimento, 469
    fontes de energia, 471
    hemostasia, 469
    herniorrafia por, 483
    inspeção laparoscópica, 468
    laser, 471
        argônio, 471
        CO_2, 471
        desvantagens do uso de, 472
        Nd:YAG, 471
    lesão termoelétrica, 472
    lesão vascular, 472
    lesão visceral, 472
    ligaduras, 470
    locação e introdução de trocartes, 468
    manobras fundamentais, 469
    pneumoperitônio, 472
    retossigmoidectomia, 638
    síntese, 470.
    suspensão abdominal mecânica, 468
Laparoscópio, 465
Laparostomia, 507
Laparotomia, 456
    classificação, 456
    descrição, 457
    incisão combinada, 457, 459
    incisão, escolha da, 459
    incisão estrelada, 458
    incisão lombo-abdominal, 459
    incisão longitudinal, 460
    incisão mediana, 457
    incisão oblíqua, 458
        ampla, 461
    incisão paramediana, 457
        pararretal interna, 460
        pararretal externa, 457, 460
    incisão subcostal, 458
    incisão transretal, 457
    incisão transversal, 457, 460
    indicações, 457

longitudinais, 456
mediana, 456
   infra-umbilical, 456
   supra-umbilical, 456
paramediana, 456
   pararretal externa; 456
      infra-umbilical, 456
      supra-umbilical, 456
   pararretal interna, 456
      infra-umbilical, 456
      paraumbilical, 456
      supra-umbilical, 456
      xifopúbica, 456
transretal, 456
relaparotomia, 463
   retardada, 463
requisitos, 459
toraco-freno-laparotomias, 457, 459, 461
toraco-laparotomia, 459, 461
toraco-laparotomias, 457
transversais, 457
   infra-umbilical, 457
      parcial, 457
      total, 457
   supra-umbilical, 457
      parcial, 457
      total, 457
Laser, 64
   CO_2, 471
   de argônio, 64, 471
   Nd:YAG, 471
   Yag, 64
Latarjet, nervo de, 566
   lesão do, 566
Lavagem de mãos, técnica, 44, 46
Lesão cutânea, 269
   excisão de, 269
Lesão de órgãos, 93
Levomepromazina, 123
Lidocaína, 29, 34, 38, 41
Ligadura, 64
   intra-esofágica de varizes, 774
      técnica, 774
   vascular, 217
   venosa, 774
Ligamento de Cooper, 480, 488
Ligamento de Gimbernat, 481
Ligamento de Gruber, 309
Ligamento inguinal, 447
Ligamento interfoveolar, 476
Ligamento pectíneo, 480, 488
Linfáticos profundos, 450
Linfáticos pulmonares, 353
Linfáticos superficiais, 446
Linfócitos
   anticorpos antilinfócitos, 153
   depleção de, 153
Linfócitos B, 147
   resposta à exposição antigênica, 147
   resposta primária à ativação dos, 150
Linfócitos T, 144
   ativação, 146
   desenvolvimento, 147
   esquema de ativação dos, 149
   funções efetoras, 146
   mecanismo de citotoxicidade dos, 149

   subgrupos, 145
Linfonodos mediastinais, 355
Linfonodos paratraqueais, 356
Linfonodos pulmonares, 354
   cadeia direita de, 354
   cadeia esquerda de, 355
Linha alba, 449
Linha mamária primitiva, 314
Linha pectínea, 646
Lipídeos em nutrição enteral, 114
Lipídios, 582
   absorção de, 583
Lipoma, 285
Líquido intrapleural, aspiração de, 337
Líquido peritoneal, 505
Liston, 56
Lobectomia, 370
   inferior direita, 371
   inferior esquerda, 373
   média, 370
   pulmonar, 358
versus pneumectomia, 362
   subtotal, 308
   superior direita, 370
   superior esquerda, 372
Luvas, 45
   estéreis, calçamento, 48

M

Mama, 314, 320
   drenagem de abscesso, 320
   exérese de nódulos, 320
Manobras, 792
Mão, 258
   articulações, 260
   drenagem venosa e linfática, 260
   espaços pai mares, 260
   imobilização, 258
   infecção na, 258
classificação, 261, 262
fisiopatologia da, 261
   irrigação sangüínea, 259
   nervos, 260
   pele palmar, 258
   técnicas de tratamento cirúrgico, 262
   tendões, 260
Marcapasso (ver também Estimulação cardíaca...), 438
   em cardiomioplastia, 435
   cuidados com o portador de, 441
   endocárdico permanente, 440
      análise das medidas elétricas intra-operatórias, 441
      implante de eletrodo atrial, 440
      implante de eletrodo ventricular, 441
   epimiocárdico permanente, 439
   implante de, 438, 439
Maryland, 60
Mastectomia, 321
   radical, técnica, 322
      complicações, 323
   simples, 325
   simples com esvaziamento axilar, 323
Mastócitos, 148
Mayo, 55
McBurney, incisão de, 612
McCarty, esquema de, 77

Mediastinoscopia, 361
Medicamentos antiinflamatórios não hormonais, 548
Membros, amputação de (ver Amputação...), 180
Membro inferior
    cirurgia do sistema nervoso simpático e, 200
    correção de varizes do, 242
Membro superior, cirurgia do sistema nervoso simpático e, 201
Meningite, 37
Mesa do instrumental, 76
Metabologia cirúrgica, 2
Metzenbaum, 55
    tesoura de, 222
Microcirurgia, 87
    do ducto deferente, 91
    instrumental, 87
    em nervos, 90
        suturas, 90
    técnicas, 88
    vascular, 88
        anastomoses arteriais terminolaterais, 89
        anastomoses arteriais terminoterminais, 88
        anastomoses venosas e linfáticas, 89
        microssutura, 89
Microscópio cirúrgico, 87, 88
Microvilosidades, 577
Milligan-Morgan, técnica de, 651
    associada à variante de Ruiz Moreno, 651
Minerais
    necessidade diária de, 116
    e nutrição parenteral prolongada, 102
Minitesoura, 60
Minitoracotornia, 337
Morison, bolsa de, 504
Muco
    gástrico e bicarbonato, 548
    secreção de, 548
Músculo elevador do ânus, 642
Músculo grande dorsal, 327
    esquerdo, cardiornioplastia em, 435
Músculo oblíquo externo do abdome, 447, 453, 475
    aponeurose do, 448
Músculo oblíquo interno do abdome, 448, 476
Músculo piramidal, 449
Músculo reto
    do abdome, 449, 453
        bainha do, 449
Músculo transverso do abdome, 449, 453, 476

N

Nefrectomia, 780
Nefrostomia, 780
Neoplasias hepáticas, 673
Neoplasias malignas e nutrição parenteral prolongada, 104
Neoplasma gástrico, 557
Nervo cutâneo, 446
Nervo, enxertos de, 255
    vascularizado, 256
Nervo femoral
    acesso aos vasos e, 176
        morfologia cirúrgica, 176
Nervo intercostal, 329
Nervo laríngeo recorrente, 300
Nervo laríngeo superior, 300
Nervo mediano, 260
    acesso ao, 174
    morfologia cirúrgica, 174
    vias de acesso, 175
Nervo periférico
    anatomia interna do, 253
    lesões dos, 253
        tratamento cirúrgico, 254
    reconstrução do, 256
Nervo profundo, 450
Nervo ulnar, 260
Neurólise externa, 254
Neurólise interna, 254
Neutrófilos, 148
Nó cirúrgico, 70
Nodulectomia, 308
    em pulmão, 386
Nódulo mamário
    benigno, 320
    exérese de, 320
Noradrenalina, 123
Nutrição enteral, 111, 586
    complicações, 116
    controle, 116
    eletrólitos, 116
    fonte calórica em, 115
    fórmula, 115
    indicação, 111
    lipídeos, 115
    pH, 115
    viscosidade, 115
Nutrição parenteral prolongada, 100
    acidose metabólica em, 109
    aminoácidos em, 101
    carboidratos em, 100
    coma hiperosmolar, 108
    complicações, 108
    controles laboratoriais e radiológicos, 107
    emulsões lipídicas em, 101
    fístulas digestivas, 103
    fontes de energia, 100
    hiperamoniemia, 108
    hiperglicemia, 108
    hipofosfatemia, 109
    hipoglicemia reacional, 108
    icterícia obstrutiva, 105
    indicações, 102
    insuficiência hepática, 105
    insuficiência renal, 104
    limitações, 107
    métodos de administração, 106
    minerais, 102
    neoplasias malignas, 104
    pancreatite aguda, 103
    preparo de soluções, 107
    em queimados, 104
    síndrome de intestino curto, 103

O

Obando, técnica de, 653
Obturação, 64
Oddi, esfíncter de, 680
OKT3, 153
Ômega 3, 114
Operações fundamentais, 52
    definição, 52
Órgãos, doação (ver Doador de...), 159

Órgãos genitais, embriologia dos, 444
Overholt-Parry Brown, posição de, 341
Óxido de etileno, 49
Óxido de propileno, 49
Oxigenadores, 81
    de bolhas, 82
    de discos, 82
    de membrana ou de tubos capilares, 82

P

Panarício, 261
    classificação, 261
    profundo, 263, 264
    subcutâneo da polpa digital, 264
    subungueal, 263
    superficial, 262
Pâncreas
    anatomia cirúrgica, 716
    anatomia microscópica, 719
    cirurgia do, 716, 726
    diabetes, 725
    distribuição arterial e drenagem venosa do, 718
    drenagem linfática, 719
    embriologia, 716
    enzimas pancreáticas, 723
    fisiologia, 720
    função endócrina, 723
    inervação do pâncreas, 719
    secreção enzimática, 721
    secreção pancreática, 721
        estimulação da, 723
        inibição da, 723
    sistema ductal, 719
    vascularização, 717
        tipos de, 718
    vias de acesso, 720
Pancreatectomia esquerda, 735
    complicações, 737
    indicações, 735
    técnica, 735
Pancreatite aguda, 710
    e nutrição parenteral prolongada, 103
Pancreatografia, 730
Paneva-Holevich, técnica de, 245
Papila, carcinoma de, 732
Papiloesfincterotomia endoscópica, 708
    complicações, 709
    técnica, 709
Paralisia de corda vocal, 312
Paralisia do VI par craniano, 37
Paratireóides, 300
Parede abdominal
    anatomia, 444
    cirurgia da, 442
    deiscência da, 461
        etiologia, 461
            levantar precoce-enfaixamento, 463
            normas básicas para evitar a, 461
            reparação da, 462
            suturas de apoio, 463
    embriologia da, 443
    fisiologia, 452
    pele e tela subcutânea, 445
    plano muscular, 446
Parede torácica, cirurgia da, 326

Paresia de corda vocal, 312
Patey, 323
Pele
    anatomia vascular da, 277
        macrocirculação, 277
        microcirculação, 278
    cirurgia de, 266
    enxertos de (ver Enxerto cutâneo), 272
    retalhos de (ver Retalho cutâneo), 277
    tratamento das feridas e cicatrizes que contrariam as linhas de força, 269
Pepsinogênio, 547
Peridural, anestesia, 37, 38
    dosagem, 38
    efeitos, 39
        acidentes e complicações, 39
        aparelho urinário, 39
        bloqueio do sistema nervoso central, 39
        circulação coronariana, 39
        complicações e seqüelas neurológicas, 40
        efeitos metabólicos, 39
        intoxicação, 39
        perfusão do neuroeixu, 39
        reações térmicas, 39
        respiração, 39
    mecanismo de ação, 38
Pericárdio bovino, 70
Peristaltismo, 583
Peritônio, 476
    cirurgia do, 503, 508
        contaminação da cavidade peritoneal, 506
        fisiopatologia, 505
        fundamentos embriológicos, 503
        fundamentos fisiológicos, 505
        fundamentos morfológicos, 504
        sutura do folheto peritoneal, 507
    parietal, 451
    traumatismo de, 506
Peritonite, 137, 503, 505, 506
    biliar, 691
        vesícula, 691
Permanganato de potássio, 49
Persistência do canal arterial (ver Canal arterial persistente), 392
Pescoço
    anatomia do, 284
    cirurgia do, 284
    região carotídea, 287
    região infra-hióidea, 286
    região supraclavicular, 288
    região supra-hióidea, 285
Pielolitotomia, 780
Piloroplastia, 567
Pinça, 68
Pinça atraumática de De Bakey, 63, 64
Pinça atraumática de Cooley, 63
Pinça de Cooley em colher, 65
Pinça de De Bakey em ângulo reto, 65
Pinça goiva, 57
Pinça hemostática atraumática, 63, 64
Pinça hemostática curva, 62
Pinça hemostática longa traumática, 65
Pinça de preensão aponecrótica, 58
Pinça de preensão intestinal, 57
Pinça de campo, 57
Pinocitose, 581
Plástica em Z (ver Zetaplastia), 269, 280

Plexo braquial, 170
    acesso ao, 170
Plexo celíaco, 605
Plicoma, 653
Pneumectomia, 369
    direita, 369
    esquerda, 370
    total, 357
    vias de acesso, 369
Pneumectomia intrapericárdica, 379
    direita, 379
    esquerda, 380
    pequenas ressecções do parênquima pulmonar periférico, 384
    segmento posterior do lobo superior do pulmão direito, 383
Pneumonia, 136
Pneumoperitônio
    alterações fisiológicas do, 467
    anastomoses mecânicas, 470
    bases fisiopatológicas do, 466
    diérese, 469
    finalização do procedimento, 469
    fontes de energia, 471
    hemostasia, 469
    inspeção laparoscópica, 468
    ligadura, 470
    locação e introdução de trocartes, 468
    manobras fundamentais, 469
    síntese, 470
    suspensão abdominal mecânica, 468
    técnica de realização do, 466
teste da aspiração, 466
teste da gota, 466
teste do insuflador, 466
Pneumotórax, 333
    aberto, 334
    drenagem, 335
    fechado, 333
    hipertensivo, 334
    em ressecção pulmonar, 374
PO_2 arterial, 331
Ponte aortocoronária de veia safena, 426
    indicação cirúrgica, 426
    técnica cirúrgica, 426
Porta-agulha, 68
    com anéis, 68
Potássio, 97
    absorção de, 583
Potts, 63
    tesoura de, 222
Pressão arterial, 121
Pressão venosa central, 121
Procaína, 29, 34, 38
Proctocolectomia com anastomose ileoanal, 637
    reservatório ileal, 637
        fase abdominal, 637
        fase perineal, 637
Prostaglandinas, 548
Proteína, 582
    metabolismo das, 667
Proteína em nutrição enteral, 113, 114
Prótese, material de, 70
    de origem biológica, 70
    de origem sintética, 70
Próteses de politetrafluoroetileno expandido, 230
Prótese, tunelização da, 231
Prótese vascular, 227

Pseudo-aneurisma, 233
Pseudocistos, ressecção de, 728
    complicações, 729
    indicações, 728
    técnica cirúrgica, 729
Pulmão
    anatomia, 348
        do hilo, 348
    árvore traqueobrônquica, 348
    câncer do, 360
    cirurgia do, 347
    segmentação broncopulmonar, 348
Punção, 54
    instrumentos de, 55
    de veia subclávia para passagem de *intracath*, 106
    venosa, acidentes de, 109
Púrpura trombocitopênica idiopática, 744

Q

Queimados, nutrição parenteral prolongada em, 104
Quilotórax, 377

R

Raquianestesia, 33
    anestésicos, 33
        dispersão dos, no LCR, 35
    aparelho gastrointestinal, 36
    aparelho respiratório, 36
    aparelho urinário, 36
    bloqueio autonômico, 35
    bloqueio sensitivo e motor, 36
    complicações, 36
        cefaléia, 36
            prevenção e tratamento da, 36
    efeitos, 35
    lidocaína, 34
    outras ações, 36
    posição do paciente, 33
    procaína, 34
    punção, 34
    técnica, 33
    tetracaína, 34
    tratamento da hipotensão arterial, 36
Raynaud, síndrome de, 202
    quadro clínico, 202
Receptores alfa, 118
Refluxo gastroduodenal, 549
Região carotídea do pescoço, 287
Região femoral anterior, anatomia da, 485
Região infra-hióidea do pescoço, 286
Região inguinal
    embriologia da, 444
    fundamentos anatômicos, 475
Região lombar, pontos fracos da, 452
Região poplítea, 177
    acesso à, 177
        posterior, 178
    cavo políteo, via de acesso ao, 179
    morfologia cirúrgica, 177
Região supraclavicular do pescoço, 288
Região supra-hióidea do pescoço, 285
Região umbilical
    anatomia da, 491
    embriologia da, 442

Reichel-Polya, operação de, 561
Rejeição, 151
    classificação, 151
    fatores de risco, 152
    imunossupressão clínica, 152
Relaparotomia, 463
Resistência periférica total, 121
Ressecção e anastomose intestinais, 592
    complicações, 593
    descrição, 593
    indicações, 592
Ressecção colorretal, 626
    anterior com anastomose manual, 627
    anterior com anastomose mecânica, 628
    aspectos anatômicos, 626
    aspectos técnicos, 627
    cirurgias de abaixamento, 628
    indicações, 626
    linfonodal, 627
    margens de segurança, 627
    opções técnicas, 626
    preservação da inervação autônoma pélvica, 627
Ressecção pulmonar, 360
    em bronquiectasia, 363
    cavidade residual, 375
        infecção da, 377
    complicações, 374
    contra-indicações, 363
    fisiopatologia das, 356
    hemorragia, 376
    hérnia do coração, 377
    hérnia do mediastino, 376
    inoperabilidade, 361
    parênquima pulmonar periférico, 384
    pneumotórax em, 374
    quilotórax, 377
    radicais em câncer broncogênico, 364
    ressecabilidade, 361
    em retângulo, 385
    seqüência dos tempos operatórios, 366
    tratamento pré-operatório, 365
    em tuberculose pulmonar, 363
Restauração do trânsito biliar, 711
    anastomose término-terminal do hepatocolédoco, 711
    técnica, 711
Retalho cutâneo, 277
    autonomização, 278
    classificação, 278
        de avanço, 279
        axial, 279
            em ilha, 279
            livre, 279
            peninsular, 279
        bipediculado, 278
        composto, 279
        a distância, 280
        de interpolação, 279
        monopediculado, 278
        multipediculado, 278
        plano, 278
        randomizado, 279
        de rotação, 279
        simples, 278
        de transposição, 279
        tubular, 278
        de vizinhança, 279

Retenção fecal, 649
Retocolectomia abdominoperineal, 628
    com abaixamento retrorretal e anastomose colorretal retardada, 632
        complicações, 634
        primeiro tempo, 632
        segundo tempo, 633
    com anastomose coloanal retardada, 634
    com anastomose colorretal retardada, 628
        complicações, 630
        estenose em, 632
        fase perineal, 629
        incontinência anal, 632
        infecção pélvica, 631
        primeiro tempo, 628
        segundo tempo, 630
Retossigmoidectomia, 638
Revascularização miocárdica
    evolução nas técnicas de, 425
    resultados cirúrgicos, 431
    reoperações, 432
Revascularização renal, 232
Rim, 777
    transplante de, 162
        aspectos técnicos, 163
        doador cadáver, 163
        doador vivo, 163
Rochester, 65
Rockey-Davis, incisão de, 612
Roesle, sinal de, 394
Roux, 58
    alça em Y de, 595
Rugina para costelas, 56
Rugina curva, 56
Ruiz-Moreno, variante de, 651

S

Sabões, 45
Sala cirúrgica (ver também Centro cirúrgico), 12, 15
Satinsky, 64
Secção, 54
    esofágica, 773
        bases hemodinâmicas, 773
        técnica, 773
Secreção gástrica, 547
    inibição da, 547
Segmentectomias pulmonares, 358, 382
Segmento broncopulmonar, 348
Septicemia, 136
Septum primum, 389
SeptulII secundum, 389
Serração, 54
Serra de falange, 55
Shoemaker, 56
Simonsen, cirurgia de (ver Retocolectomia abdominoperineal com anastomose coloanal retardada), 634
Simpatectomia, 203, 205
    cérvico-torácica, 205
        complicações, 207
        indicações, 205
        supraclavicular ou cervical anterior, 205
        técnica operatória, 205
    lombar, 209
        complicações, 212
        indicações, 210

técnica operatória, 210
técnicas, 205
transtorácica anterior superior, 207
 técnica, 208
via transaxilar, 208
 complicações, 209
 técnica, 208
Síndrome do antro retido, 548
Síndrome de baixo débito, 123
Síndrome da cauda eqüina, 37
Síndrome do colédoco terminal em fundo cego, 704
Síndrome de deficiência de ácidos graxos essenciais; 109
Síndrome de hipoglicemia pancreática, 734
 enucleação de nódulos, 734
Síndrome do intestino curto, 548, 594
 e nutrição parenteral prolongada, 103
Síndrome urêmica, 104
Síntese, 53
Síntese cirúrgica, 67
 manual, 67
Sistema CHAID, 138
Sistema nervoso simpático, 200
 bases anatômicas, 200
 indicações de cirurgia em, 201
Sistema portal
 anatomia, 751
 fisiologia, 752
 fisiopatologia, 754
Sistrunk, operação de, 294
Sódio, absorção de, 583
Sondas, 112
 nasoenteral, 112
  desvantagens, 113
  técnicas de introdução, 113
  vantagens, 113
Stamn-Senn, técnica de, 550
Suporte nutricional pré-operatório, 104
Sutura, 64
 e anastomose colorretal, 608
 de aponeurose, 72
 no brônquio, 366
 de Bunnell, 245
 contínua, 70
 direta termino terminal em microcirurgia, 90
  enxerto interfunicular de nervo, 90
 epineural externa, 254
 epineural interna, 254
 ferimentos sem sutura, 74
 fios de, 215, 489
  em microcirurgia, 88
 folheto peritoneal, 507
 grampeadores, 74
 intestino grosso, 608
 intradérmica, 268
 material de, 481
 mecânica, 608
 em microcirurgia, 88, 89
  nervos, 90
 muscular, 72
 parede abdominal, 463
 da pele, 72
 perineural, 255
 em pontos separados, 70
 subcutânea, retirada dos fios de, 74
 da tela subcutânea, 72
 tipos de, 70

tubo digestivo, 72
vasos e nervos, 72
Syme, amputação de (ver Amputação), 192

T

Tabagismo, 549
Tamponamento, 65
Técnica cirúrgica
 adestramento manual, 3
 avanços, 1
 ensino da, 3
 nomenclatura em, 791
Técnica de lavagem de mãos
 escovação, 46
Técnica em W, 269
Telas sintéticas em herniorrafia, 498
Tendões, 242
 bases anatômicas, 242
 cicatrização, 243
 complicações, 251
 enxertos de, 250
 escolha do enxerto-fixação, 251
 exposição cirúrgica, 249
 fisiopatologia, 243
 flexores, irrigação sangüínea, 249
 imobilização pós-operatória e seu efeito na cicatrização dos, 249
 lesões traumáticas dos, 248
 método de enxertia tendinosa, 251
 operações, 244
 pós-operatorio, 251
 reconstrução com uso de implantes, 251
 total ative motion (TAM), 252
 transposição, 247
Tenodese, 247
Tenorrafia, 244
Tenossinovite, 264
Tenotomia, 245
Tesoura de dissecção, 55
Tesoura de secção, 55
Teste da aspiração, 466
Teste da gota, 466
Teste do insuflador, 466
Teste de verificação de retícula na tabela, 722
Tetracaína, 29, 34
TGF-alfa (*transforming growthfactor*), 132, 668
Tintura de iodo, 47
Tireóide
 carcinoma da, 304
 neoplasias da, 307
Tireoidectomias, 306
 complicações, 312
 fechamento da ferida operatória, 311
 indicações e finalidades da cirurgia, 306
 subtotal, 310
  indicações, 311
 técnica cirúrgica, 307
  anestesia, 307
  inspeção cirúrgica, 308
  posição do doente na mesa, 307
  tempos operatórios, 309, 311
  tipos de operação, 308
  via de acesso, 307
 total, 311
Toracocentese, 336

terapêutica, 336
Toraco-freno-laparotomias, 457, 459, 461
Toraco-laparotomia, 459, 461
Toracotomia, 336
    ântero-lateral, 341
    bilateral, 339
    combinada, 338, 340
        incisão toracoabdominal, 340
    lateral, 369
    mais usada, 341
    mediana, 338
        com esternotomia vertical, 345
    posição operatória, 340
        decúbito dorsal ou supino, 340
        decúbito lateral, 341
        decúbito oblíquo, 341
        decúbito ventral, 341
    póstero-lateral, 342
    requisitos essenciais a uma, 338
    simples, 338
        anterior, 338
        ântero-lateral, 338
        axilar, 338
        póstero-lateral, 338
        póstero-látero-anterior, 338
    síntese, 344
    sistemática geral das, 338
Tórax, cirurgia do, 336
Torek, operação de, 550
Trajeto inguinal, 451, 477
Transplante de órgãos, 143, 158
    bases técnicas, 160
    cardíaco, 164
        aspectos técnicos, 164
    células do sistema imune envolvidas na rejeição, 144
    conseqüências da imunossupressão, 154
    hepático, 165
        aspectos técnicos, 165
    heterotrópico, 167
    intervivos, 167
    intestino delgado, 595
        complicações, 596
        descrição, 596
        indicações, 596
    mediadores moleculares, 150
    pâncreas, 168
        aspectos técnicos, 168
    preservação de órgãos, 161
    rejeição (ver Rejeição), 151
    rim (ver Rim...), 162
    subgrupos, 145
    TCR, 145
    xenotransplante, 155
Transposição das grandes artérias, 412
    complicações, 413
    indicações, 412
    técnica, 412
Transposição intestinal, 594
    descrição, 594
    indicação, 594
Transversectomia, 622
Traquéia, 287
Traqueostomia, 290
    avaliação pré-operatória, 291
    indicações, 290
    técnica operatória, 291

Trauma
    alterações hemodinâmicas no, 94
    alterações neuroendócrinas no, 93
    alterações do ritmo alimentar, 94
    componentes associados, 94
    imobilização prolongada, 94
Traumatismos das raízes e da medula, 37
Tricotomia, 43
Tripsinogênio, 722
Trombectomias, 225
Tromboendarterectomia, 225
    tipos, 225, 226
Trombose, 181
Truncus arteriosus, 411
    classificação, 411
    complicações, 412
    indicações, 412
    técnica, 412
Tuberculose pulmonar, ressecção pulmonar em, 363

U

Úlcera duodenal, 565
Úlcera péptica
    etiopatogênese da, 548
    fatores hereditários, 549
    fatores psicossomáticos, 549
    fluxo sangüíneo, 548
    medicamentos antiinflamatórios não hormonais, 548
    muco gástrico e bicarbonato, 548
    pós-operatória, 556
    refluxo gastroduodenal, 549
    tabagismo, 549
Ultra-som, 50
Umbigo, anatomia do (ver também Região umbilical e Hérnia umbilical), 491
Ureterectomia, 783
Ureterolitotomia, 785

V

Vagotomia, 563
    alteração funcional do delgado, 586
    complicações, 565
    gástrica proximal, 566
        complicações, 566
        indicações, 566
        técnica cirúrgica, 566
    indicações, 563
    seletiva, 565
        complicações, 565
        indicações, 565
        técnica cirúrgica, 565
    técnica cirúrgica, 563
    troncular, 563
Valva aórtica, substituição da, 418
    técnica cirúrgica, 418
Valva atrioventricular, formação da, 388
Valva cardíaca, cirurgia da, 416, 417
    complicações, 419, 421
Valva mitral, substituição da, 418
    técnica cirúrgica, 418
Válvula biológica, implante de, 420
Vapor sob pressão, 50
Varizes de esôfago
    ligadura extra mucos a de, 775

Varizes, ligadura transgástrica de, 775
Varizes dos membros inferiores, 235
    considerações anatomocirúrgicas, 235
    diagnóstico e indicação cirúrgica, 237
    etiologia, 235
    planejamento da operação, 237
    técnica, 237.
        agulhas de crochê, 239
        complicações, 240
        cuidados pós-operatórios, 239
        esclerose e ligaduras percutâneas, 239
        sem sangramento, 239
Vasos
    exposição e dissecção dos, 222
    fundamentos sobre as operações em, 215
        fios de sutura, 215
        instrumental, 215
        técnicas e operações básicas, 216
    profundos, 450
    vias de acesso e exposição dos, 214
Veias brônquicas, 352
Veia do cordão umbilical, 227
Veia gástrica, 544
Veia gastroepiplóica, 544
Veia porta, anatomia intra-hepática da, 662
Veias profundas, 450
Veias pulmonares, 353
    ligadura da, 373
Veia safena, 220
    enxertos de segmentos, 426
    externa, 236
    ponte aortocoronária de (ver Ponte), 426
Veia subclávia, acesso à, 170, 171
Veia superficial, 446
Veia tireoidiana superior, 298
Vela de Hegar, 56
Venotomia, 216
Ventilação pulmonar, 330
Ventriculografia, 424
Ventrículos, septação dos, 388
Veres, agulha de, 55, 56, 466, 472
    complicações, 472
Vesícula biliar, 677
    anatomia, 677
    peritonite, 691
Vias biliares, 677
    anatomia, 677
    cirurgia das, 677, 687
    colecistostomia, 687
    embriologia, 677
    fisiologia, 683
    fisiopatologia, 684
    histologia, 682
    linfonodos, 682
    secreção biliar, 683
Vias de acesso
    delto-peitoral, 172
    infraclavicular, 172
    aos membros, 170
    supraclavicular, 171
Videolaparoscopia
    colecistectomia, 695
    esplenectomia, 746
    herniorrafia por, 483
VIP (peptídeo vasoativo intestinal), 547
Vitaminas, 116
    recomendação diária, 116
Volkmann, 58

W

Whitehead, técnica de amputação de, 652
Witzel, técnica de, 590

X

Xenotransplantes, 155

Z

Zetaplastia, 269, 280
    complicações, 282
    indicações, 281
    múltipla, 281
Zollinger-Ellison, síndrome de, 548, 570
Zona asséptica, 13
Zona limpa, 13
Zona de proteção, 13